3rd Edition

TEXTBOOK OF NEUROPSYCHIATRY

iMiS COMPANY Co., Ltd

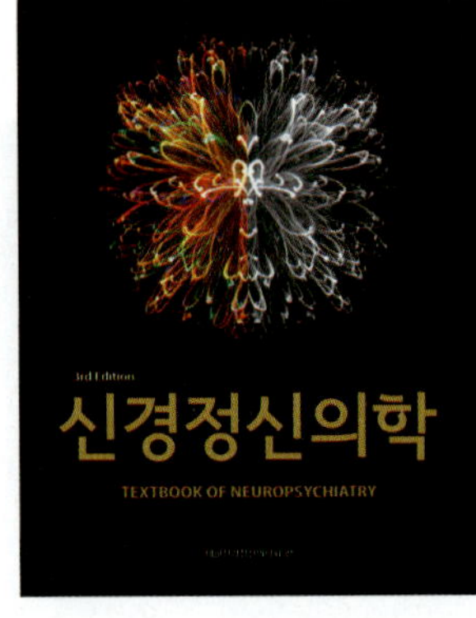

초판발행
1997년 3월 1일
개정 2판
2005년 2월 25일
개정 3판 1쇄
2017년 3월 1일
개정 3판 2쇄
2019년 7월 4일

저 자
대한신경정신의학회

발행인
김인수 (Lucas Kim)

발행처
(주)아이엠이즈컴퍼니
04314 서울특별시 용산구 원효로 89길 18-8 중앙빌딩
Tel 02-717-5511(rep.) / Fax 02-717-5515 / E-mail ml@smileml.com

총괄기획
김해자

책임교열
김보마

교 열
전수현

수석디자이너
김묘정

디자이너
이가현

마케팅
최선일

출판등록
2016년 7월 5일 제2007-000034호
ISBN 978-89-94958-38-5

※ 이 도서의 국립중앙도서관 출판예정도서목록(CIP)은 서지정보유통지원시스템 홈페이지(http://seoji.nl.go.kr)와 국가자료공동목록시스템(http://www.nl.go.kr/kolisnet)에서 이용하실 수 있습니다(CIP제어번호: CIP2017004775).

3rd Edition

신경정신의학

TEXTBOOK OF NEUROPSYCHIATRY

대한신경정신의학회 편

편찬위원회 및 집필진

편찬위원

정한용 (위원장, 순천향의대) 권준수 (서울의대) 김영훈 (국립공주병원) 김찬형 (연세의대) 민성호 (연세원주의대)
박용천 (한양의대) 박원명 (가톨릭의대) 양종철 (간사, 전북의대) 오강섭 (성균관의대) 이영식 (중앙의대)

발행위원

양종철 (위원장, 전북의대) 김석주 (성균관의대) 김종우 (경희의대) 박종일 (간사, 전북의대) 이강준 (인제의대)
이유진 (서울의대) 이 은 (연세의대) 황준원 (강원의대)

검토위원

강승걸 (가천의대) 김병수 (경북의대) 김보라 (차의대) 김성환 (동아의대) 배경렬 (전남의대)
서정석 (건국의대) 서호준 (가톨릭의대) 신윤미 (아주의대) 심세훈 (순천향의대) 이소진 (경상의대)
이화영 (순천향의대) 임우영 (건양의대) 전홍진 (성균관의대) 정성원 (계명의대)

집필진

강웅구 (서울의대) 고영훈 (고려의대) 구본훈 (영남의대) 권준수 (서울의대) 기선완 (가톨릭관동의대)
김경란 (연세의대) 김대호 (한양의대) 김문두 (제주의대) 김봉조 (경상의대) 김붕년 (서울의대)
김성곤 (부산의대) 김성완 (전남의대) 김성윤 (울산의대) 김양태 (계명의대) 김영훈 (국립공주병원)
김용구 (고려의대) 김율리 (인제의대) 김의정 (이화의대) 김재진 (연세의대) 김정란 (충남의대)
김종우 (경희의대) 김지웅 (건양의대) 김지훈 (부산의대) 김찬형 (연세의대) 김창윤 (울산의대)
김철권 (동아의대) 김희철 (계명의대) 남범우 (건국의대) 민경준 (중앙의대) 박기창 (연세원주의대)
박상학 (조선의대) 박영민 (인제의대) 박용천 (한양의대) 박원명 (가톨릭의대) 박재홍 (동아의대)
박종익 (강원의대) 박태원 (전북의대) 반건호 (경희의대) 배재남 (인하의대) 배치운 (가톨릭의대)
백종우 (경희의대) 서호석 (차의대) 석정호 (연세의대) 손정우 (충북의대) 송동호 (연세의대)
신동원 (성균관의대) 신영철 (성균관의대) 신일선 (전남의대) 안동현 (한양의대) 안석균 (연세의대)
안용민 (서울의대) 양종철 (전북의대) 원승희 (경북의대) 유승호 (건국의대) 유재학 (건국의대)
유희정 (서울의대) 윤대현 (서울의대) 윤세창 (성균관의대) 윤인영 (서울의대) 윤진상 (전남의대)
이강준 (인제의대) 이경규 (단국의대) 이경욱 (가톨릭의대) 이광헌 (동국의대) 이동영 (서울의대)
이동우 (인제의대) 이민수 (고려의대) 이상규 (한림의대) 이상열 (원광의대) 이상혁 (차의대)
이소영 (순천향의대) 이승재 (경북의대) 이영식 (중앙의대) 이정구 (인제의대) 이정섭 (인하의대)
이중서 (한림의대) 이중선 (울산의대) 이진성 (부산의대) 이창욱 (가톨릭의대) 이해국 (가톨릭의대)
이헌정 (고려의대) 이화영 (순천향의대) 임기영 (아주의대) 임세원 (성균관의대) 임원정 (이화의대)
전덕인 (한림의대) 전우택 (연세의대) 전홍진 (성균관의대) 정상근 (전북의대) 정성훈 (을지의대)
정종현 (가톨릭의대) 정한용 (순천향의대) 조성진 (가천의대) 주은정 (을지의대) 채정호 (가톨릭의대)
최영민 (인제의대) 최준호 (한양의대) 최태영 (대구가톨릭의대) 하지현 (건국의대) 하태현 (서울의대)
한상우 (순천향의대) 한창수 (고려의대) 한창환 (한림의대) 함병주 (고려의대) 함봉진 (서울의대)
홍진표 (성균관의대) 홍창형 (아주의대) 홍현주 (한림의대) 황준원 (강원의대)

발 간 사

대한신경정신의학회가 집필한 교과서 '신경정신의학' 제3판이 출간되었습니다. 일찍이 초판과 제2판을 출간하신 선배 회원님들의 깊은 뜻에 경의를 표하고, 제3판 발행을 성원해주신 모든 회원님들께 감사의 인사를 드립니다.

이 책이 의과대학생 교육에 좋은 지침서가 되고, 정신건강의학과 전공의 및 전문의 선생님들의 임상 진료에 효율적으로 활용되어 우리나라 신경정신의학 발전의 귀중한 의학자산이 되기를 소망합니다. 또한 타 과 의료인과 인문학, 심리학, 교육학, 사회복지학, 철학 등 연관 분야 전문가들에게 정신의학에 대한 이해의 폭을 넓히는 데 도움이 되기를 바랍니다. 나아가 전문성과 실용성을 갖춘 이번 교과서의 발간이 우리 학회의 발전과 도약에 기여할 수 있기를 기대합니다.

본 교과서의 집필진, 편찬위원회, 발행위원회, 검토위원회, 그리고 (주)아이엠이즈컴퍼니(중앙문화사) 관계자 여러분께 거듭 감사드립니다.

2017년 2월

대한신경정신의학회 이사장 **정 한 용**

제3판을 내면서

대한신경정신의학회 교과서 '신경정신의학'의 제3판을 편찬하게 되어 기쁩니다. 이번 교과서 개정판은 1997년 초판과 2005년 제2판이 발행된 후 12년 만에 출간되었습니다. 그동안 정신의학의 눈부신 발전과 진료 현장의 많은 변화가 있었습니다. 이에 발맞추어 교과서 개정 작업이 속히 필요하다고 여러 회원님들께서 말씀하셨는데, 2012년 이민수 이사장님과 임원들께서 구체적 계획에 대한 논의를 시작하셨고, 2014년 김영훈 이사장과 민성호 교육이사를 중심으로 초기 편찬위원과 집필진이 구성된 후 챕터 구상과 집필 의뢰가 이루어졌습니다. 2016년부터 정한용 이사장이 편찬위원장, 양종철 교육이사가 발행위원장을 맡아 편찬위원, 발행위원, 검토위원의 구성을 보강하였고, 약 109명 집필진들의 원고를 취합, 정리, 교정하여 본 교과서 제3판을 출판하게 되었습니다. 그동안 성원해주신 많은 회원님들과 바쁘신 중에도 귀한 시간을 내어 정성껏 참여해주신 집필진들께 깊이 감사드립니다.

편찬위원회에서는 초판 교과서를 발간하신 선배 회원님들의 뜻을 받들어 본 교과서가 정신의학에 대한 역사적 인식, 학문적 균형, 전문성, 실용성을 갖추도록 최선을 다하였습니다. 이를 위하여 우선, 세계 정신의학사와 더불어 국내 정신의학사를 실어 지역이나 학파의 공통점과 특수성이 고르게 반영되도록 하였습니다. 둘째, 임상 정신의학의 기본 토대인 생물-심리-사회학적 접근이 발전될 수 있도록 심리학적 이론과 생물학적 이론, 정신치료와 약물치료 등을 균형 있게 다루고자 노력하였습니다. 셋째, 책의 전문성을 높여 최신 정신의학의 발전과 급변을 독자들에게 포괄적이고 심도 있게 전달하기 위하여 기존 교과서보다 약 1.5배로 집필 범위와 분량을 늘렸으며 집필진도 109명의 각 분야별 전문가들로 선정하여 구성하였습니다. 넷째, 본 교과서가 교육과 진료 현장에서 실용적으로 널리 쉽게 사용될 수 있도록 많은 임상 증례들을 제시하였고 가급적 쉬운 용어를 사용하고자 노력하였습니다. 진단기준과 용어의 통일을 위해서 권준수 교수 등이 번역한 한글판 DSM-5 정신질환의 진단 및 통계 편람과 대한의사협회가 발행한 의학용어집 제5판 수정판을 통해 정리하였으며, 가독성을 높이기 위해 교열전문가 및 디자인전문가의 자문과 보완을 받아 마무리하였습니다.

위와 같은 노력에도 불구하고 본 교과서는 많은 부족함과 제한점들을 가지고 있습니다. 향후 교과서에 대한 지속적인 보완과 정기적 개정 작업이 이루어져 우리 '신경정신의학' 교과서가 보다 더 우수하고 권위 있는 지침서로 발전될 수 있기를 바라며 우리 학회의 무궁한 발전에 기여하기를 소망합니다.

이 책이 나오기까지 수고해주신 집필진을 비롯한 모든 회원님들, 그리고 출판을 맡아주신 (주)아이엠이즈컴퍼니(중앙문화사) 김인수 사장님과 관계자 여러분께 거듭 감사드립니다.

2017년 2월

대한신경정신의학회 교과서 편찬위원회 드림

목 차

세 부 목 차

Chapter 21 파괴적, 충동조절 및 품행장애

Chapter 22 물질 관련 및 중독성 장애

Chapter 23 신경인지장애

Chapte 24 성격장애

Chapter 25 신체질환에 동반되는 정신질환

Chapter 26 정신신체의학

Chapter 27 소아청소년정신의학

Chapter 28 노인정신의학

Chapter 29 정신과적 응급

Chapter 30 정신사회적 치료

Chapter 31 약물치료 및 물리적 치료법

Chapter 32 정신과 영역에서의 법적인 문제들

Chapter 33 지역사회정신의학

Chapter 34 문화정신의학

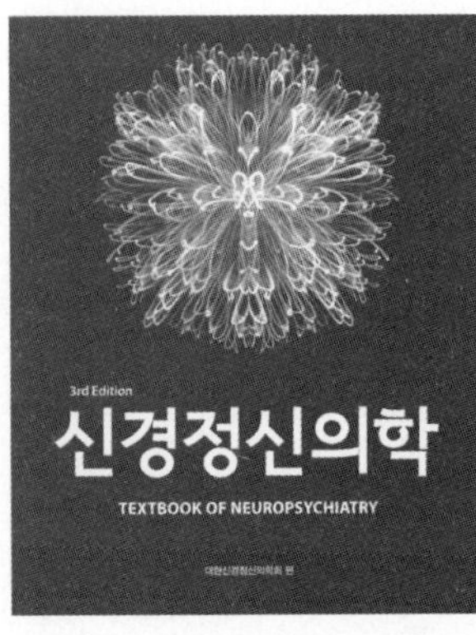
3rd Edition
신경정신의학
TEXTBOOK OF NEUROPSYCHIATRY

Chapter 01

정신의학의 역사

History of Psychiatry

이해국, 임기영

인류의 역사가 시작된 때부터 정신질환은 존재하여 왔지만 참으로 오랜 기간, 거의 모든 문화권에서 정신질환을 초자연적 힘에 의해 생긴, 즉 마귀에 들리거나 신의 분노에 의한, 혹은 주문에 걸린 상태로 믿어 왔고, 당연히 그 치료 역시 주술사나 성직자에 의한 퇴마술(exorcism)이나 굿, 그 밖의 폭력적 방법에 의존하였다. 어떤 환자들은 바보로 불리며 조롱과 멸시, 괴롭힘의 대상이 되기도 하였다. 대다수 정신질환자들은 가족이나 공동체 집단에 의해 사회로부터 격리, 감금되었고 인간으로서 최소한의 권리도 보장받지 못하였다. 8세기 전후 중동 이슬람 지역에서 역사상 최초의 정신병원이 문을 열었고, 이집트, 그리스, 로마, 아랍의 일부 의사들이 정신질환을 육체의 병으로 보고 의학적 치료를 제공해야 한다고 주장한 기록도 가끔씩 발견되기는 하지만 이와 같은 의학적 접근은 결코 대세가 되지 못하였다.

대부분의 학자들은 의학의 한 분야로서 정신과가 생겨나기 시작한 것은 17세기 이후이며, 하나의 전문분야로 확실히 자리 잡은 것은 19세기가 되어서야 나타난 현상이라고 말한다. 즉, 의학의 한 분야로서 정신의학이 탄생한 것은 불과 200년 전의 일이다. 하지만 정신과의 200년 역사는 무지와 비이성, 소외와 폭력으로부터 인간의 존엄성을 지켜내고, 정신적, 육체적 고통에서 벗어나서 자유를 주고자 하는 노력의 자랑스러운 역사였다.

정신의학(psychiatry)이라는 용어는 1808년에 독일 의사 요한 라일(Johann Christian Reil, 1759~1813)이 처음 사용하였다. Psychiatry는 마음이나 영혼을 의미하는 그리스어 psyche와 의사 혹은 치료자를 뜻하는 iatros를 합쳐서 만든 것이다. 그는 의학의 한 분야로서 정신과가 필요함을 주장하였고, 정신질환은 의사에 의해서만 치료되어야 하며, 의사들 중에서도 가장 우수한 사람이 정신과 의사가 되어야 한다고 강조하였다. 라일이 iatros라는 단어를 사용한 것도 정신의학이 의학의 한 분야임을 강조하기 위한 것이었고, 실제로 그는 정신의학이 외과, 내과와 더불어 의학의 3대 주류 중 하나라고 말했다. 일반적으로는 파리의 정신병원에서 정신질환자들의 쇠사슬을 풀어 준 피넬(Philippe Pinel, 1745~1826)을 근대 정신의학의 효시로 보지만, 일부 역사학자들은 라일을 진정한 정신의학의 창시자(creator of real psychiatry)로 부른다(그림 1-1).

그러나 실제로 정신병원에서 인간적이고 과학적인 치료가 시행되기 시작한 것은 19세기 이후부터였고, 특히 20세기 이후 클로르프로마진과 리튬 등의 약물이 발견되면서 정신의학은 정신질환을 확실히 치료해 나가면서 의학의 한 분야로 확고히 자리 잡을 수 있게 되었다.

고대 이집트, 그리스-로마시대 정신의학

신석기 시대부터 고대 이집트에 이르기까지 인류는 정신질환을 몸의 병이 아닌 악령에 의한 현상으로 보았고, 때문에 대부분의 문화권에서 주술이나 기도, 속죄의식 등을 통한 치료법이 성행하였다. 그러나 고대 이집트인들은 정신질환을 치료하기 위해서는 음악이나 춤, 그림 같은 취미생활을 통해 마음을 안정시켜주는 것도 중요하다고 믿었다. 세계에서 가장 오래된 의학 문서인 〈에베르 파피루스(Ebers Papyrus, 기원전 1550년경)〉에는 우울증 및 치매에 대한 기록이 있다. 비슷한 시기에 만들어진 〈에드윈 스미스 파피루스(Edwin Smith Papyrus)〉에는 뇌라는 용어가 역사상 처음으로 등장하며 뇌의 해부학적 구조, 뇌수막, 뇌척수액 등에 대한 설명과 함께 뇌 손상에 의한 마비 현상이나 언어장애도 기록되어 있다. 특히 스미스 파피루스는 정신질환을 마술이나 초자연적 현상이 아닌, 보다 합리적이고 과학적인 관점에서 기술하였다.

일반적으로 고대 그리스에서는 정신질환을 죄에 대한 신의 징벌로 보았고, 따라서 정신질환을 수치스럽게 여기고 환자들을 집에 가두거나 처벌하는 경우가 많았다. 그 후 사제를 통해 정신질환자의 잘못을 신에게 고하고 용서를 빌면 치료가 가능하다는 믿음이 생겼으며, 이에 따라 기원전 5세기경 그리스에서는 병에 걸리면 의신(醫神) 에스클레피우스(Aesclepius)를 모신 신전에 제물을 바치고 신전의 가장 성스러운 곳에서 하룻밤을 자는 사원수면(寺院睡眠)이라는 치료법이 유행하였다. 환자들이 신전에서 잠을 자는 동안 꿈을 꾸었을 경우, 이에 대해 보고하면 사제들이 해석해 주고 기도와 주문을 외워 병을 치료해 주었다.

히포크라테스(Hippocrates, 기원전 460~370)는 "인간의

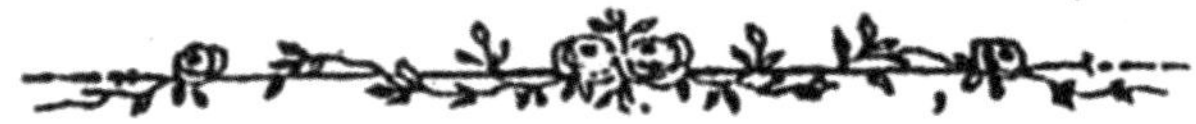

I.

Ueber den
Begriff der Medicin
und ihre Verzweigungen,
besonders in Beziehung auf die Berichtigung
der Topik der Psychiaterie,
vom
Professor Reil.

§. 1.
Einleitung.

Die Medicin ist Naturkunde der Organismen, in ihrem Wechselverhältniss zur Aussenwelt, angewandt auf den Zweck der Heilung ihrer Krankheiten. Die reine Naturkunde ist eigentliche, die Medicin technische Wissenschaft. Jene bestimmt ihren Inhalt durch ihren Begriff, mit demselben ihren Umfang, innerhalb welchem sie bloss intensiv erweitert werden kann. Sie

I. Band, 2s Heft. L

그림 1-1. 'Psychiatry'라는 단어가 처음 사용된 라일의 1808년 논문 첫 페이지.

기쁨이나 행복, 웃음과 농담, 고통과 슬픔, 눈물은 뇌에서 일어나는 현상이다. 인간이 미치거나 혼란에 빠지는 것, 공포와 불안을 느끼는 것도 모두 뇌의 작용이다."라고 주장하였다. 그는 또한 모든 질병이 혈액, 타액, 황담즙, 흑담즙의 불균형 때문에 발생한다는 '4체액설'을 주장하였다. 네 가지 체액은 우주를 구성하고 있는 네 가지 원소, 즉 공기, 물, 불, 흙과 대응하기 때문에 환경의 변화에 영향을 받고, 따라서 체액의 불균형을 바로 잡으려면 목욕, 식이요법, 약초를 이용해서 치료해야 한다고 주장하였다. 히포크라테스는 정신질환도 신체적 질병과 마찬가지로 고통스럽기 때문에 인도주의적 치료가 필요하다고 강조하였다. 기원전 280년에는 그리스의 의사이자 철학자였던 헤로필루스(Herophilus)가 중추신경계를 연구하여 감각신경과 운동신경을 구분하였으며, 기원전 250년경에는 해부학자 에라시스트라투스(Erasistratus)가 대뇌와 소뇌를 구분하고 대뇌가 지성의 중추라고 주장하였다.

고대 로마의 에스클레피아데스(Asclepiades, 기원전 124 혹은 129~40)는 4체액설을 부정하고 원자 혹은 미립자설을 주장하였다. 그는 정신질환자들의 정신적 균형을 회복하려면 음악치료가 효과적이라고 주장하였고, 환자를 신속하고, 안전하고, 부드럽게 다루어야 한다고 강조하였다. 특히 그는 감금되어 있던 정신질환자를 풀어주고 인도주의적인 치료를 주장하며 음식과 마사지를 통해 치료하려고 하였다. 이와는 달리 갈렌(Galen, 129~200)은 4체액설을 더욱 체계화하였고 정신과 신체의 이론을 종합하고 치료에 응용하였다. 그는 뇌가 정신의 중추라고 믿었으며 특히 대뇌는 감각의 중추이고 소뇌는 근육운동의 중추라고 주장하였다. 또한 갈렌은 정신질환을 치료하기 위해 환자로 하여금 가장 내면의 열정, 혹은 비밀을 털어놓게 하는 정신치료를 제안하였고, 정신치료에 적합한 의사는 열정에 휘둘리지 않는, 나이 지긋하고 현명한 남자 의사라고 기록하였다. 흑담즙의 과다가 우울증의 원인이라는 그의 이론은 19세기까지 유럽과 아랍 지역에서 확실한 진리로 간주되었다.

그러나 현실에서는 대부분의 정신질환자들이 의학적 치료를 받을 수 없었다. 그리스-로마시대의 환자들은 대부분 가족에 의해 집안에 감금되어 지냈으며 로마에서는 판사에 의해 정신질환자로 평가되면 법적인 권리와 책임이 박탈되고 재산관리인을 선임해야 했다. 정신질환자들은 공포와 증오의 대상이었으며 감금되고 폭행당하고, 추방되는 일이 많았다.

중세와 르네상스시대의 정신의학

로마 제국이 멸망한 서기 400년경부터 약 천 년간 중세 유럽은 철학과 이성보다는 종교와 감성의 지배를 받던 소위 암흑시대였다. 기독교에서는 정신이상을 마귀 들린 상태, 혹은 죄 지은 자에 대한 하나님의 징벌이라고 믿었고 따라서 정신병의 치료 역시 의사가 아닌 성직자의 몫이었다. 악령을 쫓아내기 위해 다양한 퇴마술이 실시되었고 이 과정에서 악마를 쫓아낸다며 환자를 구타하거나 뜨거운 물에 넣기, 유황연기를 마시게 하기 등 고문에 가까운 방법들이 동원되었다. 또한 암흑시대 중세 유럽에 휘몰아친 마녀사냥의 광풍 속에서 다수의 정신질환자가 희생되기도 하였다. 도미니카 수도회 수사였던 스프렝거(Jakob Sprenger)와 크레메(Heinrich Kraemer)가 1486년에 출간한 책 〈마녀의 망치(Malleus Maleficarum)〉는 사회에 해악을 끼치는 마녀나 마녀의 하수인들을 어

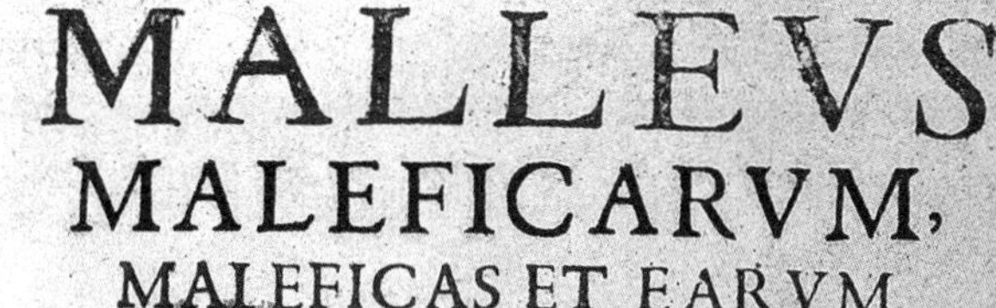

MALLEVS
MALEFICARVM,
MALEFICAS ET EARVM
hæresim frameâ conterens,
EX VARIIS AVCTORIBVS COMPILATVS,
& in quatuor Tomos iuste distributus,
QVORVM DVO PRIORES VANAS DÆMONVM versutias, præstigiosas eorum delusiones, superstitiosas Strigimagarum cæremonias, horrendos etiam cum illis congressus; exactam denique tam pestiferæ sectæ disquisitionem, & punitionem complectuntur. Tertius praxim Exorcistarum ad Dæmonum, & Strigimagarum maleficia de Christi fidelibus pellenda; Quartus verò Artem Doctrinalem, Benedictionalem, & Exorcismalem continent.
TOMVS PRIMVS.
Indices Auctorum, capitum, rerúmque non desunt.
Editio nouissima, infinitis penè mendis expurgata; cuique accessit Fuga Dæmonum & Complementum artis exorcisticæ.
Vir siue mulier, in quibus Pythonicus, vel diuinationis fuerit spiritus, morte moriatur. Leuitici cap. 10.

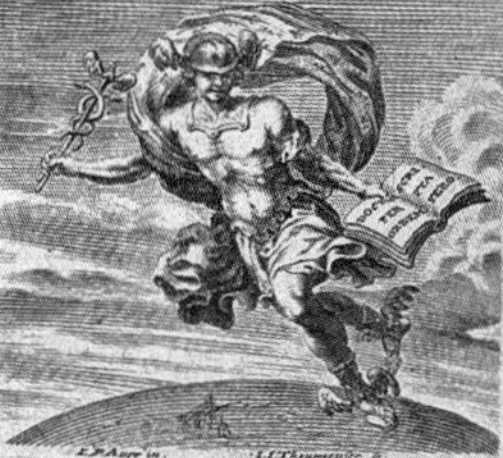

LVGDVNI,
Sumptibus CLAVDII BOVRGEAT, sub signo Mercurij Galli.
M. DC. LXIX.
CVM PRIVILEGIO REGIS.

그림1-2. 마녀사냥 안내서인 〈마녀의 망치(Malleus Maleficarum)〉.

떻게 색출해내고 어떻게 죽여야하는지를 설명한 마녀사냥 안내서였다. 1603년부터 1628년 사이에만 영국에서 마녀로 몰려 화형당한 사람이 약 7만 명 정도였고 그 중에는 다수의 정신질환자가 포함되어 있었다(그림 1-2).

반면에 이 시기 이슬람 문화권, 특히 8세기부터 14~5세기까지 이어진 이슬람 황금시대에는 히포크라테스, 갈렌 등의 의학 서적이 아랍어로 번역되어 전승, 발전되었고 중세 유럽에 비해 훨씬 합리적이고 과학적인 연구와 치료가 이루어졌다. 뇌와 정신질환의 관계, 정신질환의 영적 의미 등에 대한 토론과 우울증, 조증, 망상, 환각 등에 대한 기술 그리고 공포와 불안, 분노와 공격성, 슬픔과 우울, 강박적 사고 등에 대한 다양한 연구가 진행되었고, 이들 정신의학적 연구결과들은 다른 과학 분야의 지식과 마찬가지로 르네상스 시대 이후 다시 유럽으로 건네졌다. 이슬람의 경전인 코란에는 "신이 내려주신 재물을 정신질환자에게 상속해주지 말라. 그러나 그 재물로서 정신질환자를 먹이고 입히며, 따뜻한 말을 해주어라."라고 적혀있다. 세계 최초의 정신병원이 서기 750년 바그다드에서 문을 열었고, 800년경에는 카이로, 다마스커스 등에도 정신병원이 생겼다. 바그다드 정신병원의 의사였던 무함마드 이븐 자카리아 알 라지(Muhammad ibn Zakariya al-Razi, 865~925)는 아마도 세계 최초로 정신치료에 관해 기술한 학자였을 것으로 추정된다. 또한 서양에서는 통상 아비시나(Avicenna)라는 이름으로 불리는 아부 알리 알 후세인 이븐 압달라 이븐시나(Abu-Ali al-Husayn ibn Abdalah ibn-Sina, 980~1037)는 그의 역사적 의학서적인 〈의학정전(Canon of Medicine, Al-Qanun-fi-il-Tabb)〉에 우울증, 조증, 불면, 성기능 장애, 간질 등의 증상과 그 치료법을 기록해 놓았다. 그는 특히 정신적 원인에 의한 신체증상을 상세히 기술하였고, 인간의 감정이 맥박에 미치는 영향을 연구하는 등 감정과 신체변화의 상관관계를 연구함으로써 정신신체장애나 생리심리학에 해당하는 분야를 개척하였다(그림 1-3).

13세기 말부터 14세기 초에 걸쳐 시작되고 16세기까지 이어진 유럽의 르네상스 시대에는 인체해부학이 다시 관심을 끌었고 인체의 작동 원리에 대한 관심과 과학적 추론이 힘을 얻기 시작하였다.

스위스의 파라셀수스(Paracelsus, 1493~1541)는 인간이 육체와 영혼의 합체, 즉 자연적 존재와 초자연적 존재의 합체이므로 마귀에 의해 발생하는 정신병도 있지만 육체적 원인에 의한 정신병도 있다고 하였다. 그는 감정에 의해 육체적 질병이 생길 수 있다고 믿었고 수은이나 유황을 사용한 물리적 치료 외에 정신치료도 시행하였다. 스페인의 비베스(Juan Luis Vives, 1493~1540)는 심리적 연상(association)이 감정과 기억, 망각에 어떤 영향을 미치는지 기술하였다. "어릴 적 열병을 앓을 때마다 버찌를 먹었기 때문에 나이가 든 후 버찌를 먹을 때마다 열병을 앓던 어릴 적 경험이 재현되는 느낌을 받곤 하였다."고 하였는데 이는 무의식의 존재를 시사하는 최초의 역동심리학적 기록이라고 할 수 있다. 스위스 바젤의대 교수였던 플라터(Felix Plater, 1536~1614)는 2년간 정신이상 상태로 있다 사망한 환자의 뇌를 해부하여 수막종이 있음을 확인하고 이를 정신병 증상과 사망의 원인이라고 주장하였다. 그는 모든 정신장애를 증상과 원인, 치료에 따라 분류하였고 의학을 철학에서 분리하여 자연과학에 편입시킨 인물로 간주된다. 이탈리아의 자치아(Paolo Zacchia, 1584~1659)는 정신질환자의 행동에 대한 책임능력은 성직자나 법률가가 아닌 의사가 평가해야 한다고 주장하여 법정신의학의 선구자로 알려져 있다.

르네상스 시대에도 거의 모든 정신질환자들은 여전히 사회로부터 격리, 소외되었다. 환자들은 합리적 판단을 할 수 없는

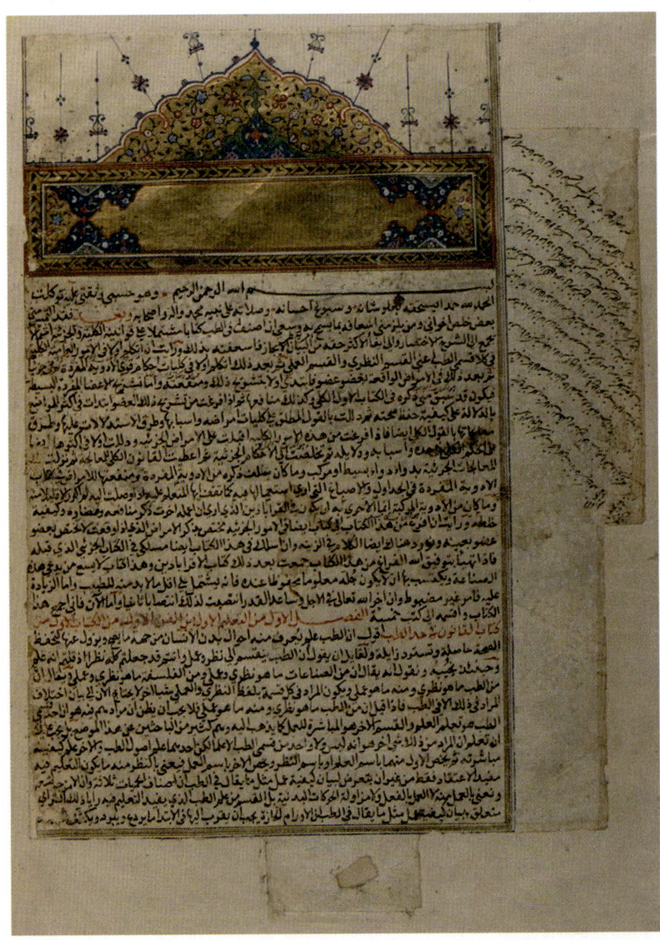

그림 1-3. 아비시나(Avicenna)의 〈의학정전(Canon of Medicine)〉 첫 페이지.

바보로 취급되어 조롱의 대상이 되기도 하였고, 다른 한편으로는 마녀, 혹은 마귀 들린 상태로 지목되어 마녀사냥의 희생자가 되었다. 반대로 세속의 죄에 물들지 않는, 어린 아이와 같이 순수한 영혼을 지닌 사람이며, 따라서 왕족이나 귀족들의 부조리에 대해 거리낌 없이 말할 수 있는 존재로 보는 경우도 있었다.

1247년에 런던에 설립된 베들레헴의 성모마리아 병원(St. Mary of Bethlehem Hospital, Bethlem Hospital)은 처음에는 십자군 전쟁을 수행하기 위한 자선모금병원으로 출발하였지만, 1403년부터 정신질환자들을 수용하기 시작하였다. 15세기 후반에는 정신병원으로 완전히 바뀌었고 대혼란, 아수라장을 뜻하는 베들람(Bedlam)이라는 별칭을 얻게 되었다. 1547년 런던시로 귀속된 후 1948년까지 런던 시립정신병원으로 사용되면서 수백 년간 악명 높은 정신질환자 수용소의 상징으로 알려져 왔다.

프랑스에서는 루이 15세의 명령에 의해 1656년에 두 개의 거대한 호스피스가 설립되었다. 남자를 위한 비세트르(Bicetre)와 여자를 위한 살페트리에르(Salpetriere)인데 이는 병원이라기보다는 일종의 구빈원으로 환자, 범죄자, 부랑자, 광인들을 모두 보호, 감금하던 곳이었다. 유럽의 다른 지역에서는 소규모로 정신질환자를 수용했던 광인들의 집(Tollhäuser)이 여기저기 문을 열었다.

프랑스의 철학자 미쉘 푸코(Michel Foucault, 1926~1984)는 17세기 이후 '이성'이라는 개념이 확실히 자리를 잡기 시작하면서 르네상스 시대에는 단순히 바보로 취급되고 사회에서 배제되는 정도로 관리되던 정신질환자들이 사회의 치안을 위협할 수 있는 반이성적 존재, 위험한 존재로 간주되어 격리, 감금되는 현상이 대규모로 벌어졌다고 주장하였다. 그는 17세기 유럽을 '대감금(great confinement)의 시대'로 정의하고 수없이 많은 정신질환자들이 절대권력자에 의해 수용소에 끌려가 감금되었으며 따라서 초기의 정신의학은 권력의 하수인으로서 치안확보의 기능을 담당했다고 주장하였다. 그러나 에드워드 쇼터(Edward Shorter)나 로이 포터(Roy Porter) 등 여러 의학사학자들은 푸코가 주장하는 대감금이 실제로 일어났었다는 증거가 없고, 그의 해석 역시 많은 오류가 있다고 지적하였다.

고전주의 시대

프랑스 혁명으로 상징되는 구체제의 몰락과 함께 개혁과 계몽, 합리, 과학, 산업의 시대로 불리는 고전주의 시대가 시작되었다.

의학 분야에서도 인간이 인간을 돌본다는 인도주의적 치료가 태동하였고 특히 정신의학계에서는 필리페 피넬(Phillippe Pinel)이 정신질환자들을 쇠사슬로부터 해방시키는 역사적 사건이 일어났다(그림 1-4).

프랑스의 의사였던 피넬은 절친한 친구가 정신병에 걸려 숲속을 헤매다가 늑대에게 죽임을 당한 충격적 사건을 경험한 후 평생 정신질환자를 돌보며 살겠다고 결심한다. 1793년 초 남자 환자들을 수용하는 파리의 비세뜨르(Bicetre) 정신병원 원장으로 임명된 피넬은 그 곳에서 수많은 환자들이 길게는 30~40년간 쇠사슬에 묶인 채 벽에 매달려 지내는 충격적인 장면을 보게 된다. 결국 그 해 5월 24일, 피넬은 관리인의 만류와 경고를 무시하고 환자들의 쇠사슬로부터 해방시켰다. 또한 잔인한 치료법들을 금지하고 인도주의적 치료를 제공하였다. 그는 자신의 이러한 치료법을 도덕적 치료라고 불렀으며 그 결과 입원 2년 이내에 60% 이상의 환자가 질병이나 자살로 목숨을 잃었던 비세뜨르 병원의 사망률이 10% 이하로 급감하였다. 1795년에는 여자정신병원인 살뻬뜨리에르(Salpetriere) 병원에서도 환자들의 쇠사슬을 풀어주었고 환자에게 잔인했던 관리인을 해고하였다. 그는 81세에 사망할 때까지 정신병원에서 일하면서 정신질환의 분류와 증상연구에 힘썼다. 그는 유전적 요인과 환경적 요인이 복합적으로 작용하여 정신질환이 생긴다고 보았으며 환자의 치료는 일종의 교육이라고 생각했다. 그는 치유가능성이 없어 보이는 환자라도 사회로 복귀할 가능성은 충분하므로 끈기 있게 헌신적 관심을 쏟아야 하고 이성을 계발하고 강화시키기 위해 심리적 치료를 해야 한다고 말했다. 이와 같은 업적 때문에 피넬을 근대 정신의학의 효시라고 부른다(그림 1-5).

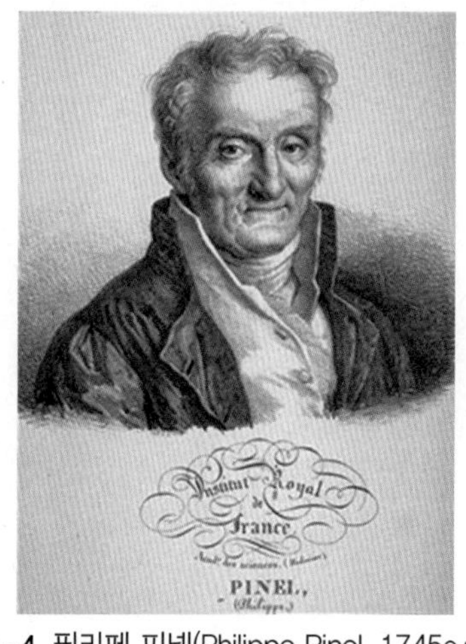

그림 1-4. 필리페 피넬(Philippe Pinel, 1745~1826).

피넬과 비슷한 시기에 이탈리아의 빈센조 치아루지(Vicenzo Chiarugi), 영국의 윌리엄 튜크(William Tuke) 등도 인도주의적 치료를 시작하였다. 특히 치아루지는 피넬보다 앞서 수용소의 정신질환자들을 묶어두지 않고 인도적으로 치료한 최초의 인물로 알려져 있다.

피넬의 제자인 에스퀴롤(Jean Etienne Dominique Esquirol, 1782~1840)은 도덕적 치료를 더욱 발전시켜 이를 의무화하는 법률을 제정하는 데 기여하였고, 수용소를 일종의 치료공동체로 만들어 나갔다. 또한 피넬의 실증적 접근법을 계승하여 환각(hallucination)이라는 용어를 처음 사용하고 이를 착각(illusion)과 구분하였으며 정신질환의 분류, 그리고 정신과 의사 양성과정 개설 등의 업적을 남겼다.

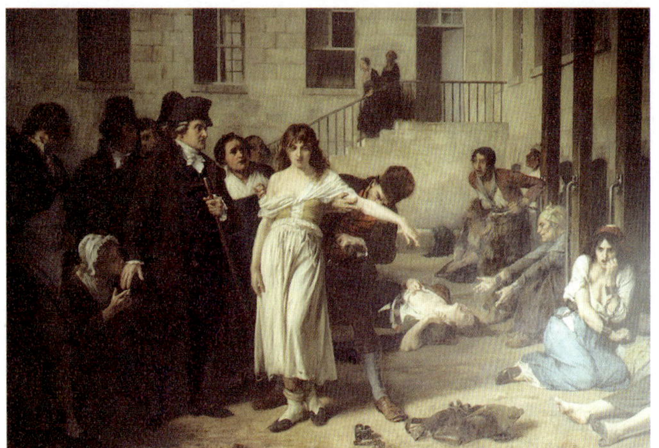

그림 1-5. 살뻬뜨리에르(Salpetriere) 정신병원에서의 환자해방.

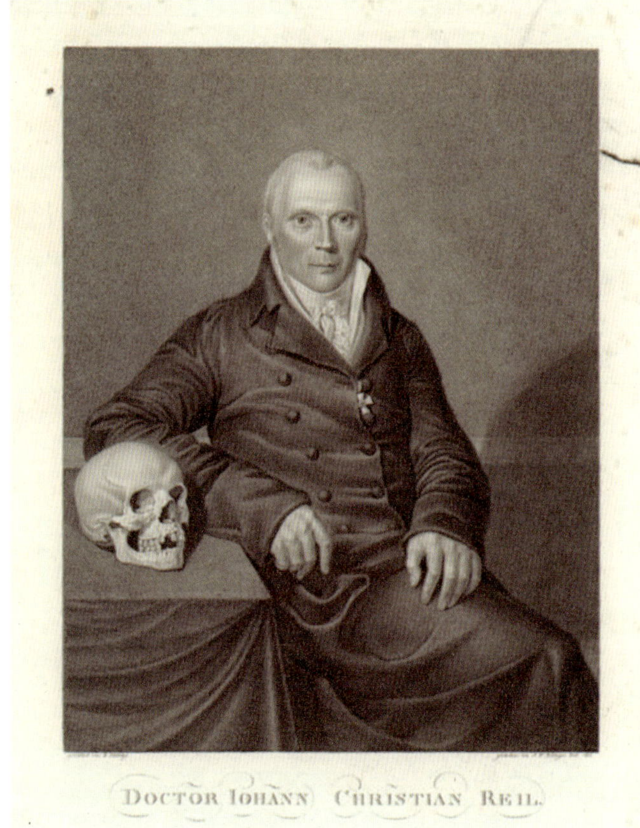

그림 1-6. 요한 라일(Johann Christian Reil, 1759~1813).

독일에서는 요한 라일(Johann C. Reil)이 정신질환은 누구나 걸릴 수 있는 병이고, 환자들에게 낙인을 찍으면 안 되고, 인도적 치료를 해야 한다고 주장하였다. 그는 환자에 대한 합리적 심리치료를 강조하였고, 치료 환경의 중요성을 강조하여 수용소들을 깨끗하고 쾌적한 정신병원으로 바꿔야 한다고 하였다. 라일은 또 의과대학에서 반드시 정신과를 가르쳐야 하고, 외과, 내과와 함께 정신과 의사 학위를 수여해야 하며, 정신과 의사가 되기 위해서는 통찰력, 관찰력, 지적 능력, 선한 의지, 끈기, 인내, 경험, 당당한 체격, 존경을 이끌어 낼 수 있는 표정이 요구되므로 의사 중에서도 가장 훌륭한 사람이 정신과 의사가 되어야 한다고 주장하였다. 그는 이러한 의사들로 구성된 새로운 전문분야를 지칭하기 위해 1808년 정신의학(psychiatrie)이라는 말을 처음 만들어 내었고 최초의 정신과 학술지를 창간하였다. 이에 따라 라일을 정신의학의 창시자로 부르고, 근대 정신의학의 공식적인 출발점을 1808년으로 보는 역사학자들도 있다(그림 1-6).

한편 미국에서는 독립선언문에 서명한 유일한 의사였던 벤자민 러쉬(Benjamin Rush, 1745~1813)가 미국 최초의 정신의학 교과서를 집필하였다.

생물정신의학의 발전

19세기가 되면서 의학은 소위 과학적 의학(scientific medicine)으로 변화하기 시작했다. 루이 파스퇴르(Louis Pasteur)와 루돌프 비르효(Rudolf Virchow)에 의해 각각 미생물학과 병리학이라는 새로운 학문이 시작되었고, 코흐(Robert Koch)는 모든 질병이 오직 한 가지 생물학적 원인에 의해 발생한다는 소위 특정병인론설(theory of specific etiology)을 주장하였다. 이와 같은 의학의 새로운 흐름은 정신의학에도 영향을 미치기 시작하였다. 이전까지의 정신과 의사들은 주류 의학과는 동떨어진 채 수용소라는 폐쇄적이고 배타적인 공간에서, 의사라기보다는 감독관, 관리자의 역할만 해왔었던 것이 사실이었다. 그러나 이와는 달리 대학에서, 의학의 다른 분야와 협업하면서, 뇌의 구조와 기능에 대한 체계적 연구를 통해 정신질환을 이해하고 치료하고자 하는 새로운 정신과 의사들이 등장하기 시작하였다. 이들을 1세대 생물정신의학자로 부른다.

독일의 의사 그리징어(Wilhelm Griesinger, 1817~1868)는 정신질환이 뇌의 질환이며 따라서 정신병 연구와 치료는 의사의 임무라고 주장하였다. 그는 베를린 대학교 정신과 및 신경과 교수가 되어 뇌신경 해부학 및 병리학을 연구하였으며, 신경정신의학(neuropsychiatry)이라는 말을 처음 사용하였다. 그는 정신의학을 의학의 한 분야로 편입시킨 인물이자 교육과 연구를 주된 임무로 하는 대학병원 정신과의 모델을 만든 사람으로 기록되고 있다. 그리징어는 1867년에 새로운 정신질환 학술지인 《정신의학과 신경질환 연구》를 출간하기 시작했는데, 그 창간호 서문에서 다음과 같이 선언하였다. "정신의학과 일반의학의 관계는 변화되어 왔다. 이 변화는 소위 정신질환이라는 것이 주로 신경과 뇌의 질환이라는 것을 인식하기 시작하면서 일어난 것이다.… 정신의학은 폐쇄된 수용소 조합의 상태에서 벗어나 모든 의료 집단이 접근할 수 있는 일반 의학의 필수적 일부가 되어야 한다." 그리징어는 1861년에 뇌의 언어중추를 발견한 프랑스 의사 브로카(Paul Broca, 1824~1880), 독일의 베르니케(Carl Wernicke, 1848~1905) 등과 함께 1세대 생물정신의학 학파를 이루었다.

하이델베르크대학 교수였던 크레펠린(Emil Kraepelin, 1856~1926)은 정신질환을 신체 질병과 동일한 방식, 즉 각각의 증상, 병리소견, 경과, 예후 등 객관적으로 관찰되는 특징에 따라 기록하고 체계적으로 분류하는 소위 기술적 정신의학(descriptive psychiatry)을 개척하였다. 그는 정신병에는 근본이 전혀 다른 몇 가지 유형이 있고, 이들은 서로 다른 질병 경과를 밟으며, 각각의 질병 사례들을 최대한 많이 모아서 체계적으로 기술하고, 분류하고, 관찰함으로써 질병의 특성을 알아낼 수 있다고 주장하였다. 크레펠린의 이와 같은 연구는 주로 현미경을 들여다보면서 정신질환을 연구했던 1세대 생물정신의학을 종식시켰다. 그는 정신병을 정서적 요소의 유무에 따라 크게 두 가지 영역으로 분류하였는데, 하나는 치료가 가능한 조울정신병(manic-depressive psychosis)이었고, 다른 하나는 치료가 불가능하고 결국 치매로 진행되는 소위 조발성 치매(dementia praecox)였는데 후자는 오늘날의 조현병에 해당된다. 그 후 스위스의 정신과 의사 블로일러(Eugen Bleuler, 1857~1939)는 조발성 치매 환자가 모두 치매로 이행하는 것은 아니며 치료도 가능하기 때문에 정신분열병(schizophrenia)으로 부르자고 제안하였다(그림 1-7).

프로이트와 정신분석학의 탄생

19세기 말 비엔나에서는 생물정신의학의 관점과는 전혀 다른 방향에서 인간의 정신현상과 정신병리를 연구하는 또 하나의 정신의학, 즉 역동정신의학(dynamic psychiatry)이 태동하고 있었다. 역동정신의학의 기원은 18세기 비엔나에서 활동했던 메스머(Franz Anton Mesmer, 1734~1815)까지 거슬러 올라간다. 그는 모든 동물이 자기장을 갖고 있고 질병은 이 자기장에 이상이 생긴 것이라는 소위 동물자기설(animal magnetism)을 주장하였다. 동물자기설은 과학적 근거가 없는 엉터리로 판명되어 메스머는 의료계에서 추방되었지만 그의 치료를 받은 다수의 히스테리 환자들에게서 실제로 증상이 호전되었다. 물론 그것은 메스머가 주장하듯이 자기의 흐름이 바로 잡혔기 때문이 아니라 암시(suggestion)의 효과였으니 메스머는 의도치 않게 신체에 영향을 미치는 심리적 힘의 존재를 증명한 셈이었다. 메스머의 치료법은 그 후 영국의 외과의사 브레이드(James Braid)에 의해 최면술로 발전하였고 다시 프랑스의 의사 샤르코(Jean-Martin Charcot, 1825~1893)에 의해 히스테리 환자 치료에 널리 이용되기 시작했다. 이 과정에서 베른하임(Hyppolyte Marie Bernheim, 1840~1919)은 히스테리가 심리적 원인에 의한 질병임을 주장하고 심리적 원인에 의해 신경학적 증상이 일어난다는 의미로 정신신경증(psychoneurosis)이라는 병명을 창안하였다(그림 1-8).

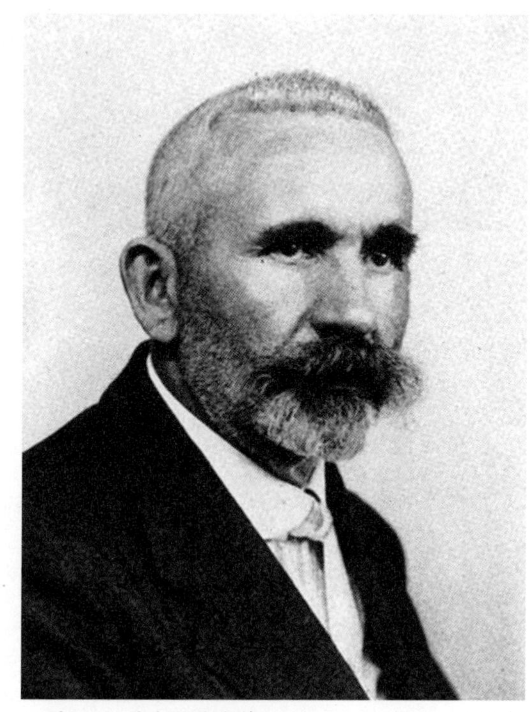

그림 1-7. 에밀 크레펠린(Emil Kraepelin, 1856~1926).

한편 최면술로 히스테리 환자를 치료하는 샤르코의 시범을 참관하고 깊은 인상을 받은 사람들 중에 비엔나의 의사 지그문트 프로이트(Sigmund Freud, 1856~1939)가 있었다. 프로이트는 인간의 마음속에는 본인도 의식하지 못하는 무의식이 존재하며 그것이 사람의 행동과 감정에 큰 영향을 준다고 믿게 되었다. 그는 동료의사인 브로이어(Joseph Breuer, 1841~1925)와 함께 최면술을 이용해서 마음의 상처를 치료하는 카타르시스(catharsis) 치료법을 개발했지만 그 후 최면술 대신 자유연상기법(free association)을 통해 무의식의 세계에 접근하는 방법을 소개하고, 꿈의 해석을 치료에 도입하였다. 1896년에 프로이트는 자신의 치료법을 정신분석(psychoanalysis)이라고 명명하였다. 1900년에 〈꿈의 해석〉을 출간하였고 1905년에는 유아성욕론, 즉 리비도(libido) 이론을 주장하였다. 그는 자신의 이론을 심층심리학(depth psychology)이라고 불렀으며 제1차 세계대전 이후에는 정신의 구조를 이드, 자아, 초자아로 구분하였고, 인간에게는 리비도 이외에 파괴와 죽음의 본능, 즉 타나토스(thanatos)가 있다고 주장하면서 그의 이론을 철학적 수준으로 확대시켰다. 그의 이론은 정신의학, 심리학을 넘어서서 사회학, 문화인류학, 교육학, 문학과 예술에까지 영향을 미쳐 20세기에 가장 영향력 있는 사상가로 꼽히고 있다(그림 1-9).

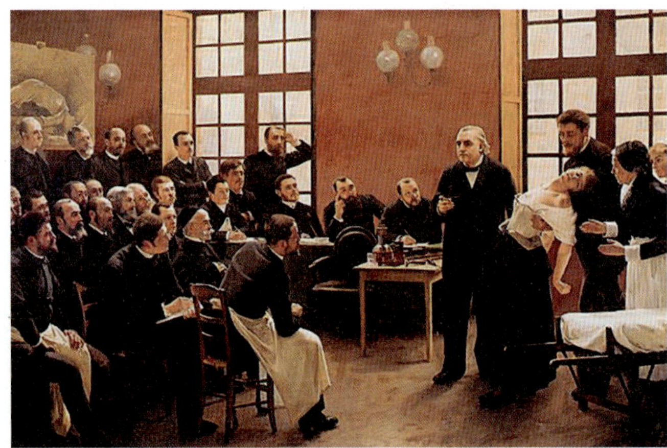
그림 1-8. 샤르코(Jean-Martin Charcot)의 최면술 시범.

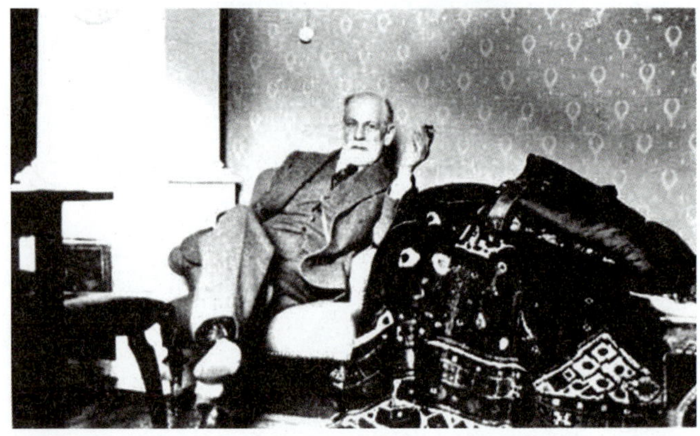
그림1-9. 지그문트 프로이트(Sigmund Freud, 1856~1939).

프로이트의 뒤를 이어 많은 학자들이 정신분석학을 발전시켰다. 칼 융(Carl Jung, 1875~1961)은 정신분석학 이론을 수정, 발전시킨 분석심리학(analytic psychology)을 창안하였다. 그는 집단무의식(collective unconsciousness), 심리적 원형(archetype), 개인화(individuation) 등 여러 독창적인 이론을 제시하였다.

아들러(Alfred Adler, 1870~1937)는 프로이트의 리비도 이론을 비판하면서 인간의 행동을 결정하는 것은 인간에게 보편적으로 존재하는 열등감과 무력감을 극복하려는 권력의지(will to power)라고 하였다. 그는 생활양식(life style), 열등감 콤플렉스(inferiority complex)와 같은 용어를 만들어 냈다. 아들러의 이론은 개인심리학(individual psychology)으로 불린다. 영국의 여성 정신과 의사인 멜라니 클라인(Melanie Klein, 1882~1960)은 소아정신질환 치료에 정신분석학을 도입하였다. 어린이에게는 자유연상기법을 적용할 수 없으므로 대신 장난감을 주어 그것을 갖고 노는 모습을 관찰하여 아이가 표현하는 무의식적 갈등, 공포, 애증을 찾아내는 놀이치료(play therapy)를 개발하였다.

미국의 정신과 의사 설리번(Harry Stack Sullivan, 1892~1949)은 개인의 욕망이나 충동은 내적 심리상태를 추측하는 방법으로는 알 수가 없고 그 사람의 대인관계를 관찰함으로써 연구 가능하다고 주장하면서 인간관계의 역동을 중요시하는 인간관계이론(interpersonal relationship theory)을 발전시켰다. 에릭슨(Erik Erikson, 1902~1994)은 정신분석이론을 사회문화적 측면에서 연구하였고, 특히 인간의 정체성이 형성되어가는 과정과 단계별 성격발달 과정, 그리고 각각의 단계에서 해결해야 할 삶의 과제와 그 위기에 대한 이론을 정립하였다.

현대정신의학

20세기 들어 정신의학은 비약적으로 발전하기 시작했다. 일본 출신 세균학자인 노구치(Hideyo Noguchi, 1876~1928)는 당시 가장 흔하고 대표적인 정신병의 하나인 진행성 마비(general paresis) 환자의 뇌 조직에서 매독균을 발견함으로써 이 병의 원인이 매독이라는 것을 규명하였다. 이탈리아의 골기(Camillo Golgi, 1843~1926)는 뇌신경조직을 염색할 수 있는 획기적 방법인 골기 염색법을 발견함으로써 중추신경계 구조 연구의 문을 활짝 열었다. 1906년 골기는 카할(Santiago Ramón y Cajal, 1852~1934)과 함께 신경계 구조연구의 업적을 인정받아 노벨의학상을 수상하였다. 1930년대에는 영국의 쉐링톤(Sir Charles Scott Sherrington, 1875~1968)과 독일의 뢰비(Otto Loewi, 1873~1961)가 신경자극의 화학적 전달을 밝혀내어 역시 노벨의학상을 수상하면서 정신질환의 의학적 모델이 더욱 확고히 자리 잡게 되었다.

한편 정신질환의 치료 분야에서도 중요한 발견이 이어졌다. 오스트리아의 야우렉(Julius Wagner von Jauregg, 1857~1940)은 진행성 마비 환자에게 말라리아균을 주입하여 고열을 일으키는 발열요법(fever therapy)을 실시하여 큰 성과를 거두었다. 그는 이 업적으로 1927년에 노벨의학상을 수상한 최초의 정신과 의사가 되었다. 오스트리아의 자켈(Manfred Sakel, 1900~1957)은 인슐린을 투여하여 경련과 혼수상태를 유발한 후 당을 투여하여 정상으로 되돌리는 인슐린 혼수요법(insulin coma therapy)을 개발하였고 이탈리아의 세를레티(Ugo Cerletti, 1877~1963)와 비니(Lucio Bini, 1908~1964)는 1938년에 망상과 환청이 심한 정신분열병 환자에게 최초로 전기경련요법을 시행하였다. 포르투갈의 모니츠(Antonio Egas Moniz, 1874~1955)는 난폭하고 쉽게 흥분하는 일부 정신병 환자에게 뇌 전두엽 절제술을 시행하였고, 그 공로로 1949년 노벨상을 받았다. 1940년대에 호주의 케이드(Jon F. Cade)가 조증 치료에 리튬(lithium)을 시도한 데 이어 1952년에는 프랑스의 딜레이(Jean Delay, 1907~1987)와 데니커(Pierre Deniker, 1917~1999)가 페노사이아진 유도페인 클로르프로마진(chlorpromazine)이 조현병 치료에 효과 있음을 발표하였다. 1958년에는 삼환계 항우울제인 이미프라민(imipramine)이 개발되었고, 항불안제인 메프로바메이트(meprobamate)가 그 뒤를 이었다. 1960년대 초에는 벤조디아제핀(benzodiazepine)계 항불안제가 임상에 사용되었다. 20세기 후반부에는 분자생물학, 유전학, 면역학, 뇌 영상술 등 첨단과학의 발전에 힘입어 뇌의 기능적, 구조적 변화를 보다 정확히 이해하게 되었고, 이제는 인지, 정서 등 일반적인 정신현상도 생물학적으로 규명하려는 연구가 계속되고 있다.

한편 심리학 분야에서 행동주의(behaviorism) 또는 학습이론(learning theory)이 대두되면서 정신의학에도 큰 영향을 미쳤다. 파블로프(Ivan Pavlov, 1849~1936)의 고전적 조건화(classical conditioning), 그리고 스키너(B. F. Skinner, 1904~1990)의 조작적 조건화(operant conditioning)를 양대 축으로 하는 행동주의 이론은 왓슨(John B. Watson, 1878~1958)과 울피(Joseph Wolpe, 1915~1997) 등에 의해 임상적으로 응용되기 시작하여 현재 행동치료(behavior therapy)라는 분야로 자리 잡았다(그림 1-10, 1-11). 또한 벡(Aaron Beck, 1921~)과 엘리스(Albert Ellis, 1913~2007)에 의해 시작된 인지치료(cognitive therapy) 역시 정신치료의 중요한 분야로 인정받고 있다.

환자에 대한 인도주의적 처우의 전통은 20세기에 이르러 클리포드 비어스(Clifford Beers, 1876~1943)의 정신위생운동(mental hygiene movement)으로 이어졌다. 1950년대에 영국의 맥스웰 존스(Maxwell Jones)는 폐쇄적인 대규모 정신병원에서의 획일적 치료보다는 지역사회에서 소수의 치료진과 밀접한 인간관계 속에서 사회복귀를 돕는 소위 치료 공동체(therapeutic community) 운동을 일으켰다. 이 운동은 후에 지역사회 중심 정신보건(community-based mental health)으로 이어졌다. 대형 정신병원의 병상을 줄이고, 입원기간을 획기적으로 단축하는 탈병원화(deinstitutionalization)의 바람이 불었고, 병원 내 치료적 환경을 개선하고 의사만이 아닌 정신과 치료팀에 의한 치료적 접근을 표방하는 환경치료(milieu therapy), 개방병동정책(open ward policy) 등이 활발히 도입

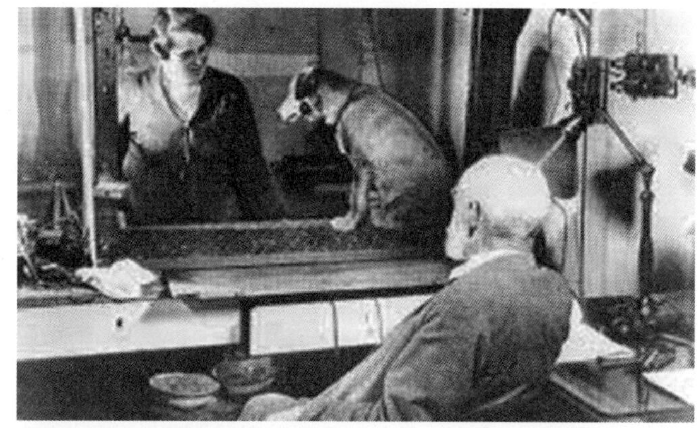
그림 1-10. 실험 중인 파블로프(Ivan Pavlov, 1849~1936).

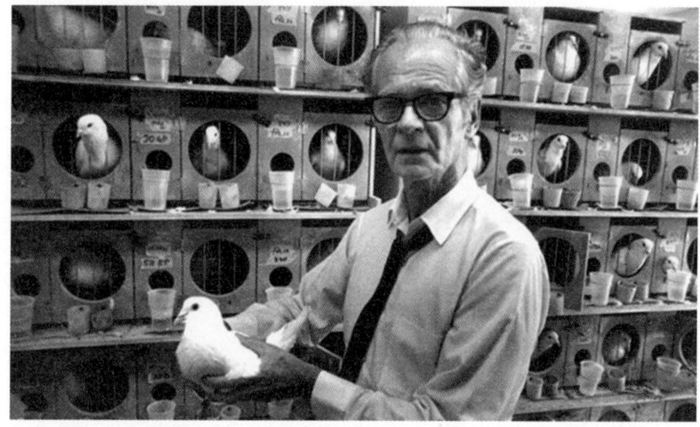
그림 1-11. 스키너(B. F. Skinner, 1904~1990).

되었다. 이는 환자에 대한 인도주의적 처우에서 한 걸음 더 나아가, 기능회복과 사회복귀를 목표로 하는 재활정신의학으로 발전하여 정신의학에서 또 하나의 혁명으로 불리고 있다.

정신의학의 미래

정신의학이 의학의 한 분야로 자리를 잡은 지 200여 년이 경과하면서, 그리고 무엇보다도 20세기 이후 시작된 정신약물학의 혁명에 힘입어, 이제 정신질환을 앓는 이들은 더 이상 미치광이, 광인이 아닌 일상적 환자로 대우받고 있다. 정신질환은 불치의 병이고 격리와 강박 외에는 방법이 없다는 인식은, 당뇨나 종양처럼 충분히 치료가 가능한 병이고 정신질환자를 무서워하거나 혐오할 이유가 없다는 인식으로 바뀐 지 오래이다. 항우울제나 항불안제는 누구나 사용 가능한 일상적인 약이 되었으며, 다양한 정신치료 기법들이 개발되고 그 효과가 입증됨으로써, 자신의 정신적 고통이나 삶의 문제를 호소하고 해결하기 위해 정신건강의학과를 찾는 것 역시 일상적인 모습이 되었다. 그러나 정신의학의 역사를 저술한 에드워드 쇼터는 이와 같은 정신의학의 발전이 오히려 정신건강의학과 의사들에게는 위기가 되고 있다고 지적한다. 한때 정신과에 속했던 질병이 의학적 질병으로 설명되어 의료화될 때마다 정신의학의 영역에서 벗어나 신경과, 내과, 소아과로 넘어가고, 정신치료는 심리학자와 사회사업가들이 더 열정적으로 담당하고 있다. 쇼터는 이 위기를 극복하는 방법은 의사-환자 관계에 있다고 주장한다. 정신과 의사는 다른 분야의 의사들이 하지 못하는 정신치료를 할 수 있고 심리학자나 사회사업가가 할 수 없는 약물치료도 할 수 있으며, 이 두 가지 치료의 결합은 놀라운 위력을 발휘한다. 쇼터는 그의 저서 〈정신의학의 역사〉 마지막 문장을 보우어스(Kenneth S. Bowers, 1937~1996)의 말을 인용하며 끝맺는다. "고통받는 인간은 치유자의 모습으로 동정심을 보이는 사람의 말에 반응한다. 인간은 오래 전부터 이를 알고 있었지만, 이것이야말로 정신과에 아직껏 남아있는 희망이다."

다른 한 편으로 우리 사회에는 아직도 정신질환자들에 대한 편견이 남아있고, 인간으로서 보장받아야 하는 기본적 권리, 존엄성을 부정당하고, 소외되고 격리되는 환자들이 존재한다. 일부 국가에서는 정신의학이 정치적 도구로 악용되는 사례가 있고, 인권의 감시자이고 수호자여야 할 정신과 의사들이 오히려 인권침해를 자행하는 사건도 흔하다.

학문적으로는 인간의 정신세계를 의학의 마지막 미개척지로 보는 사람들이 많다. 뇌신경과학, 유전한, 영상학, 심리학, 약리학 등의 발전과 성공에 힘입어 정신질환의 본질을 이해하고 더욱 혁신적인 치료법을 개발하는 것도 정신의학이 풀어가야 할 미래의 과제이다.

우리나라 정신의학의 역사

정신의학의 시작

1910년에 발표된 대한의원부속의학교 졸업반 교과과정에 정신병학이 포함되어 있는 것이 정신의학에 관한 국내 최초의 기록이다. 정신과 진료가 언제부터 시작되었는지는 불확실하다. 다만 1910년의 교과과정에 정신병학이 포함된 것으로 미루어 정신과 진료도 이때쯤 시작되었을 가능성이 있다. 1913년에는 총독부의원(總督府醫院)에 정신병과와 정신병동이 설치되었고 세브란스병원에는 1917년에 호주 의사 멕라렌(McLaren)이 정신과 과장 겸 교수로 임용되어 20개의 정신과 전용 병상을 운용하였다. 멕라렌이 신경학 강의를 시작한 것은 정식으로 의학전문학교 인가를 받기 전인 세브란스병원의 학교 시절부터인데 대략 1913년 이전으로 추정된다. 한국인이지만 일본 이름을 사용한 하라(原振緖)가 1925~1928년 사이에 총독부의원 정신과 의국원 겸 경성제국대학의학부 정신과 조교수로 근무하다가 사직하고 1934년을 전후하여 하라뇌병원(현 청량리정신병원)을 개원하였는데 이것이 최초의 정신과전문병원이다.

한국인 최초의 정신과 의사는 심호섭(沈浩燮)이다. 그는 총독부의원 부속의학강습소를 졸업하고 총독부의원 정신과 조수로 시작하였고 1916년 경성의학전문학교로 개편되면서 정신과 조교수로 근무하였다. 다음 해에는 세브란스의학전문학교 내과 전임강사로 자리를 옮긴 후 정신과 교육을 담당하였지만 후에 내과로 완전히 전공을 바꾸었다.

정신의학을 전공으로 택하여 일생을 이에 공헌한 최초의 정신의학자는 이중철(李重鐵, 1927년 세브란스의학전문학교 졸업)과 명주완(明酒浣, 1930년 경성제대 졸업)이다. 이중철은 1934년에 세브란스의학전문학교 정신과의 책임자가 되었고 명주완은 잠시 대학을 떠나 있다가 광복 후 국립서울대학교로 복귀하여 초대 정신과 주임교수가 되었다.

그러나 이중철이 일찍 작고하고, 명주완은 일제 강점기의 관립학교라는 한계에 부딪혀서 웅지를 펴지 못한 채 대학을 그만 두었기에 일제하 한국인에 의한 정신의학의 발전은 휴면상태에 빠지고 말았다.

현대의학 초창기부터 1945년 광복까지 한국의 정신의학은 주로 경성제국대학 의학부 정신과의 일본인 교수들에 의하여 발전하였다. 일본인 교수들의 연구실적을 보면 마약, 주정 중독, 체형 연구 등 정신의학의 여러 분야에 걸쳐 골고루 관심을 보였던 흔적이 있다. 일본 의학의 특성상 주로 유럽의 기술정신의학에 많은 관심을 가졌던 것 같다. 경성제국대학 의학부의 구보(久保)교수는 정신분석 수련을 받은 사람이어서 한국에서도 정신분석을 시도했다고 한다. 첨단 치료기법이었던 인슐린 혼수 요법은 일본보다 먼저 서울에서 시행되었고 전기경련요법, 진행마비에 대한 발열요법 등이 치료로 이용되었다.

제2차 세계대전 중에 한국인 의사들이 대거 정신의학에 입문하였고 이들이 광복 후 우리나라 정신의학의 초석을 놓는다.

준비기(1945~1955)

광복부터 한국전쟁(1945~1955)의 휴전까지는 다른 모든 분야와 마찬가지로 희망과 의욕과 혼란이 함께 한 시기이다. 일본인이 철수한 빈 자리에는 한국인들이 들어가 일을 하기 시작하였다. 앞에서 언급한 명주완이 경성대학교 의과대학 정신과 교수로 돌아오면서 우리의 정신의학이 실제적으로 발전할 수 있는 기초가 다져졌다. 광복 당시 전국에는 7개 의과대학(경북의대 전신인 대구의학전문학교, 고려의대 전신인 경성여자의학전문학교, 서울의대 전신인 경성대학 의학부와 경성의학전문학교, 연세의대 전신인 세브란스의학전문학교, 전남의대 전신인 광주의학전문학교, 그리고 평양의학전문학교)이 있었지만 정신과학교실이 정식으로 설치된 곳은 경성대학의학부(현 서울의대)와 경성여자의학전문학교(현 고려의대)뿐이었다.

이때까지 정신의학 전공자는 약 30여 명이 되었지만 일부는 다른 과로 진로를 바꾸었고 전쟁 후에도 계속 정신의학을 전공한 의사는 10여 명에 불과하였다. 그러나 인적자원의 절대적 부족과 정신의학에 대한 국민들의 몰이해에도 불구하고 1945년 9월 1일에는 광복 후 최초의 의학 관련 학회인 조선정신신경학회가 창립되었고(초대 회장 심호섭), 몇 개의 정신의료기관이 새로 문을 열었다. 경성뇌병원이 한국 최초의 공립정신병원인 경성도립정신병원으로 개편되어 설립되었고(1945), 하라뇌병원이 청량리뇌병원으로 재출발하였으며(1945) 서울시립정신병원도 개원하였다(1947). 또한 서울의대를 중심으로 마약중독, 무속, 신경조직병리, 정신질환의 유전통계 등에 대한 연구와 정신질환의 역학조사가 이루어졌다.

한국전쟁은 우리나라의 정신의학에 커다란 영향을 주었다. 당시 정신과 의사의 절반 이상이 납북되었거나 기타 이유로 활동을 못하게 되었다. 나머지 정신과 의사들은 거의 대부분 군에 입대하여 군의관으로 활동하였는데 이 과정에서 이제까지 책으로만 공부하던 미국 정신의학, 특히 역동정신의학의 실체를 접할 기회를 얻게 되었다. 처음에는 미군 군의관들과 접촉으로, 다음에는 미국 유학을 통하여 미국식 정신과 전문의 양성제도, 정신과 진료체계, 정신과학 연구 현황과 방법 등을 실제로 경험하였다. 군에 입대한 신경정신과 의사들은 미군부대 신경정신과 혹은 미국후방 육군병원에서 재훈련을 받게 되었으며, 군의관 중 신경정신과를 희망하는 사람은 현 수도육군병원에서 처음으로 교육이 시작되었다. 이로부터 한국군 신경정신과 제도는 체계를 갖추게 되었으며, 약 3년에 걸쳐서 미군병원 및 수도육군병원에서의 교육인원은 총 45명이나 되었다. 전쟁 중의 신경정신의학계는 많은 시련을 겪으면서도 군정신의학을 배우고, 대한신경정신의학 집단회를 정기적으로 개최하여 그 체계를 확립하게 되었다.

이때부터 한국의 정신의학은 미국식으로 바뀌면서 빠르게 발전하였다. 또한 전쟁 중에 전남의대에 정신과학교실이 창립되었다(1952년 9월).

1955년에는 전쟁으로 와해되었던 조선정신신경학회가 대한신경정신의학회로 재탄생하면서 연구, 교육, 진료의 모든 분야에서 정신의학이 틀을 잡아나갔다. 1956년 서울여자의과대학(현 고려의대)에 신경정신과교실이 생기면서 여러 대학에 차례로 신경정신과학교실이 설치되었다(경북의대 1958년 2월, 부산의대 1958년 3월, 연세의대 1958년 12월, 가톨릭의대 1960년 3월). 이는 전쟁 중, 또는 직후에 미국에 유학한 젊은 정신과 의사들이 귀국하여 적극적으로 정신의학 발전을 위해 노력한 결과였다. 이제까지 출장 강의의 형태로 학생들에게 정신과학을 가르치던 대부분의 의과대학들이 이때부터 독자적으로 교육을 시작하였다.

교실 설립에 이어 각 대학병원에서 정신과 진료가 시작되고 입원실도 개설되었다. 정신과전문병원으로는 광주에 전남도립뇌병원이 개설되었다(1956년 7월, 현 국립나주정신병원).

의대 졸업 후 1년의 인턴 과정과 4년의 레지던트 과정의 수련을 마치고 전문의 자격시험을 치르는 미국식 전문의 양성제도가 도입되어(1958) 각 수련병원에서 수련이 시작되었다.

전쟁 전까지 주로 쓰이던 전기경련요법, 발열요법, 인슐린 혼수요법이 여전히 주된 치료법이었지만 막 개발된 약물요법도 시도되기 시작했다. 초기에 쓰인 약은 레세르핀(reserpine)이고 이어서 클로르프로마진이 사용되었다(1950년대 후반).

전쟁의 폐허 위에서 제대로 된 실험실이 없는 상황에서도 연구의 기틀을 위한 노력이 시작되었지만 여건상 문화사회정신의학과 역학 쪽은 연구가 활발하였다.

정착기(1961~1968)

5.16 군사혁명(1961)으로 기존 학회가 해산되었다가 혁명정부의 지침에 따라 대한신경정신의학회 재건학회가 설립되었다(1961년 9월). 여덟 개의 의과대학 중 일곱 곳에 정신과가 생기고 정신과 전문병원이 설립되기 시작하였다. 서울시립정신병원의 모태인 시립서부병원에 정신과 설치(1961년 5월 개설, 1969년 정신과 전문병원으로 개편), 국립정신병원(1962년 2월), 전북 개정에 농촌위생소가 생겨 정신과 위주의 진료 개시(1963년 2월), 개인 신경정신과 의원들의 외래 및 입원 진료 시작 등이 이때의 일이다.

다양한 역동정신의학과 생물정신의학의 이론이 소개되었고 실제로 치료에 이용되었다. 약물학의 새 지식들이 역동정신의학 못지않게 관심을 끌었다. 약물치료의 큰 줄기인 항정신병약(클로르프로마진), 항불안제(클로르디아제폭사이드, chlordiazepoxide), 항우울제(이미프라민)가 과거의 전기경련요법, 발열요법, 인슐린 혼수요법을 대체하였다. 역동정신의학의 이론에 기초한 정신치료에 대한 관심이 늘어나서 정신치료 위주의 진료를 하는 정신과 의사도 늘어나기 시작하였다.

정신의학적 역학조사, 정신질환의 뇌 조직학적 연구, 약물중독에 관한 연구, 문화사회정신의학적 연구가 이때의 주 연구 분야였다. 대한신경정신의학회의 공식 전문 학술지로 〈신경정신의학〉이 창간되었다(1962년 4월).

이 시기에 중요한 문제의 하나가 비의료 정신질환자수용시설들이다. 기도원, 부랑아수용소, 장애인 요양원 등 여러 가지 이름으로 설치되었지만 실제로는 정신질환자를 감금하여 수용하는 시설들이 많았다. 이는 제도권에서 정신질환자를 제대로 치료할 수 있는 인력과 시설이 모자라는 허점을 뚫고 비의료인들이 사회복지사업이라는 허울 좋은 명분으로 정신질환자들의 인권을 유린한 큰 사회적 문제였다. 이들은 1980년대에 들어서 소위 "기도원 사건"이라는 이름으로 사회의 큰 문제로 노출되었다.

발전기(1968년 이후)

전국에 8개뿐이던 의과대학이 현재 41개로 늘어나면서 일부 분야에만 집중되었던 연구 활동이 지금은 정신의학의 전 영역에 걸쳐서 골고루 진행되고 있다. 각 교실마다 고유의 연구 분야를 집중적으로 파고들어 결실을 보고 있다.

정신질환자들을 효과적으로 치료하여 사회에 복귀시키려는 노력은 1968년 정신위생법제정운동의 형태로 시작되어 1995년 12월에는 최초의 정신보건법이 제정되었다. 이 과정에서 대한신경정신의학회를 중심으로 정신질환자의 효과적인 치료와 일반 국민들의 정신건강증진을 위한 계몽 활동이 꾸준히 이루어졌다.

정신보건법 제정을 전후하여 과거의 비의료 정신질환자 수용시설들이 정리되고 정신과전문병원, 정신질환자 재활을 위한 전문시설들이 그 활동영역을 넓히고 있다. 지역사회정신의학이론에 근거한 정신질환자 도움 제도도 활기를 띠고 있다.

한편 1974년 한국정신치료학회의 창립을 시작으로 정신의학의 각 분야별로 연구학회의 창립이 왕성하게 진행되어 2002년 현재 22개의 정신의학 관련 연구학회가 활동 중이다. 또한 1997년 〈신경정신의학〉 교과서 초판을 출판하였고 2005년 제2판 개정판을 출판하였다. 2004년부터는 정신과학과 신경과학(neuroscience)을 망라하여 기초 및 임상적인 분야의 연구를 포함하는 〈Psychiatry Investigation〉이라는 제목의 영문 학술지가 연 4회 발간되고 있으며 2012년에는 Social Scinece Citation Index(SSCI)에 등재되어 국내외 연구자들의 학술 역량 증진에 크게 기여하고 있다.

현재 학회는 특별회원 포함 4300여 명의 회원, 22개의 지부, 23개의 전문학회, 그리고 1개의 정신의학연구재단, 1개의 정책연구소를 포괄하는 규모로 성장하였다. 2010년에는 공익재단법인인 대한정신건강재단을 설립하여 정신건강정책연구 및 대국민공익사업을 활성화할 수 있는 조직적 근거를 마련하기도 하였다. 특히 대한정신건강재단은 2011년부터 대국민 정신건강 인식개선 및 홍보사업의 일환으로 '정신건강박람회'를 개최해오고 있다.

또한 대한신경정신의학회는 국민정신건강증진이라는 대의적 목표에 맞추어 정신건강전문성에 입각한 사회적 역할 강화를 위해 특임위원회(학교폭력, 청소년, 여성가족, 중독 등)를 두고 정신건강과 관련된 이슈에 대하여 합리적 대안 제시를 위해 노력하고 있다. 정신질환과 정신건강에 대한 인식개선은 학회가 노력해온 사업 중 중요한 부분이다. 그 중 정신분열병 병명 개정 사업은 매우 의미있는 작업이었다. 일본정신신경학회가 2002년 정신분열병의 명칭을 통합실조증(統合失調症)으로 개정한 것이 자극이 되어, 우리 학회에서도 2007년 정신분열병 명칭 변경이 이사회에 정식 안건으로 상정되었으며, 2008년 11월에는 대한정신분열병학회가 중심이 되어 병명 개정에 뜻을 함께하는 단체(대한신경정신의학회, 대한정신분열병학회, 가족협회, 변호사, 사회복지사협회, 임상심리학회)의 대표들과 함께 정신분열병 병명개정위원회를 결성하였다. 이후 학회는 2010년 10월 정신분열병의 새로운 명칭을 조현병(調絃病)으로 결정하였으며, 2011년 "약사법" 일부 개정법률안이 국회에서 통과되면서 공식적으로 병명의 개정이 인정되기에 이르렀다.

국민정신건강증진사업에의 기여

앞서 기술했던 비의료인이 운영하는 정신질환자 수용시설의 문제에서처럼, 우리나라의 정신의학의 발전은 정신질환에 대한 편견의 해소와 정신질환에 대한 서비스의 접근성을 향상시키고자 하는 계몽적 활동과 공공정신보건사업 및 지역사회정신보건사업의 발달과 함께 진행되어 왔다. 특히 1994년에 서울대학교 의료관리학교실, 연세대학교 정신과학교실, 아주대학교 정신과학교실 및 한국보건사회연구원이 참여해 진행한 정신보건용역연구는 1995년 12월에 제정된 정신보건법과 함께 정신과가 지역사회정신보건사업을 통해 국민의 정신건강 증진에 기여할 수 있는 지평을 획기적으로 넓히는 계기가 되었다. 또한 1999년에 '지역사회정신보건사업 기술지원단'이란 명칭으로 시작된 민간자문기구는 2004년 「정신보건법」 개정에 따라 '중앙정신보건사업지원단'으로 법적 자격을 갖추게 되었으며, 대한신경정신의학회는 주요 전문가 추천을 통하여 국가정신건강정책 수립에 적극적으로 참여하게 되었다.

정신보건법 제정 이후 시 · 군 · 구에 설치되어 운영된 정신보건센터는 정신보건사업이 병원뿐만 아니라 지역사회 중심으로 변화해 나가야 한다는 비전을 가지는 데 밑거름이 되었다. 대한신경정신의학회는 정신보건위원회를 설치하고 정신과의사들이 정신보건전문 다학제 인력의 리더로서 역할을 할 수 있도록 지원해 오고 있다. 1998년 처음으로 4개소에 대한 국비지원을 통해 모델형 정신보건센터가 설치 운영되기 시작되었다.

1990년대 이후 정신보건사업의 범위와 역할에 대한 큰 영향을 준 문제가 자살이다. IMF 이후 우리나라는 '자살사망률 증가속도 세계 1위'를 나타내었고, 정부는 2004년 제1차 자살예방종합대책을 발표하였다. 이후 2011년 3월 「자살예방 및 생명문화조성을 위한 법률」이 제정되었고 1년후 시행되었으며 이에 따라 중앙자살예방센터가 설치, 운영되게 되었다. 이외에도 정신보건영역에서 진행된 사업 중의 하나가 음주폐해 예방관리사업이다. 1995년 1월 제정된 '국민건강증진법' 8조의 금연 및 절주운동에서의 근거와 1997년 제정된 '청소년보호법'에서 술을 청소년유해약물로 규정한 조항에 정의하여 지역사회 차원에서 음주로 인한 문제를 예방하고 알코올사용장애자와 그 가족들에 대한 정신보건서비스를 제공하도록 하는 것이 이 사업의 주요 내용이다. 정부는 2000년부터 알코올상담센터 4개소를 설치하였으며, 2006년에는 음주문제에 대한 최초의 종합대책인 '파랑새플랜'을 발표하였고, 2015년까지 전국 50개 시군구에 알코올상담센터를 설치하였다. 보건복지부에서는 2012년에 알코올, 마약, 도박, 인터넷 등을 포함한 4대 중독에 대한 국가종합대책을 발표하였고, 2014년에는 알코올상담센터의 명칭을 '중독관리통합지원센터'로 변경하였다. 대한신경정신의학회는 중독특임위원회를 설치하고 중독포럼 등 민간전문단체와 함께 '중독의 예방과 치료를 위한 법률안' 제정 및 입법활동을 적극적으로 지원하기도 하였다.

한편, 정신보건센터는 2013년 2월에 정신건강증진센터로 명칭을 변경하였다. 2015년 3월 기준으로 기초정신건강증진센터 197개소, 중독관리통합지원센터 50개소, 광역정신건강증진센터 13개소로 확대 설치하였다. 기초센터에 센터장 138명, 광역센터 센터장 13명, 중독센터 센터장 34명 등의 정신과 전문의가 핵심적인 리더로서 그 역할을 성실히 수행하고 있다.

정신보건센터의 명칭이 정신건강증진센터로 변화된 것은 기존의 중증 만성 정신질환자를 주요한 정신보건사업의 대상자로 하던 것에서 우울, 불안, 아동청소년 문제와 같이 그 발생빈도와 영향 정도가 광범위하고 보편적인 정신건강문제로 공공정신보건사업의 대상과 영역이 확대됨을 의미한다. 이렇듯 "지역사회 정신보건사업"이 "국민건강증진사업"으로 확대 발전되는 것은 몇 가지 중요한 의미를 가진다. 첫째, 정신건강 서비스에 대한 국민들의 인식이 향상되었고, 그만큼 수요가 증가하였다는 것을 의미한다. 둘째, 공공정신건강 서비스가 강화되면서 민간영역의 서비스와 밀접한 협력관계가 구축되어야 함을 의미한다.

국가차원의 포괄적 의미의 정신건강증진사업의 수행은 2016년 '국립정신건강센터'의 설치로 그 구체적 형태가 가시화되었다. 국립정신건강센터는 기존의 국립정신병원이 '의료부', '정신건강사업부', '정신건강연구소' 등 각기 3가지 기능의 센터로 확대 개편된 것이다. 특히 정신건강사업부는 국가 및 지역정신보건사업의 컨트롤타워 기능을, 정신건강연구소는 국가주도의 정신건강연구개발사업을 담당하게 된다. 2014년부터 시작된 정신건강연구개발사업은 다양한 정신건강 관련 사회문제 해결에 대한 직접적인 해결책을 도출해 내는 것을 목표로 한 연구개발 사업으로 정신의학뿐만 아니라 간호, 심리, 사회복지, 보건 등 다양한 인접 분야 전문가들도 함께 참여하는 다학제적 연구의 형태로 진행되고 있다.

요 약

정신질환에 대해서는 두 가지 서로 다른 견해가 늘 대립해

왔다. 그 중 한 가지 견해는 정신질환을 사회현상으로 보는 것이다. 즉 정신질환이 개인의 심리적 문제, 영혼이나 도덕성의 결함, 혹은 환경적 요인이나 초자연적 힘에 의해 발생한다는 주장이다. 다른 견해는 정신질환을 신체 질병, 특히 뇌의 병으로 보는 것이다. 이집트나 그리스-로마 시대에는 정신질환을 몸의 병으로 보는 견해가 우세했지만 중세시대 이후 19세기까지의 오랜 기간은 정신질환을 마음이나 영혼이 병든 상태, 혹은 도덕적으로 타락한 상태, 귀신 들린 상태로 보는 믿음이 강했다. 따라서 정신질환도 의학의 영역이 아닌 종교의 영역에서 다루어져 왔으며 그 결과 환자들은 적절한 치료를 받지 못한 채 학대와 차별과 소외의 대상이 될 수밖에 없었다. 그러나 19세기 후반부터 소위 과학적 의학이 눈부시게 발전하면서 정신질환도 의학의 한 분야로 확고히 자리 잡게 되었다. 특히 지난 20년간은 뇌의 시대라고 할 만큼 중추신경계에 대한 연구가 집중적으로 이루어져 인간의 생각과 감정, 행동의 비밀이 속속 밝혀지고 있다. 그러나 한편에서는 과학적 의학이 지나치게 생물의학적 관점에만 몰두한 결과 인간을 하나의 고장난 기계로 취급하는 기계공학적 의학으로 치닫고 있다는 비판이 제기되었다. 현대정신의학은 이 두 가지 대립된 입장을 통합하여 인간을 심리-사회-생물학적 입장에서 포괄적으로 이해하려고 애쓰고 있다. 이 점에서 정신의학은 21세기 의학이 나아가야 할 방향을 제시하고 있다고 해도 과언이 아니다. 인간의 행위와 본성을 포괄적으로 이해한다는 것은 정신질환자들을 포함하는 다른 사람, 다른 민족, 다른 문화에 대한 우리의 생경함, 적대감, 혹은 공포감을 해소하고 관용과 포용의 정도를 높인다는 의미가 된다. 21세기 정신의학자들은 인간 개개인에 대하여는 사회적응력을 높이고 신체적, 정신적, 사회적 안녕상태로 정의되는 건강을 증진시키려 노력한다. 또한 사회 전체에 대하여는 정신장애인들을 포함한 사회적 소수, 약자들을 포용하여 더불어 함께 살도록 호소한다. 이런 의미에서 현대의 정신의학자들은 소외와 차별, 핍박과 폭력이라는 현대판 마녀 사냥을 종식시키기 위한 싸움을 계속하고 있다. 우리나라 정신의학의 발전과정은 이러한 세계적 흐름의 전선에 있다 해도 과언이 아니다. 정신질환에 대한 편견과 입원 중심 비효율적 치료체계, 심각한 자살과 중독문제, 정신건강에 대한 낮은 인식 등이 우리나라 정신의학이 맞닥뜨리고 있는 현실이다. 따라서 우리나라의 정신의학은 그 학문적 발달의 추구뿐만 아니라, 학문적 발달 성과의 소통과 확산을 통한 정신건강의 가치를 높이는 일에도 가치를 두어야 한다. 대한신경정신의학회의 사회로의 개방성 확대와 국립정신건강센터 등 국가정신건강증진사업의 확대는 우리나라의 정신의학이 획기적으로 발전할 수 있는 토대를 만들어 내고 있다. 그러나 우리 사회와 제도 전반의 정신건강에 대한 부족한 인식과 이해수준은 앞으로 정신의학이 부단한 진보의 역사를 만들어 가야함을 역설하고 있다.

참고문헌

1) 기창덕. 한국근대의학교육사. 서울: 아카데미아;1995.
2) 김두종. 한국의학사. 서울: 탐구당;1981.
3) 대한신경정신의학회. 대한신경정신의학회 50년사. 서울: 대한신경정신의학회; 1995.
4) 대한신경정신의학회. 대한신경정신의학회사, 서울, 대한신경정신의학회; 1995.
5) 대한조현병학회. 정신분열병 병명개정백서(조현병-정신분열병의 새로운 이름). 서울: 대한조현병학회;2011.
6) 민성길. 최신정신의학 제4판. 서울: 일조각;2000.
7) 보건복지 70년사. 보건복지부;2016.
8) 서울대학교 의과대학사 편찬위원회. 서울대학교 의과대학사: 1885-1978. 서울: 서울대학교출판부;1978.
9) 유석진, 이동식, 이호영, 등. 한국근대정신의학의 역사적 조명- 일제에서 한국동란이전까지-, 서울대학교병원 개원 10주년 기념 심포지움; 서울의대 정신의학 1988;14:1-35.
10) 이부영. 일제하 정신과 진료와 그 변천- 조선총독부의원의 정신과 진료를 중심으로. 의사학 1994;3:147-169.
11) 이영문. 우리나라 정신보건 사업의 역사, 현황, 그리고 철학. 보건의료증진단; 2011.
12) 이정균, 김용식. 정신의학 제4판. 서울: 일조각;2000.
13) 이종찬. 서양의학과 보건의 역사. 서울: 명경;1995.
14) 이해국 등. 중독에 대한 100가지 오해와 진실. 서울: 중독포럼;2013.
15) Andeasen N, Black DW. Introductory Textbook of Psychiaty. 3rd Ed. Washington, DC: American Psychiatric Press, Inc.;2011.
16) Colp R. History of psychiatry. In: Sadock BJ, Sadock VA, Ruiz P, editors. Comprehensive textbook of psychiatry. 9th ed. Baltimore: Williams and Wilkins;2009. p.4474-4509.
17) Marneros A. Psychiatry's 200th birthday. Br J Psychiatry 2008;193:1-3.
18) Pichot P. The history of psychiatry as a medical specialty. In: Gelder MG, Lopez-Ibor J, Andreasen NC, editors. New Oxford textbook of psychiatry. New York: Oxford University Press;2000. p.17-26.
19) Porter R. Madness: a brief history. New York: Oxford University Press; 2002.
20) Porter R. The Cambridge Illustrated History of Medicine. New York: Cambridge University Press;1996.
21) Shorter E. A history of psychiatry: Form the era of the asylum to the age of Prozac. 최보문 역. 정신의학의 역사. 서울: 바다출판사;2009.
22) Zilboorg G. A history of medical psychology. New York: WW Norton and Company; 1941.

Chapter 02

정신장애의 신경생물학

Neurobiology of Mental Disorders

김영훈, 김용구, 김재진, 김종우, 주은정

뇌의 구조와 기능

정신장애를 생물학적 토대에서 정확하게 이해하기 위해서는 뇌에 대한 정확한 지식이 필수이다. 뇌는 1,200~1,400그램에 불과하나 인간 정신 현상의 중추이며, 모든 정신장애 병리 발생의 핵심 영역이다. 인간의 특정 정신 기능은 뇌의 특정 부위와 연관된다. 그 기능 중에서 운동, 시각, 청각, 체성감각 등은 비교적 단순한 양상으로 특정 부위와 연관되나, 기억, 언어, 정서 등은 보다 복잡한 양상으로 뇌의 특정 부위들과 연관성을 나타낸다.

뇌 활동은 다양한 신경세포와 신경회로들의 전기적, 화학적 정보 전달의 결과물이다. 신경회로는 고도의 적응력을 갖고 있으며, 많은 조절인자의 영향 하에 다양한 신경전달물질을 이용해 활동한다. 따라서 뇌를 정확히 이해하기 위해서는 구조적, 기능적, 신경화학적 측면의 통합적 접근이 필요하다.

신경계의 구조 및 구성

구조적 구분

신경계는 크게 중추신경계(central nervous system, CNS)와 말초신경계(peripheral nervous system, PNS)로 구분된다. 뇌와 척수가 중추신경계이며, 말초신경계는 말초기관의 신경수용체와 말초핵, 그리고 이들을 중추신경계와 연결하는 신경섬유로 구성된다. 뇌는 구조적으로 대뇌(cerebrum), 소뇌(cerebellum), 뇌줄기(brain stem)로 구분되며, 소뇌는 다시 충부(vermis)와 양측의 측엽으로, 뇌줄기는 중뇌(midbrain), 교뇌(pons), 연수(medulla oblongata)로 나누어진다. 또한 뇌는 발생학적으로 신경관(neural tube)으로부터의 형성 순서에 따라 후뇌, 중뇌, 전뇌로 구분되는데, 후뇌에는 소뇌, 교뇌, 연수가 포함되고, 전뇌에는 회백질인 대뇌피질, 피질하 백질, 대뇌반구 내 심부 회백질 핵집합체인 기저핵(basal ganglia)과 기저전뇌(basal forebrain) 등이 포함되는 종뇌(telencephalon)와 시상(thalamus)과 시상하부(hypothalamus)로 구성된 간뇌(diencephalon)가 있다.

대뇌피질은 발생 순서에 따라 원시피질(archipallium), 구피질(paleopallium), 신피질(neopallium)로 구분된다. 원시피질은 가장 오래된 것으로 조직학적으로 3개 층으로 구성되며, 해마복합체(hippocampal complex)가 여기에 해당된다. 구피질은 5개 이하의 층으로 구성되며, 조롱박피질(piriform cortex)을 포함한 후각피질(olfactory cortex)이 해당된다. 신피질은 가장 늦게 생겨나지만 대뇌피질의 대부분을 차지하며, 일정하게 6개의 층으로 구성된다. 대뇌피질의 층 구조는 신경세포와 신경교세포의 배열 형태에 따라 다양한 유형으로 구분될 수 있는데, 이러한 유형에 따른 대뇌피질 분류를 세포건축적(cytoarchitectural) 구획이라고 하며, 대표적인 예로 브로드만(Brodmann) 구획법이 있다. 이는 조직학적 분류이지만, 그 위치에 따라 기능이 상이하므로 기능적 분류와 무관하지 않다. 대뇌피질은 발생과정에서 제한된 용적에 최대의 표면적이 되도록 주름이 생겨나 표면의 이랑(gyrus)과 골짜기의 고랑(sulcus) 형태로 발전한다. 이러한 이랑과 고랑의 구조 양상이 비교적 일정한 양상을 취하므로 그 위치에 따라 명칭이 부여될 수 있어, 뇌에는 수많은 이름의 이랑과 고랑이 존재한다. 이러한 지형적(geographical) 구획은 부분적으로 세포건축적 구획과 위치적 관련이 있기도 하므로, 이러한 지형적 구획 또한 기능적 분류와 무관하지 않다고 볼 수 있다.

기능적 구분

뇌는 해부학적, 조직학적 구조와는 별개로 외부 자극을 일차적으로 처리하는 감각계, 정신활동의 결과를 받아 신체 활동을 관장하는 운동계, 감각계와 운동계의 정보처리를 통합하는 연합계 등 세 가지 기능적 단위로 구분할 수 있다. 감각계는 수많은 외부 자극을 선별하여 수용하는 뇌구조로서 체성감각계, 시각계, 청각계, 후각계, 미각계 등 오감별로 감각피질이 존재한다. 체성감각의 경우 촉각, 압각, 통각, 온각, 진동각, 위치각 등 다양한 신체 감각이 뇌에서 처리된다.

근래 들어서는 뇌영상 기술의 발전으로 연합계를 포함한 모든 뇌영역을 대상으로 단위 정신기능별 뇌기능지도가 수많은 연구들을 통해 제안되고 있다. 주목할 점은 기능 하나에 뇌영역 하나를 짝짓기보다 기능 하나를 위해 여러 뇌영역들의 신경망이 작동한다는 개념이 일반화되고 있다는 것이다. 이러한 신경망의 예로는 디폴트모드신경망(default mode network), 돌출정보신경망(salience network), 중앙집행신경망(central executive network), 사회뇌신경망(social brain network) 등이 있다.

구조적 신경해부학

종 뇌

대뇌피질(cerebral cortex)

전두엽(frontal lobe)

대뇌피질 중 가장 큰 부위로 전체 피질 조직의 1/3을 차지한다. 방향 측면에서 등가쪽(dorsolateral), 배쪽(ventral), 안쪽(medial) 등 세 면으로 나누어질 수 있으며, 그 면의 위치에 따라 구조와 기능이 다르다. 등가쪽 면의 측면에서 전두엽의 뒤쪽 경계는 중앙고랑(central sulcus)이며, 이 고랑과 중앙앞고랑 사이에 위아래로 기다란 중앙앞이랑에 수의적 근육 운동을 관장하는 운동피질(motor cortex)이 위치한다. 운동피질은 미세운동, 특히 손가락, 손, 발가락, 발, 혀, 얼굴 등의 움직임을 조절한다. 중앙앞고랑 바로 앞쪽에 운동피질과 나란히 위치하면서 근육의 협응운동을 관장하는 전운동피질(premotor cortex)이 있다. 전운동피질의 가장 큰 역할은 적절한 운동 순서를 선택하는 일이다. 전운동피질의 중간전두이랑 부위가 안구운동을 조절하는 전두눈영역(frontal eye field)이다. 또한 전두엽 안쪽에서 중심앞고랑의 바로 앞쪽을 특별히 보조

운동영역(supplementary motor area, SMA)이라 부르며, 자세 및 행위순서 조절 등의 기능을 한다.

구조적으로 보면 중앙앞고랑 앞쪽은 앞뒤로 기다란 위전두이랑, 중간전두이랑, 아래전두이랑으로 구성된다. 다른 한편으로 전운동피질의 앞쪽을 총칭하여 전전두피질(prefrontal cortex)이라 부르는데, 다양한 정보를 통합 처리하는 연합피질로 정신기능과 관련하여 주요한 관심 부위이다. 특히 중간전두이랑 가운데 부분을 좁은 의미의 등가쪽 전전두피질(dorsolateral prefrontal cortex, DLPFC)로 부르는데, 정보의 통합과 조정, 짧은 기간의 기억, 계획 수립, 문제 해결 등의 집행기능(executive functions)에 핵심적 역할을 한다. 언어생성에 중요한 브로카 영역은 우세반구의 아래전두이랑에 위치한다. 배쪽 면은 안와에 접해 있어 안와전두피질(orbitofrontal cortex)이라고 불리며, 정서 및 행동 조절에 중요한 역할을 한다.

전두엽 안쪽의 피질은 구조적으로는 위전두이랑에 해당하지만 기능적으로 특별하여 안쪽 전전두피질(medial prefrontal cortex, MPFC)이라고 부르며, 타인의 마음을 읽을 때 혹은 자기관련처리(self-referential processing)를 할 때 핵심적 역할을 수행한다. 또 배쪽 면의 안쪽과 안쪽 면의 아래쪽을 총칭하여 배안쪽 전전두피질(ventromedial prefrontal cortex, VLPFC)이라 부르는데, 이 부위는 의사결정과 행동억제를 관장한다. 이밖에 띠이랑(cingulate gyrus)의 전반부인 앞띠이랑(anterior cingulate)도 전두엽의 안쪽 부분을 구성하며, 갈등정보의 처리 및 오류감지가 이 구조의 대표적 기능이다.

일반적으로 종양이나 외상, 수술적 처치의 결과로 전전두피질이 손상된 사람들은 내부적 정보와 환경적 단서를 통합하는 목적 지향적인 행동 능력의 결함을 나타낸다. 그래서 아이처럼 미숙하고, 대인관계가 부적절해지며, 무책임한 양상으로 성격이 변화하는 경향을 보인다. 이들에 있어 지능 저하는 뚜렷하지 않으나 의욕, 계획력, 사회적 판단력 등의 손상이 두드러지는데, 이와 같은 현상을 가리켜 흔히 "전두엽 증후군"이라 부른다. 전두엽은 위치별로 다른 기능 특성을 갖고 있어서, 전두엽 증후군도 손상 부위에 따라 증상이 다르다. 등가쪽 병변은 빈한한 정서, 운동 저하, 집중 저하, 욕구 및 활동 시작의 감소, 언어 결핍, 가성 우울, 추상력 결여, 운동성 보속증(perseveration) 등의 증상으로 이어진다. 이에 비해 배안쪽 병변은 경조증적 정서, 과잉활동, 산만, 감정적 천박함, 유치한 유머, 반사회적 행동, 성적 욕구의 탈억제 등을 나타낸다.

측두엽(temporal lobe)

가쪽 면에 앞뒤로 기다란 위측두이랑, 중간측두이랑, 아래측두이랑이 위치한다. 위측두이랑의 등쪽은 앞쪽에서는 전두덮개, 뒤쪽에서는 두정덮개, 안쪽으로는 섬엽과 접해있으며, 여기에 대각선 방향으로 튀어 오른 구조의 헤슬이랑(Heschl's gyrus)이 있어 일차청각영역으로 작용한다. 헤슬이랑 뒤쪽의 평평한 피질구조를 측두평면(planum temporale)이라고 하며, 이 측두평면과 그 바깥쪽의 위측두이랑 부분이 언어이해에 중요한 베르니케 영역이다.

가쪽 면의 중간측두이랑과 아래측두이랑은 시각연합피질이다. 위측두이랑과 중간측두이랑 사이의 위측두고랑은 움직임 정보를 처리하는 영역으로, 특히 두정엽에 인접한 뒤쪽의 위측두고랑은 안쪽 전전두피질과 함께 타인의 마음읽기에 중요한 역할을 한다. 아래측두이랑과 그 안쪽의 측두엽 배쪽면은 배쪽 시각경로(ventral visual stream)라 하여 사물의 모양과 색깔 지각에 관여한다. 측두엽의 아래쪽에는 방추형이랑(fusiform gyrus)이 위치하는데, 이는 후두엽 아래쪽에서 시작하여 앞으로 길게 이어진 피질구조로서, 얼굴지각에 중요한 역할을 담당한다. 이보다 더 안쪽에는 해마곁이랑(parahippocampal gyrus), 갈고리이랑(uncus), 조롱박피질(piriform cortex) 등이 위치하는데, 모두 변연계에 속하는 피질구조이다. 여기에 이상이 있을 때 운동 증상보다는 환취, 환미, 기시증, 비현실증(derealization), 이인증(depersonalization), 반복행동 등과 같은 정신증상이 나타나는 측두엽 뇌전증이 촉발될 수 있다.

두정엽(parietal lobe)

가쪽 면에는 중앙뒤이랑이 중앙고랑과 중앙뒤고랑 사이에 위아래로 기다랗게 중앙앞이랑과 평행한 모양으로 위치하며, 촉각을 담당하는 체성감각피질(somatosensory cortex)로 구성된다. 그 뒤로 위두정소엽과 아래두정소엽이 있으며, 안쪽 면으로는 쐐기앞소엽(precuneus)이 위치한다. 체성감각피질은 영역별로 담당하는 신체부위가 서로 다른데, 바로 앞에 맞닿은 운동피질의 영역별 담당 신체부위와 그 위치가 서로 유사한 특성을 갖는다. 위두정소엽은 시공간 정보를 처리하는 등쪽 시각경로(dorsal visual stream)를 구성하고, 이 부분에 병소가 생기면 병소 반대쪽 시야에 대한 무시(neglect) 현상이 나타난다. 아래두정소엽은 다시 앞쪽의 모서리위이랑(supramarginal gyrus)과 뒤쪽의 각이랑(angular gyrus)으로 나누어진다. 모서리위이랑은 체성감각연합피질의 일부로서 촉각 정보의 해석에 관여한다. 다른 사람의 동작이나 자세의 인지에도 관여해 거울신경(mirror neuron)의 주요구성요소이기도 하다. 각이랑은 후두엽과 측두엽에 인접한 위치로 시각과 청각 자극을 연합하는 작용을 하며, 이에 따라 읽기, 쓰기, 언어이해 등의 복잡한 언어기능에 중요한 피질이다. 대뇌 안쪽 면의 쐐기앞소엽은 위두정소엽의 일부로서 시공간기능을 담당할 뿐 아니라, 자기의식과 삽화적 기억에도 관여한다.

후두엽(occipital lobe)

시각정보를 처리하는 후두엽은 가쪽의 위후두이랑과 아래후두이랑, 안쪽의 쐐기소엽(cuneus)과 혀이랑(lingual gyrus), 배쪽의 방추형이랑으로 구성된다. 일차시각영역은 쐐기소엽과 혀이랑 사이 새발톱고랑 주변의 새발톱피질(calcarine cortex)에 위치한다. 줄무늬 외관 때문에 이를 선조피질(striate cortex)이라고도 부르는데, 중심부 시야는 뒤쪽에서, 주변부 시야는 앞쪽에서 처리한다. 나머지 후두엽 구조물들이 이차 시각중추를 구성하며, 외선조피질(extrastriate cortex)이라 부르기도 한다.

섬엽(insula)

실비안열구 안쪽 깊숙이 위치하며, 전두덮개, 두정덮개, 상측두이랑의 등쪽면 등과 맞닿아 있는 삼각형 모양의 피질이다. 섬엽의 앞쪽은 정서처리 관련 영역과 뒤쪽은 체성감각처리 관련 영역과 상호연결 구조를 이루고 있다. 이러한 구조적 특성을 기반으로 미각, 통증 지각, 자율신경조절, 신체상태에 대한 내수용성 감각 등을 담당하며, 혐오감, 공감(empathy), 돌출정보처리(salience processing) 등 인지 및 정서 기능에도 관여한다(그림 2-1).

기저핵(basal ganglia)

기저핵은 대뇌 심부에 있는 일련의 핵 집단으로 꼬리핵(caudate nucleus), 조가비핵(putamen), 창백핵(globus pallidus), 시상하핵(subthalamic nuceleus), 흑색질(substantia nigra) 등으로 구성된다. 기저핵은 대뇌피질, 시상, 뇌줄기 등과 다양하게 연결되며, 기저핵 내 핵 집단 사이에도 복잡한 상호연결 구조를 갖고 있다. 꼬리핵과 조가비핵은 줄무늬체(corpus striatum)라고도 불리며, 위치상 등쪽에 위치하여 등쪽 줄무늬체(dorsal striatum)로 불리기도 한다. 상대적으로 배쪽에 위치한 기저전뇌 일부를 배쪽 줄무늬체(ventral striatum)라고 부르기도 하는데, 즉, 기저핵의 앞아래에 위치하면서 변연계와 후각계의 일부로 기능하는 작은 핵 집합체를 일컬어 기저전뇌(basal forebrain)라고 한다. 엄밀히 말해 등쪽과 배쪽의 줄무늬체에 속하는 기저핵 집단만이 종뇌에 속하며, 창백핵과 시상하핵은 간뇌, 흑색질은 중뇌에 속한다.

기저핵의 주 작용은 운동선택을 포함한 협응 기능으로 운동 동작 과정에서 운동피질과 전운동피질 기능과 연계되어 평가와 수정을 포함한 되먹이 역할을 수행한다. 특히 조가비핵과 창백핵이 이러한 기능을 수행하며, 그래서 이 두 핵집단을 묶어서 렌즈핵(lenticular nucleus)이라고 부르기도 한다. 이러한 운동조절은 운동학습과 일상적 습관의 기본이 되는 절차기억의 수행으로도 이어진다. 기저핵은 더 나아가 인지 조절에도 관여하는데, 특히 꼬리핵이 전전두피질과 연결되어 있어 전전두피질의 집행기능을 조절하는 역할을 수행한다. 기저핵의 대부분은 도파민 신경세포로 구성되는데, 특히 흑색질에서 많은 양의 도파민이 생성된다. 시상하핵은 기저핵 중에서 유일하게 글루타메이트를 생산하여, 다른 기저핵에

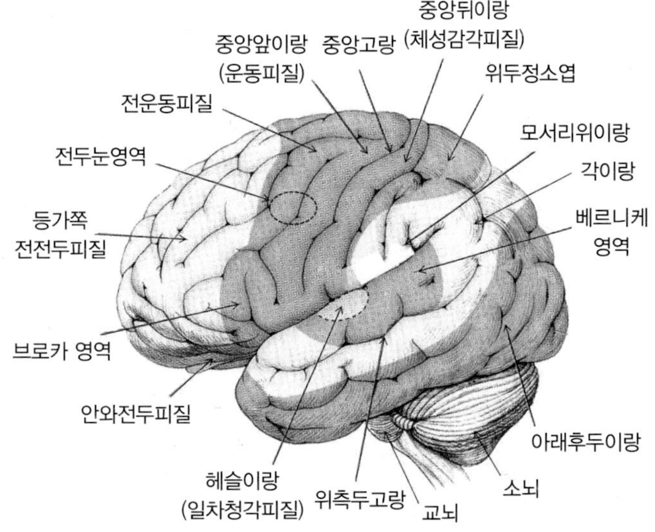

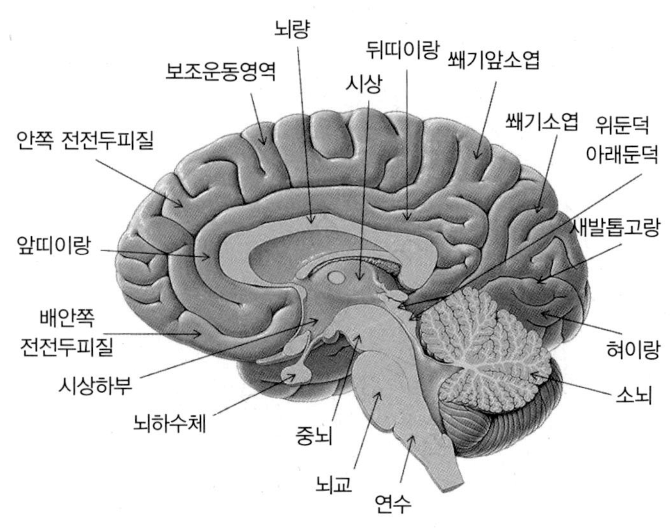

그림 2-1. 대뇌피질 가쪽 및 안쪽 면의 지형적 구조 및 세부 명칭.

흥분성 자극을 전달하는 역할을 한다. 기저핵의 이러한 다양한 기능 때문에 기저핵의 병변으로 운동장애가 주증상인 파킨슨병과 헌팅턴병에서 정신 증상이 많이 나타나며, 반대로 조현병과 같은 정신장애에서 기저핵의 기능을 억제하는 약물 부작용으로 인해 운동장애가 나타난다.

기저전뇌(basal forebrain)

기저핵의 앞아래쪽에 위치하면서 변연계 및 후각계의 일부로 기능하는 핵들의 집합체를 일컬어 기저전뇌라 한다. 여기에 속하는 대표적인 핵으로는 측좌핵(nucleus accumbens)과 마이너트의 기저핵(nucleus basalis of Meynert)이 있다. 측좌핵은 꼬리핵과 조가비핵의 배쪽 결합부에 위치한 도파민 신경핵이다. 쾌감보상회로의 일부로서 동기(motivation) 형성에 관여하며, 물질중독의 발현 기전에서 중요한 역할을 담당한다. 마이너트의 기저핵은 무명질(substantia innominata)이라고도 불리며, 아세틸콜린 신경핵으로 신경연결은 창백핵과 비슷하다. 기능적으로 변연계나 후각계보다는 기저핵의 기능에 더 가까우며, 학습과 기억에 중요한 역할을 한다. 이 밖에 앞관통질(anterior perforated substance), 투명사이막(septum pellucidum), 사이막핵(septal nuclei) 등이 기저전뇌를 구성한다(그림 2-2).

간 뇌

시상(thalamus)

시상은 중뇌 위쪽의 전뇌에 위치하여, 뇌의 중심부에서 다른 뇌 영역들과 모든 방향으로 상호연결을 가진 다양한 핵들의 집합체이다. 외부 세계와 뇌 사이의 정보를 상호전달하는 중간 정거장이며, 복잡한 먹임 경로와 되먹임 경로의 정류장이기도 하다. 말초 감각계의 정보를 받아서 피질로 정보를 전달하는 감각경로, 피질운동 정보를 뇌줄기와 척수로 중계하는 운동경로, 연합 정보를 중계하는 연합경로가 모두 시상과 연결된다. 이러한 경로들은 시상핵의 위치에 따라 뇌의 여러 부위들과 서로 다르게 연결되어 다양한 기능에 관여한다. 예를 들어, 운동중추 및 소뇌와의 연결을 통해 운동조절에 관여하고, 해마와의 연결을 통해 기억 기능에도 관여한다. 특히, 안등쪽(mediodorsal) 시상핵은 전전두피질과 연결되어 고등 인지기능 조절에도 중요한 역할을 한다. 뇌줄기와의 연결을 통해 수면 및 각성 조절에도 관여하며, 그래서 시상의 손상은 의식소실 및 혼수의 결과로 이어질 수 있다.

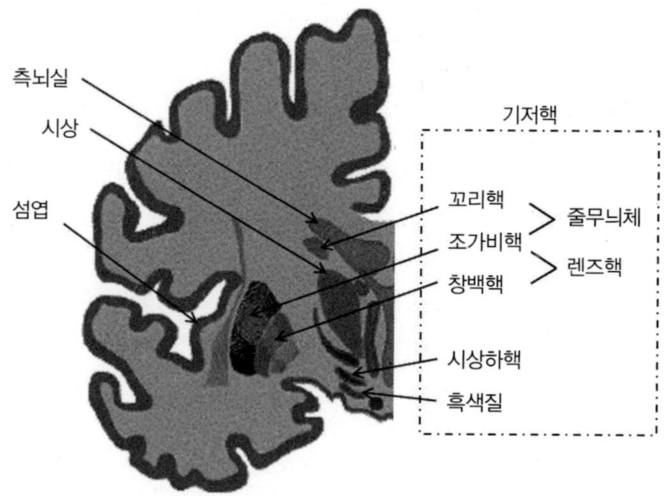

그림 2-2. 뇌 관상면에서 기저핵의 위치 및 명칭.

시상하부(hypothalamus)

시상하부는 시상과 뇌하수체 사이에 위치한 대표적 변연계 구조이며, 각종 호르몬 분비 인자 유리를 통해 내분비계와 자율신경계 활성을 조절하고, 섭식행위, 성행위, 체온, 수면-각성 주기 등을 조절한다. 항상성 조절을 위해 이처럼 다양한 생리적 기능을 수행하므로, 정신신체장애에서 정신-자율신경-면역-내분비계와 연관된 증상의 매개 부위이기도 하다. 시상하부는 수많은 핵으로 구성되는데, 예를 들어 바소프레신(vasopressin)과 옥시토신(oxytocin)의 생산과 유리에 관여하는 시삭상핵과 뇌실방핵, 일주기리듬 유지와 관련된 상교차핵 등이 있다. 각각의 시상하부 핵은 해부학적으로는 구별되지만, 서로 다른 핵 안의 세포들에는 다양한 펩티드 신경전달물질이 있기 때문에 대부분의 핵들은 여러 가지 기능을 수행하며, 각각의 신경전달물질은 서로 다른 행동에 역할을 한다.

시상하부는 구조적으로 아래쪽에 위치한 뇌하수체와 줄기로 이어져 있어 이를 통제하는 것이 기본적 기능이지만, 다른 뇌 부위들과 고도로 복잡하게 연결되어 있다. 특히 뇌줄기 및 망상체의 핵들과 밀접한 관계를 갖는다. 예를 들어, 중뇌-변연 도파민 경로(mesolimbic dopamine pathway)와 뇌줄기에서 오는 상행성 노르에피네프린(norepinephrine), 세로토닌(serotonin), 아세틸콜린(acetylcholine) 경로들이 시상하부로 연결되어 있어, 향정신성 약물에 의한 영향으로 시상하부 기능과 연관된 부작용이 출현할 수 있다.

중뇌 및 후뇌

중뇌(midbrain)

중뇌는 안구운동과 주의조절에 관여하는 위둔덕(superior

colliculus)과 아래둔덕(inferior colliculus)으로 구성된 덮개부(tectum), 도파민 신경핵의 집합체인 배쪽 뒤판영역(ventral tegmental area), 적색핵(red nucleus)과 흑색질을 포함한 여러 신경핵, 그리고 대뇌반구와 연결되는 신경섬유로 이루어진 대뇌다리(cerebral peduncle) 등으로 구성된다.

뇌줄기(brain stem)

중뇌와 그 아래쪽으로 후뇌에 속하는 교뇌(pons) 및 연수(medulla oblongata)로 구성된 뇌줄기는 호흡, 심혈관 활동, 수면, 의식 등 기본적인 생명 유지와 관련되는 기능을 수행한다. 특히 망상활성계(reticular activating system, RAS)는 중뇌에서 연수까지 길게 뻗쳐 위치한 핵들의 집합체로서, 상행성 감각 신경원, 소뇌, 기저핵, 시상하부, 대뇌피질 등으로부터 정보를 받는 경로, 시상하부, 시상, 척수로 정보를 투사하는 경로를 갖추고 있다. 이 망상활성계는 수면, 집중력, 기억, 습관성의 형성과 관련되며 각성 상태를 유지하게 한다. 또한 아민(amine)계 경로 신경원의 세포체가 이 뇌줄기에 집중되어 있다. 교뇌 뒤쪽에 위치한 노르에피네프린 핵의 집합체인 청반(locus ceruleus)과 중뇌 하부와 교뇌 상부에 위치한 세로토닌 신경원의 집합체인 봉선핵(raphe nucleus)이 대표적이다.

소뇌(cerebellum)

소뇌 역시 후뇌에 속하며, 가운데 부분의 소뇌충부(cerebellar vermis)와 양쪽의 소뇌반구, 그리고 뇌 다른 부위들과 연결섬유로 이루어진 소뇌다리(cerebellar peduncle) 등으로 구성된다. 소뇌는 대뇌기능을 미세 조정하는 역할을 하며, 이러한 역할에 적합하도록 복잡하고 독특한 세포건축적 구조와 대뇌피질, 변연계, 뇌줄기, 척수 등과의 밀접한 연결 체계를 갖추고 있다. 특히 대표적인 체계는 대뇌피질-교뇌-소뇌로 이어져 감각운동성 정보를 수정하는 먹임 경로와 처리된 정보를 대뇌반구로 되돌려 재분배하는 소뇌-시상-대뇌피질 되먹임 경로이다. 이러한 경로를 통해 소뇌는 신체 운동 측면에서 공간적 움직임을 인지해 미세 조정을 수행함으로써 운동 조절 및 자세 조정 역할을 한다. 또한 소뇌는 정서, 기억, 언어 등의 정신 기능을 조절하는 작용도 하여, 감정 이입, 언어의 인지 및 생산, 주의 집중과 기억 등 광범위한 정신 작업 수행 시에 활성화됨이 밝혀졌다.

변연계(limbic system)

후각계의 진화된 형태로, 자율신경계와 신경내분비계 조절을 통해 생리적 항상성을 유지하고, 더 나아가 동기와 정서, 그리고 기억 같은 정신기능에도 중요한 역할을 하는 뇌구조를 총칭하여 변연계라고 한다. 해마복합체와 편도가 대표적 변연계 구조이고, 앞서 설명한 시상하부와 기저전뇌도 이 체계에 속한다. 또한 해마곁이랑, 갈고리이랑, 안와전두피질, 앞쪽 섬엽, 띠이랑(cingulate) 등의 대뇌피질도 넓은 의미로 이 체계에 포함된다. 해마복합체와 편도는 측두엽의 가장 안쪽에 위치한 피질하 구조(subcortical structure)이다. 해마(hippocampus), 치아이랑(dentate gyrus), 곶능선(subiculum)으로 구성된 해마복합체는 해마곁이랑 위에 위치하며 삽화기억과 의미기억을 포함한 외현적 기억(explicit memory), 공간기억, 학습 등을 담당한다.

편도는 해마 앞에 위치한 아몬드 모양의 핵 복합체로서, 구조적으로 피질내측 영역, 기저외측 영역, 중앙 영역 등 세 개의 주요부로 분할되며, 시상하부처럼 모든 감각 체계로부터 정보를 받는다. 기능적으로 편도는 공포 자극 처리를 포함한 정서 반응에 중요하며, 정서 조건화 같은 암묵적 기억(implicit memory)에도 핵심적 역할을 한다. 또, 섭식과 성욕 등에도 관여하여 종족보존 및 생존과 관련된 기능을 담당한다. 정신장애의 정서 증상을 이해하기 위해서는 편도뿐 아니라 변연계 전체의 구조와 기능을 고려할 필요가 있다. 변연계는 여러 뇌 구조와 다양하게 상호 연결되어 있어서, 외부 환경에서 지각한 다양한 정보와 공복감, 성적 충동과 같은 내적, 본능적 감각을 통합하는 작용을 한다. 또한 이러한 정보들을 이전의 경험 및 저장된 기억과 대조하여 지각과 경험의 정서적 중요성 및 의미에 대해 판단할 수 있게 한다.

백질에서의 신경섬유 연결

투사섬유(projection fibers)

대뇌피질은 투사섬유를 통해 하위 신경계와 연결된다. 피질에서 시작된 투사섬유의 대부분은 속섬유막(internal capsule)을 지난다. 속섬유막은 꼬리핵 머리와 조가비핵 사이의 앞다리(anterior limb), 시상과 조가비핵 사이의 뒷다리(posterior limb), 두 다리를 연결하는 무릎부(genu) 등 세 부분으로 구성된다. 변연계에 속하는 뇌활(fornix)도 주로 피질 투사섬유로 구성된 백질 다발이다. 이 구조의 주요 구성요소는 해마복합체에서 시상하부와 기저전뇌 영역으로 가는 섬유와 사이막복합체(septal complex)에서 해마로 가는 섬유이다.

맞교차섬유(commissural fibers)

대뇌반구를 서로 연결하는 신경다발을 맞교차섬유라 한다.

이 중에 가장 큰 것은 양쪽 대뇌반구의 신피질 영역을 상호 연결하는 섬유다발로 구성된 뇌량(corpus callosum)이다. 뇌량은 국소적 위치에 따라 뒤쪽은 팽대(splenium), 가운데는 몸통(body), 앞쪽은 무릎(genu), 무릎 아래쪽은 부리(rostrum)라고 부른다. 뇌량 이외에도 앞맞교차(anterior commissure), 해마맞교차(hippocampal commissure), 뒤맞교차(posterior commissure) 등의 맞교차섬유가 있다. 앞맞교차는 후각망울(olfactory bulb)과 편도, 앞관통질, 해마곁이랑 등을 서로 연결하는 섬유로 구성된다. 해마맞교차는 뇌활의 한 부분으로 뇌량 팽대부 아래에서 주로 해마에서 유래한 섬유들로 구성된다. 뒤맞교차는 제3뇌실 뒤쪽에 있는 양쪽 반구를 서로 연결한다.

연합섬유(association fibers)

대뇌반구 내에서 서로 다른 영역을 연결하는 신경다발을 연합섬유라 한다. 여기에는 인접한 이랑을 연결하는 비교적 짧은 섬유다발도 있지만, 앞쪽의 극과 뒤쪽의 극을 연결하는 매우 긴 섬유다발도 있다. 긴 섬유다발 중에서 대표적인 것으로는 갈고리다발(uncinate fasciculus), 아래전두후두다발(inferior fronto-occipital fasciculus), 아래세로다발(inferior longitudinal fasciculus), 위세로다발(superior longitudinal fasciculus), 가쪽후두다발(lateral occipital fasciculus), 위전두후두다발(superior fronto-occipital fasciculus), 띠다발(cingulum) 등이 있다. 대뇌반구 내의 백질은 이처럼 반구 내의 피질 영역들을 서로 연결하는 막대한 양의 연합섬유로 구성되어 있다.

갈고리다발은 갈고리이랑 및 측두엽 앞쪽과 전두엽을 연결하고, 아래전두후두다발은 전두엽의 가쪽 아래 부분과 후두엽을 연결한다. 아래세로다발은 측두엽의 아래 가쪽을 따라 측두엽과 후두엽을 관통해 연결하며, 위세로다발은 속섬유막의 가쪽을 통과해 전두엽, 두정엽, 후두엽을 상호연결하고, 그 일부는 활처럼 굽어 측두엽으로도 연결된다. 가쪽후두다발 혹은 베르니케 섬유다발은 후두엽 앞부분과 두정엽 및 측두엽의 뒷부분을 수직으로 연결하며, 위전두후두다발은 속섬유막의 안쪽을 통과해 후두엽 및 측두엽과 전두엽 및 섬엽 사이를 연결한다. 또한 띠다발은 띠이랑 안쪽에 위치하여 사이막부 및 기저전뇌 영역에서부터 해마곁이랑까지 연결한다.

기능적 신경해부학

비록 뇌의 세부 영역들은 부위별로 특정 기능의 작용을 하는 것으로 알려지고 있지만, 반대로 특정 기능을 어느 한 영역의 고유기능으로만 이해하는 데에는 한계가 있다. 이는 밀접히 상호 연결된 회로로 구성된 뇌의 신경망 구조를 고려할 때 당연할 수 있으며, 특정 기능의 발현을 위해 역동적으로 작동하는 기능 체계의 존재를 이해함이 보다 바람직한 뇌 기능에 대한 접근일 수 있다.

언어체계

뇌기능 중에서 인간 문명 발달에 가장 큰 기여 요인은 논리적으로 복잡한 언어를 구사할 수 있는 능력의 존재라고 해도 과언이 아니다. 인간의 사고는 언어를 통해 이루어지고, 반대로 언어는 사고의 표현이기도 하다. 사람의 생각을 의미하는 사고는 마음 속 사건을 이어주는 심리구성체로서, 자극에 주의를 기울이고, 자극을 식별하며, 자극에 유의미한 반응을 하는 행위이다. 다른 동물들의 사고와 달리, 인간의 사고는 언어 사용에 따른 부가적 유연성을 가지며, 새로운 관념을 연속적으로 생산해내는 특성이 있다. 사고의 기본 단위는 신경세포이며, 이 신경세포의 집합이 사고를 통해 행동에 대한 영향과 인지 과정 생산을 위한 상호작용을 가능하게 한다.

언어 기능은 대뇌 반구 간의 편측화가 매우 뚜렷하며, 언어 기능의 우세 반구는 우세 손(dominant hand)의 뇌 반구와 일치하는 경우가 많다. 대부분의 사람에서 우세 반구인 좌반구는 언어능력을 조절하고, 전후 관계 연속, 분석적, 추상적, 논리적 능력 등과 연관된다. 이에 비해 우반구는 시공간적, 예술적, 음악적, 합성적인 활동에 더 많이 관련되며, 사회적 단서의 지각을 포함한 정서적 내용의 지각이나 표현과 연관된다.

우세 반구에는 세 가지의 주요한 언어 구역이 있다. 전두엽의 브로카 영역은 언어 표현을 담당하여 논리적으로 표현하고 유창하게 말을 할 수 있도록 하는 역할을 한다. 이곳에 이상이 생긴 환자들은 말의 앞뒤가 맞지 않으며 더듬거리거나 틀린 문법의 말을 한다. 청각연합피질이라고도 불리는 측두엽의 베르니케 영역은 청각적인 형태로 들어온 정보의 해석과 이해가 주기능이다. 따라서 이곳이 손상되면 언어의 의미를 잊어버려 이해력이 떨어지고, 조리 있게 말하지 못해 말비빔(word salad)이나 은어 실어증(jargon aphasia)이라는 언어 와해를 나타내기도 한다. 두정엽의 각이랑(angular gyrus)이 손상되면, 청각적 이해 혹은 자발적 언어 표현에는 문제가 없으나, 읽고 쓰는 능력에 장애가 나타난다.

주요 정신장애 환자에서도 언어장애가 나타난다. 일부 조현병 환자들은 브로카 실어증처럼 심하지는 않더라도 그와 유사한 언어 표현 장애를 나타낸다. 또한 일부 조현병 혹은 조증 환자들은 마치 베르니케 실어증처럼 과다하면서도 와해된 언어 상태를 나타내기도 하나, 실제 이해력은 정상이므로 베르니케 실어증과는 구분된다.

주의 및 각성 체계

인간은 삶의 과정에서 엄청나게 많은 외부 정보에 노출될 수 밖에 없다. 주의(attention)는 그 많은 자극 중에서 관계없는 자극을 억제하고, 중요한 자극에 집중할 수 있게 하는 인지 과정이다. 만약 주의 기능에 장애가 생기면 너무 많은 외부 자극에 의해 압도당하게 될 것이다. 그래서 주의 기능은 모든 인지 체계 중에서 가장 중심적이고 기본적인 작용이며 매우 다양한 뇌 체계가 관여한다. 특히 등가쪽 전전두피질과 앞띠이랑 같은 뇌 전반부와 두정피질을 포함한 뇌 후반부의 상호작용이 중요하다.

특별히 외부의 많은 자극 중 특정 요소에만 선택적으로 주의를 기울이는 기능을 선택적 주의(selective attention)라 하는데, 여기에 관련되는 뇌영역으로는 등가쪽 전전두피질, 위두정소엽과 아래두정소엽, 안쪽 전두이랑과 앞띠이랑 등이다. 생활을 하다보면 어느 하나가 아니라 둘 이상에 주의를 기울여야 할 때가 있다. 예를 들어, 음악을 들으며 운전을 한다거나, 슬라이드를 보며 강의를 듣는 경우이다. 이러한 경우를 분할주의(divided attention)라 하고, 이 기능을 위해서는 등가쪽 전전두피질의 개입 극대화가 필요하다.

시간에 따라 집중을 유지하는 능력도 주의의 중요한 요소인데, 이러한 지속적 주의(sustained attention)는 의식을 깨어있게 유지하여 자극에 반응할 수 있게 하는 각성(arousal)과 밀접한 관련이 있다. 각성은 뇌줄기의 상승성 망상활성계에서 여러 신경전달물질 활동의 산물로 일어난다. 그래서 상승성 망상활성계에는 작은 병변만 있어도 혼미상태가 올 수 있으나, 대뇌 반구 수준에서는 상당히 큰 병변이 있어야 혼수상태가 온다.

기억 체계

기억은 예전의 경험을 회상하거나 인식하는 능력이며, 뇌에서 정보의 부호화, 저장, 인출의 과정을 통해 일어난다. 기억은 예전 경험의 정신적 표상을 내포하며, 이 표상은 뇌의 어떤 물리적, 화학적 변화를 기반으로 한다. 시간에 따라 수초간의 즉시기억(immediate memory), 수분에서 수일 전의 단기기억(short-term memory), 수개월에서 수년 전의 장기기억(long-term memory)으로 구분할 수 있다. 즉시기억과 단기기억에 관련된 개념으로 작동기억(working memory)이 있다. 이는 전화를 걸면서 들은 전화번호를 외우는 것처럼 잠시 동안만 정보를 저장하여 필요한 작업을 수행할 수 있게 하는 기본적 정보처리 과정을 의미한다. 신경전달물질을 통한 짧은 시냅스 회로의 흥분으로 생겨난 급속한 신경 활동이 작동기억의 기저 기전으로 생각되고 있다. 등가쪽 전전두피질의 신경세포가 작동기억의 정보처리에 특히 중요한 중앙집행기(central executive) 역할을 하고, 하위체계로 음운루프와 시공간 스케치판이 작용하는 것으로 알려져 있다. 단기기억의 요소들은 응고화(consolidation) 과정을 거쳐야 비로소 장기기억으로 저장된다. 이러한 기억의 응고화는 단백질의 조합과 신경원의 시냅스를 통한 연결이 변화되면서 생긴다.

기억은 그 내용에 따라 여러 가지 형태로 분류되며, 형태에 따라 담당하는 뇌 영역도 다르다. 과거의 경험이나 정보를 의식 수준에서 떠올리면 외현적(explicit) 기억이 되며, 이 형태의 기억의 핵심적 중추는 해마이다. 과거 사건에 대한 삽화성(episodic) 기억, 축적된 지식을 의미하는 의미성(semantic) 기억, 자신의 개인사에 관한 자서전적(autobiographical) 기억, 경험한 공간의 위치와 방향에 관한 공간(spatial) 기억 등이 모두 외현적 기억에 속한다. 이에 비해 의식적 인식 없이 무의식적으로 발현되는 기억 유형을 암묵적(implicit) 기억이라 한다. 이 유형의 대표적 기억으로는 개인적 습관이나 학습을 통해 습득한 특별한 기술처럼 몸에 밴 절차적(procedural) 기억이 있으며, 여기에 관여하는 중추로는 기저핵, 운동피질, 소뇌 등이 있다. 또 다른 암묵적 기억의 형태로 고전적 조건화가 있는데, 이는 정서적 기억의 중요한 기전으로 작용하고 편도에서 그 과정이 일어난다.

치매처럼 기억 장애가 가장 중요한 증상이 되는 질환 이외에도 정신병적 장애에서 나타나는 망상, 환청 등의 신경 기제에서 기억의 저장, 회상, 검색과 관련된 신경회로의 비정상적인 활동이 중요한 역할을 한다. 또한 전통적인 정신분석학에서는 불안장애 등의 신경증들이 심리적으로 통합되지 못한 억압된 기억의 고통스런 자극에 의해 재현되는 것이라고 이해하고 있다. 따라서 정신치료에도 기억에 기반을 둔 학습 방법이 포함된다. 성공적으로 정신치료를 수행한다면, 자신의 과거 경험을 이해하며 타인과 관계를 맺는 새로운 방법을 습득하고 기억하게 되는 것처럼 정신장애의 정신사회적 치료는 분명히 기억 체계의 변화를 야기하는 과정이다.

정서 및 사회인지 체계

정서(emotion)란 생명체가 특정 대상이나 상황에 대해 보이는 특정한 뇌의 시스템에서 유발되는 생리적 반응들의 총체이다. 특히 편도의 작용으로 알려진 공포의 정서는 위협적 자극으로부터 자신을 보호하기 위한 장치로서 생존을 위해 필수적이며, 다발적인 생리반응을 동반한다. 인간에게는 공포 이외에도 슬픔, 분노, 혐오, 기쁨, 놀람 등의 기본적 정서가 있으며, 이들의 복합적 작용에 따라 미묘하게 다른 다양한 이차적 정서가 존재한다. 이러한 정서반응에 작용하는 뇌 부위로는 편도, 섬엽, 안와전두피질, 앞띠이랑 등을 포함한 변연계가 가장 대표적이다.

사회인지란 용어는 인간이 타인과의 사회적 관계를 이해하고 만들어 가는 과정과 기능을 총칭하여 사용되며, 사회적 상호작용을 위한 지각, 주의, 기억, 행동계획 등이 모두 사회인지에 포함된다. 사회인지에 포함되는 능력으로 가장 대표적인 기능은 마음추론(theory of mind)이다. 이는 자신 또는 타인의 의도, 믿음, 소망, 태도, 감정 등의 정신 상태를 표상하고 이해할 수 있는 능력으로 정의된다. 인간이 타인과의 상호관계 속에서 살아나가기 위해서는 타인의 마음을 읽는 능력이 절대적으로 필요하다. 이 능력을 기반으로 사람들은 소꿉놀이하기, 거짓말 알아채기, 속임수 쓰기, 유머 이해하기, 비언어적 제스처 이해하기 등의 사회적 활동에 참여한다. 이러한 마음추론을 가능하게 하는 뇌영역은 안쪽 전두피질, 위측두고랑의 뒤쪽과 측두두정접합부(temporoparietal junction), 아래전두이랑, 측두극 등이다. 이 영역들은 인간 상호작용이라는 사회적 교류에 공통적으로 관여를 한다는 점에서 사회뇌신경망(social brain network)의 주요 구성요소로 간주되고 있다.

인간이 사회적 동물로서 자신과 타인과의 정서적 공유를 위해서는, 타인의 상태를 자신의 내부에서 의식적으로든 무의식적으로든 재현하는 과정이 중요하다. 일반적으로 타인의 행동을 지각할 경우 자동적으로 그 행동에 대한 표상이 자신의 뇌 내부에서도 활성화되는데, 이때 작용하는 뇌영역을 일컬어 거울신경(mirror neuron)이라고 한다. 전운동피질과 아래전두피질, 보조운동영역, 아래두정피질 등의 부위가 여기에 해당하는 것으로 알려져 있다. 모방 행동을 통한 사회기술의 습득과 언어 발달, 공감 능력의 발달, 정서상태의 전염 현상 등이 이 거울신경의 작용이라고 볼 수 있다. 또한 타인의 고통을 이해하고 공감하는 것 역시 사회적 상호작용에 매우 중요한 요소인데, 여기에는 앞띠이랑과 앞쪽 섬엽이 중요하게 관여하는 것으로 알려지고 있다.

신경신호전달

신경세포의 종류와 기능

뇌는 환경으로부터 정보를 받아 이를 분석하여 지각하며 그 일부를 기억으로 저장한다. 뇌는 축적된 정보를 바탕으로 신체에 명령을 내리고 환경자극에 반응한다. 이 전 과정은 많은 신경세포와 그 연결체들의 협동으로 이루어진다. 신경세포는 크게 신경원(neuron)과 신경교세포(neuroglia)로 구성된다.

신경원

인간의 뇌는 약 1억 개의 신경원을 갖고 있다. 하나의 신경원은 세포체(cell body), 수상돌기(dendrite), 축삭돌기(axon)로 구성된다. 신경원은 일반 세포와 마찬가지로 핵, 리보솜, 망상체, 골지체, 미토콘드리아와 같은 구조물도 갖지만, 다른 세포에는 없는 두 종류의 돌기를 가지고 있다. 그 하나가 수상돌기로서 외부로부터의 자극을 받아들이는 역할을 하며, 다른 하나는 축삭돌기로서 신호를 다른 신경원으로 전달하는 역할을 한다. 축삭말단(axon terminal)에는 비대한 부분이 있는데 이 부위는 인접한 신경원과 함께 시냅스(synapse)를 이룬다. 신경원은 전달된 전기신호를 받아 축삭말단에서 신경전달물질을 시냅스 틈새(synaptic cleft)로 분비(release)한다. 신경원은 기능에 따라 감각신경원(sensory neuron), 운동신경원(motor neuron)과 중간신경원(interneuron)으로 구분하는데 중간신경원의 수가 가장 많다.

신경교세포

신경교세포(neuroglia)는 신경원 주변에 분포하며, 신경원과는 다른 특성을 갖는다. 신경교세포는 신경원보다 뇌에 10~15배 더 많이 존재한다. 이들은 직접 정보처리에는 관여하지 않지만 신경원을 돕고 신경계의 구조를 이루는 여러 중요한 역할들을 한다. 신경교세포에는 성상교세포(astrocyte), 핍지교세포(oligodendrocyte), 소교세포(microcyte)와 상의세포(ependymal cell)의 4가지 유형이 있다. 뇌에서 성상교세포와 핍지교세포는 수초(myelin)를 만들고, 신경원에 물질을 전달하며, 신경원의 이온 환경을 유지하고, 뇌의 전반적 구조를 지탱하는 역할을 한다. 소교세포는 신경조직의 노폐물을 처리하는 식작용(phagocytosis)에 관여한다. 상의세포는 뇌실계(ventricular system)의 내면을 덮는 일종의 상피세포로 표면에는 수많은 미세융모(microvilli)가 있어 뇌척수액을 움직이게 한다. 정신장애의 병태생리에 관한 연구들이 과거에는 주로 신경원에 집중되었으나 최근 신경교세포들이 신경원 활동에 많이 관여한다는 사실이 알려지면서 이들에 대한 연구들이 늘고 있다.

세포의 전위

신경원의 세포막은 100 Å 정도의 두께로서 친수성 말단(hydrophilic end)이 세포막 표면에, 혐수성 말단(hydrophobic end)이 세포막 안쪽으로 향해 있는 인지질(phospholipid) 이중막 구조로 되어 있다. 그 내부에는 이온통로, 수용체, 효소와 같은 단백질이 활성 또는 비활성 상태로 있다. 이 세포막을 경계로 세포 내외에는 전해질 농도에 차이가 있다. 세포 안에는 네 가지 주된 이온이 존재하는데, Na^+ 이온과 Cl^- 이온은 세포 밖보다 세포 안에서 농도가 낮고, K^+ 이온과 유기 음이온은 세포 밖보다 세포 안에서 농도가 높다. 세포막의 이온통로(ion channel)들은 막전위의 변화에 의해 혹은 신경전달물질, 호르몬, 약물 같은 배위자(ligand)들이 수용체에 결합함으로써 개폐가 조절된다. 안정상태에서 Na^+ 이온과 같은 양이온통로가 열려 탈분극(depolarization)이 되면 흥분성 시냅스후전위(excitatory postsynaptic potential, EPSP)가 유발되고, Cl^- 이온과 같은 음이온통로가 열려 과분극(hyperpolarization)이 되면 억제성 시냅스후전위(inhibitory postsynaptic potential, IPSP)가 유발된다.

안정상태에서는 Na^+ 이온과 Cl^- 이온은 K^+ 이온에 비해 상대적으로 세포막 투과성이 낮으며, 음전위를 띤 단백질들은 세포막을 통과하지 못한다. 또한 세 개의 Na^+ 이온을 세포 밖으로 내보내고 두 개의 K^+ 이온을 세포 안으로 들여보내는 에너지 의존성 펌프가 작동하여 안정상태의 세포는 −70 mV의 전위를 유지한다. 이를 안정전위(resting potential)라고 한다. 활동전위(action potential)는 탈분극이 진행되어 세포 내 전위가 역치인 −55 mV에 이를 때 전기활성이 갑자기 폭발하면서 생긴다. 이는 Na^+ 이온통로가 열리면서 Na^+ 이온이 세포 내로 급속히 유입됨으로써 일어난다. 활동전위가 유발되어 세포 내 전위가 최고 50 mV에 이를 때 Na^+ 이온통로는 닫히고 대신 K^+ 이온통로가 열리면서 세포 밖으로 K^+ 이온이 급속히 빠져나가면서 막전위는 다시 안정상태로 돌아온다. 이때 일순간 막전위가 −70 mV 이하로 떨어지면 세포는 과분극 상태가 되어 자극에 대한 불응기를 갖는다. 역치에 이르지 못한 탈분극은 활동전위를 유발하지 못하며, 어떤 신경원이든 유발된 활성전위의 크기는 항상 같다. 이는 실무율의 법칙에 따른다(그림 2-3).

신경신호전달의 종류

축삭말단에 활동전위가 도달하면 전기신호는 시냅스를 통해 인접한 신경원에 전달된다. 중추신경계에 존재하는 시냅스의 대부분은 화학적 시냅스(chemical synapse)로서 소포(vesicle) 내에 저장되어 있던 신경전달물질들이 Ca^{++} 이온의 도움을 받아 시냅스 틈새로 분비된다. 신경전달물질은 시냅스 후 신경원의 세포막에 존재하는 수용체와 결합하여 신호를 전달하게 된다. 일부는 전기적 시냅스(electric synapse)를 통해 신호를 전달하는 경우도 있다. 전기적 시냅스는 화학적 시냅스보다 시냅스 틈새가 좁으며, 신호는 빨리 전달하나 기능의 다양성은 떨어진다. 화학적 시냅스 틈새는 200 Å 정도인 반면 전기적 시냅스 틈새는 20 Å 정도이다.

신경 시냅스

세포체에서 신경전달물질들이 합성(synthesis)되고, 이는 축삭말단으로 이전(transport)되어 시냅스 소포에 저장(storage)된다. 소포는 Ca^{++} 이온의 도움으로 세포막으로 이전되어

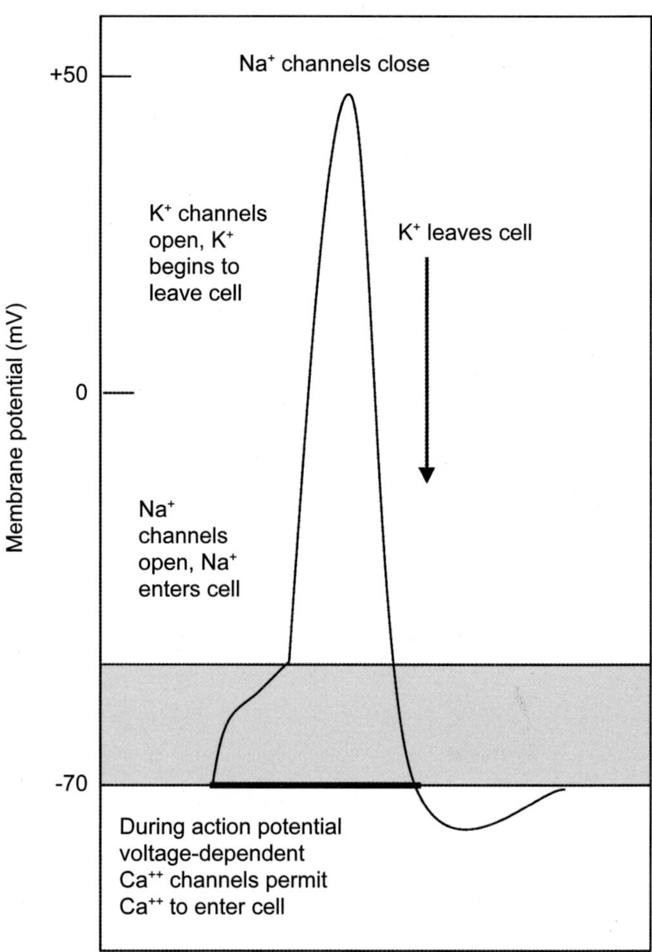

그림 2-3. 활동전위.

세포막에 정박(ducking)되며, 복잡한 기전에 의해 세포막과 융합(fusion)한 후 시냅스 틈새로 분비된다. 이 과정을 세포외유출(exocytosis)이라고 한다. 시냅스 틈새로 분비된 신경전달물질은 확산(diffusion)되어 인접세포의 세포막에 존재하는 수용체에 결합(binding)하여 신호를 전달하고, 다시 축삭말단으로 재흡수(reuptake)되거나 시냅스 틈새에서 대사효소에 의해 비활성물질로 대사(metabolism)된다. 신경전달물질의 합성과 분비는 자가수용체(autoreceptor)에 의해 조절된다. 시냅스 틈새의 신경전달물질이 축삭말단에 위치한 자가수용체와 결합하면 주로 신경전달물질의 분비를 억제하고, 세포체나 수상돌기(somatodendrite)에 위치한 자가수용체와 결합하면 신경전달물질의 합성효소를 억제하여 최종적으로는 신경원 점화(neuronal firing)와 신경전달물질의 분비를 억제한다(그림 2-4).

합 성

단가아민 신경전달물질의 경우 그 전구물질인 아미노산이 뇌혈관장벽(brain blood barrier)을 통과하여 신경원의 세포체에 도달한다. 이때 아미노산의 유입량은 혈액 내 아미노산들의 비율에 따라 조절된다. 세포체에는 합성효소들이 있어 신경전달물질이 생산되며, 이는 미세소관(microtubule)을 통해 축삭말단으로 이전된다. 축삭말단에서도 미세소관을 통해 이동해온 아미노산과 합성효소들이 있어 신경전달물질을 생산한다. 신경펩타이드(neuropeptide) 신경전달물질들은 핵에서 만들어진 전구단백질이 몇 가지 단계를 거쳐 단백질 분해효소(protease)들에 의해 잘려져서 합성된다.

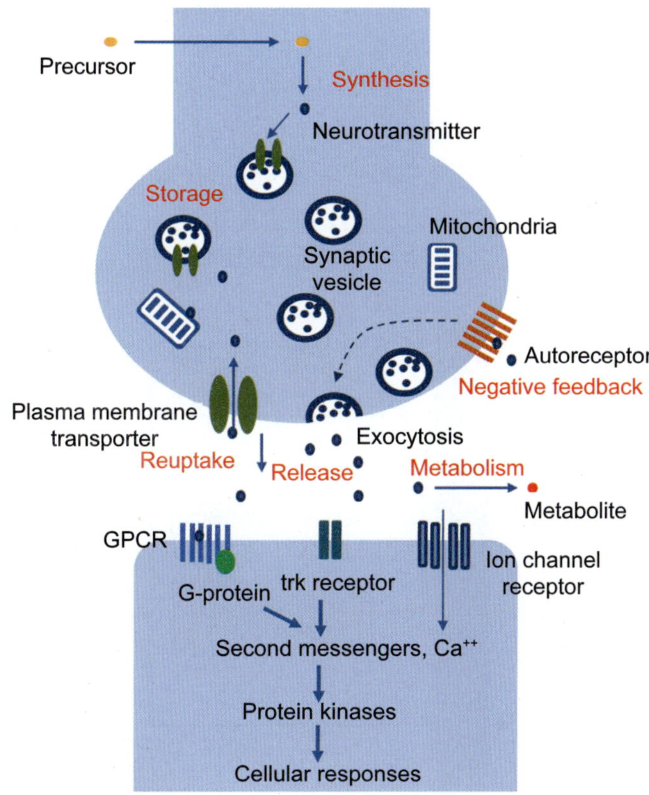

그림 2-4. 시냅스.

저 장

신경전달물질들을 소포 내로 흡수하여 저장하는 데는 소포수송체(vesicular transporter)가 필요하다. 이 중 잘 알려진 것은 소포 단가아민 수송체(vesicular monoamine transporter, VMAT)와 소포 아세틸콜린 수송체(vesicular acetylcholine transporter, VAChT)이다. 이들 외에도 소포 GABA 수송체(vesicular GABA transporter, VGAT)와 소포 글루타메이트 수송체(vesicular glutamate transporter, VGLUT) 등이 있다. 소포 단가아민 수송체(VMAT) 1은 내분비계에서 발견되는 말초형이고, 소포 단가아민 수송체(VMAT) 2는 중추형이다. 소포 단가아민 수송체(VMAT) 2는 세포막 수송체들과는 달리 소포 내의 2개의 양성자[proton(H^+)]를 세포 밖으로 내보내고 대신 1개의 단가이민을 흡수한다. 소포 수송체들은 세포막 수송체들과 같이 소포막(vesicular menbrane)에 12개의 횡막부위(transmembrane domain, TMD)를 갖는다.

분 비

축삭말단과 인접세포의 접합부에는 많은 단백질들이 밀집해 있다. 축삭말단에는 소포가 미세필라멘트(microfilament)를 타고 내려와 세포막에 정착되는 과정과 세포막과 융합하여 신경전달물질을 분비되는 세포외유출 기전에 관여하는 많은 단백질들이 있는데 이 부위를 활성부위(active zone)라고 한다. 반면 인접세포의 접합부에는 많은 이온통로, G-단백질 연계 수용체와 효소들이 밀집해 있는데 이 부위를 시냅스후 밀집부위(postsynaptic density, PSD)라고 한다. 축삭말단의 소포는 미세필라멘트(microfilament)를 타고 세포막까지 이동하는데 이때 시냅신(synapsin)이라는 단백질이 소포와 미세필라멘트 사이를 연결시켜준다. 최종적으로 소포가 세포막에 정박하고 세포막과 융합하는 데는 많은 단백질과 효소들이 관여한다. 그 대표적인 물질들이 스네어 복합체(SNARE complex)를 구성하는 신탁신(syntaxin), SNAP-25, 시냅토브레빈(synaptobrevin)과 스네어 복합체를 억제하는 물질들인 문크(munc)18, 시냅토피신(synaptophysin), 그리고 ATP 분해효소인 NSF들이다.

재흡수

최근 밝혀진 수송체의 재흡수기전을 세로토닌 수송체(serotonin transporter) 모델을 통해 살펴본다. 첫 번째 단계로 세포 밖 Na^+ 이온이 수송체에 결합하고, 그 다음에 양전하 세로토닌[protonated form(5HT$^+$)]이 결합하고, 이어 Cl^- 이온이 결합한다. 두 번째 단계로 이 세로토닌, Na^+ 이온과 Cl^- 이온 복합체가 세로토닌 수송체의 구조적 변화를 초래하고, 이 복합 단백질은 세포 안팎으로 회전한다. 세 번째 단계로 세포 내 위치로 회전된 세로토닌과 이온들이 수송체로부터 세포질 내로 유리된다. 이후 세포 내의 K^+ 이온이 세로토닌 수송체에 결합하여 수송체가 원상태로 회전하면서 K^+ 이온은 시냅스 틈새로 유리되고, 세로토닌 수송체는 다음 세로토닌 재흡수 사이클에 대비하게 된다. 이와 대조적으로 신경펩타이드 신경전달물질들은 모두 재흡수 되지 않으며, 시냅스 틈새에서 단백분해효소들에 의해 비활성물질로 대사된다.

자가수용체와 이종수용체

자가수용체(autoreceptor)는 주로 축삭말단과 세포체에 있다. 도파민계의 경우 축삭말단과 세포체의 도파민 D2 수용체가 자가수용체이며, 아드레날린계의 경우 α2 아드레날린 수용체가 자가수용체이다. 세로토닌계의 경우 축삭말단(axon terminal)에서는 5-HT1B/1D 수용체가, 세포체와 수상돌기(somatodendrite)에서는 5-HT1A 수용체가 자가수용체이다. 자가수용체는 세포의 흥분성, 신경전달물질의 합성과 분비를 조절한다. 여러 신경전달물질들이 축삭말단에서 한 신경전달물질의 분비를 조절하기도 한다. 일례를 들면, 선조체(striatum)에 있는 도파민 신경원의 축삭말단에는 엔돌핀계 물질(endorphines), 콜레시스토키닌(cholecystokinin, CCK), 세로토닌 등의 신경전달물질이 그들의 수용체를 통해 도파민의 분비를 억제하거나 촉진시킨다. 디놀핀(dynorphin)은 κ 수용체를 통해 도파민 분비를 억제하고, 엔케파린(enkephalin)과 엔돌핀(endorphine)은 δ와 μ 수용체를 통해 도파민 분비를 촉진시킨다. 이 경우 도파민 분비를 억제하는 도파민 D2 수용체는 자가수용체이며, 기타 신경전달물질들의 수용체들은 모두 이종수용체(heteroreceptor)가 된다.

시냅스 후 신경신호전달

신경전달물질, 호르몬, 약물과 독소 같이 수용체에 결합하는 물질들을 배위자(ligand)라고 한다. 이것이 일차전령(first messenger)이다. 배위자가 수용체(receptor)에 결합하면, 신호는 수용체에 연계되어 있는 G-단백질과 같은 전달기(transducer)를 거치거나 혹은 직접 효소나 이온통로와 같은 효과기(effector)에 전달되고, 이를 통해 세포 내의 반응이 시작된다. $GABA_A$ 수용체나 니코틴성 아세틸콜린 수용체는 효과기가 바로 이온통로로서 세포반응이 빠르게 나타난다. 그러나 아드레날린, 도파민, 세로토닌 수용체(5-HT3 수용체는 제외)들은 G-단백질을 통해 아데닐레이트 사이클라제(adenylate cyclase, AC)나 포스포리파아제 C(phospholipase C, PLC)와 같은 효소를 활성화시켜 cAMP, 이노시톨 삼인산염(inositol triphosphate, IP3), 디아실글리세롤(diacylglycerol, DG), Ca^{++} 이온과 같은 이차전령(second messenger)을 생산한다. 이차전령들은 단백질 인산화효소(protein kinase)를 활성화시키고, 단백질 인산화효소는 세포 내 여러 기질들을 인산화(phosphorylation)시켜서 단기반응(short-term response)을 나타내기도 하고, 세포핵으로 이동하여 즉시초기유전자(immediate early gene)의 형성이나 다른 단백질의 전사(transcription)

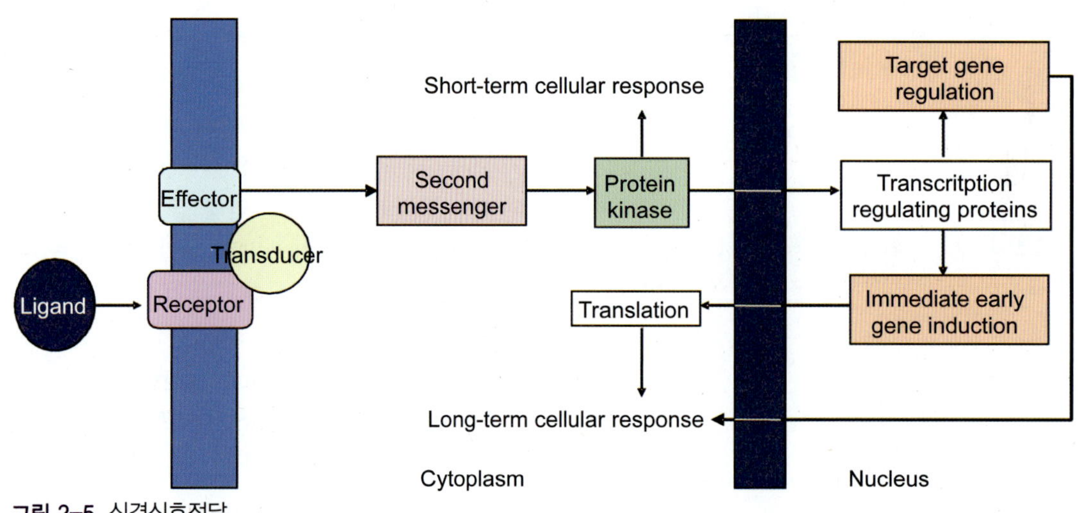

그림 2-5. 신경신호전달.

에 영향을 미침으로써 장기반응(long-term response)을 나타내기도 한다. 이들 단백질 인산화효소들이 삼차전령(third messenger)에 해당한다(그림 2-5).

수용체

시냅스로 분비된 신경전달물질은 인접세포에 있는 수용체와 결합한다. 수용체는 신호전달과정의 차이에 따라 4가지로 구분된다.

이온통로 수용체

이온통로는 막전위 변화에 의해 통로가 개폐되는 전압의존성 이온통로(voltage dependent ion channel)와 배위자 결합에 의해 통로가 개폐되는 배위자 개폐 이온통로(ligand-gated ion channel)가 있다. 이온통로 수용체(ion channel receptor)란 수용체가 효과기인 이온통로와 직접 연합되어 있어서 신경전달물질이 수용체와 결합하면 바로 통로의 이온투과성이 변화되는 경우의 수용체들을 말한다. 이들은 일명 빠른 수용체(fast receptor)로 불리는 class I 수용체들로서 극히 짧은 순간에 반응이 일어난다. $GABA_A$ 수용체, 글라이신(glycine) 수용체, 이온성 글루타메이트(glutamate) 수용체, 니코틴성 아세텔콜린(nicotinic acetylcholine) 수용체가 이에 속하며, 단가아민 수용체 가운데는 유일하게 5-HT3 수용체가 이에 속한다.

G-단백질 연계 수용체

뇌에 존재하는 신경전달물질의 수용체 가운데 80% 이상이 G-단백질 연계 수용체(G-protein coupled receptor, GPCR)들이다. 이들 수용체에 배위자가 결합하면 수용체에 연계되어 있던 G-단백질에 변화가 일어나 효소와 같은 효과기가 억제되거나 활성화된다. 이들은 일명 'slow receptor'로 불리는 class II 수용체들로서 서서히 반응을 나타낸다. α-아드레날린 수용체, β-아드레날린 수용체, 도파민 D1~D5 수용체, 5-HT3 수용체를 제외한 모든 세로토닌 수용체, 무스카린성 아세틸콜린 수용체(muscarinic acetylcholine receptor), 대사성 글루타메이트 수용체들(metabotropic glutamate receptors, mGlu)과 모든 신경펩타이드 수용체들이 이에 속하고, 신경전달물질들의 유리를 조절하는 자가수용체들도 이에 속한다.

이들 수용체는 공통적으로 세포막을 7회 관통하는 횡막부위(transmenbrane domain, TMD)를 가지며, 약 450~600개 정도의 아미노산으로 구성된다. 이 단백질의 N-말단은 세포 밖에, C-말단은 세포 안에 위치한다. 7개의 횡막부위 TMD는 N-말단으로부터 각각 TMD I, TMD II, TMD III, TMD IV, TMD V, TMD IV, TMD VII으로 불리고, 이에 따라 세포 안팎에 각각 3개씩의 고리가 생기는데, 이를 세포외고리(extracellular loop) e1, e2, e3 세포내고리(intracellular loop) i1, i2, i3라고 부른다. 이 i3 고리에 G-단백질이 결합하는 부위가 있다. β-아드레날린 수용체의 경우 N-말단으로부터 113번째 아미노산인 아스파테이트[aspartate(Asp113)]가 세포막 표면으로부터 약 11 Å 정도 들어간 TMD III에 위치하는데, 이곳이 노르에피네프린이 결합하는 부위이다. 도파민과 세로토닌도 각각 도파민 수용체와 세로토닌 수용체의 같은 부위

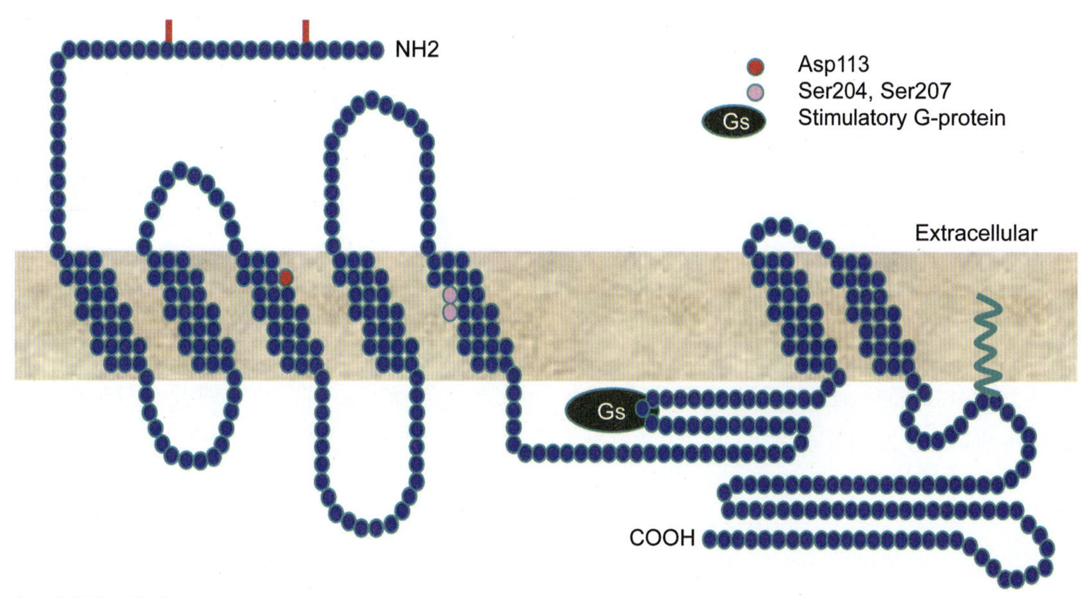

그림 2-6. β-아드레날린 수용체.

에 위치한 이 ASP113과 결합한다. 또한 TMD V에 위치한 204번째 세린[serine(Ser204)]과 207번째 세린[serine (Ser207)]도 카테콜아민의 결합에 필요하다. 세로토닌 수용체들의 경우에는 Ser204 부위에 세린(serine) 혹은 트레오닌(threonine)이 있으며, Ser207은 다른 아미노산으로 대체되어 있다. 아미노산 배열의 동질성(homology)으로 볼 때 이들 수용체들은 계통발생학적으로 하나의 수용체에서 분화되어 왔음을 알 수 있다(그림 2-6).

타이로신 인산화효소 수용체

뇌에는 신경세포의 성장(growth)과 분화(differentiation)에 관여하는 여러 종류의 성장인자(growth factor)들이 있다. 대표적인 것이 신경성장인자(nerve growth factor, NGF), 뇌유래신경성장인자(brain-derived neurotrophic factor, BDNF), 뉴로트로핀-3(neurotrophin-3, NT-3), 뉴로트로핀-4/5 (neurotrophin-4/5, NT-4/5) 등이다. 이들 신경성장인자들의 수용체들은 공통적으로 한 개의 횡막부위(transmembrane domain, TMD)를 가지며, 대개는 2개의 수용체가 결합하여 기능을 하게 된다. 이들을 trk 수용체라고 하는데 이는 tyrosine receptor kinase의 약자이지만 tyrosine kinase receptor를 의미한다. 이들 타이로신 인산화효소 수용체(tyrosine receptor kinase, trk)들은 세포 밖 부분이 수용체이며, 세포 안 부분이 타이로신 인산화효소(tyrosine kinase)이다. 즉 이들 수용체는 그 자체가 수용체이면서 효과기로 구성된 단순하면서도 효과적인 형태의 수용체들이다. 이들 trk 수용체는 trkA, trkB, trkC 수용체로 분류되는데, NGF는 trkA 수용체, BDNF와 NT-4/5는 trkB 수용체, NT-3는 trkC 수용체와 결합한다.

스테로이드 수용체

글루코코티코이드(glucocorticoid), 미네랄로코티코이드 (mineralocorticoid), 에스트로겐과 프로게스테론 같은 성호르몬들은 세포막을 통과하고 세포질을 지나 핵 내에 있는 수용체와 결합한다. 단 글루코코티코이드는 세포질에서 수용체와 결합한다. 이들 스테로이드-수용체 복합체는 세포핵에서 스테로이드-의존성 전사요소(steroid-dependent transcription factor)와 결합하여 세포반응을 나타낸다.

G-단백질

G-단백질은 수용체 결합에 의한 신호를 이온통로나 효소와 같은 효과기에 전달하는 전달기(transducer)로서, 구아닌 뉴클레오티드(guanine nucleotide)와 결합하고 있어서 G-단백질이라 불리고, α, β, γ의 상이한 소단위(subunit)들로 구성된 이형삼량체(heterotrimer) 구조를 하고 있다. 신경전달물질이나 약물들이 G-단백질 연계 수용체에 결합하게 되면, G-단백질의 α 소단위에 있는 구아닌 뉴클레오티드에 변형이 초래되어 GDP가 유리됨과 동시에 GTP가 결합하게 된다. GTP가 α 소단위에 결합하면, αβγ 소단위 복합체들 간에 해리가 일어나면서 βγ 복합체로부터 α-GTP가 분리된다. 이렇게 분리된 α-GTP는 아데닐레이트 사이클라제나 포스포리파아제 C, 포스포리파아제 A2와 같은 효소나 K^+ 이온통로, Ca^{++} 이온통로, Na^+ 이온통로와 같은 효과기에 반응을 일으킨다. α 소단위 내에 있는 효소에 의해 α-GTP의 GTP가 GDP로 전환되면서 반응은 종료되고, αβγ 복합체가 복원되면서 반응 전 상태로 돌아와 재순환에 대비하게 된다.

현재 최소 20종 이상의 G-단백질들이 확인되어 있고, G-단백질과 연관되어 있는 적어도 100종 이상의 수용체들과 수많은 효과기들이 밝혀져 있다. βγ 복합체는 일부 독립적인 기능은 있으나 주로 구조적 역할을 하며, 대개 α 소단위의 기능적 차이가 G-단백질의 성상을 결정한다. 이 α 소단위는 크게 αs, αi, αq, αo, αt, αz와 같이 수종으로 분류되며, 이에 따라 G-단백질은 Gs, Gi, Gq, Go, Gt, Gz-단백질로 명명된다. 이 중 중요한 3개의 G-단백질은 Gs, Gi, Gq-단백질이다. Gs-단백질(stimulatory G-protein)은 아데닐레이트 사이클라제를 활성화시켜 cAMP 형성을 촉진하며, Ca^{++} 이온통로는 열고 Na^+ 이온통로는 닫는다. Gi-단백질(inhibitory G-protein)은 아데닐레이트 사이클라제를 억제하여 cAMP 형성을 저하시키고, K^+ 이온통로를 연다. Gq 단백질은 포스포리파아제 C를 활성화시켜 IP3 형성을 증가시킨다. 그 외 Gt 단백질은 cGMP 포스포디에스터라제(phosphodiesterase)의 활성을 조절한다.

이차전령

G-단백질에 의해서 활성화된 효과기는 cAMP, cGMP, DG, IP3, 칼슘 등과 같은 이차전령(second messenger)의 생성을 조절한다. 이들 이차전령들은 직접 이온통로의 투과성에 영향을 주기도 하지만 단백질 인산화효소의 활성을 조절하여 다양한 단, 장기 세포반응을 일으킨다.

단백질 인산화효소와 탈인산화효소

단백질 인산화효소(protein kinase)들은 여러 기질 단백질들을 인산화(phosphorylation)시켜서 그 생물학적 활성을 억제하거나 촉진시키며, 탈인산화효소(phosphatase)들은 이들을 다시 탈인산화(dephosphorylation)시켜 활성을 원상태로 환원시킨다. 전체 게놈(genome)의 1~2%가 단백질 인산화효소 혹은 탈인산화효소들이며 그 수는 800여 종에 이른다고 추산된다.

세포반응

배위자가 수용체에 결합함으로써 야기되는 가장 빠른 세포반응은 이온통로의 개폐이다. 일반적으로 단기반응은 세포 내 물질을 인산화시킴으로써 일어난다. 세포 내의 대사, 신경전달물질의 합성과 분비 조절, 수용체 민감도 조절, 막전위의 변화 등이 단기반응에 속한다. 장기반응은 주로 유전자 발현을 통하여 일어난다. 단백질 인산화효소 A(protein kinase A, PKA) 혹은 단백질 인산화효소 C(protein kinase C, PKC)와 같은 인산화효소들은 핵 내로 이동하여 전사조절인자(transcription regulatory factor)인 c-fos 등의 전초기유전자(immediate early gene)의 생성을 유도하고, 이온통로, 수용체, 신경펩타이드 전구단백질, 효소나 이차전령과 같은 물질들의 유전자 발현을 조절한다. 이로 인한 시냅스의 형성, 학습과 기억 등이 장기반응에 속한다.

대표적인 신경신호전달계

카테콜아민 수용체들, 대부분의 세로토닌 수용체, 무스카린성 아세틸콜린 수용체, 대사성 글루타메이트 수용체와 같은 GPCR 수용체들은 Ser/Thr 인산화효소들을 활성화시키고, 신경성장인자들이 결합하는 trk 수용체들은 그 자체가 타이로신 인산화효소이다. 이 두 종류가 대표적인 신호전달계에 속한다.

GPCR 신호전달계

이들 배위자들은 수용체와 결합한 후 G-단백질들을 매개로 아데닐레이트 사이클라제(AC)나 포스포리파아제 C(PLC)를 활성화시키거나 억제한다. 이 두 효소는 Ser/Thr 측쇄를 인산화시키는 효소들인 단백질 인산화효소 A(protein kinase A, PKA), 칼모듈린 의존성 단백질 인산화효소(calmodulin-dependent protein kinase, CAM-PK), 단백질 인산화효소 C(protein kinase C, PKC) 등을 통해 세포반응을 나타낸다. 이들 GPCR 신호전달계의 주된 경로는 다음과 같다(그림 2-7).

아데닐레이트 사이클라제 활성화

신경전달물질이 수용체와 결합하면 Gs-단백질을 매개로 아데닐레이트 사이클라제가 활성화되고, 이는 ATP를 cAMP로 전환시킨다. 생성된 cAMP는 PKA를 활성화시키고, 이로부터 세포반응이 나타난다. 이에 속하는 것이 도파민 D1, D5 수용체, β1, β2-아드레날린 수용체, 5-HT4, 5-HT6, 5-HT7 수용체들이다.

아데닐레이트 사이클라제 억제

신경전달물질이 수용체에 결합하면 Gi-단백질을 매개로 아데닐레이트 사이클라제 활성이 억제되고 cAMP 생성이 줄어들며 PKA 활성이 억제되고 이로 인한 세포반응이 나타난다. 도파민 D2, D3, D4 수용체, α2-아드레날린 수용체, 5-HT1 계열의 수용체, M2, M4 무스카린성 아세틸콜린 수용체와 대사성 글루타메이트 수용체(metabotrophic glutamate receptor 2, 3, 4, 6, mGluR 2, 3, 4, 6)들이 이에 속한다.

포스포리파아제 C(PLC) 활성화

신경전달물질이 수용체에 결합하면 Gq 단백질을 매개로 PLC가 활성화되고, PLC에 의해 세포막 인지질인 PIP2(phosphatidylinositol 4,5-bisphosphate)가 이노시톨삼인산염(IP3)과 디아실글리세롤(DG)로 분해된다. IP3는 소포체의 수용체에 결합하여 이에 저장된 칼슘이온을 세포 내로 방출되게 한다. 세포 내에 증가된 칼슘 이온은 칼모듈린(calmodulin)과 결합하여 이 복합체는 CAM-PK를 활성화 시키고, 이로부터 세포반응이 나타난다. 이와 함께 생성된 DG는 PKC를 활성화시켜 세포반응을 일으킨다. α1B, α1C,α1D-아드레날린 수용체, 5-HT2A, 5-HT2C 수용체, M1, M3, M5 무스카린 아세틸콜린 수용체와 대사성 글루타메이트 수용체

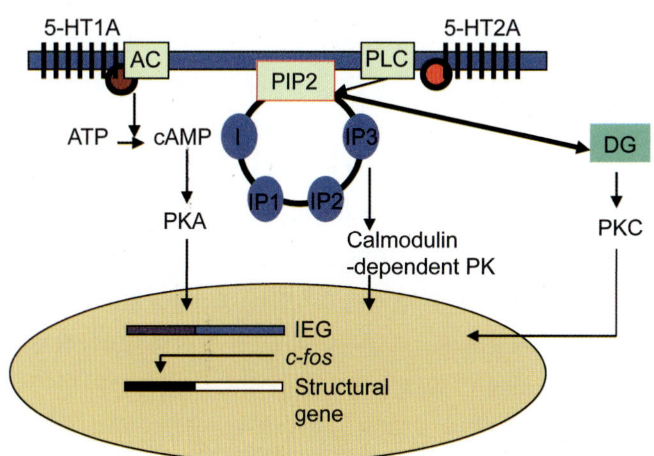

그림 2-7. 주요 G-단백질 연계 수용체(GPCR) 신호전달계. AC: adenylate cyclase, PLC: phospholipase C, PIP2: phosphatidyl inositol 4,5 biphosphate, DG: diacylglycerol, IP3: inositol triphosphate, PKA: protein kinase A, PKC: protein kinase C, IEG: immediate early gene.

(metabotrophic glutamate receptor 1, 5, mGluR 1, 5)들이 이에 속한다.

타이로신 인산화효소 수용체(trk) 신호전달계

이들 trk 수용체들은 단독으로 혹은 2개의 수용체가 연합(dimerization)하여 기능을 한다. 배위자가 세포 밖의 수용체에 결합하면 세포 내의 타이로신 인산화효소 부위에 있는 타이로신 측쇄들이 자가인산화(autophosphorylation)된다. 인산화된 타이로신 측쇄는 일련의 과정을 거쳐 일종의 G-단백질인 ras에 있는 GDP를 GTP로 치환시킨다. 이렇게 생성된 rasGTP는 여러 단계를 거쳐 mitogen-activated protein kinase(MAPK)를 활성화시킨다. 최종적으로 활성화된 MAPK는 핵에서 여러 전사인자(transcription factor)들을 인산화시켜 세포의 분화와 성장에 필요한 단백질의 유전자 발현을 조절한다.

신경전달물질

신경전달물질의 기준은 신경세포가 물질을 합성하는 효소를 갖고 있으며, 세포 내에서 합성된 이 물질은 축삭돌기 말단으로 이동해 와서 시냅스 소포 내에 저장되고, 이는 다시 신경세포의 탈분극에 의해 시냅스 틈새로 분비되어, 수용체와 결합하면 생물학적인 반응을 일으키고, 이와 유사한 다른 물질로 그 수용체를 자극하면 동일한 수용체 반응이 나타나야 한다는 것이다. 1960년대만 해도 수종의 물질들만이 이 기준을 만족시키는 것으로 생각되었다. 이후 한 신경세포가 한 개 이상의 신경전달물질과 신경펩타이드들을 분비하고 있음이 밝혀지면서 그 개념의 변화가 불가피해졌다. 현재 신경전달물질의 확장된 개념은 "정보가 한 신경원에서 다른 신경원으로 전달하게 하는 물질"이라고 할 수 있다. 신경전달물질은 크게 소분자의 물질로서 신경세포의 세포체에서 합성되어 기존의 신경전달물질의 기준을 만족시키는 고전적 신경전달물질들(classic neurotransmitter)과 엔돌핀과 같이 핵주위질(perikaryon)에서 합성되는 신경펩타이드 신경전달물질(neuropeptide neurotransmitter)로 분류한다. 고전적 신경전달물질에는 도파민, 노르에피네프린, 세로토닌, 히스타민과 같은 단가아민들과 아세틸콜린, 그리고 GABA와 L-글루타메이트와 같은 아미노산 신경전달물질(amino acid neurotransmitter)들이 포함된다.

단가아민 신경전달물질(monoamine neurotransmitter)

도파민(dopamine)

신경경로

가장 큰 도파민 신경세포핵(nucleus)은 중뇌에 있는 흑질(substantia nigra)과 복피개세포(ventral tegmental area, VTA)이다. 그 밖에 간뇌와 후각계, 망막 등에 작은 핵들이 있다. 뇌에는 도파민을 주된 신경전달물질로 사용하는 크게 네 개의 신경경로가 있다. 첫 번째 도파민 신경경로는 중뇌의 흑질에서 시작되어 꼬리핵(caudate)과 조가비핵(putamen)에 이르는 흑질-선조체 경로(nigrostriatal pathway)이다. 이 경로는 파킨슨병과 관련이 있고, 항정신병약물에 의해 이 경로가 차단되면 추체외로증상(extrapyramidal symptom)이 나타난다. 두 번째 도파민 신경경로는 중뇌의 복피개세포에서 시작하여 전전두엽과 띠이랑(cingulate gyrus)에 이르는 중뇌-피질 경로(mesocortical pathway)이고, 세 번째 도파민 신경경로는 복피개세포에서 시작하여 후각망울(olfactory bulb), 측좌핵(nucleus accumbens), 중격(septum), 편도(amygdala) 등의 변연계에 이르는 중뇌-변연계 경로(mesolimbic pathway)이다. 복피개세포로부터 시작된 중뇌-변연계 경로가 항정신병약물의 치료 작용을 중재한다고 알려져 있다. 네 번째 도파민 신경경로는 시상하부의 궁상핵(arcuate nucleus)과 뇌실 주위 회백질(periventricular gray matter)에서 시작하여 중앙돌기(infundibulum)와 뇌하수체 전엽에 이르는 결절-누드 경로(tuberoinfundibular patheway)이다. 항정신병 약물에 의해 이 경로가 차단되면 프로락틴(prolactin) 분비가 증가된다(그림 2-8A).

합성과 대사

도파민은 노르에피네프린, 에피네프린과 함께 카테콜아민(catecholamine)에 속한다. 이들은 타이로신(tyrosine)으로부터 단계적으로 합성된다. 도파민 합성의 첫 단계는 타이로신이 타이로신 수산화효소(tyrosine hydroxylase, TH)에 의해 디하이드록시페닐알라닌(dihydroxy-phenylalanaine, DOPA)으로 되는 단계이며, TH가 속도제한효소이다. 도파민은 방향족아미노산 탈탄산효소(aromatic amino acid decarboxylase, AADC)에 의해 DOPA로부터 합성된다. 다시 도파민은 도파민-베타-수산화효소(dopamine-β-hydroxylase, DBH)에 의해 노르에피네프린으로 전환된다. 도파민은 세포 내에서는 주로 축삭말단의 미토콘드리아 외막에 분포하고 있는

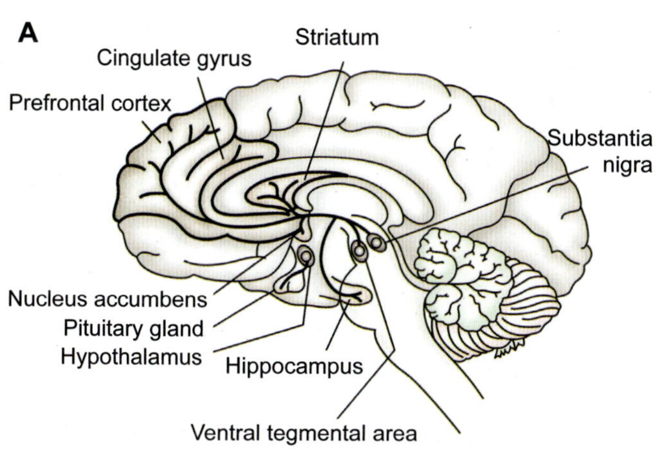

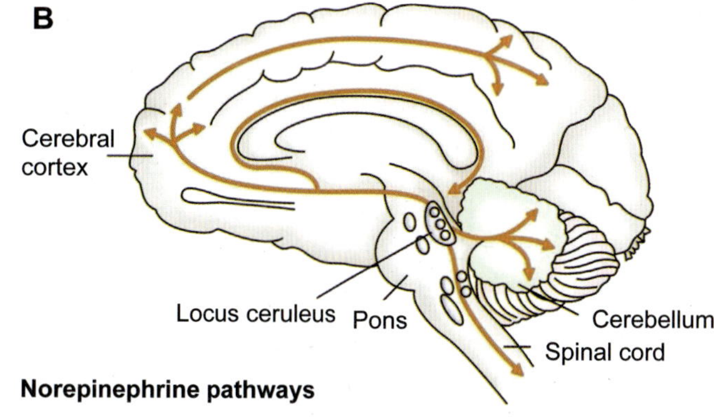

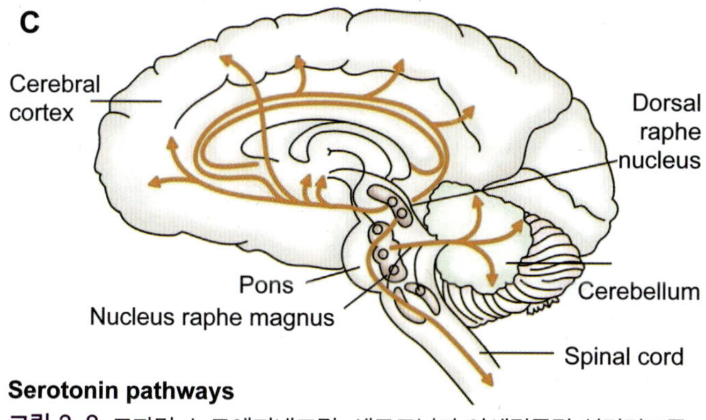

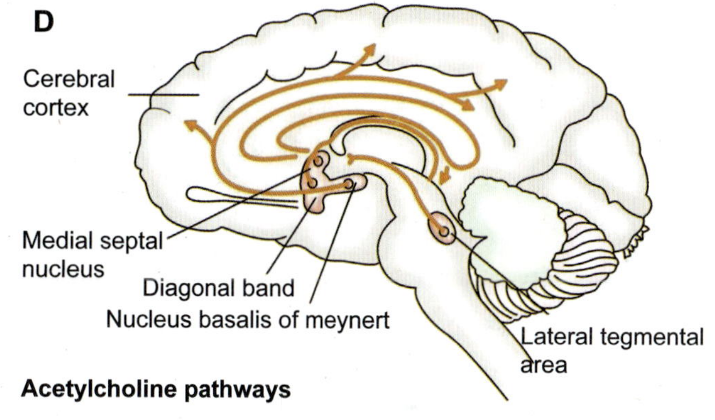

그림 2-8. 도파민, 노르에피네프린, 세로토닌과 아세틸콜린 신경경로들.

단가아민 산화억제제(monoamine oxidase inhibitor, MAO)에 의해, 세포 외에서는 카테콜-오-메틸전이효소(catechol-o-methyl transferase, COMT)에 의해 최종적으로 호모바닐산(homovanilic acid, HVA)으로 대사된다. 뇌척수액 HVA 농도는 중추 도파민 활성도를 연구하는 데 많이 활용되어 왔다. 도파민은 혈관-뇌 장벽을 통과할 수 없기 때문에 뇌 도파민 활성도를 높이려면 L-DOPA를 투여한다(그림 2-9).

분비와 재흡수

도파민 분비는 두 가지 독립적인 기전에 의해 조절된다. 첫째는 도파민 신경원의 점화(neuronal firing)에 의해 일어나는 위상성 도파민 분비(phasic dopamine release)이고, 둘째는 전전두엽 피질로부터 조절 받는 강직성 도파민 분비(tonic dopamine release)이다. 행동을 유발시키는 자극은 도파민 신경원을 점화시켜 위상성 분비를 촉진시킨다. 조현병에서 장기간 전전두엽 피질활성이 감소함에 따라 피질 하에서 강직성 도파민 분비가 저하되고, 이에 대한 보상반응으로 위상성 도파민 분비가 증가하여 증상이 나타난다는 가설이 있다.

단가아민 수송체(monoamine transporter)는 시냅스로 분비된 도파민, 노르에피네프린, 세로토닌을 재흡수함으로써 신경전도에서 있어 핵심적인 조절기능을 하고 있다. 도파민, 노르에피네프린, 세로토닌 수송체들은 그 유전적 구조들이 잘 밝혀져 있으며, 모두 12개의 횡막부위(transmenbrane domain, TMD)를 갖고 있다.

도파민 수용체

지금까지 5개의 도파민 수용체가 존재한다고 알려져 있다. 크게 도파민 D1, D5 수용체와 도파민 D2, D3, D4 수용체로 양분한다. 이 중 D1형 수용체들은 아데닐레이트 사이클라제(adenylate cyclase)를 활성화시키고, D2형 수용체들은 이를 억제한다. 이들 수용체들은 조직에 따라 달리 분포한다. 즉 꼬리핵과 조가비핵에는 도파민 D1, D2 수용체가 많고, 전전두엽에는 도파민 D1, D4 수용체가 많으며, 중격측좌핵(nucleus accumbens)과 같은 일부 변연계 구조물에는 도파민 D3 수용체가 많고, 뇌하수체에는 도파민 D2 수용체가 많다.

도파민계의 기능

도파민은 보상체계(reward system), 의욕체계(will system), 주의력, 공격성, 학습 등과 관계가 있다. 도파민 신경경로 중 흑질-선조체 경로는 비수의적 운동기능과 관련이 있다. 중뇌-피질 경로는 인지기능, 중뇌-변연계 경로는 감정과 관련이 있고, 결절-누드 경로는 내분비기능과 관련이 있다. 도파민은 조현병과 관계가 깊다. 조현병의 원인에 대한 가설 가운데 도파민 과활성(dopamine overactivity) 가설이 가장 유력하다. 실제 조현병 치료제들은 모두 도파민 수용체 차단작용이 있고, 항정신병 효과는 도파민 D2 수용체 차단 강도와 상관이 있다. 또한 암페타민(amphetamine)은 도파민 분비를 촉진시키는데 암페타민 중독 시 피해망상, 환청과 같은 조현병 증상이 나타난다. 항정신병 약물을 복용할 때 혈중 프로락틴 농도가 상승하는데, 이는 결절-누드 경로의 도파민 수용체가 항정신병 약물에 의해 차단되어 나타난다. 그 밖에 주요우울증과 양극성 장애의 조증에서도 도파민이 중요한 역할을 하는 것으로 알려져 있다. 최근에는 술, 아편, 대마, 담배 등 각종 물질중독에 있어서도 도파민이 깊이 관여하며, 특히 복피개세포에서 중격측좌핵에 이르는 도파민 신경경로가 모든 약물의 강화기전(reinforcement mechanism)과 밀접한 관련이 있다고 알려져 있다.

노르에피네프린(norepinephrine)

신경회로

노르에피네프린 신경세포핵 가운데 가장 큰 것은 뇌교 후상측에 위치한 청반(locus ceruleus)이다. 연수로부터 시작된 하행경로는 척수로 내려가며, 청반 등에서 나오는 상행경로는 대뇌피질, 시상, 시상하부 및 소뇌를 비롯한 뇌 전역으로 널리 투사된다(그림 2-8B).

합성과 대사

노르에피네프린도 카테콜아민계 신경전달물질로서 도파민-베타-수산화효소(DBH)에 의해 도파민으로부터 합성된다. 이는 자율신경계에 존재하며, 뇌보다는 부신수질에서 많이 만들어진다. 노르에피네프린은 다시 페닐에탄올아민-엔-메틸전이효소(phenylethanolamine-N-methyltransferase, PNMT)에 의해 에피네프린으로 전환되는데, 뇌에서는 에피네프린의 양이 극히 적고 역할이 미미하다. 노르에피네프린도 도파민과 같이 MAO나 COMT에 의해 주로 3-메톡시-4-하이드록시페닐글리콜(3-methoxy-4-hydroxyphenylglycol, MHPG)로 대사되고 일부는 바닐만델산(vanylmandelic acid, VMA)으로 대사된다(그림 2-9).

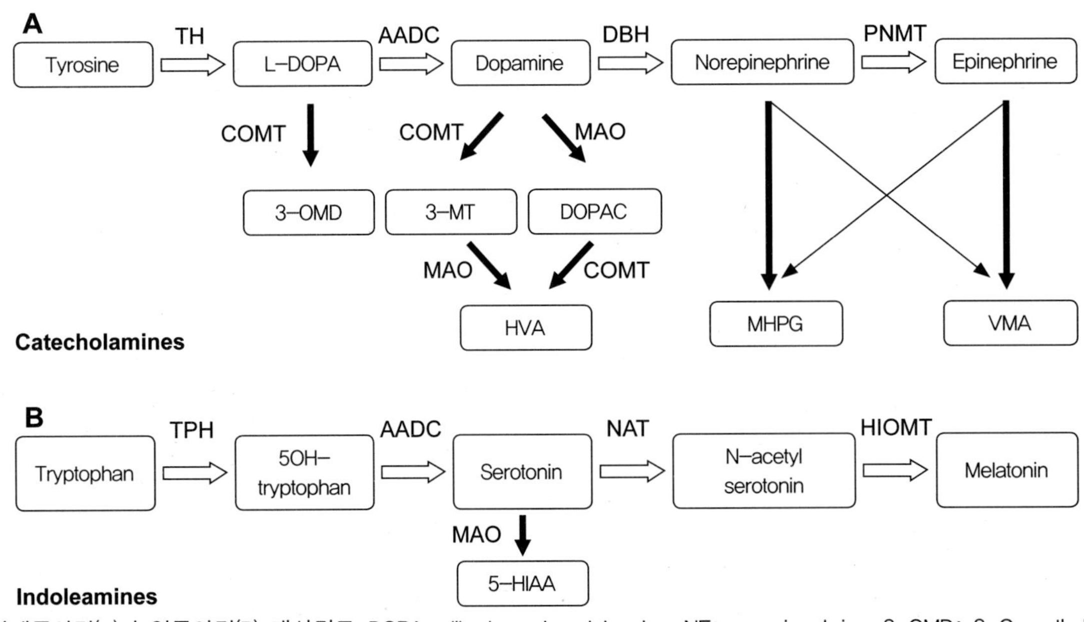

그림 2-9. 카테콜아민(A)과 인돌아민(B) 대사경로. DOPA: dihydroxyphenylalanaine, NE: norepinephrine, 3-OMD: 3-O-methyldopa, 3-MT: 3-methoxytyramine, DOPAC: dihydroxyphenylacetic acid, HVA: homovanilic acid, TH: tyrosine hydroxylase, AADC: aromatic amino acid decarboxylase, DBH: dopamine-β-hydroxylase, PNMT: phenylethanolamine-N-methyl transferase, COMT: catechol-o-methyl transferase, MAO: monoamine oxidase, TPH: tryptophan hydroxylase, NAT: N-acetyl transferase, HIOMT: hydroxy-indole-o-methyltransferase.

재흡수

노르에피네프린 수송체는 시냅스 틈새로 분비된 노르에피린을 재흡수하여 신경신호를 종결하는 역할을 한다. 이는 많은 항우울제들의 작용부위이기도 하다.

노르에피네프린 수용체

노르에피네프린 수용체, 즉 아드레날린 수용체는 크게 α1, α2, β1, β2, β3-adrenoreceptor(AR)로 분류된다. α1-AR은 다시 α1a, α1b, α1d-AR로 세분되고, α2-AR도 α2a, α2b, α2c-AR로 세분된다. 시냅스 후 흥분성 수용체인 α1-AR은 포스포리파아제 C(phospholipase C, PLC)를 활성화시켜 이노시톨삼인산염(inositol triphosphate, IP3)의 생성을 촉진시킨다. 시냅스전 억제성 수용체인 α2-AR은 아데닐레이트 사이클라제(adenylate cyclase, AC)를 억제한다. 시냅스후 수용체인 β1-AR, β2-AR, β3-AR는 AC를 활성화시킨다. α1-AR은 삼환계 항우울제나 항정신병약물 치료 시 발생하는 진정효과나 기립성 저혈압과 관계가 있다. α2-AR은 축삭돌기 말단에서 자가수용체 역할을 한다. 이 수용체 효현제인 클로니딘(clonidine)은 약물금단, 불안 등 여러 정신질환을 치료하는데 사용되고, 길항제인 요힘빈(yohimbin)은 불안을 야기시킨다. 삼환계 항우울제들의 치료효과는 치료 시작 후 2~3주 후에나 나타나는데 이는 β1-AR의 하향조절(down regulation)과 관계가 있는 것으로 생각된다. 최근에 알려진 β3-AR은 지방세포(adipocyte)에 있으며 신체 에너지대사에 관여한다.

노르에피네프린계의 기능

노르에피네프린은 각성과 관련이 있으며, 공포반응과 스트레스반응에 관여한다. 노르에피네프린은 특히 감정과 밀접한 관련이 있어, 노르에피네프린 신경전도장애가 주요우울증이나 양극성 장애와 같은 기분장애의 한 원인으로 생각되고 있다. 기분장애의 원인에 대한 카테콜아민 가설이 있다. 즉 우울증은 노르에피네프린이나 도파민의 기능이 저하된 상태이며, 조증은 노르에피네프린이나 도파민의 기능이 항진된 상태라는 것이다. 그러나 세로토닌 신경계에만 작용하는 항우울제인 선택적 세로토닌 재흡수 억제제(selective serotonin reuptake inhibitor, SSRI)들이 현재 우울증의 일차치료제로 가장 선호된다는 사실로 미루어 볼 때 이 가설은 지나치게 단순화된 것이다.

세로토닌(serotonin)

신경회로

세로토닌 핵은 연수와 뇌교와 중뇌에 걸쳐 널리 분포하며 8개의 봉선핵 군(raphe nuclei complex)을 이룬다. 세로토닌의 핵들은 후뇌에서 노르에피린의 핵들과 유사한 위치에 분포하며, 상행경로와 하행경로로 이루어진 신경경로도 유사하다. 상행경로는 기저신경절, 변연계, 뇌하수체, 뇌간, 소뇌, 대뇌피질을 포함한 중추신경계 전역에 광범위하게 투사되며, 연수에서 시작된 하행경로는 척수로 내려간다(그림 2-8C).

합성과 대사

세로토닌은 전구물질인 트립토판(tryptophan)으로부터 합성된다. 트립토판은 트립토판 수산화효소(tryptophan hydroxylase, TPH)에 의해 5-하이드록시트립토판(5-hydroxytryptophan, 5-HTP)이 되고, 이는 다시 AADC에 의해 5-하이드록시트립타민(5-hydroxytrytamine, 5-HT), 즉 세로토닌이 된다. TPH가 속도제한효소이며, AADC는 카테콜아민 합성에도 관여하는 효소로서 뇌에 대량 존재한다. 세로토닌은 주로 MAO에 의해 대사되어 비활성물인 5-하이드록시인돌아세트산(5-hydroxy-indole acetic acid, 5-HIAA)이 된다. 세로토닌은 뇌-혈관 장벽을 통과하지 못하기 때문에 뇌의 세로토닌 활성도를 높이려면 전구물질인 L-트립토판(tryptophan)을 사용한다. 송과선(pineal gland)에서는 N-아세틸전이효소(N-acetyl- transferase, NAT)에 의해 세로토닌이 N-아세틸세로토닌(N-acetyl-serotonin)이 되었다가 하이드록시인돌-오-메틸전이효소(hydroxyindole-O-methyltransferase, HIOMT)에 의해 멜라토닌(melatonin)이 된다(그림 2-9).

재흡수

세로토닌 수송체(5-HT transporter, 5-HTT)는 상당수 항우울제들의 일차적인 작용부위로서 그 임상적 의미가 크다. 5-HTT에는 잘 알려진 두개의 유전적 다형성이 있다. 하나는 인트론(intron 3)에 있는 variable number of tandem repeat (VNTR) 다형성이고, 다른 하나는 촉진자(promotor)부위에 있는 44 bp insertion/deletion 다형성으로 5-HTT-linked polymorphic region(5-HTTLPR) 다형성이라 한다. 이 5-HTTLPR 다형성은 항우울제의 치료반응과 관련이 있음이 보고되어 있다.

세로토닌 수용체

세로토닌 수용체는 크게 7군(5-HT1~5-HT7) 14종의 수용체로 분류된다. 5-HT1 수용체는 5-HT1A, 5-HT1B, 5-HT1D, 5-HT1E, 5-HT1F 수용체로 분류되며, 이들은 아데닐레이트 사이클라제(adenylate cyclase, AC)를 억제하여 cAMP 생성을 감소시킨다. 5-HT2 수용체는 5-HT2A, 5-HT2B, 5-HT2C 수용체로 분류된다. 이들은 모두 포스포리파아제 C (phospholipase C)를 활성화하여 이노시톨삼인산염(IP3)의 생성을 증가시킨다. 이전에 5-HT1 수용체군으로 분류되었던 5-HT1C 수용체는 5-HT2C로 재분류되었다. 세로토닌 수용체 가운데 5-HT3 수용체만이 이온성 수용체이다. 새로운 5-HT4, 5-HT6, 5-HT7 수용체들은 모두 AC를 활성화하여 cAMP 생성을 증가시키나, 5-HT5A와 5-HT5B 수용체는 5-HT1 수용체들과 같이 cAMP 생성을 감소시킨다.

5-HT1 수용체는 불안, 우울, 알콜리즘, 공격성, 강박증, 체온조절, 심혈관 반응과 관련이 있다. 5-HT1A 수용체를 효현제인 부스피론(buspiron)으로 자극하면 항불안효과가 있다. 5-HT1B 수용체는 시냅스전 자가수용체로서 공격성과 관련이 있고, 5-HT1E와 5-HT1F 수용체에 대해서는 거의 알려져 있지 않다. 5-HT2 수용체들은 불안, 우울, 환청 등의 정신병리와 관련되며, 일부 항우울제나 항정신병약물의 효과가 5-HT2 수용체를 통해 나타난다. 삼환계 항우울제를 2~3주 사용하면 β1-AR의 하향조절은 물론 5-HT2A 수용체에도 하향조절이 일어난다. 따라서 5-HT2A 수용체도 항우울작용이 중재되는 중요한 작용부위로 생각되고 있다. 5-HT2B 수용체는 신경계에서는 소뇌 등에 분포하나 그 기능은 잘 알려져 있지 않으며, 말초에서는 위장관과 심혈관계에 걸쳐 널리 분포하며 평활근 운동과 관계가 있다. 5-HT2C 수용체는 뇌와 맥락총(choroid plexus)에서만 발견되고, 이 수용체가 활성화되면 식욕이 억제된다. 이 수용체는 식사장애의 치료제 개발과 관계되어 최근 큰 관심을 받고 있다. 5-HT3 수용체는 구토, 편두통, 약물금단 등과 관계가 있다. 항암제나 방사선 치료에 따른 오심과 구토는 이 수용체의 길항제인 온단세트론(ondansetron)으로 치료한다. 5-HT4 수용체는 뇌에서는 도파민, 세로토닌, 아세틸콜린, GABA와 같은 신경전달물질의 분비를 조절하여 시냅스에서의 신경전도를 증진시킨다. 5-HT6, 5-HT 수용체는 여러 항정신병약물과 항우울제들이 결합하는 수용체이다. 따라서 정신질환의 병태생리나 치료기전과 관련이 있을 것으로 추정된다.

세로토닌계의 기능

세로토닌은 대개 억제성으로 작용하는 신경전달물질로 수면, 섭식, 통증, 체온조절, 심혈관 반응, 성행위, 불안, 우울 등의 기본적인 생리현상들과 관계가 있다. 특히 세로토닌의 저하는 공격성, 충동성, 자살과 관계가 있음이 확인되고 있다. 충동적이고 잔인한 형태의 자살기도자들에서 뇌척수액 5-HIAA 농도가 낮다는 것은 이미 잘 알려져 있는 사실이다. 세로토닌 길항제인 리세르그산 디에틸아미드(lysergic acid diethylamide, LSD)는 조현병과 같이 환각을 유발시킨다. 임상에서는 세로토닌이 우울증, 정신분열병, 강박장애, 불안장애, 식사장애, 수면장애, 성장애, 충동조절장애, 발달장애, 퇴행성 뇌질환, 물질남용, 스트레스장애, 운동장애 등 여러 신경정신질환의 원인에 관여하는 것으로 생각된다. 특히 우울증과의 관계는 매우 중요하다. 밤에 송과선에서 세로토닌으로부터 합성되는 멜라토닌은 24시간 주기리듬(circadian rhythm)과 관련이 있고, 이는 계절성 정동장애(seasonal affective disorder)의 치료나 비행시차(jet lag)를 극복하는 데 사용된다.

아세틸콜린(acetylcholine)

신경경로

아세틸콜린 신경세포핵들은 주로 전뇌의 기저부에 있다. 이 중 Meynert 핵이 가장 크며, 이는 주로 대뇌피질로 투사된다. 기타 diagonal band of Broca와 격막핵(septal nucleus), 해마와 대상회로 투사되는 신경핵과 기저신경절 내의 주요 구조로 들어가는 신경핵이 있다. 알츠하이머병에서는 이 전뇌 기저부의 아세틸콜린계 세포소실이 심하다. 이 밖에 후뇌에는 외피개세포(lateral tegmental area)에 전뇌보다는 작은 신경핵이 있다(그림 2-8D).

합성과 대사

아세틸콜린은 아세틸조효소-에이(acetyl-CoA)와 콜린(choline)으로부터 콜린아세틸전이효소(choline acetyltransferase, CAT)에 의해 합성되고, 다시 아세틸콜린에스테르분해효소(acetylcholinesterase)에 의해 콜린(choline)과 아세테이트(acetate)로 분해된다.

아세틸콜린 수용체

아세틸콜린 수용체에는 이온성 수용체인 니코틴 수용체(nicotinic acetylcholine receptor, nAChR)와 대사성 수용체인 무스카린 수용체(muscarinic acetylcholine receptor, mAChR)

의 두 종류가 있다. 니코틴 수용체는 뇌와 신경근육접합부(neuromuscular junction, NMJ)에 있다. NMJ에서는 니코틴 수용체는 대개 두 개의 α 소단위와 한 개씩의 β, γ, δ 소단위로 구성되며, 그 중앙이 이온통로이다. 아세틸콜린 두 분자에 의해 이 이온통로가 열린다. 현재 α 소단위는 α1~α10이 알려져 있으며, β 소단위는 β1~β4가 알려져 있다. 이 중 α1 소단위와 β1 소단위는 근육형으로 뇌에는 없다. 뇌의 니코틴 수용체는 대개 두 개의 α 소단위와 3개의 β 소단위로 구성되거나 또는 5개의 α 소단위만으로 구성된다. 뇌에 가장 흔한 형은 (α4)2(β2)3 수용체와 (α7)5 수용체이다. 이들은 기억과 관계가 있음이 보고되어 있으며, 또한 α7 수용체의 유전적 결함은 조현병에서도 보고된 바 있다. 무스카린 수용체는 GPCR이며 M1~M5 수용체의 다섯 가지가 알려져 있다. 이 중 M1, M3, M5 수용체는 PLC를 활성화시켜 IP3를 증가시키고, M2, M4 수용체는 AC를 억제시켜 cAMP의 생성을 저하시킨다.

아세틸콜린계의 기능

아세틸콜린은 근육계에 존재하며, 결합하는 수용체에 따라 흥분성 혹은 억제성으로 작용한다. 아세틸콜린은 뇌에 광범위하게 분포하고 각성상태에 영향을 미친다. 주로 기억 및 학습에 관여하며, 또한 렘수면을 조절하는 것으로 알려져 있다. 항콜린제를 복용하는 환자는 학습이나 기억의 장애를 나타내며, 이의 과복용으로 콜린성 위기(cholinergic crisis)가 초래되면 기억장애, 착란, 환각, 지남력장애 등의 증상들이 나타난다. 알츠하이머 치매의 초기에 보이는 인지기능장애는 아세틸콜린계 신경세포의 파괴로 인한 것으로 추정되며, 도네페질(donepezil) 등의 아세틸콜린에스테르분해효소 억제제(acetylcholinesterase inhibitor, AchEI)들이 인지기능 향진제로 사용된다. 무스카린(muscarine)은 타액 분비, 땀 분비, 축동, 호흡곤란, 복통, 설사, 현기를 유발한다. 항정신병약물 혹은 삼환계 항우울제를 사용할 때 나타나는 시야 혼탁, 구갈, 변비, 배뇨 곤란 등은 무스카린성 부작용이다. 아트로핀(atropine)과 스코포라민(scopolamine)이 대표적인 무스카린 길항제이고, D-튜보큐라린(tubocurarine)이 대표적인 니코틴 길항제이다.

히스타민(histamine)

히스타민(histamine)은 히스티딘(histidine)으로부터 AADC에 의해 합성되고, MAO 혹은 다이아민 산화효소(diamine oxidase)에 의해 대사된다. 중추신경계에서 히스타민은 매우 제한적으로 시상하부의 조면유두체핵(tuberommamillary nucleus)에서 만들어져서 대뇌피질, 변연계, 시상, 척수로 투사된다. 히스타민 수용체는 H1, H2, H3 수용체의 세 종류가 있는데, H1 수용체는 PLC를 활성화시켜 IP3와 DG를 생산하고, H2 수용체는 AC를 활성화시킨다. H3 수용체도 GPCR에 속하나 이에 연결된 신호전달계는 아직 잘 모른다. 히스타민은 수면-각성주기, 호르몬 분비, 심혈관 조절, 체온 조절, 섭식, 기억기능에 관여하는 것으로 알려져 있다. 삼환계 항우울제들을 사용할 때 나타나는 진정, 체중 증가, 저혈압과 같은 이상반응은 주로 H1 수용체를 통해서 나타난다.

아미노산 신경전달물질들 (neuropeptide neurotransmitter)

최근 글루타메이트와 GABA 같은 아미노산 신경전달물질들이 조현병, 양극성 장애, 주요우울장애, 알츠하이머병, 불안장애 등 여러 신경정신질환의 병태생리에 중요한 역할을 한다는 것이 알려져 왔다.

글루타메이트(glutamate)

글루타메이트는 뇌에서 주로 빠른 흥분성 신경전도(fast excitatory neurotransmission)를 중재하며, 뇌에 가장 많은 흥분성 신경전달물질이다.

글루타메이트 신경회로

글루타메이트는 대뇌피질의 추체세포(pyramidal cell), 소뇌피질의 과립세포(granule cell), 꼬리핵, 해마, 내후각피질(enthorhinal cortex)에 많이 존재한다. 모든 일차지각구심 신경계(primary sensory afferent system)는 글루타메이트를 사용한다. 글루타메이트 신경경로로서 잘 알려진 것은 전전두엽 대뇌피질로부터 기저신경절로 가는 피질-선조체 경로(corticostriatal pathway)와 시상에서 대뇌피질에 이르는 시상-피질 경로(thalamocortical pathway)이다. 또한 새로운 기억 형성에 관여하는 측두엽 회로(temporal lobe circuit)가 있다.

합성과 대사

글루타메이트는 아스파테이트(aspartate)와 더불어 대표적인 흥분성 아미노산(excitatory amino acid, EAA)이다. 글루타메이트는 뇌-혈관 장벽을 통과하지 못하며, 포도당이나 오르니친(ornithine), 프로린(proline)과 같은 전구물질들로부터 여러 경로를 통해 합성된다.

글루타메이트 수용체들

글루타메이트 수용체는 크게 두 종류로 분류된다. 첫째는 신속한 흥분성 신경전도를 일으키는 양이온 통로에 위치한 이온성 수용체(ionotropic receptor)들이고, 둘째는 카테콜아민 수용체와 같은 GPCR로서 대사성 수용체(metabotropic receptor)들이다.

이온성 글루타메이트 수용체는 다시 1) N-methyl-D-aspartate(NMDA) 수용체, 2) α-amino-3-hydroxy-5-methyl-4-isoxazol proprionic acid(AMPA) 수용체, 3) 카이네이트(kainate, KA) 수용체로 세분된다. 최근 이들 수용체를 암호화하고 있는 최소 16개의 유전자가 알려졌다. NMDA 수용체는 NMDAR1과 NMDAR2A, 2B, 2C, 2D, NMDAR3A, 3B로 분류되었고, AMPA 수용체는 GluR1, GluR2, GluR3, GluR4로 분류되었다. 카이네이트(kainate)에 대한 친화력이 낮은 카이네이트 수용체는 GluR5, GluR6, GluR7로 분류되었고, 카이네이트에 친화력이 높은 카이네이트 수용체만 KAR1, KAR2로 분류되었다.

이전에 trans-1-aminocyclopetane-1,3-dicarboxylic acid (ACPD) 수용체로 알려졌던 수용체들이 대사성 글루타메이트 수용체(metabotropic glutamate receptor, mGluR)들이다. 이들은 제1군인 mGluR1과 mGluR5, 제2군인 mGluR2와 mGluR3, 제3군인 mGluR4, mGluR6, mGluR7과 mGluR8로 분류된다. 제1군은 시냅스 후에 위치하며 PLC를 활성화시키고, 제2군과 제3군은 AC를 억제한다. 제2군은 시냅스 전, 후에 공히 위치하며, 제3군은 mGluR6 외에는 시냅스 전에 주로 위치한다(표 2-1).

글루타메이트계의 기능

글루타메이트는 흥분성 독작용(excitotoxicity) 또는 세포사망과 관련이 있다. 흥분성 독작용이 나타날 때에는 지속적이고 과도하게 Ca^{++} 이온이 세포 내로 유입된다. 이때 산화질소 합성효소(nitric oxide synthetase, NOS)가 활성화되면서 세포내에서 L-아르기닌(arginine)으로부터 산화질소(NO)가 생성되고, 이로 인해 많은 세포 내 효소들이 과도하게 활성화되면서 세포는 죽게 된다.

글루타메이트 수용체 가운데 NMDA 수용체는 학습 및 기억과 관계가 있고, 조현병 유사증상을 일으키는 약물인 펜사이클리딘(phencyclidine, PCP)의 작용부위가 있으며, 글라이신 수용체가 보조수용체로 작용한다. 이 수용체에는 글라이신 외에도 여러 조절물질들이 작용하는 부위가 있다. NMDA 수용체의 중앙은 양이온통로이며, 이 통로의 내부에 PCP 결합부위가 있다. 영구기억이 형성될 때에는 NMDA 수용체에서 Mg^{++}이 떨어져 나가면서 Ca^{++} 이온통로가 장기간 열리며 장기강화작용(long-term potentiation, LTP) 현상이 일어난다. 기억과 가장 관계가 있는 대뇌 구조물인 해마에 NMDA 수용체가 가장 많이 분포한다. 이 수용체는 임상적으로는 조현병과 관련이 있다고 알려져 있다. PCP는 NMDA 수용체의 길항제로서 양이온통로를 차단하는데, PCP 중독은 정신분열병과 가장 유사한 증상들을 나타낸다. 이는 피해망상과 환청을 주로 나타내는 암페타민과 더불어 정신분열병의 증상을 유발하는 두 가지 중요한 약물 중의 하나이다.

γ-아미노부틸산 GABA

GABA는 뇌에 가장 많은 억제성 신경전달물질이다. 불안장애, 조현병, 알코올 의존, 경련질환 등 여러 신경정신질환에서 GABA계 이상이 발견된다.

GABA 신경경로

GABA는 중추신경계에만 존재하고 뇌-혈관 장벽을 넘지 못한다. GABA의 신경경로는 국지성 회로(local circuit)와 긴 신경경로(long tract)의 두 가지가 있다. 대뇌피질과 변연계는 대부분 국지성 회로를 가진다. 꼬리핵(caudate nucleus)과 조

표 2-1. 글루타메이트 수용체 분류

Ionotropic receptors				Metabotropic receptors		
NMDA	AMPA	KA		Group I	Group II	Group III
		Low	High			
NMDAR1	GluR1	GluR5	KAR1	mGluR1	mGluR2	mGluR4
NMDAR2A	GluR2	GluR6	KAR2	mGluR5	mGluR3	mGluR6
NMDAR2B	GluR3	GluR7				mGluR7
NMDAR2C	GluR4					mGluR8
NMDAR2D						
NMDAR3A						
NMDAR3B						

가비핵(putamen)에 있는 GABA 신경세포는 창백핵(globus pallidus)과 흑질(substantia nigra)로 가는 긴 신경경로를 낸다. 카테콜아민, 세로토닌, 아세틸콜린에 비하면 GABA는 뇌에서 매우 넓은 분포를 보인다. 전체 신경원의 40% 정도가 신경전달물질로 GABA를 사용하므로 글루타메이트와 더불어 이는 양적으로도 가장 많은 신경전달물질이다.

합성과 대사

γ-아미노부틸산(γ-aminobutylic acid, GABA)은 글루탐산(glutamic acid)으로부터 글루탐산 탈탄산효소(glutamic acid decarboxylase, GAD)에 의해 생성되고, 시냅스로 분비된 GABA는 신경세포나 인접한 성상세포(astrocyte)로 재흡수된다. GABA는 GABA 트랜스아미나제(transaminase, GABA-T)에 의해 숙신세미알데하이드(succinic semialdehyde)로 대사되어 크렙스 회로(Krebs cycle)로 연결된다. 합성효소인 GAD를 두 개의 유전자 GAD65와 GAD67이 암호화하고 있다. 이들의 유전적 결함은 심한 신경계 이상을 초래한다. 잘 알려진 항경련제인 발프로산(valproic acid)은 GABA-T를 억제하여 GABA의 농도를 높인다. GABA 수송체(transporter)는 주로 인접한 성상세포에 위치하는데 네 종류가 알려져 있다. 이들도 다른 수송체들과 마찬가지로 12개의 횡막부위를 갖는다. GABA는 성상세포로 재흡수되어 궁극적으로는 글루탐산(glutamic acid)으로 전환되고, 이는 다시 GABA 신경말단으로 이송되어 GABA로 합성된다.

GABA 수용체

GABA 수용체는 크게 GABA$_A$ 수용체, GABA$_B$ 수용체, GABA$_C$ 수용체의 3 종류로 분류된다. GABA$_A$ 수용체와 GABA$_C$ 수용체는 이온성 수용체이고, GABA$_B$ 수용체는 GPCR이다. GABA$_A$ 수용체는 대개 2개의 α 소단위, 2개의 β 소단위, 1개의 γ 소단위로 구성되며, 중앙에는 Cl$^-$ 이온통로가 형성되어 있다. GABA는 Cl$^-$ 이온을 세포 내로 유입시켜 억제성 과분극을 일으키며, 이는 길항제인 비쿠쿠린(bicuculine)에 의해 차단된다. GABA$_A$ 수용체의 α와 β 소단위 접합부에 GABA 결합부위가 있고, α와 γ 소단위 접합부에 벤조디아제핀(benzodiazepine) 결합부위가 있다. 인간에서 GABA$_A$ 수용체의 α 소단위는 α1~α6의 6종이 있고, β 소단위는 β1~β4의 4종이 있으며, γ 소단위도 γ1~γ4의 4종이 있다. 그 외 δ, ε, π, θ 소단위들이 발견된다. 이 중 포유류의 뇌에서 가장 흔히 발견되는 형태는 2개의 α1과 2개의 β2와 1개의 γ2 소단위로 구성된 α1β2γ2 오량체(pentamer)이다(그림 2-10).

벤조디아제핀에 의한 진정, 항불안작용, 항경련작용, 근육이완효과, 기억력 저하는 모두 GABA$_A$ 수용체를 통해 나타난다. 그러나 모든 GABA$_A$ 수용체에 벤조디아제핀이 결합하지는 않는다. 현재까지 알려진 바로는 α1 소단위는 진정효과, 항경련작용, 기억장애와 관련이 있고, α2, α3, α5 소단위는 근육이완효과와 항불안작용이 관련이 있다. 벤조디아제핀 중독 시 응급처치로 사용하는 플루마제닐(flumazenil)은 벤조디아제핀 길항제이다. GABA$_B$ 수용체는 일종의 GPCR이다. 이 역시 뇌 전역에 널리 분포하며, 시냅스 전, 후에 위치한다. 시냅스 후에서는 과분극을 일으키고, 시냅스 전에서는 다른 신경전달물질들의 분비를 조절한다.

GABA계의 기능

GABA는 글루타메이트(glutamate)와 같은 아미노산 신경전달물질이다. 이 두 가지 아미노산 신경전달물질은 서로 상호보완적 기능을 갖는다. 즉 GABA는 억제성, 글루타메이트는 흥분성 신경전달을 한다. GABA는 항불안작용과 관계가

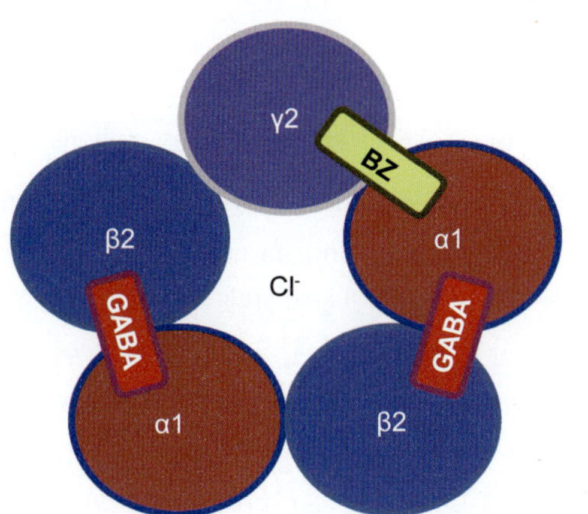

- GABA binds at the interface between alpha and beta subunits
- Benzodiazepines bind at the interface between alpha and gamma subunits

α	β	γ	δ	ε	π	θ	ρ
α1	β1	γ1	δ	ε	π	θ	ρ1
α2	β2	γ2					ρ2
α3	β3	γ3					ρ3
α4	β4	γ4					
α5							
α6							

GABA$_A$ (α–θ) | GABA$_C$ (ρ)

그림 2-10. GABA$_A$ 수용체. GABA: GABA 결합부위, BZ: benzodiazepine 결합부위.

깊으며, 일부 간질은 GABA 결핍상태에 기인한다. 또한 꼬리핵(caudate)에서 창백핵(globus pallidus)으로 이르는 긴 신경경로의 소실은 헌팅턴병에서 특징적으로 나타나는 무도형 운동(choreiform movement)을 일으킨다.

글라이신

글라이신(glycine)은 GABA와 더불어 억제성 아미노산이다. 이는 L-세린(serine)으로부터 하이드록시메틸전이효소(hydoxymethyltransferase)에 의해 생성된다. 주로 척수와 뇌간에 분포하나, 시상, 대뇌피질, 해마에도 분포한다. 시냅스로 분비된 글라이신은 글라이신 수송체 II(glycine tranporter II)에 의해 축삭말단으로 재흡수된다. 글라이신 수송체 I (glycine tranporter I)는 성상세포(astrocyte)에서 글라이신을 재흡수하며 주로 NMDA 수용체 기능을 조절한다. 글라이신은 독립적인 수용체를 가지고 억제성 신경전달물질로 기능을 하는 스트리키닌-민감성 수용체(strychnine-sensitive receptor)와 NMDA 수용체에 작용부위를 갖고 보조수용체 역할을 하는 스트리키닌-비민감성 수용체(non-strychnine-sensitive receptor)가 있다.

아미노산 신경전달물질과 신경정신질환

조현병의 생물학적 원인으로 도파민 가설은 충분하지 못하다. 50년이 넘게 도파민 D2 수용체 차단제인 항정신병약물들이 조현병 치료에 사용되었지만 아직도 많은 환자들이 충분히 치료되지 못한 채 사회직업적 기능을 못하고 있다. 조현병 환자들의 사후 뇌 대뇌피질에서 GAD 활성도가 낮아져 있다. GABA 중간신경원에서 GAD67과 GABA 수송체는 감소되어 있고 $GABA_A$ 수용체는 증가되어 있었는데 이는 시냅스전 GABA 결핍을 시사한다. 그러나 조현병에서 직접 GABA계 물질의 유전적 결함은 발견되지 않는다. 따라서 조현병에서의 GABA계 결핍은 보다 상위 유전자 결함에 따른 문제로 보인다.

조현병이 NMDA 수용체의 기능저하로 인해 생긴다는 가설은 NMDA 수용체 길항제인 PCP를 비롯한 유사 마취제들이 조현병과 구분하기 힘든 증상을 유발한다는 관찰에서 비롯되었다. 실제 케타민(ketamine)은 조현병의 양성증상, 음성증상은 물론 조현병에 특이한 인지장애를 나타낸다. 조현병 발병과 관련이 있을 것으로 추정되는 위험 유전자들이 NMDA 수용체 기능과 관련이 있다. D-아미노산산화효소(D-amino acid oxidase, DAAO)와 세린 라세미화 효소(serine racemase)의 유전자결함은 D-세린(D-serine)의 농도를 낮추어 NMDA 수용체 기능을 저하시킨다. 조현병 연관 유전자로 알려진 뉴레규린(neuregulin)은 NMDA 수용체에 직접 작용하고, 디스빈딘(dysbindin)은 신경말단에서 글루타메이트 분비를 저하시킨다. 최근 NMDA 수용체 기능저하와 GABA계 결핍의 연관을 밝힌 연구가 있었다. 동물에서 NMDA 수용체 길항제를 장기간 처치하니 GAD67과 GABA 수송체 감소가 초래되었다. 조현병은 일차적으로 대뇌피질에서의 글루타메이트-GABA 시냅스 이상으로 인해 음성증상과 인지장애가 생기고, 더 진행되면 피질 하에서 도파민의 분비가 증가하여 이로 인해 양성증상이 생기는 것으로 추정된다.

임상적으로 불안장애와 우울증은 흔히 함께 일어나는데 주요우울증은 물론 공황장애에서도 GABA계 이상이 자주 발견된다. 글루타메이트계 이상도 우울증에서 흔히 발견된다. NMDA 수용체 길항제는 항우울효과를 나타낸다, 동물실험에서 케타민(ketamine) 1회 처치는 신속하고 지속적인 항우울효과를 나타내었다.

신경펩타이드(neuropeptide)

일반적 특성

종류와 분포

신경펩타이드란 신경계에서 발견되는 모든 펩타이드들을 총칭한다. 지난 30년간 많은 신경펩타이드들과 그 수용체들이 뇌 전역에 광범위하게 분포하여 신경전달물질의 분비부터 복잡한 감정이나 행동에 대한 조절까지 다양한 뇌기능을 수행하고 있음이 밝혀졌다. 100개 이상의 활성 신경펩타이드들이 뇌에서 확인되었고, 이들은 크기가 다양하다. 신경펩타이드를 분비하는 많은 신경세포들은 시상하부 외에도 변연계, 중뇌, 후뇌, 척수 등을 비롯한 뇌 전역에 널리 분포하고 있다.

합성과 대사

단가아민 신경전달물질과는 달리 신경펩타이드들은 유전자에서 전사(transcription)되고 이로부터 전이(translation)된 큰 전구호르몬(preprohormone)이 다시 펩티다아제(peptidase)들에 잘려져서 만들어진다. 한 개의 전구호르몬이 다수의 활성 신경펩타이드를 함유하고 있다가 여러 효소들에 의해 분할되기도 한다. 시냅스로 분비된 단가아민 신경전달물질들이 축삭돌기 말단으로 재흡수되는 데 비해 신경펩타이드들은 재흡수되지 않고 펩티다아제들에 의해 더 잘려지면서 비활성화된다.

수용체

신경펩타이드들도 신경전달물질들과 마찬가지로 뇌 여러 부위에 분포한 다양한 그들의 수용체를 통해 신호전달을 한다. 모든 신경펩타이드들의 수용체는 예외 없이 모두 G-단백질 연계 수용체(GPCR)에 속한다. 즉 이들은 모두 7개의 횡막부위(transmembrane domain)를 갖고, G-단백질을 통해 효과기를 활성화시키거나 억제한다.

기 능

이들은 한 신경세포 말단에서 다른 신경전달물질들과 공존하여 다른 신경전달물질들의 분비를 조절하기도 하고 독자적인 수용체를 갖고 고유의 기능을 나타내기도 한다. 즉 신경펩타이드들은 신경전달물질(neurotransmitter), 신경조절물질(neuromodulator), 혹은 신경호르몬(neurohormone)으로 작용한다. 신경펩타이드들은 체온 조절, 음식과 수분 섭취, 성, 수면, 동작, 학습과 기억, 스트레스나 통증에 대한 반응, 감정, 인지기능 등 여러 행동 혹은 생리과정에 관여한다. 따라서 이들은 정신병, 기분장애, 치매, 자폐증의 증상이나 행동에 광범위하게 관여할 것으로 추정된다.

대표적인 신경펩타이드

갑상선자극호르몬 분비호르몬
(thyrotropin-releasing hormone, TRH)

이는 시상하부에서 분비된 펩타이드가 뇌하수체 전엽의 호르몬 분비를 조절한다는 것을 밝힌 첫 번째 신경펩타이드이다. TRH는 후각신경, 내후각피질(entorhinal cortex), 해마, 편도, 시상, 중뇌 등 뇌 전역에 분포한다. 원발성 갑상선 기능 저하증의 증상이 우울증상과 유사하여, 기분장애에 시상하부-뇌하수체-갑상선(HPT) 축 이상이 원인이 되는지에 대한 탐구가 있었다. TRH가 시상 밖에도 존재하는 것이 알려지면서, 이들이 신경전달물질, 혹은 신경조절물질로 작용할 것이라는 가정이 뒤이었고, 결국 중추신경계에서 TRH가 도파민, 세로토닌, 아세틸콜린, 아편양제제(opioids) 등 많은 신경전달물질들을 조절하고 있음이 밝혀졌다. 갑상선 질환이 없는 주요우울증 환자의 25% 정도에서 TRH 자극 검사에 대한 TSH 반응이 감소되어 있었다.

부신피질자극호르몬 분비요소
(corticotropin-releasing factor, CRF)

CRF는 스트레스에 대한 내분비계, 자율신경계, 면역계는 물론 행동에 이르는 복합반응에 통합적 역할을 하고 있다고 추정된다. CRF 신경원도 시상하부-뇌하수체-부신(HPA) 축 외에 대뇌피질, 편도, 뇌간, 척수 등 여러 뇌 영역에 광범위하게 분포하고 있다. 일부 주요우울증 환자에서 HPA축 과활성이 일관성 있게 보고되었지만 그 기전과 역할이 충분히 규명된 것은 아니다. 주요우울증 환자에게서 높은 혈중 코티솔(cortisol) 농도, 덱사메타존(dexamethasone) 자극에 대한 혈중 코티솔(cortisol) 억제의 실패, CRF 자극에 대한 ACTH 분비 반응의 감소, 뇌척수액 CRF 증가 등이 발견된다.

옥시토신(oxytocin)과 바소프레신(vasopressin, AVP)

옥시토신(oxytocin)과 바소프레신(vasopressin)은 시상하부에서 만들어져 뇌하수체 후엽에 저장되었다가 분비된다. 옥시토신과 바소프레신은 시상의 각기 다른 신경원에서 생성된다. 옥시토신은 주로 여성의 생식기능과 관계된 기능을 하고, 바소프레신은 항이뇨호르몬(antdiuretic hormon, ADH)으로도 알려져 있다. 이 두 펩타이드는 학습과 기억에 관여하며, 감정의 조절에도 관련이 있다. 특히 옥시토신은 애착(attachment) 형성에 관계되며, 이를 통해 성격에도 큰 영향을 미친다.

뉴로텐신(neurotensin)

뉴로텐신은 여러 뇌 영역에 분포한다. 뉴로텐신과 다른 신경전달물질과의 연관에 대한 연구가 많았는데 특히 중뇌-변연계 도파민계와의 연관을 비롯한 조현병의 병태생리에 관한 연구들이 주목할 만하다. 뉴로텐신은 도파민 회로의 말단에서 도파민과 같이 분비된다. 뉴로텐신과 그 수용체들이 조현병 치료제 개발의 목표가 될 수 있는 여러 근거들이 있다. 조현병 환자들의 뇌척수액 뉴로텐신 농도가 정상인 혹은 다른 정신질환자에 비해 저하되어 있고 항정신병약물이 이를 다시 증가시킨다고 한다.

콜레시스토키닌(cholecystokinin, CCK)

콜레시스토키닌(CCK)은 본래 위장관에서 발견되었다. 그러나 이들 수용체는 뇌에서는 감정(emotion), 동기(motivation), 지각과정(sensory processing)과 관계되는 피질, 선조체, 시상하부, 해마, 편도 등에서 발견된다. 뉴로텐신과 마찬가지로 CCK도 도파민 분비를 억제한다. CCK는 조현병, 공황장애, 거식증(bulimia) 등의 병태생리에 관여한다고 추정되고 있다. CCK 수용체는 위장관형인 CCKA 수용체와 중추형인 CCKB 수용체로 구분된다. 이 중 4개의 아미노산으로 구성된 CCK-4는 불안과 공황장애를 유발하고, CCKB 길항제들은 항불안작용이 있다고 알려져 있다.

물질 P(substace P)

11개의 아미노산으로 구성되어 있으며, 뇌에서는 기분조절, 불안, 스트레스, 강화, 호흡, 신경독성, 구토, 통증 지각 등에 광범위하게 관여하는 것으로 알려져 있다. 편도, 시상하부, 청반 등에 분포하며, 노르에피네프린과 세로토닌 신경원에 공존한다. 이는 특히 통증과 관련이 있는 신경전달물질로서 스트레스 반응 시에 보이는 행동과 심혈관 반응을 일으킨다. 최근 주요우울증과 외상후 스트레스장애(post-traumatic stress disorder, PTSD) 환자의 뇌하수체에서 물질 P의 농도가 높다고 보고되었다.

신경펩타이드 Y(neuropeptide Y, NPY)

시상하부, 뇌간, 척수, 변연계 등에서 발견되는 36개의 아미노산으로 구성된 신경펩타이드로서 세로토닌과 노르에피네프린 신경원에 공존한다. 음식 섭취를 증가시키고, 불안과 스트레스를 경감시키며, 통증 민감도를 저하시키고, 생체 리듬에 관여하며, 알코올 섭취를 줄이는 등 다양한 기능을 한다. 자살을 기도한 주요우울증 환자의 전두엽과 꼬리핵(caudate)에서 NPY의 농도가 현저히 낮았다는 보고가 있다.

소마토스타틴(somatostatin)

소마토스타틴(somatostatin)은 일명 성장호르몬 억제호르몬(growth hormone-inhibiting hormone)으로 신경계 외에 소화계에도 분포한다. 소마토스타틴은 뇌하수체 외에도 여러 곳에서 많은 신경호르몬들의 분비를 억제한다. 기분장애나 헌팅턴병, 알츠하이머병 등의 퇴행성 뇌질환에서 물질 P(substance P)와 소마토스타틴(somatostatin)의 이상이 보고되었다.

엔돌핀(endorphins)

엔돌핀(endorphin)은 몰핀(morphine)과 유사한 작용을 하는 내인성 아편양 신경펩타이드들(endogenous opioid neuropeptides)을 총칭한다. 이에는 엔돌핀(endorphin), 엔케파린(enkephalin), 디놀핀(dynorphin)의 세 종류가 알려져 있다. 최근 μ 수용체에 선택적으로 결합하는 엔도몰핀(endomorphin-1과 endomorphin-2)들이 추가로 발견되었다. 이들은 진통효과를 중재하는 μ, δ, κ 세 종류의 수용체와 결합한다. 이 중 엔돌핀은 μ와 δ 수용체에 공히 결합하고, 엔케파린은 δ 수용체, 디놀핀은 κ 수용체와 주로 결합한다. 이들의 전구단백질은 각각 prepro-opiomelanocortin(POMC), preproenkephalin, preprodynorphin 등이다. POMC로부터 31개의 아미노산으로 구성된 β-엔돌핀이 생성된다. Preproenkephalin으로부터 5개의 아미노산으로 구성된 두 종류의 엔케파린(Met-enkephalin, Leu-enkephalin)이 만들어지고, preprodynorphin으로부터는 세 종류의 디놀핀[dynorphin A, dynorphine B, 네오엔돌핀(neoendorphin)]들이 만들어진다. 몰핀(morphine)은 μ 수용체, 아편양 진통제인 펜타조신(pentazocine)은 κ 수용체에 주로 결합한다. 아편양 제제 길항제인 날트렉손(naltrexone)은 μ 수용체에 가장 강하게 결합한다.

타키키닌(tachykinin)

타키키닌(tachykinin)은 신경펩타이드 중 가장 큰 계열을 형성한다. 장을 신속히 수축시키므로 타키키닌이라고 명명되었다. 이들은 신경원을 흥분시키고, 많은 평활근을 수축시킨다. 인간에게는 TAC1과 TAC3라고 불리는 두 개의 타키키닌 유전자가 있다. TAC1 유전자는 뉴로키닌 A(neurokinin A, 물질 substance K), 신경펩타이드 K(neuropeptide K, neurokinin K), 신경펩타이드 감마(neuropeptide gamma), 물질 P(substance P)의 4 종류의 타키키닌을 암호화(coding)하고 있으며, TAC3 유전자는 뉴로키닌 B(neurokinin B)를 암호화하고 있다. 이 중 가장 주목받고 있는 것은 물질 P이다. 포유류의 타키키닌 수용체는 NK1, NK2, NK3라고 불리는 3종류가 알려져 있다. NK1, NK2, NK3는 각각 물질 P, 뉴로키닌 A, 뉴로키닌 B에 선택적으로 결합하는 수용체들이다. 최근 NK1 길항제는 항우울작용이 있는 것으로 알려져 있다.

갈라닌(galanin)

갈라닌(galanin)은 뇌, 척수, 위장에 널리 분포하며, 그 기능은 아직 자세히 알려져 있지 않다. 이는 통증, 각성-수면, 혈압, 기분 등을 조절하며 인지기능, 섭식과도 관련이 있어 알츠하이머 치매, 간질, 우울증, 섭식장애와 같은 신경정신질환과의 연관성이 보고되어 있다.

새로운 신경전달물질들

신경전달물질은 뇌의 정보를 전달하는 핵심 물질이다. 그 중 대표적인 것이 단가아민, 아미노산, 신경펩타이드 등이나 새로 인지되고 있는 독특한 신경전달물질들이 있다.

아데노신 삼인산(adenosine triphosphate, ATP)

아데노신 삼인산(adenosine triphosphate, ATP)이 신경전

달물질로 작용한다는 것이 알려졌다. 이는 신경말단에서 합성되고 저장되었다가 신경자극에 반응하여 시냅스로 분비된다. 아데노신(adenosine) 혹은 ATP는 평활근을 이완시킨다. 이를 중개하는 세포막 수용체를 퓨린 수용체(purinergic receptor)라고 한다. 이 중 아데노신 수용체가 P1 수용체, ATP 수용체가 P2 수용체이다. 아데노신 일인산(adenosine monophosphate, AMP)은 P1 수용체에, 아데노신 이인산(adenosine diphosphate, ADP)은 P2 수용체에 더 잘 결합한다. 퓨린 수용체를 통한 신호전달은 학습과 기억, 동작, 섭식, 수면 등에 관여하는 것으로 알려져 있다. 이들은 신경세포의 증식과 이동, 혈관반응, 세포사멸(apoptosis), 시토카인(cytokine) 분비 등과도 관련이 있다.

산화질소(nitric oxide)

가스도 신경전달물질과 같은 기능을 할 수 있다. 산화질소(nitric oxide, NO)는 전형적인 신경전달물질과는 달리 축삭돌기 말단에 저장되었다가 시냅스로 유리되지 않으며, 시냅스로부터 재흡수되지도 않고, 세포막에 수용체를 갖고 있지도 않으며, 작은 분자이기 때문에 인접세포로 쉽게 확산되어 들어간다. 이는 학습과 기억과정에 관여하며, 퇴행성 뇌질환과 관계가 있다. 산화질소는 세포 내에서 L-아르기닌(arginine)으로부터 산화질소 합성효소(nitric oxide synthase, NOS)에 의해 만들어진다. NOS는 혈관확장과 관련이 있는 내피성(endothelial) NOS와 뇌 기능과 관련이 있는 신경성(neuronal) NOS가 있다. 이는 공격성, 성적 흥분, 발기, 수면 등과 관련이 있다. 양극성 장애, 우울장애, 조현병 환자들의 혈액에서 산화질소 농도 혹은 산화질소 합성효소 활성도가 대조군과 차이가 있다는 보고들이 있다.

일산화탄소(carbon monoxide)

일산화탄소(carbon monoxide, CO)는 신경세포에서 힘옥시게나제(heme oxygenase, HO)에 의해 합성된다. 산화질소처럼 시냅스 소포(synaptic vesicle)에 저장되지 않으며, 인접세포로 쉽게 확산되어 들어간다. 이는 생체농도에서 후각신경전도, 혈관 이완, 혈소판 응집 등 많은 생리과정을 조절하고 있다. 그러나 이보다는 일산화탄소 중독 시의 독성효과가 더 잘 알려져 있다. 헤모글로빈의 힘 분자와 결합하여 일산화탄소혈색소(carboxyhemoglobin)을 형성하는데 이로 인해 조직에 산소가 공급되지 않는다. 일산화탄소는 해마에서 영구기억 형성 시 일어나는 장기강화작용(long-term potentiation, LTP) 현상을 억제한다.

내인성 카나비노이드(endocannabinoids)

카나비스(canabis), 햄프(hemp), 하시시(hashish) 등의 이름으로 알려진 마리화나(대마, marijuana)는 수천 년간 인류에 의해 경작되고 사용되어 왔지만, 최근에야 비로소 뇌에서의 작용이 알려졌다. 사용자들이 경험하는 다행감(euphoria)과 평온(tranquility)은 카나비스가 내인성 카나비노이드 신경경로에 작용하여 나타난다. 마리화나의 주 활성성분은 테트라하이드로카나비놀(tetrahydrocanabinol, THC)이다. 현재 최소 5개 이상의 내인성 카나비노이드들이 발견되었고, 이들이 결합하는 카나비노이드(canabinoid) 수용체는 CB1과 CB2 두 종류가 알려져 있다. CB1은 뇌에 가장 많은 GPCR로 추정된다.

마리화나의 주성분인 THC는 진정작용이 있다. 내인성 카나비노이드는 불안을 조절하는 데 있어 중요한 역할을 한다. CB1 수용체가 결핍된 쥐는 스트레스에 직면했을 때 심한 불안을 보인다. THC는 식욕도 증가시킨다. CB1 길항제를 체중을 줄이기 위해 사용하는데 부작용으로 불안과 우울을 초래한다. 카나비스 중독자는 정신병 증상을 보인다. 조현병이 처음 발병하기도 하고 기존의 조현병 증상이 악화되기도 한다. 카나비노이드가 도파민 유리를 증가시키므로 조현병의 병태생리에 영향을 미칠 수 있다. 내인성 카나비노이드는 중독에도 관여하며, THC와 카나비노이드 수용체 효현제들은 급성 및 만성 통증을 완화시킨다.

아이코사노이드(eicosanoids)

보조식품으로 사용되는 오메가-3 불포화지방산인 아이코사펜타에노산(eicosapentaenoic acid, EPA)과 도코사헥사에노산(docosahexaenoic acid, DHA)은 우울증, 양극성장애, 조현병의 증상을 완화시키고, 인지장애에 효과가 있다. 또한 EPA와 DHA는 소아에서 과격한 행동을 줄이고 집중력을 증가시킨다고도 알려져 있다. 이들은 말과 프랭크톤에서 합성되며, 이를 섭취하는 청어, 연어, 고등어, 앤초비와 같은 등푸른 생선에 많다. 이들은 세포막을 구성하는 인지질로 신호전달에 결정적인 역할을 한다. 신경계에서 지방산은 신경세포 세포막의 핵심성분이다. 우울증에 대한 대규모 역학조사에서 우울증 유병률과 그 집단의 생선 소비량과의 관련성이 제시되었다. 생선 소비가 적은 국가에서 우울증, 양극성장애, 산후 우울증 등의 유병률이 높다. 아이슬란드와 일본에서 계절성 정동장애의 발병률이 낮은 것이 생선 소비량과 연관이 있을 것으로 생각된다. 그러나 양극성 장애나 우울증 환자에 대한 오메가-3 지방산 단독치료에 대한 자료는 없다. 오메가-3

지방산을 보조제로 사용했을 때 조현병 환자의 음성증상과 정신병적 증상이 더 좋아졌다는 보고도 있다.

신경스테로이드(nurosteroids)

스테로이드는 생체 항상성 유지에 필수적이며, 신경스테로이드는 뇌에서 콜레스테롤로부터 합성되고, 말초에서는 부신과 생식기에서 합성된다. 수용체는 핵 혹은 세포질에 있다. 가장 잘 알려진 신경스테로이드는 $GABA_A$ 수용체에 작용하는 것들이다. 디하이드로에피안드로스테론(dihydroepiandrosterone, DHEA)으로부터 합성된 디하이드로에피안드로스테론-에스(dihydroepiandrosterone-S, DHEA-S)가 뇌에 가장 많은 신경스테로이드이며, DHEA와 DHEA-S 모두 GABA 수용체를 억제한다. 일반적으로 신경스테로이드는 축삭돌기 성장을 촉진시키고 스냅스를 통한 신경전도를 강화시킨다. DHEA는 신경전달물질계, 코티솔, 시토카인, 항산화계 등에 광범위한 영향을 미쳤다. 신경스테로이드는 우울증과 불안장애에서 중요한 역할을 하고 있다.

정신신경내분비학 (psychoneuroendocrinology)

정신신경내분비학은 호르몬계와 중추신경계 간의 상호작용과 이로 인해 발현되는 정신증상 간의 구조적, 기능적 연관성을 연구하는 학문이다. 정신신경내분비학에 관심을 갖는 이유는 첫째, 호르몬은 신경조절자(neuromodulator)의 역할을 하는데, 일부 호르몬은 신경세포 말단의 소포에 신경전달물질과 함께 존재하다가 분비되면 신경전달물질의 기능을 조절하기 때문이다. 둘째, 분비된 호르몬은 혈류를 통해서 뇌의 되먹임(feedback) 작용을 하여 신경원의 활성도에 영향을 줄 수 있다. 셋째, 신경내분비 축의 기능이상이 우울병과 같은 정신질환들의 병태생리와 관련이 있다.

신경계와 내분비계의 상호작용

신경호르몬은 시상하부(hypothalamus)에서 분비되어 혈류를 타고 뇌하수체(pituitary)를 자극해 뇌하수체 호르몬의 분비를 촉진시킨다. 즉, 시상하부의 신경세포는 코르티코트로핀분비호르몬(corticotropin-releasing hormone, CRH), 갑상선자극호르몬분비호르몬(thyrotropin-releasing hormone, TRH), 생식샘자극호르몬분비호르몬(gonadotropin-releasing hormone, GnRH), 성장호르몬방출호르몬(growth hormone-releasing hormone, GHRH), 성장호르몬억제인자[somatostatin(somatotropin release-inhibiting factor, SRIF)]를 분비하여 뇌하수체의 기능을 조절한다. 뇌하수체는 부신피질자극호르몬(adrenocorticotropic hormone, ACTH), 갑상선자극호르몬(thyroid stimulating hormone, TSH), 황체형성호르몬(luteinizing hormone, LH), 난포자극호르몬(follicle-stimulating hormone, FSH), 성장호르몬(growth hormone, GH), 프로락틴(prolactin)을 분비한다. 분비된 뇌하수체호르몬들은 성장호르몬이나 프로락틴처럼 직접 표적 세포에 작용하기도 하지만, 대부분은 부신, 갑상선, 성선 등에서 호르몬 분비를 촉진시키는 역할을 한다. 따라서 뇌하수체는 뇌분비계를 총체적으로 조절하는 중추적 역할을 하는데, 뇌하수체는 시상하부의 직접적인 영향을 받는다. 반면에, 시상하부 신경세포의 기능은 말초혈액으로 분비된 호르몬에 의해 거꾸로 조절을 받게 된다. 즉, 하위의 내분비계는 상위의 신경계에 의해서 조절을 받고, 상위의 조절기관은 다시 하부의 호르몬에 의해서 조절을 받는 되먹임고리(feedback loop)를 형성한다(그림 2-11). 이러한 조절기전을 통해 개체는 생체 내의 항상성(homeostasis)을 유지하게 되고, 성장과 발달, 스트레스에 대한 반응, 생식 등 개체의 생존에 필수적인 기능을 할 수 있게 된다.

호르몬의 정신기능

말초 혈액에서 분비된 호르몬은 발달단계에 있는 뇌의 형성과 기능에 중추적인 역할을 한다. 갑상선 호르몬은 정상적

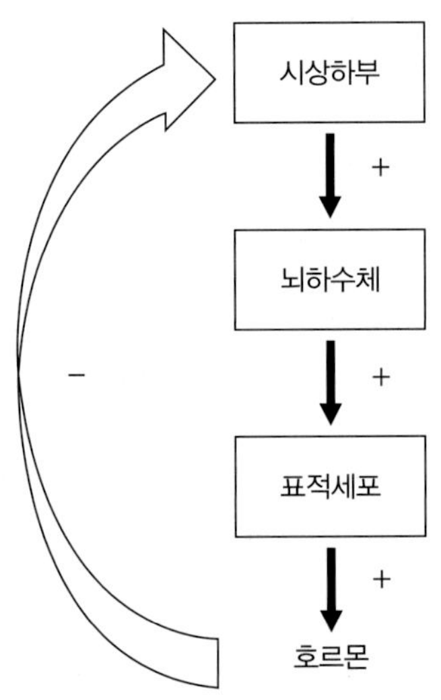

그림 2-11. 신경계와 내분비계의 되먹임고리. 시상하부는 양성되먹임[positive feedback(+)]을 통해 뇌하수체호르몬의 분비를 촉진시키고, 뇌하수체호르몬은 표적세포에서 호르몬 분비를 유도한다. 반면 표적세포로부터 말초혈액으로 통해 분비된 호르몬은 음성되먹임[negative feedback(−)]을 통해 상위기관의 호르몬분비를 억제시켜 생체내 항상성(homeostasis)을 유지한다.

인 뇌 발달에 필수적이며, 태생 후 특정 시기에 이 호르몬의 부족인 비가역적인 뇌 기능의 장애를 초래한다. 또한 뇌 발달의 특정 시기에 성선호르몬(gonadal hormone)의 과다분비는 뇌 형태와 기능에 직접적인 영향을 미쳐 성년기에서 성적 특성 행동(sex-specific behavior)의 변화를 유발한다. 그리고 이미 성숙한 뇌에서도 호르몬은 각종 신경전달물질의 분비를 조절할 뿐만 아니라 코티솔(cortisol), 에스트로겐(estrogen), 갑상선 호르몬과 같은 스테로이드 계통의 호르몬은 직접 뇌 신경세포 안으로 들어가 유전자 전사를 조절하기도 한다. 따라서 이들 호르몬이 정신 기능에 미치는 효과는 복잡다단하여 일률적으로 설명하기 어렵다. 다만 특정 호르몬의 과잉분비 혹은 부족을 유발하는 내분비 질환에서 나타나는 정신증상을 통해 이들 호르몬이 정신증상에 미치는 영향을 추정해 볼 수 있다(표 2-2). 이런 예로 잘 알려져 있는 것이 쿠싱증후군(Cushing's syndrome)이다. 이 병에 이환된 환자의 약 50%에서 우울증을 비롯한 정신증상을 일으키는데, 이를 통해서 코티솔이 기분 및 정동 그리고 외부 스트레스에 대한 반응 조절에 중요한 역할을 하게 된다.

정신 장애에서 내분비계 이상

현재까지 가장 많이 연구된 것은 우울증이다. Hans와 Selye에 의해 스트레스에 대한 반응으로 시상하부-뇌하수체-부신피질 축[hypothalamic-pituitary adrenal(HPA) axis]의 기능항진에 의한 코티솔 분비가 중추적 역할을 한다는 사실이 밝혀지면서 스트레스, 우울증, 신경내분비계 간의 상관성에 관한 많은 연구가 진행되었다. 주요우울증에서는 HPA 축의 기능항진이 나타나며, 이로 인해 혈중 코티솔의 증가, 덱사메타손에 의한 코티솔 분비 억제의 소실, ACTH 기저치의 증가, 뇌하수체 및 부신피질의 비대, CRH 투여에 의한 ACTH 반응의 둔화, 사상하부의 뇌실결핵(paraventricular nucleus)에서 CRH 포함 신경세포 숫자의 증가와 CRH mRNA의 증가를 볼 수 있다. 더욱이, 우울증 환자에서 HPA 축의 기능항진은 항우울제 투여로 정상으로 회복되었다. 주요우울증에서 치료에도 불구하고 HPA 축이 정상으로 회복되지 않는 경우는 불량한 예후와 관련이 있었다. 이외에도 주요우울증에서 시상하부-뇌하수체-성선 축[hypothalamic-pituitary gonadal(HPG) axis] 혹은 시상하부-뇌하수체-갑상선 축[hypothalamic-pituitary thyroid(HPT) axis]의 이상이 우울증상과

표 2-2. 주요 호르몬 및 그 정신적 기능

코티솔 – 기능항진 쿠싱증후군(Cushing's syndrome): 우울감, 자살사고, 인지 장애, 정신병 – 기능저하 에디슨병(Addison's disease): 무기력감, 사회적 위축, 수면장애, 피곤감, 주의력 저하
갑상선호르몬 – 기능항진: 피곤, 과민(irritability), 불면, 불안, 안절부절(agitation), 체중감소, 감정변화(emotional liability), 집중력 및 기억력 감퇴, 섬망, 조증 – 기능저하: 피곤, 성욕감퇴, 기억력 장해, 과민, 자살사고, 정신병적 혹은 치매 증상
테스토스테론 – 투여시 다행감, 기력 증가, 성적 흥분, 과민, 급격한 기분변화, 공격성, 분노, 적개심
에스트로겐 – 투여시 인지기능(spatial cognition), 언어기억(verbal memory), 월경전 혹은 출산후 우울증상이 호전
디히드로에피안드로스테론(dehydroepiandrosterone, DHEA) –투여시 기억력 증강, 기력 및 성욕 증가, 우울기분 호전
프로락틴 – 과잉분비시 우울증, 성욕감퇴, 불안, 과민, 스트레스 못 견딤(stress intolerance)
성장호르몬 – 투여 시 인지기능의 개선
멜라토닌 – 투여 시 면역기능 증강 및 기분, 수면 개선
옥시토신 – 유즙 분비, 음식 섭취, 여성에서 양육 및 성 행동

관련이 있다는 연구들도 있다. 그러나 이런 소견들이 우울증에만 특이적인 것이 아니라 다른 정신질환에서도 관찰된다는 것이 문제이다. 또 하나 중요한 것은 내분비계의 이상이 정신장애의 원인이라고 단정짓기 어렵다. 주요우울증의 병태생리와 관련이 있다고 생각하는 세로토닌, 도파민 등의 단가아민 신경전달물질들이 시상하부의 내분비 조절에 직접적인 영향을 미칠 수 있다.

내분비계 기능 평가 방법

신경내분비기능의 평가는 기저치(baseline)를 측정하거나 신경화학물질이나 호르몬을 투여하고 반응을 측정하는 두 가지 방법을 사용한다. 기저치 측정은 두 가지 방법이 있는데 첫 번째가 한 시점에서 호르몬을 측정하는 것이다. 예로, 성장호르몬은 오전에 측정을 하게 되는데 이러한 방법은 대부분의 호르몬이 일중변동이 있어 중대한 오류에 처할 수 있다. 두 번째는 여러 시점에서 혈액을 채취하거나 혹은 24시간 소변을 모으는 방법이다. 이 방법은 전자보다는 오류를 줄일 수 있다. 신경내분비기능을 평가하는 가장 좋은 방법은 신경내분비 축에 작용하는 약물이나 호르몬을 투여한 후 반응을 보는 신경내분비계 유발검사(neuroendocrine challenge test)이다. 이 방법은 기저치의 변이가 적고, 내분비계를 조절하는 신경전달물질계의 활성 및 이상 여부를 같이 평가할 수 있는 장점이 있다.

정신신경면역학 (psychoneuroimmunology)

신경면역학적 관점에서 보면 뇌는 더 이상 혈관-뇌 장벽(blood brain barrier)에 의해 말초 면역계로부터 침범될 수 없는 특권을 가진 기관이 아니다. 지난 수십 년의 연구들은 신경계, 면역계, 신경내분비계가 상호 간에 서로를 조정하고 있음을 확인하였다. 다시 말해, 중추신경계는 자율신경계와 신경내분비계를 통해 면역계에 영향을 미치고, 반면 면역계는 면역 세포에서 분비되는 시토카인(cytokine)을 통해 중추신경계에 영향을 미쳐 뇌의 행동 및 감정을 조절하고 있다. 따라서 면역계는 내적 혹은 외적 스트레스를 인식하는 감각 기관으로 간주할 수 있으며, 면역계는 시토카인을 통해서 정보를 중추신경계와 내분비계로 전달하고 있다. 인간이 심한 심리적 혹은 신체적 스트레스 상태에 놓이게 되면 항상성이 파괴되고, 면역계의 이상 반응을 유발하게 되는데, 면역계의 이상이 중추신경계에 영향을 미쳐 신경학적 이상 혹은 정신병리를 유발할 수 있는지가 의문이었다. 최근의 연구들은 내적 혹은 외적 스트레스에 의한 시토카인 네트워크의 장애가 취약성이 있는 개인에서 우울 증상의 발현과 지속에 중요한 역할을 담당하고 있음을 증명하였다. 더욱이, 시토카인은 우울증의 병태생리와 가장 관련이 높은 두 가지 생물학적 체계 즉, 시상하부-뇌하수체-부신피질축과 카테콜아민/교감신경계 활성의 원인으로 작용할 수도 있다.

신경계와 면역계의 상호작용

골수, 흉선, 비장, 림프절 등의 면역기관들에서 교감신경섬유, 단가아민 신경전달물질, 펩타이드 신경전달물질의 수용체가 존재한다는 사실이 알려지면서 면역계가 중추신경계의 조절하에 있음이 증명되기 시작하였다. 예로, 시상하부나 변연계의 손상은 면역기능의 이상을 초래하며, 신체적 혹은 심리적 스트레스가 면역 기능에 영향을 미쳐서 질병을 유발할 수 있다. 중추신경계는 신경내분비계와 자율신경계를 통해 면역계를 조절한다. 특히 시상하부-뇌하수체-부신피질 축이 중요한 역할을 하며, 분비된 코티솔은 면역기능을 조절하는 대표적인 호르몬이다. 교감신경계의 에피네프린은 림프구의 막수용체에 영향을 미친다. 반대로 면역계도 시토카인을 분비하여 중추신경계에 영향을 미치고 있어, 이 두 시스템이 독립적인 것이 아니라 서로 밀접하게 상호작용을 하고 있다. 림프구에서 생성되는 인터루킨(interleukin, IL)이나 인터페론(interferon, IFN) 등의 다양한 시토카인에 대한 수용체가 뇌에서 발견되어 이를 더욱 증명해 주고 있다. 예로 interleukin-1(IL-1)은 시상하부를 자극하여 CRH 생성을 촉진할 수 있다. 따라서 신경계는 면역계와 밀접한 유기적 관계를 가지며, 시상하부 특히 뇌실결핵(paraventricular nucleus)이 조절 중추의 역할을 하고 있다.

면역계와 정신장애

가장 연구가 많이 이루어진 것은 스트레스가 면역계에 미치는 효과이다. 동물실험에서 여러 스트레스를 가하면 종양 발생이나 바이러스에 대한 감염이 증가하는 것으로 알려져 있다. 이혼이나 실직 등과 같은 인생의 큰 변화가 생기면 심각한 질환에 걸릴 가능성이 높다. 반대로 유방암을 지닌 여성에서 정신치료를 시행하면 생존기간을 연장시키고 동통을 줄여줄 수 있다. 이 기전에는 교감신경계가 중요한 역할을 하는데, 스트레스로 인해 자율신경계가 활성되면 노르에피네프린 등의 카테콜아민이 증가되고 HPA축의 활성으로 이어져

코티솔 분비가 증가되는데 이들이 T임파구의 숫자와 활성도를 떨어뜨리는 원인이 된다. 오래전부터 우울증은 면역기능의 저하와 관련이 있고, 이로 인해 감염 혹은 암에 대한 취약성이 증가된다고 알려져 왔다. 그러한 대표적인 증거로는 mitogen으로 자극된 임파구 증식 반응의 둔화(blunted mitogenic induced lymphoproliferative response)와 자연살해세포의 활성도(natural killer cell activity)의 감소가 있다. 그러나 최근에는 만성적인 스트레스와 연관하여 말초혈액과 뇌의 염증(inflammation)이 우울증을 유발하는 원인이 된다는 주장이 대두되었다. 이러한 증거들로는 첫째, 동물실험 혹은 인체에 주입된 시토카인이 우울증과 유사한 증상을 유발하였다. 가령, 간염 혹은 암 치료를 위해 투여된 IL-2 혹은 IFN-α는 피로감, 무감동증(apathy), 정신지연(mental slowing), 무쾌감증(anhedonia), 절망감(helplessness), 우울기분(dysphoria)을 유발하였으며, 마찬가지로 실험동물에게 IL-1, IL-6, IFN-γ 등의 시토카인을 주입하면 무쾌감증, 절망감, 식욕저하, 사회적 위축, 정신운동지연, 수면, 학습, 기억의 변화가 유발되었다. 둘째, 우울증에서 IL-1, IL-6, IL-12, TNF-alpha 등의 염증성 시토카인(pro-inflammatory cytokines)의 증가, prostaglandin E2의 증가, IL-4, IL-10 등의 항염증성 시토카인(anti-inflammatory cytokines)이 증가되었다. 셋째, 시토카인은 우울증의 병태생리와 가장 관련이 높은 두 가지 생물학적 체계, 즉 HPA축과 카테콜아민/교감신경계 활성과 관련이 있다. 시토카인들은 CRH, ACTH, adrenal steroidogenesis를 자극하여 HPA축을 활성화시킬 뿐만 아니라, 세로토닌의 전구 물질인 트립토판(tryptophan)에서 키누레닌(kunurenine)으로 대사시키는 indoleamine-2,3-dioxygenase(IDO)를 활성화시켜 뇌에서 세로토닌 합성을 결핍시킨다. 넷째, 항우울제가 면역 세포에서 시토카인의 분비를 억제하거나 혹은 시토카인 수용체의 길항제로 작용하여 우울 증상을 호전시킨다. 실제로, 항우울제는 단구 세포(monocyte) 혹은 대식 세포(macrophage)에서 분비되는 염증성 시토카인의 유리를 억제하고, 화학주성(chemotaxis)의 억제자로서 작용을 하며, 항염증성 시토카인의 생산을 증가시킨다. 이러한 결과들은 우울증의 결과로서 면역계의 이상이 나타난 것이 아니라, 면역계의 이상이 우울증의 병태생리와 항우울제 작용기전에 관련이 있을 수 있음을 추측하게 한다. 조울증에서도 염증성 시토카인의 혈중 농도가 증가되어 있고, 리튬치료는 이를 낮춘다. 이는 우울증과 조울증이 현상학적으로 반대의 모습이지만 동일한 신경내분비 이상과 자율신경계 이상을 보이고 있다는 점에서 조울증에서도 면역성 시토카인이 관련이 있음을 짐작하게 한다. 신경계 발달 시기 동안에 레트로바이러스(retrovirus)와 같은 바이러스 감염에 노출된 것이 조현병의 발생기전에 연관이 있을 가능성에 대한 간접적인 증거들이 있었다. 이러한 증거들로는 조현병 환자들이 늦겨울이나 이른 봄에 출생한 경우가 많고, 바이러스가 창궐한 시기에 조현병으로 이환된 경우가 많으며, 뇌의 감염의 증거인 신경아교증(gliosis)이 존재하고, 각종 면역계 지표의 변화가 조현병 환자에서 나타난다. 알츠하이머 치매(Alzheimer's dementia)는 일차적으로 염증질환으로 간주되지는 않으나, 면역계의 이상이 이 병의 병인과 관련이 있다는 증거들이 있다. 아밀로이드판(amyloid plaque)이 급성기단백질(acute phase protein) 혹은 C-반응단백질(C-reactive protein)과 관련이 있다는 것은 면역반응이 지속되고 있음을 암시한다. 또한 비스테로이드성 항염증제(non-steroidal anti-inflammatory drug, NSAID)를 장기간 사용할수록 알츠하이머치매의 발병은 줄어들었다.

치료적 연관성

중추신경계와 면역계 간의 밀접한 상호관계를 감안하면 면역기능을 조절할 수 있는 제제들은 정신증상을 동반하는 신체질환 혹은 일부 정신장애의 치료에 도움을 줄 수 있다. 가령, 고용량의 IFN-α 치료를 받고 있는 악성흑색종(malignant melanoma) 환자에게 선택적 세로토닌 재흡수 억제제인 페로섹틴(paroxetine)을 투여하면 주요우울증의 발생을 크게 줄일 수 있다. 세레콕시브(Cerecoxib)란 COX-2 선택적 비스테로이드 항염증제가 동물모델과 주요우울증 환자에서 우울증상을 호전시켰다. 그러나 주요우울증에서 면역제제의 치료적 효용성에 관해서는 좀 더 많은 연구가 필요하다.

시간생물학(chronobiology)

생체는 생물학적(생체) 리듬(biological rhythm)을 지니고 있으며, 이러한 리듬은 외부 및 내부적인 자극에 의해 조절된다. 시간생물학은 생물학적 체계에서 시간 구조(생물학적 리듬)를 객관적으로 연구하는 학문으로, 수면-각성 주기, 호르몬 분비 주기, 체온 주기, 월경 주기 등이 대표적인 생체 리듬이다. 약 24시간의 주기를 가진 내인성 생체리듬이 일주기리듬(circardian rhythm)이고, 이 리듬을 만들어내는 생물학적 기구를 생물학적(생체) 시계(biological clock)라고 한다. 인간을 포함한 포유류에서는 생체시계가 시상하부(hypothalamus)의 시교차상핵(suprachiasmatic nucleus, SCN)에 위치해 있다.

이 생체시계가 인간의 행동, 체온, 수면, 식이, 호르몬 수치의 일정한 리듬을 유지하도록 한다. 멜라토닌(melatonin)이 일주기리듬에 의해 조절되는 대표적인 호르몬인데, 밤에 분비가 증가되고 낮에 점차로 감소된다.

수면과 일주기리듬

정신과에서 가장 큰 관심의 대상은 24시간 일주기리듬과 수면 그리고 정신병리와의 관련성이다.

수면은 신체 내 생물학적 리듬 중의 하나로, 내부와 외부의 동조인자[zeitgeber(time giver)]에 의해 조절된다. 외부 동조인자로는 낮과 밤의 주기, 고정화된 식사주기 등이 있고, 내부 동조인자로는 시상하부의 교차상핵이 중요한 역할을 한다. 보통 외부적인 조절이나 자극이 없는 상태에서 인간의 24시간 일주기리듬은 하루보다 조금 긴 24.5시간 정도이다. 수면-각성 주기는 혈액 내 몇 가지 호르몬 수치의 주기적인 변화를 초래한다. 코티솔의 경우 수면 시작 무렵에 가장 낮고 아침에 가장 높으며 TSH 분비는 수면이 시작되면 억제되지만, 반대로 멜라토닌은 밤에 분비된다. 성장호르몬은 수면의 시작과 함께 분비가 증가하고 수면 초기의 깊은 수면 시에 분비가 최고치에 달한다. 프로락틴은 수면 중에 증가를 보이는데 특히 렘수면(rapid eye movement sleep, REM sleep, 급속안구운동수면)과 관련하여 분비가 증가된다. 어떤 질환은 이러한 생물학적 리듬의 교란이 증상 중에 하나인데, 가장 대표적인 것이 우울증이다. 우울증의 경우, 아침 일찍 깨어나며, 렘수면 잠복기가 감소되며, 내분비 교란도 같이 발생한다. 즉 평소보다 생물학적 리듬이 빨리 시작(phase advance)되었다고 볼 수 있다. 따라서 우울증의 치료로 인공적으로 빛을 주거나 수면-각성 주기를 변화시켜서 낮-밤 주기를 지연(phase delay)시켜주면 증상이 호전시킬 수 있고, 항우울제도 주기를 지연시키는 효과가 있다.

일주기리듬과 약물치료

약물이 일주기리듬에 영향을 미칠 수도 있지만 반대로 일주기리듬이 약물의 효능을 조절하기도 한다. 따라서 이러한 상호작용을 잘 이해한다면 더욱 효과적인 약물치료를 할 수 있다. 예로 항우울제가 일주기리듬에 영향을 미치는 경우를 들 수 있다. 즉, 우울증 환자는 시상하부에 위치한 생체시계의 교란으로 인해 야간 체온이 증가되는데, 삼환계 항우울제 혹은 선택적 세로토닌 재흡수 억제제를 투여하면 생체시계를 조절하여 야간 체온을 낮추는 역할을 한다. 한편으로 리튬은 조울병의 치료에서 일주기리듬을 연장시킨다. 신속하게 수면을 유도하는 작용을 하는 벤조디아제핀 계열의 약물들(예: 트리아졸람)도 일주기리듬에서 빨리 시작(phase advance)을 유발하여 그 효과를 나타낸다.

뇌의 발달

뇌 발달과정은 다음과 같은 이유로 인해 정신의학의 관심사이다. 첫째, 자폐증, 지적장애 등은 정신기능의 형성이나 뇌 발달이 정상적 수준에 도달하지 못해서 발생하는 것으로 보인다. 둘째, 조현병과 같이 사춘기 이후에 나타나는 병도 그 원인 인자는 태아의 뇌 발달과정에 이미 작용하였을 가능성이 있다. 셋째, 뇌의 유연성이 높은 출생 초기에 작용한 환경요인이 이후의 인지, 정서, 성격 등에 큰 영향을 미친다. 넷째, 뇌 발달과정에서와 유사한 뇌기능 변화가 학습, 기억 등의 현상으로 성인기에도 계속 나타난다. 따라서 신경계 발달을 매개하는 분자와 세포 수준의 기전을 이해하는 것이 정신과학에서 중요하다. 이러한 발달학적 기초는 초기 아동기 질환인 자폐증, 정신지체(mental retardation), 여린X증후군(fragile X syndrome) 등과 연관될 뿐만 아니라 성인기 질환인 조현병, 우울증에서도 개체발생(ontogenetic) 요인을 반영한다.

뇌 발생과 분화

신경계는 중추신경계와 말초신경계로 나누어진다. 중추신경계는 뇌와 척수, 말초신경계는 감각, 운동, 그리고 자율신경섬유와 신경절(ganglia)로 구성되며, 발달과정에서 두 신경계는 모두 외배엽(ectoderm)의 신경관(neural tube)으로부터 기원된다. 인간 배아의 신경계는 임신 2.5주와 4주 사이에 처음 발생한다. 원시 배아의 가장 바깥층인 외배엽에서 특화된 신경판(neural plate)의 접힘(folding)을 통하여 신경관이 형성된다(신경관 형성, neurulation). 배아 발달 동안, 신경관 자체는 중추신경계로 발달되고, 신경관 표면의 외배엽은 신경능선(neural crest)이 되어 말초신경계로 발달한다. 이러한 구조물들의 형성에는 인접한 조직 간의 화학적 상호작용이 필요하고, 대부분의 경우 척삭(notochord) 같은 초기 형성 구조물이 외배엽 주위를 후기 구조물로 형성할 수 있도록 유도한다. 신경관이 닫힌 이후, 신경관이 확장하면서 형태학적으로 세분되고 뇌의 주요 기능적 부위를 담당하는 성숙된 뇌 구조물로 분화한다(표 2-3).

표 2-3. 뇌 발달의 분화 과정

	초기 세분화	후기 세분화	성숙된 유도체
신경관(neural tube)	전뇌(prosencephalon)	종뇌(telencephalon)	대뇌피질(cerebral cortex) 기저핵(basal ganglia) 해마(hippocampus)
		간뇌(diencephalon)	시상(thalamus) 시상하부(hypothalamus) 송과체(pineal gland) 뇌하수체(neurohypophysis) 망막(retina)
	중뇌(mesencephalon)	중뇌(mesencephalon)	대뇌다리(cerebral peduncle) 덮개(tegmentum)
	능뇌(rhombencephalon)	후뇌(metencephalon)	소뇌(cerebellum) 다리뇌(pons)
		숨뇌(myelencephalon)	연수(medulla oblongata)
	척수(spinal cord)		

신경세포의 이동과 연결 (neuronal migration and connections)

신경세포의 생활주기(life cycle)는 세포 생성(cell birth), 성인기 위치로의 이동, 축삭(axon)의 확대, 수상돌기(dendrite)의 정교한 형성, 시냅스 생성(synaptogenesis)으로 구성되고 화학적 신경전달이 시작된다. 신경세포는 신경관 내벽의 증식지역(proliferative zone)에서 생성되며 임신 제2석달(second trimester)의 중간 시기에 분당 250,000개의 신경세포가 생성될 정도로 신경세포 생성이 최고조에 달한다. 생성된 신경세포는 방사상으로 정렬된 별아교세포섬유(astrocytic glial fiber)를 따라 피질의 성인기 위치로 이동하여 임신 26~29주 사이에 여섯 층의 피질이 완성된다. 이동하는 신경세포 간의 상호 영향이나 주위 미세 환경이 신경세포의 이동 경로와 속도를 조절한다. 신경세포의 이동은 복잡한 세포-세포 간의 상호작용이 필요하며, 이 과정에서 흔하게 에러가 일어나서 피질에 도달하지 못하거나 다른 위치에 대신 이동하게 된다. 이처럼 정확하지 않은 장소에 위치하게 되는 일련의 신경세포들을 이소증(heterotopia)이라고 하며, 신경세포 이소증은 뇌전증, 정신 지체와 연관이 있는 것으로 알려져 왔다. 4명의 읽기장애(dyslexia) 환자의 측두평면(planum temporale) 부위에 이소증의 신경병리소견을 보였으며, 최근에는 전두엽의 이소성 신경세포들이 조현병의 원인에 일부 역할을 할 것으로 주장되고 있다. 신경세포에서 축삭이 형성되어 피질과 피질 혹은 피질과 피질 밑층 부위들 간의 연결이 일어난다. 이후 수상돌기가 정교하게 가지를 친다. 시냅스(synapse)의 생성은 임신 제2석달부터 생후 2년까지 가장 활발하게 일어나고, 생후 10년까지 지속된다. 임신 후반에는 생성된 신경세포의 세포자멸사(apoptosis)가 일어나는데, 이는 외부 자극에 의해 일어나는 괴사와는 다르며, 유전자 발현에 의해 조절된다. 이 과정에서 25~40%의 신경세포가 줄어드는데, 다른 세포와의 연결을 충분히 확보한 세포, 즉 다른 세포와 기능적으로 연결되는 세포는 살아남고, 그렇지 못한 세포는 소멸된다. 신경전달물질과 관련된 신경세포의 기능적 분화 역시 주변의 미세 환경과 다른 세포와 주고받는 정보를 통해 결정된다. 신경세포 간의 시냅스는 5배 정도 초과로 형성되었다가 적자생존의 원칙에 따라 기능이 유지되는 시냅스만 남고 나머지는 가지치기(pruning)를 통하여 제거된다. 시냅스 기능의 강화와 유지를 위해서는 N-methyl-D-aspartate(NMDA) 수용체와 칼슘이온이 중요한 역할을 하는 것으로 알려져 있다. 시냅스의 가지치기는 사춘기까지 지속적으로 일어난다.

뇌 발달의 결정적 시기(critical period)와 신경 가소성(neuronal plasticity)

출생 직후에는 뇌의 미세구조나 기능이 완전히 고정되지 않고 환경적 자극에 따라 가변적이고 신축적이다. 이후 생후 수개월 혹은 수년에 걸쳐 주어지는 자극이나 경험에 따라 신경세포의 연결이 확정되고 정교화된다. 이런 과정에 의해서 인간의 감각, 운동, 언어, 정서, 논리, 수학, 음악 등의 기능을 결정하는 기본 뇌 회로가 형성된다. 이 시기는 신경 가소성(neuronal plasticity)이 매우 높고 환경으로부터 제공되는 자극이 뇌의 구조와 기능에 영구적인 영향을 미치게 되므로 결정적 시기라고 불린다. 유년기에 만성적인 스트레스에 노출되었던 사람이 이후 뇌 구조의 이상을 보이고 지속되는 인지, 정서, 행동상의 문제를 나타내는 것을 볼 수 있다. 유년기에 극심한 분리불안을 경험한 원숭이가 커서 스트레스에 대한 내성이 떨어지는 현상도 알려져 있다. 또한 유년기에 외국어에 노출된 사람과 커서 외국어를 배운 사람의 경우, 외국어를 사용할 때 활성화되는 뇌 부위가 다르다는 점도 주목할 만하다. 이러한 것들은 모두 뇌 발달의 결정적 시기에 가해진 환경 요인이 뇌의 구조와 기능을 형성하는 데 미치는 영향을 설명해준다. 만일 어떤 사람이 스트레스에 취약한 유전적 소인을 가지고 있다면, 이 사람에게 작용한 유년기의 스트레스나 부정적 경험들이 뇌 발달에 더 극심한 영향을 미칠 것이며, 이후 행동이나 정서의 이상으로 이어질 것이다. 여기서 유전과 환경의 상호작용 혹은 상승작용이 예상된다. 성인의 뇌는 유연성이 현저히 줄어들어 있지만, 경험이나 환경의 변화에 따른 시냅스 강도의 변화는 성인기에도 여전히 일어난다. 그 대표적인 예가 학습이나 기억 현상이다. 양극성 장애나 조현병에서 병이 진행될수록 재발 주기가 빨라지고 약물 치료에 반응이 떨어지는 현상도 이것으로 설명할 수 있다. 신경계에서 특정 연결망이 계속 자극되면 이 회로가 강화되는데 단기적으로는 기존 시냅스의 기능이 강화되는 것이지만, 장기적으로는 유전자 발현에 의해 새로운 시냅스의 생성이 일어나게 된다. 포유류의 해마에서 시냅스 전 신경세포가 연속해서 흥분하면 시냅스 후 신경세포의 반응이 장기적으로 증폭되는데, 이러한 현상을 장기강화(long-term potentiation)라고 한다. 여기에는 도파민, 아세틸콜린, 노르에피네프린 등의 신경전달물질이 조절자로 작용하며, 칼슘이온, c-AMP, 단백질키나아제(protein kinase), 즉시초기유전자(immediate early gene) 등이 관련된 일련의 신호전달계 활성화를 통해 여러 가지 유전자가 발현됨으로써 시냅스 구조가 개편된다. 정신장애의 치료 약물들은 이러한 신호전달계의 여러 단계에 작용하고 있는 것으로 알려지고 있다.

신경발달과 정신장애 (neurodevelopment and psychiatric disease)

조현병, 우울증, 자폐, 주의력결핍과잉활동장애 등을 포함한 많은 신경정신과 질환이 뇌 발달 동안 기원하는 것으로 생각된다. 언제 특정 질병이 시작되는지를 규명하는 것은 기저 병리 기전을 이해하는 데 중요하다. 신경발달이라는 용어는 뇌가 정상 발달을 한 후 이차적으로 손상을 받거나 퇴행성 변화를 하는 것이 아니라, 뇌가 근본적인 과정상의 문제로 비정상적으로 형성된다는 것을 의미한다. 뇌 발달 과정에서 두드러진 문제가 발생할 경우, 생장에 치명적 영향을 주는 신경학적 장애나 심한 정신지체가 발생할 수 있다. 자폐증이나 뇌전증, 태아 알코올 증후군(fetal alcohol syndrome), 태생기의 방사선 노출 등에서는 신경세포의 이동이나 피질의 층 형성 혹은 신경세포 연결상의 이상 소견들이 발견된다. 문제가 뇌의 특정 부위에서 일어날 경우, 그 부위와 관련된 정신 기능의 이상을 초래할 수 있다.

조현병은 전두엽, 측두엽을 비롯한 연합피질과 변연계, 피질밑층 구조 등이 관여하는 신경망의 이상으로 생기는 병이다. 조현병의 신경발달가설은 질병의 발병 이전, 즉 임신기에 발생한 원인과 병리 인자들이 정상 발달을 방해한다는 것이다. 특정 신경세포, 아교세포, 그리고 신경회로의 초기 미세한 변화들이 후기에 나타나는 발달 인자에 대해 취약성이 증가되고 기능 이상을 초래할 수 있다. 뇌영상연구와 병리 연구들에서 조현병 환자 뇌의 전반적 혹은 전전두엽 피질이나 해마의 용적이 감소하고 뇌실 확장과 같은 구조적 이상이 발견되는데, 이런 이상은 비정상적인 뇌 발달을 시사한다. 조현병 환자들의 사후 뇌조직에서 용적감소와 일치되는 뇌세포 감소가 발견되는데, 여기에 신경아교증(gliosis)이 동반되지 않는다는 것이 특징적이다. 출생 이후 생기는 신경세포의 퇴행성 변화나 뇌병증에는 신경아교세포의 증식이 동반되기 때문에, 이를 동반하지 않는다는 것은 조현병에서 보이는 병리 현상이 임신 제3석달 이전에 발생할 것이라는 추정을 가능하게 한다. 조현병 환자의 전전두엽이나 변연계에서 신경세포의 이소증이나 세포구축(cytoarchitecture) 이상이 발견되는 경우가 있어, 임신 제2석달에 문제가 발생될 가능성을 시사한다. 신경발달 측면에서 조현병의 신경병리소견들은 특히 내후각피질(entorhinal cortex)의 II층(lamina II), 전전두엽 피질과 측두와 해마결(parahippocampal) 부위 백질 부위들에서 신경세포들이 비정상적으로 국소화되거나 군집을 이루고 있는 소견들이다. 이러한 비정상적인 소견들은 발달상의 신경세포 이동, 생존, 연결성들의 변화를 시사한다. 조현병의 신경발달의 이상과 관련된 유전자 중 가장 흥미로운 것은 DISC1(disrupted in schizophrenia 1)이다. 이 유전자의 단백질은 발달 기간 동안, 그리고 성인의 뇌에서 세포 이동, 신경돌기 뻗침(neurite outgrowth), 신경세포 성숙을 조절하고 세포골격기능, 신경전달과 시냅스가소성을 조절하는 역할을 한다. 이처럼 조현병의 신경발달가설이 많이 제기되고 있지만, 다른 뇌 발달장애와는 달리 사춘기 이후 성인기에 가서야 조현병의 증상이 많이 나타난다는 점이 제한점이 되고 있다. 이러한 점은, 조현병에서 이상을 보이는 신경망은 정상적으로 사춘기 혹은 그 이후까지 지속적으로 구조적, 기능적 성숙을 이루어가고 특정 시기가 되어야 이 신경망에 부하가 일어나기 시작하는 바, 그 때까지는 증상이 발현되지 않을 수도 있다고 일부 설명되고 있다. 최근 자폐스펙트럼장애의 병리 연구들에서 널리 일관되게 보고되고 있는 중요한 소견은 뇌성장표현형(brain growth phenotype)이다. 자폐스펙트럼장애 환자는 출생 시에는 정상적인 뇌 크기를 보이지만, 1년 사이에 정상적인 발달을 보이는 아이에 비해 빠른 뇌 용적의 증가를 보이고 이런 과정은 2~4세까지 계속된다. 이러한 소견이 정상 발달 과정의 가속을 반영하는 것인지, 아니면 반대로 세포수, 신경세포 성장, 시냅스 형성 및 변형의 변화 또는 아교세포 이상 등과 같은 출생 후 발달과정에서의 질병 특이적인 이상을 반영하는 것인지는 불분명하다. 이러한 뚜렷한 이상 소견들은 전두피질, 두정피질, 소뇌반구, 편도에서 관찰되고 있다. 자폐스펙트럼장애 환자의 뇌영상연구에서 광범위한 전뇌와 소뇌의 기능 이상이 보고되고 있고, 생후 후천적 병변의 징후가 없이 소뇌에서 푸르킨예 신경세포(Purkinje neuron)의 숫자가 감소하는 신경병리소견들이 일관되게 관찰되고 있다. 자폐스펙트럼장애의 최근 연구들에서 신경세포의 증식, 이동, 생존, 조직화, 세포예정사(programmed cell death) 같은 많은 발달과정에서의 조절 이상들이 밝혀지고 있다. 대뇌 피질에서 두꺼워지거나 감소된 회질 두께의 변화, 붕괴된 층 패턴(laminar pattern), 잘못 배향된 추체신경세포(pyramidla neuron), 표층 및 심층 백질의 이소성 신경세포, 신경세포 밀도의 변화 등이 보고되고 있으며, 이러한 자폐스펙트럼장애에서의 비정상적인 신경세포의 생성과 이동의 증거들은 인지기능의 결핍과 일치하고 있다.

성인기 신경발생(adult neurogenesis)

최근 인간을 포함한 성인 동물의 뇌의 특정부위, 특히 해마의 치아이랑(dentate gyrus)에서 새로운 신경세포가 생성된다는 획기적인 발견이 이루어졌다. 이러한 발견은 출생 이후로는 신경세포가 생성되지 않는다는 과거의 중심원리를 뒤집는 놀라운 결과이다. 성인기 신경발생은 정상 발달과 정신사회적 경험의 뇌에 대한 통합 작용, 다양한 형태의 뇌 손상 이후 뇌 자체의 재생 능력 등에 대한 이해를 높여주고 있고, 신경 가소성, 질병의 원인 기전 및 치료에 적용되고 있다. 현재는 새로운 신경세포들이 생애 전반에 걸쳐 특정부위에서 생성된다고 알려져 있다. 배아가 발달하는 동안 신경세포들은 대부분 뇌실 신경상피(ventricular neuroepithelium)의 모든 부위에서 생성이 되지만, 성인기 신경세포 발생은 측뇌실(lateral ventricle)에 정렬되어 있는 뇌실밑지역(subventricular zone, SVZ)과 해마의 치아이랑 과립층(dendate gyrus granule layer) 밑에 있는 좁은 생성지역(괴립밑지역, subgranular zone)에 국한되어 있다. 많은 동물 연구 결과들에서 정신사회적 스트레스, 코르티코스테론(corticosterone), 우울증 등에서 성인기 신경발생을 감소시키고, 운동, 항우울제, 에스트로겐(estrogen), 전기경련발작(elcectroconvulsive seizure) 등이 성인기 신경발생을 증가시킨다고 알려져 있다. 성인기 신경발생에 대한 발견은 자연스럽게 새로 생성된 신경세포들이 이미 성숙한 뇌의 복잡한 세포구축에 어떻게 통합이 되는지, 그리고 어떠한 기능적 역할을 하는가에 대한 의문을 갖게 한다. 기능적 관점에서는 새로운 신경세포의 생성과 생존은 행동학습이나 경험과 강한 연관성을 가진다. 성인기 신경발생은 신경 가소성과 신경회로를 유지하고 적절한 인지 기능을 유지하기 위해 필요하다. 그리고 치료적 관점에서의 근본적인 관심은 성인기 신경발생이 과연 질병의 병인에 기여를 하는지, 그리고 새롭게 생성된 신경세포들이 손상을 받은 부위로 이동하여 죽은 세포를 대체하고 기능적 회복을 가져오는 것인가이다. 외상, 뇌경색, 간질 등에 대한 연구들을 통해 새로 생성된 신경세포들이 뇌의 재생과 회복에 참여하고 새로운 치료 전략으로 발전될 수 있는 가능성이 확대되고 있다. 동물실험 및 사람을 대상으로 한 연구에서 우울증이 해마 용적의 감소와 연관이 있으며, 임상적으로 효과적인 항우울제 약물이 해마의 용적 증가와 성인기 신경발생의 증가를 나타낸다고 보고되고 있다. 리튬이나 발프로산 같은 기분안정제와 항우울제, 전기경련치료의 경우 성인기 신경발생과 시냅스가소성을 증진시키는 세포 내 경로를 활성화 시킬 수 있다.

정신질환의 유전학

우리의 신체와 정신의 특성 그 어느 것에도 유전적 요소가 개입되지 않은 것은 없다. 정신의학에서의 관심은 질병의 발생에 유전적인 요소가 어떤 방식으로 얼마나 크게 작용하는가 하는 것이다. 물론 유전학적 연구는 질병 이외에도 인간 및 동물의 정상적인 행동, 지능, 성격, 기분 등에 대한 유전요인 탐색을 포함하지만, 여기서는 주로 정신질환이라는 인간의 질병에 초점을 맞추어 살펴보고자 한다. 임상적 경험과 연구를 통해서 정신질환에 상당한 정도의 유전성(heritability)이 있다는 사실은 잘 알려져 있다. 개체의 유전적 특성을 유전자형(genotype)이라고 하고, 겉으로 드러나는 측정 가능한 특성을 표현형(phenotype)이라 한다. 발생빈도가 낮은 선천성 유전질환들은 대개가 단일 유전자의 돌연변이가 원인이 되고 그 유전 전달 방식은 멘델의 유전법칙을 따른다. 정신질환은 희귀 선천성 질환들과는 달리 단일 유전자 유전 방식을 따르지 않는, 유전 전달이 복잡한 복합형질(complex trait)이다. 고혈압, 당뇨병, 심혈관 질환들과 같은 대부분의 신체질환 역시 복합형질에 속하는데 이는 몇 개의 혹은 다수의 유전자가 함께 작용하여 질병을 일으키며 환경적 요인과의 상호작용도 발병에 관여하는 질환임을 의미한다. 정신질환의 이러한 복합적인 유전 특성으로 인해 유전학의 급속한 발전에도 불구하고 정신질환의 원인 유전자들을 규명하는 일은 여전히 쉽지 않은 과제로 남아 있다. 여기서는 정신질환의 일반적인 유전성 및 표현형에 대해 알아보고, 원인 유전자를 찾기 위한 연구방법을 소개하며, 유전과 환경의 상호작용에 대해 살펴보고자 한다.

정신질환의 유전성

어떤 질환에 유전적 요인이 작용하는지를 알기 위해서는 우선 혈연관계에 있는 가족, 친척 간에 같은 병이 더 많이 발생하는지를 파악해야 한다. 이것을 체계적으로 조사하는 것이 가계 연구(family study)이며, 일반 인구의 유병률과 특정 관계 가족에서의 유병률을 비교한 수치를 재발위험률(recurrence risk ratio)이라고 한다. 재발위험률이 높으면 일반적으로 유전성이 높다고 간주된다. 일반 인구에서 조현병의 유병률은 1% 내외인데 환자의 부모에서는 5~6%, 형제자매에서는 10% 내외, 자녀에서는 12~15%로 유병률이 증가된다. 기분장애도 이와 유사한 양상으로 양극성 장애 환자의 친척에서는 주요 우울장애나 조현정동장애 조증형의 빈도가 증가되어 있다. 공황장애는 환자의 1차 친척[1st-degree relatives(부모, 형제자매, 자녀)]에서 일반인에 비해 평균 7~8배가량 높은 유병률을 보인다. 이러한 경향은 크고 작은 차이는 있지만 강박장애, 사회 공포증, 신경성 식욕부진이나 신경성 폭식증, 알코올을 비롯한 약물 남용/의존, 알츠하이머병, 성격장애 등에서도 나타난다. 특정 질환뿐 아니라 자살 시도나 충동적 성향도 가족성을 띠는 것으로 알려져 있다. 그런데 혈연관계에 있는 사람들 간에 같은 병이 나타난다고 해서 그것이 모두 유전적 요인 때문이라고 단언할 수는 없다. 가족이나 친척들은 생물학적 환경이나 심리-사회적인 환경도 서로 공유하고 있기 때문이다. 따라서 어떤 표현형의 유전적 요소와 환경적 요소를 따로 가려보기 위해 쌍둥이 연구(twin study)와 입양아 연구(adoption study)를 시행한다.

쌍둥이 연구는 쌍둥이의 어느 한 쪽에 병이 있을 때 다른 쪽도 같은 병에 걸리는 비율 즉, 발병 일치율(concordance rate)을 일란성(monozygotic)인 경우와 이란성(dizygotic)인 경우에서 비교하는 것이다. 일란성 쌍둥이는 유전자 및 유전체 조성이 100% 동일하고, 이란성 쌍둥이는 형제 간과 마찬가지로 유전자의 평균 50%가 동일한 관계이다. 만약 질병의 원인으로 유전적 요소만이 전적으로 작용한다면 일란성 쌍둥이 간의 발병 일치율은 100%에 가까울 것이며, 이란성 쌍둥이의 경우에는 50% 정도가 되어야 한다. 반대로 환경적 요소가 주로 작용하는 경우라면 일란성이든 이란성이든 태내 환경을 공유하는 정도에는 거의 차이가 없으므로 발병 일치율에 차이가 없을 것으로 기대된다. 그런데 실제로 조현병의 경우, 이란성 쌍둥이 간의 발병 일치율이 평균 15% 정도이며, 일란성 쌍둥이 간에는 평균 50~60%가 된다. 양극성 장애는 일란성, 이란성 모두에서 좀 더 높은 발병 일치율을 보이는데, 둘 간의 비율은 조현병에서와 유사하다. 다른 정신 질환에 대해서는 조사가 그다지 많지 않지만 대개 일란성 쌍둥이의 발병 일치율이 이란성에 비해 상당히 높다. 즉, 대부분의 정신질환의 발현에 유전적 요소가 작용하는 것은 확실하다. 역으로, 일란성 쌍둥이에서도 발병 일치율이 100%가 아니라는 사실, 이란성 쌍둥이에서의 발병 일치율이 50%에 미치지 못한다는 사실들은 유전적 요소가 발병의 전적인 원인은 아니며 환경적 요인이 작용한다는 것을 보여주고 있다.

입양아 연구도 발병의 가족성이 유전의 영향인가 환경의 영향인가를 가리는 데 중요한 정보를 준다. 혈연 친척(biological relatives)은 입양아와 유전적 요소를 공유한 관계이고, 입양 후 친척(adoptive relatives)은 환경적 요소만을 공유한 관계이다. 사회보장제도와 질병통계가 잘 구축된 덴마크, 핀란드, 캐나다 등에서 조사한 바에 따르면 입양아인 조현병 환자의 혈연 친척에서 입양 후 친척이나 일반인에 비해 조현병의 발병이 훨씬 많은 것으로 되어 있다. 양극성 장애도 비슷한 양상을 보인다. 이는 질병의 발병요인으로서 환경보다는 유전요인이 더 크게 작용한다는 것을 지지하는 증거로 받아들여진다. 그러나 입양 보내는 시점이 반드시 출생 직후가 아닐 수 있다는 것과 임신 중에 작용하는 환경의 중요성을 고려할 때 이런 해석도 완전한 것은 아니다.

유전연구에서 표현형

유전학적 연구에서 말하는 적절한 표현형이란 가족 내에서 집합적으로 나타나고, 다음 세대로 전달되는 형질로서 그 전달양상이 멘델의 유전법칙을 따르는 것이다. 대부분의 정신과 질환들은 이러한 조건을 충분히 만족시키지 못한다. 예를 들어 DSM-5로 정의한 조현병은 멘델의 유전법칙을 따르지 않는다. 이는 조현병이 그 발병에 여러 개의 유전자가 복잡한 방법으로 작용하는 하나의 복합형질(complex trait)이기 때문이다. 복합형질의 특성들을 나열해 보면 아래와 같이 다양하다. 유전자뿐만 아니라 환경적 요인, 즉 약물남용이나 기타 신경과적 혹은 내과적 질환 등 다른 원인에 의해서도 특정 정신질환과 같은 표현형을 보이는 경우도 있는데 이렇게 비유전적인 요인에 의해 같은 표현형을 보이는 경우를 표현모사(phenocopy)라고 한다. 이와는 반대로 같은 유전인자가 존재하는 경우라도 표현형이 달라질 수 있는데 이런 경우를 불완전 투과(penetrance)라고 한다. 심지어는 질병이 전혀 발현되지 않는 경우도 있을 수 있다. 또한 동일한 유전자로 인한 표현형이 서로 다르게 발현될 수도 있다. 이를 다면발현(pleiotropy)이라고 한다. 조현병 환자의 친척에서는 조현병뿐 아니라 조현정동장애의 우울형이나 비정형 정신병, 조현형 성격장애, 편집성 성격장애 등도 자주 나타나는 현상은 불완전 투과로 인한 표현형 발현 정도의 변이로 해석해 볼 수 있다. 양극성 장애 가계에서는 주요 우울장애 등 다른 기분장애가 자주 나타나며, 알코올 남용/의존이나 식이장애의 빈도가 증가되어 있다. 틱 장애 환자의 가계에서 강박장애가 빈발하는 것도 잘 알려져 있다. 이같은 현상은 해당 질환 유전자의 불완전 투과 및 다면발현 등 복합형질로서의 특성을 보여주는 것이다. 문제를 더욱 복잡하게 하는 또 다른 요인은 서로 다른 유전자가 서로 다른 가계나 인구집단에서 동일한 질병 즉, 같은 표현형을 초래할 수 있다는 점이다. 이를 유전자좌 이질성(locus heterogeneity)이라고 한다. 예를 들어 가족성 조기 발병형 알츠하이머병에서는 1번, 14번, 21번 염색체에 생긴 유전자 변이가 원인이 되는데 이들은 서로 다른 유전자 변이이지만 그 발병 양상은 동일하다. 즉, 세 가지 경우 모두, 발병 연령이 40~50대로 앞당겨지고 상염색체 우성의 유전방식을 따르는 현상을 보인다. 다수 유전자에 의한 유전(polygenic inheritance)은 점차 정신질환의 보편적인 유전양상으로 자리매김하고 있는데 이는 복합적 유전성의 기초가 된다. 이와 같은 유전적인 복합성을 과학적으로 잘 고려한 분석을 하는 것은 유전연구에서 매우 중요하다. 연구자가 위와 같은 복합형질의 특성을 충분히 고려하지 못했을 경우에는 유전자 찾기에 오류가 발생하게 된다. 예를 들어 표현모사를 유전학적 연구에 포함시켰을 때는 위양성 결과가 나오게 될 가능성이 높아지고, 불완전 투과를 고려하지 않거나 실제 존재하는 질병의 스펙트럼을 인정하지 않았을 때는 위음성 결과를 낼 가능성이 높아진다.

지금까지의 정신질환의 유전연구들은 기대와는 달리 믿을 만한 결과를 내지 못했는데, 그 이유 중 하나가 표현형 문제이다. 표현형을 잘 정의함으로써 유전적으로 좀 더 동일한 환자군을 추려낼 수 있다면 유전자 찾기가 성공할 가능성은 높아질 것이다. 기존의 유전연구들에서 가장 흔히 도입된 것이 Diagnostic and Statistical Manual(DSM) 진단인데 이는 범주형 표현형(categorical phenotype)이다. DSM 진단은 그 진단체계의 특성상 증상이 사뭇 다른 두 사람이 DSM 기준상으로는 동일한 질병으로 진단될 수 있는 가능성을 안고 있으며, 생물학적 특성이 전혀 반영되어 있지 않다는 문제도 가지고 있다. 따라서 경험이 많고 잘 훈련된 임상가가 환자에 대해 최대한 많은 정보를 가지고 이들이 DSM 진단기준에 맞는지를 확인하여 진단을 내리는 것이 이상적이다. 특히 연구에 쓰일 진단을 위해서는 두 명 이상의 임상가가 독립적으로 자료를 검토하고 진단을 내린 후 진단 통일을 위한 회의(consensus meeting)를 통해 진단을 서로 비교하여 동일한 진단이 내려진 경우만을 유전연구의 대상으로 삼는다. 또 다른 해결책으로는 표현형을 좀 더 세분화해서 정의하는 방법이 있다. 발병연령, 증상의 정도, 치료 반응, 약물의 효과 및 부작용, 공존질병 등을 가지고 환자군을 재 정의하는 방법이다. 예를 들어 알츠하이머병의 경우 65세 이하의 조기 발병 환자만을 대상으로 한다든가, 조현병의 경우에는 긴장형 조현병만을 대상으로 하고, 리튬에 치료반응이 좋았던 양극성 장애만을 추려서 연구하는 식의 접근법이다. 이와는 반대로 표현형을 오히려 넓혀서 광범위하게 정의하여 문제를 해결하려는 경우도 있다. 양극성장애의 유전 연구에서 양극성장애 뿐 아니라 주요우울장애까지 표현형으로 포함하는 식인데 이는 양극성장애와 주요우울장애를 하나의 기분장애 스펙트럼으로 보고 접근하는 방식이다. 약물유전학(pharmacogenetics) 지식의 증가로 약물의 효과 및 부작용, 약물 간 상호작용에 대해서는 임상적 적용이 조심스럽게 조금씩 시도되는 수준에 와 있다. 또한 생물정보학이 발전함에 따라 단일 진단 뿐 아니라 몇 가지 진단을 동시에 가지는 경우와 같이 다양한 범주형 표현형이 발굴될 가능성도 높아지고 있다. 표현형을 어떻게 정의하는가에 따라 통계적인 검증력이 결정되기 때문에 연구디자인에 있어서는 두 측면이 모두 고려되어야 한다. 좀 더 명확한 표현형을 정의하기 위해 좁은 범위를 적용할 경우에는 유전자 찾기가 쉬울 것 같지만, 해당하는 환자군을 찾는 데 더 많은 비용이 요구되고 샘플사이즈가 적어져서 통계적인 검증력이 떨어지게 되므로 결론적으로는 유전자 찾기가 쉽지 않을 수 있다.

범주형 표현형에 대립되는 것이 연속형 표현형(continuous phenotype)인데 여기에는 연속된 수치로 측정 가능한 다양한 자료들이 포함된다. 예를 들어 혈액 내 호르몬의 농도나 뇌척수액의 신경전달물질 농도와 같은 생화학적 특성, 인지기능의 다양한 측정치, 뇌파의 특성, 심지어는 뇌영상 구조의 특성까지 다양하다. 복합형질인 정신질환을 구성하는 개개의 유전자들을 분리해 낼 수 있다면 그 각각은 아마도 표현형을 구분하기 쉽고, 객관적으로 측정해서 정량화할 수 있으며, 유전 전달방식도 멘델의 유전법칙을 따르는 식으로 단순할지 모른다. 이에 근거한 개념이 대체표현형(alternative phenotype) 또는 내적표현형(endophenotype)이다. 유전연구에 적합한 대체표현형이기 위해서는 환자뿐 아니라 질병이 없는 환자의 가족에서도 자주 나타나고, 심지어는 질병 발생 이전부터 관찰되기도 하며, 환자의 임상적인 상태와 무관하게 지속적으로 유지되는, 양적 측정이 가능한 생물학적 이상 소견이어야 한다. 이러한 이상적인 대체표현형을 발굴하여 정신질환의 유전연구에 도입할 수 있다면 유전자 찾기는 훨씬 쉬워질 것이라 전망된다(표 2-4).

표 2-4. 정신질환의 대체표현형의 예

범 주	대체표현형
Neurocognitive function	Verbal memory Visual memory Attention Abstraction
Personality & temperament	Novelty seeking Harm avoidance Reward dependence Persistence
Neuroanatomy & physiology	EEG patterns Structural MRI Functional MRI
Neuroendocrine physiology	CSF metabolites Cytokine profile Hormone levels
Pharmacological response	Medication effect Adverse effect
Gene expression patterns	Transcriptomics Proteomics

원인 유전자 찾기

정신질환은 대부분 그 병태생리(pathophysiology)가 밝혀져 있지 않다. 따라서 발병에 결정적인 영향을 미치는 단백질의 유전자 서열을 밝힌 후 환자에게서 돌연변이가 나타나는지를 찾는 방법(forward genetics)은 불가능하다. 이런 경우에는 원인 유전자를 찾기 위해 연관분석(linkage analysis)이나 연합연구(association study)라는 연구방법을 적용하는 역방향 유전학(reverse genetics)이 필요하다. 역방향 유전학에서는 인간 유전체(genome) 도처에 존재하는 염기 서열의 다형성(polymorphism)을 이용해 유전형 자료를 구하고 이들에 대한 통계분석을 통해 그 해답을 찾는다. 다형성은 개개인에 따라 다른 염기 서열의 변형 또는 다양성을 의미하며, 변형된 염기서열로 지정하는 아미노산이 달라질 경우에는 발현 단백질의 기능적 다양성을 초래할 수도 있다. 예를 들어 apolipotrotein E 유전자와 cytochrome P450 유전자의 다형성이 해당 단백질의 다양성을 초래하는 것은 잘 알려져 있다. 염기서열의 다형성에는 단일 염기의 변형으로 나타나는 단일염기다형성(single nucleotide polymorphism, SNP), 2~4개 염기의 반복 서열의 반복횟수의 차이가 있는 단순 서열 반복 다형성(simple sequence length polymorphism, SSLP), 일부 염기서열의 삽입/소실(insertion/deletion) 등 다양하다. Copy number variation(CNV)은 삽입/소실 다형성의 하나로 서너 개 내지 수백만 개의 염기에 이르기까지 그 길이가 다양하며 염색체 재조합에도 영향을 주는 것으로 알려져 있다. 단일염기다형성은 가장 흔한 다형성으로 자동화를 통한 빠른 실험이 가능하기 때문에 게놈차원의 연합연구(genome-wide association study, GWAS)를 현실화시키게 되었다.

유전학적 분석은 연관(linkage) 현상에 근거를 둔다. 연관이란 한쪽 염색체 상에 존재하는 대립유전자(allele)가 생식세포 형성을 통해 자녀에게 전달될 때 이와 아주 근접하게 위치하는 염색체 부위도 같이 전달되는 현상을 말한다. 이들은 충분히 가까이 위치하여 유전인자들 간에 재조합이 일어나지 않았을 것이기 때문이다. 이렇게 재조합이 잘 일어나지 않고 보존되는 유전자형들의 염색체 구간을 일배체형(haplotype)이라고 한다. 유전학적 분석방법에는 크게 연관연구(linkage study)와 연합연구(association study)가 있다. 질병과 그 질병을 일으키는 대립유전자가 가계 내에서 함께 전달되는지를 분석하는 것이 연관분석(linkage analysis)이고, 질병과 대립유전자가 함께 발견되는지를 분석하는 것이 연합 분석(association analysis)이다.

연관분석은 원인 유전자의 존재를 가정한 후, 염색체 상의 위치가 알려져 있는 다형성 부위와 질병 유전자 부위의 상대적 거리를 표현형을 이용해 통계적으로 분석함으로써 질병 유전자가 어디에 위치하는지를 찾아가는 분석 방법이다. 여기서 염색체 상 위치의 기준점이 되는 다형성 부위들을 유전적 표지자(genetic marker)라고 한다. 그렇다면 두 부위 간의 상대적 거리를 어떻게 알 수 있는가? 그림 2-12는 인간 염색체의 한 토막을 보여주며, A와 B는 서로 인접한 두 다형성 부위이다. A1, A2, B1, B2는 각 부위에 존재하는 두 개의 대립유전자들이다(A1과 A2, B1과 B2). 감수 분열할 때 상동 염색체는 짝을 이루었다가 갈라져서 두 개의 생식세포를 구성하고 이들이 다음 세대로 전달된다. 그림 2-12의 가)에서는 두 부위 사이에 교차(crossover)에 의한 재조합(recombination)이 일어나지 않았고 원래대로 A1과 B1, A2와 B2가 같은 생식세포로 전달되는 모습이다. 나)에서는 둘 사이에 재조합이 일어나서 처음과는 다른 A1과 B2, A2와 B1으로 이루어진 생식세포가 만들어진다. 두 개의 동일한(homologous) 염기서열을 갖는 염색체 사이에 재조합이 일어날 확률에는 여러 요인이 작용하지만 기본적으로 염기서열 간 거리가 중요하다. 일반적으로 재조합 확률과 두 개의 다형성 부위 간의 거리는 비례한다. 즉, 두 부위가 가까울 경우 재조합이 일어날 확률은 줄어 들고 세대를 거쳐 같은 대립유전자 조성이 오랜 기간 유지된다. 연관 분석에서는 환자가 여러 명 발생한 가족들을 대상으로 질병 표현형이 어느 부위의 다형성 표지자와 연관되어 후속 세대로 전달되는지를 본다. 표현형 자료를 가지고 표현형의 일치 정도와 재조합 정도를 통계적으로 분석하는 것이다. 우선은 전체 유전체에서 대략적인 질병 유전자 부위를 선별한 다음, 좀 더 세밀한 간격의 표지자를 사용하여 연관분석을 해 나감으로써 탐색 부위의 범위를 좁혀나가게 된다. 연관 분석을 통해 원인 유전자 규명에 성공한 대표적 질환은 가족성 조기 발병형 알쯔하이머병과 헌팅턴병으로 둘 다 단일 유전자 질환이다. 가족성 조기 발병형 알츠하이머병의 원인 유전자로는 21번 염색체에 위치한 아밀로이드 전구단백(amyloid precursor protein, APP)유전자, 14번 염색체에 위치하는 presenilin 1(PS1) 유전자, 1번 염색체에 위치한 presenilin 2(PS2) 유전자의 돌연변이가 밝혀졌다. 헌팅턴 병은 연관 분석을 통해 4번 염색체에서 유전자좌를 찾았으며 여기서 발견된 단백질 Huntington 유전자의 첫 번째 엑손에 글루타민으로 해독되는 삼핵산(trinucleotide) CAG 반복 서열이 증가되어 있는 것이 병의 원인임이 밝혀져 있다. 복합유전질환의 경우에는 연관 분석 프로그램이 연관 정도를 계산하는 데 필요한 모수들(parameters) 즉, 전달방식(mode of transmission), 질병 유전자 빈도, 투과도(penetrance) 등을 사실상 알 수 없기 때문에 모수적 통계분석 프로그램을 이용하여 분석하는 데 일부 제한점이 있다. 이러한 추정된 모수들을 대입할 필요 없이 연관의 정도를 분석하는 이환 형제쌍(affected sib-pair) 혹은 이환 친척쌍(affected relative pair) 분석과 같은 비모수적 통계분석 프로그램으로 이들은 모수적 분석방법에 상호보완적으로 사용되고 있다.

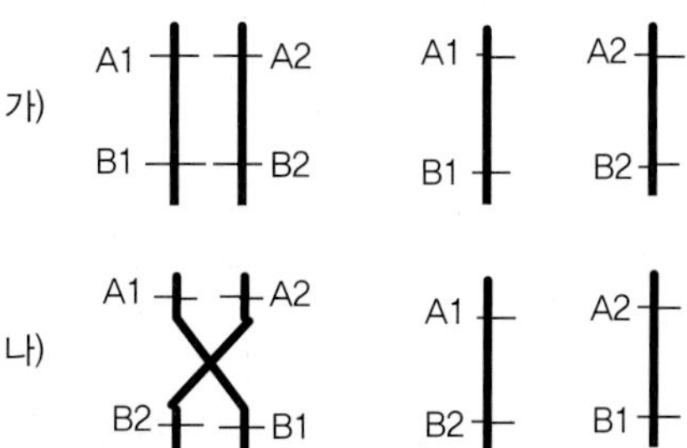

그림 2-12. 재조합(recombination) 개념. 가) A 부위와 B 부위 사이에 재조합이 일어나지 않은 경우. 나) A 부위와 B 부위 사이에 재조합이 일어난 경우.

연합 연구는 질병과 관련될 가능성이 높은 후보 유전자에 존재하는 다형성 부위에서 대립유전자의 빈도를 환자군과 대조군에서 비교하는 것이다. 환자군에서 특정 대립유전자가 의미 있게 높은 빈도로 나타날 경우 연합(association)이 있다고 한다. 이는 해당 대립유전자가 병의 발생에 직접적으로 기여하고 있음을 의미할 수도 있고, 또는 해당 대립유전자가 실질적인 병의 원인은 아니면서 실제 병의 원인 부위와 아주 가까이 연관되어(linked) 있어서 나타나는 현상일 수도 있다. 이와 같은 연합 연구를 통해 apoE의 E4 대립유전자가 만발성 알츠하이머병의 발병 위험률을 높인다는 사실을 알게 되었다. 정신질환의 후보유전자로는 신경전달에 관여하는 다양한 효소나 수용체, 뇌 발달에 관여하는 단백질, 뇌 활동에 관여하는 각종 호르몬, 면역계에 작용하는 단백질 등 매우 다양하며, 인간 유전체를 구성하는 유전자 중 반 이상이 뇌에서 발현되고 있다는 점을 고려할 때 후보유전자를 이용한 연구방법은 건초 더미에서 바늘을 찾는 격이 될 우려가 있다. 그러나 수백 만개의 단일염기다형성 부위를 동시에 분석할 수 있는 DNA chip이 개발되면서 인간 유전체 전체를 대상으로 한 연합연구(genome-wide association study, GWAS)가 가능해졌고 비록 건초 더미에서 바늘 찾기라고 하더라도 바늘을 찾을 수 있는 검색 기능이 좋아졌다. 연합연구에서 유의한 관련성이 나왔다면 이는 일반적으로 다음의 세 가지 가능성을 의미한다. 첫째, 의미 있는 연합을 보인 대립유전자 그 자체가 질병과 관련이 있는 유전자일 가능성이다. 둘째, 의미 있는 연합을 보인 대립유전자가 질병의 직접적 유전자는 아니지만 진짜 유전자와 연관 불균형(linkage disequilibrium)을 이루고 있을 경우이다. 연관 불균형이란 한 유전자가 특정 대립유전자와 선택적인 관련을 보이는 현상을 말한다. 첫 번째 경우에는 연관을 보인 특정 대립유전자가 중요한 의미를 가졌던 것에 반해 연관 불균형을 보이는 경우에는 그 대립유전자들이 존재하는 유전자의 위치가 중요한 것이지, 어떤 대립유전자인지는 중요하지 않다. 이렇게 연관 불균형을 관찰하기 위해서는 최초로 질병을 일으키는 변이가 일어난 시점에서 진짜 유전인자와 우리가 관찰한 유전자(다형적 표지자) 간의 염색체 상의 배열 상태가 세월의 흐름에 따라 수많은 재결합 과정을 거치면서도 달라지지 않아야 한다. 두 유전자 사이의 거리가 가까울수록, 우리가 관찰하는 인구집단이 형성된 지가 오래 경과되지 않았을수록, 그리고 고립된 인구집단일수록 연관 불균형을 성공적으로 찾아낼 가능성이 높다고 하겠다. 세 번째 가능성은 실제로는 연합을 보인 대립유전자와 질병과는 전혀 무관한데 인구층형성(population stratification)의 결과로 위양성의 결과를 낸 경우이다. 인구층형성이라 함은 환자군과 대조군이 질병 여부가 다를 뿐 아니라 조상으로부터 전해 받은 전체 유전자의 구성자체가 다르다는 것이다. 일반적인 환자-대조군 연구에서 대조군이 질병을 가지지 않았다는 점을 제외하고는 가능한 한 다른 모든 측면에서 질병군과 대등해야 신뢰도가 높은 비교분석이 가능한 것과 마찬가지로, 유전학적인 연합연구에서도 대조군은 질병에 관계된 유전자들을 제외하고는 전반적인 유전자 구성이 환자군과 대등해야 올바른 분석결과를 얻게 되는데 대조군의 설정이 이와 같은 이상적인 상황이 되지 못하면 인구층형성으로 인한 위양성 결과가 초래된다. 인구층형성의 문제점을 해결하기 위하여 부모라는 내부 대조군을 이용한 transmission disequilibrium test(TDT)나 haplotype relative risk(HRR)와 같은 통계방법들이 개발되었다. 최근에는 과거 소규모의 다형성 부위와 적은 샘플사이즈의 연구에서 벗어나 biotechnology의 발전에 기반한 칩(chip) 기술과 국제적 공동연구로 구성된 대규모 연구집단을 이용한 GWAS가 주요 정신질환에 대해 이루어지고 있다. GWAS의 경우에는 통상 500만 개 이상의 단일염기다형성을 이용하기 때문에 통계적 기준이 일반적인 $p<0.05$이 아닌 $p<10^{-7}$을 적용하여 결과의 유의성이 해석되어야 한다. GWAS를 통해 몇몇 흥미로운 연구 결과들이 도출되고 있으나 하나의 연구 결과만으로는 유의미하게 판단되지 못하며, 다른 집단을 대상으로 다른 연구자들에 의해 반복적으로 증명된 후에야 확고하게 의미 있는 결과로 받아들여지게 된다. 더 나아가 연합 분석이 유전자를 규명하는 데 구체적으로 기여하기 위해서는 연합연구에서 발굴된 유전자 변이가 실제 생화학적 신경전달 경로에서 기능상의 변이를 초래하여야 하고, 이것이 질병의 병태생리의 원인을 설명할 수 있어야 할 것이다.

유전적 소인과 환경의 작용 방식

질병의 유전성이 분명히 작용한다면 과연 어떤 방식으로 유전적 소인이 발현되는지를 알 필요가 있다. 정신질환은 대부분 단일 유전자(monogenic) 유전 방식을 따르지 않는다. 소수(oligogenic) 혹은 다수의(polygenic) 유전자가 발병에 동시에 기여하거나 유전과 환경이 복합적으로 작용하고 이들의 효과를 합한 값이 역치를 넘어설 때(multifactorial-threshold model) 정신질환은 발병한다. 환경은 출생 이후 성장기에 접하게 되는 가정이나 사회의 심리적, 문화적 환경만을 의미하는 것이 아니다. 그보다 거슬러 올라가 뇌 발달이 이루어지는 태생기나 출생 초기까지 포함하여야 하며 저산소증, 바이러스 감염, 약물 중독 등 생물학적, 신체적 요인까지 포함하는 포괄적인 개념으로 이해하여야 한다. 근래에는 유전이냐 환경이냐가 아니라 유전, 환경, 그리고 유전과 환경의 상호작용 모두가 관심의 대상이다. 유전적 요인이 환경적 요인에 대한 민감성을 매개하거나 환경적 요인이 유전자 발현에 영향을 주는 현상을 유전자-환경의 상호작용(gene-environment interaction)이라고 하고, 유전적 요인이 개체가 어떤 환경에 노출될 것인가에 영향을 미칠 수 있고, 유전적으로 결정된 내적 특성에 의해 특정 환경을 선호하는 현상을 유전자-환경 연관성(gene-environment correlation)이라고 한다. 스트레스에 의해 증가되는 호르몬이나 조기 발현 유전자(immediate early genes)가 유전자 발현에 영향을 미치는 것이나 유전적 소인에 의해 같은 환경에 노출이 되더라도 더 많은 영향을 민감하게 받는 경우가 유전자-환경 상호작용의 예이다. 유전적 요인은 한 개인의 행동이나 선호도에 영향을 줌으로써 그 사람이 어떤 생물학적 혹은 심리적 환경에 노출되면서 살아갈 것인가에 영향을 미치기도 한다. 이와 같이 정신질환은 유전적 소인과 환경인자의 복잡한 상호작용으로 발생한다. 환경적인 인자가 유전자에 영향을 주는 것은 분자유전학적으로 후생유전학적 기전(epigenetic mechanism)에 의해 환경적 인자가 유전자의 발현 정도를 변경시키는 것이라고 할 수 있다. 후생유전학이란 부모로부터 물려받은 DNA 염기서열의 변화 없이 일어나는 유전자 발현의 가역적인 변화를 연구하는 학문이다. 후생유전학은 태생기 정상적인 세포의 분화과정에 중요한 역할을 할 뿐 아니라 인생 전반에 걸친 환경적인 조건들이 개체에 미치는 영향에서도 중요하다. 후생유전학적 기전에는 DNA 메틸화, 히스톤 단백의 조절(modification), 그리고 non-coding RNA에 의한 전사 후 조절(post-transcriptional regulation) 등이 있다. DNA 메틸화와 탈메틸화는 DNA methyltransferase 효소에 의해 유전자 promoter의 CpG 지역에 존재하는 cytosine의 C5 위치에 메틸기가 붙거나 제거되는 과정을 말한다. 이러한 작용은 결과적으로 해당 유전자의 전사를 주로 억제시키거나 때로는 증가시키게 된다. 히스톤 단백의 조절에는 다양한 방식이 있는데 가장 대표적인 것이 히스톤 아세틸화이다. 이는 histone acetyltransferase라는 효소에 의해 히스톤 단백의 꼬리 부분 N-terminal을 구성하는 9번째 및 14번째 lysine에 acetyl group을 붙이면 염색질(chromatin)이 풀어지면서 전사가 촉진되고 acetyl group이 떨어져 나가면 염색질이 조밀하게 뒤엉켜 전사가 중단 내지 억제되는 식으로 작용한다. DNA 메틸화와 히스톤 단백의 조절과 같은 후생유전학적 기전은 각각이 개별적으로 작용할 뿐 아니라 상호작용을 통해서 서로에게 영향을 줌으로써 후생유전학적 유전자 조절이 일어난다. MicroRNA (miRNA)는 non-coding RNA 중 하나로 22개의 염기가 한 개의 miRNA를 구성한다. 이들은 RNA이므로 한 개의 염기열로 되어 있고 이들의 작용은 유전자의 전사 후 조절작용의 주요 기전으로 밝혀지고 있다. 하나의 miRNA가 수백 개의 서로 다른 유전자를 조절하고, 단백질을 지정하는 유전자의 절반 이상이 miRNA에 의해 조절된다는 사실은 miRNA가

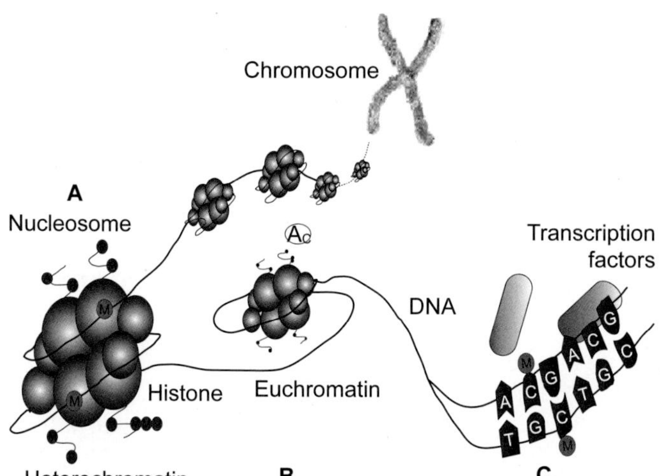

그림 2-13. 후생유전학적 조절(epigenetic modification) 모식도. (A) DNA 이중 나선이 히스톤 단백질을 중심으로 잘 뭉쳐져서 heterochromatin 상태로 뉴클레오솜(nucleosome)을 구성하고 있는 모습. (B) 히스톤 단백질에 아세틸기가 부착되어 뉴클레오솜(nucleosome)이 느슨해지고 euchromatin 상태로 변화된 모습. (C) 전사인자(transcription factor)에 의해 전사가 일어나고 있는 과정에서 cytosine에 부착된 메틸기 때문에 전사가 억제되고 있는 모습.

다수의 세포 내 과정에서 지배적인 조절인자(master regulator)로 작용할 가능성을 말해준다. 따라서 이들은 질병의 병태생리학적 기전을 설명할 뿐 아니라 약물개발의 타깃으로도 흥미롭다(그림 2-13).

참고문헌

1) 김영훈. 신경신호전달. 대한정신약물학회 편저. 임상신경정신약물학. 서울: 시그마프레스; 014. p.12-43.
2) 김영훈. 정신장애의 신경생물학. 대한신경정신의학회 편저. 신경정신의학. 서울: 중앙문화사;2009. p.26-46.
3) 대한신경정신의학회. 신경정신의학 2판. 서울: 중앙문화사.2005. p.61-63.
4) 주은정, 김용식. 정신질환의 유전학적 연구: 정량적 유전학의 기본개념과 방법론. 신경정신의학 2000;39:257-272.
5) 주은정. 정신분열병 유전연구의 난점과 해결방안. 생물치료정신의학 2001;7:176-185.
6) 홍경수. 김용식. 정신분열병의 유전학. 정신분열병클리닉. 제1권(대한정신분열병학회 편저). 서울: 중앙문화사;1999. p.27-47.
7) Anthony N. van den Pol. Neuropeptide transmission in brain circuits (2012). Neuron 2012;76;98-115.
8) Aprison MH, Ruano EG, Robertson DH, Lipkowitz KB. Glycine and GABA receptors: molecular mechanisms controlling chloride ion flux. J Neurosci Res 1996;43:372-381.
9) Benjamin James Sadock, Virginia Alcott Sadock, Pedro Ruiz. Synopsis of Psychiatry. Philadelphia. Wolters Kuwer;2015. p.35-62.
10) Berrettini W. On the interpretation of association studies in behavioral disorders. Mol Psychiatry 1997;2:274-281.
11) Craddock N, O'Donovan MC, Owen MJ. Phenotypic and genetic complexity of psychosis. Invited commentary on Schizophrenia: a common disease caused by multiple rare alleles. Br J Psychiatry 2007;190:200.
12) Dawson LA, Nguyen HQ. The role of 5-HT1A and 5-HT1B receptors in antidepressant drug actions in the mouse forced swimming test. Eur J Pharmacol 1996;318:213-220.
13) DeCarolis NA, Eisch AJ. Hippocampal neurogenesis as a target for the treatment of mental illness: a critical evaluation. Neuropharmacology 2010;58:884-893.
14) Duman RS. Depression:a case of neuronal life and death? Biol Psychiatry 2004;56:140-145.
15) Farmer A, Elkin A, McGuffin P. The genetics of bipolar affective disorder. Curr Opin Psychiatry 2007;20:8.
16) Farrer LA, Cupples LA. Determining the genetic component of a disease. In: approaches to gene mapping in complex human diseases. Ed by Haines JL, Pericak-Vance MA, New York: Wiley-Liss;1998. p.93-129.
17) Fears SC, Mathews CA, Freimer NB. Genetic linkage analysis of psychiatric disorders. In: Sadock BJ, Sadock, VA, Ruiz P, eds. Kaplan & Sadock's Comprehensive Textbook of Psychiatry. 9th ed. Philadelphia: Lippincott Williams & Wilkins;320.
18) Freedman R. Biological phenotypes in the genetics of schizophrenia. Biol Psychiatry 1998;44:939-940.
19) Giacobini E. Cholinergic receptors in human brain: effects of aging and alzheimer disease. J Neurosci Res 1990;27:548-560.
20) Hill SJ, Ganellin CR, Timmerman H, Schwartz JC, Shankley NP, Young JM, Schunack W, Levi R, Haas HL. International union of pharmacology; classification of histamine receptors. Pharmacol Rev 1997;49:253-278.
21) Hovelsø N, Sotty F, Montezinho LP, Pinheiro PS, Herrik KF, Mørk A. Therapeutic potential of metabotropic glutamate receptor modulators. Curr Neuropharmacol 2012;10:12-48.
22) Issler O, Chen A. Determining the role of microRNAs in psychiatric disorders. Nature Rev Neurosci 2015;16:201-212.
23) Jirtle RL, Skinner MK. Environmental epigenomics and disease susceptibility. Nat Rev Genet 2007;8:253-262.
24) Johnston GAR. Multiplicity of GABA receptors. Biochem and Methodol (eds. Olsen RW, Venter, JC.) Alan R. Liss, Inc;1986;5:57-71.
25) Kelly A, Stanley CA. Disorders of glutamate metabolism mental retardation and developmental. Disabil Res Reviews 2001;7:287-295.
26) Kendler KS. Twin studies of psychiatric illness: an update. Arch Gen Psy-

chiatry 2001:58:1005-1014.
27) Kuo LE, Kitlinska JB, Tilan JU. Neuropeptide Y acts directly in the periphery on fat tissue and mediates stress-induced obesity and metabolic syndrome. Nat Med 2007;13:803-811.
28) Lander ES, Kruglyak L. Genetic dissection of complex traits: guidelines for interpreting and reporting linkage results. Nature Genetics 1995;11:241-247.
29) Lander ES, Schork NJ. Genetic dissection of complex traits. Science 1994; 265:2037-2048.
30) Leonard BE. Therapeutic applications of benzodiazepine receptor ligands in anxiety human psychopharmacology. Clinical and Experimental 1999; 14:125-135.
31) Litwin LC, Goldstein JM. Effects of neurotensin on midbrain dopamine neuronal activity. Drug Develop Res 1994;32:6-12.
32) Millan MJ, Lejeune F, Gobert A. Reciprocal autoreceptor and heteroreceptor control of serotonergic, dopaminergic and noradrenergic transmission in the frontal cortex: relevance to the actions of antidepressant agents. J Psychopharmacol 2000;14:114-138.
33) Myint AM, Kim YK. Network beyond IDO in psychiatric disorders: revisiting neurodegeneration hypothesis. Prog Neuropsychopharmacol Biol Psychiatry 2014;48:304-313.
34) Na KS, Jung HY, Kim YK. The role of pro-inflammatory cytokines in the neuroinflammation and neurogenesis of schizophrenia. Prog Neuropsychopharmacol Biol Psychiatry 2014;48:277-286.
35) Ogren SO, Kuteeva E, Elvander-Tottie E, Hökfelt T. Neuropeptides in learning and memory processes with focus on galanin. Eur J Pharmacol 2010;626:9-17.
36) Oliver MW, Kessler M, Larson J, Schottler F, Lynch G. Glycine site associated with the NMDA receptor modulates long-term potentiation. Synapse 1990;5:265-270.
37) Olney JW. Excitotoxicity and N-methyl-D-Aspartate receptors. Drug Develop Res 1989;17:299-319.
38) Pidsley R, Mill J. Epigenetic studies of psychosis: current findings, methodological approaches, and implications for postmortem research. Biol Psychiatry 2011:69:146-156.
39) Sadock BJ, Sadock VA. Kaplan & Sadock's Synopsis of Psychiatry 11th ed. Wolters Kluwer;2014.
40) Satake H, Kawada T. Overview of the primary structure, tissue-distribution, and functions of tachykinins and their receptors. Curr Drug Targets 2006;7:963-974.
41) Sivilotti L, Nistri A. GABA receptor mechanisms in the central nervous system. Prog Neurobiol 1991;36:35-92.
42) Tomas Hökfelt, Christian Broberger, Zhi-Qing David Xu, Valeriy Sergeyev, Ruud Ubink, Margarita Diez. Neuropeptides-an overview. Neuropharmacology 2000;39:1337-1356.
43) Westerink BH, Boster FJ, Wirix E. Formation and metabolism of dopamine in nine areas of the rat brain: modifications by haloperidol. J Neurochem 1984;42:1321-1327.
44) Wiedlocha A, Sorensen V. Signaling, internalization, and intracellular activity of fibroblast growth factor. Curr Top Microbiol Immunol 2004;286:45-79.
45) Young LJ. Oxytocin and vasopressin as candidate genes for psychiatric disorders: lessons from animal models. A J Med Genet Part B: Neuropsychiatric Genetics 2001;105:53-54.

Chapter 03

인간정신의 발달

Development of Human Mentality

김의정, 반건호, 유희정, 최영민

삶의 주기(life cycle)

인간의 삶은 출생부터 죽음에 이르기까지 각 시기마다 독특한 심리적 특성들을 보인다. 삶의 주기(life cycle)는 인간이 태어나서 죽을 때까지 과정을 단계별로 나타낸 것이다. 삶의 주기를 이해하는 것은 성격과 인간 정신의 발달 과정을 이해하는 데 매우 중요하다.

성격의 발달은 출생, 성장, 성숙, 노화, 사망의 생물학적인 변화에 따라 이뤄진다. 발달이 일차적으로 질적인 것인지, 양적인 것인지에 대해서는 오랜 논란이 있어 왔다. 두 가지 개념 모두 발달 과정을 이해하는 데 상호보완적이다. 발달 과정을 양적인 개념으로 보는 입장은 발달이란 지속적인 과정으로 여러 가지 기능이 차례대로 축적됨으로써 일어난다는 개념이다. 반면 발달을 질적인 것으로 보는 입장은 발달에는 질적으로 서로 다른 단계(developmental stages)가 있고 이는 분명히 비연속적으로 구분되어 있으며, 한 단계에서 다음으로 이행할 때마다 환경을 지각하고, 이해하고, 상호작용하는 방식에서 현저한 전환이 일어남으로써 재구조화(reorganization)가 진행된다는 입장이다.

발달 단계 이론에서는 발달이 순차적이고 분명하게 정의된 단계별로 일어난다고 정의한다. 각각의 단계가 완전하게 달성되지 못할 수는 있으나 발달이 일어나는 순서는 개인마다 일정하다. 또한 각 단계마다 해결해야 할 사건이나 위기가 있고, 다음 단계로 진행되기 위해서는 이것이 해결되어야 한다. 발달 과제(developmental task)는 각 단계에서 해결해야 하는 주제들 또는 습득해야 하는 특성들로, 이것이 달성되기 위해서는 각자가 타고난 특성도 중요하지만, 충분하고 적절한 환경의 자극도 필요하다. 인간은 삶의 주기에 따라 생물학적, 심리적, 사회적 요인의 영향을 받으며 성장과 발달을 이룩해 나가므로, 각 주기마다 발달을 촉진시키거나 저해하는 요인들이 무엇인지 탐색하는 것은 인간의 정신현상을 이해하는 측면뿐 아니라 발달에 부정적인 영향을 주는 요소들을 예방하고 치료하는 차원에서도 매우 중요하다.

삶의 주기는 발달 이론에 따라 약간의 차이가 있으나 보편적으로는 태아기, 영아기, 걸음마기, 초기 아동기, 학령기, 청소년기, 청년기, 중년기, 노년기로 구분할 수 있다.

태아기(prenatal life)

인간발달에 대한 분석은 전통적으로 출생 이후만을 그 대상으로 해왔으나 자궁 내에서의 내적, 외적 요인들의 영향을 고려할 필요가 있다는 것이 현재의 생각이다. 태아는 자궁 내에서 내적 균형 상태를 유지하며, 자궁 내부의 환경과 끊임없는 상호작용을 한다. 또한 태아는 자궁 내에서 노출되었던 수많은 요소들의 영향을 받아 기질의 폭넓은 개인차를 지니고 태어난다. 태아는 자궁 내에서 출생 후 적응에 필요한 기능이 이미 발달하기 시작한다.

임신 16~20주가 되면 태아는 태아운동을 활발하게 하기 시작하고 산모들은 태동을 느끼게 되어 태아의 모든 움직임을 예민하게 지각한다. 임신 18주가 되면 태아는 외부에서 나는 소리를 들을 수 있다고 생각되고, 큰 소리가 나면 근육 수축, 움직임, 증가된 심박동으로 반응한다. 태아는 산모의 약물 복용이나 정신적 스트레스 등의 외부 자극에 민감하게 반응한다. 산모의 알코올이나 약물 복용, 흡연, 기타 약물은 태아에서 신경계를 비롯한 태아의 다양한 신체 기관의 발달, 성장 등에 광범위한 영향을 준다. 산모가 정신적, 신체적 스트레스를 받으면 에피네프린, 노르에피네프린, 부신피질호르몬과 같은 각종 스트레스와 관련 호르몬들이 태반을 통과하여 태아의 순환기에 영향을 미치고, 혈압, 심박동, 그리고 활동성을 변화시킬 수 있다. 한 예로 불안 증세가 많았던 산모의 태아는 출생 후 흔히 활동이 과다하고 자극에 지나치게 예민하며, 짜증이 많고, 저체중 및 식이와 수면의 문제를 보일 수 있다고 알려져 있다.

출생 전의 문제들은 출생 후 아동의 발달의 속도와 질에 영향을 미친다. 그러므로 발달의 지연이나 장애가 있는 경우 임신 중에 질병이나 독성물질에 노출되었던 경력, 어머니의 체중 증가 속도, 난산이 있었는지의 여부, 주산기 합병증과 출생 당시의 외상, 임신 중의 중요한 스트레스, 태동의 정도와 형태, 선천성 기형 및 염색체 이상 등이 주의 깊게 평가되어야 한다.

영아기(infancy)

영아기는 유창한 표현언어가 본격적으로 시작되기 전 시기인 생후 약 18개월까지를 의미한다. 이 시기에 아동의 인지능력에는 급격한 변화가 일어나고, 사회적 상호관계가 더 복잡해지고 깊어지며, 정서적 경험을 언어로 표현하기 시작한다. 생후 첫 2개월 동안 영아는 새로운 내적, 외적 자극에 대응하여 항상성(homeostasis)을 획득하고 생리학적 균형을 유지하는 방향으로 기능한다. 반사(reflexes) 기능을 비롯한 생존체계는 출생 당시부터 잘 기능하나, 감각계의 발달은 불충분한 편으로, 주위 환경 및 사람의 자극에 의해 다양한 신경생리적 기능이 분화된다. 이 시기의 감정반응은 매우 불안정하며, 배고픔과 같은 내적 상태와 밀접한 관련을 가지고 있다. 생후 첫 2개월을 자폐기(autistic stage)라고 한 Mahler의 주장과는 달리, 이 시기에도 영아는 매우 활발하고 복잡미묘한 방식으로 학습을 지속하며, 외부의 환경을 지각하고 탐색한다. 이때의 영아는 사물이 공간에서 움직일 때 이를 따라 시선을 움직이며, 자주 접하는 자극에 익숙해지며, 새로운 자극을 구별한다. 영아는 손가락 빨기나 자신의 손을 관찰하기 등 자기 자신의 몸을 탐색하는 데 많은 시간을 보내지만, 다른 사람의 손이 몸에 닿을 때 그 부분을 쳐다보거나, 돌보는 이의 행동을 예측하는 징후를 보이기도 한다.

생후 2~7개월 사이의 발달의 특징은 영아와 돌보는 이 사이에 사회적 상호 교환성이 크게 증가하는 것이다. 이러한 질적 변화는 시각적 능력이 발달하면서 외부 자극을 좀 더 잘 인식하게 되고, 생후 1개월 이후 감각 자극에 대한 수의적 운동의 협응(coordination)이 증가하는 데 기인하는 바가 크다. 이 시기의 유아는 다른 사람의 행동이나 자극에 대한 반응으로 옹알이를 할 수 있게 되고, 정서 반응이 다양해지며, 4개월 무렵부터는 타인을 직접 모방하기 시작하는데, 이런 것들은 사회적 상호작용을 더욱 활발히 하는 데 기여한다.

생후 6~8주가 되면 점차 자기와 타인을 구분하고, 친밀한 보호자의 자극에 대한 반응으로 긍정적인 미소반응을 보이는데, 이를 사회적 미소(social smile)라 한다. 영아의 미소는 2~3개월에 외부 자극과 상관없이, 어떤 사람에게든 동일하게 미소를 보이는 내인성 미소(endogenous smile)로 시작되어, 4~5개월이 되면 가까운 사람들의 얼굴에 특별히 반응해서 웃는 외인성 미소(exogenous smile)로 발전하게 된다. 진정한 의미의 사회적 미소는 외인성 미소로, 이는 영아가 친숙한 얼굴을 구분하고, 기분 좋은 자극을 구별하며, 이를 사회적인 맥락에서 표현할 수 있게 되었음을 의미한다. 이는 애착(attachment)과 사회적 반응에 대한 변별력의 발달이 시작하고 있다는 징후이기도 하다.

생후 6~7개월에는 원인과 결과(cause and effect)에 대한 초보적인 개념과 초보적인 추론 능력이 생김으로써, 자신의 행동이 일련의 결과를 초래한다는 것을 알게 되고, 이는 영유아의 행동의 의도성(intentionality)을 증가시킨다. 타인이 이름을 불렀을 때 주의를 기울이는 능력, 얼러 주는 것에 반응해서 미소 짓기, 까꿍놀이와 같이 주고받는 상호적 놀이 등은 이런 기능의 발달을 바탕으로 해서 나타나는 이 시기의 중요한 사회적 행동들이다. 이후 행동의 의도성은 의도적 의사소통으로 발전하게 되는데, 유아는 목적을 달성하기 위해, 즉 원하는 것을 얻기 위해 타인의 행동에 영향을 주는 신호를 보낼 수 있음을 알게 된다. 이를 의도적 의사소통(intentional communication) 또는 의사소통적 행동(communicative gesturing; communicative acts)이라 한다. 이 기능이 점차 발달하면서 유아는 두 가지 이상의 행동을 결합하여 사용할 줄 알게 되고, 자신의 욕구를 만족시키기 위한 수단으로 타인을 사용할 수 있게 된다. 여기에는 원하는 사물 쪽으로 손을 뻗기, 타인과 대상물 사이에 시선을 옮김으로써 의사를 전달하기, 12개월경 나타나는, 멀리 있는 물체를 가리키기 등이 포함된다.

6~7개월에 유아는 대상 영속성(object permanence)의 초보적인 개념을 익히게 되는데, 이를 통해 유아는 타인에 대한 정신적 표상을 가지게 되어 돌보는 이가 눈앞에 보이지 않아도 상상할 수 있고, 익숙한 보호자와 낯선 타인을 구분하는데 기초적인 바탕을 형성하게 된다. 이러한 기능의 발달에 힘입어, 7~9개월 사이에는 사회적 선택(social preference)에 따르는 행동이 더 다양해진다. 즉, 친숙한 사람을 더 선호하고 가족 구성원들에게 친밀감을 보이는 행동이 나타나게 된다. 생후 6~8개월 정도 되면 낯선 사람이 접근하면 아기는 울면서 엄마에게 매달리는 등 불안한 반응을 보이는데 이러한 낯가림(stranger anxiety)은 다른 사람과 엄마를 구분하는 능력이 생겼음을 의미하는 현상으로, 8개월 무렵에 정점을 이루며, 보통 18개월 무렵까지 계속된다. 한편 생후 10개월경에는 엄마와 떨어지기를 싫어하고 울고 보채는 등 불안한 모습을 보이는데 이를 분리불안(separation anxiety)이라고 하며, 이 시기에 아이는 엄마로부터 떨어져 나와 기어 움직이다가도 계속 뒤를 돌아보고 엄마에게 돌아와 안심하곤 한다.

12개월에서 18개월 사이에 유아는 초보적인 언어적 의사소통을 습득하기 시작한다. 12개월에는 몇 개의 친숙한 단어를 이해하고, 5~6개의 의미 있는 단어를 말할 수 있다. 18개월이 되면 훨씬 더 많은 언어를 이해하고, 50~100단어의 어휘와 2~3개의 단어로 된 문장을 만들기 시작하며, 말의 억양과 리듬이 실제 대화에서 일어나는 형태와 유사해지는 등 언어의 획득이 갑자기 진전된다. 12개월경 유아는 처음으로 걷는 것을 배우게 됨에 따라 이전과는 다른 독립성과 세계의 확장을 경험한다. 인지적으로는 이전보다 현저히 유연해지며, 더 많은 정보를 수용하고 기억하게 되고, 이에 따라 이전의 조건화된 반응적 학습보다는 시행착오를 통한 학습이 우세해지기 시작한다. Piaget는 영유아기가 끝나면서 대상 영속성(object permanence)을 획득하게 된다고 하였는데, 이는 객체를 직접 보거나 듣지 않아도 객체의 상이 마음속에 뚜렷이 남아 있는 현상을 의미한다.

이 시기의 영아는 항상 즉각적인 욕구의 만족을 추구하려 한다. 이 시기에 부모가 영아의 욕구에 민감하게 반응하고, 적절하고 즉각적인 만족을 제공하는 것은 중요하다. 영아기는 이런 과정을 통해 향후 성인기에 이르러 정상적인 대인관계와 사회적 유대감을 이루며 살아 나가는 데 필요한 신뢰감, 안정감, 사회적 유대감의 형성에 결정적인 토대를 제공하는 시기이다.

걸음마기(toddlerhood)

생후 18개월부터 약 3년까지의 기간을 걸음마기라고 한다. 이 시기의 아기들은 걸음마를 배우기 시작하면서 두 손이 자유로워지게 되고 자신의 행위를 어느 정도 통제할 수 있게 됨으로써, 보호자의 존재를 벗어나서 행동 반경의 갑작스러운 확장을 경험하게 된다. 유아가 18개월이 되면 상징적 표상(symbolic representation)을 점점 더 많이 사용하게 되는 것이 특징이다. 12개월 무렵 확고해지는 대상 영속성에 의해 대상의 정신적 표상을 마음속에 담아 둘 수 있게 되며, 언어의 발달을 통해 어떤 상징이 대상을 대신할 수 있음을 알게 된다. 언어의 폭발적인 발달이 이 시기의 특징인데, 24개월에 유아는 2~300개의 단어를 말하고, 어른의 억양, 행동을 흉내

내며, 짧은 문장을 말하기도 한다. 어른의 지시에 따라 간단한 심부름도 할 수 있다. 36개월이 되면 500~1,000개의 단어를 알고, 명사, 동사, 대명사를 포함하여 3~4개의 단어로 이루어진 문장으로 이야기할 수 있으며, 발음과 발성도 타인이 이해 가능한 수준으로 분명해 진다. "왜 "라는 질문을 많이 하고, 다른 사람이 말하는 것에 관심을 많이 갖는다. 이야기의 흐름을 이해하고, 책 속에 담긴 개념들을 기억한다. 이와 같은 언어의 습득을 통하여 식견이 넓어지게 되고 의사표현을 확실하게 하게 되는데, 자신의 요구를 말할 수 있을 뿐 아니라, 언어를 통해 타인과 관심사를 공유할 수도 있게 된다. 상징적 표상이 발달한 결과, 대상을 직접 모방하는 것에서 지연 모방(deferred imitation), 즉 타인의 행동을 기억했다가 이후에 모방하는 것이 가능해진다. 또한 의사소통을 위해 사물을 지칭하거나 타인에게 요구하기 위해 언어와 몸짓, 눈맞춤을 결합하게 된다.

걸음마기에 아동은 자기 자신에 대한 인식이 커져서 자신이 어떤 일을 할 수 있음을 알게 된다. 또한 이 시기에는 점차 타인이 언어를 통해 하는 설명을 이해하고 인내심을 터득해 만족을 연기하고 기다릴 줄 알게 되면서 원래의 행동에서 새로운 행동을 창조하기 시작한다. 점차 새로운 상황에 대해 부모나 다른 사람이 어떻게 반응하는지 참조하고 모방하며, 이를 통해 새로운 행동 양식을 배워 나간다. 또한 자기 자신을 능력 있고 창조적인 존재로 여겨, 모든 것을 탐색하려고 하고 자아가 강해지며, 자립심이 발달한다. 독립심과 자기 주장이 강해지는 것이 걸음마기의 가장 중요한 특징 가운데 하나이다. 자신이 좋아하는 것을 주장하고 자신의 감정과 다른 사람의 감정을 인식하고 감정에 대해 이야기할 수 있게 되고, 자신에 대해 좋다, 나쁘다, 예쁘다 등의 평가를 할 수 있게 된다. 이 시기의 아동은 스스로 배변의 욕구를 표현할 수 있고, 일정 시간 동안 대소변을 참을 수도 있게 되므로, 본격적으로 대소변 가리기 훈련을 받게 된다. 대소변 가리기는 아동이 생애 최초로 경험하는 사회적 요구와 제재이며, 처벌과 칭찬을 동시에 경험하는 사건이기도 하다. 대체로 낮시간의 소변 가리기는 2.5세 때, 잠잘 때 소변 가리기는 4세 때, 대변의 조절 역시 약 4세 때 완료된다. 그 과정에서 대소변을 가리느냐 마느냐로 부모와 힘겨루기를 하게 되는데 이것 역시 아이 나름대로의 독립을 위한 과정이다.

이 시기의 아동은 "아니오"를 "예"보다 먼저 배우며, 부모의 말이나 지시를 잘 듣지 않고, 자기 마음대로 하려는 경향을 보인다. 이 시기의 아동은 어른들의 요구에 "싫어"라고 말하기 시작함으로써 자기 의견을 강하게 내세운다. 때로 자신의 뜻대로 되지 않을 경우 분노발작(temper tantrum)을 보이기도 하는데, 이러한 두 돌 시기의 양육이 가장 힘들다는 의미에서 "terrible two"라고 불리기도 한다. 자기 주장이 강해짐과 동시에 다양한 감정상태를 경험하게 되는데, 감정 조절 능력은 아직 약하고 상황과 맥락을 이해하거나 만족을 연기하는 데 아직 미숙하기 때문에 이런 행동을 보인다. 하지만 이처럼 자기 주장을 내세우며 공격적인 행동이 현저해짐에도 불구하고 자신의 주장을 부모가 수용할 때와 그렇지 않을 때의 차이를 점차 인식해 가는 과정에서 아이는 자신이 할 수 있는 것과 할 수 없는 것이 무엇인지를 배워나가게 된다. 즉, 아동이 행동과 감정을 조절하고 자율성과 독립성, 충동 조절 능력과 자아 조절 능력을 획득하게 하는 데 부모의 일관되고 적절한 통제와 훈육은 매우 중요하다. 부모는 아이의 행동에 대해 현실적인 한계를 설정해야 하고, 처벌과 훈육, 칭찬과 수용을 잘 조화해야 한다. 스스로의 시행착오와 어른이 보이는 반응을 통해 아이는 적절한 행동을 배우게 되며, 능력을 초과하는 도전에 대해서는 부모의 보호를 받으면서 독립성을 키워간다.

걸음마기의 아동은 성 정체성(gender identity)에 대해서도 좀 더 분명한 인식을 갖게 되어 자신의 성별을 구분할 수 있다. 영유아기에 주로 오감을 통해 사물을 탐색하고 사물을 움직여 우연한 반응을 즐기고 이를 학습하는 감각운동성 놀이(sensorimotor play)를 한다면, 걸음마기에는 장난감을 기능에 맞게 사용(functional play)할 줄 알게 되고, 인형 등을 이용한 초보적인 상징놀이가 시작된다. 소유에 대한 초보적인 개념이 생겨서 "자신의 물건"을 지키고 싶어 하기도 한다. 또한 다른 아이들을 지켜보고, 잠깐씩 함께 하는 놀이에 참여하며, 노래하기, 박수치기, 춤추기와 같은 단순한 그룹 활동에 참여할 수 있는데, 이를 수평적 놀이(parallel play)라고 한다. 아동이 약 3세경이 되면, 처음으로 또래와의 관계를 경험하게 된다. 이 시기의 아동들은 처음으로 관계를 유지하고 타인을 이해하는 것에 대해 배우게 되며, 서로 다른 형태의 또래관계들을 구별하는 법을 학습하기 시작한다. 이 시기에 초보적인 또래관계의 경험을 하는 것은 사회적 발달, 특히 규칙 습득과 공감의 발달뿐만 아니라 인지의 발달에도 중요한 요소가 된다.

합동 주시(joint attention)

영유아기 후반부에서 걸음마기 초기에 걸쳐 발달하는 합동주시(joint attention)는 의도적 의사소통(intentional communication)의 일종으로 나타나는 행동으로, 멀리 있는 사물에 대해 자신과 타인이 함께 주의를 기울이게 하는 것이다. 여기에는 합동 주시를 유도하기(initiation of joint attention, IJA)와 합동 주시에 반응하기(response to joint attention, RJA)의 두 가지 측면이 있다. IJA는 아동의 주의(attention)를 의사소통하고자 하는 대상과 사물에게 분리시키는 것으로 정의할 수 있다. 즉, 시선을 움직이거나 가리키기, 들어서 보여주기 등의 행동을 통해 상대방으로 하여금 멀리 있는 어떤 사물에 주의를 기울이도록 만드는 행동으로, 가장 전형적인 것은 손가락으로 가리키는 것(pointing)이다. RJA는 타인이 하는 멀리 있는 사물에 아동을 주목시키려는 시도에 아동이 반응하는 것이다. 즉, 타인이 멀리 있는 사물을 가리킬 때 아동이 이를 같이 바라보는 행동을 하는 것을 예로 들 수 있다. 이들은 영유아기의 사회적 행동의 발달을 가늠하는 중요한 지표이면서, 언어를 획득하는 데 기반이 되는 행동이다. 정상적으로 발달하는 아동의 추적 연구에서 12개월의 유아의 67%에서 의사소통 기능이 없는 가리키기(noncommunicative pointing)가 나타났고, 13%는 가리키기를 하면서 사물과 상대방을 번갈아 바라보는 행동(pointing with gaze alteration)을 보였다. 15개월에는 모든 아동에게서 합동주시를 유도하기 위한 번갈아 바라보기가 나타났으며, 18개월에는 79%에서, 24개월에는 모든 아동에게서 의사소통의 기능을 가진 가리키기(communicative pointing)가 관찰되었다. 자폐스펙트럼장애를 가진 영유아들은 타인과 관심을 공유하고 주의를 기울이도록 하는 가리키기 행동이 제 연령에 잘 발달하지 않는다.

공감의 발달 과정(development of empathy)

공감은 타인의 감정을 읽고 자신의 감정을 그것에 조화시키는 능력이다. 공감은 타인의 감정상태를 파악하고, 내가 그와 유사한 상태라면 어떨까를 상상하는 2단계의 과정을 포함한다. 공감은 동일시, 정서의 전염(emotional contagion), 마음읽기(theory of mind), 관점의 전환(perspective taking), 인지적 공감, "진정한 의미의" 공감 등으로 다면적 특성을 가진다. 공감 능력에도 영유아기부터 시작해서 청소년기까지에 이르는 일련의 발달 단계가 있다. 첫 단계는 전반적 공감(global empathy)으로 생후 첫 해에 보이는 공감의 기초적 단계이다. 이는 유아가 강한 감정을 가진 사람 가까이에 있으면 자신의 감정을 거기에 일치시키는 것으로, 다른 아기가 우는 것을 들으면 의미를 파악하지 못해도 따라 우는 것이 그 예이다. 두 번째 단계는 자기중심적 공감(egocentric empathy)으로, 자기(self)가 타인과 분명히 분리되어 있다는 것을 인지하게 되는 12~18개월에 시작한다. 이 단계의 아동은 타인의 고통을 어느 정도 자신의 것으로 받아들이나 자신에게 가장 위로가 되는 것을 제공함으로써 그 고통을 "치료해" 주려고 하는데, 예를 들어 다른 아이가 다쳐서 우는 것을 보면 슬퍼하고 자신의 엄마나 아빠를 데리고 오는 것이 이에 해당한다. 세 번째 단계는 타인의 감정(feeling)에 대한 공감 단계로서 2~3세부터 학령기까지에 해당한다. 이는 타인의 감정을 알고, 부분적으로 조화시키며, 타인의 고통에 대해 비자기중심적인 방식으로 반응하는 것이다. 이 단계의 아동은 발달할수록 좀 더 많은 종류의 감정을 구분하게 되고, 타인의 좀 더 미묘한 감정까지 알아차리게 된다. 마지막 단계는 타인의 상태(condition)에 대한 공감 단계로, 학령기 후기부터 청소년기까지에 해당한다. 이는 타인의 감정에 대해 좀 더 광범위하게 이해하고, 즉각적인 상황뿐 아니라 개인의 일반적 상황이나 곤경에 대해 반응할 수 있는 것이며, 타인의 슬픔이 일시적일 때보다 오래 지속되거나 일반적 상황이 비극적이라는 데 대해 더 고통을 느끼는 특징이 있다.

초기 아동기(early childhood, preschool years)

이 시기는 걸음마기가 끝난 3세경부터 학교 5세까지를 뜻하며, 학교 입학 전이라는 의미에서 학령전기라고 일컬어지기도 한다. 이 시기는 인지적, 사회적, 정서적 영역이 매우 빠르게 확장되고 변화하는 시기이다. 언어가 급격히 발달하면서 상상력과 상징적 사고의 능력이 급격히 커지며, 사회적 상호작용의 범위와 질에 발달이 일어난다. 운동과 언어 기술이 발달함에 따라 더욱 '어른스러운' 방식으로 사회와 상호 작용하기 시작한다. 공격적인 행동을 조절하면서 모험과 놀이에 대한 열정을 유지하는 것을 배우는 시기이기도 하다. 사고능력과 인지 기능이 발달함에 따라 문제 해결 능력과 학습 능력이 확장된다. 다양한 감정을 경험할 뿐 아니라, 자기 자신과 타인의 감정에 명칭을 부여하고, 정서적 상태와 그에 따르는 표현 및 행동을 연관 지어 설명할 수 있게 된다. 정상적인 학령전기 아동들은 환경을 탐색하고, 새로운 것을 시도하고, 학습하려는 동기가 높으며, 자신이 무엇이든 잘하는 아이이며 매일매일 더 잘하게 된다고 긍정적인 자기 인식을 하는 경향이 있다. 학령전기는 아동들의 자기 조절 능력, 순서화, 계획화, 조직화 등 수행기능(executive functioning)에 있어서 개인차가 많이 생기는 시기이기도 하다.

언어 발달 측면에서 단어 학습의 폭발적 증가는 18개월경에 시작되어 학령전기 내내 지속되는데, 이 시기의 아동들은 하루에 평균 9개의 단어를 새로 학습한다고 한다. 이런 언어의 폭발적 증가 추세는 6~7세가 되면 차츰 감소한다. 의사소통에 필요한 단어와 의미론적 기초(semantics)의 획득은, 환경적 자극과 지지가 최소인 상황에서도 4~5세경이면 어느 정도 충분히 일어난다. 하지만 언어의 유창성과 화용적(pragmatics) 능숙성, 즉 아동이 어떤 특정 언어를 학습하거나 언어의 질적 측면을 발달시키는 데 있어서 학령전기는 매우 민감하며, 개인 간의 차이가 나타나는 시기이다. 화용적 능숙성에는 언어의 형태, 문법, 발음(phonology), 감정을 언어로 표현하기, 과거, 현재, 미래 혹은 가정적 사건(hypothetical event)에 대해 타인이 이해 가능하도록 정보를 전달하는 능력 등이 여기 포함된다. 아동 개인의 능력 차이는 아동이 이런 언어적 기능을 사용할 수 있는가, 없는가의 여부보다는 일상 생활에서 얼마나 빈번하게, 얼마나 효과적으로 사용하는지에 반영된다.

이 시기의 아이들은 더욱 독립적인 존재가 되고, 스스로를 개별화된 존재로 인식하며, 자신을 타인과 비교할 줄도 알게 된다. 또래와 사회적 상황에 대해 더 추상적이고 덜 자기중심적으로 인식하기 시작하면서 다른 아이들과의 관계에 많은 관심을 갖게 되고, 또래들과의 협동적인 놀이들을 즐기게 되며, 이성인 또래에게도 관심을 보인다. 우정과 신의, 헌신, 타인을 돕는 것, 서로 협력하고 공유하는 것에 대한 기초적인 인식이 생김으로써 또래들과 공동의 관심사를 공유하고 상호 애착되는 느낌을 가질 수 있다. 한편 인지적으로는 친구가 무엇인지에 대한 개념이 생기기 시작하지만 아직은 구체적이고 자기중심적인 수준에 머물러 있다. 예를 들어 이 시기의 아동에게 친구란 무엇이라고 생각하는지 묻는다면, “나를 좋아하는 아이/같이 노는 것/자기 집에 오라고 하는 아이/옆집에 사는 아이” 등으로 대답한다. 또래관계의 선택성이 생기기 시작하는 것이 이 시기의 특성인데, 즉 단짝 친구와 보통의 ‘아는 아이들’을 구별하는 것이 학령기 아이들에 비해 어렵지만, 왜 어떤 친구들이 좋고, 어떤 친구와는 어울리기 싫은지에 대한 특정한 이유를 댈 수 있다. 아울러 좋은 행동과 나쁜 행동, 공정함 등의 개념을 이해하기 시작하며, 동시에 초보적인 도덕적 판단을 할 수 있는데, 이는 사회적 인지의 발달과 평행하게 일어난다.

놀이(play)는 이 시기 아동의 발달 과정에서 핵심적인 의미를 갖고 있으며, 중요한 역할을 한다. 놀이의 가장 발달한 형태인 다양한 상징놀이와 가장놀이, 그리고 또래와 서로 어울려 하는 사회적 놀이의 발달은 학령전기 발달의 중요한 과제 가운데 하나이다. 이러한 놀이의 질, 내용, 형태, 창조성, 강도, 타인과 함께 하는 정도는 모두 아동의 발달적 성숙도를 반영한다. 놀이에서 한 가지 사물로 또 다른 것을 가장할 수 있는 능력은 상징화 능력과 밀접한 관계가 있다. 가장놀이의 초보적 형태는 2세 무렵에 시작되는데, 보통 실제 일상생활에서 사용하는 물건이 다른 어떤 것을 대신하게 만들고 실제의 행동을 취하게 하는 것이다(예: 빗으로 인형의 머리를 빗겨줌). 다음 단계는 또 다른 “상상의” 사물을 만들어내는 것인데, 예를 들면 장난감 스푼을 인형의 입에 대고 먹는 소리를 흉내 내거나 음식을 식히는 흉내를 내는 것이 그 예이다. 다음으로 인형으로 하여금 그 음식을 다른 인형이나 사람에게 주도록 만든다면 아동의 정신적 세계를 놀이를 통해 표현하는 가장하기의 모든 단계가 완성되는 것이다. 상징을 만들어내고 이것을 놀이로 표현하는 것은 복잡하고 정교한 사회적 의사소통의 일부로 작용할 수 있다. 예를 들어 아동은 빈 스푼으로 먹는 행동을 흉내 내면서 아빠를 보며 웃음을 보낼 수 있고, 자는 척을 하다가 눈을 뜨고 부모의 반응을 살필 수 있다. 이러한 가장행동의 단계는 아동의 상징화 능력의 수준과 발달 정도를 반영할 수 있다.

걸음마기에도 또래들과 같은 공간 안에 있으면서 각자의 놀이를 하는 수평놀이는 가능하지만, 3세 이하의 아동들은 놀이할 때 다른 아이들과 단지 신체적으로만 근접해 있을 뿐 서로를 놀이에 이끌어 들여서 서로의 역할을 맡거나 협력해서 놀지 않는다. 3~4세가 되면 아직 완전히 협동적인 수준은 아니지만, 서로 장난감을 공유하거나 주고받으며, 때로는 같은 주제 혹은 활동에 대해 이야기하기도 하고 서로를 따라 하기도 한다. 4세경이 되면 또래들끼리 같은 목표와 일련의 구조가 있는 이야기를 공유해야 하는 놀이 또는 게임에 함께 참여할 수 있다. 이 시기의 아동들은 서로에게 역할을 부여하고, 어떤 행동을 하도록 지시하며, 어떤 이야기나 게임을 매일 연속으로 이어 가기도 한다. 이 시기의 아이들이 흔히 하는 소꿉놀이, 병원놀이, 선생님 놀이, 가게나 시장놀이 등은 전형적인 가장놀이이면서 협동적 역할놀이이기도 하다. 아동들은 놀이를 통해 감정과 생각, 갈등과 욕구를 표현하고 긴장과 불안을 해소할 뿐 아니라 부모관계와 가족 경험을 재현하고, 성 역할과 사회적 역할, 직업 정체성, 가치관 등을 학습한다. 또한 놀이는 지적 기능의 발달을 촉진하는 것으로 알려져 있다. 주변에 또래가 없을 때 학령전기의 아이들은 상상 속의 친구(imaginary companion)를 만들어 함께 놀거나 서로 대화하는데, 이 시기의 상상친구는 정상 발달의 일부로 나타날 수 있다.

이 시기의 아동은 자신의 몸 구조, 남녀 간의 해부학적 성 차이에 대하여 많은 관심과 호기심을 갖게 된다. 발달 과정에서 사정이 없는 자위행동, 성기 과시, 노출행동이 나타나기도 한다. 아버지, 어머니, 자녀의 삼각관계에서 아이는 부모에 대해 사랑과 미움의 복합감정을 경험한다. 보통 같은 성에 대한 라이벌 의식과 다른 성에 대한 동경을 보이나 반대의 경우도 있다. 이러한 삼각관계 경험을 통해서 아이의 마음속에서 미래 외부 세계에서의 남자나 여자에 대한 기본 태도가 형성되고 양쪽 부모 중에서 누구를 더 닮기를 원하느냐와 연관하여 자신에 대한 기본 태도가 생긴다. 이 과정을 겪으면서 아동은 이성의 부모와의 경쟁적 관계에서 동일시 과정으로 옮겨가는 가운데 각각 남성다움과 여성다움의 개념을 배우게 된다. 이 시기는 아동이 자신이 할 수 있는 사회적 역할이나 성적 역할에 대해 알게 되고, 그 속에서 스스로의 주도성을 기르는 시기이기도 하다.

학령기(late childhood)

학령기는 초등학교 시기, 즉 6~12세 사이의 후기 아동기를 일컫는다. 이 시기에 아동은 언어기능이 좀 더 활발해지고, 지능과 인지능력의 급격한 발달이 일어남으로써 새로운 지식과 기술의 연마가 활발히 일어난다. 개념적 기술도 발달하여 논리적 탐구가 가능한 시기이다. 따라서 법, 질서, 자기 통제에 관심을 가지게 되고 그 능력이 증가한다. 반면 성에 대한 관심, 성적 환상, 성적 활동은 현저히 감소하고 인지적 작업에 몰두하는 경향이 있다. 인지능력과 논리적 사고력의 발달로 협상, 양보, 대안 제시 등이 가능해진다. 이 시기의 끝 무렵에는 추상적 사고도 가능해진다. 충동조절 능력이 더 발달함으로써 자신의 움직임, 감정, 원하는 것을 어느 정도 제어할 수 있게 되고, 즉각적 만족을 주는 선택을 억제(inhibition of choice)할 수도 있다(예: 오늘 작은 상을 받는 것과 다음 주에 더 큰 상을 받는 것 중 하나를 선택함). 자신에 대한 객관적 평가가 가능하며, 스스로에 대한 의문을 가질 수도 있고, 다른 아이들과 객관적인 비교를 통해 자신을 평가하는데, 이 과정에서 과대평가 또는 평가 절하를 경험할 수도 있다. 대근육, 소근육 능력의 발달과 함께 운동 능력 또한 발달하며, 그림 그리기, 글씨 쓰기, 만들기 등의 활동도 더 잘 할 수 있게 된다. 이 시기의 아동은 새로운 지식과 기술을 성실하게 습득함으로써 자기 자신이 일을 성공적으로 해냈다는 유능감과 자신감을 얻게 되고, 이러한 성취감과 자신감은 학습의 결정적인 동기가 된다.

이 시기에 아동의 행동반경은 가족을 벗어나 사회적, 집단적 환경으로 확대되면서 새로운 사회적 관계망을 형성하고, 새로운 또래관계를 만들며, 그리고 부모 이외의 다른 어른들과도 애착을 이루는데, 이것은 독립심과 책임감의 근원이 된다. 사회성 측면에서 인지적인 발달과 함께 친구 개념에도 변화가 오게 된다. 학령기 이전 초기 아동기의 친구가 "물리적으로 가까운 것"을 의미했다면 학령기의 친구는 좋아하는 활동을 함께 하는 관계, 물건과 관심사를 공유하고, 친하게 지내고, 서로 도움이 되는 관계, 나아가 서로의 개성을 표현하고 지지하는 관계 등으로 그 개념이 보다 깊어진다. 이해, 충직함, 상호 공감, 신뢰 등을 중요하게 생각하며, 친구에 대해 판단하고 서로 가십과 비밀을 공유하기 시작한다. 이 시기에 또래관계 안에서 아동이 갖는 자기(self)의 개념은 정체성 형성의 기초가 된다. 그러므로 학령기에는 도덕성의 발달, 가치판단 능력의 확대, 규칙에 대한 존중과 준수, 협동심의 발휘, 이기적인 자기중심성의 탈피, 양보심의 발휘 등 사회성에 필요한 덕목을 알고 습득하며, 이를 발달시키는 것이 가장 중요한 과제가 된다. 이 시기에는 남녀 성 역할에 대한 의식이 분명해지면서 남녀 간의 역할을 구체화하게 되고, 동일한 성의 아이들과 어울리는 것을 더 좋아한다. 학령기의 놀이는 경쟁적인 운동과 같이 오랜 기간의 연습이 필요한 것이 많고, 취미의 추구나 수집활동처럼 계획성과 만족의 연기(delayed gratification)를 요하는 것이 많으며, 또래와 팀을 나누어 서로 경쟁하는 놀이처럼 규칙과 약속, 합의 등이 중요하게 작용하는 것이 주를 이룬다.

또래와의 사회적 관계를 경험하는 것은 사회적 유능감 발달에 필수적이다. 이 시기의 아동들은 또래들로 형성된 집단의 가치와 정체성을 만들고 이를 지켜 나가려고 하는 특성이 있다. 따라서 아동이 또래들에게 받아들여지는가 그렇지 않은가, 그룹에 속하는가 그렇지 않은가 여부는 이 시기의 발달에 결정적인 역할을 한다. 이런 측면에서 집단 따돌림과 학교 폭력에 노출된 아동들은 발달의 중요한 측면에서 결핍을 경험할 수 있으며, 이들을 관심 있게 살피고 도움을 주어야 하는 근거가 된다. 학령기에 또래관계의 부정적 경험이 많았던 아이들, 즉 다른 아이들이 싫어하거나, 공격적이고 다른 아이들을 방해하거나, 친밀한 관계를 유지하지 못하거나, 또래 문화 속에서 자신의 영역을 만들지 못하는 아이들은 성인기 적응 문제의 위험이 높다는 보고가 있다.

부모와 교사는 이 시기에 아동의 성취에 대한 적절한 기대치를 설정하고 아동이 포기하지 않고 최선을 다하도록 도와주어야 한다. 대체로 아동의 자율적 정체성(autonomous identity)은 부모와 교사의 칭찬과 지지에 의해 강화된다. 교사가 아동의 잘못된 행동에 초점을 두기보다 잘한 행동에 반응하고, 잘못된 행동에 대한 구체적인 지적과 지침을 제공해 줌으로써 아동의 성장을 돕고 자긍심을 높일 수 있다. 아동에게 충분한 논리적 설명을 해 주고, 건강한 방식으로 서로 의견을 교환하며, 때로는 논쟁 하더라도 서로의 의견을 귀 기울여 듣고 합리적으로 의견을 주장하는 과정을 경험하게 하고, 옳은 것과 그른 것을 분명히 구분해 주는 것이 필요하다.

청소년기(adolescence)

청소년기는 성호르몬 증가로 인한 신체적 변화로 시작된다. 사춘기를 의미하는 puberty는 "age of manhood"라는 의미의 라틴어인 pubertas에 어원을 두고 있다. 사춘기는 대체로 신체적 변화에 초점을 둔 개념이고 청소년기(adolescence)는 사회심리적 변화에 초점을 둔 개념이다. 사춘기는 소녀에서 9~11세에 먼저 시작하며, 소년들에서는 이보다 1.5~2년가량 늦게 시작한다. 성호르몬을 분비하는 hypothalamic-pituitary-adrenal-gonadal axis의 성숙에 의해 남성 및 여성 호르몬의 분비가 급격히 늘어나며, 그 결과 이성에 대한 관심과 욕구가 강해지고, 월경과 사정의 경험 및 음모가 나타나고 음성도 변하며 성기 및 유방도 크게 발육하는 등 2차 성징이 시작된다. 이는 소녀들에서 초경은 대체로 12~14세에 일어난다. 정신분석적 발달이론에 의하면 청소년기는 성기기(genital stage)로, 학령기(잠재기) 동안 억압되었던 성적 욕구가 재활성화되는 시기이다.

사회문화적인 측면에서는 현대화된 사회일수록 청소년기가 길고 경제문화 수준이 낮을수록 일찍 직업을 갖고 결혼하는 등 청소년기가 짧다. 청소년기에는 성인의 역할과 책임을 일정기간 연기하는 것이 허락된다는 의미에서 이를 정신사회적 유예기간(moratorium)이라고 칭하기도 한다. 가정에서 자녀가 청소년기에 들어서면 부모는 중년기를 겪고 있을 가능성이 많은데, 때로 청소년기 특유의 불안정성, 자기주장행동과 부모가 겪고 있는 중년의 위기가 겹칠 때, 세대 간 격차를 크게 느끼고, 때로 갈등을 유발하기도 한다. 청소년기가 되면 인지적으로 추상적, 가설적, 연역적, 조합적 사고를 할 수 있게 된다. 즉, 가설을 세우고 반복적인 실험을 통해 현실이 일치하는지 검증할 수 있으며, 미래와 사회의 본질에 대해 생각할 수 있는 능력이 발달한다. 아울러 왕성한 창조성으로 인해 철학과 예술을 이해하고 즐기며, 새로운 생각을 탐구하고, 창의적인 산물을 창조해 내는 것을 즐긴다. 이 시기의 많은 청소년들이 대안적 행동과 새로운 믿음, 자신만의 스타일을 추구하며, 다양한 경험들을 통합하는 과정을 겪는다. 도덕성과 양심이 확립되는 시기로 흑백논리에서 벗어나 양심과 보편적 원칙 지향의 도덕성을 갖게 된다. 이러한 인지능력, 조절 능력의 발달은 전두엽의 성숙과 그 맥락을 같이 한다.

청소년기를 편의상 초기, 중기, 후기로 분류하기도 한다. 초기 청소년기는 12~14세 사이를 의미하는데, 이 시기의 주된 과제는 증가되는 성적, 공격적 충동에 적응하고 조절 능력을 획득하는 것이다. 이 시기에 청소년은 호르몬 변화에 따르는 감정의 불안정이나 우울을 경험하기도 하며, 이를 해결하기 위한 방법으로 오히려 지식화, 이상주의, 금욕주의나 종교에의 귀의를 선택하기도 하고, 반대로 비행, 문란한 성 행동, 쾌락주의에 빠지기도 한다. 정신분석적으로는 부모에 대한 오이디푸스 갈등을 재경험한다고 보는데, 그 결과 부모가 아닌 다른 성인이나 연예인 등을 숭배의 대상으로 삼기도 한다. 중기 청소년기는 14~17세 사이를 의미하는데, 이 시기 청소년의 주된 과제는 부모로부터의 분리와 독립이다. Blos는 이 시기를 2차 분리개별화기라고 칭하기도 하였는데, Mahler의 분리개별화 이론에서 화해기에 나타나는 현상과 같이, 부모에 대한 의존과 독립 사이에서 강한 갈등을 겪으며 점차 독립해 나간다는 의미를 내포한다. 이 시기에 청소년은 학교와 학교 밖에서의 교우관계와 대인관계를 통해, 독립된 개체로서의 사회생활을 처음 경험한다. 비슷한 연령, 관심사를 공유하는 또래관계가 중요해지고, 어딘가에 속한다는 것을 중요하게 여긴다. 때로는 이성관계를 통해 새로운 인간관계를 경험하기도 한다. 17~19세경에 이르는 후기 청소년기의 주된 주제는 자기 정체감(personal identity)이다. 정체감이란 나는 누구이며 어디로 갈 것인가, 미래에 무엇을 하며 살고 싶고, 내게 중요한 것들은 무엇인가, 어떤 것에 강한 느낌을 받고, 나와 친밀한 사람은 누구인가에 대한 느낌과 생각을 확립하는 것이다. 사회적 경험을 통해 청소년은 다양한 가치관, 도덕관, 인생관에 접하고, 갈등, 방황, 통합, 절충의 과정을 거쳐 자기 고유의 주체의식으로 만들어 가기 위한 기반을 마련한다. 자기 정체감의 확립은 청소년기의 궁극적인 과제이며, 성인기로 이행하기 위한 중요한 기초가 된다.

청소년기의 심리학적 과제를 요약하면, 만족스럽고 현실적인 신체상(body image)을 발달시키고, 증가하는 성적, 공격적 욕구를 적절히 조절하고 표현하며, 부모로부터 독립성을 키우고, 가족 이외의 사람들과 만족스러운 관계를 맺고, 사회적 관계 속에서 자신을 돌보고 조절할 수 있는 적절한 능력을 가지며, 나아가 자기 정체성을 확립하는 것이다. 청소년기에는 아동기의 발달을 기반으로 자아의 발달이 일어나며, 성인기 이행을 위한 생물, 심리, 사회적 준비를 확립하는 단계이다. 청소년기는 급격한 신체적, 정서적, 심리적, 사회적 변화의 시기로, 질풍노도 또는 격동의 시기라고 칭하기도 한다. 변화가 많은 만큼 스트레스에도 취약하며, 모든 정신질환의 가장 흔한 발병 시점이기도 하다. 어떤 청소년들은 적응장애, 자살 시도, 문란한 성 행동, 혼전 임신, 난폭 운전, 폭력, 음주, 흡연, 약물 남용 같은 위험 행동(risk-taking behavior)를 하기도 한다. 이는 공포를 극복하기 위한 방어로서의 역공포(counterphobic dynamics), 부적절감에 대한 공포, 성적 정체성의 탐색과 확립 시도, 친구들의 압력 등 집단 정신역동, 전능감의 환상 등에 기인한다고 생각하며, 유전적 요인이 작용하기도 한다. 이러한 일탈행동이나 심한 감정 변화를 청소년기 격동(adolescent turmoil)이라고 한다. 한때는 이를 정상적인 반응이라고 생각하였으나 최근 연구 결과에 의하면 약 80%의 청소년은 심한 곤란을 겪지 않고 청소년기를 보내며, 가족과 또래와 잘 지내고, 스스로의 사회적, 문화적 가치에 대해 만족한다고 한다. 따라서 청소년기 격동은 일종의 기능부전(dysfunction)의 표현이며 치료가 필요한 정신과적 증상으로 간주하는 것이 더 합당하다는 의견이 많다.

초기 성인기(early adulthood)

많은 발달이론가들은 청소년기에 자아의 발달이 완료된다고 하였지만, Jung의 분석심리학이나 Erikson의 사회심리이론 등에서는 청소년기 이후에도 인간의 발달은 지속된다고 말한다. 초기 성인기는 대체로 20~40세의 성인기를 일컫는다. 이 시기의 성인은 실제로 부모가 있는 가족으로부터 떠나거나, 심리적으로 부모로부터 분리되어 새로운 관계를 맺고, 그 시기에 적합한 발달 과제를 수행한다. 초기 성인기의 첫 번째 발달 과제는 자기 자신과 타인에 대한, 성인다운 정체감을 갖는 것으로, 이를 3차 개별화라고 한다. 주로 성인기에 학업을 계속하거나, 직업을 갖거나, 파트너와 좀 더 진지한 관계를 맺거나 결혼을 함으로써 새로운 독립적인 역할(role)을 갖게 되는데, 그 과정에서 내가 누구인가, 혹은 어디로 가는가에 대한 질문을 스스로에게 던지고 답하면서 이런 정체성을 더 확고히 하게 된다.

두 번째 과제는 친밀감(intimacy)을 위한 능력을 발달하는 것이다. 성인기 초기에 부모로부터 독립하면서, 어린 시절에 부모로부터 경험한 헌신적인 사랑과 친밀감은 존재하지 않는다는 사실을 알게 되고, 강한 외로움과 함께 친밀감에 대한 강렬하게 느낀다. 정서적으로나 성적으로 매우 가까우면서 안정되게 지속되는 관계를 형성하는 것은 이 시기의 발달에 중요하며, 친밀한 관계를 맺는 데 실패하는 경우 중년기에 고립을 초래하고 자기에게만 몰두하게(self-absorption) 만들 위험이 있다. 배우자와 맺는 관계뿐 아니라, 성인기의 우정(adult friendship) 역시 친밀감과 신뢰에 대한 정서적 욕구 충족에 중요하며, 발달 과제를 공유하고 공감을 나누는 우정관계를 맺는 것 역시 초기 성인기 과제 가운데 하나이다.

초기 성인기의 세 번째 발달 과제는 생물학적으로나 심리적으로 부모가 되는 것(parenthood)이다. 부모가 되는 것은 새로운 정체성을 갖게 되는 것이며, 양육을 위한 현실적인 문제들과 직면하게 되는 것이다. 부모가 되는 것은 양육을 둘러싼 부부의 역할 분담에 대한 타협과 배려를 요하는 일이기도 하다. 양육의 과정은, 부모 스스로가 어린시절부터 경험해온 바와 같이, 자녀를 점차 독립하게 하고 자신의 품에서 떠나게 만드는 과정으로, 부모에게는 자녀의 독립에서 기인하는 분리불안(separation anxiety)을 다루고 극복해야 하는 과제가 있다. 아이를 양육하면서 부모는 자신이 어린 시절에 겪었던 갈등을 내적으로 재경험하기도 하는데, 자녀가 장애나 만성 질환을 앓게 되면 이런 문제가 더 심각해 질 수 있다. 이 시기에 자신의 부모는 중년기를 거쳐 노년기에 들어서게 되는데, 이들과 상호 보완적이고 동등한 관계를 맺고 함께 발달해 나가는 것 역시 초기 성인기 자녀의 과제가 된다.

초기 성인기는 학업과 놀이로부터 일과 직업으로 이행하는 시기로, 적절한 직업 정체성(work identity)을 갖는 것도 중요한 과제이다. 어떤 시기에 어떤 일을 선택하는가, 그 일이 자신의 정체성과 잘 맞는가, 일에 적합한 성실성과 자기조절 능력을 갖고 있는가에 따라 정체성의 형태와 만족감은 달라지게 된다. 일에서 어떤 만족을 얻는가에 따라 좌절의 원천이 되기도 하고, 자긍심이 높아지는 계기가 되기도 한다. 그 외에도 건강한 여가와 놀이를 즐김으로써 일과 삶의 균형을 찾는 것, 시간을 잘 조정해서 사용하는 것 등이 초기 성인기의 과제가 된다.

중년기(중기 성인기, middle adulthood)

중년기는 40~65세의 시기로 사회적으로 더욱 원숙해지며 리더로서의 역할이 무거워지고 사회의 모든 종류의 활동에서 중추적 역할을 하게 됨으로써 흔히 인생의 황금기라고 불린다. 아동기의 잠복기(학령기)와 유사하지만 더 길다. 노화가 시작되는 신체적 변화나 정서적, 심리적 변화가 일어나지만 청소년기처럼 급격하지 않고, 스스로 변화를 잘 인지하지 못할 정도로 서서히 일어난다. 생물학적, 생리학적 기능의 점차 쇠퇴하는 현상을 갱년기(climacterium)라고 하는데, 남녀 모두에서 40대 후반~50대 초반에 시작된다. 여성에서는 폐경 및 이에 따르는 생리-심리학적 변화를 경험하게 되고, 남성은 여성만큼 그 변화가 분명하지는 않지만 성적인 기능의 저하와 함께 전반적인 체력과 에너지의 감퇴를 경험한다. 이 시기에 성격적, 신체적 건강과 정서적 성숙, 일에 있어서의 자신감과 능력, 배우자, 자녀, 부모, 친구, 동료들과의 만족스러운 관계가 이 시기의 만족감과 안녕감에 중요한 영향을 준다.

Robert Butler는 중년기에 주로 겪는 주제들을 정리하였는데, 이는 결혼이나 가족 상태, 성별, 경제적 상태 등과 무관하게 누구나 마주치게 되는 이슈라고 하였다. 첫째는 인생의 전성기(prime of life) 주제인데, 긍정적인 측면은 이 시기에 갖고 있는 힘과 능력, 성숙함, 생산성을 책임감 있게 사용하는 것이고, 부정적인 면은 승자-패자의 단순논리로 인생을 파악하며 지나친 경쟁심을 갖는 것이다. 둘째는 소위 '재고조사(stock taking)'로 명명되는, 남은 인생에 무엇을 할 것인가에 대한 이슈이다. 긍정적인 발달은 가능성과 대안을 살피는 것이고, 헌신하는 대상을 재구조화하며 방향 설정을 새로이 하는 것이며, 부정적 발달은 이미 모든 것이 종료되었다고 믿고 체념하는 것, 운명론 등의 태도이다. 세 번째 주제는 충실함과 헌신이다. 긍정적 측면은 자신과 타인, 직업과 일, 사회, 자녀로서의 성숙함에 충실한 것이며, 부정적 측면은 위선이나 자기기만에 빠지는 것이다. 네 번째 주제는 성장과 죽음의 이슈로, "젊음과 다시 젊어지는 환상"의 이슈라고도 하는데, 긍정적 발달은 시간과 신체의 노화를 자연스러운 변화로 받아들이는 것이고, 부정적 발달은 젊음을 유지하기 위해 과도하게 애쓰거나 문란한 생활을 하는 것, 젊은 세대를 질투하는 것, 젊은 시절을 지나치게 그리워하는 것 등이다. 넷째는 의사소통과 사회화의 주제로, 긍정적인 발달은 이해심, 지속성, 좀 더 큰 사회적 관계망을 만드는 것, 관계와 장소, 사고 등에 있어서 뿌리와 근본이 있는 것 등으로 나타나고, 부정적 발달은 반복성, 지루함, 참을성 없음, 고립, 지나친 보수주의, 혼란과 완고함 등으로 드러난다.

중년의 전환기(midlife transition)는 중기 성인기로 이행하면서 점차 삶에는 끝이 있고, 마지막 단계가 다가오고 있다는 것을 인지하면서 심리적으로 겪는 혼란이다. 이는 거의 모든 사람들이 경험하는 과정이며, 대부분 인생의 중요한 변화를 유보하고 현재의 상태를 유지하고자 하는 결정을 내림으로써 이 시기를 받아들이는 경향이 있다. 한편 중년의 위기(midlife crisis)는 내적인 불안, 초조를 포함한 지속적인 정서적 혼란을 동반하며, 이어서 충동적인 결정이나 행동화를 가져오는 상태를 의미한다. 중년의 위기를 겪는 사람들은 결혼 상태나 일에 중요한 변화를 도모하여 가족을 떠나거나, 이혼하거나, 새로운 성적 파트너를 만들거나, 일을 그만두기도 한다. 빈 둥지 증후군(empty nest syndrome)은 중년기에 일어나는 현상 중 하나로, 가장 어린 자녀가 부모를 떠났을 때 나타나는 우울증을 일컫는 말이며, 남녀 모두에서 나타난다. 대부분의 부모들은 가장 어린 자녀가 독립할 때 스트레스를 느끼기보다는 안심하고 편안해 하지만, 자녀 양육을 대신할 만한 다른 활동이 별로 없을 때, 아이들을 돌보는 것을 평생 가장 중요한 일로 여겨 온 어머니에게 더 흔하며, 단지 아이들을 위해 결혼생활을 유지해 온, 별로 관계가 좋지 않은 부부에서 우울증이 나타날 수 있다.

노년기(old age)

65세 이상을 노년기라 한다. 노화과정은 신체의 모든 계(system)의 기능이 점진적으로 감소함이 특징이나, 노령이 꼭 지적, 신체적 허약함과 연관되는 것은 아니며 대부분의 노인들은 상당한 수준의 인지적, 신체적 능력을 유지하고 있다. 노화는 자연스러운 현상으로 체력이 점차 저하되면서 급성이나 만성 신체질환에 걸릴 가능성이 많아지고 사고력, 기억력, 새로운 것을 학습하는 능력이 저하된다. 퇴직, 은퇴, 사회적 고립, 가족과의 사별, 수입의 감소가 불안을 야기할 수도 있다. 은퇴를 하게 되면 자신이 쓸모없는 사람이라고 자책하거나 자기비하를 하기도 하며, 사회적 단절과 자존심의 저하를 야기하므로 노인에게 심각한 타격을 줄 수 있다. 노년기의 발달 과제는, 건강한 신체상과 신체적 통합성(integrity)을 유지하는 것, 살아온 생애를 돌아보는 것, 성적인 관심과 활동을 유지하는 것, 사랑하는 사람들의 죽음을 내적으로 다루는 것, 은퇴를 받아들이고 이후의 계획을 세워 수행하는 것, 불가피한 신체 기능의 저하와 상실을 받아들이는 것, 소유와 재산에 대한 집착을 거두는 것, 자녀 및 손자, 손녀와의 관계가 변화되는 것을 수용하는 것 등이다.

노년기에는 상실에 대한 애도반응으로 정신건강의 문제가 생기는 경우가 많다. 직업의 상실, 배우자의 상실, 친구의 상실, 사회적 지위의 상실, 경제력의 상실, 신체기능의 상실 등 온갖 상실의 문제가 노인들로 하여금 소외감, 우울감, 불안감 등을 야기시킬 수 있다. 노인은 이러한 상실을 견디고자 많은 힘을 쏟으나 노년기의 심리적 취약성으로 인하여 최근 노인의 자살률이 높아지고 있다. 노년기에 죽음 문제는 필수적으로 만나게 되는 문제이며 이에 대해 Kübler Ross는 죽음을 맞이하는 심리적 5단계에 대하여 설명하였다. 이는 부정(denial), 분노(anger), 타협(bargaining), 우울(depression), 수용(acceptance) 등의 과정이며 결국 모든 사람은 죽음의 불가피성을 받아들여야 한다. 노년기에 결국 자신의 삶을 뒤돌아보고 죽음을 준비하여 자신의 삶의 통합성(integration)을 성취하는 단계로서, 자신의 삶에 대해 후회와 실망만이 있다면 절망(despair)에 빠지게 될 위험이 있다.

정신사회적 발달이론

인지이론(cognitive theory)

Piaget는 인지 발달에 대한 광범위한 이론적 체계를 수립하였는데, 특히 소아의 인지 발달은 능동적으로 외부 세계와의 상호작용을 통해 생각하고 지식을 얻으면서 이루어진다고 하였다. 영아는 자극을 받아들이고 반응을 하면서 외부의 사물을 인지하는데, 사물을 이해하는 지각의 틀을 도식(schema)이라 한다. 영아는 점차 외부 세계와 상호작용이 늘어나면서 기존의 도식을 변화시키고 새롭고 더욱 복잡한 도식을 만들어 나가며 적응(adaptation)을 하게 된다. 영아가 새로운 자극에 반응하여 기존의 도식을 가지고 이해하는 것을 동화(assimilation)라고 하고, 기존의 도식으로 이해되지 않을 때 도식을 변화시키는 것을 조절(accommodation)이라고 한다. 영아는 이미 습득한 도식에 맞춰 외부세계를 동화시키려고 하지만, 도식에 맞출 수 없는 상황에서는 조절을 통해 새로운 발달의 과정을 이루게 된다. 이렇듯 동화와 조절이 반복되는 과정을 통하여 새로운 균형(equilibrium)상태를 이루면서 인지체계를 발전시켜 나간다.

인지 발달 단계(cognitive development stages)

Piaget는 소아가 성인의 사고능력에 이르는 데 4가지 주요한 단계가 있다고 하였다. 인지 발달에는 순서가 있고 각각의 단계는 다음 단계를 위한 필수 조건이지만, 다음 단계로 이동하는 속도는 소각자의 타고난 자질과 환경 상황에 따라 달라질 수 있다.

감각운동기(sensorimotor stage, 출생~2세)

영아가 감각적 관찰을 통해 학습하기 시작하고 활동, 탐색, 조작을 통해 운동 기능의 조절 능력을 획득해나간다. Piaget는 이 단계를 6단계로 세분화하였다.

출생 후부터 2개월까지는 빨기, 잡기 등 선천적인 운동 감각 반사를 이용하여 외부 세계에 적응해간다. 2개월부터 5개월까지는 일차순환반응(primary circular reaction) 시기로, 손가락 빨기와 같이 자신의 신체와 감각을 협응시키고, 현실을 주관적으로 인식하여 시야 밖의 자극은 찾지 않는다. 5개월부터 9개월까지는 이차순환반응(secondary circular reaction) 시기로 외부 환경에서 새로운 자극을 찾으며, 환경을 변화시키기 위한 목적 있는 행동을 시작한다. 9개월부터 1세까지는 자신과 떨어져서도 대상이 존재한다는 막연한 개념을 가지게 되어 대상영속성(object permanence)의 예비 징후를 보이고, 까꿍 놀이와 모방 행동이 가능하다. 1세부터 18개월까지는 삼차순환반응(tertiary circular reaction) 시기로 새로운 경험을 찾고 새로운 행동을 한다. 18개월부터 2세까지는 상징적 사고(symbolic thought)를 하게 되어 사건이나 대상의 상징적 대치물을 사용한다. 실제 대상인 사물을 지칭하기 위해서 시각적 이미지 또는 심적 표상(mental representation)을 활용할 수 있다. 사물이 존재하지 않거나 보이지 않아도 사물에 대한 심상(mental image)을 유지할 수 있게 되는데 이러한 대상영속성을 획득하는 것이 감각운동기에서 전조작기로 이행하는 것을 나타내주는 중요한 지표이다.

전조작기(stage of preoperational thought, 2~7세)

이 시기에는 대상이나 사건을 언어, 심상 등의 상징기능으로 표현할 수 있는 기호적 기능(semiotic function)을 갖게 되어 감각운동기보다 광범위하게 상징과 언어를 사용한다. 따라서 그림을 그리고 상징놀이(symbolic play)가 가능하다. 직관적인 사고의 패턴을 보이며, 논리적이거나 연역적 사고는 불가능하다. 다른 환경에 있는 하나의 사물이 같은 것이라는 것을 이해하기 어려워하며, 사물에 대한 이름은 부를 수 있으나 분류하지는 못한다. 선악의 의미를 알더라도 도덕적 딜레마를 이해하지 못해서 고의로 1개의 접시를 깬 것보다 실수로 10개의 접시를 깬 것이 더 나쁘다고 생각한다. 정의에 대한 개념이 있어 나쁜 행동을 하면 벌을 받는 것을 당연하다고 생각한다. 현상학적 결과론(phenomenalistic causality)이라 불리는 마술적 사고를 하므로, 상관없는 두 가지가 동시에 일어나면 연관이 있다고 생각한다. 또한 물활론적 사고(animistic thinking)를 하게 되므로 사건이나 사물을 살아있는 대상처럼 대하며 감정이나 느낌, 의도가 있다고 생각한다. 이 시기는 자기중심적(egocentric)이어서 자기가 세상의 중심이라고 생각하므로 다른 사람의 입장을 이해하지 못한다.

구체적 조작기(stage of concrete operations, 7~12세)

대상이나 사건을 현실에서 인식하는 대로 이해하는 시기이다. 조작적 사고가 가능해지고 외부 정보에 주의를 더 기울일 수 있게 되면서 다른 사람의 관점에서 사물을 볼 수 있게 된다.

제한적이지만 논리적 사고가 가능해지며 삼단 논법 추리를 한다. 사물을 나열하고 순서화하거나 같은 특징에 따라 사물을 분류할 수 있다. 규칙을 따를 수 있게 되며 스스로를 조절할 수 있고 도덕과 가치의 개념이 생긴다.

보존(conservation), 즉 대상의 모양이 바뀌더라도 대상의 특성이 유지되고 보존된다는 것을 인식하는 능력이 생긴다. 예를 들어, 찰흙으로 만든 공을 굴려서 길고 가느다란 소시지 모양으로 만들더라도 각각은 같은 양의 찰흙이라는 것을 아는 것이다. 가역성(reversibility)의 개념을 이해하게 되는데 이는, 한 가지가 다른 형태가 될 수도 있고 원래의 모습으로 돌아갈 수도 있다는 것(물과 얼음)을 의미한다. 소아가 전조작기에 머물러 있다는 것을 아는 가장 중요한 지표는 보존과 가역성의 개념을 획득하지 못한 것이다. 소아가 양(물질, 길이, 수, 액체, 면적)의 개념을 이해하는 것도 이 시기의 중요한 인지 발달이다

형식적 조작기(stage of formal operations, 12세에서 후기 청소년기)

논리적이고 체계적이며 상징적인 방법으로 사고를 하며, 추상적 사고와 연역적 추리가 가능해진다. 또한 순열, 조합, 확률을 다룰 수 있다. 언어 사용은 정교해지고 철학, 종교, 윤리, 정치에 관심을 가진다. 연역적 사고가 가능해지므로, 가설을 세우고 귀납 검증을 통해 증명할 수 있다. 모든 청소년이 같은 시기에, 같은 정도의 단계에 다다르는 것은 아니며 개인의 능력과 경험에 따라 달라진다.

애착이론(attachment theory)

애착과 발달

애착(attachment)이란, 아이와 양육자 사이의 감정적 상태로, 아이가 양육자(주로 엄마)를 찾거나 매달리는 행동으로 나타나며 생후 첫 달에 시작된다. 애착 이론은 Bowlby가 창시하였으며 그는 엄마와 유아와의 애착이 인간관계를 맺는데 있어 필수적이고 향후 발달 및 성격 형성에 중요하다고 하였다. 유아는 주로 한 사람과 애착을 맺으며, 이는 서서히 발달하는데, 이러한 과정은 엄마와 유아와의 상호작용에 의해 촉진되며 단순히 함께 있는 시간의 양보다는 둘 사이의 의미 있는 활동이 더 중요하다. 유대(bonding)란 종종 애착과 비슷하게 쓰이나 두 가지는 다른 현상이다. 유대는 아이에 대한 엄마의 감정으로, 피부 접촉, 목소리, 눈 맞춤 등에 의해 일어난다. 아이가 태어나자마자 바로 피부를 접촉하는 것은 더 강한 유대감을 형성하고 더 집중적인 양육을 가능하게 하므로 출생 직후의 피부 접촉이 중요하다. Bowlby는 애착 행동의 기초로 다윈의 진화론을 주장하였다. 동물행동학 연구는 인간이 아닌 동물에게도 본능적인 애착 행동이 존재한다는 것을 보여준다. 각인(imprinting)은 타고난 애착체계로, 동물이 태어나자마자 몇 시간 동안 엄마에게 달라붙는 행동을 말하며 이는 인간의 행동과 비슷하나 인간의 애착 행동은 수년 동안 이루어진다는 점에서 차이가 있다. Harry Harlow의 원숭이 실험은 애착이론을 증명해주었는데 태어나자마자 엄마로부터 떨어져 고립되었던 원숭이는 위축되고 동료와 어울리지 못하고, 짝짓기를 하지도, 새끼를 돌보지도 못했다.

Mary Ainsworth는 발달 심리학자로 Bowlby의 이론을 발달시켰는데, 애착 시기 동안 엄마와 아이의 상호작용이 아이의 현재와 미래의 행동에 중요한 영향을 미친다고 하였다. 우는 아이를 안아주는 것과 같이 엄마가 아이의 신호에 더 민감하게 반응하고 밀접한 신체 접촉을 할수록 아이의 자립심이 더 발달된다고 하였다. 이렇듯 애착은 불안을 감소시키는데, 환경을 탐색하기 위해 아이가 애착 대상으로부터 떨어질 수 있는 것을 안전 기지 효과(secure base effect)라 한다. 곰 인형이나 담요[이를 Winnicott은 임시 대상(transitional object)이라 하였음]처럼 생명이 없는 물체도 안전기지가 될 수 있다.

애착 발달 단계

제1단계: 전애착 단계(preattachment stage, 0~3개월)

아이는 사람을 쳐다보기도 하고 목소리에 따라 움직이는 등 반응을 보이기 시작하는데, 비선택적으로 엄마 이외의 다른 사람에게도 같은 반응을 보인다.

제2단계: 애착 형성 단계 (attachment-in-the-making stage, 3~6개월)

아이는 주변의 한 명 혹은 더 많은 사람에게 애착하기 시작하면서 옹알이를 하고 피부 접촉을 하려고 한다. 6개월이 되면 낯익은 사람에게 미소를 띠는 사회적 미소(social smile)를 나타낸다.

제3단계: 명백한 애착 단계(clear-cut attachment, 6~24개월)

특정한 애착 대상인 엄마나 양육자와 떨어지면 아이는 울거나 괴로워하고 엄마가 다시 돌아오면 울음을 멈춘다. 8개월경이 되면 타인과 엄마를 구분할 수 있는데, 이때 타인에게 보이는 불안 반응을 낯가림(stranger anxiety)이라고 한다. 엄마와 분리되면 분리불안(separation anxiety)으로 인해 울거나 짜증을 보이는데 이러한 분리불안은 10개월에서 18개월의 소아에서 가장 흔하고 만 3세 후반에 대개 사라진다.

제4단계: 목표가 수정된 동반자 관계
(goal-corrected partnership, 24개월 이후)

엄마를 독립된 사람으로 인식하면서 엄마의 모습이 안보여도 불안을 나타내지 않으며 엄마와 협력하는 복잡한 관계가 발달한다.

불안정 애착(insecure attachment)

Mary Ainsworth는 불안정 애착의 세가지 형태를 기술하였다. 첫째로, 불안정-회피적(insecure-avoidant) 애착은 무뚝뚝하고 공격적인 양육을 경험했을 때 나타난다. 사람과 가까운 접촉을 피하고, 위협을 느꼈을 때 양육자에게 다가가기보다는 근처를 배회한다. 둘째로, 불안정-양가적(insecure-ambivalent) 애착을 가진 소아는 위험이 없음에도 탐색적 놀이를 하지 못하고 비일관적인 부모에게 매달린다. 셋째로, 불안정-와해형(insecure-disorganized) 애착을 가진 소아는 어렸을 적 학대를 받고 감정이 결여된 부모 밑에서 자란 경우가 많은데 위협이 있을 때 기괴한 행동을 나타낸다. 이는 불안정 애착의 가장 심각한 형태이며 심각한 성격 장애와 해리현상의 전조일 수 있다.

애착장애(attachment problem)

애착장애는 모성 박탈, 엄마나 양육자로부터의 돌봄이나 상호작용의 부재의 결과로 나타나는 현상이다. 부정적인 애착 경험은 성장실패(failure-to-thrive syndromes), 분리불안장애, 회피성 성격장애, 우울장애, 학습 문제, 경계선 지능 등과 관련이 있는 경우가 많다. 엄마가 정신 질환이 있거나, 아이가 오랫동안 보호시설에서 자랐거나, 일차 애착 대상이 사망해서 엄마의 양육에 결손이 생기면 아이는 정서적 손상을 입는다.

Bowlby는 3개월 이상 엄마와 떨어져 있는 아이의 행동 패턴의 단계를 기술하였다. 첫 단계는 울고, 소리지르고, 찾아다니면서 분리에 대해 저항(protest)하고, 두 번째 단계는 엄마가 다시 돌아올 것이라는 희망을 잃고 절망(despair)하며, 세 번째 단계는 엄마로부터 자신을 정서적으로 분리(detachment)시킨다. 이 과정에 엄마에 대한 양가감정이 동반되어서 아이는 엄마를 원하면서도 엄마가 가버린 것에 대해 화가 나 있다. 엄마가 다시 돌아와도 무관심한 태도로 반응하는데, 엄마를 잊은 것이 아니라 엄마가 가버렸다는 것에 화가 나고 또 다시 떠날까 봐 두려워한다.

의존우울증(anaclitic depression)은 정상적 애착을 형성한 아이가 갑자기 엄마와 분리되어서 시설이나 병원에 있게 되었을 때 보이는 반응이다. 아이는 우울해지고, 위축되고, 반응에 둔감하고, 신체 질환에 취약해지게 되나 엄마가 돌아오거나 대리모가 생기면 회복된다.

말러의 분리개별화 이론

여성분석가 마가렛 말러(Mahler)는 유아가 부모로부터 분리되어 자율성을 가진 독립적 개체로서 성장하게 되는 과정을 분리개별화 과정(separation-individuation process)이라고 하였다. 유아는 엄마에게 의존적인 관계를 유지해오다가 이러한 분리개별화 과정을 통해 엄마가 실제로 자기 옆에 없어도 자신이 필요로 할 때에는 돌아와서 자신을 돌봐줄 것이라는 믿음을 갖게 되는데, 이를 대상항상성(object constancy)이라고 하며, 이는 3세 후반에 완성된다. 대상항상성을 갖게 되면 유아는 부모로부터 떨어져 혼자서 행동을 할 수 있게 되는 데, 이러한 과정을 말러는 진정한 의미의 '심리적 탄생(psychological birth)'이라고 하였다.

자폐기(normal autism, 0~2개월)

자아의 미분화 시기로 외부 자극에 잘 반응하지 않는 단계이다.

공생기(normal symbiosis, 2~6개월)

유아는 자기와 대상을 거의 구별하지 못하며 엄마와 공생관계를 보이는 단계이다.

분리개별화기(separation-individuation, 6~36개월)

엄마와 분리되어 자기와 대상을 별개의 존재로 인식하며 심리적으로 독립해 나가는 과정이다.

1단계: 분화기(differentiation, 6~9개월)

유아는 세상에 대한 관심을 많이 보이면서 공생관계에서 벗어나는 과정을 시작하는 단계이다.

2단계: 연습기(practicing, 9~15개월)

걸음마 단계로 신체적인 분리를 경험하면서 그 기분에 빠져서 고양된 기분 상태를 느끼게 된다.

3단계: 재접근/화해기(rapproachment, 15~24개월)

엄마와의 공생관계에 머무르고 싶은 소망과 분리되어 자율성을 얻고자 하는 소망 사이에서 갈등을 겪게 되며 이러한 심리적 위기를 해결하는 시기이다.

4단계: 개체성 공고화기(consolidation, 24~36개월)

대상항상성을 획득하면서 엄마가 보이지 않더라도 엄마에 대한 믿음을 가지고 위안을 얻을 수 있게 된다.

학습이론(learning theory)

학습(learning)이란 반복되는 연습으로 행동이 변화하는 것을 의미한다. 인간의 행동은 외부 환경과의 관계 속에서 강화 혹은 소거되면서 변화의 과정을 겪게 된다. 인간의 많은 행동은 학습으로 얻어지며, 학습이론은 치료의 효과에도 영향을 미칠 수 있다.

고전적 조건화 이론(classic conditioning theory)

Pavlov는 생리학자로 소화기관 연구를 위해 개를 가지고 위액분비 실험을 하던 중 개가 고기를 입 안에 넣었을 때에도 침을 흘리지만, 고기를 보거나 냄새를 맡지도 않았는데 고기를 주러 오는 발소리나 종소리만으로도 침을 흘리는 것을 발견하였다.

실험 전에 고기는 무조건자극(unconditioned stimulus), 침을 흘리는 반응은 무조건반응(unconditioned response), 종소리는 중립자극(neutral stimulus)이다. 개에게 고기를 주기 전에 종소리를 들려주는 것을 반복하면 개는 종소리만 듣고도 침을 흘리게 되는데, 이처럼 중립자극이었던 종소리를 무조건자극인 고기와 반복해서 연합시키면, 중립자극이 조건화(conditioned)되어 반응을 일으키는 조건자극(conditioned stimulus)이 된다. 이후 조건자극이 된 종소리에 대한 반응으로 침을 흘리는 것을 조건반응(conditioned response)이라고 한다.

조건반응은 특정한 환경에서 특정한 자극에 의해 일어나는 것으로, 자율신경계에 의한 반응을 설명할 때 가장 많이 적용된다. 조건자극과 무조건자극 사이의 시간 간격이 중요하며, 최적의 학습이 일어나기 위한 시간 간격은 1초부터 수 초까지 다양하다.

무조건자극 없이 조건자극만 반복하면 조건반응이 점차 줄어들어서 결국 없어지게 되는데 이를 소거(extinction)라고 한다. 소거에 의해 조건반응이 완전히 없어지지는 않아서 휴식을 시킨 후 다시 조건자극을 주면 처음보다 약하지만 조건반응이 다시 일어난다.

Watson은 인간 행동에 고전적 조건화 이론을 적용한 실험을 했다. 11개월 남아 알버트는 흰 쥐를 보고 무서워하지 않았는데, 흰 쥐를 보여주면서 큰 소리를 반복적으로 들려 준 후에는 큰 소리가 없어도 흰 쥐를 보고 무서워하게 되었다. 이렇듯 공포증은 고전적 조건화에 의해 학습된 반응으로 설명할 수 있다. 나중에 알버트는 토끼, 면솜 같이 흰 털이 있는 것에도 두려워하는 반응을 보였는데, 이처럼 원래의 조건자극과 유사한 다른 자극에도 조건 반응을 보이는 것을 자극일반화(stimulus generalization)라고 한다. 이 개념으로 사람이 유사성을 어떻게 학습하는지를 알 수 있다. 변별(discrimination)은 유사한 자극의 차이를 인식하고 이에 반응하는 과정으로 조건자극과 다른 자극에는 조건반응을 나타내지 않는 현상이다. 학습이 일반화와 변별의 균형이라고 생각할 때 두 과정의 어려움이 있다면 사고장애가 발생할 수 있다.

조작적 조건화 이론(operant conditioning theory)

조작적 조건화에서 동물은 능동적이고 보상을 얻기 위한 행동을 한다. 음식, 동의, 칭찬, 좋은 성적과 같이 동물이나 인간의 욕구를 충족시켜주는 반응들이 보상으로 작용한다.

Thorndike는 퍼즐상자를 만들어서 그 안에 있는 굶주린 고양이가 상자 문을 열고 상자 밖의 먹이를 먹는 방법을 어떻게 배우게 되는지를 실험하였다. 고양이는 퍼즐상자 속에서 밖으로 나올 때까지 온갖 행동을 하는데, 이와 같이 여러 시도와 실패를 반복하면서 문제의 해결방법을 학습하는 것을 시행착오학습(trial-and-error learning)이라고 설명했다. 이 과정을 통하여 상자에서 탈출하는 행동은 더 많아지고 불필요한 행동은 점차 줄어드는데, 문제를 해결하는 행동이 강화되고 이러한 경험으로부터 학습이 일어나게 되는 것을 효과의 법칙(law of effect)이라 한다.

Skinner는 스키너 상자 안에 쥐를 넣어서 조작적 조건화에 대해 연구하였다. 배고픈 쥐가 상자 주위를 돌아다니다가 우연히 지렛대를 눌렀을 때 음식이 나오면 지렛대를 누르는 의도적인 행동, 즉 조작적 행동(operant behavior)이 증가하는데 이를 강화(reinforce)라고 한다. 긍정적 강화(positive reinforcement)는 음식, 상, 돈 등 반응에 대한 결과가 반응을 증가시키는 것을 의미한다. 아편, 코카인, 니코틴 등 많은 약물은 긍정적 강화물로 작용한다. 때로는 역효과를 주는 사건이 강화물로 작용하는 경우가 있는데, 어떤 아이들의 경우 꾸중이 일종의 관심으로 작용하여 행동이 강화되기도 한다. 부정적 강화(negative reinforcement)는 부정적인 결과를 사라지게 하는 반응이 증가하는 것으로, 불쾌한 결과를 피할 수 있는 모든 행동은 강화된다. 부정적 강화는 처벌과는 다른 것인데, 처벌은 원하지 않는 행동을 약화시키거나 억제시키기 위한 자극으로 특정 행동의 강화 여부와는 상관이 없다. 지속적 강화(continuous reinforcement)는 모든 반응에 대해 강화를 주는 것으로, 특정 행동 패턴을 가장 빨리 획득할 수 있어서 처음에 반응을 유발하기 위해 많이 사용된다. 하지만 소거의 영향을 받기 쉬워서 행동을 유지하는 데는 효과가 떨어진다. 간헐적 강화(partial reinforcement)는 행동을 통제하기 위해 정해진 계획에 따라 강화물이 제공되기 때문에 행동을 유지하는 데 효과적이다. 우연적 강화(adventitious reinforcement)는 반응과 강화가 우연히 연합되어서 강화되는 반응으로 임상적으로는 공포증에 대한 하나의 설명으로 의의가 있다.

성격과 정신병리

성격은 환경에 적응하는 개인의 고유한 역동적 구조를 말한다. 이 구조물은 개인의 몸과 마음은 물론, 타고난 기질과 성장과정에서 형성되는 특성을 포함한다. 기질과 특성은 출생 후 주변 인물 및 환경과의 상호작용에 의해 발달한다.

인간의 정신과 성격의 존재를 탐구하고 이론으로 정립하는 데 가장 중요한 역할을 한 인물 중 한 사람이 바로 지그문트 프로이트(Sigmund Freud, 1856~1939)이다. 그는 초기 연구에서 아동기의 경험이 성인기 행동에 영향을 미친다는 것을 발견하였으며, 계속된 연구를 통해 정신세계가 의식, 전의식, 무의식 영역으로 구성되며, 이드, 자아, 초자아 성분이 각 영역을 연결한다고 주장하였다. 마음을 구성하는 영역과 성분은 각 개인별로 독특한 성질을 띠게 되고, 이는 성격발달로 이어진다. 그는 자신의 연구를 정신분석(psychoanalysis)이라고 명명하였다. 지그문트 프로이트의 정신분석에 이어 안나 프로이트(Anna Freud)의 자아심리학, 에릭 에릭슨(Erik Erikson)의 정신사회 발달 이론, 마가렛 말러(Margaret Mahler)의 분리개별화 이론, 장 피아제의 인지발달 이론, 존 보울비의 애착 이론 등 다양한 성격 발달 이론이 발표되었다. 최근에는 피터 포나기(Peter Fonagy)의 정신화(mentalization) 이론으로 이어지고 있다. 본 장에서는 여전히 논란의 대상이 되기도 하지만 오늘날 성격발달 이론의 토대가 된 정신분석의 발달과정 및 정신 성 발달 이론을 소개하고, 주요 발달이론을 검토하였다.

프로이트(정신분석의 탄생과 성격발달이론)

정신분석의 역사는 지그문트 프로이트의 연구 내용과 궤적을 함께 하므로, 정신분석에 근거한 성격발달이론의 발전을 설명하기에 앞서 프로이트의 삶을 간단히 소개한다.

지그문트 프로이트와 정신분석

1881년 비엔나 의과대학을 졸업한 프로이트는 지도교수인 테오도르 메이너트(Theodor Meynert)의 연구실에서 정신질환의 신경학적 원인을 찾는 연구에 참여하였다. 1885년 국가에서 제공하는 연수 기회를 얻어 프랑스 살뻬뜨리에르(Salpêtrière) 병원의 장마틴 샤르코(Jean-Martin Charcot) 교수에게서 최면을 배운다. 그 곳에서 암시나 최면에 의해 환자들이 마비나 경련발작 같은 신체증상을 일으킬 수 있다는 것을 배웠고, 일부 환자들은 결정적인 성적 문제를 가지고 있다는 사실을 알게 되었다. 당시 샤르코나 그의 제자들은 히스테리 증상을 신경계 이상으로 인한 내적 취약성에 의해 통합기능이 상실된 결과로 해석하였다. 연수를 마치고 비엔나로 돌아온 프로이트는 신경과 의사로 개업하여 다양한 신경질환자를 치료하였고, 오늘날 노이로제라고 생각되는 환자들에게 최면치료를 시행하였다. 당시 대학교 선배였던 조셉 브로이어(Joseph Breuer)가 치료한 Anna O라는 여자 환자의 경과를 선배와 함께 〈히스테리아 연구(Studies on hysteria, 1895)〉라고 보고하였다. 이때 프로이트는 일종의 정신적 방어기제인 해리현상에 대해 생각하게 되었고, 이러한 현상은 정상인에게서도 나타난다는 사실을 알게 되었다. 즉, 정신적 증상이란 정상적으로 해소될 수 없는 많은 양의 정서적 에너지에 의해 야기된다고 생각했다. 치료란 이를 의식으로 기억해내고 해소하는 '카타르시스(catharsis)'에 의해 이루어진다고 보았다. 프로이트는 개업의로서 히스테리, 강박증, 공포증, 정신증 환자는 물론 신경계 질환자도 치료하였고, 그 과정에서 유아기의 성적 유혹으로 기인하는 충격적 사건이 발병 원인으로 매우 중요하다고 생각하였다. 실제 충격이나 사건 이외에 특정한 성적 불만이나 잘못된 성적 활동(예: 성교 중단, 금욕, 자위)에 의해서도 정신증상이 발생한다고 주장하였다. 따라서 초창기 프로이트 이론은 '정서-외상 이론(affect-trauma theory)'으로 불리기도 한다. 이러한 유아기의 성적 충격이 원인인 경우를 '실제 신경증(actual neurosis)'으로 보았고, 히스테리나 강박증과 차별화하였다. 그러나 노이로제의 원인을 성적인 것에서 찾게 되면서 초기 공동 연구자였던 브로이어와는 결별한다. 당시 정신분석 이론은 과학적 및 철학적 사상에 많은 영향을 받았다. 즉, 찰스 다윈(Charles Darwin)의 진화론에 의해 인과론, 결정론, 적응이론 등을 발달시켰고, 의과대학 시절 스승이었던 에른스트 브뤼케(Ernst Brücke)를 통해 헬름홀츠(Helmholtz) 학파의 영향을 받아 '항상성 원칙(the principle of constancy)'을 고안하였다.

1900년 〈꿈의 해석(The interpretation of dream)〉 및 1905

년 〈성성 이론에 대한 세 편의 논문(Three essays on the theory of sexuality)〉 출간을 통해 인간의 정신세계를 의식의 접근 가능성에 입각하여 의식, 전의식, 무의식으로 구분함으로써, 인간의 의식계에서 인식하지 못하는 보다 심층적인 잠재의식의 세계가 존재한다고 주장하였다. 즉, 모든 인간의 행동에 영향을 미치는 우리가 알지 못하는 심층적인 심리세계가 각자의 내면에 존재한다는 점을 강조함으로써 인간정신에 대한 '지형 이론(topographic theory)'을 전개하였다. '지형 이론'은 인간의 정신을 물리적 및 정량적으로 설명함으로써 인간을 이해하는 데 있어서 갈릴레오의 지동설에 버금가는 엄청난 변화를 불러왔다. 프로이트 자신도 '지형 이론'을 구축하였던 1897년부터 1923년 사이에 가장 활발하게 자신의 연구 및 저술 활동을 전개하였으며, 실제로 그의 저술 활동의 약 65%가 이 시기에 이루어졌다. 이 시기에 많은 이론이 소개되고 발전하였고, 일부는 사장되기도 하였다.

인간의 마음상태를 빙산에 비유한다면 '의식계(the conscious)'는 수면 위에 드러나 보이는 가장 표층을 이루는 마음상태라고 할 수 있다. 즉, 언어 및 사고나 행동을 통해서 알 수 있는 주관적인 경험세계를 의미하며, 각자의 내면 또는 외부에서 오는 자극들을 지각하는 부분을 말한다. '전의식계(the preconscious)'는 의식하고 있지는 않지만 상당한 노력으로 주의집중을 하게 되면 의식될 수 있는 내용들로 이루어져 있다. 전의식은 의식과 무의식 사이에서 중간 관리자 노릇을 하는 부분으로 의식에서 용납될 수 없는 무의식의 내용들을 적절히 변형시켜 의식이 받아들일 수 있도록 살피는 역할을 한다. '무의식계(the unconscious)'는 인간 정신의 가장 심층 내부에 숨어 있는 부분으로 의식될 수 없는 내용들로 이루어져 있다. 그러나 이처럼 의식될 수 없는 무의식의 강한 충동들은 항상 의식 밖으로 나오려 하기 때문에 다양한 방어적 조치가 요구되게 마련이며 그로 인하여 긴장 및 불안, 갈등이 파생되기 쉽다.

프로이트는 의식과 무의식의 특징적인 차이를 다음과 같이 설명하였다. 즉, 무의식은 '1차과정 사고(primary process thinking)'의 지배를 받는 반면에, 의식은 '2차과정 사고(secondary process thinking)'의 지배를 받는다고 하였다. 본능적 욕구와의 관계에서 볼 때, 무의식은 '쾌락원칙(pleasure principle)'에 따르지만, 의식은 '현실원칙(reality principle)'을 따르는 점이 다르다고 하였다. 따라서 무의식세계는 외부현실을 고려하는 법이 없으며, 시공간의 차원을 뛰어넘는 특정을 보인다. 무의식은 쉬지 않고 욕구 충족을 위한 시도를 계속하면서 의식을 압박하며 비논리적, 비합리적, 비현실적 환상과 충동들로 채워져 있다. 따라서 전의식은 의식을 보호하기 위하여 이러한 무의식적 충동들을 억압하고자 한다. 프로이트는 무의식의 영향을 단적으로 보여주는 예가 바로 꿈이라는 사실을 자신의 임상 경험에 입각하여 증명해 보이고자 하였다. 꿈을 통하여 드러나는 본능적 욕구나 소망 충족은 현실에서는 받아들일 수 없는 내용이 대부분이다. 꿈의 3요소를 발현몽(manifest dream), 잠재몽(latent dream), 꿈 작업(dream work)으로 구분하였다. 발현몽이란 잠에서 깨어난 후 우리가 기억하는 꿈 내용이며, 잠재몽은 본래의 무의식적 소망을 담고 있는 내용으로 의식에서 알지 못한다. 꿈 작업은 압축(condensation), 전치(displacement), 상징화(symbolization), 2차적 정교화(secondary elaboration) 등의 과정을 거친다. 그 이유는 이러한 변형과정을 통하여 각성 시 의식에서 용납될 수 있는 내용으로 기억해야만 자신의 심리적 균형을 유지할 수 있기 때문이다. 예를 들어 보자. 수년간 정신치료를 진행하고 있는 환자가 다른 병원에 가서 다른 정신과 의사에게 위와 대장의 병리를 수술로 제거하고 병이 나아서 유모차를 타고 집으로 가는 꿈을 보고하였다. 이 꿈에 대한 꿈 작업에서 압축은 여러 이미지를 하나의 이미지로 모은 것이므로, 위장관 수술은 현재 자신의 정신병리, 치료가 장기화되는 것에 대한 불만 내지는 완치되고 싶은 소망, 치료자에 대한 불만 등을 포함하는 것으로 볼 수 있다. 정신치료가 수술 장면으로 바뀐 것은 전치로 볼 수도 있다. 진료과목이나 진료 대상은 다르지만 현재 치료자가 아닌 다른 정신과 의사에게 수술 받는 내용은 정신치료라는 의미를 감추기 위한 상징화라고 볼 수 있다. 2차적 정교화는 잠재몽의 내재된 의미가 노출되는 것을 방지하기 위하여 꿈 내용을 다양하게 만들고 세밀한 부분 묘사 등을 통해 개정 및 보완하는 작업이다.

초기 지형이론에서 최초로 무의식세계의 존재를 규명한 프로이트는 후기로 갈수록 복잡한 인간 정신의 구조를 지형이론으로만 설명하기에는 부족하다는 점을 실감하고 이를 수정, 보완하기 위해서 연구를 계속하였다. 그 결과 〈자아와 이드(The ego and the id, 1923)〉, 〈방해, 증상, 불안(Inhibitions, symptoms and anxiety, 1926)〉의 출간을 통해 이드, 자아, 초자아 개념을 도입하여 '구조 이론(structural theory)'을 탄생시켰다. 처벌받기를 원하는 무의식적 욕구는 쾌락원칙에 위배되는 것이며, 손쉽게 의식될 수 없다는 점에서 지형이론으로는 설명하기 어렵고 오히려 도덕적 양심에 따른 무의식적 욕구로 이해하기가 더욱 쉽다는 점에서 구조 이론을 내세우게 되었다. 의식 내에 있는 사고의 구조물로 생각했던 자아 개념에 대해 점차 의식에서의 자아 기능에 관심을 가지게 된 것이다.

이드(id)

태어날 때부터 존재하는 원시적 생물학적 충동을 포함한 본능적 욕구들의 집합이다. 무의식의 대부분을 이루는 기능으로 모든 심리적 현상의 에너지 공급원이다. 이드의 내용들은 항상 욕구의 즉각 만족을 원하며 비언어적, 비현실적, 비논리적 특정을 보임으로써 현실과 환상의 구분을 어렵게 한다. 만약 이를 통제하는 기능이 없다면 인류의 문명생활 자체가 위협받을 수 있다. 이드의 충동은 자아의 기능이 약화된 틈을 이용하여 환상이나 증상의 형태로 의식의 표면에 나타날 수가 있지만, 무의식 자체가 드러나는 것은 아니고 변형된 형태로 출현한다. 프로이트는 처음에는 가장 기본적 본능의 유형으로 성본능(sexual drive)과 공격성(aggression)을 말하였지만, 나중에 가서는 삶의 본능(eros)과 죽음의 본능(thanatos)으로 구분하였다. 그러나 오늘날에 와서는 죽음의 본능을 받아들이는 임상가들은 거의 없다고 해도 과언이 아니다. 또한 프로이트 자신은 본능(instinct)이라는 용어보다는 욕동(drive)이라는 용어를 사용하였기 때문에 단순히 생물학적 힘만을 의미하는 것은 아니라고 볼 수 있다.

자아(ego)

자아는 현실원칙에 입각하여 모든 정신현상을 총괄하는 기능으로, 이드의 본능적 충동과 현실 사이에서 갈등하며 타협을 추구한다. 따라서 자아는 현실과의 마찰을 줄이기 위하여 이드 내용을 억압하거나 다양한 방법들을 동원하여 방어하게 마련이며, 이러한 타협에 실패하게 되면 어떤 증상으로 나타나게 된다. 성숙한 성격으로 성장하기 위해서는 자아의 건전한 발달이 필수적이다. 그러나 자아는 항상 이드 충동과 초자아의 압력 사이에서 갈등을 느낄 수밖에 없으며, 자신에게 주어진 환경과의 타협도 모색해야 되기 때문에 자신의 심리적 균형을 유지하기 위해서는 상당한 에너지원이 요구된다. 자아의 기능은 주로 지각, 사고, 감정, 행동, 기억 등을 통하여 외계를 탐색하고 접촉하며, 현실검증(reality testing) 능력의 지표가 되는 부분으로 자아의 힘과 강도가 어느 정도인지에 따라 자신의 내적, 외적 상황에 대한 평가, 판단, 타협, 해결, 방어 등의 대처방식을 동원하게 된다. 자아의 발달이 미숙한 젖먹이 아기는 오로지 쾌락원칙에 따라 욕구 충족만을 지향하지만, 성장과정을 통하여 자아의 강도가 커지면서 점차 현실 원칙에 따라 움직이게 된다. 정신분석이론은 초기의 이드 중심에서 자아의 기능을 강조하는 자아심리학 쪽으로 변화되어 오늘에 이르고 있다.

초자아(superego)

초자아는 도덕적 판단 기준을 제기하는 소위 양심과 이상을 추구하는 부분에 해당하는 기능으로, 무엇이 옳고 그른지 여부를 판단하여 항상 자아에 압력을 가한다. 그러나 양심이 의식적인 데 반하여 초자아는 무의식적인 면도 많기 때문에 양자가 반드시 일치하는 것은 아니다. 초자아에는 자아이상(ego-ideal)이 포함되는데 그 내용은 성장과정에서 부모로부터 받는 영향이 크다. 따라서 부모의 가치관, 인생관, 도덕률 등은 무의식적으로 아이의 정신세계 일부를 이룬다. 프로이트는 5세경에 부모와의 동일시를 통하여 서서히 초자아가 형성되어 간다고 하였으나, 멜라니 클라인(Melanie Klein)은 그보다 훨씬 거슬러 올라간 초기 영아기에 이미 초자아가 형성된다고 주장하였다. 초자아는 가학적 측면도 보일 수가 있는데 지나친 초자아의 위협과 비난이 가해질 경우, 본인은 후회와 죄책감을 감당하지 못하고 자살을 시도할 가능성도 있다. 따라서 행정부로서의 자아 기능과 사법부로서의 초자아 기능 사이에 적절한 균형과 타협이 이루어져 나갈 수 있어야만 건강한 정신기능의 유지가 가능하다.

구조적 가설의 제시를 계기로 하여 정신분석 이론은 초기의 리비도 가설(libido theory)에서 자아심리학으로 정립되어 나가기 시작하였다. 즉, 성본능 위주에서 벗어나 자아 기능에 초점을 맞추는 방향으로 전개되기 시작한 것이다. 프로이트가 말한 자아의 운명은 본능적 욕망을 충족시키고자 하는 이드의 압력과 도덕적 제약을 가하려는 초자아의 압력 사이에서 항상 갈등하는 모습으로 묘사된 점이 특징이지만, 하인츠 하르트만(Heinz Hartmann) 등의 자아심리학자들에 의해 자아의 모습은 상당히 자율적 기능을 지닌 긍정적인 모습으로 변모하였다. 자신에게 주어진 현실에 적응하기 위해 애쓰는 자아는 그러한 갈등의 해결책으로서 다양한 방어기제들을 동원하기 마련이며, 일종의 타협책으로 나타난 것이 신경증적 증상이라는 설명이다.

학파 간 대립과 소아 발달이론의 발전

히틀러의 유태인 박해를 피해 런던으로 이주한 지그문트 프로이트가 1939년 사망한 이후, 영국 정신분석학회는 비엔나와 유럽 본토에서 영국으로 이주한 안나 프로이트 주축의 비엔나학파와 기존에 런던에 자리잡고 있던 멜라니 클라인(Melanie Klein)계 영국학파의 대립이 심화되었다. 도날드 위니컷(Donald Winnicott), 존 보울비(John Bowlby), 마이클 발린트(Michael Balint), 로날드 페어베언(Ronald Fairbairn) 등은 두 계열 사이에서 중도파를 지향하며 각자 이론을 전개하였다. 이러한 대립과 갈등이 부정적인 것만은 아니었다. 충돌과 논쟁을 통해 손해도 있었으나 영유아 및 소아기 발달을 새롭게 해석하는 기회가 되기도 하였다. 본 장에서는 안나 프로이트와 영국학파의 대부 격인 멜라니 클라인(표 3-1), 중도파의 일원인 존 보울비(표 3-2) 사이의 이론적 차이에 대해 기술한다.

소아정신분석의 선구자이기도 한 안나 프로이트와 멜라니 클라인은 1920년대부터 소아분석에 대한 의견 차이를 보였다. 비엔나에서 태어나 21세에 결혼하여 자녀 셋을 출산한 멜라니 클라인은 남편의 직장 때문에 1910년 부다페스트로 이주한다. 당시 지그문트 프로이트의 〈꿈의 해석〉을 읽고 정신분석학에 관심을 갖게 되었다. 1914년 무렵 산도르 페렌치(Sándor Ferenczi)에게 처음 개인분석을 받기 시작하였다. 1921년 베를린으로 이주하였고, 그 곳에서 칼 아브라함(Karl Abraham)에게 다시 분석을 받기 시작하였다. 1926년 영국 런던으로 이주하여 개업하였고, 소아분석에 관한 자료를 계속 발표하였다. 클라인과 안나 프로이트의 대립은 안나 프로이트가 1927년 발표한 〈소아분석 기법의 소개(Introduction to the technique of child analysis)〉에서 표면화하기 시작하였다(표 3-1). 두 사람의 이론은 자아 및 초자아의 발달에 대한 의견 차이에서 시작된다. 클라인은 초자아가 매우 어린 나이에 시작되며 바뀔 수 없는 구조이며, 초자아와의 정신내적 갈등이 유아신경증의 뿌리가 된다고 하였다. 부모의 영향도 거의 없다고 하였다. 안나 프로이트는 초자아 형성이 오이디푸스 콤플렉스와 관련 있으며, 부모의 영향력을 인정하였다. 이 대립은 오랫동안 계속되었고, 많은 사람들을 분열시켰다. 클라인이 아이의 행동을 상징적인 것으로 해석할만한 근거나 설명을 제공하지 못하였으므로 비난의 여지가 많

표 3-1. 안나 프로이트와 멜라니 클라인의 비교

항 목	안나 프로이트(1895~1982)	멜라니 클라인(1882~1960)
개인력		
출생지	오스트리아 비엔나	오스트리아 비엔나
인종	유태인	유태인
아버지 직업	의사(정신분석가)	의사
결혼 및 자녀	미혼, 자녀없음	기혼, 이혼, 자녀 셋
분석가 이전 직업	초등학교 교사	초등학교 및 중등교사
런던 이주 시기	1938년	1926년
분석경력		
교육분석가	지그문트 프로이트	산도르 페렌치(1914) 칼 아브라함(1921)
소아분석 시작	1923년	1919년(자신의 자녀)
이론적 차이		
초자아 발생 시기	3~5세	생후 일 년 이내
분석의 교육적 기능	분석의 교육적 기능 인정	분석과 교육의 병행 불가
전이(신경증)	아동의 전이신경증 부정	치료 첫 시간부터 발생 가능
자유연상과 놀이	아동의 자유연상 능력 부정	놀이가 곧 자유연상
부모 면담	아동분석과 부모 면담 함께 진행	부모 면담 불필요, 아동분석만 진행

Geissmann-Chambon C, Geissmann P, Houzel D, Golse B. Histoire De La Psychanalyse De L' Enfant. Bayard; 2004. [translated into Korean: 오정민. 아동정신분석학의 역사 1, 2. 서울: 한국문화사;2013]에서 발췌, 재구성

표 3-2. 안나 프로이트와 존 보울비의 비교

항 목	안나 프로이트(1895~1982)	존 보울비(1907~1990)
교육분석가	지그문트 프로이트(Sigmund Freud)	조앤 리비에르(Joan Riviere)
소아분석 시작	1923년	1937년
기념비적 업적	햄스테드(Hampstead) 탁아소보고서(1941~1945)	다큐멘터리 '두 살짜리 아기 병원에 가다(1952)'
주요 업무	햄스테드 아동치료소(1952~1982)	WHO 정신건강자문(1950년 이후)
주요 동료	도로시 티파니 벌링엄(Dorothy Tiffany Burlingham)	제임스 로버트슨(James Robertson) 메리 에인스워드(Mary Ainsworth)
주요 차이	정신성 발달	모아 상호작용

반건호. 애착이론으로부터 정신화까지: 배경과 임상적 의의. 정신분석 2013;24:9-20에서 재구성

았음은 당연하다. 심지어 클라인의 큰 딸이며 정신분석가이기도 한 멜리따 슈미데베르그(Melitta Schmideberg)도 어머니의 애매한 설명을 비판하고 나섰다. 한편, 1927년 5월 런던에서 열린 영국 정신분석학회의 소아분석 심포지엄에서 안나 프로이트는 클라인 진영의 집중 포화를 맞는다. 먼저 클라인은 지그문트 프로이트의 '꼬마 한스(Little Hans)' 사례는 최초의 소아분석 사례가 아니라고 주장하였다. 꼬마 한스의 아버지 막스 그라프(Max Graf)는 자신을 통해 아들에게 실시된 것이 정신분석적 접근이라는 것을 몰랐다는 것이다. 다른 참석자들은 그 의견에 동조했다. 하지만 이는 사실이 아니었다. 막스 그라프가 분석환자를 직접 치료하지는 않았으나, 비엔나 분석연구회에 참여하는 회원이었으니 자신이 행한 것이 분석치료임을 몰랐을 리가 없다. 클라인은 지그문트 프로이트가 소아분석 경험이 없었으니 딸에게 실시한 교육분석도 분석이 아니라고 주장하였다. 또한 안나 프로이트는 소아분석의 선구자가 아니라 후발주자일 뿐이라고 폄하했다. 차라리 헤르미네 허그헬무쓰(Hermine Hug-Hellmuth)나 자신의 업적이 더 먼저라는 것이었다. 초자아의 출현 시기를 비롯하여 안나 프로이트가 중요하게 생각했던 분석과 교육과의 연결에 대해서도 심한 반발에 부딪혔다. 클라인은 분석으로 교육이 할 수 없는 본능 조절이 가능하므로 두 영역은 절대로 연결될 수 없다고 주장하였다. 이들 두 인물의 논쟁은 이후 수 십 년 간 계속된다.

런던 중도파의 한 사람이며 애착 이론의 창시자인 존 보울비도 안나 프로이트와의 이론적 갈등으로 인해 분석가로서는 순탄치 않은 삶을 살았다. 클라인 계열의 교육분석가였던 죠앤 리비에르(Joan Riviere)에게서 교육분석을 받은 것을 시작으로, 개인의 내적 병리를 다루는 기존 정신분석 이론과 달리 아기와 엄마 사이의 상호작용을 중시하는 애착 이론을 전개하면서 안나 프로이트와 심각한 갈등을 겪었다(표 3-2). 영유아기에 아기와 최초의 돌봐주는 인물 사이에 형성된 애착 관계는 훗날 소아청소년기의 또래 관계는 물론 성인기의 낭만적 대인관계 형성의 원형이 된다. 이러한 보울비의 새로운 이론에 대해 안나 프로이트 계열의 비난이 쏟아졌다. 한 가지 예를 들어보자. 보울비가 1960년 〈소아정신분석연구(The psychoanalytic study of the child)〉에 게재한 분리불안에 대한 논문에 대해 같은 학술지에 세 개의 반론이 동시에 게재되었다. 먼저 안나 프로이트는 '두 살짜리 아기 병원에 가다'라는 다큐멘터리를 촬영했던 제임스 로버트슨(James Robertson)에 대해서는 보울비측과 자신의 팀 양쪽에 모두 의미 있는 주요 구성원임을 인정하면서 다소 회유적인 태도를 보였다. 그러나 엄마와의 분리 같은 외부 사건에 대해서는 보울비의 주장처럼 엄마와의 상호작용보다는 마음속의 반향으로 처리한다고 하였다. 또한 엄마와의 분리 시 대체 인물이 제공되면 그렇게 심하게 슬퍼하지 않거나 아예 슬픔이 없을 것이라고 짐작하였으며, 분리에 따른 슬픔이 불가피하다는 것도 확인된 것이 아니라고 주장하였다. 두 번째 반론은 지그문트 프로이트의 주치의였던 맥스 셔르(Max Schur) 박사에 의한 것으로, 그는 아예 보울비의 과거 논문을 모두 무시하였다. 행태학적 개념에 근거한 보울비의 이론은 부적절한 내용이라고 비난하였다. 보울비의 최신 개념은 모두 정통정신분석이론의 아류일 뿐이며, 정신분석의 가장 기본적인 형식과 개념을 이리저리 개조한 것이라고 비하하였다. 세 번째 반론은 르네 스피츠(René Spitz)에 의한 것이다. 스피츠는 '엄마상의 손실(maternal deprivation)에 대해 유아가 슬픔으로 반응한다'는 이론에는 동의하나 보울비와 자신의 접근법은 차이가 있다고 하였다. 그에 따르면 보울비는 생후 6개월짜리 아기와 3~4세 사이의 아이는 발달적 측면에서 전혀 다르게 반응하는 것을 잘못 이해한 것이라고 하였다. 보울비는 아기의 반응을 기술하면서 '행동적 측면'에서만 해석하는 오류를 저질렀다는 것이다. 정신분석 이론의 근간이 되는 구조적(structural) 및 역동적 시각을 제대로 감안하지 못했다는 것이다. 이후 경험과 관찰에 근거한 보울비의 이론은 정신분석 집단과 멀어지게 되었고, 애착이론은 오히려 동물행태학, 아동학, 심리학, 인문학 등에서 각광받는 이론이 되었다. 그러나 서로의 차이점에도 불구하고 최근 각 이론 사이에 접점을 찾는 화해의 노력이 진행되고 있으며, 지그문트 프로이트의 고전적 분석이론을 토대로 한 영유아 및 소아 발달이론이 전개되고 있다.

방어기제

정신분석의 위대한 발견 중 하나는 자아가 불안을 처리하여 마음의 평정을 회복시키는 노력을 한다는 것을 알아낸 것이다. 이를 방어기제로 명명하였으며, 대부분 무의식 수준에서 진행되어 구체적인 과정을 의식하기는 어렵다. 지그문트 프로이트의 연구 과정에서 알게 된 이러한 방어기제들을 안나 프로이트가 〈자아와 방어기제(The ego and the mechanisms of defense)〉라는 제목으로 지그문트 프로이트의 80세 생일에 맞추어 1936년 5월에 출간하였다. 이 책에서 안나 프로이트는 억압, 퇴행, 부정, 고립, 취소, 투사, 반동형성, 동일시, 공격자와의 동일시, 함입, 합리화, 지식화, 이타주의, 금욕주의, 승화 등의 방어기제를 소개하였다. 이후 다양한 방어기제가 소개되었고, 조지 베일란트(George Vaillant)는 성격 발달 과정에 따른 방어기제의 성숙단계를 수준에 따라 넷으로 나누었다. 즉, 수준 1은 병리적 방어기제 단계로 정신증적 부정, 망상적 투사가 주로 나타난다. 수준 2에서는 미성숙 방어기제인 환상, 투사, 수동공격성, 행동화 등이 사용되고, 수준 3에서는 신경증적 방어기제인 지식화, 반동형성, 해리, 전치, 억압 등이 등장한다. 수준 4는 성숙단계로 유머, 승화, 억제, 이타주의, 예상 등이다. 그러나 아래와 같이 수준별로 방어기제를 분류한다고 해서 방어기제가 항상 같은 수준에 속하거나 머무는 것은 아니며, 상황이나 상대에 따라 다르게 해석해야 할 수도 있다. 예를 들어, 50대 성인들도 초등학교 동창들을 만나면 어린 시절의 추억을 떠올리며 유치한 말이나 행동을 하는 '퇴행'을 보일 수 있으며, 이 경우 미성숙한 방어기제라기보다는 상황에 맞는 적절하고 즐거운 행동이다.

병리적 방어기제

① 전환(conversion)

의식에서 거부된 정신 내용이 신체현상으로 변화되는 과정을 말한다. 이때 나타나는 신체현상들은 상징적 의미를 지닌 신체 언어로서 말로 표현할 수 없는 메시지를 상징적으로 드러내는 수가 많다. 예를 들면, 시어머니로부터 꾸중을 듣고 나서 화를 풀지 못 하던 며느리가 부엌에서 칼로 음식을 썰다가 갑자기 오른손에 마비증세를 보인다거나, 남편에게 따귀를 맞은 직후 혀가 마비되어 말을 하지 못하는 부인의 경우 등이 이에 해당된다.

② 부정(denial)

특정 사건이 지닌 의미를 무의식적으로 부인하려고 하는 원시적 방어기제로서, 고통스러운 현실을 인정하거나 직면하기를 회피함으로써, 불안이나 불쾌한 감정으로부터 자신을 보호하기 위한 시도이다. 죽은 아기를 계속 등에 업고 다니려 하는 어머니는 자신에게 주어진 가혹한 현실을 인정하지 않고 아기가 아직도 살아있다는 비현실적 환상의 세계로 도피한 것이다. 자신의 만성적 열등감을 회피하고 그 대신에 자신이 전지전능하다는 과대적 환상에 빠지는 환자도 부정의 기제를 통하여 자신을 보호하려 하는 것이다. 암에 걸린 환자가 치료를 거부하고 새로운 사업을 시작하는 경우도 부정에 해당된다. 부정은 정신병 환자의 망상 형성에 주된 방어기제로 사용된다.

③ 분열(splitting)

자기(self)와 대상(object)에 대한 심상(mental representation)이 극단적으로 상반된 성질에 따라 구분되어 존재하는 것이다. 모든 것이 좋고 나쁘다는 명백한 이분법적 구도로 사물을 인식한다. 초기 유아적 단계에서 관찰되는 심리상태를 반영하지만, 이러한 분열 기제는 정상적 발달단계에서는 정신을 조직화하는 데 기여하기도 한다. 발달을 거치면서 분열 방식은 차츰 억압과 같은 보다 진보된 방식으로 대체된다. 분열 기제는 특히 정신병, 경계선 및 자기애적 성격장애, 성도착증 등에서 두드러진 방식으로 나타난다.

미성숙 방어기제

① 투사(projection)

자신이 받아들일 수 없는 충동이나 생각을 외부 세계로 옮기는 정신과정으로, 자신의 흥미와 욕망들이 마치 다른 사람들에게 속한 것처럼 지각된다. 예를 들어 참을 수 없는 성적 욕망이나 공격적 감정을 타인의 속성으로 투사함으로써, 오히려 자신이 타인으로부터 성적 유혹이나 공격적 대우를 받는 것으로 인식한다. 이러한 투사가 가장 특징적으로 나타나는 경우는 편집증 환자에서 볼 수 있는 의처증이나 의부증이다. 환자 자신의 성적 욕망을 배우자에게 투사하여 부정망상을 형성하는 수가 많다. 투사적 동일시(projective identification)는 투사의 일부이지만 원하지 않는 자신의 일부를 외부의 대상이나 세계로 투사한 후, 투사된 대상을 상대로 공감 및 조종하려 든다는 점에서 일방적인 투사와는 다르다. 투사적 동일시는 경계선 성격장애 환자에서 전형적으로 나타나는 방어기제이다.

② 합일화(incorporation), 함입(introjection)

동일시의 일종이지만 그보다 더욱 원시적이고 미숙한 유아적 단계의 방어기제로 자타의 구분이 안 되는 상태에서 대상을 한입에 삼키듯이 동화하는 과정을 말한다. 성숙한 형태의 합일화는 사랑하는 대상을 향해 너무 귀여워서 통째로 먹고 싶다는 표현으로 나타나기도 한다. 함입 역시 원시적 동일시의 일종으로 합일화와 비슷한 형태이나, 자타의 구분이 어느 정도 가능한 시기에 보이는 기제라는 점에서 다르다.

③ 퇴행(regression)

자신이 감당할 수 없는 현실에 마주쳤을 때, 보다 미성숙한 정신 기능의 단계로 거슬러 되돌아가는 심리적 과정이다. 가장 극단적 퇴행의 형태는 태아의 자세로 방구석에 틀어박혀 꼼짝도 하지 않는 조현병 환자를 예로 들 수 있다. 성인이 갑자기 어떤 상황에서 어린애 같은 말투나 행동을 보이는 경우도 이에 해당된다. 그러나 병적인 퇴행만 있는 것이 아니라 정상적 퇴행도 존재한다. 집단적 모임의 여흥시간에 적절히 퇴행하지 못하는 사람은 분위기를 어색하게 만들기 쉽다. 대개의 경우 신경증 환자보다 정신병 환자에서 퇴행의 정도가 심하게 나타난다.

④ 신체화(somatization)

자신의 심리적 어려움을 신체현상으로 옮겨서 표현하고 전달하는 과정이다. 전환과 비슷하나 신체화에는 상징적 의미가 없다. 예를 들어 화를 참지 못하여 나타내는 두통, 설사, 변비, 호흡장애 등에서 뚜렷한 상징적 의미를 찾지 못하는 경우가 많다. 그러나 이러한 구분은 특별한 의미가 없다는 주장도 있다. 신체화는 감정의 언어적 표현에 어려움을 보이는 동양문화권에서 특히 두드러진다. 우리나라의 경우 가장 흔한 신체화 부위는 위장관, 심장, 호흡기 등이다. "사촌이 논을 사면 배가 아프다."는 속담이 신체화의 대표적인 예이다.

신경증적 방어기제

① 억압(repression)

억압은 방어기제 중에서 가장 기본적 기전이다. 의식으로 받아들이기 어려운 두렵고 고통스러운 내용은 무의식 속에 가두어두려는 경향이 있다. 예를 들어, 선택적 기억상실증은 기억하기 싫거나 두려운 내용들을 계속해서 무의식 속에 가두어두려는 자아의 대표적인 방어수단이다.

② 반동형성(reaction formation)

개인이 느끼는 고통스런 감정이나 생각들이 그것과 반대되는 내용들로 대체되는 현상이다. 이는 자신에게 수용될 수 없는 내용을 수용 기능한 것으로 변화시킴으로써 효과적인 억압을 유지시키고자 하는 기제이다. 예를 들어, 부모에 대한 적개심이 오히려 부모에 대한 지나친 염려와 관심으로 나타나거나, 동물에 대한 잔혹한 가학적 욕구가 동물애호심으로 변형되어 나타날 수도 있다. "때리는 시어미보다 말리는 시누이가 더 밉다."는 속담에서 보이는 시누이의 행동은 반동형성의 한 예이다.

③ 전치(displacement)

자신이 받아들이기 어려운 감정이나 생각을 다른 곳으로 돌리는 과정이다. 가령 화가 나서 길을 가다 길가의 돌멩이를 걷어차서 화풀이를 하는 것도 자신의 화가 난 감정을 돌멩이에게 이동시킴으로써 자신의 심리적 안정을 유지하려 하는 것이다. 우리 속담에 "종로에서 뺨 맞고 한강서 눈 흘긴다."는 말은 전치의 기제를 말하는 것이다.

④ 합리화(rationalization)

개인이 수용할 수 없는 다른 동기들을 무의식적으로 감추고 있는 상태에서 특정 행동이나 태도를 정당화시키기 위해 합리적이고 의식적 설명을 하는 정신 과정이다. 합리화는 정서 고립의 한 형태인 지식화와는 다르다. 왜냐하면 지식화는 그 개인이 감정적 영향을 받지 않지만 사고 내용은 의식적으로 받아들이는 데 반해서, 합리화는 자신의 무의식적 사고 내용을 의식 속에 받아들이지 않는다는 점에서 다르다. 이솝의 우화 〈여우와 포도〉에서 따온 신포도(sour grapes) 기제도 일종의 합리화에 해당하는 현상이다. 포도 따기를 포기한 여우가 자신의 무능력을 인정하지 않고 "저 포도는 시어서 먹지 못하겠다."고 스스로에게 변명하는 것은 현실을 왜곡한 자기 합리화에 불과한 것이다.

⑤ 지식화(intellectualization)

지식화는 불안을 통제하고 긴장을 감소시키기 위해 자신의 본능적 욕망을 지적 활동에 묶어두는 과정이다. 흔히 청소년기에 철학적, 종교적 주제에 사로잡혀 몰두하는 경우, 자신의 성적, 공격적 욕망이나 공상으로부터 도피하기 위한 목적으로 사변적 토론과 사색에 빠지는 경우가 있다. 건전한 지적 활동은 삶의 질을 풍요롭게 발전시키지만, 병적으로 왜곡된 지적 활동은 강박적 또는 편집증적 증상을 불러일으킬 수 있다.

⑥ 고립(isolation)

고통스러운 생각이나 사건을 그것과 연관된 감정으로부터 떼어내 고립시킴으로써 자신을 보호하고자 하는 기제이다. 생각과 감정이 분리되기 때문에 고통스런 감정적 경험 없이 공격적 또는 외설적 생각이 떠오를 수 있다. 특히 강박적인 사람의 경우, 아무런 감정적 동요 없이 담담하게 성적 흥분 또는 적개심을 일으킬 수 있는 사건이나 생각 등을 장황하게 늘어놓는 수가 있는데, 이는 감정적 경험을 배제시키기 위한 방어적 수단을 동원한 것이다.

⑦ 취소(undoing)

의례적 행위를 통하여 성적, 공격적 의도를 제거하거나 자신의 행동에 대한 책임을 면제받고자 하는 기제이다. 예를 들어 강박적 손 씻기를 통하여 자위행위에 따른 수치심과 죄책감을 떨쳐버리려 한다거나, 습관적으로 죄를 짓고 종교적인 자기징벌적 속죄방식을 사용하여 죄책감을 제거하려고 시도하는 경우 등이 이에 해당된다.

성숙한 방어기제

① 억제(suppression)

억압이 무의식적 과정이라면 억제는 의식적 노력이다. 의식이 받아들이기에 위험의 강도가 덜한 내용들은 억제되었어도 노력하면 의식의 표면으로 떠오를 수 있다. 예를 들어 경멸하는 인물의 이름이 기억나지 않다가 애써 기억을 되살리는 노력을 기울이면 다시 생각나는 경우가 이에 해당된다.

② 승화(sublimation)

승화는 본능적 욕동을 최초의 목표나 대상으로부터 보다 사회적 가치를 지닌 것으로 옮겨놓음으로써, 억압의 필요성을 제거하는 과정이다. 달리 말해서 처음에는 성적 또는 공격적 목적을 지녔다가 그 목적이 바뀌어 사회적으로 용납될 수 있는 비성적, 비공격적 형태로 나타나는 현상이다. 이러한 승화의 기제는 인간의 문명화와 그 유지에 크게 기여한 정신과정으로 없어서는 안 될 필수적인 현상이기도 하다. 청소년기의 왕성한 성적, 공격적 에너지를 격렬한 춤이나 운동으로 승화시키는 것 등이 그 일례가 된다.

③ 동일시(identification)

개인이 여러 가지 측면에서 다른 사람을 닮게 되는 과정으로, 동일시는 성숙 및 정신발달에 필수적이다. 이는 한 개인의 흥미나 이상, 버릇, 기타 속성을 획득하고 배우는 과정을 돕는다. 그러나 존경하는 사람과의 동일시뿐 아니라 두렵고 증오하는 사람과의 병적 동일시도 존재한다. 일반적으로 부모와의 동일시는 자아와 초자아의 발달을 가져온다.

④ 이타주의(altruism)

이타주의는 타인을 건설적으로 돕는 행위로 나타나는 방어기제로 일종의 반동형성이지만, 스스로 만족을 느낀다는 점에서 반동형성과 다르다. 건강한 문명생활을 유지하는 데 있어서 이타주의는 없어서는 안 될 중요한 부분이다.

⑤ 유머(humor)

승화, 이타주의, 금욕주의 등과 마찬가지로 유머 역시 인간의 문명생활에 없어서는 안 될 필수적 정신과정으로서 중요하고 건설적 방어기제에 속한다. 자신의 불쾌한 감정을 타인들로 하여금 웃음을 유발하는 즐거운 과정으로 대체시킴으로써 자타가 만족감을 공유한다.

⑥ 예상(anticipation)

미래에 일어날 수 있는 사건을 예측하고 현실적 해결책을 구상하여 미래에 대한 스트레스 요인을 처리할 수 있다. 자녀가 훗날 좋은 교육을 받을 수 있도록 하기 위해 부모가 저축하는 것도 예상의 한 예이다.

정신 성 발달(psychosexual development)이론

프로이트는 성격 발달 과정에서 개인의 심리적 기능에 대한 성적 및 공격적 역동의 영향력에 초점을 맞추었다. 그는 정신적 활동에 대해 성적 욕동(sexual drive)이 미치는 영향력과 생식 기능에 대한 성적 욕동의 효과를 구분하였다. 인간 행동의 관찰을 통해 프로이트는 아이들의 정신 활동에 대한 성성(sexuality)의 영향력을 인식하였다. 아이들에게 생식 기능은 없지만 성적 욕동은 아이들의 환상, 문제해결, 사회적 상호작용에 직접적으로 작용한다고 주장하였다. 프로이트가 유아기의 성에 대해 언급한 최초의 인물은 아니다. 1845년 독일 의사인 아돌프 파체(Adolf Patze)는 "성적 충동이 이미 6세, 4세, 심지어 3세 아이에게도 나타난다."고 기술하였고, 리차드 크라프트-에빙(Richard von Krafft-Ebing)이 1886년 〈성 정신병리(Psychopathia Sexualis)〉라는 저서에서 성에 대한 의학적 연구의 필요성을 강조한 바 있다. 프로이트는 처음에는 아동기의 성에 대한 주장을 인정하지 않았으나, 충분한 고찰을 거쳐 〈성성 이론에 대한 세 편의 논문(Three essays on the theory of sexuality)〉 중 두 번째 편에서 '유아기 성욕(infantile sexuality)'을 인정하였다. 첫 번째 논문에서 발표한 성적 에너지가 집중되는 특정 신체 부위, '성감대(erotogenic zones)'에 따라 두 번째 논문에 유아기 성욕의 발달 과정을 구강기, 항문기, 남근기, 잠재기, 성기기로 분류하였다. 세 번째 논문에서는 주로 사춘기와 청소년기의 성성을 다뤘다. 이 시기에 성 정체성이 공고해지며 충동 표현과 조절 양식이 확립된다. 프로이트의 이론들이 계속 수정 보완되고 진화하였듯이, 〈성성 이론에 대한 세 편의 논문〉도 1905년 초판 출간 시에는 80쪽 분량이었으나, 수정된 내용과 추가 분량이 늘어나면서 1925년 6판 출간 시에는 120쪽에 달했다.

구강기(oral stage)

생후 첫 1년여 동안 입과 입술은 신생아가 모유를 빠는 과정에서 배고픔을 해결하고 감각적 쾌락을 제공하는 원천이 된다. 따라서 구강 부위는 리비도가 집중되는 성감대를 형성한다. 구강기의 중요성은 인간이 태어나 모유를 먹는 과정에서 일어나는 심리적 경험들이 이후 발달 과정에 미치는 영향과 밀접한 관련이 있다는 점이다. 이 시기의 아기는 다른 인물에게 전적으로 의존하고 있으며, 분리된 존재임을 인식하지 못한다. 욕구 충족 지연 경험을 통해 자아가 분화되기 시작하며, 자기와 남을 구분하게 된다. 구강기의 욕구 만족 및 좌절 여부는 의존적 태도를 위주로 하는 구순적 성격의 특성을 결정한다. 아기에게 어머니의 존재는 남녀를 불문하고 훗날 사랑하는 인물과 관계를 맺을 때 영향을 미치는 원형이며, 평생 변치 않는 최초의 대상이며 가장 강력한 사랑의 대상이라는 언급을 하기도 하였으나, 프로이트 자신은 모자 관계보다는 정신 성 발달 단계 중 남근기의 오이디푸스 콤플렉스 갈등 규명에 집중하였다. 구강기의 초기 모자관계 특성은 안나 프로이트나 멜라니 클라인 등이 집중적으로 연구하였고, 존 보울비의 애착이론으로 이어진다.

항문기(anal stage)

2세부터 3세 반 또는 4세경까지 아기는 대변을 싸고 참는 것에 집착하게 되며, 항문 부위에 리비도가 집중된다. 항문 괄약근 발달로 대변 배설의 조절이 가능해지게 되면서, 대변을 계속 보유하느냐 아니면 배설하느냐 하는 문제로 부모와 갈등을 겪게 된다. 그러한 과정에서 부모에 대한 양가감정(ambivalence)이 두드러진다. 이 시기에는 공격성이 증가하여 부모의 간섭에 대한 저항의 표시로 아무데나 배설함으로써 자신의 공격성을 드러낸다. 부모는, 곧 사회 또는 문화를 의미하므로 대소변 가리기는 사회화 과정의 입문이다. 이처럼 배변과 관련해 일어나는 갈등상황에서 긴장이 발생하며 이러한 경험들은 훗날 강박적 성격의 토대를 이룬다고 보았다. 즉, 꼼꼼하고 깔끔하며 정리정돈, 인색함과 완고함을 특징으로 하는 항문적 성격의 뿌리가 이 시기에 형성된다.

남근기(phallic stage)

아동의 관심은 입과 항문에서 점차 성기로 쏠리게 되는데, 3세경부터 5세 말까지 계속되는 이 시기에 남녀 아동 모두 자신의 성기에 호기심이 생기고 새로운 쾌감의 원천을 발견한다. 남녀 간 해부학적 차이에 대한 인식이 비로소 얻어지는 이 단계에서 남아와 여아는 각기 다른 반응을 보인다는 것이 프로이트의 견해이다. 이 시기야말로 모든 성인기 신경증의 뿌리가 되는 오이디푸스(Oedipus) 또는 일렉트라(Electra) 콤플렉스가 형성되는 단계로 보았다. 즉, 아동이 자신과 다른 성의 부모에게 특별한 애정과 집착을 보이는 시기로, 동성의 부모에게는 강력한 질투와 경쟁심 및 적개심을 드러내는 점이 특징이다. 남아는 엄마에게, 그리고 여아는 아빠에게 관심이 집중되며, 자신의 애정에 대한 동성 부모로부터의 위협 가능성 때문에 불안해한다. 이성의 부모에 대한 자신의 근친상간적 소망과 환상 때문에 있을지도 모르는 동성의 부모로부터의 보복과 위협을 예상한 나머지, 거세공포(castration fear)를 경험하기도 한다. 오이디푸스 콤플렉스의 정상적 해결은 동성 부모에 대한 우호적 동일시와 초자아 출현을 통해 이루어진다. 초자아 탄생은 부모를 향한 성적 및 공격적 충동의 억압으로 귀결된다. 오이디푸스 또는 일렉트라 콤플렉스가 해결되기 이전의 내용을 기억하지 못하는 것은 이 억압 기제 때문이다. 이러한 콤플렉스를 '긍정적(positive)' 오이디푸스 콤플렉스라고 하며, '부정적(negative)' 오이디푸스 콤플렉스는 동성의 부모에 대해 사랑을 갈구하고 반대성의 부모에게 질투와 증오를 품게 되는 경우를 말한다. 이 과정에서 비롯된 갈등 해소에 실패하면 성인기에 신경증세를 보이게 된다. 건강한 아동들은 나름대로 타협을 모색함으로써 이 시기를 헤쳐 나간다. 즉, 동성의 부모에 대한 동일시로서 남아는 아빠를 동일시하고 여아는 엄마를 동일시함으로써 각기 주어진 거세불안과 남근 선망(penis envy)의 갈등 문제를 해결해 나간다. 특히 여아의 경우 자신에게 남근이 존재하지 않는다는 사실을 깨닫게 되면서 열등감 및 강한 남근 선망을 지니게 되는데, 이러한 문제가 적절히 해결되지 못할 경우, 남성들과의 과도한 경쟁심을 보이거나 적대적인 태도로 일관하기 쉽다. 이성에 대한 적대감은 성인기에 가서 불감증의 원인이 될 수도 있다.

잠재기(latent stage)

남근기의 오이디푸스 콤플렉스를 해결하고 나면 아이는 7세경부터 사춘기에 이를 때까지 역설적으로 성에 대한 관심과 성적 환상이나 성적 활동이 상당히 줄어드는 모습을 보이기 때문에, 이 시기를 잠재기라고 한다. 이 시기의 아동들은 운동, 학교생활, 공부처럼 사회적으로 수용될 수 있는 일에 에너지를 투입할 수 있는 평온한 상태를 유지할 수 있게 된다. 이 시기에는 이성에 대한 관심보다 동성 간 동일시와 자기 성의 확립에 보다 많은 관심을 보이며, 동시에 부모에 대한 관심도 친구들과 학교선생님에 대한 관심 쪽으로 향하게 되는 것이 특징이다. 잠재기 시기에 성 발달이 정지하였다가, 사춘기에 이르면 남녀 모두 성감대가 성기로 향하는 '성기 우선(genital primacy)'이 된다.

성기기(genital stage)

정신 성 발달의 최종 단계는 사춘기와 더불어 시작된다. 사춘기에 접어들면 신체적 성장과 더불어 내분비활동이 활발해지기 때문에 2차 성징이 두드러지게 나타난다. 성기를 중심으로 성적 욕구가 커지고 이성에 대한 관심이 증가하며 잠재기 동안 억압되어 있던 오이디푸스 또는 일렉트라 콤플렉스가 재활성화되기 쉬운 시기이다. 청소년기와 성인기에 경험하는 심리적 갈등은 아동기 동안 특별한 소망 표현이나 충족 실패에서 비롯될 수도 있다. 아동기 단계 중 성적 충동이 부적절했거나 과몰입이 있었다면 끊임없이 삶의 어느 단계에서든 만족을 추구하게 된다. 어린 시절 발달 과정에서나 적절할 법한 쾌락추구 또는 불안 경감 행동을 계속하는 경우를 프로이트는 고착(fixation)이라 칭했다. 삶의 모든 단계에서 소망을 모두 충족시킬 수 있는 사람은 없을 것이므로, 정상발달이란 충동으로부터 생긴 에너지를 사회적으로 용납될 수 있는 표현 또는 상징적 행동으로 연결할 수 있는 능력에 달려 있다. 이 과정을 승화(sublimation)라고 하였다.

프로이트가 사춘기 이후의 주된 과제로 '부모로부터 자유로워지는 것'을 제시하고 일반적 발달 상태를 언급하였으나, 청소년기의 발달에 대해서는 그의 막내딸인 안나 프로이트가 많은 업적을 남겼다. 청소년기의 긴장은 성숙한 청소년이 가족 구성원에 대해 성적으로 노출되면서 느끼는 성적 위협 때문이라고 설명한다. 이러한 위협을 피하기 위해 청소년은 가족으로부터 멀어지거나(도주), 일시적으로 자기 부모를 평가절하(경멸)한다. 때로는 금욕주의를 택할 수도 있고, 성이나 공격성의 문제를 추상적이고 지적인 차원으로 전환시키는 지식화 방어기제(intellectualization defense mechanism)를 사용하기도 한다. 지속적 성생활을 위한 상대를 만나게 되면 부모와의 친밀감이 주는 압박은 감소하고, 청소년기가 끝날 무렵 부모와의 관계도 개선될 수 있다. 안나 프로이트는 이러한 청소년이나 청년들의 문제를 치료적으로 다룰 필요는 없다고 보았으나, 청소년기 자녀들을 다루는 일은 다른 무엇보다도 어려운 일이므로 부모들에게 그에 대한 자문과 조언을 해 줄 필요는 있다고 하였다.

이상에서 알 수 있듯이 초기 정신 성 발달이론에서는 유아성욕설 등 성적 욕망의 추구와 좌절만으로 성격의 발달과정을 설명하려 했으며, 강력한 반발에 부딪혔다. 연구가 진행되면서 프로이트 자신도 정신분석이론의 문제를 리비도 발달과 다른 관점에서 해석해 나가면서 이론을 수정했고, 안나 프로이트에 이르러서는 영유아기의 모자 관계와 자아의 역할을 강조하는 자아 심리학의 시대로 이어졌다. 프로이트 이론의 의의는 성격 발달이론의 완성이라기보다는 오이디푸스 콤플렉스 개념을 포함하는 정신 성 발달이론으로 성격 형성을 설명하려고 한 시도에서 찾을 수 있을 것이다.

정신사회적 단계 이론

프로이트의 정신 성 발달이론을 계승한 안나 프로이트(1895~1982)가 동료인 도로시 티파니 벌링햄(Dorothy Tiffany Burlingham)과 함께 1926년부터 1927년 사이에 운영하였던 일명 '성냥갑 학교(Matchbox school)'에서 에릭 홈부르거(Erik Homburger)는 역사, 독일어, 미술 과목을 가르쳤다. 에릭이 타고난 분석가임을 알아 본 안나 프로이트의 권유로 그는 분석을 받고 정신분석가 자격을 획득하였다. 에릭은 1930년대 초 히틀러의 유태인 탄압 정책을 피해 덴마크를 거쳐 미국으로 이주하여 보스톤 최초의 소아정신분석가가 되었고 하버드 대학교에 정착하였다. 1936년 예일 대학교로 옮긴 뒤 '홈부르거'라는 양아버지의 성을 에릭슨(Erikson)으로 개명하였다. 홈부르거라는 성은 에릭 에릭슨의 계부의 성이었으며, 에릭 에릭슨(Erik Erikson, 1902~1994)의 생물학적 아버지는 알려진 바 없다. 출생의 비밀과 유태인으로서의 삶 등이 젊은 시절 그를 방황하게 만들었으며, 훗날 '정체성' 이론 탄생의 원동력이 되었고 스스로 자신의 성을 바꾸게 만들었다. 이후 버클리 대학교를 거쳐 하버드 대학교로 돌아가 은퇴할 때까지 근무하였다. 에릭 에릭슨은 정통 정신분석 이론을 계승하였으나, 개인의 발달이 정통 정신분석에서 주장하는 리비도 이론보다는 사회성과 더 관련이 있다는 이론을 전개하였다. 그의 발달 이론은 후성설 원칙(epigenetic principle)에 기초한다. 후성설이란 태아기에 산모의 자궁에 있을 때부터 개체 발달은 정해진 순서에 따라 연속적 단계로 이루어지며, 각 단계마다 해결되어야 할 과제들이 주어지는데 이러한 과제들이 만족스럽게 해결되어야만 단계적 발달과정이 순조롭게 진행되어 총체적 기능을 수행할 수 있다는 이론이다. 에릭 에릭슨은 자아의 발달단계를 여덟 단계로 구분하여 설명하였다(표 3-3). 각 단계마다 필요한 발달과제를 완성하고, 단계별 갈등을 잘 해결하는 것이 건강한 성격 정립에 필수적이며, 다음 단계로 진입하기 위한 준비과정임을 주장하였다. 과제 달성에 실패하거나 갈등 해결에 문제가 생긴다면 미래의 발달 과정에 지장을 초래할 수도 있고 정신병리의 근원이 되기도 한다.

유아기

출생 후부터 생후 1세까지의 단계로 이 시기에 애정 어린 엄마의 보살핌을 통하여 기본적 신뢰감(basic trust)을 확립한다. 만약 이러한 과제를 성취하지 못하게 되면 결국 불신감(mistrust)을 지니게 되어 향후 성인기에 대인관계의 형성에 지장을 초래하기 쉽다. 그렇다고 해서 신뢰감은 발달시켜야 하고 불신감은 피해야만 하는 것은 아니다. 건강하게 발달하기 위해서는 신뢰와 불신을 적절한 비율로 경험할 필요가 있다. 다만, 전자가 후자보다 비율이나 비중 면에서 큰 것이 좋다. 아기에게 신뢰감이 쌓이도록 하기 위해 필요한 요소 중 하나는 예측가능성이다. 어떤 경우 엄마가 자신을 돌봐주는지, 필요할 때 엄마가 어느 정도 시간이 걸리는지, 엄마의 감정 상태에 따라 어떤 행동이 나타나는지 등 아기가 자기를 돌봐주는 엄마 혹은 양육자의 행동을 예측할 수 있도록 해 주는 것은 신뢰 발달에 영향을 미친다. 신뢰 발달의 또 다른 핵심 요인은 부모의 자기확신이다. 즉, 부모가 자신들의 삶의 방식이나 아기 양육이 올바르게 되고 있다는 확신이 있을 때 아기에게도 신뢰를 줄 수 있다.

표 3-3. 에릭 에릭슨의 정신사회 발달 단계

단계별 발달과제	단계별 연령	관련 가치	예상정신병리
신뢰 대 불신	출생~1세	희망	정신병, 중독, 우울
자율성 대 수치심(의심)	1~3세	의지	편집증, 강박, 충동성
주도성 대 죄책감	3~5세	목적	전환장애, 공포증, 회피
근면성 대 열등감	6~11세	자신감	무기력
정체성 확립 대 혼란	11~20세	성실함	비행, 성정체성 문제
친밀감 대 소외감	21~40세	사랑	조현형 성격장애
생산성 대 정체감	40~65세	돌봄	중년기 위기
통합성 대 절망감	65세 이상	지혜	극한 소외감

Erikson EH. Identity: youth and crisis. New York: W. W. Norton & Company, Inc.;1968. p94에서 발췌, 재구성

초기 아동기

1세부터 3세까지의 시기로 이 기간에 자율성(autonomy)을 얻느냐 아니면 수치심(shame)과 의심(doubt)에 빠지느냐 하는 과제가 주어진다. 이 시기에 부모가 아동의 자율성을 도와주며 적절히 자기 통제능력을 키워줄 경우, 성공적으로 자신에게 주어진 과제를 성취할 수 있다. 그렇지 못한 경우, 예를 들어 부모가 지나친 간섭과 부당한 통제를 가하면서 처벌 위주로 양육한다면 아동은 수치심을 느낌과 동시에 의심에 빠져서 건설적인 자율성 획득에 실패하게 될 가능성이 높아진다. 특히 대소변 가리기 훈련 과정에서 더욱 그러하다. 의심은 수치심과 형제관계이다. 수치심이 옳고 그름이나 드러난 것을 의식하는 것에 좌우된다면, 의심은 앞면과 뒷면, 특히 보이지 않는 뒷부분에 숨겨진 것을 의식하는 것에 의해 좌우된다. 자율성이 완성되는 시기는 마가렛 말러(Margaret Mahler)가 많은 아기들을 관찰하고 발표한 대상 항상성 확립 및 1차 분리-개별화가 완성되는 시기에 해당된다.

후기 아동기

3세에서 5세 사이의 아동은 이 기간에 주도성(initiative) 또는 자발성을 획득한다. 이 시기에 아이는 지적 호기심이 활발해지고 활동 범위가 증가하여 또래 친구들과 놀이를 통한 교류에 몰두하며, 그러한 놀이를 통하여 자신의 성적, 공격적 환상을 다루어 나가는데 부모가 지나치게 제약하고 비난과 처벌을 가하게 되면 아동은 죄책감(guilt)을 느끼고 위축되어 매사에 소극적으로 변할 수 있다. 그러나 이러한 변화 역시 위험한 충동과 환상을 억제하기 위해 사회가 금지하는 것을 내재화하여 새로운 형태의 자기 억제 방법, 즉, 초자아를 발달시키기 위하여 적절히 필요한 과정이다. 초자아는 아이를 사회화시키기 위하여 필수 요소이지만 주도적 행동을 위축시킬 수도 있다. 그럼에도 불구하고, 이 시기의 아이들은 다른 어떤 시기보다도 새로운 것을 빠르게 배울 수 있으며, 터득한 것을 사회적으로 유용한 쪽으로 연결하여 추구하는 성향이 있다. 따라서 부모의 권위를 다소 낮추고 아이들의 눈높이에서 아이들과 흥미로운 도전을 계속해 나가면 아이들이 자신들의 환상이나 계획을 포기하지 않고 성인 사회생활에 맞게 적응해 나갈 수 있다.

학령기

6세에서 11세까지로 학교생활이라는 집단 경험을 통하여 아동은 사회적 적응기술을 배우는 동시에 자신의 과업을 완수할 수 있는 근면성(industry)을 확립해 나간다. 이 과정에서 어른들로부터 칭찬과 인정을 받음으로써 얻게 되는 자부심(pride)을 배우게 된다. 만약 친구들이나 선생님의 무관심, 냉대 또는 따돌림을 경험한다거나, 가족 내에서의 차별이나 과잉보호 등이 있게 되면 자존심의 상실과 심한 열등감(inferiority)으로 향후 건강한 성격의 발달에 지장을 초래하거나 정신질환으로 발전할 수도 있다. 이전 단계의 갈등 해결이 충분하지 못하고 조화로운 발달을 이루지 못한 경우도 열등감이 발생한다. 아이는 지식 습득보다 계속 엄마를 찾는 퇴행 행동을 보이고, 학교에서 어린이로 있기보다 집에 있는 아기가 되고 싶어하고, 남자아이는 계속 아버지와 자신을 비교하고 그로 인해 열등감 외에 죄책감도 가질 수 있다.

청소년기

11세에서 대략 20세에 해당하는 시기로서 소위 십대의 반항과 방황을 보이는 시기이다. 이 시기는 제2차 성징이 뚜렷해지는 시기로 변성기에 해당되며 성적 호기심이 왕성해지는 동시에 공격성도 증가한다. 이 시기의 주된 발달 과제는 정체성(identity)의 확립이다. 정체성이란 성격 형성의 핵심에 해당되는 개념으로 자신의 자기다움 및 독자성의 자각을

토대로 자신에 대한 확고한 믿음과 삶의 지속성에 대한 신뢰, 그리고 사회문화적 집단의 영향 속에 동참하면서도 자신에 대한 환경적 도전을 극복하는 자신감의 확립 등이 포함된 다원적 개념이라고 할 수 있다. 이 시기는 아동도 아니고 어른도 아닌 애매모호한 상태에 놓이게 되어 부모의 간섭으로부터 벗어나 독립하고 싶은 욕구와 의존할 수밖에 없는 현실 사이에서 갈등을 느끼고 방황하는 시기이기 때문에 정체성의 형성이 매우 중요하다.

청소년기는 강요된 학업으로 고민하는 시기이다. 이러한 딜레마에 빠져서 나는 과연 누구이고, 무엇을 위해 사는 것인지, 그리고 나의 미래는 어떤 방향으로 전개되어 나갈 것인지 등에 대하여 깊이 생각하게 되면서 자신의 정체성에 관한 질문을 던지게 된다. 이 시기에 이러한 정체성의 확립에 실패하고 자신과 세계에 대하여 혼란에 빠지게 되면 자신의 역할에 대한 혼동을 경험한다. 그 결과 가출, 비행, 약물남용, 성범죄, 폭력, 자살, 정신병 등 온갖 청소년기 문제를 야기할 수 있게 된다. 에릭 에릭슨의 어릴 적 친구이자 비엔나의 '성냥갑 학교'의 동료 교사였던 피터 블로스(Peter Blos)는 청소년기의 정체성 확립을 위해서는 부모로부터의 독립, 즉 2차 분리개별화가 필요하다고 주장하였다.

청년기

청년기는 21세에서 40세에 이르는 기간으로 이 시기의 주된 발달과제는 친밀성(intimacy)의 확립에 있다. 친밀성은 사회적 교류에 없어서는 안 될 조건으로 이성관계, 교우 및 동료관계, 상하관계, 가족관계 등에 있어서 원활한 유대관계를 형성하는 데 필수적이다. 한편, 이 시기에는 정체성 확립 이후에 '자기 정의(self definition)'를 위해 '자기 몰두(self absorption)'가 필요한 시기이다. 즉, 자신이 누구인지, 남들에게 자신은 어떤 사람인지, 무엇을 할 것인지 등을 고민한다. 그러나 자기 몰두가 심해져서 친밀성의 확립에 어려움을 겪게 되면, 대인관계를 기피하게 되고 사회적 고립(isolation)을 자초하여 심각한 소외감에 빠져서 외부 접촉을 꺼리는 동시에 점점 더 자기 몰두가 심해진다. 진정한 친밀감은 성적 부분 외에도 개개인 상호 간에 생활의 모든 부분을 함께 나누고 서로 규제해 갈 수 있어야 한다.

중년기

40세에서 65세에 이르는 중년기는 삶에서 가장 생산성(generativity)이 발휘되는 시기이다. 즉, 자식을 낳고 키우는 동시에 자신이 속한 사회에서 능력을 발휘하고 인정받는 시기라는 점에서 대내외적으로 나름대로의 지도력을 발휘하는 시기이다. 따라서 이 시기에 생산성의 확보에 실패하게 되면 창의력을 잃은 나머지 의기소침하거나 자신의 삶에 대하여 의미를 찾지 못하게 됨으로써, 우울증에 빠지거나 자기위축감에서 헤어나지 못하게 된다.

노년기

65세 이상의 노년기에는 자신이 살아온 삶의 여정을 돌아보면서 부분적으로는 불완전했음에도 불구하고 나름대로 최선을 다해서 살았다는 만족감과 통합성(integrity)을 확보하는 것이 주된 발달과제이다. 반면, 신체적 및 사회적 상실을 겪으면서 자신의 인생이 쓸모없고 무의미한 것으로 인식되면 절망감(despair)에 빠진다. 절망은 자주 혐오감으로 표출된다. 노인들은 다른 이들의 소소한 잘못에 혐오감을 느끼고 화를 내기도 한다. 따라서 이 시기의 주된 문제는 외적인 성공 여부에 관계없이 자신의 삶을 회고하며 얻은 것과 잃은 것 사이에서 어떻게 자신의 삶을 정리하고 균형 잡힌 시각으로 인식할 것이냐 하는 통합적 관점의 확립이라고 할 수 있다. 즉, 내적으로 성숙과 지혜를 획득하기 위해 노력해야 한다. 그래야만 목전에 다가온 죽음의 문제도 갈등 없이 맞이할 수 있다.

프로이트는 구강기-항문기-오이디푸스기-잠복기-성기기로 이어지는 정신 성 발달이론에서 사춘기 단계에서 성격발달이 완성된다고 하면서 남근기의 오이디푸스 콤플렉스를 강조하였으나, 성인기의 발달단계에 대한 개념을 확립하지 못하였다. 반면, 에릭 에릭슨은 사춘기 이후에도 노년기까지 새로운 발달 과제에 맞닥뜨린다는 것을 확인하였다. 그의 이론은 각 단계별로 발달과제를 제시하고 그에 대한 성공과 실패라는 이차원적 시각에서 기술하였으나, 실제로는 긍정적인 면과 부정적인 면이 모두 중요하고 이를 통합하여 수용하는 것이 진정한 발달이라고 하였다. 그러나 에릭 에릭슨 역시 청소년기 정체성 발달을 증명하는 데 주력하였고, 각 발달 단계에서 한 가지 측면의 정신 기능만을 언급하였으므로, 성인기에 나타날 수 있는 포괄적 특성을 아우르기에는 충분치 않았다. 하지만 에릭슨의 선구적 노력을 토대로 여러 분야에서 많은 학자들이 성격의 발달과정을 아동기로 제한하고 있는 개념을 무너뜨리고, 아동기보다 3~4배나 더 길고 그만큼 중요한 20세 이후의 삶에 대한 발달이론을 전개하고 있다. 캘빈 콜라루소(Calvin Colarusso)는 소아기 이후의 발달단계를 초고령기까지 확대하여 단계별로 특정 발달과제와 해결 방안을 제시하였다. 특히 그는 젊은 성인기에 일어나는 '삼차 분리 개별화'를 소개하였다. 마가렛 말러가 주장한 영유아기의 분리개별화(separation-individuation)를 '일차 개별화'로, 이를 토대로 피터 블로스는 청소년기에 부모로부터 심리적으로 분리되는 과정을 '이차 개별화'라고 정의하였다. 그에 비해 캘빈 콜라루소는 청년기(20~40세)와 중년기(40~60세) 발달단계에 자기를 더 잘 인식하고 대상으로부터 분화시켜 나가는 지속적인 과정을 '삼차 개별화'로 명명하였다. 이차 개별화에서 삼차 개별화로의 이행은 청년기에 일어난다. 이 시기에 부모로부터 심리적으로 분리될 수 있는 능력이 증가하며, 부모로부터 분리됨에 따라 생겨난 마음의 공백을 채우기 위하여 자신의 가족을 만들고자 하는 의욕을 갖게 되어 결혼과 부모 되기와 같은 발달과제를 수행하게 될 것이다. 콜라루소의 이론에 따르면 노년기와 고령기에는 신체적 노화 현상과 죽음을 받아들여야 하는 과제가 있는 반면, 어떤 행동의 장기적 결과를 파악하고 논리와 감정의 요구 사이에 타협점을 찾게 되는 새로운 형태의 사고 능력인 지혜가 발달한다. 다니엘 레빈슨(Daniel Levinson) 역시 일생에 거쳐 성격발달이 진행된다고 주장하였다. 각 주기별로 약 25년간 지속되는 네 개의 단계가 있으며, 각 단계는 4~5년의 이행과정을 거친다. 즉, 소아청소년기는 출생 후 약 22년간, 초기 성인기는 17세에서 45세까지, 중년기는 40세에서 65세까지, 후기 성인기는 65세 이후 과정이다. 여성학자인 베르니스 노이가르텐(Bernice Neugarten)은 노년기의 성격발달 중 특히 여성의 심리를 연구하면서, 여성들은 대부분 결혼, 임신, 출산, 폐경 등과 같은 다양한 위기 상황에 잘 적응한다고 하였다. 이와 같이 최근에는 중년기 이후에도 능동적이고 역동적인 심리발달이 일어난다는 증거가 늘고 있다.

현대 자아심리학(modern ego psychology)

일반적으로 프로이트가 1923년에 〈자아와 이드〉를 출간함으로써 실질적인 자아심리학이 시작되었다고 본다. 그렇지만 결국 프로이트 정신분석이론의 초석은 무의식적인 심리과정이 있다.

프로이트 사후 하트만, 크리스(Ernst Kris), 라파포트(David Rappaport), 에릭슨(Erik Erickson) 등이 본능적 삶을 강조하는 프로이드의 이론에서 부족하거나 결핍되었던 부분들-환경이 성격 형성에 미치는 영향과 환경에 적응하는 심리과정, 문화적 요소가 성격 형성과 정신 병리에 미치는 영향 등-을 지속적으로 보완해 갔다.

하트만(Heinz Hartmann)

하트만은 가장 뛰어난 현대 자아심리학 이론가 중의 한 사람이다. 그의 업적은 프로이트의 구조이론 위에 이뤄진 것이다. 그는 방어기제 외에 자아의 다른 많은 기능들에 대한 이해를 넓혀주었다.

적응 양식

하트만은 적응을 "일차적으로 유기체와 환경 사이의 상호관계"라고 정의하였다. 그리고 상호관계를 유기체와 환경 양쪽 모두의 측면에서 관찰해야 한다고 지적하였다. 하트만이 볼 때, 유기체가 환경과 조화를 이루는 방식은 세 가지이다. 환경에 맞추어 자기 자신을 변화시키는 자기변형(auto-plastic)적 방식, 자신에 맞추어 환경에 영향력을 주거나 환경 자체를 변화시키는 타자변형(allo-plastic)적 방식, 그리고 보다 호의적인 환경을 찾는 것이다.

증 례

사지 마비 증상을 호소하며 입원한 27세 김 씨는 시부모를 모시고 사는 결혼 6개월 된 새댁이다. 평소 시어머니는 대학까지 나온 것이 집안일 하나 제대로 못한다며 김 씨를 구박하였다. 시어머니의 생일이 5일 뒤로 다가왔다. 시어머니는 친척들을 초대할 테니 생일잔치를 혼자 잘 해보라고 말만 할 뿐 전혀 도움을 주지 않았다. 김 씨는 시어머니에 대한 분노, 음식 등을 제대로 못했을 때 창피를 당할지 모른다는 불안 등이 겹치면서 점점 초조해지기 시작하였다. 그러던 중 갑자기 사지의 마비 증세가 나타나서 김 씨는 응급실을 통해 입원하게 되었다. 모든 검사에서 신체적인 이상은 발견되지 않았다.

김 씨가 보이는 양상은 전환 증상으로 보인다. 김 씨는 시어머니의 생일잔치를 준비하라는 환경적 요구에 순응하려하나 그만한 능력이 없다. 김 씨는 환경을 변화시키려 하지 않는다. 즉 시어머니를 변화시키려 하지 않고 자신이 다소 부당해 보이는 시어머니 요구에 맞추려 한다. 신경증 환자들은 일반적으로 환경을 변화시키기보다 자신을 환경에 맞추려는 자기-변형적 경향을 보일 때가 많다.

일차 자아 자율기능(primary autonomous ego function)

하트만 이전까지 자아 기능은 궁극적으로 정신적 갈등을 다루는 것으로 인식되었다. 자아는 원본능(이드)과 초자아, 그리고 외부 현실 사이에서 끊임없이 중재와 조율을 한다. 이러한 조율은 결코 완전하게 이뤄질 수 없기 때문에 결과적으로 자아는 항상 갈등 속에 있을 수밖에 없다.

하트만(1939)은 갈등과 무관한 자아 기능들(autonomous

ego function)이 본래부터 존재하며, 이로부터 환경에 적응할 수 있는 광범위한 자아 발달이 이뤄진다는 것을 인식하게 되었다. 이러한 기능을 자아의 일차 자아 자율기능이라고 한다. 하트만은 태어날 때부터 존재하는 일차 자아 자율기능으로 인식(perception), 의도(intention), 대상 이해(object comprehension), 사고(thinking), 언어(language), 회상 현상(recall phenomena), 번식력(productivity), 동작 발달(motor development) 등을 들었다. 발달의 과정 중에 반대되는 심리적 힘과 격돌하게 되면 이러한 갈등으로부터 자유로운 자아의 기능들도 갈등에 관여하게 된다.

하트만은 일차 자아 자율기능과 함께 이차 자아 자율기능(secondary autonomy)의 개념도 제시하였다. 본능적 충동을 방어하기 위해서 사용되었던 방어기제가 나중엔 그 자체가 적응적인 자율성을 가질 수 있다는 것이다. 예를 들어, 배변 훈련 중인 유아가 더럽히고 싶은 욕구에 대한 방어로 반동형성을 사용하여 지나치게 깔끔하고 깨끗하게 행동할 수 있다. 이 유아가 나중 청결한 위생을 유지하기 위해 혹은 질서정연하게 생활하기 위한 목적으로 이런 깔끔하고 깨끗한 행동을 하게 되면, 그 자체가 자연스럽게 잘 적응하는 것이 된다. 그렇기 때문에 현재의 기능이나 의미를 기원적으로 따져서 최초의 기능으로 환원시키거나 혹은 최초 기능과 동일하게 여기는 것은 잘못이라고 하트만은 강조하였다. 예를 들어, 성적인 호기심에서 출발하였다고 하여 지적인 탐구를 단지 성적 호기심에 불과한 것이라고 말하는 것이 이에 해당한다. 일반적으로 행해지고 있는 이러한 잘못을 하트만은 기원적 오류(genetic fallacy)라고 불렀다.

광의의 적응과 협의의 적응

하트만은 또한 광의의 적응과 협의의 적응의 개념을 제안하면서 같은 맥락에서 광의의 현실원리와 협의의 현실원리의 개념도 같이 제시하였다. 이는 현실적인 적응이 항상 최적의 적응은 아니라는 것이다. 예를 들어, 한 여성이 순조롭게 잘 성장하여 건강한 성인이 되었다. 어른으로서 일상생활의 현실에 맞게 잘 행동하고 적응하고 있다. 만약 이 여성이 출산을 하여 아기를 양육하게 되었을 땐, 이러한 어른스러운 행동만으론 아이를 잘 양육할 수 없다. 아이의 파트너가 되기 위해선 일시적으로 퇴행하여 유아의 수준에 눈높이를 맞출 수 있어야 한다. 성인이라는 발달 단계의 높은 형태를 일시적으로 포기함으로써, 어머니와 아이는 상호 맞춤할 수 있고 양쪽의 욕구를 모두 만족시킬 수 있다. 그러므로 이런 상황에선, 아이 어머니라는 주관적 현실원리 혹은 협의의 현실원리가 한 성인 여성으로서 효율성이나 정체성이라는 객관적 현실원리 혹은 광의의 현실원리보다 우선하게 된다.

중성화(neutralization)

하트만에 의해 제시된 또 다른 주요 이론 중의 하나가 중성화의 개념이다. 중성화는 리비도와 공격성 에너지가 본능적 양태로부터 비본능적 양태로 변화되어, 자아가 사용할 수 있게 되는 과정을 말한다. 아이는 배고픔을 느껴서 자신이 울었을 때 어머니가 오고 이어서 배고픔이 사라지고 만족할 수 있었던 것과 같은 일련의 반응들을 경험하면서 배가 고프면 즉각 울던 것을 이젠 배고픔을 느껴도 우는 것을 지연할 수 있게 된다. 그래서 유아는 대상없는 울음(단순히 욕동의 표시 혹은 불쾌감의 표시로 우는 것)으로부터 대상을 찾는 목적을 가진 울음으로 바꿀 수 있다.

대상관계이론(object relations theory)

가바드(Glen Owens Gabbard)는 현대 정신분석 임상가들이 채택하고 있는 주된 세 가지 분석이론으로 자아 심리학과 대상관계이론, 그리고 자기 심리학을 들었다. 1950년대 중반 이후 정신분석이론 흐름의 특징은 본능과 연관된 이론의 현저한 감소와 대상관계이론이 뚜렷하게 전면에 나선 것이다. 대상관계이론이 시작된 곳은 영국이다. 대상관계이론을 대표하는 정신분석가로 클라인과 페어베언, 그리고 위니컷 등을 들 수 있다. 프로이트 이론과 대상관계이론의 대표적인 차이를 정리하면 표 3-4와 같다.

클라인(Melanie Klein)

죽음 본능과 환상 개념의 확장

클라인 이론의 특징은 죽음 본능의 파괴적 공격성이 출생 초기부터 있으며 유아 심리에서 중심적인 역할을 한다는 것

표 3-4. 프로이트 분석이론과 대상관계이론의 차이

프로이트 분석이론	대상관계이론
전형적인 신경증 수준의 환자 치료에 적합하다.	보다 심한 정신병리를 가진 환자 치료에 적용된다.
오이디푸스 갈등에 초첨을 둔다.	오이디푸스 전 단계의 정신병리에 초점을 둔다.
심리의 근본 동기가 쾌락-지향(pleasure-seeking)이라고 생각한다.	심리의 근본 동기가 대상-지향(object-seeking)이라고 생각한다.
핵심 정신병리가 심리구조 간의 갈등(conflict)이라고 간주한다.	핵심 정신병리가 성장과정의 결핍(deficit)이라고 간주한다.

이다. 쾌락추구가 삶의 동력이라는 프로이드와 달리 클라인은 원시적인 타고난 파괴성이 유아의 삶의 동력이 되고 또 갈등의 중심이 된다고 생각하였다. 그리고 유아의 불안의 원인도 공격적 환상 때문이라고 보았다. 클라인은 유아의 초기 정신은 공격성을 기본 동기로 한 환상적 관계들로 이뤄진 구성물이라고 보았다.

프로이드는 좌절의 결과 환상을 갖게 된다고 생각하였다. 반면에 클라인은 유아가 계통발생학적으로 계승되는 무의식적인 환상의 이미지들과 지식들의 저장소를 갖고 태어난다고 생각하였다. 아이의 환상은 이것으로부터 펼쳐진다. 그렇기 때문에 파괴적 공격성과 그와 연관된 환상들을 처리하는 것이 유아의 가장 시급하고 일차적인 문제가 된다. 이때 유아가 파괴적 공격성과 내적 대상과 환상들을 처리하는 대표적인 방식이 편집-분열자리(paranoid-schizoid position)와 투사적 동일시(projective identification)이다.

편집-분열자리(paranoid-schizoid position)

편집-분열자리란 죽음의 본능에 의해 생성된 박해 불안을 처리하는 유아의 심리적 기제이다. 이때 가장 중심적으로 동원되는 방어기제는 분리(splitting)이다.

증 례

환자는 21세 여대생으로 조현병으로 입원한 사람이다. 5~6년 전부터 "무당 같은 사이비 기도원 원장"이 그녀의 집을 드나들기 시작하였다. 고등학교를 다닐 때 "나는 천사와 같고 하늘나라 백성이며 반 친구들은 마귀의 자식"이라고 생각하며 친구들과 어울리지 않고 혼자 지냈다. 쉬는 시간에도 다른 반 아이들과 전혀 어울리지 않고 혼자 성경을 보며 지냈다. 그렇게 하지 않으면 그들에 의하여 자신의 순결함이 더러워져서 지옥에 갈 것이라고 두려워했기 때문이다. 평소에도 그 사이비 원장의 지시에 따라 마귀 같은 학교 친구들이나 세상 사람들, 심지어는 친척들과도 왕래를 끊고 지냈다. 입원한 환자는 "머리는 염소인데 몸은 사람인 시커멓고 커다란 이방신이 나타나 나를 죽이려고 한다."며 공포에 떠는 모습을 보였다.

환자는 좋은 선한 대상이고 환자 외의 모든 대상들은 나쁜 악한 대상으로 분리되어 있다. 나쁜 대상들의 파괴적 공격성 때문에 박해 불안을 느끼고 있으며(편집자리), 그런 나쁜 대상들과 최대한 떨어져 좋은 자기를 보호하려고 한다(분열자리). 학교에서도 전혀 친구(나쁜 대상)들과 어울리지 않고 선한 자기를 보호하려 한다. 심지어는 모든 세상 사람들뿐만 아니라 친척과도 관계를 단절하고 지낸다(분열자리). 또한 파괴적인 공격성은 외부로 투사되어 자신을 파괴하려는 이방신으로 나타나고, 그로부터 멸절의 공포를 느끼고 있다.

우울자리(depressive position)

편집-분열자리에서는 아이는 분리를 통해 좋은 부분-대상과 나쁜 부분-대상을 안전하게 격리시킬 수 있었다. 공격성은 나쁜 대상(젖가슴)에 대한 증오스런 관계에만 제한될 수 있었다. 하지만 아이가 약 6개월이 되면서부터 온통-나쁜(all-bad) 어머니와 온통-좋은(all-good) 어머니로 분리된 부분대상관계가 아닌 전체대상(whole object)관계를 맺기 시작한다. 그 결과 그가 관계하는 대상은 좋은 면과 나쁜 면을 동시에 갖게 된다. 이제 유아가 적대적 환상 속에서 파괴하는 것은 나쁜 엄마이지만, 그 나쁜 엄마가 전체대상 속에 포함되어 있기 때문에 결과적으로 대상 전체가 파괴된다. 다시 말해서, 아이의 분노의 표적이 되는 것은 "분리된 나쁜 엄마(separate bad mother)"가 아니라, 그가 사랑하는 실제의 어머니이고 그가 투영되어 내면에 자리 잡은 전체대상(whole object)인 내적대상이다. 예를 들어 이유기와 같이 좌절과 불안을 경험할 수밖에 없을 때, 아이는 적대적 환상 속에서 어머니를 파괴하게 된다. 그런데 그 파괴되는 전체대상은 좌절의 공급자이며 동시에 선함의 공급자이다. 결국 유아는 자신을 좌절시키는 전체대상을 파괴한 결과 보호자와 피난처도 함께 제거해 버린 셈이 되었다. 클라인은 유아가 자신의 파괴성 때문에 사랑하는 대상에게 손상을 주었다고 느끼는 강렬한 공포와 죄책감을 우울불안이라고 명명하였다. 그리고 아이가 전체대상을 향하여 동시에 사랑과 미움의 관계를 맺어 가는 경험의 조직을 우울자리라고 이름 지었다.

투사적동일시(projective identification)

투사적동일시는 유아가 파괴적 공격성을 처리하는 중요한 방어기제이다. 클라인은 원하지 않는 자신의 일부분이나 원하지 않는 내부 대상(internal object)을 분리시켜(split), 투사하고(projection), 해를 입히려 하고(harm), 조정하고(control), 소유하려고 하는(possess) 것을 투사적동일시라고 하였다. 투사적동일시는 무의식적인 환상 경험이지만, 초기 유아는 전지전능의 환상 속에 살아가기 때문에 투사한 공격성이 실제 현실에서 나타난 것처럼 전적으로 믿게 되고 생생하게 경험하게 된다.

비욘(Bion)은 투사적동일시가 어머니에게 일정한 반응을 일으키는 실제적이고 현실적인 측면이 있다는 것을 강조하였다. 이런 측면은 분석 상황에서도 동일하게 반복되기 때문에 환자가 투사하고 있는 강렬한 감정과 경험들을 분석가인 비욘 자신이 직접 느끼고 경험한다는 것을 알게 되었다. 즉 환자의 환상 속에서 일어나고 있는 것들을 분석가가 실제로 경험한다는 것이다. 이러한 인식을 통하여 비욘은 투사적동일시가 한 사람의 마음속의 환상(intrapsychic fantasy)이 아니라, 두 사람의 심리 사이에서 발생하는 복잡한 관계적 상호작용(interpersonal interaction)이라고 그 개념을 확장시켰다.

시기심(envy)

죽음의 본능은 죽음 그 자체를 향하는 욕동이고 자기를 향한 파괴성이다. 클라인은 죽음의 본능의 다른 모습인 일차 시기심(primary envy)의 개념을 제시하였다. 죽음의 본능이 자기(주체)를 파괴하려는 것임에 비해 시기심은 주체의 생명을 제공해 주고 유지시켜 주는 대상을 파괴하고자 하는 또 다른 공격성이다.

똑같이 대상을 공격하려는 감정이지만 시기심과 증오는 차이가 있다. 증오는 나쁜 대상에게 향한다. 반면에 시기심은 좋은 대상을 향한다. 시기심의 개념은 좋은 어머니의 돌봄에도 불구하고 아이에게 왜 문제가 생기는지를 이해할 수 있게 해 준다. 시기심은 한 사람에 관여하며 어머니와 생애 초기에 나눴던 독점적 관계에 뿌리를 두고 있다.

감사(gratitude)

클라인은 시기심과 탐욕이란 파괴적 충동들을 완화시키는 것이 즐김(enjoyment)과 감사(gratitude)라고 생각하였다. 감사는 유아의 가장 초기시절 어머니만이 유일한 나만의 대상이었을 때 느꼈던 감정과 태도에 뿌리를 둔다. 즐거움은 감사의 근원이 된다. 방해받지 않고 젖 먹는 기쁨을 충분히 지속적으로 즐길 수 있을 때 좋은 젖가슴이 비교적 안정되게 함입된다. 젖가슴에 대해 완전히 만족한다는 것은 사랑하는 대상으로부터 그가 갖고 싶은 특별한 선물을 받았다는 것을 의미한다. 이것이 감사의 근원이다. 감사는 좋은 대상에 대한 신뢰와 밀접하게 연결된다. 신뢰는 사랑하는 원초적 대상(초기 젖가슴)을 단지 음식의 근원으로서가 아니라 사랑하는 대상으로 수용하고 동화할 수 있다는 것이다.

페어베언(William Ronald Dodds Fairbairn)

쾌락-지향(pleasure-seeking)/대상-지향(object-seeking)

페어베언은 사람을 본질적으로 타인과 관계하는 존재로 보았다. 그러므로 페어베언에게 분석의 대상은 독립된 '자기(self)'가 아니라, '타자와 관계 속에 있는 자기(a self in relation to an other)'이다. 즉 분석의 요소가 자기, 대상(타인), 그리고 그들이 맺고 있는 관계가 된다.

이때 자기는 항상 관계 속에 존재하며 관계의 관점에서 정의되어야 한다. 또한 자기가 성장 발달하는 것도 관계를 통해서이며 타인과 맺고 있는 관계 속에서 자기됨을 표현하고 자기로서 형성된다. 뿐만 아니라 아이의 가장 기본적인 욕구도 어머니의 인정과 사랑이며, 그를 통해 아이는 자기가 자신만의 권리를 가진 한 사람인 것을 알게 된다. 그렇기 때문에 관계와 관계 속에서 한 사람으로 인정받는 욕구가 일차적이며, 욕동과 연관된 생리적 욕구는 이차적이다.

인간이 쾌락-지향이 아니라 대상-지향이라는 것, 긴장의 감소라는 목적에 의해 자동적으로 작동되는 것이 아니라, 다른 인간 존재와 관계성 속에서 자기표현이라는 목적에 의해 동기화 된다는 개념을 제시한 것은 페어베언이 정신분석에 끼친 커다란 공헌으로 간주된다.

분열 상태(schizoid state)

페어베언의 또 다른 공헌은 분열성 상태에 대한 이해를 제공해 주었다는 점이다. 그는 어머니가 아이의 기본적 욕구를 충족시켜주지 못할 때 아이는 어머니 형상을 분리(split)시키고 그에 따라 자아도 분리되어 분열 상태에 이르게 된다고 주장하였다.

그는 어머니가 아이의 기본적 욕구를 충족시켜주지 못할 때 아이는 그런 고통스러운 관계를 현실에서 처리할 힘이 없다. 아이는 어쩔 수 없이 나쁜 대상으로 경험되는 어머니를 통제하기 위하여 대상을 심리 내면으로 내재화한다. 보통 아이들의 일반적인 성장과정을 생각해 볼 때, 유아가 필요로 하는 것들에 대해 어머니가 완벽하게 반응해 준다는 것은 거의 불가능하기 때문에 이러한 나쁜 대상관계는 피할 수 없다. 그러나 페어베언은 특히 두 가지 유형의 나쁜 어머니 관계가 분리를 초래한다고 생각하였다. 하나는 유아가 감당하기에 지나치게 자극적인 흥분시키는 어머니 관계이고, 다른 하나는 견딜 수 없이 고통스러운 거절당하는 관계이다. 내면화된 부모는 아이를 애타게 하면서도 동시에 거절하기 때문에 아이로서는 이 두 측면을 한꺼번에 다룰 수 없다. 아이가 이를 다루기 위해선 흥분시키는 대상(exciting object)과 거절하는 대상(rejecting object)으로 일단 분할되어야 한다.

두 내적대상이 분리됨에 따라, 본래의 자아도 분리되어 이 두 내적대상과 동일시하게 된다. 페어베언은 거절하는 대상과 관계를 맺는 자아를 반리비도적 자아(anti-libidinal ego)라고 불렀고, 흥분시키는 대상과 연합하는 자아를 리비도적 자아(libidinal ego)라고 명명하였다. 본래 자아의 나머지 부분은 중심적 자아(central ego)가 되고, 자신을 좌절시키지 않는 이상적인 대상과 관계한다.

결과적으로 심리 내면에는 세 개의 다른 부분-대상(part-object)과 각각 쌍을 이루는 세 부분-자아(part-ego)로 구성된 심리구조가 자리 잡게 되는데, 페어베언은 이를 '내적심리구조(endopsychic structure)'라고 하였다.

도덕적 방어(moral defense)

페어베언의 또 다른 공헌은 임상에서 많이 관찰되는 도덕적 방어에 대한 개념을 제공해 준 것이다. 부모가 정서적으로 결핍되어 아이의 심리를 괴롭힐 때, 아이는 심각한 궁지에 몰리게 된다. 그렇지만 유아는 부모의 세계 속에서 살아가고 있기 때문에 부모 없이 살아간다는 것은 견딜 수 없이 고통스러운 일이다. 그래서 부모의 선함을 유지하려는 환상 속에서 부모의 나쁜 측면들을 분리시켜 자신의 심리로 내재화한다. 즉 이제 나쁜 것은 부모가 아니라 그 자신이고, 유아는 자기 사랑이 나쁘다고 느낀다.

증 례

A의 아버지는 큰 회사를 일군 자수성가한 사람이다. 젊어서부터 바람을 피워 작은 부인을 따로 두고 생활하였다. 가끔 집에 들어 온 아버지는 어린 A에게 비교적 잘 대해주었다. 그러나 며칠 안 되어 다시 작은 집으로 갔기 때문에, 그럴 때마다 어린 그는 심하게 울며 아버지에게 매달리곤 하였다. 아버지가 집에 오는 경우가 점점 적어지면서 어린 A는 풀이 죽어지내는 시간이 많아졌다.

A에게 아버지는 자신에게 잘해 주는 좋은 아버지이면서 동시에 그가 찾을 때 없는 나쁜 아버지이다. 아버지는 점점 더 집에 들어오질 않으면서 더욱더 거절하는 나쁜 아버지로 변해 간다. 이런 상황에서 어린 A는 아버지의 나쁜 측면을 그의 내면으로 내재화하고 아버지의 나쁜 짐을 자신이 진다. 그 결과 "우리를 위하여 아버지는 고생하시는데, 말을 듣지 않는 우리가 문제다. 힘들게 일하시다 보면 술 먹고 바람피우고 그럴 수도 있는데, 그런 것을 이해 못하는 우리가 잘못이다."라고 도덕적 방어를 하게 된다. 결국 아버지는 좋은 대상으로 외부 현실에 존재하고, 어린 A는 나쁜 내적 대상과 동일시를 통해 그 자신이 나쁜 존재가 된다.

위니컷(Donald Woods Winnicott)

건강한 상태보다 정신 병리에 더 많은 관심을 보였던 대부분의 다른 분석가들과 달리, 위니컷은 건강한 심리성장에 초점을 두고 연구한 분석가이다. 당연히 그의 초점은 유아의 자아와 자기의 건강한 발달이었고 그 과정에 영향을 미치는 어머니의 중심적인 역할이었다. 프로이트는 타고난 본능과 욕동에 의하여 성격과 정신병리가 절대적인 영향을 받는다고 생각하였다. 반면 위니컷은 어머니의 양육 과정이 아이의 심리성장과 정서발달에 절대적으로 중요하다고 생각하였다. 그런 점에서 프로이트가 인간을 성장과정을 본성(nature) 중심으로 바라보는 한쪽 극단이라고 한다면, 위니컷은 양육(nurture) 중심으로 바라보는 반대 극단이라고 할 수 있다.

참 좋은 어머니(good enough mother)

'참 좋은 어머니'는 위니컷의 다양한 개념들을 한 마디로 가장 잘 집약하고 있는 표현이다. 위니컷이 말하는 참 좋은 어머니란 아이의 심리성장과 발달에 가장 적절하게 반응하는 양육자를 말한다. 참 좋은 어머니는 유아의 전능감에 반응해 주며 그것을 의미 있게 해 준다. 유아는 어머니와 관계에서 반복적으로 전능감을 경험하며 참자기(true self)가 발달하고 자신에게 적절한 삶을 살게 된다. 반면에 참 좋은 어머니가 아닌 경우, 어머니는 유아의 욕구와 몸짓에 적절히 반응해 주지 못함으로써 유아는 전능감을 느낄 수 없다. 거꾸로 유아는 어머니에 순응하여 어머니의 몸짓을 자신의 것으로 받아들인다. 유아의 이러한 순응이 거짓자기(false self)의 초기 단계를 이룬다.

안아주기 환경(holding environment)

위니컷은 참 자기가 형성되는 모든 과정은 유아 자신의 방식과 속도에 맞춰져야 한다는 것을 강조하였다. 즉 어머니의 욕구에 따라 어머니 방식으로 키워선 안 되고, 유아의 자발적인 욕구에 맞춰 어머니가 적절한 돌봄을 제공해야 한다는 것이다. '안아주기'는 일차적으로 신체적 안아주기를 포함하지만, 위니컷이 사용하는 본래 의미는 유아에게 필요한 전체적인 환경을 제공해 주는 것이다. 그렇기 때문에 안아주기를 잘하기 위해선 유아에게 필요한 것이 무엇인가에 대한 이해가 먼저 필요하다. 위니컷은 유아에게는 서로 상반되게 보이는 두 환경이 필요하다고 생각하였다. 하나는 유아가 자발적인 욕구를 느끼며 몸짓을 하고 싶을 때이고, 다른 경우는 자극 없이 홀로 있고 싶을 때라고 할 수 있다. 유아가 엄마를 찾고 만지고 놀고 싶을 때 어머니는 그러한 유아의 욕구에 맞춰 거울 반응(mirroring)을 해 주어야 한다 즉 유아의 몸짓과 욕구의 대상이 되어 주어야 한다. 그런 뜻에서 이 시기의 어머니 역할을 대상으로서 어머니(object mother)라고 한다.

한편 유아는 홀로 있을 수 있는 고요한 상태를 또한 필요로 한다. 위니컷이 말하는 유아로서 홀로 있다는 것은 아무도 없이 혼자 있음을 뜻하는 것이 아니다. 사실 아기는 어머니가 없으면 홀로 있을 수가 없다. 위니컷이 뜻하는 어머니와 함께 있으면서 유아가 홀로 있는 경험을 한다는 것의 핵심은 어머니가 아이를 침범하지 않고 유아가 편안하게 자기에게 몰입할 수 있는 환경이 되어 준다는 뜻이다. 그런 의미에서 이런 역할을 환경 어머니(environmental mother)라고 한다.

이행기 대상(transitional object)

이행기 대상은 위니컷에 의해 제안된 개념으로 보통 담요나 겉이불 혹은 장난감 곰 등을 뜻한다. 아이가 잠잘 때 똑 같은 헌 담요만을 덮으려고 고집하거나, 항상 갖고 놀던 낡은 곰인형을 어떻게든 놓지 않으려는 것을 볼 수 있다. 이것은 헌 담요나 곰인형이 자기를 만족시켰던 엄마의 젖가슴 혹은 처음 관계를 맺었던 대상을 의미하기 때문이다.

초기 유아는 전지 전능감의 환상 속에서 살아간다. 그러나 유아가 점점 성장함에 따라, 자신의 욕구가 완벽하게 채워지지 않는다는 것을 느끼게 된다. 이때 유아는 좌절과 불안을 경험하게 되는데, 위니컷은 이행기 대상을 통하여 이런 과정에서 느껴지는 불안을 처리하게 된다고 생각하였다.

자기심리학(self psychology)

자아심리학과 대상관계이론에 이어 현대정신분석에서 세 번째 중요한 학파가 자기심리학이다. 코헛에 의해 시작된 자기심리학은 자기애의 새로운 이해로부터 출발한다.

코헛(Heinz Kohut)

자기애(narcissism)의 새로운 이해

프로이트는 자기애를 대상사랑으로 발전해 가야하는 전단계라고 보았다. 그렇기 때문에 프로이트에게 자기애는 미숙한 상태(일차자기애)이거나 병적인 상태(이차자기애)로 간주된다.

코헛은 자기애를 새로운 관점으로 바라보았다. 그는 자기애가 성장 과정에서 필수적인 것이며 평생 지속되는 것이라고 생각하였다. 프로이트는 막 태어난 상태를 자폐적으로 자기에 몰입해 있는 상태, 즉 주위로부터 단절된 홀로 있는 상태라고 보았다. 반면 코헛은 생애 아주 초기부터 아기는 어머니의 절대적이고 공감적인 반응을 받는 상호 공감의 모체 속에 존재한다고 보았다. 그러므로 초기 아기는 더할 수 없이 행복한 상태에 있다. 그러나 초기 행복한 상태는 아직 잠재력은 가졌지만 파편화된 자기의 상태로서 자기애를 통하여 점차 응집된 초기 핵심자기로 발전해야 되는 상태다. 코헛은 이렇게 행복한 자기의 상태를 일생동안 지속적으로 유지하려는 것이 자기애라고 설명하였다.

가바드(Glen Owens Gabbard)에 의하면, 무엇보다 코헛이 정신분석에 끼친 가장 큰 공헌은 리비도와 공격성의 이중 본능과 함께 자기행복과 자존감을 추구하는 자기애 또한 가장 중심적인 인간심리로 자리매김한 점이다.

양극성 자기(bipolar self)

생애 아주 초기 아기는 어머니와 완벽한 상호 공감의 모체 속에 존재하며 더할 나위 없이 행복한 상태에 있다. 그런데 이런 완전한 상태는 깨어질 수밖에 없다. 어머니가 점차 늘어나는 아기의 욕구에 완벽하게 공감적으로 반응해 줄 수 없기 때문이다. 너무나 행복했던 초기 상태의 두 주인공은 미분화된 아기와 어머니이다. 그러므로 아기는 가장 완벽하게 행복했던 자기와 가장 완벽하게 공감해 주었던 어머니를 계속 유지하려고 한다. 그래서 한편으론 자기 존재를 지속적으로 인정해 주고 긍정적으로 확인해 주는 거울반응(mirroring)을 받는 자기를 추구하게 된다. 이를 과대자기(grandiose self)라고 한다. 다른 한편으론 완벽하게 공감해 주었던 이상적인 대상을 찾는다. 코헛은 이를 이상적 부모 이마고(idealized parental imago)라고 명명하였다. 만약 어머니와 부모가 충분한 공감적 거울반응을 지속해 주면 아이는 자아 존중감을 가진 과대자기를 형성하게 된다. 정상적인 성장과정 속에서 거울반응이 지속적으로 제공될 때 과대자기는 점차 성숙하며 건강한 야망으로 발달하게 된다. 그리고 이상적인 부모 이마고 또한 내재화되어 프로이트의 초자아와 유사한 심리구조인 이상과 가치를 형성하게 된다. 이렇게 건강한 야망의 극과 이상과 가치의 극이라는 두 축을 중심으로 형성된 자기를 양극성 자기(bipolar self)라고 부른다.

자기대상(selfobject)

미숙한 유아의 자기는 약하고 아직 뚜렷한 형체를 갖고 있지 않다. 그래서 그런 자기에게 응집성, 항구성, 그리고 탄력성을 느낄 수 있도록 해 주는 타인의 참여가 필요하다. 이런 것들은 아기가 성장했을 때 저절로 갖게 되는 기능들이다.

이와 같이 나중 성숙했을 때 자신의 성숙한 정신구조가 스스로 담당해야하는 기능을 지금 대신 제공해 주는 대상을 자기대상이라고 한다. 자기대상은 아이의 욕구에 공감적으로 반응해 줌으로써 자기가 점진적으로 발달하는 데 필요한 경험들을 제공해 준다.

아이는 기본적인 세 가지 자기애적 욕구를 갖는다. 과대자기 자기애적 욕구와 이상화 부모 이마고 자기애적 욕구, 그리고 분신 혹은 쌍둥이(alter ego or twinship) 자기애적 욕구이다. 분신 혹은 쌍둥이 자기애적 욕구는 흔히 밀가루 반죽을 하는 할머니 옆에서 말없이 같이 반죽하는 흉내를 내는 아이나 아버지 옆에서 같이 면도하는 흉내를 내는 모습 등으로 표현된다. 때론 형제들을 돌보느라 바쁜 어머니 옆에서 인형을 돌보는 아이 등의 모습으로 나타난다.

그러므로 아이의 자기(self)가 건강하게 성장하기 위해선 세 가지 각각의 자기애적 욕구에 대해 공감적으로 반응해 주는 세 가지 자기대상이 필요하다. 즉 과대자기의 자기애적 욕구에 대해 인정해주고 확신을 주는 거울반응을 해 주는 자기대상이 필요하다. 이상화 부모 이마고의 자기애적 욕구에 대해선 위대하고 강하면서도 한편으론 자기를 진정시켜 주는 이상화 자기대상이 필요하다. 분신 혹은 쌍둥이 자기애적 욕구에 대해선 누군가 옆에 있으면서 서로 이해하고 이해받는다는 경험을 제공해 주는 쌍둥이 자기대상이 필요하다.

코헛은 아기가 신체적으로 생존하기 위해서 적절한 용량의 산소를 필요로 하듯이, 아기의 심리적 자기가 정상적으로 발달하기 위해선 공감적이고-반응적인 자기대상이 필요하다고 표현하였다.

자기대상 전이(selfobject transference)

자기심리학은 정신분석을 받게 되는 대부분의 환자들의 정신 병리의 핵심이 자기의 결손(defective self)이라고 간주한다. 자기의 결손은 정상적인 자기 발달이 실패하여 자기가 제대로 성장하지 못했다는 것을 뜻한다. 자기의 결손의 원인은 어린 시절 자기-자기대상 관계에 문제가 있었기 때문이다. 자기대상의 공감적 반응 자체가 결핍되었거나 아이로선 감당하기 어려운 과도한 좌절을 경험한 결과이다. 그 결과 건강한 자기를 형성하지 못한 채 자기의 성장이 멈춰지거나 왜곡되고 결손된 상태를 보이게 된다. 그러므로 정신분석을 통해 치유를 얻기 위해선 발달과정에서 방해받은 성장이 분석과정에서 다시 진행되어야 한다. 즉 분석가와 자기-자기대상 관계를 다시 형성할 수 있어야한다. 다시 말해서 분석가를 자기대상으로 삼아 자기-자기대상 관계를 새로 시작해야한다. 자기심리학은 이를 자기대상 전이(selfobject transferences)라고 부른다. 환자는 분석가와 관계에서 자기대상 전이를 형성하고, 분석가가 자기대상으로서 적절하게 반응해 줄 때, 환자는 방해받았던 발달과정을 다시 활성화하고 건강한 자기를 형성하게 된다.

대인관계 정신분석(interpersonal psychoanalysis)

대인관계 정신분석은 전통적 프로이트의 욕동이론처럼 통일된 이론은 아니다. 대인관계 정신분석은 서로 공유하는 전제나 가정을 가지고 실제 임상을 시행하면서 얻어진 다양한 접근방법들을 말한다. 이런 흐름에 관여했던 중요한 인물들로 설리번(Harry Stack Sullivan), 프롬(Erich Fromm), 톰슨(Clara Thompson), 프롬-라이히만(Frieda Fromm-Reichmann), 호나이(Karen Horney) 등을 들 수 있다.

대인관계 정신분석이론이 주된 현대 정신분석이론들(자아심리학과 대상관계이론, 그리고 자기심리학)과 다른 차이점, 그리고 현대 주된 정신분석이론들 사이에도 서로 구분되는 점들을 정리해 보면 다음과 같다.

자아심리학은 인간을 쾌락-지향(pleasure-seeking)적인 동기를 갖는다고 바라보는 점에서 다른 현대 정신분석이론들과 구분이 된다. 자아심리학은 성적욕동과 공격적 욕동을 충족시켜 긴장을 감소하려는 것이 일차적인 인간심리의 동기라고 본다. 그런데 욕동은 성감대와 같은 신체적 긴장을 통하여 발생한다, 그러므로 욕동 모델인 자아심리학의 초점은 한 개인의 심리일 수밖에 없다. 그렇기 때문에 프로이트는 막 태어난 아기의 상태를 주위로부터 홀로 떨어져 리비도가 자신에게만 부착된 자기 몰입의 상태라고 본다. 마치 대상이 없이 자폐적으로 홀로 있는 상태라고 보는 것이다.

대상관계이론과 자기심리학, 그리고 대인관계 정신분석은 생애 아주 초기부터 사람은 어머니와 관계 속에서 삶을 시작하며 사람은 일차적으로 대상-지향(object-seeking)적인 존재라고 생각한다. 이때 성적 욕동은 이차적인 것으로 대상관계를 구성하는 중요한 요소 중의 하나라고 간주한다. 단지 대상관계에서 좌절하거나 실망하였을 때 퇴행적으로 성적욕구에 몰두하게 된다고 생각한다.

한 사람을 타인과 관계 속에 있는 존재로 이해하는 점에서 공통점을 갖지만, 관계대상관계이론은 다른 두 이론, 즉 자기심리학과 대인관계 정신분석과 차이가 있다. 대상관계이론에서 말하는 대상관계는 실재하는 대인관계를 의미하는 것은 아니라 내적대상관계를 의미한다. 타인과 맺었던 중요한 관계 경험은 내재화되어 심적 표상, 즉 자기표상과 대상표상과 같은 내적대상을 형성한다. 이렇게 대상과계이론은 내적대상 관계를 의미한다는 점에서 실제 외적 실체로서 대인관계를 강조하는 자기심리학이나 대인관계 정신분석과 구분이 된다.

실제 외적 실체로서 대인관계를 강조하지만, 자기심리학은 타인을 자체의 고유한 자율성을 가진 실제의 한 개인으로 인식하지 않는다는 점에서 대인관계 정신분석과 차이가 있다. 자기심리학의 핵심 개념인 자기대상(selfobject)은 아이가 자신의 불편감 혹은 필요성을 만족시켜주는 기능의 관점으로 대상을 경험한다는 것을 의미한다.

설리번(Harry Stack Sullivan)

설리번에 의하면 사람들은 두 가지 범주의 욕구를 갖고 있다. 하나는 만족에 대한 욕구(needs for satisfaction)이고, 다른 하나는 안전에 대한 욕구(needs for security)이다.

만족에 대한 욕구엔 공기, 물, 음식, 따뜻함과 같은 신체적 욕구가 포함된다. 또한 정서적 욕구도 포함되는데 타인들과 접촉하려는 욕구, 친밀한 관계의 욕구와 자신의 재능과 능력을 표현하려는 욕구가 여기에 해당한다.

다정함의 원리(tenderness theorem)

유아는 자신의 욕구를 스스로 만족시킬 능력이 없다. 그러므로 그를 돌봐주며 그의 욕구를 만족시켜줄 수 있는 사람을 필요로 한다. 이때 아기의 욕구 표현은 유아의 욕구를 만족시켜주려는 어머니의 행동을 불러일으킨다. 설리번은 이것을 '다정함의 원리'라고 불렀다. 아기가 욕구의 긴장을 느끼면서 어떤 행동을 했을 때 그것을 보는 어머니도 어떤 긴장감을 느낀다. 그 결과 어머니는 아기에게 동질감을 갖고 다정함을 느끼게 되면서 아기의 긴장을 풀어 주고 싶은 충동을 느끼게 된다. 결국 유아가 자신의 욕구를 표현한 것이 그를 돌봐 주는 사람에게 유아의 욕구를 충족시켜주고 싶은 상호적이고 보완적인 욕구를 불러일으킨 것이다.

불안(anxiety), 공감적 연결(empathic linkage)

사람들의 관계에서 만족에 대한 욕구만 다뤄진다면 이것은 타인에게 그 욕구를 만족시켜주고 싶은 보완적 욕구를 불러 일으켜 상호 성공적인 대인관계의 통합을 가져올 것이다. 그러나 안타깝게도 사람들과의 통합적인 관계를 방해하는 요소가 숨어 있는데 그것이 바로 불안이다. 설리번은 불안이 대인관계에서 기원한다고 본다. 양육자가 불안을 느낄 때 유아는 그 불안에 "물들게" 된다. 설령 그 불안이 유아 자신과는 아무런 상관이 없는 것일지라도 유아는 그 불안에 "붙들리게" 된다. 양육자의 불안이 유아에게 전달되는 과정을 설리번은 '공감적 연결'이라고 불렀다. 공감적 연결은 유아와 양육자 사이의 매우 독특한 감정 경험 방식을 설명한다. 공감적 연결은 유아에게 인지적 이해나 다양한 감정표현의 능력이 발달하기 훨씬 전부터 존재한다.

자기체계(self system), 안전작용(security operation)

유아는 불안과 관련하여 3가지 상태의 자신을 경험한다. 어머니가 인정해 주고 다정하게 대해주는 어머니 경험을 통해서 '좋은-나(good-me)'를 경험한다. 이때 어머니가 느끼는 불안이 적기 때문에 공감적 연결을 통해 유아가 느끼는 불안도 적다. 즉 유아의 좋은-나는 불안을 적게 느끼는 나를 의미한다. 유아의 행동이 어머니를 불안하게 만들면 유아 또한 공감적 연결을 통해 어머니가 느끼는 것과 같이 불안을 느끼게 된다. 설리번을 이런 상태를 '나쁜-나(bad-me)'라고 불렀다. 유아의 어떤 특성은 어머니에게 극심한 불안을 불러일으키게 된다. 역시 공감적 연결을 통해 유아도 극심한 불안에 휩싸이게 된다. 이런 극심한 불안은 유아로선 너무나 끔찍한 것이기 때문에 그런 불안을 초래한 상황을 의식하지 못하게 된다. 그런 경험들은 완전히 의식 밖에 있으면서 통합되지 않는 상태로 남게 된다. 이런 성격의 영역을 설리번은 '나 아닌-나(not-me)'라고 불렀다. 좋은-나 안에서 경험되는 것은 안전과 편안함이다. 나쁜-나의 경험은 불안을 동반한다. 나 아닌-나의 경험은 강렬한 불안에 휩싸이게 만든다.

유아는 불안을 최소화하기 위하여 '자기체계'라는 정신적 과정을 발달시킨다. 유아의 자기체계가 불안을 통제하는 방식은 일차적으로 의식을 조절하는 것이다. 간단히 말해서 불안을 느끼게 되는 나쁜-나는 의식에서 못 느끼게 하고, 좋은-나만 느낄 수 있는 방향으로 의식을 조절한다. 그래서 정상적인 상황일 경우, 유아는 어머니의 인정을 받고 어머니가 불안하지 않게끔 행동한다. 그래야 공감적 연결을 통해 자신도 불안하지 않게 되기 때문이다. 아이가 점차 성장함에 따라 자기체계는 단순히 의식을 통제하던 것에서 보다 복잡하고 정교하게 불안을 다루게 되는데, 이를 '안전작용'이라고 부른다.

병렬 통합(parataxic integration)

다른 사람들과 관계에서 불안이 예상되고 자존감에 위협을 느끼게 되는 상황에 부딪칠 때 성인들이 취하는 보다 보편적인 안전작용은 '환상의 두 집단 유형(illusory 2-group patterns)'을 만들어 내는 것이다. 이것은 불안을 처리하기 위해 허구의 대인관계 유형을 투사하여 상황을 왜곡하는 방식인데 어린 시절의 경험에 뿌리를 두고 있다. 그래서 안전을 확실하게 보장해 준다고 생각되는 권력이나 지위 혹은 명성을 가진 대상을 추구한다. 그래서 "나는 지금 아무런 힘이 없지만, 상대방이 기꺼이 나를 도와주려는 큰 힘을 가진 사람이기 때문에 불안하지 않다."라는 식의 '나-너 유형(me-you pattern)'을 만들어낸다. 설리번은 이런 관계를 '병렬 통합(parataxic integration)'이라고 불렀다.

설리번은 병렬식에 비해 보다 미분화되고 유아적인 경험방식을 원형형(prototaxic mode) 경험이라고 하였다. 이 경험 방식에선 일련의 연관성이 없는 단절된 경험들을 하나의 전체라고 경험한다. 성인의 경험에서는 신비체험이나 정신분열병적 융합에서 원형형 경험이 존재하는 것을 볼 수 있다. 가장 성숙한 경험 양식은 통합형(syntaxic mode) 경험이다. 통합형 경험에선 세계와 대상, 그리고 나(자기)는 모두 논리적 규칙, 시간적 연속성, 내적 일관성, 외적 타당성 등의 범위 내에서 경험된다. 또한 경험의 타당성이 검증될 수 있다. 성숙은 통합형 경험이 점점 확대되고 지배적인 위치를 차지하게 되는 것이라고 할 수 있다.

참여 관찰자(participant observer)

다양한 대인관계 유형을 분류한 것에서 알 수 있듯이 설리번의 대인관계 정신분석의 초점은 환자의 반복되는 대인관계 유형을 먼저 파악하는 것이다. 그런데 그러한 대인관계 유형을 이해할 수 있는 것이 바로 환자와 치료자의 상호작용(대인관계)이다. 환자가 치료자 관계를 어떻게 왜곡시키는지, 어떤 유형을 보이는지, 어떤 욕구를 나타내는지 등을 탐색함으로써 그 실마리를 찾을 수 있다. 그렇기 때문에 텅빈 스크린과 같은 치료자의 입장(객관적 중립성)은 설리번이 볼 때 또 다른 병렬형 경험으로 몰아갈 수 있다. 따라서 설리번은 치료자는 환자와의 모든 상호작용에 참여 관찰자로 참여하여야 한다고 강조하였다. 참여 관찰자로 참여한다는 것은 환자의 경험을 밖에서 들여다보듯이 관찰하는 것이 아니라, 환자의 경험의 장(field)에 같이 참여하여 경험을 공유하며 관찰하는 것을 의미한다.

분석심리학(analytic psychology)

분석심리학은 융에 의해 설립된 정신분석체계이다. 융은 프로이트가 인간을 너무 병리적인 측면에서 설명했다고 본다. 프로이트가 종교체험을 환상이거나 강박신경증의 한 증상으로 이해한 것을 그 예로 들었다. 반면 분석심리학은 종교가 모든 사람들의 건강한 심성의 원천에서 나온다고 생각한다. 이렇듯 분석심리학은 인간의 의식과 무의식은 물론 신화와 종교, 철학, 소위 심령현상에 이르기까지 인간 정신의 모든 소산을 대상으로 한다.

분석심리학에선 무의식이 의식에서 억압되어 이루어진 것으로 성적 욕망의 원천이라고만 보지 않는다. 무의식을 많은 창조적인 기능을 가진 것이라고 본다. 프로이트가 정신결정론(지금 경험은 과거의 경험들에 의해 결정된다는 것)적 입장을 보이는 것과 달리 분석심리학은 정신의 의미를 아는 것과 정신이 어디로 이끌어 가려고 하는지 그 지향성과 목적성을 아는 것을 중요하게 생각한다.

융(Carl Gustav Jung)

융은 인간의 마음을 설명하기에 앞서 인간의 마음을 단순화시키는 이론들이 갖는 위험을 지적한다. 정신적 에너지를 리비도나 죽음의 본능처럼 특수한 성격을 지칭하는 것으로 이름 붙이게 되면 총체적 인간 정신은 몇 가지 성격의 충동으로 환원되고 단순화하게 된다. 자아, 이드, 초자아와 같은 구조 이론도 인간의 마음을 하나의 일정한 기계처럼 기능하는 것으로 보는 것이기 때문에 그 깊이를 측정할 수 없는 인간의 정신을 몇 가지 단순한 관념 안에 제한함으로써 인간 정신의 무한한 가능성을 박탈하는 것이 된다. 학문적으로 관념이 불가피한 것이긴 하지만 융은 그 용어 자체가 중요한 것이 아니라, 그 내용 즉 뜻이 중요하다고 강조하였다.

자아(ego), 의식, 무의식

'나(자아)'는 의식의 중심에 위치한다. 나의 둘레에는 의식이 있다. 내가 의식하는 모든 것, 내 마음, 내 느낌, 나의 과거, 내가 아는 이 세계 등 무엇이든 자아를 통해서 연상되는 정신적 내용이 의식이다.

내가 아는 세계가 의식이라면 내가 가지고 있지만 아직 내가 모르는 정신세계가 무의식이다. 무의식엔 개인 무의식과 함께 집단 무의식이 있다. 개인 무의식은 한 사람이 살아가면서 억압한 것들이나 고의로 눌러 버린 것들, 무슨 이유로든 잊어버린 것들, 심리적 경향, 의식에 도달하기엔 그 강도가 미약한 것들, 이런 모든 것들로 구성된다.

집단무의식은 개인적인 특성과는 상관없이 누구에게나 발견되는 무의식을 말한다. 이는 태어날 때 이미 가지고 나오는 무의식의 층으로 시간과 공간을 초월해서 모든 인간에게 보편적인 성격을 띠고 있다. 이것은 개인의 특성보다 인류의 특성을 부여하는 것이다.

콤플렉스(complex)

아픈 곳을 찔리면 감정적으로 동요하게 된다. 그 이유는 아픈 곳에 바로 콤플렉스가 있기 때문이다. '콤플렉스'란 감정적으로 강조된 심리적 내용이다. 콤플렉스는 의식에서 억압된 것들과 함께 무의식의 자료에서 나오는 강한 에너지를 지닌 내용들로 구성된다. 콤플렉스는 그의 개인적인 경험에만 기인하는 것은 아니다. 그의 콤플렉스엔 오랫 동안 인류의 삶 속에 녹아 있던 나라에 대한 심리, 인종에 대한 마음, 우월과 열등의 대한 비교심리 등등이 덧붙여져 더욱 강력하게 된다.

그림자(shadow)

그림자란 '나(자아)'의 어두운 면, 즉 무의식적 측면에 있는 나이다. 등잔 밑이 어둡다는 말처럼 자아의식이 강하게 조명되면 될수록 그림자의 어두움은 짙어진다. 위선자, 이중성격자들은 자신의 검은 그림자를 인식하지 못하는 상태라고 볼 수 있다. '지킬박사와 하이드'에서 밤마다 포악한 괴물로 변하는 하이드는 의사 지킬박사의 그림자라고 볼 수 있다.

페르조나(persona)

페르조나란 고대 그리스의 연극배우들이 쓰던 가면을 말한다. 배우들이 노인의 탈을 쓰면 노인이 되고 왕의 탈을 쓰면 왕이 되듯이, 한 인간도 사회 속에서 여러 모습을 취하며 살아간다는 의미로 사용되는 용어다. 가면이라고 하면 우선 도덕적인 위선이 연상되지만 페르조나는 결코 그런 의미는 아니다. 그러나 탈을 쓰고 하는 역할이 바로 그 사람의 진정한 모습이 아니듯이 페르조나란 말속에는 그의 참 모습이 아니라 일종의 가상의 모습이란 뜻이 내포되어 있다. 페르조나를 너무 동일시하여 강조하는 것도 문제지만, 반대로 페르조나가 제대로 형성되지 못했을 때 또한 많은 심리적, 사회적인 문제를 가져온다. 타인이나 사회의 규범 등에 대해 아무런 고려를 하지 않고 함부로 행동을 함으로써 도덕적인 문제를 가져올 수 있다.

원형(archetype)

원형은 집단무의식을 구성하고 있다. 역으로 집단무의식은 많은 원형들로 구성된다. 원형은 인종과 문화와 시공간을 넘어서 모든 인류가 보편적으로 행동하게 되는 선험적 조건이고 가장 기본적인 조건이다. 인류가 죽음에 대하여, 사랑과 미움에 대하여, 어린이와 노인에 대하여, 위대한 부모의 힘에 대하여, 조물주에 대하여, 현자의 지혜에 대하여, 남성이 여성에 대해 그리고 여성이 남성에 대해 느끼고 생각하고 행동해 온 모든 체험의 침전이 바로 원형이다.

아니마(anima), 아니무스(animus)

생물학적 구조와 마찬가지로 남성과 여성의 심리적 특성도 어떤 문화나 사회에 상관없이 보편적인 차이를 나타낸다. 그러나 자세히 들여다보면 이런 차이점은 남녀에 대한 의식적 태도의 차이일 뿐 무의식에는 각각 서로 다른 또 다른 요소가 있음을 발견할 수 있다.

아니마 아니무스는 무의식에 있는 내적 성격의 특성으로 남성의 무의식 속에 있는 여성적 요소를 아니마, 여성의 무의식 속에 있는 남성성을 아니무스라고 부른다. 의식의 외적 성격으로서의 남성과 여성은 각기 다른 내적성격을 갖추게 되고 이것이 전체 성격으로 보완됨으로써 하나의 성격체를 이룬다고 할 수 있다.

자기(self)와 자기실현(self-actualization) 혹은 자기화(individuation)

융은 인간에겐 전체로서 살 것을 스스로 요구하는 경향이 있다고 전제한다. 자기(self)란 의식과 무의식이 통합된 전체로서의 그 사람 자신을 말한다. 이때 자기는 다른 누구도 아닌 바로 그 사람 전체를 말하기 때문에 진정한 의미에서 개성(individuality)과 같은 말이다. 이 말은 일정한 틀을 갖춘 전인이나 성인이 되게 하는 것이 아니라는 뜻이다. 이렇게 그 사람으로 하여금 그 사람 자신이 되게끔 하는 능력이 바로 자기원형의 기능이다.

자기원형이 그 사람으로 하여금 바로 그 자신이 되게끔 하는 무의식의 가능성이라면 자기실현(self actualization) 혹은 자기화(individuation)는 이런 가능성을 자아의식이 받아들여 실천에 옮기는 능동적인 행위를 말한다.

심리학적 유형(psychological types)

융은 심리학적 유형을 먼저 두 가지 측면에서 고려한다. 첫째는 일반적인 태도상에서 구별되는 것으로 내향적 태도(introvert)와 외향적 태도(extrovert)로 구분한다. 둘째는 정신의 특수 기능 중에 실제로 어떤 기능이 가장 흔히 적용되고 사용되고 있는가를 중심으로 구분하는데 이를 기능 유형이라고 한다.

본래 내향적-외향적 태도의 구분은 주체와 객체에 대한 일반적인 태도에 따라서 내려진다. 한 사람의 태도가 주체를 객체보다 중요시 하면 그는 내향적 태도를 취한다고 할 수 있고, 반대로 주체보다 객체를 더 중요시하는 태도를 보이면 그는 외향적이라고 할 수 있다.

정신의 특수 기능 중에 가장 흔히 사용하고 있는 기능은 사고(thinking), 감정(feeling), 감각(sensation), 직관(intuition) 기능의 4가지로 분류된다. 이 중 사고와 감정 기능은 합리적 기능, 감각과 직관은 비합리적 기능으로 구분한다. 각 기능을 구성하는 두 기능은 서로 극을 이룬다. 즉 사고와 감정, 감각과 직관은 서로 극을 이룬다. 각각의 정신 기능은 내향형과 외향형에 따라 더욱 세밀히 나눌 수 있다. 즉 외향적 사고형과 내향적 사고형, 외향적 감정형과 내향적 감정형 등이다. 그래서 같은 사고형이라고 하더라도 외향적 사고형과 내향적 사고형은 또 다른 특징을 보이게 된다.

참고문헌

1) 민성길. 최신정신의학 5판. 서울: 일조각;2006. p.112-132.
2) 반건호. Anna Freud의 삶에 대한 고찰. 정신분석 2011;22:83-94.
3) 반건호. 애착이론으로부터 정신화까지: 배경과 임상적 의의. 정신분석 2013;24:9-20.
4) 유희정. 학령기 전 정상발달의 임상적 평가와 전반적 발달 장애. 신경정신의학 2008;47:397-408.
5) 이병욱. 인간정신의 발달. 대한신경정신의학회 편저. 신경정신의학. 제2판. 서울: 하나의학사;2005. p. 63-91.
6) 한주희. 윤소현. 이상민. 황보람. 정현진. 반건호. Dorothy Tiffany Burlingham의 삶과 소아정신분석. 정신분석 2016;27:42-53.
7) 홍강의. 아동기 정신건강과 정신병리의 개념. 홍강의 편저. 소아정신의학. 서울: 학지사;2014. p.3-19.
8) Boulby J. Attachment and loss. Vol. 1. Attachment. New York: Basic Books; 1969.
9) Bowlby J. Grief and mourning in infancy and early childhood. Psychoanal Study Child 1960;15:9-52.
10) Colarusso C. Child and adult development: a psychoanalytic introduction for clinicians. New York: Plenum Press;1992. [translated into Korean: 정선주. 반건호. 정신분석적 발달이론: 요람에서 무덤까지. 서울: 학지사.2011].
11) Crain W. Theories of development: concepts and applications. New Jersey: Prentice Hall;1980. [translated into Korean: 서봉연. 발달의 이론. 서울: 중앙적성출판사;1983].
12) Cramer P. Protecting the self. New York: Guilford Press;2006. p.17.
13) Erikson E. Childhood and society. New York: WW Norton;1950.
14) Erikson EH. Identity: youth and crisis. New York: WW Norton & Company;1968.
15) Freud A. The ego and the mechanisms of defense, revised edition. New York: International University Press, Inc;1966. [This revised edition is based on the 1937 translation by Cecil Baines].
16) Freud S. Three essays on the theory of sexuality. SE 8. London: Hogarth Press;1905.
17) Gay P. Freud: a life for our time. New York: WW Norton & Company;2006.
18) Geissmann-Chambon C, Geissmann P, Houzel D, Golse B. Histoire De La Psychanalyse De L'Enfant. Bayard;2004. [translated into Korean: 오정민. 아동정신분석학의 역사 1, 2. 서울: 한국문화사;2013].
19) Goswami U. Blackwell Handbook of Childhood Cognitive Development. Oxford: Blackwell Publishing;2004.
20) Hales RE, Yudofsky SC, Roberts LW, eds. Textbook of psychiatry. 6th ed. Washington DC: American Psychiatric Publishing, Inc.;2014.p.139-169.
21) Hollich GJ, Hirsh-Pasek K, et al. Breaking the language barrier: an emergentist coalition model for the origins of word learning. Monogr Soc Res Child Dev 2000;65:1-123.
22) Mayes L, Gilliam WS, Sosinski LS. Normal Development: The Infant and Toddler, in Lewis's Child and Adolescent Psychiatry, A Comprehensive Textbook. Edited by Martin A, Volkmar F. Philadelphia, Lippincott Williams & Wilkins;2007. p.252-267.
23) McMahon L. The Handbook of Play Therapy. New York: Routledge;1992.
24) Mundy P, Block J, et al. Individual differences and the development of joint attention in infancy. Child Dev 2007;78:938-954.
25) Newman BM, Newman PR. Development through life: a psychosocial approach, 12th ed. Belmont, CA: Wadsworth Publishing;2014.
26) Offer D, Schonert-Reichl KA. Debunking the myths of adolescence: findings from recent research. J Am Acad Child Adolesc Psychiatry 1992;31:1003-1014.
27) Piaget J. The origins of intelligence in children. New York: International Universities Press;1952.
28) Sadock BJ, Sadock VA. Synopsis of Psychiatry. 11th ed. Philadelphia: Lippincott Williams & Wilkins;2014. p.93-110, p.1327-1351.
29) Sandler J, Holder A, Dare C, Dreher AU. Frued's models of the mind: an introduction. London: Karnac Books;1997.
30) Selman RL, Schultz LH. Children's Strategies for Interpersonal Negotiation with Peers: An Interpretive/Empirical Approach to the Study of Social Development, in Peer Relationships in Child Development. Edited by Berndt TJ, Ladd GW. New Jersy: John Wiley and Sons;1989.
31) Shonkoff JP, Phillips DA. From neurons to neighborhoods: the science of early childhood development. Washington DC: National Academy Press; 2000.
32) Vaillant GE, Bond M, Vaillant CO. An empirically validated hierarchy of defence mechanisms. Arch Gen Psychiatry 1986;73:786-794.
33) Wetherby AM, Cain DH, Yonclas DG, Walker VG. Analysis of intentional communication of normal children from the prelinguistic to the multiword stage. J Speech Hear Res 1988;31:240-252.

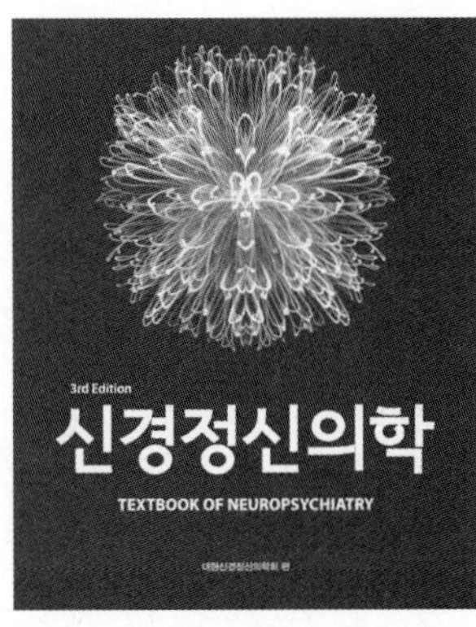
3rd Edition
신경정신의학
TEXTBOOK OF NEUROPSYCHIATRY

Chapter 04

정신병리

Psychopathology

김성윤, 정성훈, 최태영

서론(introduction)

정신의학에서 다루게 되는 질환들은 비정상적인 심리내적 경험을 주된 특징으로 한다. 심리내적 경험은 정신질환의 원인이 되기도 하며, 동시에 정신질환의 결과로서 나타나기도 한다. 정신의학이 다루는 문제는 일시적 스트레스에 의한 사소한 불면부터 이성을 잃고 기이한 행동을 보이는 주요 정신병까지 다양한 종류 및 다양한 심각성을 보이는 문제들의 영역에 걸쳐져 있다. 그렇다고 해서 조금이라도 불유쾌한 모든 심리내적 경험을 다 질병으로 취급하지는 않으며, 시대나 지역을 막론하고 환자들에게 흔히 동반되어 나타나는 증상군의 특정한 패턴을 질병으로 삼는다.

이러한 증상군을 가려내고 적절한 진단을 내리기 위해서는 그 구성요소가 되는 병적 심리현상, 즉 정신병리에 대한 기본적 지식이 갖춰져야 한다. 특히 기술정신병리학(descriptive psychopathology)은 인간이 심리내적으로 경험할 수 있는 갖가지 현상들을 선별하고, 구분하며, 정상과 비정상을 나누고, 특정 질환과의 연관성을 조사하는 학문이다. 육안으로도 확인 가능하거나, 검사도구의 힘을 빌면 객관적으로 확인이 가능한 육체의 이상과는 달리, 심리내적 현상은 지극히 주관적인 경험이고, 또 눈에 보이지 않기 때문에, 이를 객관적인 잣대로 구분, 분류한다는 것 자체가 무리일 것이다. 게다가 의사가 직접 환자의 마음을 들여다볼 수 있는 것이 아니기 때문에, 구할 수 있는 데이터는 오로지 환자 스스로 자신의 경험을 보고하는 바가 전부이다. 따라서 정신과 의사는 환자에게 자신의 심리내적 경험을 관찰하고 이를 언어적으로 표현할 수 있는 기술을 익혀야만, 충실한 데이터를 얻을 수 있을 것이다. 이런 점에서 정신과 의사는 제대로 된 평가를 내리기 위해 이중의 수고를 짊어져야 한다.

정상인에게도 심리내적 경험을 묘사하기란 쉽지 않은 일인데, 하물며 정신병을 겪고 있는 환자에게 자신의 심리내적 경험을 객관적이고도 충실하게 보고할 것을 기대하는 것은 어려운 일이다. 이 때문에 정신과 의사는 환자의 언어적 보고뿐 아니라, 겉으로 드러나는 행동이나 태도를 근거로 심리내적 경험을 미루어 짐작하는 방법을 쓴다. 이런 간접적 평가가 가능해지려면 환자와의 정서적 교감이 가능해야 하며, 따라서 치료는 고사하고 제대로 된 평가를 하기 위해서라도 라포(rapport, 치료적 소통 관계)의 중요성이 강조된다. 혹자는 환자의 평가가 공감을 통해 환자의 내면세계를 느끼는 과정과 객관적으로 겉으로 드러나는 행동을 관찰하는 것의 두 축(axes)으로 이루어져 있다고 말한다. 물론 그 중에서도 전자가 더 중요함은 말할 나위 없다.

따라서 기술정신병리학의 기술은 책으로 공부하는 것만으로는 터득하기 어렵다. 오로지 환자를 스승으로 삼아 다년간의 경험을 쌓아야 하며, 평소 자신의 내적 경험을 잘 살피는 통찰력을 키워야 한다. 더불어 문학이나 기타 예술작품을 통해 인간 경험의 광범위한 범위를 간접적이나마 경험할 수 있어야 한다. 어쩌면 정신병리를 평가하는 기술은 정신과 의사만의 정체성을 이루는 독특한 기술이며, 어쩌면 아무리 노력해도 객관적이고 정확한 평가에는 영영 다다를 수 없는 험준한 산과도 같다.

환자를 보는 정신과 의사는 무엇보다 먼저, 자신이 환자로부터 무엇을 찾고 있는지를 명확히 알아야 한다. 그래야만 적절한 질문을 던질 수 있으며, 환자가 말하는 심리내적 경험의 임상적, 실질적 의의를 알 수 있을 것이다. 만약 환자가 적절히 자신의 경험을 설명하지 못하는 경우에는 환자의 내적 경험을 공감의 방법을 통해 의사 스스로 느낌으로써 짐작한 후, 그것이 환자의 실제 경험과 일치하는지 여부를 확인해야 한다. 이를 통해 원칙적으로는 소통 불가능한 심리내적 경험이 의사와 환자 간에 공유될 수 있으며, 이후에야 의사는 진단이라는 단계로 나아갈 수 있다. 그런 의미에서 정신의학을 공부함에 앞서 그 어떤 지식보다도 근간이 되는 것이 정신병리학이라 해도 과언이 아니다.

현상학과 기술현상학(記述現象學)

현대 정신병리학의 기초는 칼 야스퍼스(Karl Jaspers, 1883~1969)에 의해서 성립되었다. 그는 에드문드 훗설(Edmund Husserl, 1859~1938)의 현상학 이론에 영향을 받아 환자의 정신적 체험과 행동을 기술할 때에는 관찰자로서 어떠한 가정이나 선입관도 갖지 않고, 관찰한 내용을 있는 그대로 기술해야 한다고 하였다. 이를 기술현상학이라고 하는데 이 과정 중에 상대방에 대한 공감적 경험이 중요하다고 하였다. 또한 그는 환자의 증상을 기술하는 데 있어 세부적인 개별 증상뿐 아니라 전체적인 양상을 파악하는 것을 우선시하고, 특히 환자의 내면 세계의 이해를 강조하였다.

정신병리학은 다음과 같은 몇 가지 의미로 혼용된다. 첫째, 칼 야스퍼스가 적용한 기술현상학, 둘째, 정신의학에서 환자의 증상을 기술하고 설명하는 과정, 셋째, 이런 증상 기술을 통해 임상진단을 내리는 과정 등을 의미한다.

기술정신병리학

현재 통용되는 기술정신병리학의 틀은 19세기 말에서 20세기 초에 활약했던 몇몇 정신과 의사들의 임상적 경험 및 철학적 사고에 기반해있다. 형식과 내용을 분리하는 임마뉴엘 칸트(Immanuel Kant)의 철학, 에드문드 훗설의 현상학 이론이나 윌리엄 제임스(William James)의 의식의 흐름 개념 등이 큰 영향을 끼쳤다. 그러나 뭐니 뭐니 해도 현재의 체계를 세우는 데 가장 큰 공헌을 한 사람은 독일의 철학자이자 정신과 의사였던 칼 야스퍼스이다. 이들이 품었던 철학의 근본 사상은 인간이 경험하는 내적 세계는 외적 세계와는 확연히 구분된다는 것이다. 더군다나 인간은 외부 세계와 직접 관계하는 것이 아니라, 어디까지나 내적 세계를 구성하는 갖가지 표상들과 관계한다는 것이다. 또한 이러한 내적 표상들은 다양한 정신기능에 의해 분석되기도 종합되기도 하면서 궁극적으로는 개체의 행동을 이끌어낸다. 예를 들어 지각으로부터 생성된 외부 세계에 대한 표상은 사고 과정을 통해 기억과 대조되고, 그 후 판단과 결정을 통해 행동을 만들어냄으로써 자극과 반응의 순환고리를 완성시킨다. 따라서 야스퍼스를 비롯한 초창기 정신병리학자들은 관련된 정신 기능을 의식, 사고, 감정, 지각, 판단, 기억, 언어 등으로 세분화하고, 그 각각에 비정상적인 병리현상이 나타날 수 있다고 보았다.

물론 정신기능을 이렇게 자의적으로 나누는 것이 진실을 가릴 위험이 없는 것은 아니지만, 지난 백여 년간의 정신의학은 이렇게 구분된 정신기능의 토대 위에 성장해왔다.

역동정신병리

기술정신의학에서 논의되는 다양한 병리 현상은 프로이트식의 정신분석이나 기타 이론에서 말하는 병리 현상과는 미묘한 의미의 차이가 있다. 개개의 이론들은 정신병리가 생기는 원인에 대한 특정한 이론적 틀을 갖고 있다. 예를 들어 프로이트식 용어들은 성적 갈등의 억압으로 생긴 무의식이 사고와 행동에 영향을 끼친다는 특정한 원리에 기반해있다. 그래서 정신분석에서 이야기되는 강박이란 심리적 어려움에 봉착한 개인이 항문기로 퇴행하여 나타내는 방어기전이라고 설명된다. 이에 비해 기술정신의학에서 병리현상을 논할 때는 발생 원인에 대한 특정한 이론적 전제를 최대한 배격하고, 중립적인 입장에서 관찰되는 사실만을 기술하고자 한다. 어떤 이론적 틀에도 매이지 않고 환자들이 경험하고 보고하는 것을 명료화하고 서로 구분할 뿐이다. 이렇게 이론적 틀에 얽매이지 않는다는 특성은 생물정신의학과의 관계에서도 마찬가지이다. 거의 대부분의 정신현상이 뇌기능과 맞물려 해석되는 현시대에는 정신병리학도 뇌기능의 이상이라는 패러다임으로 재편되고 있다. 뇌신경영상학 방법론을 동원한 많은 연구들은 특정 정신병리가 특정 뇌부위의 이상을 반영한다고 주장한다. 물론 정신병리를 뇌기능의 이상으로 해석할 수 없다고 주장하는 것은 아니다. 그러나 애초에 기술정신병리학의 목적은 설명을 하려는 것이 아니라, 기술 혹은 묘사를 하려는 것이다. 이를 위해 심리내적 경험을 들여다보는 체계를 세우고, 통일된 용어를 정하는 것이 그 목적이다. 현시대에는 생물정신의학에 의해 병리현상을 이해하는 것이 주된 흐름이지만, 다음 세대에는 또 다른 이론이 독자적인 해석의 체계를 만들어낼지도 모른다. 그러나 설령 그렇게 되더라도 인간이 마음을 통해 경험하는 양상은 변하지 않을 것이며, 기술정신병리학의 토대도 쉽사리 전복되지 않을 것이다.

정상이란 무엇인가?

정신의 병적 상태(병리)를 논하려면 정신적 "정상"이란 무엇인지 규정되어야 한다. 정상(normal)이란 규준(norm)의 범위 안에 포함되는 것, 그리고 그 범위에서 벗어난 것은 이상(異常, abnormal)이라고 정의할 수 있지만, 정신 현상의 주관성과 복합성으로 인해 이러한 규준을 정하기가 매우 어렵다.

규준을 정하는 데에도 몇 가지 관점이 있을 수 있다. 첫째, 통계적 기준에 의한 평균(平均) 규준이다. 의학에서는 대상 조건이나 질환의 특정한 속성(예: 혈압이나 혈당)을 측정(정량화)하여 이 수치가 평균에서 벗어난 정도에 따라 정상-비정상 여부를 결정할 수 있다. 정신기능에 대한 예로 지능을 들 수 있다. 지능검사의 결과는 100을 평균으로 하고 15를 표준편차로 하는 정규분포로 환산되는데 85점 이상인 경우 정상 지능이라 하고, 70~84는 경계성 지능수준(borderline intellectual functioning), 70 미만인 경우는 정신지체(mental retardation)라고 명명한다. 통계적 기준에 의한 정상 규준은 정량적 수치로 규정되므로 비교와 반복측정이 가능하여 의학에서 많이 사용된다. 그러나 정신 현상에는 지능이나 기억력과 달리 창의성, 이기심, 의지력 등 수치화하기 어려운 속성이 많다.

둘째, 한 사회에서 인정되는 이상형을 정상으로 간주하는 가치 규준(value norm)이 있다. 개인이나 사회가 바람직하다고 인정하는 가치를 정상으로 삼고, 그러한 가치에 부족하거나 이념에 반하면 이상으로 간주된다. 가치 규준에 따르면 각 개인이나 사회, 문화의 가치관이 다를 수 있으므로 정상과 비정상의 기준이 달라질 수 있다. 일부다처제가 용인되는 사회나 시대가 있었지만 현재 한국 사회에서는 이를 비정상으로 보는 것이 예가 되겠다. 가치 규준에 의한 정상 기준은 이상형을 추구하는 나머지 초정상(super normal)을 지향한다는 비현실성이 지적된다. 세계보건기구(World Health Organization, WHO)는 '건강'을 질병이나 불구의 상태가 아닌 것만을 의미하는 것이 아니라 신체적, 정신적, 그리고 사회적으로 만족한 안녕(well-being)의 상태가 유지되는 것으로 정의하였는데, 이런 기준에 미치지 못하는 대부분의 사람들을 불건강, 혹은 비정상으로 간주할 수는 없겠다.

셋째, 개인적 정상 기준이 있을 수 있다. 즉, 한 개인이 오랜 기간 동안 유지한 일관된 기능 수준으로부터 크게 벗어난다면, 이 상태는 그 개인에게 있어서는 비정상 상태일 수 있다. 예를 들어 매우 지적 수준이 높은 사람이 기억력 감퇴를 호소하여 신경심리검사를 받은 경우, 점수로는 그 사람의 나이와 학력에 비추어 정상 수준이라는 결과가 나올 수 있지만, 실제로는 예전에 비해 인지능력이 떨어진 상태일 수가 있다. 원래 부산스러울 정도로 매우 활동적이고 잠시도 가만 있지 못하는 성격의 사람이 최근 들어 말수도 줄고, 거의 외출도 안 한다면 그에게는 우울 증상의 시작일 수도 있다.

넷째, 관찰자에 의한 상대적 정상-비정상 규준이 있을 수 있다. 정신병리란 겉으로 드러난 정서, 행동, 그리고 언어화된 사고 등을 통해 판단하는 것이므로, 여기에는 반드시 관찰자가 존재할 수밖에 없다. 관찰자 역시 정서와 사고, 행동을 하는 주관적 존재이므로, 자신의 판단에 의한 정상-비정상 기준을 적용할 수밖에 없다. 즉, "내가 보기에 비정상이다, 혹은 정상이다." 식의 언급이 가능한 것인데, 이는 정신질환을 가진 환자의 주관적 경험에 대한 하나의 객관적 평가라고 할 수도 있지만, 동시에 관찰자 역시 자신의 주관의 범위를 벗어날 수는 없으므로 완전한 객관화, 일반화는 불가능하다.

일반적으로 정신적으로 건강하다는 의미는 1) 정신장애가 없고 행동에 뚜렷한 이상이 없이 안정되어 있고 유연한 적응 상태, 2) 환경의 요구에 순응을 넘어서 올바른 사회 발전에 기여하는 방향으로의 적응이 가능한 상태, 3) 성격의 통합과 자신과 주변, 사회에 대한 인식이 가능한 상태라고 할 수 있다. 반면 질환(illness)이란 건강과 대비되는 병적인 상태로 정의할 수 있다. 질병(disease)은 일정한 원인, 증상, 경과, 예후와 조직학적 소견을 보이는 병적 상태로 정의한다. 또한 정신장애(精神障碍, mental disorder)란 정신병이나 반응의 이상, 성격 이상 등 정신의 병적인 상태 모두를 아우르는 용어인데 ICD-10에서는 질환이나 질병 대신 장애(disorder)를 사용하였다. 장애는 개인적 고통과 기능 저하를 동반하면서 임상적으로 파악 가능한 일련의 증상이나 행태를 말한다.

정신장애를 가진 환자를 이해하는 틀

횡단적 평가, 종단적 평가

모든 의학적 평가에서 마찬가지이지만, 특히 정신병리의 평가에는 그림 4-1과 같이 시간 경과에 따른 종단적 평가와 현재 시점에서의 횡단적 평가 등 두 가지 축을 활용해야 한다. 시간 경과에 따른 평가는 환자가 호소하는 증상이 처음 시작한 시점으로부터 지금까지 어떻게 변화되어 왔는지를 파악하는 것이다. 증상이 언제, 어떤 상황에서 시작되었는지, 점진적으로 악화되어 왔는지 아니면 초기 이후에 증상이 오히려 완화되었는지, 빈도는 어떤지, 지속적이거나 혹은 간헐적인지, 동반 증상으로는 어떤 것이 있었으며, 또한 치료에 대한 반응은 어떠했는지 등을 파악하며 종국에는 왜 이 시점에서 내원하게 되었는지 등을 파악하는 과정이다.

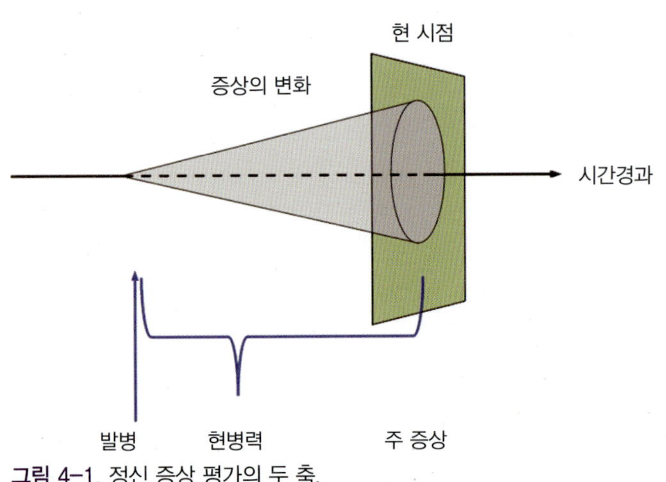

그림 4-1. 정신 증상 평가의 두 축.

현 시점에서의 횡단적 평가는 현재 면담을 진행하는 상황에서 관찰되거나 보고되는 증상, 행동, 정서, 사고 등을 파악하고 기술하는 활동이다. 예를 들어 심한 공황 증상을 수차례 겪었다는 환자도 실제 면담 중에는 전혀 불안이나 초조함을 보이지 않을 수도 있으며, 반대로 현재 기분에 대해 편안하다고 대답하지만 표정과 자세에서 초조함과 긴장이 드러날 수도 있을 것이다.

정신증상의 주관성과 객관성

정신증상은 겉으로 드러나서 관찰이 가능한 객관적 증상으로 표현되기도 하고, 환자의 정신 세계 안에서만 지각되는 주관적 증상일 수도 있다. 예를 들어 객관적 증상은 표정, 행동, 언어 등으로서 얼굴의 모습, 몸의 자세, 언어, 태도, 그림이나 글 등으로 표현될 수 있다. 반면 주관적 증상은 망상적 사고, 환각, 강박사고, 신체 감각의 이상 등 환자 자신이 직접 체험하는 것으로서 언어화되어 표현되기 전에는 쉽게 드러나지 않을 수도 있다. 다만 이런 구분이 절대적인 것은 아니고 환청과 대화를 주고받거나 망상적 사고에 의한 행동화가 이루어지면 환자 내면의 증상을 외부에서 추정할 수 있는 경우도 있다.

정신증상의 질적, 양적 문제

정신증상은 질적, 양적인 측면으로 구분할 수도 있다. 환청이나 망상처럼 정상적인 심리 상태에서는 나타나지 않는 현상은 이런 증상이 있다는 것 자체로 정신질환의 가능성을 추정할 수 있는 경우도 있고, 우울이나 불안처럼 정상적인 정서지만 그 정도가 통상적인 범위를 훨씬 넘어섬으로써 정신질환의 가능성을 보이는 경우도 있을 수 있다. 예를 들어 배우자 사별 후 수개월에 걸친 애도 현상을 보이는 것은 정상적인 정서반응으로 판단되지만, 수년이 지나도 여전히 우울해하고 시름에 잠겨있다면 병리적인 우울삽화로 볼 수 있다. 하지만 이러한 질적 양적인 구분은 인위적인 것으로서 약물의 사용, 심각한 피로 등으로 인해 일시적인 환청, 망상이 발생하는 경우도 있을 수 있으며, 양적인 구분도 개인적, 사회적, 문화적 차이가 있을 수 있다는 점을 감안해야 한다.

정신질환의 경과

시작과 경과

병이 시작(onset)되는 양상을 자세히 조사하고 적절히 기술하는 것도 정신병리적 평가에 중요한 사항이다. 갑자기 나타나고 또 갑자기 사라지는 돌발성(paroxysmal), 갑작스레 일어나 지속되는 급성(acute), 이보다는 조금 천천히 시작되는 아급성(subacute), 수개월, 수년에 걸쳐 서서히 진행하는 잠행성(insidious), 그리고 어떤 계기가 마련되기 전까지는 겉으로 드러나지 않고 내재되어 있는 잠복성(latent) 등의 유형이 있을 수 있다.

정신 질환의 종류에 따라 증상이 시작된 이후 진행 경과가 다르므로 장기적인 진행 양상을 면밀히 검토하는 것도 정확한 진단에 큰 도움이 된다. 알츠하이머병에 의한 치매나 조현병처럼 일단 발병 후 수년에 걸쳐 지속적으로 악화되거나 유지되는 질환도 있으며, 조울 장애처럼 수개월에 걸친 우울 증상, 수개월 동안의 관해 상태, 또다시 수개월에 걸친 조증 상태 등을 주기적으로 겪는 질환도 있다. 범불안장애(generalized anxiety disorder)의 경우와 같이 항상 지속적인 불안감이 존재하는 유형이 있는가 하면, 공황장애처럼 며칠, 몇 주마다 한번씩 수십 분 이내의 심한 불안 발작이 발생했다가 진정이 되는 양상을 보이는 경우도 있다. 따라서 면담과 병력 조사 시 증상의 발현, 지속시간, 주기 등의 양상에 주목하여 정보를 얻어야 한다. 또한 약물의 사용, 면담, 외적인 상황의 변화 등이 질병 경과에 영향을 미칠 수 있음도 감안해야 한다.

질병의 경과는 여러 방식으로 기술할 수 있다. 점차 악화되는 악화성(exacerbation), 점차 호전되는 회복성(recoverable), 증상이 호전되어 증후군 기준을 벗어난 상태를 의미하는 관해(remission) 등으로 구분할 수 있으며, 질병의 경과 특성으로 병전 상태로 온전히 돌아간 가역성(reversible), 증상이 나아지지 않고 오래 지속되는 만성(慢性, chronic) 상태 등으로 기술할 수 있다. 주기성(periodic)이나 순환성(cyclic)은 주기적인 증상의 악화와 호전을 의미하는 비슷한 개념으로 사용되며, 일회적인 증상 이후에 별다른 재발을 보이지 않는 경우는 일과성(一過性, transient)이라는 표현을 쓴다. 주기성이나 순환성에 비하여 그 주기가 일정치 않고 간격이 긴 경우 간헐성(intermittent), 삽화성(挿話性, episodic)이라는 표현을 쓴다. 삽화(episode)는 일상생활의 흐름 속에 끼어 들어가는 이질적(異質的)인 이상 상태라고 정의할 수 있다. 1회적인 경우는 일과성(transient)이라고 표현한다.

치료 반응

우울 삽화의 예를 들어 환자의 경과를 그림 4-2와 같이 표현할 수 있다. 증상이 시작되어 일정 기준을 넘어서게 되면 환자는 우울 삽화를 겪고 있다고 이야기할 수 있다. 치료가 시작되며 증상의 호전이 나타나는데 일정 기준 이상으로 정량적 증상이 완화되면 이때 치료 반응을 보인다고 말할 수 있다. 우울증의 경우 통상적으로 해밀턴 우울 척도의 점수가 50% 이상 감소된 상태를 기준으로 한다. 증상이 더욱 호전되어 병전 상태와 같은 수준으로 돌아간 경우 관해라고 하는데, 여기에는 부분 관해(partial remission)와 완전 관해(full remission)가 있다. 관해 상태가 일정 기간 이상 지속되면(예:

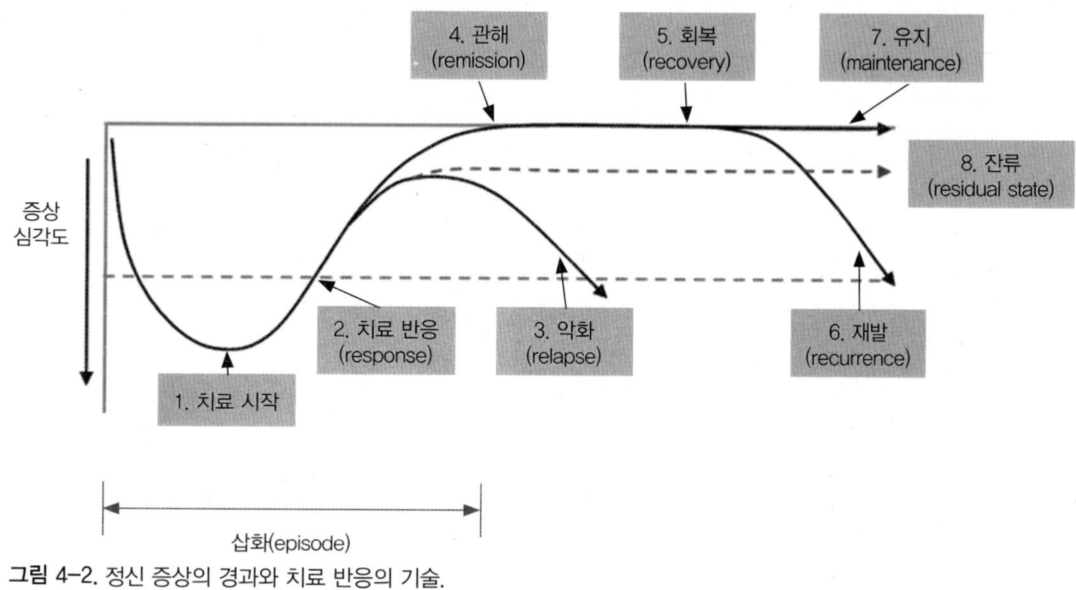

그림 4-2. 정신 증상의 경과와 치료 반응의 기술.

임상적 기준으로 관해 상태가 2개월 이상 지속되고 새로운 삽화가 보이지 않는 경우) 회복(recovery) 상태라고 판정한다. 다만 이 경우 회복은 질병으로부터의 회복이라기보다는 그 삽화로부터의 회복이다.

아직 회복이 되지 않은 상태에서 다시 증상이 나빠지는 것을 악화(relapse)라고 부르며, 일단 회복을 이루었으나 이후 다시 증상이 생긴 경우에는 재발(recurrence)이라고 표현한다. 지속적으로 관해 상태에 머물 수 있도록 투약을 지속하는 것을 유지요법(maintenance therapy)이라고 부른다.

잔류 상태(residual state)는 증상이 관해에 도달하지 못하고 일부 증상이 계속 남아 지속되는 상태를 의미한다. 예를 들어 조현병의 경우 급성 증상(환청, 망상 등)이 호전되었으나 일부 사고장애나 관계 관념 등이 관찰되고 이런 현상이 수개월, 수년간 지속된다면, 이를 잔류 상태라고 표현할 수 있다.

관찰과 면담

평가의 객관성

정신의학적 평가는 환자의 병력과 진료 현장에서의 관찰, 면담을 통해 이루어진다. 환자의 병력에는 본인이 보고하는 내용, 보호자의 보고 내용, 이전 치료 담당자의 보고 내용 등이 모두 활용된다. 정확한 진단과 평가를 위해서는 현재의 주 증상에 대한 정보 외에도 과거 병력(정신의학적, 신체적 병력)과 발달력, 사회력 등이 모두 참고되어야 한다.

이 과정에서 유의할 첫 번째 고려사항은 관찰과 평가에 있어 완전한 객관성을 유지한다는 것은 불가능하다는 점이다. 평가하는 의료진 역시 본인의 사고와 정서, 가치 기준을 가지고 있으므로 환자의 증상, 행동, 표정, 사고의 내용 등을 자신의 기준을 통해 평가할 수밖에 없으며, 경우에 따라서는 같은 환자를 보는 두 명의 의료진이 서로 다른 결론에 도달할 수도 있다. 예를 들어 항상 쾌활하고 적극적인 성격의 A 의료진이 보기에는 특정 환자가 매우 침체되어 있고, 말 수도 거의 없는 "우울 상태"라고 판단하는 반면, 항상 진지하고 조용한 성격의 B 의료진이 보기에는 다소 비활동적이고 조용할 뿐 우울 삽화까지는 아니라고 볼 수도 있다는 것이다. 이런 경우 환자의 현 상태를 판단하는 데 가장 현실적이면서 객관적인 기준은 그 환자의 병전 상태와의 비교가 되겠지만, 실제 임상에서는 그런 적절한 정보가 제공되지 못하는 경우도 많다. 자녀들과 별 왕래가 없는 독거노인의 경우나 1인 가족의 경우처럼 이웃 사람들로부터 얻을 수 있는 환자의 평상시 상태에 대한 정보가 매우 제한적인 경우도 많기 때문이다. 또한 판단의 주관성은 보호자의 정보, 과거 의료진의 치료 기록 정보를 해석함에 있어서도 마찬가지로 고려되어야 한다. 환자의 가족이나 기존 의료 정보에도 그 관찰자의 개인적인 성향, 가치 기준, 편견, 희망사항 등이 모두 포괄되어 있음을 이해해야 하고 이를 적절히 해석, 활용할 줄 아는 능력을 함양해야 한다.

관찰과 면담 과정에서 유의해야 할 두 번째 사항은 관찰과 평가는 항상 양방향적이라는 점이다. 의료진이 환자를 관찰하고 평가하기도 하지만, 환자 역시 의사와 간호사 등의 의료진을 관찰하고 평가하며 그에 따른 반응과 행동 양상을 보이는 매우 역동적인 관계가 매 순간, 끊임없이 이루어진다는 점을 이해해야 한다. 의료진이 환자를 대하는 태도, 말투, 면담 환경 등이 모두 환자의 행동과 정서, 사고, 표정, 언어적 표현 등에 영향을 미친다. 어수선한 응급실의 한쪽 구석에 놓여있는 두 개의 의자, 이젠 지쳤다는 표정의 보호자들이 옆에서 팔짱을 끼고 서 있는 상황에서, 시간에 쫓기듯 대답을 재촉하는 피곤한 표정의 의사의 질문에 대한 답변은 조용하고 편안한 면담실에서 한마디 한마디를 주의깊게 듣고 적절히 반응해 주는 의사의 질문에 대한 답변과 다를 수밖에 없다.

관찰 결과의 기술

표정과 태도

정신의학적 진단 과정은 행동과 태도, 표정 등을 관찰하면서 언어적 내용을 통해 사고와 정서적 내용을 파악함으로써 이루어진다. 표정과 행동을 관찰할 때에는 당사자의 자세, 복장, 움직임 등을 살펴보되, 현재 상황에서의 적절성, 다른 사람을 대하는 태도 등을 환경의 변화 속에서 보아야 한다.

환자의 언어 표현 양식, 즉 말이 많거나 적은지, 억양은 적절한지, 음량은 큰지 작은지, 자발적인 발성의 속도나 질문에 대한 대답의 속도는 적절한지, 환자의 학력에 비해 쓰는 표현이나 어휘는 적절한지 등이 관찰 대상이다. 때로는 환자가 쓴 글씨나 그림 등의 메모도 좋은 정보를 제공해 준다. 두발 상태, 위생 상태, 안경, 신발 등의 복장 장식도 환자의 정신 상태를 반영한다. 망상의 유무, 사고 장애, 정서 상태 등이 드러나기 때문이다. 조증 증상을 보이는 환자가 평소와 달리 최근 들어 눈에 띄는 화장을 하고, 모자나 목걸이, 팔찌 등의 화려한 장신구를 하며 진료실에 들어올 때부터 활기차게 큰 목소리로 인사를 하는 경우도 흔하다. 피해 망상이 있는 환자가 실내에서도 진한 선글라스를 끼고 마스크를 착용하는 경우도 자주 볼 수 있다.

우울 삽화를 겪는 환자는 슬프고 희망이 없어 보이며 표정에 생기가 없다. 시선은 고정되어 바닥만 쳐다보고 있거나 눈 맞춤이 거의 없고, 대부분의 대답에 표정 변화가 적다. 또한 불안 증상이 있는 경우에는 음성이 떨리거나, 대답이 급하고, 앉은 자세를 자주 이리저리 바꾸는 초조감이 눈에 띈다. 땀을 흘릴 수도 있고 긴장된 자세로 손이나 머리를 떨면서 걱정스러운 표정이 드러난다. 심한 경우는 계속 앉아있지 못하고 일어나 서성거리거나, 잠시 진료실 밖으로 나갔다 들어오는 경우도 있다.

의료진이 접하는 의식장애, 섬망(譫妄)은 두 가지 양상으로 나타날 수 있다. 하나는 정신운동 항진 상태(psychomotor agitation)로서 환자는 안절부절 못하며 당황해 하고, 진료실 안을 이리저리 둘러보면서 표정에는 불안과 초조가 관찰된다. 반면 정신운동 지체 상태(psychomotor retardation)의 섬망에서는 질문이나 요청에 별 반응을 보이지 않고, 표정과 시선이 굳어 있으며 무감동증적(apathetic), 무의욕증적(avolitional) 태도를 보인다. 질문에 대한 대답도 때로는 부적절할 수 있으며 그나마 매우 느리거나 무반응인 경우도 있다. 조현병의 경우 와해된 내적 정신세계를 반영하듯 사고의 내용과 표정이 불일치하는 양상(discordant facial expression)이 관찰될 수도 있다. 대화의 내용과 무관하게 비죽비죽 웃는 양상을 보이거나, 대화에 집중하지 못한 채 주변을 두리번 거리며 불안, 초조의 표정을 보이기도 한다.

뇌혈관 장애나 외상에 의한 뇌 손상 환자에서 가끔 관찰되는 증상으로 감정실금(感情失禁, emotional incontinence) 현상이 있다. 이는 작은 외부 자극에 부적절하게 울거나 웃는 반응을 보이는 것인데, 시상(thalamus)이나 시상하부(hypothalamus), 기저핵(basal ganglia)과 같은 뇌의 피질하 구조물(subcortical structures)의 손상 시 관찰된다. 사소한 자극에 지나치게 크게 웃거나, 갑자기 울음을 터뜨리는 양상으로 나타나는데 몇 분도 되지 않아 곧 언제 그랬냐는 듯이 원래의 모습으로 돌아가기도 한다.

불안 초조

불안은 두 가지 형태를 띤다. 심리적 불안은 초조한 마음으로 신경이 날카롭게 곤두선 상태로서, 머리 속에서 온갖 가능한 최악의 상황을 미리 예견하고 이에 대비해야 하는 급성 심리 상태이다. 이때는 주변에 대한 흥미를 잃고, 현재 집중하고 있는 사안 외에는 관심이 가지 않는다. 신체적 불안은 교감신경계의 항진 상태로서, 숨이 가빠지고 땀을 흘리며 심장 박동은 빨라진다(심계항진). 피하 혈관이 축소하여 피부는 창백하며 심한 경우 뇌혈류 감소로 인한 실신(syncope)에 이를 수도 있다. 손발에 땀이 많이 나며, 표정은 굳어지고, 목이 움츠러들어 장시간 신체적 불안이 지속되면 목과 어깨의 통증을 호소하기도 한다. 위장 운동은 저하되어 식욕을 느끼지 못하고 입에 침이 마르거나, 상복부나 하복부의 통증과 불편감을 느낀다. 주변을 수시로 둘러보며, 시선이 안정적이지 못하고, 상체를 흔들거나 손가락을 만지작거리는 등의 현상도 관찰된다. 자주 요의를 느끼고 화장실을 들락거릴 수도 있다.

신체적 불안 증상이 눈에 띄게 현저해져 외부에서 관찰할 수 있을 정도의 과다행동으로 나타나면 이를 초조(焦燥, agitation, restlessness)라고 한다. 한숨을 쉬고 서성거리거나, 말수가 많아지기도 하며, 눈 깜박거림이 잦아지고 앉은 자세를 이리저리 바꾸며, 자주 침을 삼키거나 뱉는다. 표정도 굳어있고 우울해 보일 수 있다. 더 심한 상태에서는 눕거나 앉지 못하고 자꾸 일어나려 하거나, 떨리는 목소리로 크고 빠르게 이야기하거나, 양 손의 주먹을 꽉 쥐기도 하는 등, 주변 사람들이 쉽게 감지할 수 있을 정도의 신체적 긴장 상태를 보인다. 초조 상태가 극도로 심해지면 이를 해소하기 위한 방편으로 종종 자신에 대한 자학적 행동이나 주변 사람에 대한 위협적 행동, 폭력, 파괴 행위로 나타날 수도 있다.

병에 대한 태도

자신의 증상에 대해 환자가 스스로 어떤 태도를 취하는지도 임상의로서 중요하게 관찰해야 할 항목이다. 증상 무관심(la belle indifference), 또는 히스테리성 무관심이라고 부르는 현상은 신경증 환자가 증상을 호소하면서도 그다지 증상으로 인한 기능 장애에 대해 걱정하거나 괴로워하는 모습을 보이지 않는 태도를 말한다. 오른팔이 마비되어 움직이기 힘들고, 감각도 떨어졌다고 호소하는 환자가 병문안을 온 친지들과는 즐겁게 이야기하면서 전혀 증상의 원인에 대해 궁금해 하거나, 치료는 가능한지 등에 대해 별로 걱정하는 모습을 보이지 않는 경우가 이런 예가 되겠다. 이런 현상에 대한 정신역동적 설명으로는 내적인 불안이 신체증상으로 전환되어 오히려 정신 증상의 표출은 경감된 것으로 본다.

질환으로 인한 이득(gain from illness)에는 무의식적인 수준의 심리적 만족을 얻고자 하는 1차 이득(primary gain)과 증상으로 인해 현실적인 동정이나 보상을 바라는 의식적인 수준의 2차 이득(secondary gain)이 있다. 1차 이득은 고통스로운 현실로부터 차라리 질병으로 도피를 희구하는 무의식적인 자기 방어 기제(defense mechanism)의 일환으로 이해되며, 2차 이득은 보상(報償)과 관련된 의식적인 수준의 현상이라고 정의할 수 있지만, 실제 일상 상황에서는 이 둘을 구분하기 쉽지 않은 경우도 많다. 이와 비슷한 형태로 과장(exaggeration)현상도 꾀병이나 가장성(假裝性) 장애(factitious disorder) 등에서 관찰된다. 외적인 명백한 이득, 보상, 책임이나 의무로부터의 회피를 위해 증상을 의식적으로 꾸미는 꾀병(malingering)에 반해 가장성 장애는 외적인 이득이 뚜렷하지 않다. 의학적으로 설명하기 어려운 지속적인 통증, 해부학적 혹은 생리적 기능에 부합되지 않는 증상 등이 있을 때 전환장애, 신체형 장애, 가장성 장애, 꾀병 등을 고려할 수 있지만, 이들은 성격 이상이나 우울장애, 불안장애 등의 정서 현상과 복합되어 있는 수가 많아 평가가 더욱 어렵다.

행동의 양과 질

관찰되는 움직임의 양과 질도 환자의 정신병리를 추정할 수 있는 좋은 단서가 된다. 지나치게 움직임이 많고 빠르면 운동항진 혹은 운동과다(hyperkinesia)라고 한다. 본인이 의도하지 않았는데 움직임이 일어나면 불수의(不隨意) 운동(involuntary movement)이라고 하는데 무도증(chorea), 진전(tremor) 등이 그러한 예다. 운동이나 동작의 양이 지나치게 늘어나 오히려 전반적인 기능의 저하를 가져오는 경우 운동과다 증후군(hyperkinetic syndrome)이라는 범주로 분류되는데 주의력결핍 과잉행동장애(attention deficit hyperactivity disorder, ADHD), 투렛 증후군(tourette syndrome)과 같은 경우를 말한다. 운동과다 현상은 약물 중독, 외상에 의한 뇌손상(traumatic brain injury, TBI), 조증 삽화(manic episode), 강박신경증 환자의 강박행동 등에서도 흔히 관찰되는 현상이다.

단순하게 구획화된 물리적 동작을 의미하는 운동(movement)에 비하여 행동(activity)이란 의식적으로 목적 지향성을 갖춘 활동으로서 일련의 순서와 복합적 절차를 지닌 운동들의 최종 결과다. 예를 들어 '왼손으로 컵을 움켜쥐기', '오른팔로 주전자를 들기', '주전자의 물을 컵에 붓기', '물 컵을 든 왼팔을 입에 가까이 대기', '입을 벌리기', '물을 입에 넣고 삼키기' 등은 각각의 "운동" 동작이지만, 이는 전체적으로 "주전자의 물을 따라 마시다."라고 하는 "행동"을 이룬다. 행동과다(hyperactivity)란 이러한 행동이 증가된 상태를 말한다. 행동과다에는 의도와 합목적성이 두드러지지 않는 단순한 좌불안석 현상(restlessness)에서부터 조증 환자가 무리한 사업을 벌이고 수많은 사람들을 만나는 식의 흥분성(excitement) 과잉활동까지 다양한 양상을 보일 수 있다. 항상 부산스럽고, 급하고, 말을 많이 하고, 잠시도 쉬지 않고 돌아다니며, 불필요한 물건을 구입하는 등의 행동으로 나타난다.

조증에서처럼 자발적이며 의도적인 과잉 행동이 관찰되는 경우도 있지만, 강박신경증 환자의 강박행동, 조현병 환자의 상동증적 행동(stereotypy), 불안장애, 섬망과 같은 의식 장애 환자에서의 안절부절 못함(restlessness, fidgeting)처럼 무언가 쫓기는 듯한 초조감과 수동성이 동반된 과잉행동도 임상에서 흔히 접하게 된다. 이런 경우에는 행동의 목적이 불분명하고, 동기를 파악하기 어려우며, 일련의 행동 순서가 더 와해되어 있다는 점이 특징이다.

말초성 신경계나 근골격계의 장애가 없음에도 불구하고 운동성이 떨어진 상태를 운동감소(hypokinesia)라 한다. 운동의 속도가 느려진 서동증, 혹은 운동지연(bradykinesia)에서부터 전혀 움직임이 없는 무동증(akinesia)까지 다양한 형태로 나타날 수 있다. 파킨슨병과 같은 추체외로 장애, 운동 기능을 담당하는 전두엽이나 소뇌의 손상, 의식 장애, 우울증에서 보이는 무의욕증(avolition) 등이 이러한 예가 되겠다.

우울 삽화에서 보이는 운동 감소는 특징적이다. 운동 속도만 느려질 뿐 아니라 정신활동의 속도도 느려지므로 자발적인 대화가 거의 없고, 질문에 대한 대답도 매우 느려져 상대방이 답답하게 느끼는 수가 많다. 이렇게 신체적 행동과 정신활동의 속도가 느려진 상태를 정신운동지체(psychomotor retardation)라고 한다. 이런 환자는 대개 활기를 잃고 기운이 없어 보이며, 동작이 느려진다. 주위에 대한 관심도 줄어들고 목소리는 작아지며, 말수도 적다. 누워 있으려고만 하거나 매사 귀찮아하고 사람 만나기를 피한다. 시선을 피하거나 바닥만 쳐다보는 수가 많고, 자주 눈물을 흘리기도 한다. 단, 모든 우울증에서 정신운동지체가 나타나는 것은 아니며 일부 비정형 우울장애에서는 오히려 불안, 초조가 심해지는 정신운동항진(psychomotor agitation)을 보인다. 매사에 무관심하고 정서적 반응 없이 아무 것도 하지 않으려 할 때는 무욕증(avolition), 혹은 의지상실증(abulia)이라고 한다. 심한 우울 삽화, 조현병의 음성증상, 전두엽 손상과 관련된 기질성 뇌장애에서 흔히 관찰되는 현상이다.

행동의 질적 측면도 환자의 정신 내적 세계를 엿볼 수 있는 많은 단서를 제공한다. 조현병 환자의 행동은 부자연스럽거나, 대화의 내용과 걸맞지 않는 비현실적인 태도, 비논리적인 사고가 관찰된다. 주변 일에 무관심하고(indifference), 동떨어져 있다는 느낌(detachment), 매사에 별다른 흥미를 보이지 않는 태도, 혹은 지나치게 한 가지 집요한 생각, 사건, 관심사에만 몰두하고 있는 인상을 주기도 한다. 피해 망상을 가진 조현병(paranoid schizophrenia) 환자나 망상장애(delusional disorder) 환자의 경우에는 주변에 대한 지나친 경계심, 불신감, 투쟁성을 보이는 것이 특징이다. 오랜 기간 뇌전증(epilepsy)을 앓아온 만성 환자의 경우에는 성격의 변화를 보여, 표면적으로는 공손하나 매우 집요해지며, 세부사항에 집착하는 강박적 경향을 보이기도 한다. 직설적인 표현보다는 말을 빙빙 돌려 표현하는 우원증(circumstantiality) 현상도 흔히 관찰된다. 심한 불안감의 표현일 수도 있겠지만 이런 환자는 지나치게 꼼꼼한 메모를 하고, 매사를 여러 차례 확인하는 현상도 보인다.

심인성과 기질성

정신 증상의 상당 부분은 그 발생의 해부 생리학적 근원이 잘 밝혀져 있지 않다. 심혈관계나 기타 장기와 달리 뇌의 기능이 운동과 감각, 사고, 정서, 판단과 이해, 언어와 기억력, 의식과 심지어 창의성까지 총괄한다고 하는 것을 알게 된 것은 사실 그다지 오래되지 않았으며, 뇌 기능(brain function)과 정신 기능(mental function), 의식(consciousness), 마음(mind) 등의 개념적 구분은 현재까지도 명확하지 않다. 이런 연유로 병의 증상이 신체적 구조와 기능에 의한 것이라는 신체인성(身體因性, somatogenic)의 개념에 대비하여 세 가지 개념, 즉, 심인성(心因性, psychogenic), 내인성(內因性, endogenic), 기능성(機能性, functional)이라는 용어들이 등장하였다.

심인성(心因性, psychogenic)이란 신체의 해부학적, 생리적 기능이 아닌 정신 활동에 의한 증상이라는 의미로 쓰인다. 예를 들어 시력의 장애, 소화기능 등의 위장 장애, 사지의 마비나 감각 이상 등의 증상을 환자가 호소함에도 불구하고, 이런 증상을 이해할 수 있는 신체적 설명이 불가능한 경우에 흔히 사용되는 용어다.

내인성(內因性, endogenous)이란 증상이나 질환이 명백한 외적 요인(감염, 외상 등)에 의한 것이 아닌 신체 자체의 취약성, 체질, 유전적 요인 등으로부터 기인한 것으로 추정될 때 사용되는 개념이다. 예를 들어 내인성 정신병(endogenous psychosis)이라는 표현은 별다른 외적 스트레스나 병변, 감염 등의 외부적 요인이 전혀 없이 저절로 발생하는 정신병을 기술할 때 사용되었던 용어다. 조현병이나 조울병이 대표적인 예다.

기능성(機能性, functional)이란 신체적, 기질적 원인에 의한 것이 아니라 정신 기능의 변화에 의한 증상이라는 점에 무게를 둔 개념이다. 내인성이라고 하는 개념이 단순히 외적 요인에 의한 것이 아님을 강조한 것임에 반해, 기능성 장애란 아직 밝혀지지는 않았지만 정상적 기능을 주관하고 조정하는 모종의 기전(mechanism)의 손상, 불균형, 오작동에 의한 것임을 강조하는 개념이다. 기능성에 대비되는 개념으로 사용되는 기질적(organic)이란 용어는 현재의 의학적 진단 방법을 통해 확인 가능한 뇌 질환이나 국소적 병변에 의한 정신 장애를 말한다. 두부 외상, 뇌종양, 뇌혈관장애, 염증, 퇴행성질환, 대사 이상 등 매우 다양한 경우가 있다. 전두엽에 생긴 종양이나 자동차 사고에 의한 전두엽 외상으로 인해 성격의 급격한 변화가 생긴 경우 기질성 성격장애라는 진단을 붙일 수 있다. 헤르페스 뇌염이나 뇌경색 후유 장애로 망상 증상을 보이는 경우도 임상에서 가끔 접할 수 있는 사례다.

대사학이나 유전학, 분자생물학, 신경계 네트워킹 등의 학문 발달로 정신질환의 상당수에서 세포 수준의 장애가 알려지면서 오늘날에는 내인성, 심인성, 기능성, 기질성이라고 하는 용어들은 더 이상 DSM-5와 ICD-10에서는 진단용어로 자주 사용되지 않는 추세다. 하지만 이들 개념은 의학적 지식 축적이 충분치 않았던 시대에 오직 관찰과 기술, 논리적 추론으로 뇌와 정신, 행동과 여기서 파생된 병리적 현상을 이해하고자 고민하던 선각자들의 고충이 느껴지는 유산으로 남아있다.

증상론(symptomatology)

의 식

의식(意識, consciousness)이란 외부, 내부로부터 오는 자극을 감지하고 전달하는 모든 과정이 건전하며, 중추 신경계에서 이런 자극을 과거의 경험에 비추어 해석하고 판단하는 과정도 온전하게 일어남을 의미한다. 의식 상태에 따라 뇌 활성 여부가 결정된다는 것은 이제 널리 알려진 사실이다. 의식은 사람이 살아가는 데 반드시 필요한 것이다. 의식이 없다면 삶은 아무 의미가 없을 것이다. 뇌활동과 의식에 대해서 뇌과학적인 영역에서 많은 것을 알아가고 있지만, 여전히 철학적인 의문도 함께 드는 영역이다. 관찰된 현상에 대해 의사, 정신과 의사, 간호사 등 서로 간의 일치되지 않는 대답을 하는 부분이 많다.

정상적인 의식 기능이 발휘되기 위해서는 주의력(attention)이 온전해야 한다. 의식과 주의 집중은 서로 밀접하게 연관되어 있다. 주의력이란 생체가 필요한 자료를 얻기 위하여 입력되는 신호를 검증하는 적극적, 선택적인 과정이며 각성(vigilance), 집중(concentration), 연상 과정(association process)의 단계를 거쳐서 이루어진다. 각성이란 내부, 외부로부터의 자극을 적극적이고도 능동적으로 받아들일 수 있는 신경계의 태세를 말한다. 집중은 받아들여진 자극 중 필요한 것을 선택하는 정신적 능력을 말하며, 연상과정은 이런 수용된 자극들을 자신의 경험에 비추어서 해석하고 판단하는 것을 말한다. 주의력은 우리에게 주어진 감각정보 중 한가지를 선택하여 그 감각을 보다 민감하게 의식하게 한다. 주의 집중은 지속적인 과정처럼 보이지만 무언가에 초점을 맞추고 있는 일은 사실상 쉽지 않다. 마찬가지로 한 물체로부터 다른 물체로 주의집중을 바꾸는 것도 어려운 일이다(표 4-1). 주변의 다양한 자극에 주의가 분산되어 합목적적인 일관성을 유지하지 못하는 것을 주의 산만(distractibility) 상태라고 한다. 의식 저하의 수준은 완전히 각성된 상태에서 혼수 상태의 양극단 사이에 놓인 연속선 상에서 고려될 수 있다. 의식의 변화는 급성 기질성 반응에서 일차적인 변화라는 것을 알아차려야 한다.

의식의 혼탁(clouding of consciousness)

사고, 주의력, 지각, 기억의 장애가 비교적 경도 손상을 보인다. 즉, 지각 능력이 손상되어 주변의 상황을 명료하게 파악하지 못하며 이런 상태에서 일어났던 일에 대해서 나중에 기억을 하지 못하는 경우가 많다. 정상적으로 잠들기 전에 각성상태가 저하되는 졸림 상태(drowsy state)와는 구별해야 하며 어떤 경우에는 졸리기보다 초조해하거나 흥분하기도 한다. 대뇌의 감염이나 외상, 기타 중추신경의 기능장애를 초래하는 질환에서 나타날 수 있다.

졸림(drowsiness)

졸린 상태가 지속된다는 것은 다음 단계로 손상이 좀더 진행한다는 것을 의미한다. 분명히 깨어있기는 하지만, 감각 자극이 없는 상태로 두면 금방 잠에 빠진다. 통증 자극을 피하려는 반응은 여전히 남아있고, 근 긴장도는 감소되며, 기침과 연하 반사는 남아있지만, 상당히 감소되어 있다. 임상에서는 중추신경계 억제 효과를 가진 약물을 과다 복용한 후에 흔히 관찰된다.

혼미 및 혼수(stupor and coma)

의식의 장애가 극심한 경우로서 대뇌의 기질적 질환이 심할 때 볼 수 있지만 간혹 긴장증을 동반하는 조현병(catatonic schizophrenia)에서 긴장증적 혼미(catatonic stupor)로 나타나기도 한다. 환자는 주변 상황을 전혀 인식하지 못하며, 상당한 정도의 자극에 대해서도 반응을 하지 않는다. 때로는 외부자극에 영향을 받지 않고 아무 목적도 없이 불안한 움직임을 보이는 긴장증적 흥분(catatonic excitement) 상태로 일시적인 변화를 보이기도 한다.

혼수(coma)는 의식기능이 지속적으로 완전히 없는 경우로, 외부의 어떠한 자극에도 거의 반응 없이 생명유지에 필요한 심폐 기능만이 남아 있는 상태다. 통증 자극에 대해 어떠한 반응도 보이지 않는다. 사실 정신의학의 범위를 넘어서는 상태이다.

섬망(delirium)

섬망은 의식의 혼탁, 지남력 장애, 주의력 결핍, 불안 및 정서적 불안정, 지각 장애 등을 특징으로 하는 증후군이다. 지남력 장애는 주로 시간에 대한 파악 기능의 상실에서 시작하여

표 4-1. 주의력의 종류

종류	내용
초점 주의력 (focused attention)	한 사람의 주변에 있는 한 가지 물체를 선택하고 거기에 반응하는 능력을 말한다. 가령, 육상 선수가 출발 신호가 터지기만을 기다리는 순간, 투수가 던지는 공을 치려고 타자석에 서서 스트라이크를 기다리는 순간 선수는 관중들이 내는 소음은 모두 들리지 않는다.
지속적 주의력 (sustained attention)	원래 주의의 대상은 여기저기로 바뀌는 특성이 있지만, 지속적 주의력은 특정 물체나 행위에 집중을 유지하는 능력을 말한다. 일정한 시간 동안 무거운 장비를 작동시키는 것이나 기계를 구동시키는 것 등이 예다.
선택적 주의력 (selective attention)	지속적 주의와 유사하지만, 한 목표에서 주의가 흐트러지지 않도록 버티는 능력이 수반된다. 강연을 듣다가 옆 사람과 대화할 때에는 강연 내용에 대한 주의를 일시 차단하는 경우가 그런 예다. 초점 주의력이 당면 과제에 집중하는 것이라면 선택적 주의력은 주의분산을 차단하는 현상이다.
교체 주의력 (alternating attention)	한 가지 자극에서 다른 자극으로 재빨리 주의를 옮기는 것을 말한다. 이를 위해서는 다양한 인지 반응이 필요하다. 화가가 모델과 그 모델을 그리고 있는 실제 화폭으로 번갈아 가며 주의를 집중시키는 것이 그 좋은 예다.
분산 주의력 (divided attention)	일명 '멀티 태스킹(multi-tasking)'이라 알려진 능력으로, 두 가지 이상의 서로 경쟁적인 과제들에 주의를 골고루 집중하는 것을 말한다. 분산 주의력은 교체 주의력이 아주 빠른 속도로 일어나는 것으로 볼 수 있다.

장소, 사람의 순서로 심화된다. 진전 섬망(delirium tremens)은 마지막 음주를 한 지 24시간에서 7일까지의 금단 시기에 나타난다. 환청과 환촉이 생길 수 있고, 작아진 사람의 형태를 보게 되는 왜소 환각(lilliputian hallucination) 같은 환시를 경험하며, 자기 몸 위를 걸어가는 작은 생명체가 있다고 표현하기도 한다. 신체적 증상으로는 심계항진, 발한, 거친 진전(coarse tremor), 탈수와 체온 상승 등이 나타나기도 한다.

심혈관계, 호흡기, 간이나 신장 등의 장기 부전이 있는 경우와 노인, 중환자실 환자, 수술 후 환자, 알코올이나 약물 금단 등에서 흔히 나타난다. 야간에 더 심해지고 증상의 기복이 심해서 하루 중에도 몇 차례 명료한 상태와 섬망 상태가 반복될 수 있다. 몇 시간, 며칠 사이에 증상이 발생할 수 있다는 점과 의식의 혼탁이 주된 증상이라는 점에서 치매와는 구별된다.

사고(thought)

현대와 같은 복잡한 세상을 사는 우리는 무언가 결정하려면 수많은 고민과 생각을 해야 한다. 사고(思考)는 인간의 고등 정신기능으로서 내부와 외부 자극에 대해 연상과 이해, 해석과 판단을 하는 총체적 기능을 말한다. 내적, 외적 자극에 대한 반응은 정서와 경험, 기억 등에 영향을 받으며 무의식적인 요인에도 영향을 받는다.

사고의 장애는 과정(process)의 장애와 내용(content)의 장애로 나누어 설명할 수 있다.

사고 과정(thought process)

생각과 생각들 사이의 연결된 흐름을 사고 과정(train of thought), 또는 사고의 흐름(thought stream)이라고 하며, 이러한 흐름은 일정한 목적을 향하여 일관되게 흘러가게 되는데 다음과 같은 병리적인 사고 과정이 있을 수 있다.

사고의 비약

사고의 비약(flight of idea)은 조증 상태에서 자주 나타나는 사고 진행의 장애로서, 연상 작용(association)이 지나치게 빨리 진행되는 상황을 말한다. 사고 흐름의 목표는 지속적으로 일정하게 유지되지 못하고 자꾸 변한다. 연상은 정상적이나 사고의 패턴에는 심한 가속이 붙어있다.

말하고자 하는 바에 도달하더라도 불필요하게 상세한 지엽적인 이야기들로 많은 시간을 보내게 되는 경우를 우원증(circumstantiality)이라고 하며 목표한 바에 결국 도달하지 못하는 경우는 사고의 이탈(tangentiality)이라고 한다. 사고의 비약과 지체 모두에서 나타날 수 있다.

사고의 지체(retardation of thought)

정신운동 지체(psychomotor retardation)라고도 하며 사고의 비약과 반대로 연상 속도가 느려진 경우를 말한다. 주요우울증이나 조현병 환자에서 자주 관찰되는데 환자는 흔히 생각의 속도가 느려져 말을 아주 천천히 하며 생각이 잘 떠오르지 않아 자발적으로 말하기도 어려워한다. 음울한 생각에 대한 병적 집착으로 목표에 도달하지 못하는 경우도 생긴다. 또한 연상 형성의 빈곤도 함께 관찰된다.

사고의 두절

사고의 진행이 멈춰 버리는 것을 사고의 두절(blocking of thought)이라고 하는데 도중에 마치 생각이 떠오르지 않은 것처럼 갑자기 말을 중단해 버리는 현상으로 나타난다. 전형적인 사고의 두절 현상은 조현병의 특징적 소견이다.

사고의 부적절성(irrelevance of thought)

면담 도중 대화 내용과는 맞지 않는 엉뚱한 대답을 하는 경우를 말한다. 환자에게 가족 관계에 대해 물었을 때 자신의 기분을 대답하는 등 질문과는 상관없는 엉뚱한 대답을 하는데 조현병이나 뇌의 기질적인 변화가 있을 때에 관찰된다.

사고의 일관성(coherence)

사람은 말을 할 때 자신의 생각을 정리하여 타인이 이해하기 쉽도록 일정한 주제를 유지하는데 이를 사고의 일관성이라고 표현하며, 사고 사이의 논리적 연결이 모호한 상태를 연상의 이완(loosening of association)이라고 한다. 사고가 앞의 내용과 간접적으로만 관련되거나, 혹은 전혀 무관한 주제로 빠지는 것을 탈선(derailment)이라고 하며, 연상의 이완이 극단적으로 심하여 적절한 문장 법칙과 논리적 연결성이 없을 때 이를 지리멸렬(incoherence)하다고 한다. 조현병 환자에서 흔히 관찰되는 현상이다.

사고의 보속증(保續症, perseveration)이란 새로운 자극이 주어지더라도 이전 자극에 대한 반응이 지속되는 상태로 인지 장애 환자들에서 관찰된다. 즉, 다른 질문을 했음에도 불구하고 이전 질문에 대한 답으로 떠올렸던 생각을 계속 답으로 내놓는 것이다.

신어조작증(neologism)

신어조작증은 조현병에서 주로 나타나는 증상으로서, 환자가 자신만의 의미를 가진 새로운 단어나 표현을 만들어 내는 현상을 말한다.

사고의 내용

망상(delusion)

외부 현실에 대한 부정확한 근거에 추정한 잘못된 신념(false belief)을 말한다. 이 신념은 거의 모든 사람이 잘못된 생각이라고 믿고 있고, 잘못되었다는 것이 이론의 여지가 없으며 명백한 증거가 있음에도 불구하고 고집스럽게 유지된다. 이러한 신념은 개인이 속한 문화권의 구성원들이 통상적으로 받아들이지 못한다. 이 점이 종교적인 믿음과는 구별되는 점이다. 잘못된 신념이 가치 판단 문제와 관련되어 있을 때는 진실을 무시할 정도로 극단적인 경우에만 망상으로 간주해야 한다. 망상적인 확신은 지배 관념(overvalued idea)과는 구별된다. 다양한 정신 질환에서 관찰되는데 조현병에서는 피해망상(persecutory delusion)이 가장 많으며, 양극성 장애의 조증 상태에서는 과대망상(grandiose delusion), 우울 상태에서는 빈곤망상(delusion of poverty)이나 죄책망상(delusion of sin or guilt), 또는 허무망상(nihilistic delusion) 등이 흔하다.

① 피해망상(persecutory delusion)

피해망상은 조현병에서 가장 흔하게 볼 수 있는데 자신 또는 자신과 가까운 사람이 공격, 희롱, 사기, 박해 등을 당하거나 음모에 말려들었다고 믿는 망상으로, 누군가가 자신이나 가족을 해치려고 하거나 감시하고 있다고 표현하기도 한다.

② 과대망상(grandiose delusion)

자신의 힘이나 능력, 또는 중요성을 실제보다 과장하여 생각하는 망상으로 신이나 유명 인사와 특별한 관계가 있다고 믿기도 한다. 즉, 신의 계시로 모든 것을 다 알고 있다거나, 미래를 예지하는 능력이 있다고 믿는 것 등이 그 예인데, 대개 사고 내용에 부합되는 기분과 정서를 같이 보인다. 정신병적 양상을 동반하는 양극성 장애의 조증 상태에서 흔히 관찰되며 자신의 능력을 방해하는 자들이 있다고 생각하는 피해망상적 내용이 수반되는 수도 있다.

③ 관계망상(delusion of reference)

주변 환경의 사건이나 대상, 또는 다른 사람들이 특별하고 특이한 의미를 갖는다고 믿는 망상을 일컫는다. 그 사람의 행동에 영향을 줄 정도인 경우는 관계망상이라고 하며, 단지 그런 느낌이 들 뿐 실제 행동에 영향을 미칠 정도는 아니라면 관계사고(idea of reference)라고 말한다. 관계 망상은 자신에 대한 비난, 간섭, 교묘한 압력 등 주로 피해망상의 양상을 띠고 있는 경우가 흔하지만, 과대적인 내용도 있을 수 있다. 신문이나 TV에서 자신과 관련된 이야기를 은연중에 암시하고 있다거나 남들의 대화를 자신에 관한 것(대개는 자신을 흉보는 것)이라고 믿는 것 등이 관계망상에 해당된다.

④ 색정망상(erotomanic delusion)

보통 상위 신분인 다른 사람과 자신이 사랑하는 사이라고 믿는 망상이다. 망상 장애나 조현병에서 관찰된다.

⑤ 기타 망상

다른 망상의 유형으로 자신의 성적 동반자가 부정하다는 질투망상(delusional jealousy), 너무 가난하여 굶어 죽게 됐다고 생각하는 빈곤망상(delusion of poverty)이나 나는 이 세상에서 살 가치가 없는 사람이라는 식의 생각을 하는 죄책망상(delusion of sin or guilt), 그리고 허무망상(nihilistic delusion) 등이 있을 수 있으며, 이들은 주로 우울증에서 나타난다. 신체망상(somatic delusion)도 있는데, 수많은 검사에도 불구하고 자신이 에이즈에 걸렸다고 믿는 경우나 얼굴이 비뚤어졌다고 믿어 성형외과를 끝없이 찾아 다니는 경우이다. 또한 자신의 생각이나 행동이 어떤 외부의 힘에 의해서 조종된다는 조종망상(delusion of being controlled), 자신의 생각이 방송이 되어서 다른 사람이 자신의 생각을 알아버렸다고 생각하는 사고전파(thought broadcasting), 자신이 생각한 내용의 일부가 자신의 것이 아니고 타인에 의해 자신의 마음속에 주입된 것이라는 사고주입(thought insertion), 자신의 생각이 밖으로 빠져 나간다는 사고유출(thought leakage) 등이 있다.

집착과 강박사고(preoccupation and obsession)

어떤 특정한 생각에서 벗어나지 못하고 있는 상태를 집착(preoccupation)이라고 말하며, 편집적인 경향 혹은 자살 또는 살인에 대한 집착과 같은 강한 정서적인 색조를 띠고 있다.

강박사고(obsession)는 반복되고 지속적인 생각, 충동 또는 이미지를 말한다. 이는 침투적이고 원치 않게 경험되고 대부분의 사람에게 현저한 불안과 고통을 동반한다. 강박사고를 경험하는 사람은 생각, 충동 또는 이미지를 무시하거나 억누르기 위해 애쓰거나, 다른 생각이나 강박행동을 통해 생각이나 충동 또는 이미지를 중화하려고 애쓰게 된다. 강박증적 질투(obsessional jealousy)는 배우자의 부정을 인지하고 여기에 비정상적인 집착을 보인다. 집착은 부정에 대한 염려 반응으로 반복적 행동이나 심리 내적인 행위로 이어질 수 있다. 질투형 망상 장애에서 보이는 양상과는 구별해야 한다.

건강 염려증(hypochondriasis)

실질적으로 신체에 어떤 질병이 없고 이상이 없다는 의사의 상세한 설명에도 불구하고 비정상적으로 자신의 건강상태에 관심이 집중되어 병이 반드시 있을 것이라고 생각하는 것을 건강 염려증이라고 한다. 심한 경우는 신체망상(somatic delusion)의 수준으로 고착되는 경우도 있다.

공포증(phobia)

공포증은 어떤 특정 대상이나 상황에 대해서 불안을 동반한 비현실적이고 병적인 두려움을 느끼는 것을 말한다. 정상적인 사람들은 공포를 느끼지 않는 상황에서 비현실적인 불안을 느끼는 경우를 특정 공포증이라고 하는데 그 예로는 사회 공포증(social phobia), 고소 공포증(acrophobia), 광장 공포증(agoraphobia), 통증공포증(algophobia), 암 공포증(cancer phobia), 적면 공포증(erythrophobia), 대변 공포증(coprophobia), 폐소 공포증(claustrophobia), 타인 공포증(xenophobia), 불결 공포증(mysophobia), 질병 공포증(nosophobia), 동물 공포증(zoophobia), 주사 공포증(needle phobia), 고양이 공포증(ailurophobia) 등이 있다.

감 정

감정(emotion)은 대뇌 피질 바로 아래에 있는 변연계에서 생성된다고 알려져 있다. 사람의 경우 대뇌 피질과도 밀접하게 연관되어 있으며, 의식적 사고로 감정에 영향을 줄 수 있다. 기분의 상태와 변화를 평가하고 관찰하는 것은 정신의학에서 매우 중요한데, 숙련된 기술이 요구되는 정신병리 현상 중의 하나이다. 그러나 기분의 개념 자체에 대한 여러 이견이 있어 혼란이 존재하고, 연관된 체계적인 정신병리 이론이 없다는 것이 문제이다. 또한 실제 생활에서는 감정, 기분, 정동, 정서, 느낌을 혼용해서 사용하므로 정신의학적 의사소통에 있어서 어려움을 주기도 한다.

감정상태(emotional state)를 표현하는 말로는 기분(mood), 정동(affect), 느낌(feeling) 등이 있다. 느낌은 하나의 경험에 대한 긍정적 또는 부정적 반응을 기술할 때 사용한다(예: 느낌이 좋다. 나쁘다). 기분이 주변 세계의 지각에 영향을 미치는 어떤 사람의 마음 속에 나타나는 광범위하고 지속적이고 주관적인 정서상태라고 한다면, 정동은 감정상태가 표현된 객관적으로 관찰 가능하면서 일시적인 기간 동안 유지되는 변동이 있을 수 있는 정서상태를 의미한다. 기분이 광범위하고 지속되는 "기후"라고 한다면 정동은 보다 변동이 있는 정서의 "날씨"라고 비유할 수 있다. 기분의 흔한 예는 우울(depressed), 황홀(ecstatic), 분노(angry), 불안(anxious) 등이고, 기분의 유형은 불쾌(dysphoric), 고양(elevated), 팽창(expansive), 과민(irritable) 등이다. 정동의 장애는 제한된(restricted), 둔마(blunted), 부적합한(inappropriate), 불안정한(labile) 정동으로 기술된다. 기분과 정동의 용어는 유사하지만 주체가 다르다. 감정을 경험하고 표현하는 것은 별개지만, 밀접하게 연관되어 있기도 하다.

정동의 부적절성

처해 있는 상황이나 생각, 또는 말과 걸맞은 감정을 정동의 적절성(appropriateness), 혹은 (사고와) 일치된 정동(congruent affect)이라고 말하며, 반대로 어떤 상황이나 사고 내용과 상응하지 못하는 감정상태를 부적절성(inappropriateness) 혹은 불일치한 정동(incongruent affect)이라고 한다. 불일치한 정동은 조현병 환자들에서 흔히 볼 수 있다.

둔마 정동과 무감동

조현병과 같은 정신장애에서 흔히 나타나는 정동 양상으로서, 정서 표현의 강도가 현저히 감소된 상태를 정동의 둔마(blunted affect, 혹은 둔화 정동)라고 하고, 정동 표현의 징후가 없거나 거의 없는 상태는 단조로운 정동(flat affect)이라고 한다. 정동의 둔마보다 심하지는 않지만, 정서 표현의 범위와 강도의 경미한 감소를 보이는 상태를 제한된 정동(restricted affect), 극히 제한된 정서 표현의 상태를 무감동(apathy)이라고 말한다. 즐거움을 경험할 수 있는 능력의 상실 상태를 무쾌감증(anhedonia)이라고 하며 우울증에서 관찰되는 현상이다. 또한 정동 표현이 하나의 정동에서 다른 정동으로 빠르게 반복하여 급변함으로써 병리적으로 다양한 정동을 보이는 상태를 불안정한 정동(labile affect)이라고 한다.

우울한 기분

기분은 불쾌한 기분(dysphoric mood), 안정적인 기분(euthymic mood), 유쾌한 기분(pleasant mood)으로 나눌 수 있다. 불쾌한 기분 중 슬픔(sadness)의 정도가 비정상적으로 심하고 오래 지속될 경우 우울(depression)이라고 하는데 대개 사고나 행동에까지 영향을 주어 비정상적인 죄책감(guilty feeling)과 사회적 위축(social withdrawal)이 동반된다.

멜랑콜리(melancholia)는 라틴어로 검은 담즙이라는 뜻으로 심하게 우울한 상태를 말하며, 갱년기 우울증(involutional melancholia)이라고도 일컬어진다. 감정표현불능증(alexithymia)은 기분이나 감정을 깨닫고 표현하는 것을 어려워하거나 하지 못하는 사람을 일컫는데, 원래 감정표현에 어려움이 있는 사람에게 많이 발생하는 정신신체질환을 설명하기 위해 도입되었다.

상실과 애도

어떤 형태이든 사회적 상황의 변화는 약간의 감정 동요를 불러 일으킨다. 사랑하는 대상을 잃었을 때 우울이 동반되는 것은 어찌 보면 당연한 일이다. 막 상실을 경험하고 나서 느끼는 감정은 충격과 멍해지는 느낌이다. 갑작스럽게 사랑하는 사람을 잃게 되면 도저히 믿을 수 없어서 상실이 애초에 일어나지 않았다고 부인하는 경향도 있다. 초기의 충격과 부정(denial) 시기가 지나면 애도의 아픔이 따른다. 이는 심한 불안감을 동반하는 상실의 감정이며, 애타게 대상을 찾는 애도라고 한다. DSM-5에서는 애도 반응으로 볼 수 있는 상황에서도 주요 우울장애 진단이 가능하도록 하였다. 취약한 개인의 경우 사별이 일반적으로 상실 직후 고통, 무가치한 느낌, 자살 사고, 건강 악화, 대인관계 악화와 업무 기능의 저하를 촉발시킬 수 있는 심각한 정신사회적 스트레스 인자라는 인식과 함께 애도 기간이 2개월 내로 국한되지 않고 보편적으로 1~2년 지속될 수 있음을 인정하고 있다.

유쾌한 기분

유쾌한 기분은 다행감(euphoria), 의기양양(elation), 황홀감(ecstasy) 등의 다양한 수준으로 나타난다. 즐겁고 자신감 넘치는 기분으로 평소보다 쾌활한 모습을 보이는 경우 고양된 기분(elated mood)이라 하고, 과대한 기분과 함께 극도로 고양된 상태를 다행감(多幸感)이라고 하며 경조증(hypomanic) 상태에서 관찰된다. 이런 다행감에 행동상의 항진이 동반된 상태를 의기양양(意氣揚揚)이라고 하는데, 이 경우 합리적 사고와 판단에 장애가 생겨 쉽게 흥분하거나 주변 사람들과 자주 의견 충돌을 일으키고 지나치게 독선적 행동을 할 수도 있다. 유쾌한 기분의 극치는 황홀감(恍惚感)으로서 어떤 일도 안 될 것이 없을 것 같은 무한한 자신감을 느끼는 상태며, 일종의 종교적인 체험과 같은 무아지경의 상태를 말한다. 양극성 장애의 조증상태나 조현병, 해리 현상, 약물 중독(intoxication) 상태 등에서 흔히 발견된다. 자신의 느낌을 표현하는데 절제가 없고 자기 자신의 중요성을 과대 평가하는 경우 팽창된 기분(expansive mood)이라고 하며, 쉽게 짜증나고 화를 내는 경우 과민한 기분(irritable mood)이라고 한다.

불 안

불안이란 실제 외부 위협의 유무와 관계없이 주관적으로 느끼는 두려움의 상태다. 대개 신체적 현상을 동반하는데 심계항진(palpitation), 발한(sweating), 창백(pallor), 호흡곤란(dyspnea), 긴장(tension) 등이 그것이며 조바심과 안절부절 못하는 행동이 외적으로 관찰될 경우 초조(agitation)라고 한다. 불안과 공포심이 몹시 심하고 다양한 신체증상과 초조가 동반되어 곧 죽을 것 같은 느낌이 들 정도의 극심한 상태를 공황(panic)이라고 한다. 공포(fear)는 의식적으로 인지되고 현실적 위험에 대한 불안이다. 도망가거나 싸워야 할 충동과 연관된다.

양가감정

양가감정(ambivalence)이란 특정 대상이나 상황에 대하여 정반대의 감정이나 태도, 욕구를 동시에 갖고 있는 것을 말한다. 이런 현상은 정상인에게서도 어느 정도 나타난다.

행동(behavior)

정신활동의 결과로 드러난 총체적인 외적 표현을 행동이라고 하며 다음과 같은 비정상적 행동들이 있다.

지나친 활동

과도한 운동 및 인지 활동으로 대부분 내적 긴장에 의해 생기고 비생산적인 모습을 정신운동 초조(psychomotor agitation)라고 말하며, 가만히 있지 못하고 끊임없이 공격적이고 파괴적인 활동을 과다활동(hyperactivity)이라고 한다. 대부분 기질적인 문제를 동반하지만, 양극성 장애의 경조증이나 조증 상태에서 흔히 관찰된다.

저하된 활동

행동의 빈도나 강도가 모두 저하된 침체 상태를 말한다. 모든 것을 귀찮아하고 움직이지 않으려 하며 심한 경우는 눈조차 뜨지 않고 전혀 말을 하지 않는 함구증(mutism) 상태가 되기도 한다. 이런 현상을 정신운동 지체(psychomotor retardation)라고 하는데, 주로 심한 우울증에서 나타난다.

반복행동

의미 없어 보이는 것 같은 행동을 반복하는 것을 상동증(常同症, stereotypy)이라고 한다. 반복적으로 손을 비벼댄다든지, 가만히 서 있지 못하고 왔다 갔다 하는 경우 등이 그 예다. 이와는 다른 현상으로 보속증(保續症, perseveration)이 있는데 다양한 외적 자극에 대응하여 다양한 반응 행동을 보이려는 의도적인 노력에도 불구하고 반복적으로 같은 동작만을 지속하는 경우를 말한다. 전두엽 장애 환자에서 흔히 관찰되는 행동 양상이다.

의미 없는 단어나 짧은 문장을 되풀이하는 음송증(吟誦症,

verbigeration)이나 하나의 자세에서 다른 자세로 바꾸지 못하는 긴장증(緊張症, catatonia), 또 긴장증의 극심한 형태로서 수동적으로 만들어진 자세를 고수하는 납굴증(蠟屈症, waxy flexibility) 등도 반복행동의 일환으로 나타날 수 있다.

신체의 일부를 불수의적으로 반복해서 움직이는 버릇, 가령 아이들이 불안할 때 흔히 보이는 눈 깜박거림이나, 킁킁하고 소리를 내는 등의 반복 행동은 습관적 경련(habit spasm) 또는 틱(tic)이라고 한다.

강박행동

강박행동(compulsion)은 강박 사고에 대한 반응으로, 또는 엄격하게 적용되어야만 하는 규칙에 따라 수행해야만 된다고 느껴서 하는 반복적 행동(예: 손 씻기, 정렬하기, 확인하기)이나 전신적 행위(예: 기도하기, 계산하기, 무언으로 단어 반복하기)이다. 이러한 행동이나 전신적 활동은 불안이나 고통, 또는 일부 두려운 사건이나 상황을 막는 것에 목표를 두고 있으나, 현실적으로 중화시키거나 예방하는 것과는 거리가 멀거나 명백하게 과도하다.

자동증

자기 의지는 없는 것처럼 남의 지시에 무조건적으로 복종하여 마치 로봇처럼 행동하는 것을 자동증(automatic obedience)이라고 하며 상대방이 이야기하는 것을 그대로 따라 하는 것을 반향언어(echolalia), 병적으로 다른 사람의 행동을 모방하는 것을 동작모방증(echopraxia)이라고 한다. 조현병이나 해리장애, 몽유병 상태 등에서 관찰된다. 이와는 반대로 타인의 요구에 반대되는 행동을 하거나, 저항적인 표시로 반응을 하지 않는 것을 거부증(negativism)이라고 표현한다.

언 어

언어(言語, language)란 생각이나 감정의 외적 표현이므로 언어 장애를 보이는 경우, 그 근원인 사고의 장애를 반영하는 것일 수도 있고 발성(phonation)상의 장애를 나타내는 것일 수도 있다. 실어증(aphasia)이나 발음장애(dysarthria) 등 신경학적인 장애를 제외한 사고의 표현으로서의 언어 장애는 사고나 행동의 장애에서 일부 설명하였다.

그 외 언어 압박(言語壓迫, pressure of speech)은 말의 흐름이 매우 빠르고 많아서 중단시키기가 어려운 상태를 말하며, 반대로 언어 빈곤(言語貧困, poverty of speech)은 말의 양이 적고 어떤 질문에 단음절의 반응만 보이는 경우다.

지 각

지각(知覺, perception)은 단순한 감각(感覺, sensation)과 구분되어야 한다. 감각이란 단지 외부로부터 정보를 수용하는 첫 단계일 뿐이다. 지각이 완결되기 위해서는 감각 정보에서 불필요한 정보가 제거되고, 다른 중요한 데이터들과 연결 지어져서 하나의 의미를 갖는 표상(表象, representation)으로 전환되어야 한다. 그러나 이렇게 구분하는 것 역시 하나의 설명 모델일 뿐이지, 지각이 실제로 어떻게 일어나는지에 대해선 여전히 논란이 분분하다.

정신의학에서 지각의 병리 현상은 유달리 중요한 위치를 차지한다. 많은 일반인들은 조현병을 "환청이 들리는 병" 정도로 생각하고 있으며, 실제로 환각 현상은 뇌기능 이상을 시사하는 결정적 증거로 간주된다. 그러나 역으로 환각을 비롯한 지각의 병리 현상은 정상인에서도 발생될 수 있으며, 상상, 환상, 심상, 백일몽, 자각몽 등의 다양한 지각 형태들은 많은 예술가들에게 창조적 영감을 불어넣어주는 역할을 담당해 왔다.

실인증

실인증(失認症, agnosia)은 감각기관이 제 기능을 다하는데도 불구하고, 고위 중추의 문제로 말미암아 감각의 의미를 파악하지 못하는 것을 의미한다. 지각을 구성하는 각 요소에 대응하는 실인증이 존재하는 것으로 보아, 이들 각 요소들은 독립된 신경해부학적 구조물에 의해 처리된다는 것을 짐작할 수 있다. 그 종류에는 색상인식 불능증(color blindness)과 동작인식 불능증(motion blindness, 물체가 부드럽게 움직인다고 보는 대신 물체의 위치가 조금씩 달라지는 스냅사진을 연달아 보고 있는 것처럼 느낌), 얼굴인식 불능증(prosopagnosia), 촉각인식 불능증(tactile agnosia) 등이 있다.

지각의 강도나 질의 변화

제대로 보고 듣는다 하더라도 정상보다 더 크게, 더 생생하게 듣고 볼 수 있다. 다양한 진단의 정신질환자들은 일상적 대화마저 시끄러워서 견디기 힘들며, 조금만 큰 소리가 나도 신경이 거슬려진다고 말한다. 이러한 청각과민(hyperacusis) 이외에도 약물복용이나 간질의 전조 증상에서는 시각이 더욱 생생해 보이는 시각 과활성(visual hyperaesthesia)이 생긴다. 통증에 대한 역치 역시 기분에 따라 평상시보다 더 아프거나 덜 아프게 지각되기도 한다.

왜곡된 지각

흔히 착각(illusion)은 실재하는 대상이 있으나 이를 잘못 지각하는 것이고, 환각(hallucination)은 실재하는 대상이 없는 지각이라고 구분한다. 또한 당시의 기분에 따라 지각은 심하게 왜곡될 수 있는데, 공포감에 의해 사소한 물건들을 뱀, 귀신 등으로 오인하는 일이 흔하며, 군중 속에서 헤어졌거나 사별했던 사람을 발견하게 된다. 망상지각(delusional perception)이란 지니고 있는 망상 때문에 지각에 그릇된 의미를 부여하는 것이다. 남편의 차 조수석에 떨어진 휴지를 보고 남편이 외도를 한 증거라고 받아들이는 것이 그 예이다. 대상이 지닌 상황적 맥락이 오인되는 것이지 대상 자체가 잘못 지각되는 것은 아니기 때문에 착각과는 구분된다. 그러나 임상에서 착각과 망상 지각을 구분하기란 쉽지 않다. 예를 들어, 공원에서 사람들이 웅성거리는 소리를 자신에게 욕하는 소리로 들었다면, 착각이라고 보아야 할지 관계사고 때문에 생긴 망상지각이라고 해야 할지 애매해진다.

환 각

환각이란 대상이 없는 지각을 의미한다. 그러나 이렇게만 정의를 내리면 공상, 상상과 구분하기 어려워진다. 따라서 위의 정의에 1) 본인의 의지와는 상관없이 생기며, 2) 정상지각과 구분할 수 없고, 따라서 3) 실제로는 마음 내부에서 비롯되었지만 자꾸 그 원인을 외부세계로 귀속시키게 되는 지각이라고 덧붙여야 한다. 예를 들어 가성환각(pseudohallucination)의 경우 생생하고 본인의 의지와는 상관없이 나타날 수 있지만, 이를 경험하는 사람은 그것이 진실이 아니고, 외적 공간이 아니라 심리 내적 공간에서만 일어난다는 것을 알고 있다. 정의상 환각은 실제 지각과 구분할 수 없으며, 따라서 실제가 아님을 알고 있는 환각, 즉 병식이 있는 환각은 가성 환각에 지나지 않는다고 주장되기도 한다. 그러나 실제로 진짜 환각과 가성 환각의 구분은 역시 경계가 분명하지 않다.

정상인이 경험하는 환각

정상인이라 해도 약 5% 정도의 사람들은 환각을 경험한다. 이들 대부분은 이것이 실제가 아님을 알고 있으며, 생활에 지장을 받지도 않고, 다른 일에 몰두함으로써 없앨 수 있다는 것을 알고 있다. 수면에 들려고 할 때나 깨려고 할 때 나타나는 입면시 환각(hypnagogic hallucination)이나 각성시 환각(hypnopompic hallucination) 역시 정상인에게 흔히 나타날 수 있는 환각이다.

환 청

환청(auditory hallucination)은 가장 흔한 환각형태로, 전통적으로 사람 말소리를 듣는 환청(auditory verbal hallucination)은 조현병의 강력한 증거로 받아들여져 왔다. 환청은 구조화되지 않은 소음으로부터 뚜렷이 알아들을 수 있는 말소리까지 다양하게 나타난다. 구조화되지 않은 환청은 이명과 잘 구분되지 않을 때가 많다. 그러나 환청은 흔히 불쾌하고 두렵게 느껴지는 반면, 이명은 불편할지언정 그런 요소는 없다.

목소리의 주인공은 대체로 하나이나, 여러 사람이 번갈아 들려주기도 하며, 경우에 따라선 여러 사람의 목소리가 동시에 들리기도 한다. 목소리는 자신의 머리 속이나 외부에서 들리는 것으로 지각한다. 목소리는 들려오는데 사람은 보이지 않는다고 느끼는 경우가 많지만, 주변에 실제로 있는 사람이 그런 말을 한다며 상대를 공격하기도 한다. 슈나이더(Kurt Schneider)는 특이한 형태의 환청은 조현병에 특징적이라고 생각했다. 예를 들어 환자 자신의 생각을 크게 되풀이하는 목소리(thought echo), 환자의 행동이나 말에 대해 끊임없이 논평하는 목소리(running commentary), 그리고 두 사람 이상이 자기들끼리 다투고 논쟁하는 목소리이다.

환 시

환시(visual hallucination)는 조현병과 같은 기능성 정신병(functional psychosis)보다는 기질적 정신병(organic psychosis)을 시사하는 증거로 간주되어 왔다. 섬망, 특히 알코올에 의한 진전섬망(delirium tremens)의 경우 환시가 흔하며, 섬망 환자들은 흔히 천장에 귀신이 보인다고 하거나, 문 앞에 가족들이 찾아왔다, 죽은 친척이 보인다는 식의 환시를 보고한다. 진전섬망의 경우, 작은 동물이나 조그마한 사람이 등장하는 왜소환각(lilliputian hallucination)이 나타나며, 환촉(tactile hallucination)이 동반되어 살갗 위에 벌레가 기어간다고 보고하기도 한다. 후두엽이나 측두엽에서 비롯되는 간질의 전조 증상 혹은 편두통의 전조 증상에서도 흔히 환시가 나타난다. 이 경우 복잡한 형태보다는 단순한 요소환각(elementary hallucination)인 경우가 많은데, 시각중추가 연관된 경우 복잡한 형태로 나타나기도 한다. 편두통의 경우 전형적으로 색이 없는 지그재그 모양의 선이 시선 중앙부에 나타났다가 깜박거리면서 점차 주변부로 이동하는 환시가 보인다. 물론 조현병과 같은 기능성 정신병에서도 환시가 나타날 수 있다.

기타 환각

환취(olfactory hallucination)나 환미(gustatory hallucination)는 조현병을 비롯, 다양한 기질적 상태에서도 나타난다. 조현병의 경우, 음식에서 이상한 맛이 나는 것이 누군가 약이나 독을 탔기 때문이라고 하거나, 옆집에서 독가스를 주입하고 있다는 식의 이차적 피해망상을 형성하는 경우가 있다. 또한 자기 몸에서 악취가 난다고도 하는데, 이는 신체적 망상과 사회적 고립으로 이어질 수 있다. 환취나 환미 역시 측두엽 간질의 전조 증상으로 보고되기도 한다. 신체환각(somatic hallucination)은 실제로는 있을 수 없는 신체감각을 호소하는 것이다. 사지가 비틀려 있다거나 근육이 꼬여있다는 느낌, 혹은 심장이 가렵다거나 혈관이 갈라진다는 식의 감각 등을 호소한다. 환상사지현상(phantom limb phenomenon)은 지체절단 환자에서 주로 나타나는데, 이미 잘려져 나간 팔이나 다리에 가려움이나 통증, 타는 듯한 느낌을 호소하는 것이다. 이는 잘려진 신경말단에서 비정상적인 신호가 유입되기 때문에 일어나는 것으로 이해된다.

기 억

우리는 끊임없이 새로운 사실을 기억하고, 또 전에 있었던 일들을 망각한다. 기억(memory)이란 우리가 시간의 흐름 속에서 일관된 정체성을 가질 수 있도록 도와준다. 치매 환자가 기억을 잃어가면서 자신이 누구인지, 어떤 삶을 꾸려왔으며 어떤 꿈을 꾸었었는지를 점차 잃어가듯이, 기억은 "나"라는 존재의 핵심을 이룬다.

기억은 그 지속시간에 따라 단기 기억과 장기 기억, 그리고 경우에 따라 중기 기억으로 나누기도 하는데, 단기 기억(short-term memory)은 저장의 개념보다는 정보의 순간적 활용과 관련되어 있다. 보통 30초를 넘지 않으며, "마법의 숫자 7"이라고 하여 단기기억이 저장할 수 있는 용량은 5개에서 9개의 독립된 내용 정도라고 여겨진다. 중기 기억은 약 2~3시간 정도 지속된다고 하며, 단순히 신경전달물질 분비 패턴으로 저장되는 단기 기억과는 달리 새로운 단백질의 생성이 요구되며, 해마(hippocampus) 및 해마곁이랑(parahippocampal gyrus)이 관여한다. 장기 기억은 영원히 지속되는 기억을 말하며, 용량도 제한이 없다. 정보가 장기적으로 기억되기 위해선 신경망의 구조적 변화가 선행되어야 한다.

기억의 등록

단기 기억은 주로 전두엽과 해마에서 일어난다고 여겨진다. 뇌 내에서 가장 신경세포의 구조적 변화가 활발하게 일어나는 곳은 해마이기 때문에, 이러한 기억의 등록과정은 해마에서 일어난다고 여겨지고 있다. 삽화 기억(사건기억)이라면, 시간과 장소 정보와 함께 기억되어야 하며, 의미 기억(사실기억)이라면 기존의 지식의 연관성이 함께 기입되어야 한다(그림 4-3). 이렇듯 기억되고자 하는 항목에 의미가 부여되는 과정 역시 해마에서 일어난다고 믿어지고 있다.

기억의 저장

해마는 용량의 한계가 있기 때문에 해마의 기억은 두정엽과 같은 대뇌피질로 옮겨져야 한다. 이 과정은 수개월 혹은 수년에 걸쳐 일어나며, 해마는 의식적 회상이나 꿈속에서와 같은 무의식적 회상에 의해 정보를 다시 불러내고 이 과정에서 대뇌 신경망을 반복해서 활성화시킴으로써 기억을 공고

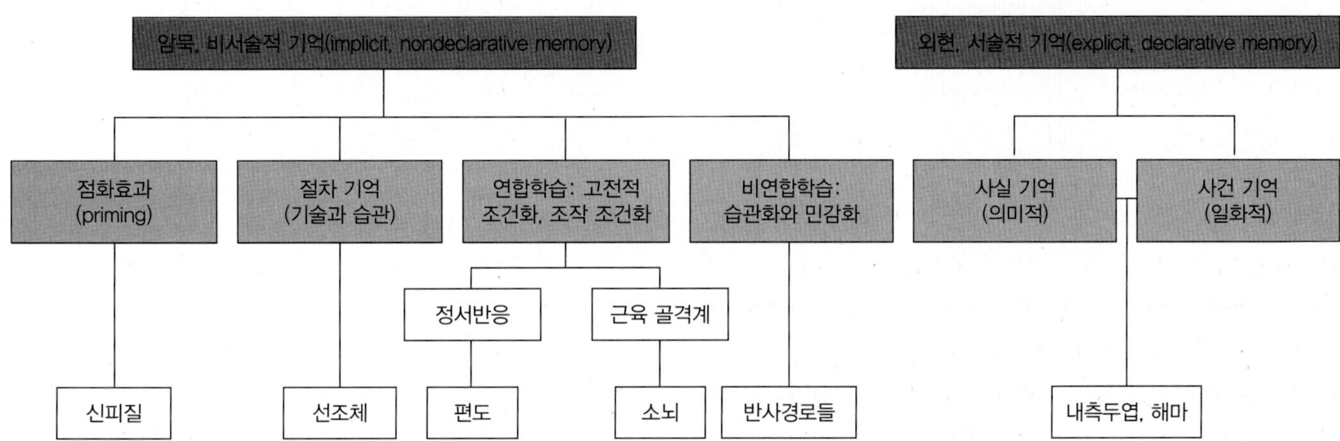

그림 4-3. 장기기억과 관련 뇌 영역. 기억은 단일화 과정이 아니고 최소 두 가지 주요 형태를 가진다. 외현 기억(explicit memory)이 사람, 장소, 사물에 대한 기억처럼 의식적으로 작용하는 반면, 암묵 기억(implicit memory)은 습관, 지각적 기술, 운동 기술에 대한 기억처럼 무의식적이고 자동적으로 작용한다. 외현 기억의 장기 저장은 해마와 신피질의 내측두엽에서 시작하는 반면, 암묵기억의 장기적 저장은 여러 구조들이 필요하다. 예비화 효과(점화 효과, priming)는 신피질, 기술과 습관은 선조체, 학습화된 공포는 편도, 학습된 운동 기술은 소뇌, 습관화와 민감화 같은 비연합성 학습은 반사 경로가 관여한다.

화(consolidation)한다. 많은 학자들은 해마가 직접 장기 기억을 저장하진 않지만, 기억을 대뇌로 옮기는 과정에 결정적이기 때문에 해마의 손상이 직접적인 장기 기억 상실로 이어진다고 생각하고 있다.

기억 등록의 이상

기억이 등록되려면 그 기억이 제반 상황과 맺고 있는 맥락을 파악하고, 그것에 의미를 부여할 수 있어야 한다. 두부손상으로 해마에 구조적 장애를 입은 환자는 전향성 기억상실(anterograde amnesia)을 보이게 되는데, 이는 해마가 순간순간의 단기 기억을 해마의 구조적 변화로 전환시키거나, 대뇌로 보내어 공고화시키지 못하기 때문이다. 이 경우 새로운 정보를 접한 순간에는 잘 기억하는 것처럼 보이지만, 불과 몇 분이 지나지 않아 모두 잊어버리게 된다. 소위 필름이 끊긴다고 표현하는, 일시적인 알코올성 기억상실 역시 마찬가지이다. 술에 취해 있을 때는 모든 상황을 잘 판단하면서 행동하는 것 같지만, 술에서 깨어나면 지난밤에 있었던 일을 전혀 기억하지 못한다.

기억 유지의 이상

치매 등으로 인해 대뇌나 해마의 손상이 일어나면 그 정도에 비례하여 최근 기억부터 사라진다. 오래 전 기억은 대체로 잘 남아있는 편인데, 이는 이미 대뇌로 옮겨져 수차례 공고화 과정을 거쳐왔기 때문이다. 장기 기억 중에서도 최근 기억부터 잊혀져 가는 것은, 대뇌로 옮겨졌다 해도 주기적으로 공고화 과정을 거치지 않으면 점점 파편화되기 때문이다. 따라서 노인들은 오히려 먼 과거의 일을 더욱더 생생하게 기억해낸다. 후향성 기억상실(retrograde amnesia)은 뇌 손상 이전의 기억을 하지 못하는 현상으로, 예를 들어 교통사고로 머리를 다친 환자가 사고 직전부터 이후 상당기간을 전혀 기억해내지 못하는 경우가 있다.

기억 회상의 이상

분명히 내가 기억하고 있다는 것을 알고 있음에도 혀 끝에서 뱅뱅 돌면서 기억나지 않을 때가 있다. 이런 식의 회상의 결함은 불안이나 긴장상태에서 흔히 발견된다. 이때 기억은 의식층위의 바로 아래까지 도달해있기 때문에, 사소한 힌트만으로도 전체 기억이 술술 풀려 나오게 된다.

재인식의 이상

기억을 해낼 때는 단순히 저장된 정보뿐 아니라 그 기억이 맞다 틀리다는 확신의 정도도 함께 떠올려진다. 또는 구체적 정보가 떠올려지지 않더라도, "왠지 어디선가 읽은 것 같다", "왠지 낯이 익은 것 같다"는 친숙감이 느껴진다. 기억 상실장애 환자에게서, 환자 본인은 전혀 기억나지 않는다고 하나, 행동이나 검사상에서는 부분적으로 기억하고 있음을 시사하는 증거가 발견되는 경우가 드물게 관찰된다. 역으로 치매나 알코올성 기억상실장애, 혹은 코르사코프 증후군(Korsakoff's syndrome)에서 없는 사실을 지어내면서도 절대로 맞다고 확신하는 경우가 있다. 이를 작화증(作話症, confabulation)이라고 하며, 난처해지지 않기 위해 기억의 공백을 무의식적으로 메우려 하는 경우에서부터, 물어보지도 않았는데 있을 법하지 않은 무용담을 확신에 차서 늘어놓는 경우가 있다.

기억착오(paramnesia)

해마 혹은 대뇌에 저장된 기억은 반복적으로 의식상, 혹은 꿈속에서 불려져 나오며, 이는 재가공을 거쳐서 새로운 기억으로 기록된다. 이 과정에서 정서적으로 주목 받지 못했던 세부사항이 누락되기도 하며, 역으로 난처하거나 불편했던 부분이 지워지기도 한다. 이는 기질적 문제라기보다는 자아방어기제라는 무의식적 정신기제 때문에 일어나는 것으로 여겨진다. 기억은 객관적 사실이 아니라 연결된 의미망으로 저장되므로, 동일한 사건에 대해서도 경험한 사람마다 전혀 다르게 기억할 수 있다.

지 능

지능(intelligence)이란 인간이 논리적으로 사고하며, 사회적 기능을 제대로 수행하기 위한 전제조건이라고 이해되고 있지만, 지능에 대해 이견 없는 정의를 내리기는 어렵다. 아마도 판단, 이해, 추론, 언어, 수리능력 등 다양한 기능 등을 포괄하는 것으로, 이들을 문제해결에 응용하는 능력이라는 면에서 좀더 상위 차원의 능력이기도 하다.

지능의 측정

지능을 측정할 때는 새로운 것을 학습하는 능력을 보는 적성검사와 이미 학습한 기술, 지식을 보는 성취도 검사를 동시에 사용한다. 개정된 웩슬러 성인용 지능검사(Wechsler Adult Intelligence Scale, WAIS)에서는 언어와 수행척도라는 이분법을 지양하고, 언어지능(verbal comprehension index, VCI), 지각추리력(perceptual reasoning index, PRI), 작동기억력(working memory index, WMI), 판단처리력(processing speed index, PSI) 이렇게 네 가지 지수가 보고된다. 이런 식으로 측정된 IQ가 대상자의 학습능력이나 지적 잠재력을 충실히 반영하는지에 대해선 여전히 논란이 끊이지 않는다. 그러나 아직까지는 학교나 장애판정 등의 현장에서는 전적으로 수치에 따라 대상자의 장애 등급을 결정한다.

지적 수행 장애

지능지수(intelligence quotient, IQ)는 유사 연령군에게서 나타나는 점수분포에 해당되는 백분율 등위로 나타내는 수치이므로, 절대적인 병리수준의 반영이 아닌 상대적 평가의 결과일 뿐이다. 그럼에도 불구하고, 일정 수치권에 드는 환자들은 비교적 전형적인 적응적, 행동적 패턴을 나타내는데, 이를 근거로 정신지체를 경도, 중등도, 중증, 최중증의 4가지 단계로 나눈다. 대체로 전체 IQ 70 이하부터 정신지체라고 하는데, 이는 정의상 해당 연령층의 하위 2%에 해당된다. IQ 50~70 사이를 경도(mild) 정신지체라 하며, "교육가능범주"라 하여 자신의 능력에 부합하는 적절한 교육을 받는 경우 초등학교 고학년 정도의 학습을 달성할 수 있다. 이들은 제한적이지만 직업활동에 종사하면서 독립적으로 살아가는 것이 가능하다. IQ 35~50 사이를 중등도(moderate) 정신지체라 하며, 이들은 "훈련가능범주"라 칭한다. 반복적이고 단순한 직업교육을 받으면 단순직종에 종사할 수 있으며, 기껏해야 초등학교 2~3학년 정도의 학습까지 달성할 수 있다. 독립적인 생활은 힘들지만, 감독하에 일상적 생활을 할 수 있을 정도이다. IQ 20~35 사이를 중증(severe) 정신지체라 한다. 이들은 의사소통도 제한적으로만 가능하며, 신변처리 역시 도와주어야만 한다. 학습수준은 최적의 환경에서도 5~8세 정도에 머문다. 그 이하인 최중증(profound) 정신지체는 언어소통이 불가능하기 때문에, 지능 평가 자체도 시각-운동통합 발달검사(developmental Test of Visual-Motor Integration, VMI)를 이용한다. 이 경우는 식사, 용변 등의 신변처리도 전적으로 타인에게 의지해야만 한다. IQ가 70~84 사이인 경우 엄밀한 의미에서 정신지체에 해당되지는 않으나, 사회적, 직업적 적응에 많은 어려움을 겪는다는 의미에서 경계선 지능(borderline intelligence)이라고 한다.

새로이 개정된 DSM-5에 의하면 심각도는 적응 기능에 기초하여 정의된다. 지능 지수에 기초하지 않은 이유는 필요한 지원의 정도가 적응 기능에 의해 결정되고, 더욱이 하위 지능 범위에서는 지능 지수 측정의 타당도가 낮기 때문이다.

판단력과 병식

판단력(judgement)은 일종의 문제해결 능력이라고 말할 수 있다. 이는 여러 가지 정신기능 요소들이 역동적으로 조화를 이루어 산출해내는 결과물이며, 개개 기능 요소들이 정상적이라 하더라도 여전히 판단력이 떨어져 있을 가능성이 존재한다. 이상적인 판단행위를 하기 위해서는 1) 주어진 상황과 상황 속에 자신이 처한 위치, 그리고 여러 상황 사이의 논리적 관계를 정확히 인식하는 능력, 2) 과거 경험으로부터 당면한 문제를 해결하는 데 관련된 지식을 끄집어내는 능력, 3) 자신의 결정이 가져올 결과를 정확히 예측하는 능력이 모두 필요할 것이다. 이와 연계된 것이 현실 검증력(reality testing)이다. 자신이 경험하는 사고나 지각이 현실인지 아닌지를 알아내기 위해서는 과거 경험에 비추어보거나 제반 정황과의 논리적 관계 등을 통해 판단을 내려야 하는데, 주요 정신질환에서는 이러한 판단력이 떨어지다 보니 자신의 심리 내적 상황을 외적 현실과 혼동한다. 따라서 엄밀하게 따지면 현실 검증력 장애를 주요 정신병과 동의어로 사용할 수 있는 것은 아니지만, 실제 임상상에서는 그런 식으로 사용해도 큰 무리가 없다.

병식(病識, insight) 역시 판단력과 밀접한 관계가 있다. 병식 혹은 통찰이란, 환자가 자신의 질병이 자기 삶에 미치는 영향을 인식하고, 질병에 대해 어떤 태도를 취하는 것이 가장 타당한 것인지를 인식하는 것이다. 임상에서는 현실 검증력이 떨어지는 주요 정신질환 환자가 자신이 정신질환을 앓고 있고, 치료가 필요하다는 것을 받아들이느냐는 개념으로 사용되는데, 따라서 병식은 치료순응(compliance)과 긴밀하게 결부되어 있다. 대체로 의사들은 환자가 병이 있음을 인정하더라도, 의사가 제시하는 치료방안에 순응하지 않는 경우 부분적인 병식만을 갖고 있다고 판단한다.

정신병리의 객관적 측정

모든 의학적 진단은 환자가 호소하는 증상이나 의사가 진찰을 통해 얻게 되는 주관적 정보 이외에도 영상학적 검사, 임상병리검사, 기타 생리적 기능검사 등 다양한 객관적 측정결과를 기반으로 내려진다. 왜냐하면 환자나 의사의 주관적 판단은 병리현상 외적인 요인에 쉽게 좌우되어 과학적 증거로 받아들이기에는 무리가 따르기 때문이다.

따라서 정신과 영역에서도 주관을 배제하여 누가 측정해도 동일한 결과가 얻어지는, 객관적이고 과학적인 증거를 얻고자 하는 노력이 계속되어 왔고, 그 일환으로 많은 측정도구들(표 4-2)이 개발되어 왔다. 이러한 측정은 대부분 정성적(qualitative)이기보다는 정량적(quantitative)으로 얻어지기 때문에, 증상의 심각도를 반영할 뿐 아니라 치료를 통한 변화 양상까지도 추적 관찰할 수 있게 해준다는 이점이 있다. 또한 객관적 측정을 통하여 표면으로 드러나지 않아서 환자도, 의사도 주목하지 않았던 병리 현상에 대한 새로운 증거가 얻어지기도 한다.

동일현상에 대한 반복적이고 다면적인 질문

대부분의 평가도구들은 단일 개념을 평가하는 다수의 질문들로 구성되어 있다. 이러한 질문들은 동일한 개념을 여러

표 4-2. 정신병리 측정도구의 종류

영 역	진 단	관찰자 평가도구	자기 평가도구
증상 평가	치매	간이정신상태검사(Mini-Mental State Examination, MMSE) 시계그리기 검사(Clock Drawing Test) 신경정신행동검사(Neuropsychiatric Inventory, NPI) 임상치매평가척도(Clinical Dementia Rating, CDR) 전반적 퇴화척도(Global Deterioration Scale, GDS)	
	조현병	간편정신상태평정척도(Brief Psychiatric Rating Scale, BPRS) 양성 및 음성증후군 척도(Positive and Negative Syndrome Scale, PANSS) 양성증상평가척도(Scale for the Assessment of Positive Symptoms, SAPS) 음성증상평가척도(Scale for the Assessment of Negative Symptoms, SANS)	
	우울증	해밀턴 우울증 평가척도(Hamilton Rating Scale for Depression, HAM-D) 몽고메리-아스버그 우울증상 평가척도(Montgomery-Asberg Depression Rating Scale, MADRS)	Major Depression Inventory(MDI) 벡 우울척도(Beck Depression Inventory, BDI) Zung 자가평가 우울척도(Zung Self-Rating Depression Scale)
	조증	영 조증 평가척도(Young Mania Rating Scale, YMRS)	
	불안증	해밀턴 불안척도(Hamilton Anxiety Rating Scale, HAM-A) 공황장애정도 평가척도(Panic Disorder Severity Scale, PDSS)	병원불안우울척도(Hospital Anxiety Depression Scale, HADS) 벡 불안척도(Beck Anxiety Inventory, BAI) Zung 자가평가 불안척도(Zung Self-Rating Anxiety Scale) 노인우울척도(Geriatric Depression Scale, GDS)
	강박증	예일-브라운 강박척도(Yale-Brown Obsessive Compulsive Scale, Y-BOCS)	
	주의력결핍 과잉행동장애	소아행동평가목록(Child Behavior Checklist, CBCL) 코너스 부모용 평가척도(Conner's Parent Rating Scale) 코너스 사용 평가척도(Conner's Teacher Rating Scale)	성인 주의력결핍 과잉행동장애 자가 보고척도 (Adult ADHD Self-Report Scale, ASRS)
약물 부작용 평가		심슨-앵거스 평가척도(Simpson-Angus Scale) UKU 부작용 평가척도(Udvalg for Kliniske Undersogelser) 비정상 불수의 운동척도(Abnormal Involuntary Movement Scale, AIMS) 추체외로증상 평가척도(Extrapyramidal Symptom Rating Scale, ESRS) 반즈 좌불안석증 평가척도(Barnes Akathisia Scale)	
건강 상태 및 삶의 질		Medical Outcomes Study Short-Form(SF-36)	심리적 안녕감척도(Psychological General Well-Being Scale, PGWB)
기능의 전반적 평가		전반적 기능평가척도(Global Assessment of Functioning, GAF)	

가지 다른 시각에서 평가하는 내용으로 이루어진다. 이렇게 질문이 반복되면, 주관적 판단 때문에 어느 한 질문에 오차가 생기더라도 많은 질문들 속에서 오차가 서로 상쇄되기 때문에 그 총점이나 혹은 요인 분석을 통해 얻어지는 요인 값들은 상당한 객관성을 유지할 수 있게 된다.

구조화된 면담

비구조화된 면담에서는 그때그때 면담내용이 달라지기 때문에 누락되는 내용도 많고, 환자마다 얻어지는 정보에 현저한 차이를 보이게 된다. 그래서 특정 질환에서 흔히 나타나는 병리 현상에 대해 미리 정해진 질문들을 마련해놓고 환자의 반응에 따라 정해진 법칙에 의해 질문을 하게 되면, 많은 환자에게 정보를 얻더라도 서로 비교 가능하며 일정한 규준을 적용할 수 있는 정보를 얻어낼 수 있다.

행동에 대한 외부적 평가

환자의 주관적 진술이나 면담을 통한 의사의 판단은 주관성에서 벗어나기 힘들기 때문에, 물리적 양에 속하는 외적 행동을 관찰을 통해 평가하는 것이다. 평가자가 직접 관찰할 때가 많지만, 경우에 따라서는 환자의 가족이나 주변 사람들의 관찰을 근거로 하기도 한다.

명확한 규준에 근거한 점수산출

질문 자체는 주관적 평가를 피할 수 없는 것이라 하더라도, 이를 점수화하는 규준을 명확하게 제시함으로써 서로 다른 평가자들이라도 동일한 현상에 대해 거의 근접한 점수를 내놓을 수 있게 한다. 규준을 명확하게 하면 할수록 융통성은 없어지지만 신뢰도와 객관성을 높일 수 있다.

참고문헌

1) 대한신경정신의학회. 신경정신의학용어집;2011.
2) 민성길 편저. 최신정신의학, 제6판. 서울: 일조각;2015.
3) American Psychiatric Association. 정신질환의 진단 및 통계 편람. 제5판. 서울: 학지사;2015.
4) Sims A. 마음의 증상과 징후. 3rd ed. 서울: 중앙문화사;2006.
5) Benjamin JS, Virginia AS, Pedro R, editors. Synopsis of psychiatry. 11th ed. New York: Wolters Kluwer;2015.
6) Kandel ER, Schwartz JH, Jessell TM, Siegelbaum SA, Hudspeth AJ, editors. 신경과학의 원리 5판. 강봉균 역. 범문에듀케이션;2014.
7) Carter R. The human brain book. 2nd ed. New York: DK publishing;2014.
8) Robert EH, Stuart CY, Laura WR, editors. American textbook of psychiatry. 6th ed. Washington DC: American Psychiatric Publishing;2014.

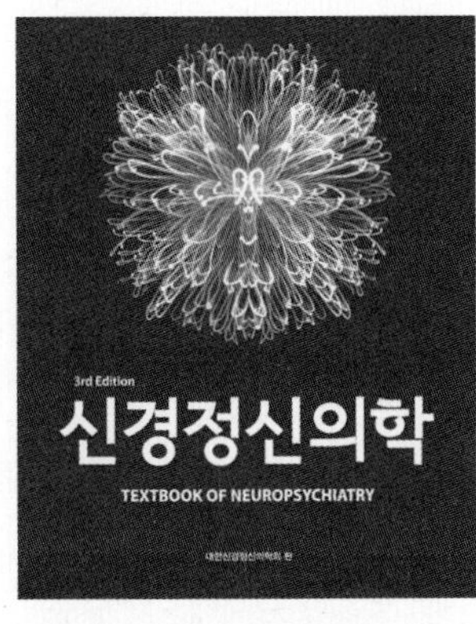
3rd Edition
신경정신의학
TEXTBOOK OF NEUROPSYCHIATRY

Chapter 05

정신과적 면담 및 평가

Psychiatric Interview and Assessment

이중서, 홍진표, 홍창형

정신치료를 제외하면 임상의학에서 면담은 정보를 수집하는 과정으로 축소되는 경향이 있다. 그러나 이를 통한 치료 관계(therapeutic relationship)의 수립은 진단과 치료에 필수 불가결하다. 정신질환은 증상과 징후, 경과와 예후 등을 바탕으로 조작적으로 정의된 기준(operational criteria)에 근거하여 진단되나 질환 간의 경계가 모호하고 일부를 제외하면 확진에 도움이 되는 검사법이 없다. 이런 점에서 환자와의 면담을 통해 듣고 보고 느끼며 이를 토대로 판단하고 분류하는 것은 정신과 의사의 본질적이고 고유한 진단기술이라 할 수 있다.

정신치료가 아니더라도 면담은 의사가 세상에 단 한 사람뿐인 환자를 찾아내는 것이며, 동시에 자신이 발견되었음을 환자가 느낄 수 있도록 알려주는 것이다. Jaspers는 '의사-환자 관계의 궁극은 실존적 소통으로, 계획되거나 체계적으로 진행될 수 있는 무엇인가를 훨씬 넘어선다. 치료 전체(whole treatment)는… 합리적인 존재로서 실존 자체(existence itself)의 가능성을 실행하는 두 자아(self)가 이루는 사회 내에서 정의된다.'고 하였다. 환자는 자신의 얘기를 들어주고 이해해준다는 느낌만으로도 불안, 당혹감, 낙담과 외로움을 덜 수 있다. 치료 관계가 단지 치료의 기반으로만 작용하는지 아니면 치료 자체를 담고 있는지에 대해서는 이견이 있을 수 있지만, 면담은 항상 치료라고 할 수 있다.

일반적인 원칙

정신과 면담의 목적

임상의학에서의 면담은 크게 두 가지 측면을 가지고 있다. 첫째는 수단적 또는 사실-지향적(instrumental or task-focussed) 측면으로, 적절한 질문을 통해 정보를 얻고 이를 토대로 치료 계획 등을 설명하고 함께 토의하는 것이 포함된다. 다른 하나는 정동적 또는 사회적-감정적(affective or socio-emotional) 측면으로, 긍정적인 치료 관계를 수립하고 유지하는 것이다. 긍정적인 치료 관계를 통해 환자와 의사는 목표를 정하고 일련의 과제를 수행하며 유대를 형성해 나간다.

정신과 면담에서 수단적 측면은 증상이나 행동의 변화, 과거 사건, 개인력이나 과거 병력 등 사실을 조사하는 것과, 환자가 이들 각각에 부여하는 감정과 의미를 파악하는 것으로 나누어볼 수 있다. 예를 들어 심한 불안을 호소하는 환자를 감별진단하기 위해서는 증상이나 징후의 유무, 그 발생 시점 및 전개 양상, 치료에 대한 반응 등을 정확히 조사해야 한다. 한편으로 최근의 실직이 불안의 유발인자(precipitating event)라고 추정되는 경우 단순히 실직하게 된 경위나 그로 인한 경제적인 곤란만이 아니라 실직과 그로 인한 삶의 변화에 대해 환자가 느끼는 감정과 부여하는 의미가 증상 발현과 어떻게 이어지는지 알아보아야 하는데, 이와 같은 작업은 단순히 정보 수집에 그치지 않고 치료 관계의 수립과 연결된다. 따라서 이론적으로는 면담의 서로 다른 측면을 구분할 수 있으나 실제로는 서로 얽혀 있으므로, 모두를 통괄해서 사실을 파악하고 내포된 감정과 의미를 이해하며 긍정적인 치료 관계를 수립하고 강화할 수 있어야 한다. 면담이 한 인간으로서의 환자를 도외시한 채 질병에 대한 정보 교환만으로 끝나면 치료 관계의 수립도, 개개인에 맞춘 통합적인 치료도 이루어질 수 없다. 의사가 정서적 측면에 대한 고려 없이 설명하면 환자들이 그 내용을 잘 기억하지 못한다는 보고도 있다.

면담 초기에 의사는 환자가 자유롭게 자신의 감정과 생각을 토로하도록 하면서 적절한 순간에 공감(empathy)을 표시한다. 공감이란 상상 속에서 자신을 타인의 마음에 대입시켜 느끼는 것을 뜻하는데, 이를 통해 면담의 흐름이 촉진되고 신뢰가 쌓이면 자세한 내용을 직접적으로 질문한다. 망상에 대해 탐색할 때 그 종류나 심한 정도만을 조사하는 것으로 그치지 않고 그것의 의미가 무엇인지 궁금해 하고 그로 인해 힘든 점을 인정해주면 환자는 훨씬 더 이해받는다고 느끼고 가치 있는 정보를 제공해줄 수 있다.

정신과 면담의 목적을 요약하면 다음과 같다.

첫째, 의사는 필요로 하는 모든 정보를 수집한다.

둘째, 환자는 자신과 관련된 모든 정보를 얻고 이해한다.

셋째, 이를 통해 필요한 결정에 도달한다.

넷째, 긍정적인 치료 관계를 수립하고 유지한다.

다섯째, 환자는 건강에 가장 도움이 되는 사고방식을 습득한다.

여섯째, 환자의 증상이나 고통을 개선하며 긍정적인 치료적 변화를 이끌어내고 강화한다.

정신과 의사-환자 관계의 특성

모든 의사-환자 관계가 그렇지만 특히 정신과 환자와 의사의 관계는 인간관계 중에서 가장 복잡한 유형에 속한다. 양자의 위치는 대등하지 않고 환자들은 밝히기 두려운 내적 갈등 또는 떳떳하지 못하거나 수치스러운 모습을 드러내도록 요구받거나 때로 침해받는다고 느낄 수 있다. 따라서 증상과 관련된다고 생각하는 것들을 털어놓고 싶어하면서도 동시에 낯선 사람에게 자신을 감추고 싶은 소망을 갖는다.

또한 환자들은 다양한 선입견이나 기대를 가지고 면담을 시작하며 이에 따라 의사나 의료에 대해 제각각의 관점을 갖는다. 예를 들어 스스로 진단내린 것이 사실이면 어떡할까 두려워하거나 얘기해도 아무런 도움을 받지 못할 것이라고 생각할 수 있다. 이와 같은 편견과 왜곡은 환자의 솔직함이나 믿음 그리고 제공하는 정보의 양과 질 모두에 영향을 미친다.

의사는 환자가 솔직하거나 정확하게 진술하지 못하더라도 탓해서는 안 된다. 의사는 이와 같은 환자의 마음을 이해할 수 있도록 지식과 경험을 쌓아야 한다.

의사의 태도와 라포 형성

의사는 항상 진실하고 따듯한 마음을 가지고 유연하고 열린 태도로 환자를 대해야 한다. 이는 단순히 무엇을 어떻게 해야 한다는 기술이 아니라 어떤 마음가짐으로 환자와의 관계 맺음에 참여하는가를 뜻한다. 의사는 관심을 가지고 주의를 기울여 환자의 입장에서 공감하고 세심하게 배려하면서 내밀한 삶을 이해하고자 노력해야 한다. 환자가 이런 의사의 노력을 받아들여 마음이 통하고 어떤 일이라도 터놓고 말할 수 있다고 느끼는 상호관계를 라포(rapport)라고 할 수 있다.

면담을 통해 라포가 형성되고 긍정적인 치료 관계가 수립되면 면담의 흐름이 향상되고 민감한 정보가 드러나며 눈맞춤이 느는 등 비언어적 표현이 편안해진다. 또한 치료에 대한 만족도와 순응도가 높아져 더 나은 치료 결과를 얻을 수 있다. 환자 대상 설문 조사에서 의사가 인간적으로 대한다는 느낌을 받을 때 만족도가 높아졌다거나 가장 중요한 치료 요소로 치료 관계가 꼽혔다는 보고들이 있다.

보편성과 개별성

사람들은 대화할 때 눈을 맞추지 않으면 관심을 표시할 수 없지만 너무 빤히 쳐다보면 대개 불편하거나 불쾌하게 느낀다. 즉 모든 사람에게 보편적인 감정, 동기, 반응양식 등이 있다.

한편으로 사람마다 편하게 느끼는 대인관계 방식이 있고 습관적으로 사용하는 언어나 감정 반응양식 등이 있다. 면담에서 환자가 얘기하고 행동하는 모습은 다른 상황에서도 반복되는 것일 수 있다. 이와 같이 반복되는 환자 특유의 양상을 파악하는 것은 그 사람을 이해하는 것이고 올바른 면담을 진행해나갈 수 있는 기반이 된다. 의사가 개방적이고 편안하게 대하면 대부분의 환자들은 덜 불안해하지만 어떤 환자들은 이런 모습을 비전문적인 것으로 받아들이고 좀 더 공식적인 태도를 바라기도 한다.

따라서 인간이란 존재에 대한 이해를 바탕으로 환자 특유의 반복되는 경험 방식을 이해할 수 있어야 한다.

언 어

언어는 면담의 기본 도구이다. 같은 단어를 사용하더라도 성, 나이, 하위문화(subculture), 종교, 사회경제적 계층, 성장 지역뿐 아니라 개인 특유의 언어 습관에 따라 의미에 차이가 있을 수 있다. 비슷한 의미의 단어라도 함축된 의미에 따라 사람마다 선호하거나 기피하는 단어가 있을 수 있다. 이런 차이는 특히 성적(性的)인 문제 등 은밀한 주제를 얘기할 때나 은유, 직유, 비유 등을 사용할 때 두드러진다. 그러므로 환자가 사용하는 단어나 관용적 표현의 의미를 정확히 이해해야 한다. 환자가 정신병리학 용어 또는 진단명을 사용하더라도 그 의미를 오해하고 있을 수 있다. '우울하다'고 할 때 자세히 들어보면 우울한 기분만이 아니라 의미의 상실, 다양한 유형의 피로, 걱정이나 불안, 과민성, 분노 등을 가리키기도 한다. 그러므로 환자가 의학 용어를 얘기할 때 어떤 의미로 사용하는지 분명히 해두어야 한다.

의사는 전문 용어의 사용을 피하고 쉽고 분명하게 얘기해야 한다. 언어장애, 청력저하 등이 있거나 사투리가 심하면 이해할 수 있을 때까지 서로 반복해서 질문해야 한다.

환자들은 감정을 직접 표현하기도 하지만 퉁명스럽게 얘기하거나 화제를 바꾸거나 질문을 하는 등 면담의 흐름을 바꾸는 식으로 간접 표현하기도 한다. 한편으로는 의사의 관심을 끌기 위해 과장된 표현을 하는 경우도 있고 감정을 숨기기 위해 사실만 자세히 얘기하기도 하며 불안하거나 불편한 주제를 가벼운 농담으로 피해갈 때도 있다. 환자가 감정의 평형을 유지할 수 있도록 모른 체할 수도 있지만 갑자기 중요한 주제를 바꾸거나 농담으로 넘기려 할 때에는 자세히 탐색해봐야 한다.

비언어적 표현

비언어적 표현에는 눈맞춤이나 자세의 변화처럼 언어에 수반되지 않는 것과 표정이나 목소리 크기의 변화 또는 말이 끊기거나 머뭇거리는 모습 등 언어에 수반되는 것이 있다. 환자의 감정은 옷차림새나 몸단장, 앉는 위치나 자세, 얼굴 표정과 몸짓, 목소리의 크기나 억양 등 비언어적으로 표현되는 비율이 언어적 표현보다 높다는 보고가 있다. 이들 비언어적 표현의 일부는 의도적일 수 있지만 많은 부분이 부지불식간에 자동적으로 일어난다. 이처럼 환자가 인식하지 못하는 비언어적 표현은 환자가 말하는 내용과 상반되거나 감추려고 하는 내용을 드러낼 수 있다.

의사는 자신의 비언어적 표현에도 주의를 기울여야 한다. 환자 또한 자신과 자신의 질병에 대한 단서에 민감하여 의사의 비언어적 반응에서 숨겨진 정보나 의미를 포착하려 애쓴다. 특히 첫 면담에서 환자는 불안하고 의사에 비해 상대적으로 약자라고 느끼기 때문에 더욱더 비언어적 단서를 찾는데 집중한다. 한편으로 언어적 표현에 비해 비언어적 표현이 공감을 전달하는 데 더 큰 역할을 한다는 보고도 있다. 이런 면에서 의사의 비언어적 표현은 라포와 신뢰 구축에 중요할 뿐 아니라 불안의 경감 등 비특이적인 치료 효과나 치료에 대한 기대로 이어질 수 있다는 점에서 매우 중요하다. 의사는 자신의 언어적, 비언어적 표현이 불일치하지 않는지, 환자에 맞추어 대응하고 있는지 항상 살펴보아야 한다.

문화와 사회적 요인

문화와 사회적 요인은 개인의 생활양식이나 주체성 형성에 중요하고 정신 증상 또는 질환의 발생과 경과에 영향을 주기 때문에 환자의 배경이 되는 문화적 맥락을 이해해야 온전하게 면담할 수 있다. 마음을 여는 정도, 권위적인 사람에 대한 태도, 자기주장 능력, 성별에 따른 차이, 질병에 대한 관점 등에 내포된 문화적 차이는 모두 치료 관계 형성에 중요하다.

특히 문화에 따라 증상과 질병을 설명하는 모형이 다르다. 개인은 가족이나 친지 또는 대중매체를 통해 공유하는 지식체계에 근거해 나름대로의 질병관을 갖게 된다. 그리고 이를 토대로 의료 추구 형태나 치료법을 결정한다. 이에 비해 의사들이 흔히 갖는 생물학적 질병관은 이런 사회문화적 요인을 배제한 채 질병을 생리적, 기능적 범주로 제한하는 경향이 있다. 그러므로 의사와 환자는 질병이라는 또는 질병에 대해 같은 단어를 사용하지만 그 의미가 전혀 다를 수 있다. 예를 들어 동일한 원인에 의해 동일한 신체 부위에 동일한 수준의 염증을 앓는 환자들은 동일한 생리적 상태에 있다고 할 수 있으나 염증 또는 통증에 대한 주관적 경험이나 치료 반응은 매우 다양하다.

경 청

면담은 단순히 듣고 그 내용을 이해하는 것만이 아니라 단어의 선택이나 연상의 흐름, 말버릇, 어조나 억양의 변화, 비유 등에 주의를 기울이고 행동, 표정, 몸짓의 미묘한 변화를 놓치지 않고 관찰하는 것이다. 그리고 언어적, 비언어적 표현 사이에 차이가 있는지, 과거에 듣거나 관찰한 내용과 현재 내용에 차이가 있는지를 비교해본다. 사람들은 흔히 얘기할 때 자기 검열을 하며 들을 때에는 제각각의 관점에서 이해한다. 때로 환자의 말이나 행동에서 빠져있는 것에 중요한 의미가 숨겨져 있을 수 있다. 그러므로 감추어진 점이 무엇인지 추정할 수 있어야 한다. 이와 같은 환자의 언어적, 비언어적 표현을 이해하고 소통하기 위해 의사는 자신의 생각과 감정 등 내적 반응에 주의를 기울여 감지할 수 있어야 한다. 의사는 환자의 언어적, 비언어적 표현을 듣고 보고 비교하며 자신에게 떠오르는 생각과 느낌을 종합하고 해석하여 적절히 대처하면서 동시에 새로운 정보를 받아들이고 환자에 대한 가설을 수정하거나 새로운 가설을 수립해 나가야 한다.

면담 기술

의사는 환자를 대할 때 사려 깊고 능숙하되 인간적인 따뜻함과 자연스러움이 배어 나오도록 하며 환자를 위해 최선을 다한다는 태도를 전할 수 있어야 한다. 정신과 환자들은 지각, 감정, 사고, 행동 등 정신의 일부 또는 여러 기능에 장애가 있어 자신 또는 타인과의 소통에 어려움을 겪는 경우가 많다. 소통이 매우 어렵더라도 방해받지 않고 편안하게 자신을 드러낼 수 있도록 도와주고 극도로 기이한 증상이나 경험을 얘기하더라도 전문가로서 이해하고 공감하며 함께 대처해나갈 수 있음을 환자에게 전해야 한다. 환자가 위협을 하거나 불쾌하게 행동하더라도 공격받거나 거절당한다는 느낌을 주지 않도록 한다.

이를 위해 의사는 적절한 단어, 억양, 표정, 몸짓 등을 동원해 '당신은 이해받고 있다'는 점을 표현할 수 있어야 한다. 집중력, 상상력, 유머 등을 활용한 유연한 면담 기술을 동원하여 환자가 적극적인 정보제공자로서 동참하도록 이끌어야 한다. 유머는 의사의 인간적 면모를 내보이고 치료 관계를 수립하는 데 큰 도움을 줄 수 있다. 반면에 의사가 불안하거나 불쾌한 주제를 회피하거나 감추기 위해 유머를 사용할 경우 비웃는다는 인상을 주는 등 역효과를 낳을 수도 있다. 면담은 환자가 자신을 이해하고 도와줄 수 있는 믿음직스러운 전문가로서 의사를 받아들여 편안하게 자신에 대한 정보를 제공하고 의사가 제공하는 치료적 중재를 논의하고 함께 노력해가는 과정이다.

질문에 따라 환자는 침범 당한다는 느낌을 받기도 한다. 이런 질문을 할 때에는 "매우 사적이라고 할 수 있는 내용을 여쭤보려 하는데 괜찮으실까요?"라고 방향을 예고하거나 "이런 것을 여쭤보면 대답하기 불편하시겠지만…" 등과 같이 환자가 느낄 당혹감을 인정해주거나 "누구든 이런 질문을 받으면 불쾌할 수 있습니다만…" 등의 일반화하는 말을 앞세우는 것이 도움이 될 수 있다.

의사는 환자의 불안과 두려움을 포착하여 자존감과 안전하다는 느낌을 가지고 면담에 참여할 수 있도록 지지해주어야 한다. 예를 들어 제대로 얘기하는지 불안해하는 환자에게는 "얘기하기 쉽지 않을 텐데 잘하고 계십니다."라고 격려해줄 수 있다. 자신의 증상을 낯설고 두려워하는 환자에게는 "비슷한 경험 때문에 오시는 분들이 많습니다."라고 위로해줄 수 있다. 해묵은 갈등으로 매우 괴로워하는 사람에게는 "많이 힘드셨을 텐데 최선을 다해 견뎌 오셨군요."라며 인정해주는 말이 도움이 되기도 한다. 그렇지만 환자의 편을 들어주는 것은 피해야 한다. 정신치료 상황이 아니더라도 의사는 중립성을 유지하고 환자의 자율성과 개성을 존중함으로써 환자 스스로 자신과 자신이 겪는 문제의 주체임을 인식하고 성장하고 독립해나갈 수 있도록 해주어야 한다.

의사는 환자를 인간으로서 존중하고 진지하게 대하며 그가 드러내는 모든 것을 중요하게 여겨야 한다. 환자의 생각이나 마음가짐이 의사와 다르더라도 폄하하거나 무시해서는 안 된다. 선입견이나 비판, 때 이른 의견을 제시하면 환자는 수치심이나 열등감을 느끼고 자존감(self-esteem)이 낮아져 자유롭게 자신의 감정, 생각, 지각 등을 탐색하지 못하게 된다. 같은 질문이라도 '왜'라고 묻는 것보다 '어떻게'라고 묻는 것이 비난 받는다는 느낌을 줄일 수 있다. 예를 들어 직장에 적응하기 힘들어 하는 환자에게 "왜 여러 번 직장을 옮기셨나요?"라고 묻기보다는 "어떻게 하다 여러 번 직장을 옮기게 되셨나요?"라고 하는 것이 나을 수 있다.

환자를 충분히 파악하기 전에 섣부르게 위로나 충고를 하면 불신을 조장하고 면담 진행을 저해할 수 있다. 사는 재미가 없다고 하는 환자에게 "남들이 부러워하는 직장에다 집안도 화목하니 금방 나아질 것입니다."라고 위로하거나 상사와 갈등을 겪으면서 두통과 집중력 저하를 호소하는 환자에게 "뇌에는 이상 없고 스트레스 때문이니 걱정할 필요 없습니다."라고 문제를 축소하는 것을 예로 들 수 있다. 의사가 시계를 흘낏거린다거나 자주 꼼지락거리거나 하품을 하거나 거리를 두듯하는 태도 등의 비언어적 표현 역시 면담진행을 저해한다.

환자가 자신의 단점만이 아니라 가지고 있는 자원(resources)이나 장점 등도 얘기하도록 관심을 보여야 한다. 과거 극복해낸 역경, 현재의 고충에 대한 대처, 내적인 가치의 견지, 가족과 친구의 지지, 직업적 성취, 취미와 신앙 등을 예로 들 수 있다.

진단 목적의 면담

진단 목적의 면담은 병력 청취를 통해 증상과 징후를 찾아내고 그 발생 시기와 양상 및 이에 영향을 끼친 요인을 조사하여 추가 검사나 치료 계획을 수립하는 데 있다. 하지만 동시에 정신과 면담은 환자가 어떤 사람인지를 파악하는 작업이기도 하다. 사람들은 누구나 자신의 경험을 해석하고 의미를 부여하며 삶에 대한 이야기를 엮어간다. 이와 같은 과정은 우리 내부에서 끊임없이 진행되며 각자가 성장한 배경의 산물로서 반복되는 행동 방식, 생활 습관, 자신과 세상에 대한 관점, 대인관계 등으로 드러난다. 따라서 개인력과 그 배경이 되는 가족관계, 사회문화적 가치체계 등에 대해 알아보아야 한다.

현대 정신의학은 생물정신사회적 요인이 인간의 행동과 정신질환에 관여한다고 본다. 그러므로 의사는 정신의학의 바탕이 되는 생물학, 발달과 성격 이론, 정신역동, 문화와 사회에 대한 지식, 정신병리, 개개 정신질환의 개념과 진단기준 등을 습득하고 있어야 한다. 이를 토대로 각각의 요인들에 대해 적절히 질문하고 환자의 증상 발생이나 경과에 어떤 영향을 주는지 이해하며 그 상대적 중요도를 고려하여 치료에 활용할 수 있어야 한다.

진단 목적의 면담을 할 때 환자는 의사의 설명이나 충고보다는 질문하는 내용과 방식을 통해 전문가로서의 노련함을 판단하는 비율이 높다고 한다. 숙련된 의사는 중요한 부분을 빠르게 인지하고 적절하게 탐색하는 질문을 던짐으로써 환자에게 '내 문제를 잘 알고 나를 이해하고 도와주려 한다.'는 신뢰감을 주어 면담에 대한 협조를 이끌어내고 풍부하고 질 높은 정보를 얻을 수 있다.

면담 환경

면담 환경은 외부로부터 방해받지 않고 비밀이 보장되며 편안하고 안전하다는 느낌을 줄 수 있는 곳이 이상적이다. 가능하다면 휴대전화는 시작 전에 꺼놓는다. 의사와 환자 사이에는 책상이나 탁자 등 가구가 없는 것이 좋으나 기록을 위해 필요할 경우 비껴 앉도록 배치한다. 의자는 비슷한 높이가 좋고 여러 개인 경우 의사가 먼저 자리를 잡고 환자에게 편한 자리를 고르도록 한다. 의사의 자리와 얼마나 가까이 그리고 어떤 방향에 앉는지는 환자의 성격이나 대인관계 양상 또는 증상에 대한 귀중한 단서가 된다.

하지만 모든 면담이 이상적인 환경에서 이루어질 수는 없다. 응급실이나 병실 같은 환경에서도 환자의 안전을 유념하고 그의 생각과 감정을 경청한다면 라포를 형성하고 치료 관계를 수립해나갈 수 있다.

면담 시간

첫 면담은 대개 30분 내지 1시간 정도 진행하되 환자의 증상이나 신체 상태, 면담에 대한 동기나 협조 능력 등을 고려하여 신축성 있게 진행한다. 때로 포괄적인 정보 수집과 긍정적인 치료 관계 수립의 필요성이 상충할 수 있다. 첫 면담이라 하더라도 긍정적 치료 관계 수립이 우선된다. 시간이 넉넉지 않다면 즉각적으로 내려야 할 임상적 결정에 필요한 쪽으로 정보 수집을 집중하는 것이 좋다.

면담이 끝날 무렵 중요한 얘기를 꺼내거나 '할 얘기가 있는데 시간이 없으니 다음에 하겠다.'고 하는 환자들이 있는데 이와 같은 행동은 중요한 의미를 갖는다. 의사는 '다음 면담에서 그 얘기를 먼저 해보자.'고 할 수도 있고 시간이 허락되면 '얘기를 시작해보고 길어지면 다음 시간에 이어서 하자.'고 제안할 수도 있다. 면담이 끝날 무렵까지 울음을 멈추지 못하는 등 환자의 감정이 격할 때에는 '면담을 마칠 때가 되었다.'고 하여 추스를 시간을 주거나 꼭 필요하다고 판단되면 조금 더 연장한다.

의사가 면담에 늦거나 불가피하게 환자를 기다리게 했을 때에는 사과를 하도록 한다.

면담의 구조

면담은 다음의 일반적인 원칙을 참조하고 면담의 목적, 환자가 겪는 문제의 유형, 환자가 의사소통하고 관계 맺는 방식을 고려하여 어떻게 진행해 나갈지를 결정한다. 면담은 자유스러운 방식(free-style)부터 고도로 구조화된(structured) 방식까지 그 지시(directiveness) 정도에 차이가 있다. 자유스러운 면담은 분위기나 대화 내용이 사교적인 수준에 머물기 쉬워 치료 관계 수립을 저해할 수 있다.

반면에 구조화된 면담은 어떤 구성 항목들을 어떤 순서로 어떻게 질문할지 짜여 있는 대로 진행한다. 구조화된 면담은 특정 관심 영역을 빠트리지 않고 조사하며 임상경험이 부족해도 수집한 정보와 이를 토대로 한 진단의 신뢰도(reliability)가 높다는 장점이 있다. 반면에 그 바탕에는 환자가 이성적이며 동기를 갖고 면담에 참여할 것이라는 전제가 깔려 있는데, 실제로는 그렇지 못한 경우가 많다. 또 구성 항목에 포함되지 않은 내용은 다루지 못하며 환자의 반응에 따라 유연하게 면담을 진행할 수 없고 차례대로 항목을 질문하다 보면 취조를 하는 듯한 불쾌감을 줄 수 있다.

구조화가 적을수록 면담의 흐름이 좋고 보다 풍부한 정보를 얻을 수 있지만, 의사는 면담 목적에 따라 표준적인 질문 내용과 순서, 반응 방식 등 나름대로의 면담 구조를 상정하고 환자에 맞춰 융통성 있게 진행해야 한다.

면담 초기에는 의사가 면담을 주도하고 통제하기보다는 궁금해 하고 함께 노력한다는 느낌을 전달함으로써 환자가 자발적인 정보제공자로서 자신에게 질문을 던지고 관찰할 수 있도록 한다. 즉 환자 스스로 중요하다고 여기는 점을 편안하게 얘기할 수 있게 해준다. 의사는 간간이 고개를 끄덕이거나 몸을 환자 쪽으로 기울이는 등의 비언어적 표현, '음' 또는 '그렇군요.' 등의 언어적 표현을 통해 주의를 기울이고 있음을 전한다. 의사가 반응을 보이지 않으면 환자는 자신의 마음을 털어놓기 불편해 할 수 있다. 때로 불분명하거나 세부적인 내용이 이해되지 않더라도 나중에 다시 탐색할 기회가 있음을 잊지 말고 환자 얘기의 흐름을 따라가도록 한다. 의사의 개입이 늘면 환자가 하고 싶은 얘기보다는 의사가 관심을 두는 방향으로 진행되기 쉽다. 하지만 환자의 진술이 혼란스럽고 불명료한데도 모두 알아들은 척하는 것은 좋지 않다. "이해가 잘 안 되는군요.", "좀 더 얘기해주시겠습니까?" 등의 언급을 하여 자세하게 진술하도록 한다.

질문의 형식

질문은 대개 비지시적(nondirective)으로 시작하여 지시적(directive)인 방향으로 진행한다. 비지시적인 소통은 폭넓고 개방적인 태도로 환자가 진술하는 범위를 넘어서지 않는 것이다. "무엇 때문에 병원에 오셨나요?", "어떤 어려움을 겪고 계신지요?" 등 자유롭게 답할 수 있는 형식인 개방형(open-ended) 질문을 하면 환자의 사고 과정과 내용, 감정을 폭넓게 들을 수 있다. 환자의 말을 그대로 되풀이해서 말해주기, 좀 더 분명하게 고쳐서 말해주기, 요약해서 말해주기 그리고 고개를 끄덕이거나 '음, 음' 등의 반응을 보여주거나 환자가 슬픈 경험을 얘기하며 울 때 감정을 충분히 표현하도록 가만히 기다려주는 것 등이 소통을 촉진하는 데 도움이 된다. 개방형 질문의 단점은 환자의 대답이 초점을 맞추지 못하고 산만해질 수 있다는 점이다. 따라서 면담 중기 이후 세부 사항을 알아보거나 정신과적 체계별 문진(review of system)을 하는 데는 부적합하다.

이에 비해 지시적인 소통은 환자가 얘기하는 내용이나 행동의 범위를 제한하는 것이다. 폐쇄형(closed-ended) 질문은 '예, 아뇨'로 답하거나 또는 짧은 답을 요구하는 형식으로 사실 여부를 확인하거나 구체적인 사실을 파악할 때 사용한다. 두 가지 이상을 한꺼번에 묻거나(예: "입맛은 좋고 잠을 잘 주무시나요?") 선택을 강요하는(예: "그런 것을 좋아합니까? 아니면 싫어합니까?") 형식의 폐쇄형 질문은 가급적 피해야 한다. 지시적인 소통에는 환자가 같은 얘기를 반복하거나 지엽적인 얘기를 계속할 때 방향을 수정하거나 주제를 전환하는 것, 질문의 초점에서 벗어난 답을 할 때 같은 질문을 반복하는 것, 환자의 얘기나 행동의 한계를 제한하는 것(예: "남은 시간 동안 다뤄야 할 것들이 있으니 이제 그 얘기는 그만하도록 하지요.") 등도 포함된다.

반지시적(半指示的)인 형식의 질문에는 예를 들어주기(예: "예를 들어 직장에서의 어려운 일이나 경제적인 손실 같은 스트레스가 불면의 원인이 되기도 합니다. 혹시 이런 일이 최근에 있었을까요?"), 범위를 한정한 질문(예: "직장에서 어떤 일 때문에 스트레스를 받으시나요?"), 직면시키기(예: "병이 없다고 하시지만 약을 끊을 때마다 입원을 하시는군요. 어떻게 생각할 수 있을까요?") 등이 있다. 수동적이거나 불안한 환자는 의사에게 순종하려 들 수 있는데, 이런 환자에게 의사의 암시에 동의하도록 유도하는 질문을 하면 잘못된 정보로 이어질 수 있다.

의사는 얘기하기 어려워하거나 의심이 많은 환자가 불안하게 느껴 움츠러들지 않을 만큼 거리를 두되 미세한 신호도 감지할 수 있을 만큼 가까이 다가가야 한다. 이렇게 너무 가깝지도, 너무 멀지도 않은 거리는 환자마다 다를 수밖에 없으므로 질문은 완곡하게 시작하여 점진적으로 단계를 높여나가는 것이 좋다. 망상이 있는 환자에게 "친구가 그런 얘기를 한다면 어떻게 생각할까요?", "사실이 아니라고 볼 수 있는 점도 있을 텐데요?", "(이러이러한 점은) 사실이 아니라고 의심해볼 수 있을 것 같은데요?"와 같이 질문하여 망상에 대한 확신 정도를 파악할 수 있다. 자살의 위험을 평가할 때에는 "정말 힘드셨겠네요."처럼 공감을 전하고 "죽는 게 낫다고 생각하신 적이 있나요?", "어떻게 죽을까 상상해보셨나요?", "구체적으로 계획을 세우신 적이 있나요?"와 같이 그 수위를 높여가며 질문한다.

면담의 단계

초 기

면담 초기에는 주소(主訴, chief complaint) 또는 주문제(chief problems), 즉 환자가 가장 도움을 받고자 하는 것 또는 병원에 오게 된 주된 문제가 무엇인지를 탐색한다. 개방형 질문을 하여 환자 스스로 선택한 순서에 따라 자신의 언어로 자신의 문제를 진술하도록 한다.

환자에 따라서는 "무슨 말을 해야 하나요?"라며 시작하는데 어려움을 보이기도 한다. 이럴 경우 "무엇이든 하고 싶은 얘기를 해보시지요."라고 할 수도 있고 잠시 기다려주면 환자 스스로 이야기를 시작하기도 한다. "몹시 불안해 보이시네요."처럼 표정이나 태도 등을 통해 추정된 감정을 언급해줌으로써 환자가 감정, 연관된 생각이나 경험을 토로하도록 이끌어줄 수 있다. 다른 의사로부터 소개받아 온 환자의 경우 자신이 아는 바를 간략하게 들려준 후 환자가 이어서 얘기하도록 할 수도 있다. 뭔가 문제가 있다고는 느끼면서도 정확하게 표현하지 못하거나 병식(insight)이 없어서 문제가 없다고 부정하는 경우, 병원에 오기로 한 것이 환자의 뜻이었는지 물어볼 수 있다. 그렇지 않다고 하면 결정한 사람이 누구인지, 그렇게 결정한 이유가 무엇이라고 생각하는지 물어 본다. 환자가 강요를 받거나 억지로 끌려왔다고 한다면 세부적인 사항을 질문하여 자세한 내용을 끌어내도록 한다.

환자들은 증상이나 그로 인한 고통 때문에 면담을 하려는 동기나 지속할 수 있는 능력이 제한될 수 있다. 지지적인 태도로 대하면서 환자들의 소통 능력을 촉진하되 때에 따라서는 면담 시간을 짧게 하는 것이 좋을 수도 있다. 인지기능의 저하, 사고 과정의 장해, 심한 불안 등으로 의사소통 능력이 떨어진 환자에게는 좀 더 구조화되고 지시적인 질문이 필요할 수도 있고 가족 등 다른 사람으로부터 정보를 얻어야 할 때도 있다.

대다수의 정신 증상은 매우 주관적인 내적 경험이다. 환자는 직설적으로 얘기하기도 하고 비유를 통해 에둘러 얘기하기도 한다. 예를 들어 우울해 보이는 환자가 기분이 어떠냐는 질문에 '괜찮다.'고 하면서도 '가슴에 돌덩이가 들어앉아 숨쉬기가 괴로운데 원인을 찾지 못한다.'고 호소할 수 있다. 이 환자가 우울한지를 결정할 때 의사는 공감 능력을 활용한다. 의사는 스스로 우울, 비통, 불행을 느낄 수 있고 이런 느낌이 어떤 것인지를 알고 있다. 이를 기준으로 환자가 말하는 것, 슬픈 표정, 기운 없이 늘어진 모습 등 관찰한 소견에 자신을 이입해본다. 그 결과 우울, 비통, 불행하다고 느낄 수 있다면 이 환자는 우울하다고 평가할 수 있다. 이처럼 정신병리를 측정할 때 의사는 자신이 했던 감정적, 인지적 경험과 이를 평가하는 능력을 기준으로 환자의 내적, 주관적 상태를 재구성한 후 이것이 맞는지 질문하고 반응을 관찰하여 환자가 동의하는지를 확인해간다.

정신병리 평가를 정확히 하려면 다양한 증상과 징후, 각 정신질환의 특징적인 임상양상을 알고 있어야 한다. 그리고 호기심을 갖고 환자의 이야기를 다각도로 유연하게 듣고 숨어 있는 증상을 찾을 수 있어야 한다. 예를 들어 우울, 집중력 저하, 만성 피로를 호소하는 환자가 수면에 대해 물어봤을 때에는 '꿈을 꾸거나 깨지 않고 많이 잔다.'고 하지만 가족력 청취 중 '코를 심하게 골아 부인과 각방을 쓰고 있다.'는 얘기를 꺼낸다면 우울증만이 아니라 수면무호흡증도 의심해볼 수 있다.

환자가 왜 이 시점에 병원에 왔는지를 알아봐야 한다. 오래 증상이 지속된 경우에는 정확한 경위를 찾기 어려울 때가 많지만 이를 통해 환자가 자신과 자신의 문제를 어떻게 보고 있는지, 환자나 환자의 문제에 대한 가족들의 생각이나 태도는 어떤지 그리고 민간요법이나 한방치료 등 다른 치료법이 우선되었는지 등을 알 수 있다. 다른 의사로부터 치료를 받았다면 어디서 어떤 치료를 받았는지 경과는 어땠는지를 조사하되, 이전의 진단이나 치료에 대해 비방하는 태도를 보이면 의료에 대한 불신을 초래할 수 있으므로 조심해야 한다.

중 기

면담 중기에는 환자가 병원에 오게 된 문제나 도움을 청하는 주요 사안을 중심으로 체계적으로 세부 사항을 질문하여 잠정적인 진단이나 정신역동을 수립한다. 정신상태검사는 대개 중기 후반에 실시한다. 면담을 통해 증상과 징후가 상당 부분 드러나지만 세세하게 확인하지 못한 내용, 빠뜨리고 얘기되지 않은 증상, 지남력이나 계산능력과 같은 인지기능 등을 이 시기에 조사한다. 진단 기준에 열거된 증상과 징후의 유무를 확인함으로써 진단에 도달할 수는 있을지 모르지만 생물학적, 정신적, 사회적, 환경적 요인이 환자의 문제에 어떻게, 어느 정도 영향을 미치는지, 증상이 환자의 삶에 어떤 영향을 주는지 알지 못한다면 환자와 환자의 질병을 제대로 이해할 수 없다. 그러므로 과거 병력, 가족력, 개인력을 청취해야 한다. 이를 토대로 변화를 끌어낼 수 있는 부분이 있는지 아니면 나아지기 어려운 질병을 받아들이도록 도와야 할 것인지 등 치료의 초점을 결정하게 된다.

다양한 정보가 축적되면서 어떻게 면담의 방향을 잡아갈지는 의사의 성격, 이론적 배경, 지식, 경험 등에 따라 달라질 수밖에 없지만 환자 스스로 내놓는 주제의 내용과 순서, 얘기할 때 묻어나오는 감정 등이 지표가 될 수 있다. 면담의 흐름을 관찰하여 환자의 태도에 변화가 있는지, 왜 특정 시점에서 어떤 주제나 단어를 꺼내는지, 어떤 행동을 하는지 또는 어떤 것으로 화제를 돌리는지 그리고 의사 자신은 그때 어떤 감정을 느끼고 어떻게 반응하는지를 인식할 수 있어야 한다. 이를 통해 환자가 관계 맺는 방식을 이해하고 숨어있는 의미를 찾아 면담을 저해하는 요소를 제거해야 한다. 의사는 환자의 내적 세계를 함께 경험하면서 동시에 그것을 명료화하고 분류할 수 있어야 한다.

말 기

면담 말기에 의사는 환자에 대해 파악한 것을 요약해서 들려주면서 자신의 느낌(예: "괜찮다고 하시지만 왠지 화가 나신 듯이 보입니다.")이나 생각(예: "말씀하시는 것을 듣다보니 부부 사이에 어려운 점이 있다는 생각이 들더군요.")을 신중하게 얘기하여 불분명한 것을 확인하거나 추가 질문을 할 수 있다. 이를 듣고 환자는 오해가 있는 내용을 고쳐주거나 중요한 정보를 추가해줄 수 있다.

환자는 무엇이 문제이고 어떻게 하면 좋을지 알고 싶어 한다. 의사는 환자가 질문하는 바가 무엇이고 이유는 무엇인지를 분명히 인식할 수 있어야 한다. 첫 면담에서 환자가 걱정하는 모든 문제에 분명한 답을 주기는 어렵지만 '다른 환자들도 비슷한 걱정을 한다.'는 점을 알려 안심시켜준 다음 가능한 설명을 해준다. 환자의 질병에 대한 인식과 감정 반응, 의학 지식, 치료에 대한 동기 등을 바탕으로 적절하게 질문에 답하고 진단을 알려주며 추가할 검사와 치료 방법을 추천하고 함께 결정해 나가는 과정은 질병 교육만이 아니라 치료 관계의 강화에도 도움이 된다. 이를 통해 환자는 면담에서 무엇인가를 얻었다는 느낌을 받고 치료를 시작하게 된다.

환자나 가족들은 흔히 진단이 무엇인지 궁금해 하지만 공식적인 진단명을 알려주는 것은 조심할 필요가 있다. 때로 환자에 대한 정보가 축적되면서 진단이나 치료계획을 수정해야 할 때도 있고 환자나 가족들이 단편적인 지식만을 가지고 잘못 판단할 위험도 있다. 환자가 진술한 주요 증상들을 열거한 후 그것들이 한 가지 원인에서 파생되었음을 설명하고 '감정의 문제'라는 식으로 알려주는 것이 더 나을 수도 있다.

치료 방법을 선택할 때에는 환자의 취약성이 무엇인지 그리고 치료를 통해 나아질 수 있는 면이 무엇이며 어느 정도 기대할 수 있는지 그리고 환자의 희망과 부담 능력 등은 어떤지를 모두 고려해야만 한다. 의사는 환자의 건강을 위해 최선의 방법을 선택해야 하고 스스로 이를 신뢰할 수 있어야 하지만 동시에 환자의 자율성을 존중해야 한다. "(이러이러한) 치료 방법이 있으나(원인, 유발요인, 증상, 동원할 수 있는 자원 등등을) 고려할 때 이 방법이 도움이 되리라고 생각합니다."와 같이 권고하는 것이 좋다. 치료에 대한 권고 역시 완곡하게 시작하여 점진적으로 강도를 높이는 것이 좋다. 예를 들어 약물치료가 긴요한 환자에게 처음에는 "약물이 도움이 될 수 있으니 같이 상의해 보면 좋겠습니다."라고 권할 수 있다. 환자가 동의하지 않으면 "지금 상태로서는 약물치료가 반드시 필요하니 심각하게 고려하셔야 합니다."라고 강하게 언급하는 것이 도움이 될 수도 있다. 환자가 겉으로는 치료 방침에 동의하지만 실제로는 망설이거나 주저한다고 보이면 "그렇게 하겠다고는 하시지만 방금 결정한 치료에 대해 고심하고 계신 것 같네요."라고 얘기해 줄 수 있다. 설사 이런 추측이 틀리더라도 환자를 이해하려 하는 의사의 노력을 전할 수 있다. 일반적으로 환자와 의논하여 함께 치료계획을 수립하면 순응도가 높아진다.

환자와 가족들은 치료기간이나 예후에 대한 질문도 자주 한다. 장기간의 치료가 필요하다고 판단될 때 환자를 안심시키기 위해 기간을 줄여서 말하는 것은 좋지 않다. 반면에 곧이곧대로 얘기하면 실망하고 좌절할 수 있다. 마찬가지로 예후에 대해서도 조심스럽게 접근해야 한다. '함께 노력하면 나아질 수 있다.'며 지지, 격려하고 안심시켜 주는 것이 중요하다.

면담을 마치기 전에 환자가 협조하고 함께 노력해준 점을 칭찬하고 감사를 표하는 것이 좋다.

환자 이외의 정보제공자와의 면담

동반한 정보제공자가 있을 경우 환자와의 관계를 확인한다. 가족 등의 정보제공자는 따로 만나는 것이 원칙으로 환자와의 면담이 끝난 후 환자가 동의하는 경우에 한해 만난다. 정보제공자가 환자와의 면담에 동석하기를 원할 경우 환자에게 허용 여부를 물어보아야 한다. 동석하더라도 환자가 먼저 얘기하고 면담의 주체가 되도록 하며 정보제공자가 지나치게 개입하지 않도록 제한하여 환자로 하여금 의사가 자신의 편에 서서 도와주려 한다는 믿음을 주어야 한다. 이들로부터 증상 발생 후의 변화, 현재의 생활 상황, 발달력(developmental history)을 포함한 과거력, 병전 성격 등에 대해 환자와는 관점이 다른 정보를 얻을 수도 있다. 특히 환자로부터 얻은 정보의 신뢰성이 의심스러울 경우 도움이 된다.

하지만 정보제공자의 보고 내용이 항상 객관적이고 신빙성 있다고 볼 수는 없다. 예를 들어 정신병리를 평가할 때 소아청소년 환자의 보고와 부모의 보고 사이에는 상당한 불일치가 있다는 연구들이 있다. 내재된 문제를 관찰하는 능력에는 한계가 있을 수밖에 없기 때문에 일반적으로 행동 양상 등 표면화된 문제에 대한 정보가 감정 등 내재된 문제에 대한 정보보다는 일치도가 높다. 하지만 반항 행동, 공격성, 과잉행동/주의력 저하 등 표면화된 문제에 대한 평가도 그 일치도는 중등도 이하라고 보고된다. 환자의 발병과 연관된 혼란, 두려움, 죄책감 등으로 냉정하게 판단하지 못할 수도 있고 환자를 과보호하거나 회피하고 싶은 마음에서 정보를 왜곡하기도 하며 환자와 이해가 상충되어 의도적으로 거짓말을 할 수도 있다.

가족과의 면담

가족들이 치료에 개입하는 것에 대해 환자가 양가적인 태도를 보일 때에는 그 장단점을 논의하여 선택할 수 있도록 도와준다. 가족에게 환자의 비밀을 발설하여 명예를 떨어뜨리고 치료 관계나 가족관계에 악영향을 주지 말아야 한다. 의사는 가족에게 환자의 동의 없이는 비밀을 알려줄 수 없지만 가족과 논의한 내용은 무엇이든 환자에게 알려준다는 점을 주지시킨다. 다만 자살이나 폭력 등의 위험이 있을 때에는 비밀 유지보다 환자의 안전이 우선되기 때문에 사전 예방이 가능하도록 가족에게 통지하고 정보를 얻을 수 있어야 한다. 동시에 위험한 순간에 어떻게 대처할지 또는 이와 연관된 이차적 이득(secondary gain)을 어떻게 차단할지 등을 알려주어 가족들의 걱정, 불안, 두려움 등을 덜고 가족 구조가 왜곡되지 않도록 도와준다.

환자의 질병은 가족 구성원에게 여러 가지 문제를 던진다. 특히 환자가 심각한 정신질환을 앓고 있거나 입원이 필요한 경우 가족들은 충격, 두려움, 죄책감 등을 느끼고 불안정하고 혼란스러운 시기를 맞게 된다. 많은 가족들이 어떻게 대처해야 할지 모르고 때로는 사회적 낙인도 더해져 고립무원의 감정을 느끼기도 한다. 따라서 의사는 이와 같은 감정 상태를 이해하고 가족들에게 결코 혼자가 아니며 치료될 수 있는 희망이 있음을 인식시키고 감정을 표출할 수 있도록 함으로써 안정을 되찾도록 도와야 한다.

가족들은 때로 환자의 문제를 부정하면서 치료에 회의를 보이거나 반대로 치료에 대해 비현실적인 과도한 기대를 걸기도 한다. 따라서 의사는 가족들이 환자의 문제를 비롯해 정신질환에 대해 어느 정도 지식을 갖고 있는지 그리고 어떤 관점을 가지고 있는지 알아보아야 한다. 이를 토대로 가족에게 환자의 상태나 치료계획 그리고 환자를 돌보느라 감수해야 할 시간, 돈, 심적 부담 등과 이를 덜 수 있는 제도의 활용 등을 적절하게 알려주어 긍정적인 관계를 맺어야 한다. 이를 통해 가족들은 치료의 조력자로서 악화의 초기 징후 등을 의사에게 알려주고 약물 관리나 정신사회적 재활을 돕는 역할을 할 수 있다.

의사의 개인적 정보

의사는 가능한 한 익명성(anonymity)을 유지하는 것이 원칙이다. 의사-환자 간에 경계를 설정할 때 가장 기본이 되는 전제는 면담의 초점이 환자에게 있다는 점이다. 환자가 의사의 개인적인 면을 물어보면 그 이유를 살펴보고 답할지를 결정하는 것이 좋다. 젊은 의사들은 흔히 "어려 보이는데 몇 살인가요?"라는 질문을 받는데, 이런 질문에 대응하는 한 가지 방법은 "왜 물어보시는데요?"라고 답을 하고 환자의 반응을 지켜보는 것이다. 환자들은 젊은 의사가 자신의 문제를 제대로 다룰 수 있을지 불안해 할 수도 있다. 또 나이가 많은 환자들은 자식이나 손자처럼 대하려 할 수 있고 비슷한 또래의 환자는 형제나 친구 사이처럼 경쟁하려 들 수 있다. 환자에 대해 잘 알지 못하는 첫 면담에서는 특히 조심해야 한다. 하지만 의사로서의 자격이나 전문 분야, 치료에 영향을 줄 수 있는 의사의 건강 문제나 휴가 계획 등 현실적인 사안은 면담의 흐름에 따라 알려줄 수 있다.

의사 자신의 보호

의사는 환자뿐 아니라 스스로도 보호할 수 있어야 한다. 의사 스스로 존중받고 보호받아야 할 사람으로서의 역할 모범을 제시하는 것이 중요하다. 충동적이거나 공격적인 환자 뿐 아니라 반복해서 의사의 사생활을 캐묻거나 성적(性的)으로 유혹하거나 자살 위협을 하는 행위 등을 방치해서는 안 된다. 의사는 그런 행동이 치료를 저해한다는 점을 환자에게 주지시키되 환자가 스스로 통제를 하지 못한다고 판단되면 행동에 제한을 두어야 한다. 예를 들어 환자가 의사를 칭찬하고 호감을 표하면서 유혹하는 모습을 계속 보인다면 "저에 대한 말씀만 하시고 자신에 대한 얘기는 안하시네요."라고 할 수 있다. 그럼에도 환자가 의사와 신체 접촉을 하려 들거나 하면 "이런 행동을 계속하시면 제가 의사로서 도와드릴 수가 없습니다."라고 단호하게 얘기해야 한다.

면담 중의 기록

의사는 면담 중에 증상 목록, 과거의 치료나 중요한 사건 등과 그 날짜, 지속기간, 약물의 이름이나 용량 등 일일이 기억하기 어려운 사항을 간략히 기록할 수 있다. 기록만 하느라 환자와의 상호작용이 방해받지만 않는다면 라포 형성이 저해되지 않는다. 환자의 언어적, 비언어적 표현을 놓치지 않을 정도라면 애매하거나 앞뒤가 맞지 않는 부분을 명료화하는 데 도움이 되고 똑같은 것을 되묻거나 잘못 기억하는 실수 등을 줄일 수 있어 오히려 라포를 향상시켜주기도 한다. 환자가 말하기 조심스러워하거나 혼란스러워하는 주제를 꺼내면 기록을 멈추고 좀 더 주의 깊게 듣는 모습을 보여줌으로써 면담을 촉진시킬 수도 있다.

정신과 진료에 거부감을 갖거나 의심이 많은 환자들은 기록에 반대하거나 불안해 할 수 있다. 이럴 경우 무엇을 걱정하는지 물어보고 누가 기록을 볼 수 있는지 솔직히 알려주며 비밀이 보장된다는 점을 설명하여 안심시켜준다. 하지만 치료 관계에 장애가 된다고 판단되면 기록을 중단한다.

상황에 따른 면담의 진행

면담 상황에 맞추어 목적, 시간, 구조 등을 융통성 있게 진행한다.

외래에서는 환자의 행동을 직접 관찰할 수 있는 기회가 제한되므로 입원 등 집중적인 치료가 필요한지 주의 깊게 평가해야 한다. 그럴 필요가 없으면 첫 면담에서는 주소를 중심으로 병력을 청취한 후 정신상태검사를 실시하고 추가 면담과 검사 또는 치료의 시행을 결정한다. 신체질환에 대해 알아보고 필요하면 타과에 자문 의뢰한다.

입원된 경우 일반적으로 여러 번의 면담을 통해 광범위하고 자세하게 정보를 수집하여 포괄적인 치료계획을 수립한다. 입원 환경은 환자의 안전을 지키면서 장시간 집중적으로 증상과 징후를 관찰할 수 있고 가족 등 치료에 도움을 줄 수 있는 다양한 사람들과의 면담이 용이하며 환자를 포함하여 이들 모두와 치료 계획을 논의할 수 있다는 장점이 있다.

응급실에서의 면담 시간은 환자의 상태 등에 따라 다양하나 때로 몇 시간씩 걸리기도 한다. 일반적으로 입원시킬 경우보다 귀가 조치할 환자에 대해 더욱 철저하게 평가해야 한다. 신체질환이나 물질 사용 등이 의심되면 신체 진찰 및 검사를 시행하거나 타과에 자문 의뢰한다. 치료계획의 결정에는 입원시킬지, 위기중재를 하고 외래로 보내거나 귀가시킬지 등의 분류가 우선된다.

타과에서 자문 의뢰된 경우, 면담의 목적이 의뢰한 의사에게 조언을 해주는 데 있음을 환자에게 알려준다. 진료기록을 검토하고 의뢰 사유와 환자의 신체 상태 등에 따라 면담 시간이나 깊이를 결정한다. 타과 주치의와 환자와의 관계에 대한 파악이 도움이 될 때도 있다.

장애 진단, 법원이나 병무청의 감정 평가처럼 제3자의 요구에 의해 오는 경우 환자에게 의뢰 사유에 맞춰 면담과 평가가 진행되며 비밀 유지가 제한될 수밖에 없음을 알려준다. 의뢰자에게 답을 할 수 있도록 질문 내용에 초점을 두고 정보를 수집한다.

정신과 병력 조사 (psychiatric history taking)

모든 임상의학에서 병력 조사는 진단과 치료의 기초가 된다. 정신과 병력 조사는 인적 사항, 현병력, 과거 병력, 가족력, 개인력, 병전 성격으로 구성된다. 하지만 이 순서대로 면담을 진행할 필요는 없다. 대개 주소부터 시작하여 면담을 진행해 나가는 것이 라포를 형성하는 데 도움이 된다. 정신과 병력에는 환자의 가치관이나 종교관 등 아주 미묘한 부분까지 포함되므로 모든 점을 완벽하게 조사한다는 것은 불가능하다. 첫 면담에서는 주소를 중심으로 병력을 청취하되 탐색해야 할 다른 주제들이 출현하는지 주의를 기울인다.

인적 사항(preliminary identification)

인적 사항은 이름, 출생 연월일 또는 나이, 성별, 미혼 · 동거 · 기혼 · 별거 · 이혼 · 사별 등의 결혼 상태, 출생지, 거주지, 직업, 사회경제적 상태, 종교, 군 복무 등 환자의 신원과 사회적 위치에 대한 기본 정보이다. 이밖에도 정보제공자, 정보의 신뢰도, 과거 입원 또는 질병 삽화의 횟수 등도 조사한다.

주소 또는 주문제(chief complaints or problems)

환자가 도움 받길 원하는 것 또는 병원에 오게 된 주된 문제를 환자의 말을 그대로 인용하여 한두 문장 이내로 기술한다. 심하게 와해되어 있거나 인지장애가 있는 환자라도 그 반응을 그대로 적어두면 이해하는 데 도움이 된다. 이럴 경우 다른 정보제공자로부터 얻은 내원 경위를 간략하게 적어둔다.

현병력(history of present illness)

현재 질병 삽화의 증상 발생 이후의 전개 과정을 시간 경과에 따라 살펴본다. 먼저 주증상에 대해 상세히 알아본 후 포괄적인 검토로 넘어간다. 주증상이 언제 발생했는지, 지속적인지 또는 나타났다 사라졌다 하는지, 삽화적이라면 그 빈도와 지속 시간, 심한 정도, 최근에 변화가 있었는지, 특정 시간대나 활동과 연관되어 일어나는지, 악화시키는 요인이나 완화시키는 방법이 있는지, 증상 때문에 생긴 장애 정도나 일상생활에 미치는 영향, 변화에 대한 주변 사람들의 반응, 치료받은 적이 있으면 그 효과와 부작용, 동반된 신체질환이나 약물 또는 물질 사용 여부 및 변화 등을 조사한다. 전구 증상(prodromal symptom)의 유무 및 발생 시점과 지속 기간, 주증상 이외의 다른 증상의 발생 시점, 종류와 심각도, 전개 양상 등도 알아본다.

환자가 증상을 호소하는 단어를 그대로 적으면 환자가 자신의 증상을 어떻게 보는지 이해하는 데 도움이 된다. 또한 여러 가지 증상을 나열하는 경우 어떤 증상이 가장 심하거나 괴로운지 물어보면 환자가 자신의 문제를 어떻게 해석하는지, 일차적인 치료 목표를 어디에 두어야 할지 찾는 데 도움이 된다.

발생 시점(onset)

정신 증상은 서서히 시작되어 발생 시점이 모호한 경우가 많다. 좀 더 정확한 시점을 찾기 위해 "어느 철이었나요?", 겨울이라고 하면 "해가 바뀌기 전인가요? 후인가요?", 바뀐 후라고 하면 "설 전인가요, 후인가요?" 등으로 범위를 좁혀 나갈 수 있다. 이런 질문이 소용없으면 환자의 발병 전 또는 평소 기능 수준에 대해 물어보고 언제부터 저하되기 시작했는지를 살펴 추정한다. 관해되지 않고 증상이 지속되는 만성 환자는 어느 시점부터 현병력에 포함시킬지 결정하기 어려운 경우가 많다. 확실한 원칙은 없으나 비교적 안정된 상태가 유지되었던 최근 시기를 기준으로 악화 시점을 결정할 수 있다.

환자가 여러 가지 증상을 호소하면 이들 증상이 발생한 선후 관계를 확인한다. 예를 들어 불안과 불면을 호소할 때 불안해서 잠을 못 자는 환자도 있고 잠을 자지 못해 불안해지는 환자도 있다.

유발요인(precipitating factor) 또는 유발사건(precipitating event)

일부 정신질환은 저절로 발생하지만 더 흔하게는 질병의 원인이 되거나 발병을 촉진하거나 악화시키는 환경 요인 또는 스트레스가 존재한다. 직업, 가족, 대인관계, 신체질환, 법적 또는 경제적 문제 그리고 과거 특정 사건이 일어났던 날이 다가오는 것 등이 흔히 연관된다. 최근 생활환경에 변화가 있었거나 지속되던 문제가 악화되었는지 물어본다. 환자가 이들 요인과 발병을 연결시키지 못하는 경우, 증상이 발생했던 시기에 대해 자세히 물어본다. 이 과정을 통해 환자는 특정 요인과 증상 발생 사이의 시간적 연관성을 깨닫기도 한다. 환자가 연관성을 인식하지 못하면 의사 나름대로 추정되는 바가 있더라도 서둘러 얘기하지 않는 것이 좋다.

환경 요인은 발병을 유발한 급격한 사건일 수도 있고 점진적으로 취약성을 심화시킨 만성 요인일 수도 있는데, 특히 만성 요인은 치료 결과에 부정적인 영향을 미칠 수 있다. 치료계획을 수립할 때에는 모든 환경 요인을 고려해야 하지만 환자와 가족을 도와 개선 가능한 부분이 무엇인지를 우선 찾아본다.

증상의 영향(impact of symptoms)

증상이 가족이나 배우자 또는 연인과의 관계, 그 밖의 대인관계 및 사회적 활동, 학업 또는 직업, 경제 상태, 취미 등에 미치는 영향을 조사한다. 이를 통해 증상이 얼마나 심한지를 알 수 있다. 또한 환자와 가족들이 이러한 변화에 어떻게 적응했는지 살펴보아야 한다. 발병 이후 책임을 덜거나 가까운 사람들의 관심과 지지를 얻는 등 증상으로 인한 간접적인 이득, 즉 이차적 이득이 있는지도 알아본다.

정신과적 체계별 문진(psychiatric review of systems)

환자가 자발적으로 진술하지는 않았으나 현재 겪고 있는 증상을 체계적으로 질문한다. 정신질환은 흔히 신체 기능에 변화를 일으킨다. 많은 환자들이 수면장애를 겪으므로 입면, 수면 중의 각성, 수면 시간, 꿈, 수면 주기 등의 변화를 살펴본다. 입맛과 체중, 소화기능과 배변습관, 기력이나 피로감, 성욕과 성기능, 기분의 일중변동 등도 검토한다.

과거 병력

정신과 과거력(past psychiatric history)

과거에 앓았던 정신질환의 진단, 발병 시점, 주요 증상, 유병 기간, 기능장애의 정도 및 대처 방식, 치료의 종류, 치료받은 병원, 입원 여부와 그 시점 및 기간, 치료에 대한 동기와 병식, 순응도, 치료제의 이름과 용량, 효과와 부작용 및 시간에 따른 추이, 치료자에 대한 관점 등을 검토한다. 자해, 자살, 폭력이나 위험한 행동을 한 적이 있는지도 알아본다.

물질 사용력(substance use history)

합법적인 약물이든 불법적인 것이든 과거 사용한 적이 있거나 사용 중인 물질의 종류, 사용 시작 시점과 지속 기간, 사용 양식(지속적인지 삽화적인지, 혼자 하는지 다른 사람과 함께 하는지 등), 사용 이유(쾌락 추구, 또래 집단의 압력, 자가치료 등), 사용량, 투입 경로(경구, 흡입 또는 주사 등), 사용환경(집, 학교 등), 스스로 생각하는 물질 사용의 이득과 문제성, 사용으로 인해 발생한 가족 · 학업/직업 · 사회적 · 경제적 · 법적 문제, 내성과 금단증상 발생 여부, 현재 또는 과거 정신질환과의 연관성, 과거의 중단 시도 여부와 그 기간, 치료 여부 및 효과 등을 조사한다.

물질 사용 문제가 있는 환자들은 흔히 이를 부정하거나 축소하는 경향을 보인다. 따라서 의사는 비판하는 느낌을 주지 않도록 주의해야 한다. 단순히 "술을 드시나요?"라고 묻기보다는 "술을 얼마나 자주 드시나요?"라고 물어보는 것이 좋다. 그래도 부정하는 환자에게는 "전혀 드시지 않나요? 아니면 많이 드시지 않는다는 뜻인가요?"라고 다시 질문해 볼 수 있다. 흔히 가족 등 다른 정보 제공자로부터의 정보 보완이 필요하다.

신체질환의 과거력(past medical history)

과거 입원이나 수술을 해야 했던 주요 질환이나 외상 그리고 현재 앓고 있는 신체질환 및 그에 대한 치료를 조사한다. 신체질환, 독성 물질, 물질 사용 등과 같은 생물학적 요인은 중추신경계의 직접적인 변화를 초래하거나 통증, 기능장해, 사회적 낙인 등을 통해 간접적으로 정신질환의 발병에 관여할 수 있다. 예를 들어 유전적 취약성이 있는 사람의 대마초 사용은 정신병 발병의 유발 인자로 작용할 수 있다. 정신질환자 중에는 진단 또는 치료 받지 못한 신체질환을 가진 경우가 많다. 신체증상에 대한 체계별 문진을 하되 두부외상, 두통, 경련, 의식의 변화나 소실, 시력 변화 등 신경학적 증상과 징후에 주의를 기울인다.

어린 시절 앓았던 질환에 대한 환자와 가족의 대처 및 이를 통해 형성된 건강에 대한 관심이나 관점을 파악하고 성인기의 신체질환과 관련하여 퇴행의 정도, 치료 순응도, 치료자와의 관계 등을 알면 앞으로의 치료 반응을 예측하는 데 도움이 된다.

약물에 대해 조사할 때에는 처방전 없이 구입 가능한 약물, 건강보조식품, 한약 등도 포함시킨다. 최근 새로 사용하거나 용량 변경이 있었거나 중단한 약물이 있는지 확인한다.

가족력(family history)

환자를 중심으로 삼대를 포함하는 가계도 그리고 각 구성원의 나이, 정신질환, 신체질환, 사망 당시의 나이와 원인 등을 일목요연하게 정리한다. 많은 정신질환에는 가족적, 유전적 소인이 있으므로 부모, 형제, 자녀뿐 아니라 조부모나 사촌 등 생물학적 친족의 정신질환과 자살 유무를 확인한다.

가족은 환자가 성장한 환경이므로 가풍, 부모의 사망이나 이혼 등 주요 사건, 형제 간의 경쟁 등이 환자의 발달 배경이 된다. 또한 가족은 사람의 삶을 구성하는 중요한 요소로서 환자의 발병과 치료에 큰 영향을 미칠 수 있다. 각 구성원의 나이 · 학력 · 직업 · 성격 · 가족 내 역할 · 환자의 성장에 미친 영향과 현재의 관계 · 건강 상태, 가족의 가치관, 양육 방식, 권력 구조, 전반적인 분위기, 감정 표현을 비롯한 언어적, 비언어적 의사소통 방식, 문제 및 갈등 해결 방식, 지지 정도, 경제력을 조사한다.

기혼자에게는 연애기간과 결혼 시점, 가치관과 의견이 일치하는 정도, 재산관리 · 가사 · 양육에 대한 태도 및 역할 분담, 시가 또는 처가와의 관계, 성생활 등 부부 간의 상호관계 및 변화 등을 알아본다. 이혼했거나 재혼한 경우 그 이유, 결혼 기간, 과거 배우자와의 관계, 양육권이나 친권 여부 등을 살펴본다. 친자식과 의붓자식의 수, 나이, 각각의 자녀와의 관계도 조사한다. 미혼자라면 연인이나 친구, 가족, 직장 동료 등과의 관계를 알아본다. 이를 통해 환자의 삶을 좀 더 자세히 구성할 수 있고 한편으로 환자의 성격 특성을 파악하는데도 도움이 된다.

가족의 지지체계가 어떤지, 어떤 가족이 어떤 역할을 해주길 희망하는지, 가족들이 치료에 참여할 때 어떤 장점이 있을지 그리고 우려하는 점은 없는지 환자에게 물어본다. 환자의 발병으로 인한 가족 구조와 역할의 변화를 살펴보고 가족 구성원 중 어떤 사람이 환자의 삶과 치료에 가장 중요한지 파악한다.

환자로부터 얻은 가족력은 환자의 기억과 감정, 생각을 통과한 산물이다. 따라서 다른 정보제공자로부터 정보를 보충할 수 있으면 좋다. 이를 통해 드러나는 환자와 가족들과의 시각 차이가 진단과 치료에 유용한 정보가 될 수 있다.

개인력(personal history)

발달 과정을 시간 순서대로 추적하여 주요 사건, 그로부터 받은 영향, 대처했던 방식을 파악함으로써 현재의 환자가 어떻게 만들어졌고 어떤 사람인지를 이해한다. 학업, 직업, 대인관계 등에 대한 정보는 환자의 병전 기능 수준을 추정하는 자료가 되고 정신내적인 장점이나 취약성을 파악하는 데 도움이 된다. 신체적, 성적 또는 감정적인 학대는 자존감이나 관계 형성 능력에 심각한 영향을 주고 많은 정신질환과 연관된다. 대부분의 환자들은 이를 드러내기 꺼려하므로 조심스럽게, 그렇지만 분명하게 물어보아야 한다.

한 사람의 삶을 기록하는 것은 방대한 작업일 수밖에 없으므로 첫 면담에서는 현병력을 통해 드러난 내용을 중심으로 살펴보는 것이 좋다.

산전 및 주산기

환자를 임신하고 출산했을 때 부모가 정식으로 결혼한 상태였는지, 부모의 사이나 가정 상황은 어땠는지, 부모 모두 임신을 원했고 딸과 아들 중 어느 쪽을 원했는지, 임신 중 어머니가 산전 관리를 잘 받았는지, 신체나 정신에 문제가 있었는지, 술이나 담배를 비롯한 물질 사용은 없었는지, 임신 몇 주에 출생했고 출산 방법은 무엇이었으며 문제는 없었는지 등을 알아본다.

초기 아동기(출생~3세)

모유와 분유 중 무엇을 먹었는지, 수유에 어려움은 없었는지, 젖을 뗄 때 몇 살이었고 어려움은 없었는지, 수면습관은 어땠는지, 대소변 가리기는 언제 어떻게 했는지, 어머니가 주 양육자였는지, 어머니를 대신하거나 도와준 사람이 누구인지, 주 양육자와의 애착 형성은 어땠는지, 주 양육자가 자주 바뀌거나 떨어져 지낸 기간이 있는지, 그때 어떤 반응을 보였는지, 같이 살던 가족이 있었다면 누구이고 양육에 어떤 역할을 했는지, 형이나 누나가 있었다면 환자의 출생에 어떻게 반응했는지, 동생이 있다면 출생 당시에 어떤 반응을 보였는지, 형제와의 관계는 어땠는지, 낯가림이나 분리불안은 심하지 않았는지, 부모의 사이는 어땠는지 등을 알아본다.

사회성 발달은 놀이 활동을 통해 평가할 수 있다. 좋아하는 놀이나 장난감은 무엇이었는지, 붙임성이 있었는지 수줍음이나 겁이 많았는지, 또래와 같이 놀 때 앞장을 섰는지 아니면 따라다니는 편이었는지, 혼자서도 놀았는지, 어떤 놀이를 했는지, 좋아하는 동화나 옛날이야기가 있었는지 알아본다. 유순했는지, 고집이 셌는지, 불안정하거나 활동이 과도하지 않았는지, 불안해하고 위축되지는 않았는지 등 성격 특성도 조사한다.

미소반응, 뒤집기, 앉기, 서기, 걸음마 등의 운동기능과 언어발달은 어땠는지, 손가락 빨기, 손톱 물어뜯기, 떼쓰기 등의 문제 행동은 없었는지 살펴본다. 열성 경련 등 경련 발작이 있었는지, 중병을 앓은 적이 있는지, 입원한 적이 있다면 그때의 나이와 기간, 반응은 어땠는지, 사고나 환경의 큰 변화가 있었다면 언제였고 반응은 어땠는지 알아본다.

중기 아동기(3~11세)

이 시기에 아이는 집으로부터 어린이집, 유치원, 초등학교 등 점차 넓은 사회로 옮겨가게 된다. 따라서 어머니와 떨어질 때 그리고 새로운 환경을 접했을 때 어떤 반응을 보였는지, 교사나 또래와의 관계는 어땠는지 등을 통해 사회성 발달과 권위에 대한 태도를 짐작할 수 있다. 집중하고 좌절을 참을 줄 알았는지, 협력하고 규칙을 지킬 줄 알았는지, 운동능력은 어땠는지 등도 알아본다. 지적 발달은 언제 글자와 수나 셈법을 깨우쳤는지, 책 읽기를 좋아했는지, 어떤 책에 관심을 가졌는지, 좋아했던 과목은 무엇인지, 남보다 뛰어나거나 뒤처졌던 과목은 무엇인지 등을 통해 알 수 있다.

이 시기에 훈육을 주도한 사람이 누구이고 환자에게 중요한 인물은 누구였는지, 말더듬 · 불장난 · 야뇨증 · 야경증 · 강박적 자위 등이 있었는지, 이에 대해 부모는 어떻게 반응했는지, 치료를 받았는지, 그 효과는 어땠는지 등을 기록한다.

후기 아동기(11세~청소년기)

이 시기에는 신체 발육이 빨라지면서 2차 성징이 나타나고 성에 대한 관심과 성적 충동이 높아진다. 신체상 초경 등 2차 성징이 나타났을 때의 나이와 자신 및 가족의 반응, 몽정 · 자위행위 및 그에 대한 생각, 성적 환상, 이성교제, 성적 행동 등을 알아본다.

이 시기는 또한 가족에 의존하던 아이로부터 자주적이고 독립적인 어른으로 탈바꿈해나가는 과도기로서 의존과 독립 욕구 사이에서 갈등을 겪게 된다. 부모와의 관계는 어땠는지, 주된 관심사와 활동, 취미는 무엇이었는지, 교우 관계 및 친구들의 특성, 특정 또래 집단에 속했었다면 그 집단의 성격은 어땠는지, 음주, 흡연이나 기타 물질을 사용했는지, 교사와의 관계는 어땠는지, 이상화한 인물이나 좋아하는 연예인은 누구였는지, 가출이나 공격성 등 행동 문제가 있었는지 조사한다. 또한 학교생활과 방과 후 학습, 학업성취도, 선호하는 과목 또는 잘하거나 부족했던 과목 등을 살펴본다.

이와 같은 변화와 적응 과정에서 느낀 스트레스, 자아상과 자존감은 어땠는지, 우울이나 자살사고, 자해행위 등이 있었는지 조사한다.

성인기

학업/직업

최종 학력(학교, 전공 등)과 성적, 학업성취에 대한 동기 등을 알아본다. 현재의 직업과 선택 이유 및 그에 대한 느낌, 직장에서의 직위와 직책, 업무 수행 능력과 업무량, 보수, 대인관계와 갈등, 장기적인 목표와 야망, 현재의 정신질환으로 인한 영향 등을 알아보고 현재까지 했던 직업의 개수 및 종류, 종사기간, 이직 사유 등을 조사한다. 이를 통해 통제를 받는 상황에서 기능하고 동료들과 경쟁할 수 있는 능력을 추정할 수 있다.

현재 생활환경

환자와 가족의 재산과 수입, 외부로부터의 지원 여부나 규모 및 그에 대한 느낌, 평균적인 지출 액수, 채무 여부, 발병으로 생긴 경제적 곤란 정도 등을 조사한다. 현재의 주거지, 주택의 형태, 크기 및 소유 여부, 방의 개수와 동거하는 가족의 수, 가족 간의 사생활 보호 정도, 살림 · 자녀 양육 · 애완동물 사육 등 가사 전반의 분담 등을 알아본다.

대인관계 및 사회생활

동성 및 이성과 맺은 인간관계의 범위, 깊이와 지속기간, 교류 형태와 빈도, 가치관 · 관심 · 흥미 · 활동의 공유 여부, 마음을 터놓거나 의지할 수 있는 정도 등을 알아본다. 타인과 안정되고 만족스러운 관계를 맺고 유지할 수 있는지, 친밀감을 느끼고 표현하는 능력은 어느 정도인지, 건강하지 못하고 고통스러운 관계에 빠져들기를 반복하는지, 의미 있는 관계를 맺는 사람에게 비현실적인 기대를 걸지 않는지, 대인관계에서 주도적인지 아니면 수동적인지, 온순하거나 협동적이거나 약속을 잘 지키는지 또는 경쟁적이거나 자주 다투는지, 성숙하고 만족스러운 성적 관계를 영위하는지 등을 알아본다.

대인관계가 매우 적은 경우에는 그 이유를 탐색해 본다. 타인에 대한 불신, 친밀한 관계에 대한 무관심, 자기중심적이거나 남보다 위에 서려는 성향, 지나친 통제 욕구, 지나친 수줍음, 거절당하는 것에 대한 두려움 등 성격 문제가 있을 수 있다. 만성 질환을 앓거나 고립된 채 커서 사회기술이 부족할 수도 있고 정신병이나 우울증 등 정신질환의 결과일 수도 있다.

성적 관심 및 성생활

이성 또는 동성과 사귄 횟수, 지속기간, 깊이, 성생활의 빈도 및 만족도, 외도 여부 및 이에 대한 파트너의 인지 여부 및 반응 등을 알아본다.

군 복무

군 복무 기간, 자원입대 여부, 전반적인 적응 수준, 만기제대 여부 및 최종 계급, 포상과 징계, 정신과 진료 여부 등을 조사한다.

대처방식

변화와 스트레스에 대처하는 능력을 살펴본다. 급격한 변화에 적응할 수 있는지, 건강한 목표를 꾸준히 추구할 수 있는지, 역경을 어떻게 헤쳐 나가는지, 강한 감정을 어떻게 다루는지, 방어기제, 특히 감정적 곤경을 겪을 때 사용하는 방어기제가 무엇인지 등을 알아본다.

취미와 여가 생활

여가 시간에 무엇을 하는지, 취미는 정적인지 동적인지, 취미활동에 들이는 시간이나 돈은 어느 정도인지, 혼자 즐기는지 아니면 동호회 등에 속해 있는지, 동호회에 참여한다면 적극적으로 나서는 편인지, 영화나 책은 어떤 종류를 좋아하는지 등을 알아본다.

종교 및 가치관

종교와 가치 체계는 전직이나 이혼 등 삶에 중요한 변화가 있을 때 큰 역할을 한다. 믿고 있는 종교, 신앙심, 종교적인 활동의 정도, 교우들과의 관계, 신앙이 생활 전반에 미치는 영향, 환자의 종교에 대한 가족의 태도나 이로 인한 갈등, 성장기의 종교적 배경과의 일치 또는 괴리 등을 알아본다. 지향하는 삶의 목표, 교육관, 학업 · 직업 · 권력 등에 대한 야망, 가족이나 대인관계에서의 역할 설정, 도덕규범, 문화적 관심 등을 조사한다. 도덕관이 느슨하거나 경직되어 있는지도 살펴본다.

법적인 문제

범죄 등으로 인한 형사 입건 또는 재판 이력과 처벌 내용, 민사 또는 가사 소송 유무 및 그 이유, 현재 계류된 소송이 있다면 진행 정도, 대처방법, 판결에 대한 전망, 그로 인해 받는 정신적, 경제적 영향 등을 알아본다.

노년기의 변화

신체기능의 약화, 자식들의 결혼과 분가, 은퇴 등으로 경제적 능력, 시간 관리, 대인관계 등에 변화가 일어난다. 이에 따라 허탈감, 소외감, 외로움, 자식에 대한 의존심, 과거에 대한 후회, 세상에 대한 원망 등 다양한 감정을 경험할 수 있다. 일을 하지 않는 경우 하루를 어떻게 보내는지 알아본다.

병전 성격(premorbid personality)

병전 성격은 정신질환의 위험인자로 작용하거나 경과와 예후에 영향을 미칠 수 있다. 성격은 변하지 않는 배경과 같으므로 병전 성격과 비교할 수 있어야 현재의 모습이 질병 특유의 증상인지 평소 모습이 과장된 것인지를 감별할 수 있다. 성격은 특징적인 반응 · 행동 양식, 추구하는 가치와 목표를 통해 드러난다. 따라서 개인력을 통해 수집된 대인관계, 취미활동 등에 대한 정보와 의사와의 상호작용 방식을 토대로 환자의 평소 성격을 어느 정도 짐작할 수 있다. 이에 덧붙여 환자가 자신을 어떤 사람이라 생각하고 여러 가지 상황에서 내면적으로 어떻게 느끼는지 좀 더 자세히 알아본다. “(발병 전) 자신의 성격이 어떻다고 할 수 있을까요?”, “친구나 주변 분들이 자신에 대해 어떻게 얘기하시나요?” 등의 질문을 한다.

명랑하다 · 까다롭다 · 고집이 세다 등 성격을 묘사하는 단어를 이용해 물어볼 수도 있다. 평소의 기분에 대해서도 알아본다. 안정적인지 변동이 많은지, 내적 요인과 외부 요인 중 어느 쪽의 영향을 더 받는지 등을 살펴본다. 공상하는 빈도와 시간은 어느 정도인지, 내용은 무엇이며 현실성이 있는 것인지 아니면 실현 가능성이 낮은 것인지 등도 알아본다. 식사나 수면 등 생활의 규칙성과 거기에 부여하는 의미 등도 살펴본다.

정신상태검사(Mental Status Examination)

정신상태검사는 면담과 관찰을 통해 환자의 정신 기능을 평가하고 정신 병리를 체계적으로 탐색하는 과정을 말한다. 정신건강의학과 영역에서 정신상태검사는 다른 의학 분야에서 수행하는 신체검사와 동등한 의미를 갖는다. 신체검사와 마찬가지로 정신상태검사도 체계적이고 순서에 맞춰 이루어져야 한다. 경험이 많은 전문가는 병력에서 중요하다고 생각되는 영역만을 선택하여 검사를 시행할 수 있지만 정신건강의학과 초심자는 매 환자마다 순서에 맞춰 전체적으로 정신상태검사를 해야 한다. 정신상태검사 시 검사자는 환자에게 직접적인 질문뿐 아니라, 환자의 모습, 행동, 언어, 기분, 사고 영역을 주의 깊게 관찰함으로써 정신 기능 상태와 정신질환에 대한 유용한 정보를 얻을 수 있다. 특히 환자의 정신상태는 증상의 변화에 따라 며칠 사이에도 변할 수 있기에 현재의 정신상태를 평가하고 이에 대한 변화를 추적 관찰하는 것이 중요하다. 정신상태검사의 추적 관찰을 통해 임상가는 환자의 정신질환 평가 및 진단, 증상의 진행 양상, 치료 효과와 관련된 정보를 얻을 수 있다. 정신상태검사는 간이정신상태검사(Mini-Mental State Examination)와 같은 인지선별검사를 포함하는 보다 큰 개념이다. 정신상태검사 관찰 항목과 평가 순서는 검사자에 따라 조금씩 다를 수 있지만, 기본적인 영역은 표 5-1과 같다.

외모(general appearance), 행동(behavior)과 태도(attitude)

면담 시 환자가 어떤 모습을 보이는지, 어떻게 행동하는지를 일반적으로 묘사하는 과정이다. 외모, 의복, 몸단장 등에서 나타나는 환자의 모습과 전반적 인상을 기술한다. 예를 들어 본인 나이에 적합한 외모인지, 젊어 보이는지, 늙어 보이는지, 옷의 선택(감정 상태를 반영), 상처, 문신과 같은 신체적 특징

표 5-1. 정신상태검사(Mental Status Examination)

1. 외모, 행동과 태도 a) 외모와 행동 b) 태도
2. 운동 활동
3. 기분과 정동 표현 a) 기분 b) 정동 표현
4. 말
5. 지각 a) 환각 b) 착각
6. 사고 a) 사고과정 b) 사고내용
7. 감각과 인지 a) 의식 b) 지남력 c) 집중력 d) 기억력 e) 계산력 f) 상식과 지능 g) 추상적 사고능력
8. 판단과 병식

이 있는지에 대해 검사자는 구체적으로 관찰하고 묘사한다. 특히 환자의 위생 상태는 그 사람의 기능을 평가하는 데 중요한 근거로 활용되며 환자의 자세, 몸짓, 표정을 통해 현재 감정 상태, 검사자에 대한 태도, 성격 성향 등을 파악할 수 있다. 환자의 행동은 면담 중 환자가 현재 스트레스를 심하게 받고 있는지에 대한 여부 그리고 이로 인해 면담에 어떠한 태도를 보이는지에 대한 일반적인 진술을 포함한다. 환자가 면담에 협조적인지, 방어적인지, 유혹적인지, 당황하는지, 적대적인지, 비위를 맞추려고 애쓰는지, 도피적인지, 경계하는지 등의 태도를 기술한다. 또한 그들은 초조해하거나 충동 조절을 못하거나 면담에 관심을 보이지 않는 등의 모습을 보일 수도 있는데 한편으로 이런 모습이 현재 상황에 적절한지에 대해서도 동시에 평가해야 한다.

운동 활동(motor activity)

검사자는 환자의 운동활동 평가를 통해 신경학적 문제를 감별하거나 다양한 정신 질환의 진단에 도움을 받기도 한다. 걸음걸이, 운동의 자율성, 이상한 자세, 운동 속도, 손 글씨 등을 평가한다. 틱이나 무도병, 지연성 운동장애, 파킨슨병과 같은 신경학적 문제나 약물 부작용으로 인해 나타날 수 있는 운동장애를 자세히 관찰하고 감별해야 한다. 또한 정신 질환이 있는 환자에서도 환자의 운동활동이 정상(normal), 운동저하(hypokinesia), 운동과다(hyperkinesia)로 구분하여 평가하는 것이 진단에 도움이 될 수 있다. 예를 들어 불안한 환자는 안절부절못하고 심하면 몸을 떨고 한 자리에 가만히 앉아있지 못하고 돌아다니는 등의 행동이 나타난다. 주의력 결핍 과다 행동 장애가 있는 소아 청소년 환자는 대화에 집중하지 못하고 주위 물건을 만지며 돌아다니는 등의 특징적인 과다 행동을 보인다. 우울증 환자는 느리고 행동의 저하를 보이는 반면에 조증 환자들은 과다 행동을 보인다. 그 외 긴장증(catatonia), 매너리즘(mannerism), 단일 수축(twitch), 상동증(stereotypy), 동작모방증(echopraxia)이 있는지 관찰한다.

기분(mood)과 정동 표현(affect expression)

기분(mood)

기분과 정동은 서로 다른 개념이며 많은 연구자들은 두 개념을 감정 표현(emotional expression)이라는 큰 개념으로 묶어 설명할 것을 제안해왔다. 전통적으로 기분은 환자의 지배적이고 지속적인 감정 상태로 정의되어 왔으며, 그 경험은 주관적이기 때문에 환자 자신의 말로 가장 잘 표현된다. 기분은 "오늘 기분이 어떠세요?"라는 질문에 대한 대답이며 추가적으로 평상시 안정적인 기분상태와 비교하여 현재 기분의 깊이와 강도, 기복 여하를 물어본다. 기분은 우울, 절망, 짜증, 불안, 분노, 공허, 죄책감, 자기혐오, 공포, 당황, 무상함, 들뜸, 다행감 등 여러 가지 형태로 기술될 수 있다.

정동 표현(affect expression)

정동은 환자의 얼굴 표정과 같은 표현 행동을 근거로 추정되는 환자의 감정을 의미한다. 이는 임상가의 시선에서 판단한 환자의 감정이기 때문에 기분(mood)과 일치할 수도 있고 아닐 수도 있다. 정동은 감정의 질적 측면(quality), 양적 측면(quantity), 기복 범위(range), 적합성(appropriateness), 일치성(congruence) 등의 요인으로 기술한다. 정동의 질적인 측면은 우울(depressed), 불쾌한(dysphoric), 행복한(happy), 평상의(euthymic), 자극에 과민한(irritable), 화난(angry), 초조한(agitated), 눈물 짓는(tearful), 흐느껴 우는(sobbing), 편평한(flat) 등으로 표현될 수 있다. 정동의 양적 측면은 강도(intensity)와 관련되어 있다. 우울한 환자라도 그 강도에 따라 심하게 우울한 정동을 보이는 환자와 경도로 우울한 정동을 보이는 환자로 나눠서 기술할 수 있다. 범위는 위축됨(restricted), 정상(normal), 불안정(labile)으로 구분할 수 있고 정서가 위축되면 얼굴 표정, 목소리 음조, 손의 사용, 전반적인 신체의 움직임에 분명한 감소가 나타난다. 편평함(flat)은 정동의 위축(restricted)이 심하게 나타났을 경우를 의미하며 조현병 환자의 정동에서 특징적으로 나타난다. 정동의 적합성은 현재 환자가 보이고 있는 정동이 환자의 사고 내용이나 주위 맥락을 고려하여 얼마나 적절한지에 따라 평가된다. 예를 들어 피해망상을 갖고 있는 환자가 화를 내거나 무서워하는 것은 적합한(appropriate)한 정동을 보이는 것이지만 장례식장에서 갑자기 웃음을 터뜨리는 것은 부적합(inappropriate)하다고 볼 수 있다. 일치성(congruence)은 환자가 보고한 기분(mood) 또는 사고(thought)와 정동(affect)이 얼마나 일치하느냐에 따라 기술된다. 어떤 환자는 우울감을 보고하면서 웃음을 터뜨리거나 미소를 짓기도 한다.

말(speech)

말은 유창성(fluency), 양(amount), 속도(rate), 어조(tone), 음량(volume)을 평가하게 된다. 유창성은 얼마나 언어를 자유롭게 구사하느냐를 의미한다. 말더듬(stuttering), 단어 찾기 장애(word finding difficulty), 착어증(paraphasic error)이 있으면 유창성이 감소되었다고 기술할 수 있다. 말의 양은 정상이거나 증가되거나 감소될 수 있다. 양이라는 측면에서 우울 장애환자들은 말의 양이 적고, 조증환자들은 많다. 특히 말의 속도를 관찰하는 것은 사고의 속도를 평가할 수 있는 간접적인 수단이며 조증 또는 경조증 환자의 경우 특징적으로 말의 속도가 빨라진다. 마지막으로 말의 어조와 음량에 대해서도 평가해야 한다. 말에 감정이 실려 있는가, 단조로운가, 장황한가, 말을 얼버무리는가, 어린아이처럼 말하는가, 말소리가 시끄러운가, 조용한가 등을 평가하게 된다.

지각(perception)

환각(hallucination), 착각(illusion), 이인증(depersonalization), 비현실감(derealization)을 포함한다. 환각은 외부자극이 없는데 생기는 지각을 말한다. 정신과 진료 환경에서는 청각에 대한 환각이 가장 흔하고 시각, 냄새, 맛, 촉감 관련 환각도 있다. 환각경험을 묻기 위해 "신경이 예민해지면 사람들은 이상한 경험을 하기도 합니다. 다른 사람은 듣지 못하는 사람 목소리나 무슨 소리를 들은 일이 있습니까?", "다른 사람은 보지 못한 것 같은데 당신만이 무엇을 본 경험은 없습니까?"라고 질문한다. 만약 환자가 환청을 경험하고 있다면, 조현병 검사자는 환청이 사람 목소리인지, 익숙한 목소리인지, 지시하거나 서로 대화하는 유형인지에 대한 추가적인 질문을 해야 한다. 주의해야 할 점은 환청을 경험한다고 무조건 환자에게 정신 이상이 발생한 것은 아니다. 예를 들어 입면환각과 출면환각은 건강한 정상인도 경험할 수 있는 유형의 환각이다. 환각과 달리 착각은 외부 자극을 잘못 해석하는 경우를 말한다. 즉, 환각은 외부 자극이 없는데 발생하며 착각은 실제하는 외부 자극을 잘못 받아들일 때를 의미한다. 착각은 감각 자극이 매우 적은 환경, 예를 들어 어둡고 아주 조용한 방에서 생기기 쉽다. 착각이 있다고 해서 모두 정신적 이상을 의미하는 것은 아니지만 시각 착각은 기질성 뇌질환에서 흔히 나타난다. 이인증이나 비현실감의 유무도 알아본다. 이인증이란 자신의 내적 공간에서 스스로가 변했다거나 없어졌다고 경험하는 증상이며 비현실감이란 환자의 외적 공간, 즉 자기 외부에 있는 사물들에게 일어나는 유사한 증상이다. 히스테리성 해리나 우울증, 기질성 병변과 관련해서는 측두엽 질환, 약물 남용에서 나타날 수 있다.

사고(thought)

사고는 사고 과정과 사고 내용으로 구분한다. 사고 과정이란 생각이나 연상을 서로 연결시키는 방법이고, 생각하는 형태이다. 사고 내용이란 실제 생각하고 있는 것이 무엇인가를 말한다.

1) 사고 과정(thought process): 사고 과정은 무엇을 사고하느냐에 대한 개념이 아니라 사고를 어떻게 형성(formulate)하고 구조화(organize)하고 표현하느냐(expressed)에 대한 것이다. 사고 과정을 평가할 때는 정확성, 형태, 양을 고려해야 한다. 사고의 정확성은 사고가 애매한가 혹은 공허한가, 대답이 질문에 대한 것인가 혹은 그것과 무관한 것인가, 원인-결과의 맥락이 분명한가, 생각들 간에 연결성이 어느 정도 있는가에 대한 것이다. 사고의 형태는 단순한 지각에서 추상적 사고, 공상 등 다양하며 생각의 양은 생각의 속도는 어떠한가, 연상이 산만하고 느슨한가, 생각의 양이 많은가 적은가 등을 알아본다. 정상적인 사고 과정은 산만하지 않고 직선적이며 연상이 구조화되어 있고 목표 지향적이다.

정신신체검사에서 꼭 확인해야 할 병적 사고 과정은 다음과 같다. 사고두절(blocking)은 사고가 중간에 의도하지 않았는데 갑자기 끊어지거나 멈추는 현상이다. 이때 환자는 자기가 무슨 말을 하고 있었는지 혹은 무슨 말을 하려 했었는지를 회상해내거나 왜 이런 일이 일어났는지 설명할 수 없다. 특히 조현병에서 흔히 일어난다. 사고의 비약(flight of idea)은 환자의 정신상태가 호전되었을 때 살펴보면 각 발언 사이의 논리적 고리를 쉽게 찾을 수 있지만 증상이 있을 때는 생각의 속도가 빨라 듣는 사람이 따라갈 수 없는 경우이다. 특히 조증 환자에서 특징적으로 나타나는 사고 과정의 장애이다. 사고의 지체(retardation)는 생각이 목표를 향해 흘러가기는 하지만 너무 느리고 부정적 생각에 집착되어 연상 형성이 이루어지지 않는 것을 의미하며 심한 우울증 환자에서 나타난다. 우원증(circumstantiality)은 목표 지향적 사고 능력의 상실로 어떤 생각을 설명하는 과정에서 주제와 무관한 내용의 말을 불필요하게 많이 하고 쓸데없는 주석을 많이 달지만 결국은 목표했던 결론에 도달하기는 한다. 사고이탈(tangentiality)은 우원증과 유사하게 목표 지향적 사고 능력을 상실하고 결국 목표했던 결론에 도달하지 못하는 것을 의미한다. 연상의 이완(loosening of association)은 연속된 사고 사이에 논리적 연결이 없는 경우를 의미하며 조현병에서 관찰된다. 보속증(perseveration)은 다른 주제로의 변환 없이 한가지 특정 사고에 계속 매달려 있는 사고 장애를 의미한다. 첫 질문에 대해서는 정확한 대답을 하지만 이후 다른 질문을 해도 첫 질문에 대한 대답만 반복한다. 보속증은 기질성 장애에서 잘 나타난다. 그 밖의 사고 과정의 장애로는 말비빔(word salad, 지리멸렬하거나 이해할 수 없는 사고의 연관) 음향연상(clang association, 말의 소리로 연상함), 동음이의(punning, 이중적 의미로 연상함), 신어 조작증(neologism, 다른 단어와의 결합 혹은 농축을 통하여 환자가 만들어 낸 말) 등이 있다.

2) 사고 내용(thought content): 사고 내용은 환자가 어떤 생각을 하고 있는지에 대한 것이다. 사고 내용은 면담 중 자연스럽게 환자를 통해 드러나는 경우와 특정 정신 병리와 연관된 검사자의 질문에 대한 환자의 반응을 근거로 파악할 수 있다. 사고 내용의 장애에는 집착(preoccupation), 강박사고(obsessional thought), 망상(delusion), 자살 사고(suicide ideation) 등이 포함된다. 집착은 머릿속에 다른 주제로 전환이 안되고 한 가지 생각만 지속되는 경우를 의미한다. 이를 알기 위해서는 "요즘 하루 종일 마음속에 가득 찬 생각이 무엇이신지요?" 등으로 묻는다. 건강, 돈, 사회적 지위에 대한 집착이 일반적이다. 강박사고는 원치 않는 생각이 반복적으로 침투해오지만 이에 저항할 수 없는 경우를 의미한다. 강박사고는 환자 스스로도 이상한 생각이라 받아들이지만 생각이 떠오르는 것을 조절할 수 없어 고통스러워 한다. 강박 사고 여부를 알기 위해서는 "어떤 생각이 자꾸 마음속에 떠올라서, 그 생각을 없애기 어려운가요?"라고 묻는다. 특히 성적이거나 공격적인 강박사고가 있는 경우 이를 수치스럽게 생각하는 환자들이 많으므로 조심스럽고 세심하게 질문을 하여야 한다.

망상은 타인과 공유하기 어려운 잘못된 그리고 쉽게 바뀌지 않는 믿음, 신념을 의미한다. 망상의 종류에는 피해 혹은 편집망상, 관계망상, 과대망상, 질투망상, 신체망상, 죄책망상, 허무망상, 색정망상 등이 있다. "혹시 TV나 라디오에서 본인 이야기를 하는 것 같거나 메시지를 보내는 것 같은 느낌이 들었던 적이 있나요?"라는 질문을 통해 관계망상을 확인할 수 있고 "누군가 나를 감시하거나 뒤따라 다니는 느낌을 받거나 이를 확인한 적이 있나요?"라는 질문을 통해 피해망상 여부를 물어볼 수 있다. 일단 환자가 이상한 믿음을 갖고 있다고 의심되면 믿음이 사실인지 여부를 조심스럽게 판단해야 한다. 다음으로 환자가 망상을 얼마나 강하게 믿는지를 평가하여야 한다. 환자가 면담자와 치료적 관계가 형성된 후, 면담자는 "당신을 돕기 위해서는 이런 문제가 왜 생겼는지를 알아야 합니다."라고 조심스럽게 말한다. 면담 도중에 자연스럽게 환자의 망상이 드러나는 경우도 있지만 스스로 망상에 대해 잘 이야기하지 않거나 경계하는 경우도 있다. 이때 면담자는 환자의 이상한 경험이나 사건에 대해 설명하도록 하고 그러한 경험으로 인한 환자의 불안감을 가라앉히는 데 도움을 줄 수 있음을 설명한다. 면담자는 망상의 내용에 대해 동의도 부인도 하지 않으며 지속적으로 망상 내용에 묻는 것도 조심해야 한다. 망상을 갖고 있는 환자의 경우 적대감, 분노, 비협조적 태도가 동반될 가능성이 높기에 자살행동이나 폭력적 행동의 위험에 대해서도 고려해야 한다. 망상에 대해 얼마나 강하게 믿고 있는지, 감정적으로 흥분되어 있는 상태인지, 독선적인 모습을 얼마나 강하게 나타나는지를 살펴보는 것이 위험성 평가에 도움이 될 것이다. 자살행동에 대해서도 관심을 가져야 하는데 좌절감이 얼마나 깊은지, 우울증상을 호소하는지, 현재 상황을 얼마나 혼란스러워하고 있는지를 평가하는 것이 도움이 된다.

감각(sensorium)과 인지(cognition)

의식수준(level of consciousness)

의식수준은 주위 환경을 인식하는 정도 또는 의식이 깨어있는 정도를 말한다. 명료함(alertness)에서 졸음(drowsy), 혼미(stupor), 반혼수(semicoma), 혼수(coma)의 수준으로 구분된다. 명료함은 완전히 의식이 깨어있는 정상적 상태이며, 졸음은 의사소통은 가능하지만 자극에 느리게 반응하고 운동력이 저하된 상태이다. 혼미는 의사소통이 불가능하며 지속적이고 강력한 자극에만 반응하는 상태를 의미하며, 반혼수는 통증자극에만 반응하며 자발적인 근수축이 거의 없는 상태, 혼수는 완전한 의식상실과 자발적인 근수축이 없는 상태를 말한다. 의식상태에 변화가 오면 대개 지남력에도 일부 장애가 따른다. 의식의 장애는 지속적이거나 기복이 있을 수 있다.

지남력(orientation)

지남력에 대해 기술할 때 일반적으로 시간, 장소, 사람에 대한 지남력으로 구분한다. 시간 지남력 장애는 오늘이 몇 년도인지, 며칠인지, 몇 시인지 등을 물어봄으로써 확인할 수 있다. 만약 이를 구분하지 못한다면 지금이 어떤 계절인지, 지금이 오전인지 오후 또는 밤인지를 질문할 수 있다. 입원을 장기간 유지하는 환자들 중 일부는 시간에 대한 지남력이 경도로 떨어진 경우도 있다. 장소에 대한 지남력을 평가할 때는 지금 있는 장소가 어딘지, 무엇을 하는 곳인지를 물어본다. 사람에 대한 지남력은 쉽게 손상되지 않으며 자신의 이름은 무엇인지, 주위에 있는 사람들이 누구인지, 그들과는 어떤 관계인지를 물어볼 수 있다. 지남력 장애가 생기면 시간, 장소, 사람순으로 악화되고, 호전될 때에는 역순으로 좋아진다. 섬망이 있을 경우에 의식의 혼란뿐만 아니라 지남력의 장애가 나타나는 것이 특징적이며 지남력의 손상이 나타날 경우 기질성 장애에 대해 자세히 평가해야 한다. 알코올 섬망 또한 지남력 장애가 뚜렷한데 알코올 과거력에 대해서도 기술한다.

주의(attention)와 집중(concentration)

주의는 한 가지 주제에 초점을 맞추는 능력을 말한다. 그에 비해 집중은 시간이 지남에도 주의를 지속할 수 있는 능력을 말한다. 특히 집중력은 환자와 대화를 하며 쉽게 평가할 수 있다. 집중력이 떨어진 환자는 면담자의 이전 질문을 잊고 다시 물어보거나 질문과 상관없는 반응을 보이기도 하고 외부 자극에 쉽게 산만해진다. 집중력 장애 여부를 확인하기 위해서 serial 7 검사를 시행할 수 있다. 이는 100에서 차례로 7씩 빼기를 계속하도록 시켜보는 것이며 이런 과제를 수행하기 어려운 경우 20에서 3을 빼거나 일주일의 요일을 거꾸로 말하도록 한다. 집중력 장애는 인지장애, 불안, 우울, 혹은 환청 같은 내적 자극으로 생길 수 있다.

기억(memory)

기억 기능은 즉각 회상(immediate recall), 최근 기억(recent memory), 장기 기억(remote memory)의 세 영역으로 나누어 평가한다. 즉각 회상 기능은 점점 긴 단위의 숫자를 불러주고 따라하게 하거나 거꾸로 말하도록 하여 검사한다. 보통 성인은 앞으로 5~6단위 숫자를, 거꾸로 3~4단위 숫자를 기억해서 따라할 수 있다. 최근 기억은 수분에서 수시간 전에 일어난 사건을 기억하는 능력이다. 최근 기억은 세 가지 관련 없는 물건 이름을 불러주고 5 내지 10분 후에 기억하도록 하거나, 식욕이 어떤가 물어본 후 아침 식사 혹은 전날 저녁 식사로 무엇을 먹었는지 물어 보아서 검사한다. 장기 기억은 2년 이상 전의 사건을 기억하는 능력을 말하는데 면담 중의 사건을 통하여 드러나게 되며, 사실 여부를 확인하여 평가한다.

치매 환자에서 초기에는 최근 기억 혹은 단기 기억의 장애가 생기고, 병이 진행되면 나중에 장기 기억의 장애가 온다. 알코올과 관련되어 나타나는 코르사코프증후군에서는 단기 기억과 장기 기억은 보존되는 반면 최근 기억이 두드러지게 손상되기도 한다. 기억력 장애가 나타났을 때 환자가 보이는 태도 또한 중요한 정보를 준다. 어떤 환자는 기억 상실을 숨기기 위하여 부정(denial), 작화증(confabulation), 혹은 우원증을 보이기도 하며, 우울증 환자의 경우 기억 상실을 지나치게 걱정하는 경향을 보이기도 한다.

계산(calculation)

계산능력은 머릿속으로 숫자를 다룰 수 있는 능력을 말한다. 간단한 덧셈, 뺄셈, 곱셈 등을 통하여 평가한다. 교육 수준이 낮은 경우 거스름 돈을 계산하도록 하는 것도 좋다.

추상적 사고(abstract thinking)

추상적 사고란 일반적인 개념과 구체적인 예시들을 연결할 수 있는 능력을 말한다. 보통 추상적 사고는 12~13세 이후에 평가가 가능하며 추상적 사고가 발달하지 못한 사람은 농담이나 은유에 대해 이해를 못하거나 이를 잘 표현하지 못한다. 추상적 사고력을 평가하기 위한 방법 중 한 가지는 일반적으로 잘 알려진 속담의 뜻을 물어보는 것이다. 예를 들어 “아니 땐 굴뚝에 연기 날까?”를 질문했을 때 추상적 사고가 발달한 사람은 속담이 의미하는 일반적 개념, 즉 “원인이 없으면 결과가 있을 수 없다.”라는 대답을 하겠지만 추상적 사고가 발달하지 않은 사람은 대신 “굴뚝에 불을 때지 않았으니 연기가 나지 않는다.”와 같은 구체적 사고(concrete thinking), 즉 문장 자체의 의미만 제시하는 경우가 많다. 이외에도 추상적 사고를 검사하기 위해서 사과와 배 혹은 진리와 아름다움 사이의 공통점이나 유사성을 물어보는 것이다. 이는 속담과 달리 문화적 차이에 따른 영향을 받지 않는다.

상식(information)과 지능(intelligence)

상식이나 지능에 대한 평가는 개인의 교육 수준이나 사회경제수준과 같은 환경적 요인을 고려하여 평가해야 한다. 일반적으로 현재 대통령의 이름을 물어보거나 최근 사회적인 관심사나 기본적인 지리학적 상식, 운동 종목에 대한 것은 상식을 평가하는 데 도움이 된다.

판단과 병식

판단(judgement)

정신상태평가에서 판단력과 관련된 주된 관심사는 ‘환자가 사회적 규범을 인식하고 이를 따를 수 있는가?’와 ‘의학적 평가와 치료에 협조할 수 있는가?’이다. 판단력은 면담 중 환자의 행동이나 병력 중 최근에 있었던 사건을 통하여 어느 정도는 평가될 수 있다. 예를 들어 ‘그들의 행동이 어떤 결과를 가져올 것인지 이해하고 있는가?’, ‘한 가지 상황을 상상했을 때 어떻게 행동할지 예측할 수 있는가?’를 확인해본다. 예를 들어 환자가 약을 꾸준히 먹지 않은 이유에 대해 물어보면서 판단력 여부를 평가해보거나 혼잡한 극장에서 담배 냄새를 맡았을 경우를 상상하게 하면서 어떤 행동을 하게 될 것인지 물어볼 수 있다.

병식(insight)

병식이란 환자가 자신의 병에 대해 얼마나 이해하고 있고 이를 받아들이고 있는지에 대한 것이다. 환자 스스로 병이 들었다고 생각하는지 물어보고 이에 대한 반응을 확인함으로써 환자의 병식을 평가할 수 있다. 환자는 자신의 병을 완전히 부인할 수 있고 병에 대해 충분히 이해하며 치료에 협조적일 수 있다. 병식은 일반적으로 여섯 단계로 나눠 볼 수 있다. 첫째, 전적으로 자신의 병을 부인하는 단계, 둘째, 자신이 아프다는 것을 약간 인식하고 도움이 필요하다는 것을 알지만 동시에 그것을 부인하고 있는 단계, 셋째, 자신이 아프지만 이것은 다른 사람, 외부 요인, 또는 신체질환 때문에 그렇다고 받아들이는 단계, 넷째, 자신의 병이 내 안의 알 수 없는 무언가에 의해 발생했다고 생각하는 단계, 다섯째, 지적 수준의 병식(intellectual insight)이란 자신이 병들었다는 것을 인정하고, 자신의 비합리적인 느낌 때문에 적응이 어렵다는 것을 부분적으로 인정하지만 이런 지식이 행동변화로 연결되지 않는 경우를 말한다. 여섯째, 감정적 통찰(true emotional insight)이 있을 때에는 자신의 병에 심리적인 요인이 있음을 알고 자신의 성격이나 행동 양상을 바꾸게 된다. 위의 병식을 평가함으로써 환자가 치료에 얼마나 협조할 것인지에 대해 미리 예측할 수 있다.

특수 상황에서의 면담

정신과 영역에서 만나는 환자들은 매우 다양한 정신 및 행동상의 문제로 내원하게 되므로 특수한 상황에서 면담하는 법을 이해하고 적절히 대처할 수 있어야 한다.

정신병적 증상이 의심되는 환자

정신병적 증상이 동반된 환자들은 겁을 먹고 있거나 방어적인 태도를 보이는 경우가 흔하다. 이들은 논리적이고 조리있게 생각하는 데 어려움을 겪기도 하고, 인터뷰 도중에 환각에 영향을 받아서 산만해 보일 수도 있다. 또한 의사가 면담하려는 의도를 의심할 수도 있다. 이런 어려움을 고려하여 면담자는 정신병적 증상이 의심되는 경우 면담 능력에 맞춰서 면담방식을 유연하게 조정하여야 한다.

환자들은 환각 경험을 진짜 경험과 구분하지 못하므로, “주위에 아무도 없는데 누군가 당신에게 이야기하는 것 같은 경험을 한 적이 있나요?”와 같이 일반적인 질문으로 시작하는 것이 좋다. 환각의 내용이나 명확한 정도, 환청이 들릴 때의 상황에 대해서 질문한다. 환자에게 그 환청이 어떤 지시를 한 적이 있었는지, 또 어떤 특정한 행동을 하라고 시킨 적이 있는지 물어보아야 한다. 만약 그런 적이 있다고 하면 그 명령이 어떤 성질의 것인지, 혹시 환자 자신이나 다른 사람을 해치라고 한 적이 있는지를 확인하여야 한다. “그 목소리가 당신 안에서 나오는 건 아닌가요? 누가 당신에게 말하고 있는 것 같나요?”와 같이 그 환청에 대한 환자의 믿음을 테스트해보는 것도 도움이 된다. 환시, 환후, 환촉 같은 다른 환각현상도 평가하여야 하는데 이런 환각현상은 정신질환에서는 드물기 때문에 다른 내과적 질환이나 약물 부작용으로 생겼을 가능성에 대하여 고려하여야 한다. 면담 중에도 환자가 정신병적 체험을 할 수 있으므로 의사는 그 신호를 잘 읽어내서 직접적으로 물어보는 것이 좋다.

망상이 의심되는 경우에는 환각이 의심되는 경우처럼 그 내용을 상세하게 평가하여야 한다. 망상은 경한 증상부터 중한 증상까지 그 정도와 모양이 각양각색이어서 그 심한 정도, 고착성, 구성의 정밀성과 행동에 미치는 영향력 그리고 정상적 믿음으로부터의 이탈 정도를 모두 평가해야 한다. 대부분의 환자들은 자신들의 생각이 무시되거나 비웃음을 산 적이 많기 때문에 그것에 대해 이야기하는 것을 꺼려한다. 그들은 면담자에게 직접적으로 자신들의 망상을 믿는지 물어볼 수도 있다.

망상을 보이는 환자에게 바람직한 태도는 환자가 그런 망상을 진실인 것으로 믿는다는 것을 이해하면서도 그런 믿음에 의사는 동조하지 않음을 나타내 보이는 것이다. 특히 첫 면담에서 환자의 망상이 사실인지 직접적으로 도전하는 것은 도움이 되지 않는다. 치료자가 환자 자신을 존중하고 이해하며 또 환자의 이야기를 들어준다고 환자가 느끼게 되면, 그때부터 환자는 망상과 자신의 경험에 대한 말을 편하게 하게 될 것이다. 예를 들어, “당신은 요즘 굉장히 무서운 일을 경험하고 계시군요. 당신이 겪은 것에 대해 더 많이 알고 싶습니다.”와 같은 치료자의 접근은 환자가 치료자를 신뢰하는데 도움이 될 수 있다.

피해망상을 가진 환자와는 적절한 거리를 유지하는 것이 중요하다. 지나치게 호의적으로 대하면 환자의 의심을 더 증폭시킬 수도 있기 때문이다. 눈맞춤을 지속하면 이러한 환자들에게 위협으로 느껴질 수도 있기 때문에 피하는 것이 좋다. 피해망상을 가진 환자와는 얼굴을 마주보고 앉는 것보다 오히려 나란히 앉아서 환자와 함께 “밖을 내다보는 것처럼”하는 것이 나을 수도 있다. 면담자는 면담자 자신이 피해망상 속에 포함될 수 있다는 점을 명심해야 한다. “저도 연관이 되어 있다고 걱정하고 계신가요?”와 같이 그러한 두려움에 대해 직접적으로 물어보는 것이 좋다. 더불어 피해망상적인 사고와 연관된 특정한 대상이 있는지 물어봐야 한다. 다른 사람을 해치려는 생각에 대해 직접적으로 물어도 환자들은 폭력계획을 공개하지 않을 수도 있다. "어떻게든지 자기 자신을 보호해야 할 상황이라고 느끼나요? 그렇게 하기 위해 어떻게 할 생각인가요?"처럼 환자가 두려움을 어떻게 견뎌내는지에 대한 계획을 들어보면 폭력위험에 대한 정보를 이끌어 낼 수 있다. 타인에 대한 잠재적 폭력과 관련된 표현이 있다면 의사는 추가적으로 위험의 정도에 대하여 평가해야 한다.

우울하고 자살 가능성을 가진 환자

우울한 환자는 우울감, 정신운동 지연 혹은 절망감 같은 증상의 결과로 인한 인지기능의 문제를 가지고 있어 면담에 어려움이 있다. 그들은 의욕이 저하된 상태이기 때문에 자신의 상태를 자발적으로 설명하지 못할 수 있다. 희망이 없다는 느낌 때문에 면담에 적극적으로 참여하지 않을 수도 있다. 환자의 증상이 심한 경우 의사는 우울증과 연관되는 병력과 증상을 물을 때 개방형 질문보다는 직접적 질문이 더 좋다. 환자는 특정 증세가 우울증과 연관이 된다는 사실을 모르는 경우가 많으므로 하나하나 질문하는 것이 좋다. 가령 불면증이나 여러 가지 신체 증상이 우울증과 관련이 있는 것을 모르기 때문에 의사가 물어 보아야 한다.

우울증 환자와의 면담에서 어려운 점의 하나는 환자의 절망감이다. 절망감을 가진 환자는 자신의 문제는 개선의 여지가 없는 영구적인 것이며 희망이 전혀 없다고 믿는다. 이때 정신과 의사는 섣불리 모든 것이 다 잘 될 것이라고 안심시키지 않도록 주의해야 한다. 의사가 그런 식으로 안심시키려고 하면, 환자는 의사가 환자의 고통과 문제의 심각성을 모르고 있다는 증거로 해석하기 쉽다. 그래서 이런 경우에도 의사는 환자의 절망감을 이해하고 있고, 도와 줄 수가 있으며, 환자가 절망하는 상황도 이해가 된다고 설명해 준다. 그리고 의사 자신은 환자들을 도와 회복되는 일에 몸과 마음을 바쳐 일하는 사람임을 알리고, 효과적인 약물치료 및 심리적 치료 수단을 모두 동원할 것이며, 회복 기간이 좀 길어지는 경우에도 그냥 내버려 두지는 않을 것임을 분명히 한다.

환자가 병원을 방문할 때에는 이미 그 전에 자신이 시도해 본 모든 노력이 무위로 돌아갔고, 따라서 환자는 절망한 상태에서 내원하게 된다. 이때 의사가 환자의 우울증이 치료될 수 있지만 효과적인 치료법을 찾을 때까지 시행착오나 시간이 걸릴 수 있음을 진실되게 말해 주면 환자는 안심할 수 있을 것이다. 그러나 특정 치료가 꼭 효과가 있을 것이라고 약속하지는 않도록 해야 한다. 치료의 결과로 효과가 없을 때 그것은 환자의 마지막 희망을 제거해 버리는 결과를 초래할 수 있기 때문이다.

우울감을 보이는 모든 환자에서 자살에 대한 기왕력, 가족력 그리고 현재 자살생각, 계획, 의도 등이 포함한 자살 평가가 이루어져야 한다. 자살에 대해 생각하고 있더라도 어떤 환자들은 실제로 기도나 사망은 원하지 않는다고 표현한다. 이러한 환자의 경우 자살을 감행할 의도는 낮다. 삶을 끝내 버리려는 결심을 표현하는 환자들의 경우는 좀 더 위험하다. 정신병적 증상의 유무에 대해서도 평가해야 하는데, 죽고자 하는 의도와 무관하게 자해하도록 지시하는 환각을 경험하는 환자들도 있기 때문이다.

환자가 자살사고에 대해 보고할 경우, 구체적 계획이 있는지 물어봐야 한다. 계획이 얼마나 구체적인지, 계획을 실제로 실행할 방법이 있는지에 대해 질문해야 한다. 최근 자살 도구를 구입하였거나 중요한 소지품을 누군가에게 주는 행동을 하는 환자는 매우 위험하다고 볼 수 있고, 특히 환자가 그 계획에 차근차근 준비하고 있다면 이러한 질문들을 반드시 물어보아야 한다.

자살의 충동을 억누른 환자라면, 그럴 수 있었던 요인은 무엇인지 묻는 것도 유용하다. "어떻게 자해하지 않을 수 있었나요?"라고 물었을 때, 환자는 자살을 막아줄 수 있는 종교적 믿음이나, 자살이 가족에게 끼칠 영향에 대한 인식 등을 말해 줄 것이다. 애완견을 두고 떠날 수 없었다는 환자에게 키우던 개의 죽음 같은 사건이 일어나는 경우와 같이, 예방 요인들에 변화가 있을 수 있으므로 치료를 진행하는 동안 이러한 정보들을 염두에 두는 것은 매우 중요하다.

정신과 면담에서 관계 형성이나 진단과 치료를 위한 정보 획득이 중요하다고 해도, 가장 우선시 되어야 할 것은 환자의 안전이다. 환자가 즉각적 위험에 처한 것으로 보인다면 면담을 중단하고 입원을 시키든가, 기타 환자의 안전을 확보하기 위한 행동을 취해야 한다. 겉으로 보아서는 자살 위험이 없어 보여도 우울한 환자에서는 자살 가능성을 반드시 염두에 두어야 한다. 유서나 자살의 가족력 혹은 환자에게 자살 기도의 전력이 있으면 다시 기도할 위험이 높다. 충동성이나 미래에 대한 심각한 무망감도 자살 위험성을 높인다. 만약에 당장의 자살 위험은 없어 보여도 우울증이 지속되는 동안 자살의 가능성이 있다고 생각할 때는 결정이 쉽지 않다. 통원치료 결정이 내려지면 정신과 의사는 환자에게 언제라도 자살 충동이 일어나면 반드시 의사와 전화로라도 상의할 것을 약속하도록 한다.

공격적이고 초조하고 난폭해 보이는 환자

공격적인 행동으로 인해서 가족이나 경찰에 의해 응급실로 이송되는 환자들이 간혹 있지만, 화를 내거나 초조한 환자들은 외래에서도 흔히 볼 수 있다. 초조하고 난폭해 보이는 환자를 면담할 때 환자와 의사의 안전을 최우선적으로 고려해야 한다. 우선 의사가 면담실 환경에 익숙해야 하고 난폭한 환자에 대비하여 의사나 환자 모두 출구로 쉽게 빠져 나갈 수 있도록 의자를 배치하여야 하며 통로가 막혀 있어서는 안된다. 인터폰이나 안전요원에게 연락하는 전화번호가 제공되어야 하고, 환자가 난폭하다는 사실을 알고 있는 경우에는 안전요원을 근처에 불러서 면담에 임해야 한다.

초조한 환자가 자극을 받으면 난폭해질 수 있으므로 자극을 받지 않도록 주의하여야 한다. 의료진들이 주먹을 쥐거나 뒷짐을 지는 태도를 취하지 않아야 한다. 의사는 차분하고 신중하게 면담에 임하여야 하며, 환자의 불안을 감소시킬 목적으로 불필요한 제안을 하지 않는 것이 좋다. 예를 들어서 "면담을 잘 응해주시면 바로 집으로 보내드리겠습니다."는 환자의 초조감을 악화시킬 수 있다.

난폭한 행동으로 경찰이나 구급대원이 환자의 신체를 결박한 상태로 데려오는 경우가 있다. 이럴 때 우선 환자와 언어적 의사소통이 가능한지, 아니면 현실 감각에 장애가 있어서 효과적인 면담이 불가능한지 여부를 결정한다. 우선적으로 환자의 신체 결박을 풀어 줄 것인지 결정하여야 한다. 내원 전의 폭력행동의 정도에 따라 달라지겠지만 병력 청취가 되고 또 어느 정도 공감적인 관계가 이루어질 때까지 결박 상태를 유지시키는 경우도 흔하다. 결박을 푸는 문제에 대해서는 환자 자신과 주위에 있는 사람들의 안전을 걱정한다는 뜻을 밝히고 직접 환자에게 이야기하는 것이 좋다. 결박을 풀 때에는 환자를 예의 주시해야 한다. 환자가 조용하고 안정을 찾았다고 생각되면 계속해서 결박을 풀지만, 만약에 결박을 풀고 난 뒤 환자가 흥분하는 경우 즉각 재고해야 한다. 난폭한 환자는 단독으로 면담하지 않도록 해야 한다. 적어도 다른 한 사람이 항시 같이 있어야 하고, 경우에 따라서는 병원의 안전 요원이나 경찰관이 같이 있는 것이 좋다. 면담실의 문은 열어 두고 의사가 문 쪽에 앉는 것이 좋다. 정신과 의사는 단호하나 화내지 말고 환자에게 분명히 말해 준다. 환자는 어떤 감정을 느끼거나 어떤 말을 할 수도 있지만 난폭한 행동은 할 수 없음을 명확히 해주어야 한다.

속이려는 환자

의사들은 정신질환을 진단하고 치료하도록 훈련되어 있다. 환자들이 병이 있는 것처럼 속이거나 장애 정도를 과장하는 것을 의사들이 포착하도록 정보수집 방법을 훈련 받지만 실제 상황에서 이를 포착하는 것이 쉽지 않다. 환자들은 여러가지 이유로 의사에게 거짓말하거나 속일 수 있다. 직장에서 결근용 진단서를 떼거나, 약을 탈 목적으로, 병무청용 진단서 또는 교통사고나 산업재해심사에서 보상을 더 받기 위해서 등 경제적 이익 같은 이차적 이득을 목적 등으로 거짓말을 한다. 어떤 환자는 겉으로 드러난 이득은 없지만 환자역할을 함으로써 자기역할을 못한다는 죄책감을 덜하거나, 부담스런 의무감에서 벗어나는 등의 심리적인 이득을 얻기 위해서 거짓말을 한다. 하지만 이런 일들이 일부 무의식적인 과정이 관여하기 때문에 환자 자신은 의식하지 못하면서 이런 일이 생길 수도 있다. 환자의 정신증상을 정확하게 반영하는 생물학적 표지자가 없으므로 의사들은 환자의 보고에 의존하여 진단할 수밖에 없다. 이런 진단의 제한성을 고려해서 환자의 신뢰성(보고 내용에 일관성이 없을 때)에 의문이 생기는 경우 보호자나 다른 치료자의 추가적인 정보를 적극적으로 활용하여야 한다. 이를 통해서 면담 상황 외를 포함하는 환자의 폭넓은 이해가 가능하며, 환자의 자기보고와 추가정보 사이의 증상 심각도 차이를 보면 환자가 속이고 있는지를 추정할 수 있다. 환자의 신뢰도를 평가하는 데 도움이 되는 심리검사가 있지만 이를 전적으로 신뢰해서는 안된다. 환자와의 관계에서 어느 정도 의심의 시선이 도움되거나 필요한 경우도 있지만 환자를 의심하는 경우 공감적인 치료적 관계를 유지하기는 매우 어려워진다는 점을 명심하여야 한다.

참고문헌

1) 김성윤, 홍진표. 정신병리 및 정신과적 평가. 대한신경정신의학회 편. 신경정신의학 2판. 서울: 중앙문화사;2005. p.93-127.
2) 이정균. 김용식 편저. 정신의학 제4판. 서울: 일조각;2000.
3) American Psychiatric Association. Practice Guideline for the Assessment and Treatment of Patients with Suicidal Behavior. Am J Psychiatry 2003;160(Nov Supp).
4) Chiles JA, Strosahl KD. Clinical Manual for Assessment and Treatment of Suicidal patients. Washington, DC: American Psychiatric Pressing;2005.
5) Guggenheim F, Weiner M. The Violent Patients. New York: Jason Arson; 1984.
6) Hales RE, Yudofsky SC. Textbook of Psychiatry 4th ed. Washington DC: American Psychiatric Publishing, Inc.;2003.
7) Hall JA, Harrigan JA, Rosenthal R. Nonverbal behavior in clinician-patient interaction. Applied & Preventive Psychology 1995;4:21-37.
8) Halleck SL. Evaluation of the Psychiatric Patients. A Primer, New York: Plenum;1991.
9) Havens L. Approaching the mind in clinical interviewing: the techniques of soundings and counterprojection. Psychiatr Clin North Am 2007;30:145-156.
10) Jaspers K. General psychopathology Vol II. Translated by Hoenig J, Hamilton MW. Manchester: Manchester University Press;1963.
11) MacKinnon RA, Michels R, Buckley PJ. The Psychiatric Interview in Clinical Practice. 2nd ed. Washington DC: American Psychiatric Publishing, Inc.;2006. 박성근. 정인과 옮김. 서울: 하나의학사;2012.

12) Maguire P, Pitceathly C. Key communication skills and how to acquire them. BMJ 2002;325:697-700.
13) Murray-Swank A, Dixon LB, Stewart B. Practical interview strategies for building an alliance with the families of patients who have severe mental illness. Psychiatr Clin North Am 2007;30:167-180.
14) Nordgaard J, Sass LA, Parnas J. The psychiatric interview: validity, structure, and subjectivity. Eur Arch Psychiatry Clin Neurosci 2013;263:353-364.
15) Ong LM, de Haes JC, Hoos AM, Lammes FB. Doctor-patient communication: a review of the literature. Soc Sci Med 1995;40:903-918.
16) Priebe S, McCabe R. Therapeutic relationships in psychiatry: the basis for therapy or therapy in itself? Int Rev Psychiatry 2008;20:521-526.
17) Sims A. Symptoms of the Mind 3rd ed. Oxford: Elsevier Ltd.;2003. 김용식. 김임렬. 정성훈 옮김. 서울: 중앙문화사;2006.
18) Tasman A, Kay J, Ursano RJ. The Psychiatric Interview: Evaluation and Diagnosis. Oxford: John Wiley & Sons;2013.
19) Work Group on Psychiatric Evaluation. American Psychiatric Association Steering Committee on Practice Guidelines. Psychiatric evaluation of adults 2nd ed. Am J Psychiatry 2006;163(6 Suppl):3-36.

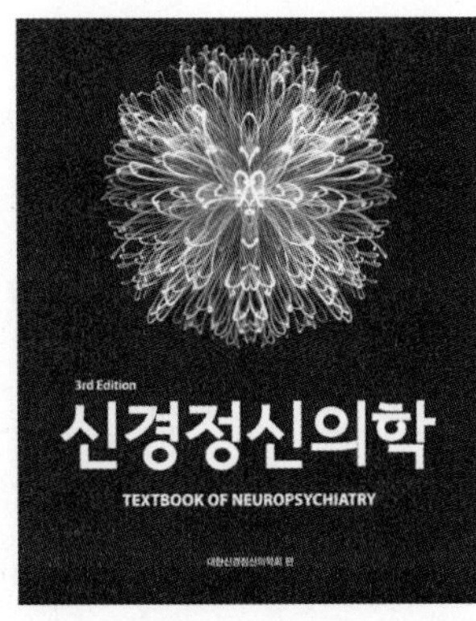
3rd Edition
신경정신의학
TEXTBOOK OF NEUROPSYCHIATRY

Chapter 06

정신의학적 임상 검사

Clinical Examination of the Psychiatric Patient

김지웅, 원승희, 조성진

선별 진단을 위한 실험실 검사

선별 검사의 역할

정신의학적 평가는 기본적으로 정신과적 면담 및 병력조사를 통해 이루어지는 관계로, 신체적 질환을 다루는 다른 내외과적 임상과들에 비해 상대적으로 진단 검사의 역할의 중요성이 소홀히 다루어져 왔다. 하지만, 정신과적 증상은 다양한 내과적 혹은 신경과적 질환들 및 각종 약물들에 의해서 발생할 수 있기 때문에, 이들이 증상 발현에 미치는 영향을 감별하기 위한 실험실 검사는 환자 평가에 있어서 매우 중요한 부분이다. 특히, 현상학적으로 드러나는 증상이 유사하더라도 그 원인은 상이한 경우가 많다. 인지 기능의 저하는 알츠하이머치매, 전두측두엽치매(frontotemporal dementia) 등의 질환뿐만 아니라 티아민(thiamine) 결핍, 정상압수두증(normal pressure hydrocephalus) 등 완치적 치료가 가능한 원인 질환에 의해서도 발생할 수 있으므로, 정확한 진단을 위한 선별 진단 검사는 필수적 과정이라 할 수 있다. 또한, 선별 검사는 향정신성의약품(psychotropic medications)의 안전하고 효과적인 사용을 위해서도 그 중요성이 점점 강조되고 있다. 약물 투여 전 기저 상태에 대한 선별 검사와 약물 투여 이후의 검사 모니터링은 안전한 약물 투여를 위해 꼭 필요한 과정이다. 최근 들어서는 단순히 감별 진단이나 안전한 약물 투여를 위한 선별 검사를 넘어서서 약물유전자검사(pharmacogenetic testing), 약물유전체검사(pharmacogenomics testing) 등 효과적 치료를 위한 선별 검사들의 시행도 점차 확산되고 있는 추세이다.

기본 선별 검사

일반적으로는 병력 조사, 신체 검진, 정신상태검사, 이들 요소들을 고려한 임상가의 자의적 판단 등에 따라 선별 검사가 선택되고 시행된다. 현재까지 정신의학적 증상을 보이는 환자들에게 어떤 특정한 선별 검사를 해야 하는가에 대한 공인된 지침이 있는 것은 아니다. 하지만, 몇몇 연구들은 정신건강의학과적 증상 이외에 특별한 내과적 문제나 호소가 없는 경우, 혈당, 혈액요소질소(blood urea nitrogen, BUN) 농도, 크레아티닌(creatinine, Cr) 청소율, 소변검사 등을 포함한 선별 검사로 도움이 될 수 있음을 제안하고 있다. 또한, 50세 이상의 여성 환자에서는 기분 증상 유무에 상관 없이 갑상샘자극호르몬(thyroid stimulating hormone, TSH) 검사의 필요성이 제시된다. 하지만, 기본적으로 어떠한 검사를 시행할 것인지는 환자의 병력과 신체 검진에 근거하여 결정되어야 한다. 예를 들어, 약물 남용의 과거력이 있었던 경우는 마약류 등에 대한 검출 검사가 이루어져야 하고, 후천면역결핍증후군에 대한 위험 요인을 갖고 있는 경우에는 사람면역결핍바이러스(human immunodeficiency virus, HIV)에 대한 검사가 필요하다. 신체적인 문제를 호소하거나 신체 검진에서 특이 소견이 있는 환자들의 경우에는 보다 광범위한 진단 검사적 평가 작업이 필요하다. 이는 노인, 수용시설 거주자, 약물 및 알코올 사용 장애 환자, 인지 장애 환자, 방임 환자, 낮은 사회경제적 계층 환자 등의 경우와 같은 고위험 환자군에도 해당한다.

기본 신경학적 검사

다양한 종류의 정신병리들이 기질적 뇌질환들에 의해 발생하기도 하고, 영향을 받기도 한다. 따라서, 정신건강의학과적 영역에서도 신경학적 검사는 체계적으로 시행될 필요가 있다. 신경학적 검사에는 뇌신경 검사, 운동 및 감각 신경 체계에 대한 평가, 각종 신경 반사 등에 대한 평가가 포함된다.

뇌신경 검사(cranial nerve examination)

뇌질환이 있을 경우, 뇌신경 검사에서 이상을 보이는 경우가 있다. 1번 뇌신경(후각신경, olfactory nerve)에 대한 평가는 다양한 종류의 냄새를 맡게하고 무슨 냄새인지 물어봄으로써 시행할 수 있다. 2번 뇌신경(시각신경, optic nerve)은 시각적 정확도나 시야를 평가하고, 안저 검사를 통하여 시신경 위축이나 시신경유두부종(papilledema)이 있는지 확인해봄으로써 평가해 볼 수 있다. 3번 신경(눈돌림신경, oculomotor nerve), 4번 신경(도르래신경, trochlear nerve), 6번 신경(갓돌림신경, abducens nerve)에 대한 평가는 안구의 움직임, 동공 반응, 안검의 위치 등에 대한 검사를 통해 이루어질 수 있다. 5번 신경(삼차신경, trigeminal nerve)은 주로 얼굴과 각막 감각의 이상 여부와 관련된다. 7번 신경(얼굴신경, facial nerve)은 얼굴 근육의 마비와 관련될 수 있다. 8번 신경(속귀신경, acoustic nerve)은 청각 및 평형 기능과 관련된다. 청각 관련 신경지(auditory branch)의 이상시 난청, 환청 등의 증상과 관련될 수 있다. 전정 기능 관련 신경지(vestibular branch)의 이상은 현훈 등의 증상을 유발하며, 안구 진탕 등의 징후와 관련될 수 있다. 그러나 안구 진탕은 다른 여러 질환에서 다양한 양상으로 나타날 수 있으므로, 주의 깊은 감별 진단이 필요하다. 9번 신경(혀인두신경, glossopharyngeal nerve)과 10번 신경(미주신경, vagus nerve)은 인두 및 후두 기능, 미각, 구역반사(gag reflex) 등의 조절과 관련된다. 9번 신경은 주로 인두 및 후두와 혀의 뒤쪽 부분의 감각을 담당하고, 10번 신경은 주로 이러한 구조들의 운동 요소와 관련된다. 11번 신경(더부신경, accessory nerve)은 등세모근(trapezius muscle)의 상부와 목빗근(sternocleidomastoid muscle)에 분포되어 있다. 12번 신경(혀밑신경, hypoglossal nerve)은 혀의 마비 증상 등과 관련된다.

운동 신경계 평가(motor system examination)

다양한 정신의학적 질환이 운동 기능 이상을 동반할 수 있고, 또한 운동 기능의 이상이 있는 각종 질환에서 정신 병리가 동반될 수 있다. 각종 향정신성의약품들도 운동 기능에 영향을 미칠 수 있다. 따라서 정신의학적 평가에서 운동 기능에 대한 평가는 중요한데, 근육량, 근력, 근긴장도(muscle tone) 등을 포함한 근기능 평가, 운동 협조 기능(motor coordination), 각종 불수의적 운동 장애에 대한 평가 등이 포함되어야 한다.

근력은 근육 수축력의 크기를 의미하며, 0~5점으로 등급을 매긴다(0: 근육 수축이 전혀 없음, 1: 움직임 없는 근육 수축만 있음, 2: 중력 제거 상태에서 사지의 움직임 있음, 3: 중력을 극복하는 사지 움직임 있음, 4: 부분적 저항을 극복하는 움직임 있음, 5: 정상적 근력). 근긴장도는 환자가 이완하고 있을 때 환자의 사지나 목을 수동적으로 움직여 보는 방법으로 시행하며, 다양한 양상으로 나타날 수 있다. 근육강직(spasticity)은 안정시 이완되어 있다가 수동적으로 신장시키려 할 때 근긴장도가 올라가는 양상으로 나타나며, 위운동신경원(upper motor neuron)의 손상과 관련된다. 수동 운동을 시킬 때의 저항이 운동 속도와 상관없이 일정하게 유지되는 납관경직(lead-pipe rigidity, plastic rigidity라고도 함)이 파킨슨병과 같은 추체외로 증후군 등에서 나타날 수 있다. 몇몇 추체외로 질환에서는 사지를 움직여볼 때 간헐적으로 저항이 느껴지는 톱니바퀴경직(cogwheel rigidity)이 관찰될 수 있다. 납굴증(waxy flexibility)은 환자의 사지를 수동 운동시킬 때 일정 정도의 저항을 유지하다가 운동이 끝난 시점의 자세를 유지하는 현상을 말하는데, 긴장증(catatonia)과 동반되어 나타나는 경우가 많다. 긴장증은 주로 조현병과 같은 각종 정신의학적 질환, 각종 뇌질환 등에서 나타난다.

운동 협조 기능은 다양한 운동 및 감각 체계의 이상으로 나타날 수 있으나, 기본적으로는 소뇌 기능과 관련된다고 생각한다. 협조 기능을 평가하는 대표적인 검사는 신속교대운동검사(rapid alternating movement), 수지-코 운동 검사(finger-to-nose movement), 뒤꿈치-무릎-정강이자세(heel-knee-shin maneuver) 등이다. 정상적인 걸음과 자세도 운동 기능 및 감각 기능의 원활한 협조에 의해 가능하다. 따라서, 걸음의 시작 양상, 보폭, 높이, 속도, 양발 간격, 대칭성, 경로 이탈 여부, 가속보행(festination of gait) 여부 등을 주의 깊게 평가해야 한다. 자세의 불안정성은 감각기능 이상, 소뇌 질환, 추체외로 질환 등에 의해 발생할 수 있다. 예컨대, 파킨슨병과 같은 추체외로 질환에서는 사지 굽힘(flexion) 양상의 자세 이상이 나타나는 경향이 있고, 진행핵상마비(progressive supranuclear palsy)와 같은 질환에서는 폄(extension)양상의 자세 이상이 관찰된다.

연성신경학적징후(soft neurologic sign)는 초기 발달 단계에서는 정상적으로 나타날 수 있지만, 아동기 이후에도 나타나면 비정상적인 것으로 간주되는 미세한 운동 및 감각신경계의 장애를 말한다. 연성신경학증징후를 통하여 명확하게 병소를 국소화할 수는 없으나, 이러한 징후의 출현은 미세한 뇌기능의 이상을 시사한다. 연성신경학적징후는 조현병 등의 정신의학적 질환에서 상대적으로 빈번히 관찰된다.

불수의적 운동 장애는 파킨슨증후군, 운동과다증(hyperkinesia), 떨림(tremor), 근육긴장이상(dystonia)의 형태로 나타날 수 있다. 파킨슨증후군은 근육 경직과 운동완만증(bradykinesia)의 형태가 특징적이다. 운동과다증은 비틀림운동(athetosis), 무도병(chorea), 틱(tic), 근간대경련(myoclonus) 등의 형태로 나타난다. 항정신병 약물 등에 의해 유발될 수 있는 지연이상운동(tardive dyskinesia)은 무도증의 특별한 형태이다. 떨림은 다른 불수의적 운동장애와는 달리, 비교적 일정한 간격의 진동의 양상을 보이며, 안정시떨림(resting tremor), 체위떨림(postural tremor), 활동떨림(kinetic tremor) 등의 형태가 있다. 안정시떨림은 주로 크고 낮은 주파수(약 4~6 Hz)의 떨림으로 파킨슨증후군에서 주로 관찰된다. 안정시떨림은 수면시에는 사라지고 깨어서 안정하고 있을 때 나타나며, 수의적 행동을 하면 억제된다. 체위떨림은 크기는 작고 높은 주파수(약 10~12 Hz)의 진동으로 나타나며, 안정시에는 관찰되지 않다가, 의도적 행동을 하려고 하거나 특정 자세를 유지하는 동안에 나타난다. 체위떨림에는 본태떨림(essential tremor) 및, 피로, 흥분, 저혈당, 갑상샘항진증, 각종 약물 복용과 같은 상태의 영향을 받는 생리적떨림(physiologic tremor)이 포함된다. 활동떨림은 운동시 악화되는 떨림으로, 소뇌 이상에 의해 나타나는 의도적 행동시의 떨림이 대표적 예이다. 근육긴장이상은 길항근(antagonistic muscle)의 지속적 수축으로 인해, 자세의 이상이 지속적으로 나타나는 현상을 말한다. 근육긴장이상은 초기에는 간헐적으로 나타나서 불규칙한 떨림의 양상처럼 보일 수도 있다. 근육긴장이상은 특발성으로 나타날 수도 있고, 다양한 종류의 운동장애와 동반되어 나타나거나, 항정신병약물 등의 부작용으로 나타날 수도 있다.

감각 신경계 평가(sensory system examination)

감각 신경계에 대한 평가는 시상에 의해 매개되는 일차적 감각 체계와 피질성 감각 체계에 대한 평가를 포함한다. 일차적 감각체계에 대한 평가는 가벼운 촉각 자극, 통각 자극, 온도, 진동 등에 대한 감각 평가를 포함한다. 피질성 감각 이상의 경우는 미세한 감각의 분별 이상의 형태로 나타난다. 이러한 환자들은, 서로 가까이 위치한 두 지점을 자극했을 때와 한 점을 자극했을 경우를 구분하기 어려워하고(two-point discrimination test), 입체감각인식(stereognosis), 피부그림감각(graphesthesia) 등에 대한 검사에서도 어려움을 보인다. 편측무시(unilateral neglect)에 대한 평가는 양측에 동시자극을 주고서, 환자가 편측의 자극으로만 인식하는지 여부를 관찰함으로써 이루어질 수 있다. 고유감각(proprioception)이 심하게 손상된 환자에서는 눈을 감고 섰을 때 균형의 유지에 어려움이 생기는 Romberg 징후가 나타날 수 있다.

반사(reflexes)

상완 이두근(biceps) 및 삼두근(triceps) 반사, 슬개(patella)

반사, 아킬레스(achilles) 반사 등의 근육신장반사(muscle stretch reflex)들에 대한 검사를 통하여, 감각 운동계의 협조적절성을 파악하고, 병소를 국소화하는 데에 유용한 정보를 얻을 수 있다. 위운동신경원을 포함하여 피질척수로(corticospinal tract) 부위에 병변이 있을 경우, 반대측의 반사 반응이 증가한다. 바빈스키(Babinski) 징후는 발바닥의 외측면을 뒤에서 앞으로 긁을 때 나타나는 병적 반사로, 정상적으로는 엄지발가락이 발바닥 쪽으로 구부러져야 하나(발바닥쪽굽힘, plantar flexion), 바빈스키 반사가 나타날때는 엄지발가락이 발등쪽으로 구부러진다(발등 굽힘, dorsiflexion). 이때, 나머지 발가락은 펼쳐질 수도 있고 그렇지 않을 수도 있다. 바빈스키 징후 또한 피질척수로의 병변을 시사하는 중요한 편측화 징후(lateralizing sign)이다. 바빈스키 징후가 나타나면 피질척수로의 질환을 시사한다. 미간두드리기반사(glabella tapping reflex)는 1초에 1회 정도의 간격으로 미간을 계속 두드릴 때, 눈깜빡임이 사라지지 않고 지속되는 현상을 말하며, 파킨슨병이나 미만성 뇌질환이 있을 경우에 관찰된다.

특수 상황에서의 실험실 검사

정신병적 장애

정신병적 증상은 조현병과 같은 정신병적 질환 이외에 각종 신경학적 질환 혹은 전신성 감염 질환, 측두엽 간질, 각종 약물 중독 및 금단, 대사성 혹은 내분비 질환, 중추신경계 종양, 중금속 중독 등 다양한 원인들에 의해서 발생할 수 있으므로, 이들 원인을 감별하기 위한 선별 검사를 시행한다. 일상적 선별검사에는 혈청 화학 검사(기본적 전해질, 이산화탄소 농도, 혈액요소질소, 크레아티닌 등을 포함); 간기능 검사; 전체혈구계산(complete blood count, CBC); 갑상샘 호르몬 검사; 매독검사; HIV 혈청 검사; 혈중 알코올 농도; 약물 남용 감별을 위한 소변 약물 검사; 컴퓨터단층촬영(computed tomography, CT), 자기공명영상(magnetic resonance image, MRI) 등의 뇌영상 검사; 뇌파 검사 등이 포함된다. 이러한 기본적 선별 검사로도 원인이 명확하지 않은 경우 뇌척수액 검사, 중금속 분석 검사, 소변 포르피린(porphyrin) 검사, 혈액 배양 검사, 류마티스 인자 검사, 항핵항체검사(antinuclear antibody test), 적혈구 침강 속도 등의 검사 시행에 대해 고려할 수 있다. 항정신병약물을 투여할 경우에는 임신 반응 검사와 심전도 검사를 고려한다.

기분의 변화

기분의 변화 역시 다양한 신경과적, 내과적 질환들에 의해서 발생할 수 있으므로, 우울증이나 조증과 같은 기분 증상이 새로이 나타날 경우에도 충분한 선별 검사가 필요하다. 일상적 선별 검사에는 갑상샘 호르몬 검사, 혈청 화학 검사, 간기능 검사, 신장 기능 검사, 전체혈구계산, 소변검사, 약물 남용 감별을 위한 소변 약물 검사 등이 포함된다. 기분안정제(mood stabilizer) 투여를 고려할 경우에는 임신 반응 검사, 심전도 검사를 시행한다. 기분안정제나 각종 항우울제는 다양한 종류의 약물 부작용과도 관련될 수 있으므로, 투여 시작 후에도 정기적으로 기본적인 선별검사를 함으로써 보다 안전하게 약물 투여를 할 수 있다. 다양한 상황에서 약물 농도 측정이 도움이 될 수 있는데, 약물 순응도의 문제가 의심되는 경우, 약물 치료 효과가 예상과 다르게 나타나지 않는 경우, 약물로 인한 독성이 의심되는 경우, 약물 상호작용으로 인해 계획하고 있는 치료 약물 농도의 변화가 예상되는 경우 등이 여기에 해당한다. 특히, 리튬(lithium), 발프로산(valproate), 카바마제핀(carbamazepine), 삼환계 항우울제 등의 약물은 혈중 농도에 따른 치료 반응을 모니터하기 위해 약물 농도를 측정할 수도 있다. 뇌파 검사와 뇌영상 검사도 기분 변화의 원인을 감별하는데 도움이 된다.

불 안

불안 증상을 유발할 수 있는 의학적 질환이나 상태는 매우 다양하다. 먼저, 갑상샘 기능 이상, 부갑상샘기능항진증, 크롬친화세포종(pheochromocytoma), 저혈당 등의 내분비학적 질환을 감별할 필요가 있으며, 각종 약물 중독 및 금단 등에 대한 평가도 이루어져야 한다. 다양한 종류의 신경학적 질환이 있을 경우에도 불안 증상을 보일 수 있으므로 이를 감별해야 한다. 협심증, 심근경색증, 승모판탈출증(mitral valve prolapse), 각종 부정맥 등에 의한 증상도 감별할 필요가 있다. 따라서, 간기능 및 신장 기능을 포함한 기본적 혈청 화학 검사, 혈당 검사, 혈청 칼슘치, 갑상샘자극호르몬 검사 외에 심전도 검사, 홀터(Holter) 모니터링, 심초음파 검사, 운동부하검사 등이 필요할 수 있다. 호흡에 영향을 주는 각종 폐질환도 불안 증상에 기여할 수 있으므로 흉부 방사선 검사, 폐기능 검사 등을 통한 호흡 기능 평가가 이루어 질 필요가 있다. 그 외에도 필요할 경우, 뇌파 검사, 소변 포르피린, 바닐릴만델산(vanillylmandelic acid) 등에 대한 검사를 고려한다. 암페타민(amphetamine), 코카인(cocaine), 니코틴(nicotine), 각종 환각제 등의 물질에 의해서도 불안이 유발될 수 있으므로, 약물 사용이 의심될 경우, 각종 약물의 검출 여부를 확인할 필요가 있다. 더불어, 알코올 및 각종 약물과 관련된 금단 증상과의 감별도 필요하다.

정신 상태의 변화

갑작스러운 의식의 변화가 있는 경우, 원인이 되는 내과적 혹은 신경학적 문제가 있을 가능성이 많다. 중추신경계 감염 및 종양, 뇌혈관 질환, 경련, 신부전, 심부전, 부정맥, 심근 경색, 약물 중독 및 금단 등 다양한 문제들이 여기에 해당한다. 이러한 원인 문제들은 경우에 따라서 응급적 처치를 요하는 문제들일 수 있으므로, 철저한 신체 검사 및 병력 조사와 더불어 포괄적인 임상병리 검사 및 진단적 검사가 응급 상황에 준해 이루어져야 할 필요가 있다. 간기능 및 신장 기능을 포함한 기본적 혈청 화학 검사, 전체혈구계산, 적혈구 침강 속도, 매독 검사, 사람면역결핍바이러스 혈청 검사, 혈중 알코올 농도, 소변 검사, 비타민 B12, 엽산 검사, 약물 남용 감별을 위한 소변 약물 검사, 각종 약물 농도 검사, 흉부 방사선 검사, 심전도 검사, 뇌파 검사 등이 도움이 된다. 또한, 필요할 경우, 뇌척수액 검사, 소변 포르피린, 혈청 암모니아, 혈액배양검사, 동맥혈 가스 분석, CT/MRI 등의 뇌영상검사 등이 필요할 수 있다. 뇌파 검사에서는 발작(seizure)을 시사하는 소견뿐만 아니라, 대사성 질환, 전해질 불균형, 감염, 약물 중독 등과 같은 다양한 종류의 전신적 질환에 의해 2차적으로 발생하는 뇌병증을 시사하는 소견이 나타나기도 한다. CT/MRI 검사는 각종 두개강 내 혈종 및 출혈, 뇌종양, 뇌졸중 등의 진단에 매우 유용하다.

인지 기능의 저하

치매와 같은 인지 기능 저하가 있을 때에도 각종 검사들이 진행되어야 한다. 뇌병변 감별을 위한 구조적 뇌영상 검사가 필요한데, 특히 경막하혈종(subdural hematoma), 정상압수두증, 다발경화증(multiple sclerosis)과 같은 회복 가능한 원인에 의한 것인지 확인하여야 한다. 또한, 갑상샘저하증, 티아민 결핍증, 비타민 B12 결핍증, 엽산 결핍증, 간기능 부전, 신기능 부전, 저혈당, 고칼슘혈증, 매독 등과 같은 회복 가능한 원인들에 의한 인지기능 저하를 감별하기 위한 진단검사의학적 평가가 추천된다. 우울증과 관련된 인지기능 저하나 가성치매 등의 감별을 위한 심리 평가 등도 추천된다. 이러한 심리 평가는 치매와 가성치매의 감별뿐만 아니라 치료에 어떤 반응을 보일 것인가를 예측하는 데에도 도움이 될 수 있다(표 6-1).

양성자방출단층촬영술(positron emission tomography, PET)이나 단일광자방출컴퓨터단층촬영술(single photon emission computed tomography, SPECT)와 같은 기능적 뇌영상 검사도 도움이 될 수 있다. 특히, 알츠하이머치매와 이마관자엽치매의 감별에 유용할 수 있다.

치매 수준에 이르지는 않는 경도의 인지 기능장애를 보이는 경우에도 갑상샘호르몬 검사 등이 도움이 될 수 있다. 또한 병력 조사, 신체 검진, 계통별 문진 등에서 드러나는 증상이나 징후가 있다면, 치매와의 감별을 위해 시행하는 전형적 진단검사의학적 검사들이 유용할 수 있다. 예컨데, 마약류 약물을 위생적이지 않은 주사제를 통해 투여한 병력이 있는 경우는 HIV 혈청 검사 등을 시행해 보는 것이 도움이 될 수 있다. 치매의 원인이 가역성인지 알아보기 위해 진행하는 검사를 경도 인지장애 환자에서도 똑같이 진행하는 것의 유용성에 대해 많은 임상가들이 동의할 것으로 생각하나, 실제 이렇게 하는 것이 임상적으로 얼마나 유용한지에 대해서는 정확이 규명되지는 않았다.

표 6-1. 치매 환자의 검사

표 6-1. 치매 환자의 검사
진단검사의학적 검사 기본 혈청 화학 검사 간기능검사 신장기능검사 갑상샘 기능검사 혈청내 전해질, 칼슘 및 마그네슘 이온치 혈당 매독 검사 소변 검사 전체혈구계산과 감별계산(complete blood cell count with differential cell type) 혈청 비타민 B_{12} 엽산 소변 코르티코스테로이드 적혈구 침강 속도 항핵항체 검사, C_3, C_4, anti-DS DNA 동맥혈 가스 분석 사람면역결핍바이러스 선별 검사 소변내 porphobilinogens
흉부 방사선 검사
심전도
뇌영상 검사 및 신경학적 진단검사 두부 CT 혹은 MRI 두부 PET 혹은 SPECT 요추천자 검사 뇌파 검사
신경심리학적 검사

물질 관련 문제

약물 남용의 문제는 단독으로 나타나는 경우도 있고, 다양한 정신의학적 질환에 동반하여 나타나는 경우도 있다. 또한, 약물 관련된 문제들은 다양한 정신 병리로 표현되기도 한다. 이로 인해 알코올, 아편, 암페타민, 코카인, 대마초, 펜시클리딘(phencyclidine), 각종 벤조다이아제핀(benzodiazepines), 바르비투르산염(barbiturates) 등 중독 혹은 남용의 위험성이 있는 약물을 복용하였는지 평가하고, 치료, 추적 관찰할 필요가 있다. 특히, 물질 사용 장애를 경험하고 환자들에서 본인의 물질 관련 문제를 부정하는 경우가 빈번하기 때문에, 혈액, 소변, 타액, 모발 등의 검체를 이용한 검사실 검사를 통하여 환자의 평가, 치료, 경과 관찰에 필요한 유용한 정보를 얻을 수 있게 된다. 특히, 소변을 이용한 검사는 혈액을 이용한 검사보다 사용된 약물과 그 대사 물질이 더 오랫동안 검출되는 경우가 많아서 임상적으로 흔히 사용된다. 약물 복용 후 소변 내에서 검출될 수 있는 대략적인 시한은 복용 용량과 기간, 신장 기능, 간기능 등에 따라 다양하게 나타난다. 특히, 약물의 종류에 따라 소변 검사에서 검출될 수 있는 시한이 약물마다 다양한데, 암페타민, 코데인, 모르핀 등의 아편 물질의 경우 약 2~3일, 코카인의 경우 6~8시간(대사 물질의 경우 2~4일), 벤조다이아제핀계 약물의 경우 약 3일, 대마초의 경우 4~6주, 펜시클리딘의 경우 1~2주, 단기 작용 바르비투르산염의 경우 24시간, 알코올의 경우 약 7~12시간, 장기 작용 바르비투르산염의 경우 3주 정도로 알려져 있다. 단, 알코올이나 바르비투르산염의 경우, 혈액 검사에서 가장 잘 검출되는 것으로 알려져 있다. 알코올에 의한 중독(intoxication) 상태가 나타날 경우 혈중 알코올 농도를 측정한다. 약물의 만성적인 사용과 관련하여 나타날 수 있는 여러가지 의학적 발생할 수 있으므로, 이에 대한 평가 및 모니터링도 필요하다. 예를 들어, 만성적인 알코올 사용 장애가 있을 경우, 알코올성 간질환에 대한 검사가 진행되어야 한다. 또한 불법적 약물을 비위생적 정맥주사 등을 이용하거나 성적 쾌락을 증진시킬 목적으로 사용했을 경우, 후천면역결핍증후군, 매독, B형 간염, C형 간염 등 혈액으로 매개되는 각종 감염성 질환과 성적 접촉을 통해 매개되는 감염성 질환 등에 대한 평가가 이루어질 필요가 있다.

약물 모니터링

기분안정제, 항우울제, 항정신병 약물 등의 향정신성의약품을 사용할 때, 다양한 부작용, 약물 관련 독성, 효과적 약물 농도 등을 고려해야만 최적의 효과를 얻을 수 있다. 약물 농도가 높을 경우 다양한 독성이 나타날 수 있고, 반대로 약물 농도가 낮을 경우 치료 효과가 미흡할 수 있다. 특별히, 기분 안정제의 경우, 독성은 나타나지 않으면서 효과적인 치료 효과를 나타낼 수 있는 치료범위(therapeutic window)가 좁기 때문에, 정기적인 혈중 약물 농도 검사가 추천된다. 같은 용량의 약물을 처방한다 하더라도, 상호작용이 있는 다른 약물의 복용 여부, 복용하고 있는 약물의 특성, 환자의 약물 순응도 등에 따라 혈중 약물 농도가 변화할 수 있으므로, 적절한 약물 농도를 유지하기 위해서는 임상가의 세심한 주의가 필요하다. 특히, 많은 정신의학적 질환의 치료에 있어, 환자들의 약물 순응 여부를 효과적 모니터하는 것이 치료에 결정적으로 중요한 경우가 많다. 또한, 적절한 치료 용량으로 치료한다고 하더라도, 각종 약물들의 사용과 관련된 다양한 부작용이 나타날 수 있으므로, 관련될 수 있다고 알려진 부작용들을 모니터할 수 있는 각종 검사들이 정기적으로 진행되는 것이 바람직하다. 약물을 시작하기 전에도, 각 약물에 의해 더욱 악화될 수 있거나, 약물 사용의 금기인 기저 질환이 있는지에 대한 평가가 진행되어야 한다.

기분안정제

리 튬

리튬은 갑상샘저하증, 신독성 및 소변 농축 능력 저하, 심장 전도 장애, 백혈구증가(leukocytosis) 등의 다양한 부작용들과 관련될 수 있고, 나트륨 농도 감소에 따라 리튬 혈중 농도가 독성을 유발할 수 있는 수준까지 변화할 수 있다. 또한, 섭취된 대부분의 리튬이 소변을 통하여 배출된다. 이로 인해, 리튬 사용 전에, 갑상샘 기능 검사, 혈청 전해질 검사, 신장 기능 검사, 심전도 검사 등을 진행할 필요가 있다. 또한, 태아에게 노출될 경우 기형을 유발할 수 있으므로 가임기 여성에서는 임신 반응 검사가 추천된다. 권장되는 치료적 혈중 농도 범위는 0.8~1.2 mEq/L 정도이다. 혈중 리튬 농도가 1.5 mEq/L를 넘어서면 독성이 나타날 수 있고, 반대로 0.4 mEq/L 아래로 내려가면 거의 속임약(placebo) 수준으로 효과가 떨어질 수 있다. 리튬 농도 측정을 위한 혈액 채취는 측정 전일 취침전 약을 복용한 후 8~12시간이 경과한 당일 아침에 시행할 것을 권장한다. 처음 약물 농도를 치료적 용량으로 적정할 때는 일주에 2회 정도 약물 농도를 측정하고, 약물 농도가 안정화된 후에는 한 달에 한번 정도 측정하는 것이 권장된다. 리튬 복용을 지속하면서 갑상샘 기능 검사, 혈청 전해질 검사, 신장 기능 검사, 심전도 검사 등은 6개월 정도의 간격으로 정기적으로 시행하는 것이 추천된다.

발프로산

발프로산은 간독성, 혈소판 감소, 응고 장애 등과 관련 될 수 있으므로, 약물 투여 시작 전에 간기능 검사, 혈소판 수치를 포함한 전체혈구계산 등의 검사가 권장된다. 태아에게 신경관결손(neural tube defect) 등의 기형을 유발할 수 있으므로 가임기 여성에서는 임신 반응 검사가 필요하다. 권장되는 치료적 혈중 농도 범위는 50~150 ng/mL이다. 약물 투여 이후에도 6~12개월마다 간기능 검사, 혈소판 수치를 포함한 전체혈구검사, 혈중 약물 농도 검사를 시행한다.

카바마제핀

카바마제핀은 무과립구증(agranulocytosis), 재생불량빈혈, 혈소판감소증, 백혈구감소증 등의 혈액학적 부작용을 유발할 수 있고, 간독성의 위험성도 있다. 이로 인해, 약물 투여전, 혈소판 수치를 포함한 전체혈구계산, 간기능 검사 등이 시행되어야 하며, 망상적혈구(reticulocyte) 수치 검사, 혈청 철분 검사 등도 권장된다. 혈액학적 부작용을 추적하기 위한 전체혈구검사는 약물 투여 후 약 첫 3개월간 매주, 그 이후로는 월 1회 시행이 권장되며, 골수 억제의 소견이 관찰되면 카바마제핀 투여를 중단하여야 한다. 간독성 발생의 선별을 위한 간기능 검사는 3~6개월 간격으로 시행해야 한다. 카바마제핀도 태아에게 신경관결손 등의 기형을 유발할 수 있으므로 가임기 여성에서는 임신 반응 검사가 필요하다. 권장되는 치료적 혈중 농도 범위는 8~12 ng/mL이다.

라모트리진(lamotrigine)

라모트리진의 적정 치료적 혈중 농도는 아직 확립되어 있지 않은 상태이므로, 임상적 반응에 따라 용량을 적정한다. 저칼륨혈증이나 심전도상 QRS 연장 등의 독성반응이 있을 수 있다.

항우울제

항우울제 혈중 농도와 치료 반응과의 관련성은 기분안정제에 비해서는 덜 알려져 있는 편이지만, 몇몇 삼환계(혹은 사환계) 항우울제에서는 약물 농도와 치료 반응과의 관계가 알려져있다.

삼환계(혹은 사환계) 항우울제

삼환계(혹은 사환계) 항우울제는 심장 전도 장애 등의 심장 부작용을 치료적 농도에서도 유발할 수 있기 때문에 약물 투여 이전에 심전도 검사가 시행되어야 하고, 특히 PR 간격, QRS 복합, QTc 간격 등이 연장되어 있는지를 확인한다. 약물 투여 이후로도 1년에 1회 심전도 검사 시행이 권유된다.

우울증 치료를 위해 이미프라민(imipramine), 아미트리프틸린(amitriptyline), 데시프라민(desipramine), 노르트리프틸린(nortriptyline)을 사용할 경우, 각 약물의 농도와 치료적 반응과의 관계가 비교적 잘 알려져 있는 편이며, 혈중 약물 농도 검사가 도움이 될 수 있다. 특히, 급히 치료적 용량까지 약물을 증량해야 할 경우, 부작용에 대한 예민성으로 효과적 최소용량(lowest effective dose)의 투여가 필요한 경우, 환자의 순응도가 의심되거나 표준적 용량에 치료 반응이 없는 경우, 다른 약물과의 상호작용으로 인해 약물 농도가 변할 가능성이 있는 경우, 삼환계(혹은 사환계) 항우울제에 치료적 반응을 보였다가 우울증상이 다시 나타난 경우 등에서 약물 농도 검사가 유용하다. 혈중 약물 농도는 안정적인 용량을 최소 5일 이상 복용한 후에 이루어져야 유효한 결과를 얻을 수 있으며, 혈액 채취 전날 밤 마지막 약을 복용하고 10~14 시간이 지난 당일 아침에 혈액을 채취하는 것이 바람직하다.

이미프라민의 경우, 혈중 농도가 200~250 ng/mL일 때 가장 좋은 치료적 반응을 보이며, 250 ng/mL 이상의 혈중 농도에서는 더 이상 치료효과가 증가하지는 않고 부작용만 증가한다. 일부의 환자들은 혈중 농도 200 ng/mL 이하에서도 치료적 반응을 보이기도 한다. 아미트리프틸린의 경우, 연구들마다 혈중 농도와 치료적 반응과의 관련성이 일관되지 않는 면이 있지만, 대부분 75~175 ng/mL의 농도 범위에서 효과적인 것으로 보인다. 노르트리프틸린은 50~150 ng/mL의 용량 범위에서 효과적이며, 150 ng/mL 이상의 혈중 농도에서는 오히려 치료 반응이 감소하는 것으로 알려져 있다. 데시프라민의 경우 125 ng/mL 이상의 혈중 농도에서 치료 효과와 혈중 농도와의 상관성을 나타낸다.

단가아민산화효소차단제 (monoamine oxidase inhibitors, MAOIs)

단가아민산화효소차단제의 경우, 티라민(tyramin) 함유 음식 섭취에 의한 고혈압위기(hypertensive crisis), 기립성저혈압 등의 부작용과 관련될 수 있기 때문에, 약물 투여 전 혈압을 측정하여야 하고, 이후 투여기간 동안에도 혈압을 추적 모니터링하여야 한다.

항정신병약물

항정신병약물의 종류마다 부작용 프로파일이 다르기 때문에 일괄적으로 필요한 검사를 말하기는 어려우나, 일반적으로 흔히 경험할 수 있는 부작용들에 대한 선별 검사와 모니터링이 필요하다. 백혈구증가증, 백혈구감소증, 빈혈, 혈소판 기능장애, 무과립구증 등의 혈액학적 부작용의 가능성이 있기 때문에 항정신병약물 투여 전에 전체혈구계산을 시행하고, 투여 이후에도 모니터링할 필요가 있다. 저역가 항정신병약물의 경우 골수 억제에 의한 혈액학적 부작용에 더욱 주의하여야 한다. 특히, 클로자핀(clozapine)의 경우 치명적인 무과립구증의 위험이 있기 때문에, 전체혈구계산 시 감별계산(differential count)을 함께 시행하여 백혈구 수치를 반드시 확인해야 한다. 이러한 전체혈구계산은 약물 투여 전에도 시행되어야 할 뿐만 아니라, 약물 투여 이후에도 18주간 매주 시행해야 하며, 그 이후로도 매달 1회의 전체혈구계산 시행이 요구된다.

항정신병 약물은 간세포독성(hepatocellular toxicity)과 담즙 정체(biliary stasis) 등의 부작용과도 관련될 수 있고, 대부분의 항정신병약물이 간에서 대사되기 때문에, 약물 투여 전 및 투여 후 모니터링도 필요하다.

항정신병약물은 QTc 간격 연장 등의 심장 부작용과 관련될 수 있으므로, 약물 투여전 심전도 검사의 시행이 권장된다. 특히, 티오리다진(thioridazine), 지프라시돈(ziprasidone) 등의 일부 항정신병약물은 다형성심실빈맥(torsades de pointes)과 같은 치명적인 심장 부정맥과 관련 될 수 있으므로, 약물 투여 기간 동안 심전도 검사를 통한 모니터링이 필요하다. 또한, 기저 질환으로 심장 질환을 앓고 있거나 고령인 환자에게서도 항정신병약물 투여 전 심전도 검사를 하여 항정신병약물과 관련된 심장 부작용 여부를 모니터링해 나갈 수 있도록 한다.

저역가 항정신병 약물, 특히 클로자핀과 같은 약물은 발작의 역치를 낮출 수 있으므로, 약물 투여 전 뇌파 검사가 유용하다.

다양한 항정신병약물들이 대사 증후군의 발생 및 악화와 관련될 수 있으며, 특히 비전형적 항정신병약물 사용시 그러하다. 따라서, 항정신병약물 투여 전에 지방 프로파일, 공복혈당, 당화혈색소(hemoglobin A_{1C}) 등을 측정한다. 이후로 이러한 검사를 정기적으로 진행하며, 당뇨병이 시사되는 증상이나 징후가 있거나, 유의미한 체중 증가 발생시에는 즉시 지방 프로파일 및 혈당 검사를 시행할 필요가 있다. 정기적인 체중 측정, 신체비만지수(body mass index) 등의 측정도 도움이 될 수 있다.

항정신병약물 투여시, 혈중 농도 모니터링이 임상 실제에서 일상적으로 시행되는 것은 아니다. 하지만, 환자의 약물 순응도가 의심될 경우, 증상의 안정화 기간이 확보되었다가 재발 혹은 악화된 경우, 항정신병약물과 상호작용이 있을 수 있는 약물을 복용하는 경우, 투여 용량에 비해 과도한 부작용을 보이는 경우 등에서는 혈중 약물 농도 측정을 통해 도움을 받을 수 있다.

신경내분비검사

신경내분비계는 행동과 호르몬의 상호작용을 나타내는 용어로 행동이 내분비계에 영향을 미치고 내분비계가 인간의 인지, 사고 및 정서에 영향을 미칠 수 있다. 내분비 기능의 이상은 불안과 우울 같은 정신증상을 유발할 수 있으며, 반대로 스트레스를 비롯한 여러 정신적 증상이나 고통이 내분비 기능에 영향을 미칠 수도 있다. 신경내분비계는 구조적 기능적으로 큰 복합체를 이루어 시상하부, 뇌하수체 및 말단 내분비기관으로 구성된다.

뇌하수체에서 분비된 호르몬들은 성장호르몬이나 프로락틴처럼 직접 표적세포에 작용하기도 하고, 부신피질자극호르몬, 갑상샘자극호르몬, 황체호르몬, 난포자극호르몬처럼 부신, 갑상샘, 생식샘 등에 작용하여 코티솔, 갑상샘호르몬, 테스토스테론, 에스트로겐, 프로게스테론 등의 호르몬을 분비하게 한다. 이렇게 분비된 호르몬은 다시 상위의 내분비선에 작용하여 분비를 조절하는 되먹임 기전을 가진다. 신경내분비계는 변연계-시상하부-뇌하수체-부신, 변연계-시상하부-뇌하수체-갑상샘, 변연계-시상하부-뇌하수체-생식샘 등의 조절 축이 있어서 하위의 내분비선은 상위의 조절 기관에 의한 조절을 받고, 상위의 조절 기관은 하위의 내분비선에서 분비되는 호르몬에 의하여 조절된다. 이러한 조절 기전으로 인하여 개체는 항상성(homeostasis)을 이루게 되고, 성장과 발달, 스트레스에 대한 반응, 생식 등 개체의 생존에 필수적인 기능을 할 수 있다.

신경내분비계 기능은 크게 두 가지 방법으로 측정한다. 한 가지는 기저치를 평가하는 방법으로, 특정 시점에 단회 혈액채취를 하거나 여러 시점에서 혈액채취를 하여 평균을 내는 방법이 있고 24시간 소변을 모으는 방법들이 있다. 두 번째는 신경화학물질이나 호르몬을 주었을 때의 반응을 측정하는 것이다. 두 번째 방법이 보다 효과적인데, 왜냐하면 기저치의 변이가 적으며, 내분비계를 조절하는 신경전달물질계의 활성도 및 이상 여부를 같이 평가할 수 있기 때문이다.

내분비 호르몬 축에 따른 기능이상과 검사

시상하부-뇌하수체-부신피질 축 (hypothalamic-pituitary-adrenal axis)

부신질환은 우울, 불안, 조증, 치매, 정신증 그리고 섬망을 포함한 다양한 정신과적 임상 양상과 관련이 깊다. 우울증에서 혈중 코티솔 및 소변내 코티솔 대사산물이 증가되어 있다. 또한 혈중 코티솔 농도의 일과성 변동이 정상인과 다르다. 덱사메타손 억제 검사(dexamethasone supression test, DST)는 시상하부-뇌하수체-부신피질 축이 적절히 기능하는가를 평가하는 검사로, 이 축의 기능이상은 스트레스와 밀접한 관련이 있다. 오후 11시에 덱사메타손 1 mg을 복용하게 한 후, 다음날 오전 8시, 오후 4시, 오후 11시에 각각 혈장 코티솔을 측정하는 것이다. 정상적으로는 혈장 코티솔이 5 μg/dL 이하로 억제되는데, 억제가 되지 않아 그 이상의 수치를 보이면 비정상으로 판정한다. 검사법의 도입 당시에는 내인성 우울증의 진단에 비교적 특이하다고 알려졌지만 다른 정신과적 질환에서도 양성반응을 보이는 경우가 많아, 그 유용성이 상당히 감소되었다. 그러나 아직 항우울제에 대한 치료반응 예측이나 추적에 유용하다는 견해가 있다. 에디슨병(Addison's disease)에서 코티솔이 낮게 측정되는데, 이러한 환자들은 피로, 식욕감소, 체중감소 및 기운 없음 등을 주로 호소하며 심한 경우에는 기억력 감소, 혼미 혹은 섬망 상태까지 갈 수 있다. 이러한 경우에는 환각과 망상과 같은 정신증 또는 우울감이 동반될 수 있다. 쿠싱증후군(Cushing's syndrome)은 반대로 코티솔이 증가된 상태이다. 쿠싱증후군 환자들의 절반 정도가 정서적 불안정, 초조 및 불안, 공황발작, 우울감, 조증과 같은 여러 다양한 정신과적 임상 양상을 보인다. 증상은 보통 코티솔 수치가 정상화 되면 자연스럽게 호전되지만, 그렇지 않은 경우에는 정신과적 치료가 필요할 수 있다. 코티솔 검사는 혈액, 타액, 소변을 이용하여 측정이 가능한데, 코티솔 수치가 일차 정신과 질환의 평가 및 관리에 유용하지 않아 기본적인 검사에 포함되지는 않는다. 약제로서 스테로이드의 사용은 초조, 공격성, 우울감, 정신증의 임상양상과 관련이 있으며, 특히 운동선수와 육체미 선수들이 보통 이를 남용하기도 한다. 소변 채취가 이러한 약제들의 선별검사로 사용될 수 있지만, 매우 많은 물질들의 합성으로 만들어지기 때문에 정확한 진단을 위한 각종 검사가 부가로 필요하다.

시상하부-뇌하수체-갑상샘 축 (hypothalamic-pituitary-thyroid axis)

갑상샘 호르몬은 거의 모든 인체 내 기관의 조절에 관여하며, 갑상샘 호르몬의 상태에 따라서 각종 호르몬들의 배출 및 대사가 결정되므로 갑상샘 기능 이상은 여러 다양한 정신과적 임상 양상과 관련이 많다. 갑상샘 호르몬은 우울장애와 불안장애와 관련이 깊으며 공황발작, 치매, 정신병적 증상과도 연관성이 있다. 티록신(thyroxine, T4)과 삼요오드티로닌(triiodothyronine, T3)을 투약했을 때는 난치성 우울증이나 양극성장애에서 효과가 있음이 잘 알려져 있으며, 갑상샘 기능의 정도가 양극성장애의 예후나 임상양상과 관련을 보인다고 한다. 우울증 환자의 약 1/3에서 갑상샘자극방출호르몬(thyrotropin releasing hormome, TRH)에 의한 갑상샘자극호르몬(thyroid stimulating hormone, TSH)의 반응이 저하되어 있다. 갑상샘 기능이 저하되어 있으면 항우울제에 의한 치료 효과도 제한적인 것으로 알려져 있다.

갑상샘 호르몬 항진은 피로감, 초조, 불면, 불안, 체중감소 및 정서적 불안정을 유발한다. 반면, 갑상샘 저하증은 피로, 성욕 감소, 기억력 저하, 초조 등을 자주 호소한다. 따라서 이러한 환자들에게 갑상샘기능검사를 통해 기저 TSH의 측정이 정확한 진단을 위해 필수적이다. 한편, 갑상샘 호르몬 항진시 삼환계 항우울제나 단가아민산화효소 억제제(MAOI)의 심장 독성을 유발할 수 있고 항정신병약물의 신경독 효과(neurotoxic effect) 또한 강화할 수 있기 때문에 주의하여야 한다.

시상하부-뇌하수체-생식샘 축 (hypothalamic-pituitary-gonadal axis)

생식샘호르몬은 기본적으로 난소와 정소에서 분비되는 스테로이드이며 전립선 샘과 지방세포 또한 스테로이드의 저장과 합성에 관여하여 성적 기능 및 활동에 영향을 미친다. 주요 우울장애의 발병률이 여성에서 더 높으며 양극성장애도 전체적인 유병률은 비슷하나 여성에서 우울 삽화의 발병 빈도가 더 높다는 것은 잘 알려진 사실로서, 생식샘호르몬은 이와 같은 성별에 따른 증상의 차이에 일정 부분 기여한다고 생각된다.

생식샘호르몬, 특히 에스트로겐은 생리주기를 조절하고 임신을 준비하는 역할을 하기도 하지만, 이 외에도 세로토닌, 노르아드레날린, 도파민, GABA 등 각종 신경전달물질에 영향을 주어 항우울작용을 하거나 뇌유래신경영양인자(brain-derived neurotropic factor, BDNF) 발현을 증가시켜 신경가소성에도 역할을 하는 것으로 알려져 있다. 또한 에스트로겐의 감소는 여성에서 골다공증 및 치매의 위험성을 증가시킨다. 폐경기 여성에게 항우울제와 함께 저용량의 에스트로겐 부가요법을 시행했을때, 기분이 호전되었다는 연구가 있다. 유방암 치료를 위한 타목시펜(tamoxifen)이 조증 환자에서 치료 효과가 있다는 보고도 있다.

항이뇨호르몬(antidiuretic hormone/vasopressin, AVP)

항이뇨호르몬은 감정적 스트레스, 통증 또는 탈수와 같은 신체 상태에 반응하여 분비를 조절함으로써 신체 내 수분 균형을 유지한다. 요붕증(diabetic inspidus, DI)은 보통 항이뇨호르몬이 감소된 상태를 말하며 심한 갈증과 다뇨가 주 증상이다. 리튬을 장기 복용하면 리튬이 콩팥 세뇨관의 항이뇨호르몬에 대한 민감도를 낮추기 때문에 신성 요붕증(nephrogenic DI)을 유발할 가능성이 있다. 반대로, 항이뇨호르몬이 과다 분비하여 체내 수분의 정체를 늘리는 질환을 항이뇨호르몬 부적절 분비증후군(syndrome of inappropriate secretion of ADH, SIADH)이라고 하며, 이는 저나트륨혈증을 발생시켜 섬망을 유발할 수 있다.

기 타

췌장기능 검사

췌장기능을 알아보기 위해 보통 혈장 아밀라아제를 측정한다. 아밀라아제 증가는 신장염이 있는 알코올 남용 환자에서 자주 볼 수 있다.

부갑상샘 호르몬 검사(parathyroid hormone)

부갑상샘호르몬은 체내에 칼슘과 인의 균형을 유지한다. 이 호르몬 불균형은 칼슘과 인의 이상을 초래하여 우울감 또는 섬망을 유발할 수 있다.

프로락틴(prolactin)

프로락틴은 기본적으로 생식기능과 관련이 깊다. 고프로락틴혈증인 환자는 종종 우울감, 성욕 감소, 스트레스 취약, 불안, 초조 등의 증상을 호소한다. 특히, 항정신병약물 중에는 고프로락틴혈증을 유발하는 약물들이 있기 때문에 이들과 원인 감별이 필요하다. 또한 경련을 한 직후에 프로락틴이 증가할 수 있기 때문에 가성간질(pseudo-seizure)과 간질을 감별하는 데 도움을 줄 수 있다.

융모막성 생식샘자극호르몬 (human chorionic gonadotropin, hCG)

hCG는 소변과 혈액을 통해 검사할 수 있으며 특히 소변검사는 임신의 선별검사이다. 이러한 검사는 마지막 월경이 끝난 날로부터 대략 2주가량 지난 후부터 검출이 가능하다. 임신검사는 리튬, 카바마제핀, 발프로에이트와 같이 선천성 기형 유발 가능성이 있는 정신과 약물을 사용하기 전 가임기 여성에게 기본 검사로 시행한다.

옥시토신(oxytocin)

옥시토신은 뇌하수체 후엽에서 분비되며 수유반응, 성적활동, 애착행위 등과 관련이 있다. 또 옥시토신은 식욕을 억제하고 나트륨 섭취를 저해하며 도파민에 영향을 주어 물질 남용에도 영향을 준다. 여성에게 옥시토신을 주입했을 때 모성 활동이 증가한 연구가 보고되었으며, 자폐성향을 가진 환자에서 옥시토신 수치가 저하되었다는 연구 결과도 있다.

전기생리검사

기본 뇌파 검사

뇌파(electroencephalography, EEG)는 대뇌피질의 전기적 활동을 측정하여 뇌의 기능적 결함을 관찰할 수 있도록 해주는 것으로, 1929년 Hans Berger가 처음으로 사람에게서 뇌파를 측정한 이후 현재까지도 임상에서 널리 사용되고 있는 검사이다. 뇌파는 뇌의 기능적인 이상을 보여주는 다른 방법들과 비교할 때 경제적이고, 시간 해상도가 높으며, 짧은 시간의 검사자료로도 뇌기능에 대한 많은 정보를 알 수 있고, 방사능 노출의 위험성이 없다는 장점을 가지고 있다. MRI, CT와 같은 구조적인 뇌영상검사 및 PET, SPECT와 같은 기능적인 뇌영상검사가 발달함에도 불구하고 뇌파는 광범위하게 이용되고 있는데, 이는 뇌파가 신경계 기능과 연관된 전기 신호를 직접 측정할 수 있는 도구이기 때문이다. 임상적으로 주로 간질의 감별에 사용되지만 치매, 섬망, 의식의 변화, 자동증, 두뇌손상, 환각, 해리현상 등에서도 사용될 수 있다. 전기경련요법(electroconvulsive therapy, ECT)에서 이상파의 발생 여부를 파악하기 위해서도 사용되며, 수면 장애를 감별하기 위한 수면다원검사의 주 요소이기도 하다. 뇌파 시행시에는 이상파의 출현을 촉진시키기 위해 과호흡, 광선자극, 수면박탈, 수면유도 등의 기법이 사용되기도 한다(그림 6-1).

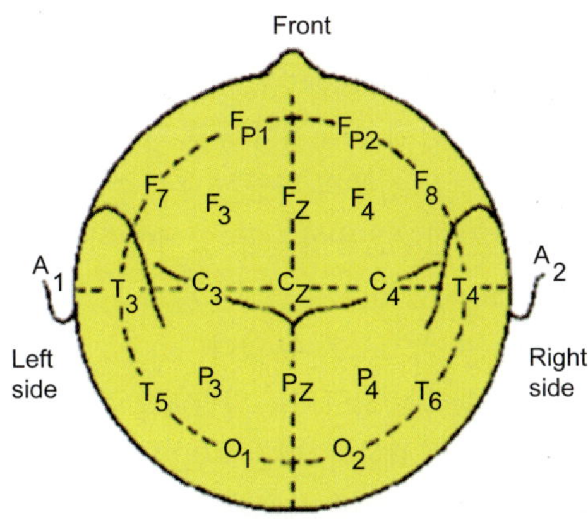

그림 6-1. 10/20 국제 전극 배치법에 따른 전극의 부착 위치. Fp: Frontal pole, F: Frontal, C: Central, P: Parietal, T: Temporal, O: Occipital, A: Auricular.

전극의 배치는 10/20 국제 전극 배치법(10/20 International System of Electrode Placement)에 의하며, 21채널 뇌파의 경우 보통 두피상에 19개의 전극을 배치하고 좌우 귓불에 2개의 전극을 붙인다. 각 전극의 이름은 위치를 표시한다(홀수는 좌반구, 짝수는 우반구, Z는 정중앙). 필요에 따라 32채널, 64채널, 128채널 뇌파가 사용되기도 한다.

뇌파기록상에 보이는 파형은 주파수에 따라 델타파(<4 Hz), 세타파(4~7.5 Hz), 알파파(8~13 Hz), 베타파(>13 Hz)로 구분된다. 알파파는 정상적으로 눈을 감은 각성상태일 때의 파형으로 긴장이완과 같은 편안한 상태에서 주로 나타난다. 후두부와 두정부에서 가장 크게 기록되고 전두부에서 가장 작게 나타나는 특성이 있다. 눈을 뜨고 물체를 주시하거나 정신적으로 흥분하게 되면 알파파는 억제되며 이를 알파감쇠(alpha blocking)라고 한다. 알파파의 주파수는 약물, 대사기능, 내분비기능 등에 영향을 많이 받는다. 베타파는 주로 전두부에서 많이 나타나고, 깨어있을 때, 말할 때와 같이 모든 의식적인 활동을 할 때 나타난다. 불안한 상태나 긴장 시, 복잡한 계산처리 시에 우세하게 나타나기도 한다. 세타파는 정서안정 또는 수면으로 이어지는 과정에서 주로 나타나는 뇌파로 성인보다는 어린이에게 더 많이 분포한다. 델타파는 주로 정상인의 깊은 수면 시에 나타나고 신생아에서 두드러진다. 만약 깨어 있는 사람에게서 델타파가 평균범위보다 매우 많이 나타난다면 대뇌피질 부위의 기능이 전반적으로 약화된 것을 시사하는 것으로 혼수상태, 마취, 악성종양등과 관련된 기질적 원인과 관련 있다. 안구운동이나 신체 움직임에 의해 발생하는 잡음(artifact)의 주파수 영역은 델타파 주파수 영역과 거의 일치하므로 판독시에 주의가 필요하다.

수면이 시작되면 후두부에 우세하게 나타나던 알파파가 줄어들면서 불규칙적인 저전위(low voltage) 세타파로 점차 대체된다. 졸린 정도가 깊어지면 느린 주파수의 산발적인 두정부 예파(vertex sharp wave)가 나타날 수 있으며 결국 수면방추파(sleep spindle)가 나타난다. 깊은 잠이 들수록 수면방추파는 고전위 델파파로 대체된다.

뇌파검사는 정신과 영역에서 간질을 제외하고는 진단을 위해 기본적으로 사용되지 않지만 치료시작단계나 임상적 경과에 있어 감별진단 및 치료에 유용한 도구가 된다. 예를 들어 비전형적인 발병시기, 국소적인 신경증상, 강직, 비전형적인 치료반응 또는 임상경과 등이 있을 경우 기질적인 원인을 우선 고려해야 하기 때문이다. 정신과 약물 중 일부는 뇌파를 변화시킬 수도 있어 판독에 주의가 필요하다. 예를 들어 벤조디아제핀을 투약할 경우 베타파가 많이 발생되어 비정상 뇌파의 발견을 어렵게 할 수도 있다. 클로자핀(clozapine), 올란자핀(olanzapine), 리스페리돈(risperidone) 등의 항정신병 약물 역시 비특이적인 뇌파의 변화를 야기할 수도 있다. 정상 뇌파라고 해서 질병이 없음을 나타내는 것은 아니므로 환자의 증상, 임상적 경과, 병력, 다른 검사 상 이상 소견 등을 종합하여 EEG에서의 이상 소견을 판단해야 한다. 최근에는 뇌 기능을 파악하기 위해 EEG를 기반으로 한 정량화 EEG(quantitative EEG, q-EEG)와 대뇌유발전위(cerebral evoked potentials) 검사 등이 사용되기도 한다.

수면다원검사(polysomnography)

수면다원검사는 신체에서 발생하는 뇌파, 안구운동(EOG), 근전도(EMG), 심전도(ECG) 등 동시에 발생하는 다양한 생리적 신호들과 코골이, 호흡기류, 호흡운동, 혈중산소포화도 등을 종합하여 기록하는 검사이다. 야간수면을 분석하는 수면다원검사가 대표적인 수면검사지만, 기면증 등의 과다수면증을 보이는 질환을 진단하기 위해서는 추가적으로 주간에 수면잠복기반복검사(multiple sleep latency test, MSLT)가 필요하다. 수면다원검사는 불면증, 수면무호흡증, 주기성사지운동증, 야뇨증, 렘수면행동장애, 몽유병 등 각종 수면장애의 진단에 유용하다.

수면검사의 판독은 30초를 단위로 한 에포크(epoch)를 기본으로 한다. 수면의 단계는 각성상태, 비렘수면인 1~3단계 수면, 그리고 렘수면의 총 5개로 구분된다. 만약 2개 이상의 단계가 한 에포크에 있다면 더 우세한 단계가 그 에포크의 수면단계이다(그림 6-2).

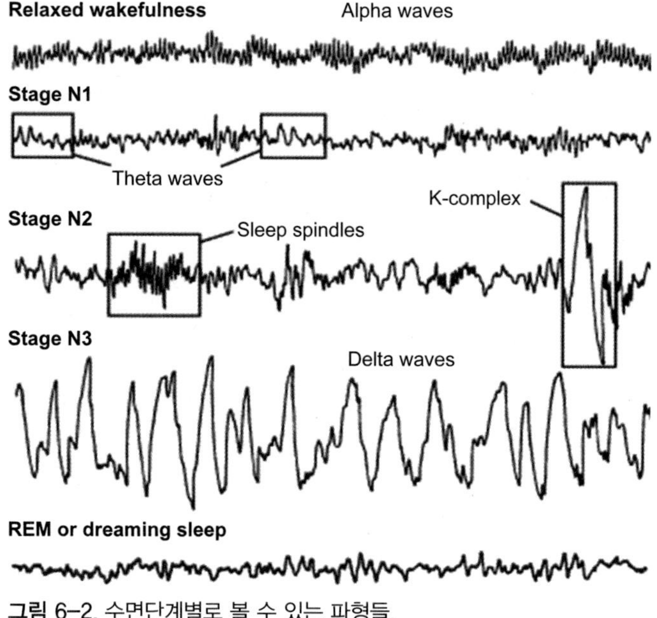

그림 6-2. 수면단계별로 볼 수 있는 파형들.

1단계 수면

각성상태에서 보이던 알파파가 작은 진폭의 다양한 주파수(보통 7 Hz)의 형태로 바뀌어, 한 에포크의 50% 이상을 차지하게 된다. 근전도는 각성 때와 큰 차이가 없으나 진폭이 약간 낮아지고 느린 안구운동이 나타난다. 만약 각성 때 알파파가 잘 나오지 않는 사람이라면 각성 때보다 1 Hz 이상 배경파가 느려지면서 4~7 Hz의 리듬이 나오거나, 두정부 예파 혹은 느린 안구운동이 나오면 1단계 수면이라 할 수 있다.

2단계 수면

각성을 동반하지 않은 K 복합체(K complex)나 수면방추파가 나오는 단계이다. K 복합체는 두정부에서 최대치를 보이고, 뾰족한 형태의 음전위 파형과 그 뒤를 따르는 양전위 파형의 형태를 보인다. 젊은 성인에서는 분당 1~3회의 빈도로 나타난다. 수면방추파는 12~14 Hz의 주파수를 가진 방추형의 뇌파로 분당 3~8회의 빈도로 나타난다. 노인에서는 주파수가 느려지고 지속시간이 짧아지는 경향이 있다.

3단계 수면

큰 진폭의 서파(주파수 0.5~2 Hz, 진폭 75 uV 이상)가 에포크의 20% 이상을 차지하는 단계이다. K 복합체나 수면방추파가 간헐적으로 나타날 수 있다. 근전도는 비교적 낮게 유지된다.

렘수면(REM sleep)

렘이란 rapid eye movement의 약자로, 500 msec보다 빠른 속도로 양 눈을 함께 불규칙하게 움직이는 것을 말한다. 렘수면의 단계는 낮은 진폭의 다양한 주파수의 뇌파소견, 낮은 턱 긴장도, 빠른 안구운동이 모두 있어야 한다. 세 가지 조건이 유지되고 K 복합체나 수면방추파가 나오지 않는다면 렘수면이 지속되는 것으로 볼 수 있다.

또한 주간에 시행하는 MSLT는 일반적으로 전날 야간수면다원검사를 마치고 시행한다. 야간수면다원검사를 시행하지 않고 수면잠복기반복검사만 시행할 경우, 졸림증의 원인을 찾기는 힘들고 심한 정도만을 파악할 수 있다. 기록은 뇌파, 안구운동, 턱근전도를 측정한다. 수차례 검사결과를 종합하여 각각의 수면잠복기(sleep latency, 잠들기 시작하여 수면에 도달하는 시간)와 렘잠복기(REM latency, 수면이 시작된 시점부터 렘수면 시작까지의 시간)를 측정하여 평균을 구한다.

정상인은 수면잠복기가 10분 이상이며 렘수면은 보이지 않는다. 야간수면검사에서 렘잠복기가 15분 이하이거나 MSLT에서 평균 수면잠복기가 8분 이하이며, 2개 이상의 SOREM(sleep onset REM, 수면 직후 비렘수면이 거의 없이 렘수면의 출현)이 있으면 기면증으로 진단할 수 있다.

유발전위

유발전위는 뇌피질이 특별한 감각자극에 대하여 어떻게 반응하는가를 측정하는 것으로 특정 정보를 내포하고 있는 자극을 반복 제시한 후, 이 자극 처리와 관련한 뇌의 전기적 활동만을 얻은 파형을 말한다. 따라서 특정 자극이 제시된 시점을 기준으로 측정한 뇌파들을 평균화함으로써 자극과 관련 없는 뇌의 전기적 활동부분은 제거하고 자극처리에 공통으로 관여한 뇌 활동만을 선별하는 것이다. 유발전위의 전극배열과 기록법은 뇌파검사에서와 같다. 자극형태에 따라서 체성감각 유발전위, 청각유발전위, 그리고 시각유발전위로 분류된다. 특히 인지자극과 관련된 유발전위를 사건관련 전위(event related potential, ERP)라 부르는데, 특히 200 ms 이후에 나타나는 전위는 뇌의 인지활동과 밀접한 관련이 있다. 낮은 공간해상도로 인해 위치정보에 대한 불확실성의 문제가 있기는 하지만 사건관련전위는 fMRI나 PET와 같은 기능적 뇌영상과는 달리 밀리초(mili-second) 단위의 우수한 시간해상도를 갖춘 장점이 있다.

사건관련전위는 특정한 정보를 내포하고 있는 자극을 제시한 다음 이 자극 제시와 관련하여 일정 시간 동안 일어나는 뇌의 전기적 활동을 의미한다. 파형은 양전위 혹은 음전위를 띄는 여러 개의 정점들로 구성되는데, 정점은 극과 잠재시간에 따라 이름이 붙여진다. 예를 들면, 자극제시 300 ms 정도에 나타나고 양전위를 띄는 정점을 P300이라고 부르고, 자극 제시 400 ms 정도에 음전위를 띄는 정점을 N400이라 부른다. 보통 이러한 유발전위는 N100, N200, P300, N400, P600, P800 등 여러 정점들로 구성되며 각 정점마다 정보처리에 관련된 다양한 의미를 지니고 있다. 특히 P300은 1960년대 Sutton의 보고 이후 뇌의 정보처리기전과 관련하여 전세계적으로 가장 많이 연구되어 왔다. 보고된 선행연구에 의하면 P300은 정보처리과정 중 자극에 대한 주의력, 자극인지, 기억탐색, 불확실성의 해소 등을 반영한다. 즉 주의력, 기억력, 인지능력 등이 높을수록 P300의 진폭이 커지는 경향이 있으며, P300이 발생한 시점(latency)이 빨라지게 된다. 조현병이나 인지기능장애를 동반한 다른 정신장애들에서도 P300의 크기 감소가 관찰된 바 있다.

여러 정신과 질환에서 사건관련전위에 이상 소견이 관찰되어 활발하게 연구가 진행되고 있지만, 아직은 임상 적용이나 진단 도구로서 활용에 제한적이다. 하지만 우수한 시간해상도뿐만 아니라 비침습적으로 쉽게 뇌기능을 평가할 수 있다는 점에서 향후 활용도가 증가될 검사도구이다(그림 6-3).

정량화 뇌파(quantitative electroencephalography)

최근 컴퓨터의 발전과 디지털 뇌파기의 개발로 수치화된 뇌파 데이터를 쉽게 얻을 수 있게 되었다. 이 자료들을 전산분석하여 특정 시간대에 정량화된 파형을 추출하는 것이 가능하게 되었고, 이를 활용한 뇌 기능의 평가, 질병의 조기진단 및 특성화, 약물의 효과 판정, 간질 발작의 예측 등에 활용하려고 하는 연구들이 활발이 진행되고 있다. 이처럼 컴퓨터를 이용하여 뇌파와 사건관련전위를 정량화하여 명암이나 색깔로 표현함으로써 뇌의 지형학적지도(topographic map)를 만들어 내는 검사를 뇌파 매핑(mapping) 또는 사건관련 전위 매핑이라고 한다.

정량화 뇌파는 각 전극에서 얻어진 아날로그 신호를 컴퓨터를 사용하여 디지털 신호로 바꾸어 광학매체나 자성매체에 기록한다. 자료는 여러 채널에서 동시에 기록되는데 한 채널에서 최고 초당 100회 이상의 표본을 추출하여 디지털신호로 변환시켜 저장한다. 디지털 신호로 저장된 기록을 고해상도 비디오 화면에 아날로그 파형으로 다시 복원시켜 원래의 뇌파의 형태로 재생시킬 수 있다. 정량화 뇌파는 얻어진 자료를 각종 분석방법을 통하여 처리하는데 스펙트럼분석(spectral analysis), 비선형적

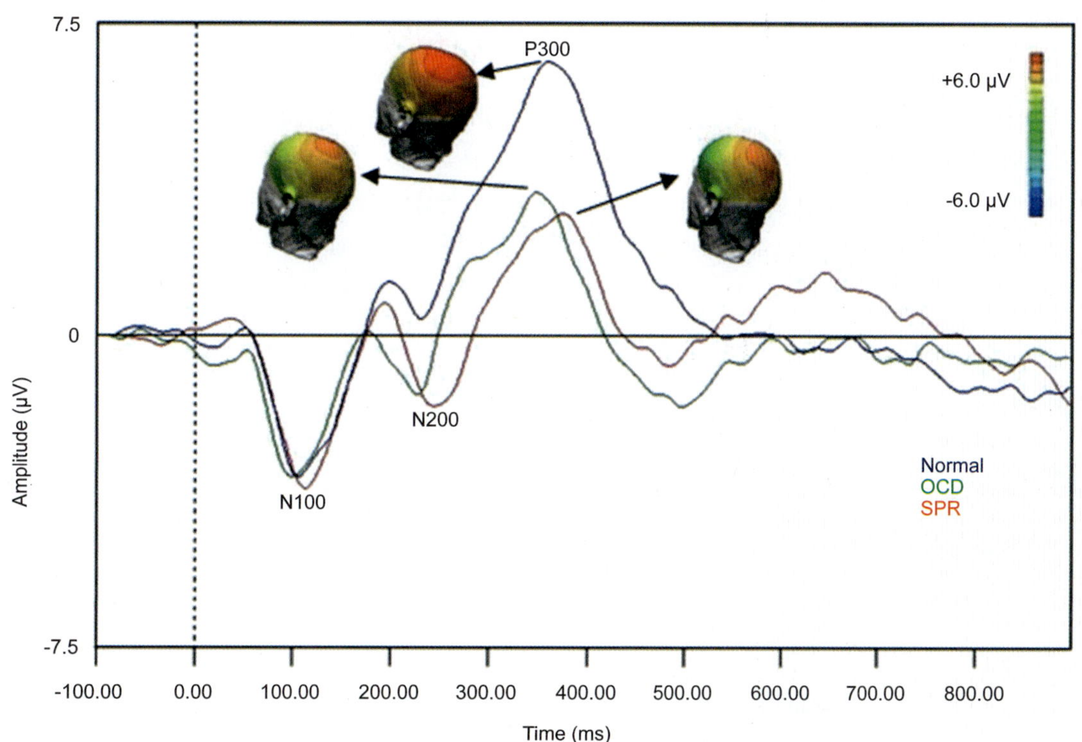

그림 6-3. 정상대조군, 강박증, 조현병 환자의 유발전위 검사.

동적분석(nonlinear dynamic method), 프랙탈 분석(fractral analysis) 등이 있으며 현재까지 스펙트럼분석이 가장 전통적인 분석방법이다.

정량화 뇌파는 주파수별 뇌파의 활성 정도와 양을 정량화하여 분포 범위와 시간에 따른 변화 정보를 제공해 준다. 그리고 뇌파해석의 주관적 오류를 최소화하여 동일한 환자에서 치료 경과와 시간변화에 따른 결과를 비교 분석하는 것을 가능하게 해준다. 또한 육안 판독이었던 기존의 뇌파판독과 달리 컴퓨터를 통하여 이루어지므로 기존 뇌파에서 찾아내지 못한 이상 소견을 찾아낼 수 있게 되었다. 이를 통해 단극성 우울장애, 양극성 우울장애, 치매, 주의력결핍 과잉행동장애 강박증, 경도의 인지장애, 알코올중독, 경도의 두부손상 등의 정신과적 진단 및 치료에 관련된 연구들이 진행되고 있다. 유발전위와 마찬가지로 진단도구나 임상적 적용에 제한적이고 주로 연구에 활용되지만 임상적 잠재력이 많은 검사이다(그림 6-4).

약물 유전학(pharmacogenetics)

기원전 510년경, 피타고라스(Pythagoras)는 잠두(fava bean)를 섭취한 일부 사람들에서 용혈성 빈혈이 발생하는 것을 처음으로 기술하였는데, 이후 이것은 포도당-6-인산탈수소효소 결핍(glucose-6-phosphate dehydrogenase deficiency)이 있는 환자에서 발생하는 것으로 밝혀졌으며, 항말라리아 약물치료의 결과로도 이 효소가 결핍된 환자에서 용혈성 빈혈이 발생한다. 1932년 스니더(Snyder)는 페닐티오요소 미맹자(phenylthiourea nontaster)의 표현형(phenotype)이 열성유전의 경향을 보이며, 인종 간 차이가 있음을 규명하였는데 이것은 전 세계에 걸쳐 인종 간의 유전적 차이를 밝힌 최초의 연구이며, 현대 약물 유전학의 시초라고 할 수 있다. 약물 반응의 표현형 차이에 대한 임상적 관찰이 1950년대 들어 처음으로 기술되기 시작하였고, 1959년 보겔(Vogel)이 처음으로 '약물 유전학'이라는 용어를 사용하였다. 초기의 약물 유전학은 약물-대사 효소들의 유전자 다형성이 어떻게 약물 효과의 표현형 차이를 유발하는지에 초점을 갖고 있었지만, 최근 들어 약물 대사뿐만 아니라 다양한 임상적 효과를 나타내게 하는 약물의 작용 부위에도 관심을 기울이고 있어 약물 대상의 유전자 변이들이 밝혀지고 있다. 단일염기다형성변이(single nucleotide polymorphism, SNPs)의 선별검사를 통해 약물유전학은 급속도의 발전을 이루었고, 약물대사효소, 수용체, 그리고 수송단백질의 유전자 다형성이 약물 반응의 차이에 기여하고 있음이 알려지고 있다. 또한 DNA 미세배열판(microarray)의 등장으로 한 개의 칩(chip)으로 수만의 complementary DNAs(cDNAs)에 대한 발현여부를 알 수 있고, 유전자발현과 표현형과의 연관 규명도 가능해졌다. 현대의 약물 유전학은 유전 정보로부터 분자, 생화학적 기전, 그리고 생리학적, 약리학적 기반을 토대로 임상 연구에 이르기까지 각 분야별 상호 연관성을 밝히는 약물유전체학(pharmacogenomics)으로 발전하고 있다.

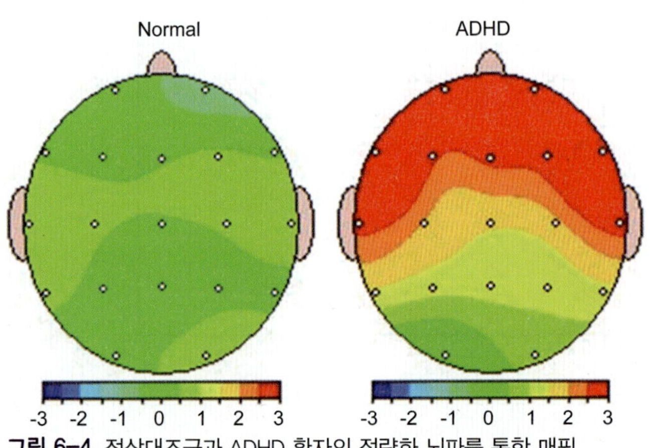

그림 6-4. 정상대조군과 ADHD 환자의 정량화 뇌파를 통한 매핑.

약물 유전학의 정의 및 의의

약물 유전학(pharmacogenetics)은 '유전적 소인에 의한 약물반응의 다양성에 대한 연구'를 말한다. 다시 말해 약물의 흡수, 분포, 대사, 배설 등을 포함하는 약력학(pharmacokinetics)과 약물의 작용 대상 즉, 수용체 혹은 대상 효소에 관여하는 약동학(pharmacodynamics)에 영향을 주는 표현형에 대한 연구이다. 최근에는 이 약물 유전학이 개개인의 맞춤 약물 개발에 중요한 개념으로 인식되면서 새로운 전환점을 맞이하였으며, 약물유전학의 기본 개념에 더하여 보다 체계적인 접근이 이루어지면서 약물 유전체학(pharmacogenomics)의 분야가 만들어졌다. 약물 유전체학은 약력학과 약동학에 관여하는 유전자와의 연관성을 갖는 인간 게놈과 그 구조에 관한 연구이다. 또한 인간 게놈의 모든 유전자에 대한 정보에 기초하여 새로운 약물을 개발하는 분야를 일컫기도 한다. 현재는 두 용어를 같은 의미로 사용하나, 가장 핵심적인 차이는 약물 유전학은 표현형으로부터 문제를 접근하는 데 반하여 약물 유전체학은 유전자에 그 초점을 두고 있다는 점이다. 지금까지의 약물치료는 사람들의 평균 수치를 참고로 하여 왔지만, 약물 유전체학을 통해 얻게 된 정보를 활용하면 개개인에 가장 효과적인 약물, 가장 효과적인 용량, 그리고 가장 낮은 부작용을 기대하면서 약물을 선택할 수 있게 된다. 또한 약물 유전학은 보건산업 전반에 큰 영향을 미친다. 예를 들어, 제약산업에는 약물작용 위치에 따른 다양한 정보를 활용하여 가장 효과적인 약물을 개발 가능하도록 하고, 약물 임상 시험에도 기간과 비용을 상당히 감소시켜 줄 수 있으며, 심각한 부작용도 미리 예측이 가능해 진다.

약물 유전학 연구 과정

약물 유전학 연구 과정은 알고 싶어하는 약물의 작용기전에 대한 이해로 시작되어 그 기전에서 기본이 되는 후보 유전자의 동정, 유전자 변이의 동정, 임상 시험으로부터 얻은 결과로 유전자 변이들의 관계를 결정하는 것으로 진행된다. 약물 유전학적 가설을 완전히 검증하고 임상적 적용을 위한 기초를 마련하기 위해 임상 시험은 유전자 변이에 의해 층화된 인구 집단을 이용하여 선험적 가설로 설계된다(그림 6-5).

정신과 영역에서의 약물유전학 검사

치료 효율 검사(test of treatment efficacy)

영국의 Arranz 박사 연구팀은 세로토닌 수용체(5-HT2A, 5-HT2C), 세로토닌 수송체(5-HTT), 히스타민 수용체(H2)의 유전자 부호화(gene coding) 변이 조합을 조사하여 클로자핀(clozapine)의 반응을 예견하고자 하였다. 이는 정신과에서 약물 유전학 검사를 발전시킨 첫 시도 중 하나였는데, 다른 연구자에 의해 재현되지는 못하였다. 이 검사는 이후 영국의 한 바이오 회사가 회사가 아직 공개되지 않은 많은 유전적 변이를 추가하고 개선하여 클로자핀의 반응 예측률을 올렸다.

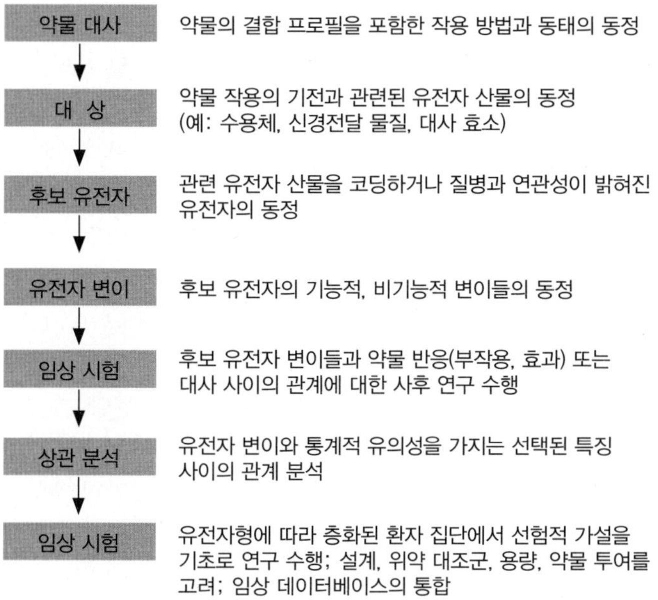 약물 대사	약물의 결합 프로필을 포함한 작용 방법과 동태의 동정
↓ 대 상	약물 작용의 기전과 관련된 유전자 산물의 동정 (예: 수용체, 신경전달 물질, 대사 효소)
↓ 후보 유전자	관련 유전자 산물을 코딩하거나 질병과 연관성이 밝혀진 유전자의 동정
↓ 유전자 변이	후보 유전자의 기능적, 비기능적 변이들의 동정
↓ 임상 시험	후보 유전자 변이들과 약물 반응(부작용, 효과) 또는 대사 사이의 관계에 대한 사후 연구 수행
↓ 상관 분석	유전자 변이와 통계적 유의성을 가지는 선택된 특징 사이의 관계 분석
↓ 임상 시험	유전자형에 따라 층화된 환자 집단에서 선험적 가설을 기초로 연구 수행; 설계, 위약 대조군, 용량, 약물 투여를 고려; 임상 데이터베이스의 통합

그림 6-5. 약물 유전학 연구과정.

클로자핀 치료에서 이차적으로 발생하는 무과립구혈증에 대한 검사(test of agranulocytosis secondary to clozapine treatment)

미국의 Genaissance 제약회사는 클로자핀 유발 무과립구혈증을 예견하는 약물유전학 검사(PGx predict clozapine)를 개발했다. 여기에는 5개의 유전자가 관련되어 있고 그 중 2개는 HLA복합체이다. 그러나 이 검사가 모든 위험 유전자 변이가 포함된 것이 아니므로 정기적으로 시행하는 무과립구혈증 예방 혈액 검사를 없애지는 못하고 있다.

항정신병 약물 치료와 관계된 대사 증후군 검사(test for metabolic syndrome associated with antipsychotic treatment)

Genomas라는 제약 회사에서 특허 출원한 Phyziotype system은 생물통계학적 알고리즘과 결합된 DNA 표지자의 통합체로 항정신병약물 유발 대사 증후군을 포함한 약물 유해 반응에 개개인의 위험을 예측한다. 현재 사용중인 DNA 미세배열판은 인슐린 저항성, 당 대사, 에너지 항상성, 지방과다, 아포리포 단백질과 수용체, 지방산과 콜레스테롤 대사, 리파아제와 수용체, 세포 신호 전달과 전사 조절, 성장인자, 약물 대사, 혈압, 혈관 신호 전달, 내피세포 기능이상, 응고와 섬유소 용해, 혈관 염증, 사이토카인, 신경전달물질 체계, 포만에 관련된 384개의 SNPs를 포함하고 있다.

이용 가능한 사이토크롬(cytochrome, CYP) 검사

AmliChip CYP450 유전자형 검사

2006년 임상용으로 FDA의 승인을 받았다. 미세배열판은 15,000개 이상의 올리고핵산 더듬자(oligonucleotide probe)를 포함하고 있으며, 이는 20개의 CYP2D6 대립형질과 7개의 CYP2D6 중복, 3개의 CYP2C19 대립형질에 대한 검사를 가능하게 한다.

Luminex® 검사

현재 연구용으로만 허가를 받았다. CYP2C19에 대한 탐지도구는 2개의 가장 흔한 CYP2C19 비대립 유전자(null allele)

와 5개의 다른 희귀한 비대립 유전자를 감지한다. CYP2C19와 CYP2D6의 빈약한 대사자(poor metabolizers, PMs)를 감지하기 좋은 시스템으로 생각된다. CYP2C9에 대한 탐지 도구는 5개의 변이형을 감지한다.

약물유전학 관련 약물지침

삼환계 항우울제(tricyclic antidepressants, TCA)

TCA(예: amitriptyline, clomipramine, doxepin, imipramine, trimipramine)는 CYP2D6에 의해 수산화(hydroxylation)되고 CYP2C19에 의해 탈메틸화(demethylation)된다. 하나 또는 두 가지 유전자에서 발생한 다형성은 약물 대사를 바꾸어 반응과 용량 관련 부작용에 영향을 준다. CYP2D6 또는 CYP2C19에 PMs인 사람은 아미트리프틸린과 노르트리프틸린의 양을 50% 정도 줄일 것이 권고된다. CYP2D6에 초고속 대사자(ultrarapid metabolizers, UMs)인 사람은 아미트리프틸린이나 노르트리프틸린 사용을 피하거나 첫 목표 용량을 늘려야 한다. CYP2D6에 중간 대사자(intermediate metabolizers, IMs)는 초기 용량을 25% 정도 줄이도록 한다.

카바마제핀(carbamazepine)

카바마제핀 투약시 스티븐 존슨 증후군(Stevens-Johnson syndrome, SJS)과 독성표피괴사용해(toxic epidermal necrolysis, TEN)와 같은 심각하고 치명적인 피부반응의 위험으로 인해 아시아 민족 환자에서 HLA-B*1502 대립형질이 있을 경우 유전자 검사를 권하고 있다. HLA-B*1502 보유자는 대립형질이 없는 사람에 비해 SJS나 TEN의 가능성이 113.4배나 높다고 알려져 있다. HLA-B*1502 다형성은 아시아 인구에서 가장 빈도가 높으며(2~4% 또는 10~15%) 유럽, 히스패닉, 아프리카인 등 다른 인종에서는 매우 드물거나 없다(<0.01%). HLA-A*3101도 중국, 일본, 유럽, 한국인에서 동정되었으며, 경한 반구진성 발진에서 약물 초민감성 증후군인 SJS와 TEN와 관련이 있다고 알려져 있다.

페니토인(phenytoin)

페니토인 역시 HLA-B*1502 대립형질이 있는 환자에서 SJS나 TEN의 위험이 높아 유전자 검사가 권고되고 있으며, 이외에 HLA-B*1301, Cw*0801, DRB1*1602 대립형질도 SJS나 TEN 유발과 관계가 있다고 밝혀졌다.

선택적 세로토닌 재흡수 억제제 (selective serotonin reuptake inhibitors, SSRI)

SSRI계열 약물 대사에는 일차적으로 CYP2D6와 CYP2C19가 포함되는데, 시탈로프람(citalopram), 플루옥세틴(fluoxetine), 플루복사민(fluvoxamine), 파록세틴(paroxetine)은 CYP2D6와 CYP2C19의 강력한 억제제이기도 하다. 시탈로프람은 PMs에게 투여될 경우 최대 용량은 하루 20 mg로 권고되며, 플루복사민은 CYP2D6 억제제와 함께 처방하거나 PMs에게 투여될 경우 주의를 요하도록 권고된다.

발프로에이트(valproate)

카르바모일 인산염 합성효소 1(carbamoyl phosphate synthetase 1, CPS 1)과 오르니틴 카르바밀 전달효소(ornithine transcarbamylase, OTC)가 부호화된 요소회로(urea cycle) 유전자에서 발생하는 돌연변이가 발프로에이트로 치료한 환자에서 유해한 결과를 보일 수 있다고 알려져 있어, FDA에서는 요소회로 질환자에서 발프로에이트 사용은 금하고 있다. 그럼에도 불구하고 그 대상자가 상대적으로 매우 적어서 CPS1과 OTC 유전자 검사를 상용으로 권고하지는 않는다.

뇌영상검사(neuroimaging study)

구조적 영상 검사

전산화단층촬영(computed tomography, CT)

CT는 뇌영상 연구에서 사용되는 연구 방법들 중에서 가장 오래전부터 임상 및 연구 분야에서 활용되어 온 연구 방법이다. Tomography는 얇게 썬 조각(slice)이라는 의미의 tomos와 쓰다(write)라는 의미의 graphein이 합성된 용어로, 말 그대로 얇게 나누어 기록한다는 뜻이다. 그리고 이를 전산화 시스템으로 분석 및 저장하는 것이 바로 CT의 기본적인 개념이다. X선을 방출시켜 사람의 몸에서 X선을 흡수하는 상대적 감쇠계수(attenuation coefficient)를 계산 및 기록한다. 높은 감쇠계수를 보이는 조직은 고음영(흰색)으로, 낮은 감쇠계수를 보이는 조직은 저음영(검은색)으로 나타나게 된다.

체내 삽입물이나 심박동기(pacemaker) 여부에 상관 없이 검사를 시행할 수 있고, 움직임에 따른 결과의 오차 발생률이 적으며, 비용이 저렴하고, 검사 소요 시간이 짧다는 것이 자기공명영상(magnetic resonance imaging, MRI)과 대비한 장점이다. 반면, X선에 직접 노출되고 백질(white matter) 등과 같은 연부조직(soft tissue)을 세밀하게 보여줄 수 있는 해상도가 낮다는 점이 MRI에 비한 단점이다.

MRI

MRI는 기본적으로 사람이 몸의 많은 부분이 물 분자로 구성되어 있다는 것에 바탕을 두고 있다. 물 분자는 수소와 산소 원자(atom)로 구성되어 있으며, 각 원자의 중심에는 양성자(proton)가 있다. 양성자는 양의 전하를 띠고 있으므로 자력을 띠고 있으며 동시에 자기장에 영향을 받는다. 통상적으로 몸 안의 물 분자는 무작위적으로 배열되어 있다. MRI 촬영장비에서는 강한 자기장을 형성하여 무작위적으로 배열되어 있는 물 분자를 일정한 방향으로 배열되게 만든다. 수소의 양성자는 양전하를 지니고 있으므로 자전축 방향으로 자기력선이 형성된다. 여기에 외부에서 자기장을 걸어 주게 되면 양성자들은 그 방향에 맞춰 정렬하게 된다. 즉, 양성자의 자전축이 다시 외부에서 걸어준 자기장의 방향을 축으로 회전하게 되는 세차운동(precession)을 하는 것이다. 이 상태에서 고주파 전류를 통한 두 번째 강한 자기장이 일련의 빠른 펄스(pulse)로 켜졌다 꺼지기를 반복하게 된다. 자기장 펄스가 켜지면 수소 원자의 배열이 달라졌다가 자기장 펄스가 꺼지면 원상태로 돌아오기를 반복한다. 양성자가 원래의 상태로 되돌아오는 것을 이완(relaxation)이라고 한다. 이렇게 양성자가 자기장을 통해 재배열될 때 방출되는 에너지의 양과, 양성자가 재배열되기까지 소요되는 시간은 주변 조직의 상태 및 구성 요건에 따라 각기 달라지게 된다.

MRI에서 조직 대비 해상도를 결정하는 중요한 상수로 T1과 T2이 있다. T1은 종적 자기화를, T2는 횡적 자기화를 반영하는 시간 상수이다. 다시 말하면, T1은 횡적으로 전위된 원자핵이 본래 지니고 있던 종적인 자기화의 63% 수준까지 회복하는데 소요되는 시간이다. T2는 종적으로 전위된 원자핵이 본래 지니고 있던 횡적 자기화의 37% 수준까지 소멸되는 시간이다. T1 강조(weighted) 영상은 T1값을 기반으로 해부학적 구조물들을 변별할 때 활용한다. 따라서 T1 강조 영상에서는 T2 이완 효과를 최소화하는 데 촬영 기본값이 설정되어 있다. 백질처럼 지질 성분이 많은 조직은 고신호 강도로 밝게 보이고 뇌척수액 및 뇌실처럼 수분이 많이 포함된 조직은 저신호 강도로 어둡게 보인다. T2 강조 영상은 T2값을 기본으로 설정한다. 따라서, T1 이완 효과를 최소화하는 데 촬영 기본값이 설정되어 있다. 수분이 많이 함유된 조직은 밝게 표현되고 지질 성분이 많은 영역은 어둡게 표현된다. 대개 뇌 내의 병변은 수분이 많이 포함되어 있으므로 T2 weighted 영상은 병리적인 소견을 확인하는 데 도움이 되며, 기능적 영상을 얻을 때에도 사용된다. 그 외 액체감쇠역전회복(fluid attenuated inversion recovery, FLAIR) 영상과 확산강조영상(diffusion-weighted imaging, DWI)도 사용된다. 액체감쇠역전회복 영상은 T2 강조 영상들을 컴퓨터 기반으로 재구축한 것으로, 뇌실과 대뇌고랑에서 발생되는 고신호강도를 억제함으로써, 뇌실질 부위의 비정상적인 수분 함유 변화를 민감하게 식별할 수 있도록 설정한 것이다. 확산강조영상은 물분자의 미세한 확산 변화도 검출 가능한 영상으로, 급성 뇌경색 및 일과성허혈발작(transient ischemic attack, TIA)을 식별하는 데 유용하다. 국소 신경학적 증상이 호전된 이후에도 뇌 내의 비정상적 소견을 확인할 수 있는 장점이 있다. 특히 부종과 탈수초화(demyelination) 등을 확인하는데 유용하다(표 6-2).

표 6-2. MRI의 주요 설정들

항목	특징
T1 강조 영상	해부학적 구조물들을 변별할 때 활용 촬영시 T2 이완 효과를 최소화하는 설정을 적용
T2 강조 영상	기능적 변화를 볼 때 활용 촬영시 T1 이완 효과를 최소화하는 설정을 적용 조직 내 수분이 많을수록 신호강도가 커짐 뇌척수액, 고랑 및 액체충만공간 확장(해마 위축에 동반되는 수조 확대 등)
액체감쇠역전회복 영상(FLAIR)	뇌실과 sulci에서 발생되는 고신호강도는 억제함으로써, 뇌실질 부위의 비정상적인 수분 함유 변화를 민감하게 식별할 수 있음(예: 뇌척수액에 인접한 병변 식별 등) 부종과 탈수초화 등을 확인하는 데 특히 유용
확산강조 영상(DWI)	급성 뇌경색 및 일과성 허혈성 발작(TIA)을 식별하는 데 유용 국소 신경학적 증상이 호전된 이후에도 뇌 내의 비정상적 소견 확인 가능

MRI는 현존하는 뇌영상검사 방법들 중 가장 공간적 해상도가 우수하여 주요정신질환들에서 특징적인 구조적 변화를 측정하는 데 유용하게 사용된다. 예를 들어 주요우울장애(major depressive disorder, MDD)에서의 구조적 뇌영상 결과들에서는 전전두엽(prefrontal cortex, PFC), 전대상(anterior cingulate), 해마(hippocampus), 미상(caudate) 부위 등의 회색질(gray matter) 부피가 감소되어 있는 소견들이 관찰되었다. 일반적으로 아교세포(glial cell)가 과도한 신경염증(neuroinflammation), 산화 스트레스(oxidative stress), 흥분독성(excitotoxicity) 등에 의해 손상되고, 그것이 신경그물(neuropil) 감소로 이어지게 되면 회색질 부피가 감소한다. 따라서 스트레스에 자주 만성적으로 노출될수록, 그리고 우울증의 재발 횟수가 많아질수록 해마가 더욱 손상을 받아 뉴런(neuron)이 소실되고 전체 부피가 위축될 것이라는 가설이 있으며 일부 연구들에서는 이러한 가설을 지지하는 결과를 제시하기도 하였다. 그러나 아직까지 이에 대한 일관된 연구 결과가 보이지 않고 있다. 일부 연구들에서는 위의 가설대로 스트레스 및 우울증의 재발 횟수에 따른 해마의 신경해부학적 손상을 뒷받침해주는 근거를 제시해주고 있었으나, 다른 연구들에서는 초발 우울증 환자군 및 아직 우울증으로 발병하지 않은 우울증 고위험군에서도 해마의 부피가 작아져 있다는 결과들을 보고하고 있기 때문이다. 따라서 해마 부피 감소가 반복된 스트레스와 우울증의 결과인지, 혹은 우울증에 취약하게 만드는 원인인지에 대해서는 앞으로 더 많은 연구가 필요하다.

기능적 뇌영상 검사

기능적 자기공명영상(functional MRI, fMRI)

fMRI는 뇌의 구조적인 상태를 보여주는 MRI에서 더 나아가 뇌신경의 활동성을 간접적으로 측정하는 뇌영상 기법이다. 뇌의 특정한 부위에서 뉴런의 활동성이 증가할 때, 해당 영역으로의 혈류량 또한 증가하게 된다. fMRI에서 활성화되는 것으로 측정되는 부위는 뇌신경의 활동이 일어나는 부위와 불과 수밀리미터(mm) 정도의 오차 범위에 속하는 상당히 변별력이 높은 결과이다. fMRI의 원리는 기본적으로 뇌활동성에 따른 헤모글로빈(hemoglobin)의 산화(oxygenation) 및 탈산소화(deoxygenation), 그에 따른 자기공명 신호강도의 차이를 측정하는 것이라 할 수 있다. 산소와 결합한 헤모글로빈이 이산화탄소와 결합한 헤모글로빈과의 농도 차이가 생기면, MRI가 찍을 수 있는 신호의 강도 차이가 생긴다. 산화헤모글로빈(oxygenated hemoglobin)은 전자가 짝으로 다 채워진 반자성(diamagnetic)으로서의 속성을 지닌다. 반면 탈산소화헤모글로빈(deoxygenated hemoglobin)은 하나 이상의 홀전자(odd electron)가 발생하는 상자성(paramagnetic)의 속성을 지닌다. 이렇게 혈류량과 산소와 결합 여부에 혈류에서 발생되는 자기공명 신호에 차이가 발생된다. 바로 이러한 차이를 측정하여 활용하는 것이 뇌 혈중산소치의존대조도(blood oxygenation level dependent, BOLD) fMRI이다. 이러한 혈중산소치의존대조도 신호는 조직에 공급된 산소의 양과 대비한 소비된 산소의 양의 비율과 관련 있다. 정맥의 헤모글로빈 중 탈산소화헤모글로빈이 차지하는 비율이 감소되는 것이 혈중산소치의존대조도 신호 증가와 직접적인 관련성이 있다. 신경 활동성이 증가하게 되면 초기에는 주변부 조직에서 산소가 헤모글로빈으로부터 분리되고 탈산소화헤모글로빈의 비율이 증가하게 된다. 그러나 곧이어 동맥에서 산호화헤모글로빈이 공급되고, 이는 조직에서 소비하게 되는 산소량보다 많아지기 때문에 혈중산소치의존대조도 신호가 발생한다. 순간적으로 과잉공급 상태였던 산화헤모글로빈은 곧 활동성이 증가된 뇌조직의 정맥으로 유입되어 해당 부위의 탈산소화헤모글로빈의 농도를 더욱 낮춘다. 탈산소화헤모글로빈은 상자성이므로, 주변 양성자의 T2 이완시간을 감소시킨다. 따라서, 신경 활동성이 증가할 때 탈산소화헤모글로빈이 감소하게 되면 이는 곧 T2의 이완시간을 증가시키게 되므로, 결과적으로 신호강도를 높이게 된다. 따라서 혈중산소치의존대조도 fMRI에서는 T2 효과를 민감하게 관찰할 수 있는 설정이 요구된다.

정신의학 분야에서 fMRI는 주요 질환들의 핵심적인 증상 및 신경인지기능 등에 중요한 시사점을 제공해주고 있다. 예를 들어 주요우울장애에서의 fMRI 연구들은 주요우울장애의 가장 주요한 2가지 진단기준인 우울한 기분과 흥미소실을 나타나게끔 하는 뇌기능적 이상 소견을 비교적 일관되게 밝혀냈다. 첫째, 환자들은 슬픈 표정과 같은 부정적이고 우울한 정서적 부하가 담긴 장면에서 편도 부위를 중심으로 큰 반응성을 보였다. 이는 우울증 환자들에서의 우울하고 슬픈 기분 경향성을 보여주는 지표이다. 둘째, 환자들은 보상 자극이 제시되었을 때 복측 선조체(ventral striatum)와 안와전두(orbitofrontal) 영역에서 둔마된 반응성을 보였는데, 이는 우울증 환자들에서 나타나는 흥미소실과 무기력증을 보여주는 것이라 할 수 있다. 한편, 주요우울장애 환자들에서 휴지기 상태의 fMRI 소견에서는 주로 뇌의 중심부에 있는 내측 부위 구조물들이 활성화되어 있는 양상이 관찰된다. 전대상, 후대상(posterior cingulate), 쐐기앞소엽(precuneus) 등을 중심으로 하는 이러한 영역들을 디폴트 모드 네트워크(default mode network, DMN)라 지칭한다. 이 디폴트 모드 네트워크 영역들은 초기 기능적뇌영상연구들에서는 별다른 주목을 받지 못했고 단지 기능적뇌자기공명영상 촬영시 보정해야 하는 요인들로만 여겨졌다. 그러나 점차 시간이 흐르고 많은 연구가 진행되면서 아무런 과제를 수행하지 않은 상태에서도 우울증 환자들에서 디폴트 모드 네트워크가 활성화되어 있는 소견이 비교적 일관적으로 나타났으며, 이것이 우울증에서의 핵심적인 병인 중의 하나일 수 있다는 가설이 제기되었다. 디폴트 모드 네트워크에 속하는 주요 구조물들은 해부학적 및 기능적으로 긴밀히 연결되어 있으며, 내적인 경험과 되새김에 관여한다. 이 때문에 휴지기에 디폴트 모드 네트워크가 과도하게 활성화되어 있다는 것은 곧 반추와 후회를 그만큼 더 많이 할 수 있음을 의미하며, 주요우울장애 환자들에서 부정적이고 왜곡된 사고 및 인지체계의 근간이 된다.

양전자방출단층촬영(positron emission tomography, PET)

PET는 방사성동위원소(radioactive isotope)를 체내에 주입하여 촬영하는 영상기법이다. 조직내 동위원소에서 방출된 양성자는 수 mm를 이동하며 급속히 역학 에너지(kinetic energy)를 상실한다. 이후 양성자는 천천히 움직이며 주변 전자와 만나 거의 정반대 방향으로 나가는 두 개의 감마선(gamma ray)을 방출하며 소멸한다. 바로 이 511 keV의 에너지양을 가진 감마선을 검출하여 영상화하는 것이 PET의 기본적인 원리이다. 체내 조직 및 특성에 따라 동위원소가 흡수되는 정도가 각기 다르게 되는데, 동위원소가 흡수되는 정도에 따라 그 동위원소를 포함하고 있는 조직에서 방출되는 양성자가 검출되는 양이 달라지게 되므로, 이를 통해 조직의 활동성을 측정할 수 있다. PET로 확인할 수 있는 뇌의 기능적인 지표들은 혈류량, 당대사, 그리고 수용체 밀도 등이 있다. 가장 많이 사용되는 동위원소로는 불소화(fluorinated) 당 유도체인 ^{18}F-fluorodeoxyglucose(FDG)가 있다. ^{18}F의 반감기는 대략 110분 정도로, 일반적으로 PET 촬영기간인 30분에 비할 때 충분히 활용 가능하다. 당은 혈장에서 세포질로 이동하면서 헥소키나아제(hexokinase)에 의해 6-인산포도당(glucose-6-phosphate)으로 변환되고, 6-인산포도당탈수소효소는 궁극적으로 해당작용(glycolysis)을 거쳐 피루브산염(pyruvate)으로 변환된다. 그러나 FDG는 당과 마찬가지로 헥소키나아제에 의해서 6-인산FDG(FDG-6-phosphate)로 변환되기는 하나, 그 이후 해당작용 과정으로는 진행되지 않아 후속 대사 산물로 분해되지 않는다. 따라서 6-인산FDG 상태로 머물러 있게 되는데, 이를 대사적으로 갇혀 있다(metabolically trapped)고 표현한다. FDG는 비특이적이어서 당을 활용하는 모든 조직에 흡수되어 해당 조직들의 대사량을 보여주며, 일반적으로는 대부분의 종양세포에서 당을 활발히 이용하기 때문에 종양의학에서 널리 활용된다. 임상정신의학에서는 치매의 조기 단계에서 많이 활용되는데, 기본적으로 사람의 뇌가 많은 당을 에너지원으로 사용하는데 반해 알츠하이머병 및 기타 치매들에서는 세포 활동량이 감소하여 당대사가 상당히 감소하기 때문이다. 이렇게 PET는 뇌 내의 미세한 생화학적 변화를 검출할 수 있다는 장점이 있어서 특정 정신행동증상이 뚜렷하게 나타나기 이전에 조기에 질환을 검출하여 예방 및 치료적 개입을 조기에 할 수 있도록 할 수 있다는 장점이 있다. 대부분 질환에서 CT나 MRI로 측정 가능한 정도의 구조적인 변성을 보이기 전에 생화학적인 이상이 먼저 나타나기 때문이다. 뇌영상 최근에는 PET에서 타우 단백질(tau protein) 등 알츠하이머병의 특징적인 분자생물학적 생물표지자를 검출할 수 있는 방법에 대한 연구도 활발히 진행되고 있다.

또한 PET는 특징적인 정신행동증상들을 유발하는 신경생물학적 가설을 세우고, 검증하며, 해당 질환들을 치료할 수 있는 약물들의 작용기전을 확인할 수 있는 유용한 수단이다. 예를 들어 조현병(schizophrenia)에서는 도파민(dopamine)을 검출할 수 있는 동위원소표지자(isotope tracer)를 활용한 PET 연구가 활발히 진행되고 있다. 즉, 도파민 수용체에 결합하는 방사성 동위원소를 PET로 검출하는 것이다. ^{11}C-raclopride이나 ^{123}I-iodobenzamide(IBZM) 등은 도파민과 경쟁적으로 도파민 2 수용체에 결합하는 물질이어서, 도파민 분비 지표로 사용된다. 즉, 이들 동위원소표지자가 적게 검출된다는 것은 그만큼 도파민 2 수용체에 흡수가 잘 안 되었다는 것이고, 이는 곧 이들 ^{11}C-raclopride이나 ^{123}I-iodobenzamide(IBZM) 등과 경쟁하여 도파민 2 수용체에 결합한 도파민이 많았다는 것이며, 궁극적으로는 세포외로 도파민이 많이 분비되었다고 해석할 수 있는 것이다. 이러한 연구들을 통하여 mesolimbic 경로에서 조현병 환자들이 대조군보다 도파민을 많이 분비하여, 조현병 치료제인 항정신병 약물들(antipsychotics)이 도파민 2 수용체를 차단한다는 것을 실증적으로 입증할 수 있었으며, 오늘날에도 많은 연구들이 진행중이다. 정신의학분야에서는 주요한 정신행동증상들과 관련되어 있는 신경전달물질들과 관련된 동위원소표지자를 사용한다(표 6-3).

표 6-3. 주요 동위원소표지자 및 작용 대상

동위원소표지자	작용 대상
PET	
^{11}C-N-Methylspiperone	D2, 5-HT2
^{11}C-Raclopride	D2
^{123}I-iodobenzamide	D2
^{11}C-L-Deprenyl	MAO-A
^{11}C-DASB	5-HTT
^{11}C-WAY-100635	5-HT1A receptor
^{11}C-Flumazenil	GABA-A/benzodiazepine receptor
^{11}C-Diprenorphine	Opioid receptors
FESP	D2, 5-HT2
^{18}F-CFT	DAT, NET
SPECT	
^{11}C-iodo-PK-11195	Peripheral benzodiazepine receptors
^{123}I-CLINDE	Peripheral benzodiazepine receptors
^{99m}Tc-TRODAT-1	DAT

단일양자방출전산화단층촬영 (single photon emission computed tomography, SPECT)

SPECT는 PET와 마찬가지로 방사성동위원소를 이용하는 영상검사 방법이다. 그러나 2개의 감마선을 검출하는 PET와 달리 SPECT에서는 단일양자를 검출한다. 또한 SPECT에서 사용하는 방사선 동위원소는 PET보다 저렴하고 따라서 검사비용이 더 저렴한 장점이 있다. 또한 PET와 달리 하나의 양성자만을 검출하기 때문에 동시에 두개의 다른 동위원소를 주입한 뒤 각각의 동위원소를 동시에 검출하는 것이 가능한 것도 장점이다. SPECT에서는 Technetium[2-[[2-[[[3-4(chloropheny)-8-methyl-8-azabicyclo[3.2.1] oct-2-yl]-methyl] (2-mercaptoethyl) amino] ethyl] amino] ethane-thiolato(3-)-N2,N2',S2,S2']oxo-[1R-(exo-exo)] (^{99}mTc-TRODAT-1), ^{99}mTc-hexamethylpropylene amine oxime (^{99}mTc-HMPAO) 등의 방사성동위원소를 사용한다. 단일광자영상에서는 하나의 광자가 특정한 방향이 아닌 예측 불가능한 무작위적인 방향으로 방출되므로, 감마선 광자의 방향을 조절하여 섬광결정(scintillation crystal)에 입사하게끔 하는 조준기(collimator)를 사용한다. 주로 종양의 전이위치, 혈류량과 세포의 신진대사 등 생화학적인 지표를 측정한다. 종양이 있는 경우 혈관신생 및 종양의 증식으로 인하여 방사성 동위원소가 많이 흡수되게 되며, 이에 따라 SPECT에서 검출되는 감마선 신호도 커진다. 한편 치매 및 두부외상 등의 경우에서처럼 뇌세포가 죽거나 제대로 기능을 못 하는 영역들이 있는 경우에는 방사성 동위원소가 흡수되지 못 하게 되어 검출되는 감마선이 적어 결과적으로 주변 조직보다 더 검은색으로 보이게 된다. SPECT는 PET와 마찬가지로 핵의학적 원리에 기반한 뇌영상 기법인데, MRI와 CT와 같이 높은 구조적 해상도를 제공하는 뇌영상 기법들은 물론, PET보다 더 낮은 해부학적 구조적 해상도를 보인다는 점이 단점이다. 특히 SPECT에서는 조준기를 사용하기 때문에 민감도가 낮을 수밖에 없고, 조준기의 유형에 따라 영상의 질에 영향을 주게 되어서 해상도 또한 낮게 된다. 조준기의 구멍을 작게 하면 해상도는 향상시킬 수 있으나 섬광효율이 저하되는 단점이 있으며, 조준기의 구멍을 크게 하면 섬광효율은 향상될 수 있으나 해상도는 낮아지게 된다. 해상도와 감도를 모두 향상시킬 수 있는 최근에는 이러한 단점들에 대한 인식을 바탕으로 섬광효율과 해상도를 동시에 향상시킬 수 있도록 새로운 조준기를 개발하는 노력들이 진행되고 있다.

확산텐서영상(diffusion tensor imaging, DTI)

DTI는 MRI 기전을 바탕으로, 뇌에서 시상면(sagittal plane), 수평면(horizontal plane), 관상면(coronal plane) 3축의 공간 지표에 따른 수분의 확산도를 측정하는 것을 원리로 한다. 확산은 어느 특정한 공간에서 다른 공간으로 이동하는 것을 말하며, 공간의 3축 범주 내에서 움직이며, 기본적으로 무작위적이다. 이는 물 분자도 마찬가지이며 이러한 경향을 등방성(isotropic) 확산이라고 한다. 그러나 주변에 물 분자의 이동을 제한하는 요인들이 있어서 특정한 방향으로는 확산될 수 없거나, 반대로 특정한 방향으로만 확산되는 경우가 있는데, 이를 비등방성(anisotropic) 확산이라고 한다. 뇌 조직 내에서 물 분자는 세포벽, 세포내 기관, 그리고 각 세포 활성도 및 연결성에 따라 확산 경로 및 그 정도가 달라진다. 특히 백질에서는 물 분자의 운동성이 섬유길(fiber tract)을 따라 길다랗게 뻗어 있는 축삭(axon)을 따라가게 되며, 그와 수직적인 방향으로는 움직임이 제한된다. 따라서 DTI를 통해 이들 섬유의 지향성과 방향성을 추적할 수 있다. 반대로 뇌척수액에서는 물 분자가 가장 원형에 가까운 운동성을 지닐 수 있고 등방성 확산을 보인다. 이러한 비등방성 확산의 정도는 텐서에 의해 수학적으로 계량화할 수 있는데, 주요한 3축의 방향을 고유벡터1(eigenvectors1, ε1), 고유벡터2(eigenvectors2, ε2), 고유벡터3(eigenvectors3, ε3)로 각각 표현하며, 특정한 방향으로 확산되는 크기 혹은 길이를 고유치1(eigenvalues1, λ1), 고유치2(eigenvalues2, λ2), 고유치3(eigenvalues3, λ3)로 표기한다. DTI에서는 크게 4개의 지표를 산출한다. 평균 확산도(mean diffusivity, MD), 분획 비등방성(fractional anisotropy, FA), 방사 확산도(radial diffusivity, RD), 그리고 축 확산도(axial diffusivity, AD)이다. 축 확산도를 λ1값에 해당된다고 할 때, 방사 확산도는 λ2와 λ3의 평균값에 해당한다. DTI에서 가장 많이 사용하는 지표는 평균 확산도와 분획 확산도이다. 평균 확산도는 λ1, λ2, λ3의 총합을 3으로 나눈 값이다. 따라서 말 그대로 백질의 평균적인 확산도를 보여줄 수는 있으나, 특정 방향 및 축에 따른 확산의 방향성을 보여줄 수는 없다. 반면 분획 비등방성은 용어 그대로 비등방성되는 분획을 나타낸다. 예를 들어, 확산의 정도가 모든 방향에서 다 동일하다면, 즉, 등방성이라면, 분획 비등방성은 0이 된다. 반대로, 확산이 오직 한 축 방향으로만 일어난다면 분획 비등방성은 1이 된다(그림 6-6).

정신의학 영역의 DTI에서 가장 많이 사용되는 지표가 바로 이 분획 비등방성이다. DTI에서의 분획 비등방성은 곧 수초화의 정도와 백질 신경섬유의 통합성을 반영하며, 이는 뉴런에서의 전기적 신호의 전달 속도를 반영한다. 분획 비등방성의 이상은 조현병 및 양극성장애 등에서 많이 관찰되고 있다. 조현병 환자들에서는 대조군에 비해서 전전두엽 부위의 분획 비등방성이 감소되어 있는 결과가 비교적 일관되게 관찰되고 있다. 양극성장애에서도 역시 전전두엽, 뇌량(corpus callosum), 그리고 변연계(limbic area) 등에서 분획 비등방성이 감소된 소견들이 관찰된다. 그 중에서도 뇌량은 좌뇌반구와 우뇌반구를 이어주는 회백질 연결체로서, 양측 반구 간의 정보를 이어주고 통합하는 기능을 한다. 뇌량은 발달해부학적으로 특히 아동기 학대 및 부정적 경험과 밀접한 연관성을 지닌다. 뇌량은 아동기 때부터 발달을 시작하여 초기 성인기에 이르러 발달이 완성되는데, 이는 사람의 뇌 부위들 중 가장 발달이 늦게 완성되는 것이다. 뇌량의 상당 부분은 수초화되어 있다. 뇌량의 앞부분인 뇌량슬(genu of corpus callosum)과 뒷부분인 입쪽 뇌량(rostral corpus callosum) 영역의 신경섬유는 직경이 평균 2 μm 정도로 작은 섬유들로 구성되어 있다. 반면 뇌량체 부위의 신경섬유는 직경이 평균 5 μm 정도로 큰 섬유들로 구성된다. 이로 인하여 아동기 학대 및 부정적인 경험으로 뇌량의 발달에 지장이 발생하는 경우, 상대적으로 작은 직경으로 구성되어 있는 전전두엽 및 후두엽 부위의 뇌량에서의 전기적 정보 전달 속도가 현저히 낮아지게 된다. 그렇게 되면 해당 영역들에서의 원활한 기능이 되지 않으면서 실행기능 등의 인지기능부전이 발생하게 되고, 이는 곧 스트레스 상황에서 적절하고 유연하게 대처하지 못하고 일상생활에서의 수행능력도 떨어지면서 더욱 더 정신질환에 취약해지게 되는 결과를 초래하게 된다.

$$FA=\sqrt{\frac{3}{2}}\left(\frac{(\lambda_1-\bar{\lambda})^2+(\lambda_2-\bar{\lambda})^2+(\lambda_3-\bar{\lambda})^2}{\lambda_1^2+\lambda_2^2+\lambda_3^2}\right),$$

$$\bar{\lambda}=\frac{\lambda_1+\lambda_2+\lambda_3}{3}$$

그림 6-6. 분획 비등방성 산출 수식. FA: fractional anisotropy, λ_1: 고유치1, λ_2: 고유치2, λ_3: 고유치3, $\bar{\lambda}$: $(\lambda_1+\lambda_2+\lambda_3)/3$.

자기뇌파검사(magnetoencephalography, MEG)

MEG는 수천 개의 피질 피라미드 뉴런에서 동시에 발생되는 신경 활동성을 측정하는 검사 방법이다. fMRI가 뇌혈류량과 산소화 따른 변화를 측정하고, PET나 SPECT가 뇌 대사량을 측정하는 방식으로 간접적으로 활동성을 확인하는 검사인데 반해 MEG는 직접적으로 신경활동성을 측정한다는 점이 가장 큰 차이점이다. 특히, MEG 신호는 피라미드 셀의 꼭대기쪽 수상돌기(apical dendrites)에서 시냅스를 통해 유발된 세포내 전류를 측정한다. 따라서 MEG는 뇌파검사(electroencephalogram, EEG)와 마찬가지로 수밀리초(msec)에 불과하게 지속되는 신호를 실시간으로 측정한다. MEG는 다른 뇌영상 검사들과 달리 특정 피질 영역내 혹은 다른 피질 영역 간 신경 활동성의 동기화(synchronization) 및 통일성(coherence)을 높은 시간적 해상도로 구현할 수 있다. 또한 뇌혈류량 및 대사량 등과 달리 혼란변수에 영향을 받을 가능성도 적다는 장점이 있다. 전통적으로 신경 활동성에 대한 시간적 해상도를 높게 구현해 왔던 뇌파검사와 비교하면 공간적 해상도가 매우 뛰어난 장점이 있다. 즉, MEG는 구조적 및 기능적 뇌영상검사 기법에 뇌파검사의 장점이 합쳐진 검사법이라고 할 수 있다. 본격적으로 정신의학 연구에 도입된 것은 다른 뇌영상 검사들에 비해서 가장 늦고 아직 뇌전증(epilepsy)을 제외하고는 임상적 유용성이 뚜렷이 확립되지 않은 상태이지만, 뇌신경 활동성을 직접 측정할 수 있고, 공간적 및 시간적 해상도를 동시에 구현할 수 있다는 뚜렷한 장점을 바탕으로 앞으로 많은 연구자들이 활용할 것으로 예상된다.

정신질환에서의 뇌영상 검사

정신건강의학과에서는 뇌영상 검사를 크게 두 가지 목적으로 활용한다. 첫째, 임상적 목적으로 정신행동 증상을 보이는 환자들에서 그 원인이 되거나 동반 이환되어 있을 수 있는 뇌 기질적 이상 여부를 확인하는데 유용하게 사용할 수 있다. 둘째, 연구 목적으로 주요 정신질환들에서 특징적으로 나타나는 뇌 구조, 기능, 그리고 화학적 양상을 확인할 수 있다. 연구 목적으로 뇌영상검사를 시행할 때에는 대개 연령, 성별, 그리고 두개내부피 혹은 회색질 부피 등의 요인들을 공통적으로 보정하게 되며, 연구 목적에 따라 우울 증상, 유전 정보, 신경생물학적 변인 등을 통제하거나 혹은 뇌영상 결과와 관련되는 주요 변수로 설정하여 측정할 수 있다. 과거에는 뇌영상 기술의 발달이 임상정신의학과 다소 거리가 있는 것으로 여겨졌다. 연구 목적으로는 방대한 뇌영상 연구 자료가 축적되고 있고, 많은 연구집단들이 주요 정신질환과 뇌영상 소견과의 관련성들을 보고해오고 있으나, 몇몇 특징적인 뇌 구조적 및 기능적 이상을 동반하는 질환들을 제외하면 뇌영상 검사 결과만을 가지고 특정 정신질환이나 정신병리를 진단하기는 어려운 것이 사실이기 때문이다. 이 때문에 한동안 뇌영상 검사는 정신건강의학과의 임상진료 현장과는 다소 동떨어진 오직 연구용으로만 활용 가치가 있는 것으로 오해를 받기도 했었다. 그러나 뇌영상기법들이 점차 발달하면서, 앞서 예를 들어 살펴본 것처럼 뇌영상 검사는 정신질환에 특징적인 정신행동증상들을 유발하는 뇌 내 기전들을 실제 환자를 대상으로 실증적으로 검증할 수 있는 유일한 방법이다. 아울러, 질환의 심각도를 평가하거나 치료효과를 예측하는 데에도 점차 활용범위를 넓혀 가고 있으며, 약물이 뇌 내 어느 부위의 어느 수용체에 어떻게 결합하는지에 대한 중요한 생체 정보를 제공해준다. 현재 임상현장에서 널리 사용되고 있는 정신과 약물들이 모두 이러한 뇌영상 검사 방법으로 그 효과성과 부작용이 입증되어왔다. 따라서 정신질환을 앓고 있는 환자를 대상으로 한 뇌영상 검사는 앞으로도 더욱 많은 관심을 가지고 지속해 나가야 환자의 증상을 판단하고 치료에 도움이 되는 가치있는 자료들이 많이 생산되고 임상현장에서 활용될 수 있다.

임상정신의학에서의 뇌영상 검사

뇌영상검사는 다른 유형의 검사들에 비해서 상대적으로 고비용 검사에 속하므로 임상현장에서 모든 정신질환 환자들을 대상으로 통상적으로 촬영하는 것은 권장사항이 아니다. 다만 1) 단기기억 저하나 실행기능부전 등의 인지기능 저하, 2) 40세 이후의 감정기복이나 무감동 등의 성격변화, 3) 두통 및 사지 근력 저하 등의 신경학적 증상, 4) 섬망 등 의식의 변화, 5) 조기 치매 증상 등 연령에 맞지 않는 질환의 발생 및 비특이적 경과, 6) 두부외상 및 기타 뇌실질내 질환의 과거력, 7) 정신병적 증상의 첫 번째 삽화 등에서 뇌영상검사를 고려하여 치료에 반영해야 할 원인 혹은 동반질환을 가려내는 것이 필요하다.

일반적으로 뇌영상검사가 필요한 상황에서 MRI를 시행하면 약 50%가량에서 어떤 형태로든 이상 소견이 관찰된다. 주로 발견되는 소견들은 허혈성 변화, 위축, 백질 변화, 탈수초화, 악성 및 양성 종양, 동맥류 등이다. MRI 결과 일부에서는 당장의 치료적 개입이 필요하지 않은 경우도 있으나, 어떤 경우에는 MRI 결과로 주요 치료적 우선순위를 변경하거나 기존의 치료에 병합한 치료를 시행하기도 한다. 또한, 당장 치료적 개입의 변화를 하지 않는 경우에서도 환자가 특정 증상을 보인 시점의 MRI 자료를 확보해 놓음으로써, 이후 환자의 증상 및 경과에 중요한 참고자료로 활용할 수 있다.

CT 역시 임상현장에서 유용하게 활용할 수 있다. CT는 골절 및 뇌출혈 이외의 백질 변화나 미세한 뇌구조적 변화를 세밀하게 반영할 수 없어 일반적인 진료 현장에서 그 중요성이 간과되기 쉽다. 그러나 광범위하고 많은 임상현장에서 정신행동증상을 유발하는 뇌신경학적 및 기질적 이상이 의심될 때 뇌영상검사들 중에서는 상대적으로 저렴한 비용에 신속하게 감별진단을 해야 할 질환들의 유무를 확인할 수 있다. 정신질환이 있는 환자들에서 CT를 촬영하였을 때 이상 소견이 나타나는 비율은 연구 집단에 따라서 최소 6.8%에서 최대 63.7%에 이를 정도로 차이가 큰 편이다. 이렇게 연구 집단에 따라 차이가 많이 나타나는 이유는 각 연구에서 대상으로 하는 환자들의 정신질환 비율, 성별, 연령, 임상적 상태 등이 각각 다르기 때문으로 추정된다. 흔히 치매 환자들이 많이 포함되어 있을수록 뇌영상 검사에서 이상 소견이 나타나는 비율은 높아지는 경향이 있다. 따라서 서두에 밝힌 것처럼 정신질환이 있는 모든 환자들에서 CT나 MRI를 시행하는 것은 권장되지 않으나, 충분히 뇌영상검사로 동반 및 원인적 질환을 검사해야 할 필요가 있는 상황에서는 CT 및 MRI 등을 적극적으로 고려해야 한다.

뇌영상 연구설계 및 고려사항

최근 뇌영상 연구들에서는 단지 질환군과 대조군으로 분류하여 기능적 혹은 구조적 뇌영상 소견의 차이를 비교하지 않고, 유전학적 및 생물학적 주요 지표들과의 관련성을 함께 측정함으로써 더욱 정신질환 및 정신병리의 병인론을 세분하여 규명하는 시도를 하고 있다. 예를 들어 주요우울장애에서의 해마 부피 감소의 경우, 해마가 코티솔(cortisol)에 지속적이고 과도하게 노출되어 발생한다는 것이 가장 유력한 견해이다. 평상시 생리적인 과정에 의해 cortisol이 분비될 때에는 광물코르티코이드(mineralocorticoid) 수용체가 코티솔을 담당하지만, 정신적 및 신체적으로 스트레스를 받은 경우에서와 같이 급격히 코티솔 분비가 증가하는 상황에서는 글루코코르티코이드(glucocorticoid) 수용체가 코티솔을 담당한다. 바로 이 글루코코르티코이드 수용체가 가장 많은 곳이 바로 해마이다. 해마가 과도하고 지속적인 코티솔의 작용으로 손상될 때 이 과정을 매개하는 주요한 과정이 바로 신경염증이다. 한편, 해마가 손상되지 않도록 보호 역할을 하는 대표적인 인자로 뇌유리신경성장인자(brain-derived neurotrophic factor, BDNF)가 있다. 이 때문에 과거에 해마 부피를 구조적 뇌영상 연구로 측정 및 주요우울장애와 대조군을 비교하던 것에서 더 나아가 현재에는 이러한 신경생물학적 기전에 대한 이해를 바탕으로, 코티솔, 신경염증의 대표적인 지표인 염증성 사이토카인(pro-inflammatory cytokine), 그리고 대표적인 보호인자인 뇌유리신경성장인자 등을 함께 측정하여 그 관련성을 함께 분석하는 연구들을 진행하고 있다. 현재까지 진행된 연구들에서는 염증성 사이토카인 지표가 상승되는 것과 BDNF 지표가 감소되는 것이 해마의 부피 감소와 상관성이 있는 것으로 보고하고 있다.

한편, 유전적 지표와 뇌영상을 결합하는, 일명 영상유전학(imaging genetics) 연구도 활발히 진행되고 있다. 유전적 연구만으로는 유전적 취약성을 지닌 사람이 결과적으로 특정 정신질환에 이르기까지의 개연성과 영향력을 확인하기 어렵다. 이로 인해 유전적 취약성이 반영되면서 동시에 특정 정신행동증상을 직접적으로 유발할 수 있는 병인론적 연구에 관심이 모아지게 되었고, 그것이 바로 유전적 지표와 뇌영상 연구를 병합하는 영상유전학이다. 이러한 연구를 통해서 특정 유전 형질을 지니고 있으면서 동시에 질환에 이환되는 사람의 뇌 구조적 및 기능적 특징을 섬세하게 구분할 수 있고, 이를 바탕으로 유전자에서 뇌기능으로, 그리고 최종적으로

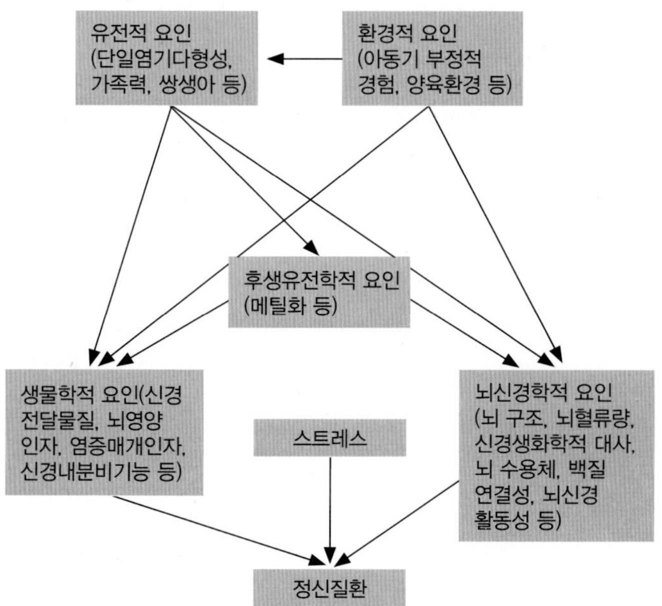

그림 6-7. 뇌영상 연구 설계시 고려사항.

표면적인 정신행동증상 및 특징적인 정신질환으로 이어지는 연결고리를 규명해 나갈 수 있다.

마지막으로, 유전 형질에서 기능적 및 구조적 뇌 이상으로 이어지는 연결고리의 하나로 생애 초기 부정적 경험의 상호작용을 파악하는 연구도 활발히 진행되고 있다. 많은 연구들이 후향적 코호트 및 전향적 추적 관찰 연구를 통하여 똑같이 취약한 유전자를 지니고 태어난 사람이라 하더라도 생애 초기에 학대, 방치, 성폭행을 비롯한 외상적 경험에 노출되었을 경우 뇌가 발달하는 결정적 시점에 뇌 구조적 및 기능적 이상이 발생하여 결과적으로 성인기에 정신질환에 이환되기 쉬운 뇌가 형성될 수밖에 없음을 보여주고 있다. 연구들에서는 전전두엽과 해마 등의 뇌 구조물들이 아동기 학대와 부정적인 경험들로 인하여 정신질환에 취약해지는 것으로 보고하고 있다. 아동기 부정적 경험으로 인해 구조적 기능적 영향을 많이 받는 부위는 전전두엽, 해마, 뇌량 등 주요정신질환에서 공통적으로 손상된 것으로 알려져 있는 영역들이다.

이렇게 뇌영상 연구의 주된 지표인 뇌신경 요인은 유전적 요인, 생애 초기 부정적 경험, 후생유전학적 요인, 생물학적 요인 등과 긴밀한 상호관계 및 인과관계를 형성하고 있으므로, 이들 변수들을 충분히 고려하여 연구 모형을 잘 설계하는 것이 무엇보다 중요하다고 할 수 있겠다(그림 6-7).

요 약

정신의학 영역에서 뇌영상 검사 방법은 매우 중요한 역할을 차지하고 있다. 환자가 보이는 정신행동증상의 원인이 질환을 감별하는 데 유용하게 활용되는 한편, 증상 및 질환이 되는 뇌신경학적 기전을 규명하는 데에도 큰 역할을 하고 있다. 각각의 뇌영상 검사 방법들은 검사를 시행하는 목적과 함께 비용과 소요시간 등의 현실적인 여건을 고려하여 선택하게 된다. 앞으로 정신질환에서 뇌영상 연구는 양적인 증가와 더불어, 정신행동증상 및 최종적으로 정신질환 발병으로 이어지는 주요한 연결고리가 되는 지표들과 연계하는 질적인 향상도 더불어 함께 이뤄질 것이다. 뇌영상 검사 결과들 역시 임상현장에서 응용 및 활용하는 데 더욱 직접적인 근거들을 제시할 수 있을 것으로 기대된다.

참고문헌

1) 대한신경정신의학회. 신경정신의학. 2nd ed. 서울: 중앙문화사;2005. p.155-157.
2) 이규영. 정인원. 약물유전체학과 정신분열병. 생물정신의학 2001;8:208-219.
3) 이영민. 신경화학 및 생리적 평가. 노인정신의학회 편저. 노인정신의학. 서울: 엠엘커뮤니케이션;2015. p.142-144.
4) 이정구. 신경내분비 시스템. 박원명, 전덕인. 양극성장애. 서울: 시그마프레스; 2014. p.57-58.

5) Benjamin JS, Virginia AS. Kaplan & Sadock's comprehensive textbook of psychiatry. 9th ed. LWW;2009. p.166-171.
6) Castillo MA. Neuroradiology Companion: Methods, guidelines, and imaging fundamentals. 3rd ed. Philadelphia: Lippincott, Williams and Wilkins; 2006.
7) Cho JW. Polysomnography and multiple sleep latency test. Korean J Clin Neurophysiol 2012;14:7-11.
8) Cichon S, Nöthen MM, Rietschel M, Propping P. Pharmacogenetics of schizophrenia. Am J Med Genet 2000;97:98-106.
9) Cummings JA. Neuropsychiatry: clinical assessment and approach to diagnosis. In: Sadock BJ, Sadock VA, editors. Comprehensive textbook of Psychiatry, 6th ed., Lippincott Williams Wilkins;p.167-187.
10) de Leon J, Arranz MJ, Ruano G. Pharmacogenetic testing in psychiatry: a review of features and clinical realities. Clin Lab Med 2008;28:599-617.
11) Dolan JG, Mushlin AI. Routine laboratory testing for medical disorders in psychiatric inpatients. Arch Intern Med 1985;145:2085-2088.
12) Drozda K, Müller DJ, Bishop JR. Pharmacogenomic testing for neuropsychiatric drugs: current status of drug labeling, guidelines for using genetic information, and test options. Pharmacotherapy 2014;34:166-184.
13) Elheis M, Gupta A, Pansari K, Syed M. An observational study of CT scanning in psychiatric patients. Prog Neurol Psychiatr 2007;11.
14) Erhart SM, Young AS, Marder SR, Mintz J. Clinical utility of magnetic resonance imaging radiographs for suspected organic syndromes in adult psychiatry. J Clin Psychiatry 2005;66:968-973.
15) Halbreich U, Kahan LS. Role of estrogen in the etiology and treatment of mood disorders. CNS Drugs 2001;15:797-817.
16) Heiss WD, Herholz K. Brain receptor imaging. J Nucl Med 2006;47:302-312.
17) Hollister LE, Boutros N. Clinical use of CT and MR scans in psychiatric patients. J Psychiatry Neurosci 1991;16:194-198.
18) Howes OD, Egerton A, Allan V, McGuire P, Stokes P, Kapur S. Mechanisms underlying psychosis and antipsychotic treatment response in schizophrenia: insights from PET and SPECT imaging. Curr Pharm Des 2009;15: 2550-2559.
19) Jung KY. EEG signal analysis. Korean J Clin Neurophysiol 2002;4:163-165.
20) Kaplan HI, Sadock BJ, Grebb JA. Synopsis of psychiatry. 11th ed. Williams & Wilkins;2014. p.271-272.
21) Kim HF, Schulz PE, Wilde EA, Yudofsky SC. Laboratory testing and imaging studies in psychiatry. In: Hale RE, Yudofsky SC, Gabbard GO, editors. Textbook of Psychiatry, 5th ed. Washington: American Psychiatric Press, Inc.;2008. p.29-63.
22) Kwon JS. The clinical utility of EEG mapping. Korean J Clin Neurophysiol 2000;2:41-46.
23) Larson EB, Mack LA, Watts B, Cromwell LD. Computed tomography in patients with psychiatric illnesses: advantage of a "rule-in" approach. Ann Intern Med 1981;95:360-364.
24) Le Bihan D, Karni A. Applications of magnetic resonance imaging to the study of human brain function. Curr Opin Neurobiol 1995;5:231-237.
25) Lu FM, Yuan Z. PET/SPECT molecular imaging in clinical neuroscience: recent advances in the investigation of CNS diseases. Quant Imaging Med Surg 2015;5:433-447.
26) Mandl RC, Schnack HG, Zwiers MP, van der Schaaf A, Kahn RS, Hulshoff Pol HE. Functional diffusion tensor imaging: measuring task-related fractional anisotropy changes in the human brain along white matter tracts. PLoS One 2008;3:e3631.
27) Osborne A, Salzman K, Barkovich AJ. Diagnostic imaging: Brain. 2nd ed. Salt Lake City: Amirsys;2010.
28) Ovsiew F. The neuropsychiatric approach to the patient. In: Sadock BJ, Sadock VA, Ruiz P, editors. Comprehensive textbook of Psychiatry, 9th ed., Lippincott Williams Wilkins;p.394-420.
29) Payne JL. The role of estrogen in mood disorders in women. Int Rev Psychiatry 2003;15:280-290.
30) Pickar D, Rubinow K. Pharmacogenomics of psychiatric disorders. Trends Pharmacol Sci 2001;22:75-83.
31) Sadock BJ, Sadock VA, Ruiz P. Synopsis of psychiatry 11th ed. Lippincott Williams & Wilkins;2014. p.84-88.
32) Sadock BJ, Sadock VA, Ruiz P. Synopsis of psychiatry 11th ed. Lippincott Williams & Wilkins;2014. p.266-283.
33) Sanders RD, Keshavan MS. The neurologic examination in adult psychiatry: from soft sign to hard science. J Neuropsychiatr Clin Neurosci 1998; 10:395-404.
34) Savitz JB, Rauch SL, Drevets WC. Clinical application of brain imaging for the diagnosis of mood disorders: the current state of play. Mol Psychiatry 2013;18:528-539.
35) Seo DW. Neurophysiology of the sensory system and clinical applications. Korean J Clin Neurophysiol 2010;12:35-46.
36) Sheline YI, Barch DM, Donnelly JM, Ollinger JM, Snyder AZ, Mintun MA. Increased amygdala response to masked emotional faces in depressed subjects resolves with antidepressant treatment: an fMRI study. Biological Psychiatry 2001;50:651-658.
37) Shizukuishi T, Abe O, Aoki S. Diffusion tensor imaging analysis for psychiatric disorders. Magn Reson Med Sci 2013;12:153-159.
38) Siegle GJ, Thompson W, Carter CS, Steinhauer SR, Thase ME. Increased amygdala and decreased dorsolateral prefrontal BOLD responses in unipolar depression: related and independent features. Biological Psychiatry 2007;61:198-209.
39) Stufflebeam SM, Tanaka N, Ahlfors SP. Clinical applications of magnetoencephalography. Hum Brain Mapp 2009;30:1813-1823.
40) Taylor SF, Tso IF. GABA abnormalities in schizophrenia: a methodological review of in vivo studies. Schizophr Res 2015;167:84-90.
41) Townsend DW. Physical principles and technology of clinical PET imaging. Ann Acad Med Singapore 2004;33:133-145.
42) White T, Nelson M, Lim KO. Diffusion tensor imaging in psychiatric disorders. Top Magn Reson Imaging 2008;19:97-109.
43) Williams MA, Sachdev PS. Magnetoencephalography in neuropsychiatry: ready for application? Curr Opin Psychiatry 2010;23:273-277.
44) Youn T, Kwon JS. Clinical applications of quantitative EEG. Sleep Med Psychophysiol 1995;2:31-43.

Chapter 07

정신장애의 진단분류체계

The Classification of Mental Disorders

김정란, 박영민

정신장애의 개념과 진단분류의 목적

정신장애의 개념

정신장애는 한 개인에서 발생하는 임상적인 행동 및 심리적 증후군으로 현재의 장애로 인해 많은 고통을 받고 있는 상태를 의미한다. 정신장애는 여러 가지 특징을 가지고 있다. 첫 번째는 명확한 검사 방법이 없다는 것이다. 물론 실제 임상에서는 심리 검사, 뇌영상, 뇌파 등으로 진단에 도움을 받기도 하지만 다른 신체 질환과 달리 대부분 검사만으로는 확진을 할 수가 없다. 이를 보완하기 위해 여러 가지 표준화된 척도 검사를 이용하기도 하고 표준화된 면담 방법을 사용하기도 한다. 두 번째는 환자의 주요호소증상(chief complaint)이 일차적으로 중요한 진단의 근간이 된다는 것이다. 그러므로 환자 주 호소의 신뢰도 정도가 진단에 영향을 미치는 중요한 요소가 될 수 있으며 2차 이득이 걸려 있다면 증상이 과장되거나 축소될 수가 있다. 따라서 임상가는 환자 주 호소의 신뢰도를 정확히 파악하고 주변 인물로부터의 병력 청취를 반드시 시행하여야 한다. 또한 증상 주 호소와 정신상태검사 혹은 임상 검사 결과를 비교해 보아야 한다. 세 번째는 기능 저하의 문제가 진단에 중요한 요소 중 하나가 된다. DSM 진단 체계를 살펴보면 사회적, 직업적 기능의 어려움이 진단 기준에 많이 포함되어 있다. 증상의 주 호소도 중요하지만 그에 따른 기능의 저하가 정신장애에 있어서는 매우 중요하다. 따라서 임상가는 정확한 진단을 위해서는 신뢰도가 평가된 환자의 주 호소를 바탕으로 주변의 중요 인물로부터의 상세한 병력 청취를 시행하고 척도나 검사를 통해 이를 보완하여 환자의 고통의 정도와 기능 부전 정도를 파악하여야 한다.

진단분류의 목적

정신의학적 진단분류체계의 덕분으로 다양한 양상을 나타내는 환자들을 세분화하여 구별할 수 있게 되었다. 이러한 진단분류는 정신건강의학과 의사를 비롯한 다양한 정신보건전문가들로 하여금 손쉽게 의사소통을 할 수 있게 되었다. 특히 진단분류체계는 학문적으로 발전할 수 있는 기틀을 제공해주게 하였다. 예를 들면 정신장애의 분류로 인하여 특정 진단명으로 분류된 피험자들을 대상으로 한 연구가 가능해지게 되었고 다른 연구 결과들과의 비교가 객관적으로 가능해지게 되었으며 세계 각국의 연구 결과를 모아서 분석하는 근거중심의학에서 최상위 근거인 메타 분석 연구가 가능해지게 되어 학문의 발전이 가속화되었다.

정신의학적 진단분류의 특징

신체 질환과의 관련성 유무(기질성 정신장애 vs. 비기질성 정신장애)

신체 질환의 영향으로 정신장애를 분류하던 기준은 오랫동안 널리 사용되어 왔다. 예를 들어 뇌졸중이나 사고로 인한 뇌의 손상과 같은 신체 질환이 뇌의 기능의 이상을 초래하는 명확한 이유가 될 경우 이를 기질성(organic) 정신장애라고 하고 반면 조울병이나 조현병처럼 일반적으로 기질적인 문제가 없을 경우 기능성 정신장애라고 정의했었다. 하지만 기질성, 기능성 정신장애란 용어는 최근에는 흔히 사용되지 않는 용어가 되었다. DSM-IV에서도 이미 기질성이라는 용어가 진단명에서 모두 제외되었다. 하지만 현재의 진단 체계에서 분류의 암묵적인 큰 축을 차지한다. 예를 들면 우울증의 경우 DSM-5에서도 여전히 다른 신체 질환이 있고 이것이 영향을 미친다면 진단을 할 수 없게 되어 있다. 또한 여전히 자동차 사고와 같은 외상으로 인한 손상으로 발생한 정신장애의 평가에서 많이 사용되고 있으며 커다란 분류의 한 축으로서 여전히 큰 의미를 가지고 있다. 하지만 뇌과학이 발달함에 따라 기질성이냐 아니냐는 것의 임상적 의미가 점점 줄고 있다. 과거에는 이분법적으로 기질적 이상이 있느냐에 따라 기질성 여부를 판단했다. 하지만 최근 뇌과학 특히 뇌영상 기술의 발달로 미세한 기질적 문제를 찾아낼 수 있게 되었기 때문에 이분법적으로 나누기는 매우 힘든 상황이 되었다. 우울증만 하더라도 뇌과학의 비약적인 발전으로 인해 약물 이외의 다른 치료법들이 점점 등장하고 있다. 예를 들어 아직 임상에서 널리 사용되지 않고 연구 중에 있지만 우울증 치료에서 뇌심부자극술(deep brain stimulation)의 경우 뇌영상을 이용한 특정 부위의 활성 저하를 보이는 우울증 환자의 경우 효과가 더 많은 것으로 알려져 있다. 또한 과거에 모노아민 가설로 주로 설명되면서 세로토닌 저하로 인한 기능성 정신장애로 설명되던 우울증조차 매우 이질적인 환자들의 집단인 것으로 드러나고 있어 우울증이라고 해서 모두 세로토닌 저하 가설이 맞아 떨어지지 않는다는 주장이 나오고 있다. 오히려 우울증 중에서 자살을 동반한 우울증에서 세로토닌 저하 가설의 설명이 잘 맞아 떨어진다는 것이다. 뇌척수액이나 뇌파 연구를 통해 그러한 결과들이 널리 재현되고 있다. 따라서 현재 DSM 체계의 우울증 진단으로는 기질성과 비기질성을 구분하는 것이 쉽지 않은 현실이다. 그러므로 진단분류에 있어 기질성 정신장애이냐 아니냐는 것보다는 생물학적인 특성이 있느냐 없느냐에 주목하는 것이 치료에 중요할 수 있다.

심리적인 특성과 생물학적인 특성[신경증(neurosis) vs. 정신병(psychosis)]

신경증과 정신병이라는 이분법적인 구분도 이전 정신장애의 분류로 널리 쓰였던 시기가 있었다. 기질성이라는 용어와 마찬가지로 신경증이라는 용어 또한 DSM-IV부터 사라졌다. 하지만 과거 기분 장애의 경우 DSM-III 이전에는 생물학적인 특성을 나타내는 멜랑콜리아 우울증, 신경증적인 특성을 나타내는 신경증적 우울증, 그리고 조울병(manic-depressive insanity) 등의 진단 분류가 존재하였다. 하지만 1980년 DSM-III가 되면서 이러한 우울증의 종류들은 모두 주요우울증과 조울병(양극성장애)으로 새롭게 통합되었다. DSM-III 이전의 조울병은 현재의 조울병뿐만 아니라 반복되는 우울증도 포함되는 것으로 보았다. 하지만 DSM-III가 되면서 대부분의 우울증이 주요우울증과 조울병으로 이분화 되었고 조울병의 경우 반드시 조증 삽화가 포함되어야 진단이 가능하게 되어 조울병의 진단 기준이 매우 협소하게 적용되었다. 이러한 DSM-III는 당시 미국에서 많은 수를 차지하던 정신분석을 위주로 치료를 하고 있던 정신의학자들의 커다란 비판에 직면하게 되었다. 특히 신경증적 우울증과 멜랑콜리아 우울증이 주요우울증으로 모두 통합됨으로써 우울증의 원인론적인 분류를 폐기했다는 비판에 마주치게 되었다. 그 당시에는 우울증의 정도가 심하지 않고 만성적인 경과를 밟는 우울증을 신경증적 우울증으로 생각하였고 이러한 환자들은 생물학적인 우울증이 아니므로 약물 치료가 아닌 정신 치료의 대상으로 생각하였기 때문이다. 하지만 DSM-III의 이러한 큰 변화가 현재의 DSM-IV와 DSM-5에서도 계속 이어지고 있다. 따라서 이에 대해 어떤 학자는 기분장애의 DSM-III로부터 DSM-5 진단 체계의 행보를 "모든 길은 주요우울증으로 통한다."고 맹렬히 비판하였다. 최근 이러한 이질적이지만 통합적인 주요우울증이란 진단이 다시 DSM-III 이전의 다양한 우울증 분류로 회귀하려는 일부 움직임도 나타나고 있다. 하지만 아직까지 신경증적 우울증과 멜랑콜리아 우울증을 감별할 수 있는 방법은 명확하지가 않으며 심각도나 만성화 정도로만 분류하기에는 한계가 있다. 신경증이라는 용어는 만성적이고 지속적이며 정신증적 특성이 없는 장애로 불안이라는 특징적인 양상을 가지고 있다. 현재는 많이 쓰이지 않는 용어이지만 여전히 ICD-10에서는 이를 사용하고 있다. 예를 들어 ICD-10에서는 불안장애, 신체형장애, 해리장애, 성장애, 기분부전장애를 들 수 있다. 위에서 언급했던 바와 같이 DSM-III가 시작되면서 신경증적 우울증이 없어지게 되었는데 대신 이를 불안이 더 특징적인 범불안장애와 우울이 더 특징적인 기분부전장애라는 분류를 새롭게 신설하여 우울증 범주에서 이쪽으로 진단분류를 이동시켰다. 따라서 현재의 DSM-III와 IV 기준을 보면 범불안장애와 기분부전장애의 진단기준은 매우 유사한 것을 확인할 수 있다. 이것은 결국 두 질환이 신경증적 우울증이라는 같은 뿌리에서 나왔기 때문이다.

반면 정신병을 가진 환자들은 신경증 환자들과 달리 현실판단력의 손상과 심한 심각도를 가지며 환각이나 망상을 가지는 범주의 환자들로 정의하였다. 주로 약물학적인 치료를 포함한 생물학적인 치료에 반응이 좋다는 연구 결과들이 나오고 있다. 또한 생물학적인 진단 검사의 측면에서도 보다 일관적인 결과들을 보여 주고 있다. 하지만 이러한 정신병이 생물학적 특성을 대표하는지에 대해서는 논란의 여지가 있다. 정신병적 우울증뿐만 아니라 정신병적 증상이 전혀 없는 멜랑콜리아 우울증 역시 생물학적 특성을 잘 나타낸다는 연구가 있기 때문이다. 따라서 이러한 신경증과 정신병의 이분법적 분류는 여러 가지 한계에 직면하고 있다. 하지만 개정된 DSM-5 역시 정신병의 유무는 여전히 중요한 임상적 특징으로 판단하고 있으므로 세부 진단의 하나로서 포함되어 있다.

현 정신의학 진단 체계의 문제점

현재 정신의학의 진단에 있어서 많은 문제들이 제기되고 있다. 특히 대표적인 정신의학 진단 체계인 DSM은 많은 비판을 받고 있다. 심지어 정신의학자 중에서도 이러한 비판에 동참하는 학자들이 늘고 있다. 이러한 비판의 첫 번째 이유는 DSM 진단 체계가 증상 중심의 기준을 갖고 있다는 것이다. 다른 의학과는 달리 정신의학에서는 혈액 검사나 뇌영상 검사 등으로 진단을 특정할 수 없다는 한계가 있다. 이 때문에 DSM이나 ICD 진단 체계는 증상 위주의 진단 기준을 만들어 현재까지 개정을 거듭해오고 있다. 최근 DSM-5가 나오기 전, 1994년 DSM-IV 이후의 뇌과학을 포함한 생물정신의학의 눈부신 발달로 일부 정신의학자들은 DSM-5는 많은 진단 기준의 변화를 담고 있기를 기대하였다. 하지만 결국 DSM-5는 이에 대한 기대에는 부응하지 못하였다. 이는 일부 정신의학자들의 비판에 직면하게 되었다. 이들 중 하나인 가미(Ghaemi) 교수는 DSM 진단 체계가 불완전하다고 주장하였다. 그는 정신의학 연구에서 대립되는 연구 결과가 많이 나오는 이유 중 하나가 진단 체계의 불완전성 때문이라 주장하였다. 정신의학 자체가 복잡하고 알 수 없는 것이 아니라 문제는 바로 진단 체계라는 주장이다. 최근에 흥미로운 연구 결과가 발표되었다. 33,332명의 주의력결핍장애, 자폐증, 주요우울장애, 양극성장애, 조현병 환자와 27,888명의 정상대조군의 유전자를 전장유전체연관분석연구(genome-wide association study, GWAS) 결과를 분석하였을 때 4군데의 유전자에서 5×10^{-8} 이상의 유의한 p값을 보였고 각각의 질병으로 나누어서 분석했을 때는 주의력결핍장애와 자폐증과 같은 어린 시절 발병하는 질환과 비교적 성인되어서 발병하는 주요우울장애, 양극성장애, 조현병과는 차이를 보였다. 주요우울장애, 양극성장애, 조현병은 정상군과의 유전적으로 유의한 차이가 유사하게 나타났다. 이러한 결과를 해석하는 것이 중요한데 일견으로는 이러한 5대 정신장애가 공통적인 유전적인 문제를 가지고 있다고 볼 수도 있을 것이지만 한편으로 현 정신의학의 DSM 진단 체계로는 이러한 정신장애들을 구별해내는 능력이 떨어진다고 볼 수도 있을 것이다. 연구에 등록된 환자들이 정말로 정확히 진단이 되었을까 하는 의문을 가질 수 있다는 것이다. 왜냐하면 DSM 진단은 증상 위주의 기준으로 분류되어 있기 때문에 진단적 오류가 있을 가능성이 높기 때문이다. 두 번째 문제는 기존의 생물학적인 연구 결과들을 반영하지 못하였다는 주장이다. 예를 들어 양극성장애의 경우 양극성장애의 가족력이 있는 경우 강력한 양극성장애의 예측 인자가 된다는 연구 결과들이 있다. 하지만 DSM-5에서는 1994년의 DSM-IV와 거의 유사한 진단 기준으로 개정되었다. 물론 생물학적인 연구 결과들을 반영하는 것이 시기 상조라고 판단한 DSM 저자들의 신중한 판단도 존중되어야 할 것이다. 하지만 DSM-IV 이후 20여 년이 흘렀음에도 불구하고 정신장애의 대표 장애인 조현병, 양극성장애, 우울증 등의 진단 기준의 큰 변화가 없음을 아쉬워하거나 반발하는 학자들이 많은 것도 사실이다. 세 번째 문제는 단면적인 진단 기준에 있다. DSM의 진단 기준은 대부분 증상 위주이므로 최근 및 현재의 증상의 유무로 진단을 한다. 따라서 이로 인해 오진의 가능성이 생길 수 있다. 이런 이유로 양극성장애, 조현병, 우울증 등의 감별이 어려운 문제가 반복되고 있다. 이는 문제이면서도 동시에 정신의학의 한계라고 볼 수도 있겠다.

향후 진단체계의 나아갈 길

앞에도 언급했지만 현재의 정신장애 진단의 핵심은 증상으로 구성되어 있다. 따라서 정확한 진단체계의 개발은 정신의학계의 숙명이자 과제이다. 진단이 보다 세밀해져야 그만큼 정확한 치료가 따라올 수 있다. 따라서 현재의 진단체계를 바탕으로 하는 정신장애의 치료 역시 많은 한계를 가지고 있다. 항우울제를 예를 들어보자. 항우울제라는 이름은 임상가에게 모든 우울이라는 증상이 존재하면 치료에 사용되어야 할 것 같은 착각을 불러 일으킨다. 하지만 최근 연구에서 점점 밝혀지고 있지만 항우울제에 효과가 있는 우울증은 한정되어 있다. 양극성 우울증에서 항우울제의 단독 치료 효과는 없는 것으로 알려져 있고 오히려 조증 전환의 위험성을 높인다고 되어 있다. 또한 양극성 우울증에서 항우울제 병합치료 역시 치료 효과는 제한된 것으로 보고되고 있다. 또한 일부 메타분석에서는 심각도가 낮은 우울증에서는 항우울제의 효과가 위약과 유사한 것으로 보고되었다. 물론 이에 대한 반론도 존재하지만 항우울제의 효과가 많이 발휘되는 것은 심각도가 높은 우울증일 가능성이 높다. 따라서 향후 진단체계에서는 이러한 치료 반응성에 대한 기준이 포함되어야 할 것이다.

과거로부터 현재까지 의학은 크게 히포크라테스(Hippocrates)와 갈렌(Galen)으로 대표되는 두 가지 철학으로 나뉘어 발전해 왔다. 히포크라테스 의학은 보수적인 관점에서 질환을 판단한다. 치료에 있어서 첫 번째로 생각해야 할 것이 해를 주지 말 것으로 생각했다. 또한 저절로 낫는 질환, 치료가 필요한 질환, 낫지 않는 질환으로 나누어 저절로 낫는 질환과 낫지 않는 질환은 치료가 불필요하다고 주장한다. 의사는 그러한 질환을 구분해서 파악하고 치료가 필요한 질환에서만 의사가 치료를 시작해야 한다고 하였다. 반면에 갈렌 의학은 적극적인 관점에서 질환을 판단한다. 질환은 완전히 제거되어야 하며 그러기 위해서는 적극적으로 증상을 없애야 한다고 하였다. 따라서 의사의 역할은 매우 중요하며 의사가 적극적이고 공격적으로 증상을 완벽하게 제거해야 한다고 주장한다. 따라서 히포크라테스 의학은 질환 중심의 치료를 주장하며 반면에 갈렌 의학은 증상 중심의 치료를 주장한다. 현대 정신의학의 치료 철학은 어느 쪽일까? 아마 좀 더 갈렌 의학에 많이 치우쳐 있는 듯하다. 그 이유는 첫 번째로 정확한 진단체계의 부재가 큰 역할을 했을 것이고 두 번째로 이러한 진단체계의 불확실성으로 인한 정확한 치료체계의 부족도 영향을 미쳤을 것이다. 정신의학에서 치료제 개발은 역설적으로 정확한 병인을 바탕으로 만들어지기 어렵고 오히려 거꾸로 치료제의 효과로 병인을 추론하는 일이 나타나고 있는데 이는 정확한 병인이 밝혀져야만 해결될 것이다. 어쨌든 이러한 갈렌 의학의 득세는 많은 임상가를 증상 위주의 치료로 유도하게 할 수 있다. 우울하면 항우울제, 잠을 못 자면 수면제, 정신병 증상은 항정신병 약물 등. 하지만 앞에서 소위 '항우울제'의 치료 효과에 대해서 언급했듯이 현재의 약물들이 질환을 치료하는지, 증상을 조절하는지에 대한 깊은 고려가 필요하겠다. 예를 들어 철분 결핍이 있는 심한 불면증을 가진 급성 하지불안증후군 환자의 치료의 경우 증상 위주의 치료를 할 때는 '수면제' 혹은 로피니놀 혹은 클로나제팜과 같은 '하지불안증후군 치료제'로 치료할 수 있지만 질환 위주의 치료를 할 때는 불면증의 원인을 찾아보고 피검사를 통해 하지불안증후군의 원인을 다시 한 번 탐색해서 '철분제'라는 치료를 하게 된다. 철분제 부족에 의한 하지불안증후군은 철분이 정상화되면 질환이 호전되기 때문이다. 물론 현실에서 철분제만으로 치료 효과가 부족할 수 있겠지만 혹시 수면제를 첨가하더라도 이는 보조 치료이기 때문에 향후 중단하겠다는 생각을 할 수 있다. 따라서 현재 증상 위주의 치료에서 보다 질환 위주의 치료 쪽으로 관점의 이동이 필요할 것이라고 생각한다. 현재의 진단체계에서는 어려울 수 있지만 좀더 병인론적인 관점에서 생각한다면 현재의 증상 치료 위주의 경향을 줄일 수 있을 것이다. 하지만 결국 이를 위해서는 진단체계 자체도 증상 위주에서 좀 더 병인을 포함하는 진단체계로 바뀌어야 할 것으로 보인다. 최근 미국 국립정신보건원에서 신경생물학적이고 행동적인 요소에 근거하여 Research

Domain Criteria(RDoC)라는 새로운 진단 기준을 제안한 것은 고무적인 시도라고 본다.

향후 진단 체계가 더 발전하기 위해서는 현재의 연구 방식에도 변화가 필요할 것으로 보인다. 현재의 경계가 불분명한 DSM 진단으로는 연구 결과의 편향이 생길 수가 있다. 따라서 향후 연구에서 DSM을 이용하되 좀 핵심적인 표현형으로 피험자를 모집해야 한다. 예를 들면 우울증 연구를 할 때 우울증이 너무나 이질적인 집단이므로 반복적인 우울 삽화를 가진 우울증을 가진 피험자 혹은 자살 시도의 병력을 가진 우울증 환자로 표현형을 한정함으로써 보다 생물학적으로 공통된 군으로 피험자를 모집할 수 있게 된다. 이러한 방식을 통해 좀 더 이질적인 피험자를 제거하여 결과의 편향성을 줄일 수 있지 않을까 생각한다.

진단분류의 유형

범주적 분류(categorical classification)와 차원적 분류(dimensional classification)

일반적으로 어떤 원인이 알려져 있는 의학적 상태는 질환(disease)이라고 하며, 그렇지 않을 때는 장애(disorder)로 기술한다. 현재 대부분의 정신과적 상태는 원인 및 병인이 완전히 확립되지 않았기 때문에 정신과적 상태는 '장애'라는 용어를 사용한다. 각 각의 정신장애는 정신과 의사들의 경험과 여러 연구를 바탕으로 오랜 시간에 걸쳐서 얻어진 범주로 나누어 기술하고 있다.

범주적 분류는 특징적 증상 및 징후가 확인되면 그 장애가 있다고 진단하고, 만일 그러한 특징을 가지지 않는다면 그 장애는 없다고 분류한다. 그러므로 정상과 장애는 엄격히 구별된다. 또한, 각 범주는 별개이고 서로 분명히 구분된다. 현재 정신 장애 분류에서 범주는 크레펠린(Kraepelin)이 기술한 분류에서 시작이 되었고, 이후에 연구 증거들을 검토하고 임상의사들의 합의에 근거하여 계속적으로 수정하면서 발전된 것이다.

범주적 접근이 어떤 장애의 원인, 임상 양상, 경과 등을 분명하게 정의하면 다른 장애 및 건강 상태와 구별할 수 있고 또, 그 범주가 동질적인 환자군으로 정의된다면 그 장애의 원인, 경과, 치료 등이 분명하게 밝혀질 수 있다. 그러나 정신장애에서 단순한 범주적 분류는 한계가 있는데, 많은 정신장애에서 증상과 유전적 및 환경적 위험 요인들을 공유하고 있음이 공존질환(comorbidity) 연구에서 밝혀지고 있어서 범주적 분류에 의해서 정신장애가 완전하게 분류되지 못함을 알 수 있다. 또한, 지나치게 협소하게 범주적 분류를 정의하면 DSM-IV을 적용할 때 달리 분류되지 않는 Not Otherwise Specified(NOS) 장애의 범주로 진단하게 되는 경우가 상당히 많아지게 되어서 진단 분류의 의미가 희석될 수 있다. 즉, 협소하게 장애의 범주를 정의하면 현실적인 임상상황, 각 정신 장애 내에서 이질성, 여러 장애들에서 공통적인 증상들과 같은 점을 반영하지 못할 수 있다.

범주적 분류에서 범주적 진단은 그 장애가 "있다" 또는 "없다" 두 가지로만 반응하게 된다 즉, 어떤 사람이 특정 진단에 "해당된다" 또는 "해당되지 않는다"로 기술하게 된다. 이와 달리, 차원적 분류는 그 장애와 관련되는 정도를 일련의 점수로 표시해서 점수가 높을수록 그 장애를 가질 가능성이 높은 것으로 나타낸다. 정상은 0점인 상태이며 점수가 높을수록 그 장애를 가진 상태가 되는, 정상과 비정상이 어떤 연속성을 가진 것으로 설명할 수 있다. 예를 들면, Hamilton 우울 평가 척도의 점수가 높을수록 우울증일 가능성이 높다. 점수가 높을수록 우울증이 있는 대상자와 없는 대상자 사이의 차이가 커지기 때문에 진단의 민감도가 높아진다.

현재 정신장애는 정신장애는 범주적 진단을 기초로 분류하고 있으나 일부의 정신장애에서 심각도(경도, 중등도, 중증)를 세분화함으로써 차원적 접근을 포함하고 있다.

정신장애에서 차원적 접근은 동일한 범주적 진단을 받은 환자에서 개별적으로 중요한 임상적 차이(예: 증상의 강도, 빈도, 기간)를 규명할 수 있다. 또한, 범주적 진단에서 장애가 없는 것으로 진단된 환자에서도 그 차이를 확인할 수 있다. 예를 들면, 아증후군(subsyndrome) 또는 전구기(prodrome) 양상 등을 규명할 수 있다.

또한, 범주적 진단이 차원적 진단에 비하여 검증력이 낮고 예측 정확도가 낮기 때문에 정신 장애의 원인, 경과, 또는 치료에 대한 연구의 진척이 느려지게 되었다. 정신 장애의 임상 연구는 범주적 진단을 사용하고, 같은 진단을 받은 경우 동질적인 질환으로 간주하게 되기 때문에 동일 진단에서 개인적 차이가 잘 반영되지 못할 가능성이 있었다.

원인적 분류(etiological classification)와 기술적 분류(descriptive classification)

만일 어떤 질환이 단 하나의 원인만 있다면, 그 질환은 원인과 관련 기전을 근거로 분류할 수 있는데, 이것을 원인적 분류라고 한다. 감염 질환[예: 세균성 폐렴(staphylococcal pneumonia)]이나 영양 결핍[예: 철결핍성 빈혈(iron deficiency anemia)]과 같은 경우는 이런 원인적 진단 분류가 가능하다. 그래서 분명한 원인이 확립되면, 이 질환에 대한 치료나 예방 연구가 합목적적으로 체계화될 수 있다. 신체 질환은 대부분 원인에 따라서 분류할 수 있지만, 단순하지는 않다. 단일 원인에 의해 질환이 발생하더라도 임상 양상은 다양할 수 있다.

특히, 정신 장애는 다양한 생물학적, 심리적, 그리고 환경적 요인들이 복잡한 방식으로 상호작용하여 오랜 시간에 걸쳐서 질환을 나타낸다. 신경과학(neuroscience)과 심리학에서 이러한 요인들의 상호작용 방식을 명확하게 규정하는 것은 매우 복잡하고 잘 밝혀지지 않았다. 결과적으로, 정신장애를 원인과 기전을 바탕으로 원인적 분류를 하는 것은 거의 불가능하다.

원인적 분류와 달리, 원인을 명시하지 않고, 증상 및 징후 또는 임상적 특성이나 소견의 집합으로 진단하는 방식을 기술적 진단이라고 한다. 예를 들면, Bell's palsy는 원인은 알려져 있지 않으며 다른 신경학적 증상이나 징후없이 얼굴의 마비만 있는 상태로 정의하여 기술적 진단을 한다. 정신장애의 정의는 보통 임상적 특징을 기술하는 것으로 구성되어 있다.

DSM과 ICD에서 정신장애 분류

현대적인 정신장애의 분류는 에밀 크레펠린(Emile Kraepelin)에 의하여 비로소 체계화되었는데, 그의 업적은 정신장애의 증상과 징후를 객관적으로 기술한 것으로 높이 평가받고 있다.

유럽과 미국의 정신과 의사들이 정신 장애를 체계화할 필요성을 인식한 것은 20세기 중반이었다. 미국의 경우, 공중 보건 정책 수립에 정신 장애 분류가 제기되면서 1917년부터 정신 질환의 분류체계를 위한 설문조사를 계획하였고, 이 설문조사는 미국정신과의사협회(American Psychiatric Association, APA)와 미국 의사협회(American Medical Association)에 의해 1923년에 시작하여 2차 세계대전까지 지속하였다. 1952년에 DSM-I이 발표된 이래 수차례 개정되어 2013년 DSM-5까지 개정되었다.

세계보건기구(World Health Organization, WHO)는 1948년 '국제질병분류(International Classification of Diseases, ICD) 제6판'인 ICD-6에서 처음으로 정신장애를 별도의 범주로 다루었고 이후 거듭 개정되어 현재 ICD-10을 사용하고 있으며 ICD-11 개정작업 중이다.

DSM의 변천

DSM-I(1952년)

APA에서 최초 발행한 '정신장애의 진단 및 통계 편람(Diagnostic and Statistical Manual of Mental Disorder, DSM)은 정신장애 범주를 나누어 설명하였다. DSM-I은 주요한 분류 기틀을 기질성과 비기질성으로 구분하고 비기질성 절에서 정신신경장애(psychoneurotic disorders)를 정의하고, psychoneurotic disorder에서 특정 상태를 정의하였다. 그러나, DSM-I은 WHO의 ICD의 개념과는 일치하지 않았기 때문에 ICD와 일치를 위한 개정의 필요성이 제기되었다.

DSM-II(1968년)

WHO의 ICD-8 발간에 맞추어 APA는 1968년에 DSM-II를 개정 발표하였으나 DSM-I의 틀을 그대로 유지하였다. 이것은 APA와 WHO의 합의가 이루어지지 못했고 또한 DSM-I과 본질적으로 차이가 없었는데, 이는 이 당시까지 정신장애의 임상적 진단에 대한 합의를 증명할 수 있는 연구 증거들이 부족했음을 반영한다.

DSM-III(1980년)

WHO에서 ICD-9(1979년) 개정을 준비하면서 APA는 용어 및 통계실무위원회(Task Force on Nomenclature and Statistics)를 구성하였고 DSM-III를 ICD-9과 호환성을 유지할 수 있도록 개정을 준비하였다. 그러나 ICD-9의 진단분류와 용어들이 미국에서 사용하기에는 부적당한 점들이 많았고 특정 부분들은 임상적 및 연구에서 유용성이 낮았다.

이 당시에는 임상 실제에서 진단의 차이를 줄이기 위해서 명확한 진단 기준을 위한 연구들이 다수 진행되는 상황이었다. APA의 실무위원회는 정신 장애 분류를 위한 새로운 패러다임을 이끌어낼 수 있는 임상 연구 집단으로 구성되었다.

DSM-III의 가장 중요한 변화는 특정 진단범주의 세밀한 정의적 개념을 처음으로 도입한 점이다. 각 정신 장애에 대한 명백한 진단기준을 제시하였고 각 진단기준들은 반드시 있어야 할 임상적 특징[포함기준(inclusion criteria)]과 존재할 경우 진단이 불가능한 특징[제외 기준(exclusion criteria)]을 분명히 하였다. 포함 기준에는 확실하게 원인이 정립된 것이 아니라면 어떤 원인을 가정하지 않고 정신병리학적 용어로 기술하였다. 각 장애들은 진단 기준 이외에도 임상의들이 장애를 이해하는 데 도움이 되는 부수적 특징, 질환의 경과, 감별 진단과 같은 광범위한 정보를 제공하고 있다. 또한, DSM-I과 DSM-

II에서 유지하였던 정신신경장애(psychoneurotic disorders) 개념을 버리고 동시에 신경증(neurosis)이라는 용어도 삭제하였다.

DSM-III의 또 다른 중요성은 다축적 평가를 제공한 점이다. 1축에 정신장애, 2축에 성격장애, 지적 발달 문제, 3축에 다른 의학적 상태, 4축에 스트레스 요인, 그리고 5축에 기능 수준 등을 기술함으로써 임상의가 환자의 포괄적인 평가를 하도록 했다.

DSM-III-Revised(1987년)

DSM-III의 많은 정신 장애들은 1980년 전에는 연구가 부족하였고 분류의 모호한 점이나 다축 체계의 생소함 때문에 1983년부터 개정 작업이 시작되었다. 개정 작업의 목적은 DSM-III 진단 기준을 임상에서 쉽게 적용하고 새로운 연구 성과를 반영하는 것이었다. 그래서, DSM-III-R로 명명하였다. 가장 주요한 변화는 DSM-III에서 제외 기준으로 도입한 진단적 위계(diagnostic hierarchy)를 제거한 점이다. 임상 연구와 역학 연구에서 위계에 따라 진단하면 한 삽화에서 동시에 발생하는 증후군이 있을 때 하나 이상의 진단이 배제되기 때문이다.

DSM-IV(1994년)

1980년대 후반에 WHO의 ICD-10 개정 준비에 맞추어, APA는 DSM-IV 실무위원회를 구성하였다. 위원회에서는 DSM-III와 DSM-III-R의 진단기준에 의한 체계적인 평가로 설계하고 DSM-III와 DSM-III-R으로 촉진된 상당한 연구 성과들을 포함하였다. 각 정신장애를 철저히 검토한 후에 문헌 검토, 자료 재분석, 진단기준의 현장 적용, 경우에 따라 진단기준과 진단 역치를 수정하였다.

DSM-IV의 주요 변화는 '기질성 정신장애'를 더 이상 사용하기 않기로 한 점인데, 다른 정신장애는 '기질성' 요소를 포함하지 않는다는 것을 의미하기 때문이다. 유사하게, '신체 장애(physical disorder)'는 다른 의학적 상태를 기술하기 위해 사용되었는데, 질환에 대한 접근에서 정신-신체의 이분법적 개념들이 더 이상 의미가 없기 때문에 '일반적 의학적 상태(general medical conditions)'라는 용어로 바뀌었다. 또한, 이전의 범주적 진단체계에 차원적인 진단체계를 포함하여 진단 스펙트럼의 범위에서 질적인 차이를 이해할 수 있게 하였다.

DSM-IV text revision(2000년)

APA는 주요한 변화는 하지 않고 최신의 연구 결과를 기술하고 모호하거나 오류가 있는 부분을 수정하는 정도로 개정하여 DSM-IV-TR을 발간하였다. DSM-IV-TR은 진단기준은 전혀 수정하지 않았고 구조적 변화를 하지 않았다.

DSM-5에서 주요 변화

단축 구조(uniaxial structure)

DSM-5에서는 이전에 유지하던 다축 진단을 더 이상 사용하지 않는다. 다축 체계를 임상 실제에서 일률적으로 사용하지 않으며, 포괄적 평가에서 중요한 성별 또는 문화적 특징이 다축 체계에는 포함되지 않는 점을 고려하여 단축 진단으로 개정하였다. 그러므로 DSM-IV에서 1축, 2축, 3축에 기록했던 질환 또는 장애들은 DSM-5에서는 축의 기록 없이 단순하게 나열하게 된다. 이것은 결국 이전의 1축, 2축, 3축의 진단이 근본적으로 차이가 있는 것이 아니고, 정신 사회적 요인에 영향을 받으며 신체 질환 또한 행동 또는 정신사회적 요인과 서로 연관된다는 것을 보편화시킨 것이다. DSM-IV의 5축 진단을 위한 전반적 기능 평가 척도(global assessment of functioning, GAF)는 뚜렷한 개념이 부족하고 일반적 진료 상황에서 정신측정(psychometrics)으로 사용하기에는 불확실한 면이 있어서 DSM-5에서는 GAF 대신 WHO 장애 평가(WHO disability assessment schedule, WHODAS) 2.0로 대치하였다. WHODAS는 의학 및 보건 관리에서 널리 사용하고 있는 기능, 장애, 및 건강을 위한 국제 분류(international classification of functioning, disability, and health, ICF)로부터 개발되었다.

정신장애의 배치

DSM-5는 여러 정신장애들을 유사성을 나타내는 장애들을 사용 편의와 논리를 고려한 특정 순으로 배치하여 감별 진단에 도움이 되도록 배열하였다. 표 7-1에 DSM-5의 정신장애를 나타내었으며, DSM-IV와의 차이를 비교하였다. 그 배열은 일생 주기의 전개에 따라 순서대로 하여 제1장은 "신경발달 장애(neurodevelopmental disorders)"이다. 또한 각 장의 순서도 서로 밀접하게 관련된 장애들을 가까이 배치하고 있다. 예를 들어, "조현병 스펙트럼 및 다른 정신병적 장애(schizophrenia spectrum and other psychotic disorders)" 뒤로 "양극성 및 관련 장애(bipolar and related disorders)"를 두고 그 다음으로 "우울 장애(depressive disorders)"를 배치하고 있다. 일부 정신 장애는 최신의 연구 자료를 토대로 장 배치를 바꾸었다. 예를 들면, "도박 장애(gambling disorder)"는 DSM-IV의 달리 분류되지 않는 충동 조절 장애로 분류되었으나 DSM-5

표 7-1. DSM-5의 정신장애 구성과 DSM-IV와의 차이

DSM-5	DSM-IV
신경발달 장애(neurodevelopmental disorders)	유아기, 소아기, 청소년기에 흔히 처음으로 진단되는 장애(disorders usually first diagnosed in infancy, childhood, or adolescence)
조현병 스펙트럼 및 기타 정신병적 장애(schizophrenia spectrum and other psychotic disorders)	조현병 및 다른 정신병적 장애(schizophrenia and other psychotic disorder)
양극성 및 관련 장애(bipolar and related disorder) 우울 장애(depressive disorder)	기분장애(mood disorder)
불안 장애(anxiety disorder)	불안 장애(anxiety disorder)
강박 및 관련 장애(obsessive-compulsive and related disorders)	불안 장애에 포함
외상 및 스트레스 관련 장애(trauma-and stressor-related disorder) (적응 장애 포함)	불안 장애에 포함
해리 장애(dissociative disorders)	해리 장애(dissociative disorders)
신체 증상 및 관련 장애(somatic symptom and related disorder)	신체형 장애(somatoform disorders) 허위성 장애(factitious disorder)
급식 및 섭식 장애(feeding and eating disorders)	식이 장애(eating disorder)
배설 장애(elimination disorders)	유아기, 소아기, 청소년기에 흔히 처음으로 진단되는 장애에 포함
수면-각성 장애(sleep-wake disorders)	수면 장애(sleep disorders)
성기능 부전(sexual dysfunction) 성별 불쾌감(gender dysphoria)	성적 장애 및 성 정체감 장애(sexual and gender identity disorders)
파괴적, 충동조절 및 품행장애(disruptive, impulse-control, and conduct disorders)	다른 곳에 분류되지 않는 충동조절장애(impulse-control disorders not elsewhere classified)
물질 관련 장애 및 중독 장애(substance-related and addictive disorders)	물질 관련 장애(substance-related disorders)
신경인지 장애(neurocognitive disorders)	섬망, 치매, 그리고 기억상실장애 및 기타 인지장애(delirium, dementia, and amnestic and other cognitive disorders)
성격장애(personality disorder)	성격장애(personality disorder) (2축 진단에 포함)
변태성욕 장애(paraphilic disorders)	성적 장애 및 성 정체성 장애에 포함
기타 정신질환(other mental disorders)	

에서는 "물질 관련 및 중독 장애(substance-related and addictive disorders)"로 분류하고 "외상후 스트레스장애(posttraumatic stress disorders)"는 이전에 불안 장애에 속했으나 "외상 및 스트레스 관련 장애(trauma and stressor-related disorders)"라는 새로운 장으로 묶는다.

특별히 변화된 진단들

진단의 결합

DSM-IV에서 전반적 발달 장애(pervasive developmental disorders) 내에는 5개의 장애를 독립적인 진단 범주로 구별하였으나 DSM-5에서는 하나의 진단 즉, 자폐 스펙트럼 장애(autism spectrum disorder)로 결합하고 있다. 이것은 연구 결과에서 각 진단 범주의 신뢰도가 낮을 뿐 아니라 각각을 구별하기가 어려웠기 때문이다. 그러나 정상적인 발달과는 분명히 구별할 수 있는 것이며 다른 스펙트럼과는 구별이 가능하여 "자폐 스펙트럼 장애"로 명명하고 있다. 또, DSM-IV의 물질 관련 장애는 물질 사용 장애와 의존장애를 나누었으나 DSM-5에서는 "물질 사용 장애" 하나로 압축하였다. 또한, DSM-IV는 다수의 신체형 장애(somatoform disorders)를 "의학적으로 설명되지 않는 증상"에 따라서 다른 범주 진단을 두었으나 이러한 평가가 신뢰도 있게 수행하기가 불가능하며 각 장애들 사이의 구별이 불분명하기 때문에 "신체 증상 장애(somatic symptom disorder)"라는 단일 진단 범주로 묶었다.

진단의 분리

광장공포증(agoraphobia)과 공황 장애(panic disorder)는 DSM-IV에서는 서로 관련이 있는 것으로 규정하였으나 DSM-5에서 두 장애를 결합하지 않고 각각 독립된 장애로 기술한다.

진단의 확장

DSM-5의 주요우울장애 진단기준 중 "사별 배제"를 삭제하였는데 사별 후 주요우울삽화가 발생하는 경우 치료가 필요할 때 임상의가 결정할 수 있도록 하기 위함이다.

진단의 추가

폭식 장애(binge-eating disorder)는 DSM-IV에서는 부록 B에 포함되었으나 DSM-5에서는 "급식 및 섭식 장애(feeding and eating disorder)"라는 새로운 장으로 이동하여 정식 장애로 구성한다. DSM-IV의 섭식장애는 신경성 식욕부진증(anorexia nervosa)과 신경성 폭식증(bulimia nervosa), 그리고 달리 분류되지 않는 섭식장애(eating disorder NOS)가 포함되는데 임상 실제에서는 달리 분류되지 않는 섭식장애의 진단이 40~60% 정도 되기 때문에 진단 범주를 보다 정확하게 규정한 진단 기준을 사용하기 위해 폭식 장애를 포함하고 있다.

경도 신경인지장애(mild neurocognitive disorder) 또한 DSM-5에 추가된 진단이다. 임상 자료와 역학 자료에서 주요 신경인지장애(major neurocognitive disorder)만큼 심각하지는 않으나 평가, 관리, 추적이 필요한 경도 신경인지장애 상태의 존재를 증명하고 있다. 경도 신경인지장애는 HIV 관련 인지 장애 그리고 외상성 뇌손상을 포함하는 다양한 질환에서 발생할 수 있다.

진단의 제거

성격장애(personality disorder)는 DSM-IV에서는 2축에 표시하였으나 DSM-5에서 단축 체계로 바뀌면서 다른 정신 장애와 같이 주 진단으로 진단할 수 있다. 그러나 DSM-IV의 10가지 성격 장애들에 대한 연구들은 한 사람에서 대부분 1개 이상의 성격 유형이 관찰되며 같은 성격 장애 내에서도 상당히 이질성이 존재하고 성격 특성이 시간이 지나면서 변화하는 경향을 보였다. 그래서 DSM-5의 성격 장애 분류는 전통적인 범주형 분류와 차원적 측정을 혼합한 방식을 채택하였다. DSM-IV의 10가지 성격 장애들에 대한 진단 기준은 유지하면서도, 3부에서 DSM-5의 새로운 접근 방식을 소개하고 있다. 새로운 접근 방식에서는 편집성 성격장애(paranoid personality disorder), 분열성 성격장애(schizoid personality disorder), 회피성 성격장애(avoidant personality disorder), 그리고 의존성 성격장애(dependent personality disorder)는 제거하였다.

또 다른 특징은 조현병의 진단 기준에서 기이한 망상과 슈나이더 1급 증상 환각을 제거하고 다섯 가지 아형을 삭제하였다. 아형을 삭제한 이유는 아형이 조현병의 이질성을 설명하는 증거를 찾지 못했으며 아형들의 종적 경과 또는 치료 결과와의 관련성이 없었기 때문이다. DSM-5에서는 아형 대신에 조현병의 이질성을 보다 잘 기술하고 종적 변화에 대한 정보를 제공하기 위해 정신병의 차원을 평가하는 새로운 방식이 도입되었다.

차원적 평가의 도입

DSM-5에서 진단의 차원적 접근을 적용하기 위해 교차 절단 평가(cross-cutting measure)를 이용한다. 이 평가는 3부에 포함되어 있으며 13개의 정신병리의 중요한 측면을 평가하는 데 초점이 있다(표 7-2). 교차 절단 평가는 범주적 진단에 있는 특정 정신장애의 진단 기준에 국한되지 않으며 어떤 진단을 위해 특화된 것이 아니다. 어떤 정신 장애를 가진 환자를 불안, 신체적 관심, 물질 사용 등에 대한 평가를 하여 진단적 경계를 자르는(cross-cutting) 것이다. 이 차원적 평가는 특정한 진단 범주의 진단 기준 외에도 더 많은 임상적 평가를 할 뿐 아니라 치료 동안 환자의 변화를 파악하는 데 도움이 될 수 있을 것이다. 교차-절단 방법은 임상에서 신뢰도를 보장하고 유용성이 있을 것으로 기대하고 있으나 아직 널리 사용하지 않기 때문에 추가적인 검증이 필요하다. 추후 차원적 평가

표 7-2. Thirteen cross-cutting symptom measures for dimensional approach

우울(depression)
분노(anger)
조증(mania)
불안(anxiety)
신체 증상(somatic symptoms)
자살 사고(suicidal ideation)
정신증(psychosis)
수면 문제(sleep problems)
기억력(memory)
반복 사고 및 행동(repetitive thoughts and behaviors)
해리(dissociation)
성격 기능(personality functioning)
물질 사용(substance use)

가 잘 개발되면 각 진단을 위한 역치를 설정할 수도 있다. 즉, 범주적 진단을 정의하기 위한 진단기준으로 연결할 수 있다. 예를 들어, 고혈압 또는 고지혈증 진단에서 절단점 수치를 제시할 수 있다.

ICD-11과의 조화

DSM-5과 ICD-11 실무위원회는 두 진단 분류를 최대한 조화시키자는 목표를 우선 과제로 하면서 개정 작업을 하고 있다. 그 이유로 우선, 정신장애에서 두 가지 진단분류 체계가 존재하는 것은 국가의 보건통계 수집과 적용, 새로운 치료 방법을 목표로 개발되는 임상 시험의 설계, 그리고 국제적 결과의 전세계적 적용 등에서 방해가 된다. 둘째로, 두 가지 진단분류의 사용은 다른 나라의 연구 결과를 국내 연구에서 재현하는데 복합해진다. 마지막으로, 동일한 환자군을 동정하려는 시도에서 이전의 DSM-IV와 ICD-10은 일치하지 않았다. 개정 초기에 두 위원회는 동일한 진단 체계 조직을 공유하고자 하였다. 그러나, 현재 개정 작업 중인 ICD-11도 DSM-5와 정신병리 분류의 차이와 특정 장애에서 진단기준의 차이는 나타날 수 있을 것이다.

ICD의 변화와 ICD-10

ICD의 첫 판은 1893년 국제 통계 기구(international statistical institute)에서 도입한 국제 사인 목록(international list of causes of death)이라고 알려져 있다. ICD는 거의 10년 주기로 개정이 되었고 6차 개정에서 국제 질병 분류를 상당히 확대하면서 정신 장애가 정신 질환 및 정신 결핍(mental illness and deficiency)이라는 한 범주로 처음으로 등장하였다.

본래 ICD의 목적은 보건과 질병 사망, 이환 및 보건과 관련된 다른 매개 변수들을 평가하고 점검할 수 있는 보건 정보의 관리를 위한 국제 표준을 제공하고자 하는 것이다. WHO의 근본적 분류 체계를 공유하고 있는데, WHO는 인구집단에서 보건 관리의 대상을 규명하여 역학 및 질병 부담을 추적하기 위한 기본이 되는 체계를 제공한다. 그러므로, ICD는 전세계의 비의료 전문가들도 상대적으로 쉽게 이용할 수 있도록 접근하기 쉬운 방식으로 그 체계를 구성하고 있다.

현재 ICD-10의 정신장애 분류가 세계적으로 가장 널리 사용되고 있다. ICD-10의 정신장애 분류는 DSM-III에서 채택된 다축 체계, 증후군에 대한 설명과 임상 양상과 감별 진단에 대한 요약, 그리고 별도로 조작적 진단기준(operational diagnostic criteria)을 기술한 연구를 위한 진단 기준과 같은 내용을 도입하였다. ICD-10의 다축 체계는 축 I 임상 진단(clinical diagnosis), 축 II 후유 장애(disablements), 축 III 상황적 요인(contextual factors) 세 축으로 구성되며, 넷 또는 다섯 축으로 구성된 다른 국제적 다축체계에 비해서 간단하기 때문에 정신의학 이외의 다른 분야에서도 적용 가능하다는 장점이 있다.

ICD-10은 각 장애의 배열을 알파벳 문자와 숫자로 구성된 부호 Code를 사용한다. 첫 네 글자는 국제적으로 공식적인 부호이며, 다섯 번째 또는 여섯 번째 글자는 지역 및 특별한 목적으로 사용할 수 있도록 한다. 이 체계는 국제적 소통을 위해서 공통적으로 유지하고 있다.

ICD-10은 총 21개 질병군으로 나뉘어 있으며, 정신 및 행태 장애(mental and behavioral disorders)는 V장에 F 코드로 분류된다(표 7-3). F 다음의 첫 숫자는 정신 및 행동 장애의 10개 주요 분류를 F0부터 F9까지 부호화하고 있다. 그 다음 둘째, 셋째 숫자는 점차 좁혀지는 진단 범주로 정의한다. 예를 들면 코드 F30.2는 정신 장애 장의, 기분 장애 분류, 조증

표 7-3. Classification of mental disorder in ICD-10

부호	정신 장애 분류
F0	증상성을 포함한 기질성 정신장애(organic, including symptomatic, mental disorder)
F1	정신활성 물질 복용으로 인한 정신 및 행태장애(mental and behavioural disorders due to psychoactive substance use)
F2	조현병, 분열형 장애, 망상 장애(schizophrenia, schizotypal, and delusional disorders)
F3	기분(정서) 장애[mood(affective) disorders]
F4	신경증성, 스트레스 관련성 및 신체형장애(neurotic, stress-related, and somatoform disorders)
F5	생리적 장해 및 신체적 요인과 연관된 행태 증후군(behavioral syndromes associated with physiological disturbances and physical factors)
F6	성인 성격 및 행태장애(disorders of adult personality and behavior)
F7	정신 지체(mental retardation)
F8	심리적 발달장애(disorders of psychological development)
F9	통상적으로 소아 및 청소년에 발병하는 행태 및 정서장애(behavioral and emotional disorders with onset usually occurring in childhood and adolescence)

삽화, 그리고 정신병적 증상이 동반된 것을 순차적으로 나타내고 있다.

참고문헌

1) American Psychiatric Association. Diagnostic and Statistical Manual of Mental Disorders, Fourth Edition (DSM-IV). Washington DC: American Psychiatric Press;1994.
2) American Psychiatric Association. Diagnostic and statistical manual of mental disorders 5. Washington DC: American Psychiatric Association; 2013.
3) Brown TA, Barlow DH. Dimensional Versus Categorical Classification of Mental Disorders in the Fifth Edition of the Diagnostic and Statistical Manual of Mental Disorders and Beyond: Comment on the Special Section. J Abnorm Psychol 2005;114:551-556.
4) Burke J, Kraemer H. DSM-5 as a framework for psychiatric diagnosis. In: editors Hales RE, Yudofsky SC, Roberts LW. Textbook of psychiatry. 6th ed. Washington, DC & London: American Psychiatric Publishing;2014. p.31-59.
5) Cross-Disorder Group of the Psychiatric Genomics Consortium. Identification of risk loci with shared effects on five major psychiatric disorders: a genome-wide analysis. Lancet 2013;381:1371-1379.
6) Crowell AL, Garlow SJ, Riva-Posse P, Mayberg HS. Characterizing the therapeutic response to deep brain stimulation for treatment-resistant depression: a single center long-term perspective. Front Integr Neurosci. In press.
7) Earley CJ. Clinical practice. Restless legs syndrome. N Engl J Med 2003; 348:2103-2109.
8) First MB, Reed GM, Hyman SE, Saxena S. The development of the ICD-11 Clinical Descriptions and Diagnostic Guidelines for Mental and Behavioural Disorders. World Psychiatry 2015;14:82-90.
9) Fournier JC, DeRubeis RJ, Hollon SD, Dimidjian S, Amsterdam JD, Shelton RC, et al. Antidepressant drug effects and depression severity: a patient-level meta-analysis. JAMA 2010;303:47-53.
10) Ghaemi SN. Toward a Hippocratic psychopharmacology. Can J Psychiatry 2008;53:189-196.
11) Ghaemi SN. Why antidepressants are not antidepressants: STEP-BD, STAR*D, and the return of neurotic depression. Bipolar Disord 2008;10:957-968.
12) International Advisory Group for the Revision of ICD-10 Mental and Behavioural Disorders. A conceptual framework for the revision of the ICD-10 classification of mental and behavioural disorders. World Psychiatry 2011;10:86-92.
13) Kendler KS, First MB. Alternative futures for the DSM revision process: iteration v. paradigm shift. Br J Psychiatry 2010;197:263-265.
14) Kerman GL, Vaillant GE, Spitzer RL, Michels R. A debate on DSM-III. Am J Psychiatry 1984;141:539-553.
15) Kim DH, Park YM. The association between suicidality and serotonergic dysfunction in depressed patients. J Affect Disord 2013;148:72-76.
16) Kirsch I, Deacon BJ, Huedo-Medina TB, Scoboria A, Moore TJ, Johnson BT. Initial severity and antidepressant benefits: a meta-analysis of data submitted to the Food and Drug Administration. PLoS Med 2008;5:e45.
17) Kraemer H, Noda A, O'Hara R. Categorical versus dimensional approaches to diagnosis: methodological challenges. J Psychiatr Res 2004;38:17-25.
18) Mann JJ, Currier D, Stanley B, Oquendo MA, Amsel LV, Ellis SP. Can biological tests assist prediction of suicide in mood disorders? Int J Neuropsychopharmacol 2006;9:465-474.
19) Oh D. Another Diagnostic Approach: An Introduction to Research Domain Criteria (RDoC). Korean J Biol Psychiatry 2013;20:63-65.
20) Park YM, Lee SH, Kim S, Bae SM. The loudness dependence of the auditory evoked potential (LDAEP) in schizophrenia, bipolar disorder, major depressive disorder, anxiety disorder, and healthy controls. Prog Neuropsychopharmacol Biol Psychiatry 2010;34:313-316.
21) Sachs GS, Nierenberg AA, Calabrese JR, Marangell LB, Wisniewski SR, Gyulai L, et al. Effectiveness of adjunctive antidepressant treatment for bipolar depression. N Engl J Med 2007;356:1711-1722.
22) Sadock BJ, Sadock VA, Ruiz, P. Classification of psychiatry. In : Synopsis of psychiatry. 11th ed. Philadelphia: Wolters Kluwer;2015. p.290-299.
23) Stein DJ, Lund C, Nesse RM. Classification systems in psychiatry: diagnosis and global mental health in the era of DSM-5 and ICD-11. Curr Opin Psychiatry 2013;26:493-497.
24) van Heeringen K, Mann JJ. The neurobiology of suicide. Lancet Psychiatry 2014;1:63-72.

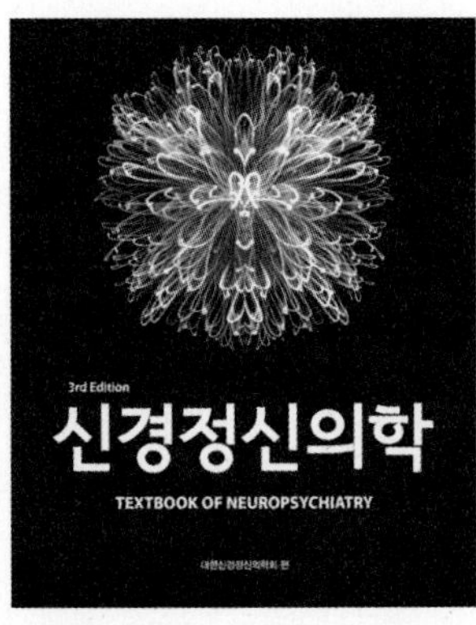
3rd Edition
신경정신의학
TEXTBOOK OF NEUROPSYCHIATRY

Chapter 08

신경발달장애

Neurodevelopmental Disorder

송동호, 이정섭, 홍현주

지적발달장애(intellectual developmental disorder)

개 념

지적장애는 DSM-IV까지는 정신지체(mental retardation)로 표기되었으나, DSM-5부터는 지적장애로 명칭을 변경하였다. 세계보건기구의 ICD-11의 분류체계를 기초로 지적발달장애(intellectual developmental disorder)로 표기되기도 한다. 또한 DSM의 다축성진단체계가 사라져 지적장애가 다른 정신장애들과 동일하게 자리잡았다.

역사적으로 지적장애는 계몽주의 시대부터 사회적으로 관심이 나타났고, 19세기까지는 지적인 기능이 낮아서 특수교육을 필요로 하는 '바보'로 불리는 정신장애로 추정되었다. 20세기에 이르러 Binet 검사를 통하여 지적 기능을 지능지수로 평가하였고, 이후 자기 관리나 적응 기술을 평가하는 Vineland 사회성숙도 척도를 통하여 적응능력을 측정하게 되었다. 지능지수와 사회적응능력의 평가가 지적장애의 심각도를 평가하는 데 가장 중요하다.

한편 지적장애의 원인 증후군들이 발견되어 Down 증후군 등의 유전체 이상과 태내 또는 모성의 질환들이 지적장애의 원인으로 대두되었다. 이후 지적장애의 기질적인 원인들이 발견되어 치료와 관리방법이 발전되었다.

지적장애인들은 지능지수가 IQ 70 이하이며, 개인이 처해 있는 환경과 그 연령에 따른 자립성과 사회적 책임감의 기준에 미달하는 적응 수준을 보인다.

역 학

지적장애의 유병률은 1~3%로 보고되며, 남녀비는 약 1.5:1로 남자가 많다.

임상양상

지적장애의 임상적 특징에 영향을 미치는 가장 주요한 요인은 지적기능의 수준이다. 지적장애는 지능의 저하에 따른 적응의 문제뿐 아니라 정서 및 행동장애와 신경학적 장애를 동반하며, 정신장애의 공존 유병률은 비지적장애인보다 높다.

고도 내지 최고도 지적장애의 경우 어린 나이, 즉 3~4세 이전에 진단을 받는다. 시력과 청력의 장애, 언어장애, 간질, 뇌성마비 등의 신경학적 장애가 동반된 경우가 많으며, 신체의 이상 형태(dysmorphism)를 보이는 경우도 있다. 과잉활동증, 상동행동증, 이식증, 불안장애, 공격적 행동이나 분노발작 등 다양한 정신병리를 동반한다.

경도 지적장애의 경우 보다 나이가 들어서, 즉 6~7세 이후에 진단을 받게 되어 학교에 들어가서 학업을 따라가지 못하게 되어서야 진단되는 경우가 흔하다. 다른 의학적 또는 신경학적 질병이 없는 경우가 많으며, 신체의 이상 형태를 보이는 경우도 드물다. 따라서 경도 지적장애인들은 장애를 가지지 않은 것으로 보여질 수 있어서, 대인관계의 어려움, 학습장애, 사회적응의 곤란, 가족이나 사회로부터 받는 냉대에 의한 불안, 좌절, 분노 등 지적장애 자체에 의한 것이 아닌 이차적인 정서적 문제나 행동 문제를 나타낼 수 있다. 비지적장애인에 비하여 성(性)적 발달이 늦지 않으나 성적 충동을 조절하는데 미숙하여 성범죄 가해나 피해의 발생율이 높을 수 있다. 중등도 지적장애를 가진 경우는 경도 집단과 고도 이상의 집단의 중간정도의 특성을 나타낸다.

지적장애는 지능의 수준에 따라 분류되며, ICD-11, DSM-5 및 미국정신지체협회 기준에 따른다.

경도 지적장애(mild intellectual disability)

IQ 50~55부터 70까지이며, 성인이 되어도 정신연령은 9~12세 정도에 머무르고, 전체 지적장애의 70~75%를 점한다. 초등학생 정도의 학력과 상식을 획득하고 교육과 도움을 받으면, 어느 정도 독립된 생활을 할 수 있기에 교육가능급(educable group)이라 불린다.

중등도 지적장애(moderate intellectual disability)

IQ 35~40부터 50~55까지이며, 정신연령은 4~8세 정도에 머무르고, 전체 지적장애인의 약 20%에 해당한다. 단순한 대화는 되나 내용이 유치하며, 적절한 지도를 받으면 단순작업이 가능하다. 훈련가능급(trainable group)이라고 불린다.

고도 지적장애(severe intellectual disability)

IQ 20~25부터 35~40까지이며, 정신연령은 2~3세에 머무르고, 지적장애인 중 3~4%가 해당된다. 언어의 발달이 3세 이전 수준이고 훈련을 시켜야 신변처리 능력이 겨우 이루어지므로 개인생활을 영위하기 위하여 반드시 보호가 필요하다. 완전보호급(complete care group)이라 불린다.

최고도 지적장애(profound intellectual disability)

IQ 20~25 이하이며, 정신연령이 2세 미만이고, 지적장애인의 1~2%에 해당한다. 언어의 발달이 제대로 되지 않아 의사소통이 어려우며 기본 생활과 신변처리에 반드시 보호가 필요하므로, 이 역시 완전보호급이다.

증 례

미란(가명)은 초등학교 3학년인 9세 여아이다. 학교에서 친구들과 잘 어울리지 못하고 학교에 가기 싫어해서 어머니와 함께 병원에 내원하였다. 미란은 2녀 중 첫째로 출생 시에는 별다른 문제가 없었다. 말이 또래보다 늦게 트여서 만 2세에 '엄마'를 처음 말하기 시작하였으나 점차 문장으로도 말을 할 수 있게 되어, 어머니는 미란을 좀 늦된 아이일 거라 생각하고 크게 걱정하지 않았다. 미란은 만 3세경 어린이 집을 다니게 되었는데 아침마다 어머니와 떨어지지 않으려고 하고 큰 소리로 울면서 들어가지 않으려고 떼를 쓰는 일이 한 달 넘게 지속되었다. 또한 만 5세가 될 때까지 대소변을 잘 가리지 못해서 기저귀를 차고 있었고 야뇨 증상은 지금까지 지속되었다. 미란은 사람들과 어울리는 것을 좋아해서 친구들을 만나면 반가워하며 껴안으려고 하고, 어른들에게 말을 걸기도 해서 어머니는 미란이 사교성이 좋은 아이라고 생각했다. 미란이 유치원에 다닐 때 어머니가 참관수업을 갔는데 모든 아이들이 선생님 지시에 따라 율동을 할 준비를 하는데, 미란은 돌아다니며 주위 친구들을 건드리고 웃으며 도망가는 것을 보았다. 미란이 초등학교 입학하기 1년 전에 한글과 숫자를 가르치려고 했으나 익히는 속도가 또래에 비하여 느려서 '혹시 머리가 나쁜 것일까?' 하는 생각이 들었으나 '머리는 괜찮은데 공부하기 싫어한다'라고 생각하였다. 미란은 초등학교 입학한 후 수업 시간에 선생님이 무엇을 하라고 지시해도 따르지 않고 멍하게 앉아있거나 친구들에게 말을 걸어서 지적을 자주 받았다. 선생님이 하나하나 가르쳐 주어야 수업 내용을 이해하였다. 미란은 친구들과 어울려 놀고 싶으면 관심을 끌기 위해 그 중 한 명을 때리거나 코딱지를 묻히고 웃으면서 도망가곤 했는데 이것을 싫어한 아이들이 부모님과 선생님에게 일러서 여러 번 혼이 나는 일이 있었다. 미란은 자신과 짝이 되는 것을 친구들이 싫어하고 싸움이 생길 때마다 선생님이 자신만을 혼낸다고 생각하고 어머니에게 "애들이 나랑 안 놀아준다", "선생님은 나만 미워한다"고 이야기하기 시작했다. 미란은 학교가기 싫고, 집에서 두 살 어린 여동생과만 놀고, 여동생이 말을 듣지 않으면 때리고 소리를 지르는 등 거친 행동을 보였다. 어머니는 걱정이 되어 미란을 소아청소년정신과에 데려가 진료와 심리 평가를 받은 결과, IQ가 62였다. 이후 미란은 특수교육교실에서 수업을 받게 되었고, 담임교사가 도움을 주어 학교생활에 차차 적응하기 시작하였다.

진 단

가족력, 유전적 질환, 출생력을 평가하고 신체이학적 검사를 한다. 이학적 검사에서 신체기형을 발견할 수 있는데 특히 두부와 안면의 이상, 즉 눈과 눈 사이가 멀거나(hypertelorism), 코가 낮거나, 귀의 높낮이나 크기의 이상, 혀가 튀어나오거나 입술이 두툼한지를 확인한다. 그 외에 시청각장애나 언어장애, 간질의 동반을 알아보고, 뇌파검사, 뇌자기공명영상촬영, 대사장애 또는 유전학적 검사들을 시행한다.

지적기능과 적응기능의 수준을 측정하기 위한 검사는 다음과 같다.

학령기 이전의 유소아에서는 발달평가를 시행하며, 덴버발달검사(Denver Developmental Screening Test, DDST), Bayley영유아발달척도, Cattel 유아지능척도 검사 등이다. 지능검사는 일반적으로 3세 6개월 이후부터 가능하며, Stanford-Binet 지능검사, Wechsler 지능검사(유아용, 소아용 및 성인용), 인물화 검사(DAP) 등이 해당된다. 적응행동 평가로서 Vineland 사회성숙도 척도를 흔히 사용한다. 그 외에 시지각-운동 통합검사와 Bender-Gestalt 검사 및 학업성취도검사 등을 시행한다.

지적장애의 DSM-5 진단기준은 표 8-1과 같다.

감별진단과 동반이환장애

감별진단은 지능저하를 나타낼 수 있는 질환들을 서로 감별하는 것이 중요하여 신경학적 장애, 의사소통장애, 학습장애, 자폐스펙트럼장애 등을 감별한다.

신경학적 장애

지적장애는 18세 이전부터 지적 기능이 발달하지 못하는 신경발달 질환으로서, 뇌 손상이나 인지기능이 상실되는 신경학적 또는 신경인지장애와 감별되어야 한다.

표 8-1. 지적장애의 DSM-5 진단기준

지적장애(지적발달장애)는 발달 시기에 시작되며, 개념, 사회, 실행 영역에서 지적 기능과 적응 기능 모두에 결함이 있는 상태를 말한다. 다음의 3가지 진단기준을 충족해야 한다.

A. 임상적 평가와 개별적으로 실시된 표준화된 지능 검사로 확인된 지적 기능(추론, 문제 해결, 계획, 추상적 사고, 판단, 학업, 경험 학습)의 결함이 있다.

B. 적응 기능의 결함으로 인해 독립성과 사회적 책임 의식에 필요한 발달학적 · 사회문화적 표준을 충족하지 못한다. 지속적인 지원 없이는 적응 결함으로 인해 다양한 환경(가정, 학교, 일터, 공동체)에서 한 가지 이상의 일상 활동(의사소통, 사회적 참여, 독립적 생활) 기능에 제한을 받는다.

C. 지적 결함과 적응 기능의 결함은 발달 시기 동안에 시작된다.

주의점: 지적장애라는 진단명은 ICD-11의 지적발달장애와 동의어이다. 이 편람에서는 지적장애라는 용어를 사용하고 있지만, 다른 진단 체계와의 연관성을 명확히 하고자 제목에는 2가지 용어 모두 기재하였다. 더욱이 미연방 법령(공법 111-256, Rosa법)에서 정신지체라는 용어 대신 지적장애라는 용어를 사용하기로 결정하였고, 학술지에서도 지적장애라는 용어를 사용하고 있다. 이와 같이 지적장애라는 용어는 의학, 교육 및 기타 전문직뿐 아니라 일반 시민과 시민 단체에서도 널리 사용되고 있다.

현재의 심각도 명시
317(F70) 경도
318.0(F71) 중등도
318.1(F72) 고도
318.2(F73) 최고도

학습장애와 의사소통장애

학습장애는 주요 학습기능(읽기, 쓰기, 말하기, 셈하기 등)의 장애이며, 의사소통장애는 언어와 말 기능의 발달 장애로서 전반적인 지적기능 또는 적응기능의 손상을 나타내는 지적장애와 감별된다. 단 지적장애의 적응 기능 또는 지적 기능을 넘어서는 학습장애 또는 의사소통장애가 있는 경우, 같이 진단된다.

자폐스펙트럼장애

자폐스펙트럼장애와 지적장애는 흔하게 공존한다. 자폐스펙트럼장애는 의사소통의 장애와 사회적 상호작용의 장애가 질적으로 손상되어 있으며, 행동과 관심의 범위가 제한적인 것에 비하여, 지적장애는 지적 기능의 질적인 장애가 뚜렷하지 않다는 점에서 감별된다. 유아기에는 지적기능의 평가가 어려워서 두 질환의 감별이 쉽지 않다.

원 인

지적장애의 원인은 다양하며 생물-의학적 요인과 심리-사회-환경적 요인, 또는 두 요인이 복합적으로 작용한다. 정신지체의 원인은 다음과 같다.

유전적 요인

선천성 신진대사 장애[예: 테이-삭스(Tay-Sachs)병, 쿠프스(Kufs)병, 고셔(Gaucher)병, 니이만-픽(Niemann-Pick)병, 크라베(Krabbe)병, 갈락토스혈증(galactosemia), 당원병(glycogen-storage병), 페닐케톤뇨증(phenylketonuria), 호모시스틴뇨증(homocystinuria), 윌슨병(Wilson), 결절성 경화증(tuberous sclerosis), 다운(Down)증후군, 클라인펠터(Klinefelter)증후군, 터너(Turner)증후군, 파타우(Patau)증후군, 에드워드(Edward)증후군, 고양이울음(cri-du-chat)증후군, 여린 X 증후군(fragile X syndrome)] 등

초기 태아발달의 이상

태아손상, 태아 알코올 증후군

임신 및 주산기 장애

산전 및 산후 뇌감염(선천성 풍진, 매독, AIDS, 톡소플라즈마증, 단순포진, 뇌수막염), 태아의 영양실조, 조산 및 미숙아, 출산시의 저산소증 및 뇌손상, 핵황달 등

소아기의 질병

선천성 갑상선기능저하증, 말판(Marfan) 증후군, 신경섬유종증, 기타 감염, 종양 및 손상, 약물 및 중금속 중독 등

환경적 영향 및 정신장애

양육과 사회 및 언어 자극의 결핍, 정신질환의 후유증(소아기발병 정신분열증) 등

치 료

예 방

지적장애에 대한 일반인의 인식을 교육하는 일이 필요하다. 유전적 질환에 대한 조사, 임신과 출산의 사전 진단, 풍진 예방접종, 출생초기의 선천성 질환에 대한 검사, 조기발견 및 치료 등이 중요하다. 아울러 유전적 위험성이 있거나 의심되면 가족상담과 유전상담을 시행한다. 환경적 요인에 의한 지적장애를 예방하기 위하여 초기 양육에 대한 교육이 역시 중요하다.

치 료

지적장애 자체보다는 이차적인 정신질환과 후유증 및 사회적응에 대한 치료가 필수적이다. 개인정신치료를 포함한 가족치료와 행동치료 및 약물치료를 시행하고, 간질 등의 합병증을 치료한다.

교육 및 복지

지적장애인의 교육은 신체적 기능과 생활기능을 발달시켜 최대한 자립적 생활을 영위할 수 있도록 하는 훈련을 기본으로 한다. 지적장애의 정도에 따라서 특수교육과 직업훈련을 필요로 한다. 지적장애인을 위한 교육시설과 수용시설은 사회복지 차원에서 수립되어야 한다. 고도 지적장애의 경우, 정신질환들이 흔하게 동반되므로 이들만을 위한 수용주거시설을 필요로 하지만, 최근 장애자에 대해서 일반사회에서 수용하여 함께 교육받고 살도록 하는 움직임이 일면서 지역사회 서비스 프로그램이 활발해 지고 있다. 장애인을 사회와 격리해서 수용하고 보호하는 것은 또 다른 부적응 문제이므로 비장애인과 같은 환경에서 살면서 한데 섞여 통합교육을 받을 권리가 있다. 장애를 개선하고 재활을 도모하자는 움직임으로 우리나라에서도 1981년 제정된 '심신장애자 복지법'과 1990년 제정된 '장애인 고용촉진 등에 관한 법률'에 기초하여 장애인 복지를 시행하고 있다.

경과와 예후

지적장애의 예후는 지적장애의 심각도, 장애인 개인과 그 가족의 심리적 기능과 지지 환경의 정도에 따라 다양하다. 즉 지적장애의 심각도에 따라 연령별 발달 과업을 성취하는 속도가 달라서, 지적장애가 심각할수록 성인기에 이르렀을 때 수행하는 정신연령의 수준이 다르다. 특히 정신연령에 따른 일상생활의 기능을 수행하는 능력이 가장 중요한 예후 인자이다. 경도 장애는 9~12세 수준, 중등도 장애는 4~8세, 고도 장애는 2~3세, 최고도 장애는 2세 미만의 정신연령에 해당하는 일상생활 기능을 나타낸다.

경도의 장애는 도움을 받으면 상당한 수준의 독립된 생활을 영위할 수 있으며, 중등도 장애는 부분적으로 독립된 생활이 가능하다. 고도와 최고도 장애는 도움이 있어야 일상생활이 가능하며, 독립된 생활을 영위할 수 없다.

의사소통장애(communication disorder)

의사소통의 기본 형태는 언어(language)와 말(speech)이다. DSM-IV[American Psychiatric Association(APA), 1994]에서는 의사소통장애를 언어장애와 말장애로 크게 나누고, 언어장애는 '수용-표현 혼합형 언어장애'와 '표현형 언어장애'로, 그리고 말장애는 '음운장애'와 '말더듬'으로 나누었다. 그러나 2013년에 개정된 DSM-5(APA, 2013)에 의하면, '사회적(실용적) 의사소통장애'가 새롭게 추가되었고, 음운장애는 말소리 장애로, 말더듬증은 '아동기 발생 유창성장애'로 용어가 바뀌었다. 사회적(실용적) 의사소통장애는 언어 및 비언어적 의사소통의 사회적 사용에 있어 지속적인 어려움을 보이는 것이다. 이는 자폐스펙트럼장애 아동의 의사소통 특성과 유사하여, 사회적 맥락이나 듣는 사람에 맞는 의사소통이 어렵고, 대화 및 이야기 규칙을 따르지 못하며, 비유적이거나 모호한 표현을 비롯하여 명시되지 않은 표현에 대한 이해가 원활하지 못하다.

언어장애(language disorder)

개 념

언어장애는 언어발달에서 어휘를 적절히 구사하고 시제와 문법을 정확하게 사용하는 언어능력이 정신연령의 기대수준보다 낮은 경우를 말한다.

역 학

학령전기 아동에서는 언어발달의 문제가 가장 흔한 발달기능의 문제이며 7~15%가 언어의 사용의 어려움이 나타난다. 학령기에 이르면 학습장애가 공존하는데, 대체로 4~7%의 아동에서 언어장애가 나타난다. 남아가 여아에 비하여 2~5배 많다. 다른 의사소통장애의 가족력이 있는 아동에서 더 빈번하다.

임상양상

주요 증상으로 아동의 나이와 비언어적인 지적 능력을 고려할 때 훨씬 낮은 수준의 언어 표현능력을 보인다. 다른 사람의 말을 이해하는 언어능력은 비교적 정상이지만 언어표현의 장애를 보여서 18개월이 되어도 '엄마', '아빠'와 같은 단순한 말도 하지 못하고 의사소통을 몸짓이나 손짓으로 표현한다.

언어장애 아동은 읽기에도 어려움이 있어 학습장애를 초래하며, 자존감의 저하, 좌절감 등으로 이차적인 정서장애가 나타날 수 있다. 또한 주의력결핍 과잉활동장애, 유뇨증, 행동장애 등이 흔히 동반된다.

진 단

표준화된 언어 검사와 지능검사를 통하여 정확한 진단을

표 8-2. 언어장애의 DSM-5 진단기준 315.32(F80.2)

A. 언어에 대한 이해와 생성의 결함으로 인해 언어 양식(즉, 말, 글, 수화 또는 기타)의 습득과 사용에 지속적인 어려움이 있으며, 다음 항목들을 포함한다.
  1. 어휘(단어에 대한 지식과 사용) 감소
  2. 문장 구조(문법이나 형태론적 법치를 기초로 단어와 어미를 배치하여 문장을 만드는 능력)의 제한
  3. 담화(주제나 일련의 사건을 설명하거나 기술하고 대화를 나누기 위해 어휘를 사용하고 문장을 연결하는 능력)우의 손상

B. 언어 능력이 연령에 기대되는 수준보다 상당히 그리고 정량적으로 낮으며, 이로 인해 개별적으로나 어떤 조합에서나 효율적인 의사소통, 사회적 참여, 학업적 성취 또는 직업적 수행의 기능적 제한을 야기한다.

C. 증상의 발병은 초기 발달 시기에 시작된다.

D. 이러한 어려움은 청력이나 다른 감각 손상, 운동 기능이상 또는 다른 의학적 · 신경학적 조건에 기인한 것이 아니며, 지적장애(지적발달장애)나 전반적 발달지연으로 더 잘 설명되지 않는다.

을 반복한다. 언어에서도 반향어와 신조어를 나타낸다.

주위환경의 변화에 대한 저항이 많아서 새로운 환경이나 경험을 받아들이지 않고 똑같은 것을 고집하는 경향이 있다. 즉 같은 길로만 간다든가, 한 가지 음식만을 먹으며, 자기 나름의 일상 규칙을 반드시 지키려 한다. 특정 물체에 지속적인 집착을 보이거나, 한 가지 질문을 반복적으로 되풀이한다.

ASD 아동의 놀이는 단순하고 반복적이며 비사회적이다. 또한 창조적이거나 상상력이 풍부하지 않아 상징성이 결여되어 있다.

과다활동은 흔히 보는 증상으로 산만하고 부산하여 가만히 있지 못한다. 머리를 박는다든지 살갗을 할퀴거나 물거나 하는 등의 자해행위를 보인다. 특정한 감각에 대하여 과장되게 반응하여 어떤 기계소리에는 깜짝 놀라거나, 과소로 반응하여 부딪혀서 아플 경우에도 울지 않는다. 갑작스런 기분변화를 나타내 특별한 이유 없이 울거나 웃거나 하며, 불안장애가 흔하게 동반한다.

지적장애가 70~85%에서 동반된다. ASD 환자의 40~50%가 IQ 50~55 이하로 중등도 이하의 정신지체이고, 30% 정도가

표 8-6. 자폐스펙트럼장애의 DSM-5 진단기준 299.00(F84.0)

A. 다양한 분야에 걸쳐 나타나는 사회적 의사소통 및 사회적 상호작용의 지속적인 결함으로 현재 또는 과거력상 다음과 같은 특징으로 나타난다(예시들은 실례이며 증상을 총망라한 것이 아님, 본문을 참조하시오).
   1. 사회적-감정적 상호성의 결함(예: 비정상적인 사회적 접근과 정상적인 대화의 실패, 흥미나 감정 공유의 감소, 사회적 상호작용의 시작 및 반응의 실패)
   2. 사회적 상호작용을 위한 비언어적인 의사소통 행동의 결함(예: 언어적, 비언어적 의사소통의 불완전한 통합, 비정상적인 눈 맞춤과 몸짓 언어, 몸짓의 이해와 사용의 결함, 얼굴 표정과 비언어적 의사소통의 전반적 결핍)
   3. 관계 발전, 유지 및 관계에 대한 이해의 결함(예: 다양한 사회적 상황에 적합한 적응적 행동의 어려움, 상상 놀이를 공유하거나 친구 사귀기가 어려움, 동료들에 대한 관심 결여)

   현재의 심각도를 명시할 것:
   심각도는 사회적 의사소통 손상과 제한적이고 반복적인 행동 양상에 기초하여 평가한다.

B. 제한적이고 반복적인 행동이나 흥미, 활동이 현재 또는 과거력 상 다음 항목들 가운데 적어도 2가지 이상 나타난다(예시들은 실례이며 증상을 총망라한 것이 아님, 본문을 참조하시오).
   1. 상동증적이거나 반복적인 운동성 동작, 물건 사용 또는 말하기(예: 단순 운동 상동증, 장난감 정렬하기, 또는 물체 튕기기, 반향어, 특이한 문구 사용)
   2. 동일성에 대한 고집, 일상적인 것에 대한 융통성 없는 집착, 또는 의례적인 언어나 비언어적 행동 양상(예: 작은 변화에 대한 극심한 고통, 변화의 어려움, 완고한 사고방식, 의례적인 인사, 같은 길로만 다니기, 매일 같은 음식 먹기)
   3. 강도나 초점에 있어서 비정상적으로 극도로 제한되고 고정된 흥미(예: 특이한 물체에 대한 강한 애착 또는 집착, 과도하게 국한되거나 고집스러운 흥미)
   4. 감각 정보에 대한 과잉 또는 과소 반응, 또는 환경의 감각 영역에 대한 특이한 관심(예: 통증/온도에 대한 명백한 무관심, 특정 소리나 감촉에 대한 부정적 반응, 과도한 냄새 맡기 또는 물체 만지기, 빛이나 움직임에 대한 시각적 매료)

   현재의 심각도를 명시할 것:
   심각도는 사회적 의사소통 손상과 제한적이고 반복적인 행동 양상에 기초하여 평가한다.

C. 증상은 반드시 초기 발달 시기부터 나타나야 한다(그러나 사회적 요구가 개인의 제한된 능력을 넘어서기 전까지는 증상이 완전히 나타나지 않을 수 있고, 나중에는 학습된 전략에 의해 증상이 감춰질 수 있다).

D. 이러한 증상은 사회적, 직업적 또는 다른 중요한 현재의 기능 영역에서 임상적으로 뚜렷한 손상을 초래한다.

E. 이러한 장애는 지적장애(지적발달장애) 또는 전반적 발달지연으로 더 잘 설명되지 않는다. 지적장애와 자폐스펙트럼장애는 자주 동반된다. 자폐스펙트럼장애와 지적장애를 함께 진단하기 위해서는 사회적 의사소통이 전반적인 발달 수준에 기대되는 것보다 저하되어야 한다.

   주의점: DSM-IV의 진단기준상 자폐성장애, 아스퍼거장애 또는 달리 분류되지 않는 광범위성 발달장애로 진단된 경우에서는 자폐스펙트럼장애의 진단이 내려져야 한다. 사회적 의사소통에 뚜렷한 결함이 있으나 자폐스펙트럼장애의 다른 진단 항목을 만족하지 않는 경우에는 사회적(실용적) 의사소통장애로 평가해야 한다.

   다음의 경우 명시할 것:
   지적 손상을 동반하는 경우 또는 동반하지 않는 경우
   언어 손상을 동반하는 경우 또는 동반하지 않는 경우
   알려진 의학적 · 유전적 상태 또는 환경적 요인과 연관된 경우
   (**부호화 시 주의점:** 관련된 의학적 또는 유전적 상태를 식별하기 위해 추가적인 부호를 사용하시오.)
   다른 신경발달, 정신 또는 행동 장애와 연관된 경우
   (**부호화 시 주의점:** 관련된 신경발달, 정신 또는 행동 장애를 식별하기 위해 추가적인 부호를 사용하시오.)
   긴장증 동반(정의에 대해서는 다른 정신질환과 관련이 있는 긴장증의 기준을 참조하시오.
   (**부호화 시 주의점:** 공존 긴장증이 있는 경우에는 자폐스펙트럼장애와 관련이 있는 긴장증에 대한 추가적인 부호 293.89[F06.1]을 사용할 것)

IQ 50~70의 경도 정신지체이며, 10~20%만이 IQ 70 이상이다. 그러나 기억력, 음악, 그리기, 계산, 읽기, 지리적 능력 등의 특정 기능(악보를 줄줄 외우거나 계산이 뛰어남)에서는 놀라울 정도의 기능을 보이는 경우도 있는데, 이는 ASD 환자의 10%에서 나타난다 하며, 이를 savant skill이라 부른다.

증 례

우식(가명)은 6세 된 남아이다. 우식 어머니는 우식이 말할 때 억양이 독특하고 고집이 세다고 걱정하여 병원에 내원하였다. 우식은 출산 과정에서 별 다른 문제가 없었다. 우식은 전반적으로 발달이 느려서 걷기가 또래보다 수개월씩 느렸고, 말하기도 늦어 만 2세가 넘도록 옹알이 수준의 말만 가능하였다. 이후에도 엄마, 맘마 등 몇 단어만 이야기할 뿐 대화가 가능하지 못했다. 우식은 주양육자인 어머니와 외할머니 외에 다른 사람에게는 관심을 보이지 않았다. 또한 진공청소기나 헤어드라이기 소리를 들으면 몹시 싫어서 귀를 막고 소리를 지르곤 했고, 반짝거리는 불빛을 좋아해서 불빛이 켜지는 장난감 버튼을 반복적으로 누르며 놀았다. 빙글빙글 돌아가는 것도 좋아해서 장난감 자동차를 가지고 바퀴를 굴리면서 놀거나 누운 채로 자동차를 굴리면서 바퀴를 쳐다보곤 했다. 우식은 낯선 사람을 보면 심하게 무서워하여 손으로 눈을 가리거나 어머니의 품에 고개를 묻고 보지 않으려고 했다. 우식은 낯선 환경에 잘 적응하지 못하고 음식도 늘 먹는 것만 먹고 예민한 탓에 어린이 집에 보내지 못하여서 만5세까지 집에서만 양육하다가, 걱정이 되어 5세 때 유치원에 보냈다. 어머니와 떨어져 유치원에 가게 되자 몇 시간 동안 내내 높은 목소리로 소리를 지르며, 교실 안을 빙빙 돌아다니고 선생님이 안고 달래려고 해도 좀처럼 진정되지 않았다. 유치원 선생님이 불러도 반응을 보이지 않았고, 다른 사람들과 눈을 맞추지 않았다. 알아들을 수 없는 말로 계속 혼잣말을 하거나 혼자서만 장난감을 가지고 놀곤 해서 유치원 선생님은 병원 진료를 권고하였다. 우식은 소아청소년정신과에서 진찰과 평가를 거쳐서 자폐스펙트럼장애로 진단되었고, 의사의 권고로 언어 치료, 감각 통합 치료, 놀이 치료 등을 받았다. 치료를 받은 후 자발적으로 하는 말도 늘고, 배운 대로 인사를 하거나 '고맙다'는 제스처를 보이는 등 변화를 보였지만 말할 때 나타나는 단조롭고 높은 톤의 억양은 그대로 남아있었고 감정을 잘 표현하지 못했으며 대화 중에 엉뚱한 대답을 하곤 했다. 우식은 엘리베이터를 타면 버튼을 자신이 반드시 눌러야 하고, 대문을 열 때 번호키를 자신이 눌러야 했고, 간식도 원래 먹던 것만 먹으려고 하는 등 일상생활에서 자신만의 행동방식을 고집하고 이대로 되지 않으면 울면서 소리를 지르고 날뛰어서 곤란한 적이 많았다. 우식의 부모는 우식의 행동 문제들을 교정해 보려고 했으나 잘 되지 않아 걱정이 되어서 병원에 다시 내원하였다.

진 단

진단과 평가는 직접적으로 아동을 관찰하고, 부모로 부터 발달력과 병력을 청취하며, 환아의 기능 수준을 평가한다.

DSM-5 진단기준은 표 8-6과 같다.

감별진단과 동반이환장애

발달 지연, 의사소통장애 및 사회적 의사소통장애, 조기발병 조현병, 지적장애, 강박장애 등과 감별해야 한다(표 8-7).

표 8-7. ASD와의 감별진단(+: 정상, −: 비정상)

	청력장애	지적장애	자폐증	표현성 언어장애	혼재성 수용성, 표현성 언어장애	선택적 함구증	음성장애
언어이해	−	−	−	+	−	+	+
표현언어	−	−	−	−	−	다양	+
청력검사	−	+	+	+	다양	+	+
발음/조음	−	−	−(다양)	−(다양)	−(다양)	+	−
내적언어	+	+(제한적)	−	+	+(다소 제한)	+	+
제스처 사용	+	+(제한적)	−	+	+	+(다양)	+
말 따라하기	−	+	+(부적절)	+	+	+	+
소리에 주의를 기울임	큰소리에만 드물게 반응	++	−	+	다양	+	+
얼굴을 바라봄	+	+	−	+	+	+	+
수행기능	+	−	+	+	+	+	+

소아청소년정신의학(대표저자 홍강의, 학지사 발행)에서 인용함.

원 인

원인은 다양하고 확실치 않으나, 신경생물학적 요인이 주요 원인으로 거론된다. 즉 유전, 염색체 이상, 뇌의 구조적 또는 신경생화학적 이상, 뇌손상이나 감염 등과 관련된다는 보고가 증가하고 있다.

유전적 요인

ASD 환자의 형제자매들은 ASD 이환율이 2~7%로서 일반인에 비하여 높은 편이다. ASD의 쌍생아 연구에 의하면 일란성에서의 일치율이 최소 36~90%에 이르러 유전성의 가능성이 매우 높다. 최근 염색체 이상의 관련성을 보고하는데, 여린 X 증후군(fragile-X syndrome), Rett 장애, 결절성 경화증(tuberous sclerosis) 등의 유전체 이상 질환에서 ASD 증상이 동반된다. 지금까지 분자생물학적 연구를 통한 ASD의 후보유전자로는 SLC6A4, GABRB3, EN2, MET, CNPNAP2/CNPNAP4, ITGB3, RELN, OXTR 등이 보고되었다.

신경계 이상

뇌 MRI 연구를 통하여 뇌의 구조와 연결성, 기능의 이상 들이 보고되고 있으며, 특히 사회적 뇌(social brain)의 구조와 기능의 이상이 많이 보고되었다. 그 외에 뇌 CT 결과 뇌실의 확장과 정상아동에 비하여 증가된 대뇌 전두엽의 용적이 나타났으며, 뇌파검사 이상도 적지 않게 나타났다. 뇌 MRI 결과 소뇌 vermis lobules IV과 VII의 이상, 그리고 ASD 환자의 부검 결과 소뇌의 Purkinje 세포가 감소되었다. 뇌 MRI 검사에서 대뇌피질의 polymicrogyria가 나타나며, 대뇌 PET검사에서 대뇌피질의 당대사가 증가된다는 보고도 있다.

생화학적 요인

ASD에 대한 초기 생물학 연구에서 탐색되었으며, GABA 시스템의 억제와 글루타메이트의 저활동성이 제안되었으며, 뇌발달 과정과 관련하여 세로토닌 시스템의 불균형이 제안되었다.

환경적 요인

ASD에서 일란성 쌍생아 일치율이 100%에 미치지 못하고, 최근 유병률이 증가한다는 점에 근거하여 환경적 요인이 관심을 받고 있다. 주산기 감염, 조산, 저체중아, 고연령 임신, 대기 오염, 유기산 화합물, 중금속 등 다양한 요인들이 연구되고 있으나 확증적이지 않다.

정신사회적 요인

1943년, 자폐증을 처음 보고한 Kanner를 위시한 여러 학자들이 제기한 이론으로서, 자폐아의 부모는 냉정하고 이지적이며, 완벽하고 강박적이라고 하였다. 그러나 추후 연구를 통하여 자폐아와 정상아 부모 간에 성격의 특성과 양육상의 차이가 없음이 밝혀졌고, 이러한 부모의 특성은 장애아의 부모로서의 스트레스와 양육의 어려움에서 비롯된 반응이라고 하였다.

치 료

ASD를 완치시킬 수 있는 약물이나 특정한 치료는 아직 없다. 그러나 ASD는 발달 전반에 걸쳐 문제를 나타내므로 발달을 균형적으로 증진시킬 수 있는 포괄적, 다원적, 다학제적인 치료법으로 접근해야 한다.

균형적인 발달을 획득하는 것 외에, 치료목표는 행동장애와 동반장애를 감소시키고, 언어/비언어적 의사소통을 증진시키며, 사회기술과 자립기술을 습득시키는 것이다. 특수교육과 행동치료가 가장 적절하여서 행동수정을 시행하고 언어치료를 하는 것이 효과적이다.

약물치료를 시행하는데 공격성, 과잉활동 등의 행동증상, 주의력결핍, 정서적 불안정, 상동증과 자해행동, 불면증 등에 효과적이다. 항정신병 약물 중 risperidone과 aripiprazole, SRI계 약물, mood stabilizer 및 psychostimulant가 효과적이다.

경과 및 예후

ASD는 만성적이며 예후는 낙관적이지 못하다. 지능지수가 70 이상이고, 언어를 빠르게 습득한 경우, 그리고 자조 기능이 잘 습득된 경우에서 비교적 예후가 좋으나, 대인관계에서 의미 있는 관계를 형성하기 어려움이 지속된다. ASD 성인은 1~2%만 직업을 가져 자립된 생활이 가능하며, 5~20%는 경계선 기능 수준으로 간신히 독립적으로 생활할 수 있다. ASD 성인의 2/3는 평생 동안 가족에 의존하거나 장기간의 요양시설 생활을 요한다.

주의력결핍 과잉행동장애(attention deficit hyperactivity disorder, ADHD)

개 념

ADHD는 주의력 부족, 과잉행동, 충동성을 특징으로 하는 만성적인 신경발달장애 질환이다. 소아 정신과 영역에서 가장 흔한 질환 중 하나로 아동기 초기에 발병하여 아동청소년기, 성인기에 걸쳐 학교, 가정, 대인관계, 직업 등 여러 기능 영역의 손상을 초래한다. ADHD는 역사적으로 다양한 용어로 묘사되었고 시기에 따라 개념이 변화되어 왔다. 1854년 독일인 정신과 의사인 Hoffman은 과잉행동과 충동성을 특징으로 하는 아동을 처음으로 묘사하였고 1902년 Still은 행동의 안절부절, 주의력 문제, 충동과 행동 조절의 어려움을 보이는 아동을 보고하였다. 1910년대에는 뇌염과 관련된 과잉행동 증상이 보고된 이후 기질적인 원인이 강조되었고 1960년대에는 특정 신경학적 장애를 가진 것은 아니지만 학습장애, 운동 협응의 문제, 감정의 불안정성을 가진 아동이 미소 뇌손상(minimal brain damage)을 가진 것으로 이해되기도 하여 미소 뇌기능장애(minimal brain dysfunction)로 알려지기도 했다.

DSM-II에 처음으로 아동기 과운동성 반응(hyperkin-etic reaction of childhood)이 포함되었으며 이후 주의력의 유지와 행동 억제력의 문제가 ADHD의 보다 중심적인 결함이라는 연구들에 따라 DSM-III에서는 주의력결핍장애(attention deficit disorder with or without hyperactivity, ADD)로 변화하였다가 DSM-III-R 이후에 주의력결핍 과잉행동장애(attention deficit hyperactivity disorder)로 정립되었다. 2013년 DSM-5로 개정되면서 ADHD는 전반적인 개념에서는 큰 변화는 없으나 지적장애, 자폐 스펙트럼 장애 등이 속해 있는 신경발달학적 장애의 분류 아래로 이동하게 되고 발병연령과 아형의 분류가 약간 변하게 된다.

세계보건기구(WHO)의 질병 분류인 International Classification of Diseases(ICD)는 ICD-9에 처음으로 '아동기 과행동증후군'이 포함되었고 ICD-10에서는 '과운동성 장애(hyperkinetic disorder)'으로 포함되어 있다. ADHD는 소아 청소년 정신과영역에서 가장 많은 연구가 이루어지고 있는 질환 중 하나로 치료에 대한 강력한 근거를 확보하고 있다.

역 학

ADHD의 빈도는 기준이나 평가 방법에 따라 차이를 보이며 유럽 쪽보다는 미국에서 보다 높은 빈도를 보고한다. 초등학생의 경우 7~8%로 보고되며 전 세계적인 유병률은 약 5% 정도이며, 성인의 경우 2.5%로 보고된다. 우리나라의 역학 조사에 따르면 초등학생에서는 약 13%, 중학생과 고등학생에서는 7% 내외였다. 남아에서 2~9배 정도 더 흔하게 발병하며 ADHD 아동의 부모와 형제에서 ADHD 유병률이 일반인에 비해 2~8배 높다. ADHD 아동의 형제에서 학습장애와 학습문제가 더 빈번하며 행동장애, 불안장애, 우울장애의 빈도도 높고, ADHD 아동의 부모에서 물질사용장애의 발병률도 높다. ADHD 증상은 보통 3세 이전에 나타나나, 대체적으로 진단은 규칙적인 생활을 시작하는 유치원 또는 초등학교 시기에 이루어진다.

임상양상

ADHD 아동은 신생아 때부터 움직임이 많고 잠을 잘 자지 않고 까다로운 특성을 나타내기도 하나 진단을 하기는 쉽지 않다. 걸음마기 이후에는 행동이 많고 부산하며 하나의 놀이에 집중하는 시간이 짧고 위험한 행동을 하여서 쉽게 다치거나 사고를 당하기도 한다.

유치원이나 학교와 같이 질서나 규칙을 지켜야 하고 비교적 긴 시간 가만히 있어야 하는 것을 요구받는 환경에서 증상이 더욱 드러나게 된다. 수업시간에도 움직임이 많고 꼼지락거리고 딴짓을 하며 교사의 지시를 따르지 않으며, 기다리는 것을 잘하지 못하고 실수가 많고 알림장을 제대로 써오지 못하고 과제를 끝까지 하지 못한다. 사소한 자극에도 쉽게 주의가 분산되며 감정 조절을 잘 하지 못하고 화를 잘 내고 친구와 자주 싸우며 참을성이 없고 행동이 앞서는 경향을 보인다. 학습이나 행동문제로 인한 학교생활의 어려움이 흔하게 나타나며 이와 관련된 문제들로 부모와의 갈등도 심화된다. 학교에서나 주위에서는 '산만하다', '외향적', '개구쟁이', '철이 없다', '어리다', '눈치없다', '말을 잘 듣지 않는다', '아무 생각이 없다' 등의 평가를 하기도 한다.

나이가 들고 사춘기가 되면서 뛰어다니거나 수업시간에 돌아다니는 것과 같은 과잉행동은 줄어들지만 집중력이 떨어지고 충동적인 부분은 여전히 남는다. 이런 문제는 학습에 대한 흥미 저하 및 수행의 저하를 가져오며 컴퓨터 게임이나 오락에 쉽게 빠지기도 하며 반항적이고 공격적인 행동을 보이기도 하여 또래 관계에서 문제를 일으키거나 교사나 부모와 감정적인 충돌을 야기하기도 한다. 좌절감, 분노감, 우울감을 느끼게 되고 부정적인 자아상, 공격적이고 불안정한 성격형성으로 이어지거나 심하게는 절도, 약물남용, 폭행과 같은 청소년 범죄로 연결되기도 한다.

성인이 되어서도 상당수는 증상이 지속된다. 가만히 앉아 있어야 하는 자리에서 착석은 하지만 좌불안석을 보이고 손발이 움직이기도 하며 지나치게 말이 많고 빈번하게 교통사고를 내거나 직업 생활을 오랫동안 유지하지 못하고 생각없이 행동하거나 다혈질적이고 충동적인 행동을 보이거나 대인관계를 안정적으로 유지하지 못하고 강한 자극을 추구하는 행동을 한다. 아동과 마찬가지로 성인 ADHD에서도 학습장애, 불안장애, 기분 장애, 물질 사용장애가 일반인구에 비해 더 높은 비율로 나타난다.

증 례

8세 남아가 수업시간에 집중을 잘하지 못하고 친구들과 자주 싸우는 문제를 보여 담임선생님의 권유로 내원하였다. 발달력상 언어나 운동의 지체를 보이지는 않았고 신체적인 질환이나 신경학적인 이상을 보인 적은 없다고 한다. 신생아 때부터 움직임이 많았고 유아기 때에는 외출을 할 때면 앞뒤를 가리지 않고 관심 있는 곳으로 달려가는 바람에 백화점에서 잃어버릴 뻔 한 적도 몇 번 있었다고 한다. 유치원 다닐 때에는 활동적이고 개구쟁이라는 말을 들었으나 '남자아이들은 다 그렇지'라는 주변 어른들의 말에 따라 별다른 조치를 취하지 않았다고 한다. 초등학교에 입학한 이후, 행동 문제와 학교 적응의 문제는 더욱 두드러졌다. 알림장을 제대로 써 오지 못하고 숙제나 준비물 챙기는 것도 제대로 하지 못하여서 부모는 아이를 야단치는 일이 잦아졌다고 한다 부모가 참관수업을 가서 보니 수업시간에 끊임없이 몸을 움직이고 주변을 두리번거리며 교사의 말에 집중을 하지 않았다고 한다. 친구들과 싸우고 화를 내는 일도 잦았는데 환아는 친구들이 자신을 무시하고 툭 치고 가서 너무 화가 나서 때렸다고 하였다.

진 단

임상 평가

ADHD는 임상 진단이기에 면담, 행동 관찰, 설문지 등을 통한 임상 평가가 가장 중요하다. 부모로부터 출생력 및 아동기 초기 발달력을 물어보아야 하며 ADHD의 주된 행동 특

표 8-8. 주의력결핍 과잉행동장애의 DSM-5 진단기준

A. 부주의 그리고/또는 과잉행동-충동성이 (1), (2)와 같이 나타나서 지속적으로 기능상이나 발달상의 어려움을 야기하는 경우

(1) 부주의: 다음 9개 증상 중에서 6개 이상의 증상이 6개월 이상 지속되며 사회, 학업 또는 직업 기능에 직접적인 영향을 미침. 증상은 반항적/적대적 행동, 공격성에 의한 것이거나 지시를 이해하지 못해서 발생하는 것이 아니어야 하며 후기 청소년과 성인(17세 이상)은 적어도 5개의 증상이 요구됨

a. 사회적, 학업, 직업이나 기타 활동을 할 때 세심하게 주의를 기울이지 못하거나, 조심성이 없어서 실수를 잘함(예: 자세한 사항들을 놓치거나, 작업이 부정확함)
b. 일이나 놀이에 지속적으로 집중하기 어려움(예: 강의, 대화 또는 긴 책을 읽는 동안 집중을 유지하기 어려움)
c. 다른 사람이 직접 말해도 듣지 않는 것 같음
d. 지시를 따르지 못하며 학업, 심부름, 업무를 잘 끝내지 못함
e. 일 및 활동을 조직적으로 하기 어려움
f. 지속적인 정신력을 요하는 작업(학업이나 숙제 같은)을 피하거나, 싫어하거나, 거부함(예: 학업, 숙제, 후기 청소년이나 성인의 경우에는 보고서, 서류 작성하기, 긴 서류 검토하기)
g. 일이나 활동에 필요한 물건(예: 과제, 연필, 책, 도구, 지갑, 열쇠, 안경, 휴대폰)을 자주 잃어버림
h. 외부 자극에 쉽게 주의가 산만해짐
i. 일상적인 활동을 자주 잊어버림(예: 잡일하기, 심부름하기, 전화 회답하기, 약속 지키기)

(2) 과잉행동-충동성: 다음 9개 증상 중 6개 이상이 6개월 이상 지속되며 사회, 학업 또는 직업 기능에 직접적인 영향을 미침. 증상은 반항적/적대적 행동, 공격성에 의한 것이거나 지시를 이해하지 못해서 발생하는 것이 아니어야 한다. 후기 청소년과 성인(17세 이상)은 적어도 5개의 증상이 요구됨

a. 손발을 꼼지락거리거나 자리에 가만히 앉아 있지 못함
b. 가만히 앉아 있어야 하는 교실이나 다른 장소에서 자리를 떠남
c. 부적절하게 뛰어다니거나 기어오름(청소년이나 성인에서는 안절부절 못한다는 주관적 느낌으로 나타남)
d. 놀이나 여가 활동을 조용하게 하기 못함
e. 쉴 새 없이 활동하거나, 마치 모터가 달린 것 같이 행동함
f. 말을 지나치게 자주 많이 함
g. 질문이 다 끝나기도 전에 불쑥 대답함
h. 차례를 기다리는 것을 어려워함
i. 다른 사람이 하는 일을 자주 방해하거나 간섭함

B. 심한 부주의 또는 과잉행동-충동성 증상이 12세 이전부터 나타나야 함

C. 심한 부주의 또는 과잉행동-충동성 증상이 적어도 2군데 이상(예: 학교, 가정, 직장, 친구와 있을 때 등)에서 나타남

D. 사회, 학업 또는 직업 기능의 방해 혹은 질적 저하의 증거가 확실함

E. 증상이 조현병 또는 기타 정신병적 장애의 과정에서 발생되는 것이 아니며, 다른 정신 질환(예: 기분장애, 불안장애, 해리장애, 성격장애, 물질급성중독 혹은 금단)에 의한 것이 아님

성인 과잉행동, 주의산만, 충동적 행동에 대한 과거력을 꼼꼼하게 살펴보아야 한다. 부모 자녀 상호관계, 가정과 학교 생활에 대한 부모와 교사의 평가, 그리고 아동에 대한 직접적인 관찰과 면담에 의한 평가가 필요하다. 학교 성적표, 생활기록부, 교사 보고서 및 알림장 같은 자료도 진단에 유용한 자료가 된다. 주의력결핍 과잉행동장애의 DSM-5 진단기준은 표 8-8에 제시되어 있다.

주의력 결핍 과잉행동장애 평정척도와 같은 증상평가척도는 ADHD 증상을 객관적인 수치로 정량화할 수 있으며 ADHD를 선별하거나 경과를 판정하기에 용이하며 면담에서 얻기 어려운 정보를 제공해 줄 수 있기 때문에 임상 평가에 흔히 활용된다.

주의력 및 심리 평가

ADHD 환자들은 행동 억제, 지속적인 주의력, 실행기능에 이상을 보이는 경우가 많다. 각성도(vigilance)나 주의 집중력(attention)을 보다 객관적으로 측정하기 위해서 가장 흔히 쓰이는 방법은 지속수행검사(continuous performance test)이다. 이 검사는 ADHD 아동과 정상 아동을 구별하거나 약물 효과를 측정하는 데 유용하다고 알려져 있으며 국내에서는 토바검사(Test of Variables of Attention, T.O.V.A), 주의력평가 시스템(ADHD Diagnostic System, ADS), 종합주의력 검사(Comprehensive Attention Test, CAT) 등이 활용되고 있다. 전반적인 인지기능의 평가, 학습장애, 실행기능 등을 진단하기 위해서 지능평가를 포함한 심리평가를 시행한다.

의학적 평가

키, 체중, 혈압, 맥박 등의 기본적인 신체평가를 시행하며 간헐적으로 멍해지거나 공격적인 행동을 보고하는 경우 결신발작(absence seizure)이나 측두엽 간질을 감별하기 위해 뇌파 검사 및 신경과 협진을 시행할 필요가 있으며 경우에 따라 갑상선 기능검사, 혈중 납농도를 측정할 수 있다. 두부 영상검사, 뇌파검사, 혈액검사, 유전자 검사 등은 기본 검사로 권고되지는 않는다.

감별진단과 동반이환장애

정상적인 발달에서 보일 수 있는 주의력 저하 및 행동 문제와의 감별이 필요하다. 3세 이전의 소아는 신경계의 발달이 미숙하기 때문에 ADHD와 유사한 양상을 보일 수 있다. 아동기 불안은 ADHD와 동반되어 나타날 수 있을 뿐 아니라 불안이 과잉행동과 주의 산만을 야기할 수도 있다. 부적절하고 혼란스러운 양육환경이거나 학대를 받은 경우에도 산만하고 공격적인 행동을 보일 수 있다.

ADHD는 공존질환의 빈도가 매우 높으며 50% 이상에서 공존질환이 진단된다. 적대적 반항장애 또는 품행장애는 흔히 공존하며 40~70%에서 나타난다. 틱장애, 불안장애, 우울장애, 학습장애도 ADHD와 공존한다. 양극성장애와 ADHD는 말을 많이 하거나 과다 행동, 산만함을 보이는 것과 같은 많은 핵심증상을 공유한다. 그 외 자폐성 장애, 지적장애도 ADHD와 공존하며 간질, 두뇌손상, 갑상선 기능장애의 경우 과잉행동과 같은 증상을 보이기도 한다.

원 인

ADHD는 단일병리로 이루어진 질환은 아니며 다면적이고 다양한 원인이 작용한다. 양육태도, 생애 초기 경험, 사회 경제적 여건 등의 환경적인 요인들보다는 유전적인 요인을 포함하는 뇌의 신경생물학적 요인이 더욱 결정적인 것으로 알려져 있다. ADHD의 비유전적 원인으로는 출산 전후의 스트레스와 저체중, 외상성 뇌 손상, 임신 중 흡연, 매우 심한 초기 박탈 등이 거론되며 ADHD 아동은 일반 아동에 비해 신경학적 연성징후(neurological soft sign)를 나타내는 경우가 더 많다는 보고가 있다.

유전적 요인

ADHD는 가족력을 분명히 가진다. 가계도 연구에서 ADHD 아동의 부모 및 친척 가운데 ADHD를 포함하여 품행장애, 약물 남용, 우울장애가 높은 빈도로 보고된다. 일란성 쌍생아에서의 일치율이 이란성에서보다 높으며, ADHD 아동의 형제는 약 30%의 발현율을 나타내고, 부모가 ADHD인 경우에 자녀는 57%의 위험률을 나타낸다. 하지만 이렇게 높은 유전성(heritability)에 비해서 특정 유전자의 효력은 적다. 특정 유전자 중에서는 도파민 전달 유전자(dopamine transporter gene, DAT1), 도파민 4번 수용체 유전자(dopamine D4 receptor gene, DRD4)가 가장 많이 거론된다.

신경화학적 요인

ADHD에서 가장 주목을 받는 신경전달물질은 도파민이며, 전전두엽은 집중과 충동을 조절하는 데 중요한 역할을 담당한다. 동물연구에 따르면 노르아드레날린 뉴런이 주로 포함되어 있는 청반핵과 같은 다른 뇌 영역도 집중에 중요한 역할을 담당한다고 알려졌다. ADHD 치료에 가장 효과적인 것으로 알려져 있는 중추신경자극제가 노르에피네프린이나 도파민에 작용하여 치료효과를 나타낸다는 사실을 바탕으로 이들 신경전달물질이 ADHD의 발병과 관련된 중요한 요인으로 주목받고 있다.

신경생리학적 요인

ADHD 아동의 상당수에서 뇌 성숙지연이 있어 비특이적이고 비정상적인 뇌파 소견을 보이기도 한다. ADHD 아동의 뇌파검사에서 특히 전두엽에서의 theta파가 증가하는 것이 관찰되었다. 또한 복합형 ADHD 아동에서 beta파가 증가되어 있었으며, 이러한 아동은 감정 기복과 분노폭발의 경향을 보인다는 연구결과가 있었다.

신경해부학적 요인

ADHD와 뇌의 해부학적 요인에 대한 연구결과는 일정하지 않으나, 주의력, 기억력 및 실행능력과 관련된 해부학적 영역과의 관련성이 보고된다. 다양한 방법의 뇌영상 연구에서 ADHD 아동은 이마앞엽, 앞대상(anterior congulate), 창백핵(globus pallidus), 꼬리핵(caudate), 시상(thalamus), 소뇌의 용적과 활동량 감소를 보였다. 또한 ADHD 환자는 전반적으로 대뇌겉질이 얇아져 있고 특히 이마앞엽 겉질이 얇아져 있음이 보고되기도 한다.

정신사회적 요인

심한 학대, 방임이 ADHD 증상 중 주의산만, 충동성 조절의 어려움과 관련을 보이기도 한다.

치 료

ADHD는 학습, 대인관계, 가정 생활, 직업 등 다양한 영역에서 문제를 야기하므로 문제 영역에 따라 세심하고 개별화된 치료 전략을 수립하여야 하며 통합적인 접근을 하여야 한

표 8-9. ADHD 치료에 사용되는 약물

	성 분	상품명	제 형	특 성	부작용	
정신 자극제	메틸페니데이트					미국 식품 의학청 허가(+)
	속방형	리탈린, 페니드, 메칠펜	5, 10 mg 정	하루 2~3회 분복	식욕 감퇴, 체중감소, 불면, 두통, 복통, 틱, 자극 과민성	
	지속형	메타데이트- CD	10, 20, 30 mg 캡슐	속방형: 서방형 30:70 비율, 6~8시간 유지, 산포(sprinkle) 가능		
		메디키넷 리타드	5, 10, 20, 30, 40 mg 캡슐	속방형: 방출조절형 50:50 비율, 약 8시간 지속, 산포(sprinkle) 가능		
		콘서타	18, 27 mg 정	OROS 형태, 12시간 지속		
	암페타민*					
	속방형	애더럴			메틸페니데이트와 유사	
	지속형	애더럴 XR, 바이반스				
비정신 자극제	선택적 노르에피네프린 재흡수 억제제					
	아토목세틴	스트라테라	10, 18, 25, 40, 60, 80 mg 캡슐	틱 및 불안 증상 동반시	소화기 증상, 진정, 식욕 감소	
알파 2 아드레날린 작용제	클로니딘	클로니딘 XR, 캡베이	0.1 mg 정	보조요법, 틱 및 수면 장애시	진정, 어지럼증, 저혈압	
	구안파신*	테넥스				미국 식품 의학청 허가(–)
항우울제	이미프라민	이미프라민	10, 25 mg 정	심전도 체크	구갈, 진정, 변비, 시력의 변화, 빈맥	
	노르트립틸린	센시발	10, 25 mg 정	심전도 체크	구갈, 진정, 변비, 시력의 변화, 빈맥	
중추신경 흥분제	모다피닐	프로비질, 모다닐	200 mg 정	심전도 체크	두통, 불면, 불안, 식욕 감퇴, 오심, 신경과민	
	페몰린	파마페몰린	18.7 mg	미국 판매 중단됨	치명적 간독성	

*국내 시판되지 않음

다. ADHD는 대중적으로 가장 많이 알려진 소아정신과적 질환이긴 하지만 여전히 많은 환자, 부모, 교사들은 정신과적 질환이나 치료에 대한 부정적인 인식과 편견을 가지고 있기 때문에 평가단계부터 ADHD에 대한 바른 정보를 제공하고 관계를 잘 형성하는 것이 무엇보다도 중요하다.

약물치료

ADHD는 소아 청소년 정신과 질환 중에서는 약물 치료 효과에 대한 근거가 가장 강력하게 확립되어 있다. 특히 Multimodal Treatment study of ADHD(MTA) 연구라고 알려진 ADHD의 대표적 치료 연구에서 약물 치료의 효과는 비약물적 치료에 비해서 탁월하였다.

ADHD 치료에 사용되는 약물은 표 8-9에 정리되어 있다. 우선적으로는 ADHD의 일차 약물로 적응증을 받은 약물을 고려하여야 할 것이며, 처음 시도한 약물에 반응이 없을 경우에는 다른 약물로 교체하거나 병합 요법을 시도할 수 있다. 정신자극제는 도파민작용제로 중심 작용기전은 아직 밝혀지지 않았으나 일차 치료약으로서 흔히 선택이 되며 높은 효과를 보인다. 메틸페니데이트(methylphenidate)와 덱스트로암페타민(d-amphetamine)이 대표적 약물이지만 국내에서는 메틸페니데이트 제형들만 시판되고 있다. 미국 FDA는 3세 이상에서 덱스트로암페타민을, 6세 이상에서 메틸페니데이트의 처방을 승인하고 있다. 국내에서 가장 흔하게 사용되고 있는 약물인 메틸페니데이트의 경우 ADHD 환자의 70~85%에서 과잉행동과 부주의성의 호전을 보고하고 있다. 정신자극제는 심장질환이나 기형이 있는 아동청소년 및 성인에서는 금기이나, 건강한 청소년에서는 높은 안정성을 보인다. 10~12시간 효과가 지속되는 지속형 메틸페니데이트제제는 복용이 편리하고 부작용도 덜하다는 면에서 선호된다. 지속형 제재는 아침에 한 번 복용하여 오후 시간에도 효과가 지속되기에 학교생활의 방해를 받지 않을 수 있고, 약물이 하루 종일 체내에서 일정한 정도를 유지함으로써 약물 농도 감소로 인한 반작용을 피할 수 있다. 메틸페니데이트의 속방성/지속형 제제의 부작용은 유사하며, 식욕 감퇴, 두통, 복통, 불면, 체중감소, 틱, 자극 과민성을 보일 수 있다. 메틸페니데이트 투여로 틱 증상이 악화되거나 새로 틱이 발생하기도 하나 대부분은 영향이 없고 오히려 호전되기도 한다. 정기적으로 신장과 체중을 측정하며 유의미한 성장률의 저하가 있다면 주말이나 방학 동안의 “약물 휴식기”를 가질 수 있다. 페몰린(pemoline)은 치명적인 간독성이 보고되어 미국시장에서는 더 이상 판매되지 않는다.

정신자극제 외에 ADHD의 일차적 치료제로 사용되는 약물은 아토목세틴(atomoxetine)으로 노르에피네프린 재흡수 억제제이다. 6세 이상의 아동에서 FDA 승인을 받았으며 불안장애가 동반되거나 틱장애가 동반되었을 때 특히 유용하다. 약물 복용 후 즉각적인 작용이 나타나는 중추신경자극제와 달리 약물이 작용하기 위해서는 적어도 2주 이상의 시간이 필요하지만 한번 작용을 나타낸 이후에는 24시간 약물 효과가 지속되는 장점이 있다. 메틸페니데이트에 비해 수면장애와 식욕감소의 부작용이 덜하며 전반적인 부작용의 빈도는 적지만 진정, 어지러움, 식욕감소, 소화불량, 어지러움, 예민함이 보고되었고 혈압과 맥박을 올리고 드물지만 자살사고나 행동이 증가되었다는 보고가 있다. 그 외에 클로니틴과 구안파신 또한 ADHD치료에 효과적인 것으로 알려져 6세 이상 아동의 ADHD 치료에서 FDA 승인을 받았다.

그 외 항우울제인 부프로피온(Bupropion), 이미프라민(imipramine), 노르트립틸린(nortripyline), 모다피닐(Modafinil) 등이 ADHD 치료의 적응증을 받지는 않았지만 오프라벨로 사용되기도 한다.

심리사회적 치료

ADHD의 주요 핵심증상에 대한 약물치료의 효과는 증명되어 있지만, 이와 관련된 다양한 일상생활의 문제나 기능의 저하는 약물치료만으로 충분하지 않다. 아동의 비약물적인 심리사회적 치료에는 질환과 치료에 대한 교육, 학업 수행능력의 지원, 부모 양육 교육, 학교와 가정에서의 행동 조절, 인지행동치료, 사회기술 훈련이 포함된다. 아울러 나이가 어리거나 환자나 보호자가 약물 치료를 거부하는 경우, 약물치료에 효과가 없거나 부작용이 심한 경우에는 비약물 치료를 고려하여야 하며, 약물 치료에 충분한 반응을 보이지 않거나 공존질환이 있는 경우, 가족 간 스트레스가 있는 경우에는 비약물적인 치료를 약물치료와 병행하여야 할 것이다. 특수 식이 요법이나 비타민 요법, 미네랄 요법, 감각통합이론이 근거한 몇 가지 방법, EEG 바이오피드백 등은 그 효과가 미미하거나 과학적으로 충분히 증명되지 않았다.

부모교육은 ADHD 아동의 심리사회적 치료 중 비교적 치료효과가 검증된 방법이다. 흔히 부모들은 ADHD를 신경발달학적인 질환이 아니라 아이의 나쁜 성격이나 습관으로 여기기도 하며 잘못된 양육방식 탓으로 생각하여 죄책감에 시달리기도 한다. 또한 아이의 ADHD 증상으로 인한 갈등이 심화되어 부모-자녀관계가 악화되기도 한다. 우리나라에서도 ‘말 안 듣는 아이’라는 제목으로 번역된 부모 교육 프로그램이 있는데 부정적인 행동에 대한 이해, 긍정적인 관심 증가, 효과적인

지시법과 칭찬, 토큰제도, 타임아웃 등이 포함되어 보다 현실적인 목표를 설정하고 일관성있는 태도를 견지하고 아동의 행동에 대해 효과적으로 다룰 수 있도록 되어있다. 아이가 많은 시간을 보내는 학교에서도 부모와 교사가 협력하여 아동이 예측 가능한 환경을 만들도록 돕고, 이를 잘 수행했을 때 보상하는 시스템을 만드는 것이 도움이 된다.

경과 및 예후

과거에는 ADHD가 소아 청소년에 국한된 질환으로 나이가 들면 좋아지는 것으로 여겼다. 하지만 60~85% 정도는 청소년기까지 증상이 지속되며, 약 60%는 성인기까지 지속된다고 한다. 대개 과잉행동 증상은 사춘기 무렵에 좋아지나, 주의력 결핍과 충동성 문제는 오래 지속되는 수가 많다. ADHD는 보통 아동기 중반까지는 호전되지 않으며, 12세에서 20세 사이에 주로 호전이 이루어진다. 증상의 지속 여부는 질환의 가족력, 부정적인 사건들, 품행장애나 우울, 불안과 같은 동반질환 여부로 예측할 수 있다.

별다른 후유증이나 문제없이 완전히 회복되는 경우도 있지만 많은 환자들은 증상의 부분적인 호전만을 가지며, 반사회적 행동, 물질 사용 문제, 기분 장애 등에 취약성을 가지게 된다. 또한 학습문제가 인생 전반에 걸쳐 지속되는 경우도 있다. 성인기까지 ADHD 증상이 지속되는 아동은 품행장애의 발생률이 높으며, ADHD와 품행장애가 같이 있는 아동은 물질 사용장애로 발전할 위험이 높다. 많은 ADHD 아동이 사회적 관계의 어려움을 가지게 되는데, 사회적 기능의 어려움은 동반 정신과적 질환의 발생을 높이며, 또래 및 가족관계뿐 아니라 학교생활에서의 문제를 야기시킨다. ADHD 아동의 예후는 품행장애와 같은 동반 정신병리의 지속성과 사회적 장애, 가정 내 문제가 관련된다. 가능한 조기의 아동의 사회기술 개선과 공격성 감소, 가족 환경의 개선을 통해 좋은 예후를 얻을 수 있다.

특정 학습장애(specific learning disorder)

학습장애는 언어적/비언어적 정보를 효과적으로 인식하거나 처리하는 뇌의 능력에 영향을 주는 유전적/환경적 요인들의 상호작용으로 인한 신경발달 질환이다. 학습장애를 가진 아동은 충분한 교육적인 동기나 중재에도 불구하고 학습기술의 토대가 되는 읽기, 독해, 작문, 연산 및 수학적 추론의 어려움을 보인다. 1962년 처음 학습장애가 소개되었을 때에는 지적장애, 뇌손상 또는 정서적 문제를 포함한 어떤 원인에 의해서건 학습의 어려움을 보이는 경우로 넓게 정의되었다. DSM-IV 기준에는 읽기, 산수, 쓰기를 평가하기 위해 개별적으로 시행된 표준화 평가에서 나이, 학교 교육, 지능 등으로 기대되는 수준보다 현저히 낮을 때로 규정하면서 각각의 결함 영역에 따라 읽기 장애, 쓰기 장애 등의 특정 학습장애로 정의하였다.

DSM-5로 넘어오면서 학습장애의 개념은 다소 변화하였는데 기존의 지능으로 기대되는 수준보다 학습적인 성취가 떨어진다는 문구가 삭제되고 개선을 위한 중재를 하였음에도 불구하고 학습의 어려움을 보이는 것으로 정의를 하고 있다. 또한 읽기 장애나 쓰기 장애와 같은 특정 학습장애를 별도로 진단하지 않고 학습장애 단일 진단 아래 읽기나 쓰기손상 동반이라는 학습장애의 아형으로 기술하게 되어 있다.

모든 유형의 학습장애는 전체 아동의 약 10% 정도에서 이환율을 보이며 가족력이 있을 때 위험이 높아진다. 출생 전후 문제나 특정한 신경학적 상태가 특정학습장애 발생에 영향을 줄 수 있으며 납중독, 태아 알코올 증후군, 자궁 내 약물 노출 등도 위험률을 높일 수 있다(표 8-10).

읽기손상 동반 학습장애 (learning disorder with impairment in reading)

개 념

학습장애 아동청소년의 약 75%가 읽기의 어려움을 보이며, 다른 영역의 학습의 어려움을 보이는 학생들 대부분도 읽기의 어려움을 보인다. 읽기 문제는 특징적으로 글자를 인식하지 못하거나, 느리거나 부정확하게 글을 읽거나, 글의 내용을 제대로 이해하지 못하는 경우를 포함한다. 읽기의 문제는 ADHD와 같은 다른 동반질환과 관련되어 있을 수 있다. 난독증은 읽기 문제를 특징으로 하는 학습장애의 한 유형으로 단어 수준에서 정확한 철자를 인식하고 글자를 소리로 해독하는 데 심각한 어려움을 가진다.

역 학

미국에서는 학령기 소아의 약 4~8%에서 읽기장애가 나타나며, 국내에서 초등학생을 대상으로 한 예비조사에서 3.8%가 읽기장애를 보이는 것으로 나타났다. 남아가 여아보다 3~4배 정도 많다. 이는 남아에서 흔히 동반되는 ADHD, 파탄적 행동장애로 인한 영향일 수 있으며, 성인에서는 뚜렷한 성별 차이를 보이지 않는다.

임상양상

읽기 문제는 흔히 학교 입학 이후인 만 7세경에 발견되는데, 지능이 높은 경우 9~10세에도 발견되지 않을 수 있다. 읽기 문제를 가진 아동은 글을 읽을 때 철자를 빼먹거나 더하거나 왜곡되게 읽는 등의 오류를 범한다. 글을 읽는 속도도 느리고 읽은 글에 대한 이해도 떨어진다. 의사소통 장애와 쓰기문제는 흔히 동반된다. 많은 읽기문제를 가진 아동은 읽거나 쓰는 것을 회피하려고 하며, 그런 상황과 맞닥뜨릴 때 불안이 상승되고, 반복되는 좌절을 겪으면 수치심, 우울감을 느낄 수도 있다.

진 단

읽기손상 동반 학습장애는 표준화된 학습장애 선별 및 학업 성취도 평가를 시행하여 아동의 읽기 능력이 같은 또래와 비교하여 기대되는 수준보다 현저하게 낮을 때 진단한다. DSM-5 진단기준에서 특정학습장애의 진단기준에 부합되며

표 8-10. 특정 학습장애의 DSM-5 진단기준

A. 학습기술을 배우고 사용하는 것의 어려움이 있음. 개선하기 위해 직접적인 중재를 했음에도 불구하고 다음에 열거된 증상 중 하나 이상이, 적어도 6개월 이상 지속됨
  (1) 부정확하거나 느리고 힘겨운 단어 읽기(예: 부정확하거나 느리거나 더듬거리는 단어 읽기, 단어 추측, 단어를 다 발음하기 어려움)
  (2) 읽는 것의 의미 이해가 어려움(예: 정확하게 읽긴 하지만 읽은 것의 순서, 관계파악, 추론, 심층적 이해를 하지 못함)
  (3) 철자 문제(예: 자음이나 모음의 추가, 생략, 대치)
  (4) 작문의 문제(예: 한 문장 안에서 문법과 구두법 실수가 많음, 단락의 구성이 엉성함, 표현하려는 생각이 명료하지 않음)
  (5) 수 감각, 단순 연산값 암기, 계산의 문제(예: 숫자를 이해하지 못함, 수의 크기나 관계를 이해하지 못함, 기억력을 이용하지 않고 손가락을 사용하여 계산함, 산수 계산을 하다가 진행이 안되거나 거꾸로 진행하기도 함)
  (6) 수학적 추론의 어려움(예: 양적 문제를 해결하기 위해 필요한 수학적 개념, 사실, 수식을 적용하는데 어려움)

B. 해당하는 학습기술은 개인의 생활연령에 비해 현저하게 낮은 수준이며, 일대일로 시행한 표준화된 성취도 검사와 종합적인 임상평가를 통해서 학업, 직업 수행 및 일상생활에 현저한 어려움을 유발한다는 사실이 확인되어야 함. 17세 이상인 경우 학습 곤란의 병력이 표준화된 검사를 대체할 수 있음

C. 학습의 어려움은 보통 학령기에 시작되나, 해당되는 학습기술에 대한 요구가 개인의 능력을 벗어나는 시기가 되어서야 분명해 질 수 있음 (예: 시간제한 시험, 길고 복잡한 과제를 촉박한 기한 안에 읽거나 쓰기, 과중한 학업 부담)

D. 학습의 어려움은 지적장애, 교정되지 않은 시각 또는 청각 기능, 다른 정신과적 또는 신경학적 장애, 정신사회적 어려움, 학습하는 언어에 익숙하지 않음, 불충분한 교육적 지도에 의해 더 잘 설명되지 않음

주의: 4개의 진단기준은 개인력(발달력, 의학적 병력, 가족력, 교육력), 성적표, 심리교육적 평가결과를 임상적으로 통합한 것을 바탕으로 판단함

다음의 경우 명시할 것

315.00 (F81.0) **읽기손상 동반**
읽기 정확도
읽기 속도 또는 유창성
독해력
주의: 난독증(dyslexia)은 정확하거나 유창한 단어 인식의 어려움, 해독 및 철자 능력의 부족을 특징으로 하는 학습문제의 패턴을 나타내는 또 다른 용어이다. 이러한 어려움을 명명하기 위해 난독증이라는 단어를 사용했다면, 독해나, 수학적 추론과 같은 추가적인 문제가 있는지 확인하는 것이 중요하다.

315.2 (F81.81) **쓰기손상 동반**
철자 정확도
문법과 구두법 정확도
작문의 명료도와 구조화

315.1 (F81.2) **수학손상 동반**
수감각
단순 연산값 암기
계산의 정확도와 유창성
수학적 추론의 정확도
주의: 난산증(dyscalculia)은 수 정보 처리, 연산법, 정확하고 유창한 계산의 어려움을 보이는 학습장애를 일컫는 용어임. 만약 이러한 수학적 어려움을 난산증으로 명명했다면, 수학적 추론이나 단어 재인의 정확도와 같은 추가적인 어려움이 있는지 확인하는 것이 중요함

〈Reprinted with permission from the Diagnostic and Statistical manual of Mental Disorders, Fifth Edition (Copyright 2013). American Psychiatric Association.〉

읽기 정확도, 읽기 속도 또는 유창성, 독해력의 어려움이 있는 경우 진단한다.

감별진단과 동반이환장애

읽기문제는 종종 언어장애, 쓰기표현장애, ADHD와 동반되며, 읽기영역뿐 아니라 전반적인 영역에서의 수행 어려움을 보이는 지적장애와의 감별이 필요하다. 지능검사가 특정한 읽기 문제와 전반적인 학습문제의 구분에 도움이 된다. 부적절한 교육으로 인한 읽기능력 저하 및 시청각 기능의 장애 등과도 감별하여야 한다.

읽기문제는 수학문제와 쓰기문제가 동반될 위험이 높다. 언어장애(language disorder)는 단어지식 부족, 정확한 문장 표현 능력 제한, 명확한 표현을 위해 단어를 사용하는 능력의 어려움 등의 양상을 나타내며, 읽기문제와 수학문제는 언어장애와 흔히 동반된다. 동반 정신질환 또한 흔하여 ADHD, 적대적반항장애, 품행장애, 우울증이 포함된다. 약 25%의 읽기손상 동반 학습장애 아동은 ADHD를 동반하며, ADHD 아동의 15~30%가 특정학습장애를 가지고 있다. 읽기문제가 있는 아동은 높은 수준의 우울과 불안감을 보고하였으며, 대인관계의 어려움 또한 증가한다.

원 인

인지, 뇌 영상, 유전학적 연구 등을 통해 읽기장애는 유전적 원인이 있는 신경생물학적 질환으로 밝혀졌으며, 뇌 손상, 선천적 발달지연, 학습자극의 결핍, 정서장애 등의 복합적 요인이 작용하는 것으로 알려졌다. 또한 뇌성마비, 간질에 이환되었거나 미숙아와 저체중 등 출산 후유증의 병력을 가진 아동의 경우 정상 지능을 가졌어도 읽기장애가 발생하는 빈도가 높다.

치 료

초등학교 저학년까지 언어치료를 받지 않으면 읽기문제가 지속되므로 읽기문제가 의심되는 초등학생의 경우 언어치료와 특수치료를 받아야 한다. 치료는 정확한 평가를 거쳐 읽기교육과 집단치료를 시행하고 경우에 따라 특수교육이 필요하다.

경과 및 예후

2학년 무렵이 되면 읽기의 어려움을 인식하게 되며, 3학년이 되면 치료 없이는 진도를 따라가기 힘들다. 경한 경우에는 치료가 조기에 제공되면 초기에 치료될 수 있으나, 증상이 심한 경우 문제의 양상, 아동의 강점 등에 따라 중고등학교까지 문제가 이어질 수 있다.

수학손상 동반 학습장애(specific learning disorder with impairment in mathematics)

개 념

수학손상 동반 학습장애 아동은 숫자를 배우거나 기억하는 데 어려움이 있으며 계산이 느리고 부정확하다. 수학장애는 언어적 기술(수학용어 및 읽기 문제를 수학적 기호로 전환), 감각적 기술(기호나 순서의 인식과 이해), 수학적 기술(기본 덧셈, 뺄셈, 곱셈, 나눗셈), 주의력(그림의 재현, 기호의 관찰)과 같은 네 영역에서 낮은 성취도를 보인다.

역 학

학령기 아동에서 수학문제를 보인 유병률은 3.5~6.5% 정도이며, 수학문제가 단독으로 존재하는 경우는 약 1% 정도이다. 일반적으로 특정학습장애가 남아에서 여아에 비해 2~3배 흔하게 나타나나, 수학문제의 어려움을 보이는 경우는 여아에서 더 흔하다.

임상양상

대체로 7~8세가 되면 수학손상 동반 학습장애를 진단할 수 있다. 수를 세고, 더하고 빼는 등의 기본적인 연산능력이 나이에 비해 떨어지나 다른 영역에서는 정상적인 지적 기능을 나타낸다. 수학손상 동반 학습장애 아동은 처음 수를 배울 때 숫자 이름을 잘 기억하지 못하며, 숫자 세기, 쓰기를 어려워한다. 수학적 용어나 기호를 잘 이해하지 못하며 수학의 상징을 인지하기 못하고, 계산 중 숫자를 정렬하거나 소수점이나 부호를 끼워넣지 못하고 산술적 계산의 공간적 조직 능력이 떨어지고 구구단을 잘 외우지 못한다.

진 단

학교에서의 산수성적을 자세히 조사하고, 표준화된 개인별 수학 학습 성취도검사를 시행하며, 최소 6개월 이상의 교정 교육 이후에도 또래와 비교하여 아동의 수학연산, 계산능력의 저하가 지속되는 경우 진단 내린다. DSM-5 진단기준에서 특정학습장애의 진단기준에 부합하며, 수감각, 단순연산값 암기, 계산절차 수행의 정확도와 유창성, 수학적 추론의 정확도가 존재하는 경우 진단한다. 흔히 지능평가에서 비언어성 지능 수치가 언어성에 비해 낮고 시공간 지각이 떨어지는 특성을 보이기도 한다.

감별진단과 동반이환장애

수학손상 동반 학습장애는 지적장애와 같은 전반적인 인지 저하와 감별해야 한다. 지적장애에서의 계산능력 저하는 다른 인지영역의 저하수준과 유사하게 저하되어 있다. 또한 부적절한 교육이 아동의 수학 능력에 영향을 줄 수 있다. 품행장애나 ADHD가 수학손상 동반 학습장애와 동반될 수 있으며, 동시 진단 가능하다. 읽기장애와 쓰기장애가 동반되는 경우도 흔하다. 수학손상 동반 학습장애 아동에서 표현형 언어장애, 발달성협응장애의 위험이 높게 나타난다.

원 인

원인은 확실치 않으나 뇌기능 장애나 뇌의 미성숙, 또는 인지, 정서, 교육 등의 다양한 요인이 복합적으로 작용한다고 알려져 있다. 조산, 저체중출산 등이 수학장애를 포함하여 특정학습장애와 관련될 수 있으며, 수학손상 동반 학습장애도 다른 특정학습장애와 마찬가지로 유전성을 보인다.

치 료

가장 효과적인 치료는 특수교육으로, 조기치료는 기본적인 계산 능력을 호전시킬 수 있다. 읽기장애가 동반되어 있는 경우 호전이 지연될 수 있다. 특수치료를 받지 않았거나 집중적 특수치료를 받았는데도 개선되지 않는 경우에는 학업장애가 지속되고, 이차적으로 등교거부, 우울증 등의 후유증이 발생할 수 있다.

경과 및 예후

수학손상 동반 학습장애가 있는 아동은 보통 8세경에 확인이 되며, 일부는 빠르면 6세에도 확인이 가능하지만 더 이후에 발견되는 경우도 있다. 중등도 이상의 수학손상 동반 학습장애 문제를 가지고 있으면서 적절한 치료를 받지 않는 경우 지속적인 학업 수행 문제, 수치심, 좌절, 우울과 같은 문제로 이어질 수 있다.

쓰기손상 동반 학습장애(specific learning disorder with impairment in written expression)

개 념

쓰기는 언어의 이해, 생각의 표현, 기능적인 글쓰기 능력 등을 포함하는 가장 복잡한 기술이다. 쓰기는 많은 아동에서 읽기와 높은 관련성을 보인다. 쓰기손상 동반 학습장애에는 철자법, 문법과 구두점의 오류, 필적이 포함된다. 철자법 오류는 쓰기문제를 동반하는 학습장애 아동에서 가장 흔하게 보이는 모습이다. 이전에는 철자장애(spelling disorder)와 쓰기장애(writing disability)로 명명되기도 하였다.

역 학

쓰기손상 동반 학습장애의 빈도는 학령기 아동에서 5~15% 정도이다. 남아에서 여아에 비해 2~3배가량 흔하다. 쓰기문제는 읽기문제와 흔히 동반되나 항상 그런 것은 아니다.

임상양상

초등학교 저학년 시기부터 생각한 것을 글로 표현하는 데 어려움이 있어 간단한 문장을 쓰는데도 문법을 틀리게 사용하며, 철자법이 틀리는 경우가 많고 구두점 오류, 문단 구성의 어려움 등을 보인다. 언어장애와 읽기문제를 동반하는 경우가 많으며, 대체로 언어장애가 먼저 진단되고, 쓰기문제는 학령기에 나타난다. 이차적으로 만성적인 우울증이 초래되며, 등교거부나 무단결석, 주의력장애가 동반될 수 있다.

진 단

표준화된 쓰기능력 검사에서 쓰기능력이 현저하게 낮을 때 진단할 수 있다. DSM-5 진단기준에서 특정학습장애의 진단기준에 부합되며 철자 정확도, 문법과 구두법 정확도, 작문의 명료도와 구조화 수준의 장애가 있는 경우 진단한다.

감별진단과 동반이환장애

ADHD, 우울증 등이 아동의 주의 집중에 영향을 주어 쓰기 문제를 야기하는 것은 아닌지 감별해야 한다. 쓰기문제가 있는 아동은 언어장애와 읽기 및 수학문제가 일반인구에서 보다 더 흔하다. ADHD도 쓰기손상 동반 학습장애 아동에서 더 흔하게 나타난다. 쓰기손상을 포함한 특정학습장애가 있는 아동은 사회적 기술의 어려움을 보이며, 낮은 자존감과 우울감이 발생할 수 있다.

원 인

원인은 확실치 않으나 읽기손상 동반 학습장애와 유사한 것으로 생각되며, 신경인지기능의 이상이나 유전적 요인으로 추정하고 있다.

치 료

철자와 문장쓰기의 직접적 교육을 포함한 특수교육이 가장 좋은 치료이며, 집중적이고 개인의 수준에 맞춘 치료가 효과적이다. 타이핑으로 장애를 일부 대체할 수 있다. 특수교육을 받지 않으면 성인기에도 장애가 지속되는 경우가 많다.

경과 및 예후

쓰기, 읽기, 수학문제가 공존한다면, 추가적인 언어장애가 존재할 가능성이 높다. 보통은 언어장애가 먼저 진단되고 쓰기문제 동반학습장애가 나중에 진단되는 경우가 흔하다. 경증의 쓰기문제를 가진 아동은 적절한 시기에 치료를 받으면 상당 부분 호전되지만, 심한 쓰기문제는 고등학교 및 대학 시기까지도 지속적이고, 광범위한 특수교육을 받아야 한다. 예후는 장애의 중증도, 치료를 시작한 연령, 치료의 지속성, 동반되거나 이차적인 정서/행동문제 여부에 따라 결정된다.

운동장애(motor disorders)

발달성 협응장애
(developmental coordination disorder)

개념과 분류

발달성 협응장애는 소근육운동이나 대근육운동이 또래 아이들보다 발달이 느리거나 불규칙하고 정교하지 못한 어려움을 겪는 장애이다. 이환된 아동들은 일상생활에서 운동활동들(뛰기, 달리기, 공 잡기, 글씨 쓰기, 젓가락질 등)을 정확히 하기 위하여 많은 노력을 하게 된다. 1930년대에 둔한 아동 증후군(clumsy child syndrome)이란 용어가 근육운동이 미숙한 아동들을 지칭하는 것으로 처음으로 사용되기 시작되었다. 발달성 협응장애를 가진 아동들은 50%에서 ADHD나 특정학습장애를 같이 가지고 있다.

역 학

발달성 협응장애의 유병률은 학령기 아동에서 약 5~6%로 추정이 되고 있다. 남녀의 비율은 3~7:1로, 남성이 여성보다 더 많이 영향을 받는 것으로 알려져 있으나 이는 학교에서 남아를 특수교육에 더 많이 의뢰하는 경향 때문에 기인한다고 하며, 가장 최근에 이루어진 연구에서는 남녀비를 약 2:1로 추정하였다.

임상양상 및 진단

발달성 협응장애는 아동의 나이와 지능을 고려해서 필요한 운동협응 능력이 떨어질 때 진단을 내리게 된다. 진단은 병력, 신체검진, 학교 또는 직장에서의 평가, 표준화된 테스트 등 포괄적인 평가를 통해 이뤄진다. DSM-5 진단기준(표 8-11)의 기준 A에 필요한 기능 손상의 징후는 연령에 따라 다양하다. 어린 아동의 경우 초기 운동 발달(앉기, 걷기, 계단 오르기, 자전거 타기, 단추 잠그기, 퍼즐 맞추기 등)에 지연을 보일 수 있다. 이러한 기능이 획득되더라도 운동 수행은 또래 친구들보다 서투르고, 느리거나 부정확할 수 있다. 이러한 기능 장애가 공동체 내에서 일상 활동의 수행이나 참여를 현저하게 방해하는 경우에 진단된다(기준 B). 발달성 협응장애는 일반적으로 5세 이전에는 진단하기 어려운데, 아동에 따라 여러 운동 기능을 획득하는 시기에서 상당한 차이를 보일 수 있고, 초기 아동기에 이러한 운동기능을 일관되게 평가하기 어려우며, 다른 신경학적 원인에 의해 발생할 수 있기 때문이다.

약식 검사로는 대근육 협응(한 발로 뛰기, 점프하기, 한 발로 서 있기), 소근육 협응(수지력검사, 신발끈 매기), 눈-손 협응(공잡기, 글씨 베끼기) 등이 있다. 지능평가 상에서 언어성 지능은 평균이상이지만, 동작성 지능이 평균이하인 경우가 많다. 특수 검사인 BenderVisual Motor Gestalt Test, Frostig

표 8-11. 발달성 협응장애의 DSM-5 진단기준

A. 협응된 운동의 습득과 수행이 개인의 생활연령과 기술습득 및 사용의 기회에 기대되는 수준보다 현저하게 낮다. 장애는 운동 기술 수행(예: 물건 잡기, 가위나 식기 사용, 글씨 쓰기, 자전거 타기 또는 스포츠 참여)의 지연과 부정확성 뿐만 아니라 서투른 동작(예: 물건 떨어뜨리기 또는 물건에 부딪히기)으로도 나타난다.
B. 진단 기준 A의 운동 기술 결함이 생활연령에 걸맞는 일상생활의 활동(예: 자기 관리 및 유지)에 현저하고 지속적인 방해가 되며, 학업/학교 생활의 생산성, 직업 활동, 여가, 놀이에 영향을 미친다.
C. 증상은 초기 발달 시기에 시작된다.
D. 운동 기술의 결함이 지적장애(지적발달장애)나 시각 손상으로 더 잘 설명되지 않으며, 운동에 영향을 미치는 신경학적 상태(예: 뇌성마비, 근육 디스트로피, 퇴행성 질환)에 기인한 것이 아니어야 한다.

Movement Skills Test Battery, Bruininks-Oseretsky Test of Motor Development 등이 진단에 유용하다.

감별진단과 동반이환장애

발달성 협응장애는 50% 정도에서 ADHD, 특정학습장애(특히 읽기 장애), 언어장애를 동반한다. ADHD와 발달성 협응장애 진단기준에 모두 부합하면 함께 진단한다. 지적장애도 흔히 동반하는 장애인데, 만약 운동 문제가 지적 장애로 설명할 수 있는 정도보다 심하고, 운동협응장애의 기준에 부합한다면 함께 진단할 수 있다. 자폐 스펙트럼장애도 흔히 동반되는 장애로 두 진단기준에 모두 부합한다면 함께 진단 내릴 수 있다(APA, 2013). 또한 발달성 협응장애를 가진 아동들은 운동 기술을 요하는 스포츠나 게임을 잘 못해서 또래로부터 따돌림과 괴롭힘을 자주 당하며 자아 존중감이 떨어지게 된다.

감별진단으로는 운동협응에 장애를 초래하는 의학적, 신경학적 장애를 우선적으로 감별해야 한다. 대표적인 신경과적인 장애들로는 뇌성마비, 근육 디스트로피(muscular dystrophy) 장애 등이 있다.

원 인

발달성 협응장애의 원인은 다인자성(multifactorial)이며, 유전적이고 발달학적인 요인이 모두 관여하는 것으로 알려져 있다. 위험요인으로는 조산아, 저산소증, 주산기 영양실조, 저출생체중아 등이 있다. 특히 조산아의 50%에서 발달성 협응장애를 유래한다는 연구가 발표되었다. 태아기에 알코올, 코카인, 니코틴 등의 약물에 노출된 경우에 저체중 출생을 야기하여 결과적으로 인지와 행동발달에 이상을 일으킬 가능성도 제기되고 있다. 소뇌의 기능장애가 발달성 협응장애에서 중요한 역할을 할 것이라고 거론되고 있다.

치 료

치료는 특정운동과제에 대한 운동지각훈련을 목표로 시각, 청각, 촉각 등을 포함한 어려가지 방법들을 사용하여 이루어지게 된다. 크게 2가지의 치료 방법으로 나뉘어 진다. 1) 장애 지향적(deficit-oriented) 접근은 특정 활동을 수행하기 위해 필요한 신체기능에 초점을 둔 치료로 감각통합치료, 감각운동지향치료, 과정지향적 치료 등이 포함이 된다. 2) 과제 지향적(task-specific) 접근들로 특정 운동 수행에 초점을 둔 것으로 아동이 어려워하는 특정 과제 수행을 위해 필요한 특정 운동 기술을 가르치는 기법이며 신경운동과제훈련, CD-ROM을 사용한 운동상상훈련(motor imagery training) 등이 포함이 된다. 최근에는 팀 스포츠의 압박이 없이 운동을 즐기게 도와주는 adaptive physical education program 등이 개발되고 있다.

경과 및 예후

발달성 협응장애의 최근 추적연구에서 운동협응 문제가 청소년기나 성인기까지 지속될 수 있다고 한다. 과거에는 운동협응이 나이를 먹으면서 자연히 좋아지는 것으로 생각이 되었지만, 현재 연구들에서는 이환된 아동의 40~70%에서 청소년기 이후에도 지속된다고 한다. 발달성 협응장애에서 사회생활의 어려움, 자존감 저하, 행동문제 등이 흔한데, ADHD가 동반되면 학업성취나 사회적 적응에 문제가 훨씬 커지기 때문에 장기적인 예후가 좋지 않다. 또한 발달성 협응장애를 가진 아동이 뛰지 못하고 운동을 하지 않게 되어, 결과적으로 비만이나 심혈관계 질환에 걸릴 위험이 증가하는 것으로 알려져 있다.

상동증적 운동장애(stereotypic movement disorder)

개념과 분류

상동증적 운동장애는 다양한 범위의 반복적인 행동들로 대개 발달 초기에 발생하며, 특별한 기능이 없고 때때로 일상생활에 방해가 되는 장애를 의미한다. 이런 운동들(예: 손바닥 치기, 입술 빨기, 몸 흔들기, 피부 뜯기, 자기 몸 때리기 등)은 전형적으로 율동적이다. 상동운동은 보통 자기위안적이거나 자기자극적이지만, 자해적인 경우도 있다. 상동운동은 흔히 불수의적이지만 집중해서 노력을 하면 자주 억제할 수 있다.

역 학

일시적인 반복적 운동은 2~4세 아동의 60% 이상에서 관찰되는 흔한 운동 양상이다. 역학연구에서 상동행동은 아동기에서 최대 7%의 유병률을 보인다. 특히 6세 이하에서는 15~20%의 유병률을 보이며 시간이 지나면서 줄어든다. 호발 연령은 2세경이다. 상동행동은 남아에서 여아보다 약 2배 정도 많이 발생한다. 특히 지적장애 아동의 10~20%에서 상동행동이 나타나며 지능이 낮을수록 상동행동이 더 많이 나타난다. 자해 행동은 레슈 니한 증후군 같은 유전적인 장애와 맹아와 농아 같은 감각장애 아동에서 흔히 발생한다.

임상양상

비자해적인 상동운동으로는 손바닥 치기, 손 흔들기, 몸 흔들기, 머리 흔들기, 털 뽑기, 털 비꼬기, 손 비틀기 등의 증상들이 포함된다. 자해적인 상동운동들에는 머리 부딪치기, 얼굴 때리기, 눈 찌르기, 손 깨물기 등의 증상들이 포함된다. 손톱 깨물기, 손가락 빨기, 코 후비기 등은 대개 장애를 일으키지는 않기 때문에 상동증적 운동장애에는 잘 포함되지 않는다. 상동운동은 하루에도 수차례 발생하고, 수분 이상 지속되기도 한다. 어려서 시각장애가 시작된 아동에서는 눈찌르기 자해 행동이 흔하다. 다양한 움직임이 복합적으로 나타날 수도 있는데, 고개를 젖히면서 몸을 흔드는 동작이 그 예이다. 지적 장애나 자폐스펙트럼 장애를 가진 아동들은 주로 여러 가지 상동운동 증상들을 동시에 가지고 있으며, 지적인 장애가 심할수록 심하다.

진 단

DSM-5 진단기준(표 8-12)의 기준 A에서 기술되었듯이 상동증적 운동장애의 핵심적인 특징은 반복적이고, 억제할 수 없는 것처럼 보이며, 명백하게 목적 없는 운동으로 율동적인 움직임으로 나타난다. 일반적으로 아동에서는 반복운동이 그 운동에 관심을 주거나, 아동의 주의를 분산시키려는 노력(놀이 등)으로 상동행동을 멈추기도 하는데, 신경발달학적 장애 아동에서는 이런 노력에 대한 반응이 떨어진다. DSM-5 진단기준 A는 이러한 운동이 "명백히" 의도적이지 않아야 한다고 제시하고 있으나, 때로 이런 운동에는 몇 가지 기능이 있을 수 있는데, 대표적 예로 스트레스에 의한 불안을 줄이기 위해 상동증에 몰두하는 경우이다. 진단기준 B는 상동증적 움직임이 사회적, 학업적 또는 다른 활동을 방해하고, 일부 경우 보호조치가 취해지지 않으면 자해로 이어질 수 있다는 항목을 기술하고 있다. 자해가 있는 경우에는 세부진단을 이용하여 기술한다.

감별진단과 동반이환장애

상동증적 운동장애는 그 자체로 주 진단이 될 수도 있고, 다른 장애로 인해 이차적으로 발생할 수 있다. 여러 신경유전학적 증후군에서도 상동증이 나타날 수 있는데, 상동증적 운동장애가 이러한 의학적 상태와 함께 나타나면 같이 진단한다.

단순 상동증적 운동은 유아기, 초기아동기에 흔하며 정상 반응으로 나타날 수 있다. 몸 흔들기는 잠에서 깨는 동안에 발생할 수 있는데, 보통 나이가 들어가면서 소실된다. 복합적인 상동 운동은 정상발달 아동에서는 드문데, 주의를 돌리거나 다른 자극으로 억제될 수 있다.

상동증적 운동은 자폐 스펙트럼 장애의 증상으로 나타날 수 있는데, 자폐 스펙트럼 장애에서 보이는 사회적 의사소통과 상호주의의 결핍은 일반적으로 상동증적 운동 장애에서는 보이지 않는다. 자폐 스펙트럼 장애가 함께 있으면, 자해가 있거나 치료가 필요한 심한 상동증을 동반하면 상동증적 운동 장애로 진단한다.

틱장애와 구별이 필요한데, 상동증은 평균 발생 연령이 3세 이전으로 틱이 시작되는 시기보다 어리다. 틱장애에서는 틱 부위가 계속 변하는 데 비해 상동증에서는 패턴이나 형태가 일정하고 고정적이다. 상동증은 팔, 손, 몸 전체에 생기는데, 틱은 대개 눈, 얼굴, 머리, 어깨와 연관된다. 상동증적 운동은 율동적이며 지속시간이 긴데, 틱은 일반적으로 1초 이내이다. 둘 다 주의를 다른 곳으로 돌리면 감소할 수 있다.

표 8-12. 상동증적 운동장애의 DSM-5 진단기준

A. 반복적이고, 억제할 수 없는 것처럼 보이고, 목적이 없는 것 같은 운동 행동(예: 손 흔들기, 손장난하기, 몸 흔들기, 머리 흔들기, 물어뜯기, 자기 몸 때리기)
B. 반복적인 운동 행동이 사회적, 학업적 또는 기타 활동을 방해하고, 자해의 원인이 될 수 있다.
C. 초기 발달 시기에 발병한다.
D. 반복적인 운동 행동은 물질의 생리학적 효과나 신경학적 상태로 인한 것이 아니며, 다른 신경발달장애나 정신질환(예: 발모광, 강박장애)으로 더 잘 설명되지 않는다.

다음의 경우 명시할 것:
자해 행동을 동반하는 경우(또는 예방 조치가 없다면 부상을 초래할 수 있는 행동)
자해 행동을 동반하지 않는 경우

다음의 경우 명시할 것:
알려진 의학적/유전적 상태, 신경발달장애 또는 환경적인 요인과 연관된 경우(예: 레슈-니한 증후군, 지적장애, 태아 알코올 노출)
부호화 시 주의점: 연관된 의학적 또는 유전적 조건이나 신경발달장애를 식별하기 위해 추가적 부호를 사용한다.

현재의 심각도를 명시할 것:
경도: 감각 자극이나 주의 전환에 의해 증상이 쉽게 억제된다.
중등도: 증상에 대한 확실한 방어책과 행동 조정이 필요하다.
고도: 심각한 부상을 예방하기 위해 지속적인 관찰과 예방책이 필요하다.

상동증적 운동장애는 반복적인 운동 양상과 강박사고를 동반하지 않는다는 측면에서 강박행동과 구별된다. 발모벽이나 피부박탈 장애는 상동증과 달리 형식화되고 율동적이지 않은, 신체 중심의 반복 행동이며, 발병시기도 주로 사춘기 이후이다.

상동증적 운동의 진단은 습관, 매너리즘, 발작성 운동 이상증, 양성의 유전적인 무도증의 배제가 필요하다. 신경학적 병력, 근육 간대 경련, 근육 긴장 이상, 틱, 무도증 등 다른 장애를 연상시키는 특징들을 평가해야 한다.

원 인

상동증적 운동장애의 원인은 환경적인, 유전적인, 신경생화학적인 요인들을 다 포함한다. 신경생화학적인 메커니즘이 아직은 완전히 밝혀지지 않았지만, 다른 불수의적 운동장애들과의 유사성을 고려하면 기저핵의 이상으로 발생했다는 가설을 세울 수 있다. 도파민과 세로토닌이 증상의 발생과 연관이 있을 가능성이 많다. 도파민 작용제(agonist)가 상동증상을 발생시키거나 증가시키고, 도파민 길항제는 증상을 감소시킨다. 한 연구에서 상동증적 운동장애 아동의 일차친척 중 17%에서 같은 같은 장애를 가지고 있었으며, 이차친척까지 포함하면 25%가 되었다는 발표를 하였다.

사회적 고립, 정신사회적 자극결핍은 자기자극(self-stimulation)에 몰두할 가능성을 증가시켜 반복적인 자해를 보이는 상동증으로 이어질 수 있다. 양육자의 학대 같은 사회적 스트레스나 불안과 같은 정서 상태도 상동증을 악화시킬 수 있다.

치 료

상동증적 운동장애에 대한 효과적인 치료기법으로는 행동치료(습관역전훈련, 차별강화훈련)와 약물치료 등이 있다. 일상생활을 심각하게 제한하거나 자해를 보일 때가 아니면 약물치료가 필요하지 않다. 행동치료에 대한 최근 연구에서 습관역전훈련과 바람직하지 않은 행동을 감소키시는 것을 강화하는 훈련을 같이 사용하여 실행하였을 때 좋은 효과를 보였다.

약물치료가 행동치료보다 효과적이라고 할 수는 없지만 행동치료를 하기 어렵고 학교에서 심각하게 문제가 되는 경우, 자해, 일상생활의 심각한 제한이 초래되는 경우 등에 사용할 수 있다. 비정형 항정신병약물과 SSRI 등을 시도하여 효과가 있었다는 연구가 있다. 도파민 수용체 길항제가 상동증적 운동장애와 자해행동의 치료를 위하여 가장 많이 시도되고 있으며, SSRI는 상동행동을 감소시키는 데 효과가 있을 수도 있지만 아직은 연구가 더 필요하다.

경과 및 예후

상동증적 운동장애의 경과는 다양하지만, 대개 증상이 호전과 악화를 반복한다. 걸음마기에 일시적으로 생긴 상동적인 행동은 4세경에는 60~80%에서 사라진다. 후기 아동기에 자폐스펙트럼 장애나 지적장애와 동반하여 심하게 생긴 상동 행동은 만성적인 경과를 밟을 가능성이 많다. 그러나 많은 경우에서 상동운동장애는 초기 아동기에 심했다가 나이가 들면서 좋아지는 경과를 밟는다.

틱장애(tic disorders)

개념과 분류

틱이란 갑작스럽고 빠르며 반복적이며 상동적이며 상대적으로 불수의적인 근육의 수축을 말하며, 몸의 어느 부위에서나 생길 수 있다. 틱장애는 소아와 청소년기에 매우 흔한 장애지만 일부에서만 치료를 필요로 하는 심한 장애를 일으킨다. 틱장애는 또한 유전적, 심리적, 경험적, 환경적 요인이 서로 특이하게 상호작용을 하는 것을 연구할 수 있게 해주는 모형적인 신경정신과적인 질환이다. 틱장애에 대한 연구는 뇌의 감각과 운동기능과의 상호작용에 대한 지식을 늘려주며, 전두엽, 선조체(striatum), 시상(thalamus)을 연결하는 신경회로들에 대한 이해를 더 깊게 해준다.

틱장애 안에는 4개의 진단분류가 존재한다: 투렛장애(Tourette's disorder), 잠정적 틱장애, 지속성 틱장애, 달리 명시된/명시되지 않는 틱장애. 투렛장애는 1884년 처음 이 질환을 기술한 Georges Gilles de la Tourette의 이름을 따서 명명되었다.

역 학

투렛장애의 평생유병률은 약 1%이다. 지속성 틱장애는 투렛장애보다 2~4배 정도 많이 발생하며, 잠정적 틱장애는 5~18% 정도인 것으로 추정되었다. 그러나 아직 많은 역학 연구들에서 대표적인 지역사회집단의 선정, 직접 면담이나 관찰을 통한 명확한 진단 등에서 많은 문제점이 있다. 틱장애는 남성에게서 여성에 비하여 2~4배 정도 유병률이 높다. 뚜렛장애는 모든 인종에서 다 발생하지만, 발생률이나 나타나는 증상들은 인종 간에 차이가 있을 수 있다.

투렛장애에서 동반장애의 진단은 흔하다. 병원에 내원하지 않은 투렛장애에서 주의력결핍 과잉행동장애(ADHD)가

40~60%에서 관찰되었으며, 10~80%에서 강박장애(OCD)를 동반하고 있었다. 병원에 내원한 투렛장애에서는 30%에서 불안장애, 10~75%에서 주요우울장애를 같이 가지고 있었다.

증 례

다음은 전형적인 틱장애 환아의 임상양상이다.

8세된 남아가 약 1년 반 전부터 시작된 틱 증상을 호소하며 외래를 방문하였다. 환아가 유치원에 입학을 한 1년 반 전 봄부터 간헐적으로 눈깜박을 하는 듯한 증상으로 시작이 되었으며 별로 심하지 않아서 특별한 진료는 하지 않았다고 한다. 증상은 일주일 정도 나타났다가 사라지는 것을 반복했다고 한다. 초등학교 입학한 후부터 눈을 깝빡이는 증상이 심해졌으며, "흠, 흠" 하는 음성틱이 추가로 생겨서 한의원에 진료 후 한약을 1개월 정도 먹었으나 증상이 오히려 심해져서 한약 복용을 중단했다고 한다. 2학기 개학을 한 6개월 전부터 코를 벌렁거리고 어깨를 움찔, 움찔하며 고개를 돌리는 증상 등이 새로 생기고 일주일 전부터는 음성틱 증상도 심해져서 수업에 방해가 될 정도라고 하여 정신건강의학과 외래를 방문하였다. 본인이 학교에서는 틱을 하지 않으려고 노력을 해서 수업에 집중이 잘 되지 않는다고 하며, 귀가 후에 참았던 틱을 심하게 한다고 한다. TV 볼 때나 게임을 할 때 틱이 심해진다고 한다. 환아가 초등학교 입학하면서 약간 주의가 산만해지는 것 같았으나 성적은 좋은 편으로 받아쓰기에서 항상 100점을 받는다고 한다. 친구들하고 관계도 원만한 편이며 매사에 완벽주의적으로 융통성이 없고 외골수로, 학원 숙제나 과제물들을 밤을 새워서 하는 성격이라고 한다. 환아의 형도 초등학교 때 잠시 눈 깜빡이가 있었는데 치료 없이 저절로 좋아졌다고 한다. 외래에서 환자는 자주 "흠, 흠"하는 소리를 낸 후에 코를 벌렁 벌렁하며 손으로 코를 비비는 등의 행동을 연속적으로 하였다. 눈을 깜빡일 때 곁눈질을 하는 척을 하면서 눈알을 돌리고, 어깨를 움츠리고, 고개를 휙 돌리는 동작성 틱이 관찰되었다.

임상양상

틱이란 짧고 반복적이고 갑작스럽고 상동적인 운동으로 모든 수의근육에서 다 일어날 수 있다. 틱은 같은 근육에 수시간에서 수일까지 영향을 주다가 몸의 다른 부분으로 옮겨가며, 수개월에서 수년에 걸쳐서 몸의 더 많은 부분으로 펴져간다. 특정한 틱이 나타났다가 사라지고, 한동안 중단되었다가 다시 나타나기도 한다. 일반적으로 틱은 얼굴에 처음으로 나타나며(예: 눈 깜빡임, 얼굴 찡그림), 목, 어깨, 팔, 몸통, 등, 다리 등으로 점차로 아래쪽으로 진행을 한다.

틱은 "상대적으로 불수의적"인 근육의 운동인데, 이 말은 수분에서 수시간까지 의식적으로 억제를 할 수 있지만, 영원히 억제할 수는 없다는 말이다. 틱을 억제하는 기간은 상황에 따라서 변하며, 틱을 억제하기 위하여 얼마나 노력을 해야 하고 얼마나 성공이 가능한지가 틱의 심한 정도를 측정하는 한 척도가 된다. 틱은 또한 암시에 의하여 영향을 받을 수 있다. 틱을 가진 사람들은 흔히 자신의 틱에 대하여 이야기 하면서 틱이 더 심해지는 것을 경험한다. 틱은 또한 다른 사람의 동작을 흉내내거나(echopraxia, 동작모방), 다른 사람의 말을 똑같이 따라하고(echolalia, 반향언어증), 주위에서 나는 소리를 따라할 수 있다. 새로운 틱이 일시적으로 신체에 불쾌한 자극을 받거나 강렬한 감정적 경험을 하면서 받았던 자극에서 시작을 해서 한동안 지속하는 경우도 많이 있다.

틱은 특징적으로 짧게는 초 단위에서 길게는 년 단위에 이르기까지 그 빈도와 강도가 변한다. 이렇게 틱이 호전과 악화를 반복하는데 아주 무작위적인 것은 아니다. 틱은 다른 운동장애들과는 다르게 수면 중에도 나타날 수 있다.

틱은 관여하는 근육 군과 틱 양상에 따라서 단순 틱과 복합성 틱으로 나뉘어 진다. 단순틱은 하나 혹은 매우 적은 근육 군에 국한이 되며, 매우 짧아서, 예를 들면, 얼굴 찡그림, 어깨 으쓱거림, 기침, 코 훌쩍거리기 등이 이에 해당된다. 복합성 틱은 여러 개의 근육 군이 연관되며, 연결이 된 행동들로서, 예를 들면 눈을 깜빡이면서 손을 흔든 후 헛기침을 하는 것이 있다. 그러나 이러한 단순 틱과 복합성 틱의 구분은 진단적이거나 예후적인 의미는 없다.

표 8-13. 투렛장애의 DSM-5 진단기준

주의점: 틱은 갑작스럽고 빠르며, 반복적이고 비율동적인 동작이나 음성 증상을 말한다.
A. 여러 가지 운동성 틱과 한 가지 또는 그 이상의 음성 틱이 질병 경과 중 일부 기간 동안 나타난다. 2가지 틱이 반드시 동시에 나타날 필요는 없다.
B. 틱 증상은 자주 악화와 완화를 반복하지만 처음 틱이 나타난 시점으로 부터 1년 이상 지속된다.
C. 18세 이전에 발병한다.
D. 장애는 물질(예: 코카인)의 생리적 효과나 다른 의학적 상태(예: 헌팅턴병, 바이러스성 뇌염)로 인한 것이 아니다.

〈Reprinted with permission from the Diagnostic and Statistical manual of Mental Disorders, Fifth Edition (Copyright 2013). American Psychiatric Association.〉

진 단

DSM-5(APA, 2013)에서는 투렛장애(표 8-13), 지속성 틱장애(표 8-14), 잠정적 틱장애(표 8-15), 달리 명시된/명시되지 않는 틱장애(표 8-16, 8-17) 등 네 가지 하부 진단으로 구별하고 있다. 만약에 틱이 일 년 이상 있을 경우에는 지속성 틱장애나 투렛장애라고 진단이 된다. 지속성 틱장애와 투렛장애의 감별은 간단한 편인데, 만약에 장애의 경과 중에 동시에 있지 않았더라도 음성틱과 운동틱이 있었으면 투렛장애로 진단 내린다. 평생동안 운동틱이나 음성틱 중에서 한 종류만 있었다고 한다면 지속성 운동/음성 틱장애로 진단한다. 틱이 일 년 미만으로 나타났을 경우 DSM-IV-TR(APA, 2000)에서는 일과성 틱장애라고 하였으나 DSM-5(APA, 2013)로 개정되면서 잠정적 틱장애라는 진단명으로 변경되었다.

감별진단과 동반이환장애

틱과 감별을 해야할 이상운동 증상들로는 무도증, 근긴장성 이상운동, 아테토이드 이상운동, 근간대성 이상운동, 편측무도증, 편측 안면경련, 상동증, 강박행동 등이 있다. 틱장애와 감별을 해야 할 질환으로는 다양한 원인에 의한 이상운동 질환들이 있다. 헌팅턴병, 파킨슨병, 뇌졸중, 시덴함무도병, 윌슨병, 레슈-니한 증후군 같은 신체질환에 동반되는 비정상적인 신체의 움직임이나 항정신병 약물과 같이 약물에 의해 생기는 이상운동장애도 있다.

틱을 가진 사람들은 보통 두 가지의 정신증상을 동반한다.

표 8-14. 지속성(만성) 운동 틱장애 또는 음성 틱장애의 DSM-5 진단기준

A. 한 가지 또는 여러 가지의 운동 틱 또는 음성 틱이 장애의 경과 중 일부 기간 동안 존재하지만, 운동 틱과 음성 틱이 모두 나타나지는 않는다.
B. 틱 증상은 자주 악화와 호전을 반복하지만 처음 틱이 나타난 시점으로부터 1년 이상 지속된다.
C. 18세 이전에 발병한다.
D. 장애는 물질(예: 코카인)의 생리적 효과나 다른 의학적 상태(예: 헌팅턴병, 바이러스성 뇌염)로 인한 것이 아니다.
E. 투렛 장애의 진단기준에 맞지 않아야 한다.
다음의 경우 명시할 것:
 운동 틱만 있는 경우
 음성 틱만 있는 경우

표 8-15. 잠정적 틱 장애의 DSM-5 진단기준

A. 한 가지 또는 다수의 운동 틱 또는 음성 틱이 존재한다.
B. 틱은 처음 틱이 나타난 시점으로부터 1년 미만으로 나타난다.
C. 18세 이전에 발병한다.
D. 장애는 물질(예: 코카인)의 생리적 효과나 다른 의학적 상태(예: 헌팅턴병, 바이러스성 뇌염)로 인한 것이 아니다.
E. 투렛 장애나 지속성(만성) 운동 또는 음성 틱 장애의 진단기준에 맞지 않아야 한다.

표 8-16. 달리 명시된 틱 장애의 DSM-5 진단기준

이 범주는 사회적, 직업적 또는 다른 중요한 기능 영역에서 임상적으로 현저한 고통이나 손상을 일으키는 틱 장애의 특징적인 증상들이 두드러지지만, 주의력결핍 과잉행동장애 또는 신경발달장애의 진단 부류에 속한 장애 중 어느 것에도 완전한 기준을 만족하지 않는 발현 징후들에 적용된다. 달리 명시된 틱장애의 범주는 발현 징후가 틱 장애 또는 어떤 특정 신경발달장애의 기준에 맞지 않는 특정한 이유에 대해 교감하기 위해 임상의가 선택한 상황들에서 사용된다. 이는 "달리 명시된 틱 장애"를 기록하고, 이어서 특정한 이후(예: "18세 이후에 발병한 경우")를 기록한다.

표 8-17. 명시되지 않는 틱 장애의 DSM-5 진단기준

이 범주는 사회적, 직업적 또는 다른 중요한 기능 영역에서 임상적으로 현저한 고통이나 손상을 일으키는 틱 장애의 특징적인 증상들이 두드러지지만, 틱 장애 또는 신경발달장애 진단 부류에 속한 장애 중 어느 것에도 완전한 기준을 만족하지 않는 발현 징후들에 적용된다. 명시되지 않는 틱장애 범주는 기준이 틱 장애 또는 특정신경발달장애의 기준에 맞지 않은 이유를 명시할 수 없다고 임상의가 선택한 상황들에서 사용되며, 좀 더 특정한 진단을 내리기에는 정보가 불충분한 발현 징후들을 포함한다

첫 번째는 전조감각충동(premonitory urge)이고, 두 번째는 강박증상이다. 전조감각충동은 투렛장애나 만성틱장애 환자의 75~80%에서 경험하게 되는 정신 증상이다. 틱을 하기 전에 몸의 특정부위에 저린 느낌, 소양감 비슷한 느낌이나 특정 근육에 긴장감이 생기기도 하며, 소리를 내거나, 어떤 운동이나 몸짓을 해야 한다는 생각 같은 것이 나기도 한다. 이런 정신증상이 있기 때문에 복합성 틱과 강박장애의 구별이 힘들며, 복합성 틱 환자들이 경험하는 전조감각충동은 강박장애가 있는 환자가 경험하는 사고나 충동과 유사하다. 강박증상은 투렛장애 환자에서 40%에서 보고가 되었으며, 틱과 함께 혹은 틱을 하기 전에 나타난다. 틱 환자에서 동반되는 강박증상은 좌우대칭에 대한 강박 사고와 정확히 맞을 때까지 반복하는 세거나, 배열하거나, 정돈하는 강박행동이 많이 나타난다. 또한 투렛장애와 동반한 강박장애는 공격적이고, 성적이고, 종교적인 강박 사고를 더 많이 경험하며, 오염이나 청결에 대한 강박 사고나 씻는 강박행동은 덜 경험한다.

주의력결핍 과잉행동장애(ADHD)도 투렛장애 50%에서 동반된다. 투렛장애와 만성틱장애를 가진 환아에서 흔히 동반되는 행동장애들에는 공격적인 행동, 분노폭발, 반항적인 행동, 융통성 없는 행동, 사회적 상호작용에 문제 등이 있다. 또한 자폐스펙트럼 장애에서 투렛장애가 흔하며, 역으로 투렛장애에서도 자폐스펙트럼 장애가 흔하다. 이러한 장애들은 자주 동반되기는 하지만 투렛장애의 핵심증상으로 간주되지는 않는다. 이런 행동 문제들이 증가하는 것으로 보고되는 것은 오히려 동반된 ADHD 증상과 더 연관성이 많으며, 확인오류(ascertainment bias) 때문에 야기된 것일 가능성이 많다.

이러한 행동문제 외에도 틱장애에서는 불안장애, 우울장애, 편두통, 수면장애 등이 일반 아동보다 높게 동반된다.

원 인

유전적 원인

쌍생아연구와 가족연구에서 투렛장애와 만성틱장애는 근본적으로 유전적인 장애라는 많은 증거들이 있다. 투렛장애에서 일란성 쌍생아의 경우는 53~56%, 이란성 쌍생아의 경우는 8%의 일치율을 보여주었다. 진단 기준을 투렛장애와 만성틱장애로까지 넓힌 경우에서는 일란성 쌍생아의 경우에 77~94%, 이란성 쌍생아의 경우에는 23%로 원인이 유전적인 것을 강력히 시사한다. 하지만 일란성 쌍생아에서의 일치율이 100%가 되지 않는 점에서 유전적 이외의 원인이 있다는 것을 시사하여 준다.

또한 여러 가족유전연구에서 지역이나 인종에 상관없이 생물학적인 가족에서 높은 유병률을 보이고 있으며 유전적인 원인을 뒷받침하여 준다. 투렛장애나 만성틱장애를 가진 환자의 생물학적 직계 가족에서 틱의 유병률은 15~53%로 조사되었으며, 일반인구에서의 유병률인 1~1.8%에 비하여 10~50배 차이가 나며 이는 유전적인 가설을 더 지지한다.

현재까지 진행된 유전자연계 연구들에서 후보 유전자들이 확인되었으며 13q31이 유력하다.

비유전적(환경적) 요인

환경적 요인 또한 투렛장애를 비롯한 틱장애의 발생 및 증상변화에 관여한다고 알려져 있다. 지금까지 다양한 환경적인 요인들이 영향을 미치는 것으로 알려져 있으나 연구방법상의 제한점이 많은 실정이다. 환경적 요인으로는 임신 및 주산기 문제, 다양한 약물 사용, 일반의학적 요인, 자가면역 기전을 비롯한 면역학적 요인, 생활사건 요인 등이 거론되고 있다.

신경생리학적 원인

틱은 cortico-striato-thalamo-cortical(CSTC) 회로의 기능이상과 연관이 있다. 이 회로 중에서 운동과 후외방(dorsolateral) 피질에서 유래하는 부분이 틱장애에서 가장 중요한 역할을 할 것으로 생각된다. 최근의 이론은 정상적인 선조체와 시상(thalamus) 간의 관계가 선조체 내에 위치한 matriosome의 길잡이(pacemaker) 기능의 장애로 말미암아 기능 이상이 생기게 된 것으로 설명을 한다. 시상에서의 신호방출이 부조화하게 되어 전두엽이 과도하게 활성화되며, CSTC 회로 내에서 운동과 안와전두(orbitofrontal) 부분의 상호작용에 혼란을 초래하게 되어서, 운동증상과 전조감각 충동및 감정적인 증상등을 일으키게 된다.

치 료

일반적인 치료원칙

치료에 가장 기본적인 것은 관찰하는 것이다. 의사, 환자, 부모, 선생님들은 어떤 증상들이 있으며 시간과 상황에 따라서 어떻게 변하는지, 또한 아동이 자신의 증상을 줄이기 위하여 어떤 전략을 쓰는지를 아는 것으로 많은 도움을 받는다. 관찰은 가장 뚜렷한 틱에 대하여 언제 변하는지 아동이 그 증상에 저항하기 위하여 어떤 노력을 하는지 등을 간단히 기록해 놓는 일기 같은 형식을 가질 수 있다. 자기 조절(self-monitoring)이라고 하는 더 엄격한 행동치료적인 접근법은 특정기간 동안 자세히 증상들을 자세히 관찰하는 것이 중요하다. 관찰하는 그 자체만으로 증상에 대하여 더 잘 알게 해주며 더 좋은 대처 방법들로 증상을 줄여주는 데 강력한 효과를 가질 수 있다. 그러나 상황에 따라서는 관찰로 인하여 환아들에게 자신의 증상에 대하여 기억을 회상하게 함으로써 오히려 틱을 악화시키는 역효과를 불러일으킬 수도 있다.

초기에 치료의 초점은 환자와 가족에게 정확한 정보를 제공해서 문제를 이해하도록 도와주는 것이다. 이런 과정에는 환자와 가족들이 틱장애의 원인, 증상의 본질 등에 대하여 알고 있는 것들을 들어주고 틀린 점이 있다면 고쳐주고 향후 병의 경과들에 대하여 교육해 주는 것이 포함이 된다. 교육의 목표는 병의 미래에 대한 공포를 줄여주고, 가족 구성원들 간에 상호 비방하는 것을 줄여 가족 응집력을 강화시켜서 환아의 증상으로부터 야기되는 여러 문제들의 해결을 도와주는 것이다.

행동 치료

최근에 개발된 여러 행동 치료들이 틱의 심도와 빈도를 완화시켜 준다는 보고들이 늘어나고 있다. 더욱이 약물치료가 모든 환자에게 다 효과적인 것은 아니며, 일부 환아에서는 약물 부작용으로 인하여 약물을 복용할 수 없는 경우도 발생한다. 다양한 행동기법들이 거론되나 습관역전훈련(habit reversal training, HRT)과 노출 및 반응방지 훈련(exposure and response prevention, ERP)이 가장 많은 조명을 받고 있다.

습관역전훈련은 최근 소아를 대상으로 시행된 무작위 대조군 연구에서도 일반적인 지지치료에 비해 유의한 효과를 보였다. 습관역전훈련은 틱에 연관되지 않는 근육들에 긴장을 가하여 문제가 되는 틱을 할 수 없게 하는 경쟁반응(competing response)을 통해 틱을 억제하는 능력을 키우고 전조충동과 같은 불쾌한 감각에 대한 습관화(habituation)를 유도한다. 습관역전훈련의 첫 단계는 자신이 가진 모든 틱 증상을 인지하고 기술하는 것으로 시작한다. 자신의 틱 증상들이 어디에서 발생하며 어떤 근육들이 연관이 되는가를 정확히 알아낸 후에 의도적으로 틱을 하는 근육들과 경쟁이 되는 근육을 움직여서 목표로 했던 틱증상이 나타나지 않도록 하게 된다. 예를 들면 팔을 갑자기 앞으로 던지는 틱을 가진 사람에게 틱의 전조증상이 느껴질 때 부드럽게 손을 무릎에 대고 지긋이 누르는 훈련을 하도록 한다. 그렇게 현재 가장 자신을 괴롭히는 틱부터 시작해서 하나씩 모든 틱들에 대해서 같은 과정을 반복하게 된다.

습관역전훈련이 특정 틱을 하나씩 정해 훈련해 나가는 것에 비해 노출 및 반응방지 훈련은 아동이 경험하는 모든 틱을 참아내는 훈련이다. 노출 및 반응방지 훈련은 습관역전훈련에 비해 아직 연구가 적은 편이지만, 습관역전훈련의 효과와 대등하거나 오히려 더 앞선다는 보고가 있다.

약물학적 치료

치료의 목표는 틱의 제거가 아니라 증상의 완화이다. 따라서 어느 정도로 증상을 완화하는 것이 환자의 삶의 질과 약물의 부작용의 위험을 고려할 때 적당한가를 결정하는 것은 주관적인 판단이다. 또한 약물을 선택할 때 항상 개개의 환자에 맞추어서 고려를 해야 한다. 예를 들면 마른 환자에서는 약간의 체중 증가를 일으키는 약을 좋아할 수도 있지만 살이 찐 환자에서는 체중증가를 초래하는 약을 선택해서는 안된다. 또한 틱 장애가 호전과 악화를 반복하기 때문에 증상의 변화가 약물 때문인지 자연적인 경과인지를 판단하는 것이 어렵다. 따라서 약물을 선택할 때 그 약물의 부작용을 우선적으로 고려해야 하며, 약물 치료를 시작할 시기와 약물을 증량할 시기 등을 결정하는 것이 매우 중요하다.

치료의 중요한 요소는 주기적으로 증상을 재평가를 하여 약물의 용량을 조절해 주어야 하는 점이다. 만약에 증상이 6개월 이상의 기간 동안 잘 조절이 되었다고 하면, 약의 용량을 줄이는 것을 고려해야 한다. 이러한 과정은 증상이 자연적으로 소실되는 시기인 청소년기 환자에게 특별히 더 중요하다. 용량을 증가할 때와 마찬가지로 줄일 때도 시기와 결과를 주의깊게 관찰하며 점진적으로 진행하여야 한다. 용량을 줄일 때 반동현상(rebound phenomenon)이 나타날 수 있기 때문에 환자나 가족들에게 잘 설명을 하고, 천천히 용량을 줄여나가는 것이 중요하다.

일반적으로 초기의 경한 틱은 증상을 주기적으로 관찰하는 것이 가장 좋은 치료이며, 만성 틱으로 진행된 경한 틱은 행동 치료나 α-2 adrenergic 작용제 중에서 선택하는 것이 좋다. 틱이 중등도나 심도일 경우에는 낮은 용량의 항도파민 제제를 사용하는 것이 좋은 선택이다.

항도파민 제제들

중등도 이상의 심도를 가진 틱에서는 항도파민 제제가 주된 치료방법이다. 이런 항도파민 제제 약물들은 틱장애에서 가장 많이 연구되었으며, 효과가 강력하고, 일관적이다. 무작위 대조군 연구가 시행된 약물들은 전통적인 항정신병 약물 중에는 haloperidol과 pimozide가 있으며, 비전형적 항정신병 약물 중에는 aripiprazole, risperidone, ziprasidone 등이 있다.

그러나 pimozide와 ziprasidone은 QTc연장을 일으킬 수 있는 심장 전도상에 변화를 일으킬 수 있는 위험성이 있어서 특별한 주의를 요한다. 또한 항도파민제제들을 사용한 임상연구에서 부작용으로 10~40%의 참가자가 치료를 중단하는 것으로 보고되었다.

α-2 adrenergic 작용제

Clonidine은 전접합부의 α-2 adrenergic 수용체의 작용제로서 낮은 용량으로 사용할 때 노르에피네프린을 하향조정(down-regulate)하며, 정중솔기(median raphe)에서의 세로토닌의 생산을 감소시켜서 결과적으로 흑질(substantia nigra)에서 도파민의 방출을 감소시키는 역할을 한다. 그러나 상대적으로 약한 부작용 때문에 몇 명의 권위자들로부터 경도나 중등도의 틱에서 선택적인 치료제로 고려하게 권고되었다. 진정 작용, 인지저하, 하루에 여러 번 복용을 해야 하는 문제, 효과가 강력하지 않은 단점이 있으나 추체외로 증후군, 체중 증가, 지연성 운동장애 등의 부작용이 없다는 장점이 있다. 또 다른 α-2 adrenergic 작용제인 guanfacine을 사용한 2개의 연구에서 상반된 결과가 나왔다. 현재까지 틱에 대한 guanfacine의 효과는 미약하다.

동반된 증상들에 대한 치료

틱장애가 동반된 OCD 환자에서는 동반되지 않은 환자에 비하여 행동치료나 약물치료가 덜 효과적이라는 결과들이 많다. 일차적인 치료는 인지행동치료(CBT)나 세로토닌 재흡수 억제제(SRI)들이다. 또한 SRI들에게 반응이 없는 환자에서는 저용량의 항도파민제제로 보강하여 효과를 볼 수 있다.

투렛장애나 만성틱장애에서 동반된 ADHD 증상의 치료에 대해서는 지난 수년간 많은 변화가 있었다. 중추신경자극제가 기존의 틱 증상을 악화시킨다는 증례 보고들의 영향으로 미국의 식약청(FDA)에서는 틱이나 투렛장애가 있는 아동에게서 중추신경자극제의 사용을 금기로 하였다. 그러나 종단 연구들에서 틱이 중추신경자극제에 의하여 유발되거나 악화되지 않으며, 악화되는 것도 임상적으로 문제가 되지 않을 정도이며 오히려 감소하는 경우도 있는 것으로 보고가 되었다. 따라서 현재의 치료 지침은 명확하지 않으며, 투렛장애가 동반된 ADHD의 일차적인 치료제는 α-2 adrenergic 작용제가 효과적일 수도 있으나 진정 등의 부작용 때문에 중추신경자극제가 ADHD 증상의 조절에 더 효과적이다. 중추신경자극제나 α-2 adrenergic 작용제나 위약을 복용을 하였을 때 약에 상관없이 약 25%에서 틱 증상이 악화가 되며, 중추신경자극제 투약 이후에 발생한 틱 증상은 3개월 이내에 좋아진다. 또한 틱이 있는 ADHD 환자에서는 atomoxetine이 도움이 된다는 연구가 있다.

경과 및 예후

틱장애의 전형적인 발병연령은 소아와 초기 청소년기이다. 발병이 가장 많이 일어나는 연령은 4~7세이며, 증상은 주로 아동기 후반이나 초기 청소년기에 제일 심하다. 청소년기 후반이나 성인이 되면서 85%에서 틱 증상이 완화된다. 성인기가 되면 틱은 일반적으로 경한 증상만 남아있게 된다. 한편, 소아에서 보이는 틱 증상의 심각도 보다는 ADHD, 강박장애, 충동조절장애 등과 같이 동반되는 정신의학적 문제가 틱장애 환자의 예후에 보다 큰 영향을 미치는 것으로 알려져 있다. 따라서 틱장애에 동반되는 정신의학적 문제의 평가와 치료가 소아 환자의 임상경과와 예후에 있어 무엇보다 중요하다 할 것이다.

참고문헌

1) 권준수, 김재진, 남궁기 편저. DSM-5 정신질환의 진단 및 통계 편람. 서울: 학지사;2015.
2) 김붕년, 정동선, 황준원, 김재원, 조수철. 서울시 소아청소년 정신건강문제 역학조사 보고서. 서울: 서울시소아청소년정신건강센터;2006.
3) 대한청소년정신의학회. 청소년정신의학. 서울: 시그마 프레스;2012.
4) 대한신경정신의학회. 신경정신의학. 서울: 중앙문화사;2005.
5) 민성길 편저. 최신정신의학 제6판. 서울: 일조각;2015.
6) 안동현, 김세실. 말 안 듣는 아이: 임상가를 위한 평가 및 부모 교육훈련교재. 서울: 하나의학사;1997.
7) 안동현. ADHD의 통합적 이해. 서울: 학지사;2015.
8) 정선주, 이정섭, 유태익, 구영진, 전성일, 김봉석, 홍강의. 한국어판 예일 틱 증상 평가척도: 신뢰도 및 타당도 연구. 신경정신의학 1998;37:942-961.
9) 정용우, 박태원. 틱장애의 환경적 요인. 소아청소년정신의학 2011;21:133-140.
10) 홍강의 편저. 소아정신의학 제2판. 서울: 학지사;2014.
11) 홍강의, 이정섭, 김백성. 틱장애 아동의 동반 정신병리와 부모 양육태도에 관한 연구. 소아청소년정신의학 1996;5:150-161.
12) Ahn DH, Kang H, Kim BN, Kim JH, Shin D, Yang SJ, et al. The Korean practice parameter for the treatment of attention-deficit hyperactivity disorder (I): introduction, clinical features and course. J Kor Acad Child Adolesc Psychiatry 2007;18:3-9.
13) American Academy of Child and Adolescent Psychiatry. Practice parameter for the assessment and treatment of children and adolescent with Attention-Deficit Hyperactivity Disorder. J Am Acad Child Adolesc Psychiatry 2007;46:894-921.
14) American Association on Intellectual and Developmental Disabilities : Intellectual Disability: Definition, Classification, and Systems of Supports, The 11th edition. Washington DC, American Association on Intellectual and Developmental Disabilities;2010.
15) American Psychiatric Association: Diagnostic and statistical manual of mental disorders, the 5th ed. Washington DC: Americal Psychiatric Association Press;2013.
16) Barry S, Baird G, Lascelles K, Bunton P, Hedderly T. Neurodevelopmental movement disorders-an update on childhood motor stereotypies. Dev Med Child Neurol 2011;53:979-985.
17) Bloch MH, Landeros-Weisenberger A, Kelmendi B, Coric V, Bracken MB, Leckman JF. A systematic review: antipsychotic augmentation with treatment refractory obsessive-compulsive disorder. Mol Psychiatry 2006;11:622-632.
18) Cheon KA, Kim JH, Kang H, Kim BN, Shin D, Ahn DH, et al. The korean

practice parameter for the treatment of attention-deficit hyperactivity disorder (II): diagnosis and assessment. J Kor Acad Child Adolesc Psychiatry 2007;18:10-15.
19) Deckersbach T, Dziura J, Levi-Pearl S, Walkup JT. Behavior therapy for children with Tourette disorder: a randomized controlled trial. JAMA 2010;303:1929-1937.
20) Kim BN, Yoo HK, Kang H, Kim JH, Shin D, Ahn DH, et al. The Korean practice parameter for the treatment of attention-deficit hyperactivity disorder (IV): non-pharmacologic treatment. J Kor Acad Child Adolesc Psychiatry 2007;18:26-30.
21) Lancioni GE, Singh NN, O'Reilly MF, Sigafoos J. An overview of behavioral strategies for reducing hand-related stereotypies of persons with severe to profound intellectual and multiple disabilities: 1995-2007. Res Dev Disabil 2009;30:20-43.
22) Leckman JF. Tourette's syndrome. Lancet 2002;360:1577-1586.
23) Levy SE, Mandell DS, Schultz RT. Autism. Lancet 2009;374:1627-1638.
24) Lewis M. Child and adolescent psychiatry: a comprehensive textbook, The 4th ed. Philadelphia: Lippincott Williams and Wilkins;2007.
25) Lichtenstein P, Carlstrom E, Rastam M, Gillberg C, Anckarsater H. The genetics of autism spectrum disorders and related neuropsychiatric disorders in childhood. Am J Psychiatry 2010;167:1357-1363.
26) Luscombe S, Steeves T, Sandor P. Canadian guidelines for the evidence-based treatment of tic disorders: pharmacotherapy. Can J Psychiatry 2012; 57:133-143.
27) Pardo CA, Eberhart CG. The neurobiology of autism. Brain Pathol 2007; 17:434-447.
28) Persico AM, Napolioni V. Autism genetics. Behav Brain Res 2013;251:95-112.
29) Piacentini J, Woods DW, Scahill L, Wilhelm S, Peterson AL, Chang S, Ginsburg GS, Plessen KJ. Tic disorders and Tourette's syndrome. Eur Child Adolesc Psychiatry 2013;22:S55-S60.
30) Sadock BJ, Sadock VA. Kaplan and Sadock's synopsis of psychiatry: Behavioral sciences/clinical psychiatry, The 11th ed. Philadelphia: Lippincott Williams and Wilkins;2014.
31) Sadock BJ, Sadock VA, Ruiz P. Motor Disorders. Kaplan & Sadock's Synopsis of Psychiatry 11th Ed. Philadelphia: Wolters Kluwer;2015. p.1190-1205.
32) Sadock BJ, Sadock VA, Ruiz P. Synopsis of psychiatry, 11th ed. Philadelphia: Lippincott Williams and Wilins;2014.
33) Steyaert JG, De la Marche W. What's new in autism? Eur J Pediatr 2008; 167:1091-1101.
34) The MTA Cooperative Group. A 14-mpnth randomized clinical trial of treatment strategies with ADHD. Arch Gen Psychiatry 1999;56:1073-1086.
35) The MTA Cooperative Group. Moderators and mediators of treatment response for children with ADHD. Arch Gen Psychiatry 1999;56:1088-1096.
36) Volkmar KA, Paul KR, Cohen DJ, editors. Handbook of Autism and Pervasive Developmental Disorders. The 3rd ed. NJ: Wiley;2005.
37) Yoo HJ, Yang SJ, Shin D, Kang H, Kim BN, Kim JH, et al. The Korean practice parameter for the treatment of attention-deficit hyperactivity disorder (III): pharmacologic treatment. J Kor Acad Child Adolesc Psychiatry 2007;18:16-25.

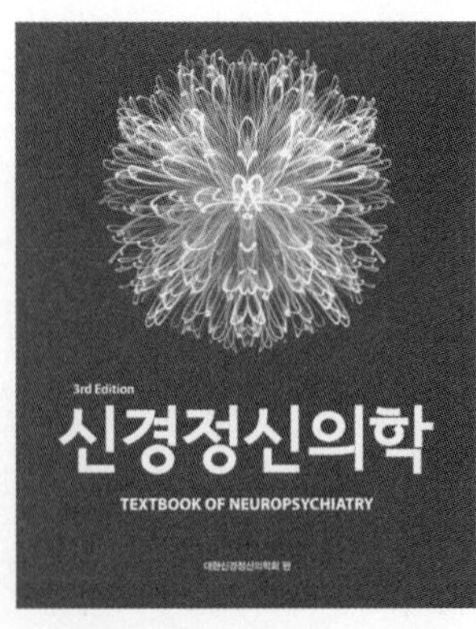
3rd Edition
신경정신의학
TEXTBOOK OF NEUROPSYCHIATRY

Chapter 09

조현병스펙트럼 및 기타정신병적장애

Schizophrenia Spectrum and Other Psychotic Disorders

권준수, 김성완, 안석균

조현병(schizophrenia)

개념과 역사

개 념

조현병(schizophrenia)은 대표적인 중증 정신질환으로 인지, 감정, 지각, 사고, 행동의 변화를 포함하여 다양한 증상과 징후를 가진다. 대개 25세 이전에 발병하여 평생 유지되며 개인의 모든 사회 활동에 영향을 미친다. 조현병은 아직 그 본질이 충분히 밝혀지지 않은 것으로 여겨지며, 실제로는 다양한 병인으로 인하여 발생하는 여러 종류의 질환일 가능성이 높고, 임상양상, 치료반응 및 경과 역시 매우 다양하다. 따라서 상황에 따라 조현병을 일련의 증후군(syndrome)으로 지칭하기도 하며, DSM-5에서는 조현병스펙트럼으로 부르기도 한다. 조현병의 확진은 전적으로 정신건강의학과적 병력과 정신상태에 대한 진찰에 기반하여 이루어진다.

역 사

일찍이 고대 그리스 의사들은 과대망상, 편집증, 성격과 인지기능의 악화에 대해 서술하였으며, 조현병에서 흔히 관찰되는 증상이 기술된 문서는 역사 전반에 걸쳐 발견된다. 조현병이 연구하고 치료할 만한 가치가 있는 의학적 문제로 대두된 것은 19세기에 이르러서였다. 19세기 초반, 프랑스인 정신건강의학과 의사인 베네딕트 모렐(Benedict Morel, 1809~1873)은 사춘기 때 발병하여 점차 증상이 악화되어가는 환자들을 기술하기 위해 demence precoce라는 용어를 사용하였다. 이후 독일의 정신건강의학과 의사인 에밀 크레펠린(Emil Kraepelin, 1856~1926)은 이 질환에서 보이는 인지기능의 변화와 이른 나이에 발병하는 점을 강조하기 위해 모렐의 demence precoce를 조발성 치매(dementia praecox)로 명명하였다. 그는 조발성 치매를 조울병(manic-depressive illness)과 구별하면서, 조울병은 조현병과 달리 모든 연령층에서 발병하고 삽화 사이에는 정상기능으로 회복되며 덜 황폐화되는 경과를 보인다고 하였는데, 이 점은 현재도 두 질환을 구별하는 데 유용하게 사용되고 있다.

한편 스위스인 정신건강의학과 의사 오이겐 블로일러(Eugen Bleuler, 1857~1939)는 크레펠린이 중시한 경과나 결과보다는 환자가 보이는 특징적인 증상이 더 중요하다고 생각하였다. 그는 이 병의 핵심이 사고과정의 분리(splitting) 또는 이완(loosening)이며, 정신적인 능력이 깨어져 사고, 감정, 행동 사이에 분열이 일어난다는 점을 강조하는 의미에서 'schizophrenia'로 부를 것을 제안하였다. 블로일러는 조현병 환자의 내적 정신기능이 분열된다는 점을 강조하기 위하여 정동둔마(affective blunting), 연상 이완(associative loosening), 자폐증(autism), 양가감정(ambivalence) 등의 4가지 증상을 조현병의 기본(fundamental) 증상으로 제시하였는데, 모두 'A'로 시작한다고 하여 '블로일러의 4A 증상'으로 불린다. 그는 크레펠린이 조발성 치매의 주요 증상으로 본 망상이나 환각은 조울병과 같은 다른 장애에서도 보이기 때문에 부차적인(accessory) 증상으로 간주하였다. 또 이 병이 어린 나이에 발병해서 만성적이고 황폐화 과정을 밟는다는 크레펠린의 견해와는 달리, 일부 조현병 환자는 회복되고 황폐화되지도 않으며 20~40대의 연령층에서도 발병하기 때문에 조발성 치매보다는 조현병(schizophrenia)이라는 용어가 더 적합하다고 하였다.

1960년대 후반에 들어 연구가들은 나라마다 조현병의 유병률이 큰 차이가 난다는 점을 깨닫기 시작하였다. 그에 따라 1975년 세계보건기구 후원하에 여러 나라가 참여하는 대규모 공동 연구를 진행한 결과, 유병률 차이의 가장 큰 이유는 이 병에 대한 개념이 서로 다르기 때문이라는 사실이 밝혀졌다. 따라서 분명하고 객관적이며 신뢰할만한 진단기준을 정하는 일이 시급해졌고, 독일인 정신건강의학과 의사 쿠르트 슈나이더(Kurt Schneider, 1887~1967)가 제안한 1급(first-rank) 정신병적 증상의 개념이 진단기준으로 도입되었다. 이에 따라 조현병은 다시 크레펠린의 개념에 가까운 비교적 심한 정신병적 장애로 재정립되었다.

슈나이더가 제안한 1급 증상은 자신의 생각이 목소리로 크게 들리는 환청(audible thought), 자신에 대해 서로 대화를 나누거나 논쟁을 벌이는 환청(voices discussing or voices arguing), 자신에 대해 지속적으로 논평하는 형태의 환청(voices commenting)의 3가지 환청 증상과 외부의 힘에 의해 신체적으로 영향을 받는다는 망상(somatic passivity experiences), 다른 사람이나 외부의 힘이 자신의 생각을 빼앗아 가거나(thought withdrawal) 반대로 자기 생각이 아닌 것을 자신에게 집어넣는다는 망상(thought insertion), 자기의 생각이 널리 전파되어 다른 사람들이 알고 있다는 망상(thought broadcasting), 정상적으로 지각한 것에 대해 지극히 개인적인 의미를 부여하여 해석하는 망상(delusional perceptions), 외부로부터 자신의 의지, 감정, 충동에 영향을 받거나 강요당한다는 기타 모든 망상(being controlled delusion)의 5가지 망상 증상으로 구성되어 있다.

이러한 망상이나 환각과 같은 정신병적 증상은 아주 객관적이고 구체적이지만, 그것만 가지고는 조현병의 임상 양상을 충분히 파악할 수 없었다. 따라서 미국 정신의학회는 크레펠린, 블로일러, 슈나이더의 견해를 모두 종합하여 조현병에 대한 진단기준을 만들었다. 즉 경과에서는 크레펠린의 견해를 강조하였고, 증상에서는 슈나이더가 중시한 특정 망상과 환각을 강조하였으며, 블로일러의 핵심증상 역시 음성증상(negative symptom)으로 재개념화하여 그 중요성을 인정하였다. 이러한 과정이 '정신장애의 진단 및 통계편람 제4판(Diagnostic and Statistical Manual of Mental Disorders, Fourth Edition, DSM-IV)'상의 조현병 진단기준에 반영되어 있으며, 반면 이의 개정판으로서 2013년에 발표된 DSM-5의 진단 체계에서는 슈나이더의 증상 분류가 더이상 핵심적인 역할을 수행하지 않고 있다.

병명 개정

블로일러가 조현병을 그리스어에서 기원한 schizo(split, 분리)와 phrenia(mind, 마음)의 합성어로 명명한 이후, 이를 1937년 일본에서 '정신분열(精神分裂)'로 번역하면서 질병의 특징과는 상관없이 마치 정신이나 마음이 분열되는 병인 것처럼 오해를 불러일으켜, 질병의 이름이 야기하는 낙인이 매우 심하였다. 그 결과 진료현장에서 의사들이 환자에게 병명 고지를 꺼리는 경우가 발생하고, 환자들 또한 사회에서 자신의 병명에 대해 밝히는 데 어려움을 겪어 왔다. 이에 정신분열병이라는 한자어를 처음 사용하였던 일본은 2002년 정신분열병을 통합실조증(統合失調症)으로 변경하였고, 홍콩도 비슷한 사유로 정신병을 사각실조(思覺失調)로 명칭을 변경하였다. 이에 국내에서도 편견과 낙인현상이 매우 심하고, 질병의 본질과 상관없이 이름 지어진 '정신분열병(精神分裂病)'이라는 병명을 개정하기로 결정해 2008년에 정신분열병 병명개정 위원회가 발족하였고, 2011년 정신분열병을 조현병(調絃病)으로 변경하기로 결정하여 2012년 1월 국회에서 공표되었다.

'조현'은 '현악기의 줄을 고르다'라는 뜻으로, 신경계 혹은 정신의 조율이 적절하게 이루어지지 않아 마음의 기능에 문제가 생긴 질환이라는 과학적 해석을 은유적으로 표현한 것이다. 이러한 병명개정은 '정신분열'이라는 용어가 불필요하게 주는 부정적 의미로부터 자유로울 수 있고, 실제로 이로 인한 긍정적 효과가 나타나고 있다. 또한, 조현병과 스펙트럼 선상에 있다고 여겨지는 연관 장애들의 명칭 역시 표 9-1과 같이 개정되었다.

역 학

유병률

조현병의 평생유병률은 약 1%로 100명 중 한 명꼴로 발생하는 비교적 흔한 질병이다. 우리나라 역학 연구에서는 0.4~0.7%로 보고되었다. 남녀 간 유병률은 비슷하지만, 긴 이환기간과 음성증상을 중점으로 진단한 역학연구에서는 남성의 유병률이 더 높게 보고된다. 조현병은 청소년 시기인 15세부터 35세 사이에 주로 발병한다. 남성에서 여성보다 젊은 나이에 발병하는 경향이 있어, 남성 환자의 경우 10대 후반에서 20대 중반에, 여성 환자의 경우 20대 초반에서 후반에 정신증상이 시작되는 경우가 흔하다. 남성은 45세 이후 발병하는 경우가 드물지만 여성은 중년기에 발병률이 다시 증가하여 전체 환자의 3~10%가 40세 이후 발병한다. 10세 이전이나 60세 이후에 첫 발병하는 조현병은 매우 드물다.

위험인자

조현병 환자의 출생 계절 분포는 늦봄과 여름보다 겨울과 초봄이 더 빈번하다. 이러한 출생 계절 분포의 차이는 출산 전후 감염 위험성과 관련될 것으로 추정된다. 더불어 인플루엔자 유행시기에 태어난 인구 집단에서 조현병 발병 위험성이 증가하는 것으로 보고되었다. 고령의 아버지, 임신 시 영양결핍이나 산과적 합병증도 조현병의 위험성을 증가시킬 수 있다. 이처럼 임신과 생의 초기 건강 상태가 조현병 발병과 관련된다는 보고들은 신경발달학적 병인론을 지지하는 근거가 된다. 고양이를 숙주로 하는 기생충인 톡소포자충(toxoplasma gondi) 감염도 조현병 발병 위험 인자로 생각된다.

여러 심리환경적 인자들도 조현병 발병 위험성과 관련되는데, 신체적 · 정서적 · 성적 학대와 따돌림과 같은 소아기 외

표 9-1. 조현병 병명개정과 더불어 개정된 조현병스펙트럼 장애들의 명칭

	독일용어	일본개정용어	한글기존용어	개정한글용어
Schizophreniform disorder	Schizophreniform Störung	統合失調症様障害 (통합실조증양장해)	정신분열형 장애	조현양상장애(調絃様相障碍)
Schizoaffective disorder	Schizoaffektive Störung	統合失調感情障害 (통합실조감정장해)	분열정동장애	조현정동장애(調絃情動障碍)
Schizoid personality disorder	Schizoide Persönlichkeitsstörung	統合失調症質性人格障害 (통합실조증질성성격장해)*	분열성 성격장애	조현성성격장애(調絃性人格障碍)*
Schizotypal personality disorder	Schizotypische Persönlichkeitsstörung	統合失調症型人格障害 (통합실조증형성격장해)*	분열형 성격장애	조현형성격장애(調絃型人格障碍)*
Schizotypal disorder	Schizotypische Störung	統合失調症型障害 (통합실조증형장해)		조현형장애(調絃型障碍)

*원래 논문에는 인격장해로 기술되어 있으나, DSM-5에서는 성격장애로 번역하기로 하였다. 그 이유는 인격장애라고 하면 사람의 인격에 문제가 있다는 표현으로 보이고, 성격이라는 표현이 전체 인격체 중에서 성격적인 측면의 문제가 있다는 의미가 있다. 장해는 disabilty를 표현하는 것으로 오해되기 때문에 disorder는 장애로 표현하기로 결정되었다

상경험은 조현병 발병 위험을 약 3배 증가시키는 것으로 보고된다. 시골보다 도시에서 출생하여 성장한 사람에서 조현병 발병 빈도가 더 높으며 대마초 흡연 또한 조현병 발병 위험성과 관련되는데, 특히 조현병과 관련된 다른 위험인자를 갖는 청소년이 대마초 흡연을 하는 경우 조현병 발병 위험성이 매우 증가한다. 외국으로 이민하여 생활하는 경우 현지인에 비해 조현병 발병률이 유의하게 높은데, 특히 이민지에서 소수민족으로 살아가거나 차별을 경험하거나 스스로 민족적 정체성이 낮은 경우 조현병 발병 위험성이 증가한다고 보고된다.

흡연과 신체건강

서양의 연구에 따르면 조현병 환자의 담배 흡연율은 일반인에 비해 3~5배 정도 높다. 우리나라 남성 조현병 환자의 60~70%가 흡연을 하는 것으로 보고되며, 여성 조현병 환자 또한 우리나라 일반 여성 인구에 비해 흡연율이 높다. 니코틴 수용체를 통한 도파민 분비 촉진이 음성증상과 항정신병약물의 부작용을 개선하는 작용을 하여 조현병 환자의 흡연 욕구를 증가시킬 것으로 추정하는데 일부 연구는 대마초와 함께 담배 흡연이 조현병 발병의 위험인자가 된다고 보고한다. 흡연뿐만 아니라 알코올과 불법 약물의 남용도 조현병 환자에서 흔하다. 이와 더불어, 비만, 고지혈증, 당뇨, 심혈관계 및 호흡기 질환 발생이 빈번하여 조현병 환자는 조기 사망 가능성이 높고 평균 수명이 일반인에 비해 짧다.

임상 양상

조현병의 임상양상은 환자마다 다르고, 또 한 환자에서도 시기에 따라 변한다. 전통적으로 조현병은 정신병(psychosis)의 한 형태로 간주되어 왔으며, 여기서는 조현병의 증상을 환각과 망상을 포함한 정신병적 증상, 와해증상, 음성증상과 같은 세 영역으로 나누어 설명하고자 한다.

정신병적 증상 영역

정신병적 증상 영역은 전형적인 정신병적 증상인 환각과 망상을 의미한다. 이 두 가지 증상을 보이는 환자는 자신과 외부 세계간의 경계가 상실되어 혼란에 빠지며, 자신의 사고와 지각과 실제 세계에서 관찰되는 것 사이를 구별할 수 없게 된다.

환 각

환각(hallucination)은 기분장애, 신체질환, 그리고 여러 물질에 의해서도 발생될 수 있지만, 그래도 조현병의 가장 특징적인 증상 중 하나이다. 환각이란 감각기관에 대한 외부자극이 없는데도 마치 있는 것처럼 지각하는 것으로, 질적으로 실제 지각과 비슷하다. 조현병 환자들이 경험할 수 있는 환각으로는 환청(auditory), 환시(visual), 환촉(tactile), 환미(gustatory), 환후(olfactory hallucination)가 있으며 여러 환각이 함께 나타나기도 한다. 조현병에서는 환청이 가장 흔히 나타나는데 사람 목소리가 가장 많고 그 밖의 소리나 음악으로도 경험한다. 사람 목소리일 경우에는 중얼거리는 식으로 잘 안 들리는 경우도 있고 반대로 분명하게 들릴 수 있다. 또 단어, 구절, 문장의 형태로도 들린다. 환시는 단일 물체가 보이거나 여러 물체가 보일 수 있는데, 형태는 빛이 번쩍거리거나 사람, 동물 또는 사물의 형태로 나타난다. 환후와 환미는 함께 경험하는 경우가 흔한데, 특히 불쾌한 맛이나 냄새를 자주 경험한다. 환촉은 몸에 무엇이 닿는 듯 하거나 콕콕 찌르거나 전기가 오는 듯이 찌릿찌릿하거나 또는 벌레가 피부 밑을 기어가는 느낌(formication) 등으로 경험한다.

망 상

망상(delusion)이란 사고에 장애가 생긴 것으로, 그 사람의 교육적, 문화적 배경을 고려하더라도 사실이 아닌 것을 사실이라고 확신하는 것을 말한다. 조현병에서 보이는 망상은 그 내용에 따라 피해망상(persecutory), 관계망상(reference), 신체망상(somatic), 종교망상(religious), 허무망상(nihilistic), 성적 망상(sexual delusion) 등 다양하며 이 중 피해망상이 가장 흔하다. 망상의 형태와 빈도는 그 개인이 속한 시대와 문화권에 따라 달라지는 경향이 있다. 망상이 같은 문화 구성원들에게 분명히 믿기 어렵고 이해 불가능한 경우, 그리고 보통의 일상적 경험에서 유래되지 않은 경우 괴이한(bizarre)한 것으로 간주된다. 어떤 형태의 환각과 망상은 슈나이더가 제안한 1급 증상(first-rank symptom)에 속하는데, 이러한 증상들은 조현병 환자에게 주로 발생하지만, 기분장애, 뇌장애, 내과질환, 물질사용으로 인해 정신병을 보이는 환자에게도 나타난다.

와해증상 영역

와해증상 영역(disorganization dimension)에는 와해된 언어, 와해된 행동과 괴이한 행동, 그리고 정동 불일치 등이 포함된다.

와해된 언어

와해된 언어(disorganized speech)는 일반적으로 사고장애(thought disorder)로 불리지만, 정확하게 표현하면 사고과정

(thought process)의 장애를 뜻한다. 반면 망상은 사고내용(thought content)의 장애를 의미한다. 일반적으로 사고과정 장애는 환자가 사용하는 언어와 의사소통을 통해 판단하게 된다.

조현병에서 보이는 대표적인 사고과정 장애는 연상 이완(loosening of association)으로, 이것은 생각이 한 주제에서 연관성이 없는 다른 주제로 진행하는 것을 의미한다. 연상 이완이 아주 심하면 전혀 이해되지 않는 생각이나 말을 하는 지리멸렬(incoherence)로 나타나고, 더 심하면 여러 개의 단어나 구절을 아무렇게나 섞어 말하는 말비빔(word salad)을 보인다.

연상 이완의 한 형태인 우원증(circumstantiality)과 사고이탈(tangentiality)도 보일 수 있는데, 우원증은 말하고자 하는 바를 직접적으로 말하지 않고 불필요하게 상세한 설명이나 언급을 지나치게 섞어서 말하는 것이다. 사고이탈은 그보다 더 심한 상태로 애초에 말하고자 하는 바와는 전혀 딴 방향으로 생각이 흘러가 버리는 것을 말한다. 그리고 뜻은 전혀 다르지만 소리가 비슷한 다른 단어를 연상하여 말하는 음향연상(clang association), 상대방에게서 들은 마지막 단어를 병적으로 따라 말하는 반향언어증(echolalia), 어떤 특별한 말이나 구절을 의미 없이 반복하는 음송증(verbigeration), 몇 개의 단어를 합성하여 환자만이 알 수 있는 새로운 단어를 만들어 내는 신어 조작증(neologism) 등도 나타난다.

사고과정 장애는 일부 음성증상과 겹치는데, 여기에는 자발적으로 말하는 말의 양이 줄어든 언어빈곤(poverty of speech), 말의 양적인 면에서는 적당하지만 의미 있는 내용은 거의 없는 언어내용의 빈곤(poverty of content of speech), 언어빈곤의 아주 심한 형태로 어떤 사고나 생각이 끝나기도 전에 말의 흐름이 갑자기 중단되는 사고차단(thought blocking)과 전혀 말을 하지 않는 함구증(mutism) 등이 있다.

이러한 사고과정 장애는 조현병에서만 특징적으로 나타나는 것이 아니고 우울증이나 조증에서도 보인다.

와해된 행동(disorganized behavior)과 괴이한 행동(bizarre behavior)

많은 조현병 환자들은 여러 형태의 와해된 운동성 행동과 사회적 행동을 보인다. 운동성 이상행동은 긴장성 혼미(catatonic stupor)부터 긴장성 흥분(catatonic excitement)까지 다양하다. 긴장성 혼미 상태에 있는 환자는 깨어있으면서도 꼼짝하지 않고 말도 하지 않고 모든 자극에 대해 전혀 반응을 보이지 않는다. 반대로 긴장성 흥분상태에서는 스스로 행동을 조절하지 못하고 목적 없는 운동성 활동을 보인다. 또 환자들은 상동증(stereotypy)과 매너리즘(mannerism)을 보이는데, 상동증이란 뚜렷한 목적 없이 어떤 신체적인 운동을 반복하는 것(예: 몸을 앞뒤로 흔드는 것)이고, 반면 매너리즘은 어떤 목적하에 하는 정상적인 행동 같아 보이지만 그 양상이 이상하거나 내용이 없는 것을 말한다(예: 손으로 머리카락을 연신 쓰다듬어 올리거나 혹은 얼굴을 찡그리는 것). 그 밖의 흔한 증상으로는 다른 사람의 동작이나 제스처를 따라 하는 반향 행동증(echopraxia), 간단한 명령에 로봇같이 그대로 따라 하는 자동 복종(automatic obedience), 그리고 타당한 이유 없이 간단한 요구도 거절하는 거부증(negativism) 등이 있다. 사회적 행동에서의 황폐화는 종종 사회적 위축과 함께 나타난다.

정동 불일치

정동 불일치(incongruous affect)는 와해증상 영역의 세 번째 구성요소이다. 환자들은 평범한 내용이나 슬픈 주제에 대해 말하면서 미소를 짓거나, 또는 특별한 이유도 없이 킥킥거리며 웃는다. 이러한 증상은 불안한 환자가 보일 수 있는 신경질적인 미소나 킥킥거리는 것과는 다르다.

음성증상 영역

음성증상(negative symptom)이란 정상적으로 나타나는 정신기능이 결핍된 것을 의미하며 조현병에서는 감퇴된 정서표현과 무의욕증의 2가지 음성증상이 특히 뚜렷하다. 이외 다른 음성증상으로는 무언증, 무쾌감증, 무사회증(asociality) 등이 있다.

음성증상이 있는 조현병 환자들은 매사에 무관심하고 아무일도 하지 않으려 하기 때문에, 게으르거나 나태한 것으로 오해를 받는다. 또 조현병 환자의 60%가 임상적으로 의미 있는 우울증상을 보이지만, 음성증상과 우울증상이 중첩되기 때문에 우울증과 감별하기가 쉽지 않다. 그리고 항정신병약물로 인한 무동증(akinesia)도 우울증이나 음성증상과 비슷하게 보일 수 있다.

정동둔마

정동둔마(affective flattening)란 감정적 표현과 반응의 강도가 감소된 것을 말한다. 이런 음성증상이 있는 환자들은 대화를 할 때에도 얼굴표정의 변화가 없고 자발적인 움직임을 거의 보이지 않으며 자신의 생각을 표현할 때 제스처를 사용하지 않고 상대방과의 시선접촉을 피하며 정서적 반응이 결여되어 있고 말할 때 정상적인 억양 변화를 보이지 않는다.

무언증

무언증(alogia, 운동성 실어증)은 언어빈곤과 언어내용 빈곤의 두 가지 양상으로 나타난다. 언어빈곤을 보이는 환자는 단음절로 대답하거나 어떤 질문에는 아예 대답하지 않는다. 반면 언어내용의 빈곤을 보이는 환자는 말은 충분히 하지만 사용하는 언어가 애매모호하고 지나치게 추상적이거나 구체적이며 반복적이고 상동적인 양상을 보인다. 운동성 실어증이 있는 환자는 사고차단과 질문에 대한 반응시간이 길어지는 양상을 보인다.

무의욕증

무의욕증(avolition)이란 목표 지향적인 행동을 시작하고 그것을 완수하는 능력이 상실된 것을 말한다. 따라서 환자는 활력이 없고 관심과 흥미, 의지나 의욕을 상실한 듯이 보인다. 때때로 환자는 어떤 일을 시작하기도 하지만 자신이 맡은 일을 지속적으로 책임감 있게 수행하지 못하고 곧 그만두어 버린다. 환자는 대부분의 시간을 빈둥거리며 보내며 때로는 자신의 외모 위생상태에도 신경을 쓰지 않는다. 그래서 게으르다는 오해를 자주 받지만, 실제로는 장기계획을 수립하고 추구하는 능력과 기본적인 의욕이 상실되었거나 감소되었기 때문이다.

무쾌감증

무쾌감증(anhedonia)이란 즐거움을 경험하지 못하는 것을 의미하는데, 이 증상을 보이는 환자들은 자신이 감정적으로 비어있는 느낌이라고 말한다. 환자는 이전에 즐거웠던 활동, 예를 들면 취미활동이나 가족과 친구를 만나는 일에 더 이상 즐거움을 느끼지 못한다. 때로는 이성에 대한 관심과 성관계에서도 즐거움을 느끼지 못한다. 따라서 환자는 사회적 활동이나 관계를 갖지 않고 고립된 생활을 하게 된다.

주의력 손상

주의력 손상(attentional impairment)이 있으면 주의 집중을 하지 못하거나 외부로부터의 많은 자극들 중 필요한 자극만 걸러 내거나 처리하지 못하기 때문에 혼란에 빠지고 통합된 사고를 하지 못하게 된다.

기타 증상들

병식 결여

병식(insight) 결여는 조현병에서 흔히 나타나는 증상의 하나이다. 조현병 환자들은 자신이 아프거나 어떤 면에서든 비정상적이라는 것을 믿지 않는다. 따라서 환자는 환각이나 망상을 가상이 아닌 실제로 경험하게 된다. 병식 결여는 가장 치료하기 어려운 증상의 하나로, 환각이나 망상과 같은 다른 증상들이 호전된 후에도 계속 있는 경우가 있다.

연성 신경학적 징후

조현병 환자들 중에는 연성 신경학적 징후(soft neurological sign)를 보이는 경우가 많다. 예를 들면, 입체지각 장애(astereognosis), 글자인식 장애(agraphesthesia), 균형(balance) 장애, 그리고 위치지각(proprioception) 장애 등을 보인다.

연성 안구추적운동의 장애도 흔히 발견되는데, 이러한 장애는 환자의 건강한 일차가족에서도 보인다. 다른 흔한 안구이상으로는 시선접촉을 피하거나, 장시간 노려보거나, 눈을 깜박이는 속도가 느려지거나 빨라지고 때로는 돌발적으로 눈을 깜박거리기도 한다.

진 단

진단기준

특정 증례가 DSM-5 진단기준에 따라 조현병의 진단 기준을 만족하기 위해서는, 우선 진단기준 A 증상들 5개(망상, 환각, 와해된 언어, 극도로 와해된 또는 긴장성의 행동, 음성 증상) 중 최소 2개가 1개월의 기간(만약 성공적으로 치료가 되면 그 이하의 기간) 동안의 상당 부분의 시간에 존재하여야 하고, 망상이나 환각, 또는 와해된 언어의 세 가지 증상 중 최소한 한 가지 이상의 증상이 전술한 기준을 만족하여야 한다. 반면에 기존의 DSM-IV-TR에서와는 달리, DSM-5 조현병 진단기준 A에서 슈나이더 1급 환청(예: 둘 또는 그 이상의 목소리의 담화)과 괴이한 망상의 특별한 귀속성은 삭제되었다. 더불어 진단기준 B에 따라, 장애의 발병 이래 상당 부분의 시간 동안 주요 기능 영역의 손상이 수반되어야 한다. 뿐만 아니라, 조현병의 진단기준 A를 만족하는 기간 뿐 아니라 장애의 전구 증상이나 잔류 증상이 나타나는 기간을 포함하여, 최소 6개월 이상 장애의 지속적인 징후가 계속되어야 하는데(진단기준 C), 조현정동장애와 정신병적 양상을 동반한 우울 또는 양극성 장애의 증례는 조현병 진단기준에서 배제된다(진단기준 D). DSM-5에는 장애 지속 기간이 1년이 지난 경우와 긴장증(catatonia) 증상을 보일 경우에 각각 경과 명시자(course specifier)와 긴장증 동반 여부를 명시하도록 하고 있다.

만약 조현병의 다른 진단기준은 모두 충족시키지만, 특징적인 증상의 지속기간이 1개월에서 6개월 미만일 경우에는 조현양상장애(schizophreniform disorder)로 진단하고, 지속기간이 하루 이상 4주 미만일 때는 단기 정신병적 장애(brief psychotic disorder)로 진단한다. 달리 명시된 조현병 스펙트럼 및 기타 정신병적 장애(other specified schizophrenia spectrum and other psychotic disorder)에는 특정 정신질환의 모든 진단기준을 만족하지는 않는 상태로, 정신병적 증상을 보이나 증상들이 덜 심하고 일시적이며 상대적으로 병식이 유지되는 약화된 정신병 증후군(attenuated psychosis syndrome)과 다른 정신병적 특징이 없이 환청 증상만 나타나는 지속적 환청(persistent auditory hallucination)이 포함된다(표 9-2).

아 형

DSM-IV-TR에서는 편집형(paranoid), 와해형(disorganized), 긴장형(catatonic), 미분류형(undifferentiated), 잔류형(residual)으로 아형을 분류하였으나 진단적 안정성이 낮고, 질환의 경과, 치료 반응 예측에 있어서의 제한성 때문에 DSM-5에는 이러한 아형을 삭제하였다. 하지만 아직 ICD-10

표 9-2. 조현병의 DSM-5 진단기준

A. 다음 증상 중 둘(혹은 그 이상)이 1개월의 기간(성공적으로 치료가 되면 그 이하) 동안의 상당 부분의 시간에 존재하고, 이들 중 최소한 하나는 (1) 내지 (2) 혹은 (3)이어야 한다.
(1) 망상
(2) 환각
(3) 와해된 언어(예: 빈번한 탈선 혹은 지리멸렬)
(4) 극도로 와해된 또는 긴장성 행동
(5) 음성 증상(예: 감퇴된 감정 표현 혹은 무의욕증)

B. 장애의 발병 이래 상당 부분의 시간 동안 일, 대인관계 혹은 자기관리 같은 주요 영역의 한 가지 이상에서 기능 수준이 발병 전 성취된 수준 이하로 현저하게 저하된다(혹은 아동기 또는 청소년기에 발병하는 경우, 기대 수준의 대인관계적 · 학문적 · 직업적 기능을 성취하지 못함).

C. 장애의 지속적 징후가 최소 6개월 동안 계속된다. 이러한 6개월이 기간은 진단기준 A에 해당하는 증상(예: 활성기 증상)이 있는 최소 1개월(성공적으로 치료되면 그 이하)을 포함해야 하고, 전구 증상이나 잔류 증상의 기간을 포함할 수 있다. 이러한 전구기나 잔류기 동안 장애의 징후는 단지 음성 증상으로 나타나거나, 진단기준 A에 열거된 증상의 2가지 이상이 약화된 형태(예: 이상한 믿음, 흔치 않은 지각 경험)로 나타날 수 있다.

D. 조현정동장애와 정신병적 양상을 동반한 우울 또는 양극성 장애는 배제된다. 왜냐하면 1) 주요우울 또는 조증 삽화가 활성기 증상과 동시에 일어나지 않기 때문이거나, 2) 기분 삽화가 활성기 증상 동안 일어난다고 해도 병의 활성기 및 잔류기 전체 지속 기간의 일부에만 존재하기 때문이다.

E. 장애가 물질(예: 남용약물, 치료약물)의 생리적 효과나 다른 의학적 상태로 인한 것이 아니다.

F. 자폐스펙트럼장애나 아동기 발병 의사소통장애의 병력이 있는 경우, 조현병의 추가 진단은 조현병의 다른 필요 증상에 더하여 뚜렷한 망상이나 환각이 최소 1개월(성공적으로 치료되면 그 이하) 동안 있을 때에만 내려진다.

다음의 경우 명시할 것:
다음의 경과 명시자들은 장애 지속 기간이 1년이 지난 후에, 그리고 진단적 경과 기준에 반대되지 않을 경우에만 사용되는 것이다.
첫 삽화, 현재 급성 삽화 상태: 정의된 진단적 증상과 시간 기준에 합당한 장애의 첫 발현. 급성 삽화란 증상 기준이 충족되는 시간적 기간을 일컫는다.
첫 삽화, 현재 부분 관해 상태: 부분 관해란 앞 삽화 이후 호전이 유지되고 정의된 장애 기준이 부분적으로만 충족되는 시간적 기간을 일컫는다.
첫 삽화, 현재 완전 관해 상태: 완전 관해란 앞 삽화 이후 더 이상 장애 특이적 증상이 존재하지 않는 시간적 기간을 일컫는다.
다중 삽화, 현재 급성 삽화 상태: 다중 삽화는 최소 2회의 삽화(예: 첫 삽화 이후 관해와 최소 1회의 재발) 이후에 결정될 수 있다.
다중 삽화, 현재 부분 관해 상태
다중 삽화, 현재 완전 관해 상태
지속적인 상태: 장애의 진단적 증상 기준을 충족하는 증상들이 질병 경과의 대부분에서 그대로 남아 있고, 역치 아래의 증상 기간은 전체 경과에 비해 매우 짧다.
명시되지 않는 경우
다음의 경우 명시할 것:
긴장증 동반
부호화 시 주의점: 동반한 긴장증의 존재를 지정하기 위해서는 조현병과 연관된 긴장증을 위한 추가적 부호 293.89(F06.1)을 사용하시오.
현재의 심각도를 명시할 것:
심각도는 망상, 환각, 와해된 언어, 비정상적 정신운동 행동, 음성 증상 등과 같은 정신병의 일차 증상에 대한 양적 평가를 통해 등급화된다. 이러한 증상 각각은 현재 심각도(지난 7일 중 가장 심한)에 대하여 0(증상 없음)부터 4(고도의 증상이 있음)까지의 5점 척도를 이용해 등급화될 수 있다.
주의점: 조현병의 진단은 이러한 심각도 명시자의 사용 없이 내려질 수 있다.

에는 기술되어 있고, 조현병의 현상학(phenomenology)을 기술하기 위해 다수의 임상의에 의해 사용되고 있다.

편집형

편집형(paranoid) 조현병에서는 특징적으로 한 개 이상의 체계화된 망상과 환청을 보인다. 망상의 형태는 피해망상과 과대망상이 가장 흔하다. 편집형은 긴장형이나 와해형에 비하여 첫 발병 연령이 20대와 30대로 비교적 높기 때문에 결혼이나 취업과 같은 정상적인 사회생활을 하고 있는 경우가 많다. 또 병이 진행되어도 퇴행되는 정도가 덜하며 예후가 비교적 좋다.

증 례 1

미혼이며 직업이 없는 44세 남자가 같은 아파트에 살고 있는 할머니를 구타하여 경찰에 의해 강제로 응급실로 이송되었다. 그 남자는 응급실에 와서도 그 할머니는 나쁜 인간이며 그녀가 자신을 괴롭힌 것에 비하면 자신의 행동은 아무 것도 아니라고 주장하였다.

그가 병을 앓기 시작한 것은 19세 때로, 대학 법학과 1학년인 그는 과 친구들이 자신을 의도적으로 놀린다고 믿기 시작하였다. 자신이 교실에 들어갈 때마다 친구들이 일부러 킁킁거리고 재채기를 한다고 주장하였으며, 사귀던 여자와의 관계가 깨어지자 자신의 실제 애인이 유괴를 당했고 그녀와 꼭 닮은 다른 여자가 그녀 행세를 한다며 유괴된 애인을 구해달라고 경찰에 연락하기도 하였다. 학교성적은 현저히 떨어졌고, 담당교수가 정신건강의학과에 가보라고 권유하였지만 거절하였다. 수차례 정학을 당했으며 결국 대학 2학년 때 퇴학당했다. 대학 중퇴 학력으로 여러 직장에 응시하였고 서너 군데 직장을 다녔지만 직장에서 동료들이 이상한 신호를 보내 자신을 괴롭힌다고 주장하는 바람에 모두 수개월 이상 지속되지 못했다. 점점 더 주위 사람들을 의심하였고 혼자서 보내는 시간이 많아졌다. 22세 되던 해에 처음으로 주위에 사람들이 없는데도 자신을 비난하는 목소리가 들렸고 그 때문에 몹시 불안하여 치료 목적으로는 처음으로 정신건강의학과에 입원하였다. 그러나 최근 5년 동안에는 한번밖에 입원하지 않았으며 그것도 단기간이었다. 입원 기간 중에는 약을 잘 복용하였지만 퇴원 후에는 언제나 약 복용을 중단하였다. 그는 거의 고립된 채로 대부분의 시간을 집에서 보냈지만 간단한 일은 자신이 하였다.

그는 자신의 집이 중요 통신체계의 거점 역할을 하고 있으며, 주요 TV 방송국과 연결되어 있고 이웃에는 수백 명의 배우들이 신분을 감춘 채 살아가고 있다고 주장하였다. 그리고 방송국에서 일하는 사람과 이웃 사람들이 아파트에 비밀카메라를 설치해서 자신의 모든 행동을 면밀하게 관찰하기 때문에 화장실에 가는 사소한 행동까지도 아나운서에 의해 모든 사람들에게 방송된다고 하였다. 게다가 이웃사람으로 분장한 배우들은 자신의 집밖 행동을 감시하라는 명령을 받았고, 실제로 밖에 나가면 모든 사람들이 자신을 주시하고 있다고 하였다. 그는 이웃사람이 기계를 작동시켜 자신의 귀에 어떤 음성이 들리게 한다고 하였다. 윗집 할머니를 때린 것도 그 할머니가 기계를 작동하고 있었기 때문이라고 설명하였다. 얼마 전에 신발을 사기 위해 가게에 들렀을 때 신발 바닥에 못이 꽂혀있었던 것도 사람들이 자신을 괴롭히기 위한 증거라고 주장하였다. 그는 사람들이 엄청난 노력과 돈을 들여가면서 자신을 감시하는 이유가 자신의 우수한 지적 능력의 비밀을 밝히기 위한 것이라고 생각하고 있었다.

정신건강의학과 의사와 면담하는 동안 그는 처음에는 화를 냈지만 곧 비교적 논리적으로 자신의 행동에 대해 설명하였다. 그의 외모는 아주 단정하였고 얼굴표정은 약간 굳어 있었다.

와해형

과거에는 파과형(hebephrenic)이라고 부르던 와해형(disorganized) 조현병은 와해된 언어와 행동, 정동 불일치와 정동둔마 등이 특징이지만, 긴장형에서 나타나는 이상행동은 보이지 않는다. 비교적 어린 나이에 발병하며, 사고는 아주 와해되어 있고 현실검증능력과 인지능력은 현저히 손상되어 있다. 전반적으로 황폐화되어 있는 인상을 주고 부적절한 사회적 행동과 정서적 반응을 보인다.

증 례 2

40세 된 한 남자가 가족에 의해 12번째로 비자발입원 되었다. 입원 당시 그는 누더기 같은 외투에 슬리퍼를 끌고 야구 모자를 쓰고 목에는 몇 개의 메달을 걸고 있었다. 그는 어머니가 다른 사람의 대변을 자신에게 먹게 했다고 화를 내다가 갑자기 낄낄거리면서 간호사에게 유혹적인 태도를 취하는 등 감정의 변화가 심했다. 그의 말투나 행동은 마치 어린아이 같았고, 엉덩이를 과장되게 움직이면서 종종걸음을 걸었다.

어머니에 의하면 그는 한 달 전 약을 끊은 후부터 무슨 소리가 들린다며 혼자 중얼대고 벽면을 멍하니 쳐다보고 괴이한 행동을 보였다고 한다. 정신건강의학과 의사가 그에게 어떻게 지냈느냐고 묻자 그는 "해바라기 꽃이 피었는데, 김밥을 사 가지고 내가 갔다. 비파와 수금으로 이 세상을 아름답게 하는데 아름다운 스위스에 가야 한다. 하느님 용서해 주세요. 산토끼는 산에 가서 누워야지, 변비가 생겼는데 라면이 끓을 때까지 기다려야 한다."라며 도무지 이해하기 어려운 말을 하였다.
그는 중학교 3학년 때인 16살에 처음 정신건강의학과에 입원한 후로 학교나 사회생활을 전혀 하지 못했다. 그의 지적 능력은 현저히 떨어져 있었으며 입원 후에도 혼자서 거울을 물끄러미 보고 킥킥 웃거나 때때로 자신의 대변을 사물함에 보관하는 등의 괴이한 행동을 보였다.

긴장형

긴장형(catatonic) 조현병은 수십 년 전에는 흔했지만 현재는 아주 드물다. 전형적인 양상은 운동기능에서 현저한 장해가 나타나는 것으로 긴장성 혼미와 흥분, 심한 거부증, 그리고 괴이한 자세를 보인다. 또 상동증이나 매너리즘, 반향언어증이나 반향행동증도 나타나며, 특히 함구증이 흔하다. 때때로 환자는 흥분상태와 혼미상태의 양극단을 오가기도 하는데, 이때 환자나 주위 사람이 다치지 않도록 조심해야 한다.

증 례 3

20세 미혼 여성이 집에서 허공을 뚫어지게 응시하고, 아무도 없는데도 누군가에게 말하는 행동을 보이다가 갑자기 부모에게 난폭한 행동을 하여 정신건강의학과에 입원되었다. 입원 당시 그녀는 무척이나 불편해 보이는 이상한 자세를 유지하면서 꼼짝하지 않았고 이해가 되지 않는 말을 중얼거렸다. 입원 후에도 그녀는 몇 시간 동안 침대에 누워 똑같은 자세를 유지하거나 아니면 의자에 웅크린 채 꼼짝도 하지 않았다. 그녀의 얼굴 표정은 마치 돌처럼 굳어 있었고 묻는 말에 전혀 대답을 하지 않았으며 식사도 거부하였다.

미분화형

미분화형(undifferentiated) 조현병은 조현병의 진단기준은 만족시키지만 망상형, 혼란형, 긴장형 중 어느 아형의 진단기준도 만족시키지 않는 경우를 말한다.

잔류형

잔류형(residual) 조현병은 한때 조현병의 진단기준을 충족시켰지만 현재는 현저한 정신병적 증상을 보이지 않고 대신 정동둔마, 사회위축, 약간 이상한 행동(eccentric behavior), 비논리적 사고, 가벼운 연상 이완 등을 보이는 경우다. 망상이나 환각이 동반될 수도 있지만, 그 정도가 현저하지 않고 환자 본인도 그것으로 인해 별 영향을 받지 않는다.

감별진단과 동반이환 장애

조현병을 진단하기 위해서는 횡적으로는 정신병리를, 종적으로는 그 전개 과정을 정확히 탐색해야 한다. 따라서 병력, 개인력, 가족력 등을 자세히 청취하고 환자의 행동 양상을 주의 깊게 관찰해야 한다. 그리고 신체질환이나 물질 사용으로 인한 정신병적 장애를 감별하기 위해 철저한 신체검사와 신경학적 검사를 시행하여야 하며 전혈구검사 CBC · 요검사(urinalysis) · 간기능검사 · 내분비검사 · 혈청학적 검사 등의 실험실 검사도 필수적이다. 처음 발병한 환자와 뇌의 기질적 병변이 의심되는 환자의 경우에는 전산화 단층촬영이나 자기공명촬영도 필요하다. 임상심리검사 또한 진단에 도움이 된다.

기분장애

조현병 초기에는 기분장애, 특히 정신병적 증상이 동반된 기분장애와 구별하기가 쉽지 않다. 따라서 그 동안의 경과, 가족의 유전적 부하, 치료반응 등에 주의를 기울여야 한다. 일반적으로 조현병에서의 기분 증상은 정신병적 증상에 비해 그 지속기간이 짧고 기분의 전염성이 없으며 정동 불일치가 많다.

망상장애 및 기타 정신병적 장애

조현정동장애는 조현병의 증상과 더불어 조증이나 우울증의 증상이 동시에 나타나는 것으로, 기분 증상이 전체 기간 중 상당 기간 나타나야 한다. 이에 비해 조현병에서 보이는 기분 증상은 비교적 그 기간이 짧고 조증이나 우울증 삽화의 진단기준을 충족하지 못한다.

망상장애는 와해된 언어나 행동, 음성증상이 없고 망상적 주제와 연관되는 환각이 있더라도 그 지속 기간이 짧으며 조현병과 달리 망상 내용이 기괴하지 않다.

조현양상장애와 단기 정신병적 장애는 DSM-5의 조현병 진단기준 C에 명시된 바와 같이 6개월의 증상 지속을 요구하는 조현병보다 지속 기간이 더 짧다. 조현양상장애는 장애가 6개월 미만으로 있으며, 단기 정신병적 장애에서는 장애 삽화의 지속 기간이 최소 1일 이상 최대 1개월 이내에 해당한다.

이차적 및 물질에 의한 정신병적 장애

드문 증상 또는 비전형적인 증상을 보이거나 의식 수준의 변화가 있거나 인지기능의 급격한 저하가 있으면, 기질적 장애 여부를 철저하게 조사해야 한다. 내과적 질병, 신경과적 질병 그리고 정신건강의학과적 장애에 대한 가족력을 자세히 알아봐야 하고, 과거 조현병으로 진단을 받았던 환자라도 내과적 질병의 가능성을 고려해야 한다. 물질에 의한 정신병적 장애와 감별하기 위해서는, 정신병적 증상이 물질 사용으로 인해 유발되었거나 악화되었는지, 물질 사용 기간이나 용량이 정신병적 증상의 정도에 부합하는지 그리고 특정 물질을 사용할 때 전형적으로 나타나는 양상인지 등을 고려해야 한다.

성격장애

조현성, 조현형, 편집성, 경계성 성격장애 등은 조현병에 선행하거나 또는 유사한 증상을 보일 수 있다. 성격장애에서 보이는 정신병적 증상은 조현병에 비해 훨씬 가볍고, 대개 일시적으로 나타난다. 또 성격장애에서는 성격의 통합이 비교적 잘 유지된다.

자폐스펙트럼장애 또는 의사소통 장애

이 장애들에서도 정신병적 삽화와 유사한 증상을 보일 수 있으나, 각각 반복적 · 제한적 행동을 동반한 사회적 상호작용의 결함과 다른 인지 기능 및 소통 결함에 의해 구별된다. 자폐스펙트럼장애 혹은 의사소통 장애와 조현병을 동반이환 상태로 진단하기 위해서는 적어도 1개월 동안 뚜렷한 환각이나 망상을 포함한 조현병의 전체 진단기준을 만족하는 증상이 있어야 한다.

꾀병과 인위성 장애

꾀병과 인위성 장애는 환자가 의식적으로 정신병적 증상을 가장하는 것이다. 꾀병은 의도한 바를 쟁취하거나 책임을 회피할 목적으로, 인위성 장애는 환자 역할을 할 목적으로 증상을 가장하는 것이다.

동반이환 정신장애

조현병 환자의 반 이상이 니코틴사용장애를 가지는 것을 비롯해 물질관련장애의 동반이환율이 높다. 강박장애와 공황장애의 비율이 일반 인구에 비해 높으며, 조현형 또는 편집성 성격장애가 조현병의 발병에 선행하기도 한다.

타과적 공존 질환

비 만

조현병 환자들은 비슷한 연령대와 성별로 짝지워진 일반 인구집단에 비해 더 높은 체질량지수를 보이며 더 비만인 것으로 나타났다. 이는 영양학적 불균형, 활동량의 감소와 더불어 일부는 항정신병 약물의 영향 때문으로 여겨지고 있다. 항정신병 약물 중 특히 올란자핀(olanzapine)과 클로자핀(clozapine)은 다른 약물에 비해 체중 증가 및 대사증후군(metabolic syndrome)과 관련성이 더 높다. 체중 증가는 심혈관 질환의 이환률 및 사망률의 증가, 당뇨병의 증가, 고지질혈증이나 폐쇄성 수면무호흡증과 같은 비만 관련 질환의 증가에 기여한다.

당뇨병

조현병은 제2형 당뇨병의 위험성 증가와 연관이 있다. 조현병 환자는 일반 인구집단에 비해 2~4배의 당뇨병 유병률을 보이며 대략 15~18%의 조현병 환자들이 제2형 당뇨병을 가지고 있는 것으로 추정된다.

심혈관 질환

심혈관 질환은 조현병 환자의 주요 사망 원인 중 하나로 조현병 환자는 일반 인구집단에 비해 심혈관질환에 의한 조기 사망의 위험성이 더 높다. 다수의 항정신병 약물들이 심장 전기생리(cardiac electrophysiology)에 직접적인 영향을 미치며 비만, 흡연율의 증가, 당뇨, 고지질혈증, 활동량이 적은 생활양식 등이 모두 독립적으로 심혈관 질환 이환율과 사망률을 증가시킨다.

감염성 질환

감염성 질환은 개발도상국에서 조현병 환자의 주요 사망 원인으로 조현병 환자는 일반 인구집단에 비해 HIV 감염과 간염이 더 흔하다. 조현병 환자의 HIV 감염 유병률은 3%, C형 간염 유병률은 8.5%로 일반 인구집단에 비해 각각 8배, 3.5배가 더 높다.

호흡기 질환

조현병 환자는 일반 인구집단에 비해 만성폐쇄폐질환의 비율이 증가되어 있으며, 천식으로 이어질 가능성도 2배 높은 것으로 보고되었다. 원인으로 일반 인구집단에 비해 2배 높은 흡연율이 명백한 기여인자로 여겨지며, 복부 지방의 증가로 인한 횡격막 운동의 제한이 만성폐쇄폐질환 위험성의 증가에 기여할 것이라는 가설이 있다.

류마티스 관절염

조현병 환자가 류마티스 관절염을 가질 확률은 일반 인구집단보다 약 1/3이 낮다. 트립토판(tryptophan) 대사 이상, 프로스타글란딘(prostanglandin) 결핍, 코티코스테로이드(corticosteroid) 불균형, 정신사회적 및 유전적 요인의 차이 등 다양한 해석이 시도되었으나 이러한 연관성에 대한 임상적 의미는 아직 밝혀지지 않았다.

원 인

조현병이 뇌의 질환이라는 점에 대해서는 어느 정도 의견이 일치되고 있지만 심리적, 사회적 요인 또한 발병과 경과에 중요한 역할을 한다는 점에서 이 질환의 원인과 병태생리는 매우 복합적이라고 말할 수 있다.

생물학적 원인

유전적 요인

조현병 환자의 가족은 환자와의 관계가 가까울수록 조현병 및 그와 연관된 질환의 유병률이 높다. 조현병의 유전적 요인과 관련한 가족 연구 결과를 보면, 환자의 일차가족(부모, 형제, 자녀)은 평생 발병위험률이 1.4~6.5%인데 비해 정상 대조군의 일차가족에서의 위험률은 0~1.1%의 수준이다. 쌍생아 연구에서 일란성 쌍둥이는 40~60%, 이란성 쌍둥이는 10~15%의 발병일치율을 보여 유전적 요인의 역할이 강하게 시사되고 있다. 양자 연구(adoption study)에서도 입양된 조현병 환자의 생물학적 친족은 입양 후 친족에 비해 발병률이 유의하게 높았다. 현재까지의 역학 연구를 종합했을 때, 혈연 관계에 따른 조현병의 발병위험률은 표 9-3과 같다.

조현병의 유전양식은 아직 불확실하지만, 다유전자(poligenic) 질환의 가능성, 다인자적 기질-스트레스 모형(multifactorial diathesis-stress model)과의 연관가능성 및 유전-환경 상호작용의 가능성도 제시되고 있다. 최근에는 분자생물학의 발전과 더불어 조현병의 발병에 관여할 것으로 추정되는 염색체 부위들이 여럿 제시되고 있는데 2q, 5q21-q23, 6p, 8p, 11q, 13q14.1-q32, 18p, 22q12-q13 등을 들 수 있으며, 보다 구체적인 조현병 발병 관련 유전체 변이로서 시냅스이후치밀질(postsynaptic density), 전압의존성 칼슘이온통로(voltage-dependent calcium channel), 글루타메이트(glutamate) 수용체, 도파민(dopamine) 수용체 D2, 그리고 주조직적합복합체(major histocompatibility complex) 관련 유전체 변이들이 지속적으로 지목되고 있다.

표 9-3. 혈연관계에 따른 조현병의 발병 위험률

인구군	유병률(%)
일반인구	1.0
조현병 환자의 형제	8.0
부모 중 한사람이 조현병 환자	12.0
조현병 환자의 이란성 쌍둥이	12.0
부모 모두 조현병 환자	40.0
조현병 환자의 일란성 쌍둥이	47.0

신경생화학적 요인

도파민(dopamine)

1963년에 정형 항정신병약물(typical antipsychotics)의 주요 작용기전이 도파민(DA) D_2 수용체 차단과 관련되어 있다는 사실이 알려지면서 조현병, 특히 양성증상이 도파민의 활성 과잉 때문일 것이라는 가설이 제시되었다. 최근에는 수정된 도파민 가설이 제시되고 있는데, 음성증상은 중뇌피질(mesocortical) 경로의 도파민 활성 저하에 기인하고 양성증상은 중뇌변연계(mesolimbic) 경로의 도파민 활성 과잉에 기인한다는 것이다. 이 밖에도 클로자핀이 D_2 수용체보다는 D_1과 D_4 수용체에 대한 친화도가 높다는 점에서 이들 수용체 아형과의 관련성도 추정되고 있다.

세로토닌[serotonin(5-HT)]

1950년대 초에 세로토닌 수용체 길항작용이 있는 lysergic acid diethylamide(LSD)가 정신병적 증상을 유발하거나 악화시킨다는 것이 알려지면서 세로토닌 가설이 등장하였다. 이후 클로자핀을 비롯한 새로운 항정신병약물이 세로토닌-도파민 길항 작용을 한다는 것이 밝혀지면서 세로토닌 가설이 재조명되기 시작하였다. 세로토닌은 중뇌, 전두엽, 선조체 등에서 도파민 활성을 억제하는데, 5-HT_{2A} 길항제와 5-HT_{1A} 효현제는 이와 같은 억제작용을 차단하여 도파민 활성을 증가시킴으로써 조현병의 음성증상과 인지증상을 개선하고 D_2 길항제에 의한 추체외로 부작용을 줄여준다. 하지만 세로토닌의 수용체 결합은 다양하기 때문에 세로토닌계의 이상이 독자적인 원인이라기보다는 도파민를 포함한 여러 신경전달물질간의 불균형이 조현병 증상을 초래할 것으로 추정되고 있다.

글루타메이트(glutamate)

펜사이클리딘(phencyclidine, PCP)을 비롯한 N-methyl-D-aspartate(NMDA) 수용체 길항제가 조현병의 양성증상, 음성증상 및 인지장애 증상들과 매우 비슷한 증상들을 유발 또는 악화시킬 수 있음을 관찰한 결과 NMDA 수용체 기능저하 모형이 제시되었다. 동물실험에서 NMDA 수용체 길항제는 피질 변연계를 이루는 여러 영역에 신경퇴행성 변화를 일으킨다. 이런 변화를 차단하는 작용은 비정형 항정신병약물이 정형 항정신병약물에 비해 훨씬 큰데, 그 차이는 임상적인 치료 효과의 차이와 매우 흡사하다고 보고되고 있다. 하지만 펜사이클리딘이나 케타민을 투여했을 때 조현병에서 흔히 관찰되는 생생한 환각이 나타나는 경우는 드물고 비현실감이나 이인증 등이 유발되며, 음성증상으로 보이는 것도 실제로는 진정 작용에 불과하다는 비판도 있다.

신경해부학적 요인

전산화단층촬영(computerized tomography, CT)이나 자기공명촬영(magnetic resonance imaging, MRI)과 같은 신경영상학적 연구와 부검 연구를 통한 뇌의 조직학적 연구에서 측뇌실(lateral ventricle)과 제3뇌실의 확장, 대뇌피질의 위축, 대뇌 반구 비대칭성(cerebral asymmetry)의 이상, 소뇌의 위축, 측두엽 용적 감소 등이 보고되는데, 이중 측뇌실의 측두극(temporal pole) 확장, 변연계 구조물과 측두엽 특히 상측두엽(superior temporal gyrus)의 용적 감소가 비교적 일관성 있게 보고된다. 이와 같은 뇌의 구조적 이상은 약물치료를 받지 않은 초발 환자군에서도 관찰되고 있으며, 정신병 발병 후 치료를 시작할 때까지의 기간에 따른 차이가 없다고 한다. 이런 소견은 조현병에 대한 신경발달학적 관점, 즉 발병 이전부터 뇌의 이상이 존재한다는 이론을 지지하고 있다(그림 9-1).

전체적으로 이들 연구는 조현병이 측두엽, 전전두엽(prefrontal cortex), 그리고 피질하 조직 등과 관련되어 있을 가능성을 시사하지만, 조현병에 특이적인 소견이라고 보기는 어렵다. 이에 따라 단순히 어떤 특정 부위에 이상이 있는 것이 아니라 여러 부위가 연결된 신경회로의 이상이 조현병의 병태생리에 관여할 것이라는 견해가 제시되고 있다.

신경회로

조현병이 뇌의 특정 영역과 연관이 있는 질병이라는 개념에서 뇌 신경회로의 질병이라는 관점으로 점진적인 변화가 이루어졌다. 이러한 조현병의 뇌신경회로 가설에서 특히 흥미로운 것은, 과거에는 조현병 환자의 정신증상 및 인지기능 저하 원인을 해마(hippocampus)의 형태학적 이상 및 전전두엽의 기능 장애와 같은 특정 뇌부위의 지엽적인 손상 혹은 기능 이상으로 귀인하고자 하였으나, 근래에는 이러한 측두엽 및 전전두엽을 주요 구성 요소로 하는 뇌신경회로의 구조 및 기능 이상에 대한 관찰을 통하여 조현병 환자의 정신증상 및

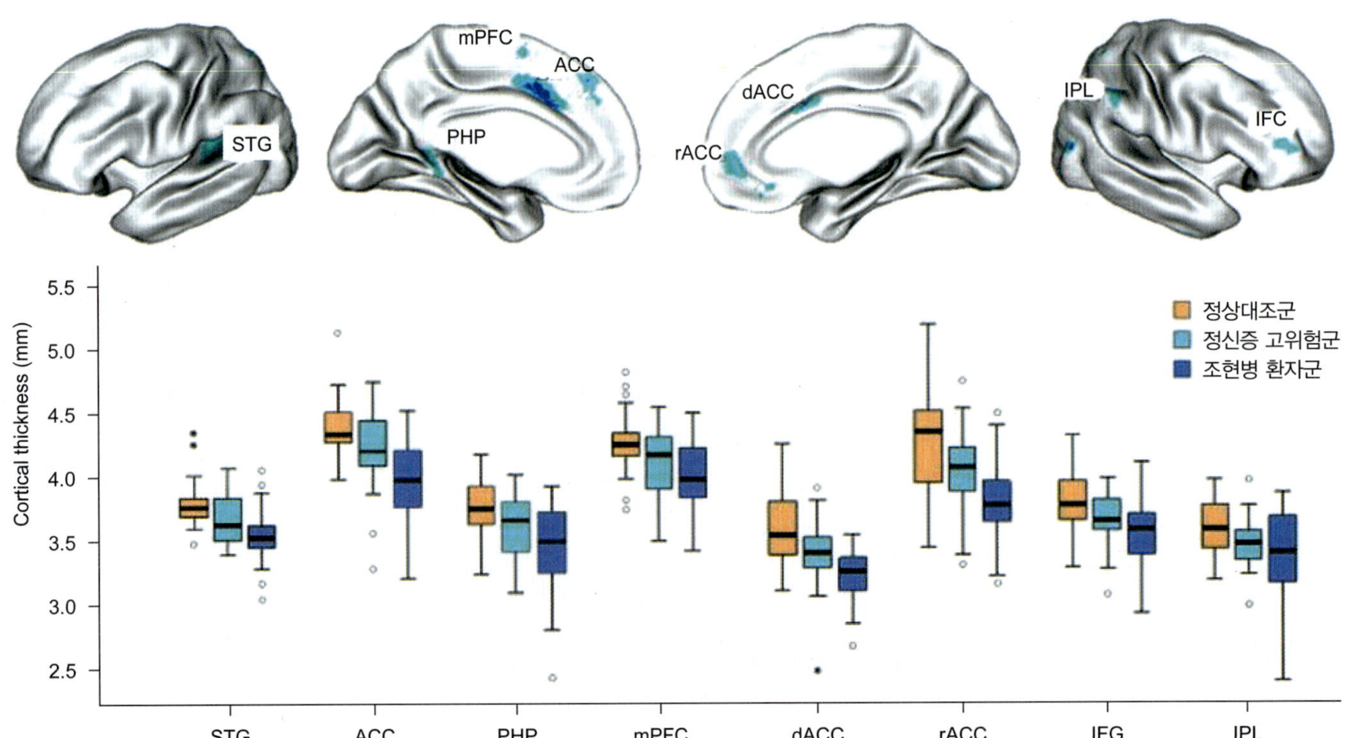

그림 9-1. 대뇌 양측 전측두엽(fronto-temporal cortices)을 구성하는 다양한 뇌부위들[좌측 상측두피질(superior temporal gyrus), 좌측 전대상피질(anterior cingulate cortex), 좌측 해마방회(parahippocampal gyrus), 좌측 내측 상전두피질(medial superior frontal cortex), 우측 전대상피질, 우측 하전두피질(inferior frontal cortex), 우측 하두정엽피질(inferior parietal lobule) 등을 포함]에서, 정상대조군 > 약화된 정신병적 증상을 경험하고 있는 정신증 고위험군 > 조현병 환자군의 순으로 점차 심화되는 대뇌피질 두께의 감소가 관찰됨. 이는 조현병에 대한 신경발달학적 관점, 즉 발병 이전부터 존재하는 뇌의 이상이 발병에 가까워질수록 임상증상의 악화와 함께 더욱 진행/악화됨을 시사함(Jung WH et al., 2011). ACC: 전대상회, dACC: 등쪽 전대상회, IFG: 하측 전두엽, IPL: 하측 측두엽, mPFC: 내측 상전두엽, PHP: 해마방회, rACC: 입쪽 전대상회, STG: 상측두엽.

손상된 인지기능에 내재한 뇌신경학적 원인을 규명하고자 노력하고 있다는 점이다. 이러한 조현병 환자의 뇌신경회로에 대한 연구들은, 조현병 환자에서 전대상회-기저핵-시상-피질 회로(anterior cingulate-basal ganglia-thalamo-cortical circuit)의 이상 및 배외측 전전두피질 회로(dorsolateral prefrontal circuit)의 이상이 각각 양성 증상 및 음성 증상/결핍 증상과 관련되어 있을 가능성을 시사하고 있다. 또한 조현병 환자의 작업 기억(working memory) 능력 손상은 전전두엽 신경세포들의 미세구조 무결성(neuronal integrity) 손상, 전전두피질과 대상피질 및 하두정엽피질의 구조 및 기능 변화, 그리고 해마의 뇌혈류(regional cerebral blood flow, rCBF) 변화를 포괄하는, 조현병 환자의 작업기억 관련 신경회로 전반에 걸친 변화와 관련되어 나타나는 소견으로 이해되고 있다.

한편, 기능적 뇌영상(functional neuroimaging)은 조현병의 비정상적 신경회로의 핵심 요소를 밝혀낼 용도로 발전할 가능성이 있다. 기저 상태의 뇌 대사(brain metabolism)에 관한 초기 PET 연구에서 조현병 환자의 전두엽 부위 혈류량은 감소했지만 상대적으로 측두엽-후두엽 부위 혈류량은 증가했음을 발견하였다. 또한 기능적 뇌 자기공명영상(functional MRI)을 이용하여 피험자가 특정한 종류의 과제를 수행할 때 나타나는 대뇌의 혈중 산소 농도 의존 신호 변화량[blood oxygenation level dependent(BOLD) signal change]을 관찰함으로써, 조현병 환자가 일상의 사회적 상황을 경험하고 반응하는 뇌과학적 기전을 보다 자세히 이해할 수 있게 되었다. 보다 구체적으로, 조현병과 일부의 생물학적, 임상적 특징을 공유하는 조현형 성격장애(schizotypal personality disorder) 환자들이 일련의

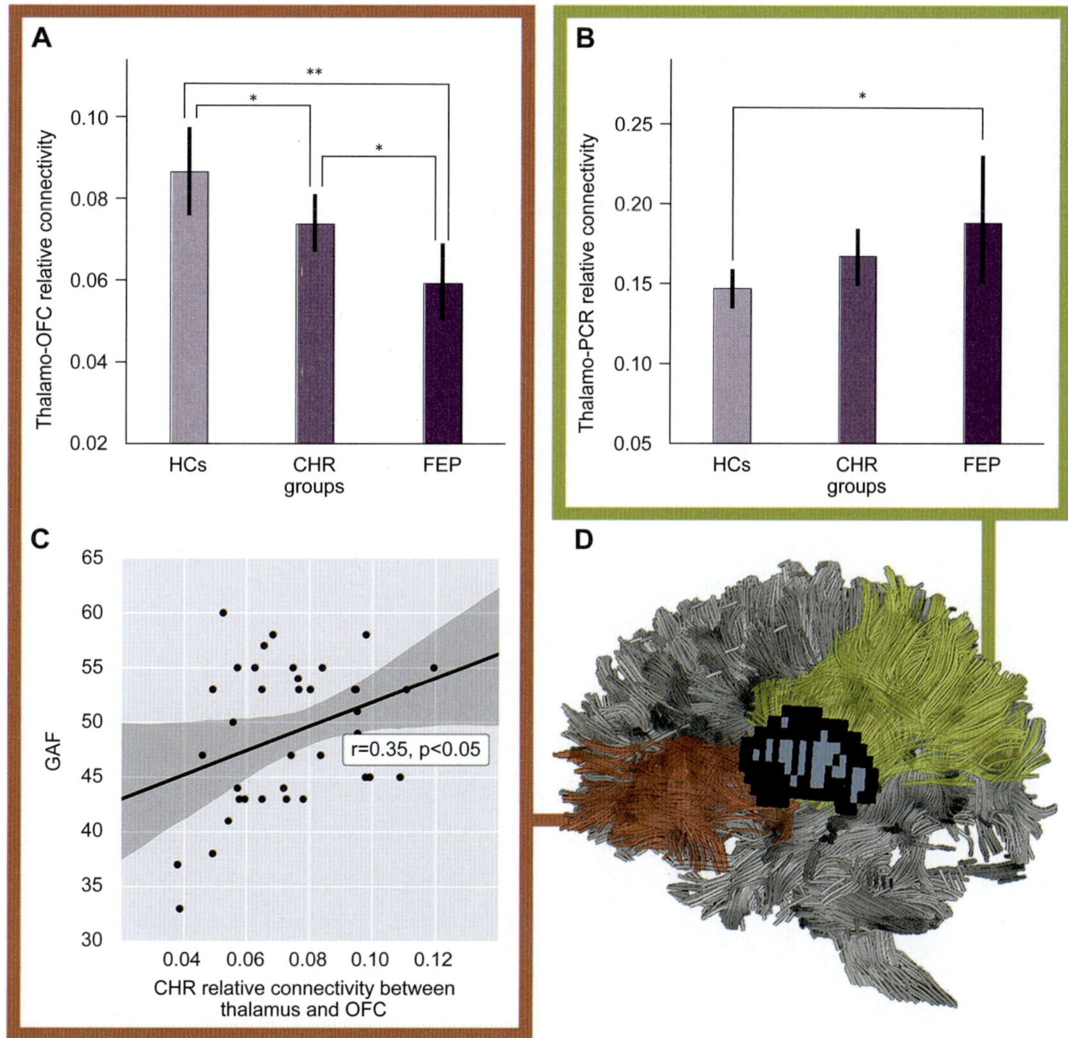

그림 9-2. 조현병 첫 발병군에서 시상(thalamus)과 안와전두엽(orbitofrontal cortex)을 연결하는 백질회로의 연결성이 저하되어 있고 (A) 이에 반해 시상과 두정엽을 연결하는 뇌 백질회로의 연결성은 항진되어 (B) 있음. 조현병 발병 이전 약화된 정신증상을 경험하고 있는 정신증 고위험군에서 시상과 안와전두엽을 연결하는 백질회로의 연결성 저하도와 총괄기능평가척도 점수 저하가 상관성을 보임 (C) (Cho KI et al., 2016). CHR: 정신증 고위험군, FEP: 조현병 첫 발병군, GAF: 총괄기능평가척도, HCs: 정상인, OFC: 안와전두엽, PC: 두정엽.

점들이 사람의 움직임과 유사하게 움직이는 영상을 보았을 때 보상회로(reward circuit) 관련 뇌영역은 과활성화되지만 고위 집행기능을 담당하는 대상피질 영역의 활성도는 감소하여, 이러한 특이적 뇌반응이 조현형 성격장애 환자들과 조현병 환자들이 사회적 상황에서 때로 일반인이 이해하기 어려운 행동반응을 보이는 하나의 기저요인이 될 수 있음을 시사하였다. 뿐만 아니라, 공포스러워하는 사람의 얼굴 표정을 인식하는 조현병 환자의 편도체(amygdala) 활성도가 옥시토신(oxytocin) 비강흡입 후 과제 수행시 보다 완화되는 양상을 보여, 특정한 약물투여가 대뇌 정보처리시의 뇌활성양상에 변화를 야기하는 치료적 작용기전을 규명할 수 있는 가능성을 보여주고 있다.

나아가 최근 여러 뇌 영역들 간의 관련성 혹은 상관성을 수량화하여 조현병의 뇌 신경회로 이상 양상을 보다 구체적으로 규명하기 위한 노력들이 이루어지고 있다. 관련 연구들의 가장 일관된 결과는 휴지기 상태(resting state)와 인지과제 수행(cognitive task) 시 모두에서, 조현병 환자의 전두엽-측두엽 부위의 동시활성화(coactivation)가 감소되어 있다는 점이다. 확산텐서영상(diffusion tensor imaging)에서 보이는 전두엽-측두엽을 연결하는 백질회로 및 시상(thalamus)과 안와전두엽(orbitofrontal cortex)을 연결하는 백질회로의 연결성 저하 소견 역시 이러한 관점을 지지하며, 최근의 연구에서는 시상과 두정엽을 연결하는 뇌 백질회로의 연결성 항진이 함께 관찰되었다(그림 9-2). 이와 같은 조현병에서의 뇌연결망 이상은 백질 경로(white matter tract)의 손상, 신경전달물질 체계(neurotransmitter system)의 이상, 비정상적인 시냅스(synapse) 발달로부터 초래되는 결과로 이해되고 있다.

뇌 대사

자기공명분광법(magnetic resonance spectroscopy)을 이용하여 뇌 내 특정 화학물질의 농도를 측정하는 연구에서 조현병 환자는 대조군에 비해 포스포모노에스터(phosphomonoester)와 무기인산(inorganic phosphate)의 농도가 낮고, 포스포디에스터(phosphodiester) 농도는 높다는 것이 밝혀졌다. 또한 조현병 환자의 해마와 전두엽에서 신경세포의 화학적 표지자로 간주되는 N-acetyl aspartate의 농도가 낮아져 있다.

신경생리학적 요인

눈동자가 움직이는 물체를 자연스럽게 따라가지 못하고 급격하게 움직이는 연성 안구추적운동(smooth pursuit eye movement, SPEM)의 장애가 조현병 환자의 50~85%에서 관찰된다. 안구운동 이상이 정상인의 10%, 조현병 이외의 다른 정신질환 환자의 25% 정도에서 나타나기는 하지만 조현병 환자의 직계 가족에서는 보다 높은 34~58%에서 나타나고 또 임상 경과와 무관하게 관찰되기 때문에 이것이 조현병과 관련된 개인의 유전적 소인을 반영하는 특성 표지자일 가능성이 제기되고 있다.

사건관련 전위(event related potential, ERP) 연구에서는 P300의 감소와 지연이 보고되는데, 이는 주의집중력의 장애와 연관성이 있는 것으로 여겨진다. 또 적절한 자극과 그렇지 않은 자극을 골라내는 자극검색(sensory gating)과 관련된 P50의 이상도 보고된다. P300이나 P50의 이상은 일부 회복된 조현병 환자, 환자의 일차친족, 그리고 조현형 성격장애 환자에서도 보이기 때문에, 이 역시 조현병의 특성 표지자일 가능성이 있다.

정신면역학적 요인

조현병 환자의 20~70%에서 항뇌 항체(antibrain antibody)가 발견되고 뇌척수액 내의 면역글로불린(immunoglobulin) 생성이 증가되어 있다는 보고 등을 근거로 바이러스 감염 또는 내인성 자가면역질환과 관련된 자가면역반응 가설이 제시되었다.

신경독성(neurotoxic) 바이러스 감염 가설은 조현병 환자군에서 1) 겨울과 초봄에 출생률이 높으며 이는 바이러스 감염과 시기적으로 일치하고, 2) 출생 시 신체적 이상과 산과적 합병증이 많으며, 3) 역학 연구 결과 조현병의 유병률이 지역에 따라 다르며, 4) 환자의 뇌척수액 내에 단순 헤르페스 바이러스(herpes simplex virus)나 거대세포 바이러스(cytomegalovirus) 등에 대한 항체가 증가되어 있다는 보고에 근거하고 있다.

치 료

조현병 치료의 일반 원칙

조현병의 핵심 치료 목표는 정신증상을 조절하고 재발을 방지하며 사회 및 직업 기능을 유지하는 것이다. 조현병은 청소년과 초기 성인기에 발병하여 오랜 기간 이어지기 때문에 초기의 치료적 관계형성이 중요하다. 급성기 증상이 개선된다 하더라도 치료를 중단하거나 지속적인 치료 서비스를 받지 않는 경우 재발하거나 기능회복이 더디기 때문이다.

조현병의 치료 방법 중 가장 효과적이고 중요한 것은 항정신병약물의 투여이다. 급성 정신증상의 조절은 물론이고 재발방지에 항정신병약물의 효과는 의학적으로 충분히 입증되었다. 항정신병약물 치료와 병행하여 시행되는 정신사회적 중재는 조현병 증상의 조절과 재발방지에 효과적이므로 함께 제공하는 것이 좋다.

조기중재(early intervention)

조현병이 발병하면 정신사회적 기능저하가 발생하는데 발병 후 첫 3~5년 이내에 기능의 변화가 크게 발생한다. 그래서 발병 이후 첫 5년 이내를 조현병의 경과와 예후가 결정되는 결정적 시기라고 부른다. 따라서 조현병 초기에 제공되는 포괄적이고 집중적인 치료인 조기중재 서비스를 통해 증상과 기능의 회복을 효과적으로 달성할 수 있다.

급성기 치료

급성기 조현병 환자를 치료할 때 입원치료가 필요한 경우가 있다. 자살위험성이나 정신증상으로 인한 폭력 및 타해의 위험성이 있는 경우, 증상과 기능저하로 자기관리가 되지 않는 경우, 치료가 필요함에도 병식이 충분하지 않아 처방 받은 약물을 복용하지 않는 경우, 진단이 명확하지 않아 집중적인 관찰과 검사가 필요한 경우, 외래치료가 효과적이지 않거나 입원 상황에서 체계적인 정신사회적 중재가 도움되는 경우 입원을 고려할 수 있다.

초발 조현병 환자에게 항정신병약물을 도입하는 것은 일반의가 아닌 정신건강의학과 전문의에 의해 시작되어야 한다. 급성기 치료의 1차 목표는 환청과 망상 같은 정신증상의 완화이다. 항정신병약물을 사용하면서 동시에 정신증상을 유발하거나 악화시키는 스트레스 환경 요인을 파악하여 중재해야 한다. 또한 정신증상으로 인한 행동문제를 예방하고 불안과 초조를 조절하는 것이 필요하다.

안정기 및 유지치료

급성기 증상이 조절되고 안정이 된 이후에도 재발방지를 위해 일정기간 유지치료를 하는 것이 필요하다. 이는 약물치료 후 증상이 소실된 이후에도 치료를 중단하면 5년 이내 재발률이 80% 이상이 되기 때문이다. 초발 조현병 환자가 항정신병약물 사용 후 증상이 소실된 경우 최소한 1~2년 정도 유지치료를 권유해야 하며, 약물 치료 중단은 신중히 결정하여 서서히 약물 용량을 낮춰가면서 재발 징후를 관찰해가야 한다. 약물 치료를 중단한 이후에도 2년 동안은 재발 징후와 증상을 꾸준히 관찰해야 하는데, 첫 치료 이후 1~2년이 지난 시점에서 증상이 남아 있거나 약물을 감량하는 도중 증상이 나타나는 경우에는 약물치료를 더 오랜기간 유지해야 한다. 여러 번 재발한 환자는 5년 이상 유지치료를 받도록 일반적으로 권고하고 있다. 여러 번의 재발을 경험한 조현병 환자들은 일반적으로 증상 재 관해를 위하여 보다 많은 용량의 항정신병약물 투여를 요하고, 인지기능 손상이 더욱 심하며, 뇌영상을 통해 관찰되는 뇌조직 소실의 정도가 점점 더 심해지는 경향을 보이므로, 조현병 환자에서 증상 관해 후 재발을 방지하는 것은 매우 중요하다.

항정신병약물의 장기 유지치료 시 관심을 가져야 하는 부작용은 지연성 운동장애(tardive dyskinesia)와 대사성 부작용이다. 항정신병약물을 장기간 유지하는 환자의 20~30%의 환자에서 지연성 운동장애가 발생한다고 보고된다. 지연성 운동장애가 발생하면 약물을 감량하거나 추체외로 증상(extrapyramidal symptoms, EPS)이 상대적으로 덜한 퀘티아핀(quetiapine)이나 도파민 부분 작용제인 아리피프라졸(aripiprazole)로 교체해 볼 수 있는데, 이로 인해 개선이 안되거나 정도가 심한 경우에는 클로자핀으로 교체하는 것이 가장 효과적이다. 조현병 환자에게 항정신병약물을 처방하는 의사는 약물 도입 후 첫 3개월째와 이후 최소 1년에 한 번씩 공복 혈당, 헤모글로빈 A1c, 지질, 전해질, 간 기능, 신장 기능 등을 검사해야 한다. 체중은 3개월에 1번씩 주기적으로 측정하는 것이 필요하다. 또한 건강한 식생활과 적정한 신체활동을 권고해야 한다.

항정신병약물의 분류 및 특성

항정신병약물은 1950년대부터 사용된 정형항정신병약물과 1990년대부터 본격적으로 사용되기 시작한 비정형항정신병약물로 대별할 수 있다. 정형항정신병약물은 도파민 수용체 차단제인데, 여러 다른 수용체에도 작용한다. 할로페리돌과 같은 약물은 도파민 차단효과가 강해 고역가 약물로 불리는데 추체외로 증상 발생과 고프로락틴혈증(hyperprolactinemia)이 빈번한 편이다. 반면 클로르프로마진(chlorpromazine)과 같은 약물은 도파민 차단 효과가 상대적으로 약해 저역가 약물로 불리는데, α-노르에피네프린, 아세틸콜린, 히스타민 수용체 차단효과가 상대적으로 강해 기립성 저혈압이나 진정효과가 강한 편이나 추체외로 증상 발생빈도는 더 낮다.

비정형항정신병약물은 도파민 신경세포의 $5HT_2$ 세로토닌 수용체를 함께 차단하여 세로토닌 도파민 길항제로 불린다. $5HT_2$ 수용체 차단으로 중뇌피질(mesocortical)과 흑질선상체(nigrostriatal) 도파민 궤도의 도파민 분비를 촉진하여 추체외로 증상 발생을 줄이고 음성증상을 다소 개선하였다. 아미설프라이드(amisulpride)는 세로토닌 수용체에 거의 작용하지 않는 도파민 D_2, D_3 수용체의 선택적 길항제이지만 비정형항정신병약물의 특성을 나타낸다. 이는 시냅스 전 도파민 D_2

수용체 작용으로 시냅스 후 도파민 분비가 촉진되는 것과 도파민 수용체에 결합한 뒤 빠르게 분리되는 특성으로 비정형 약물의 특성을 나타낸다. 클로자핀이나 퀘티아핀도 도파민 수용체로부터 빠른 분리가 되는 약물이다. 비정형항정신병약물이 사용되면서 추체외로 증상 발생은 줄었지만 비만, 고지혈증, 당뇨 등 대사성 부작용 발생 빈도는 증가하였다. 또한 비정형항정신병약물 중 리스페리돈(risperidone), 팔리페리돈(paliperidone), 아미설프라이드 등은 정형항정신병약물과 비슷하거나 더 높은 정도의 고프로락틴혈증을 발생시킨다.

항정신병약물의 선택

초발 조현병 환자의 급성 정신증상을 치료하기 위한 항정신병약물의 도입은 클로자핀을 제외한 항정신병약물 중 한가지를 1차 약물로 선택한다. 최근에는 추체외로 증상, 지연성 운동장애, 항콜린성 부작용 등이 덜한 비정형항정신병약물을 1차 약물로 사용하는 경향이 있다. 약물의 효과를 기대하기 위해서는 적정한 용량으로 적어도 3~6주간 사용해 보아야 한다. 초발 조현병 환자에게 항정신병약물을 투여하면 일반적으로 70~80%의 환자에서 증상이 충분히 개선된다. 발생하는 부작용은 약물이 작용하는 수용체의 종류와 친화도의 차이에 따라 다양하게 나타난다. 따라서 각 약물의 부작용 특성과 약을 복용하는 개인의 특성을 고려한 개별화된 처방을 해야 한다(표 9-4).

항정신병약물은 경구 또는 장기작용주사 형태로 제공될 수 있다. 장기작용주사제는 경구용 약물에 비해 재발과 재입원율을 현저히 낮출 수 있다고 여러 연구에서 보고된다. 특히 약물 비순응으로 인해 자타해 발생 위험성이 높은 경우 장기작용주사제 사용을 적극 고려하는 것이 좋다. 비정형항정신병약물 중 리스페리돈, 팔리페리돈, 아리피프라졸 등이 장기작용주사제로 개발되어 2~4주에 한번 근육 주사로 약물 치료를 유지할 수 있다. 팔리페리돈은 3개월 간격으로 주사하여 유지 치료하는 제형도 개발되어 사용되고 있다.

최근에는 조현병 환자로부터 직접 채취한 환자 체세포에 유전적 조작을 가하여, 유도된 분화다능성줄기세포(induced pluripotent stem cell)를 배양하고 이로부터 다양한 형태의 유도된 신경세포(induced neuronal cell)들과 신경아교세포(glial cell) 등을 분화시키는 것이 가능해졌다. 이를 통하여 실험실에서 인간의 신경세포를 이용한 조현병 발병 관련 신경발달과정의 이상에 대한 관찰 및 연구가 부분적으로나마 가능해졌으며, 향후에는 조현병 환자의 개별 신경세포에 내재한 생리적 취약성(cell-autonomous intrinsic susceptibility)을 탐지하여 신약 개발 및 각 환자에게 가장 적절한 조현병 치료제를 결정하는 등의 치료적 목적으로 활용할 수 있을 것으로 전망된다.

치료불응성 환자의 치료

비정형항정신병약물을 포함한 두 종류의 약물을 적정 기간 복용하였음에도 정신증상의 회복이 충분하지 않은 경우 치료

표 9-4. 증상 및 약물 부작용 특성에 따른 약물 선택

약물 및 환자 특성	우선 고려할 수 있는 약물	선호되지 않는 약물
전반적 효능	클로자핀, 아미설프라이드, 올란자핀, 리스페리돈, 팔리페리돈	
음성 증상	클로자핀, 아미설프라이드	정형항정신병약물
공존 강박 증상	아미설프라이드, 할로페리돌	클로자핀, 올란자핀
추체외로 증상	클로자핀, 퀘티아핀, 올란자핀	할로페리돌, 조테핀, 리스페리돈
진정작용	아미설프라이드, 팔리페리돈, 아리피프라졸	클로자핀, 조테핀, 클로르프로마진, 퀘티아핀, 지프라시돈, 올란자핀
체중증가	지프라시돈, 할로페리돌, 아리피프라졸, 몰린돈, 블로난세린, 루라시돈	올란자핀, 클로자핀, 조테핀, 클로르프로마진
고프로락틴혈증	아리피프라졸, 퀘티아핀, 클로자핀	아미설프라이드, 팔리페리돈, 리스페리돈, 할로페리돌
긴 QTc 간격	루라시돈, 아리피프라졸, 팔리페리돈	서틴돌, 아미설프라이드, 지프라시돈, 피모자이드, 클로자핀
기립성 저혈압	아미설프라이드, 아리피프라졸, 할로페리돌, 블로난세린	클로자핀, 클로르프로마진, 퀘티아핀, 팔리페리돈, 리스페리돈
항콜린성 부작용	아미설프라이드, 아리피프리졸, 지프라시돈, 리스페리돈, 팔리페리돈	클로르프로마진, 클로자핀, 올란자핀, 조테핀, 퀘티아핀
간 기능 이상	아미설프라이드, 팔리페리돈	클로르프로마진, 올란자핀, 클로자핀
신장 기능 이상		리스페리돈, 팔리페리돈, 아미설프라이드, 클로르프로마진

불응성이라고 정의할 수 있는데, 이 경우 클로자핀을 우선적인 치료 약물로 선택할 수 있다. 또한 지속적인 자살위험성이나 지연성 운동장애가 발생한 환자에게도 클로자핀은 효과적이어서 우선 고려할 수 있다. 적정 용량의 클로자핀 사용에도 증상이 개선되지 않는 경우 아미설피라이드, 아리피프라졸, 리스페리돈 등과 같은 다른 항정신병약물이나 항경련제/기분안정제를 클로자핀에 추가하여 사용할 수 있다.

기타 생물학적 치료법

전기경련요법(electroconvulsive therapy, ECT)은 조현병 환자의 증상 개선에 항정신병약물만큼 효과적이다. 특히 심한 우울증상, 높은 자살위험성, 긴장형 증상, 약물에 반응하지 않는 심한 초조를 동반한 조현병 환자에서 효과적이다. 또한 경구용 항정신병약물이 효과적이지 않거나 복용하기 어려운 상황에서도 전기경련요법을 사용할 수 있다. 환청과 음성증상에 대해 반복적 경두개 자기자극법(repeated transcranial magnetic stimulation, rTMS)이 효과적이라는 일부 보고에 따라 시행될 수 있지만 충분한 연구가 더 필요하다.

정신사회적 치료법

조현병의 원인은 생물학적 요인에 기인한 바가 크기에 항정신병약물 복용이 조현병 치료의 중심이 되지만, 정신사회적 중재가 약물치료와 통합되었을 때 조현병 치료 효과를 극대화할 수 있다. 약물치료가 정신증상 감소에 초점을 두는 반면 정신사회적 중재의 목적은 조현병과 관련된 결핍의 회복이라는 관점에서 제공되어 취약성과 스트레스를 감소시키고 적응 능력과 사회적 기능을 증진시키는 것이다.

인지행동치료(cognitive-behavioral therapy, CBT)

약물치료와 함께 인지행동치료를 제공하는 것은 조현병 환자의 회복에 도움이 된다. 인지행동치료는 조현병 환자가 입원 중인 급성기부터 시작할 수 있지만, 망상적 신념이 강한 시기보다는 약물치료와 함께 증상이 약화되는 시기에 더 효과적일 수 있다. 인지행동치료는 환자 자신의 지각과 신념을 재평가해볼 수 있도록 돕고 증상을 극복할 수 있는 대안적 대처방식을 익혀 증상으로 인한 고통과 기능저하를 감소시키는 것을 목적으로 한다. 스트레스 관리와 자존감 향상도 조현병 환자를 위한 인지치료의 중요한 요소이다.

가족 중재(family intervention)

가족 중재는 조현병 환자의 재발 위험성을 감소시키고 환자의 기능 증진과 가족 부담의 경감에 효과적이다. 가족이 질병을 이해하고 수용하여 환자의 치료와 기능 회복에 함께 참여하도록 하는 것이 가족 중재의 목표이다. 가족 중재의 구성요소는 질병의 경과, 증상에 대한 대처, 재발신호 및 위기대응방식 등에 대한 정보를 제공하는 정신건강교육, 가족 내 문제해결 기술 및 대처법 훈련, 가족에 대한 정서적 지지와 스트레스 감소를 위한 중재 등을 포함한다. 특히 가족의 높은 감정표출(high expressed emotion)은 조현병의 재발 위험성을 증가시키므로 가족 간 의사소통 방식을 교육하고 훈련하는 것이 중요하다.

사례 관리(case management)

정신보건법에 의해 각 지역자치단체에 설치되어 있는 정신건강복지센터(정신건강증진센터)는 조현병 환자가 재발하지 않고 지역사회에서 건강하게 생활을 유지할 수 있도록 여러 가지 서비스를 제공한다. 특히 사례관리는 정신보건 전문요원(간호사, 사회복지사, 임상심리사)이 환자의 일상생활 관리, 증상 및 약물복용 관리, 가족상담 등을 제공하여 이들의 사회적응과 기능 회복에 도움이 된다.

기타 정신사회적 중재

직업을 구하거나 취업을 희망하는 조현병 환자에게 제공되는 지원고용(supported employment) 서비스는 직장 기능을 증진시키고 경쟁적 유급 고용에 이르는 데 효과적이다. 집중적인 지역사회 치료(assertive community treatment, ACT)는 다학제적 팀에 의한 사례 관리와 적극적인 치료 중재가 통합되어 기능이 저하된 대상자가 지역사회에 적응할 수 있도록 돕는 서비스이다. 집단치료는 대인관계 훈련, 인지행동치료, 자조모임, 정신건강교육, 지지적 목적 등 다양한 방식으로 유용하게 활용된다. 미술치료는 집단치료 형식으로 제공되어 자기 자신을 표현하고 다른 사람과 관계 맺는 방식을 개발하는 데 도움이 된다. 이외에도 사회기술훈련, 인지 재활, 체중조절을 위한 정신사회적 중재 등도 조현병 환자의 치료와 재활에 사용되고 있다.

경과 및 예후

경 과

조현병은 청소년 또는 초기 성인기에 시작되는 수일에서 길게는 수년에 걸친 전구기를 지나 발병한다. 전구증상(prodromal symptoms)은 사회적 · 지적 기능의 저하로 시작되어 우울증상, 강박증상, 의욕의 저하, 대인관계 장애, 예민함 등의 비특이적인 증상에서부터 의심, 관계사고, 이상한 생각, 지각이상 등 약한 정신증상까지 다양하게 나타날 수 있다. 하지만, 이러한 증상들은 조현병이 발병한 뒤 후향적으로 전구증상이라 정의하게 되고, 조현병이 발병하지 않으면 전구증상이라고 규정할 수 없는 개념적 한계가 있다. 때문에 최근에는 조현병의 발병 유무와 상관없이 조현병의 발병 전 나타나는 특징적 증상들을 위험 정신 상태(at risk mental status)로 정의하고 있다. 특히 조현병 발병 직전의 상태를 정신증 초고위험군(ultra-high risk) 또는 임상적 고위험군(clinical high risk)이라고 정의한다. 여기에는 망상이나 환청의 진단 역치에 이르지 못하는 약한 정신증상(attenuated psychotic symptoms), 1주일 이내로 짧게 나타났다가 저절로 소실되는 간헐적인 정신병적 증상(brief intermittent psychotic symptoms), 조현병 환자의 자녀나 형제 중 일정 기간 동안 기능 수준이 현저히 저하되어가는 유전적 고위험군(genetic high risk) 등이 해당된다. 이들 정신증 고위험군은 수년 내에 20~30% 정도에서 조현병이 발병한다고 보고된다.

자 살

조현병 환자의 5~10%가 자살로 사망하고, 약 20~40%는 자살기도 경험이 있다고 보고된다. 자살사망의 약 1/4은 발병 1년 이내에 발생하고, 절반은 5년 이내에 발생하므로 발병 초기 젊은 환자의 자살위험성에 특히 주의해야 한다. 미래에 대한 비관적인 생각이 자살 충동으로 이어질 수 있는데 특히 병전기능이 높은 환자가 질병 경과에 대해 부정적으로 인지할 때 자살 위험성이 증가한다. 환청과 망상이 심할 때뿐만 아니라 정신증상에서 회복하여 퇴원한 직후에도 자살위험성이 증가하므로 주의해야 한다. 치료 과정 중에 병식이 견고해지면 치료 순응도의 증가로 치료 경과가 좋아져 자살행동도 감소할 수 있다.

예 후

조현병은 오랜 기간 증상이 지속되고 자주 재발하는 경향이 있으며 이로 인해 기능저하가 발생하는 사회경제적 부담이 큰 질병이다. 첫 발병 이후 조기에 적극적으로 치료하면 기능이 점진적으로 개선되어 거의 정상 수준으로 회복하기도 한다. 하지만 재발하면 기능 수준이 점진적으로 저하되는데 초기 5년간 환자의 경과가 전체적인 예후를 반영하는 경향이 있다. 잦은 재발로 인해 발생하는 기능 저하는 정상적인 수준까지 회복되지 못하는 경향이 있는데 이는 우울증과 같은 기분장애와 구분점이 된다. 조현병의 장기 경과와 예후는 연구대상과 회복의 정의에 따라 다양하게 보고된다. 초발 조현병 환자를 대상으로 한 여러 연구 결과를 종합하면 약 40~50%의 환자에서 증상이 회복되어 좋은 경과를 유지하였고, 30~40%의 환자는 증상이 충분히 개선되지 못하거나 지속되는 경과를 보였다. 전체 환자의 20~30%는 사회적 기능까지 회복하여 직업을 유지하는 것으로 보고된다.

조현병의 예후에 영향을 주는 인자들은 환자의 특성, 발병 당시의 특성, 질병 경과 중 보이는 특성으로 대별할 수 있다(표 9-5). 이 중 정신병적 증상이 시작된 시점부터 적절한 약물 치료를 시작한 시점까지의 기간을 치료받지 않은 정신증 기간(duration of untreated psychosis, DUP)이라고 칭하는데, DUP가 1~3개월 이상이 되면 예후가 유의하게 나빠진다고 알려져 있다.

조현정동장애(schizoaffective disorder)

개 념

조현정동장애는 조현병과 기분장애의 증상을 함께 가지고 있다. 거슬러 올라가면 크레펠린은 정신증을 점진적인 황폐

표 9-5. 조현병의 예후에 영향을 주는 인자

좋은 예후 인자	나쁜 예후 인자
환자의 특성	
좋은 병전 사회적, 직업적 기능	나쁜 병전 기능
기혼/좋은 사회적 지지 체계	미혼, 이혼/나쁜 사회적 지지 체계
	조현병의 가족력
	신경학적 증상/뇌의 구조적 이상
발병 특성	
늦은 나이에 발병	이른 나이에 발병
급성 발병	잠행성 발병/긴 전구기
뚜렷한 유발 인자	유발 인자가 없음
일시적인 우울증상 동반	두드러진 음성증상
발병 후 빠른 시일에 치료를 시작	긴 DUP
	신경인지기능의 저하
치료 경과 특성	
초기 약물 반응이 좋음	잔류 정신증상(망상과 환청)
좋은 치료적 관계	나쁜 약물 순응도
공존 증상이 없음	공존 우울증상/강박증상
재발하지 않음	잦은 재발
	알코올 및 약물 남용
	가족의 높은 감정 표출

화(deteriorating) 경과를 가지는 조발치매(dementia praecox)와 관해(remitting) 경과를 밟는 조울질병(manic-depressive illness)으로 분류하였으나, 그의 임상증례를 살펴보면 양쪽 질환의 특징을 모두 가지고 있는 환자들이 존재했다. 또한 블로일러는 같은 기간에 조현병적 증상과 기분증상이 함께 존재하는 경우에도 조현병진단을 바꿀 필요는 없고 정확한 감별을 위해서는 긴 시간 동안의 관찰이 필요하다고 밝혔다. 이후 1913년 George H. Kirby와 1921년 August Hoch는 조현병과 정동(기분)장애를 함께 가지고 있는 환자들에 대해서 기술하면서, 이들이 조발치매의 황폐화 경로를 밟지 않음에 주목하고 조울질병 집단으로 분류하였다. 1933년 Jacob Kasanin은 조현병과 기분장애의 증상을 함께 가지고 있고, 청소년시기에 갑작스럽게 발병하며, 병전기능이 양호하고, 증상 발생에 앞서서 특정 스트레스 요인이 자주 있고, 기분장애의 가족력을 가지고 있는 장애를 처음으로 조현정동장애라고 명명하였다.

DSM-I에서는 조현병적, 정동적 반응을 보이는 특정한 혼합증상을 가진 환자들을 '조현병 반응의 조현정동 형태(schizoaffective type of schizophrenia reaction)'로 기술하였다. 이후 DSM-III에서는 조현정동장애를 '달리 분류되지 않는 정신병적 장애(psychotic disorder, not elsewhere classified)'의 하위 질환으로 분류했다. DSM-III-R에서는 조현정동장애의 진단기준을 '뚜렷한 기분증상이 없는 상태에서 적어도 2주 이상 망상이나 환각이 있어야 하고 전체 정신병적 증상이 있는 기간에 기분삽화가 짧지 않게(not brief) 나타나야 한다'로 새롭게 정의하였고, DSM-IV에서는 전체 정신병적 증상의 기간 중에 기분삽화의 기간을 상당한(substantial) 기간으로 변경하였다. 현재의 DSM-5에서는 추가적으로 양극형, 우울형과 함께 조현병처럼 경과의 세부 진단, 긴장증 동반, 중증도 등을 명시하였고 기분삽화의 기간을 대부분(majority) 기간으로 조금 더 명확하게 정의하고자 시도하였다.

역 학

조현정동장애의 평생유병률은 조현병보다 낮은 0.3~0.8%로 보고된다. 양극형 조현정동장애의 남녀 유병률은 비슷하나 우울형 조현정동장애는 여성에서 두 배 정도 유병률이 높다. 양극형 조현정동장애의 발병은 초기 성인기에 흔한 반면, 우울형 조현정동장애는 더 나이 든 성인에서 발병하는 편이다. 조현병에서처럼 여성의 발병 시기가 남성보다 늦다. 젊은 미혼이나 무직인 환자 비율은 조현병보다는 낮으나 양극성장애보다는 높다.

임상양상

증 례 4

21세 여성 환자로, 그녀는 중학교 입학 후 비교적 학교생활 잘 적응하며 지내다가, 친구 소개로 인터넷에 게재된 야한소설을 읽고, 내용에 묘사된 성적인 내용에 충격을 받았으나, 그 후에도 점점 더 자극적인 내용을 찾아서 읽게 되었다. 중학교 2학년에 진학하면서 친구 관계가 위축되며, 타인이 자신을 쳐다 본다는 생각이 심해 졌고, 중학교 3학년 진학 후에는 친구들이 자신을 흉본다는 생각이 더해지면서 무기력, 우울, 대인관계 위축으로 학교 선별 검사에서 우울증 소견을 받아 정신건강의학과 진료를 시작하였다. 며칠간 약 복용 후, 식욕 감퇴가 있어 다른 정신건강의학과로 옮긴 후 약물 치료 없이 정신치료만 받았다. 증상 호전이 크지 않고 학교 성적이 하위권으로 떨어지면서 등교하지 않는 날도 2~3차례 있어 종합병원 방문하여 약물치료를 시작하였다.

고등학교 진학 후에도 병원치료를 지속하였으나, 대인관계 위축, '자신을 성적으로 보는 것 같다'는 관계사고, 불길한 일이 일어날 것 같은 강박사고와 그것을 상쇄하려는 강박행동이 나타났고, 고등학교 2학년 때는 학교 휴학 후 주로 집에만 있으면서 무의욕, 우울감으로 재입원하였다. 입원 치료 후 비교적 안정적으로 고등학교에 복학했으나 관계사고는 지속되었으며, 주로 혼자 지내면서 생활하였고 졸업은 하게 되었다.

졸업 후 집 밖에 잘나가지 않고 성적인 내용의 관계사고, 피해사고가 심해지면서 다시 종합병원에 재입원하였으나 남자 주치의가 자신을 성적으로 볼 것 같다면서 하루만에 퇴원하였다. 그 후 기분이 들뜨고 부모 카드로 50만 원어치의 옷을 구매한 후 한두 번 입고는 구석에 던져 두고 수면시간이 3~4시간으로 줄어 들고 무리하게 일본여행을 계획하는 증상이 나타나기도 하였다. 입원 4개월 전 근친상간과 관련된 야한 소설을 읽은 후부터는 환자의 아버지가 자신을 성적으로 보고 강간할 것 같은 망상과 자신을 감시하고 해치려고 한다는 피해사고, 불안이 시작되면서 하고 있던 일본어 공부도 중단해 우울감, 자살사고 있어 정신건강의학과 보호병동에 입원하였다.

증 례 5

24세의 남성으로 이전 정신건강의학과 과거력은 없으며 출산 및 발달상의 문제는 없었고, 의무병으로 현역 만기 제대를 하였다. 군 제대 후 법학공부를 시작하였으나 얼마 되지 않아 그만두고 아시아의 여러 나라로 여행을 떠났고 현지에서 대마초를 피웠다. 귀국 후, 그는 자신의 이름을 바꾸려고 하고, 가족과 떨어져서 혼자 살면서 머리를 삭발한 후, 자신이 달라이 라마의 계승자라고 말하면서 주변 사람들과 잦은 다툼이 있었다. 가족들에 의해 입원 할 당시 그는 삭발한 머리에 스님 복장을 하고 있었고, 지남력은 유지되고 있었으나 자신이 구세주의 조상이고 지구에서 가장 똑똑한 사람이라는 과대망상은 지속되고 있는 상태였다.

정신건강의학과 보호병동 입원 후 pherphenazine 28 mg을 투약 하였고, 증상 호전되어 퇴원 하였다. 퇴원 이후 다시 법학 공부를 시작하였으나 1년만에 중단하였고, 정신건강의학과의사와 상의하여 약물 감량 및 중단을 하고 나서 1개월만에 재발하여 다시 입원하게 되었다. 당시 과다하게 물건을 사고 말이 많아지면서 쉽게 화를 내고 자신이 구세주라는 과대 망상이 있었다. 입원 후 haloperidol 5 mg, lithium 1,200 mg 투약하였으며, 퇴원하여 다시 법학 공부를 하다가 인도여행을 가게 되었는데 귀국 당시 증상이 악화되어 입원하였고 장기작용주사제제로 변경하였다. 퇴원 후 외래에서 추체외로 증상이 관찰되어 재입원하여 olanzapine 20 mg, valproic acid 1,000 mg을 투약하였다. 입원 기간 동안에 우울한 양상이 관찰되었으나 주요우울삽화의 기준에는 해당되지 않았다. 이 환자의 기분삽화는 명확하였고, 기분삽화가 없는 기간 동안 분명한 정신병적 증상이 있었기 때문에 정신병적 양상을 동반한 양극성 장애보다는 조현정동장애의 기준에 합당하였다.

조현정동장애로 진단되는 환자는 우선 조현병의 진단기준 A에 해당하는 망상, 환각, 괴상한 행동, 음성증상 등을 가지고 있고, 정신병적 증상과 함께 조증 삽화 및 주요우울삽화의 진단기준에 부합하는 증상이 있어야 한다. 특히, 조현병의 음성증상과의 감별을 위해 조현정동장애의 우울형은 주요우울장애의 A기준을 모두 만족시켜야 함이 강조되고 있다. 조현정동장애에서는 직업 기능의 손상이 자주 나타나지만 이러한 직업 기능의 손상은 조현병의 경우와는 달리 진단기준에 포함되어 있지는 않다. 더불어 대인관계 위축, 자기관리의 어려움 등 음성증상도 조현병보다 심하지 않고, 덜 지속적이며, 병식의 결함도 상대적으로 심하지 않다.

조현정동장애의 발병은 청소년기부터 노년기에 이르기까지 어느 기간에든 가능하나 전형적인 발생 연령은 성인기 초기이며, 다른 정신병적 질환으로 진단된 상당수가 기분삽화의 양상이 더 분명해지고 나서, 조현정동장애 진단을 받는 경우가 많다. 조현정동장애에서 정신병적 증상은 다양한 시기에 존재할 수 있으며, 조현정동 장애의 기준을 분명히 만족하는 증상이 있는 사람이지만 만약 추적 진료에서 역치 아래의 정신병적 증상과 뚜렷한 음성증상 혹은 잔류증상만을 나타내는 경우 진단이 조현병으로 변하게 된다. 반면에 조현정동장애가 있는 사람이 훗날 조현병의 진단기준 A를 만족하는 증상들이 관해된 이후 기분증상들이 계속 되다가 주요우울장애나 양극성 장애로 발전할 가능성 또한 있다.

조현정동장애, 양극형은 조기 성인에서 더 흔한 반면에, 우울형은 더 나이든 성인에서 더 흔하다. 조현정동 장애로 진단된 많은 수가 물질사용장애와 불안장애와 같은 다른 정신질환으로 진단되며, 치료가 필요한 일반의학적 상태의 발생률이 일반 인구의 평균 이상으로 증가되어 있어 평균수명의 감소가 있다. 평생 자살 위험성은 5%이며 우울증상의 비율이 높으면 자살의 위험성도 증가한다.

진 단

임상가는 우선 조현정동장애 진단기준 B[주요 기분삽화(우울삽화 또는 조증삽화)가 없는 기간 동안에 정신병적 증상의 발현]에 해당하는지 알기 위해 기분삽화(affective episode)가 끝나고 나서 정신병적 증상이 지속되는지를 확인해야 한다. 둘째로, 각각의 기분삽화를 합친 전체 기간이 질환 전체 기간과 비교하여 50% 이상의 기간을 점유했을 경우에만 조현정동장애의 진단기준에 부합한다. 또한 대부분의 정신건강의학과적 진단에서와 마찬가지로 물질 남용이나 이차적인 의학적 조건에 의해 증상이 유발되었다면 조현정동장애의 진단에서 배제된다.

조현정동장애를 감별진단하는 데 도움이 될 수 있는 검사나 생물학적 검사는 현재까지 밝혀진 것은 없으며, 구조적, 기능적 뇌 이상, 인지 결함, 유전적 위험 요인 등과 같은 부분에서 조현병과 차이가 있는지는 확실하지 않다.

DSM-5에 의한 조현정동장애의 진단기준은 표 9-6과 같다.

감별진단과 동반이환장애

조현정동장애의 감별진단을 위해서는 조현병과 기분장애의 모든 가능성을 열어두고, 우선 기질적 원인을 배제하기 위해 철저한 의학적 검사가 선행되어야 한다. 특히 조현정동장애와 정신병적 특징을 가진 기분장애를 감별하는 것이 쉽지 않아 자세한 병력 청취와 함께 장기적 추적 관찰이 필요하다.

물질사용의 과거력은 물질유발장애를 시사할 수도 있는데, 알코올의 급성 및 만성적 사용은 환각 및 우울증과 유사한 증상을 발생시킬 수 있고, 대마초의 장기간 사용은 정신병 증상과 무기력한 상태를 유발시키며 코카인의 사용은 기분변화, 정신병적 증상과 관련되어 있다.

표 9-6. 조현정동장애의 DSM-5 진단기준

A. 조현병의 연속 기간 동안 조현병의 진단기준 A와 동시에 주요기분(주요우울 또는 조증) 삽화가 있음
주의점: 주요우울 삽화는 진단기준 A1: 우울 기분을 포함해야 한다.
B. 평생의 유병기간 동안 주요 기분(주요우울 또는 조증) 삽화 없이 존재하는 2주 이상의 망상이나 환각이 있다.
C. 주요 기분 삽화의 기준에 맞는 증상이 병의 활성기 및 잔류기 부분의 전체 지속 기간의 대부분 동안 존재한다.
D. 장애가 물질(예: 남용약물, 치료 약물)의 효과나 다른 의학적 상태로 인한 것이 아니다.

다음 중 하나를 명시할 것:
295.70(F25.0) 양극형: 이 아형은 조증 삽화가 발현 부분일 경우 적용됨. 주요우울 삽화도 일어날 수 있다.
295.70(F25.1) 우울형: 이 아형은 단지 주요우울 삽화만이 발현 부분일 경우 적용된다.
다음의 경우 명시할 것:
긴장증 동반(다른 정신질환과 연관된 긴장증의 진단기준을 참조하시오)
부호화 시 주의점: 동반한 긴장증의 존재를 지정하기 위해서는 조현 정동장애와 연관된 긴장증을 위한 추가적 부호 293.89(F06.1)를 사용하시오.
다음의 경우 명시할 것:
다음의 경과 명시자들은 장애 지속 기간이 1년이 지난 후에, 그리고 진단적 경과 기준에 반대되지 않을 경우에만 사용되는 것이다.
첫 삽화, 현재 급성 삽화 상태: 정의된 진단적 증상과 시간 기준에 합당한 장애의 첫 발현, 급성 삽화란 증상 기준이 충족되는 시간적 기간을 일컫는다.
첫 삽화, 현재 부분 관해 상태: 부분 관해란 앞 삽화 이후 호전이 유지 되고 정의된 장애 기준이 부분적으로만 충족되는 시간적 기간을 일컫는다.
첫 삽화, 현재 완전 관해 상태: 완전 관해란 앞 삽화 이후 더 이상 장애 특이적 증상이 존재하지 않는 시간적 기간을 일컫는다.
다중 삽화, 현재 급성 삽화 상태: 다중 삽화는 최소 2회의 삽화(예: 첫 삽화 이후 관해와 최소 1회의 재발) 이후에 결정될 수 있다.
다중삽화, 현재 부분 관해 상태
다중삽화, 현재 완전 관해 상태
지속적인 상태: 장애의 진단적 증상 기준을 충족하는 증상들이 질병경과의 대부분에서 그대로 남아 있고 역치 아래의 증상 기간은 전체 경과에 비해 매우 짧다.
명시 되지 않는 경우
현재의 심각도를 명시할 것:
심각도는 망상, 환각, 와해된 언어, 비정상적인 정신운동 행동, 음성 증상 등과 같은 정신병의 일차 증상에 대한 양적 평가를 통해 등급화된다. 이러한 증상 각각은 현재 심각도(지난 7일 중 가장 심한)에 대하여 0(증상 없음)부터 4(고도의 증상이 있음)까지의 5점 척도를 이용해 등급화될 수 있다.
주의점: 조현정동장애의 진단은 이러한 심각도 명시자의 사용 없이 내려질 수 있다.

이전에 앓고 있었던 일반 의학적 상태와 그에 따른 치료 모두, 정신병적 장애와 기분장애를 일으킬 수 있다. 신경학적 이상소견이 의심된다면 해부학적 병인을 배제하기 위해 뇌영상검사를 수행할 수 있고 가능한 발작장애(seizure disorder)(예: 측두엽간질)를 감별하기 위해 뇌파를 측정해 볼 수 있다.

원 인

조현정동장애 환자들은 비교적 이질적인 집단으로서 최근에는 주로 양극형과 우울형으로 분리하여 연구하고 있다. 조현병의 일차친족에서 조현정동장애의 위험성이 증가되고, 조현정동장애, 양극성장애 환자는 일차친족에 조현정동장애의 위험성을 증가시키게 된다. 조현정동장애의 가계 및 유전 연구의 많은 부분이 조현병과 기분장애가 완전히 분리된 속성을 가지고 있다는 전제를 바탕으로 시행되고 있지만 일부 연구에서는 유전학적으로 관련되어 있음이 지지되고 있다. 조현병 환자의 1q41 염색체에 위치한 disrupted in schizophrenia 1 (DISC 1) 유전자의 손상에 대한 연구에서 조현병, 양극성장애, 조현정동장애가 서로 관련되어 있을 가능성을 제시하고 있다.

치 료

조현정동장애에 국한하여 약물의 효과를 검증하기 위한 임상 연구는 많지 않다. 미국 식품의약국 FDA의 승인을 받은 약물도 매우 제한적인데 팔리페리돈 서방형 경구용 약물 및 장기작용 주사제가 승인을 받아 단독 투여하거나 기분조절제/항우울제와 병용 투여할 수 있다. 실제 임상현장에서는 항정신병약물, 기분안정제, 항우울제 등을 단독 또는 병용 투여하여 치료한다. 조현병 치료에 사용되는 항정신병약물을 사용하여 정신병적 증상을 조절할 수 있다. 조증 증상에 대해서는 양극성 기분장애에 사용되는 리튬(lithium), 카바마제핀(carbamazepine), 발프로에이트(valproate) 등을 사용할 수 있다. 급성기에는 충분 용량의 기분안정제를 사용하여 적극적으로 치료하고, 유지기에는 유효 혈중 농도의 낮은 범위

로 약물 용량을 감량하여 가능한 부작용을 줄이고 순응도를 높이는 것이 좋다. 기분안정제 사용으로 인한 신장, 갑상선, 간, 혈액의 이상과 혈중농도를 모니터링하는 것이 필요하다. 우울증 증상에 대해서는 세로토닌 재흡수 억제제와 같은 항우울제를 사용할 수 있다. 양극형의 우울증상에 대해서는 양극성 장애의 우울증 치료에 우선적으로 권고되는 리튬, 라모트리진, 퀘티아핀 등으로 조절할 수 있다.

경과 및 예후

조현정동장애의 진단은 정신병적 증상이 있는 환자에서 주요 기분 삽화를 만족하는 증상이 전체 질병 기간(활성기 및 잔류기)의 대부분 동안 존재해야 하므로, 질병의 경과에 따라 기분 증상 없이 정신병적 증상만 나타나는 기간이 길어지면 진단이 바뀔 수 있다. 이러한 질병의 특성상 조현정동장애의 경과나 예후는 다양하게 보고된다. 조현정동장애의 예후는 전반적으로 조현병보다는 다소 양호하지만 기분장애의 예후보다는 불량하다. 조현정동장애 환자의 신경인지기능 장애나 직업 기능 손상 또한 양극성 장애 환자보다 심하다. 조현정동장애 환자를 장기간 추적 관찰한 결과 질병의 예후가 정신병적 증상을 동반한 기분장애 보다 조현병의 경과와 더 유사하였다. 조현정동장애 환자 중에서는 기분증상이 주가 되는 환자보다 정신병적 증상이 주가 되는 환자가 더 나쁜 경과를 보이는 것으로 보고된다.

조현양상장애(schizophreniform disorder)

개념(역사)

조현양상(schizophreniform)이라는 용어는 1939년 랑휄트(G. Langfeldt)가 조현병과 증상이 유사하나 갑자기 발병하고 기분 증상과 의식(consciousness)의 혼탁(clouding)이 동반되며 양호한 예후를 보이는 상태를 기술하기 위해 처음 사용하였다. 조현양상장애의 증상은 조현병 증상과 유사하지만 1개월 이상 6개월 이내의 기간 동안 지속되며, 증상이 6개월 이상 지속되면 조현병으로 진단을 바꾸어야 한다. 질환에서 회복이 되면 병전 기능 상태로 돌아간다.

역 학

연구가 제한적이나 평생 유병률은 0.1~0.2%로 보고된다. 개발도상국에서는 유병률이 더 높아 조현병처럼 흔한 경우도 있다. 청소년기와 초기 성인기에 흔히 발생한다.

임상양상

증 례 6

28세 남자가 경찰 동행하에 수갑이 채워진 상태로 응급실에 내원하였다. 머리와 옷차림이 흐트러져 있었으며 소리를 지르고 경찰과 대치하고 있었다. 환청을 향해 "입 닥쳐! 하기 싫다고 말했잖아!"라고 소리를 지르는 등 환청이 들리는 것이 분명해 보였다. 그러나 그에게 환청에 대해 물었을 때 아무것도 들리지 않는다고 부인하였다. 그는 극도로 예민하게 쳐다보았고 아주 작은 소리에도 놀랐다. 빨리 도망쳐야 하는데, 그렇지 않으면 곧 살해될 거라는 걸 알고 있기 때문이라고 말했다.

원래 그는 일류 회사의 회계사로 일하며 한 여자와 동거하고 있었고 친한 친구들도 있었다. 그의 주변 사람 대부분은 그가 친절하지만 때로는 시비조가 된다고 하였다. 그러던 중 내원 약 6개월 전 그의 여자 친구가 갑자기 이별을 고하고 그의 집에서 나갔을 때 그는 스트레스를 받았고 크게 당황하였다. 시간이 경과하면서 명확한 근거는 없었지만 그는 점차 그녀가 다시 자신에게 돌아올 것이라 확신하게 되었고 내원 4개월 전부터 "우연히" 꽃과 선물을 들고 그녀의 직장과 집으로 찾아가기 시작하였고 점차 상대방의 반응에 상관 없이 일방적인 방문의 빈도가 증가하는 모습을 보였다.

내원 3개월 전 그녀가 더 이상은 그와 같이 하고 싶지 않으니 떠나달라고 강하게 말했을 때, 그는 그녀가 자신이 죽기를 원한다고 확신했다. 그는 그 생각에 사로잡혀 일을 제대로 할 수가 없었다. 이러한 생각이 심화되면서 그는 목숨을 잃을까 두려워 내원 2개월 전부터는 종종 결근을 하였고 직장에서는 업무를 더디게 수준 이하로 처리하고 실수가 잦았다. 직장상사가 이를 나무라며 지속되면 해고할 수 있다고 경고하였다. 그는 당황하였으며 상사의 지적에 분개하였다. 전 여자친구가 직장 상사에게 자신을 살해하라고 지시했다고 믿었다. 그의 믿음은 그를 조롱하는 목소리로 확고해졌다. 목소리는 되풀이해서 그에게 직장을 그만두고 다른 도시로 이사하고 전 여자친구는 잊어야 한다고 말했지만 그는 거부했으며, 그렇게 하면 그들에게 "받아 마땅한 것보다 더 많은 만족"을 줄 것이라고 믿었다. 그는 일하는 내내 생명의 위협을 느꼈지만 계속 일을 했다.

그는 자신이 외로운 희생양이라고 믿었다. 밤에 악몽을 꾸며 갑자기 깨어났지만 다시 잠들 수 없었다. 몸무게가 줄지는 않았으며 다른 생장증상(vegetative symptoms)은 없었다. 분노와 공포의 정동(affect)이 번갈아 가며 나타났다. 마음이 이상하게 각성되고 활성화되었지만 과활성되거나 과도하게 활기차거나 팽창되지 않았다. 사고형태의 장애는 보이지 않았다.

그는 입원하였고 항정신병 약물치료를 받았다. 그의 증상은 치료를 시작한 지 수주 뒤에 회복하여 잘 지냈고 퇴원 후 바로 직장에 복귀할 수 있었다.

조현양상장애는 빠르게 발병하고 긴 전구기가 없는 급성 정신병이다. 대개 삽화기간 동안에 기능이 저하되지만, 사회적 그리고 직업적 기능의 감소가 진행하지 않는다. 초기의 증상은 대체로 조현병과 유사하고 슈나이더의 일급 증상이 종종 나타난다. 갑자기 발병하고 감정적 혼란이 동반될 가능성이 많은데 이는 양호한 예후와 관련이 있다. 음성 증상은 비교적 드물고 불량한 예후와 관련이 있다. 처음 입원한 환자의 1/4이 중등도에서 심한 음성 증상을 보이며 이들 대부분이 양호한 예후 특징을 동반하지 않는 조현양상장애로 진단을 받고 2년 뒤 73%에서 조현병으로 진단을 받는다. 반면 양호한 예후 특징을 동반하는 조현양상장애는 2년 뒤 38%만이 조현병으로 진단을 받는다. 질환의 정의상 조현양상장애 환자들은 6개월 내에 병전 상태로 회복이 되며 일부에서 완전히 회복된 후 오랜 기간 이후에 한 번 이상의 삽화가 재발하기도 한다. 그러나 증상이 나타난 기간을 합했을 때 6개월 이상이면 조현병을 고려해야 한다.

진 단

표 9-7의 DSM-5의 진단기준에 따르면, 조현양상장애는 1가지 이상의 핵심 양성증상을 포함하여 총 2가지 이상의 정신병적 증상을 보여야 하며 지속기간이 1개월 이상 6개월 이내이어야 한다. 정신병적 증상을 보이는 조현정동장애나 기분장애 그리고 물질이나 일반적인 신체질환에 의한 것이 아니어야 한다. 진단 기준의 5가지 증상 영역에 더하여 여러 조현병 스펙트럼 및 기타 정신병적 장애를 확실히 구별하기 위해서는 인지와 우울 그리고 조증 증상 영역의 평가가 필수적이다. 예후인자의 유무에 따라 2가지 아형으로 세분하고 있고 긴장증이 동반되었을 때 조현양상장애와 동반된 긴장증 진단을 추가로 기술하게 되어있다.

감별진단과 동반이환장애

감별진단은 조현병의 감별진단과 동일하다. 인위성 장애, 일반적인 의학적 상태(AIDS, 측두엽 간질, 뇌종양, 뇌혈관질환 등)에 의한 정신병적 장애, 물질에 의한 정신병적 장애와 감별하는 것이 중요하다.

조현양상장애를 다른 질환과 구분하는 한 가지 요인으로 정신병적 증상의 기간을 들 수 있다. 만일 전구기, 활성기, 잔류

표 9-7. 조현양상장애의 DSM-5 진단기준

A. 다음 증상 중 둘(혹은 그 이상)이 1개월의 기간(성공적으로 치료가 되면 그 이하) 동안의 상당 부분의 시간에 존재하고, 이들 중 최소한 하나는 (1) 내지 (2) 혹은 (3)이어야 한다.
  (1) 망상
  (2) 환각
  (3) 와해된 언어(예: 빈번한 탈선 혹은 지리멸렬)
  (4) 극도로 와해된 또는 긴장성 행동
  (5) 음성 증상(예: 감퇴된 감정 표현 혹은 무의욕증)

B. 장애의 삽화가 1개월 이상, 6개월 이내로 지속된다. 진단이 회복까지 기다릴 수 없이 내려져야 할 경우에는 "잠정적"을 붙여 조건부 진단이 되어야 한다.

C. 조현정동장애와 정신병적 양상을 동반한 우울 또는 양극성 장애는 배제된다. 왜냐하면 1) 주요우울 또는 조증 삽화가 활성기 증상과 동시에 일어나지 않기 때문이거나, 2) 기분 삽화가 활성기 증상 동안 일어난다고 해도 병의 활성기 및 잔류기 전체 지속 기간의 일부에만 존재하기 때문이다.

D. 장애가 물질(예: 남용약물, 치료약물)의 생리적 효과나 다른 의학적 상태로 인한 것이 아니다.

다음의 경우 명시할 것:
  양호한 예후 특징을 동반하는 경우: 이 명시자는 다음의 4가지 특징 중 최소 둘이 있어야 한다. 그 특징은 통상적 행동이나 기능에서 처음 눈에 띄는 변화가 생긴 지 4주 이내에 뚜렷한 정신병적 증상의 발병, 혼돈 혹은 당혹감, 양호한 병전 사회 및 직업 기능, 둔마 혹은 평단 정동의 부재 등이다.
  양호한 예후 특징을 동반하지 않는 경우: 이 명시자는 위 특징 중 둘 이상이 존재하지 않는 경우 적용된다.

다음의 경우 명시할 것:
  긴장증 동반(다른 정신질환과 연관된 긴장증의 진단기준을 참조하시오)
  부호화 시 주의점: 동반한 긴장증의 존재를 지정하기 위해서는 조현양상장애와 연관된 긴장증을 위한 추가적 부호293.89(F06.1)을 사용하시오.

현재의 심각도를 명시할 것:
  심각도는 망상, 환각, 와해된 언어, 비정상적 정신운동 행동, 음성 증상 등과 같은 정신병의 일차 증상에 대한 양적 평가를 통해 등급화된다. 이러한 증상 각각은 현재 심각도(지난 7일 중 가장 심한)에 대하여 0(증상없음)부터 4(고도의 증상이 있음)까지의 5점 척도를 이용해 등급화될 수 있다.
  주의점: 조현양상장애의 진단은 이러한 심각도 명시자의 사용 없이 내려질 수 있다.

기 기간이 6개월 이상 지속되면 조현병으로, 1개월 이내이면 단기정신병적장애로 진단해야 한다. 일반적으로 단기정신병적장애는 주요 스트레스 요인이 있다는 것을 필요로 하지 않는다.

정신병적 양상이 있는 기분장애와 조현양상장애를 구분하는 것은 때때로 어렵다. 종단면적으로 철저한 병력청취가 중요하며, 기분부전의 기간 동안에만 정신병적 증상이 있다면 일차적으로 기분장애를 시사한다.

원 인

조현양상장애의 원인은 잘 알려져 있지 않으며 일반적으로 일부 환자는 조현병과 유사하고 일부는 기분장애와 유사하다. 다수의 생물학적 그리고 역학적 연구 결과들은 이 진단적 분류가 한 환자 집단을 대표하며 일부는 조현병과 나머지는 기분장애와 유사하다는 가설을 일관되게 보고하고 있다.

뇌 영상

조현병 환자에서 보고된 것처럼, 조현양상장애 환자에서 뇌 아래전전두 부위에 특징적인 심리 검사(위스콘신 카드 분류 검사, Wisconsin Card Sorting Test)를 할 때 해당 부위의 상대적인 활성화 결핍이 보고되었다. 한 연구에서는 활성화 검사 동안 좌반구에서만 결핍이 나타났고 흑질선조체 활성 억제의 손상이 좌반구에 국한되어 있는 것을 발견했다. 이런 결과들로 조현병과 조현양상장애가 생리적으로 유사하고 해석할 수 있다.

또한 비록 일부 연구에서 조현양상장애 환자들은 컴퓨터 단층촬영과 자기공명영상에서 뇌실이 커져 있었으나, 조현병의 뇌실 확장과 달리, 조현양상장애의 뇌실 확장은 질환의 결과나 다른 생물학적 척도들과 상관관계가 없었다.

다른 생물학적 척도

조현병 환자가 태어날 위험이 높은 시기인 겨울과 봄에 태어난 조현병 환자들은 저반응성 피부 전도를 보였지만 조현양상장애 환자에서는 이런 관련성이 나타나지 않았다. 이 단일 연구의 중요성과 의미는 해석하기 어렵지만, 결과를 보면 조현병과 조현양상장애의 유사성을 가정하는 데 신중해야 한다.

치 료

전반적인 치료 방향은 초발 조현병 환자의 치료에 준한다. 항정신병약물로 증상을 조절하는데 전반적으로 조현병 환자에서보다 치료 반응이 좋은 편이다. 정신사회적 중재와 전기경련요법도 사용할 수 있다.

경과 및 예후

조현양상장애(잠정적)로 진단된 환자들의 약 2/3는 조현병 혹은 조현정동장애의 진단을 받게 된다. 일부 환자는 기분장애로 이어지는데 이는 상대적으로 낮은 빈도인 5~15%의 환자에서 관찰된다. 20~40%의 환자들은 6개월 기간 내에 회복되어 조현양상장애가 최종 진단이 된다. 하지만 보다 장기간 추적 관찰할 경우 조현양상장애의 진단이 유지되는 경우는 더 적어지게 되는데, 10년간의 추적 연구에서 조현양상장애 진단이 유지되는 경우는 5% 미만이었다. 조현양상장애로 진단이 유지되는 경우는 양호한 경과를 보이는데, 이들은 진단 기준에 제시되는 발병 시 양호한 예후 특징(행동이나 기능 변화가 생긴 지 4주 이내 정신병적 증상의 발병, 혼돈이나 당혹감, 양호한 병전 기능, 둔마 혹은 평탄 정동이 없음)을 보이는 경향이 있다.

망상장애(delusional disorder)

개 념

망상장애(delusional disorder)는 "편집증(paranoia)"이라고도 불린다. 망상장애는 '안정적이고 잘 정의된 망상'을 주 증상으로 하는 만성 정신병적 장애이다. 망상체계는 다른 기능을 침범하지 않으며 성격의 많은 부분이 온전하기에 사회적 기능은 상당히 보존되어 있다. 반면 조현병은 정신병적 양상을 보인다는 점에서 표면적으로 유사하나 광범위한 성격의 와해가 있다. 많은 환자들이 정신질환을 받아들이지 않거나 치료를 거부한다. 반면 협조적이고 적절한 투약을 수용하는 경우, 상당수에서 치료에 반응한다.

역 학

평생유병률은 약 0.2%이다. 평균 발병 나이는 40세이나 18~90세까지 가능하다. 많은 환자들이 결혼을 했고 직업을 가진 상태이나, 이민온 지 얼마 되는 않은 경우, 사회경제적 상태가 낮은 경우와 연관성을 보이기도 한다.

임상양상

흔히 표 9-8과 같은 모습이 관찰되면 망상을 의심해봐야 한다. 여기에 표 9-9와 같은 특징적인 임상양상을 보이면 망상장애를 고려해야 한다. 망상적 맥락에 따라 관계사고가 증가되고, 일상의 사소한 사건들도 이상한 유의성을 띠게 된다. 환자는 이것을 도처에 반복되는 일관된 증거(예: 검은색 차가 줄지어 오는 것을 보고 조폭이 나를 죽이러 오는 것이다)라고 주장하나, 실제로 하나하나의 증거는 다르게 해석될 여지(그냥 장례식장 차의 행렬)가 많다. 망상에 강하게 매달리며 정신질환이 있을 수 있다는 어떠한 의견도 일축한다. 망상의 형태는 비교적 잘 구조화되어 있어 기본전제가 비합리적이지 않다면 논리적이라고도 볼 수 있을 정도로 체계적이다. 의식은 명료하고, 사고 과정의 장애는 없다. 환자는 망상체계 밖에서는 상당히 정상적인 사고, 정동 및 행동을 보인다는 점에서 조현병과 확연히 다르다.

병전성격으로 편집성 혹은 조현성 성격장애가 많다. 이러한 성격성향은 사회적 고립과 망상경향의 악화와 관련되어 있다. 급성 발병의 경우 유발 스트레스를 확인할 수 있다. 환자 대부분은 그들의 비정상적인 믿음을 비밀로 하며, 신체적 호소 혹은 법적 과정에서 드러나게 된다. 그러나 몇몇 환자들은(극단적인 종교 지도자 혹은 사회적 이슈에 대해 극단적인 선동가) 망상을 이용하기도 한다. 탈억제적이고 공격적인 행동이 있을 수 있다. 분노에 가득 차고 의심이 많아 고소광으로 종종 생각되었지만, 실제로 대부분의 환자는 점진적으로 고립되는 상황에서 오는 절망감을 내재화한다. 분노와 의심은 그들이 몰두하는 걱정(즉, 망상의 내용)이 무시된다고 느껴질 때 나타나는 이차적 현상이다.

표 9-8. 망상을 시사하는 임상양상

* 믿음이 지속적이거나 강하게 표현된다.
* 믿음이 개인이 이전에 갖던 것과는 다르고 주변사람과도 공유되지 않는다.
* 믿음이 개인의 삶에 강한 영향을 남기고, 결국 삶의 방식에 큰 변화가 온다.
* 믿음에 대해 민감해지고 유머를 잃게 된다.
* 믿음에 대해 확신하지만, 질문 받을 때 종종 비밀로 하거나 분노한다.
* 믿음이 이상함에도 불구하고 중심에 놓이게 되어, 사실이 아닐 가능성에 대해 의심이 없다.
* 믿음에 반대하는 시도에 대해 부적절한 감정 반응을 보이면서 격앙된다.
* 믿음이 강렬하게 표현되어서 마치 사실인 것처럼 보이는 경우가 있다.
* 믿음에 빠져 있어서 많은 일상 생활이 무시된다.
* 믿음이 행동화될 때 난폭성을 보이기도 한다.
* 믿음으로 인해 생각이나 행동이 달라졌다고 주변 사람들이 말한다.
* 믿음에 대한 진정한 증거를 얻을 수 있는 기회를 막상 지속적으로 회피한다.
* 믿음에 흔히 동반되는 의심, 거만, 과대성, 회피 및 기이한 행동이 나타난다.

표 9-9. 망상장애를 시사하는 특정 양상

* 망상체계가 안정적이며 강한 감정이 실려 표현된다. 논리가 일관되나 잘못된 전제에서 출발한 명제이다.
* 망상체계는 다른 기능을 침범하지 않아 망상으로 인해 설명될 수 있는 정도의 동반 임상양상이 있을 뿐이며 성격의 대부분은 잘 기능하고 있다.
* 망상에 몰두할 때는 감정적, 생리적으로 각성되어 있으나 중립적인 내용을 얘기할 때는 각성은 없어지고 통상적인 대화가 가능해 진다. 이런 전환은 신속히 일어나기도 하는데 망상장애의 매우 특징적인 양상이다.
* 때때로 행동양상이 정상과 비정상을 오락가락하기도 한다. 일시적으로 유사-병식을 가져 망상을 감추기도 한다.
* 때로는 비정상적이나 해를 끼치지 않고, 또 때로는 악성으로 행동화되기도 하면서 사회 속에서 살아간다.
* 망상의 형태를 봐야 하며 그 내용을 보고 진단하면 안 된다.

진 단

DSM-5에서의 진단적 특징은 1개월 이상 지속된 망상의 존재이다. 조현병의 진단기준 A에 맞는 다른 증상 및 징후를 현재 보이는 경우 혹은 과거에 보였던 경우 망상장애로 진단하지 않는다. 망상의 직접적 영향을 제외하면 정신사회적 기능의 손상은 조현병 같은 다른 정신병적 장애에서 보이는 것보다 더 제한적이며, 행동은 명백하게 기이하거나 이상하지 않다(표 9-10). 망상의 내용 보다는 망상의 독특한 양상에 주목해서 망상장애 여부를 진단해야 한다(표 9-9). 과거에는 체계적 망상을 진단기준으로 삼았으나 DSM이 판을 거듭할수록 망상이 덜 체계적이고(DSM-IV부터), 괴이하여도(DSM-5부터) 망상장애로 진단이 가능해지게 되었다.

DSM-5에서는 망상의 중심주제에 따라 아형을 나눈다. 또한 명시자(specifier)로서 괴이한(현실에서 도저히 일어날 수 없는) 내용 동반을 제시하고 있다.

피해형(persecutory type)

가장 흔한 아형이다. 망상의 중심주제는 자신이 음모, 속임

표 9-10. 망상장애의 DSM-5 진단기준

A. 1개월 이상의 지속 기간을 가진 한 가지(혹은 그 이상) 망상이 존재한다.
B. 조현병의 진단기준 A에 맞지 않는다.
주의점: 환각이 있다면 뚜렷하지 않고, 망상 주제와 연관된다(예: 벌레가 우글거린다는 망상과 연관된 벌레가 꼬이는 감각)
C. 망상의 영향이나 파생 결과를 제외하면 기능이 현저하게 손상되지 않고 행동이 명백하게 기이하거나 이상하지 않다.
D. 조증이거나 주요우울 삽화가 일어나는 경우, 이들은 망상기의 지속 기간에 비해 상대적으로 짧다.
E. 장애가 물질의 생리적 효과나 다른 의학적 상태로 인한 것이 아니고, 신체이형장애나 강박장애와 같은 다른 정신질환으로 더 잘 설명되지 않는다.

수, 염탐, 추적, 독극물, 악의적 비방을 당하고 있다는 등의 믿음이다. 소송에 몰두하기도 하며, 가해자라 믿는 대상에게 폭력을 쓰기도 한다.

질투형(jealous type)

소위 의처증, 의부증이 여기에 해당한다. 중심주제는 자신의 배우자나 연인이 외도를 하고 있다는 내용이다. 일단 망상이 형성되면 환자 입장에서는 배우자의 현재 및 과거 행동의 상당수가 이 망상에 맞추어서 설명되고 이해된다. 자해와 타해 등과 같은 공격적인 행동을 할 가능성이 있다.

증 례 7

55세 남자가 부부상담을 원해 방문하였다. 부인은 남편을 의처증이라 생각하여 병원에 가보자고 했는데, 남편이 인정하지 않아 함께 상담도 받고 실제로 병이 있는지 알아보기 위해 왔다고 하였다. 대학생 아들은 아버지가 폭력을 행사하는 모습은 문제이나, 어머니의 정조를 의심하는 것은 과하기는 하여도 병적인지는 잘 모르겠다고 하였다.

부인은 신혼때부터 부부동반 모임 이후에 부인이 남편 친구와 이야기를 나눈 것을 두고 정분이 있어서 그렇다며 행실을 바르게 하라는 얘기를 남편으로부터 자주 들어왔다고 한다. 부인은 예전부터 자신이 외출을 할 때 매번 차로 데려다 주는 남편에게 고마워했는데, 알고 보니 부인을 의심하여 어디 가는지 지켜보려고 차로 데려다 준 것이었음을 알게 되었다고 한다. 남편은 또한 자주 부인에게 전화하여 소재를 파악하고, 몇 년 전부터는 서로 믿을 수 있게 휴대폰 위치추적 앱을 함께 깔자고 하였다고 한다. 한번은 부인이 동창을 만나고 들어왔는데 남편이 부인에게 다른 남자와 잔 것이 분명하다면서 속옷을 검사하겠다며 바람 핀 것을 인정하라고 한 적이 있으며, 이후 이런 일이 반복되었다고 한다. 1년 전에는 부인에게 모두 인정하고 다시는 안 그러겠다고 약속하면 다 용서하고 휴대폰 앱도 지우고 속옷을 확인하는 행동을 하지 않겠다고 하여 부인은 바람을 핀 적도 없지만 인정해주었고, 이후 남편은 한동안 잠잠했지만 다시 바람 필 때 느낌이 어땠냐 묻는 등의 행동을 반복했다고 한다.

반면 남편은 도처에 부인이 외도를 하는 증거가 일관되게 나타난다고 하였다. 부인이 마트에 가는 것처럼 나갔다가 그냥 돌아와, 아파트의 CCTV를 확인했더니 앞 동의 흰색 셔츠 입은 남자와 서로 눈을 마주치고 휴대폰으로 신호를 주고 받으며 단지를 나갔다가 30분 후에 집으로 돌아올 때는 한 100미터 떨어져서 흰색 셔츠 입은 사람과 함께 돌아왔다며, 외도를 하지 않고는 마트에 가는 척 나갔다가 다른 남자와 같이 돌아올 수 없다면서 그동안 잠자리를 한 것이 분명하다고 주장하였다. 남편은 지금 보니 부인이 신혼 때 친구의 이혼 소식을 듣고서 차라리 잘했다고 두둔한 적이 있었는데 그때부터 이미 외도를 하고 있었기 때문에 그런 반응을 보인 것이라 생각된다고 하였다. 며칠 전에는 남편이 시내에 있다가 "빨간색 점퍼를 입은 부인으로 보이는 사람"의 뒷모습을 보고 미행을 한 적이 있는데, 알아챘는지 자신을 따돌리고 여관으로 숨어 들어갔다고 한다. 30분 후 남자와 팔짱을 낀 채 여관 골목에서 나오는 것을 보게 되어 현장을 잡으려고도 했으나 도저히 그렇게 할 수가 없어 그냥 집으로 돌아왔다고 한다. 이에 대해 부인은 시내에 나간 적이 없으며, 빨간색 점퍼가 낡아 몇 년 전에 버렸다고 하였으나, 남편은 믿지 않고 그 점퍼는 자기에게 들켰기에 오늘 버린 것이라고 주장하면서 부부 싸움을 하게 되었다고 한다.

색정형(erotomanic type)

소위 스토커에서 관찰된다. 일반적으로 지위가 높은 다른 사람이 자신을 사랑하고 있다고 믿는다. 망상은 급성으로 발병하며, 만성적 경과를 취한다. 망상의 특성은 상대가 먼저 접근했고, 애정 관계이고, 자신이 첫사랑이고, 변치 않고, 상대의 역설적인 모습을 합리화한다(실제로는 사랑하나 그 상황에서는 어쩔 수 없이 자신에 대한 사랑을 부인했다고 합리화).

신체형(somatic type)

중심 주제는 신체적 기능이나 감각과 관련된다. 가장 흔한 것이 자신이 악취를 풍기고 있다는 믿음이다. 피부 속에 벌레 혹은 몸에 기생충이 산다는 믿음, 신체의 어느 부분이 기형이거나 흉하게 생겼다는 믿음, 신체의 어느 부분이 기능하지 않고 있다는 믿음 등이 있다.

과대형(grandiose type)

중심 주제는 스스로 어떤 굉장한 그러나 확인되지 않은 재능이나 통찰력을 갖고 있거나, 중요한 발견을 하였다는 내용이다.

혼합형(mixed type)

한 가지 주제가 두드러지지 않은 경우이다.

명시되지 않는 유형(unspecified type)

지배적 망상적 믿음이 명시되지 않는 경우로 뚜렷한 피해 혹은 과대 요소가 없는 관계망상, 카그라증후군(Capgras syndrome)을 예로 들 수 있다.

카그라증후군은 친숙한 사람이 다른 사람에 의해 대체되었다는 믿음(예: 엄마가 외모는 엄마이나 실제로는 다른 사람이 엄마의 탈을 쓰고 엄마인척 하는 것이다)을 갖는다.

감별진단과 동반이환장애

강박장애 및 관련장애

강박사고와 강박행동이 있는 사람이 자신의 강박사고에 따른 믿음을 사실이라고 전적으로 확신하는 경우 망상장애라기보다는 '강박장애 명시자, 병식 없음/망상적 믿음'으로 진단이 내려져야 한다. 신체이형장애 역시 마찬가지이다.

조현병과 조현양상장애

망상장애는 조현병 활성기의 다른 특징적 증상들이 없다는 점에서 조현병 및 조현양상장애와 구별될 수 있다. 망상장애에서 환각이 존재하는 경우 뚜렷하지 않고, 망상 주제와 연관된다(예: 벌레가 피부 밑에 있다는 망상과 연관된 벌레가 움직이는 환촉).

원 인

망상장애의 원인론에 대한 중심개념은 조현병 및 기분장애의 원인론과는 다르다는 점이다. 망상장애의 위험인자는 노인, 감각 손상 혹은 박탈, 가족력, 사회적 고립, 성격성향(예: 비정상적인 대인관계 예민성) 및 최근의 이민 등이다.

생물학적 요인

가계연구결과 망상장애의 친족 중에 조현병 혹은 기분장애의 발병률이 높지 않으며 또한 조현병의 친족 중에 망상장애의 발병률이 높지 않다. 이는 망상장애와 조현병, 기분장애 사이의 유전적 연관성이 없음을 시사한다.

암페타민과 코카인 남용, 치료 목적의 레보도파와 메틸도파 등이 망상성 질환을 유발할 수 있다. 도파민성 신호전달이 망상장애의 중요한 병인적 요소가 될 것이다.

망상이 대개 단순하지 않으며 환자의 지적 능력 역시 온전하다는 점에서 대뇌피질보다는 변연계 및 기저신경절의 이상이 망상장애의 병인에 관여할 가능성이 많다. 기질적 요인이 분명한 경우에는 기질성 정신장애로 진단하고 망상은 이차적 현상으로 이해해야 한다. 알코올 및 약물 남용 혹은 뇌손상의 기왕력이 있는 젊은 남자와 노인(여자가 좀 더 많다)에서 기저의 신경인지손상이 관련될 수 있으므로 이에 대한 평가가 필요하다.

정신사회적 원인

사회적으로 고립되어 있고 그들의 성취는 기대되는 것보다 못하다.

정신역동적 요인으로 매우 예민한 사람을 들 수 있다. Freud는 잠재적 동성애성향["나(남자)는 그를 사랑한다"]에 대한 방어 과정 즉, 부정("나는 그를 사랑하지 않는다"), 반동형성("나는 그를 미워한다.") 및 투사("그가 나를 미워한다")의 과정을 거쳐 망상이 발생한다고 주장하였으나 동성애성향이 망상장애 환자에서 더 많다는 증거는 없다. 어쨌든 망상 형성에서 투사가 중요한 역할을 한다.

편집성 허위사회(paranoid pseudocommunity)로 설명하기도 한다. 외적 요인으로 가학적인 처우가 예상되는 상황, 불신과 의심을 조장하는 상황, 사회적 고립, 시기와 질투를 증가시키는 상황, 자존감을 떨어뜨리는 상황, 다른 사람에게서 자신의 결함을 보게 되는 상황, 그리고 다른 사람의 말과 행동의 의미와 동기를 심사숙고하게 만드는 상황이 있다. 내적 요소로는 사회적 고립 성향으로 인해 다른 사람의 관점을 취하는 기술을 익히지 못하게 되어 다른 사람의 의도나 태도에 대한 이해가 부족한 경우를 들 수 있다. 이런 내외적 요소로 인해 맛본 좌절감이 일정 한계를 넘게 되면 사람은 고립, 불안해지며 무엇인가 잘못되었다고 느끼고, 이에 대한 설명을 시도하여 마침내 해답으로서 망상체계를 확고히 하게 된다. 망상의 정교화 과정을 통해 결국 가해자에게 악의적 동기가 있다고 여기게 되는 편집성 허위사회를 만들게 된다. 환자들은 자신의 투사된 공포와 망상을 결합시켜 이 허위사회를 실제로 존재한다고 믿고 그들을 자신의 공격성의 대상으로 정당화시킨다. 허위사회의 존재로 주변에서 뭔가 이상한 일이 일어나고 있는 듯한 불안을 설명할 수 있게 되어 마음이 일단 편안하게 되며, 허위사회 밖의 사람들과는 안심하고 관계를 갖게 된다. 그러나 스스로에게는 망상이 사실이 되는 대가를 치러야 하기에 항상 이 허위사회의 위협으로부터 공포에 떨게된다.

그 밖에 자존감 저하에 대한 방어, 사회인지 결핍, 인지적 유연성 결핍, 외부귀인편향(externalizing attributional bias), 성급한 예단 편향(jumping-to-conclusion bias) 등의 다른 정보처리 이상 등이 상호작용한 것으로 편집증을 설명하기도 한다. 이는 편집증의 인지행동치료의 이론적 근간이 된다.

치 료

먼저 망상장애는 실제로 치료 가능하다는 점을 반드시 인식해야 한다. 진단이 정확하고, 환자가 치료에 순응적이며, 치료가 적절했다면 약 50%의 환자에서 회복(증상 관해 및 기능

회복)되며, 30%에서 유의한 호전을 보인다. 가장 어려운 점은 치료 반응에 대한 것이 아니라 환자가 정신과적 도움을 수용하도록 설득하는 데 있다. 환자들은 그들이 정신과적 문제를 갖고 있다는 전제에 반대해 격렬하고 조직화된, 그러나 결국은 틀린 논리로 치료의 필요성을 부인한다. 주의 깊게 진단하고 환자가 협조할 수 있도록 인내심을 갖고 격려함으로써 꽤 많은 환자가 치료에 동의하고 또한 반응하게 된다. 초기에 망상에 대해 동의해서도 도전해서도 안 된다. 망상이 어느 정도로 확고한지 물어봐야 하지만, 망상에 대한 지속적인 질문은 피해야 한다. 망상 자체를 치료해야 한다고 하기보다는 불안과 이자극성, 불면 등을 경감시킬 수 있다고 강조하면서 치료에 대한 동기를 강화해나간다. 치료적 동맹을 형성하기 위해서는 망상의 내용에 대해 동의하지 않지만, 환자의 입장에서 이러한 생각이 많은 곤혹감을 유발한다는 것을 인식하고 표현할 필요가 있다. 최종 목표는 자신의 망상에 대해 의구심을 품게 하는 것이다. 결국 망상으로 인해 환자가 보게 되는 손해(불면, 불안 등의 증세와 망상적 믿음으로 인해 자신의 사회경제적 활동이 제한되는 점)를 부드럽게 지적함으로써 망상을 포기하게끔 하는 것이다.

모든 경우에 일차적으로 항정신병약물이 사용된다. 최소효과용량으로 투약하며 각별히 부작용이 발생하지 않도록 서서히 증량해야 한다. 일반적으로 외래 치료가 가능하며, 입원은 일차적으로 고려되지 않는다. 반응이 있는 경우 수일 내 격정 경감, 수면 호전, 안녕감 증진, 망상에 대한 몰두 감소 등이 나타나며 평균 2주경에 망상체계에 유의한 변화가 있다. 몇몇 환자에서 정신내적, 대인관계적 및 직업적 기능이 상당히 돌아온다. 투약이 도움이 된다는 병식과 질환 자체에 대한 병식은 반드시 일치하지 않는다. 많은 환자들이 자신의 경험이 정신병적 수준이란 것을 받아들이지 않지만, 그들이 치료를 받으며 도움을 받고 있고 기능을 잘 유지한다면 굳이 치료자는 망상적 사고에 도전할 필요가 없다. 치료에 반응하지 않는 경우에는 현재의 치료를 중단하기 전에 먼저 치료 순응 여부에 대한 점검이 필요하다. 약물에 반응하지 않는 경우에는 투약을 중지한다.

경과 및 예후

경과를 장기추적한 결과 일부의 환자만이 조현병 혹은 기분장애로 재분류된다. 망상장애는 장기간의 기간 동안 진단적 측면에서 매우 안정적이며, 또한 조현병의 초기 형태가 아니다.

전반적 기능은 조현병이나 다른 정신병적 장애에서 관찰되는 것보다 보통 더 낫다. 양호 예후인자는 직업적, 사회적 기능이 높은 경우, 여자, 30세 이전 발병, 갑작스러운 발병, 유병기간이 짧은 경우, 유발인자가 있는 경우이다.

공유정신병적장애 (shared psychotic disorder)

개 념

전통적으로 folie à deux라 불리며, DSM-IV에서는 공유정신병적장애(shared psychotic disorder)로 ICD-10에서는 유발 망상장애(induced delusional disorder)로 분류되었다. DSM-5에서는 "달리 명시된 조현병 스펙트럼 및 기타 정신병적 장애"의 "망상장애가 있는 사람의 동반자의 망상증상"으로 기술되는데, 관계라는 맥락에서 지배적 동반자(일차 환자)로부터의 망상적 내용이 이것만 아니면 망상장애의 기준에 맞지 않을 사람(이차 환자)의 망상적 믿음의 내용이 된다고 정의된다. DSM-5의 진단 정의는 이차 환자가 잘못된 믿음을 갖고는 있지만, 일반적으로 정신병적이지 않다는 최근의 견해에 부합한다.

임상양상 및 진단

주로 망상이 한 개인(일차 환자)에서 다른 개인(이차 환자)에게 전달된 상황을 의미한다. 매우 밀접한 관계의 두 사람(남편-아내, 형제자매, 부모-자식; 여러 사람일수도 있다)이 사회적으로 고립된 채 살아오다가 일차 환자가 갖고 있는 망상(피해망상, 기생충망상, 자녀를 갖고 있다는 망상 등)의 내용을 일차 환자의 강하고 멈출지 모르는 전파로 인해 의존적인 이차 환자가 공유하여 믿는다. 사회적 고립이 적절한 현실 검증을 못하게 한다. 유사종교에서도 발견되며 어떤 상황에서는 집단 자살을 하는 경우도 있다.

원 인

이차 환자에서 타고난 예민한 감수성; 일차 환자에 대한 의존성; 피암시성 및 불량한 현실검증력; 낮은 지능 그리고 일차 환자에서 표현되는 비정상적 믿음의 강도; 함께 한 기간; 그리고 사회적 고립의 정도 등의 조합이 관련 인자로 생각된다.

치 료

일차 환자를 식별하고 적절하게 치료한다. 일차 환자를 입원시키는 등 두 사람을 일정한 시간 동안 떨어져 있게 하는 것이 이차 환자에게 도움이 될 수 있다. 두 사람 모두에게 사회적 고립을 줄이고 현실 감각을 돌려줘야 한다. 일차 환자가 치료받으면서 호전되면 이차 환자도 또한 호전된다. 이차 환자에게 항정신병약물을 투여하는 것은 적절하지 않다.

단기정신병적장애(brief psychotic disorder)

개 념

정신병적 증상이 갑작스럽게 발생하며, 단기간 내에(DSM-5에서는 1개월 이내) 완전관해에 이르며 기능 수준 역시 병전으로 돌아간다. 이전에는 반응성, 히스테리컬, 스트레스 및 심인성 정신병으로 분류되었다. 핵심적인 양상은 확인할 수 있는 외상적인 스트레스가 존재하고 스트레스와 정신병적 증상 발생 사이에 시간적 선후관계가 있으며 정신병적 삽화가 대체로 양성 경과를 취한다는 점이다. 전통적으로 증상의 내용은 외상적 경험의 특성을 반영하며 증상 발생은 환자에게는 스트레스로부터 회피를 목적으로 한다고 본다.

ICD-10에서는 갑작스러운 발병, 조현병 증상 혹은 다양하고 변화되는 증상이 동반된 전형적 증후군의 존재, 연관된 급성 스트레스의 존재를 특징으로 하는 "급성 및 일과성 정신병적 장애"로 목록화되어 있다.

역 학

1개월 이내에 관해되지 않고 유병기간이 1~6개월 지속되는 경우(통상 3개월 이내)가 선진국보다 개발도상국에서 좀 더 많다(선진국뿐만 아니라 전세계를 고려하는 ICD-10에서는 1개월 이상의 유병기간을 인정). 20~30대에서 좀 더 많이 발생하며 여성에서 더 많다. 국내에서의 평생유병률은 0.4%이다.

임상양상

환각, 망상, 와해된 언어, 극도로 와해된 혹은 긴장성 행동과 같은 정신병적 증상을 보인다. 일반적으로 갑자기 발병한다. 불안정 기분(하나의 정동 상태에서 다른 정동 상태로 빠른 전환), 혼동, 이상하거나 괴이한 행동, 울부짖거나, 말이 없는 함구증, 주의력 및 최근 기억의 손상이 특징적으로 관찰되며, 섬망과의 감별이 필요하다. 유발 스트레스로는 누구에게든지 정서적 곤란 상황이 되는 인생의 주요 사건(예: 가까운 가족의 상실)을 들 수 있다.

증 례 8

20세 여자가 갑자기 자신이 달나라로 가기 위해 타임머신을 타야 한다며 세탁기에 반복적으로 들어가려고 하여 보호자에 의해 입원하였다. 환자는 남자 친구가 달나라에 가 있다면서 빨리 보러 가야 한다고 말하다가 갑자기 소리 내서 흐느껴 울기도 하였고 묵묵부답이기도 하였다. 또한 환자는 침대에서 날아가는 자세로 뛰어내리고 땅바닥을 기어다녔다. 보호자에 따르면 수일 전에 남자 친구가 교통사고로 죽었다고 한다. 입원 3일 후, 환자는 안정을 되찾았다. 당시에 대해 어렴풋이 기억난다고 하면서, 죽은 남자 친구의 목소리로 달나라에 있으며 보고 싶다는 소리가 들렸다고 한다. 왠지 세탁기 통이 은색으로 된 우주선처럼 보여서 그 안으로 들어가면 달나라로 가서 남자 친구를 만날 수 있을 것이라 생각했다고 한다. 지금 생각해보면 어처구니 없던 생각이지만, 남자 친구가 보고 싶다고 하였다. 이후 일주일간 정신병리는 발견되지 않았다. 퇴원 후 통원치료는 받지 않았고, 1년 후 외래 방문에서 아무 문제 없이 지냈다고 하였다.

진 단

DSM-5 진단기준(표 9-11)에서 갑작스러운 발병은 비정신병적 상태에서 정신병적 상태로의 변화가 별 전조 증상 없이 2주 이내 나타난 경우로 정의된다. 1일 이상 1개월 미만의 정신병적 증상이 있으며 삽화 후 기능은 완전 회복된다. DSM-5에서는 유발 스트레스가 존재하는 경우, 유발 스트레스가 존재하지 않는 경우 그리고 산후 발병한 경우로 나뉜다.

전구기 증상, 기존의 기분삽화 그리고 정신병적 증상을 유발할 수 있는 물질이나 약물의 복용여부, 유발 스트레스의 존재에 대한 정보를 얻는 것이 중요하다.

표 9-11. 단기 정신병적 장애의 DSM-5 진단기준

A. 다음 증상 중 하나(혹은 그 이상)가 존재하고, 이들 중 최소한 하나는 (1) 내지 (2) 혹은 (3)이어야 한다.
(1) 망상
(2) 환각
(3) 와해된 언어(예: 빈번한 탈선 혹은 지리멸렬)
(4) 극도로 와해된 또는 긴장성 행동
주의점: 문화적으로 인정되는 반응이면 증상에 포함하지 마시오.
B. 장애 삽화의 지속 기간이 최소 1일 이상 1개월 이내이며, 결국 병전 수준의 기능으로 완전히 복귀한다.
C. 장애가 정신병적 양상을 동반한 주요우울장애나 양극성장애, 혹은 조현병이나 긴장증 같은 다른 정신병적 장애로 더 잘 설명되지 않으며, 물질(예: 남용약물, 치료약물)의 생리적 효과나 다른 의학적 상태로 인한 것이 아니다.

감별진단과 동반이환장애

다른 의학적 상태 및 물질관련장애

다양한 신체장애(예: 쿠싱증후군) 혹은 물질관련장애가 짧은 지속 기간의 정신병적 증상을 동반해 나타날 수 있다(표 9-12, 9-13).

조현병 및 조현양상장애

유병기간 및 관해 여부에 따라 조현양상장애, 조현병과의 감별이 가능하다.

성격장애

성격장애(연극성, 자기애성, 편집성, 조현형 및 경계성 성격장애)에서 스트레스로 인해 일과성으로 정신병적 증상이 발생할 수 있다. 이때 최소 1일이 넘으면 성격장애에 부가적으로 단기 정신병적 장애를 붙인다.

표 9-12. 정신병적 증상을 유발하는 물질 및 약물

* 약물
  - 부신피질호르몬, 합성대사스테로이드, 코티코스테로이드
  - 항콜린성약물
  - 시메티딘, 항생제(세팔로스포린, 페니실린), disulfiram
* 물질
  - 암페타민, 코카인
  - 알코올
  - 대마초
  - 환각제[LSD, 펜시클리딘(PCP), ketamine, 본드, 가스, 니스]
* 중금속

표 9-13. 정신병적 증상을 동반하는 신체 및 신경계 질환

* 신경변성장애
  - 알츠하이머병, 피크병, 헌팅턴병, 다발경화증
* 기타 중추신경계질환
  - 뇌종양, 뇌혈관질환, 두부외상(특히, 전두엽 및 측두엽, 변연계를 침범)
  - 정상압수두증
  - 뇌전증(특히, 측두엽뇌전증, 정신운동뇌전증, 복합부분발작)
  - 일산화탄소중독
  - 전신홍반루푸스
* 감염병
  - 사람면역결핍바이러스, 뇌염(단순헤르페스뇌염), 신경매독, 크로이츠펠트-야콥병
* 대사장애
  - 포르피린증, 저나트륨혈증, 고칼슘혈증, 간성뇌병증, 요독증, 윌슨병
* 내분비장애
  - 에디슨병, 쿠싱병, 갑상선기능항진증, 갑상선기능저하증
* 비타민 결핍
  - 티아민 결핍(베르니케-코르사코프 증후군), 비타민 B12 결핍, 엽산 결핍, 니아신 결핍

원 인

불분명하다. 성격장애가 있는 사람이 정신병적 증상 발생의 생물학적, 심리적 취약성을 가지고 있을 수 있다. 정신역동적으로 볼 때 부적당한 방어기제와 이차적 이득의 가능성이 중시된다.

치 료

급성기 환자는 평가 및 보호를 위해 단기간 입원이 필요할 수 있다. 비록 단기간이나 정신병적 증상을 보이는 동안 현저한 기능 저하가 동반된 경우가 있어 영양 및 위생에 필요한 것들을 충족시키고, 불량한 판단력, 인지손상 및 망상으로 인한 행동 등의 파생 결과로부터 보호받을 수 있도록 감독이 필요하기도 하다. 특히 급성 삽화 동안 자살 행동의 위험성을 염두에 두어야 한다. 병원의 조용하고 구조화된 환경이 환자가 현실감을 되찾는 데 도움이 될 수 있다.

약물치료는 항정신병약물과 벤조디아제핀계 약물이 고려되며, 어떤 약물이건 지속적인 유지 요법이 필요하게 되면 다른 진단을 고려해야 한다. 입원 및 약물치료가 단기간의 상황은 잘 조절할 수 있으나 이것이 치료의 끝은 아니다. 치료의 어려움은 정신병적 경험과 유발적 외상을 환자 및 그 가족의 삶과 어떻게 통합할 것인가에 대한 것이다. 자아 구조를 강화시키면서 문제해결기술을 증가시키는 것이 효과적이다. 가족이 치료 과정에 개입하는 것이 중요하다.

경과 및 예후

매우 짧은 경과를 취한다. 단기정신병적장애가 있다는 것은 정신과적 문제에 대한 취약성이 있음을 의미한다. 처음 진단된 환자의 약 반수에서 나중에 조현병이나 기분장애(특히 양극성장애) 등이 관찰되기도 한다. 그러나 일반적으로 양호한 예후를 보인다.

기타 정신병적장애(psychotic disorder NOS)

산후정신병

산후정신병은 최근의 출산 후 여자에서 발생하는 정신병적 장애이다. 산모의 우울, 망상 및 자신의 아이 혹은 스스로를 해할지 모른다는 사고가 특징적이다. 자살 및 영아살해

행동화의 가능성은 크지않지만 반드시 주의깊게 감독해야 한다. 현재는 독자적인 질병으로 보지 않으며, 산후정신병 삽화는 본질적으로 기분 장애(특히 양극성 장애이나, 주요우울장애도 가능성이 있음) 삽화로 본다. DSM-5에서는 주로 양극성장애의 아형으로 진단된다.

발병률은 1,000명 출산 중 1~2명가량 된다. 약 50%에서 첫 아이 출산, 비정신과적 주산기 합병증, 혹은 기분장애의 가족력이 있다. 2/3의 산모에서 출산 후 1년 이내에 기저 기분장애의 두 번째 삽화가 발생한다. 분만 자체가 기분장애 삽화 발생의 원인이 되는 비특이적 스트레스라 생각되며, 여기에는 호르몬 변화가 관련된다.

출산 후(평균 2~3주 후) 증상이 시작된다. 초기에는 피로감, 불면, 안절부절못함, 정서적 불안정성으로 시작하며, 후기에는 의심, 혼동, 지리멸렬, 엉뚱한 말, 아기의 건강이나 안녕에 대한 강박적 걱정이 생긴다. 정신병적 양상으로 아기가 죽었거나 장애아라는 망상이 생긴다. 출산 및 결혼 자체를 부정하기도 한다. 스스로를 혹은 아기를 죽이라는 내용의 환청이 있을 수 있다.

감별진단은 산후의 우울감(baby blue)과 산후우울증(postpartum depression)이다. 전자의 경우 분만 후 3~5일 이후 발생하는 기분변동, 슬픔, 주관적인 혼동 등의 기분증상이 수일간 나타난다. 전문적인 치료는 필요 없다. 2주 이상 지속되면 산후우울증을 고려해야 한다. 후자의 경우 분만 후 12주 이내에 발병하며 우울감, 과도한 불안, 불면 및 체중 변화가 특징적이다. 향후 주요우울삽화의 위험성을 증가시킨다. DSM-5에서는 주로 주요우울장애의 한 아형으로 진단된다. 다른 감별진단으로 물질 남용(항고혈압제, 펜다조신같은 진통제)이나 일반 의학적 상태(예: 쿠싱증후군, 갑상선기능저하증)에 따른 정신병적 장애의 가능성을 배제해야 한다.

정신과적 응급 상황으로 자살의 가능성이 있는 경우 입원이 필요하다. 항정신병약물과 리튬 그리고 종종 항우울제 병합이 치료 선택이다. 산모가 원하는 경우 아기를 접촉할 수 있게 하는 것이 도움이 되나, 특히 영아살해에 대한 사고에 몰두하는 경우 밀접 감독해야 한다. 엄마의 역할을 받아들이고 편히 생각할 수 있도록 도와줘야 한다. 비교적 회복률이 높다. 병전 기능과 가족의 지지 체계가 양호할 경우 예후가 좋다.

물질/약물치료로 유발된 정신병적 장애

정신병적 증상을 유발할 수 있는 물질 중독이나 금단 혹은 치료약물 노출 후에 발생하는 정신병적 장애이다(표 9-12). 원발성 정신병적 장애의 경우 증상이 물질/약물 사용 시작보다 선행하거나, 증상이 급성 금단 혹은 심한 중독의 중단 이후에도 상당한 기간 동안(예: 1개월) 계속되는 경우, 혹은 독립적인 정신병적 장애의 증거(예: 재발성 비물질 관련 삽화의 병력)가 있다. 반면에 원발성 정신병적 장애라고 하기에는 발병이나 경과에서 비전형적인 연령인 경우 물질/약물로 유발된 정신병적 장애의 가능성을 적극 고려해야 한다.

치료는 기저의 원인에 대한 치료와 이 기간 동안 행동 조절을 목적으로 하는 치료가 있다. 안전을 위해 입원을 고려할 수도 있으며, 항정신병약물, 벤조디아제핀계 약물 등이 행동 조절 목적으로 단기간 사용될 수 있다.

다른 의학적 상태로 인한 정신병적 장애

정신병적 증상이 다른 의학적 상태(표 9-13)의 직접적인 병태생리의 결과라는 증거가 신체검진 또는 검사소견에서 드러나는 경우이다. 원발성 정신병적 장애와의 감별 및 치료전략은 물질/약물로 유발된 정신병적 장애의 경우와 비슷하다.

약화된 정신병증후군

약화된 정신병증후군(attenuated psychosis syndrome)은 정신증 고위험군(ultra-high risk for psychosis)에 대한 일련의 연구 결과 DSM-5에 새롭게 제시된 진단이다. 마치 심근경색에 대해 고콜레스테롤혈증과 협심증으로 개념화하듯이 조현병(정신병)에 대해 정신증 고위험군은 예방의 대상이라는 데 초점이 있는 반면, 약화된 정신병증후군은 병적 상태로 치료의 대상으로 보는 데 초점이 있는 용어이다. 둘 모두 정의되는 증상은 동일하다.

긴장증(catatonia)

개 념

과거에 긴장증(catatonia)은 조현병의 아형으로 기술되었다. 그러나 긴장증은 실제로 광범위한 정신질환및 다른 의학적 상태에서도 일어난다. DSM-5에서는 "다른 정신질환과 연관된 긴장증(긴장증 명시자)", "다른 의학적 상태로 인한 긴장성 장애"와 "명시되지 않은 긴장증"으로 목록화된다.

임상양상 및 진단

정신운동성 장애가 현저한 무반응부터 현저한 초조에 이르기까지 다양하게 나타난다. 1) 운동활동감소로는 혼미(주변에 대한 능동적 관여는 없으나 주변의 변화에 대해 인식하고 있음), 강경증(catalepsy, 중력에 반하여 유지되는 자세의 수동적 유도), 납굴증(waxy flexibility, 납을 구부리는 경우처럼 검사자가 취하게 한 자세가 그대로 유지)이 있다. 2) 호응도 감소로는 함구증(실어증이 아님), 거부증(negativism, 지시나 외부 자극에 반대 혹은 무반응)이 있다. 3) 과도하고 독특한 운동 활동은 상동증, 매너리즘, 초조, 찡그림, 반향언어증 및 반향동작증이 있다.

다른 원발성 정신질환과 연관된 경우 전형적으로 입원 환경에서 진단된다. 조현병 환자의 경우 많게는 35%에서 나타나나 긴장증 사례의 대다수는 우울장애 혹은 양극성장애가 있는 사람이다. 약물치료에 의해서도 긴장증이 유발될 수 있으며, 항정신병약물(급성 근육긴장이상 혹은 신경이완제 악성증후군), 스테로이드성 약물과 면역억제제를 예로 들 수 있다. 다른 의학적 상태로 인할 경우는 특히 신경학적 상태(예: 비발작성 뇌전증 지속상태, 크로이츠펠트-야콥병)와 대사장애가 있을 수 있다.

치료 및 경과

긴장증은 스스로를 돌볼 수 있는 능력이 손상되므로 입원이 필요하다. 흥분 상태의 경우 자해나 타해의 위험성이 있어 감독이 필요하다. 영양 결핍, 탈진, 이상고열 및 위생관리 등에서 적절한 조치가 취해져야 한다. 발열과 자율신경계 불안정으로 죽을 수 있다.

일차적 치료조치는 기저의 의학적, 약물학적 원인을 먼저 식별하고, 있다면 그에 대한 치료를 하는 것이다. 벤조디아제핀계 약물이 증상의 호전을 가져와 환자가 의사소통을 하게 되고 스스로를 돌볼 수 있게 해준다. 다른 의학적 상태에 의한 긴장증의 경우 특히 생명에 위협을 줄 수 있는 상태(예, 먹지 못하는 경우) 혹은 발전하여 치사성 긴장증에 이르는 경우에는 전기충격요법이 적절한 조치이다.

참고문헌

1) 권준수. 정신질환의 진단 및 통계 편람. 5판. 서울: 학지사;2015. p.93-130.
2) 김성완, 장지은, 김재민, 신일선, 반다혜, 윤진상 등. '조현병-정신분열병' 병명에 따른 낙인 비교. 신경정신의학 2012;51:210-217.
3) 박선철, 이유상, 권준수. 정신분열병 스펙트럼장애들의 한글용어 개정. 신경정신의학 2011;50:167-171.
4) 조철현, 이헌정. DSM-5의 조현병 스펙트럼 장애: 새로운 변화인가? 대한조현병학회지 2014;17:5-11.
5) American Psychiatric Association. Diagnostic and Statistical Manual of Mental Disorders, 5th ed. Arlington, VA: American Psychiatric Publishing;2013. p.87-122.
6) Bang M, Kim KR, Song YY, Baek S, Lee E, An SK. Neurocognitive impairment in individuals at ultra-high risk for psychosis: who will really convert? Aus NZ J Psychiatry 2015;49:462-470.
7) Cameron N. The paranoid pseudocommunity revisitied. Am J Sociology 1959;63:57-61.
8) Castle DJ, Buckley PF. Schizophrenia (Oxford Psychiatry Library), 2nd ed. Oxford: Oxford University Press;2015.
9) Cho KI, Shenton ME, Kubicki M, Jung WH, Lee TY, Yun JY, et al. Altered thalamo-cortical white matter connectivity: probabilistic tractography study in clinical-high risk for psychosis and first-episode psychosis. Schizophr Bull 2016;42:723-731.
10) Garrabé J, Cousin FR. Acute and transient psychotic disorders. In: New Oxford Textbook of Psychiatry. 2nd ed. Ed. By Gelder MG, Andreasen NC, López-Ibor Jr JJ, Geddes JR. Oxford: Oxford University Press;2009. p.602-608.
11) Goldstein JM, Buka SL, Seidman LJ, Tsuang MT. Specificity of familial transmission of schizophrenia psychosis spectrum and affective psychoses in the New England family study's high-risk design. Arch Gen Psychiatry 2010;67:458-467.
12) Hales RE, Yudorfsky SC, Roberts LW. The American Psychiatric Publishing Textbook of Psychiatry. 6th ed. Washington: American Psychiatric Publishing;2014. p.273-311.
13) Hur JW, Blake R, Cho KI, Kim J, Kim SY, Choi SH, et al. Biological motion perception, brain responses, and schizotypal personality disorder. JAMA Psychiatry 2016;73:260-267.
14) Jung WH, Kim JS, Jang JH, Choi JS, Jung MH, Park JY, Han JY, Choi CH, Kang DH, Chung CK, Kwon JS. Cortical thickness reduction in individuals at ultra-high-risk for psychosis. Schizophr Bull 2011;37:839-849.
15) Kim SW, Lindenmayer JP, Hwang MY. Schizophrenia with obsessive-compulsive symptoms: clinical and conceptual issues. Psychiatr Ann 2013;43: 442-445.
16) Lee TY, Kim SN, Correll CU, Byun MS, Kim E, Jang JH, et al. Symptomatic and functional remission of subjects at clinical high risk for psychosis: a 2-year naturalistic observational study. Schizophr Res 2014;156:266-271.
17) Lee YS, Kim JJ, Kwon JS. Renaming schizophrenia in South Korea. Lancet 2013;382:683-684.
18) Leucht S, Cipriani A, Spineli L, Mavridis D, Orey D, Richter F, et al. Comparative efficacy and tolerability of 15 antipsychotic drugs in schizophrenia: a multiple-treatments meta-analysis. Lancet 2013;382:951-962.
19) Munro A. Persistent delusional symptoms and disorders. In: New Oxford Textbook of Psychiatry. 2nd ed. Ed. By Gelder MG, Andreasen NC, López-Ibor Jr JJ, Geddes JR. Oxford: Oxford University Press;2009. p.609-628.
20) National Collaborating Centre for Mental Health. Psychosis and Schizophrenia in Adults: Treatment and Management. NICE Clinical Guideline 178. NICE;2014.
21) Owen MJ, Sawa A, Mortensen PB. Schizophrenia. Lancet 2016;388:86-97.
22) Sadock BJ, Sadock VA, Ruiz P. Kaplan & Sadock's Synopsis of psychiatry: behavioral sciences/clinical psychiatry. 11th ed. Philadelphia: Wolters Kluwer;2015. p.300-346.
23) Shin NY, Park HY, Jung WH, Park JW, Yun JY, Jang JH, et al. Effects of oxytocin on neural response to facial expressions in patients with schizophrenia. Neuropsychopharmacology 2015;40:1919-1927.
24) Spaniel F, Bakstein E, Anyz J, Hlinka J, Sieger T, Hrdlicka J, et al. Relapse in schizophrenia: definitively not a bolt from the blue. Neurosci Lett. in press.
25) Stahl SM, Morrissette DA, Citrome L, Saklad SR, Cummings MA, Meyer JM, et al. "Meta-guidelines" for the management of patients with schizophrenia. CNS Spectr 2013;18:150-162.
26) Suzuki T, Uchida H, Takeuchi H, Tsuboi T, Hirano J, Mimura M. A review on schizophrenia and relapse? A quest for user-friendly psychopharmacotherapy. Hum Psychopharmacol 2014;29:414-426.

Chapter 10

양극성 관련 장애

Bipolar and Related Disorders

김문두, 박원명, 전덕인

기원과 개념의 변천

1957년 Leonhard가 정동장애(affective disorder)를 양극성 정동장애와 단극성 정동장애로 구분한 이래, 양극성장애는 주요우울장애와 함께 기분장애(정동장애)의 대표 질병이 되었다. 양극성장애에는 제I형 양극성장애와 제II형 양극성장애, 순환성장애(cyclothymia) 등의 다양한 아형이 포함된다. 이 장에서는 양극성장애의 기원과 개념의 변화에 대한 역사적인 조망을 통해 양극성장애의 이해에 도움을 주고자 한다.

고대의 개념

양극성장애 개념의 근원은 고대 그리스 시대로 거슬러 올라간다. 그러나 체계적인 기술을 시작한 것은 Hippocrates부터라고 할 수 있다. Hippocrates는 처음으로 정신장애에 대한 분류를 시도하였고 그 분류에는 멜랑콜리아(melancholia), 조증(mania), 편집증(paranoia)이 포함되어 있다. 또한 정신기능과 정신장애와 연관된 신체기관은 뇌일 것이라는 가설과 함께 "사람들은 뇌가 불쾌감과 슬픔뿐만 아니라 기쁨, 즐거움,

웃음, 농담, 슬픔, 걱정 등의 근원임을 알아야 한다. 뇌를 통해 우리는 생각하고 보고 들을 수 있으며, 부끄럽고 좋고 나쁘며 행복한 느낌들 사이의 차이를 구분해낼 수 있다."라고 그의 저서에 기술하였다.

우울한 상태를 의미하는 멜랑콜리아는 검은색을 뜻하는 melan과 담즙을 뜻하는 chole이 합쳐진 어휘로, 그 기원은 체액(특히 담즙)과 뇌의 상호작용으로 여러 정신질환들의 정신병리학적 상태를 설명한 Alcmaeon의 체액설에 기초를 두고 있다. 그러나 조증의 어원에 대해서는 명확하지 않은데, 많은 신화나 시에서 조증은 서로 다른 상태를 나타내는 말로 쓰였다.

Aretaeus의 개념

기원 후 1세기경, Cappadocia의 Aretaeus는 처음으로 조증과 멜랑콜리아를 연관지어 생각했다. 그는 조증과 멜랑콜리아를 한 가지 질환에서 나타나는 2개의 다른 표현형으로 보았다. 즉, Aretaeus는 멜랑콜리아와 조증이 공통된 원인으로 발생하지만 현상학적으로 서로 counterpart에 해당하는 질환으로 생각하였고 멜랑콜리아의 악화로 인해 조증이 발생한다고 보았다. Aretaeus의 이론은 bipolarity에 대한 개념을 처음으로 제시한 것이다.

중세와 근대

독일의 Wilhelm Griesinger는 멜랑콜리아로부터 조증으로의 변화가 일반적으로 나타나는 현상이라고 가정하였는데 그는 이 질환이 규칙적인 변화를 가지는 순환의 양상을 띤다고 생각하였다. Griesinger는 후에 멜랑콜리아는 주로 가을과 겨울에 시작하고 조증은 봄에 시작한다는 계절성 정동장애(seasonal affective disorder)의 개념을 제시하였고 이를 발전시켜 기분장애에서 관찰되는 급속순환형(rapid cycling type)에 대한 개념을 세우게 되었다.

근대적 개념의 탄생

19세기 중반 프랑스 의사인 Jean-Pierre Falret가 처음으로 folie circulaire라는 용어를 제시하며 양극성장애를 독립된 정신질환의 개념으로 분류하였다. 그는 우울증(depression)과 조증의 지속적인 순환과 다양한 시간의 간격을 특징으로 하는 folie circulaire에 대해 기술하였고 1854년에 그 개념을 완성시켰다. 그의 발표 이후 Jules Baillarger는 folie à double forme라는 개념을 주장하였는데, 그는 조증과 멜랑콜리아가 서로 변화하는 한 가지 질환에 포함되나 변화의 간격은 중요하지 않다고 주장하였다.

통합과 침체기

근대 정신의학의 아버지로 불리는 Emil Kraepelin은 내인성 정신병(endogenous psychosis)을 dementia praecox와 manic-depressive insanity로 구분함으로써 근대 정신의학의 발전에 결정적인 공헌을 하였다. 특히 그가 manic-depressive illness의 이해에 미친 임상적인 공헌은 매우 큰 의미가 있다. 그러나 depressive form과 circular form의 차이를 간과하고 manic-depressive illness라는 하나의 개념에 모든 정동장애를 포함시킨 것은 후에 정동장애의 발전에 걸림돌이 된 부분이 있다.

1957년 Leonhard는 정동장애를 양극성 정동장애와 단극성 정동장애로 구분하였고, 현재의 진단체계에 그 영향이 미치고 있다.

양극성장애의 재탄생

양극성장애의 개념이 다시 정신의학에서 조명받기 시작한 것은 1966년에 발표된 두 편의 중요한 논문에 의해서이다. Jules Angst와 Carlo Perris는 단극성장애와 양극성장애의 구분을 주장하였다. 이는 Kraepelin이 manic-depressive insanity를 보고한 뒤 67년, 그리고 Falret와 Baillarger의 저서가 발표된 이후 150년이 지난 일로 1966년은 양극성장애 재탄생의 해로 여겨진다.

Jules Angst의 논문은 1959년부터 1963년까지 치료를 받은 326명의 환자들에 대한 연구에 기초를 두고 있는데, 다음 4개의 중요한 결론으로 요약할 수 있다.

1) 유전적, 환경적 요소가 내인성 우울증의 병인에 상승작용을 한다.
2) 성별의 차이는 내인성 우울증의 병인에 중요한 역할을 한다. 여성과 내인성 우울증 사이에는 어떠한 연관성이 있으나 양극성장애는 남성과 여성에서 같은 비율로 나타난다.
3) Manic-depressive illness는 질병 분류학적으로 동질적이지는 않다. 단극성장애는 유전, 성, 경과, 병전 성격 같은 여러 특징에 있어 양극성장애와 유의한 차이를 보인다.
4) 만발성 우울증(late-onset depression)은 단극성 우울증에 속하는 것 같고 양극성장애와는 관련성이 적을 것으로 생각된다.

Perris의 연구는 1963년부터 1966년까지 스웨덴의 병원에서 280명의 환자를 대상으로 시행하였으며 그 결과는 Angst

의 결과와 매우 유사하였다. 이 연구에서는 추가적으로 단극성 조증이 유전적으로 양극성장애와 강하게 연관이 있음을 강조하였고 임상적 요인과 유전적 요인에 대한 결과를 근거로 단극성 조증을 양극성장애와 분리하는 것은 매우 인위적인 분류라고 주장하였다.

양극성장애의 분류와 개념의 확대

Angst와 Perris로부터 시작된 양극성장애 개념은 더욱 발전하여 1976년 Dunner 등에 의해 제I형 양극성장애와 제II형 양극성장애가 구분되고 각각의 개념이 발전되었으며 또한 순환성장애나 조현정동장애, 혼재성 상태(mixed state)의 개념도 점차 명확해졌다. 나아가 양극성장애의 연속선상에서 새로운 개념의 분류가 시도되기 시작하였고 기존의 양극성장애에서 더욱 범위가 넓어진 양극성스펙트럼(bipolar spectrum)의 개념이 도입되었다.

순환성장애(cyclothymia)

양극성장애에 속하는 순환성장애는 19세기 후반 Kahlbaum에 의해 처음으로 제시되었다. Kahlbaum은 순환성장애를 우울증과 고양된 기분의 주기적인 변화로 기술하였다.

경조증(hypomania)

경조증의 개념은 조증에 비해 명확하지 않다. 경조증이라는 용어는 1881년 Erich Mendel이 hyperthymic personality를 개념화하면서 사용되기 시작하였는데 현상학적으로 약한 강도로 나타나는 조증에 대해 경조증이라는 용어를 사용할 것을 제안하였다. 경조증은 지난 수십 년 동안 제II형 양극성장애, 재발성 단기 경조증(recurrent brief hypomania), 기분고양 기질(hyperthymic temperament)과의 연관성이 보고되면서 더욱 타당성을 갖게 되었다. 그러나 경조증의 개념은 조증에 비해 아직 명확하지 않으며 현재까지도 삽화의 기간이나 횟수 등의 기준에서 많은 변화가 이루어지고 있다.

조현정동장애(schizoaffective disorder)

조현정동장애를 별개의 질환으로 기술한 최초의 정신과 의사는 Kahlbaum이다. 이후 Emil Kraepelin도 dementia praecox와 manic-depressive insanity의 중간지점에 존재하는 질환에 대해 인식한 것으로 보인다. 1966년 초 Jules Angst는 조현정동장애를 정동장애의 한 부분으로 가정하고 mischpsychosen(mixed psychoses)이라는 개념을 사용하였으며 지속적인 연구를 통해 조현정동장애와 정동장애의 연관성이 조현정동장애와 조현병과의 연관성보다는 더 밀접하다는 주장을 발표하였고, 이는 여러 연구자들의 지지를 받았다. 최근의 연구에서는 조현정동장애도 다른 정동장애들처럼 단극성장애, 양극성장애로 분리되어야 하며 양극성 조현정동장애는 단극성 조현정동장애보다 양극성장애와 더 강한 관련성이 있다고 한다.

혼재성 상태(mixed state)

양극성장애 혼재성 상태에 대한 개념을 처음 사용한 사람은 Emil Kraepelin이지만 이러한 상태에 대해서는 이미 Hippocrates와 Aretaeus 같은 고대 그리스 학자들이 묘사하였다. 1899년에 Kraepelin은 그의 동료 Wilhelm Weygandt와 함께 혼재성 상태에 대해 다양한 종류로 구별하여 기술하였다. 이후 1990년대 초반 Akiskal은 증상과 기질의 혼합을 통해 여러 유형의 혼재성 상태를 제안하였다. 그의 제안에서 하나의 삽화가 반대편 극성(polarity)의 기질로부터 발생할 때 혼재성 상태가 나타난다는 주장은 주목할 만하다.

양극성스펙트럼장애(bipolar spectrum disorder)

양극성장애의 개념을 확장시켜 양극성스펙트럼장애로 보기도 한다. Kretschmer와 Eugen Bleuler에 의해 발전된 조증 상태의 연속성에 대한 개념은 양극성장애를 여러 아형으로 분류하려는 다양한 시도들을 촉발시켰다. Angst는 조증의 연속성에 따라 경조증(m), 순환성장애(md), 조증(M), 경도의 우울증을 가진 조증(Md), 조증과 주요우울장애(MD), 주요우울장애와 경조증(Dm)으로 분류하였다. Akiskal이 제시한 새로운 개념에는 종종 양극성장애의 가족력을 가지는 환자들에서 자발적인 경조증이 동반되지는 않지만 재발성 우울증을 보이는 가성-단극성장애(pseudo-unipolar disorder)와 항우울제 치료 중에 경조증으로의 전환이 일어나는 제III형 양극성장애(bipolar III disorder), 기분고양 기질을 가진 환자에서 주요우울장애가 있는 제IV형 양극성장애(bipolar IV disorder)가 포함된다. 양극성스펙트럼장애 개념은 과도한 진단과 치료를 초래한다는 비판을 받기도 한다.

DSM-5에서 변화된 양극성장애의 진단

최근 개정된 미국정신의학회 정신장애의 진단 및 통계 편람(Diagnostic and Statistical Manual of Mental Disorders 5th Edition, DSM-5) 진단체계에서는 양극성장애 진단에 일부 변화가 생겼다. 첫째로, 임상 환경에서 양극성장애를 좀 더 빨리 그리고 정확하게 진단하기 위하여 조증 및 경조증 삽화의

Criterion A 항목에 기분의 변화뿐만 아니라 활동성과 에너지 수준의 변화가 추가되었다. 조증 삽화의 경우, 비정상적이고 지속적으로 증가된 목표지향적 활동이나 에너지의 증가가 1주일 이상 지속되어야 한다는 기준이 추가되었으며, 경조증 삽화에서도 지속적이고 비정상적인 활동이나 에너지의 증가가 4일 이상 지속되어야 한다는 항목이 추가되었다. 둘째는, 기존의 DSM-IV 진단체계에 있었던 혼재성 삽화가 빠지고, 대신 "with mixed features"라는 명시자(specifier)가 생겼다는 점이다. 셋째는, DSM-5가 도입되면서 "with anxious distress"라는 명시자가 새로 추가된 점을 들 수 있다. 이 명시자는 조증, 경조증 혹은 우울 삽화 동안 적어도 2개 이상의 불안 관련 증상을 보이는 환자에게 적용되는 것이다. "with anxious distress" 명시자가 등장하게 된 배경에는 높은 불안 수준이 동반될 때 자살 위험이 높아지고, 긴 유병기간 및 불량한 치료반응 등 부정적인 예후와 관련된다고 알려지면서, 동반된 불안 증상의 유무와 그 심각도를 확인하는 것이 치료 계획을 세우고 치료 반응을 확인하는 데 임상적으로 중요하다는 기존의 연구결과들을 근거로 하였다. 넷째는, DSM-IV에서 "달리분류되지않는 양극성장애(bipolar disorder not otherwise specified)"에 해당하던 진단 카테고리가 DSM-5에서는 "달리명시된 양극성 및 관련장애(other specified bipolar and related disorder)"로 변화된 점이다(표 10-1, 10-2).

결 론

현재 양극성장애의 개념은 이전에 비해 보다 더 명확해졌고 치료 방법에도 많은 발전이 있었으며 다양한 여러 연구를 통해 개념의 정립과 확대가 이루어지고 있는 추세이다. 하지만 아직까지 상당수의 연구들은 양극성 조증과 우울증 연구에 집중되어 있고, 혼재성 삽화, 급속순환 등 일부 아형에 대한 다양한 연구는 많이 부족한 상태이다.

최근까지 양극성장애는 DSM-IV의 기분 증상에 근거한 증후군의 개념으로 정의되어 왔다. 이는 신뢰할 만한 기준을 제시하지만, 진단을 위하여 조증 혹은 경조증 증상을 반드시 필요로 한다는 점에서 다소 문제가 있다. 이러한 문제점은 대부분의 양극성장애 환자들의 증상이 우울 삽화로 시작된다는 점과 실제 많은 환자들이 주요우울장애나 다른 우울증으로 오진되는 경우가 많다는 사실에서 명확히 드러난다. 최근에 발표된 DSM-5에서는 기존의 DSM-IV 진단체계를 보완하여 양극성장애 진단에 있어서 일부 변화를 가져왔다. 하지만 양극성장애의 진단과 관련한 여러 임상적인 문제들은 여전히 남아 있는 숙제이다.

양극성장애 원인론

양극성장애의 원인은 우울장애에 비해서 연구가 적고 아직 명확히 밝혀지지 않았다. 전반적으로 하나의 요인보다는 유전적, 생물학적, 환경적, 심리적 여러 요인들이 복합적으로 작용하여 발생한다고 본다. 다만 여러 요인들 중에서 우울장애보다는 유전적 측면이 더욱 강하며, 임상양상에 비추어 볼 때 생물학적 요인이 큰 역할을 한다고 생각한다.

유전적 요인

유전적 요인은 우울장애에서보다 양극성장애에서 더 강하게 작용한다. 그러나 단일 유전으로는 설명되지 않는다.

가계 및 쌍생아 연구

양극성장애가 환자의 가족 중에서 좀더 발현되는 경향이

표 10-1. DSM-IV-TR과 DSM-5에서 양극성장애 진단의 변화

	DSM-IV-TR	DSM-5
진단범주의 변화	기분장애 아래 우울장애와 같은 범주에 속함	1. 우울장애와 분리되어 독립적인 진단범주가 됨 2. 조현병 스펙트럼 장애와 기타 정신병적 장애 그리고 우울장애의 두 진단범주의 가교로서 위치함
진단	1. Bipoloar I disorder 2. Bipolar II disorder 3. Cyclothymic disorder 4. Bipolar disorder not otherwise specified 5. Mood disorder due to general medical condition 6. Substance-induced mood disorder 7. Mood disorder not otherwise specified	1. Bipoloar I disorder 2. Bipolar II disorder 3. Cyclothymic disorder 4. Substance/medication-induced bipolar and related disorder 5. Bipolar and related disorder due to another medical condition 6. Other specified bipolar and related disorder 7. Unspecified bipolar and related disorder

있다. 환자의 1차 친족은 일반인보다 5～10배의 높은 양극성장애 유병률을 보인다. 뿐만 아니라 주요우울장애에 걸릴 확률도 2배 정도 높다. 양극성장애 환자 형제의 비교위험도(relative risk)는 10.7인데 반해 주요우울장애의 위험도는 2.8이다. 우울증 환자의 가족 중에서 양극성장애가 나타나는 빈도도 일반인들보다 높다.

양극성장애가 있는 일란성 쌍생아는 일반인보다 훨씬 높게 양극성장애의 확률을 가지고 있었다. 쌍생아 연구에서 일란성 쌍생아는 높은 일치도(75%)를 보였지만 이란성 쌍생아는 낮은 일치도(10~20%)를 나타냈다. 일란성 쌍생아의 일치도가 높긴 하지만 100%가 아니라는 것은 양극성장애의 표현형에 있어서 유전적 요인이 강하기는 하지만 환경 및 스트레스 등의 다른 요인들이 상호 작용할 가능성이 있다는 의미이다. 즉 양극성장애는 복합유전질환(complex genetic disease)으로 여겨진다.

양극성장애의 연관연구

여러 연관연구들이 시행되었으나 아직도 뚜렷한 결론은 내리지 못하고 있다. 다만 유전자 18q와 22q가 연관 가능성을 보여주었지만 확실하지 않다.

표 10-2. DSM-IV-TR과 DSM-5에서 양극성 장애 진단 기준 세부 내용의 변화

	DSM-IV-TR	DSM-5
조증삽화		
핵심증상	기분증상	기분증상 이외에 활동성과 에너지 변화 증상 추가
증상심각도	증상이 심하다	증상이 심하다는 정도만아니라 일상적인 행동과 비교해 눈에 띄는 변화가 있어야 한다.
물질이나 다른 질병 관련	물질사용이나 다른 질병의 직접적 생리적인 효과에 의한 것이 아니어야	항우울치료나 다른 질병에 의한 것도 그 정도가 생리적 효과를 넘어서는 완전한 증후군 수준이면 진단
경조증 삽화		
핵심증상	기분증상	기분증상 이외에 활동성과 에너지 변화 증상 추가
증상심각도	증상이 심하다	증상이 심하다는 정도만아니라 일상적인 행동과 비교해 눈에 띄는 변화가 있어야 한다.
물질이나 다른 질병 관련	물질사용이나 다른 질병의 직접적 생리적인 효과에 의한 것이 아니어야	항우울치료나 다른 질병에 의한 것도 그 정도가 생리적 효과를 넘어서는 완전한 증후군 수준이면 진단
주요우울삽화		
사별	2개월 이상 지속되거나 현저한 기능장해, 무가치감에 대한 병적 집착, 자살사고, 정신병적 증상 혹은 정신운동 지연 등이 나타나지 않으면 진단하지 않음	주요우울삽화가 사별과 동시에 일어날 수도 있다.
혼재성 양상	혼재성삽화	조증, 경조증, 주요우울삽화에 혼재성 양상으로 명시할 수 있게 됨
불안증 동반	–	조증, 경조증, 주요우울삽화에 불안증 동반 명시할 수 있게 됨
달리 명시된 양극성 및 관련장애	양극성장애 진단되지 않는 모든 경우	양극성장애 특성은 있으나 특정한 양극성 장애의 완전한 진단기준을 만족시키지 못하는 경우, 부족한 부분에 대한 소통을 하기 위해 1. 경조증이 4일 미만인 경우 2. 불충분한 증상이 있는 경조증삽화와 주요우울삽화 3. 이전 주요우울삽화가 없는 경조증 삽화 4. 2년 미만의 순환성장애
명시되지 않는 양극성 및 관련장애	기타 양극성장애	양극성장애 특성은 있으나 특정한 양극성 장애의 완전한 진단기준을 만족시키지 못하는 경우, 부족한 부분에 대해 확실하게 기술하지 않을 때, 정보가 부족할 때

복되는 것으로 알려져 있다. 치료를 받은 경우 평균 5주의 시간이 걸리고, 양극성 우울증은 평균 9주, 혼재성이나 급속순환형의 경우는 평균 14주가 걸렸다.

양극성 장애의 발병 양상

발병나이

단극성 우울증에 비해서는 비교적 어린시기에 발병하고, 늦은 나이에 발병하는 경우는 가족력이 적고, 기질적 이상이 있는 경우가 많다. 따라서 늦은 나이에 처음 발병하는 경우에는 이차적인 의학적 원인을 잘 찾아야 하고, 이런 경우는 경과가 좋지 않아서 더 많은 삽화들이 발생할 가능성이 더 높다.

급속순환형은 조기 발병에 더 많고, 청소년기 조증환자에서 성인에 비해 혼재성 조증의 양상을 보이는 경우가 많다고 알려져 있다.

공존질환이 있는 경우도 조기 발병과 연관이 있는 것으로 알려져 있다.

발병유형

일반적으로 우울증의 양상으로 시작되는 경우 수일 내에 급속하게 진행되어 심한 우울 증상을 보이는 경우는 드물고 전구 증상을 보이다가 수주나 수개월에 걸쳐 서서히 진행되는 경우가 많다. 양극성장애의 경과를 관찰한 연구에 따르면 우울증으로 시작되면 평균 전구기의 기간은 약 1년 정도인 것으로 알려져 있다. 조증으로 시작되는 경우는 전구 증상기가 긴 경우도 있지만 대부분 수일 내 급속히 발현되는 경우가 많다.

첫 삽화는 일반적으로 우울 삽화로 시작되는 경우가 85%로 조증(12%)이나 혼재성 삽화(3%)에 비해 월등히 많다.

양극성장애 환자가 잘못 진단되는 비율은 20~60%로 높으며, 이중 주요우울장애가 69%로 가장 많았다.

유발인자

유발요인들은 첫 삽화의 발현과 비교적 연관성이 높고 그 이후에는 큰 역할을 하지 않는 것으로 알려져 있다. 단극성 우울증에 비해서는 질병 발현에 미치는 영향이 다소 적고 스트레스에 따른 조증이나 우울삽화 간의 차이도 없는 것으로 알려져 있다. 하지만 심각한 부정적 사건을 겪은 경우에는 회복이 더디고 약물 순응도에도 영향을 미쳐 예후를 좋지 않게 할 가능성이 크다.

수면과 각성 사이클의 변화와 24시간 주기 리듬의 방해는

표 10-3. 제I형 양극성장애의 DSM-5 진단기준

제I형 양극성장애의 진단기준

A. 진단 기준은 적어도 한 번의 조증삽화를 만족하는 것이다("조증삽화" 하단의 진단 기준 A부터 D까지).

B. 조증, 주요우울삽화는 조현정동장애, 조현병, 조현양상장애, 망상 장애, 기타 또는 달리 분류되지 않는 조현병 스펙트럼 및 기타 정신병적 장애로 설명되지 않는다.

조증 삽화의 진단기준

A. 비정상적으로 들뜨거나, 의기양양하거나, 과민한 기분, 그리고 목표 지향적 활동과 에너지의 증가가 적어도 1주간(만약 입원이 필요한 정도라면 기간과 상관없이), 거의 매일, 하루 중 대부분, 지속되는 분명한 기간이 있다.

B. 기분 장해 및 증가된 에너지와 활동을 보이는 기간 중, 다음 증상 가운데 세 가지(또는 그 이상)를 보이며(기분이 단지 과민하기만 하다면 네 가지) 평소 모습에 비해 변화가 뚜렷하고 심각한 정도로 나타난다.

1. 자존감의 증가 또는 과장된 자신감
2. 수면에 대한 욕구 감소(예: 단 3시간의 수면으로도 충분하다고 느낌)
3. 평소보다 말이 많아지거나 끊기 어려울 정도로 계속 말을 함
4. 사고의 비약 또는 사고가 마치 질주하듯 빠른 속도로 꼬리를 무는 주관적인 경험
5. 주관적으로 보고하거나 객관적으로 관찰할 수 있는 주의 산만(예: 중요하지 않거나 관계없는 외적 자극에 너무 쉽게 주의가 분산됨)
6. 목표 지향적 활동의 증가(직장이나 학교에서의 사회적 활동, 또는 성적인 활동) 또는 정신 운동 초조(예: 목적이나 목표가 없이 부산하게 움직임)
7. 고통스런 결과를 초래할 가능성이 높은 활동에의 지나친 몰두(예: 과도한 쇼핑 등의 과소비, 무분별한 성행위, 어리석은 사업 투자 등)

C. 기분 장해가 사회적, 직업적 기능의 뚜렷한 손상을 초래할 정도로 충분히 심각하거나, 자신이나 타인에게 해를 입히는 것을 방지하기 위해 입원이 필요한 경우, 또는 정신병적 양상이 동반되는 경우이다.

D. 삽화가 물질(예: 물질 남용, 투약, 또는 기타 치료)의 생리적인 작용의 결과나 다른 의학적 상태에 의한 것이 아니다.

주의: 항우울 치료(예: 투약, 전기 경련 요법) 중 나타난 조증삽화라 할지라도 그 치료의 직접적인 생리적 효과가 나타날 수 있는 기간 이후까지 명백한 조증 증상이 지속된다면, 제I형 양극성으로 진단할 수 있다.

주의: 진단기준 A부터 D까지는 조증삽화를 구성하고 있다. 일생 동안 적어도 한 번은 조증삽화가 있어야 제I형 양극성장애로 진단될 수 있다.

조증 및 경조증 삽화의 유발요인으로 작용을 한다. 따라서 수면기간과 질을 관리하는 것이 재발을 막는 데 중요한 역할을 한다.

순환과 삽화의 기간

삽화의 지속기간

연구에 따라 다르기는 하지만 우울 삽화는 일반적으로 2~5개월 정도 지속되는 것으로 생각되는데 물론 경우에 따라서는 더 길게 지속되기도 한다. 조증 삽화는 우울 삽화에 비해서 다소 짧은 편인데 평균 2개월 정도로 알려져 있다. 혼재성 삽화는 조증이나 우울 삽화보다 더 길게 지속되는 경우가 많아 평균 5개월 이상 1년까지 지속되는 경우도 있다고 보고되고 있다.

삽화의 횟수

양극성장애에 대한 장기 관찰연구결과를 보면 대부분의 환자들이 20년의 이환기간 중 최소 3회 이상의 삽화를 경험하는 것으로 보고되었다. 그러나 양극성장애 장기 경과 중 삽화의 횟수가 몇 번이나 되는가 하는 것은 질병의 이환기간이나 재발방지를 위한 치료에 얼마나 잘 반응하느냐에 따라 상당한 차이가 있을 수 있다. 따라서 연구마다 양극성장애의 평균 발병 횟수에 차이가 있고 이를 단순히 비교하는 것은 큰 의미가 없을 수 있다. 이런 연구상의 문제를 극복하기 위해 연간 발병 횟수(annual frequency of episode, AFE)를 측정한 연구가 있는데 평균 0.23으로 단극성 우울증(0.12)에 비해 삽화의 빈도가 더 흔한 것으로 나타났다.

삽화 간 기간

삽화와 삽화 사이의 기간도 양극성장애의 경우가 단극성 우울증에 비해 더 짧은데 특히 첫 삽화 이후 두 번째 삽화까지 걸리는 시간은 양극성장애에서 월등히 짧다. 평균 cycle의 기간은 1년 이상에서 수년까지 다양하게 보고되고 있는데 질병이 진행될수록 점차 짧아지는 경향을 보이는 경우가 많다.

순환의 형태

장기 예후를 관찰한 연구들을 보면 순환의 형태는 예후와 상관이 있다. 양극성장애는 일반적으로 세 가지 형태의 삽화 유형을 보인다. 첫째는 조증 후에 우울기와 안정기가 오는 유형(mania-depression-interval, MDI), 둘째는 우울기 후에 조증기가 나타나고 이후 안정기가 오는 유형(depression-mania or hypomania-interval, DMI), 마지막으로는 지속적으로 주기가 있는 유형(continuous cycling, CC 또는 MDMD)이 있다. 이들 유형 가운데는 MDI 유형이 가장 예후가 좋고 MDMD 유형이 예후가 좋지 않다.

이러한 유형이 중요한 이유는 시간이 지속되면서 이 형태가 그대로 유지될 가능성이 많기 때문인데 조증으로 시작한 경우 75~80%, 우울증으로 시작한 경우 55~60% 환자가 지속적으로 이 형태를 유지하는 것으로 알려지고 있다.

많은 환자들이 조증에서 우울증, 혹은 우울증에서 조증으로 변하는 일반적인 패턴을 가지지만 다른 몇몇 환자들은 예측할 수 없는 다양한 패턴을 가진다.

임상적인 측면에서는 삽화의 횟수도 중요하지만 순환의 형태가 예후에 더 중요한 영향을 미치는 것으로 나타난다. 특히 조증과 우울증이 주기적으로 나타나는 다극성(polyphasic) 유형이 단극성(monophasic) 형태에 비해 예후가 좋지 않다. 한 질병 기간 내에 극성이 변화하여 우울증에서 조증, 또는 조증에서 우울증이 나타나는 경우는 회복 후에도 재발의 가능성이 높고 예후도 좋지 않다.

임상에서 보면 양극성장애 환자 중 일부는 계절성 변화에 민감한 것으로 보인다. 그러나 우울기는 겨울과, 조증기는 여름과 연관성이 있다는 오랜 가설은 최근의 연구들을 종합해 보면 근거가 미약하다. 북반구에서 계절과 증상이 연관이 있다는 일부증거가 있으나 아직 계절과 양극성장애의 연관성은 명확하지 않다.

경과와 예후의 예측 인자

이른 나이에 발병한 소아청소년 양극성장애

이른 나이에 발병한 소아청소년 양극성장애는 예후가 좋지 않으며, 좀 더 빈번한 삽화, 많은 공존질환, 급속순환형, 그리고 증상이 심각한 조증과 우울증을 경험하기 때문에 증상의 호전과 기능의 회복이 성인에 비해 낮다. 또한 소아청소년의 70~100%는 첫 삽화에서 회복되지만, 이 중 80% 이상이 재발을 경험한다.

이전 삽화의 횟수와 순환형태

이전의 삽화 횟수가 많을수록 향후 삽화 횟수가 증가하는 것으로 알려져 이전 삽화의 횟수는 경과 예측의 중요한 요소가 된다. 따라서 급속순환형은 경과나 예후가 좋지 못한 경우가 많다.

발병 전 사회 적응 능력과 기능

발병 전 사회 적응 능력과 기능은 중요한 예측인자로 작용하는데, 적응력이 좋고 기능이 좋았으면 예후가 좋다. 성격장애가 동반되면 예후에 부정적인 영향을 미친다. 삽화와 삽화 사이에도 기능이 떨어지거나 만성적인 경과를 보이는 경우는 예후가 좋지 않는 반면, 직장 적응 능력이 좋고 사회 지지망이 잘 확립되어 있는 경우는 좋은 예측인자로 작용한다.

치료 순응도

치료 순응도는 경과 및 예후에 긍정적인 영향을 미친다.

생활스트레스 사건

생활 스트레스 사건들은 비록 미약하지만 조증과 우울증의 발현과 어느 정도 상관관계가 있다

물질남용

약물이나 술을 포함한 물질남용이 동반되면 경과에 부정적인 영향을 미친다.

정신병적 증상 및 발병유형

기분과 일치하지 않는 정신병 증상(mood-incongruent psychotic features)을 보이는 경우 조현정동장애와 연관성이 있을 가능성이 높고 부정적 예후와 상관이 있다.

우울증이 주로 나타나는 유형(depression prone subtype)은 다른 유형에 비해 예후가 좋지 못하다. 또한 첫 삽화가 우울증인 양극성장애의 경우 일생 동안 더 많은 우울 삽화를 경험한다.

부정적 심리사회적 결과와 관련된 요인들

많은 양극성장애 환자들이 증상의 관해 후 심리사회적 기능을 회복하지만, 환자의 대다수는 정동의 적절한 조절에도 불구하고 여전히 중대하고 지속적인 대인관계 문제를 경험하고, 사회적 그리고 직업적 장애로 고통 받는다.

양극성장애 환자에서 부정적 심리사회적 결과와 관련된 요인들에는 유전적 요인, 잔여 증상을 포함한 질병의 심각도, 물질남용 공존, 정신병 증상 및 불안, 인지적 결함 등이 있다. 특히 인지적 결함은 양극성장애 증상의 관해 이후에도 지속될 수 있다. 이러한 신경인지학적 결함은 임상 증상과 함께 양극성장애 환자들의 사회적 · 기능적 결과에 중대한 영향을 주며, 심리사회적 기능의 예측인자로 작용한다.

특정 유형의 경과와 예후

혼재성 삽화

DSM-5에서는 혼재성 삽화가 없어지고 혼재성 양상으로 기술이 되어있다. 하지만, 진단의 기준이 바뀐 것일 뿐, 삽화의 특징은 여전히 가지고 있고 DSM-IV의 진단기준에 의하면 조증삽화의 5~10% 정도만 차지하지만 더 넓은 의미의 진단기준을 사용한다면 약 50%에 이를 정도로 흔하다. 대체로 혼재성 삽화의 경과에 대한 연구의 결과는 순수 조증에 비해 치료가 어렵고 lithium보다는 valproate나 carbamazepine에 더 잘 반응한다고 보고하고 있다. 삽화의 기간도 순수한 조증과 우울증에 비해 더 길고 더 많은 삽화를 경험하며, 증상 회복까지 시간이 좀 더 걸리며, 자살의 위험도가 더 높고, 불안, 음주, 물질남용의 공존이 많고 따라서 예후도 나쁘다.

넓은 진단기준을 사용할 경우에는 예후에 차이가 없다는 연구의 결과가 있기는 하지만 아직은 연구의 초기단계로 DSM-5 혼재성 양상의 진단기준을 사용한 연구의 결과를 기다려보아야 할 것으로 생각된다.

급속순환형

급속순환형의 유병률이 그렇게 높지 않아서 아직까지 연구가 별로 없다. 하지만 약물치료에 대한 반응이 나쁘고, 삽화의 횟수가 많아서 예후는 좋지 못하다. 기간도 더 오래가고 증상의 완전관해도 더 적고 우울삽화시 증상이 더 심하며, 자살시도율도 높다.

한번 급속순환형으로 진단받는다고 해서 계속 그 진단을 유지하는 것은 아닌 것으로 알려져 있다.

정신병 증상의 유무

정신병 증상이 매우 흔하게 동반되기는 하지만 대부분 일시적이며 정신병 증상을 보이는 시기는 전체 기간의 2% 정도이다. 조증이나 우울증 시기에 상관없이 나타난다. 정신병적 우울증이 동반된 혼재성, 급속순환형은 회복에 더 많은 시간이 걸린다. 조기발병과 정신병증상의 동반 유무는 연관성이 있다는 의견이 대체로 많다.

공존질환과 예후

2/3의 경우 공존질환이 있는 것으로 알려져 있는데 공존질환이 없는 경우보다는 예후가 나쁘다. 특히 제II형 양극성 장애는 공존질환이 있는 경우가 76% 정도로 높다

공존질환은 혼재성 삽화와 우울삽화의 횟수를 증가시키고

높은 빈도의 자살시도와 연관이 있다. 공존질환이 있는 경우 첫 삽화가 우울증상으로 오는 경우가 많고, 조기발병이나 심한 증상, 순환의 악화 등이 있으면 공존질환이 있을 가능성이 높다.

가장 많이 공존하는 질환은 불안장애와 약물관련장애이다. 불안장애 중에는 공황장애, 사회공포증, 범불안장애가 흔하고 외상후 스트레스장애와 강박장애도 적지 않다.

불안장애 특히 외상후스트레스장애나 공황장애가 동반되는 경우 자살시도의 가능성이 높고, 불안장애가 동반되는 경우 정상기분이 유지되는 기간이 짧아서 경과가 더 나쁘다.

물질남용의 비율은 약 40~60%가량이다. 이는 일반인구의 2~3배가 된다. 대부분의 경우는 예후가 나쁘고, 회복속도도 느리며, 삽회 횟수, 입원횟수가 많고 약물순응도를 떨어뜨린다. 삽화사이의 순환도 빨라져 결국 급속순환형이 될 가능성이 높다.

혼재성삽화에서 물질남용의 비율이 더 높고, 제II형 양극성장애는 제I형 양극성장애에 비해 불안장애나 물질남용 성격장애의 비율이 높고 경조증 삽화 후에 오는 불안장애와 공황장애 증상들은 병의 경과를 복잡하게 한다.

주의력결핍 과잉행동장애(attention deficit hyperactivity disorder, 이하 ADHD)가 동반되기도 한다. 양극성장애환자에서 평생유병률이 95%로 알려져 있고 제II형 양극성장애보다 제I형 양극성장애에서 더 높게 나타난다. 이 경우 다른 정신질환이 동반될 가능성도 높고 예후도 좋지 않은데 발병나이가 더 어리고, 정상적인 기간이 짧고 삽화의 횟수가 많으며 자살시도도 더 많다.

증 례

김군은 32세 남자로 가수가 되기를 원하여 이곳저곳 매니지먼트 회사를 찾아다니다가 실패하여 2달 전 실용음악학원을 개원하였다. 2주일 전부터 학원수업에 나타나지 않고 저녁마다 술을 마시고 집에 들어오지 않고 작곡을 한다며 밤마다 피아노를 치면서 거의 잠을 자지 않았다. 아버지가 이런 행동들을 그만둘 것을 요구하자 가족들에게 화를 내고 말리던 어머니를 밀치고 집을 나가버렸다. 주변 술집에서 다른 자리에 있던 여성을 희롱하며 난동을 부리고 있는 환자를 경찰이 응급실로 데리고 왔을때 환자는 "나는 잠을 자지 않아도 살 수 있다", "나는 음악천재여서 비틀즈와 맞먹는 대우를 받기를 원한다", "너 따위가 감히 나를 어떻게 상담할 수 있나"는 등의 말을 쉴 새 없이 빠르게 하고 간혹 알아듣지 못하는 말을 하기도 하였다. 상담을 하는 동안에 집중을 하지 못하였다. 병력상 군대 제대를 하던 25세에 심한 우울증으로 치료를 받은 적이 있었으며, 당시 자살시도도 했으며 안전을 위해 정신병동에 1개월간 입원한 적이 있다고 하였다.

제II형 양극성장애

역 학

유병률

제II형 양극성장애의 지역사회 유병률은 0.3%에서 4.8%까지 다양하게 보고되고 있으나, 대략 0.5% 수준이며, 우리나라의 경우에는 아직 조사된 바가 없다.

지금까지 대부분의 유병률 연구들은 조증 삽화의 존재가 진단에 꼭 필요한 제I형 양극성장애를 중심으로 이루어졌기 때문에 제II형 양극성장애의 유병률은 그리 높지 않은 것으로 알려져 있지만, 경조증과 우울 삽화로 진단할 수 있는 제II형 양극성장애는 그동안 제대로 진단이 잘 이루어지지 않았기 때문에 높지 않다고 볼 뿐이며 실제 유병률은 상당히 높다는 보고들이 늘고 있다.

성 별

여성에서 더 흔하고, 출산직후 삽화를 경험할 위험도가 더 높은 것으로 알려져 있다.

자 살

제II형 양극성장애의 약 10~15%에서 발생하고 무단결석, 학업수행과 직업의 실패, 이혼 등이 많이 동반되고, 물질남용, 물질의존, 신경성식욕부진증, 신경성 폭식증, ADHD, 공황장애, 사회공포증, 경계성 성격장애 등이 연관성이 많은 것으로 알려져 있다.

임상양상

제II형 양극성장애는 주요우울삽화와 경조증삽화가 번갈아 나타나는 경우이다. 축적된 자료들이 부족하기는 하지만, 제I형 양극성장애보다는 조금 더 일찍 발병하고 결혼생활에 더 많은 문제가 생기는 것으로 알려져 있고, 주요우울장애나 제I형 양극성장애보다 자살을 더 많이 시도하고 더 많이 성공하는 것으로 알려져 있다.

경조증 증상

경조증은 정신병적 양상이 없고, 비교적 짧은 기간에 나타나며, 가볍거나 역치 이하의 조증 상태로 심각한 장애가 없다. 경조증의 증상들로는 수면 감소, 에너지와 활력 증가, 자신감 증가, 활동 증가, 평소보다 많은 일 수행, 많은 사회활동, 과도한 금전적 낭비, 많은 아이디어와 계획, 수줍음과 자제력의 감소, 말많음, 성욕 증가, 커피, 담배, 알코올의 소비 증가, 유쾌한 기분과 과도한 낙관주의, 웃음 · 농담 · 익살의 증가, 예리한 생각과 새로운 아이디어 등이 있다.

진 단

제II형 양극성장애는 일생 동안 한 번 이상의 주요우울증과 최소 한 번 이상의 경조증 삽화가 있는 경우에 진단한다. 주의해야 할 것은 제II형 양극성장애가 더 이상 단지 제I형 양극성장애의 경한 형태가 아니라는 것이다. 왜냐하면, 이 장애를 가진 경우 많은 시간을 우울증 상태로 지내게 되고, 기분의 불안정성이 직업과 사회적 기능에 심각한 장해를 전형적으로 동반하기 때문이다.

경조증의 경우 환자들이 질병으로 느끼기 힘들기 때문에 임상 의사를 찾게 되는 것은 주요우울 삽화 때문이다. 실제로 경조증 삽화 자체로는 큰 장해를 일으키지 않고 주요우울 삽화나 예측할 수 없는 기분의 변화가 지속되고 대인관계와 직업적 기능의 신뢰할 수 없을 정도의 빈번한 변화가 지속되기 때문에 장애가 일어난다. 제II형 양극성장애의 경우에는 환자들이 경조증의 양상을 병적으로 보고 있지 않으므로 주변의 정보가 매우 유용하다.

제II형 양극성장애는 거의 대부분 우울 삽화로 시작하므로 우울 삽화가 있는 경우에는 항상 제II형 양극성장애의 진단을 고려해야 한다. 많은 환자들이 경조증 증상이 생기기 전에 수 차례의 주요 우울증을 앓는다. 따라서 제II형 양극성장애의 정확한 진단을 위해서는 임상가가 숙련된 면담을 통해서 경조증 삽화 여부를 확인해야만 한다. 특히, 1차 친족 중 양극성장애의 가족력이 있는지, 약물로 유발된 경조증의 병력이 있는지, 기분고양기질(hyperthymic)인지, 3회 이상의 반복되는 주요우울 삽화가 있었는지, 3개월 미만의 비교적 짧은 주요우울 삽화가 있었는지, 비전형적 우울증상, 정신병적 주요우울 삽화, 이른 나이에 발병한 주요우울증 삽화(25세 미만)가 있었는지, 산후우울증의 병력이 있었는지, 항우울제 효과가 떨어지거나, 세 가지 이상의 항우울제 치료에 반응이 없는 경우는 아닌지를 면밀하게 조사해야 한다. 이러한 것들은 현재 경조증이나 조증이 없지만 우울증상을 호소하는 환자들이 양극성 우울증상을 가지고 있을 가능성을 시사하는 점이며, 이는 Ghami 등이 제안한 양극성스펙트럼장애의 주요 진단 기준들이기도 하다. 경조증 삽화의 병력을 확인하기 위해서 체계적인 면담을 시행하면, 주요우울장애로 진단된 환자의 많은 경우에서 양극성장애로 진단이 된다고 알려져 있다.

제II형 양극성장애의 경우, 삽화의 특성에 대한 기술은 현재 또는 최근 삽화의 종류(경조증, 우울증), 명시자(불안증, 혼재성 양상, 급속순환, 기분과 일치하는 정신병적 양상, 기분과 일치하지 않는 정신병적 양상, 긴장증적 양상, 주산기 발병, 계절성 양상을 동반하는지)에 대해서 기술하게 되고, 만약 현재 삽화가 기분삽화의 완전한 범주를 만족하지 못하는 경우에는 관해상태에 대한 기술(부분적 관해, 완전관해)을 하고, 현재상태의 심각도(경도, 중등도, 고도)를 기술한다. 기술의 예는 다음과 같다. 제II형 양극성장애, 최근 우울삽화, 중등도, 혼재성 양상 또는 제II형 양극성장애, 최근 우울 삽화, 부분관해(표 10-4).

경조증 삽화

DSM-5에서의 변화는 조증 삽화의 변화와 같다. 이전 DSM-IV에서 논란이 되었던 부분은 동일한 증상을 가지고 증상지속기간과 심각도에 따라서 조증 삽화와 감별하는 것이 타당성이 있느냐 하는 것이었다. 임상적 근거가 없는 임의로 정해진 4일이라는 기준은 진단의 정확성을 떨어뜨리고 이번 DSM-5에서는 하루나 이틀 동안의 기간으로 변화될 것이라는 기대가 있었지만, 변화시키지 않고 4일을 유지하기로 하였다. 아직 이 기간을 변화시키기에는 근거가 부족한 것으로 판단된다. 다만, 조증 삽화에서와 마찬가지로 "하루 중 거의 대부분의 시간, 거의 매일"이란 문구를 추가하여 증상의 지속성이 진단에서 중요하다고 생각되어 추가되었다. 증상의 심각도에 있어서는 DSM-IV에서는 "사회적, 직업적 기능에 뚜렷한 장해를 야기할 만큼 충분히 심하지 않으며, 정신병적 양상이 없어야 한다"고 기술되어 뚜렷한 장해의 유무여부가 임상가에 따라서 주관적인 차이를 보이고 환자나 보호자의 보고에 따라서도 영향을 받는다는 문제점이 있었으나 DSM-5에서는 조증 삽화에서와 마찬가지로 일상적인 행동과 비교했을 때 눈에 띄는 변화가 있어야 한다는 내용을 추가하여 이전의 정상적인 행동과 확연히 차이가 나는 경우에 진단하도록 하였다.

여전히 경조증은 환자들에서 대부분 자아동조적으로 느껴져 본인이 문제라는 것을 인식하기 어려우므로 제대로 보고가 되지 않는 문제가 있으며, 현재 삽화인 경우에는 문제는 없을 것으로 생각되지만 과거 삽화의 경우에는 기억에 의존해서 경조증 삽화에 대한 정보를 얻게 되므로 4일이라는 기간을 정확히 떠올리기에는 한계가 있다.

주요우울 삽화

DSM-5에서 주요우울 삽화의 핵심 양상은 최소 2주 이상의 기간 동안 1) 우울한 기분이나, 2) 흥미나 즐거움의 상실 중 하나 이상이 거의 모든 활동에서 나타난다는 것이다. 소아와 청소년에서는 이 기분은 슬픔 대신에 과민한 기분이 될 수도 있다. 기타 증상은 주요우울장애에 기술된 바와 같다.

경과 및 예후

제II형 양극성장애는 5년 후에도 같은 진단을 유지할 가능성이 매우 높고, 장기적인 치료가 필요한 만성질환이다.

제II형 양극성장애는 제I형 양극성장애에 비해 비교적 가벼운 형태로 보이기 때문에 예후가 좋을 것으로 생각하기 쉽다. 그러나 여러 연구결과나 임상 경험을 통해 볼 때 조증의 심각성만 다를 뿐 결코 예후가 좋다고 할 수는 없다. 최근의 연구들은 제I형 양극성장애와 제II형 양극성장애가 서로 발병나이나 정신사회적 장애의 정도 등에 있어 큰 차이가 없다는 보고가 많은데 오히려 우울증의 기간이나 횟수가 제II형 양극성장애에서 더 많다는 보고가 있어 실제 생활의 기능적인 측면에서는 어려움이 많다.

실제 사회적 기능에 있어서는 조증보다는 우울삽화의 횟수가 더 큰 영향을 미친다. 제II형 양극성장애는 경과 중 경조증 기간에 비해 우울 기간이 월등히 길어서 경조증의 기간보다 약 40배 정도나 많다. 특히 심각한 병적 우울 상태는 깨끗하게 낫지 않고 가벼운 우울 상태(minor depression and subsyndromal states)가 지속되는 경우가 많은데 추적 기간 중 약 50% 정도의 기간이 이런 증상기라는 보고도 있다. 따라서 자살률도 제II형 양극성장애가 제I형 양극성장애에 비해 다소 높다는 보고가 많다.

임상적인 측면에서 보면 제II형의 경우 진단이 되지 않거나 주요우울장애 등으로 잘못 진단되는 경우가 많고, 따라서 항우울제를 사용해서 급속순환형이 되는 등 경과가 나빠지는 경우가 있다.

표 10-4. 제II형 양극성장애의 DSM-5 진단기준

제II형 양극성장애의 DSM-5 진단기준

A. 적어도 한 번의 경조증삽화(아래의 "경조증 삽화"의 진단 기준 A-F)와 적어도 한 번의 주요우울삽화("주요우울삽화"의 진단 기준 A-C)의 진단 기준을 만족시킨다.
B. 조증삽화는 한 번도 없어야 한다.
C. 경조증삽화와 우울삽화의 발생이 조현정동장애, 조현병, 조현양상장애, 망상장애 또는 기타 또는 달리 분류되지 않는 조현병 스펙트럼 및 기타 정신병적 장애로 잘 설명되지 않는다.
D. 우울증의 증상 또는 우울증과 조증의 잦은 교체로 인한 예측 불가능성이 사회적, 직업적, 또는 기타 중요한 기능 영역에서 심각한 고통이나 장해를 일으킨다.

경조증 삽화의 진단기준

A. 비정상적으로 들뜨거나, 의기양양하거나, 과민한 기분, 그리고 활동과 에너지의 증가가 적어도 4일 연속으로 거의 매일, 하루 중 대부분 지속되는 분명한 기간이 있다.
B. 기분 장애 및 증가된 에너지와 활동을 보이는 기간 중 다음 증상 가운데 3가지(또는 그 이상)를 보이며(기분이 단지 과민하기만 하다면 4가지)가 평소 모습에 비해 변화가 뚜렷하고 심각한 정도로 나타난다.
  1. 자존감의 증가 또는 과대감
  2. 수면에 대한 욕구 감소(예: 단 3시간의 수면으로도 충분하다고 느낌)
  3. 평소보다 말이 많아지거나 끊기 어려울 정도로 계속 말을 함
  4. 사고의 비약 또는 사고가 마치 질주하듯 빠른 속도로 꼬리를 무는 주관적인 경험
  5. 주관적으로 보고하거나 객관적으로 관찰되는 주의산만(예: 중요하지 않거나 관계 없는 외적 자극에 너무 쉽게 주의가 분산됨)
  6. 목표 지향적 활동의 증가(직장이나 학교에서의 사회적 활동 또는 성적 활동) 또는 정신운동 초조(예: 목적이나 목표 없이 부산하게 움직임)
  7. 고통스러운 결과를 초래할 가능성이 높은 활동에의 지나친 몰두(예: 과도한 쇼핑 등의 과소비, 무분별한 성행위, 어리석은 사업 투자 등)
C. 삽화는 증상이 없을 때의 개인의 특성과는 다른 명백한 기능 변화를 동반한다.
D 기분의 장애와 기능의 변화가 타인들에 의해 관찰될 수 있다.
E. 삽화가 사회적, 직업적 기능의 현저한 손상을 일으키거나 입원이 필요할 정도로 심각하지는 않다. 만약 정신병적 양상이 있다면, 이는 조증삽화이다.
F. 삽화가 물질(예: 남용약물, 치료약물, 또는 기타 치료)의 생리적 효과로 인한 것이 아니다.

주의: 우울증 치료(예: 약물치료, 전기경련요법) 중 나타난 경조증 삽화라 할지라도 그 치료의 직접적인 생리적 효과가 나타날 수 있는 기간 이후까지 지속된다면 이는 경조증 삽화로 진단할 수 있는 근거가 된다. 하지만 진단시 주의가 필요하고, 한두 가지 증상(증가된 과민성, 불안 또는 항우울제 사용 이후의 초조)만으로 경조증 삽화를 진단하지는 못하며, 이는 양극성 경향에 대해서도 마찬가지이다.

양극성장애 환자의 2/3의 경우 공존질환이 있는 것으로 알려져 있는데 공존질환이 없는 경우보다는 예후가 나쁘다. 특히 제II형 양극성장애는 공존질환이 있는 경우가 76% 정도로 높다. 이런 다양한 공존 질환은 진단의 혼란을 야기하여 더욱 예후를 나쁘게 한다. 또한, 제II형 양극성장애는 제I형 양극성장애에 비해 불안이나 물질남용, 성격장애의 공존비율이 높고, 경조증 삽화 후에 오는 불안장애와 공황장애 증상들은 병의 경과를 복잡하게 해서 예후를 나쁘게 한다.

증 례

학교선생님인 42세 여성은 30대 중반부터 우울증으로 정신건강의학과 외래를 통해서 지속적으로 치료를 받아 온 분이다. 우울증상이 생기면 4~6개월 정도 치료를 하면 일상생활이 가능할 정도로 증상이 회복되고 실제 직장생활에 심각한 문제는 없이 지내왔다. 3개월 전 시골에 있는 학교로 전근가게 되면서 그곳 교감선생님, 교장선생님과 말다툼이 자주 생기고, 환자는 이를 그 사람들이 성격이 너무 까다롭기 때문이라고 이야기했다. 5일 전부터 매일 잠을 하루 3시간만 자면서 학교 수업준비를 했는데 다음날 피곤한 줄도 모르겠다고 하고, 머리가 너무 잘돌아가서 이것을 놓치면 안되니까 이때 일을 해야 한다고 하였다. 이혼한 후에는 몇명의 남자를 만났지만 그동안은 가까이 하지 않았는데 3일 전부터 그 중 한 남자와 동거를 하겠다고 하여 부모가 조금 이상하다고 여겨 병원으로 데리고 왔다.

학교 출근은 정상적으로 하였고, 주의가 좀 산만해서 행정적인 일을 처리하는 데 조금의 어려움이 있을뿐 직장생활에 큰 문제는 없었다.

순환성장애

역 학

유병률

일반인구에서 평생유병률은 0.5~6.3%로 알려져 있지만 대략 1% 정도이다. 기분장애 클리닉에서의 유병률은 3~5%이다.

우리 나라에서는 아직 유병률 조사는 이루어진 바 없다.

나이 및 성별

약 50~75%의 환자는 15~25세에 발병하고 일반인구에서는 남녀비율이 동일하지만 임상에서는 여성이 남성보다 더 많이 치료를 받는 경향이 있다.

기타 특징

모든 정신과 외래환자의 3~5%에 해당되고, 특히 결혼과 대인관계의 어려움을 호소하는 경우가 많고, 경계성 성격장애와 공존하는 경우가 많아서 외래환자의 약 10%, 입원환자의 약 20%가 같이 진단된다.

임상양상

경조증과 경한 우울증이 같이 있는, 제II형 양극성장애의 경한 형태이다. DSM-5에서는 경조증과 우울증이 매우 자주 생기는 "만성적인 변화가 많은 기분의 장해"로 규정하고 있다. 특히, 환자가 사회병질적 행동을 보이는 경우에는 이 진단을 반드시 생각해 보아야한다. 환자는 결혼생활의 어려움이나 대인관계의 불안정성을 보인다.

전체적으로는 증상이 경미한 것 이외에는 제II형 양극성 장애와 비슷하게 보인다. 대체로 직업생활을 성공적으로 할 수 없고, 제I형 양극성장애보다 기분의 순환이 빠르며, 기분의 변화도 불규칙적이고 갑작스럽고 이런 갑작스럽고 예상 불가능한 변화로 인해 스트레스가 많다.

진 단

DSM-5에서는 경조증 삽화에는 미치지 못하지만 수많은 경조증 증상이 있고 동시에 주요우울 삽화에는 이르지 못하지만 수많은 우울증상이 최소 2년간(소아 청소년의 경우 최소 1년) 있는 경우 순환성장애로 진단한다. 특징적인 양상은 수많은 경조증 증상과 우울증상 사이의 변동이 많은 만성적인 상태이다. 첫 2년 동안(소아 청소년의 경우 1년)에 증상이 지속적으로 존재해야 하며, 증상이 없는 기간이 2개월이 넘으면 진단할 수 없다. 순환성장애 환자의 15~50%에서는 추후에 제I형 양극성장애나 제II형 양극성장애가 발생하고, 1/3에서 제II형 양극성장애가 발생하며, 일반 인구집단에서보다 제I형 양극성장애 환자의 1차 친족에서 많이 발생하여, 순환성장애가 제I형이나 제II형 양극성장애와 깊은 관련성이 있다는 것을 나타낸다(표 10-5).

경과 및 예후

10대와 20대 초기에 서서히 증상이 나타나는 경우가 많고, 학교생활이나 친구관계에 영향을 주게 된다. 이 진단에 대한 환자들의 반응은 다양한데, 성공적인 대처기전을 구사하는 경우는 그렇지 못한 경우보다는 예후가 좋다. 1/3이 주요기분장애로 전환되는데 대개의 경우는 제II형 양극성장애이다.

표 10-5. 순환성장애의 DSM-5 진단기준

A. 적어도 2년 동안(소아와 청소년에서는 1년) 다수의 경조증 기간(경조증삽화의 진단 기준을 충족시키지 않는)과 우울증 기간(주요우울삽화의 진단 기준을 충족시키지 않는)이 있어야 한다.
B. 2년 이상의 기간 동안(소아와 청소년에서는 1년), 경조증 기간과 우울증 기간이 절반 이상 존재해야 하고, 증상이 없는 기간이 2개월 이상 지속되어서는 안 된다.
C. 주요우울삽화, 조증삽화, 또는 경조증삽화가 존재하지 않는다.
D. 진단 기준 A의 증상이 조현정동장애, 조현병, 조현양상장애, 망상장애, 또는 기타 또는 달리 분류되지 않은 조현병 스펙트럼 및 기타 정신병적 장애로 잘 설명되지 않는다.
E. 증상이 물질(예: 물질 남용, 투약)이나 다른 의학적 상태(예: 갑상선기능항진증)로 인한 것이 아니어야 한다.
F. 증상이 사회적, 직업적, 기타 중요한 기능 영역에서 임상적으로 심각한 고통이나 장해를 일으킨다.

증 례

김군은 23세로 현재 군대 복무를 대신해서 경찰에서 일을 하고 있다. 주변 사람들과 자꾸 트러블이 생기고 가족들 사이에서 관계가 좋지 않아 부모님이 정신건강의학과 진료를 권하여 방문하였다. 병력상 기분 변화가 심한데, 며칠은 기분이 좋아서 잠도 자지 않고 책을 보거나 운동을 하는데 또 며칠은 갑자기 우울해져서 아무것도 하지 않고 출근해서도 일을 하기가 힘든 시기가 있다고 했다. 고등학교를 졸업하고 대학 진학에 실패하면서 기숙학원에서 재수를 하면서 이런 증상들이 생겼고, 그 후 늘 기분이 평온한 적이 거의 없었던 것 같다고 보고하였다.

제I형, 제II형 양극성장애와 순환성장애 이외의 양극성 및 관련 장애

물질/약물치료로 유발된 양극성 및 관련장애

DSM-IV에서는 물질로 유발된 기분장애 속에 우울 양상, 조증 양상, 혼재성 양상을 기술하는 것으로 하였으나 DSM-5에서는 우울장애 분류하에 물질로 유발된 우울장애와 양극성장애 분류하에 물질로 유발된 양극성장애로 나누고, 이 장애가 중독 상태에서 발병한 것인지, 금단상태에서 발병하는 것인지 기술하도록 하고 있다. 동시에 이 관련된 물질이 조증을 일으킬 수 있어야 한다는 문구를 넣어 이전 DSM-IV의 "관련된 물질이 원인적으로 연관이 있어야 한다"라는 애매한 범주를 확실히 하였다. 또 DSM-5에서는 어떤 물질의 사용장애로 인해 유발된 것인지, 또 그 심각도도 어떤 정도인지, 사용장애는 없는 상태에서 발생한 것인지에 대해서도 같이 기술을 하도록 하고 있는데, ICD-9와 ICD-10-CM 코드를 사용하도록 하고 있다. ICD-10에서는 각 물질을 알코올, phencyclidine, 기타 환각제, 진정수면항불안제, 암페타민이나 다른 자극제, 코카인, 기타 또는 알려지지 않은 물질을 포함하고 각 물질마다, 경도 사용장애, 중등도나 심한 사용장애, 사용장애가 없는 경우로 나누고 있다. 환자에 대한 기술은 예를 들어, 경도의 알코올 사용장애가 있는 상태에서 약물유발성 양극성장애가 있는 경우라면, "경도의 알코올 사용장애가 동반된 알코올로 유발된 양극성장애(mild alcohol used disorder with alcohol induced bipolar and related disorder)"로 기술한다.

항우울제나 경련치료 후 이 치료들의 생리학적 효과를 넘어서는 경우에 생기는 경조증이나 조증의 경우에는 이 진단을 내리지 않는데 그 이유는 이 경우 아마도 약물이나 치료법이 원인이 아니라 실제 양극성장애가 있는 경우에 이런 치료를 통해 증상이 생기는 것이라고 생각되기 때문이다(표 10-6).

다른 의학적 상태로 인한 양극성 및 관련장애 (bipolar and related disorder due to another medical condition)

DSM-IV에서는 일반적인 의학적 상태에 의한 기분장애로 나누고, 우울 양상, 주요우울 삽화유사 양상, 조증 양상, 혼재성 양상이 있는 것을 기술하도록 했으나 DSM-5에서는 우울장애와 양극성장애 하위에 이 진단을 두고, 조증 양상이 있는 경우, 조증이나 경조증 유사 양상이 있는 경우(물질이나 신체적 질병에 의한 것이 아니라는 조증 삽화와 경조증 삽화의 진단기준을 만족시키지 못하는 경우), 혼재성 양상이 있는 경우를 기술하도록 하고 있다.

대부분의 경우에는 조증이나 경조증 양상이 신체적 질환이 생긴 후 약 1개월 이내에 나타나는 경우를 이야기하지만, 예외는 있다. 특히 만성적인 신체질환의 경우에는 조증이나 경조증 양상을 악화시키거나 재발시키며 또 조증이나 경조증 양상이 나타나는 것을 예고할 수도 있다.

이 진단과 물질/약물로 유발된 양극성 및 관련장애는 DSM-IV에서는 물질유발성 기분장애(substance-induced mood disorder), 일반적 의학적 상태에 의한 기분장애(mood disorder due to general medical condition)에 속한 개념이었는데, 물질이나 약물이든 일반적 의학적 상태에 의한 것이든 양극성 및 관련장애에 포함되게 되어 양극성장애 진단의 폭이 넓어진 의미가 있다(표 10-7).

달리 명시된 양극성 및 관련장애 (other specified bipolar and related disorder)

DSM-IV에서는 양극성장애의 특정한 진단기준을 만족하지 않는 경우 모든 경우에 달리 분류되지 않는 양극성장애(bipolar disorder not otherwise specified)로 진단을 내리도록 하여 진단의 타당성을 떨어뜨리고, 진단 기준에 어떤 점이 부족한지를 알 수 없는 경우가 있어 치료자 간 소통에 문제가 있었다. DSM-5에서는 양극성관련장애의 특성을 가지고는 있으나 특정한 양극성관련장애의 완전한 진단기준을 만족시키지 못하는 경우, 치료자가 이 부족한 부분에 대해서 소통하기 위하여 이 진단을 내리도록 하고 있다. 또 이 진단의 기술은 달리 명시된 양극성 및 관련장애라는 진단을 내리고 뒤에 그 이유를 적도록 하고 있다[예: 달리 명시된 양극성 및 관련장애, 기간이 짧은 순환성장애(other specified bipolar and related disorder, short-duration cyclothymia)].

DSM-5에서는 주요우울 삽화와 기간이 짧은 경조증 삽화(2~3일)가 있는 경우, 주요우울 삽화와 증상이 부족한 경조증 삽화가 있는 경우, 이전에 주요우울 삽화의 병력이 없는 경조

표 10-6. 물질/약물로 유발된 양극성 및 관련장애의 DSM-5 진단기준

A. 임상 양상으로 현저하고 지속적인 기분 장해가 우세하며, 기분 장해는 의기양양하거나, 과대하거나, 과민한 기분 또는 우울한 기분 또는 모든 또는 거의 모든 활동에서 현저하게 감소된 흥미나 즐거움으로 나타난다.
B. (1)과 (2)를 뒷받침하는 과거력, 신체검사, 실험실 검사 소견이 있다:
(1) 진단기준 A의 증상은 물질 중독 또는 물질 금단 직후에 발생하거나 약물에 노출된 후 발생한다.
(2) 관련된 물질/약물은 진단기준 A의 증상을 유발할 수 있다.
C. 장애가 물질/약물로 유발된 것이 아닌 양극성 및 관련 장애로 잘 설명되지 않는다. 독립적인 양극성 및 관련 장애임을 나타내는 다음과 같은 내용이 포함된다.
증상이 물질/약물 사용 시작 이전에 나타남; 증상이 급성 금단 및 심한 중독이 끝난 후에도 상당 기간 동안 지속됨(예: 약 1개월); 물질/약물 유발성이 아닌 독립적인 양극성 및 관련 장애가 있음을 시사하는 다른 근거가 있음(예: 물질/약물과 관련되지 않은 삽화들이 반복적으로 나타난 과거력)
D. 장애가 섬망의 경과 중에만 발생하지는 않는다.
E. 장애가 사회적, 직업적, 기타 중요한 기능 영역에서 임상적으로 심각한 고통이나 장해를 일으킨다.

다음의 경우 명시할 것:
중독 상태에서 발병: 물질 중독의 진단기준을 만족시키고 증상이 중독 기간에 나타나는 경우
금단 상태에서의 발병: 물질 금단의 진단기준을 충족시키고 증상이 금단 상태에서나 그 직후에 나타나는 경우

표 10-7. 다른 의학적 상태로 인한 양극성 및 관련장애의 DSM-5 진단기준

A. 임상 양상으로 현저하게 고양되고 과장된, 또는 과민한 기분, 그리고 증가된 활동과 에너지를 보이는 뚜렷하고 지속적인 기간의 존재
B. 장애가 다른 의학적 상태의 직접적인 병태생리학적 결과임을 지지하는 병력, 신체검진, 또는 검사소견이 있다.
C. 장애가 다른 정신장애에 의해 잘 설명되지 않는다.
D. 장애가 섬망의 경과 중에만 발생하지 않는다.
E. 장애가 사회적, 직업적, 기타 중요한 기능 영역에서 임상적으로 심각한 고통과 손상을 유발하거나, 입원이 필요할 정도로 자, 타해 위험성이 높은 경우, 또는 정신병적 증상이 있는 경우

다음의 경우 명시할 것:
(F06.33) **조증 양상이 있는 것**
(F06.33) **조증- 또는 경조증-유사 삽화가 있는 것**
(F06.34) **혼재성 양상이 있는 것**

기술방법: 정신 질환의 진단에 기타 의학적 상태의 구체적인 진단명이 포함된다(예: 갑상선 기능저하증으로 인한 양극성장애, 조증 양상 동반). 기타 의학적 상태에 대한 진단명은 양극성 및 관련장애 바로 앞에 분리된 진단부호로 열거되어야 한다(예: 갑상선 기능 항진증; 갑상선 항진증에 의한 양극성장애, 조증 양상).

증 삽화, 기간이 짧은 순환성장애(24개월 미만)를 예로 들고 있다.

이 진단 기준은 DSM-IV-TR에서 문제가 되었던 아증후군적 경조증 및 양극성스펙트럼장애를 양극성 관련장애에 포함시키도록 하여 진단의 융통성을 확보하고 있고 또 경조증의 진단기준을 4일에서 2~3일로 낮추자는 많은 연구자들의 주장을 일부 받아들이고 있다.

DSM-5에서 제공하고 있는 사례

1. 짧은 기간의 경조증삽화(2~3일)와 주요우울삽화: 일생 동안 한번 이상의 주요 우울 삽화를 가지고 있고 조증이나 경조증 삽화를 만족한 적은 없으나 경조증 삽화의 완전한 증상적 범주를 만족하는, 2~3일 정도만 지속하는 짧은 기간의 경조증을 2회 이상 경험한다. 경조증을 보이는 삽화는 주요 우울 삽화와 겹치지 않아서, 장해는 주요우울 삽화, 혼재성 양상의 진단 기준은 만족시키지 않는다.
2. 불충분한 증상이 있는 경조증삽화와 주요우울삽화: 일생동안 한번 이상의 주요우울 삽화를 경험하고, 조증이나 경조증 삽화의 완전한 진단 기준을 만족하지는 않지만 진단에 있는 증상을 모두 만족하지는 않는 한 번 이상의 경조증 삽화가 있다(예: 적어도 4일 동안 지속되는 고양된 기분과 경조증 삽화의 다른 증상들 중 하나나 둘을 만족하거나, 과민한 기분과 경조증 삽화의 다른 증상들 중 둘 또는 세 개의 증상을 만족하는 경우). 경조증 증상을 보이는 삽화는 주요 우울 삽화와 겹치지 않아서, 장해는 주요 우울 삽화, 혼재성 양상 있음을 만족하지 않는다.
3. 주요우울삽화의 과거력이 없는 경조증 삽화: 환자는 1번 이상의 경조증 삽화를 보이고 주요 우울 삽화나 조증 삽화의 진단을 만족한 적이 없다. 만일 지속적인 우울 장애(기분 부전)의 진단이 내려진 환자에서 발생한다면 경조증 삽화의 진단 기준을 만족하는 기간 동안 2개의 진단이 같이 포함될 수 있다.
4. 짧은 기간의 순환성(24개월 이내): 주요 우울 삽화, 경조증, 조증 삽화의 진단 기준과 다른 정신병적 장애의 진단 기준을 만족한 적이 없고 경조증 삽화의 진단기준을 만족하지 않는 잦은 경조증 증상과 주요 우울 삽화를 만족하지 않는 잦은 우울증 삽화가 24개월 이내로 존재한다(소아와 청소년에서는 12개월 이내). 질환의 기간 동안 경조증 또는 우울 증상이 존재하지 않는 기간이 2개월을 넘지 않고, 증상은 임상적으로 심각한 고통이나 손상을 일으켜야 한다.

명시되지 않는 양극성 및 관련장애 (unspecified bipolar disorder)

이 기준은 달리 명시된 양극성 및 관련장애와 마찬가지로 양극성관련장애의 특성을 가지고는 있으나 특정한 양극성관련장애의 완전한 진단기준을 만족시키지 못하는 경우이긴 하지만 임상가가 어떤 진단범주가 부족한지에 관해 그 이유를 확실하게 기술하지 않을 때 진단을 내리며, 또 정보가 부족할 때에도 이 진단을 내리게 하고 있다. 달리 명시된 양극성 및 관련장애와 명시되지 않는 양극성 및 관련장애를 구별하는 것은 오로지 임상가의 결정인데 이는 최대한 진단의 융통성을 주고자 함이다. 임상의사가 어떤 증상 양상에 따라 이 두 가지 진단을 반드시 구분하는 것은 아니다. 다시 말하면, 임상양상이 다른 것이 아니고, 원인을 알면 달리 명시된 양극성 및 관련장애, 모르거나 더 이상 조사하기 어려울 때는 명시되지 않는 양극성 및 관련장애로 진단하는데 이는 전적으로 임상적인 판단이다.

양극성장애 진단 요약 및 진단의 어려운 점과 진단의 정확도를 높이기 위한 방법

진단요약

DSM-5에서 양극성관련장애에 포함된 진단명을 요약하면 표 10-8과 같다.

진단의 정확도를 높이기 위한 방법

양극성장애는 임상적인 상황에서 정확한 진단이 어려운 질병이다. 현재 우울삽화를 보이는 양극성장애를 가진 환자 중 단 20%만이 치료 첫 1년 내에 양극성장애로 진단을 받으며, 발병에서부터 진단을 받기까지는 5~10년이 걸리므로 제대로 진단을 받지 못하는 이 기간 동안 환자 개인과, 가족 및 사회가 져야 하는 부담이 너무나 크다.

표 10-8. DSM-5에 기술된 양극성관련 장애의 진단

제I형 양극성장애
제II형 양극성장애
순환성장애
물질/약물로 유발된 양극성 및 관련장애
다른 의학적 상태로 인한 양극성 및 관련장애
달리 명시된 양극성 및 관련장애
명시되지 않는 양극성 및 관련장애

가장 큰 이유는 제I형 및 제II형 양극성장애, 특히 이전 조증이나 경조증의 병력이 확실하지 않는 환자가 현재 우울삽화가 있을 때 이를 반복성 우울 삽화가 특징인 단극성 우울증과 구분하는 것이 힘들기 때문이다. 양극성장애가 가장 많이 오진되는 진단은 단극성 우울증이다. 특히 제II형 양극성장애의 경우에 더 그러한데, 제II형 양극성장애의 경우 진단 기준 자체에 조증 삽화를 경험하지 않아야 하기 때문이다. 다른 이유들로는, 제I형 및 제II형 양극성장애가 주로 우울 삽화로 시작되며, 우울증상의 유병률이 조증이나 경조증의 유병률보다 훨씬 높기 때문이다. 또, 특히 제II형 양극성장애의 경우에 인생의 많은 부분을 우울한 상태로 지내고, 조증이나 경조증 삽화보다 우울 삽화로 있는 시간이 훨씬 더 많기 때문이다. 다른 이유로는 제II형 양극성장애 환자의 경우 경조증이나 조증 증상 때문에는 곤란을 겪지 않는다고 생각하며 주로 우울 삽화의 경우에 병원을 찾기 때문에 임상의들이 이러한 질병을 찾아내고 치료하는 것을 더 어렵게 만든다.

DSM-5에서는 혼재성 삽화가 제I형 양극성장애, 제II형 양극성장애의 명시자 중 하나인 혼재성 양상으로 바뀌기는 했지만 DSM-IV까지는 독립된 삽화로서 존재하였다. 실제로 임상에서 느끼게 되는 혼재성 삽화의 유병률은 생각보다는 높지만, DSM-IV에서의 혼재성 삽화의 진단기준은 너무나 엄격하여 진단을 내리기 어려웠다. 또 혼재성 삽화의 정의가 독립된 우울 삽화, 경조증 삽화, 조증 삽화로 구분되는 전통적인 양극성장애의 개념에 잘 어울리지 않고, 혼재성 삽화 환자에서 우울 증상의 보고 편차와 확연히 구분되는 경조증이나 조증 삽화의 부재로 인해, 경험이 미숙한 임상의사들은 혼재성 삽화의 병력을 가진 양극성장애 환자에서 아주 뚜렷이 구분되는 경조증이나 조증 증상을 찾아내기가 어렵다.

양극성장애의 역치하 증상들(우울 삽화, 경조증 삽화, 조증 삽화, 혼재성 삽화의 진단역치를 넘기지 못하는 우울증 유사, 경조증 유사, 또는 조증 유사 증상)이 있는 경우에 역치하 증상이 없는 환자들에 비해서 완전한 삽화가 일어날 때까지의 시간이 짧다는 증거들이 많이 보고되고 있고, 이 소견이 양극성장애 환자의 추후 경과에 있어서 중요한 의미가 있다. 경조증의 역치하 증상들이 단극성 우울증에서 흔하고 이전에 생각보다는 많은 것으로 보인다. 역치하 경조증 증상은 우울삽화 동안 40~50%의 환자에서 보이고 단극성 우울증에서 흔하다. 따라서 치료 저항성 단극성 우울증의 최소한 일부는 잘못 진단된 양극성장애일 가능성이 있다.

단극성 우울증으로 진단 받은 환자들이 실은 양극성장애일 가능성이 많다는 연구들이 보고되고 있고, 단극성 우울증 환자들의 많은 경우에 항우울제 치료에 반응하지 않고, 치료되더라도 재발을 잘 한다. 이를 고려할 때, 양극성장애, 특히 제II형 양극성장애와 단극성 우울증은 그 경계가 명확하지 않고, 치료가 되지 않는 단극성 우울증 환자들은 잘못 진단된 양극성장애일 가능성이 높다.

따라서 양극성장애의 진단을 좀 더 정확하게 하기 위해서 기분의 변화뿐만 아니라 활동성과 에너지의 변화를 진단기준에 포함시킨 것, 혼재성 삽화를 제거하고 혼재성 양상으로 대체하여 아증후군적 증상들을 놓치지 않도록 한 DSM-5에서 변화를 주의 깊게 살피고, 양극성장애 조기 발견을 위한 새로운 자가평가용, 의사평가용의 척도를 이용하는 것이 좋다. 이 척도에는 Bipolar Inventory Symptoms Scale, the Screening Assessment of Depression Polarity, the Hypomania Check-list, the Probilistic Approach for Bipolar Depression(lancet) 등이 있으며 한국에서는 조울병선별검사지(Korean version of Mood Disorder Questionnaire, K-MDQ) 등이 있다. 또한 우울증 환자에서 주변인들의 정보를 통한 이전의 조증과 경조증의 세심한 병력 청취가 필요한 것은 말할 것도 없다.

감별진단 및 동반이환질환

감별진단 및 동반이환질환에 대한 연구는 제I형, 제II형 양극성장애, 순환성장애 각각에 따른 연구가 많이 있지 않으므로 제I형과 제II형 양극성장애 항목에서 따로 다루지 않고 감별진단 및 동반이환 진단 항목으로 독립시켜 한꺼번에 기술하였으며, 제I형, 제II형 양극성장애 전체를 양극성장애 항목 아래 기술하고, 제II형 양극성장애에만 특별한 것은 따로 기술하였다.

양극성장애

감별진단

주요우울장애

현재의 진단체계로는 양극성장애의 주요우울삽화와 주요우울장애의 우울삽화가 같이 사용되고 있고, 현재 주요우울삽화라 하더라도 이전에 조증이나 경조증의 병력이 있는지에 따라서 양극성장애로 진단을 내리거나 주요우울장애로 진단을 내리게 된다. 따라서, 주요우울장애와 양극성장애를 감별하기 위해서는 이전의 조증 및 경조증의 병력을 먼저 확인해야 할 필요가 있다.

더욱이 양극성장애에서도 우울증상이 가장 우세한 증상이며, 제I형 양극성장애에서 우울증상으로 보내는 시간과 조증 증상으로 지내는 시간의 비율이 3:1이고, 제II형 양극성 장애에서는 37:1일 정도로 우울증상이 우세하므로 더욱 더 감별에 유념을 해야 한다.

양극성장애 환자의 69%가 오진을 받았다는 연구결과가 있는데 이들 중 60%가 양극성장애로 진단을 받기 전 단극성 우울증으로 진단을 받았다고 했으며, 다른 연구에서는 현재 주요우울삽화로 치료받고 있는 환자의 약 20%는 양극성 우울증이라는 보고도 있다.

양극성 우울증을 단극성 우울증으로 잘못 진단했을 경우에는 매우 위험한 결과를 가져올 수 있는데, 항우울제사용으로 인한 조증 및 경조증 삽화의 유발, 삽화의 순환주기를 짧게하여 경과를 악화시키거나 적절한 약물 치료의 시작을 지연시키고, 심한 경우 자살의 가능성을 높이는 것으로 알려져 있다.

현재 우울삽화에 있는 환자에서 양극성을 예측할 수 있는 임상양상으로는 이른나이의 발병, 25세 이전의 정신병적 우울, 정신병적 양상이 주로 동반되는 산후 우울증, 짧은 기간동안 생겼다 없어지는 우울삽화, 5회 이상의 반복적인 우울증, 정신운동지체가 현저한 우울증, 비전형적 우울양상, 계절성이 있는 경우, 양극성장애의 가족력이 있는 경우, 항우울제로 인해 경조증이 유발되는 경우, 최소 3가지 이상의 항우울제에 효과가 없는 경우, 혼재성우울 등이 있다.

단극성 우울과 양극성 우울의 증상에서도 차이가 있는 것으로 알려져 있는데 표 10-9와 같다.

표 10-9. 단극성 우울과 양극성 우울의 증상 차이

	양극성	단극성
조증이나 경조증의 병력	있음	없음
기질과 성격	순환성과 외향성	기분부전과 내향성
성비	동일	여성이 많음
발병연령	10대, 20대, 30대	30대, 40대, 50대
산후 삽화	흔함	덜 흔함
삽화의 발병	대개 갑자기	대개는 서서히
삽화의 횟수	매우 많음	적음
삽화의 기간	3~6개월	3~12개월
정신운동활동성	지연>초조	초조>지연
수면	과수면>불면	불면>과수면
가족력		
양극성장애	있음	±
단극성장애	있음	있음
알코올의존	있음	있음
약물치료반응		
항우울제	경조증, 조증 유발	±
리튬	예방	±

조현병

양극성 장애의 조증삽화와 조현병의 급성기 증상은 그 이전의 병력을 고려하지 않는다면 매우 비슷해서 진단이 어려울 수 있다.

먼저 기분 증상과 정신병적 증상 간에 시간적 관련성, 그리고 우울 또는 조증 증상의 심각한 정도를 파악한다. 조현병은 정신병적 증상이 우세하며 현저한 기분 삽화 없이 나타난다. 기분 상태에 부합하지 않는 정신병적 양상의 존재는 조현병을 강력히 시사한다. 사고 주입, 사고 전파, 연상의 이완, 현실 검증력의 상실 또는 괴이한 행동들 또한 조현병을 시사한다. 반면에 고양된 기분, 과대적인 사고, 유쾌함, 즐거운 기분의 전염성 등은 조증 삽화에서 더 일반적으로 나타나며, 기분의 고양과 더불어 말이 빨라지고 활동이 증가한다면 이는 조증 삽화를 강력히 시사하는 것이다. 조증 삽화의 시작은 더욱 급격하고, 환자의 병전 행동에 비해 현저한 변화가 관찰된다.

제I형 양극성장애 환자의 50% 정도에서 기분장애의 가족력이 있다. 긴장증 특징이 조현병보다 기분장애에서 더 높은 빈도로 나타나며 긴장증을 보이는 환자를 평가할 때는 기분 삽화의 과거력이나 기분장애의 가족력을 주의 깊게 확인하여야 한다.

삽화에서 회복된 직후의 기능 수준은 양극성장애 환자의 경우 조현병 환자와는 다르게 비교적 또는 매우 정상수준에 도달한다. 그러나 양극성장애 환자에서도 이혼, 경제적 곤란, 학업중단, 직업문제 등의 누적효과에 의한 약간의 사회적 장해가 있을 수 있다.

제II형 양극성장애

경조증 삽화에서의 장해는 사회적, 직업적 기능에 심각한 장해를 일으키거나 입원을 필요로 할 만큼 심하지는 않다. 하지만 일부 경조증 삽화는 완전한 조증 삽화로 발전하기도 한다.

순환성장애

순환성장애는 적어도 지난 2년 동안(소아청소년의 경우 적어도 1년) 경조증 삽화의 진단기준을 만족하지 않는 경조증 증상이 여러 기간 동안 나타나거나 주요우울 삽화의 진단기준을 만족하지 않는 우울 증상이 여러 기간 동안 나타나는 것으로 다수의 경조증 삽화와 우울 증상이 나타난다. 이 증

ancement Program for Bipolar Disorder(STEP-BD)에서는 물질사용장애의 평생유병률이 48%로 조사되었다. 양극성장애에서 물질사용장애의 동반이환율이 높지만, 물질사용장애가 제I형 양극성장애의 위험인자이기도 하여서, 물질사용장애 환자 중에서 양극성장애의 유병률은 일반인구의 경우보다 높다. 남성, 젊은 나이, 낮은 교육수준은 양극성장애 환자에서 물질남용의 위험인자이다. 남성에서 물질사용장애의 동반이환율이 높지만, 일반인구에 대한 교차비는 여성에서 7.35로 남성의 2.77보다 높다.

물질사용장애가 동반이환된 경우에는 다른 질환의 동반이환의 가능성도 높아진다는 점을 고려해야 한다. 특히 불안장애와 성격장애(주로 cluster B 성격장애)의 빈도가 높다. 여러 질환이 동반이환된 경우에는 예후가 더 나쁘다.

두 질환이 자주 동반이환되는 현상을 설명하기 위한 여러 이론들이 있다. 첫째는 물질에 의해서 취약한 사람에게 기분 증상이 유발된다는 가설이다. 둘째는 (경)조증 증상의 과정 중에 쾌락추구적 행동을 하게 되어서 물질사용이 과다하게 된다는 가설이다. 셋째는 양극성장애로 인해서 직업을 잃는 등의 심리사회적 손상의 결과 물질을 사용하게 된다는 가설이다. 넷째는 불안장애가 양극성장애에서 빈번하고, 불안이 있는 경우 물질사용장애에 취약한 것을 근거로 불안이 이 두 질환을 매개하고 있다는 견해도 있다. 양극성장애에서 높은 충동성과 새로움 추구(novelty seeking)를 보이는데, 이는 물질사용장애에서도 공통되는 현상으로 공유되는 성격요소인 것으로 설명되기도 한다. 다음으로 두 질환 사이에 유전적 공통성이 있다는 가설과 두질환 사이에 도파민 등 신경전달물질 이상의 병태생리를 공유한다는 가설과 자가치료(self-medication) 가설이 있다.

두 질환이 동반이환되는 경우 증상이 더 심하고, 치료하기가 어려우며, 예후가 좋지 않다. 혼재성 삽화가 더 많고, 회복에도 더 많은 시간이 필요하고, 입원의 횟수, 입원 기간 역시 늘어나고, 전체 기분 삽화의 횟수와 급속순환형이 증가한다. 물질남용이나 의존의 과거력이 있는 경우에는 항우울약물유도성 조증의 위험이 증가한다. 조증 삽화의 증상 자체도 심해지고, 증상의 개수도 증가하며, 충동성 · 폭력성 · 자살의 위험성이 증가한다. 결과적으로 범죄와 관련성이 증가해서 제I형 양극성장애로 구속된 사람들의 50% 이상이 물질남용이 동반이환된 상태였다. 이는 좋지 않은 순응도와 연관되고, 결국 전체 기능의 저하, 불량한 예후로 이어진다. 이용되는 물질에 따른 차이도 관찰되어서 알코올의 사용 기간은 우울 기간과 상관을 보이지만, cannabis는 조증 기간과 상관을 보인다. 물질사용장애가 양극성장애에 좋지 않은 영향을 주는 현상은 니코틴 의존에서도 입증되어서 첫 삽화의 발병나이가 빨라지고, 증상이 심하고, 자살 위험성이 높고, 다른 동반이환 질환이 증가한다.

ADHD

ADHD는 소아기에 발병하는 질환으로 일부는 성인기까지 증상이 지속된다. 65%에서 성인기에도 일부 증상을 갖고 있고, 15%는 진단기준을 충족한다. 미국에서 성인기 ADHD의 유병률은 3.4~4.4%에 이른다. 성인기까지 지속되는 증상은 주로 주의력 결핍이며 과잉행동과 충동성은 다소 완화되는 편이다. 이런 증상들의 결과로 직업 · 대인관계 등의 문제가 발생하고, 사고와 범죄에 취약한 상태가 될 수 있다.

임상집단의 연구에서 성인기 ADHD 환자들의 12.8%에서 양극성장애가 동반이환되어 있다는 보고가 있다. National Comorbidity Survey Replication에서는 양극성장애에서 다섯 번째로 빈번하게 동반이환되는 질환으로 조사되었다. 동반이환율은 소아에서 더 높아서 양극성장애 아동에서는 약 85%에서 ADHD가 나타나고, ADHD 아동에서는 약 22%에서 양극성장애가 나타난다. 또한 18세 이전에 발병한 제I형 양극성장애에서는 ADHD의 동반이환율이 높게 나타나지만, 이후 발병집단에서는 그렇지 않다. 두 질환은 한 가족 내에서 공존하는 경우가 흔하고, 동반이환의 경향이 같이 유전되는 경향(cosegregation)을 보인다.

두 질환이 동반이환된 경우에는 기분이 정상화된 이후에도 ADHD의 영향으로 기능 저하가 지속된다. 기분 증상이 더 심하고, 발병나이가 더 빠르고, 기분 삽화 특히 우울 삽화가 빈번하고, 자살 시도가 많다. 다른 동반이환(불안장애, 물질사용장애, 반사회적 성격장애)의 가능성이 증가하고, 사회적 기능과 직업 · 생산성에 문제가 생기고, 삶의 질이 저하된다.

성격장애

양극성장애에서 성격장애의 동반이환율은 30~50% 정도로 본다. 강박충동성성격장애, 히스테리성성격장애, 경계성성격장애의 순으로 빈번하며, 조현형성격장애와 조현성성격장애 및 의존성성격장애는 드물다. 경계성성격장애와 양극성장애는 충동성 등 공통적인 증상 때문에 이 둘의 진단을 구분하는 것이 자주 문제가 되기도 하지만, 경계성성격장애는 다른 성격장애보다 양극성장애의 동반이환율이 높은 것 또한 사실이다. 경계성성격장애의 19.4%에서 양극성장애가 동반이환되어 있고, 4년 동안의 추적 관찰에서 8.2%에서 새롭게 양극성장애가 진단되었다는 연구도 있다. 성격장애 증상의 심각도가 덜한 경우 양극성장애의 증상이 경하고, 기능수준이 높았다. 특히 cluster B 성격장애는 양극성장애의 경과와 예후에 영향을 주고, 자살 위험률이 증가하는 것과 관련이 있다. 동반이환된 경우 양극성장애의 치료도 어려워서, 한 연구에서는 양극성장애만 있는 경우에 43%가 안정화된 것에 비해서 경계성성격장애와 동반이환된 경우에는 25%만이 안정화되었다고 한다.

섭식장애

양극성장애에서 섭식장애 증상은 비만, 자살사고, 잔류기분증상과 연관된다. 섭식장애 증상의 평생 동반이환율은 21%에 이른다는 보고도 있다. 가장 흔한 증상은 폭식장애로, DSM-5 정의에 따르면 통상적인 것보다 많은 양의 음식을 먹는데, 삽화기에는 먹는 행동에 대한 통제 상실의 느낌이 있다. 이 통제 상실의 느낌이 주된 정신병리 요소이다.

양극성장애에서 섭식장애의 동반이환은 여성, 젊은 나이, 양극성장애의 이른 발병, 혼재성 삽화, 급속순환, 자살 시도, 심한 비만, 알코올의존 및 약물남용 등과 관련이 있으며, 비정형 우울 증상과 관련이 있는 것으로 보인다. 두 질환이 동반된 경우에는 물질사용장애와 불안장애가 잘 동반된다. 제I형과 제II형 양극성장애에 따른 동반 이환율의 차이는 없다.

신체질환

양극성장애는 일반인구나 주요우울장애보다 조기 사망의 비율이 높다. 양극성장애에서 조기사망에 관여하는 주요 원인은 심혈관질환으로 자살로 인한 경우보다 높은 빈도를 보인다. 양극성장애가 있는 경우 심혈관질환의 빈도가 높지만 적절한 관리와 치료를 받지 않고 있다. 이 때문에 일반인구 집단에서는 심혈관질환에 의한 사망률이 점차 감소하는 것이 최근의 경향이지만, 양극성장애의 경우 여전히 사망률이 높다. 이들에게 자주 동반이환되는 불안 역시 심혈관질환 위험인자이기 때문에 심혈관질환에 의한 사망 위험이 증가한다. 또한 신체질환의 동반이환은 양극성장애의 경과를 복잡하게 하고, 예후를 나쁘게 한다.

양극성장애에서 대사증후군의 동반율은 37.3%라고 보고되었는데 이 유병률은 일반인구의 2배 정도 되는 것이다.

편두통은 기분장애에 흔히 동반이환된다. 통상 주요우울장애에서 높은 동반이환율을 보인다고 알려져 있지만, 양극성장애와도 연관성이 높다는 보고가 있다. 한 연구에서는 정상대조군의 14%, 주요우울장애의 29%에서 편두통을 경험한 것에 비해서 양극성장애의 54%에서 편두통을 경험한 것으로 보고하였다. 편두통은 우울 증상을 보이는 환자들 중 이후에 양극성장애로 진단될 가능성을 고려할 수 있는 지침이 될 수도 있다. 양극성장애에 동반이환된 편두통은 질환의 심각도가 증가하는 것과 다른 정신질환이 동반이환될 가능성이 증가하는 것과 연관성이 있다.

제II형 양극성장애

양극성 장애는 특히 다른 기분장애(주요우울장애, 제I형 양극성장애, 순환성장애, 다른 의학적상태로 인한 양극성 및 관련장애, 물질/약물로 유발된 양극성장애), 정신병적 장애, ADHD, 경계성 성격장애, 정상적인 감정변화 등을 감별해야 한다. 특히, 만성 우울증 환자에서 반응성으로 나타나는 기분전환을 경조증이나 조증 삽화로 오인해서는 안된다. 경계성 성격장애 환자는 잦은 기분증상 삽화로 인해 제II형 양극성장애와 마찬가지로 생활의 장애를 초래할 수 있으므로 감별진단에 유념해야 한다.

순환성장애

우울증과 조증을 유발할 수 있는 경련이나 남용물질과 같은 모든 질병이나 물질관련장애의 가능성을 고려해야 한다. 경계성성격장애, 반사회적 성격장애, 히스테리성 성격장애, 자기애적 성격장애를 감별해야 하고, 소아청소년의 경우에는 ADHD도 반드시 감별해야 한다. 진단목적으로 정신자극제를 사용하면 ADHD는 호전되고 순환성기분은 악화되는 경우도 있다. 물론 제II형 양극성장애도 감별해야 한다.

동반이환되는 질환은 물질남용이나 알코올 남용이 많으며, 주로 자가투약의 목적으로 사용하는데, 조증증상에 가까워지면, 좀 더 강력한 자극을 원해서 하는 경우도 있다. 5~10%의 경우 물질의존을 동반하고, 종교적 의식이나 가벼운 취미로 많은 곳을 여행하기도 한다.

양극성장애와 자살

양극성장애 환자의 약 25~50%가 자살을 시도하며, 실제 자살로 생을 마감하는 경우는 15~19% 정도로 매우 높다. 최근의 연구결과들은 과거에 비해 자살률이 훨씬 낮게 나오는 경우도 있지만, 특히 양극성 우울기에는 자살 가능성이 많아서 주의를 요한다. 제II형 양극성장애 환자가 제I형 양극성장애 환자보다 자살로 인한 사망 위험이 더 높으며, 양극성장애에 공존하는 불안장애는 자살 사고와 자살 시도의 위험성을 더 높인다. 여성 양극성장애 환자들이 자살을 더 많이 시도하며, 양극성장애 환자의 자살에 있어 standardized mortality ratio는 남자가 15, 여자가 22 정도로 일반인구에 비해 약 20배나 높은 비율을 보인다.

특히 자살률이 높은 경우는 물질남용이 동반된 환자들이다. 알코올 중독이 동반되면 자살 시도율이 38%로 음주문제가 없는 양극성장애 환자(22%)에 비해 월등히 높다. 정신병적 증상이 동반된 경우나 혼재성 삽화의 경우, 자살 위험성이 높아지는지에 대한 연구결과는 아직 명확하지 않고 급속순환형의 경우도 자살 시도와 연관이 있다는 결과도 없다.

자살 시도는 조증 삽화 시보다는 우울 삽화 시에 더 높으며 질병의 경과 상 초기에 있는 젊은 남성의 위험성이 높고, 특히 이전에 자살을 시도한 적이 있거나 음주 문제가 있거나 최근에 퇴원한 경우는 주의를 요한다.

양극성장애 환자들의 사망률도 일반인구에 비해 2배 이상 높은 것으로 조사되었는데, 이는 단순히 높은 자살률뿐 아니라 심혈관계 질병과도 연관이 있다는 주장이 있다. 그러나 추후의 다른 연구에서 심혈관계와의 관련성이 입증되지 않아 추후 연구가 필요할 것으로 보인다. Lithium의 경우 양극성장애뿐만 아니라 다른 기분장애에서도 자살의 위험을 낮추는 예방 효과가 있다고 알려져 있다.

제II형 양극성장애의 약 10~15%에서 자살시도를 하게 되고 무단결석, 학업수행의 실패, 직업실패, 이혼 등이 많이 동반되고, 물질남용, 의존, 신경성식욕부진증, 신경성 폭식증, ADHD, 공황장애, 사회공포증, 경계성 성격장애 등이 연관성이 많은 것으로 알려져 있다.

치 료

양극성장애는 하나의 질병이지만, 시기에 따라 증상이 달라지는 다면적 특징을 보인다. 그러므로 치료 중에 변하는 임상양상에 따라 치료전략이 달라지기도 한다. 또한 재발률이 높은 질병이므로 재발을 막기 위한 노력이 계속 이어져야 함을 환자 및 보호자가 알도록 해야 한다. 양극성장애의 치료는 점차 약물치료가 대세로 되었지만, 정신치료, 정신건강교육(psychoeducation), 가족치료, 스트레스 관리 및 대처 등의 방법도 매우 중요하다. 이러한 여러 치료방법을 함께 적용했을 때에 그 효과가 가장 좋으며 재발을 막을 수 있다.

약물치료

양극성장애의 치료는 급성기(이는 조증, 우울증, 혼재성 삽화 등으로 나뉨) 치료와 유지기(예방) 치료의 2가지로 크게 구별되며, 각 시기마다 효과적인 약물이 다를 수 있다. 양극성장애에 쓰이는 약물은 전통적 기분안정제(traditional mood stabilizer), 새로운 항경련제(novel anticonvulsant), 항정신병약물(antipsychotics), 항우울제(antidepressant) 등이 있다. 여기서 전통적 기분안정제라 함은 lithium, valproate, carbamazepine을 지칭한다. 예전에는 전통적 기분안정제가 주된 치료제였으나 21세기 들어서며 비정형 항정신병약물(atypical antipsychotics)이 기분안정제와 동등 내지 우월한 위치를 차지하고 있다.

조증 삽화의 약물치료

오랜 동안 양극성장애의 치료에 대한 연구는 주로 조증에 집중되어 있었다. 반면에 혼재성(mixed) 및 경조증 삽화는 연구 결과가 적어서 대개 조증의 치료에 준한다.

급성 조증 삽화에서 과거에는 기분안정제를 주로 선택했으나, 현재의 1차 약물은 lithium, valproate, 또는 비정형 항정신병약물이다. 조증 삽화의 약물치료는 1949년 lithium에서 시작되었고, 이후 valproate와 carbamazepine이 조증 치료에 도입되었다. 당시 항정신병약물은 추체외로 증후군, 지연발생운동장애(tardive dyskinesia) 등과 같은 부작용이 우려되었고 조증에서의 효능이 충분히 검증되지 않았었다. 그러나 비정형 항정신병약물의 항조울 효과가 점차 밝혀지면서 비정형 항정신병약물의 단독치료(monotherapy) 및 기분안정제와의 병합치료(combination therapy)는 조증의 1차 치료전략으로 자리잡았다. 비정형 항정신병약물은 전통적 기분안정제나 정형 항정신병약물에 비해 빠른 진정효과, 정신병 증상에 대한 효과, 항우울 효과, 높은 관해율 등을 보이면서도 약물 부작용이 적고 약물농도를 측정할 필요가 없으며 기형의 위험성이 낮다는 장점을 가지고 있다.

조증의 약물치료는 이론적으로는 단독치료가 권장되지만 임상적으로는 병합치료가 널리 선호된다. 특히 기분안정제와 비정형 항정신병약물의 병합은 가장 널리 사용되는 치료전략이다. 더욱 빠른 효과, 넓은 치료범위(혼재성, 급속순환형, 정신병 양상, 난치성 등까지도), 높은 관해율 등의 다양한 장점이 있기 때문이다(표 10-11).

기분안정제

① Lithium

Lithium의 항조증 효능은 오래 전부터 입증되었으나 치료 반응률이 40~50% 정도로 만족스럽지는 못하다. 그럼에도 불

표 10-11. 미국 식품의약국(food and drug administration, FDA)에서 양극성장애 치료에 허가된 약물과 시기

약 물	조증 치료	우울증 치료	유지 치료
Lithium	1970		1974
Chlorpromazine	1973		
Valproate	1995		
Olanzapine	2000		2004
Risperidone	2003		2009*
Olanzapine-fluoxetine combination		2003	
Lamotrigine			2003
Quetiapine	2004	2006	2008
Aripiprazole	2004		2005
Ziprasidone	2004		2009
Carbamazepine-ER	2004		
Asenapine	2009		
Lurasidone		2013	

*long-acting injection

구하고 아직 lithium은 가장 널리 사용되고 있는 약물이며 조증뿐 아니라 우울증과 유지기에도 효과적이다. Lithium의 항조증 효과는 전형적인 조증에서 뚜렷하였고 혼재성 삽화에서는 valproate보다 떨어졌다. Lithium에 대한 좋은 치료반응 요인은 다음과 같다: 순수한 유쾌성 조증, lithium에 대한 좋은 과거의 치료반응, 평생 동안 삽화 수가 적은 경우, 정신병 양상이 없음, 급속순환형(rapid cycling)이 아님, 물질남용이 공존하지 않음, 증상의 심각도가 덜 함.

Lithium은 혈중농도에 따라 치료반응이 다르다. 일반적으로 치료 농도는 0.6~1.5 mEq/L이지만 급성기 조증에서는 1.0~1.5 mEq/L 정도로 높게 한다. 용량은 처음에 600~900 mg/day로 낮게 시작하여 1200~1800 mg/day로 점차 증량하도록 한다. 투여 용량이 혈중농도 및 효능과 반드시 일치하지 않기 때문에 개인에 따라 적절한 혈중 농도를 유지하도록 용량을 결정한다.

② Valproate

전반적으로 valproate의 항조증 효과는 lithium과 동일한 수준으로 본다. 내약성 측면에서 보다 안전하다는 이유로 최근에는 lithium보다 valproate를 선호하는 경향이다. 치료용량은 750 mg/day로 시작하여 보통 1200~1500 mg/day에서 적정 혈중농도(50~125 μg/mL)에 이르지만 사람에 따라 다르다. 94 μg/mL 이상에서 항조증 효과가 가장 좋다는 연구가 있으므로 급성기 조증에서는 가급적 높은 용량으로 사용한다. 천천히 증량해야 하는 lithium과 달리, valproate는 천천히 증량할 수도 있고 빠른 효과를 위해서 고용량으로 시작하기도 한다.

③ Carbamazepine

Carbamazepine은 항조증 효과가 있으나 심각한 부작용과 약물 상호작용 때문에 점차 사용이 줄고 있으며 요즘은 2차 약물로 분류한다. 이상반응의 우려 때문에 용량은 낮게 시작하는 것이 좋으며(100~400 mg/day), 통상 800~1600 mg/day를 투여한다. 혈중농도는 가능한 12 μg/mL을 넘지 않도록 한다.

④ 비정형 항정신병약물

거의 대부분의 비정형 항정신병약물이 조증과 혼재성 삽화에 효과적이다. 단독으로도 사용할 수 있지만 대개 기분조절제와 병합하여 투여한다. 기분안정제와는 달리 혈중농도를 맞출 필요는 없으며, 효과 및 부작용에 따라 용량을 조절한다.

혼재성 삽화의 약물치료

혼재성 삽화의 치료효과는 조증에 비해 만족스럽지 못하다. 혼재성 삽화는 전반적으로 약물의 치료반응이 떨어지고 증상의 정도가 심하며 자살 위험성과 물질남용의 가능성이 크기 때문에 보다 알맞은 치료가 요망되지만 아직 연구가 부족하다. 현재까지는 혼재성 삽화의 전반적인 치료전략은 조증과 크게 다르지 않다. 혼재성 삽화에서 valproate가 lithium보다 효과적이라는 연구에 따라 대개 기분안정제로 valproate를 권장하지만 두 약물 중에서 어느 것이 더 우월하다고 단정짓기는 어렵다. 기분안정제 외에도 비정형 항정신병약물을 사용한다. 임상에서는 기분안정제와 비정형 항정신병약물 각각보다는 병합치료를 널리 사용한다. 요약하자면 혼재성 삽화는 조증 삽화보다 치료가 까다롭고 치료반응도 낮다. 전반적인 치료방침은 조증에 준하지만, valproate와 비정형 항정

신병약물이 우선 추천되고 있으며 두 약물의 병합은 좋은 선택이다. 다만 항우울제의 사용은 매우 신중해야 한다.

양극성 우울증의 약물치료

양극성장애에서 우울증은 조증에 비해 자주 나타나고 발현기간이 길며 치료반응이 나쁠 뿐 아니라 자살의 위험성이 높아서 임상에서 매우 중요하다. 전통적 기분안정제의 효과는 조증에서 보다 약하다. 이에 비해 일부 비정형 항정신병약물은 기분안정제보다 좋은 항우울 효과를 보이고 있다. 그 동안 양극성 우울증에 주로 이용되었던 치료제 및 방법들로는 lithium, 항경련제, 항우울제, 비정형 항정신병약물, 전기경련요법 등이 있으나 어느 것이 절대적으로 우월하진 않다. 양극성 우울증의 치료에 사용되는 약물은 치료효과도 좋아야 하지만 조증 및 경조증을 유발하거나 급속순환을 야기해서는 안될 것이다. 그러나 아직 모든 조건을 갖춘 약물은 없다.

기분안정제 및 lamotrigine

Lithium은 급성 우울증에 효과는 있으나 만족스럽지는 않다. 한편 lithium이 자살을 막는 효과가 있으므로 자살 위험성이 높은 경우에 필요한 약이다. Valproate도 항우울 효과가 있다고 하지만 관련 연구가 적다.

항경련제인 lamotrigine은 조증에서는 아니지만 양극성 우울증에서는 효과가 있었으며 특히 심한 증상을 가진 환자에 효과적이었다. 치료 초기에 경미한 피부발진이나 심각한 피부 부작용이 있을 수 있다. 이런 피부 부작용은 증량의 속도와 깊은 관계가 있기 때문에 천천히 증량함이 원칙이다. 처음 2주 동안에는 25 mg/day을 투여하며 다음 2주 동안에는 50 mg/day로 증량하고 5주째에는 100 mg/day를 사용한다. valproate와 함께 투여하는 경우에는 이보다 절반 용량으로 줄인다.

항우울제

양극성장애에서 항우울제의 사용은 아직도 찬반으로 갈리고 있다. 항우울제의 항우울 효과 측면과 (경)조증으로 전환 및 삽화의 순환을 초래한다는 위험성 측면에 있어서 의견이 엇갈리고 있다. 어쨌든 사용해야 한다면 전환의 위험성이 적은 bupropion이나 SSRI를 선택하며, 전환을 막을 수 있는 기분안정제 또는 비정형 항정신병약물을 함께 투여해야 한다.

Olanzapine, quetiapine, lurasidone 및 기타 비정형 항정신병약물

비정형 항정신병약물에서는 olanzapine, quetiapine, lurasidone 등이 항우울 효과를 인정받고 있다. 이들 약물들은 단독으로도 효과가 있고 다른 약물들(항우울제 또는 기분안정제)과 함께 투여했을 때에도 효과적이었다.

치료약물에 의한 (경)조증으로의 전환(conversion) 또는 순환가속(cycle acceleration)

전통적 기분안정제 및 lamotrigine이 (경)조증 또는 급속순환을 유발시킨다는 증거는 거의 없다. 비정형 항정신병약물도 마찬가지이다. 반면에 항우울제의 사용이 (경)조증으로의 전환 및 급속순환을 야기한다는 문제는 민감한 논란거리이다.

여러 항우울제 중에서 TCA가 가장 높게 나타난다. SSRI보다 세로토닌노르에피네프린 재흡수 억제제(serotonin-norepinephrine reuptake inhibitor, SNRI)의 (경)조증 전환이 더 흔하다고 보고하고 있어 여러 수용체에 작용하는 약물(예: TCA, SNRI)이 이런 문제를 더욱 초래하는 것 같다. 반면에 자연적으로 이루어지는 전환률과 항우울제 치료에 의한 전환률을 비교하면 큰 차이가 없다는 연구도 있다.

양극성 우울증의 1차 약물은 어느 것인가

양극성 우울증에서 가장 이상적인 1차 약물은 첫째, 우울증 자체도 호전시켜야 하고, 둘째, (경)조증 전환이 없어야 하며, 셋째, 추후 우울증 재발을 억제할 수 있어야 한다. 양극성 우울증에서 1차 약물로 권장되는 것은 전통적 기분안정제 중에서는 lithium이라고 할 수 있으며 valproate는 그 다음으로 고려한다. Lamotrigine은 1차 약물로 분류되고 있는데, 위의 조건을 충족시키기 때문이다. Quetiapine은 여러 연구를 통해서 이러한 3가지 기준을 모두 만족시키므로 양극성 우울증의 1차 약물로 충분히 인정받고 있다. Olanzapine도 충분하진 않지만 위의 조건을 충족하는 편이다. 또한 lurasidone도 양극성 우울증에서 고려할 수 있다. 현재까지의 결과로는 다른 약물은 양극성 우울증에서 1차 치료제로 추천하기 어렵다.

치료반응이 떨어지는 양극성 우울증에서의 치료전략

치료반응이 만족스럽지 않은 양극성 우울증은 임상에서 흔히 겪는 문제이다. 치료전략을 세우기 전에 양극성 우울증의 진단이 정확한지, 공존질환이 있는지, 약물 순응도(compliance 또는 adherence)는 좋은지, 또 다른 방해요인은 없는지 반드시 확인해야 한다. 즉, 약물과 관련되지 않은 다른 요인이 있는지 조사하고 만약 있다면 이를 바로잡는 노력이 우선되어야 한다. 이런 단계 후에는 다음과 같이 크게 3가지 방법을 고려해 볼 수 있다. 1) 현재 사용 약물의 증량 또는 최적화(optimization), 2) 다른 약물의 병합(combination) 또는 부가치료(adjunctive therapy), 3) 약물의 교체(switching)

최적화

현재 사용중인 기분안정제가 적정농도인지 알아보고 약물 용량을 맞춘 다음 충분한 기간 동안 투여한다.

병합 또는 부가

기분안정제의 용량을 조절하여도 안 된다면, 다른 약물을 추가한다. 다만 어느 방법이 더 우위에 있다고는 할 수 없으므로 경험적인 선택이 중요하다. 추가해 볼 약물은 다음과 같다. 1) 비정형 항정신병약물, 2) lamotrigine, 3) 다른 기분안정제, 4) 항우울제 등이다.

교 체

치료에 반응이 없는 약물을 다른 약물로 바꾸는 것은 근거가 빈약하다. 약물의 교체는 새 약의 효과 발현에 필요한 추가 시간 및 새로운 부작용 등의 부담이 있다.

급속순환형의 약물치료

양극성장애의 급속순환형은 치료반응이 나쁘고 증상의 변화가 잦아서 치료가 까다롭다. 아직 급속순환형의 치료에 대한 연구가 적어서 어느 약물이 좋다고 명확히 말하긴 어렵다. 기분안정제 및 항경련제의 사용은 효과적일 것으로 예상되나 어느 약물이 우월하다고 하기 어려우며, 비정형 항정신병약물 중에서는 aripiprazole, olanzapine, quetiapine이 급속순환형에 효과적으로 보고되었다. 대개의 경우 기분안정제(valproate 또는 lamotrigine)와 비정형 항정신병약물의 병합치료를 권한다. 특히 급속순환형에서 항우울제 투여는 조증 전환과 순환의 가속(cycle acceleration)이 염려되므로 가급적 피하도록 한다.

유지 치료

유지치료는 모든 기분 삽화의 재발 방지를 목표로 한다. 양극성장애는 대개 장기적으로 약을 투여하므로 유지 치료는 매우 중요하며 효과뿐 아니라 내약성이 좋아야 한다. 대개 급성기의 약물을 그대로 유지하지만, 새로운 삽화가 나타나거나 부작용이 나타나면 약물의 변경(교체 또는 추가)을 고려한다. 유지기에는 급성기보다 약물의 용량을 대부분 적게 사용하지만, 재발의 우려가 있기 때문에 감량은 점진적으로 한다. 급성기에 단독치료를 했다면 그대로 유지하며, 병합치료를 했다면 그대로 유지하기도 하고 한 가지 약물을 중단하기도 한다. 유지치료의 기간은 첫 발병에서 적어도 1년을, 재발한 경우는 2년 이상을 권유하는 편이다. 가족력, 잦은 재발, 정신병적 양상, 조기 발병, 급속순환형 등 나쁜 예후가 예상된다면 더욱 길게 유지한다.

Lithium, valproate, lamotrigine, 비정형 항정신병약물 모두 유지 치료에 사용된다. 특히 lamotrigine은 조증보다는 우울증의 예방 효과를 보여준다. 급성기에 항우울제를 사용했다면 반드시 필요한 경우를 제외하고는 적당한 시기에 중단하기를 권한다.

양극성장애 치료약물의 내약성(tolerability)

Lithium

Lithium은 고농도에서 독성(toxicity)이 나타나므로 매우 주의해야 한다. Lithium을 복용하면서 잘 나타날 수 있는 이상반응(adverse event)으로는 구역감, 구갈, 진전(tremor), 다뇨(polyuria), 인지기능 장애, 설사 등이다. 고농도로 가면 이러한 이상반응뿐 아니라 신경학적 이상반응(ataxia, nystagmus, muscular weakness 등)도 나타나며 혈중농도가 2 mEq/L를 넘어서면 발작, 의식의 변화, 섬망, 순환기 장애 등이 나타날 수 있으며 심하면 치명적일 수 있다. 과다 복용으로 상태가 위험할 정도이면 위 세척과 수분공급 등의 응급처치가 필요하며 혈액투석을 시행하기도 한다. 따라서 lithium의 이상반응은 평소 잘 알고 있어야 한다. 이러한 이상반응을 피하기 위해 약물은 낮은 용량부터 적절한 속도로 증량해야 하며 투여 초기에는 자주 농도를 측정하여 환자에게 맞는 적정용량을 투여해야 한다. 특히 신장질환, 심혈관계 질환, 탈수상태, sodium 결핍의 상태에서는 독성이 쉽게 나타날 수 있으므로 더욱 주의가 필요하다. Lithium을 사용하는 환자는 투여 전에 기본적인 검사가 필요하며 특히 갑상선 기능, 신장 기능, 심장 기능은 꼭 점검하도록 한다. 신장 기능과 갑상선 기능 검사는 유지기에도 1년에 1회 이상 시행한다. Lithium에 의한 부작용들은 우선 용량을 줄이면 호전되는 편이며, 구역감은 식사와 함께 먹으면 없어지기도 한다.

임신 중 lithium 사용은 태아에 기형(특히 Ebstein's anomaly와 같은 심혈관계 이상)을 초래할 위험이 있으므로 사용하지 않는 것이 좋다(Category D). 어쩔 수 없이 사용해야 한다면 가급적 첫 3개월은 피하고 낮은 유효 용량을 사용하며 초음파 검사 등의 면밀한 추적검사가 권장된다.

Valproate

Valproate도 적절한 혈중농도를 유지해야 하므로 정기적인 검사가 필요하며 투약 초기에는 자주 하는 것이 좋다. 자주 나타나는 이상반응은 구역감 같은 소화기 증상, 진정, 진전, 체중증가, 탈모현상 등이다. 탈모현상이 있는 경우에는 미네랄을 함유한 종합 비타민을 권하지만 교체도 고려한다. 체중증가도 상당히 나타나므로 체중조절에 주의한다. 가장 조심할 이상반응은 간(간독성)과 췌장(췌장염)에 관한 것이지만 발생빈도가 낮고 성인에서는 크게 위험하지 않다. 그리고 혈소판감소의 가능성이 있다. 따라서 valproate를 투여하면 혈구 검사와 간기능검사는 정기적으로 한다. 전반적으로 lithium만큼 위험한 이상반응은 없는 편이다. Valproate과 polycystic ovary syndrome(PCOS) 사이의 연관성이 보고되었다. 임신 중의 사용은 신경관(neural tube) 결손 등이 발생할 수 있으므로 가급적 피한다(Category D). 사용해야만 한다면 역시 임신 중 추적조사를 철저히 해야 한다.

Carbamazepine

가능한 이상반응으로는 aplastic anemia, agranulocytosis, benign leucopenia, Stevens-Johnson syndrome과 같은 심한 피부발진 등이 있다. 투여 초기에는 예기치 못한 부작용을 피하기 위해 혈액검사를 주기적으로 하는 것을 권한다. 임신 중에 사용하면 craniofacial defect, finger-nail hypoplasia, developmental delay, spina bifida 등의 가능성이 있으므로 유의해야 한다(Category D). 다른 기분안정제에 비해 약물 상호작용이 우려되는 약물이므로 여러 약물을 사용해야 하는 환자라면 carbamazepine을 선택하지 않는 것이 좋다.

Lamotrigine

Lamotrigine은 일반적으로 부작용이 적어서 장기간 복용에 매우 적합하다. 또한 체중증가나 대사증후군 측면에서 상당한 장점이 있다. 그러나 lamotrigine과 연관된 피부발진은 가장 유의해야 할 이상반응이다. 전체 피부발진의 발현은 대개 10% 정도로 보고된다. 그 중 염려되는 피부발진은 Stevens-Johnson syndrome과 toxic epidermal necrolysis인데, 이는 매우 위험하며 의학적으로 중한 상태로 봐야 한다. 다만 이처럼 심각한 피부발진은 0.1% 정도로 드물게 나타났다. 피부발진의 위험요소로 지목되는 것은 빠른 증량, 높은 시작용량, valproate와의 병용 등이다. 피부발진이 나타나면 바로 의사에게 알리고 일단 스스로 약물을 중단하도록 알려주는 것이 바람직하다. 임신 동안의 위험성은 뚜렷하지 않다고 알려져 있다(Category C).

비정형 항정신병약물

Olanzapine에서 흔히 나타나는 이상반응으로는 졸리움, 입마름, dizziness, 변비, 체중증가 등이다. 특히 기분안정제와의 병합치료가 기분안정제 단독치료보다 이상반응이 더 흔하고 심하게 나타날 가능성이 있으며 조기 탈락이 많은 경향이다. Quetiapine에서 흔히 나타나는 이상반응으로는 졸리움, 입마름, dizziness, 기립성 저혈압, 체중증가 등이다. 특히 졸리움은 초기에 현저하며 약물 순응도를 떨어뜨리므로 주의가 필요하다. Risperidone을 투여할 때 흔한 이상반응은 졸리움, 추체외로 증상, dizziness, 생리불순 또는 무월경, 체중증가 등이다. 단독치료에 비해 병합치료에서 체중증가가 더욱 뚜렷했다. Aripiprazole의 흔한 이상반응으로는 구역감, 소화불량, 정좌불능증, 변비 등이다. 특히 정좌불능증이 다른 약물에 비해 잘 나타나는 편이다. Ziprasidone의 흔한 이상반응으로는 졸리움, 두통, dizziness, 추체외로 증상, 구역감 등이다.

비정형 항정신병약물을 투여하는 경우에 비만, 혈당 증가(당뇨병), 고지혈증과 같은 대사증후군의 위험성을 고려해야 하나 aripiprazole과 ziprasidone은 비교적 적은 편이다.

비정형 항정신병약물의 임신중의 위험도는 Category C이다.

정형 항정신병약물

정형 항정신병약물이 조현병에서 초래하는 일반적인 이상반응은 양극성장애에서도 모두 가능하다. 다만 정형 항정신병약물이 양극성장애에서 우울 증상을 초래하거나 악화시킬 가능성이 있으므로 더욱 유의해야 한다.

비약물학적 치료

양극성장애 환자에서는 대개 약물을 사용하지만 그 효과가 만족스럽지 않거나 부작용 또는 환자의 거부감 때문에 다른 치료법을 사용해야 할 때가 있다. 아직은 주된 치료법이 아니지만 점차 발전된다면 사용이 증가할 수 있다.

전기경련요법(electroconvulsive therapy)은 우울장애에서 대표적으로 사용된다. 양극성장애에서도 우울증 삽화 및 조증 삽화에 효과를 보인다. 급성기뿐 아니라 유지치료의 효과도 보고되었다. 비록 전기경련요법이 효과적이긴 하지만 약물 보다는 시행의 번거로움 때문에 2차 치료법으로 사용되는 경향이다.

자기장을 머리에 주어 뇌를 자극하는 경두개자기자극술(transcranial magnetic stimulation)도 사용해 볼 수 있다. 지금까지는 우울장애의 치료에 가장 많이 사용되지만 추후 연구에 따라 양극성장애에서의 적용도 기대된다. 그외에 미주신경자극(vagus nerve stimulation)도 양극성장애에서 연구되고 있다. 광치료(light therapy)도 우울장애 및 계절성 정동장애에서 사용되었으나 양극성장애에서도 경우에 따라 시도할 여지는 있다.

심리사회적 치료

여러 심리사회적 문제가 양극성장애에 영향을 미치고 있는 이유로 심리사회적 치료도 중요하다. 환자 및 보호자가 갖는 스트레스, 갈등상황, 부정적 인식, 약물에 대한 거부감 등의 요인들을 관리하며 약물을 복용해야 좋은 효과를 거둘 수 있다. 정신치료, 집단치료, 가족치료, 대인관계 사회리듬 치료, 인지행동치료, 정신건강교육 등이 여기에 속한다. 가족치료는 질병의 경과를 호전시키며 가족들의 이해를 높이고 그들의 태도와 행동을 변화시켜 환자에게 도움이 된다. 정신건강교육은 환자들로 하여금 병과 치료약물에 대한 이해를 높이고 병을 극복하기 위한 여러 방법들을 구체적으로 제공한다. 약물치료와 정신건강교육을 함께 시행했을 때에 더욱 치료 효과가 크다는 연구들이 보고되었다.

요 약

양극성장애의 치료는 질병 자체의 다면성(多面性)과 만성 경과 등으로 인해 매우 까다롭다. 양극성 조증은 약물치료로 비교적 호전이 잘 되는 편이지만 양극성 우울증은 조증보다도 치료반응이 느리고 오래 지속되며 자살 위험성이 높기 때문에 치료에 더욱 관심을 가져야 한다. 전반적으로 lithium과 같은 전통적 기분안정제들이 오랜 동안 양극성장애의 치료에서 큰 흐름을 차지하였으나 점차 새로운 약들이 전면에 등장하고 있다. 특히 비정형 항정신병약물과 새로운 항경련제 등은 다양한 연구를 통해 양극성장애 치료에 있어서 새로운 가능성을 제시하고 있다. 한편 양극성 우울증에서 항우울제 사용의 득과 실은 아직도 결론이 나지 않은 상태이어서 실제 임상에서는 의사의 판단과 경험이 중요한 역할을 하고 있다. 유지치료는 증상의 변화와 부작용 측면을 고려하여 적절하게 약물을 변경한다. 약물치료뿐 아니라 비약물학적 또는 심리사회적 치료법도 적절하게 사용하면 치료의 효과를 높일 수 있고 재발을 막을 수 있다.

참고문헌

1) 박원명, 전덕인 공저. 양극성장애. 서울: 시그마프레스;2014.
2) 전덕인, 석정호, 최 강, 윤형준, 조현상, 김세주 등. 양극성장애 환자의 의학적 공존질환: 후향적 차트조사. 우울조울병 2007;5:30-33.
3) 조맹제, 홍진표, 이동우, 이준영, 정인원, 이영문 등. 정신질환실태 역학조사 2011. 보건복지부 연구용역사업보고서;2011. p.13-15.
4) Akiskal HS. The bipolar spectrum: research and clinical perspectives. Encephale 1995;21 Spec No 6:3-11.
5) American Psychiatric Association. Diagnostic and statistical Manual of Mental Disorder. 5th ED. Washington, DC: American Psychiatric Association; 2013.
6) Angst J. Epidemiology of the bipolar spectrum. Encephale 1995;21 Spec No 6:37-42.
7) Angst J, Felder W, Frey R, Stassen HH. The course of affective disorders. I. Change of diagnosis of monopolar, unipolar, and bipolar illness. Arch Psychiatr Nervenkr 1978;226:57-64.
8) Bebbington P, Ramana R. The epidemiology of bipolar affective disorder. Soc Pyschiatry Psychiatr Epidemiol 1995;30:279-292.
9) Cassano GB, Akiskal HS, Musetti L, Perugi G, Soriani A, Mignani V. Psychopharmacology, temperament, and past course in primary major depressions. 2. Toward a redefinition of bipolarity with an new semistructured interview for depression. Psychopathology 1989;22:278-288.
10) Cross-National Collaborative Group. The changing rate of major depression. Cross-national comparisons. JAMA 1992;268:3098-3015.
11) Fountoulakis KN, Kontis D, Gonda X, Siamouli M, Yatham LN. Treatment of mixed bipolar states. Int J Neuropsychopharmacol 2012;15:1015-1026.
12) Fountoulakis KN, Kontis D, Gonda X, Yatham LN. A systematic review of the evidence on the treatment of rapid cycling bipolar disorder. Bipolar Disord 2013;15:115-137.
13) Ghaemi SN, Ko JY, Goodwin FK. "Cade's disease" and beyond: Misdiagnosis, antidepressant use and a proposed definition for bipolar spectrum disorder. Can J Psychiatry 2002;47:125-134.
14) Goodwin FK, Jamison KR. Manic-Depressive Illness. New York: Oxford University Press;2007.
15) Grunze H, Vieta E, Goodwin GM, Bowden C, Licht RW, Moller HJ, et al. The World Federation of Societies of Biological Psychiatry (WFSBP) guidelines for the biological treatment of bipolar disorders: update 2009 on the treatment of acute mania. World J Biol Psychiatry 2009;10:85-116.
16) Grunze H, Vieta E, Goodwin GM, Bowden C, Licht RW, Moller HJ, et al. The World Federation of Societies of Biological Psychiatry (WFSBP) Guidelines for the Biological Treatment of Bipolar Disorders: Update 2010 on the treatment of acute bipolar depression. World J Biol Psychiatry 2010;11:81-109.
17) Kashani JH, Nair J. Affective/mood disorders, in Diagnosis and Psychopharmacology of Childhood and Adolescent Disorders, 2nd Edition. Edited by Weiner JM. New York: Wiley;1995. p.229-263.
18) Kessler RC, Nelson CB, McGonagle KA, Liu J, Swartz M, Blazer DG. Comorbidity of DSM-III-R major depressive disorder in the general population: results from the US National Comorbidity Survey. Br J Psychiatry Supp. 1996;30:17-30.
19) McElroy SL, Altshuler LL, Suppes TK, Keck PE Jr, Frye MA, Denicoff KD, et al. Axis I psychiatric comorbidity and its relationship with historical illness variables in 288 patients with bipolar disorder. Am J Psychiatry 2001;158:420-426.
20) Merikangas KR, Akiskal HS, Angst J, Greenberg PE, Hirschfeld RM, Petukhova M, et al. Lifetime and 12-month prevalence of bipolar spectrum disorder in the National Comorbidity Survey Replication. Arch Gen Psychiatry 2007;64:543-552.
21) Sadock BJ, Sadock VA. Synopsis of Psychiatry. 11th ed. New York: Wolters Kluwer;2015. p.347-386.
22) Simon NM, Otto MW, Weiss RD, Bauer MS, Miyahara S, Wisniewski SR. et al. Pharmacotherapy for bipolar disorder and comorbid conditions: baseline data from STEP-BD. J Clin Psychopharmacol 2004;24:512-520.
23) Trivedi MH, Rush AJ, Wisniewski SR, Nierenberg AA, Warden D, Ritz L, et al. Evaluation of outcomes with citalopram for depression using measurement-based care in STAR*D: implications for clinical practice. Am J Psychiatry 2006;163:28-40.
24) Woo YS, Lee JG, Jeong JH, Kim MD, Sohn I, Shim SH, et al. Korean Med-

ication Algorithm Project for Bipolar Disorder: third revision. Neuropsychiatr Dis Treat 2015;11:493-506.
25) Yatham LN, Kennedy SH, Parikh SV, Schaffer A, Beaulieu S, Alda M, et al. Canadian Network for Mood and Anxiety Treatments (CANMAT) and International Society for Bipolar Disorders (ISBD) collaborative update of CANMAT guidelines for the management of patients with bipolar disorder: update 2013. Bipolar Disord 2013;15:1-44.

Chapter 11

우울장애

Depressive Disorders

민경준, 이민수, 정종현

우울장애의 개념과 분류

개 념

우울이라는 단어는 우리가 주변에서 흔히 접할 수 있는 일시적인 기분의 저하에서부터 일상의 큰 지장을 초래하거나 자살에 이르게 할 수도 있는 심각한 질환에까지 광범위하게 사용된다. 사실 즐거운 일이 있을 때 즐거워하고 슬픈 일이 있을 때 슬퍼하는 것은 자연스러운 일이며, 건강한 것이다. 어떤 자극에 의하여, 이전에 비하여 혹은 사회통념상 다른 사람들의 반응에 비하여 지나치게 우울해 한다면 기분을 조절하는 데 문제가 있다는 생각을 해볼 수 있다. 또한 특별히 슬퍼해야 할 일이 없는데도 불구하고 자신의 생활에 지장을 줄 만큼 부적절하게 우울해있다면 기분을 경험하고 표현하는 데 장해가 있다고 할 수 있을 것이다.

한편 기분이라는 단어에는 일시적인 불행감-짧은 순간이나 수시간 혹은 3~4일 정도까지도 지속될 수 있는-과 관련된 의미를 내포하고 있다. 여기에는 실연을 당한 후 며칠간 느끼는 슬픈 감정이나 취직에 실패하고 느끼는 좌절감, 화가 나거나 슬픈 일에 대한 정상적인 간혹 비정상적인 감정적 반응이 포함되지만, 이 장에서 논의하는 우울장애는 이러한 단순한 기분변화뿐만 아니라 신체적 및 정신적, 행동적인 변화나 어려움이 더 지속적이고 심한 경우를 의미한다고 할 수 있다.

역 사

우울장애에 대한 기술은 고대부터 있어왔다. 히포크라테스(Hippocrates)는 기분상태를 기술하면서 멜랑콜리아(melancholia)라는 용어를 사용하였고 이는 현재의 우울장애에 적용될 수 있는 용어이다. 그는 지성과 감정을 주관하는 장기가 뇌(brain)이며, 뇌의 작용은 몸을 구성하는 네 가지 체액–혈액(blood), 점액(phlegm), 황담즙(yellow bile), 흑담즙(black bile)의 영향을 받는다고 생각하였다. 또한 이 네 가지 체액은 각각 공기, 물, 불, 흙의 우주를 구성하는 4대 원소에 대응하는 것으로, 우세한 체액에 의해 개인의 기질(temperament)이 결정되고 체액 간의 불균형이 각종질병의 원인이 된다고 보았다. 그 중 흑담즙은 차고 건조하여 사람을 조급하게 하고, 소심하게 하며, 무기력하게 하여, 이로부터 근심과 걱정을 유발한다고 인식되어, 이로부터 검은(melan) 담즙(chole)을 뜻하는 '멜랑콜리아'라는 용어가 생겨났다.

이와는 달리 그리스의 철학자들은 조증(mania)의 측면을 부각하여 우울장애를 바라보았다. 기원전 4세기경의 플라톤(Plato)은 흑담즙이 넘치면 신성한 영감을 받을 수 있는 상태가 된다고 여겨 우울장애를 신의 선물이라고 받아들였으며, 그 뒤를 이은 아리스토텔레스(Aristoteles)는 '철학이나 정치, 시와 예술에 출중한 사람들은 왜 하나같이 우울한가?'라면서 우울장애를 특출한 사람의 천재적 · 영웅적 기질로 간주하였고, 이들 우울장애는 성교(coitus)에 의해 유발된다고 생각하였다. 이들 우울장애(멜랑콜리아)를 갖고 있는 사람이 환자이면서 동시에 위대한 존재라는 딜레마는 오랜 세월 동안 대중적인 호응을 받았다.

한편 중세시대에는 강력한 기독교적 견해가 지배하던 시대로 우울이나 무기력과 연관된 모습은 흔히 7대 죄악(the seven deadly sins) 중의 하나인 나태함(acedia)으로 간주되어 비난과 징벌의 대상으로 여겨지곤 하였다. 13세기 스콜라철학의 대가인 토마스 아퀴나스(Thomas Aquinas)는 슬픔(sadness)을 악(evil)에서 기원한 영혼의 병으로 보고, 그 해결책으로서 과거보다 현재에 충실하고 타인보다 자신을 사랑할 것 등을 제시하였다. 그러나 종교개혁을 주도한 마틴 루터(Martin Luther)와 인문주의자들은 이와는 상반되게 멜랑콜리아를 세계의 무의미에 대응해 나타나는 인간의 정서로 파악하였으며, 이 같은 견해는 이후 멜랑콜리아가 철학적 · 예술적으로 고상한 이미지(melancholia generosa)를 갖게 되는 데 일조하였다.

18세기는 근대적 정신의학이 태동하기 시작한 시기로 정신질환의 심인론(psychogenics)과 함께 과학적 견지에서 바라본 새로운 형태의 신체론(somatics)이 생겨났으며, 이는 곧 신경증, 노이로제(neurose, neurosis)의 개념이 생겨났다. 신경증이란 말을 처음으로 사용한 스코틀랜드의 William Cullen은 애초에 신경계의 장애에 의하여 일어나는 광범위한 질환군을 신경증이라고 지칭하였지만, 신경성, 신경과민이라는 말은 정신질환에 대한 저항감을 낮추어 의사뿐 아니라 환자에게도 널리 환영 받는 용어가 되었다. 그 결과 19세기에는 정신질환 대다수가 신경계 문제에서 비롯된 것이라고 하는 유행이 생겼다. 이후 신경병리학의 발달로 인해 기질적(sympathic)인 변화를 나타내는 질환은 점차 신경증에서 분리되어 나갔고, 신경증군에는 비기질적, 즉 기능성(pathetic)으로 보이는 질환들만 남아 오늘날의 신경증 개념으로 자리잡았다. 20세기 들어 기능성장애로서의 신경증은 melancholia와 더불어 현재의 우울장애 개념이 성립하는 데 중요한 요소가 되었다.

19세기 독일에서는 신경정신의학(neuropsychiatry)의 창시자이자 심인론과 신체론을 절충하여 총체적으로 바라본 빌헤름 그리신거(Wilhelm Griesinger)에 의해 우울장애(depression)의 개념이 보다 진전되었다. 이후 정신질환의 분류는 에밀 크레펠린(Emil Kraepelin)이 광대한 정신질환의 세계를 두 영역, 즉 지속적으로 경과가 악화되는 조발성치매(dementia praecox)와 일생동안 순환하는 조울광(manic depressive insanity)으로 구별하면서 큰 전기를 맞게 된다. 이는 정신질환을 정서적 요소와 지속적 악화의 여부를 따져 사고장애와 기분장애로 구분하는 것으로, 이때부터 멜랑콜리아는 기분장애의 영역에 속한 것으로 간주되기 시작했다.

크레펠린은 조울광을 다시 조증(manic), 경조증(hypomanic), 우울장애(depressive), 혼합형(mixed), 기본상태(basic states) 등의 유형으로 나누고, 조증과 우울장애를 단일 질환의 다른 표현형으로 생각하였다. 크레펠린 이후 비로소 정신질환을 단면적이 아닌 종적인 경과에 근거하여 구별하는 시각이 확립되었으며, 이는 현대 기술정신의학의 기틀이 되어 결과적으로 우울장애와 양극성 장애를 구분하는 데 중요한 기여를 하였다.

20세기에 들어 우울장애에 접근하는 시각은 정신의학을 관통하는 두 가지 큰 흐름으로 나눌 수 있다. 즉 기술정신의학(descriptive psychiatry)과 생물정신의학(biological psychiatry)으로 대변되는 과학적 의학(scientific medicine)과 정신분석(psychoanalysis)으로 대변되며 심리학과 철학을 아우르는 역동정신의학(dynamic psychiatry)이다. 실제로 정신의학은 초창기부터 생물학적 이론과 심리사회적 이론이 갈등하며 수정과 변화를 반복해왔다. 해부학의 발달에 힘입어 19세기까지 정신의학 전반을 풍미했던 1세대 생물정신의학은 자체의 한계와 정신분석이론의 등장으로 급속히 사라졌다. 그리고 지그문트 프로이트(Sigmund Freud) 이후 아동기의 외상경험과 무의식적 갈등, 환경적 스트레스로 인해 정신질환이 발생한다는 개념이 반세기를 지배했다면, 그 이후부터 현재까지는 뇌 자체에 초점을 맞춘 생물학적 개념이 다시 정신의학계의 주류로 자리 잡았다. 물론 현재는 뇌의 문제만큼 아동기 경험과 스트레스, 사회 환경이 정신질환 발생에 중요하게 기여한다고 간주되지만, 여전히 생물학적 관점은 압도적으로 지지 받고 있다.

우울삽화

'우울하다'라는 표현은 일상생활이나 다른 분야에서도 흔히 사용되는 용어이다. 이런 이유로 우울장애를 병적인 것이라기보다는 일상적으로 겪을 수 있는 일시적인 현상으로 생각하기 쉽다. 정신의학에서 이야기하는 우울한 상태란 일시적으로 기분만 저하된 상태를 뜻하는 것이 아니라 사고의 형태나 흐름, 사고의 내용, 동기, 의욕, 관심, 행동, 수면, 신체활동 등 전반적인 정신기능이 저하된 상태를 말한다. 그러나 기분의 변화가 일차적이며 다른 변화는 기분의 변화에 따른 이차적인 변화인지, 혹은 동일한 원인에 의해 모든 정신 및 행동변화가 발생하고 그 중 기분변화가 대표적인 것인지에 대하여는 아직 논란의 여지가 있다. 그러나 분명한 사실은 우울상태가 단순히 기분의 일시적인 저하만을 의미하는 것은 아니라는 것이다. 이렇게 기분의 변화와 함께 전반적인 정신 및 행동의 변화가 나타나는 시기를 우울 삽화(depressive episode)라고 한다. 삽화라는 용어는 증상이 존재하는 시기와 증상이 없는 시기가 뚜렷하게 구분된다는 의미와, 자연적으로도 증상이 소멸되어 관해(remission)상태가 될 수 있다는 의미가 내포되어 있다. 또한 삽화기간 중에 증상이 거의 매일, 거의 하루종일 나타난다는 것도 중요한 특징이다. 따라서 하루 중 잠깐 혹은 일주일에 하루 이틀 정도 우울한 경우를 삽화라고 하지는 않는다. 이러한 삽화의 개념은 정상과 병적인 상태를 구분하는데 매우 중요하다.

정도가 심한 우울삽화를 주요우울삽화(major depressive episode)라고 하며 주요우울장애로 진단된다. 그보다 증상이 경하거나 증상의 지속기간의 짧은 경우를 경도 우울삽화(minor depressive episode)라고 할 수 있으며, 이는 정신장애의 진단 및 통계편람 5판(diagnostic and statistical manual of mental disorder, 5th edition, DSM-5)에서는 다른 특정 우울장애(other specified depressive disorder)로 진단된다.

우울장애의 분류

공식적인 분류

우울장애에 해당하는 여러 질환의 병태생리나 증상, 경과 및 예후가 아직 명확하게 밝혀지지 않았기 때문에 모두에게 받아들여질 수 있는 분류체계는 아직 없다고 할 수 있다. 실제로 정신장애 진단 및 통계편람(Diagnostic and Statistical Manual of Mental Disorders-I, DSM)이나 국제질병분류(International Classification of Mental Disorders, ICD) 모두 판이 개정될 때마다 변화된 개념을 반영해 나가고 있다.

현재 가장 흔히 사용되는 우울장애의 진단분류체계는 정신장애 진단 및 통계편람 5판(DSM-5)과 국제질병분류 10판(ICD-10)인데, 우울장애 증상의 유무 및 강도, 경과를 고려하여 진단하고 있다. 또한 두 가지 진단체계는 모두 우울장애의 핵심적인 증상을 포함하면서 개인차를 허용하고 있다(표 11-1).

표 11-1. DSM-5와 ICD-10의 우울장애 분류

DSM-5
파괴적 기분조절부전장애(disruptive mood dysregulation disorder)
주요우울장애(major depressive disorder)
지속성 우울장애(기분저하증) [persistent depressive disorder(dysthymia)]
월경 전 불쾌감장애(premenstrual dysphoric disorder)
물질/약물치료로 유발된 우울장애(substance/medication-induced depressive disorder)
다른 의학적 상태로 인한 우울장애(depressive disorder due to another medical condition)
달리 명시된 우울장애(other specified depressive disorder)
명시되지 않는 우울장애(unspecified depressive disorder)
ICD-10
우울 삽화(depressive episode)
반복성 우울장애 삽화(recurrent depressive episode)
지속적 기분(정동)장애[persistent mood(affective) disorder]
기분부전장애(dysthymia)
기타기분장애(other mood disorder)

DSM-5에서의 주요 우울장애를 진단하기 위한 핵심 증상은 지속적인 우울감 혹은 흥미 및 즐거움 상실이며, 4개 이상의 부가적인 인지, 행동적, 신체적 증상을 포함하며, 증상의 원인적인 측면을 고려하고 있다. 또한 DSM-5는 증상으로 인한 개인 일상생활이나 직장활동의 영향을 진단 시 고려하고, 이의 임상적 정도에 따라 삽화의 정도를 설명하는 반면(표 11-2), ICD-10은 10개의 증상 중 4개 이상의 증상이 있는 경우는 경도, 6개 이상인 경우 중등도, 9개 이상인 경우는 고도로 하여 증상의 개수에 따라 우울장애의 정도를 분류하는 차이를 보이고 있다.

비공식적인 분류

현재에는 공식적인 분류에는 포함되어 있지 않지만 우울장애의 개념이 발전되어 오면서 등장하였던 몇 가지 용어들은 지금도 우울장애를 이해하는데 도움이 될 수 있으며, 일부는 실제 임상에서 널리 사용되고 있다.

표 11-2. 주요우울장애(major depressive disorder)의 DSM-5 진단기준

A. 다음의 증상 가운데 5가지(또는 그 이상)의 증상이 2주 연속으로 지속되며 이전의 기능 상태와 비교할 때 변화를 보이는 경우, 증상 가운데 적어도 하나는 (1) 우울 기분이거나 (2) 흥미나 즐거움의 상실이어야 한다.

주의점: 명백한 다른 의학적 상태로 인한 증상은 포함되지 않아야 한다.

1. 하루 중 대부분 그리고 거의 매일 지속되는 우울 기분에 대해 주관적으로 보고(예: 슬픔, 공허감 또는 절망감)하거나 객관적으로 관찰됨(예: 눈물 흘림) (주의점: 아동, 청소년의 경우는 과민한 기분으로 나타나기도 함)
2. 거의 매일, 하루 중 대부분, 거의 또는 모든 일상 활동에 대해 흥미나 즐거움이 뚜렷하게 저하됨
3. 체중 조절을 하고 있지 않은 상태에서 의미 있는 체중의 감소(예: 1개월 동안 5% 이상의 체중 변화)나 체중의 증가, 거의 매일 나타나는 식욕의 감소나 증가가 있음(주의점: 아동에서는 체중 증가가 기대치에 미달되는 경우)
4. 거의 매일 나타나는 불면이나 과다수면
5. 거의 매일 나타나는 정신운동 초조나 지연(객관적으로 관찰 가능함, 단지 주관적인 좌불안석 또는 처지는 느낌뿐만이 아님)
6. 거의 매일 나타나는 피로나 활력의 상실
7. 거의 매일 무가치감 또는 과도하거나 부적절한 죄책감(망상적일 수도 있는)을 느낌(단순히 병이 있다는 데 대한 자책이나 죄책감이 아님)
8. 거의 매일 나타나는 사고력이나 집중력의 감소 또는 우유부단함(주관적인 호소나 객관적인 관찰 가능함)
9. 반복적인 죽음에 대한 생각(단지 죽음에 대한 두려움이 아닌), 구체적인 계획 없이 반복되는 자살 사고, 또는 자살 시도나 자살 수행에 대한 구체적인 계획

B. 증상이 사회적, 직업적 또는 다른 중요한 기능 영역에서 임상적으로 현저한 고통이나 손상을 초래한다.

C. 삽화가 물질의 생리적 효과나 다른 의학적 상태로 인한 것이 아니다.

주의점: 진단기준 A부터 C까지는 주요우울 삽화를 구성하고 있다.

주의점: 중요한 상실(예: 사별, 재정적 파탄, 자연재해로 인한 상실, 심각한 질병이나 장애)에 대한 반응으로 진단기준 A에 기술된 극도의 슬픔, 상실에 대한 반추, 불면, 식욕 저하, 그리고 체중의 감소가 나타날 수 있고 이는 우울 삽화와 유사하다. 비록 그러한 증상이 이해될 만하고 상실에 대해 적절하다고 판단된다 할지라도 정상적인 상실 반응 동안에 주요우울 삽화가 존재한다면 이는 주의 깊게 다루어져야 한다. 이러한 결정을 하기 위해서는 개인의 과거력과 상실의 고통을 표현하는 각 문화적 특징을 근거로 한 임상적인 판단이 필요하다.

D. 주요우울 삽화가 조현정동장애, 조현병, 조현양상장애, 망상장애, 달리 명시된, 또는 명시되지 않는 조현병 스펙트럼 및 기타 정신병적 장애로 더 잘 설명되지 않는다.

E. 조증 삽화 혹은 경조증 삽화가 존재한 적이 없다.

주의점: 조증 유사 혹은 경조증 유사 삽화가 물질로 인한 것이거나 다른 의학적 상태의 직접적인 생리적 효과로 인한 경우라면 이 제외 기준을 적용하지 않는다.

심각도/경과 명시자	단일 삽화	재발성 삽화*
경도	296.21 (F32.0)	296.31 (F33.0)
중등도	296.22 (F32.1)	296.32 (F33.1)
고도	296.23 (F32.2)	296.33 (F33.2)
정신병적 양상 동반**	296.24 (F32.3)	296.34 (F33.3)
부분 관해 상태	296.25 (F32.4)	296.35 (F33.41)
완전 관해 상태	296.26 (F32.5)	296.36 (F33.42)
명시되지 않는 경우	296.20 (F32.9)	296.30 (F33.9)

*재발성 삽화로 진단하기 위해서는 두 삽화 간에 주요우울 삽화의 진단기준을 만족시키지 않는, 적어도 연속된 2개월의 간격이 있어야 한다.
**만약 정신병적 양상이 존재한다면, 삽화의 심각도와 상관없이 "정신병적 양상 동반"을 명시한다.

양극성 장애 환자에서 나타나는 즉, 한 사람에게서 조증과 우울장애가 모두 나타나는 경우를 양극성 우울장애(bipolar depression)라고 하며, 조증 없이 우울장애만 나타나는 경우를 단극성 우울장애(unipolar depression)라고 부르기도 한다. 우울장애 증상의 정도가 심한 경우 주요우울장애(major depression)라고 하며, 상대적으로 그 정도가 경미한 경우를 경도 우울장애(minor depression)라고 한다. 심리사회적 스트레스로 우울장애가 유발된 경우는 반응성 우울장애(reactive depression)라고 하고 외부요인 혹은 스트레스 없이 발병하는 경우 내인성 우울장애(endogenous depression)로 정의한다. 현실 검증력이 와해되고 정신병적 증상을 동반된 경우 정신병적 우울장애(psychotic depression)로, 상대적으로 증상이 약한 경우를 신경증적 우울장애(neurotic depression)로 부르기도 한다.

우울장애가 다른 선행질환 없이 발생한 경우를 일차성 우울장애(primary depression)라고 하며, 신체적인 질병이나 조현병 등 다른 정신장애에 의하여 발생하는 경우는 이차성 우울장애(secondary depression)라고 한다. 정신신체증상이 뚜렷한 경우 초조성 우울장애(agitated depression), 정신운동 지체가 뚜렷한 경우를 지체성 우울장애(retarded depression)로 분류하기도 한다.

한편 갱년기에 처음 발병하는 우울장애가 심한 초조, 불면, 절망, 극도의 후회 등을 특징적인 증상과 질병경과를 보인다고 하여 갱년기 우울장애로 독립된 질환단위로 분류하였으나, DSM-III에서부터는 주요우울장애에 포함시키고 있다. 이외에도 소아 우울장애, 청소년 우울장애, 주부 우울장애, 직장인 우울장애, 중년우울장애, 노인우울장애 등과 같이 주요우울장애가 특정한 연령층 혹은 사회계층에서 나타나는 경우에 이를 명명하기도 한다.

파괴적 기분조절부전장애(disruptive mood dysregulation disorder, DMDD)

개념(역사)

소아와 청소년에서 지속적이고 비삽화적인 극도의 이자극성(irritability)을 보이는 경우가 있다. 한때 이런 양상이 나타나는 경우 심한 기분 조절부전(severe mood dysregulation, SMD)으로 불리기도 했다. 그런데 소아 조증에서 흔히 나타나는 증상이 심한 이자극성과 공격적인 분노 발작(temper tantrum)이다. 이로 인해 지속적으로 과민한 기분과 극단적인 행동 문제를 보이는 소아가 양극성장애로 진단되는 경우가 많아지고, 비정형 항정신병 약물의 사용이 증가된다는 논란이 있었다. 이처럼 아동에서 양극성장애의 과잉 진단이나 과잉 치료라는 잠재적 위험을 낮추기 위해서 DSM-5에서 처음으로 파괴적 기분조절부전장애(disruptive mood dysregulation disorder)라는 진단이 도입되었다. 특히 지속적인 심한 이자극성과 공격적인 분노 발작이 특징임에도 불구하고 이 장애는 우울장애에 포함되어 있다. 이런 증상을 보이는 아동은 청소년기와 성인기를 거치면서 양극성장애보다는 우울장애나 불안장애가 발생하는 경우가 많기 때문이다.

역 학

파괴적 기분조절부전장애는 최근에 진단 기준이 마련된 질환으로 연구가 부족하므로 유병률이나 발병률은 명확하지 않으나, 소아 정신과 환자에서는 흔한 질환이다. 핵심 증상인 만성적인 극도의 이자극성의 비율에 비추어 보면 아동에서 6개월에서 1년간 유병률은 2~5% 정도로 추정된다. 여아보다 남아에서 유병률이 더 높고, 유병률은 나이가 많아질수록 감소한다.

임상 양상

파괴적 기분조절부전장애의 핵심 증상은 만성적이고 지속적인 극도의 이자극성인데, 이는 두 가지 임상 양상으로 나타난다. 그중 하나는 잦은 분노 발작인데, 좌절에 대한 반응으로서 언어적 또는 행동적으로 나타난다. 흔히 사물, 타인 또는 자신에 대한 공격성으로 나타날 수 있으며, 발달적으로 보아 부적절한 것이다. 이런 증상들은 집과 학교 등 다양한 상황에서 빈번하게 발생한다. 다른 하나는 분노 발작 사이에 존재하는 만성적이고 지속적인 과민한 기분 또는 화가 난 기분이다. 이러한 기분은 거의 매일, 하루 내내 나타나는데 객관적으로 알아차릴 수 있다. 이런 증상은 10세 이전에 시작된다.

이 장애가 있는 경우 좌절을 견디지 못하고 극도의 이자극성을 보임으로써 친구 관계와 가족 관계에서 어려움이 많다. 학교에서의 적응력도 떨어지고 학업 능력도 떨어진다. 위험한 행동, 자살 사고 또는 자살 시도 등도 나타난다. 이 장애는 다양한 정신질환과 동반이환 되는데, 동반질환에 따라 광범위한 파괴적 행동, 기분증상, 불안, 자폐스펙트럼 증상도 나타날 수 있다.

진 단

이 장애는 DSM-5에서 처음으로 공식 진단명이 되었으므로 진단을 위해서는 DSM-5의 진단기준을 충족해야 한다(표 11-3).

감별진단과 동반이환장애

이 장애와 감별해야 할 장애로는 적대적 반항장애, 간헐적 폭발장애, 양극성장애 등이 있다. 이들은 파괴적 기분조절부전장애의 동반장애로 진단해서는 안 된다. 파괴적 기분조절부전장애와 적대적 반항장애 또는 파괴적 기분조절부전장애와 간헐적 폭발장애의 두 진단 기준을 모두 만족시킨다면 파괴적 기분조절부전장애로만 진단한다. 파괴적 기분조절부전장애의 기준에 충족되더라도 양극성장애의 진단 기준을 만족시킨다면 양극성장애로만 진단해야 한다.

파괴적 기분조절부전장애가 있는 경우 적대적 반항장애의 진단 기준을 충족시킬 수 있다. 그러나 적대적 반항장애에서는 파괴적 기분조절부전장애에서 나타나는 기분 증상은 드물다. 즉 적대적 반항장애와는 달리 파괴적 기분조절부전장애에서는 극도의 분노 폭발이 빈번하게 나타나며 폭발 사이에는 화가 나거나 과민한 기분이 지속된다.

간헐적 폭발장애가 있는 경우에도 심각한 감정의 폭발을 보일 수 있는데, 지속적인 기분의 파탄이 없다면 간헐적 폭발장애로 진단할 수 있다. 간헐적 폭발 장애는 심한 감정 폭발이 3개월 이상 지속되면 진단이 가능하나, 파괴적 기분조절부전장애의 경우 분노 발작과 지속적인 과민성이 1년 이상 지속되어야 한다.

파괴적 기분조절부전장애는 만성적이고 지속적인 과민성을 보이는 아동이 양극성장애가 아닌 적절한 진단으로 적절한 치료를 제공하기 위하여 추가된 진단이다. 따라서 이 장애와 양극성장애를 감별하는 것은 매우 중요하다. 그러나 소아나 청소년에서 이 두 질환을 구분하는 것은 쉽지 않으며, 10대의 양극성장애 환자의 25%에서 파괴적 기분조절부전장애의 양상을 보일 수 있다. 파괴적 기분조절부전장애와 달리 아동의 제I형 양극성장애와 제II형 양극성장애에서는 평소 모습과 뚜렷한 차이를 보이는 기분 변화의 삽화 기간이 나타난다. 부모는 아동의 조증 삽화 때 나타나는 아동의 기분과 행동의 변화를 알 수 있다. 즉 파괴적 기분조절부전장애에서는 극도의 과민성이 지속적으로 나타나는 반면, 양극성장애에서는 과민한 기분 또는 다행감이 삽화적으로 나타난다. 극도의 분노 발작을 보이는 시기가 아닌데도 경조증 또는 조증 삽화 기준을 충족시키는 기간이 1일을 넘으면 파괴적 기분조절부전장애로 진단할 수 없다. 양극성장애에서는 파괴적 기분조절부전장애와 달리 고양된 기분과 과도한 자신감이 나타난다.

파괴적 기분조절부전장애는 동반이환율이 매우 높은데, 주요우울장애, 불안장애, 주의력결핍 과잉행동장애, 자폐스펙트럼장애 등이 동반진단될 수 있다. 다만 극도의 과민성이

표 11-3. 파괴적 기분조절부전장애(disruptive mood dysregulation disorder)의 DSM-5 진단기준

A. 고도의 재발성 분노발작이 언어적(예: 폭언) 또는 행동적(예: 사람이나 사물에 대한 물리적 공격성)으로 나타나며, 상황이나 도발 자극에 비해 그 강도나 지속 시간이 극도로 비정상적이다.
B. 분노발작이 발달 수준에 부합하지 않는다.
C. 분노발작이 평균적으로 일주일에 3회 이상 발생한다.
D. 분노발작 사이의 기분이 지속적으로 과민하거나 거의 매일, 하루 중 대부분의 시간 동안 화가 나 있으며, 이것이 객관적으로 관찰될 수 있다(예: 부모, 선생님, 또래 집단).
E. 진단기준 A~D가 12개월 이상 지속되며, 진단기준 A~D에 해당하는 모든 증상이 없는 기간이 연속 3개월 이상 되지 않는다.
F. 진단기준 A와 D가 세 환경(예: 가정, 학교, 또래 집단) 중 최소 두 군데 이상에서 나타나며 최소 한 군데에서는 고도의 증상을 보인다.
G. 이 진단은 6세 이전 또는 18세 이후에 처음으로 진단될 수 없다.
H. 과거력 또는 객관적인 관찰에 의하면, 진단기준 A~E의 발생이 10세 이전이다.
I. 진단기준 A를 만족하는 기간을 제외하고 양극성장애의 조증 또는 경조증 삽화의 모든 진단기준을 만족하는 뚜렷한 기간이 1일 이상 있지 않아야 한다.
주의점: 매우 긍정적인 사건 또는 이에 대한 기대로 인해 전후 맥락에 맞게, 발달적으로 적절한 기분의 고조는 조증 또는 경조증의 증상으로 고려되지 않아야 한다.
J. 이러한 행동이 주요우울 삽화 중에만 나타나서는 안 되며, 다른 정신질환[예: 자폐스펙트럼장애, 외상 후 스트레스장애, 분리불안장애, 지속성 우울장애(기분저하증)]으로 더 잘 설명되지 않는다.
주의점: 이 진단은 적대적 반항장애, 간헐적 폭발장애 또는 양극성장애와 동반이환 할 수 없으나, 주요우울장애, 주의력결핍 과잉행동장애, 품행장애, 물질사용장애와는 동반이환 할 수 있다. 파괴적 기분조절부전장애와 적대적 반항장애의 진단기준을 모두 만족시키는 증상을 가진 경우 파괴적 기분조절부전장애만 진단을 내려야 한다. 만일 조증 또는 경조증 삽화를 경험했다면 파괴적 기분조절부전장애의 진단을 내려서는 안 된다.
K. 증상이 물질의 생리적 효과나 다른 의학적 또는 신경학적 상태로 인한 것이 아니다.

주요우울삽화나 불안장애의 맥락에서 설명이 된다면 파괴적 기분조절부전장애는 진단하지 않는 것이 적절하다. 또한 자폐스펙트럼장애로로 진단받은 아동의 경우, 감정이 폭발이 자폐스펙트럼장애의 부수적인 증상으로 판단되면 파괴적 기분조절부전장애로는 진단하지 않는다.

원 인

파괴적 기분조절부전장애는 DSM-5에서 처음으로 진단 기준이 마련된 질환이므로 이 장애의 원인에 대한 연구가 부족하다. 현재까지 알려진 것으로는 이 장애와 가장 비슷한 임상양상을 보이는 기분조절부전(severe mood dysregulation, SMD)에 관한 연구이다. 기분조절부전(SMD)이 있는 청소년과 양극성장애가 있는 청소년은 정상군에 비해 좌절을 일으키는 과제에 대해 좌절을 더 많이 보고하였다. 심한 기분조절부전이 있는 경우 얼굴 감정 처리 과제에서 정상군이나 양극성장애 집단과 달리 편도의 활성이 줄어들어 있었다. 또한 심한 기분조절부전(SMD)군에서 좌절을 경험하는 동안 공간적 주의, 보상처리, 감정적 현저성과 관련된 뇌영역의 활성이 심하게 감소하였다. 다른 연구에서 기분조절부전(SMD)이 있는 경우 정상 대조군에 비해 부정적 피드백에 반응할 때 전방 대상피질(anterior cingulate cortex)과 내측 이마이랑(medial frontal gyrus)이 더 활성화되었다. 반면에 양극성장애군에서는 부정적 피드백에 반응할 때 상부 이마이랑(superior frontal gyrus)의 활성은 증가하지만 (뇌)섬(insula)의 활성은 감소하였다.

치 료

파괴적 기분조절부전장애의 치료에 대한 연구가 부족하기 때문에 아직 근거가 충분한 치료법은 없다. 정신치료와 약물치료를 병용하는 것은 다른 정신 장애와 다르지 않다. 정신치료적 접근을 위해서는 가족 간의 갈등, 학대, 학습 장애, 기타 정신사회적 스트레스에 관해 잘 평가해야 한다. 다양한 정신치료적 접근, 특히 행동치료와 가족치료 등이 도움이 된다.

약물치료로는 항우울제, 기분안정제, 항정신병 약물 등이 사용될 수 있는데, 소아에서 사용이 허가된 약물이 많지 않다는 문제가 있다. 일반적으로 공존질환이 있는 경우가 많아 병용치료도 생각할 수 있겠지만 나이 등을 감안하여 가능하면 단독치료를 고려하는 것이 좋겠다. 양극성장애의 과잉진단과 항정신병 약물의 과도한 사용을 막기 위해 이 진단이 만들어졌으므로 항정신병 약물 치료에 신중해야 하지만, 극도의 과민성과 공격성을 조절하기 위해서 비정형 항정신병 약물이나 기분안정제의 사용이 도움이 될 수 있다. 자폐증과 정신지체에서 이자극성에 대해서 리스페리돈(risperidone)이, 공격성에 대해서 아리피프라졸(aripiprazole)이 허가를 받았다. 파괴적 기분조절부전장애에서 조증의 발생을 염려하여 항우울제나 정신자극제 사용에 대해 주저할 수 있는데, 이 장애가 우울장애나 불안장애와 더 연관이 있다는 것을 고려하면, 항우울제의 사용이 필요할 수 있다. 특히 주의력결핍 과잉행동장애가 동반된 경우 정신자극제를 사용할 수 있다. 다만 양극성장애의 가족력이 있는 경우 항우울제나 정신자극제 사용에 주의하는 것이 좋다.

경과 및 예후

파괴적 기분조절부전장애의 증상은 나이가 들어가면서 점차 줄어든다. 이 장애가 있는 아동은 나중에 우울장애나 불안장애가 생기는 경우가 많으며, 양극성장애로 발병하는 경우는 드물다. 파괴적 기분조절부전장애의 과거력이 있는 성인은 다른 정신질환군이나 정상대조군에 비해 건강문제가 더 많았고, 더 궁핍한 생활을 하였으며, 법적문제에 더 자주 연루되었으며, 교육수준이 더 낮았다.

주요우울장애(major depressive disorder)

개념(역사)

조증이나 경조증의 삽화 없이 주요우울삽화만이 일회성으로 혹은 반복적으로 나타나는 경우 주요우울장애라고 한다. 현재까지 주요우울장애는 질환을 기술적으로(descriptive) 이해하는데 있어 유일한 진단 분류라고 할 수 있다. 이 진단에는 다양한 임상증상이 포함되어 있으며, 이들 증상들은 복잡한 생물사회학적 원인을 토대로 하며, 일생을 통하여 증상의 질이나 심각도가 변화할 수 있다. 대부분의 문화권에서 의학뿐 아니라, 심리학 및 문학, 예술분야에서 우울 장애의 내재된 병리현상을 이해하고 표현하고 있다. 우울장애의 핵심 정의는 정서(affect)의 변화이다. 정서는 내부의 감정 상태(mood state)에 따른 객관적 및 행동적인 표현으로 정의되며, 얼굴표정이나 다른 신체운동 등을 통하여 외부에서 관찰될 수 있다. 의욕상실 및 인지적 표현이 일반적이나 이는 질병 및 우울감의 심각도에 따라 나타날 수 있기에 항상 존재한다고 할 수는 없을 것이다. 사실 주요우울장애는 다양한 증상군의 집합으로 생각된다. 따라서 주요우울장애에서 발견되는 여러 가지 생물학적 연구들의 결과는 주요우울장애의 근본적인 원인이 될 수도 있겠지만, 다양한 원인에 의하여 우울장애 증상을 발현하게 하는 생물학적 변화이거나, 혹은 우울장애의 결과로 인한 변화일 가능성이 높다고 할 수 있다.

역 학

주요우울장애는 비교적 흔한 정신장애이다. 일반적으로 서구권에서는 남자의 경우 5~10%, 여자의 경우 10~25% 정도가 일생에 한 번 이상 주요우울장애에 걸리는 것으로 알려져 있다. 최근 조사에서는 주요우울장애의 평생유병률은 4.4~30% 정도로 보고되며, 서구 문화권을 통틀어 약 16%의 평생유병률을 보인다.

한국에서는 DSM 진단기준에 의한 우울장애 역학조사는 그렇게 많지 않았으며, DSM 진단기준에 따랐다고 하더라도 대상자의 연령, 평가도구의 종류, 유병률의 측정방법이 연구마다 달라 정확한 유병률이 보고되고 있지는 않다. 그러나 일반적으로 한국 성인의 평생유병률은 3.3~5.6%, 시점유병률은 2% 안팎으로 파악되고 있다.

주요우울장애는 시대, 사회, 민족, 문화에 상관없이 비슷한 정도로 발생한다. 하지만 실제 보고들은 시대나 사회에 따라 발생빈도의 차이를 보이는데, 이는 실제적인 차이라기보다는 우울증상을 병적인 것으로 받아들이는 기준에 따른 차이로 생각된다.

주요우울장애는 여자에서 2배 정도 많이 발생한다. 여자에서 더 많이 발생하는 이유에는 많은 의견들이 있을 수 있으나 산후우울장애, 갱년기 우울장애, 월경전 불쾌감장애 등에서 알 수 있듯이 여성호르몬이 영향을 미칠 것으로 생각된다. 이와 함께 여성에서 스트레스에 대한 민감도의 증가, 부적응적인 대처전략의 선택, 다양한 사회적 역할과 여성이 우울증상 발현 이전에 불안장애가 더 많기 때문에 이 불안 증상이 우울장애를 발현시키는 데 중요한 역할을 하게 되어 여성에게서 높다는 것이 개략적인 설명이다. 이외에도 문화마다 조금씩은 다르지만 여성이 사회문화적 스트레스가 더 많고, 해소할 방법이 제한적이기 때문이라는 의견도 있다. 즉, 생물학적 · 정신사회학적 변인의 복잡한 상호작용으로 인한 차이라는 것이 핵심적인 이유이다. 한편 남성들은 우울증상을 여러 가지 이유로 덜 표현하거나, 알코올과 같은 물질의 사용이 우울증상을 가릴 수 있기 때문일 수도 있다.

재발성 주요우울장애는 평균발병연령이 30~35세 사이이며, 단일삽화의 주요우울장애는 조금 더 늦게 발병한다. 유전적 소인은 연령이 낮을수록 줄고, 사회적 스트레스는 젊은 사람에게 더 큰 위험요인이 된다. 반면, 나이가 들수록, 고립된 생활, 대인접촉의 감소, 신체질환, 장애 등이 우울장애의 주요위험요인이 된다. 조기에 발병하는 우울장애(early-onset depression)는 여성의 비율이 더 높다. 나이가 들어도 재발의 가능성은 줄지 않는데, 이는 주요우울장애가 흔히 재발하는 질병이기 때문이다.

결혼상태와 우울장애 간의 관계는 매우 복잡하다. 같이 살다가 독신이 된 경우나, 이혼하거나 별거하는 경우 우울장애가 잘 생기기도 하지만, 그 반대의 관계도 가능하고 양쪽 모두인 경우도 있다. 미혼여성은 기혼여성보다 우울장애가 덜 나타나지만, 미혼남성은 기혼남성에 비해 우울장애가 더 많이 나타난다. 최근에 남편이 사망한 경우에는 주요우울장애 발생의 위험성이 매우 높고, 노년에서는 특히 더 높다. 주요우울장애는 별거나 이혼의 위험성을 예측하는 강력한 지표이다. 그 이유는 우울장애는 본인뿐만 아니라 배우자에게 극심한 스트레스를 줄 수도 있고, 자녀에게도 부정적인 경험을 하게 하기 때문이다. 청소년기 이전의 부모 사망과 같은 인생 초년기의 부정적인 경험이 성인이 되었을 때의 우울장애 발생 가능성을 높일 수 있다.

한국에서 주요우울장애는 남녀 모두 이혼/별거/사별한 집단에서 그렇지 않은 집단에서보다 높았으며(남성 8.2%, 여성 7.6%), 기혼자보다 이혼/별거/사별한 집단에서 주요우울장애가 나타날 위험이 3.6배 더 높았다.

사회경제적 계층이 낮은 인구집단에서 주요우울장애가 더 흔하다는 보고가 있었지만, 사회경제적 계층과 주요우울장애의 유병률은 무관하다는 보고도 적지 않다. 낮은 사회경제적 수준에 있는 사람이 교육을 적게 받고, 수입이 적으며, 삶의 환경 자체도 좋지 않고, 실업률이 높기 때문에 우울장애와 관련이 있을 수 있다는 가정인데, 이는 한편으로 주요우울장애로 인한 결과 때문에 이렇게 낮은 사회경제적 수준에 이르기도 하므로 그 인과관계를 정확히 파악하기란 어렵다. 우리나라에서는 주요우울장애는 소득이 적을수록 위험도가 높았고, 직업적 요인으로는 학생과 무직인 경우에서 발생빈도가 높았다.

이와 함께 사회적 지지체계 또한 중요한 연관이 있는데 독거, 낮은 사회경제적 수준, 실업상태 등과 같은 낮은 사회적 지지체계를 나타내는 요인들이 주요우울장애와 관련이 많았다. 즉, 사회연계망, 사회적 상호작용, 도구적 지지 등의 사회적 지지가 부족한 것이 위험인자이며, 특히 사회적 상호작용의 양보다는 횟수가 더 중요하다.

한편 주요우울장애는 자살과 밀접한 관련이 있다. 일반적으로 자살기도자의 70%는 정신장애를 가지고 있으며, 그 중

70%는 주요우울장애 환자인 것으로 추정하고 있다. 주요우울삽화 기간 중에는 항상 자살에 대한 가능성을 염두에 두어야 한다. 대부분 알려진 자살의 위험요소는 자살시도자나 자살위협을 했던 사람을 대상으로 한 연구인 경우가 많았다. 그럼에도 불구하고 남성, 미혼 혹은 이혼, 독거상태, 현저한 무망감을 가지고 있는 경우 등은 자살성공의 위험도를 높이는 요소이다.

임상양상

기분증상

주요우울장애의 가장 핵심적인 증상은 기분의 부정적인 변화이다. 우울감이 대표적인 예이나 우울장애에서의 기분 변화는 단순한 우울감으로 나타나지 않는 경우도 많으며 고통스러운 기억의 회상, 불쾌한 사건에 대한 감수성의 증가, 즐거운 사건에 대한 감수성의 감소, 무쾌감증(anhedonia), 무감동(apathy), 감정적 둔마 등의 형태로 나타나기도 한다.

우울감은 지속되는 감정적 상태로 부정적 정동의 각성을 의미한다. 우울감은 불행감, 괴로움, 슬픔, 낙담, 공허감 등의 형태로 표현되기도 한다. 우울감은 매우 고통스러운 감정으로 극심한 신체적 통증보다 더욱 고통스럽게 느껴질 수도 있다. 우울감이 정상 감정반응과 다른 특징은 고통의 정도가 극심하여 죽고 싶은 생각이 들거나, 자신을 고통으로부터 편하게 해줄 방법을 찾게 할 정도라는 것이다. 또한 슬픈 감정 및 이와 관련된 느낌은 개인의 일상 전반에 파고들어 사회적 수행능력에 영향을 준다. 이러한 우울감은 장기간 지속되며 이는 환자에게 불변의 감정적 상태라는 느낌이 들게 한다. 우울감은 저절로 발생하기도 하며, 만약 스트레스 상황에 의하여 촉발되는 경우라도 결국에는 저절로 더욱 심해져 스트레스 사건과는 분리되어 존재하게 되며, 타당한 논리적 설득과 격려로도 호전되지 않는다.

우울감 이외의 기분증상으로는 무감동, 흥미나 즐거움의 상실 등이 있다. 우울장애환자는 고통스러운 감정에 대한 지각의 증가와 함께 정상적인 감정을 경험하는 능력의 저하가 동반된다. 또한 감정을 표현하는 능력 또한 저하된다. 일부 환자들은 울 수도 없다는 표현을 하는데, 우울감이 호전되면 울 수 있게 된다는 역설적 상황이 나타난다. 환자들은 이전에 즐거움을 느꼈던 활동에서 흥미, 즐거움 등의 감정을 얻지 못한다. 무감동을 평가하기 위해서는 환자가 즐거움을 느끼는 감정이 무뎌졌는지를 물어보아야 한다. 경미한 경우에는 단지 삶에 대한 흥미가 줄어들었다는 정도로 무감동이 표현될 수도 있다. 그러나 극단적인 경우에 환자는 자녀나 배우자와같이 한때는 즐거움의 원천이었던 사람과의 관계에서도 아무런 감정을 느끼지 못하게 된다. 심한 우울장애환자는 마치 감정이 잘려져 나간 것 같고, 자신이 무엇인가 달라진 것 같으며, 세상도 무엇인가 낯설게 보이는 듯한 이인증, 비현실감 등을 경험하기도 한다.

사고 및 인지증상

우울사고의 핵심 특징은 모든 부분에 대한 환자의 관점이 극단적으로 부정적이라는 것이다. 환자가 느끼는 자책감에는 타당성과 균형감이 없어 모든 일을 자기 자신의 책임으로 돌린다.

또한 집중력과 주의력 저하, 부정적 사고, 죄책감, 자살 사고 등이 우울장애에서 흔하게 나타나는 인지증상들이다. 인지적 관점에서 우울장애 환자는 자신, 세상, 그리고 미래에 대한 부정적 평가를 하는 것을 특징으로 하며 이를 우울장애의 인지삼제(cognitive triad)라고 한다. 우울장애 환자는 이러한 왜곡된 사고로 인해 상실감, 낮은 자존감과 자신감, 자책감, 죄책감, 무력감, 무망감 등을 갖게 되고, 증상이 악화되면 반복적인 자살사고까지 생길 수 있다. 우울사고가 극심한 경우 망상을 동반할 수도 있는데, 무가치감, 죄책감, 무능감, 질병에 걸렸다는 생각 등 우울감과 관련된 부정적 사고가 현실의 반대되는 증거에도 불구하고 지속되는 것을 기분일치망상(mood congruent delusion)이라고 한다. 우울장애 환자에게는 자신이 재산을 모두 잃었거나 이 때문에 가족이 어렵다는 빈곤망상, 암이나 후천성 면역결핍증과 같은 질환에 걸렸다는 질병망상, 신체의 일부가 상실되었다는 허무망상 등이 나타나기도 하며, 드물게는 세상이 곧 멸망할 것이라는 망상에 사로잡혀 가족의 도덕적 · 신체적 파괴를 막기 위하여 가족을 살해하고 자신도 자살하는 경우도 있다. 일부 환자는 망상과 일치하는 불쾌한 내용의 환청이나 환시를 경험하기도 한다. 이러한 기분일치망상은 환자를 지배하는 병적 기분의 측면에서는 이해 가능하다는 특징이 있다. 그러나 어떤 환자들은 우울감과는 관계없는 망상을 경험하기도 한다. 이를 기분불일치망상(mood incongruent delusion)이라고 하는데, 우울감과 일치하지 않는 피해망상, 사고주입, 사고전파와 같은 증상이 나타난다.

한편 환자들은 사고가 둔해지고 생각이 떠오르지 않고 이해력이 저하되는 증상을 경험한다.

정신운동증상(psychomotor symptoms)

정신운동증상은 관찰하기 용이하고 객관적으로 평가할 수 있다는 점에서 우울장애 증상의 평가에 중요한 부분이다. 정신운동증상은 신체활동 및 정신적, 감정적 활성의 변화로 나타난다. 정신운동증상은 정신운동초조와 정신운동지체로 구분할 수 있다. 정신운동초조는 정신운동활동의 과잉 상태이며, 흔히 불안, 자극과민성 등이 동반되며 우울장애에서 흔하다. 말이 빨라지거나, 안절부절못하며, 머리카락을 잡아당기는 등의 형태로 나타나 관찰하기는 쉬우나 우울장애에 특이한 증상은 아니다. 반면, 정신운동지체는 정신운동활동의 저하 상태이며, 비교적 우울장애의 특이한 증상으로, 신체 움직임의 속도저하, 자발적인 운동의 중단, 가면과 같은 표정, 구부정한 자세와 아래를 향하는 시선, 자극에 대한 반응시간의 지체, 말소리 크기의 감소 및 말을 멈추는 시간의 증가 등으로 나타난다. 또한 사소한 일에도 큰 노력이 필요할 정도의 극도의 피로감, 마치 시간이 멈추거나 천천히 흐르는 듯한 주관적인 느낌, 주의력과 기억력의 저하, 불쾌한 주제에 대한 반복적이고 고통스러운 생각의 반추 등도 정신운동지체의 증상이다. 정신운동지체는 특히 멜랑콜리아의 핵심적 증상으로 생각하며 거의 모든 멜랑콜리아 환자에게서 정신운동지체가 관찰된다. 정신운동지체가 심하면, 특히 젊은 환자에게서는 신체적으로 움직이지 못하거나 정신적, 감정적 활성이 저하되어 식사와 같은 기본적인 생물학적 기능조차 할 수 없게 되는 마비에 이르기도 한다.

노인에게서 정신운동지체가 심한 경우 기억력 저하, 지남력장애, 혼동 등을 경험하는데, 이는 가성치매(pseudodementia)의 형태로 나타날 수 있다.

수면, 식욕, 성욕

수면, 식욕, 성욕은 우울장애에서 나타나는 가장 생물학적인 증상이며 우울장애의 중증도를 나타내는 지표와 같은 역할을 해왔다. 우울장애 환자에서 가장 일관된 신체증상은 식욕부진과 체중 감소이다. 우울장애 환자는 흔히 식욕이 감퇴되고 많은 경우 억지로 먹어야 한다고 느낀다.

우울장애 환자에서 시상하부 기능이상이 관찰된다는 측면에서 식욕저하는 후각 및 미각의 저하로 인해 음식을 먹는 즐거움이 감소하는 이차적 증상일 수 있다. 그러나 일부 환자들은 식욕이 증가하거나 탄수화물, 달콤한 음식과 같은 특정한 음식을 갈망하기도 한다. 이때 과식과 신체활동의 감소는 체중증가를 유발하기도 한다.

수면 장애 역시 우울장애의 주요 증상 중 하나이다. 우울장애 환자는 흔히 야간 수면 중 각성으로 괴로워하는데, 특히 새벽에 자주 깬다. 깊은 수면이 감소하여, 야간의 얕은 수면으로 인해 우울로 인한 고통을 온종일 지속적으로 겪는다. 환자들은 흔히 수면으로 인한 고통을 피하기 위하여 음주를 하지만, 이는 단지 일시적으로 도움이 될 뿐이며 결국 수면 패턴과 불면증을 악화시킨다. 과수면은 젊은 환자에게서, 특히 양극성 경향이 있는 경우에 흔하다. 과수면은 수면시간의 증가와 아침에 일어나기 힘든 증상으로 나타난다.

우울장애 환자에서 수면장애뿐만 아니라 체온 조절, 코르티솔 분비리듬과 같은 다른 일주기주기리듬(circadian rhythm) 조절이상 역시 흔하다. 특히 주목을 받는 것은 수면리듬의 이상인데, 우울장애환자에서는 서파수면이 감소하고 수면초기에 렘수면이 강하게 나타나며, 환자의 약 2/3에서 렘잠복기가 감소되어 있다.

상당수의 우울장애 환자가 봄에 에너지와 활동성이 증가하고 가을과 겨울에는 피로감을 호소하며 당분 섭취가 많아지고, 과식이나 과수면 증상을 보인다. 가을-겨울에 심해지는 우울장애가 가장 관심을 많이 받지만, 여름에 심해지는 우울장애 역시 존재한다. 전자는 일조량의 감소와 관련된 것으로 보이고, 후자는 기온상승과 관련된 것으로 보인다.

성욕 감퇴는 우울장애를 겪는 남녀 모두에게서 나타난다. 일부 여성 우울장애환자는 월경이 일시적으로 중단될 수 도 있다. 소수의 환자에게서는 성욕과 성적활동이 강박적으로 증가하기도 한다.

진 단

진단과정

병력청취와 정신상태 검사를 통하여 우울장애를 확인하는 것이 중요하다. 증상은 언제부터 시작되었는지, 유발요인이 있었는지, 발병 이후 현재까지의 경과와 그 간의 치료과정 등도 알아본다. 증상의 심각도와 일상생활과 사회활동에 미치는 영향도 확인한다. 우울장애 증상의 정도를 확인하기 위해 척도를 사용할 수 있다. 자가보고척도로는 중(Zung) 우울척도와 벡(Beck) 우울척도가 널리 사용되며, 임상가용으로 해밀턴(Hamilton) 우울척도와 몽고메리-아스버그(Montgomery-Åsberg) 우울척도가 대표적이다.

이러한 일련의 과정을 통하여 우울장애가 있다고 있다고 판단되면, 다음으로는 과거의 조증 혹은 경조증 삽화 유무를 확인해야 한다. 그 다음으로는 우울장애 증상을 동반할 수 있는 다른 정신장애 혹은 신체장애도 확인하여야 한다. 갑상선호르몬 검사를 포함한 검사실 검사가 중요하며, 뇌파, 뇌자기공명영상촬영 등의 뇌영상학적 검사 등이 필요하다. 한편 신체질환을 치료하는 약물들 중 상당수가 우울장애 증상을 유발할 수 있으므로 약물에 의한 우울삽화의 가능성도 배제하여야 한다.

진단 기준

현재 가장 흔히 사용되는 우울장애의 진단분류체계는 DSM-5와 ICD-10인데, 우울장애 증상의 유무 및 강도, 경과를 고려하여 진단하고 있다. 또한 두 가지 진단체계는 모두 우울장애의 핵심적인 증상을 포함하면서 개인차를 허용하고 있다.

우울장애가 있는 환자는 우울감을 느끼거나 일상생활에 대한 흥미가 감소할 수 있다. 피로감을 쉽게 느끼고, 말이나 행동이 느려지거나 불안초조를 경험하게 된다. 식욕의 변화에 따른 체중 변화가 있을 수 있고, 수면의 문제와 함께 집중력의 저하를 경험하게 되며, 일상의 활력을 잃게 된다. 또한 적절하지 않은 죄책감과 무가치감으로 인해 심한 경우 자살을 시도하기도 한다.

DSM-5에서의 주요우울장애를 진단하기 위한 핵심 증상은 지속적인 우울감 혹은 흥미 및 즐거움의 상실이며, 4개 이상의 부가적인 인지, 행동적, 신체적 증상을 포함해야 한다. 또한 증상으로 인한 개인 일상생활이나 직장활동의 영향을 진단 시 고려하고, 이의 임상적 정도에 따라 삽화의 정도를 설명한다. ICD-10은 10개의 증상 중 4개 이상의 증상이 있는 경우는 경도, 6개 이상인 경우 중등도, 9개 이상인 경우는 고도로 하여 증상의 개수에 따라 우울장애의 정도를 분류하는 차이를 보이고 있다.

DSM-5 진단기준은 표 11-2에 자세히 기술되어 있다. 주요우울장애의 진단에서 가장 중요한 점은 특정 시점인 이후의 분명한 변화를 확인하는 것이다.

주요우울장애는 증상의 특성이나 발기시기 등에 대하여 명시한다(표 11-4, 11-4a, 11-4b, 11-4c, 11-4d, 11-4e, 11-4f, 11-4g, 11-4h).

삽화의 심각도도 명시하는데, 기준 증상의 개수 및 해당 증상의 심각도, 개인의 기능적 장애의 정도에 근거하여 경도/중등도/고도로 진단한다.

감별진단과 동반이환장애

주요우울장애와 동반되는 질환은 굉장히 많으며, 모든 장기의 질환이 해당될 수 있다. 주요우울장애로 최초 진단하는 경우, 광범위한 신체적 질병에 대한 검사가 반드시 선행되어야 한다. 일반혈액검사, 혈액화학검사, 갑상선기능검사 및 신체검사를 통하여 유추되는 여러 종류의 선별검사가 필요하

표 11-4. 우울장애의 명시자(specifiers for depressive disorder)

불안증 동반(with anxious distress)
혼재성 양상 동반(with mixed features)
멜랑콜리아 양상 동반(with melancholic features)
비전형적 양상 동반(with atypical features)
정신병적 양상 동반(with psychotic features)
긴장증 동반(with catatonic features)
주산기 발병(with peripartum onset)
계절성 동반(with seasonal pattern)

표 11-4a. 불안증 동반(with anxious distress)의 DSM-5 진단기준

다음의 경우에 명시할 것:
주요우울 삽화 또는 지속성 우울장애(기분저하증)의 대부분의 기간 동안 다음 중 2가지 이상의 증상을 보인다.
1. 신경이 날카롭거나 긴장되는 느낌
2. 매우 안절부절못함
3. 염려로 인해 집중하기 어려움
4. 무언가 끔찍한 일이 벌어질 것이라는 두려움
5. 자신에 대한 통제력을 잃을 것 같은 느낌

현재 증상의 심각도를 명시할 것:
경도: 2가지 증상.
중등도: 3가지 증상
중등도-고도: 4가지 또는 5가지 증상
고도: 불안을 동반한 4가지 또는 5가지 증상

주의점: 일차 진료와 특수 정신건강 분야에서 불안증은 양극성 장애 및 주요우울장애에서 주요한 양상으로 잘 알려져 있다. 높은 수준의 불안감은 자살 위험도 상승, 긴 이환 기간과 치료에 대한 무반응의 가능성 증가와 관련이 있다. 그러므로 치료 계획 수립과 치료 반응의 추적 관찰을 위해 불안증의 유무와 심각도를 정확하게 세분하는 것이 임상적으로 유용하다.

다. 암, 뇌졸중, 심근경색, 당뇨, 임신 등의 상태인 경우, 주요우울장애의 진단 과정은 특히 어려울 수 있다. 치료를 받지 않는 당뇨환자에서의 체중감소, 암환자의 피로감, 임신초기의 과다수면, 임신 후기 및 산욕기의 불면증과 같이 이들 일반 의학적 상태에서 나타나는 증상들은 주요우울장애에서 나타나는 증상들과 유사하다. 이러한 증상들이 일반 의학적 상태에 의한 증상이라는 것이 명백하지 않다면 주요우울장애의 증상일 수 있다. 또한 이들 환자들의 기분불쾌감, 무쾌락증, 죄책감, 무망감, 집중력 저하, 우유부단, 자살사고 등에 대해서는 특별한 평가가 필요할 것이다.

파킨슨병은 약 2/3에서 우울장애 증상을 동반하는데, 운동증상이 주요우울장애의 정신운동지체와 비슷하여 감별하기 어려운 경우가 있다.

측두엽 간질 환자도 특히 우측 측두엽에 병소가 있는 경우에는 우울장애 증상을 보이는 경우가 많다.

주요우울장애 환자에서 인지저하가 두드러지게 나타나는 경우는 치매 증상(pseudodementia)으로 오인될 수 있으므로 주의하여야 한다. 주요우울장애에서 발생하는 인지저하는 비교적 갑자기 발생하며, 급격히 심해지는 경과를 보인다. 치매환자들은 인지저하를 부인하고 최선을 다하여 대답하려는 노력을 보이는데 비해 주요우울장애환자는 인지저하를 강조하며 쉽게 포기하거나 모른다는 대답으로 일관하는 경우가

표 11-4b. 혼재성 양상 동반(with mixed features)의 DSM-5 진단기준

A. 다음 조증/경조증 증상 중 3가지 이상이 주요우울 삽화의 대부분의 시간 동안 거의 매일 나타남
   1. 비정상적으로 들뜨거나 의기양양한 기분
   2. 자존감의 증가 또는 과대감
   3. 평소보다 말이 많아지거나 끊기 어려울 정도로 계속 말을 함
   4. 사고의 비약 또는 사고가 질주하듯 빠른 속도로 꼬리를 무는 주관적인 경험
   5. 활력 또는 목표 지향적 활동의 증가(직장에서나 학교에서의 사회적 활동, 또는 성적 활동)
   6. 고통스러운 결과를 초래할 가능성이 높은 활동에의 지나친 몰두(예: 과도한 쇼핑 등의 과소비, 무분별한 성행위, 또는 어리석은 사업 투자)
   7. 수면에 대한 욕구 감소(예: 평소보다 적게 수면을 취하고도 피로를 회복했다고 느낌, 불면과 구별이 필요)

B. 혼합 증상은 객관적으로 관찰 가능하고 평소의 행동과는 다른 것이다

C. 조증 또는 경조증의 진단기준을 모두 만족하는 환자에게는 제1형 또는 제2형 양극성 장애라고 진단해야 한다.

D. 혼합증상은 물질(예: 남용약물, 치료약물 또는 기타치료)의 생리적 효과로 인한 것이 아니다.

주의점: 주요우울 삽화와 연관된 혼재성 양상은 제1형 또는 제2형 양극성장애 발생의 중요한 위험 인자로 밝혀졌다. 그러므로 치료 계획 수립과 치료 반응에 대한 추적 관찰을 위해 혼재성 양상을 정확히 명시하는 것이 임상적으로 유용하다.

표 11-4c. 멜랑콜리아 양상 동반(with melancholic features)의 DSM-5 진단기준

A. 다음 중 한 가지가 최근 삽화의 가장 심한 기간 동안에 나타난다
   1. 모든 또는 거의 모든 활동에서 즐거움의 상실
   2. 일반적으로 즐거움을 주는 자극에 대한 반응의 결여(좋은 일이 일어났을 때, 일시적으로라도 기분 좋게 느끼지 못함)

B. 다음 중 3가지(또는 그 이상)
   1. 현저한 낙담, 절망 그리고/또는 시무룩함 또는 소위 말하는 공허감을 특징적으로 보이는 질적으로 뚜렷한 우울 기분
   2. 보통 아침에 더 심해지는 양상의 우울장애
   3. 아침에 일찍 깸(즉, 평상시 일어나는 시간보다 적어도 2시간 이름)
   4. 현저한 정신운동 초조 또는 지연
   5. 뚜렷한 식욕 부진이나 체중 감소
   6. 과도하거나 부적절한 죄책감

주의점: "멜랑콜리아 양상 동반" 명시자의 경우, 이러한 양상이 삽화의 가장 심한 단계에서 나타날 때 적용된다. 즐거움을 느낄 수 있는 능력이 단순히 감소되는 것이 아니라 거의 완전히 상실된다. 기분의 반응성 결여를 평가하는 데 있어 중요한 점은 매우 열망했던 일이 일어나도 기분이 현저히 좋아지지 않는다는 것이다. 기분이 전혀 좋아지지 않거나 부분적으로만 좋아진다(예: 평소의 20~40%까지, 1회에 수분 동안만 지속됨). "멜랑콜리아 양상 동반"의 특징이 되는 기분의 "뚜렷한 질"은 멜랑콜리아 양상을 동반하지 않는 우울 삽화 동안 경험되는 기분과는 질적으로 다르다. 우울 기분이 단순히 좀 더 심하고, 오래 지속되거나, 이유 없이 나타난다고 해서 멜랑콜리아 양상이라고 간주하지 않는다. 정신운동의 변화가 거의 항상 있으며, 타인에 의해서도 관찰 가능하다. 멜랑콜리아 양상은 기분 삽화 때마다 반복하여 나타나는 경향을 보인다. 이러한 양상들은 외래 환자에 비해 입원 환자들에게서 더 빈번하고, 경도의 주요우울 삽화보다 고도의 삽화에서 더 많이 발생하며, 정신병적 양상을 수반한 경우에서 더 많이 발생한다.

표 11-4d. 비전형적 양상 동반(with atypical features)의 DSM-5 진단기준

A. 기분의 반응성(즉, 실제 또는 잠재적인 긍정적 사건에 반응하여 기분이 좋아진다)
B. 다음 양상 중 2가지(또는 그 이상)
 1. 뚜렷한 체중 증가 또는 식욕의 증가
 2. 과다수면
 3. 연마비(즉, 팔 또는 다리가 납같이 무거운 느낌)
 4. 인간관계에 있어서 오랫동안 지속되는 거절민감성(기분장애의 삽화에만 국한되지 않은)이 심각한 사회적 또는 직업적 손상을 초래한다.
C. 동일한 삽화 동안에 "멜랑콜리아 양상 동반" 명시자 또는 "긴장증 동반" 명시자의 진단 기준을 충족하지 않는다.
주의점: "비전형적 우울장애"는 역사적 의미가 있으며(우울장애가 외래 환자에서 드물고 청소년이나 초기 성인에서 진단되는 일이 거의 없었던 시대에 일반적으로 나타났던 전형적인 초조함을 보이는 "내인성" 우울장애에 대비하여 비전형적이라고 명명함) 오늘날에는 용어의 의미처럼 드물거나 특이한 임상 양상을 뜻하지는 않는다.
기분의 반응성은 긍정적인 사건들(예: 자녀들의 방문, 다른 사람으로부터의 칭찬)이 있을 때 기분이 좋아질 수 있다는 것이다. 환경적 상태가 양호할 때 기분은 보다 긴 시간 동안 보통 상태(슬프지 않은)가 되기도 한다. 식욕 증가가 음식 섭취의 현저한 증가나 체중 증가로 드러나기도 한다. 과다수면은 적어도 하루에 10시간(또는 우울하지 않을 때보다 적어도 2시간 이상 많다)이나 되는 긴 밤잠이나 낮잠의 시간을 포함한다. 연마비는 흔히 팔이나 다리가 무겁고 둔하며 밑으로 꺼질 것 같은 느낌으로 정의된다. 이는 일반적으로 적어도 하루 1시간 이상 존재하지만 가끔은 1회에 수시간 동안 지속되기도 한다. 다른 비전형적 양상과는 달리 대인관계에서 병적 수준으로 느끼는 거절민감성은 생애 초기에 발생하며, 대부분의 성인기 동안 지속되는 특성이 있다. 거절에 대한 민감성은 우울할 때와 그렇지 않을 때 모두 발생하지만 우울 기간 동안 악화될 수 있다.

표 11-4e. 정신병적 양상 동반(with psychotic features)의 DSM-5 진단기준

정신병적 양상 동반: 망상 또는 환각이 존재한다.
 기분과 일치하는 정신병적 양상 동반: 모든 망상과 환각의 내용이 부족감, 죄책감, 질병, 죽음, 허무주의, 또는 처벌받고 있다는 느낌 등의 전형적인 우울 주제와 일치한다.
 기분과 일치하지 않는 정신병적 양상 동반: 망상과 환각의 내용이 부족감, 죄책감, 질병, 죽음, 허무주의, 또는 처벌받고 있다는 느낌 등의 전형적인 우울 주제를 포함하지 않거나, 내용이 기분과 일치하지 않는 주제와 기분과 일치하는 주제의 혼합물로 나타난다.

표 11-4f. 긴장증 동반(with catatonic features)의 DSM-5 진단기준

삽화 대부분의 기간 동안 긴장성 양상이 존재한다면 우울 삽화에 적용될 수 있다.
"조현병 스펙트럼 및 기타 정신병적 장애"장에서 정신질환과 관련된 긴장증의 진단기준을 참조할 수 있다.

표 11-4g. 주산기 발병(with peripartum onset)의 DSM-5 진단기준

기분 증상이 임신 기간 중 또는 분만 후 4주 이내에 발병하는 경우에 적용할 수 있다. 제1형 또는 제2형 양극성 장애의 현재의 기분 삽화에 적용하거나, 만약 현재 기분 삽화의 진단 기준을 만족시키지 않는다면 가장 최근의 조증, 경조증 또는 주요우울 삽화에 적용할 수 있다.
 주의점: 기분 삽화는 임신 중 또는 출산 후에 발병할 수 있다. 출산 후 추적 관찰의 기간에 따라 추산의 차이가 있지만, 3~6%의 여성에서 임신 중 또는 출산 후 수주 혹은 수개월 이내에 주요우울장애가 발병한다. "산후" 주요우울 삽화의 50%는 실제로는 분만 전에 시작된다. 그러므로 이러한 삽화들을 총괄하여 주산기 삽화로 일컫는다. 주산기 주요우울 삽화가 있는 여성들은 종종 심한 불안과 심지어 공황발작을 경험한다. 전향적 연구들에서 임신 중 기분 및 불안 증상과 "출산 후 우울"이 출산 후 주요우울 삽화의 위험을 증가시킨다는 보고가 있었다.
 주산기 발병 기분 삽화는 정신병적 양상을 포함할 수도 있고, 그렇지 않을 수도 있다. 영아 살해는 종종 영아를 살해하라고 명령하는 환청이나 영아에 악마가 씌었다는 망상과 관련된 산후 정신병적 삽화에서 일어난다. 하지만 이러한 특정 망상이나 환청이 없는 고도의 산후 기분 삽화에서도 영아 살해가 나타날 수 있다. 정신병적 양상 동반 산후 기분 삽화(주요우울 삽화 또는 조증삽화)는 500~1000건의 분만당 1건의 비율로 나타나고, 초산부들에서 더욱 흔하게 나타난다. 정신병적 양상이 있는 산후 삽화를 경험할 위험성은 이전에 산후 기분 삽화를 경험했던 여성들에서 특히 높지만, 산후 기분 삽화(특히 제1형 양극성 장애)의 과거력이 있거나 양극성장애의 가족력이 있는 경우에서도 높아진다.
 어떤 여성이 정신병적 양상 동반 산후 기분 삽화를 경험했다면, 그 후 각 분만 시마다 재발할 위험도는 30~50%이다. 산후 삽화는 산욕기에 발생하는 섬망과는 반드시 감별되어야 하며, 이는 자각이나 집중력이 감소된 정도에 의해 구별된다. 산후기는 신경내분비계 변화와 정신사회적 적응의 측면에서 특별한 의미를 지니며, 치료 계획이 모유 수유에 미칠 잠재적인 영향 및 가족 계획에 있어 산후 기분장애 병력이 미치는 장기적인 영향이 고려되어야 한다.

표 11-4h. 계절성 동반(with seasonal pattern)의 DSM-5 진단기준

A. 주요우울장애에서 주요우울 삽화의 발병과 한 해의 일정한 기간(예: 가을 또는 겨울에) 사이에 규칙적인 시간적 관계가 있다.

주의점: 특정 계절과 관련된 명백한 정신사회적 스트레스가 영향을 미치는 경우는 포함되지 않는다(예: 매해 겨울 반복적으로 실업자가 된다).

B. 완전 관해(또는 우울장애에서 조증이나 경조증으로의 변화)가 그해의 특징적인 기간에 일어난다(예: 우울장애가 봄에 사라진다).

C. 지난 2년 동안, 진단기준 A와 B에 정의된 계절적 시간 관계를 나타내는 주요우울 삽화가 발생하였고, 동일한 삽화가 비계절성으로 발생하지 않았다.

D. 계절성 주요우울 삽화가(앞에서 기술했듯이) 일생 동안 발생한 비계절성 주요우울 삽화보다 훨씬 더 많다.

주의점: "계절성 동반" 명시자는 재발성 주요우울장애의 주요우울 삽화 양상에 적용될 수 있다. 필수 증상은 해마다 일정한 시기에 주요우울 삽화가 시작되고 회복되는 것이다. 대부분의 경우에서 삽화는 가을 또는 겨울에 시작되고 봄에 회복된다. 드물게는 여름에 재발하는 주요우울 삽화가 있다. 이러한 삽화의 시작과 회복 양상이 지난 2년 동안 지속되었어야 하며, 중간에 어떤 비계절성 삽화도 없어야 한다. 또한 계절성으로 발생한 삽화가 일생 동안 경험한 비계절성 우울장애 삽화보다 많아야 한다. 이 명시자는 특정 계절과 관련된 명백한 정신사회적 스트레스 요인(예: 특정 계절에 반복되는 실업 또는 학교 일정)으로 더 잘 설명될 경우에는 적용되지 않는다. 계절성으로 발생하는 주요우울 삽화는 현저한 무력감, 과다수면, 과식, 체중 증가, 탄수화물 갈구가 특징이다. 계절성 양상이 재발성 주요우울장애에서 더 흔한지, 양극성 장애에서 더 흔한지는 분명하지 않다. 그러나 양극성장애군 내에서는 제2형 양극성 장애에서 제1형 양극성장애보다 계절성 양상이 더 흔한 편이다. 또한 일부에서는 조증이나 경조증 삽화의 발병이 특정 계절과 관련되기도 한다. 겨울형 계절성 양상의 유병률은 위도 및 연령, 성별에 따라 다양하다. 고위도 지방에 거주할수록 유병률이 증가하는 것으로 알려져 있다. 나이 역시 계절성의 강한 예측 인자로서, 연령이 어릴수록 겨울형 우울 삽화의 위험도가 높다.

다음의 경우 세분진단 할 것:

부분 관해 상태: 직전 주요우울 삽화의 증상이 나타나지만 진단기준을 완전히 충족하지 않거나, 주요우울 삽화가 회복된 후 해당 삽화의 주요 증상이 없는 기간이 2개월 미만일 경우다.

완전 관해 상태: 과거 2개월 동안 장애의 중요한 징후나 증상이 나타나지 않았다.

현재의 심각도를 세분진단 할 것

심각도는 기준 증상의 개수 및 해당 증상의 심각도, 또한 기능적 장애의 정도에 근거한다.

경도: 진단기준을 초과하는 최소한의 증상이 있으며, 증상의 강도가 고통스러우나 환자 스스로 다룰 수 있고 증상이 사회적 또는 직업적 기능에서 적은 손상을 야기한다.

중등도: 증상의 개수 및 강도 또는 기능적 손상이 "경도"와 "고도" 사이이다.

고도: 증상의 개수가 진단기준 요구량을 상당히 초과하고, 증상의 강도가 매우 고통스럽고 스스로 다룰 수 없으며, 증상이 사회적, 직업적 기능을 뚜렷이 방해한다.

많다. 치매환자들의 인지저하는 비교적 일정한데 비해 우울장애 환자들은 특정부분과 관련하여 기억이 나지 않는 등 인지저하 정도의 변화가 심하다.

갑상샘 기능 저하증은 지체성 우울삽화와 감별을 요하고, 갑상샘 기능 항진증은 초조성 우울삽화와 감별을 요한다.

고혈압약물, 심장질환 치료약물, 스테로이드제제, 항파킨슨약물, 진통제와 소염제, 항생제, 항암제, 항정신병약물, 진정제 등은 모두 우울장애를 유발할 수 있다. 이러한 약물을 장기간 복용하는 환자의 경우 우울장애 증상이 일차적인 증상인지, 만성적인 질환에 의한 것인지 혹은 약물에 의한 것인지 감별진단이 필요하다.

기분과 일치하는 정신병적 양상 혹은 기분과 일치하지 않는 정신병적 양상을 보이는 주요우울장애의 경우, 충분한 정신상태검사를 통하여 조현병과 같은 정신병적 장애에 대한 감별진단을 해야 한다. 정신병적 양상이 조금 더 체계화되어(systematic) 있거나 괴상한(bizzare) 경우 조현병과 관련된 질환일 경우가 많다.

양극성장애에서 흔히 주요우울 삽화가 나타난다. 환자의 과거력이나 가족력에 대한 충분한 조사를 통하여 양극성장애의 가능성을 배제하여야 한다. 그러나 명심해야 할 것은 진단은 현재 증상을 기초로 하는 것이지 미래의 가능성이나, 가족구성원의 증상으로 하는 것이 아니라는 것이다. 주요우울장애의 동반질환으로 불안장애나 물질사용장애가 흔하며, 일부에서는 이들 질환에 의해 주요우울장애가 2차적으로 발생할 수도 있다.

DSM-IV에서는 우울장애의 증상이 사별, 재정적 파탄, 자연재해로 인한 상실, 심각한 질병이나 장애 등과 같은 중요한 상실에 의한 애도반응으로 나타날 경우, 사건발생 후 2개월이 지나지 않았다면 주요우울장애로 진단하지 않았다. 그러나 개정된 DSM-5에서는 애도반응이 2개월 이내라 하더라도 주요우울 삽화가 존재한다면 개인의 과거력과 상실의 고통을 표현하는 각 문화적 특징을 근거로 한 임상적 판단을 통하여 주요우울장애로 진단이 가능하다.

원 인

심리사회적 스트레스만으로 주요우울장애가 발생할 수 있

는가에 관해서는 아직 논란의 여지가 있지만, 스트레스는 우울장애의 소인이 있는 사람에게서 우울장애를 발생하게 하고, 우울장애의 재발에도 영향을 미칠 수 있을 것이다. 주요우울장애의 원인으로 생물학적 요인들이 다수 제기되고 있지만 아직 명확한 원인을 파악하기는 어렵다. 주요우울장애는 다양한 원인에 의해 유발되는 이기종 질환(heterogenous disorder)으로 생각되며, 주요우울장애의 원인을 이해하기 위해서 여러 가지 측면을 감안해야 한다. 이 장에서는 유전적 요인, 신경생화학적 요인, 심리사회적 요인으로 나누어 원인을 기술한다.

유전적 요인

지금까지의 가족연구 및 쌍생아 연구, 입양연구들의 결과에 의하면, 우울장애의 발생에 유전학적 요인이 중요한 역할을 차지하는 것으로 보인다. 쌍생아 연구결과에 의하면 우울장애의 유전율은 40~50%에 이르며, 가족연구 결과에 의하면 직계가족끼리 우울장애의 평생 유병률은 2~3배 정도 높다고 한다. 또한 우울장애의 양상 중에서 30세 이전에 발생하는 경우와 자주 재발하는 경우에 조금 더 유전율이 높은 것으로 알려졌다.

일부 연관분석연구에 의하면 인간의 유전체 일부에 우울장애와 관련된 대립유전자가 있다고 한다. 하지만 이런 연구 결과들은 대부분 후속 연구에서 그 결과가 일치하지 않으며, 아직까지 우울장애의 위험유전자나 유발유전자는 밝혀지지 않고 있다. 현재까지의 연관분석 연구는 우울장애에는 다양한 유전방식이 있으며, 우울장애는 미세한 영향을 미치는 수많은 유전자가 관여하는 복잡한 질환이라는 것을 의미한다. 또한 이런 유전형의 발현에는 환경요인도 작용하기에 더욱 더 복잡함을 의미한다. 유전연구결과를 통하여 우울장애와 관련된 보편적인 위험유전자를 찾을 수는 없지만, 유전적으로 취약한 요인을 가진 유전체의 위치를 찾게 한다는 의미가 있다.

신경생화학적 요인

생체아민

세로토닌, 노르에피네프린, 도파민 시스템은 대뇌 전반에 작용하여 인간의 감정, 사고, 행동에 지대한 영향을 미친다. 우울장애의 단가아민가설(monoamine theory)은 뇌의 단가아민결핍이 우울장애를 발생시킨다는 이론으로서, 항우울제 작용기전에서 유래하였다. 즉, imipramine이 시냅스전뉴런에서 노르에피네프린과 세로토닌의 재흡수를 억제하여, 시냅스에서 이들의 생체 이용률을 증가시켜 시냅스 후 뉴런을 자극한다는 사실과 iproniazid와 같은 단가아민 산화효소의 억제제(monoamine oxidase inhibitor, MAOI)가 항우울 효과를 낸다는 사실이 밝혀지면서 우울장애의 병인론에 있어서 가장 대표적인 이론인 단가아민가설이 수립되었다.

① 세로토닌

생체아민 중 세로토닌의 기능 이상은 우울장애와 가장 연관성이 깊다. 우울장애 환자에게 있어서 세로토닌의 활성이 저하되어 있다는 것은 잘 알려져 있다. 자살충동을 보이는 환자의 뇌척수액에서 세로토닌의 대사물인 5-HIAA의 농도가 감소되어 있으며, 혈소판 세로토닌 농도 역시 감소되어 있다. 현재 대표적인 항우울제인 세로토닌재흡수억제제(serotonin specific reuptake inhibitor, SSRI)가 우울장애에 효과를 나타내는 것 역시 세로토닌 저하가 우울장애와 관련되어있다는 명확한 증거이다. 한편 세로토닌 전구물질인 트립토판을 제한하는 식이가 건강한 일반인에게서 우울장애를 발생시키지 않았으나 이전에 우울장애로 진단받은 후 치료받아 관해된 환자에게서는 트립토판 제한 식이가 우울장애의 재발을 일으킬 수 있다는 사실이 실험적으로 증명되었다. 세로토닌 1B 수용체는 시냅스 전 수용체로서 세로토닌에 대한 피드백을 통하여 세로토닌 분비를 조절하는 수용체이다. 우울장애 환자에 대한 사후 부검에서 세로토닌 1B 수용체의 신호전달을 돕는 p11 단백질 농도가 대뇌에서 감소되어 있다는 사실이 밝혀지기도 하였다. 세로토닌 1A 수용체는 시냅스전 및 시냅스후 모두에 존재하는 수용체로서 세로토닌의 기능을 조절한다. 이 수용체에 대한 민감도는 특정 효현제를 주사하였을 때 나타나는 신경내분비 반응을 통해 측정될 수 있는데, 우울장애 환자들에게서 이 수용체들의 민감도가 떨어지는 것으로 나타났다. 세로토닌과 우울장애의 병인론에 대한 구체적인 신경생화학적 기전들이 활발한 연구들을 통해 밝혀지고 있다.

② 노르에피네프린

노르에피네프린은 변연계와 대뇌피질에서 각성을 유도하고 유지하는 역할을 수행하며, 편도체와 해마에 영향을 미쳐 정서적 기억과 스트레스에 대한 행동감각에 영향을 끼친다. 또한 청반핵의 지속적인 활성화는 우울장애의 발생모델 중 하나인 학습된 무력감(learned helplessnes)을 일으킨다. 지속적인 스트레스에 노출될 경우 노르에피네프린의 신경전달이 감소하며 이는 우울장애에서의 무기력, 무쾌감증, 성적 욕구의 감소를 일으킨다. 또한 reserpine과 같이 뉴런에서 노르에피네프린을 고갈시키는 물질들이 우울장애를 일으키며, 노르에피네프린을 분해하는 단가아민산화효소를 억제하는 약물이 항우울 효과가 있다는 것이 알려지면서 노르에피네프린의 기능적 저하가 우울장애와 깊은 관련성이 있다는 이론들이 주목받게 되었다.

③ 도파민

도파민은 다른 신경전달물질에 비해 상대적으로 명확히 구분된 경로를 가진 물질이다. 도파민은 기분 변화 외에도 운동이나 동기, 활동성, 보상회로 등에 작용하여 중요한 역할을 한다. 이 중 도파민의 중간 피질 경로(mesocortical pathway)는 인간의 동기 부여, 집중, 목표지향적 행동 및 복잡한 실행능력의 개시 등에 영향을 미친다. 한편 도파민의 중간변연계 경로(mesolimbic pathway)는 감정적 표현, 학습, 강화, 쾌락 등에 작용한다. 중간피질 경로와 변연계경로에서의 낮아진 도파민 활성이 우울장애 환자의 인지 · 운동 · 쾌락 관련 장애를 일으키며, 실제로 우울장애 환자의 뇌척수액에서 도파민의 대사체인 호모바닐린산(homovanillic acid)의 농도가 감소되어 있다는 보고가 있다. 이는 특히 우울장애의 초조성 환자에 비해서 정신운동지연과 관련이 깊다. 한편 뇌 내 도파민의 농도를 낮추는 reserpine과 같은 약물이 우울 증상을 일으키는 데 반해, 도파민의 농도를 올릴 수 있는 amphetamine, bupropion과 같은 약물이 우울 증상을 감소시킨다는 점들이 알려지면서 우울장애와 도파민의 관련성을 더욱 공고히 하고 있다.

④ 글루타메이트와 GABA

글루타메이트와 글리신은 중추신경계에 작용하는 가장 중요한 흥분성 · 억제성 신경전달물질 중 하나이다. 글루타메이트와 글리신은 모두 N-methyl-D-aspartate(NMDA) 수용체에 작용하며 과도한 글루타메이트의 작용은 뉴런에 신경독성을 일으킨다. 고코르티솔혈증(hypercortisolemia) 상태에서 글루타메이트는 심한 재발성 우울증 환자에게 있어서 신경인지기능의 악화를 일으키며 몇몇 대뇌피질영역의 위축을 초래한다. 특히 NMDA 수용체는 해마에 집중적으로 분포되어 있는데 만성적인 스트레스를 받으면 이 부위에 신경독성에 의한 위축이 발생한다는 사실과 ketamine 등 NMDA 수용체에 대한 길항효과가 있는 같은 약물이 항우울효과가 있다는 사실이 밝혀졌다.

GABA는 구심성 단가아민 경로의 억제성 효과를 내는 생체 내 물질로서, 특히 도파민의 중간피질경로와 중간변연계 경로에 작용한다. 우울장애환자에서 혈장, 뇌척수액, 대뇌의 GABA 농도가 낮다는 사실이 밝혀졌으며, 동물모델에서도 만성적인 스트레스는 GABA의 고갈을 일으킬 수 있다는 사실이 알려졌다. 반면에, GABA 수용체는 뉴런에서 항우울제 투약에 의해서 상향조절될 수 있으며 실제로 GABA에 작용하는 약물들이 항우울효과가 있는 것으로 알려졌다.

⑤ 기타 신경전달물질

아세틸콜린은 세로토닌, 노르에피네프린, 도파민의 세 가지 단가아민과 상호작용을 한다. 사후부검연구에서 아세틸콜린의 전구체인 콜린은 우울장애 환자 대뇌에서 낮아져 있었다. 콜린성 효현제는 건강한 사람에게서 무기력, 무력감, 정신운동지체 등의 증상을 일으킬 수 있으며 우울증 환자의 증상을 악화시킬 수 있는 반면, 조증 환자의 증상을 경감시킨다. 실제로 현재 사용중인 항우울제 역시 세로토닌이나 노르에피네프린계에 영향을 미침으로써 간접적으로 아세틸콜린 기능에도 영향을 미치는 것으로 추측되고 있다. 동물모델에서는 콜린성효현제에 대한 예민도가 정상 쥐에 비해서 더 높거나 낮은 쥐의 경우에서 학습된 무력감에 빠지기 쉽다는 보고가 있었다. 실제로 우울장애 환자나 직계가족에서 콜린성 효현제에 대한 예민도가 높은 것으로 알려졌으며, 콜린성효현제는 심한 우울 증상태에서 나타나는 수면장애나 시상하부-뇌하수체-부신피질축(hypothalamic-pituitary-adrenal axis) 활성을 일으킬 수 있다.

신경호르몬

① 시상하부-뇌하수체-부신피질 축

부신피질자극호르몬분비인자(corticotrophin-releasing factor, CRF)를 분비하는 신경세포는 시상하부의 실방핵(paraventricular nucleus)에 위치하며, 스트레스에 관련된 정보를 통합한다. CRF는 뇌하수체 문맥계(hypophyseal portal system)로 분비되어 뇌하수체 전엽에서의 adrenocorticotropin(ACTH) 분비를 촉진한다. ACTH는 혈류를 타고 부신피질에 도달하여 글루코코르티코이드(glucocorticoid) 분비를 촉진한다. 글루코코르티코이드는 CRF와 ACTH의 합성, 유리를 억제하여 자신의 합성을 억제한다. 이러한 HPA 축의 활성에 대해 해마는 억제성 효과가 있으며, 반대로 편도체는 직접적인 흥분성 효과가 있다. 극심한 스트레스가 계속되어 글루코코르티코이드가 지속적으로 증가하면 해마의 신경세포가 손상될 수 있다. 이러한 손상의 기전은 아직 잘 알려져 있지는 않지만, 고도로 분화된 수상돌기 가시와 분지의 감소와 연관된 것으로 여겨진다. 또한 스트레스와 그 결과로 나타나는 고코르티솔혈증은 성인 해마에서 치상회의 과립세포의 생성을 감소시킨다. HPA 축의 비정상적이고 과도한 활성이 우울장애 환자의 거의 절반이상에서 발견되며, 이러한 이상은 항우울제치료에 의하여 교정된다. 과활성된 HPA 축이 우울장애에 어떻게 영향을 미치는가에 대한 최근의 가설들은 코르티솔과 CRF에 초점을 맞추고 있다. 우울증환자에서 코르티솔 생성 증가를 흔하게 볼 수 있다. 이러한 코르티솔 상승은 해마의 신경세포에 독성으로 작용할 만큼 충분히 높으며, 손상된 해마 기능은 우울증의 인지장애에 일부 영향을 준다. 동물 모델에서 스트레스에 의해 수상돌기 말단 또는 새로운 신경세포 생성의 감소와 같은 변화가 나타났는데, 이것은 일부 우울증 환자에게서 보고되는 해마 용적의 감소와 관련이 있다. 그러나 이러한 해마용적의 감소가 우울증에 의한 것인지, 다른 선행 요인에 의한 결과인지는 밝혀지지 않았다.

HPA 축 이상이 우울증의 근본원인인지, 아니면 다른 유발요인에 의해 수반된 결과인지는 아직까지 밝혀지지 않았다. 그러나 우울증 증상의 발생과 질환의 경과, 신체적 후유증에서의 그 역할은 분명해 보인다.

② 갑상샘 호르몬

일부 우울증 환자에서 갑상샘자극호르몬(thyroid stimulating hormone, TSH)의 농도가 상승되어 있거나, 갑상샘자극호르몬방출호르몬(thyrotropin－releasing hormone, TRH)에 대한 TSH의 반응이 저하되어 있다. 이러한 이상은 항갑상샘 항체 수준의 상승과 종종 연관되며, 호르몬 보충 치료에도 불구하고 치료 반응이 좋지 않을 수 있다. 또한 우울증 환자의 20~30%에서 TRH 자극 검사에 대한 TSH 반응이 저하되어 있음을 볼 수 있다. 치료적 관점에서 볼 때 TSH 반응 저하는 예방적 항우울제 치료에도 불구하고 재발할 위험성이 크다는 것을 시사하기 때문에 중요하다. TRH에 대한 TSH 반응저하는 우울장애를 효과적으로 치료해도 정상화 되지 않는 경우가 많다.

③ 성장호르몬

성장호르몬은 노르에피네프린과 도파민의 자극에 의해 뇌하수체 전엽에서 분비된다. 반면, 성장호르몬의 분비는 소마토스타틴 및 시상하부 신경펩타이드, CRH 등에 의해 억제된다. 우울증에서는 뇌척수액에서의 소마토스타틴 수준의 저하가 보고되었다.

수면 및 생체리듬 장애

수면장애는 우울장애에서 가장 흔히 발생하는 증상들 중 하나이다. 우울장애 환자에서 나타나는 수면장애는 입면장애, 중기불면증, 조기기상 등이 대표적이다. 일부에서는 수면과다가 나타나기도 한다. 수면다원검사(polysomnography)에서는 전체수면시간의 감소, 잦은 각성, 서파수면의 감소, 렘수면 잠복기의 감소, 렘수면의 증가 등이 관찰된다. 우울장애로 입원한 환자의 80%, 외래환자의 40%에서 이러한 렘수면 잠복기의 감소, 렘수면 밀도의 증가, 수면지속의 감소 등의 양상을 보인다고 보고된다. 쌍생아 연구에서 이러한 현상은 부분적으로 유전되는 것으로 밝혀졌으며, 실제로 우울삽화가 회복된 이후에도 이러한 현상은 어느 정도 지속되는 경향을 보인다.

그러나 나이가 어리고 과수면의 양상을 보이는 우울증 환자는 우울삽화 동안 오히려 서파수면이 증가하기도 한다. 또한 건강한 사람의 약 10%는 우울증 환자에서 나타나는 비정상적인 수면양상을 보이기도 한다. 우울증 환자 중에서 수면양상이 비정상적인 사람은 정신 치료에 대한 효과도 떨어지고 재발의 위험도 높은 것으로 알려졌다. 반면에 이러한 환자는 약물치료로 효과를 볼 수 있다. Bupropion, agomelatine 등을 제외하고 대부분의 항우울제는 시냅스후 세로토닌 1A 수용체를 활성화하여 렘수면을 억제한다. 또한 항우울제는 항히스타민효과 및 멜라토닌 수용체, 세로토닌 2 수용체 길항효과를 통하여 수면을 유지하고 서파수면을 증가시킨다.

신경면역학

선천성 · 후천성 면역의 체액성 매개체인 사이토카인은 기분 조절의 중요한 인자로 선천성 및 후천성 면역의 체액성 매개체이다. 중추신경계에서 사이토카인 수용체는 말초성 및 중추성 사이토카인 모두에 의해 활성화된다. 설치류에서 낮은 농도의 지질다당류 또는 인터루킨 1(interleukin-1, IL-1)은 사회적 위축과 탐사행동 및 성적행동의 감소 등 질병행동(sickness behavior)을 야기하며, 이는 HPA 축과 중추 단가아민체계를 활성화시키는 인터페론알파(interferon-α), 종양괴사인자알파(tumor necrotizing factor-α, TNF-α), 인터루킨 6(interleukin-6, IL-6), 인터루킨 1β(interleukin-1β, IL-1β)와 같은 염증성 사이토카인의 유리로 인한 것이다. 인터페론으로 치료받은 환자의 약 30%에서 부작용으로 우울증이 발생하였다는 보고가 있다. 그러나 우울증과 연관된 혈청 사이토카인 농도의 증가에 대한 임상적 연구들은 일관된 결과를 도출하지는 못하였다.

신경해부학 및 뇌영상적 소견

우울증 환자는 다양한 인지 및 감정처리장애를 보인다. 이는 우울증이 뇌기능 혹은 구조적 장애를 시사하는 소견으로 볼 수 있다. 이러한 소견을 지지하는 다양한 연구가 있는데, 예를 들어 사후 부검 연구에서는 편도체(amygdala), 슬하전대상엽(subgenual anterior cingulate cortex), 안와전두엽(orbitofrontal lobe), 전전두엽(prefrontal lobe) 등에서 신경세포감소 소견이 나타났다. 최근 활발히 시행되는 신경영상연구에서는 편도체, 해마(hippocampus), 전대상엽(cingulate cortex), 전전두엽 등의 영역에서의 기능적 혹은 구조적 이상소견이 관찰되었다. 또한 다른 변연-변연주위(limbic-paralimbic area), 피질하 영역(subcortical area) 및 소뇌(cerebellum) 등 매우 다양한 뇌 영역에서 이상소견들이 발견되었다. 우울장애는 스트레스 상황에서 변연계에 대한 대뇌피질의 조절결핍에 의한 것으로 설명될 수 있다. 이러한 기능부전에 의해 우울증환자들은 스트레스에 민감하며, 감정적 불안정성, 이자극성, 자살경향 등을 나타낸다.

심리사회적 요인

스트레스

스트레스만으로 주요우울장애가 발생한다고 할 수는 없다고 하더라도 스트레스는 분명 주요우울장애의 증상 발현에 영향을 미친다. 특히, 첫 삽화 발현 전에 과도한 스트레스를 경험하였다는 환자들이 적지 않다. 스트레스로 인한 생물학적 변화가 환자가 가지고 있던 유전학적 및 생물학적 소인과 상호작용하여 뇌의 신경전달물질과 신호전달체계에 변화를 초래하게 되어 결국 우울 증상이 발현되는 것으로 볼 수 있다. 물론 유전학적 및 생물학적 소인이 강한 사람에서는 특별한 스트레스가 없어도 증상이 나타날 수 있다. 재발 삽화에서는 스트레스의 영향이 첫 삽화에서보다 적다. 그러나 재발 삽화가 스트레스 영향을 받지 않는다는 의미가 아니다. 즉, 뇌의 생물학적, 신경학적 균형이 불안정하여 스트레스가 없어도 재발할 수 있다는 뜻이고, 이는 스트레스가 있다면 재발이 더 쉽다는 것을 의미한다. 주요 우울장애를 일으키는 스트레스 요인은 개인별로 차이가 있겠지만, 일반적으로 심리적 스트레스 중에서 가장 큰 영향을 미치는 것은 상실이다. 배우자, 부모, 자녀 등 가까운 가족의 죽음, 실직, 건강의 상실 등이 주요우울장애 발병에 선행하는 대표적인 스트레스라고 할 수 있다.

정신역동

고전적 정신분석에서는 리비도가 부여된 대상에 대한 공격욕동을 자아가 위험한 것으로 받아들임으로써 오는 내적갈등에서 우울증이 유발된다고 보았다. 프로이트(Freud)는 사별반응이 사랑하던 사람의 죽음 이후에 일어나는 반면, 멜랑콜리아(우울장애)는 대상의 사랑을 상실함으로써 발생한다고 하였다. 또한 프로이드는 멜랑콜리아, 즉 우울장애를 정신성적 발달 단계 중 대상 선택 이전에 나타나는 구강-함입단계와 연관지어 설명하였지만, 동시에 초자아의 형성이나 오이디푸스콤플렉스 해소 초기에서 비롯되는 더 복잡한 심리발달단계와 연관된 죄책감, 자기 비하, 자기 처벌로 설명하기도 하였다.

멜라니 클라인(Melanie Klein)은 우울적 자리(depressive position)로 우울을 설명하였다. 좋은 내적 대상(good internal object)에 대한 공격성은 대상의 상실을 경험하면서 좋은 대상을 자신이 파괴하였다는 죄책감을 유발하고, 이런 죄책감으로 인해 우울적 자리에 놓이게 된다고 하였다.

Karl Abraham은 애도와 멜랑콜리아의 관계를 언급하면서, 멜랑콜리아는 개인의 리비도적 증오심이 외부로 투사되었다가 자신에 대한 혐오감 및 죄책감으로 돌아옴으로써 발생되는 것이라고 하였고, 이는 신경증적 우울증(neurotic depression)과는 다른 것이라고 하였다. 또한 우울증에서의 양가감정을 강조하여, 멜랑콜리아가 발생하려면 대상관계가 반드시 양가적이어야 한다고 하였다. 자기애적 동일시를 해오던 대상으로부터 사랑을 거부당하면, 대상과 동일시되던 자아부분에 대해 증오가 작용하기 시작하여 가학적인 만족을 추구해나간다. 이로써 대상에 대한 증오심은 동시에 자기에게 향한다. 대상에 대한 사랑은 의식적인 자아쪽으로 옮겨가고 무의식 속에는 대상에 대한 미움만이 남으며, 이로 인해 멜랑콜리아의 임상 양상이 나타난다. 이런 상실한 대상과의 투쟁은 고갈 상태에 이를 때까지 지속된다고 하였다.

우울장애는 자존심의 상실(loss of self-esteem)에 기인한다는 주장도 있다. 자기 자신 혹은 자신이 중요하게 여기는 대상(예: 사랑하는 사람, 외모, 명예, 돈, 건강 등)을 상실하게 되거나, 자신이 그 대상의 기대를 충족시키지 못 하거나, 그 대상이 더 이상 자기 자신을 존중하지 않는다는 것을 느끼게 되면 우울장애가 발생하게 된다는 설명이다.

성격특성

애착이론을 발달시킨 볼비(Bolwby)는 대상관계와 생태학적 관점에서 볼 때, 불안한 애착관계와 강박적인 자기관계를 가진 사람이 우울장애에 취약하다고 하였다. 그러나 모든 성격유형에서 우울장애는 발생할 수 있다. 다만 강박적이거나 완벽주의적인 성향이 강한 사람은 매사에 있어 자기 자신을 높은 기대수준에 비추어 판단하게 되고, 자기 자신이 기대수준에 미치지 못하고 있다거나 제대로 하지 못한다며 자존심이나 자신감의 상실, 죄책감 등에 시달릴 가능성이 크다. 신경과민성(neuroticism)은 주요우울장애의 발생에 가장 잘 알려진 위험요소이며, 스트레스가 발생하였을 때 우울장애에 취약하다.

인지이론

아론 벡(Aaron Beck)은 우울장애의 인지모델로 인지삼제(cognitive triad), 정보 처리의 오류, 부정적 자기스키마(negative self-schema)를 우울장애의 세 가지 핵심요소로 설정하였다. 인지삼제는 자신, 세상, 미래에 대해 지닌 부정적인 인식과 해석, 기대, 기억을 말한다. 이런 부정적인 생각이 우울장애의 기분, 행동, 신체증상에 영향을 미친다는 것이 기본개념이다. 이런 부정적인 생각은 환자의 잘못된 정보처리에 의해 형성되거나 강화되는데, 실제로 긍정적인 부분이 있는 사건도 부정적인 측면만을 선택적으로 받아들이는 선택적 집중(selective attention), 특정한 나쁜 측면을 일반화하는 과일반화(overgeneralization), 나쁜 정보는 과장하고 좋은 정보는 축소하는 과장(magnifying) 및 축소(minimizing)와 같은 것이 대표적인 정보 처리의 오류이다. 우울장애의 발생은 환자가 스트레스 상황에 놓였을 때 잠재해 있던 부정적 자기 스키마가 활성화되어 지속적으로 왜곡된 정보 처리를 유도하고 이에 따라 부정적 인지가 쌓여 우울장애의 여러증상을 유발한다고 볼 수 있다.

행동이론

실험동물이 회피할 수 없는 환경을 만들고 지속적으로 혐오자극을 가하게 되면 처음에는 그 자극으로부터 벗어나려고 노력하지만, 시간이 지나면서 그 상황에서 벗어나려는 노력을 포기하게 되고, 자신의 노력이 결과에 아무런 상관이 없다는 것을 학습하게 된다. 이렇게 학습된 실험동물은 다른 환경에 놓이게 되어도 혐오자극을 피하려는 노력을 하지 않게 된다는 이론으로 학습된 무력감(learned helplessness) 모델로 일컬어진다. 이 가설을 우울장애에 적용하면, 개인이 여러 번 원하는 결과를 얻지 못하고 힘든 일을 계속 피하지 못하면, 이는 스스로 조절이 불가능하다는 생각을 하게 되고 이는 아무 행동도 못하고 우울 증상을 경험하게 되는 결과를 초래한다는 것이다. 이 가설은 이후에 조절 불가능한 결과를 초래하는 원인에 대한 개인의 인지를 포함시켜 더욱 발전하였다.

우울장애와 가족관계

대규모의 지역사회 역학연구를 보면 우울장애 환자들은 어린 시절의 부정적인 경험이 우울장애와 연관성이 있었다는 것을 보여준다. 이 중에는 부모의 음주, 부모의 정신질환, 가정폭력, 부모의 이혼, 부모의 죽음 등이 포함된다. 그러나 이런 요소들이 우울장애 발생의 근본적 원인이라고 결론 내릴 수는 없다. 우울장애 이외의 다른 정신적 문제에서도 이런 요소들은 연관이 있고, 많은 공통 연관요소가 혼재되어 있을 가능성이 크기 때문이다.

우울장애와 사회적 지지체계

타인과의 지지적 관계가 개인의 정신건강에 중요하다는 것은 많이 알려진 사실이다. 친밀한 관계와 지지적인 관계는 자존감과 자기 효능감을 높여서 우울장애를 방지하는 데 도움이 된다. 대규모 지역사회 역학연구들은 우울장애의 발생이 낮은 사회적 지지와 관계되어 있다고 보고한다.

치 료

입원치료

자살을 시도했거나 자살의 위험성이 높은 경우에는 입원치료가 원칙이다. 신체적으로 쇠약하거나 불면증이 심한 경우, 정신병적 증상이 동반되어 있는 경우에도 입원치료가 필요하다. 환자가 병식이 없거나 있더라도 치료를 거부하는 경우, 돌봐줄 주변사람이 없거나 가족들이 지지적이지 않은 경우에도 입원치료를 적극적으로 고려할 수 있다. 이외에도 신체질환이 동반되어 있거나, 약물조절이 어려운 경우에도 입원치료가 필요할 수 있으며, 치료에 반응하지 않거나 추가적인 감별진단이 필요한 경우에도 입원을 고려할 수 있다.

약물치료

대부분의 주요우울장애는 정신치료나 인지치료만으로는 회복되지 않으며, 약물치료를 필요로 한다. 현재 사용되는 항우울제는 신경전달물질에 작용하는 기전에 따라 표 11-5와 같이 분류할 수 있다.

특정 항우울제가 다른 항우울제에 비하여 치료적으로 우수한다는 일관된 결과는 없다. 그러나 연구상에서는 큰 차이가 없다고 해도, 임상에서는 개개인에 따라 개별 항우울제의 효과가 다르게 나타날 수 있다. 따라서 대부분의 우울장애 치료 기준에서는 항우울제 선택 시 우선적으로 몇 가지 임상 변수를 고려하기를 권하고 있다. 즉, 항우울제를 선택할 때에는 목표증상, 약물의 부작용, 일반적인 효능, 임상의의 경험, 과거 약물치료반응도, 가족의 약물치료반응도, 약제비용, 반감기 및 약물상호작용 등의 약물학적인 특성 등을 반드시 고려하여야 한다. 치료효과를 판단하기 위해서는 최소 3~5주간 약물을 복용할 필요가 있다. 이 기간 후에도 최소한의 호전(minimal improvement)이 없다면 증강요법(augmentation) 혹은 다른 계열의 항우울제로의 교체, 병합요법(combination th-

표 11-5. 항우울제의 종류

항우울제의 종류
삼환계 항우울제(tricyclic antidepressants, TCA) amitriptyline imipramine trimipramine doxepin nortriptyline amoxapine protriptyline
단가아민 산화억제제(monoamine oxidase inhibitors, MAOI) phenelzine selegiline
가역적 단가아민 산화억제제(reversible inhibitor of MAO-A, RIMA) moclobemide
선택적 세로토닌 재흡수 억제제(selective serotonin reuptake inhibitor, SSRI) fluoxetine fluvoxamine paroxetine sertraline (es)citalopram
세로토닌 노르에피네프린 재흡수 억제제(serotonin and norepinephrine reuptake inhibitors, SNRI) venlafaxine/desvenlafaxine duloxetine milnacipran
노르에피네프린 세로토닌 수용체 억제제(norepinephrine and specific serotoninegic antagonist, NaSSA) mirtazapine
도파민 노르에피네프린 재흡수 억제제(dopamine and norepinephrine reuptake inhibitors, DNRI) bupropion
세로토닌 조절제[(serotonin blockade and serotonin reuptake inhibitor, SARI) or serotonin modulator] nefazodone trazodone
세로토닌 재흡수 강화제 및 그루타메이트 조절제[(serotonin reuptake enhancers, SSRE) and modulation of glutamate neurotransmission] tianeptine
멜라토닌 수용체 효현제(melatonin receptor agonist) agomelatine
세로토닌 조절 및 자극제(serotonin modulator and stimulator) vortioxetine

erapy) 등을 결정해야 한다. 관해에 이르기까지는 8~12주가 걸리기 때문에 3~5주까지의 치료기간 동안 치료반응이 있다면, 환자가 견딜 수 있는 최대 치료용량을 유지하는 것이 권고된다.

증강요법은 항우울제가 아닌 다른 계열의 약제를 추가하거나 항우울제 중에서 다른 작용기전을 가지는 계열의 약제를 기존 항우울제에 추가함으로써 기존약제의 효과와 함께 추가적인 효과를 기대하고자 하는 치료법이다.

항우울제의 교체는 기존의 항우울제가 최소한의 호전반응을 보이지 못 할 때, 동일한 계열내의 항우울제나 다른 계열의 항우울제로 변경하여 우울 증상의 호전을 기대하는 것이다. 또한 부작용으로 인해 내약성에 문제가 있는 경우에도 교체하는 것이 부작용 발현이 적고, 치료비용 측면에서 유리하다. 그러나 기존 항우울제가 보인 부분 반응 등 이미 호전되었던 우울 증상이 다시 악화될 수 있는 가능성도 있다.

병합요법은 기존의 항우울제에 다른 항우울제를 병용하여 사용하는 경우를 지칭한다. 기존항우울제의 치료효과를 유지하면서 다른 항우울제를 병용하면서 효능을 증대하는 것을 목적으로 한다. 일반적으로 서로 다른 계열의 항우울제를 병용하므로 서로 다른 약물학적 특성에 의하여 부작용 발현의 빈도가 증가할 수 있으나, 특정 부작용을 상쇄하는 효과도 기대할 수 있다.

우울장애를 효과적으로 치료하기 위해서는 약물 자체의 효능도 필요하지만, 이와 함께 환자의 약물 순응도가 무엇보다 중요하다. 아직까지 많은 환자들이 자신의 기분을 약물로 조절하는 것이 싫다거나, 막연한 정신과 치료에 대한 거부감, 정신과약물 복용에 대한 편견 등의 다양한 이유로 약물치료를 거부하는 경우가 임상에서는 흔하다. 항우울제의 순응도는 환자의 임상적 효과와 직결되므로 여러 치료요인 중에서 무엇보다도 우선순위로 고려해야 한다. 실제로 항우울제를 처음 투여 받은 환자 중 약 30%가 치료 시작 후 1개월 이내에 항우울제 복용을 중단하는 것으로 나타났으며, 거의 절반에 가까운 환자들이 치료시작 후 3개월 이내에 항우울제 복용을 중단하는 것으로 알려졌다.

항우울제의 개발은 주요우울장애의 치료에 매우 긍정적인 영향을 주었다. 연구들에 따르면 항우울제 투여에 따른 치료반응률은 50~70%에 이르는 것으로 보이며, 관해율은 30~40% 정도인 것으로 보고된다. 또한, 항우울제의 치료 반응률 및 관해율은 삽화를 거듭할수록 유의미하게 감소하는 경향을 보인다. 일반적으로 항우울제투여에 따른 치료반응은 투여 직후가 아닌 약 2주가량의 시간이 경과한 이후에 관찰된다. 아직까지 그 이유가 명확하게 밝혀지지는 않았으나 전연접부와 후연접부의 세로토닌 수용체의 화학적 변화 등이 관련되는 것으로 생각한다. 많은 우울증 치료 치침에 따르면 우울장애 환자가 단기간의 항우울제 처방에 의하여 임상적으로 호전을 보이는 경우, 동일약물을 중단하지 않고 충분한 기간 동안 유지하도록 권고한다. 우울증의 급성기 치료목표는 증상의 관해, 즉 증상의 최소 상태로 만드는 것이며 이후 재발을 방지하기 위해서는 평균 6개월에서 9개월 이상 지속 투여하는 것이 필요하다. 이 기간에는 재발 방지 이외에도 잔여 증상의 제거와 기존의 기능 회복을 목표로 한다. 특히 잔여증상이 있을 경우 재발의 위험이 매우 높아지므로 이에 대한 철저한 평가와 치료가 필수적이다. 우울증 기간이 장기화되거나 과거 재발삽화가 있었던 경우, 가족력이 있는 경우는 더 장기간의 유지치료가 필요하다. 유지치료는 대개 1~2년 정도 지속되며 급성기 치료용량을 유지한다.

항우울제를 일정기간 사용하다가 중단하는 경우, 특히 갑자기 중단할 때에 약 20% 정도에서 여러 가지 예기치 못한 증상이 발생할 수 있다. 우울 증상의 악화나 신체적인 불편감이 그것인데, 항우울제를 장기간 사용하였을 경우, 반감기가 짧은 항우울제를 사용했을 경우 이러한 증상이 심하게 나타나는 것으로 알려졌다. 일반적으로 감기유사증상, 불면, 구역, 두통, 불안, 어지러움, 감각이상, 과각성 혹은 예민함 등이 주로 나타난다. 보통 금단증상은 가벼운 형태로 약 1~2주까지 지속되며, 항우울제 중단 후 3일 정도가 최고 정점을 이룬다. 기존의 항우울제를 재사용하면 24시간 이내에 대부분 금단증상이 소실된다.

정신치료 및 심리사회적 치료

주요우울장애에서의 정신치료에 대한 수많은 연구들이 존재한다. 약물치료가 정신치료에 비해 치료효과가 빠르고 치료비용이 저렴하며 형태가 간편하여 접근이 용이하기 때문에 중등도 이상의 우울장애 환자에게는 더 선호되는 치료 방법이다. 그러나 정신치료는 경도에서 중등도 우울장애 환자에게 1차적으로 고려할 수 있는 치료법이고, 증상이 호전된 후에 치료를 중단하더라도 그 치료효과가 지속되는 이점이 있다. 모든 우울증 환자에게 정신치료를 적용할 수는 없지만, 심각한 약물 부작용이 있다거나 임신 및 수유 등의 이유로 약물을 복용할 수 없는 상태에 적용할 수 있다. 또한 환자가 이전에 정신치료를 받았고, 좋은 치료반응을 보였던 경우나 환자가 정신치료에 동의하고 자신의 변화에 대한 동기가 있으며 자신의 문제를 성찰하고 조절할 수 있는 등의 특성이 있으면 긍정적으로 검토해 볼 수 있다. 이와 함께 정신치료는 충분히 지원할 수 있는 환경, 시간, 경제적 여유 등이 필요하다. 정신사회적 스트레스나 내적 갈등이 우울 증상의 발생과 지속에 중요한 영향을 미치고 있을 때 특히 정신치료가 유용할 수 있다. 현재로서 약물치료와 정신치료가 병행될 때 치료효과가 가장 좋은 것으로 알려지고 있다.

전통적인 역동정신치료(psychodynamic psychotherapy) 외에도 대인관계치료(interpersonal psychotherapy)와 인지행동치료(cognitive behavioral therapy)가 우울장애에 가장 치료효과가 좋은 것으로 알려지고 있다.

역동정신치료

역동정신치료는 가장 역사가 오래된 정신치료로서, 정신역동적/정신분석적 이론에 기반을 둔 모든 정신치료를 말한다.

역동정신치료는 어릴 때 중요한 사람과의 의식적/무의식적으로 해결되지 않은 감정과 왜곡된 방어기제가 우울 증상을 형성하는 부정적인 감정과 생각에 기여한다는 것이 이론적 핵심가설이다. 치료자와 환자는 통찰을 가지기 위해 치료적 관계에서 의식적/무의식적 갈등이 현재 어떻게 표현(전이, 역전이)되는지 탐색하고, 과거에서 그 실마리를 찾으며, 해석과 갈등의 훈습이라는 과정을 거친다.

역동정신 치료는 치료자의 치료 기법 숙련과 환자의 호전에 오랜 시간이 소요되고 치료기법이 표준화되어 있지 못하는 등의 이유로 광범위한 보급에 어려움이 있다. 이러한 어려움을 해소하고자 단기 역동적 지지정신치료(short-term psychodynamic supportive psychotherapy)가 개발되었다. 단기 역동적 지지정신치료는 6개월간 총16회의 치료시간을 가지며 모든 치료 시간은 시작부터 계획되어 있다. 정신역동을 바탕으로 하였지만 지지적인 접근을 하며 증상의 감소와 사회기능의 회복, 성격구조의 제한된 변경이 치료목표이다. 정신역동적 지식이 있는 정신전문가가 지지적인 접근을 통해 단기간에 환자의 상태를 회복시키는 특징이 있다.

인지행동치료

인지행동치료는 우울한 감정을 유지시키는 왜곡된 믿음 또는 역기능적 사고를 찾아 이를 교정하면 기분증상과 우울행동이 호전될 수 있다는 것이 핵심 가정이다. 환자는 치료자와 협력하여 어떤 생각, 믿음, 해석이 우울 증상과 관련되는지, 그것들이 어떻게 영향을 미치는지를 탐색한다. 또한 우울 증상과 반대되는 생각, 믿음, 해석을 밝히고 이를 점검하는 방법을 익힌다. 마지막으로 자신의 증상 호전에 적절한 적응적인 대응기술을 배우고 연습한다. 인지행동치료는 역동정신치료처럼 무의식적 갈등, 전이, 저항, 해석에 중점을 두지 않는다. 인지행동치료에서 행동적 개입은 행동이론과 사회학습이론에 따른 행동 활성화, 자기통제치료(self-control therapy), 사회기술훈련, 문제해결치료를 활용한다. 행동적 개입은 사회적 위축이나 무쾌감증이 있는 우울장애환자에게 특히 도움이 된다.

인지행동치료의 급성기 우울장애의 치료 효과는 대체로 약물치료, 대인관계치료, 행동 치료 등과 유사하다고 알려졌다. 또한 인지행동치료와 관련된 여러 임상연구결과들을 종합해보면, 인지행동치료와 약물치료를 동시에 시행하는 것이 우울장애의 치료 반응률을 기대 이상으로 높이지는 않지만, 각 치료전략이 상호보완적이기 때문에 특별한 경우를 제외하고 두 가지 치료를 병행하는 것이 우울장애 치료에 매우 효과적인 치료전략이 될 수 있다.

대인관계치료

대인관계치료는 환자의 현재 대인관계와 사회적 경험을 강조하며, 환자의 정신병리를 지속적으로 변화하는 심리사회적 환경에 적응하고자 하는 환자의 시도가 표현된 것으로 인식한다. 환경에 적응하는 방식은 부분적으로 인생초기에 경험한 가족 내 대인관계를 직접적으로 반영한 것이라 여겨진다. 우울장애를 대인관계적 개념으로 접근하지만 대인관계문제가 우울장애를 유발하였다고 가정하는 것은 아니다. 우울장애의 유발원인과는 상관없이 현재의 우울장애가 대인관계적 맥락에서 일어나고 있다고 가정하고, 환자가 자신이 처한 배경을 통제할 수 있도록 돕는 치료전략을 사용한다. 대인관계치료의 치료목표는 우울 증상을 경감하고 환자의 우울 증상과 연관된 현재 대인관계의 질과 사회적 기능을 향상시키는 데 있다. 역동정신치료에서는 무의식적 갈등이, 인지행동치료에서는 자동사고나 핵심믿음 등과 같은 내적 문제에 대한 고찰과 극복이 치료의 주된 관심인데 비해, 대인관계치료에서는 대인관계에 치료초점을 맞춘다.

비약물학적 생물치료

ECT(electroconvulsive therapy)

ECT는 일반대중이나 비정신과 의사들에게는 선입견이 많은 치료법임에도 불구하고 다양한 임상적 유용성과 안전성을 보인다. ECT에 대한 수십 년 동안의 연구결과를 집대성한 메타연구에서 ECT가 안전하고 효과적인 치료법임이 입증되었다. ECT는 외래 치료 및 입원 치료 모두에서 실행이 가능하다.

ECT는 특히 심각한 자살 위험이 있는 상황, 약물치료로 빠른 효과를 기대하기 어려운 경우, 약물치료를 시행하기 어려운 심각한 내과적 질환이 있는 경우, 노인, 임산부 등의 약물치료가 곤란한 임상상황, 긴장증 동반 조현병, 급성 조증환자, 치료반응이 부적절한 파킨슨병, 신경이완제악성증후군, 치료저항성간질 등에서 우선적으로 고려할 수 있는 안전하고 효과적인 치료방법이다. 그러나 ECT가 일시적으로 뇌혈류, 두개 내 압력(intracranial pressure)과 혈액뇌 장벽(blood-brain barrier)의 투과성을 증가시키므로 ECT 시행 전 주의 깊은 환자 평가가 필요한 경우가 있다. 즉, 공간점유성 두개 내 병변(space occupying intracranial lesions)이 있는 환자에게 ECT를 시행할 때에는 다른 처치가 함께 행해져야 한다. 대뇌 안 종양(intracerebral tumor)이 있는 환자에게는 ECT가 금기이지만, 종괴 효과가 없는 종양은 안전하게 ECT를 시행할 수 있다. 최근 심근경색을 앓은 환자 역시 심장 부담의 증가로 인한 추가적인 심근 손상을 예방하기 위한 처치가 필요하지만, ECT가 악성 부정맥이나 심근허혈을 일으키지는 않는 것으로 알려졌다. 심장박동조율기를 장착한 환자도 안전하게 ECT를 시행할 수 있는데, 이때 박동수를 고정해놓거나 심장박동조율기를 불활성화하는 것이 좋다. 임신 중에도 ECT는 안전하게 사용될 수 있으나, 산부인과 진찰과 태아에 대한 감시가 이루어져야 하고 태아에게 적절한 산소를 공급하기 위해 환자가 과환기(hyperventilation)되지 않도록 하며, 왼쪽으로 누운 자세를 취하여 태아에게 적절한 혈류를 공급해야 한다. 절대적인 금기는 두개 내 압력 증가뿐이지만, 고혈압, 최근의 심근경색, 서맥, 심장박동조율기, 두개 내 질병, 동맥류, 경련장애, 골다공증, 두개골결함, 망막박리, 공존하는 내과질환 등은 주의 깊은 평가가 필요하다.

ECT의 기전과 관련하여 많은 가설이 제기되었으나 아직 명확한 기전은 알 수 없다. 일시적인 경련과 전기적 억제가 임상적 효과를 준다는 항경련 가설, 해마의 신경 발생 촉진 효과, 각종 호르몬 불균형 가설, 특히, 증가된 코르티솔을 감소시켜 인지 기능을 호전시킨다는 가설 등이 제안되고 있다. 또한 ECT가 신경전달물질, 신경펩타이드, 신경성장인자 등에 영향을 미친다는 가설 등이 있다

ECT로 인한 대표적인 부작용으로는 두통, 지남력장애, 기억력 저하 등이다. 이 중 두통 및 지남력 장애는 단기간에 호전되는 것으로 보인다. 기억력 저하는 단기간에 호전되는 경우가 많지만, 일부에는 6개월 후에 호전되기도 하며, 어떤 경우에서는 지속될 수도 있다. 장기간 지속되는 기억력 장애는 주로 입원 및 입원치료 과정에 대한 기억력 장애가 많다.

ECT 시행 후 유지치료를 하지 않는 경우, 50~90% 사이의 높은 재발률을 보이기 때문에 재발방지를 위한 유지치료가 필요하다. 사용하던 약물치료를 유지할 수 있으며, ECT를 주 1회 혹은 월 1회 시행할 수 있다. 특히 재발삽화를 보이는 환자 중에서 이전 ECT의 효과가 좋았던 경우, 약물치료에 반응이 좋지 않거나 이상 반응으로 내약성이 감소되는 경우, 재발을 자주하는 경우, 정신병양상을 동반한 경우, 환자가 ECT를 선호하는 경우 등에서는 ECT를 유지치료로 시행할 수 있다.

경두개 자기자극술(transcranial magnetic stimulation, TMS)

TMS는 강력한 전기를 짧은 기간 내에 on-off하여 100~200 ms 동안 지구장의 약 4만 배에 해당하는 약 2테슬라의 자기장을 생성한다. 이러한 자기장을 머리 주위의 적절한 위치에 두고 자기장 파동의 변동으로 인한 에너지를 두피와 두개를 통해 뇌의 특정 부위로 전달하여 신경세포의 탈분극을 유도하여 특정 뇌회로의 기능변화를 유도하는 것이 원리이다. 파동을 반복하여 주기적으로 자극을 주는 것을 반복적 경두개 자기자극술(repetitive transcranial magnetic stimulation, rTMS)이라하며, 이 반복주기가 1 Hz 이상일 때를 고빈도 rTMS라고 반복주기가 1 Hz 이하일 때 저빈도 rTMS라고 한다. 일반적으로 고빈도 자기자극은 대뇌 피질에 대하여 흥분성으로 작용하고, 저빈도 자기자극은 억제성으로 작용한다. 뇌 영상 연구 결과, 우울장애는 좌측 전전두엽(left prefrontal lobe)과 관련 있다고 여겨지기 때문에, 대부분의 고빈도 rTMS는 좌측 전전두엽을 목표 부위로 시행한다. 전기적 자극을 주는 ECT와는 달리, 자기장을 발생한다는 점에서 MRI와 유사하다. 따라서 TMS를 시행하기 전에 신체 내에 자성의 영향을 받을 수 있는 금속성 물질이 있는지를 반드시 확인해야 한다. 동맥류클립은 자성에 영향을 받지 않지만, 전류에 의한 발열 가능성이 있기 때문에 TMS를 피하는 것이 좋다.

한편 TMS는 국소적 두통과 기계적 소음으로 인한 난청을 일으킬 수 있다. 또한 1차 운동 영역을 자극하다 보면 경련이 발생할 수 있지만, 그 발생률은 수천 명 중 약 0.5% 미만으로 보고되고 있다.

심부뇌자극술

심부뇌자극술의 기전은 명확하지 않다. 시상하부절개술과 같은 정신외과수술법이 배경이 되었고, 이후에 전기생리적인 연구가 진행되면서 심부뇌자극술의 효과가 입증되었다. 심부뇌자극술은 신경세포체 또는 신경말단을 자극하게 되는데, 기저핵 내에서 서로 연결된 신경의 활동성과 신경화학신호 전달에 영향을 주어 치료적인 효과를 나타내는 것으로 알려졌다. 심부뇌자극술 시행에는 정교한 뇌영상 유도하에 시행되는 뇌정위수술법(stereotactic surgery)이 필수이다. 보통 MRI와 뇌정위기법으로 뇌수술 위치를 결정한 후에 국소마취를 하여 뇌수술을 시행한다. 결정한 수술부위로 접근하기 위해 두개골에 1개 이상의 구멍을 뚫고, 미세전극을 넣어서 특정 신경활동을 확인하면서 적절한 뇌 부위에 이르렀는지를 확인한다. 확인 후 미세전극을 빼고 건전지로 작동하는 전극을 삽입한다.

심부뇌자극술은 만성적이고 심각하며 치료저항성 우울장애에 약물치료의 효과적인 대안이 될 수 있다. 항우울 효과와 슬하 대상 피질(subgenual cingulate cortex) 간에는 밀접한 연관성이 있는 것으로 알려졌다.

한편 심부뇌자극술의 부작용으로는 전극자체의 감염, 미용상의 문제, 미세 전극으로 위치를 결정하는 과정 중에 뇌출혈의 가능성이 있으며, 전극을 잘못된 위치에 심으면 우울장애의 악화나 자살사고 등이 발생할 수 있다.

미주신경자극술

중추신경 및 말초신경계와 광범위하게 연결된 미주신경을 자극함으로써 대뇌와 신체 간의 불균형의 회복을 시도하는 뇌수술방법이다. 간질환자의 치료에 승인을 받았으며, 간질환자의 치료에서 예기치 않게 우울한 기분도 개선된다는 임상적인 경험을 배경으로 난치성 우울장애 환자의 치료에 이용하려는 시도가 뒤따르게 되었다.

미주신경자극술은 뇌파 상에서 안와전두엽 활동의 동기화와 전두엽의 서파를 유도할 수 있다. 만성적으로 미주신경자극술을 시행한 간질환자의 뇌척수액에서 세로토닌의 대사물인 5-hydroxyindoleacetic acid(5-HIAA)와 gamma-amino-butyric acid(GABA) 농도가 증가되는 것이 관찰되었다.

아직까지 미주신경자극술을 시행 받은 환자에서 나타나는 심각한 부작용은 없지만, 수술과 관련하여 목소리 변화, 기침, 호흡곤란, 목 부위 통증, 연하곤란, 감각이상 등이 보고되었다.

기타 생물학적치료

광치료

광치료는 계절성 정동장애 치료에 이전부터 이용되어 왔다. 또한 계절성 정동장애뿐만 아니라 계절성을 보이지 않는 우울장애, 월경전 불쾌감장애, 분만 후 우울증, 신경성 식욕부진증에 동반된 우울 증상, 불면, 치매 등의 치료에 사용되고 있으며, 일주기리듬(circadian rhythm)의 변화를 조절하여 우울 증상을 개선시키고자 하는 치료법이다.

일주기리듬은 약 24시간의 주기에 맞추어 스스로 유지되는 생물학적 활동을 말한다. 인간의 생물학적 내부시계의 주기는 약 24.2시간이며, 지구의 하루주기는 24시간이다. 따라서 자연적으로 인체 내에서 위상 지연(phase delay)이 일어난다. 이 차이를 맞추기 위해 외부 자극(zeitgebers)이 필요하다. 대표적인 외부 자극은 낮과 밤의 주기, 즉 빛이 망막의 수용체 세포에 닿게 되면 망막-시상하부 경로를 거쳐 생물학적 내부 시계인 시교차상핵(suprachiasmatic nucelus, SCN)에 도달하여 시교차상핵의 내적 활동성을 24시간에 맞추게 한다. 또한 시교차상핵은 상부경추신경절(superior cervical ganglion, SCG)과 연결되어 있고 상부경추신경절은 최종적으로 송과체(pineal body)와 연결되어 있다. 밤이 되면 상부경추신경절의 아드레날린섬유에서 분비되는 노르에피네프린이 송과체에서 멜라토닌의 분비를 촉진시킨다.

위상지연(phase delay)은 중심체온이 최저가 되기 직전(주로 밤의 전반부)에 빛을 줄 때 최대로 이룰 수 있으며, 위상전진(phase advance)은 중심체온이 가장 최저인 순간을 지나서(주로 밤의 후반부) 빛을 줄 때 얻을 수 있다.

수면박탈

우울장애 환자에게 잠을 못 자게 하는 수면박탈요법이 우울 증상을 일시적으로 호전시키거나 극적인 변화를 일으킨다는 보고들이 있었다. 우울장애 환자의 수면특징인 렘수면 잠복기의 단축, 렘수면의 증가와 함께 항우울제가 렘수면을 억제한다는 점을 고려해 볼 때, 수면박탈로 인한 렘수면의 억제가 항우울 효과를 나타나게 할 수 있다는 가설이 소개되었으나, 정확한 기전을 아직 불확실하다.

경과 및 예후

경 과

약 50%의 환자들이 40세 이전에 발병한다. 가족력이 있는 경우 발병연령이 낮아지는 경향이 있다. 일반적으로 우울장애는 급성질환으로, 시간이 경과함에 따라 자연스럽게 호전되며, 평균 6개월에서 9개월이 지나면 완전히 회복되는 질병이라고 생각하는 것이 전통적인 관점이었다, 그러나 실제 임상에서는 이런 전통적인 관점과는 다른 환자가 매우 많으며, 완전히 회복하는 데 많은 시간이 걸리거나, 완전히 회복하지 못하고 잔류 증상이 지속되어 만성화되는 과정을 밟는 경우가 흔하다.

주요우울장애의 경과는 다음과 같은 특징이 있다. 첫째, 주요우울장애는 흔하게 재발하는 질환이다. 주요우울장애로 치료를 받으러 오는 사람 중 50~85%가 최소한 1회 이상의 재발을 경험한다. 둘째, 주요우울장애의 삽화가 반복될수록 재발의 위험은 증가하고, 회복하여 지내는 관해기는 짧아진다. 주요우울장애 환자에 대한 10년 추적 조사 연구에 따르면 삽화마다 재발의 확률은 16%씩 증가하며, 삽화 사이의 기간은 점점 짧아지는 것으로 조사되었다.

예 후

대부분의 주요우울장애는 완전 회복되지만, 일부에 있어서는 경도의 우울 증상이 남아서 만성화되기도 하고 재발이 반복되는 경우도 많으므로 주요우울장애의 예후가 아주 좋다고만은 할 수 없다. 일생 동안 약 85%의 환자가 만성화되는 것으로 보이고, 1년 관해율은 약 40%이다. 연구에 따라 다르지만 일반적으로 60~70%에서 결국에는 재발하는 것으로 보인다. 대규모 역학연구에서는 삽화가 반복될수록 재발의 가능성은 커져서 2년 후 최초재발률은 25~40%이지만, 5년이 지나면 60%에 다다르고, 10년 후에는 75%, 15년 후에는 85%에 이르는 것으로 보고하고 있다. 항우울제의 장기투여가 이러한 위험성을 상당히 줄일 수 있다. 초발 연령이 어리거나 지속성 우울장애(기분저하증)가 동반되어 있거나, 다른 정신장애가 공존하거나, 재발의 횟수가 많을수록 예후는 좋지 않다.

주요우울장애는 다른 신체질환의 치명률을 높이기도 하지만, 자살률도 높은 주요정신질환이다. 실제 자살사망자의 90% 이상이 정신질환과 연관되며, 그 중에서도 기분장애가 50% 이상을 차지한다. 우울장애 환자의 약 15%가 자살로 생을 마감하는 것으로 알려졌는데, 이는 일반인구의 30배에 달하는 수치이다. 그러나 실제 지역사회에서 자살률은 이보다 낮은데, 이는 대부분의 연구가 임상 환자군을 대상으로 하여 실제보다 과장되게 조사되기 때문이다. 우울장애 환자는 특징적인 부정적 사고의 영향으로 무가치감, 미래에 대한 부정적 전망, 현재의 나쁜 상황이 바뀌지 않을 것이라는 생각과 우울증의 고통에서 자신을 구원할 수 있는 것은 아무것도 없다는 생각 때문에 자살을 시도한다.

아직까지 주요우울장애의 치료반응이나 질병경과, 예후를 정확히 예측하는 것은 어렵다. 그러나 주요우울장애의 예후는 환자의 취약요소(vulnerability factor)와 보호요소(protective factor)에 영향을 받는다. 취약요소에는 원치 않는 일상사건, 스트레스가 많은 환경 등이 포함되며, 보호요소에는 지지적인 대인관계 및 안락한 주변 환경 등이 해당된다.

예후는 장기적 관점의 약물치료나 심리사회적 치료에 의해 긍정적인 영향을 받으며, 장기치료 전략에 있어 환자뿐만 아니라, 환자의 취약요소를 최소화하고 보호요소를 극대화할 수 있는 주변가족 및 환경에 대한 관심과 조정이 중요하다.

지속성 우울장애(기분저하증) [persistent depressive disorder(dysthymia)]

개념(역사)

기분저하증은 우울장애로 쉽게 이환되는 성향이라는 의미를 가진 현상으로서 오래전부터 알려져 왔으며, 우울장애와 비슷한 증상을 공유하나, 환자 및 가족에게 만성적인 고통을 준다. 기분저하증은 멜랑콜리아보다 경한 형태의 우울장애를 지칭하며 용어는 기분의 저하(lowness of spirit)를 내포하고 있다. 기분저하증은 1980년대부터 널리 쓰이기 시작하였고 그 이전에는 신경증적 우울증(neurotic depression), 성격적 우울증(characterological depression) 혹은 기질성 우울증(temperamental dysphoria) 등으로 불려졌다.

역 학

중요한 역학연구들은 지속성 우울장애의 유병률을 인구의 1.5~3%로 추산하며, 여성에서 더 흔한 것으로 조사된다.

한편 우리나라나 일본과 같은 비서구권 국가에서는 1% 이하의 낮은 유병률을 보고하고 있는데, 우리나라에서 전국 집단을 대상으로 한 연구에서는 기분저하증의 평생 유병률이 2001년과 2006년 조사에서 모두 0.5%였으며, 일년 유병률은 각각 0.4%, 0.3%였다. 소아의 기분저하증은 0.4~4.6%, 청소년은 1.6~8.0%였으며, 우울장애의 6개월 유병률은 9.9% 정도였다고 보고하였다.

임상양상

지속성 우울장애의 핵심적인 증상은 기분과 기질의 변동을 동반하는 경한 우울 증상이 장기간 지속되는 것이다. 환자들은 기력저하와 동기가 저하되어 있는 음산한 기분을 느끼며, 죄의식이나 실패에 집착하며, 이를 되뇌는 성향을 보인다. 겉으로 드러나는 증상보다는 주관적으로 느끼는 증상이 더 큰 경향이 있다. 흔한 주관적인 증상으로는 슬픔, 집중력 저하, 우유부단함, 만성적이고 광범위한 절망감, 낮은 자기가치관과 자존감을 들 수 있다. 객관적으로 관찰되는 증상으로는 식욕 및 수면장애(증가 혹은 감소), 활력수준의 현저한 변

표 11-6. 지속성 우울장애(기분저하증) [persistent depressive disorder(dysthymia)]의 DSM-5 진단기준

이 장애는 DSM-IV에서 정의된 만성 주요우울장애와 기분부전장애를 통합한 것이다.

A. 적어도 2년 동안, 하루의 대부분 우울 기분이 있고, 우울 기분이 없는 날보다 있는 날이 더 많으며, 이는 주관적으로 보고하거나 객관적으로 관찰된다.
  주의점: 아동, 청소년에서는 기분이 과민한 상태로 나타나기도 하며, 기간은 적어도 1년이 되어야 한다.

B. 우울 기간 동안 다음 2가지(또는 그 이상)의 증상이 나타난다.
  1. 식욕 부진 또는 과식
  2. 불면 또는 과다수면
  3. 기력의 저하 또는 피로감
  4. 자존감 저하
  5. 집중력 감소 또는 우유부단
  6. 절망감

C. 장애가 있는 2년 동안(아동, 청소년에게는 1년) 연속적으로 2개월 이상, 진단기준 A와 B의 증상이 존재하지 않았던 경우가 없었다.

D. 주요우울장애의 진단기준을 만족하는 증상이 2년간 지속적으로 나타날 수 있다.

E. 조증 삽화, 경조증 삽화가 없어야 하고, 순환성장애의 진단기준을 충족하지 않아야 한다.

F. 장애가 지속적인 조현정동장애, 조현병, 망상장애, 달리 명시된, 또는 명시되지 않는 조현병 스펙트럼 및 기타 정신병적 장애와 겹쳐져서 나타나는 것이 아니다.

G. 증상이 물질(예: 남용약물, 치료약물)의 생리적 효과나 다른 의학적 상태(예: 갑상샘기능저하증)로 인한 것이 아니다.

H. 증상이 사회적, 직업적, 또는 다른 중요한 기능 영역에서 임상적으로 현저한 고통이나 손상을 초래한다.

주의점: 주요우울 삽화의 진단기준은 지속성 우울장애(기분저하증)에는 없는 4가지 증상이 포함되어 있기 때문에, 극소수가 2년 이상 지속되는 우울 증상들을 가지게 되며, 지속성 우울장애의 진단기준을 만족하지 못한다. 만약 질환의 현 삽화 기간 동안 어느 시점에서든 주요우울장애의 진단기준을 모두 만족한다면 주요우울장애로 진단해야 한다. 그러나 만약 그렇지 않다면 달리 명시된 우울장애 또는 명시되지 않는 우울장애를 진단할 수 있는 근거가 된다.

화 등이다. 지속성 우울장애 환자는 비관적이며, 허무주의적이다. 흔히 다른 사람이나 세상을 빈정거리는 태도로 비평하기도 한다. 지속성 우울장애는 만성적인 질환이기 때문에 간혹 환자들은 '저는 예전부터 늘 이런 상태였습니다'라고 표현하기도 한다. 지속성 우울장애 환자의 기분상태는 종종 주요기분장애의 진단기준에 해당하기도 한다.

진 단

지속성 우울장애 환자는 특정기간 뚜렷한 우울 증상을 보이는 주요우울장애 환자와는 달리 더 가볍지만 만성적인 우울 증상을 보인다. DSM-5에서는 이런 우울 증상이 2년 이상 지속될 때 지속성 우울장애로 진단한다(표 11-6).

지속성 우울장애는 주요우울장애와 같이 임상증상 및 양상에 따른 명시자가 가능하나, 주요우울장애와는 달리 긴장증 동반 및 계절성 동반의 명시자는 없다. 또한 증상의 개수, 증상의 강도, 사회적 또는 직업적 기능의 손상 정도에 따라 경도, 중등도, 고도로 세분하게 된다(표 11-6a).

감별진단과 동반이환장애

지속성 우울장애나 경도의 우울 증상을 보이는 환자에게는 신체적 건강상태의 변화를 즉각적으로 확인해야 할 필요가 있다. 특히 이전에 정신과적 과거력이 없는 고령의 환자에서는 주의하여야 한다. 많은 신체적 질환은 임상경과 중에 경도의 우울 증상을 보일 수 있기 때문에 지속성 우울장애의 진료 초기에 통합적인 의학적 검사가 요구된다. 만약 지속성 우울장애가 환자의 병력, 신체검사 및 검사실 소견에 근거하여 특정한 내과적 상태의 직접적인 생리적 효과로 인한 것이라고 판단된다면, 진단은 다른 의학적 상태로 인한 우울장애로 진단한다. 만약 환자의 우울 증상이 다른 의학적 상태의 직접적인 생리적 효과에서 기인하지 않는다고 판단되고, 지속성 우울장애의 진단기준을 만족한다면 지속성 우울장애로 기술하고, 내과적 상태는 공존하는 내과적 상태로 기술한다.

정신과의사의 관점에서 지속성 우울장애의 감별진단에는 주요정신질환이 모두 포함된다. 일차적으로 주요우울장애와의 감별이 필요하다. 두 질환의 관계는 매우 복잡하며, 서로

표 11-6a. 지속성 우울장애의 DMS-5 명시자(specifiers of persistent depressive disorder in DSM-5)

다음의 경우 명시한다:
- 불안증 동반(with anxious distress)
- 혼재성 양상 동반(with mixed features)
- 멜랑콜리아 양상 동반(with melancholic features)
- 비전형적 양상 동반(with atypical features)
- 기분과 일치하는 정신병적 양상 동반(with mood-congruent psychotic features)
- 기분과 불일치하는 정신병적 양상 동반(with mood-incongruent psychotic features)
- 주산기 발병 동반(with peripartum onset)

다음의 상태일 때 명시한다:
- 부분 관해 상태(in partial remission)
- 완전 관해 상태(in full remission)

발병 나이에 따라 명시한다:
- 조기 발병(early onset): 발병이 21세 이전일 경우
- 후기 발병(late onset): 발병이 21세 이후일 경우

다음의 임상양상에 따라 명시한다:
- 순수한 기분저하 증후군 동반(with pure dysthymic syndrome): 적어도 지난 2년간 주요우울 삽화의 진단기준을 만족하지 않은 경우
- 지속적 주요우울 삽화 동반(with major depressive episode): 지난 2년 내내 주요우울 삽화의 진단기준을 만족시킨 경우
- 간헐적인 주요우울 삽화, 현재 삽화를 동반하는 경우(with intermittent major depressive episode, with current episode): 현재 주요우울 삽화의 진단기준을 만족하며, 주요우울 삽화에 미치지 못하는 우울 증상이 적어도 2년간 선행하는 동안 8주 이상 주요우울 증상이 있었던 경우
- 간헐적 주요우울 삽화, 현재 삽화를 동반하지 않는 경우(with intermittent major depressive episode, without current episode): 현재 주요우울 삽화의 진단기준을 만족하지 않지만 지난 2년간 적어도 1회 이상의 주요우울 삽화가 있었던 경우

현재의 심각도를 명시한다:
- 경도(mild)
- 중등도(moderate)
- 고도(severe)

〈Reprinted with permission from the Diagnostic and Statistical manual of Mental Disorders, Fifth Edition (Copyright 2013). American Psychiatric Association.〉

겹쳐서 나타나기도 하고 한 질환이 다른 질환의 삽화를 가리기도 하는데, 이중우울증(double depression)이라는 단어는 기분저하증 상태에서 주요우울삽화가 겹친 경우를 의미한다. 정확한 진단적 평가를 위해서는 자세한 병력 및 정신상태검사를 통하여 지속성 우울장애의 임상양상에 따른 명시를 하여야 한다. 우울한 기분과 동반하여 지속성 우울장애의 진단기준을 만족하는 2가지 이상의 증상들이 2년 이상 지속된다면 지속성 우울장애로 진단한다. 2년 이상의 지속 기간을 만족해야 한다는 점에서 2년 이상 지속되지 않는 우울삽화와 구별이 가능하다. 이 기간 중 언제라도 주요우울 삽화를 진단하기에 충분한 임상증상을 보인다면 주요우울장애로 진단하여야 한다. 그러나 이는 별개의 진단으로 표기하지는 않고, 지속성 우울장애의 임상양상에 따른 명시자로 표기하여야 한다. 현재 환자의 증상이 주요우울장애 삽화 기준을 충분히 만족한다면 추가로 '간헐적 주요우울 삽화, 현재 삽화를 동반하는 경우'로 명시한다. 만약 주요우울 삽화가 적어도 2년간 지속되었으며, 현재 주요우울 삽화 진단기준에 만족한다면 '지속성 주요우울 삽화 동반'으로 명시하여야 한다. 현재 주요우울 삽화 진단기준을 만족하지는 않지만, 과거 2년간의 우울삽화 기간 중 주요우울 삽화의 진단기준에 해당했던 적이 한번이라도 있었다면 '간헐적 주요우울 삽화, 현재 삽화를 동반하지 않는 경우'로 명시하는 것이 원칙이다. 한편 최근 2년간의 우울 증상이 주요우울 삽화를 만족하는 경우가 없었다면 '순수한 기분저하 증후군 동반'으로 명시하게 된다.

조현병, 조현정동장애, 조현병 스펙트럼장애 등의 만성적인 경과과정에서 흔히 우울 증상이 나타날 수 있으며, 이들 우울 증상은 지속성 우울장애의 우울 증상과 감별하여야 한다. 만약 이들 우울 증상이 정신병적 장애의 잔류기를 포함한 정신병적 장애의 경과 중에만 나타난다면 지속성 우울장애를 별개로 진단하지 않는다.

만약 남용물질이나 치료약물 혹은 독성물질 노출이 우울장애의 원인으로 판단한다면 물질/약물치료로 유발된 우울장애로 진단하며 지속성 우울장애와 구별하여야 한다.

지속성 우울장애 환자는 성격장애가 공존하는 경우가 있다. 개인의 증상이 지속성 우울장애와 성격장애 두 가지 진단기준을 모두 만족한다면 두 개의 진단을 모두 할 수 있다. 조기 발병하는 지속성 우울장애 환자는 성격장애가 동반하는 경우가 많은데, DSM-IV 진단기준의 B군 및 C군의 성격장애와의 관련성이 높다.

주요우울장애 환자들과 비교했을 때, 지속성 우울장애 환자들은 다른 정신과적 질환과 동반되는 경우가 많으며, 특히 불안장애나 물질관련장애의 동반 가능성이 높다. 한국에서는 강박장애, 외상후 스트레스장애, 공황장애, 질병불안장애, 담배사용장애, 알코올사용장애가 지속성 우울장애와 많이 동반되는 것으로 보고되었다.

원 인

주요우울장애에서 발견되는 생물학적 이상소견은 지속성 우울장애(기분저하증)에서도 대개 관찰되나, 그 정도나 발생되는 비율은 주요우울장애보다 적다. 지속성 우울장애에서 주요우울장애나 기타 우울장애보다 지속성 우울장애의 가족력이 있을 가능성이 높다. 전두엽 피질, 전측대상회, 편도, 해마 등의 뇌부위가 지속성 우울장애와 관련된 것으로 보인다. 수면다원검사에서 이상소견이 나타날 수 있다.

심리사회적 요인으로는 구강 의존적인 개인에게서 우울 증상이 쉽게 발생하는 경향을 나타내는 것으로 보이는데 이들은 지속적인 자기애적 만족을 필요로 하는 경우가 많은 것으로 생각된다. 이들은 자신을 돌보아주는 대상이 사라지게 되면 쉽게 우울해진다. 대부분의 지속성 우울장애 환자들은 자신감이 결여되어 있으며 무력감을 느끼는 경우가 많은데 이는 만성적인 우울 증상의 결과로 인한 것일 수도 있다. 아동기 부모의 상실 및 분리가 위험인자가 될 수 있다.

치 료

지속성 우울장애 환자의 정신과적 치료는 쉽지 않다. 지속성 우울장애 환자들은 정신과 치료를 받지 않는 경우가 많으며, 환자 중 50% 이상이 신체적인 질환으로 생각하여 내외과적 치료를 받고 있는 것으로 생각된다. 일차적으로 주요우울장애의 생물학적 치료편에 기술된 항우울제를 사용하며, 항우울제와 항불안제의 병합치료가 필요한 경우가 흔하다. 정신치료 단독 혹은 약물치료와의 병합치료가 환자의 증상조절이나 고통경감에 효과적인 경우가 많다. 비록 병합치료가 환자의 호전을 이끄는 주된 효과가 어떤 것인지 확인을 어렵게 하는 경우가 많지만, 치료목표가 분명하고, 전반적인 평가가 이루어진 환자에게는 병합치료가 적응증이 될 수 있다. 증상심각도 및 사회, 직업적 기능에 대한 정기적인 평가가 치료의 경과의 확인에 필요할 수 있다.

경과 및 예후

지속성 우울장애는 대부분 20세 이전에 서서히 발병하며 만성적인 경과를 보인다. 지속성 우울장애와 경계성 성격장애를 모두 진단받은 경우, 질병의 경과에서 유사한 특징이 관찰되는데 이는 두 질환의 기저에 공통된 기전이 있음을 시사한다. 20세 이전에 조기 발생하는 지속성 우울장애는 성격장애나 물질사용장애가 동반될 가능성이 높다.

한편 지속성 우울장애는 적극적인 치료에도 만성적인 경과를 밟는 경우가 흔하다. 증상의 심각도는 악화와 호전이 반복되는 양상이며, 특히 환자의 기질(temperament)이 반응적 경향이 있는 경우에 이런 양상이 심하다.

지속성 우울장애 환자는 오랜 시간을 두고 증상의 변화를 경험하게 되며, 이러한 변화는 환경적인 요인의 영향(예를 들어 부정적인 대인관계 혹은 지속적인 부정적 감정상태)을 받게 된다. 자살의 위험요인으로 알려진 무력감이 지속성 우울장애 환자의 자살위험도를 증가시킬 수 있다. 환자의 무력감은 흔히 질환의 만성적인 특성으로 인해 발생할 수 있다. 비록 우울 증상의 심각도가 주요우울장애의 심각도보다 경하게 보이더라도 환자의 직업적, 개인적, 사회적 기능의 손상은 매우 클 수 있으며, 결과적으로 환자의 지위나 관계의 광범위한 상실을 야기할 수 있다.

높은 수준의 신경증적 경향, 고도의 증상, 전반적 기능의 저하, 불안장애나 품행장애의 동반이 있는 경우 장기적인 예후가 나쁠 것으로 예측할 수 있다.

월경전 불쾌감장애 (premenstrual dysphoric disorder)

개념(역사)

가임기 여성의 70~80%는 월경 전에 유방압통 혹은 복부팽만, 오심, 두통 등의 월경 곤란 징후(premenstrual molimina)를 경험한다. 대부분은 경미하여 특별한 치료가 필요하지 않지만 이 중 20~40%는 월경 곤란 징후의 정도가 심하여 일상생활에 지장을 받는다. 이를 월경전증후군(premenstrual syndrome, PMS)이라고 하며, 신체증상뿐 아니라 행동변화, 다양한 정서반응을 포함한다. 특히 우울감, 흥미 감소, 불안, 집중력 저하, 스스로 통제하기 어려운 느낌, 지속적이고 뚜렷한 분노감, 과민함 등의 기분증상이 일상생활에 심각한 기능저하를 초래할 정도에 이르면 이를 월경전 불쾌감장애(premenstrual dysphoric disorder, PMDD)라고 하며, 가임기여성의 2~8% 정도가 이에 해당한다.

월경전 불쾌감장애의 임상증상들은 DSM-III-R에서 황체후기 불쾌장애(late luteal phase dysphoric disorder)로 최초 기술되었고, 나중에 DSM-IV에서 월경전 불쾌감장애(premenstrual dysphoric disorder)로 진단명이 변경되었다. 이미 많은 인구집단 및 여성에 대한 임상현장에서 월경전 불쾌감장애는 분명한 생물학적 지표가 있고, 다양한 약물학적, 호르몬, 정신치료적 개입으로 잘 치료되는 경향을 보이는 임상적으로 분명한 정신과적 질환으로 인식되고 있었다.

역 학

월경전 불쾌감장애의 12개월 유병률은 1.8~5.8%이다. 월경전 불쾌감장애는 서구 및 아시아의 여성들에서 광범위하게 관찰되는 것으로 보아 문화와 결부된 질환은 아닌 것으로 보인다.

임상양상

월경전 불쾌감장애는 초경 후 어떤 시기에라도 발생할 수 있으며, 개인의 연령에 따라 언제든지 임상양상이 변화할 수 있다. 자세한 평가가 필요한데, 일차적으로는 자세한 병력청취가 도움이 된다. 이때 인지적, 감정적, 신체적 불편과 관련된 증상을 확인하고, 증상으로 인한 사회 활동의 회피 혹은 일상생활의 기능장애를 확인해야 한다.

월경전 불쾌감장애는 생리주기에 따라 변화되는 임상양상을 보이며, 불안정한 감정상태, 의욕 및 활력, 집중력, 자아인식(self-perception)의 부정적인 변화를 경험하게 된다. 진단을 위한 필수 조건은 아니지만 수면 및 식욕 등과 같은 생리적 기능의 혼란도 흔하다. 증상은 생리시작 1주 전부터 발생하여, 그 강도는 서서히 증가하여 생리시작 직전에 최고조에 이르고, 생리시작과 함께 완화되어 빨리 소실된다. 임상적으로 분명한 고통이 있거나, 사회적 활동, 직업적 활동, 대인관계에서의 어려움이 동반된다. 생리시작 1주 후에는 최소한의 증상만이 남는 것이 월경전 불쾌감장애의 전형적인 패턴이다. 증상은 지난 1년 동안 생리주기의 대부분(50% 이상)에서 발생하여야 하고, 직업적 및 사회적 기능의 손상이 확인되어야 한다. 월경전 불쾌감장애의 증상은 월경전황체기의 마지막 주에 나타나 지속되다가, 난포기가 되어 월경이 시작되면 사라지기 때문에 환자는 한 달에 일주일 이상 관련 증상으로 고통을 받는다.

진 단

월경전 불쾌감장애의 DSM-5 진단기준은 표 11-7에 제시되어 있다. 임상현장에서 임상가는 병력청취를 토대로 월경전 불쾌감장애를 잠정 진단(provisional diagnosis)할 수 있지만, 병력청취 이외에도 월경전 불쾌감장애 증상 평정척도를 이용하거나, 최소 2주기 이상의 증상양상을 확인하여 확진하는 것이 권고된다. 자가보고식 및 객관적 평정척도로는 월경 전 긴장 증후군 평정척도(premenstrual tension syndrome rating scale)가 유용할 수 있다.

감별진단과 동반이환장애

월경전증후군(PMS)과 월경전 불쾌감장애(PMDD)는 서로 혼용되어 사용되곤 한다. 월경 전에 발생하는 유방압통 혹은 복부팽만, 오심, 두통, 행동변화 및 다양한 정서반응을 지칭하는 월경전증후군 중에서 우울감, 흥미감소, 불안, 집중력저하, 스스로 통제하기 어려운 느낌, 지속적이고 뚜렷한 분노감, 과민함 등의 기분증상이 일상생활에 심각한 기능저하를 초래할 정도일 때 월경전 불쾌감장애로 진단할 수 있다. 즉, 월경전증후군과 월경전 불쾌감장애가 비슷하기는 하지만, 분명히 다른 임상적 문제점을 보이고 있으며, 두 가지를 같다고 생각할 수는 없다. 월경전증후군을 역치하(subthreshold) 월경전 불쾌감장애로 생각할 수도 있다. 대부분의 가임기 여성이 월경전증후군의 증상을 경험하지만, 모두에게 이들 증상으로 인한 특정한 기능 손상이 발생하지는 않는다. 그러나 역치하의 증상이 있는 경우에는 환자가 특정한 기분증상, 불안증상 혹은 행동장애로 인한 고통을 겪고 있는지 면밀하게 확인하는 것이 바람직하겠다.

한편 주요우울장애나 불안장애의 증상이 월경주기에 따라 악화될 수 있다. 대부분의 정신병리는 월경 중에 더 문제가 될 가능성이 있겠다. 월경전 불쾌감장애의 핵심적인 양상은 증상의 강도가 월경의 시작될 때까지 점점 증가하다가 월경의 시작과 함께 급격하게 완화된다는 것이다.

월경전증후군은 주요우울장애와 같은 동반된 질환을 악화시킬 수 있고, 환자는 월경기간 동안 기분증상의 악화를 경험할 수 있지만, 이들 월경전증후군이 동반된 주요우울장애 환자에게서 월경시작과 함께 급격한 증상 호전을 기대할 수는 없을 것이다. 월경전 불쾌감장애 환자에서는 이 기간 동안 현저한 기분의 변경이 진단에 필수적이다.

월경전 불쾌감장애의 증상은 주요우울장애나 불안장애, 공황장애, 지속성 우울장애, 신체증상장애, 성격장애 등과 중첩되어 나타날 수도 있지만 이들 질병의 단순한 악화에 의해 발생한 것이 아니어야 하고, 남용물질, 치료약물, 기타 생물학적 치료에 의한 생리적 효과나 갑상선 질환, 경련성장애, 빈혈, 감염성 질환 등에 의한 증상이 아니어야 한다.

표 11-7. 월경전 불쾌감장애(premenstrual dysphoric disorder)의 DSM-5 진단기준

A. 대부분의 월경 주기에서 월경 시작 1주 전에 다음의 증상 가운데 5가지(또는 그 이상)가 시작되어 월경이 시작되고 수일 안에 증상이 호전되며 월경이 끝난 주에는 증상이 경미하거나 없어져야 한다.
B. 다음 증상 중 적어도 한 가지(또는 그 이상)는 포함되어야 한다.
  1. 현저하게 불안정한 기분(예: 갑자기 울고 싶거나 슬퍼진다거나 거절에 대해 민감해지는 것)
  2. 현저한 과민성, 분노 또는 대인관계에서의 갈등 증가
  3. 현저한 우울 기분, 절망감 또는 자기비난의 사고
  4. 현저한 불안, 긴장, 신경이 곤두섬 또는 과도한 긴장감
C. 다음 증상 중 적어도 한 가지(또는 그 이상)는 추가적으로 존재해야 하며, 진단기준 B에 해당하는 증상과 더해져 총 5가지의 증상이 포함되어야 한다.
  1. 일상 활동에서의 흥미의 저하(예: 직업, 학교, 또래 집단, 취미)
  2. 집중하기 곤란하다는 주관적 느낌
  3. 기면, 쉽게 피곤함 혹은 현저한 무기력
  4. 식욕의 현저한 변화, 즉 과식 또는 특정 음식의 탐닉
  5. 과다수면 또는 불면
  6. 압도되거나 자제력을 잃을 것 같은 주관적 느낌
  7. 유방의 압통이나 부종, 두통, 관절통, 혹은 근육통, 부풀어 오르거나 체중이 증가된 느낌과 같은 다른 신체적 증상

주의점: 진단기준 A~C에 해당하는 증상이 전년도 대부분의 월경 주기에 있어야 한다.

D. 증상이 직업이나 학교, 일상적인 사회 활동과 대인관계를 현저하게 저해한다(예: 사회 활동의 회피, 직장이나 학교에서의 생산성과 효율성의 감소)
E. 증상은 주요우울장애나 공황장애, 지속성 우울장애(기분저하증) 혹은 성격장애와 같은 다른 장애로 인해 증상이 단순히 악화된 것이 아니다(이러한 장애 중 어느 것에도 중첩되어 나타날 수는 있다).
F. 진단기준 A는 적어도 연속적인 2회의 주기 동안 전향적인 일일 평가에 의해 확인되어야 한다(주의점: 진단은 이러한 확인이 있기 이전에는 잠정적으로 내려질 수 있다).
G. 증상은 물질(예: 남용약물, 치료약물, 기타 치료)의 생리적 효과나 다른 의학적 상태(예: 갑상선기능항진증)로 인한 것이 아니다.

원 인

아직까지 월경전 불쾌감장애의 원인은 명확하게 밝혀져 있지는 않지만, 생식호르몬(reproductive hormone), 유전적 영향, 세로토닌 및 내인성 오피오이드(endogenous opioid) 등이 질병과 관련되어 있을 것이라는 가설들이 보고되고 있다.

일차적으로는 월경주기 중 에스트로겐의 수치변화가 월경전 불쾌감장애의 원인일 수 있다는 것이다. 에스트로겐 수치는 난포기 동안 가장 높고 그 다음으로 황체기 동안 두번째로 높은 수치를 나타내는데, 후기 황체기에 접어듦과 동시에 부신피질자극호르몬방출호르몬의 저하에 따른 급격한 에스트로겐수치 저하가 일어난다. 부신피질자극호르몬방출호르몬의 저하는 비전형 또는 계절성 우울증과도 연관성이 있으며, 이런 부신피질자극호르몬방출호르몬의 변동에 따른 에스트로겐의 변화는 월경전 불쾌감장애 환자에서 관찰되는 우울한 기분을 설명하는 하나의 가설이 될 수 있다

한편 세로토닌계의 조절이상이 월경전 불쾌감장애의 원인일 수 있다는 것을 뒷받침하는 연구결과도 많다. 세로토닌의 감소는 우울한 기분, 기분변동, 짜증, 충동조절의 어려움, 불안, 통증역치의 감소, 집중의 어려움 등을 포함하여 우울증과 겹치는 여러 증상과 관련이 있으며, 월경전 불쾌감장애의 치료에 관한 연구들에서도 역시 세로토닌 가설을 지지하는 결과들이 제시되고 있다. 특히 SSRI가 월경전 불쾌감장애의 증상을 완화하는 효과가 있다는 연구 결과는 이 질환과 세로토닌계와의 관련성을 강하게 시사한다. 최근 시행된 메타분석 결과, SSRI는 심리적 증상뿐 아니라 신체증상 개선에도 효과가 있으며, 위약보다 7배나 더 효과적임이 보고되었다.

한편 이들 에스트로겐과 세로토닌은 서로 연관되어 있으며, 에스트로겐은 세로토닌 수용체수와 전달체, 재흡수를 증가시켜 세로토닌을 활성화하는 역할을 한다. 따라서 월경전 불쾌감장애 환자의 기분증상과 세로토닌 간의 연관성을 설명함에 있어 에스트로겐의 감소가 그 원인이 될 수도 있다는 것을 시사한다.

치 료

월경전 불쾌감장애의 치료에는 의학적 치료와 함께 환경적 요소에 대한 변화도 포함된다. 라이프 스타일의 변화가 필요한데, 이에는 카페인 및 염분 제한이나 알코올 섭취의 제한 및 흡연량의 감소 등이 해당한다. 또한 정기적인 운동이나 이완요법, 정신치료도 도움이 된다.

약물치료로는 세로토닌계의 활성과 관련된 항우울제, 항불안제 및 기타 배란억제를 유도하는 호르몬 제제 등이 있다. 특히 SSRI가 월경전 불쾌감장애의 증상 조절에 매우 빠른 효과를 보이는 것으로 보고되고 있다. 많은 이중맹검연구에서 SSRI가 위약에 비해 효과가 있으며 약 60% 정도의 치료 반응률을 보였다. SSRI 중에서도 특히 fluoxetine과 sertraline은 기분 및 신체증상을 모두 호전시키고, 사회직업기능과 삶의 질 개선에 우수한 치료 효과가 있는 것으로 조사되었다. SSRI는 월경 시작 1주일 동안 복용하거나, 월경과 관계없이 정기적으로 복용한다. 증상의 호전은 보통 24시간 이내에 즉각적으로 나타난다.

한편 황체기 동안 감소하는 프로게스테론 농도와, 증상이 가장 심해지는 시기간의 상관성을 근거로 프로게스테론 보충이 효과적일 수 있다는 가정이 제기되기도 하였으나, 실제 위약통제 시험결과 이는 효과가 없는 것으로 조사되었다. 생식샘 자극호르몬 방출호르몬 효현제(gonadotropin releasing hormone agonist, GnRH agonist)의 투여를 통해 에스트로겐과 프로게스테론의 농도를 낮추는 것이 증상 개선에 효과가 있다는 보고가 있다. 그러나 이는 안면홍조, 질건조와 같은 부작용이 심하고 종종 우울감, 근육통 발생이 보고되기도 하였으며, 특히 장기투여 시 골다공증과 심혈관계 질환의 직접적인 원인이 될 수 있다. 이 외에도 고용량의 estradiol의 경피투여, 안드로겐 유도체인 danazol 및 경구피임제의 효과에 대한 가능성이 있으나, 이에 대한 추가적인 위약통제연구가 필요할 것이다. 이외에도 이뇨제, 식이요법, 진통제 등이 사용되기도 한다.

한편 비약물적 치료에는 인지행동치료가 월경전 불쾌감장애의 증상경감에 도움이 되는데, 특히 인지적, 감정적 혹은 신체적 변화가 월경을 앞두고 예상되는 경우 대처에 효과적일 수 있다. 또한 지지정신치료, 스트레스 관리, 집단대처기술훈련 등의 정신사회적 치료와 이완훈련, 유산소 운동, 광선치료 등이 사용될 수 있다.

동반된 정신과적 혹은 내과적 질환의 치료 역시 월경전 불쾌감장애 증상의 경감에 도움이 될 수 있다.

경과 및 예후

월경전 불쾌감장애의 증상은 보통 초기 성인기에 시작되지만, 대부분의 경우 30세까지는 치료를 하지 않는 것으로 보인다. 여성들은 흔히 경구피임약을 복용하여 호르몬 변화를 조절하려 하거나 식사조절을 통해 증상을 완화하려는 경향이 있다. 또한 직장업무나 학교 혹은 일상적인 사회생활을 월경주기에 맞춰 변경하거나, 기분의 변동이나 감정조절의 어려움이 예상되는 시기를 가족이나 친구에게 알림으로써 어려움

을 극복하려고 한다. 월경전 불쾌감장애의 증상은 임신이나 폐경과 같은 배란상태의 변화에 의해 흔히 완화된다.

월경전 불쾌감장애는 일생동안 지속되는 특성을 가지고 있으므로, 정신건강의학과, 산부인과, 내분비내과 등의 다학제적 접근, 식이요법이나 운동과 같은 라이프 스타일의 변화가 필수적이다. 또한 하루하루의 증상 및 월별 증상변화에 대한 장기간의 관찰도 필요하다.

다양한 치료방법이 제안될 수 있으므로, 각각 치료방법에 대한 환자의 치료반응을 체계적으로 평가하는 것이 임상가 및 환자에게 효과적인 치료방법을 찾는 데 도움이 될 수 있을 것이다.

물질/약물치료로 유발된 우울장애 (substance/medication-induced depressive disorder)

개념(역사)

물질/약물치료로 유발된 우울장애는 DSM-IV에서 DSM-5로 개정됨에도 불구하고 그 진단기준 등에는 비교적 큰 변화가 없었다. 비록 진단기준에서는 물질/약물과 우울 증상 간의 직접적인 영향을 언급하고 있지만, 실제로 향정신성 물질과 우울장애간의 관계는 매우 복잡하고 미묘하다. 또한 우울장애 환자는 흔히 여러 종류의 남용물질을 사용하는 경우가 많고, 물질중독의 문제가 있는 사람은 쉽게 우울해진다. 물질/약물치료로 유발된 우울장애는 향정신성 특성을 갖는 화학물질의 생리적 효과에 의해 주요우울장애가 발생하는 경우에 진단할 수 있다. 실제적으로 남용되는 모든 물질은 우울장애 증상을 유발할 수 있다. 물질/약물치료로 유발된 우울장애에서 환자는 우울증을 유발할 수 있는 물질을 사용하고 1개월 이내에 우울 증상이 시작된다. 또한 환자의 병력 혹은 검사 결과에서 물질 사용 혹은 의존의 증거가 관찰된다. 한편 물질/약물치료로 유발된 우울장애는 물질의 금단과정에서도 발생할 수 있다. 물질/약물치료로 유발된 우울장애의 진단에는 원인이 되는 물질이 있어야 한다. 예를 들어 우울장애 환자가 자신의 우울 증상을 경감시키기 위해서 알코올을 섭취하는 경우에는 물질/약물치료로 유발된 우울장애 진단에서 배제되어야 한다. 반면 사기가 저하되고 음주에 의한 영향에 압도당하는 알코올 의존 환자가 2주 이상의 주요우울장애 진단 기준에 부합되는 우울 증상을 보이는 경우에는 물질/약물치료로 유발된 우울장애를 고려하여야 할 것 이다. 만약 알코올 의존 환자가 성공적으로 알코올 금단에서 벗어나고 1개월 이상의 금주를 지속하는 상황에서 우울장애가 지속되는 경우에는 물질/약물치료로 유발된 우울장애가 아닌 주요우울장애를 진단하여야 한다.

역 학

미국 성인 인구에서 조사된 물질/약물치료로 유발된 우울장애의 평생유병률은 0.26%이다. 물질남용과 동반되는 우울장애는 원인이라기보다는 자연스럽게 흔히 동반되는 특성을 가지고 있는 것으로 보인다. 물질남용 환자에서 정신질환 특히 우울장애의 발생이 높은 것으로 보고되며, 특히 치료를 받는 물질남용 환자는 우울장애에 취약한 것으로 보인다.

임상양상 및 진단

물질/약물치료로 유발된 우울장애의 진단은 우울 증상의 양상이 주요우울장애의 진단기준에 합당하며, 물질남용 혹은 의존의 심리적 및 생리적 증거를 갖고 있을 때 가능하다. 우울 증상은 물질/약물의 예상되는 생리적 효과, 중독 혹은 금단 기간 이상으로 지속된다. 병력 및 신체검진, 검사 소견에 근거하여 우울장애를 유발할 수 있는 물질 사용 후 1개월 이내에 발병하여야 한다. 또한 진단은 다른 독립적인 우울장애로 잘 설명되지 않아야 한다. 우울장애가 물질사용을 중단한 이후에도 상당 기간 지속되는 경우, 혹은 물질/약물로 유발되지 않은 우울장애가 독립적으로 존재할 경우에는 진단하지 않는다. 또한 물질의 사용, 중독, 금단과 관련된 우울장애는 사회적, 직업적 혹은 다른 중요한 기능 영역에서 임상적으로 현저한 고통이나 손상을 초래하여야 한다. 정신자극제(psychostimulants), 스테로이드, 엘도파, 항생제, 중추신경계 약물, 피부과 약물, 항암제, 면역억제제 등의 치료약물들도 우울장애를 유발할 수 있다. 치료약물이 실제로 우울장애를 유발한 것인지 혹은 독립적인 우울장애가 치료과정에서 발병한 것에 대한 임상적인 판단이 필수적이다. 표 11-8은 DSM-5에 따른 물질/약물치료로 유발된 우울장애의 진단기준을 기술하고 있다.

감별진단과 동반이환장애

물질/약물치료로 유발된 우울장애는 광범위한 진단범주이다. 우울삽화를 유도하는 원인물질의 직접적인 영향은 그렇게 크지 않은 것으로 보인다. DSM-5에서는 물질/약물이 반드시 우울장애를 일으킬 수 있어야 한다고 명시하고 있다. 그러나 남용되고 있는 새로운 물질들이 우울장애를 유발할 수

표 11-8. 물질/약물치료로 유발된 우울장애(substance/medication-induced depressive disorder)의 DSM-5 진단기준

A. 현저하고 지속적인 기분 장애가 우세하고 우울 기분이나, 거의 또는 모든 일상 활동에 대해 흥미나 즐거움의 뚜렷한 저하를 보인다.
B. 병력, 신체 검진 또는 검사 소견에 다음의 1 및 2 둘 다의 증거가 있다.
  1. 진단기준 A의 증상이 물질 중독이나 물질 금단 동안 혹은 직후에, 혹은 치료약물 노출 후에 발생
  2. 수반된 물질/치료약물이 진단기준 A의 증상을 일으킬 만한 능력이 있음
C. 장애가 물질/약물치료로 유발된 것이 아닌 우울장애로 더 잘 설명되지 않는다. 독립적인 우울장애라는 증거로 다음이 포함될 수 있다.
  증상이 물질/치료약물 사용 시작보다 선행한다.
  증상이 급성 금단 혹은 심한 중독의 중단 이후에도 상당한 기간(예: 약 1개월) 동안 계속된다. 혹은 물질/약물치료로 유발된 것이 아닌 독립적인 우울장애의 다른 증거(예: 재발성 비물질/치료약물 관련 삽화의 병력)가 있다.
D. 장애가 섬망의 경과 중에만 발생되지는 않는다.
E. 장애가 사회적, 직업적, 또는 다른 중요한 기능 영역에서 임상적으로 현저한 고통이나 손상을 초래한다.
주의점: 이 진단은 진단기준 A의 증상이 임상 양상에서 두드러지고 임상적 주목을 보증할 정도로 충분히 심할 때에만 물질 중독이나 물질 금단의 진단 대신에 내려져야 한다.

다음의 경우 명시할 것
중독 중 발생(with onset during intoxication): 기준이 물질 중독에 맞고, 증상이 중독 동안에 발생하는 경우
금단 중 발생(with onset during withdrawal): 기준이 물질 금단에 맞고, 증상이 금단 동안 혹은 금단 직후 발생하는 경우
부호화 시 주의점: [특정 물질/약물치료]유도우울장애에 대한 ICD-9-CM과 ICD-10-CM 부호는 다음 표에 제시되어 있다. ICD-10-CM 부호는 동일 종류의 물질에 대한 물질사용장애의 동반이환 여부에 따라 달라진다는 점에 주의한다. 만약 경도의 물질사용장애가 물질로 유발된 우울장애와 동반이환된다면 4번째 자리의 글자는 "1"이고, 임상의는 물질로 유발된 우울장애 앞에 "경도 (물질)사용장애"를 기록해야 한다(예: 경도 코카인사용장애, 코카인유도 우울장애 동반). 만약 중등도 또는 고도 물질사용장애가 물질로 유발된 우울장애와 동반이환된다면 4번째 자리의 글자는 "2"이고, 임상의는 동반이환하는 물질사용장애의 심각도에 따라 "중등도 (물질)사용장애 또는 고도 (물질)사용장애"를 기록해야 한다. 만약 동반 이환하는 물질사용장애가 없다면 (예: 1회의 심한 물질 사용 후) 4번째 자리의 글자는 "9"이며 임상의는 물질로 유발된 우울장애만을 기록해야 한다.

	ICD-9-CM	ICD-10-CM		
		사용장애 경도	사용장애 중등도 또는 고도	사용장애 없음
알코올	291.89	F10.14	F10.24	F10.94
펜시클리딘	292.84	F16.14	F16.24	F16.94
기타 환각제	292.84	F16.14	F16.24	F16.94
흡입제	292.84	F18.14	F18.24	F18.94
아편계	292.84	F11.14	F11.24	F11.94
진정제, 수면제 또는 항불안제	292.84	F13.14	F13.24	F13.94
암페타민(또는 기타 자극제)	292.84	F15.14	F15.24	F15.94
코카인	292.84	F14.14	F14.24	F14.94
기타(또는 미상의) 물질	292.84	F19.14	F19.24	F19.94

있는지 여부는 아직 까지 완벽하게 밝혀지지 않았기 때문에 남용의 가능성이 있는 약제들은 모두 우울장애를 유발할 수 있는 가능성이 있다고 할 수 있을 것이다. 경험적으로 1개월간 특정 물질의 사용을 중단하고, 우울 증상이 호전된다면 이 경우의 우울장애는 특정 물질에 의한 것으로 생각해 볼 수 있을 것이고 진단적으로는 물질/약물치료로 유발된 우울장애가 합당할 수 있다. 우울장애가 물질남용 이전부터 있었거나 물질을 중단하고도 1개월 이상 우울장애가 지속되는 경우에는 물질과는 상관없는 우울장애일 가능성이 높을 것이다. 또한 물질의 금단이 우울장애를 유발할 수 있는데 특히 신경자극 물질을 과도하게 복용한 경우의 금단상태에서 심하게 발생할 수 있다. 그러므로 물질의 사용 및 중단과 우울장애의 발생 간의 시간적 연관성이 물질/약물치료로 유발된 우울장애의 진단에 매우 중요하다고 할 수 있겠다. 그러나 반감기가 매우 긴 일부 벤조디아제핀의 경우에는 금단증상의 1개월 이상 지속될 수 있음을 유념해야 한다.

주요우울장애는 물질남용과 동반하는 경우가 많고, 흔히 같이 발병하거나 서로 악영향을 주는 경우가 많다. 물질/약물치료로 유발된 우울장애는 물질사용장애를 동반하지 않는 주요우울장애보다 다른 정신질환을 더 동반한다. 특히 병적 도박(pathologic gambling), 편집성 성격장애, 히스테리성 성격장애, 반사회적 성격장애의 동반이 흔하며, 지속성 우울장

애(기분저하증)은 보다 덜 동반된다.

원 인

물질/약물치료로 유발된 우울장애의 원인은 진단명 그대로 원인이 되는 물질에 있으며, 이들 화학물질이나 금단이 주요 우울장애를 야기하는 것이다. 물질/약물치료로 유발된 우울장애는 다양한 물질의 사용 혹은 금단과 분명하게 연관이 있다. 의학적으로 처방되지 않은 물질에 의해 우울장애가 촉발된 환자의 평가에서는 물질/약물치료로 유발된 우울장애의 가능성을 주의 깊게 평가해야 한다. 임상적으로 기분 변동을 유발할 수 있는 것으로 알려진 약제로는 스테로이드, 인터페론, 베타 차단제, 세포독성제(cytotoxic agents) 등이 있으며, 인터페론은 물질/약물치료로 유발된 우울장애의 연구에 가장 이상적인 모델이다. 이는 인터페론을 복용하는 환자에서 우울장애의 발생 빈도가 비교적 높고, 발생과 임상경과의 예측이 비교적 용이하기 때문이다. 항바이러스제(에파비렌즈), 심혈관 치료제(클로니딘, 구아네티딘, 메틸도파, 레세르핀), 레티노익산 유도체(이소트레티노인), 항우울제, 항경련제, 편두통약제(트립탄), 항정신병약물, 호르몬제(경구 피임약, 성선자극호르몬제, 타목시펜), 금연약물(발레니클린) 등도 우울 증상과 관련이 있는 것으로 보고된다. 그러나 우울장애를 유발할 수 있는 있는 약제들이 새로이 개발되고 있으므로 치료약제의 시작과 우울장애 발생 간의 시간적 연관성이 약제와 우울삽화 간의 인과관계 규명에 가장 중요한 정보가 될 수 있다.

치 료

물질/약물치료로 유발된 우울장애의 치료는 원인이 되는 물질 사용 정도의 심각도 및 특성, 동반질환의 여부 등에 따라 크게 달라진다. 물질 사용이 우울장애의 유발에 결정적인 원인으로 작용하였을 경우, 우울장애에 대한 치료도 동시에 해야 하는지에 대한 논란이 계속되어 왔다. DSM-5의 진단기준에 의하면 물질/약물치료로 유발된 우울장애는 물질의 영향이 없어지면 우울장애는 관해될 것이다. 그러나 우울장애의 증상에 따라 치료가 필요할 수도 있다. 특히 생명이 위독한 경우, 자살위험, 자기관리가 어려운 경우에는 반드시 치료가 필요할 것이다.

특정 신체 질환의 치료를 위한 약제 중 우울장애를 흔히 유발하는 것으로 알려진 약제(예: 인터페론, 스테로이드 등)를 복용하는 환자에서는 우울장애의 발생에 특별히 관심을 가져야 한다. 우울장애의 증상이 발생할 경우에도 기존의 치료의 지속 필요성에 대하여 다시 한 번 평가하여, 적극적인 치료를 지속할지 혹은 기존의 치료를 1개월가량 중단한 후 다시 시작할지에 대하여 판단해야 할 것이다.

경과 및 예후

대부분의 우울 증상은 흔히 물질 사용의 첫 수주 이내 혹은 1개월 이내에 발생한다. 일단 물질 사용이 중단되면 우울 증상은 물질/약물의 반감기와 금단 증상의 유무에 따라 보통 수일에서 수주 이내로 관해 된다. 만약 우울 증상들이 특정 물질/약물로 예상되는 금단 기간을 넘어서 4주 이상 지속된다면 우울 증상을 일으키는 다른 원인을 고려해보아야 한다.

임상적으로 사용하는 약제로 인한 물질/약물치료로 유발된 우울장애의 예후는 일반적으로 양호하다. 인터페론이나 스테로이드의 사용과 관련된 우울장애는 원인 물질을 중단하게 되면 호전된다. 그러나 물질/약물치료로 유발된 우울장애와의 관련성에 대한 가능성은 있으나 명확한 원인인지에 대한 논란이 있는 경우의 예후는 불명확하다. 특히 우울장애와 관련이 있다고 널리 알려진 베타 차단제의 경우 우울장애 유발과 관련된 증례보고들은 존재하지만 메타분석에서는 이러한 연관성은 관찰되지 않았다.

한편 남용물질과 관련된 물질/약물치료로 유발된 우울장애의 예후는 물질남용의 성공적인 치료여부에 달려있다. 대규모 연구에 의하면 물질/약물치료로 유발된 우울장애는 물질남용의 심각도를 높이고, 치료율을 낮추는 것으로 조사되었다. 물질남용이나 중독의 성공적인 치료는 인생 자체를 바꾸는 경험이므로 당연히 우울장애도 관해될 것으로 쉽게 기대할 수 있다. 그러나 남용물질의 종류나 물질남용이 매우 오래 지속된 경우에 따라 신경학적 손상이나 관련된 임상증상을 야기할 수 있으며 이는 물질/약물치료로 유발된 우울장애의 예후를 불량하게 만들 수도 있다.

다른 의학적 상태로 인한 우울장애 (depressive disorder due to another medical condition)

다른 의학적 상태로 인한 우울장애는 필수 증상으로 현저하고 지속적인 우울감 혹은 모든 활동이나 거의 모든 활동에서 현저하게 감소된 흥미나 즐거움이 임상 양상에서 우세하고, 우울 증상이 다른 의학적 상태의 직접적인 생리적 효과와 관련이 있다(표 11-9). 우울장애가 다른 의학적 상태로 인한 것인지 아닌지를 결정하기 위해서 임상가는 기본적으로 다른 의학적 상태의 유무를 확인해야 한다. 비록 우울장애와 다른 의학적 상태 사이의 인과관계 여부를 결정하기 위한 절대적인 지침은 없지만 다음의 사항을 고려해 볼 수 있다. 우선적으로 다른 의학적 상태와 우울장애의 발생, 악화, 관해 사이의 시간적 관련성 여부를 확인해 볼 수 있다. 또한 원발성 우울장애의 전형적인 양상에서 벗어나는 경우, 예를 들어 일반적이지 않은 발병연령이나 임상경과, 가족력의 부재 등이 이에 해당 할 수 있다. 그러나 우울장애를 유발할 수 있는 의학적 상태는 아직 모두 밝혀지지는 않았으며 임상가의 적절한 판단이 다른 의학적 상태에 의한 우울장애의 진단에 필수적이다.

신경해부학적 일치성 외에도 우울장애는 뇌졸중, 헌팅턴병, 파킨슨병, 외상성 뇌손상과 관련이 있다. 암, 류마티스성 질환, 내분비 질환(갑상선 질환, 부갑상선 질환, 부신 질환) 및 감염성 질환도 우울장애와 관련이 있을 수 있다. 심근경색과 같은 심혈관계 질환에서도 심한 우울장애가 발생할 수 있다.

과거에 주요우울장애의 병력이 있었던 환자에서 발생한 우울장애를, 전적으로 현재의 의학적 상태에 의한 것으로 간주하기는 어려울 것이며, 다른 의학적 상태로 인한 우울장애로 진단하는 것에는 신중해야 한다. 그러나 최근에 발생한 암이나 류마티스성 질환, 내분비 질환, 감염성 질환 이후에 처음으로 발생한 우울장애의 경우 의학적 상태에 의한 우울장애의 가능성을 생각해보아야 할 것이다.

다른 의학적 상태로 인한 우울장애의 예후는 원인이 되는 다른 의학적 상태의 정도와 관련되어 있다. 만성적인 의학적 상태는 생리적인 스트레스를 지속적으로 주게 되고, 우울장애의 치료를 방해한다. 또한 말기 암환자의 경우에서도 마찬가지로 의학적 및 심리적 상태의 변화가 야기된다. 의학적 상태의 성공적인 치료가 우울장애의 결과에 좋은 영향을 줄 수 있으며, 신체질환과 우울장애를 동시에 치료하는 경우에 특히 좋은 예후를 보이게 된다.

달리 명시된 또는 명시되지 않는 우울장애 (other specified or unspecified depressive disorder)

달리 명시된 또는 명시되지 않는 우울장애(other specified or unspecified depressive disorder)는 기분병리의 증상을 가지고 있으나 특정한 우울장애의 진단기준에 부합하지 않는 경우에 사용될 수 있는 진단범주이다. 또한 이들 정신병리는 물질/약물이나 다른 의학적 상태의 직접적인 생리적 작용에 의해 발생하지 않아야 한다. 이들 진단범주가 과도하게 사용되지 않기 위해서, 우울 증상이 환자에게 심각한 고통을 유발하거나 손상이 있어 치료가 필요한 경우에 한하여 엄격하고 제한적으로 사용하여야 한다.

달리 명시된 또는 명시되지 않는 우울장애는 DSM-IV에서 달리 분류되지 않는 우울장애(depressive disorder not other specified, NOS)의 진단범주에 들어 있었다. 월경전 불쾌감장애도 NOS 진단범주에 해당되었지만 DSM-5에서는 하나의 독립적인 진단으로 분류되었다. 경도우울장애(minor depressive disorder)도 DSM-IV에서는 NOS 범주에 해당되었으나 DSM-5에서는 다른 특정 우울장애의 일부로 분류되었다.

달리 명시된 또는 명시되지 않는 우울장애의 진단은 분주

표 11-9. 다른 의학적 상태로 인한 우울장애(depressive disorder due to another medical condition)의 DSM-5 진단기준

A. 현저하고 지속적인 우울 기분 또는 모든 활동이나 거의 모든 활동에서 현저하게 감소된 흥미나 즐거움이 임상 양상에서 우세하다.
B. 장애가 다른 의학적 상태의 직접적인 병태생리학적 결과임을 지지하는 병력, 신체 검진 또는 검사 소견이 있다.
C. 장애가 다른 정신질환으로 더 잘 설명되지 않는다(예: 스트레스원이 심각한 의학적 상태인 우울 기분 동반 적응장애).
D. 장애가 섬망의 경과 중에만 발생되지는 않는다.
E. 장애가 사회적, 직업적, 또는 다른 중요한 기능 영역에서 임상적으로 현저한 고통이나 손상을 초래한다.
부호화 시 주의점: 다른 의학적 상태로 인한 우울장애의 ICD-9-CM 부호는 293.23이며 이는 명시자에 무관하다. ICD-10-CM 부호는 명시자에 의한다(다음을 참조하시오).

다음의 경우 명시할 것
(F06.31) 우울 양상 동반: 주요우울 삽화의 진단기준을 완전히 충족하지 않는다.
(F06.32) 주요우울 유사 삽화 동반: 주요우울 삽화의 진단기준(진단기준 C 제외)을 모두 충족한다.
(F06.34) 혼재성 양상 동반: 조증이나 경조증 증상을 보이나 임상 양상에서 두드러지지는 않는다.
부호화 시 주의점: 정신질환의 진단에 기타 의학적 상태의 구체적인 진단명이 포함된다(예: 293.83 [F06.31] 갑상선기능저하증으로 인한 우울장애, 우울 양상 동반). 기타 의학적 상태에 관한 진단명은 그 의학적 상태로 인한 우울장애 바로 앞에 따로 진단 부호와 함께 열거되어야 한다(예: 244.9 [E03.9] 갑상선기능저하증; 293.83 [F06.31] 갑상선기능저하증으로 인한 우울장애, 우울 양상 동반).

표 11-10. 달리 명시된 우울장애(other specified depressive disorder)의 DSM-5 진단기준

A. **반복성 단기 우울증:** 2~13일간 지속되는 우울 기분 양상이 다른, 적어도 4개 이상의 우울 증상과 함께, 1개월에 최소 1회 이상(월경 주기와 연관성이 없어야 한다), 적어도 연속된 12개월 이상 나타나고, 다른 우울장애 또는 양극성장애의 진단을 단 1회도 만족시키지 않아야 하며 현재 어떠한 정신병적 장애의 현성 또는 잔류 증상을 만족시키지 않아야 함
B. **단기 우울 삽화(4~13일):** 우울한 정동 및 주요우울 삽화 8개의 증상 중 최소 4개의 증상이 임상적으로 현저한 고통이나 손상과 연관되어 나타나고, 4일 이상 14일 미만으로 지속되며, 다른 우울장애 또는 양극성장애의 진단을 단 1회도 만족시키지 않아야 하고, 현재 어떠한 정신병적 장애의 현성 또는 잔류 증상을 만족시키지 않아야 하며, 반복성 단기우울증의 진단기준도 만족시키지 않아야 함
C. **불충분한 증상 동반 우울삽화:** 우울한 정동 및 주요우울 삽화 8개의 증상 중 최소 1개의 증상이 임상적으로 현저한 고통이나 손상과 연관되어 최소 2주 동안 지속되어 나타나고, 다른 우울장애 또는 양극성장애의 진단을 단 1회도 만족시키지 않아야 하며, 현재 어떠한 정신병적 장애의 현성 또는 잔류 증상을 만족시키지 않아야 하고, 불안우울혼합장애 증상의 기준을 만족시키지 않아야 함

표 11-11. 달리 명시되지 않는 우울장애(unspecified depressive disorder)의 DSM-5 진단기준

이 범주는 사회적, 직업적, 또는 다른 중요한 기능 영역에서 임상적으로 현저한 고통이나 손상을 일으키는 우울장애의 특징적인 증상들이 두드러지지만, 우울장애의 진단 부류에 속한 장애 중 어느 것에도 완전한 기준을 만족하지 않는 발현 징후들에 적용된다. 명시되지 않는 우울장애 범주는 기준이 특정 우울장애의 기준에 맞지 않은 이유를 명시할 수 없다고 임상의가 선택한 상황들에서 사용되며, 좀 더 특정한 진단을 내리기에는 정보가 불충분한 (예: 응급실 상황) 발현 징후들을 포함한다.

한 응급실이나 일차진료현장처럼 임상가가 시간적 압박을 받는 상황에서 흔히 사용된다. 이 진단범주에 해당되는 환자들의 정신병리에 대한 추적관찰이 필요하며, 증상에 대한 객관적인 평가와 진단이 필수적이다.

달리 명시된 우울장애

달리 명시된 우울장애(표 11-10)는 사회적, 직업적, 또는 다른 중요한 기능 영역에서 임상적으로 현저한 고통이나 손상을 일으키는 우울장애의 특징적인 증상들이 두드러지지만, 우울장애의 진단 부류에 속한 장애 중 어느 것에도 완전한 기준을 만족하지 않는 발현 징후들에 적용한다. 이 진단범주는 발현된 징후가 어떤 특정 우울장애의 기준에 맞지 않은 특정한 이유에 대해 교감하기 위해 선택적인 상황들에서 사용된다. 이 때 다른 특정 우울장애를 진단하고, 특정한 상태를 기술한다. 반복성 단기 우울증(recurrent brief depression), 단기 우울 삽화(short-duration depressive episode), 불충분한 증상 동반 우울삽화(depressive episode with insufficient symptoms)가 특정한 상태에 해당되는 진단이다.

달리 명시되지 않는 우울장애

달리 명시되지 않는 우울장애(표 11-11)는 우울 증상이 사회적, 직업적, 또는 다른 중요한 기능 영역에서 임상적으로 현저한 고통이나 손상을 일으키는 우울장애의 특징적인 증상들이 두드러지지만, 우울장애의 진단 부류에 속한 장애 중 어느 것에도 완전한 진단기준을 만족하지 못하는 경우에 진단한다. 또한 현재의 우울 증상에 대하여 특정한 진단을 내리기에는 정보가 부족한 경우(예: 응급실 상황 등)에서도 달리 명시되지 않는 우울장애를 진단할 수 있다.

참고문헌

1) Althoff RR, Crehan ET, He JP, Burstein M, Hudziak JJ, Merikangas KR. Disruptive Mood Dysregulation Disorder at Ages 13-18: Results from the National Comorbidity Survey-Adolescent Supplement. J Child Adolesc Psychopharmacol 2016;26:107-113.
2) American Psychiatric Association. Diagnostic and statistical manual of mental disorders. Washington, DC: American Psychiatric Association;2013.
3) Andrade L, Caraveo-Anduaga JJ, Berglund P, Bijl RV, De Graaf R, Vollebergh W, et al. The epidemiology of major depressive episodes: results from the International Consortium of Psychiatric Epidemiology (ICPE) Surveys. Int J Methods Psychiatr Res 2003;12:3-21.
4) Bahk WM, Min KJ. Textbook of depressive disorders. Seoul, Korea: Sigma press;2012.
5) Baweja R, Belin PJ, Humphrey HH, Babocsai L, Pariseau ME, Waschbusch DA, et al. The Effectiveness and Tolerability of Central Nervous System Stimulants in School-Age Children with Attention-Deficit/Hyperactivity Disorder and Disruptive Mood Dysregulation Disorder across Home and School. J Child Adolesc Psychopharmacol 2016;26:154-163.
6) Berton O, Nestler EJ. New approaches to antidepressant drug discovery: beyond monoamines. Nat Rev Neurosci 2006;7:137-151.
7) Carlson GA. Disruptive Mood Dysregulation Disorder: Where Did It Come from and Where Is It Going. J Child Adolesc Psychopharmacol 2016;26: 90-93.
8) Cho MJ, Chang SM, Hahm BJ, Chung IW, Bae A, Lee YM, et al. Prevalence and correlates of major mental disorders among Korean adults: a 2006 National Epidemiologic Survey. J Korean Neuropsychiatr Assoc 2009;48:143-152.
9) Cho MJ, Hahm BJ, Kim JK, Park KK, Chung EK, Suh TW, et al. Korean Epidemiologic Catchment Area (KECA) Study for psychiatric disorders: prevalence of specific psychiatric disorders. J Korean Neuropsychiatr Assoc 2004;43:470-480.
10) Cho MJ, Nam JJ, Suh GH. Prevalence of symptoms of depression in a na-

tionwide sample of Korean adults. Psychiatry Res 1998;81:341-352.
11) Deveney CM, Connolly ME, Haring CT, Bones BL, Reynolds RC, Kim P, Pine DS, Leibenluft E. Neural mechanisms of frustration in chronically irritable children. The American Journal of Psychiatry 2013;170:1186-1194.
12) Gehlert S, Song IH, Chang CH, Hartlage SA. The prevalence of premenstrual dysphoric disorder in a randomly selected group of urban and rural women. Psychol Med 2009;39:129-136.
13) Jeong JH, Wang HR, Lee HB, Park YM, Hong JW, Kim W, et al. Korean Medication Algorithm for Depressive Disorder (VI): Non-Pharmacological Biological Treatments. J of Kor Soc for Dep and Bip Disorders 2013;11:30-36.
14) Kennedy SH, Milev R, Giacobbe P, Ramasubbu R, Lam RW, Parikh SV, et al. Canadian Network for Mood and Anxiety Treatments (CANMAT) Clinical guidelines for the management of major depressive disorder in adults. IV. Neurostimulation therapies. J Affect Disord 2009;117 Suppl 1:S44-S53.
15) Kessler RC, Berglund P, Demler O, Jin R, Koretz D, Merikangas KR, et al. The epidemiology of major depressive disorder: results from the National Comorbidity Survey Replication (NCS-R). JAMA 2003;289:3095-3105.
16) Lee CK, Kwak YS, Rhee H, Kim YS, Han JH, Choi JO, et al. The epidemiological study of mental disorders in Korea: life-time prevalence of urban and rural area. J Korean Med Assoc 1985;28:1223-1244.
17) Rao U. DSM-5: disruptive mood dysregulation disorder. Asian J Psychiatr 2014;11:119-123.
18) Rich BA, Carver FW, Holroyd T, Rosen HR, Mendoza JK, Cornwell BR, Fox NA, Pine DS, Coppola R, Leibenluft E. Different neural pathways to negative affect in youth with pediatric bipolar disorder and severe mood dysregulation. Journal of Psychiatric Research 2011;45:1283-1294.
19) Robins LN RD. Psychiatric Disorders in America: The Epidemiologic Catchment Area Study. New York, NY: The Free Press;1991.
20) Seok Seo J, Rim Song H, Bin Lee H, Park YM, Hong JW, Kim W, et al. The Korean Medication Algorithm for Depressive Disorder: second revision. J Affect Disord 2014;167:312-321.
21) Steiner M, Peer M, Macdougall M, Haskett R. The premenstrual tension syndrome rating scales: an updated version. J Affect Disord 2011;135:82-88.
22) Vestergaard P. [Melancholia and depression from madness to illness]. Dan Medicinhist Arbog 2010;38:81-92.
23) Wittchen HU, Becker E, Lieb R, Krause P. Prevalence, incidence and stability of premenstrual dysphoric disorder in the community. Psychol Med 2002;32:119-132.

Chapter 12

불안장애

Anxiety Disorders

서호석, 이경욱, 이동우, 이영식, 임세원

범 론

역 학

불안장애는 정신과 임상현장에서 가장 흔하게 접하게 되는 질환 중 하나이다. 불안장애의 범주에는 공황장애, 범불안장애, 사회불안장애, 광장공포증과 다양한 형태의 공포증 등이 해당된다. 강박장애와 외상후스트레스장애는 DSM-IV까지는 불안장애의 범주에 해당되었으나 DSM-5부터는 독립된 범주로 분리되었고 새로이 분리불안장애, 선택적 함구증이 포함되었다. 따라서 현재까지 발표된 불안장애에 대한 역학연구들은 DSM-5 진단기준이 발표되기 전의 결과임을 유의하여야 한다.

우리나라에서 불안장애의 유병률은 남녀 모두에서 지속적인 증가추세를 보이고 있다. 2011년 역학조사결과 우리나라에서 불안장애의 평생 유병률은 2006년 6.9%에서 8.7%, 1년 유병률 또한 5.0%에서 6.8%로 증가한 것으로 나타났다. 미국의 경우 1년 유병률은 17.7%이며, 특히 여성의 경우 평생 유병률이 30.5%로 남성(19.2%)에 비해 훨씬 높게 나타나고 있다. 미국의 경우 불안장애의 유병률은 사회경제적 수준이 높은 계층에서 상대적으로 낮게 보고되고 있다.

불안의 이해

불안(anxiety)과 공포(fear)

불안과 공포는 일상생활에서는 혼동되어 쓰이지만 정신의학적으로는 구분되는 다른 개념이다. 일반적으로 공포는 그 대상 혹은 상황이 알려져 있는 외부의 것으로 대개 명백하지만 불안은 보다 모호하며 내부적이고 대상이 확실하지 않은 경우에도 경험하게 되는 반응이다. 따라서 공포가 보다 인지적인 측면을 가지는 반면 불안은 복잡하고 복합적인 신체적, 정신적 감정반응에 더 가깝다. 원인적 측면에서는 차이가 있지만 불안 혹은 공포의 경험은 바로 그 순간에 주관적으로 긴장되고 과민해지는 것과 같은 불쾌한 심리상태를 느끼고 그에 수반되어 빈맥, 진전, 현기증 등 다양한 자율신경계의 생리적 반응이 나타나게 된다는 점에서는 공통점을 가진다.

불안의 증상

불안의 증상은 크게 생리적으로 나타나는 불안증상(신체적 불안, somatic anxiety)과 행동이나 생각으로 나타나는 불안증상(정신적 불안, psychic anxiety)으로 구분할 수 있다. 신체적 불안증상은 자율신경계 반응에 의해 나타난다. 위험상황이 오면 일차적으로 교감신경계가 흥분되어 위험상황에 대처하기 위해 호흡과 맥박을 증가시키고, 근육 긴장, 땀 분비 증가 등 신체 각 부분의 생리적 반응을 만들어낸다. 불안을 평가하는 객관적 도구로서 가장 널리 사용되는 해밀턴 불안척도에서는 심리적 불안에 해당하는 항목을 불안감(anxious mood), 긴장(tension), 두려움(fear), 지적(intellectual) 증상, 그리고 불면(insomnia)과 우울감(depressed mood) 등의 항목으로 구분하고 있다.

정상적 불안과 병적 불안

자신 혹은 자신에게 중요한 다른 사람이 위험한 상황에 처했을 때 나타나는 불안반응은 정상적인 것이며 위험상황에 대처 할 수 있는 적절한 행동을 하게 하는 적응적 기능을 가진다. 하지만 이러한 불안에 대한 신체반응이 실제 위험상황이 아닌 경우에 나타나거나 지나칠 경우 상황에 대한 적절한 대처를 불가능하게 할 뿐 아니라 오히려 불안을 더 악화시키게 된다. 공황장애는 이러한 병적 불안의 극단적인 예라고 할 수 있다.

공존질환

불안장애는 공존질환을 동반하는 경우가 흔하다. 일반적으로 가장 흔히 동반되는 것은 다른 불안장애이나 우울장애가 공존하는 경우도 많다. 또한 불안장애 환자들은 자신의 불안증상에 대한 일종의 자가처방으로 알코올 등의 물질을 남용하기도 하며 이로 인해 알코올 사용장애를 비롯한 물질관련장애를 동반하게 되는 경우도 있다. 불안장애와 주요우울장애의 공존율은 연구에 따라 상당한 차이를 보이나 대표적인 불안장애인 공황장애의 경우 최소 10%에서 최대 65%에 이르는 환자들이 주요우울장애의 진단기준을 충족시키는 것으로 보고되고 있으며 사회불안장애의 경우도 주요우울장애와 물질관련장애의 동반이 흔하다.

특히 사회불안장애의 경우 다른 공존질환보다 더 어린 나이에 발병하는 경우가 많다. 이러한 경우 겉으로 드러난 우울증상이나 물질남용에만 초점을 맞추어 치료를 하는 경우 치료 실패로 이어질 수도 있음에 유의하여야 한다. 따라서 불안장애를 진료할 때에는 공존질환을 동반하는 경우가 많음을 항상 염두에 두고 진단 및 평가과정에서 공존질환을 누락하지 않도록 주의하여야 한다.

약물치료

벤조디아제핀(benzodiazepine, BDZ)계 항불안제

벤조디아제핀계 약물들은 바르비투르산염의 약물보다 우수한 안정성을 가지면서도 빠른 항불안효과 등의 장점으로 인해 1960년대 이후 현재까지 널리 사용되고 있다. 벤조디아제핀계 약물은 중추신경계의 억제성 신경전달물질인 가바(gamma-aminobutyric acid, GABA)의 작용을 증폭시킨다.

불안장애의 치료에 있어서 벤조디아제핀계 약물의 역할은 잠재적인 의존 및 금단의 가능성으로 인해 최근에는 점차 감소되고 있다. 하지만 현재 불안장애의 주된 치료약물인 선택적 세로토닌 재흡수 억제제(selective serotonin reuptake inhibitor, SSRI) 및 세로토닌 노르에피네프린 재흡수 억제제(serotonin-norepinephrine reuptake inhibitor, SNRI)와 같은 약물의 경우 치료효과가 나타날 때까지 몇 주까지의 시간이 소요되며 치료초기에는 오히려 불안을 악화시키는 경우도 있음을 고려할 때 불안장애의 급성기에 벤조디아제핀계 약물을 적절히 사용하는 것은 임상적으로 매우 중요하다.

선택적 세로토닌 재흡수 억제제(selective serotonin reuptake inhibitor, SSRI)를 비롯한 항우울제 계열 약물

현재 SSRI는 공황장애, 사회불안장애, 범불안장애 등 주요 불안장애와 강박장애, 외상후스트레스장애에 모두 1차 선택 약물로 널리 처방되고 있다. 최근에는 mirtazapine, venlafaxine, duloxetine과 같은 이중작용항우울제(dual action antidepressants)들도 일부 불안장애에서 사용되고 있다.

이러한 항우울제계열의 약물들은 재발이 잦으며 6개월 이상의 유지치료가 필요한 경우가 많은 불안장애의 특성상 벤조디아제핀계열의 약물보다 남용이나 의존의 가능성이 현저히 낮고 장기 사용시에도 내성이 없이 치료효과가 유지되기 때문에 널리 사용되고 있다. 또한 불안장애는 다른 불안장애나 우울증을 공존질환으로 가지는 경우가 많다는 사실까지 고려한다면 항우울효과가 없는 벤조디아제핀계 약물보다는 상대적으로 많은 이점을 가진다.

기타 약물

최근에는 치료저항성을 보이는 불안장애의 경우 비정형 항정신병약물인 quetiapine 등을 병합하여 처방하는 경우도 있다. 또한 항경련제인 pregabalin, gabapentin 등도 일부 불안장애의 치료에 사용하기도 한다. 그러나 이러한 약물의 경우 임상현장에서 아직 사용경험이 충분하지 않으므로 신중히 사용해야 한다.

인지행동치료

인지행동치료는 우리가 느끼고, 생각하고, 행동하는 방식들 사이의 관계를 살펴보고 질병을 악화시키는 잘못된 인지를 인지적 재구성 등의 기법으로 교정하고 환자가 회피하던 상황에 치료적으로 노출시키는 등의 행동치료를 병행하는 정신치료방법이다. 인지행동치료는 특히 공황장애와 사회불안장애와 같은 불안장애의 치료에 있어 매우 중요하다.

불안장애 환자들이 회피가 불가능한 상황에서 불안유발상황에 처하게 되면 불안은 더욱 커지게 되며 결국 불안과 회피의 악순환 속에 갇혀버리게 된다(그림 12-1). 인지행동치료는 문제해결중심의 치료적 접근을 통해 불안과 회피를 모두 경감시켜 줄 수 있는 효과적인 치료방법이다. 또한 인지행동치료는 약물 부작용에 매우 민감하거나 임신, 수유 등의 특수한 상황으로 인해 약물치료가 불가능한 환자들에게도 적용할 수 있는 장점을 가지고 있다. 하지만 인지행동치료의 효과적 수행을 위해서는 치료자의 상당한 노력과 환자의 적극적 참여가 필요하다.

기타 비약물적 치료

기존의 인지행동치료 외에 불안장애의 치료를 위해 사용되는 비약물학적 치료로서 최근 가장 각광을 받고 있는 것은 마인드풀니스 인지치료(mindfulness based cognitive therapy)이다. 마인드풀니스 인지치료는 마인드풀니스에 근거한 스트레스 완화요법(mindfulness-based stress reduction, MBSR)에 인지치료적 기법을 접목한 것으로 마인드풀니스 명상 등을 주요 치료방법으로 사용한다. 과거에 대한 후회 혹은 미래에 대한 불안이 아닌 현재에 충실하도록 하고, 스트레스나 불안을 없애려고 하기보다는 있는 그대로 받아들이게 함으로써 그것을 견디어 낼 수 있도록 도와주는 방법이다.

공황장애(panic disorder)

공황장애는 갑작스러운 심한 불안 발작과 이에 동반되는 죽을 것 같은 두려움을 특징으로 하는 질환이다. 환자는 또다시 공황발작(panic attack)이 나타나는 것에 대한 예기불안(anticipatory anxiety), 공황발작이 생길만한 상황에 대한 회피(avoidance)를 특징적으로 보인다. 공황발작은 자율신경계 증상(autonomic symptoms) 및 공황발작으로 인하여 파국적 결과가 초래될 것이라는 인지(catastrophic cognition)가 특징적이다. 생애에 인구의 약 5%에서 발병하는 흔한 정신질환으로, 광장공포증(agoraphobia)을 포함한 회피 증상으로 인하여 사회적, 직업적 기능에 심각한 장애를 일으킨다.

개념 및 역사

공황(恐慌, panic)이라는 말은 그리스 로마 신화에 나오는 장난치기를 좋아하는 숲속의 신 판(Pan)에게서 유래되었다. 판은 숲속에 숨어서 혼자 여행하는 사람을 기다리다가 덤불을 바스락거려 여행자를 불안하게 만들고, 놀란 여행자가 걸음을 빨리하면 먼저가서 다시 덤불을 더 바스락거린다. 두려움을 느낀 여행자는 호흡이 가빠지고, 심장이 두근거리며, 가

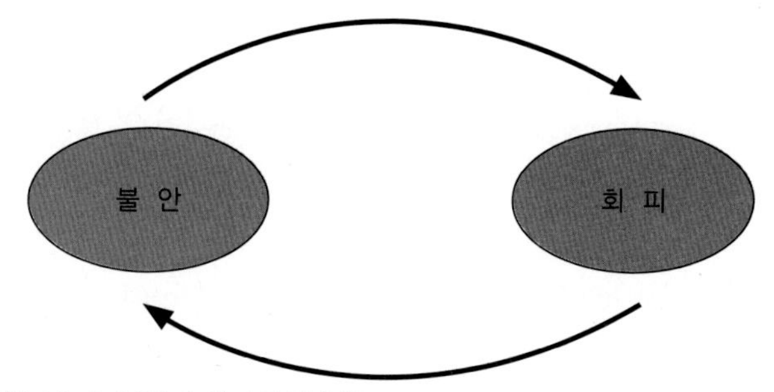

그림 12-1. 불안과 회피의 악순환.

능한 빠른 걸음으로 숲밖으로 도망치게 된다.

임상적으로 볼 때, 1832년 Bruck이 문밖으로 나갈 때 심한 현기증과 불안을 호소한 신부의 증례를 Huffeland's Journal에 보고한 것이 아마 최초의 증례보고일 것이다.

DSM-I & II에서는 불안신경증(anxiety neurosis)과 공포신경증(phobic neurosis)으로 분류되었던 것이, DSM-III가 되면서 불안신경증은 공황장애와 범불안장애(generalized anxiety disorder)로 분리되면서 정식으로 명명되었다. 공포신경증은 광장공포증, 사회공포증(social phobia) 및 단순공포증(simple phobia)으로 분류되었다.

DSM-III에서 공황장애는 12개의 증상들 중에서 최소 4개의 증상이 갑작스럽게 발생하는 최소 3번의 공황발작이 3주 내에 일어나야 한다. 공황발작이 없는 광장공포증은 공황발작이 있는 광장공포증과 개념적으로 다르다고 보아 독립된 진단을 내릴 수 있게 하였다.

DSM-III-R에서는 광장공포증보다 공황장애 진단의 우위를 강조하였고, 공황발작의 유무에 따른 광장공포증의 차이를 없앴다. 광장공포증을 공황장애와의 관계에서 분류하였는데, 광장공포증을 동반한 공황장애(panic disorder with agoraphobia), 광장공포증을 동반하지 않은 공황장애(panic disorder without agoraphobia) 및 공황장애의 병력이 없는 광장공포증(agoraphobia without history of panic disorder)으로 분류하였다. 13개의 증상 중에서 최소 4개의 증상이 갑작스럽게 발생하는 최소 4회의 공황발작이 4주 내에 있거나, 한번 이상의 예상치 못한 공황발작이 있고 1달 동안 다시 공황발작이 올 것에 대한 지속적인 걱정이 있으면 진단하도록 하였다.

DSM-IV와 DSM-IV-TR은 체계적이고 경험적인 진단접근방식을 취했는데, DSM-III에서는 3주에 3회, DSM-III-R에서는 4주에 4회였던 공황발작의 빈도를 "최소 한번의 공황발작과 또 다른 발작에 대한 최소 한달 이상의 지속적 걱정"으로 기준을 완화하였다.

DSM-5에서는 공황장애와 광장공포증을 독립된 두 진단으로 분리하였으며, 두 질환이 공존하면 같이 진단할 수 있게 하였다. 또한, 공황발작이 있을 경우 DSM-5의 어떤 진단에도 같이 명시할 수 있게 하였다.

ICD-9에서는 공황발작, 공황장애, 공황상태의 불안상태(anxiety state)와 광장공포증, 동물공포증(animal phobia), 불안히스테리(anxiety hysteria), 폐소공포증(claustrophobia), 미분류 공황증(phobia, not otherwise specifide)의 공포상태(phobic state)로 분류하였다. ICD-10에서도 공황장애와 광장공포증을 동등하게 분리된 상태로 유지하였다.

역 학

미국에서 공황장애의 평생유병률은 1~4%, 1년 유병률은 1~2%로 알려져 있다. DSM-III에 기초한 역학지역조사(Epidemiological Catchment Area, ECA) survey에서는 공황장애의 평생유병률은 0.9%, 공황장애의 병력이 없는 광장공포증의 평생유병률은 4.2%였다. 다른 나라의 경우를 살펴보면, 일본의 1년 유병률은 0.5%, 호주는 1.3%이다.

한국에서는 1984년 조사에서 DSM-III에 의한 평생유병률은 공황장애 1.68%, 공황발작을 동반한 광장공포증 0.89%, 광장공포증 2.67%였다. 1995년 국내조사에서 공황장애의 평생유병률은 1.7%, 1년 유병률은 1.5%였고, 여자가 2.9%, 남자 0.5%로 여자가 5.9배 많았고 평균발병 연령은 31.7세였다. 2004년 전국조사에서는 공황장애 평생유병률은 0.4%, 남자 0.07% 여자 0.72%였고, 1년 유병률은 0.19%, 남자 0.07%, 여자 0.29%였다.

일반적으로 여자가 남자보다 2~3배 많으며, 호발 연령은 젊은 성인으로 평균 발병 연령은 25세이나 어떤 나이에도 발병할 수 있다.

위험요인으로는 나이(청장년), 여성, 사회경제적 자원의 결핍, 흡연, 알코올 문제, 부모의 정신장애, 생애초기 외상적 사건이나 학대, 불안성 기질, 최근의 이혼이나 이별과 같은 스트레스 사건 등이 있다.

임상양상

공황발작은 갑작스럽게 심한 공포나 불편함이 수분 내 최고조에 이르고, 이 동안 신체적 및 정신적 증상이 나타나는 것을 말한다. 신체적 증상으로는 빈맥, 심장의 두근거림, 호흡곤란, 발한 등이 있으며, 정신적 증상으로는 극심한 불안, 죽을 것 같은 두려움, 정신을 잃을 것 같은 두려움 등이 있다. 환자들을 공황발작이 올 경우 흔히 응급실을 내원하게 되는데, 병원에 도착할 때쯤이나 도착한 직후 증상의 소실을 경험한다. 검사상 이상 소견이 없다는 말을 듣고 지내다가, 다시 공황발작을 경험하여 응급실을 내원하기를 반복한다. 공황장애 환자는 건강에 대한 염려, 즉 건강불안이 흔한데 심장이나 폐에 병이 있는 것으로 걱정하여 원인을 찾기 위해 심장내과 호흡기 내과 및 가정의학과 등에서 검사를 하지만 정상이라는 소견을 듣고는 나중에야 정신건강의학과를 방문하기도 한다. 공황발작은 흔히 예상치 못하게 발생하지만, 어떤 경우는 특정한 자극에 노출된 이후 발생할 수도 있다. 공황발작은 사회공포증, 특정공포증이나 외상후스트레스 장애 등 다른 정신장애에서도 발생할 수 있다.

예기불안이 특징적인데, 공황발작이 다시 올 것에 대한 두려움이 있어 공황발작을 경험한 상황에 노출될 것을 상상하거나 노출되기 전 공황발작과 비슷한 증상을 경험한다.

회피증상은 공공장소나 이전에 공황발작이 생겼던 곳에서 다시 공황발작이 올 것에 대한 두려움 때문에 생긴다. 환자들은 지하철이나 버스 타기를 피하고, 터널, 고속도로 운전을 피하기도 한다. 달리기나 계단 오르기, 무거운 물건 들기, 춤추기, 성관계, 영화보기, 언쟁하기 등 공황증상과 유사한 내적 신체감각(interoceptive sensation)이 생기는 활동도 흔히 피하는데, 활동으로 인하여 신체적 각성이 되면서 빈맥, 두근거림, 숨가쁨 등 공황발작과 유사한 증상을 유발하기 때문이다. 여성, 우울증이 동반된 경우, 단순공포증과 사회공포증이 동반된 경우 회피 증상이 흔하다. 회피 증상이 지속될 경우, 불안이 지속되어 치료 예후가 좋지 않게 된다.

회피증상이 심한 경우에는 광장공포증이 생길 수 있는데, 공황장애 환자의 1/3에서 광장공포증이 먼저 발생하기도 한다. 광장공포증은 공황발작이나 증상이 나타났을 경우 그 상황이나 장소를 빠져나갈 수 없다고 느끼거나, 창피하다고 느끼게 되는 것에 대한 불안으로 인하여 이러한 상황을 피하거나, 친한 사람을 옆에 두려고 하거나, 아니면 고통스럽게 견디는 것이다. 광장공포증에서 피하는 흔한 상황은, 쇼핑몰, 공공 교통수단, 수퍼마켓, 음식점, 극장, 줄서기, 교통혼잡, 고속도로, 집에서 멀리 여행하기, 집에 혼자 있기 등이다.

동반된 증상

우울증상이 흔히 동반되는데 우울증도 공존할 수 있다. 우울증이 공존할 경우 공황증상은 더 심하다. 주요우울증은 약 25%에서 공존하는데 우울증 삽화가 길어지고 자살의 위험도도 증가한다.

공황장애는 자살사고 및 시도와 관련되어 있는데, 공황장애 환자의 20%에 평생에 한 번 이상 자살시도가 발생한다. 공존하는 우울증, 경계선 성격장애, 또는 알콜 사용장애가 연관되어 있으며, 특히 최근 12개월 내의 공황장애 발병은 자살과 연관이 깊다. 따라서 임상가는 공황장애 환자에서 자살의 위험성을 주의깊게 평가해야 한다.

환자는 불안 증상을 스스로 조절하기 위해 물질을 복용하기도 하는데, 알코올이 가장 흔히 남용되는 물질로 약 10~30%의 환자가 알코올사용장애가 있는 것으로 추정된다.

부부갈등이 생기기도 하고, 공황발작이나 회피 증상으로 인하여 직장을 그만두기도 하여 생계 문제가 생기기도 한다.

증 례

33세 여자 환자로 평소 내향적인 성격으로 공기업에서 사무직으로 일을 하면서 특별한 문제 없이 지내왔다. 내원 2년 전 인사이동으로 원치 않았던 외근직으로 발령이 났으며 이후 업무에 대한 어려움으로 스트레스를 받아 왔다. 내원 3개월 전 환자는 새로운 인사이동에서 원하는 사무직으로 재발령이 되기를 바랐으나, 외근직으로 남게 되어 크게 실망을 하였다.

내원 2개월 전 환자는 집에서 TV를 시청하던 중 갑자기 가슴이 조이고 답답하며 두근거리고 어지럽다가 숨이 가빠지는 첫 공황발작을 수분간 경험하였다. 환자는 이런 증상이 다시 생길 것이 두려워 잠자리에 들 때면 불안감에 쉽게 잠에 들지 못하였다. 내원 2주일 전 환자는 운전 중에 땀이 나고 몸이 떨리며 숨이 가쁘게 쉬어지고 숨이 막히는 것 같아 죽을 것 같다는 두려움이 들었다. 또한 스스로를 통제할 수 없다는 생각과 함께 이러다가 미치는 것은 아닌지 불안하여 차를 갓길에 세우고 차 밖으로 나와 한참 있어야 안정이 되었다. 환자는 바로 인근 병원 응급실에 방문하였고 피검사, 흉부 방사선 검사 및 심전도 검사에서 특별한 이상소견이 없다는 이야기를 들었고 증상이 호전되어 퇴원하였다. 그러나 환자는 이후에도 증상이 다시 발생하는 것에 대한 불안감이 지속되었으며, 2~3일에 한번씩 같은 증상이 나타나 응급실에 반복적으로 방문하였다가 증상이 지속되어 정신건강의학과 외래를 방문하여 치료를 시작하였다.

진 단

공황장애의 구체적인 진단기준이 변화되어 왔지만, 진단에 중요한 것은 반복적인 공황발작, 공황발작이 다시 올 것에 대한 두려움 즉 예기불안, 공황발작이 유발된 상황이나 장소에 대한 회피이다.

DSM-5에서 공황장애는 반복적인 예상하지 못한 공황발작이 최소 한 번 이상 있고, 다시 공황발작이 올 것에 대한 지속적 걱정, 공황발작의 결과에 대한 걱정, 또는 공황발작과 관련된 부적응적인 행동(예: 직장이나 학교 결근)이 있으면 진단된다. 공황발작은 물질, 약물 또는 의학적 상태로 인한 것이 아니어야 한다. DSM-5에서는 문화특이적 증상(예: 목 통증, 통곡)을 기술하고 있는데, 이들 증상은 진단기준에는 포함시키지 않는다. 다른 정신장애로 더 잘 설명된다면 공황장애는 진단되지 않는다.

DSM-5의 공황장애의 진단기준은 표 12-1에 기술되어 있다.

아형에 대해서는 이론의 여지가 있어 DSM-5에서 공식적으로 채택되지는 않았지만, 호흡기계 증상을 주로 보이는 호

표 12-1. 공황장애(panic disorder)의 DSM-5 진단기준

A. 반복적으로 예상하지 못한 공황발작이 있다. 공황발작은 극심한 공포와 고통이 갑작스럽게 발생하여 수분 이내에 최고조에 이르러야 하며, 그 시간 동안 다음 중 4가지 이상의 증상이 나타난다.
주의점: 갑작스러운 증상의 발생은 차분한 상태나 불안한 상태에서 모두 나타날 수 있다.
1. 심계항진, 가슴 두근거림 또는 심장 박동수의 증가
2. 발한
3. 몸이 떨리거나 후들거림
4. 숨이 가쁘거나 답답한 느낌
5. 질식할 것 같은 느낌
6. 흉통 또는 가슴 불편감
7. 메스꺼움 또는 복부 불편감
8. 어지럽거나 불안정하거나 멍한 느낌이 들거나 쓰러질 것 같음
9. 춥거나 화끈거리는 느낌
10. 감각이상(감각이 둔해지거나 따끔거리는 느낌)
11. 비현실감(현실이 아닌 것 같은 느낌) 혹은 이인증(나에게서 분리된 느낌)
12. 스스로 통제할 수 없거나 미칠 것 같은 두려움
13. 죽을 것 같은 공포
주의점: 문화 특이적 증상(예: 이명, 목의 따끔거림, 두통, 통제할 수 없는 소리 지름이나 울음)도 보일 수 있다. 이러한 증상들은 위에서 진단에 필요한 4가지 증상에는 포함되지 않는다.

B. 적어도 1회 이상의 발작 이후에 1개월 이상 다음 중 한 가지 이상의 조건을 만족해야 한다.
1. 추가적인 공황발작이나 그에 대한 결과(예: 통제를 잃음, 심장발작을 일으킴, 미치는 것)에 대한 지속적인 걱정
2. 발작과 관련된 행동으로 현저하게 부적응적인 변화가 일어난다(예: 공황발작을 회피하기 위한 행동으로 운동이나 익숙하지 않은 환경을 피하는 것 등).

C. 장애는 물질(예: 남용약물, 치료약물)의 생리적 효과나 다른 의학적 상태(예: 갑상선기능항진증, 심폐 질환)로 인한 것이 아니다.

D. 장애가 다른 정신질환으로 더 잘 설명되지 않는다(예: 사회불안장애에서처럼 공포스러운 사회적 상황에서만 발작이 일어나서는 안 된다. 특정공포증에서처럼 공포 대상이나 상황에서만 나타나서는 안 된다. 강박장애에서처럼 강박 사고에 의해 나타나서는 안 된다. 외상후 스트레스 장애에서처럼 외상성 사건에 대한 기억에만 관련되어서는 안 된다. 분리불안장애에서처럼 애착 대상과의 분리에 의한 것이어서는 안 된다).

〈Reprinted with permission from the Diagnostic and Statistical manual of Mental Disorders, Fifth Edition (Copyright 2013). American Psychiatric Association.〉

흡기형(respiratory type)과 비호흡기형(non-respiratory type)이 제안되었다. 주된 증상에 따른 다른 제안된 아형은 심장형(cardiac), 위장관형(gastrointestinal), 전정형(vestibular), 야행성(nocturnal), 비공포형(nonfearful), 인지형(cognitive) 등이 있으나 연구가 더 필요하다.

감별진단과 동반이환장애

내외과적 감별진단

환자가 내원하면 공황발작과 유사한 증상을 보이는 약물, 내외과적 질환을 우선 감별하는 것이 중요하다.

공황발작을 유발하는 약물은, 카페인 및 각성제(코카인, 메트암페타민) 등이며, 알코올 금단증상도 비슷한 양상을 보인다.

감별해야 할 의학적 상태로는 심혈관, 호흡기, 신경학적 및 내분비 질환 등이 있다. 심장센터 환자 중 약 1/3에서 공황장애가 있으며, 공황장애 환자의 약 21%에서 심장이상이 발견된다. 과민성대장증후군은 자율신경계증상, 예기불안, 회피행동 등의 측면에서 공황장애와 비슷한데, 공황장애 환자의 약 7~46%에서 발견된다. 갑상선기능항진증, 반응성 저혈당증, 크롬친화세포종(pheochromocytoma), 복합부분발작(complex partial seizures)으로 인하여 드물게 발생할 수 있다(표 12-2).

감별해야 할 정신장애

다른 불안장애에서도 공황발작이 동반될 수 있으므로 공황장애를 다른 불안장애와 감별하는 것이 중요하다.

공황장애는 특정 자극이나 상황과 상관없이(situation unbound), 자발적으로(spontaneous), 예상치 못하게(unexpected), 반복적인(recurrent) 공황발작이 특징적이다. 반면, 특정공포증이나 사회공포증 등의 공포증에서는 불안 증상을 유발하는 원인을 환자가 정확하게 알고 있고, 유발자극에 노출되거나 노출이 예상될 때 불안반응이 나타난다.

특정공포증은 높은 곳, 좁은 곳, 뱀이나 거미 등의 동물 등 특정 자극이나 상황에 노출되었을 때 불안 반응이 나타나는 질환이다. 사회공포증에서도 공황발작을 경험할 수 있지만,

표 12-2. 공황장애의 내외과적 감별질환

공황발작을 유발할 수 있는 약물	공황발작과 감별해야 할 내과적 질환
카페인(caffeine)	내분비질환
코카인(cocaine)	갑상선 기능항진증/기능저하증
메트암페타민(methamphetamine)	부갑상선기능항진증
테오필린(theophylline)	크롬친화세포종
기관지확장제(bronchodilator)	호흡기질환
콜레시스토키닌(cholecystokinin)	천식
티록신(thyroxine)	만성폐쇄성호흡기질환
L-도파(L-dopa)	전정기능 이상
플루마제닐(flumazenil)	현기증
요힘빈(yohimbine)	메니에르병
이소프로테레놀(isoproterenol)	심혈관계 질환
	특발성 심근병증
	승모판 탈출증
	정신신경계 질환
	알코올 금단
	과호흡
	측두엽 간질
	두통
	위장관계 질환
	소화성궤양
	과민성대장증후군
	글루탐산모노나트륨 과민성

또 다른 공황발작이나 그 결과에 대한 두려움보다는 다른 사람의 주시나 평가에 대한 공포가 더 특징적이다.

범불안장애는 감별하기 어려운데, 공황장애의 경우 공황발작이 수분 내 빠르게 증가하고 대개 10여 분 동안 짧게 지속되는데 비해, 범불안장애의 불안은 서서히 나타났다가 오래 지속되는 특징을 보인다.

외상후 스트레스 장애도 감별해야 하는데, 외상적 사건을 불러일으키는 상황에 노출되었을 때 공황발작을 경험할 수 있다.

동반이환장애

일반적으로 불안장애는 기분장애와 높은 동반이환율을 보이는데, 공황장애의 경우도 마찬가지다. 공황장애의 평생 유병률은 양극성장애의 약 21%로 주요우울증의 약 10%보다 훨씬 높다. 양극성장애 I형(현재 9%, 평생 18%)이 양극성장애 II형(현재 4%, 평생 14%)보다 높다. 공황장애는 양극성 장애의 경과와 예후에 좋지 않은 영향을 미친다. 공황장애 단독일 때는 우울증의 위험성이 47%이지만, 공황장애와 사회공포증이 같이 있을 경우 우울증의 위험성은 94%로 증가한다. 환자의 약 1/3에서 공황장애가 주요우울증에 선행하고, 1/3에서 동시에 발병한다. 주요우울증이 동반이환될 경우 자살의 위험성이 증가한다.

공황장애는 광장공포증, 사회공포증, 범불안장애, 강박증 등과도 흔히 동반이환된다.

원 인

유전적 요인

공황장애가 있는 일차친족에서 다른 정신장애가 있는 일차친족보다 공황장애의 위험은 4~8배 증가하였으며, 이란성쌍생아보다 일란성쌍생아에서 공황장애의 일치율이 증가하는 것은 유전적 요인을 시사한다.

생물학적 요인

가성질식알림가설(false suffocation alarm theory)

Klein에 의하여 제기되었는데, 이산화탄소에 대한 비정상적인 민감성으로 인하여 질식 감시기(suffocation monitor)가 정상적인 생리적 상태인데도 산소가 부족하다는 잘못된 신호를 발생시키고 질식경고시스템을 활성화시킴으로써 호흡곤란과 과호흡 등 공황발작을 일으킨다는 이론이다. 이 이론은 공황장애 환자들이 이산화탄소 유발 검사에 공황증상을 일으키는 결과를 보임으로써 뒷받침되었다. Klein은 이 가설을 확장하여 내인성 아편유사제 조절곤란(endogenous opioid dysregulation)이 CO_2 감수성, 소아기 부모의 상실로 인한 분리불안 및 공황발작을 증가시킨다고 보았다.

공황발작을 유발하는 물질 또는 공황유발인자(panicogen)

이들 물질은 대부분의 공황장애 환자에게 공황발작을 유발한다. 호흡기계 공황유발인자로는 이산화탄소(carbon dioxide), 고삼투압 젖산(hyperosmolar sodium lactate), 중탄산염(bicarbonate)이 있고, 신경화학적 공황유발인자로는 요힘빈(yohimbine), 이소프로테레놀(isoproterenol), meta-Chlorophenylpiperazine(mCPP), 플루마제닐(flumazenil), 콜레시스토키닌(cholecystokinin), 카페인(caffeine) 등이 있다. 이들은 호흡기계를 자극하고 산-염기 불균형을 초래하여 공황발작을 유발한다.

신경회로 모델

기능적 연구에서 감정생성영역(emotion generation area)의 과활성화와 감정조절영역(emotion regulation area)의 기능이상으로 특징지워지는 공포조절회로(fear regulation circuit)의 이상이 시사된다. 불안장애에 공통적으로 편도(amygdala), 전대상피질(anterior cingulated cortex), 해마(hippocampus)의 변화가 관여하는데, 위협자극에 대한 편도의 과활성화, 해마의 과활성화, 위협자극에 대한 등쪽 전대상피질의 과활성화 등이 일관되게 보고되고 있다. 기능적 뇌연결성 연구에서는 감정을 생성하는 부위[편도, 섬엽(insula)]와 대뇌 피질의 조절 영역[내측전전두피질(medial prefrontal cortex)], 입쪽 전대상피질(rostral ACC)의 연결성의 저하를 보인다. 공황장애 환자에서의 뇌 회로의 이상은 편도 및 측두엽의 용적 감소, 내측두엽의 크레아틴 및 인산화크레아틴 대사물의 감소, 편도, 해마, 시상 및 뇌간 당대사의 감소 등이다. 물론 이러한 뇌회로의 변화는 공황장애에 특이적이지는 않고 다른 불안장애에서도 보인다는 문제가 있어 더 연구가 필요한 실정이다. 많은 연구에서 편도 및 해마 주변부에서 벤조디아제핀 수용체 밀도의 감소가 보고되었는데, 일부에서 세로토닌 1a(5HT1a) 수용체의 저하도 보고되었다.

신경화학적 이상

노르아드레날린은 불안장애의 병태생리와 관련이 있다. 공황장애 환자들에서 중추 노르아드레날린계의 과민성이 제시되었는데, 과민한 청반(locus ceruleus)과 중추신경계 노르아드레날린 시스템이 공황발작을 유발한다. 요힘빈(yohimbine)은 노르아드레날린 유출을 증가시켜 공황발작을 유발한다.

공황장애에 세로토닌이 관련되어 있다는 것은 잘 알려져 있는데, 공황억제시스템(panic inhibition system)의 이상으로 공황장애의 병태생리를 설명하는 근거들이 있다. 첫째, 항우울제가 세로토닌의 항공황 효과를 강화시킨다. 둘째, 복외측 등쪽 솔기핵(ventrolateral dorsal raphe nuclei, VLDR) 및 복외측 수도관주위회색질(ventrolateral periaqueductal gray, VLPAG)에 있는 세로토닌 신경원이 등쪽 수도관주위회색질(dorsal periaqueductal gray)이 유발한 공황양상의 반응을 억제한다. 셋째, 상황과 관련된 공포가 편도의 중앙핵(central nucleus of the amygdala-DRVL/VLPAG)회로를 활성화시켜 동결반응(freezing)과 회피반응을 억제하는 데 관여한다. 넷째, DRVL/VLPAG 세로토닌 신경원은 중추 화학수용체로 젖산 나트륨(sodium lactate)과 CO_2 같은 공황유발 물질에 대한 행동적 심호흡기 반응을 매개한다.

심리적 요인

신체감각에 대한 지각의 증가가 공황장애 발병에 중요한데, Reiss가 제안한 불안 민감성(anxiety sensitivity)이 그 중의 하나이다. 불안 민감성은 공포에 대한 공포(fear of fear), 신체감각에 대한 공포라고 할 수 있는데, 불안으로 발생하는 신체적, 심리적, 사회적 결과를 두려워하는 것이다. 이러한 불안 민감성은 심한 질병이나 손상의 직접 경험, 가족의 심한 병이나 사망을 목격, 부모의 경고, 신체 증상에 대한 부모로부터의 강화된 주의, 신체 감각을 고통스러워하는 부모를 모형화함으로써 발생할 수 있다.

Mowrer의 이론은 공황발작을 경험한 이후 고전적 조건화에 의해 공포를 학습하고, 공포상황을 피함으로써 공포반응을 소거하지 못하게 되어 공황장애가 유지된다는 두 단계로 공황장애를 설명한다. 내수용 조건화(interoceptive conditioning) 또는 내적인 자극에 대한 조건화된 공포는 불안으로 유발되는 신체증상이 심한 불안이나 공황을 유발한 경우 생긴다. 즉, 공황발작 때 빈맥을 경험한 경우, 운동 등을 통해 빈맥이 생기면 환자는 불안이나 공황발작을 경험하게 된다.

공황장애의 주요한 이론적 모델은 Beck, Clark, Bandura 등의 인지이론이다. Clark에 의해 제안된 파국적 해석오류(catastrophic misinterpretation)는 양성되먹이기 고리(positive feedback loop)를 활성화시키는데, 모호한 신체 감각을 파국적으로 해석함으로써 불안이 유발되고, 이 불안은 다시 자율신경계 각성을 유발하여 증상이 악화된다는 것이다. 환자는 계단을 오르면서 생기는 빈맥을 공황발작의 증상으로 오인하여 불안해지고 이로 인하여 오히려 공황발작을 경험하게 된다. 또한, 빈맥이나 숨이 차면 정신을 잃게 될 것이라고 파국적으로 해석하게 되어 빈맥이나 숨이 가쁜 모든 활동을 피하는 회피행동이 강화되는데, 이것이 공황증상을 유지하게 하는 기전이 된다.

Barlow는 여러가지 요소를 통합하여 원인 모델을 제안하였는데, 일반적인 생물학적 및 심리적 취약성이 있는 개인이 스트레스를 경험할 때 생리적 공포반응이 과다해지고, 환자는 애매한 신체감각을 위험한 것으로 잘못 해석하는 경향으로 인하여 내수용적 자극에 대하여 공포반응을 보인다. 이렇게 발생한 공포는 불쾌한 신체감각이 다시 생길 것에 대해 불안해하고, 이러한 상황을 피하게 되는 광장공포증이 발생하는데, 이 회피행동은 불쾌한 신체감각에 대한 공포를 유지시키고, 그러한 신체감각이 해롭다는 믿음을 강화시켜 질환을 지속시키게 된다.

치 료

공황장애 환자는 응급실이나 일차진료를 흔히 이용하게 되는데, 이 상황에서 진단이 잘되지 않아 적절한 치료가 제공되지 못하는 문제가 있다. 발병 이후에 대개 정신건강의학과를 찾을 때까지 수년이 소요되며, 그동안 환자는 증상으로 인한 고통뿐만 아니라, 사회적, 직업적 기능에 굉장한 손실을 입게 된다.

약물치료(pharmacotherapy)

약물치료의 목적은 공황발작의 반복을 줄이는 것인 동시에 예기불안, 회피행동 및 우울증 같은 공존질환을 치료하는 것이다. 파록세틴(paroxetine), 서트랄린(sertraline), 플루복사민(fluvoxamine), 시탈로프람(citalopram), 에스시탈로프람(escitalopram) 및 플루옥세틴(fluoxetine) 등의 선택적 세로토닌 재흡수 억제제(selective serotonin reuptake inhibitor, SSRI)가 효과적이며 일차선택제이다. SSRI는 중등도 내지 큰 효과크기를 보이며, 기분 및 다른 불안 장애도 호전시킨다. SSRI 간에 효과는 차이가 없으나, 부작용, 약물 상호작용 및 반감기에 차이가 있으므로 환자의 증상과 약물의 특성을 고려하여 약을 처방한다.

새로운 항우울제인 둘록세틴(duloxetine), 벤라팍신(venalfaxine), 밀나시프란(milnacipran), 머타자핀(mirtazapine) 등도 효과적이다.

벤조디아제핀(benzodiazepines)은 빠른 효과를 보이기 때문에 유용하여 일반적으로 SSRI에 병용투여하지만, 의존성, 남용 및 금단증상이 흔히 발생하므로 장기 사용은 특별히 주의해야 한다.

이미프라민(imipramine), 데시프라민(desipramine), 클로미프라민(clomipramine), 노르트립틸린(nortriptyline), 아미트립틸린(amitriptyline) 등의 삼환계 항우울제(tricyclic antidepressant)가 효과적이나 부작용이 심해 사용에 주의가 요구된다.

단가아민 산화효소 길항제(monoamine oxidase inhibitor)도 효과적인데, 치료저항성 환자에게 유용할 수 있다.

아리피프라졸(aripiprazole), 올란자핀(olanzapine) 등 비전형항정신병약물도 사용할 수 있다.

레복세틴(reboxetine)과 항경련제의 효과는 밝혀져 있지 않으며, 트라조돈(trazodone), 부프로피온(bupropion)은 효과가 적다.

공황장애의 약물치료 효과는 약 3개월 후에 평가를 하며, 약물에 반응을 한 이후에도 약 6개월 이상 치료를 지속한다. 만성적이고 재발이 잦아 대개 12~24개월 정도의 유지치료가 권장된다.

인지행동치료(cognitive behavioral therapy, CBT)

인지행동치료는 가장 많이 연구되고 효과가 입증된 치료법이며, 개인 또는 집단으로 실시할 수 있다. 공황장애의 인지행동치료는 내수용조건화와 인지이론에 바탕을 두고 있는데, Barlow & Craske의 공황조절치료(panic control treatment)와 Clark의 공황장애의 인지치료(cognitive therapy for panic)가 대표적이다. 인지행동치료는 아래 요소를 포함한다. 1) 공황에 대한 정신교육: 공황증상에 대한 오해를 교정함, 2) 인지재구조화: 사고의 왜곡을 발견하고 교정함, 3) 노출: 환자가 두려워하는 신체 증상(예: 빈맥, 호흡곤란, 어지러움 등)에 내수용노출(interoceptive exposure)시키고 두려운 상황(예: 낯선 곳, 운전) 등에 직접 노출시켜 파국적 인지오류를 교정하고, 불안반응을 줄임.

급성기 공황장애의 치료에 항우울제와 정신치료(인지행동치료, 행동치료, 기타)를 병합하는 것은 항우울제 단독 및 정신치료 단독요법보다 효과적이며, 정신치료 중에서는 인지행동치료가 가장 효과적이다.

그 외, 응용이완(applied relaxation), 인터넷 또는 컴퓨터를 이용한 CBT도 효과적이다.

경과 및 예후

일반적으로 다른 불안장애와 같이 공황장애도 만성적인 경과를 보인다. 그러나 범불안장애와 사회공포증보다는 나은 경과를 보이는데 특히 광장공포증이 없는 경우에는 더 좋다. 약 30%의 환자는 수년 내에 재발없이 완전히 완화되고, 약 35%의 환자는 현저히 호전되는데, 호전과 악화를 반복한다. 부적절한 치료를 받는 것이 불충분한 반응을 보이는 중요한 요인이다. 약물을 중단하였을 때, 6개월 내 25~50%의 환자가 재발한다.

범불안장애(generalized anxiety disorder)

개념 및 역사

범불안장애는 일상 생활의 상황이나 활동들에 대하여 거의 매일 최소한 6개월 이상 과도한 불안과 걱정을 주로 나타내는 질환이다. 이러한 걱정을 통제하기 어렵고, 흔히 근육 긴장 등의 여러 신체 증상을 동반하며, 짜증이 잘 남, 수면 장애, 초조감, 신경이 곤두선 느낌 등의 증상을 보인다. 범불안장애 환자들의 지나친 걱정은 직장이나 가정생활에서의 일상적인 일과에 대해 주로 일어나며, 개인의 중요한 영역에서의 기능이 현저히 떨어진다.

범불안장애는 이전의 anxiety neurosis라는 개념에서 공황장애와 범불안장애로 구분되며 1980년 DSM-III에서 처음으로 generalized anxiety disorder(GAD)라는 진단명으로 소개되었으나, 초기에는 불안의 잔여 진단 정도로 여겨졌다. 또한, 흔히 약물치료가 잘 안 되는 질환, 질환 자체가 애매하고 규정짓기 힘든 질환, 진단 및 치료에서 하위의 질환으로 여기는 등의 편견이 있어 왔다. 또한 흔한 신체 증상으로 인해 내과 의사나 일반의에게 치료를 받는 경우가 많고, 다른 정신과적 질환이 흔히 동반되고, DSM-III 이후에도 진단 체계의 잦은 변화 등 그동안 정신과 임상 영역에서 진단 및 치료의 어려움과 함께 큰 관심 대상이 아니었다. 그러나 DSM-IV 발표 이후 진단이 명료해지고 안정화되었으며, 최근 여러 약물치료의 장기치료 효과 및 안전성 등이 입증되면서 치료 영역에서의 큰 팽창을 이루어 현재 불안장애 질환 중 매우 활발히 연구가 진행되고 있는 질환이며, 임상적으로 관심이 급격히 증가되고 있다.

역 학

Kessler의 National Comorbidity Survey Replication(NCS-R)에 의하면 미국에서 범불안장애의 평생 유병률이 5.7%로 조사되었고, 12개월 유병률은 청소년에서는 0.9%, 성인 인구에서는 2.9%이다. 남성보다 여성에서 약 2배 정도 더 많이 발생하며, 입원 치료 비율은 남녀에서 같다고 한다. 비교적 일차의료 기관에서 흔히 발견되는 질환이며, 불안장애 전문클리닉을 방문하는 환자의 약 25%가 범불안장애 환자라는 보고가 있다. 청소년기 후반이나 성인 초기에 대개 발병하나, 진단 유병률은 중년에서 최고조에 이르렀다가 이후 점차 줄어든다. 2011년 국내의 역학 조사에서는 평생 유병률이 1.9%(남성 1.4%, 여성 2.4%), 12개월 유병률은 1.0%(남성 0.8%, 여성 1.2%)로 조사되어 외국의 결과보다 낮게 조사되었으나 실제로는 이보다 유병률이 높을 것으로 보인다.

일차 진료기관 환자의 12개월 유병률이 5% 이상일 정도로 일차 진료기관에서 매우 흔한 정신질환이나, 1/3의 환자만이 발병 후 같은 연도에 정신과 치료를 받고, 나머지는 10년 이상 경과 후 치료를 받는 등 정신과 진료가 늦어지는 경향이 있다. 그 이유로는 신체 불편감을 흔히 동반하여 그들의 증상이 신체장애의 일종이라 생각하므로 정신과로 잘 방문하지 않으며, 서서히 발병하는 특성으로 인하여 장기간 치료 없이 적응하며 생활을 하기 때문이다. 또한 동반질환으로 인하여 범불안장애의 진단이 가려지고, 우울증이나 물질남용, 다른 불안장애와 같은 다른 정신과적 합병 질환이 발병할 때까지 범불안장애를 잘 인식하지 못하고, 일차 진료기관 의사들의 진단 및 치료에 대한 인식이 부족한 이유 등이다.

임상양상

범불안장애 환자들은 계속되는 과도한 걱정과 불안이 핵심 증상으로서, 근육 긴장과 초조감을 흔히 동반한다. 범불안장애 환자들의 걱정은 일반적인 일에 대한 걱정으로서, 미래의 사건이나 활동에 대한 걱정이 더 많다. 직장, 가족, 건강, 재정상황이나 대인 관계에 대해 사소하고 일상적인 일에 대한 지나친 걱정이 주로 나타난다. 이러한 걱정이 있는 날이 없는 날보다 더 많고, 통제하기 어려운 지나친 걱정은 개인의 다른 주요 기능을 방해한다. 범불안장애의 또 다른 주요 증상은 초조감, 신경이 곤두선 느낌과 근육 긴장으로서 이에 따른 떨림, 근육통, 몸살 기운 등의 여러 신체 증상을 동반하며 피로감, 불면증 등의 증상이 흔히 동반되고 항상 긴장되어 보인다. 또한 땀 흘림, 메스꺼움, 설사 등의 신체적 증상과 잘 놀라는 증상 등을 보인다. 가슴 두근거림, 질식감, 어지러움 등의 자율신경계 항진 증상은 공황장애 등의 다른 불안장애보다는 현저하지는 않다. 스트레스와 관련한 과민성 대장 증상, 두통 등의 증상도 흔히 나타난다. 이러한 신체적인 불편감이 자주 나타나기 때문에 일반의나 내과, 가정의학과 의사를 잘 찾게 되며, 과민성 대장 증상 등은 소화기 내과에, 소변이 자주 마려운 증상은 비뇨기과나 산부인과를 잘 찾게 되고 신체검사상 특별한 이상 소견은 발견되지 않고 신경성이라는 말을 주로 듣곤 한다.

범불안장애 환자들은 불확실한 상황에 대해 잘 인내하지 못하여, 불확실한 상황을 부정적인 것으로 받아들여 이를 회피하고자 노력하며, 한편으로 불확실한 상황에 맞닥뜨리게 되었을 때는 아무런 반응을 할 수 없는 상태에 놓이는 경향이 있다. 범불안장애 환자들의 과도한 걱정과 불안은 행동의 변화를 가져오는데, 부정적으로 작용할 가능성이 있는 사건이나 활동들을 시간과 노력을 써서 회피하려 하고, 극심한 걱정 때문에 행동이 꾸물거리게 되고 결정을 잘못 내리게 되고, 계속해서 확인을 추구하는 등의 행동의 변화를 보인다.

증 례

47세 가정 주부가 내과로부터 의뢰되어 정신건강의학과 외래에 방문하였다. 평소 메슥거림, 두통, 온몸이 쑤시고 아픈 증상을 호소하여 자주 내과나 가정의학과를 방문해서 검사를 받았지만 특별한 이상 소견은 없고 신경성이라는 말만 듣곤 하였다고 한

다. 30세에 출산을 하고나서부터 불면증과 자주 긴장하고 초조해하는 증상이 생겼고, 이런 증상은 스트레스를 받으면 더욱 심해졌다고 한다. 1년 전 환자의 딸이 남녀공학 고등학교에 진학한 후부터 딸이 학교에서 남학생들로부터 위해를 당하면 어떡하나 하는 등의 걱정이 많이 들었고 하루에도 서너 번 딸에게 전화를 한다고 한다. 6개월 전부터는 불면증과 긴장감, 불안 초조감, 피로감이 더 심해졌다고 한다. 최근에는 불면증이 더욱 심해지고 자주 안절부절못하고 사소한 일에도 쉽게 짜증을 내는 일이 있어 내과의사로부터 정신건강의학과에 가보라는 말을 들었다고 한다.

진 단

범불안장애에서의 불안과 걱정은 정상적인 불안과는 달리 너무 지나치고 스스로 조절이 어려우며 이로 인해 일상생활에 현저한 장애가 뒤따른다는 특징을 가지며 특별한 유발 요인 없이 좀 더 전반적이고 현저하게 나타나고 오랜 기간 동안 지속된다. 1994년 발표된 DSM-IV에 의한 범불안장애의 진단 기준에 의하면, 일상 생활의 상황들에 대하여 최소한 6개월 이상의 기간 중 안 그런 날보다 더 많은 날 동안 과도한 불안과 걱정이 나타나고 이런 걱정을 통제하기 어렵고, 또한 1) 안절부절 못하거나 긴장, 초조하고 신경이 곤두선 느낌, 2) 쉽게 피로해짐, 3) 주의집중 곤란이나 정신이 멍해지는 느낌, 4) 짜증이 잘 남, 5) 근육의 긴장, 그리고 6) 수면 장애 등 6가지의 증상들 중 3가지 이상을 동반하며, 이로 인해 정신사회적 기능에 장해를 보이는 등의 진단 기준을 만족할 때 진단을 내리는 것으로 되어있다.

2013년 5월 DSM-5가 발표되기 직전까지 범불안장애가 과도한 걱정(worry)이 주요 특징임을 반영하여 진단명으로 'generalized worry disorder', 'pathological worry disorder' 혹은 'major worry disorder' 등이 제안되기도 하였다. 또한 DSM-IV에 의한 범불안장애 진단기준의 신뢰도, 타당도의 문제가 제기되며 진단기준으로는 기간 기준이 3개월로 축소되고, DSM-IV의 6가지의 진단기준 증상군 중 우울증이나 외상후스트레스장애와 중복되는 피로감, 주의집중 곤란, 짜증이 잘 남, 수면 장애의 4가지 증상군을 배제하여 1) 안절부절못하거나 긴장, 신경이 곤두선 느낌, 2) 근육의 긴장의 2가지만으로 국한하고, 불안, 걱정 및 부정적 결과를 초래하는 활동이나 사건에 대해 과도한 회피, 과도한 시간과 노력, 과도한 꾸물거림, 반복되는 확인 등 4가지의 행동들 중 한 가지 이상을 만족하는 기준이 추가 제안되기도 하였다. 그러나 여전히 논란의 여지가 있어 결국 DSM-5의 범불안장애 진단 기준은 DSM-IV의 진단 기준에서 별 변화 없이 발표되었다. 하지만 DSM-5가 발표되기 전에 제안되었던 개념과 내용들은 추후 버전 등에서 반영될 수 있으리라고 여겨진다. 범불안장애의 DSM-5 진단기준은 표 12-3과 같다.

감별진단과 동반이환장애

범불안장애 역시 불안을 유발할 수 있는 각종 신체적, 정신과적 질환들과 감별진단이 필요하다. 특히 갑상선 기능항진증이나 부정맥 등의 심장질환에 대한 감별이 필요하므로 각종 혈액검사와 갑상선기능검사, 심전도검사 등이 필요하다. 그밖에 카페인 중독이나 습관성 물질의 남용, 알코올 금단증

표 12-3. 범불안장애의 DSM-5 진단기준

A. 직장이나 학업과 같은 수많은 일상 활동에 대한 과도한 불안과 걱정(염려)이 최소한 6개월 이상의 기간 중 안 그런 날보다 더 많은 날 동안 지속된다.
B. 개인은 이런 걱정을 조절하기가 어렵다.
C. 불안과 걱정은 다음의 6가지 증상 중 적어도 3가지 이상의 증상과 관련이 있다(지난 6개월 동안 적어도 몇 가지 증상이 있는 날이 없는 날보다 더 많다).
   1. 안절부절못하거나 긴장, 초조하고 신경이 곤두선 느낌
   2. 쉽게 피로해짐
   3. 집중하기가 어렵고 멍한 느낌
   4. 짜증이 잘 남
   5. 근육의 긴장
   6. 수면장애(잠이 들기 어렵거나 또는 유지가 어렵고 밤새 뒤척이면서 만족스럽지 못한 수면상태)
D. 불안, 걱정 또는 신체적 증상들이 사회적, 직업적, 또는 다른 중요한 기능에 있어 임상적으로 유의한 고통 또는 장애를 일으킨다.
E. 본 장애가 물질(예: 남용약물, 처방약물)이나 일반적인 질병(예: 갑상선 기능항진증)의 직접적인 생리적 영향 때문에 발생한 것이 아니다.
F. 본 장애는 다른 정신 장애[예: 공황장애에서의 공황발작, 사회불안장애(사회공포증)에서의 부정적 평가, 강박장애에서의 오염이나 다른 강박사고, 분리불안장애에서의 애착된 사람과의 이별, 외상후스트레스장애에서의 외상 사건의 기억, 신경성 식욕부진증에서의 체중 증가, 신체증상장애에서의 신체적 증상, 신체이형장애에서 지각하는 외모의 결점, 질병불안장애에서 심각한 질병을 갖고 있다는 것, 조현병이나 망상장애에서의 망상적 믿음의 내용 등과 관계된 불안이나 걱정]로 더 잘 설명되지 않는다.

상이나 진정제, 수면제의 금단증상 등과도 감별해야 한다. 정신과적 질환 중 특히 공황장애에서의 예기불안과 감별해야 하며, 우울증, 사회불안장애, 강박장애, 특정 공포증, 신체증상장애, 질병불안장애, 조현병 등과도 감별이 필요하다.

다른 불안장애처럼 범불안장애도 많은 공존질환을 동반하는데 주요우울증과의 공존이 약 60%, 다른 어떤 불안장애와는 약 57%, 다른 어떤 물질사용장애와는 약 34% 동반하며, 약 88%의 환자가 평생 하나 이상의 다른 정신장애와 공존하는 것으로 알려져 있다. 따라서 불안장애에서 동반하는 공존질환은 예외(exception)라기보다는 관례(rule)처럼 여겨지고 있다. 범불안장애는 주요우울증과 공존할 때 기능 손상이 더 심하고 더욱 만성적으로 되며, 주요우울증이 없는 범불안장애 환자일지라도 50%에서 1~2년 내에 주요우울증으로 발전한다. 따라서 범불안장애가 주요우울증의 선행 질환이라 할 수 있으며, 주요우울증으로 아직 발전하지 않은 범불안장애 환자일지라도 적극적 치료가 필요하다.

원 인

범불안장애의 원인은 아직까지 잘 알려져 있지 않으나, 생물학적 요인과 심리학적 요인이 함께 작용하는 것으로 여겨지고 있다.

생물학적 요인

범불안장애에 대한 benzodiazepine계 약물과 buspirone 같은 azapirone계 약물의 치료 효과뿐만이 아니라 최근 선택적 세로토닌 재흡수 억제제(selective serotonin reuptake inhibitor, SSRI)와 세로토닌 노르에피네프린 재흡수 억제제(serotonin norepinephrine reuptake inhibitor, SNRI)의 치료 효과 연구의 발전으로, 최근 GABA, serotonin, norepinephrine 등이 범불안장애의 생물학적 요인에 관련된다고 여겨지고 있다. GABA-benzodiazepine 수용체 복합체 기능 이상의 근거로는 benzodiazepine 수용체 작용제인 benzodiazepine계 약물이 불안을 감소시키고, 그 길항제인 flumazenil과 그 역작용제인 β-carboline이 불안을 야기한다는 것이다. Serotonin 관련 가설로는 항불안 효과를 나타내는 buspirone이 $5\text{-}HT_{1A}$ 수용체 부분 작용제(partial agonist)라는 점과 SSRI가 항불안 효과를 나타내는 점에 근거한다. 범불안장애 환자의 α_2-adrenaline 수용체의 감수성 감퇴와 SNRI가 항불안 효과를 나타내는 것으로 미루어 norepinephrine 또한 관련되는 것으로 여겨지고 있다. 이외에도 glutamate, cholecystokinin 이상이 관련된다는 주장도 제기되고 있다.

신경해부학적으로는 전두엽(frontal lobe)과 변연계(limbic system), 기저핵(basal ganglia)의 이상이 발병에 관여한다고 알려져 있다. 또한 일부에서는 benzodiazepine 수용체가 가장 많이 분포되어 있는 후두엽(occipital lobe)의 이상이 발병의 원인이라는 주장도 있다. 한 PET 연구에서 범불안장애 환자의 기저핵과 백질의 대사율 감소를 보고하기도 하였다.

이 질환을 갖고 있는 환자의 직계 가족 중 약 25%에서 범불안장애가 발견되는 것으로 미루어 유전적 요인이 작용하는 것으로 여겨진다. 또한 일란성 쌍생아에서의 질병의 일치율은 50%인데 반해 이란성 쌍생아에서의 질병 일치율은 15% 정도로 알려져 있다. 하지만 유전적 요인 못지않게 환경적 요인 또한 이 질환의 발병에 큰 영향을 미칠 수 있다.

뇌파 연구에서 알파파와 유발전위 이상이 보고되고 있다. 수면 뇌파 연구에서 수면 중단이 증가하고, 델타 수면, 1단계 수면 및 REM 수면 감소가 관찰되었다. 이러한 수면 구조의 변화는 우울 장애에서 보이는 수면 변화와 다르게 나타난다.

심리사회적 요인

범불안장애의 심리사회적 요인과 관련해서는 크게 두 가지 학파가 있다. 인지행동 학파와 정신분석 학파가 그것인데, 인지행동 이론은 환경의 부정적인 요인에 대해 선택적 주의, 정보처리과정의 왜곡, 자신의 대응능력에 대한 부정적 시각으로 인해 위험을 부정확하고 부적절하게 인지하기 때문에 불안이 생긴다고 주장한다. 정신분석 이론은 불안이 해결되지 않은 무의식적 갈등의 증상이라는 Freud의 이론으로부터 유래된다.

치 료

범불안장애의 치료는 정신치료와 약물치료로 나누어 생각할 수 있으며, 두 가지 치료법을 병행해서 시행해야 하는 경우가 많다.

정신치료

범불안장애에 대한 주요 정신치료에는 인지행동치료(cognitive-behavioral therapy), 지지정신치료(supportive psychotherapy), 통찰지향 정신치료(insight-oriented psychotherapy)가 있다. 정신치료는 동기가 강한 환자에게 좋은 치료로서 약물치료와 병행할 수 있다. 치료 선택의 기준은 환자의 증상 정도나 성격의 성숙 정도, 가정이나 사회와의 직접적인 갈등 및 환자의 의견과 경제적 여건 등이다.

범불안장애 환자들은 인지적인 왜곡을 흔히 동반하는데,

위협이 가해질 경우 선택적으로 주의집중력의 왜곡이 일어나 위협을 지나치게 과장해서 받아들이거나 과도한 걱정이나 불안감을 느끼게 된다. 따라서 이런 인지적인 왜곡에 대한 교정을 목적으로 하는 인지행동치료가 효과적일 수 있다. 최근 마인드풀니스 기반 인지치료와 같이 전통적인 인지행동치료로부터 변형된 형태의 새로운 치료법이 개발되고 있으며, 이를 범불안장애 치료에 접목시키려는 시도가 지속적으로 이루어지고 있고 점차적으로 그 치료적 유효성이 입증되고 있다. 한편 불안의 신체 증상에 대해서는 근육이완법이나 바이오피드백 같은 행동치료 기법들이 효과를 보일 수 있다.

지지정신치료는 대개 약물치료와 병행해서 시행하며 위로와 재확인을 통해 주로 환자가 갖고 있는 현실적인 문제들을 다뤄주고 현실생활에 잘 적응할 수 있도록 도와주는 치료방법이다. 대부분의 환자의 경우 관심을 가져주고 공감을 해주는 의사와 자신의 어려움에 대해 대화만 해도 불안이 경감된다. 의사가 불안을 유발시키는 외적 상황을 발견할 수 있다면 환자와 가족의 도움을 받아 그런 환경을 교정하고 스트레스를 줄일 수 있다. 증상의 경감은 일이나 대인관계를 호전시키고, 그 보상으로 불안은 더욱 감소된다.

통찰지향 정신치료는 무의식적 갈등을 드러나게 하고 자아의 능력을 확인하는 데에 초점을 둔다. 환자가 자신의 불안의 근원을 알고 싶어 하고 자신을 이해하는 통찰 능력이 있다면 통찰지향 정신치료가 좋은 치료법이 될 수 있다. 정신역동치료의 궁극적인 목표는 불안을 제거하는 것이라기보다는 무의식을 통찰함에 따라 불안이 증가해도 이를 방출하지 않고 견뎌내는 힘을 증진시키는 것이다. 그리하여 치료가 끝난 후 불안이 와도 이를 또다시 내적 투쟁을 통해 통찰력과 이해력을 증진시키는 기회로 이용할 만큼 자아가 성숙한 상태가 되도록 하는 것이다. 통찰정신치료가 효과적이라는 증례 보고는 많이 있지만 아직까지 이에 대한 체계적인 연구는 부족하다.

약물치료

범불안장애 환자의 첫 방문 시부터 만성 진행 가능성을 염두에 두고 신중하게 약물치료 계획을 세워야 한다. 약물치료 기간은 최소한 6개월 이상이 필요하며, 우울증 등과 공존하거나 기능 장애가 심할 때는 12개월 이상의 장기적인 치료가 필요하다. 25%의 환자가 약물 중단 1개월 내에 재발하고 60~80%의 환자가 그 다음 해에 재발한다고 알려져 있다.

범불안장애의 약물치료로 초기부터 benzodiazepine계열의 항불안제들과 삼환계 항우울제(tricyclic antidepressants, TCA) 및 azapirone계 약물인 buspirone 등이 사용되어 왔다. 이후 SSRI와 SNRI가 개발되면서 최근에는 이들 약물이 범불안장애의 약물 치료에 있어 중요한 위치를 차지하게 되었다. 또한 pregabalin 등의 항경련제, mirtazapine 등의 또 다른 종류의 항우울제, hydroxyzine 등의 항히스타민제 등이 범불안장애의 치료 약제로 효과가 있다는 연구 결과들이 발표되고 있고, 이에 따라 많은 임상 연구가 진행되고 있다. 이 중에서 현재 미국 FDA에서 범불안장애 치료로 승인된 약물은 paroxetine과 escitalopram 등 2개의 SSRI, venlafaxine XR과 duloxetine 등 2개의 SNRI, alprazolam, lorazepam, diazepam 등 3개의 benzodiazepine계 약물 및 buspirone 1개의 azapirone계 약물이며, 최근 pregabalin이 유럽에서 범불안장애 치료 약제로 승인되었다. 그러나 꼭 FDA의 승인이 안 된 약물이라 할지라도 임상에서는 여러 약물들이 범불안장애의 치료로 적용되고 있고 여러 임상 연구가 시도되고 있다.

선택적 세로토닌 재흡수 억제제 (selective serotonin reuptake inhibitor, SSRI)

최근에는 범불안장애의 치료에 SSRI가 1차 치료(1st-line treatment) 약제로 권유되고 있으며, paroxetine과 escitalopram 2개의 SSRI가 범불안장애 치료 약제로 미국 FDA에서 승인되었다. SSRI가 기존의 약물들에 비하여 항불안 효과와 항우울 효과를 동시에 가지고 있으며, 범불안장애의 치료 약제로 효과가 있다는 많은 임상 연구가 진행되고 있다. 범불안장애에 대한 치료 약물로 SSRI 중 paroxetine에 관한 연구가 가장 먼저 시작되었으며, 1일 20~50 mg의 paroxetine이 범불안장애 치료에 효과가 있다고 보고되었다. 최근에는 escitalopram의 범불안장애에 대한 임상 연구가 증가하고 있으며, 1일 10~20 mg의 escitalopram이 범불안장애 치료에 효과가 있다고 보고되고 있다. Escitalopram의 6개월 장기 치료에 대한 효과 및 20 mg의 escitalopram의 76주 유지 치료 시의 재발방지(relapse prevention) 효과에 대하여 보고되었다. 그 외에 sertraline의 범불안장애에 대한 치료 효과에 관한 연구 보고도 있다.

세로토닌 노르에피네프린 재흡수 억제제 (serotonin norepinephrine reuptake inhibitor, SNRI)

범불안장애의 치료에 SNRI 또한 1차 치료 약제로 권유되고 있으며, venlafaxine XR과 duloxetine 등 2개의 SNRI가 범불안장애 치료 약제로 미국 FDA에서 승인되었다. Venlafaxine XR은 장단 기간(8~28주)의 위약 또는 다른 항불안제와의 비교 연구에서 치료 효과가 입증되었다. 치료 용량은 1일

75~225 mg이 추천되고 있으며, 1일 225 mg의 venlafaxine XR이 가장 강력한 효과를 나타낸다는 보고도 있다. 또한 1일 75~225 mg의 venlafaxine XR이 우울증을 동반한 범불안장애 치료에 효과가 있음이 보고되었다. Duloxetine 또한 SNRI로서, 1일 60~120 mg의 duloxetine이 위약 비교 연구에서 범불안장애에 대한 치료 효과가 입증되었으며, 유지 치료 시의 재발 방지 효과에 대하여 보고되었다.

Azapirone계 약물

Azapirone계 약물로 buspirone, gepirone, tandospirone 등이 있으며, 이들 약물은 5-HT_{1A} 수용체에 부분 작용제로 작용하며 항불안 효과를 나타낸다. 그 중 buspirone에 대한 임상연구가 가장 많으며, buspirone은 범불안장애 1차 치료 약제로 미국 FDA에서 승인되었다. 범불안장애 환자들에게서 위약 및 benzodiazepine계 약물과의 비교 연구들은 buspirone이 우수한 효과를 나타내는 것으로 보고하였으며, benzodiazepine계 약물과 비교하여 진정, 정신운동장애, 인지기능장애 등이 적고 남용, 의존성 및 금단 증상의 위험이 없다는 장점이 있다. 범불안장애에 있어 buspirone의 적절한 사용으로는 1일 15 mg을 2~3회 분복으로 시작하여 이후 최대 1일 30 mg까지 증량하며, 3~4주 동안 1일 최고 60 mg까지 증량한다. Buspirone의 치료적 제한점은 치료 효과가 benzodiazepine계 약물보다 서서히 나타나 급성기 불안 증상의 호전을 기대하기 어렵다는 것이고, 고용량에서 현훈, 졸림, 구역, 두통, 신경과민, 피로감, 불면, 구갈 등의 부작용이 있을 수 있다. 그러나 buspirone의 장기치료 시 부작용이 적은 장점이 있고 또한 범불안장애 환자에서 흔히 동반되는 우울 증상의 개선이 기대되기 때문에 azapirone계 약물은 범불안장애 환자의 장기치료 시 선호되기도 한다.

Benzodiazepine계 약물

Benzodiazepine계 약물들은 1960년대 소개된 이후 불안 증상 치료에 널리 쓰이고 있으며, 이들의 작용은 $GABA_A$ 수용체에 억제성 신경전달물질인 GABA의 강화 작용을 통해 매개된다. Benzodiazepine계 약물의 단기 치료 효과 및 안전성은 비교적 확립되었으나, benzodiazepine계 약물의 장기 사용은 내성, 의존성, 금단 증상 및 운동 실조, 진정 작용 및 인지 기능 저하 등의 부작용으로 인해 제한 요인이 된다. 더 나아가 benzodiazepine계 약물은 물질 사용 장애 병력이 있을 경우 피해야 하며, benzodiazepine계 약물의 사용은 범불안장애에 흔히 동반되는 우울증에 효과적이지 못하고, 또한 장기 사용은 우울증을 유발할 수 있기 때문에 사용에 주의해야 한다. 비록 alprazolam, lorazepam, diazepam 등 3개의 benzodiazepine계 약물이 초기에 미국 FDA에서 범불안장애의 1차 치료 약제로 승인되었으나, 범불안장애 치료에 있어 benzodiazepine계 약물은 단기에 국한하여 사용하고, 장기 사용은 피해야 한다. 초기에 2~6주간 투여 후 1~2주 간격으로 점차 감량하며 중단하여 약물 중단에 따른 부작용을 최소화하여야 한다. 이후 필요 시 복용으로 처방하는 것도 하나의 방법이다. Benzodiazepine계 약물치료에 가장 흔한 임상적 오류는 무기한 처방하는 것이다.

Pregabalin($\alpha_2\delta$ ligands)

Pregabalin은 3-aminomethyl-5-methyl-hexanoic acid의 S-거울상체 enantiomer로서, GABA의 구조적 유사물질(structural analog)이다. 작용 기전은 중추신경계 내 시냅스 전막에 있는 칼슘 이온 통로(voltage-gated calcium ion channels)의 보조 단위(auxiliary subunit)인 $\alpha_2\delta$ 단위와 결합하여 신경 말단에서 칼슘 이온의 유입을 감소시켜 norepinephrine, glutamate, substance P 및 calcitonin 유전자 관련 펩티드와 같은 대뇌 흥분성 신경전달물질의 방출을 억제하여 항불안 효과를 나타내는 것으로 추정된다. Pregabalin은 GABA와 구조적으로 유사함에도 불구하고 $GABA_A$, $GABA_B$ 또는 benzodiazepine 수용체 부위에 직접적인 영향을 주지 않는다. 즉, benzodiazepines을 포함한 다른 GABA 관련 약물에서와 같이 억제성으로 작용하거나, GABA 전달체계를 활성화시키거나 GABA의 재흡수 또는 분해 및 GABA transaminase 억제 등에 관여하는 것이 아니라, 시냅스 전 흥분성 전달을 억제하는 역할을 한다. 따라서 이런 약리적 특성으로 인해 pregabalin은 초기 항경련제로 개발되었으나 이후 항불안 효과를 나타내는 것으로 밝혀져 범불안장애 치료 효과에 대한 많은 임상 연구가 시행되었고 pregabalin은 현재 유럽에서 범불안장애에 대한 1차 치료 약제로 승인되어 널리 임상에서 사용되고 있다. 65세 이상의 노인 범불안장애 환자에게서도 pregabalin이 유의한 유효성 및 안전성이 보고되었으며, 장기치료 효과 및 유지 치료 시의 재발 방지 효과 및 안전성에 대해서도 입증되었다. 범불안장애에 대한 pregabalin의 치료 용량 적정 수준은 1일 150~600 mg로서 이를 1일 2~3회 분복하고, 75 mg으로 시작하여 서서히 증량하는 것이 권장된다.

기타 약물들

범불안장애 약물 치료에서 SSRI, SNRI 등의 1차, 2차 약물 치료에도 불구하고 증상이 심하거나 불응성일 경우 다음의 약물들이 부가적인(adjunctive) 치료로 고려될 수 있다. 항우울제로서 noradrenergic and specific serotonergic antidepressant인 mirtazapine과 melatonin(MT_1, MT_2) 수용체 작용제 및 5-HT_{2C}, 5-HT_{2B} 수용체 길항제인 agomelatine의 항불안 효과로 범불안장애에 대한 치료 효과를 기대할 수 있다. 삼환계 항우울제 중 imipramine이 위약 및 다른 항불안제와의 비교 연구에서 범불안장애의 치료에 효과적인 것으로 보고되었다. 비정형 항정신병약물 중 특히 quetiapine이 많은 임상 연구가 진행되었으며, 5-HT_{1A} 및 5-HT_{2C}에 대한 부분 작용제와 5-HT_{2A} 길항제의 독특한 작용 기전의 aripiprazole의 항불안 효과 또한 범불안장애에 대한 치료 효과 가능성이 제기되고 있다. 항히스타민제인 hydroxyzine 또한 범불안장애에 대한 치료 효과를 기대할 수 있다.

경과 및 예후

범불안장애의 발병 중앙 연령은 30세로서 다른 불안장애들의 발병 중앙 연령보다 늦다. 범불안장애 환자들의 대부분은 그들이 기억하는 한 일생 동안 불안하고 초조했다고 표현한다. 대개 증상이 일생을 통해 호전과 악화를 반복하면서 장기간 지속되고 만성화되는 양상을 보이고, 완전 관해율은 낮은 편이다. 전체 범불안장애 환자 중 1/3만이 정신과 진료를 받으며, 다양한 신체증상을 주소로 내과나 가정의학과를 찾는 경우가 대부분이다. 범불안장애 환자들이 다른 정신과적 공존질환을 흔히 동반하기 때문에 임상 경과와 예후를 예측하기 어렵다. 범불안장애가 주요우울증이나 알코올사용장애 등 물질사용장애와 공존할 경우 기능 손상이 더 심하고 더욱 만성적으로 되어 일반적으로 예후는 좋지 않은 편이다.

사회불안장애(social anxiety disorder)

개념 및 역사

사회불안장애는 오랫동안 사회공포증이라 불려왔으며 현재도 두 명칭이 혼용되어 사용되고 있다. 1980년 DSM-III가 출판되면서 사회불안장애가 사회공포증이란 명칭으로 정식 진단체계에 포함되었다. DSM-III는 사회공포증을 "타인에 의해 모욕감이나 당혹감을 경험할 수 있는 상황에 대한 지속적이고 비합리적인 두려움과 회피"로 정의하고 진단기준에 있어 회피성 성격장애를 배제할 것을 명시하였으나 1987년에 발표된 DSM-III-R에서는 회피성 성격장애와의 동반진단을 허용하였다.

1994년의 DSM-IV는 질환의 명칭으로 사회공포증과 사회불안장애를 병기할 수 있도록 하였다. 또한 "한 개 혹은 그 이상의 사회적 또는 수행상황에 대한 지속적이고 현저한 두려움"으로 진단기준 A를 정의하고 대부분의 상황에서 증상이 발생하는 경우를 일반형(generalized type)이라고 별도로 세분하기도 하였다.

2013년 DSM-5는 일반형이라는 개념을 폐기하고, 두려움이 대중 앞에서의 발표 혹은 수행에 국한된 경우를 수행형 단독(performance only)이라고 세분하도록 하였다. 또한 진단명으로서 사회공포증의 병기를 유지하고는 있으나 대표명칭을 사회불안장애로 하고 있다.

역 학

사회불안장애의 유병률은 대상인구집단 혹은 문화권에 따라 상당한 차이를 보이는 것이 특징이다. 1년 유병률의 경우 서양문화권인 미국에서는 7%, 유럽국가에서는 2.3%로 보고되고 있으나 동양문화권인 우리나라의 경우 0.3%, 대만의 경우 0.6%로 매우 낮게 보고되고 있다. 이러한 차이를 설명하기 위한 첫 번째 가설은 사회적 불안(social anxiety)을 드러내는 양상에 문화권에 따른 차이가 존재한다는 것이다. 서양문화권에서는 자신의 불편함에 초점을 맞추지만 동양문화권에서는 타인에게 불편을 주는 것에 대한 염려가 상대적으로 더 크다는 것이다. 이 설명에 따르면 동양문화권에 존재하는 taijin kyofusho(대인공포증)과 그것의 아형으로 제시된 가해형(offensive type) 사회불안장애는 서구사회에서 개발된 진단기준으로는 포괄되지 않으므로 역학 연구에서 누락되어 유병률의 차이가 발생하게 된다.

또 다른 설명은 사회적 불안자체는 문화권에 따른 차이가 없지만 그것이 질병(disorder)으로 구분되는 진단적 경계점(diagnostic threshold)에 차이가 있다는 것이다. 동양문화권의 경우 서양과 달리 집단 내에서 자신을 드러내면서 돋보이기보다는 집단 내에서의 융화를 우선시하며 겸손을 미덕으로 여기는 전통이 있었으므로 매우 높은 수준의 사회적 불안을 보이지 않는 이상 그것이 질병으로 인식되지 않으므로 유병률이 상대적으로 낮게 나타난다는 설명이다.

임상양상과 진단

사회불안장애의 핵심적 임상양상은 면밀한 관찰이나 부정적 평가를 받을 수 있는 사회적 상황에 대한 현저하고 심각한 공포와 불안이며 이는 증상을 유발할 수 있는 사회적 상황에 대한 회피로 이어지게 된다. 이 질환은 대부분 13세에서 20세 사이의 이른 나이에 발병하게 되어 사회적, 직업적 기능의 손상을 유발하게 된다.

사회불안장애의 진단에 있어 가장 중요한 것은 사회적 상황에서 경험하는 일반적인 수줍음 혹은 부끄러움과 질병으로서의 사회불안장애를 구분하는 것이다. 일반적으로 사회불안장애의 유병률은 남성보다 여성에서 높지만 치료를 위해 병원을 찾는 환자들은 여성보다 남성이 더 많은 편이다. 성별에 따른 이러한 격차는 우리나라에서는 더 크게 나타나는 경향을 보인다. 이는 동양문화권에서 관습적으로 여성에게 요구되는 사회적 역할이 남성에게 요구되는 것과 차이를 보이기 때문일 가능성이 높다. 따라서 사회불안장애를 진단하려면 환자의 사회문화적 배경을 반드시 고려해야 한다. 또한 사회적 상황에서 증상으로 인해 사회적, 직업적 또는 다른 중요한 기능영역에서 심각한 고통이나 손상을 경험하는 것을 포함하여 사회불안장애의 진단기준을 모두 충족시키는지를 반드시 확인하여야 한다.

증 례

44세의 은행지점장이 내원하였다. 이 남성은 오래 전부터 다른 사람들 앞에서 발표하는 것을 두려워해 왔다고 한다. 따라서 그는 그러한 상황을 가능한 피하면서 지내왔으나 최근 1달 전 지점장으로 승진한 후 부하 직원들 앞에서 어쩔 수 없이 말을 해야 하는 상황이 늘어나자 잠을 잘 수 없을 만큼 불안과 걱정이 심해져서 정신과를 찾았다. 그는 지점장으로 승진한 것이 후회가 된다며 괴로워하고 있었다.

감별진단과 동반이환장애

사회불안장애는 다른 불안장애와 우울증을 비롯한 다양한 정신과 질환들을 동반하는 경우가 많아 적극적인 감별진단과 치료가 필요하다.

회피성 성격장애

회피성 성격장애의 경우 사회불안장애보다 여러 가지 사회적 상황에 대한 보다 광범위한 회피성향을 보이는 것이 특징이긴 하지만 사회불안장애의 정도가 심하고 유병기간이 장기간인 경우엔 구별하기가 매우 어렵거나 구별하는 것 자체가 임상적으로는 별다른 의미가 없기 때문에 감별진단하기보다는 공존질환으로 함께 진단하는 것이 일반적이다.

주요우울장애

주요우울장애 환자들의 경우 우울삽화기간에만 두드러지게 사회적 상황을 회피하는 경우가 나타나는 반면 사회불안장애 환자들은 사회적 상황 자체에 대한 두려움과 불안이 주된 문제라는 점에서 차이를 보인다. 일반적인 경우 주요우울장애보다는 사회불안장애의 발병이 선행하므로 우울증상은 사회불안장애로 인한 사회적, 직업적 기능 손상의 심리적 결과로 나타나는 경우도 흔하게 관찰된다.

광장공포증

사회불안장애 환자들의 증상은 타인의 부정적 평가에 대한 두려움에서 기인하는 반면 광장공포증 환자들의 증상은 특정상황에 보다 조건화되어 있으며 임상적으로는 공황장애와 더 유사하게 보인다.

공황장애

공황장애의 경우 두려움의 대상이 공황발작 그 자체인 반면 사회불안장애의 경우엔 사회적 상황에서의 타인의 부정적 평가라는 점에서 분명한 차이를 보인다. 하지만 일부 환자들에서는 두 가지 질환이 공존하는 경우도 있다.

알코올 및 물질사용장애

사회불안장애 환자들은 사회적 상황에서 경험하게 되는 공포와 불안에 대한 일종의 자가 처방으로 알코올이나 각종 물질을 남용하는 경우가 있으며 이로 인해 알코올 및 물질사용장애를 동반하게 되는 경우가 있다.

원 인

사회불안장애의 정확한 원인은 아직 분명하지 않다. 신경생화학적인 연구들에서는 중추신경 내 신경전달물질인 도파민과의 연관성이 제시된 바 있다. 하지만 현재 사회불안장애 약물치료의 일차선택약물이 SSRIs라는 점은 주요 원인이 도파민보다는 세로토닌의 이상과 연관되어 있을 가능성을 더 시사한다. 기질적 측면에서는 어떤 어린이들은 행동억제(behavioral inhibition)의 소인을 더 많이 가지는 경우가 있으며 이러한 특질이 사회불안장애의 발병과 연관된다는 연구도 있다. 유전적 요인도 가지고 있어 사회불안장애 환자의 일차친족들의 경우 일반인구보다 발병위험이 2배에서 6배까지 높다고 알려져 있다.

치 료

인지행동치료와 약물치료가 모두 효과적이며 두 가지 치료를 병합하는 것이 바람직하지만 이것이 모든 임상상황에서 가능한 것은 아니므로 환자의 특성과 치료자의 현실적 임상상황에 따라 적절한 치료방법을 선택하는 것이 중요하다.

약물치료

현재 사회불안장애의 일차선택약물은 SSRI이며 최근에는 venlafaxine과 같은 SNRI도 사용되고 있다. 만약 사회불안장애의 형태가 수행형 단독(performance only)일 경우에는 베타차단제인 propranolol을 수행상황 전에 미리 투여하는 방법을 우선 시도해 볼 수 있다. Alprazolam, clonazepam과 같은 벤조디아제핀계 약물은 즉각적인 항불안효과가 있으므로 급성기에는 대증적으로 사용할 수 있다. 하지만 벤조디아제핀제제의 사용시에는 남용과 의존의 가능성을 염두에 두고 진정작용과 같은 부작용과 약물의 반감기 등을 고려하여 주의 깊게 처방하여야 한다.

일반적으로 사회불안장애와 같은 불안장애 환자들은 부작용 발생에 민감한 반응을 보일 수 있으므로 부작용 여부와 치료효과를 관찰하면서 서서히 용량을 환자에게 맞게 적정화시켜야 한다. SSRIs와 같은 항우울제를 이용하여 사회불안장애를 치료할 때 치료적 반응은 우울증을 치료할 때보다 상대적으로 더 지연되는 경우가 많아서 충분한 치료적 반응을 보이기까지는 12주까지의 기간이 소요된다는 보고가 있다.

인지행동치료

사회불안장애의 인지행동치료는 단지 증상을 경감시킬 뿐 아니라 이 질환의 핵심 정신병리인 두려움과 회피를 치료할 수 있는 수단으로서 그 치료효과가 입증되었다. 질환의 특성상 개별환자에 대한 치료보다는 집단인지행동치료가 보다 효과적이라는 보고도 있다.

사회불안장애 인지행동치료 방법은 여러 가지가 있으나 기본적으로 인지적 재구성(cognitive restructuring)과 사회적 상황에 대한 노출(exposure)을 기본으로 한다는 공통점을 가진다. 인지행동치료는 인지적 재구성을 통해 사회적 상황에서 생길 수 있는 잠재적 위험에 대한 부적절한 믿음과 부정적인 예측을 합리적인 것으로 대체하고, 환자가 두려워하는 상황을 회피하지 않고 단계적으로 노출하도록 도움으로써 사회적 상황에 대한 공포를 줄여가게 된다.

경과 및 예후

사회불안장애는 다른 불안장애보다 발병연령이 빨라서 대개 후기 아동기에서 초기 청소년기에 발생한다. 증상은 아동기에 사회적 상황에 나서지 않으려고 하고 수줍음과 부끄러움을 많이 타는 것으로 시작하는 경우가 많다. 시간이 경과하면서 증상이 완화되어 별다른 문제없이 사회적 생활을 하는 환자들도 있지만 만성화되는 경우도 흔하다. 사회불안장애는 학업 혹은 사회적으로 적극적 활동이 요구되는 시기에 발생하며 사회적 관계 및 직무수행 등을 심각하게 저하할 수 있음을 고려할 때 임상현장에서 이 질환을 조기에 발견하고 치료하는 것은 매우 중요하다.

광장공포증(agoraphobia)

개념 및 역사

광장공포증은 광장을 의미하는 그리스 어인 "agora"와 공포증을 말하는 "phobos"의 합성어로 탈출을 하거나 도움을 구하는 것이 어려운 장소에 대한 현저한 공포와 불안이 본질적 특성이다. 광장공포증은 자신의 집 외의 장소에서 적절한 기능을 수행하는 것을 심각하게 저하시킬 수 있으므로 환자들을 거의 무력화시키기도 한다.

일반적으로 광장공포증은 공황장애와 밀접한 관계 속에서 발생한다. 따라서 광장공포증을 공황장애의 합병증으로 간주하는 견해가 있었으나 DSM-5에서는 공황장애와 무관하게 독립적인 질병으로 분류하고 있다. 이는 광장공포증 환자들의 상당수가 광장공포증과 관련된 특정상황에서 극심한 공포와 불안을 느끼지만 그것이 공황증상에 해당되는 것은 아니라는 임상적 관찰에 근거한 것이다.

역 학

다른 주요정신과 질환과 마찬가지로 광장공포증은 여성에서 남성보다 2배 정도 많다. 평생 유병률은 대략 2%에서 6%까지 다양하게 보고되는데 이는 광장공포증과 공황장애의 관계에 대한 개념차이에서 기인하는 것으로 추정된다. 광장공포증의 평균발병연령은 17세이며 환자들의 2/3는 35세 이전에 처음 발병하는 등 청소년기 후기나 성인기 초기에 발병하는 경우가 가장 많다.

임상양상과 진단

DSM-5 진단기준은 대중교통 이용, 공원과 같은 열린 공간에 있는 것, 영화관 같은 밀폐된 공간에 있는 것, 줄을 서 있거나 군중 속에 있는 것, 집 밖에 혼자 있는 것과 같은 5가지 상황 중 2가지 이상의 상황에서 극심한 공포와 불안을 느끼고, 그로 인해 증상을 유발하는 상황을 회피하려는 반응을 보이는 상태가 최소 6개월 이상 지속되는 것으로 광장공포증을 정의하고 있다.

환자들이 경험하는 공포의 정도는 공포상황으로의 접근 정도에 따라 다양하게 나타날 수 있으며 일부 환자들에서는 단지 그러한 상황을 예상하는 것만으로도 증상이 발생할 수도 있다. 광장공포증의 본질적 특징이 특정 상황에서의 극심한 불안과 공포이므로 증상은 공황발작 혹은 제한된 공황발작으로 나타날 수 있다.

〈Reprinted with permission from the Diagnostic and Statistical manual of Mental Disorders, Fifth Edition (Copyright 2013). American Psychiatric Association.〉

증 례

35세의 주부가 남편과 함께 내원하였다. 그녀는 수년 전부터 지하철이나 버스를 탈 때 쓰러질 것 같은 느낌을 받았다고 한다. 그러한 증상을 몇 번 경험하게 되자 점차 쇼핑몰, 영화관, 은행과 같은 더 많은 장소들을 기피하게 되었고 최근에는 남편을 동반하지 않으면 혼자서는 집 밖으로 거의 나가려 하지 않는다고 하였다. 그녀는 자신의 이러한 모습이 비이성적이고 과도하다는 사실을 알고 있었지만 상황에 대한 두려움이 너무 커서 도저히 어쩔 수 없다고 말하고 있었다.

감별진단과 동반이환장애

광장공포증은 다른 정신과질환을 동반하는 경우가 많으며 가장 흔한 것은 공황장애이다. 감별진단 시에는 광장공포증에서 나타나는 불안, 공포, 회피가 다른 정신과 진단에 의해 보다 더 잘 설명되는지를 고려해야 한다.

공황장애

공황장애와 광장공포증의 진단기준을 모두 만족시키는 경우에는 2가지를 함께 진단한다. 그러나 공황발작과 관련된 회피행동이 광장공포증 진단기준상 2가지 이상의 광장공포상황을 유발하는 것이 아니라면 공황장애만을 진단하여야 한다.

사회불안장애

광장공포증은 특정 상황(장소)에서 공포, 불안이 발생하고 그로 인해 회피행동이 나타나는 것인 반면 사회불안장애의 핵심은 사회적 상황 자체보다는 다른 사람으로부터 부정적으로 평가 받는 것을 두려워하는 것이다. 또한 광장공포증 환자들은 혼자 남게 되거나 타인의 도움을 받을 수 없는 상황을 두려워하는 반면 사회불안장애 환자들은 혼자 남겨졌을 때 오히려 편안해 하는 경우가 많다는 점에서도 차이를 보인다.

주요우울장애

주요우울장애 환자들이 집에서만 지내고 외출을 잘 하지 않는 것은 우울감, 에너지저하, 무력감 등의 증상으로 인한 것이며 특정 상황 자체에 대한 두려움 때문이 아니다. 주요우울장애에서 나타나는 이러한 증상들은 우울증의 증상이 악화되었을 때 주로 나타나고 완화되었을 때 감소한다는 점에서도 구별할 수 있다.

급성스트레스 장애와 외상후스트레스장애

급성스트레스 장애와 외상후스트레스장애에서의 공포, 불안, 회피는 환자가 경험하였던 외상사건과 연관된 상황에서만 발생한다는 점에서 광장공포증과 구별된다. 광장공포증 환자들도 특정 상황에서 경험했던 공황발작을 비롯한 끔찍한 기억을 회상하고 이를 회피하는 경우가 있지만 이들이 두려워하는 것은 그 상황에서 경험하였던 두려움 그 자체이며 외상적 사건과는 직접 연관되어 있지 않은 경우가 대부분이다.

상황형 특정공포증

광장공포증과 상황형 특정공포증의 임상증상은 매우 유사하지만 상황형 특정공포증은 공포, 불안, 회피가 DSM-5 진단기준의 광장공포 상황들 중 한가지에만 국한된 반면, 광장공포증은 최소 2가지 이상의 상황에서 나타난다는 점에서 구분이 가능하다.

원 인

광장공포증의 원인에 대한 연구는 아직까지 매우 미흡한 상황이다. 이러한 이유는 광장공포증이 비교적 최근인 DSM-5에 이르러서야 비로소 독립된 질환으로 분류된 것과 관련이 깊다. 광장공포증 환자들의 경우 불안에 대한 역치가 낮아 불안민감도가 높으며 행동억제와 신경증적 성향을 보인다는 연구들이 있으나 이는 대부분의 불안장애에서 공통적으로 나타나는 것이므로 광장공포증의 직접적 원인이라고 할 수는 없다.

치 료

다른 불안장애의 경우와 마찬가지로 약물치료와 함께 환자의 특성과 임상상황에 부합되는 정신치료를 적절히 병합하는 것이 보편적인 치료방법이다.

약물치료

광장공포증은 임상적으로 공황장애를 동반하는 경우가 많아 항불안제인 벤조디아제핀과 SSRIs를 상황에 따라 적절하게 병합 혹은 단독으로 사용하는 경우가 많다. 벤조디아제핀계 약물은 장기적으로 사용시 남용, 의존, 인지기능저하 등의 부작용에 대한 우려가 있으므로 특정 광장공포상황에 노출하기 전에 미리 복용하게 하는 방법으로 필요시에만 처방하기도 한다. 이러한 경우에는 상대적으로 반감기가 짧은 alprazolam 혹은 lorazepam이 선호된다. 재발을 막고 지속적인 치료를 하기 위해서는 공황장애를 비롯한 다른 불안장애의 경우와 동일하게 SSRIs를 많이 사용하고 있다.

정신치료

인지치료와 행동치료, 그리고 지지적 정신치료를 단독으로 또는 적절하게 조합하여 적용하는 것이 일반적이다. 지지적 정신치료는 광장공포증 환자들이 회피반응을 반복하지 않고 보다 적응적인 대처방법을 증진시킬 수 있도록 격려하고 돕는 방법이다. 인지치료는 광장공포증을 유발하는 상황에 대한 환자의 인지적 왜곡을 교정하는 것을 주된 내용으로 하며 불안반응에 대해 보다 정확한 정보를 제공하는 교육적 방법을 함께 사용한다. 행동치료의 핵심적 기법은 노출이며 상상노출, 점진적 노출, 실제노출 등의 기법을 환자의 상태에 맞추어 적절히 사용한다. 치료자는 환자들이 두려워하는 상황을 회피하지 않고 맞닥뜨릴 수 있도록 끈기를 가지고 지속적으로 격려하면서 치료를 진행하여야 한다.

경과 및 예후

임상현장에서 마주하게 되는 광장공포증의 상당수는 공황장애에 의해 유발되었거나 관련되어 있는 경우이다. 따라서 공황장애가 잘 치료되면 광장공포증도 점차 호전되는 것이 일반적이다. 그러나 공황장애와 무관하게 발병하는 광장공포증의 경우는 보다 치료가 어렵고 만성적이며 환자의 사회적, 직업적 기능을 거의 무력화시키기도 한다. 특히 증상이 심할수록 재발과 만성화율이 증가한다. 또한 광장공포증에 우울장애 혹은 알코올 사용 장애 등이 동반되는 경우 치료는 더 어렵고 복잡해지게 된다.

특정 공포증(specific phobia)

개념 및 역사

특정 공포증은 특정 대상이나 상황에 대해 지나친 두려움을 보이는 질환이다. 환자가 두려워하는 대상이나 상황에 노출이 되면 지속적이고 강한 두려움이 유발되는 것이다,

공포증의 초기 개념은 프로이트가 제시한 아버지에 대한 두려움이 말에 대한 두려움으로 나타난 어린 한스(little Hans)의 사례에서 찾아볼 수 있다.

이후의 연구자들은 공포증에 대한 통계 분석을 통해 세분화하려 하였다. 즉 Beck 등은 공포증이 사회적 배척에 대한 공포, 광장공포증, 혈액과 손상에 대한 공포의 세 유형으로 분류될 수 있다고 하였고, Fredrikson 등은 공포증에 대한 요인 분석을 통해 공포증을 상황 공포, 동물 공포, 손상 공포의 세 가지로 분류할 수 있음을 보고하였으며, 마지막으로 DSM-IV에서는 동물, 자연 환경, 상황, 혈액-주사-손상형의 네 유형으로 분류하였다.

역 학

특정 공포증은 비교적 유병률이 높은 정신질환 중의 하나이다. 세계 정신건강 역학 연구에 따르면 특정공포증의 평생 유병률은 미국에서 12.5%, 유럽에서 7.7%, 뉴질랜드에서 10.8% 등으로 서구 국가에서 매우 높았고, 나이지리아에서 5.4%, 중국에서 2.6% 등으로 상대적으로 낮았다.

한국에서의 특정 공포증의 평생 유병률은 5.2%로 나타나 역시 서구 국가에 비해서는 낮게 나타났다.

일반적으로 여자가 남자보다 두 배 이상 많으나 혈액-주사-손상형은 남녀 비율이 동일하며, 대부분 청소년기 이전에 호발하나, 상황형은 성인 20대 중반에 호발한다.

임상 양상과 진단

특정 공포증은 특정 대상이나 상황에 대한 과도한 공포를 특징적으로 나타내는 질환이다. 두려워하는 대상 또는 상황에 노출되면 환자는 거의 예외 없이 지나친 공포를 보이는데 그러한 공포가 공황 발작에 이르는 경우도 빈번하다.

특정 공포증 환자는 두려움을 유발하는 자극에 대해 예기불안을 가지기도 하며, 그러한 자극을 피하려 한다. 이러한 회피 행동으로 인해 환자의 생활 범위가 제한되기도 한다.

이러한 두려움은 6개월 이상 지속적으로 나타나며, 환자의 사회적, 직업적 기능에 상당한 지장을 초래한다.

두려움을 유발하는 대상 또는 상황에 따라 동물형, 자연 환

경형, 혈액-주사-손상형, 상황형 및 기타형 등으로 크게 분류된다. 앞서 세 가지 유형은 공포 자극과 대면하였을 때 빈맥이 유발되는 반면, 혈액-주사-손상형은 처음에는 빈맥으로 시작되었다가 이어서 서맥과 저혈압이 유발되어 심한 경우 미주신경성 실신(vaso-vagal syncope)이 초래되기도 한다.

특정 공포증의 진단 기준은 표 12-4와 같다.

특정 공포증은 불안의 초점이 특정 자극에 국한되는 양상으로 진단할 수 있다. 특정 대상, 상황, 활동에 대해 과도하고 자아 이질적인 두려움을 보이는 양상으로부터 특정 공포증의 진단을 내릴 수 있는 것이다.

감별 진단과 동반이환장애

먼저 불안을 유발할 수 있는 신체질환이나 물질의 영향을 감별하여야 한다.

조현병도 특정 공포증과 감별하여야 할 질환의 하나인데, 왜냐하면 조현병 환자들이 망상과 관련된 두려움을 보이기 때문이다. 조현병 환자들과 달리 특정 공포증 환자들은 자신의 두려움이 불합리하고 지나치다는 것에 대한 통찰이 있음을 확인하여 감별이 가능하다.

다른 불안장애와도 감별이 필요한데, 불안의 초점이 무엇인지를 살펴봄으로써 감별 진단이 가능하다.

원 인

생물학적 요인

특정 공포증의 생물학적 요인에 대해서는 잘 알려진 바가 없다. 다만 혈액-주사-손상형의 경우 가족력이 보고되는 경우가 많고 유전적 요인이 있을 것으로 시사되나 좀더 연구가 필요하다.

심리학적 요인

프로이트의 어린 한스(little Hans)의 사례로부터 비롯된 공포증에 대한 정신분석적 설명은 무의식적인 갈등에 대한 억압과 전치, 상징화의 과정을 거친 결과라는 것이다. 즉, 무의식적 갈등으로 불안이 초래되었을 때 억압으로 처리되지 않으면 여타 방어기제들이 동원되는 바, 무의식적 갈등이 갈등의 원인이 되는 인물로부터 다른 외부 대상으로 옮겨가는 전치(displacement)가 우선적으로 동원된다. 이처럼 갈등이 옮겨가게 되는 공포 대상이나 상황은 갈등의 원천인 대상과 상징적 관련이 있고, 환자가 피할 수 있는 것이다. 즉, 상징화(symbolization)와 회피(avoidance)의 방어기제가 동원되는 것이다.

행동이론에서는 특정 공포증을 "조건화된 정서 반응"으로

표 12-4. 특정공포증(specific phobia)의 DSM-5 진단기준

A. 특정 대상이나 상황에 대해서 극심한 공포나 불안이 유발된다(예: 비행기 타기, 고공, 동물, 주사 맞기, 피를 봄).
  주의점: 아이들의 경우 공포나 불안은 울기, 발작, 얼어붙거나 매달리는 것으로 표현될 수 있다.
B. 공포 대상이나 상황은 대부분의 경우 즉각적인 공포나 불안을 유발한다.
C. 공포 대상이나 상황을 회피하거나 아주 극심한 공포나 불안을 지닌 채 참아낸다.
D. 공포나 불안이 특정 대상이나 상황이 줄 수 있는 실제 위험에 대한 것보다 극심하며 사회문화적 맥락에서 통상적으로 받아들여지는 것보다 심하다.
E. 공포, 불안, 회피 반응은 전형적으로 6개월 이상 지속된다.
F. 공포, 불안, 회피는 사회적, 직업적 또는 다른 중요한 기능 영역에서 임상적으로 현저한 고통이나 손상을 초래한다.
G. 장애가 다른 정신질환으로 더 잘 설명되지 않는다. 공포, 불안, 회피가 광장공포증에서 공황 유사 증상이나 다른 당황스러운 증상들과 관련된 상황, 강박장애에서 강박 사고와 연관된 대상이나 상황, 외상후 스트레스 장애에서 외상 사건을 상기시키는 것, 분리불안장애에서 집이나 애착 대상으로부터 분리되는 것, 사회불안 장애에서의 사회 상황과 연관된 경우가 아니어야 한다.

다음의 경우 명시할것
  공포 자극을 기준으로 한 부호화
  300.29(F40.218) 동물형(예: 거미, 곤충, 개)
  300.29(F40.228) 자연환경형(예: 고공, 폭풍, 물)
  300.29(F40.23x) 혈액-주사-손상형(예: 바늘, 침투적인 의학적 시술)
  300.29(F40.248) 상황형(예: 비행기, 엘리베이터, 밀폐된 장소)
  00.29(F40.298) 기타형[예: 질식, 구토를 유발하는 상황 아이들의 경우, 예를 들면 큰 소리나 가장 인물들(가장 캐릭터)]
부호화 시 주의점. ICD-10-CM 부호에서는 다음과 같다. F40.230 혈액에 대한 공포, F40.231 주사, 수혈에 대한 공포, F40.232 기타 의학적 도움에 대한 공포, F40.233 부상에 대한 공포
부호화 시 주의점. 만약 하나 이상의 공포 자극이 있다면 모든 적용 가능한 ICD-10-CM 부호를 적어야 한다(예: 뱀과 비행기를 무서워 한다면 F40.218 동물형과 F40.248 상황형을 모두 적는다).

보았다. 즉 Watson은 어린 알버트(little Albert) 연구를 통해 중립적 자극인 흰 쥐를 유해 자극인 큰 소리와 반복적으로 결합시켜 제시하면 중립적 자극이었던 흰 쥐에 대해서도 조건화된 공포 반응을 나타내게 되며 이러한 과정이 공포증 성립의 기전으로 작용함을 주장하였다.

이와 같은 고전적 조건화 이론에 따르면 공포 반응은 점차 그 위력을 잃게 되는데, 공포증이 약화되지 않고 유지되는 이유는 조작적 조건화 이론에 의해 설명된다. 즉 공포를 경감시키기 위해 환자는 공포 자극으로부터 회피 행동을 발달시키게 되고 이러한 회피 행동은 불안을 경감시킬 수 있는 효과로 인해 강화되어 회피 행동이 지속된다는 것이다.

치 료

정신사회적 치료

행동치료가 가장 많이 연구되었고, 좋은 효과를 보인다. 특정 공포증에 적용되는 행동치료기법은 노출치료(exposure therapy)인데, 노출자극의 강도를 경한 것부터 시작해서 점차 강한 자극으로 옮겨 가는 체계적 탈감작(systematic desensitization)과 처음부터 공포대상에 노출시키는 홍수법(flooding)이 있다.

체계적 탈감작에서는 환자로 하여금 항불안제나 근육 이완을 통해 심리적 안정 상태를 유발하는 훈련을 하도록 한 다음 두려움을 유발하는 자극에 노출된 상태에서 훈련한 방법을 스스로 적용하여 이완 상태를 유도하도록 하며, 자극의 강도를 점차 높여서 가장 심한 불안을 유발하는 자극에 노출된 상태에서도 불안을 극복할 수 있게 한다.

정신분석적 관점에서는 특정 공포증을 에디푸스기 갈등에서 비롯된 것으로 보고 무의식적 갈등을 분석하는 통찰지향적 정신치료를 지향한다. 그러나 통찰지향적 정신치료에서도 치료자가 분석적 역할을 넘어서서 적극적으로 환자를 격려하여 공포를 유발하는 상황에 직면하도록 해야 한다.

약물 치료

공포 자극과의 대면 시에 증상을 완화하거나 행동요법의 보조수단으로 벤조다이아제핀이나 베타 차단제인 propranolol이 사용된다.

특히 수행 불안이 있는 경우에는 propranolol이 사용될 수 있다.

이외에도 선택적 세로토닌 재흡수 억제제가 사용될 수 있다.

경과 및 예후

유형별로 호발 연령이 차이가 나는 바, 동물형, 자연 환경형, 혈액-주사-손상형은 소아기에 호발하며 상황형은 초기 성인기에 호발한다.

소아기에 발병한 특정 공포증은 성장과 더불어 소실되기도 하나, 성인기까지 지속된 경우는 수년간의 장기적인 경과를 보이는 것으로 알려져 있다.

분리불안 장애 (separation anxiety disorder)

개 념

소아에서 일시적 분리불안은 정상발달에 속한다. 수줍고 겁 많은 아이가 처음 유치원이나 놀이방, 학교 첫 등교시 엄마와 떨어지지 않으려는 행동을 일시적으로 보일 수 있다. 그러나 엄마와 떨어지는 것을 두려워하여 학교를 안 가려는 행동을 지속적으로 보이거나 억지로 학교를 보내면 조퇴를 하고 돌아오는 경우는 심각한 것이다. 부모들은 흔히 아이가 학교에 안 가려 하는 것을 '학교 선생님이 무섭거나, 규칙이 엄하거나, 숙제를 안 해서 벌 받지나 않을까, 혹은 못살게 구는 친구가 있어서 그렇지는 않을까?'라는 생각이 먼저 드는데 이런 이유가 아니고 애착대상과 떨어지면 다시 못 볼 것 같은 두려움에 학교를 못 가는 아이가 있다. 설령 학교를 억지로 간다 하여도 쉬는 시간에 엄마에게 전화나 문자를 보내 엄마의 안부를 확인한다. 과거에는 등교를 거부하는 이러한 아이들을 학교 공포증(school phobia) 혹은 등교 거부증(school refusal)이라는 용어를 사용하였으나 보다 심리적이고 원인적인 측면을 기술한 전문적 진단 용어로 이러한 아이들을 '분리불안장애'라 한다.

역 학

12세 미만 소아에서 가장 흔한 불안장애로서 다른 불안장애보다 발생 연령이 어린 편이다. 대규모 역학연구를 통해 살펴본 소아기의 평생 유병률은 4.1%이다. 환자의 경우 남녀 차이를 보이지 않으나 일반인구의 경우 여성이 좀 더 흔하다. 대개 7~8세경에 호발하나 학령전기에도 발생하고 드물게는 청소년기에 발생하며 성인기로 가며 그 빈도가 감소한다고 알려져 있다. DSM-5에서는 18세 이전에 발병해야 한다는 진단 항목을 삭제하였다.

임상양상

분리불안장애 아동들은 자신 혹은 애착대상에게 불행한 일이 닥쳐 다시는 보지 못할 것 같은 불안에 휩싸이거나 애착대상이 손상을 받지 않을까 하는 지나친 걱정을 하여 애착대상이 옆에 있어야 안심을 하고 잠시라도 없으면 애착대상의 존재를 확인하려 한다. 따라서 애착대상을 떠나 혼자 학교를 가거나 캠프, 친구 집에 놀러 가지 않으려 하고 이 같은 상황이 예상될 때 심한 불안을 느낀다. 설령 억지로 학교에 가더라도 애착대상에 혹시 무슨 일이 일어나지는 않았을까 하는 불안으로 학교 환경에 적응하기 어렵다. 특히 잠잘 때 옆에 애착대상이 있어야 하고, 애착대상의 신체를 만지며 자야 하며, 꿈 내용은 애착대상과의 분리주제를 보인다. 자주 신체적 증상을 호소함으로써 부모의 관심을 유발하여 부모와 떨어지지 않으려 하고, 형제 간에 어머니의 사랑을 두고 심한 경쟁을 보인다. 애착대상과 분리시 멍하니 슬픈 표정을 짓고 해야 할 일에 집중을 못한다. 애착대상과 강제로 분리시 심한 저항을 보이고 때로는 공격적 행동을 보인다.

증 례

초등학교 2학년 여아가 2달 전부터 자주 배가 아프다며 조퇴를 하고 학교를 안 간다는 것을 주소로 병원에 왔다. "내일은 무슨 일이 있어도 꼭 학교를 가겠다"고 엄마와 약속을 굳게 하지만 막상 그 다음날이 되면 역시나 안 간다는 것이었다. 아침마다 머리가 아프다며 자꾸 등교를 거부하고 억지로 학교를 보내면 엄마가 잘 있나 궁금하여 안부 전화나 문자를 쉬는 시간에 수시로 걸고 여기저기 아프다며 조퇴를 많이 하였다. 엄마와 같이 집에 있을 때에는 아무 문제없이 잘 놀다가도 아빠가 퇴근할 때쯤 되면 불안해지기 시작하였다. 잠자리에 들때면 꼭 엄마와 붙어서 자려하고 꿈에 괴물이 엄마를 잡아먹거나 자신의 팔다리를 물어뜯는 꿈을 자주 꾼다고 하였다. 부모 면담시 환아의 어머니는 남편과의 불화로 매우 우울해 보였으며 환아의 아버지는 음주 상태에서 자주 환아의 어머니를 구타하였다. 면담시 환아 및 어머니는 아버지에 대해서 분노, 공포반응을 동시에 보였고 실제 어머니가 부부 싸움 중 홧김에 자주 "집을 나가버린다", "죽어버린다"라는 말을 하였다고 한다. 우울증이 심한 어머니는 환아가 학교를 안가는 날이면 환아와 둘이서 하루 종일 이불을 뒤집어쓰고 같이 누워 있던 때도 있었다. 입원 치료를 위해 환아와 어머니를 분리시킬때 아이나 엄마 모두 심한 저항을 보였다. 처음에는 환아가 격렬한 분리불안 반응을 보였으나 시간이 지나며 환아의 증세가 호전되자 엄마의 우울증과 분리불안 반응이 더 문제가 되었다.

진 단

애착 대상과의 분리불안이 나이에 비해 지나쳐 일상생활을 방해할 정도로 심각할 경우 진단을 내리게된다. 진단기준(DSM-5, ICD-10 유사)은 표 12-5와 같다. 장해 기간이 소아인 경우 4주 이상으로, 6개월 이상인 성인 분리불안장애나 타 불안장애에 비해 짧다.

감별진단과 동반이환장애

분리불안장애는 우선 등교거부의 다양한 원인들과 감별하여야 한다. 품행장애에서 보이는 무단결석(school truancy), 무서운 학교선생님, 또래의 괴롭힘, 시험이나 숙제에 대한 평가공포로 인해 등교를 거부하는지 살펴보아야 한다. 또한 다

표 12-5. 분리불안장애의 DSM-5 진단기준

A. 애착 대상과의 분리에 대한 불안이 발달 수준에 비해 지나친 정도로 나타나며, 다음 8가지 중 3가지 이상이 나타난다.
(1) 집 혹은 애착대상과 분리되거나, 분리가 예상될 때 반복적으로 심한 고통을 보인다.
(2) 애착 대상을 잃거나 그에게 해로운 일이 일어날 거라고 지속적으로 심하게 걱정한다(예: 강도, 교통사고).
(3) 운 나쁜 사고가 생겨 애착대상과 분리될 거라는 비현실적이고 지속적인 걱정을 한다(예: 길을 잃음, 납치, 유괴).
(4) 분리불안 때문에 집을 떠나 학교나 그 외의 장소에 지속적으로 가기 싫어하거나 거부한다.
(5) 애착 대상 없이 혼자 지냄에 지속적이고 과도하게 두려움을 느끼거나 거부한다.
(6) 애착 대상이 가까이 있지 않거나 집을 떠나는 상황에서는 잠자기를 지속적으로 싫어하거나 거부한다.
(7) 분리 주제와 연관되는 반복적인 악몽을 꾼다.
(8) 애착 대상과의 분리가 예상될 때 반복적인 신체 증상을 호소한다(예: 두통, 복통, 오심, 구토).
B. 장해 기간이 소아청소년인 경우 적어도 4주 이상이어야 한다. 성인의 경우는 6개월 이상이어야 한다.
C. 분리 고통이 사회, 학습, 직장, 기타 기능에 심각한 장애를 초래한다
D. 상기 증상들의 이유가 자폐스펙트럼장애, 망상 환청을 가진 정신증, 광장공포증, 범불안장애, 질병공포증으로 인한 것으로 보다 잘 설명되어지지 않아야 한다.

〈Reprinted with permission from the Diagnostic and Statistical manual of Mental Disorders, Fifth Edition (Copyright 2013), American Psychiatric Association.〉

른 불안장애와의 감별도 필요하며 불안을 유발할 수 있는 신체적 질환이나 약물의 영향에 대해서도 평가하여야 한다. 할로페리돌(haloperidol)이나 프로프라놀롤(propranolol)과 같은 약물은 소아에 있어 분리불안장애와 같은 증상을 유발할 수 있으므로 약물부작용이 의심되면 투약을 일시 중지하여야 한다.

분리불안장애 소아에서 흔한 동반질환은 범불안장애, 특정공포증이다. 다른 불안장애에 비해 기분장애의 공존은 적은 편이나 수면장애가 동반되는 경우는 흔하다.

원 인

엄마와 아이 사이에 불안정한 애착이 형성된 경우에는 분리불안장애의 발생 위험이 증가한다. 또한 부모의 양육 태도도 분리불안장애에 영향을 끼치는데, 아이에 과도하게 간섭하고 과보호적인 양육태도를 보이는 부모의 자녀에서 분리불안장애의 위험이 증가한다. 가족이나 애완동물의 죽음, 부모의 질병치료, 동생 출산, 엄마의 직장출근, 이사, 전학, 부부싸움 등 부모와 일시적으로 헤어진 외부사건이 발병의 계기가 된다.

생물학적인 요인들도 영향을 준다. 새로운 것이나 낯선 상황에 대한 저항, 회피를 보이는 행동억제(behavioral inhibition)의 기질적 특성을 보이는 아동에서 분리불안장애의 발생 위험이 증가한다. 또한 부모가 불안장애가 있는 경우 자녀에서 분리불안장애의 위험이 증가한다. 공황장애나 우울증이 있는 부모의 자녀에서 분리불안장애가 더 많이 나타난다. 분리불안장애 아동은 이산화탄소에 노출되었을 때 공황장애 환자처럼 과민한 호흡반응을 보인다는 연구가 있다. 이러한 결과들을 바탕으로 분리불안장애와 공황장애의 연관성에 관한 몇몇 연구가 진행되었고, 일부 연구자들은 아동기의 분리불안장애는 청소년, 성인기의 공황장애나 광장공포증으로 이환될 위험요인이라고 보고하였으나, 이와 상반된 결과들도 보고되어 확실하지는 않다.

치 료

무슨 이유에서건 아이가 학교를 안 간다는 것은 정신과적 응급상황이다. 우선 "엄마를 잃지 않을까?"하는 걱정이 어디로부터 오는지 아이와 대화를 통해 해결하여야 하고, 지지적 면담치료(놀이치료), 등교, 심부름 보내기, 잠자리분리를 목표로 한 긍정적 강화요법, 긴장이완요법, 체계적 탈감작법 등의 인지행동 치료가 시행되어야 한다. 요즈음은 Hi-Tech 방법으로 등교시 하루 한 두 차례 집으로 공중전화를 걸 수 있게 동전을 주거나 휴대폰이나 비퍼를 아이에게 주는 것도 꽤 효과가 있다. 특히 상기 증례와 같이 엄마와 아이가 병적인 공생적 관계를 형성한 가정의 경우 가족 전체의 치료가 실시되어야 한다. 또한 분리불안장애 아동은 부모와의 분리를 두려워하여 학교 생활에도 제약이 생기므로, 교사가 학교에서 아이의 불안에 효과적으로 대처할 수 있도록 교육을 시행하는 것도 도움이 된다.

약물치료는 아이의 나이와 증상의 정도를 고려하여 선택하며, 일차 선택약물은 선택적 세로토닌 재흡수 억제제(selective serotonin reuptake inhibitor, SSRI)이다. 불안장애 아동연구에서 플루옥세틴(fluoxetine), 플루복사민(fluvoxamine) 등의 약물이 위약군에 비해 유의한 효과를 보였다. 그밖에 이미프라민(imipramine)과 같은 삼환계항우울제(tricyclic antidepressants, TCA)나 벤조디아제핀(benzodiazepine)계열의 약물을 고려해볼 수 있는데, 삼환계항우울제의 경우 심혈관계 부작용의 위험이 높아 주의를 요하며, 벤조디아제핀의 경우에는 내성이나 의존의 위험성을 고려하여 선택적 세로토닌 재흡수 억제제나 삼환계항우울제의 효과가 나타날 때까지만 단기간 병합하여 사용할 것이 권고된다.

만약 증세가 심해 학교등교를 지속적으로 거부하는 경우에는 입원치료가 필요하다. 입원시 아이가 심한 저항을 보이고, 때로는 오히려 아이와 공생적 관계인 부모 자신이 아이와 분리되는데 더 큰 저항을 보인다. 헤어지고 만나는 일련의 과정(입원, 면회, 외출, 외박)을 통해 증세가 호전된다.

경과 및 예후

나이가 들면 등교 거부 등의 전형적인 증상이 잘 노출되지 않으나 캠프, 이사, 기숙사생활, 배우자의 출장, 자녀의 출가에 심한 불안을 느끼게 된다. 일부에서 관해가 되나 다수는 만성적 경과를 밟으며 나이가 들면서 다른 불안장애로 이행되는 경우가 많다. 분리불안장애와 공황장애의 연관성을 주장하는 연구자들도 있으나 상반된 결과들도 있어 확실히 입증된 것은 아니다. 예후는 발병연령, 공존하는 불안장애나 우울증 여부에 따라 다양하다. 어릴 때 발병하고 어느 정도 학교에 갈 수 있다면 사춘기에 발생하여 계속 학교를 안가는 경우보다 예후가 좋다. 적대적반항장애, 주의력결핍 과잉행동장애가 공존하는 경우 예후가 나쁘다고 알려져 있다.

선택적 함구증(selective mutism)

개 념

'선택적 함구증'이란 부모, 형제와 같이 가까운 사람과는 말을 하는 데 아무 문제가 없지만 일단 밖에서 딴사람하고는 말을 하지 않는 특수질환이다. 따라서 제3자가 보기에는 말할 수 있는 능력이 있는데 말을 안 하는 것으로 보아 일부러 대화를 거부하는 것으로 간주하게 된다. 실제 이러한 아이들을 과거에는 "말하기를 거부한다"고 보았던 시각에서 이 아이들이 수줍음, 소심함, 심한 사회적 불안과 위축을 보이는 바 점차 "말하기의 실패"라는 개념이 더욱 강조된 질환이다. DSM-IV(1994)에서 소아청소년기 특수장애에 속했던 선택적함구증이 DSM-5에서는 불안장애 범주에 속하게 된 것 역시 이러한 맥락에서 이루어진 것으로 보여진다.

역 학

선택적 함구증은 드문 질환으로 연구대상에 따라 시점 유병률은 0.03~1%이고, 여아에 약간 많으나 임상환아군에서의 남녀 차이는 없다. 대개 발병 연령은 5세 이전이지만 학교에 입학하고 나서야 증상이 두드러져서 병원을 찾게 된다.

임상양상

선택적 함구증 환아는 흔히 수줍음, 소심함, 두려움, 공포, 신경질적인 행동, 매달리는 행동을 보이며 매우 예민하여 낯설고 새로운 것에 대한 두려움을 흔히 보인다. 아이에 따라서는 밖에서 못했던 말을 오히려 집에서는 엄마한테 수다스럽게 이야기하기도 하며, 혼자 방에서 책을 읽거나 혹은 혼자서 소꿉놀이를 할 때는 극히 정상적으로 말을 한다. 아이가 말을 할 수 있는 범위는 다양해서 가족 중에도 엄마 같은 특정인에 국한된 경우로부터 몇몇 친한 친구에 이르기도 한다. 대개 말을 하고, 말을 하지 않는 상황 간의 명백한 구분이 존재하는데 예를 들어 어떤 환아는 마주보고 대화를 나눌 수 없는 사람과도 전화로는 오랫동안 통화할 수 있는 경우도 있다. 비언어적 소통에서도 큰 차이를 보인다. 어떤 아이는 상대방에 거부적, 회피적으로 일관하여 전혀 반응을 안보이지만, 어떤 아이는 고개를 끄떡이거나, 제스처를 쓰거나, 말 대신 글로 응답하는 등의 비언어적 소통이 가능하다.

학교와 같은 외부 환경에서 반항적 행동이나 산만함, 집중력 부족 등의 문제는 흔하지 않으나, 집에서는 종종 반항적이거나 충동적인 행동을 보이기도 한다. 그러나 일반적으로 이러한 외현화된 행동보다는 자기 주장 부족이나 사회적 기술 결함으로 인한 어려움이 더 크다.

Hayden은 '선택적 함구증'을 유발한 심리적 정신역동과 행동양상에 따라 4가지 유형으로 분류하였다. 흔한 형태인 1) '공생적 함구증(symbiotic mutism)'은 어머니와 강력한 공생적 관계를 유지하며 자신의 요구 조건을 관철시키기 위해 엄마에게 매달리고, 수줍어하고, 예민하게 행동하는 아이에서 흔히 보이는 형태이다, 2) 수동-공격적 함구증(passive-aggressive mutism)은 침묵을 무기로 삼는 아이이다. 아동의 적대감이 "말하는 것에 대한 반항적 거부"로 표현된다는 것이다. 종종 공격적인 행동을 보이며 부모가 반사회적인 경우가 흔하다. 3) 반응적 함구증(reactive mutism)은 우울증과 사회적 위축을 동반하고 가족 전체가 대인관계에서 소극적인 특징을 보인다. 학교 입학, 이민, 입원과 같은 환경의 변화나 심리적, 육체적 외상 후에 갑자기 발병한다. 4) 언어 공포증적 함구증(speech phobic mutism)은 상기 증례의 아동에서 볼 수 있듯이 "내 말소리가 남들이 들으면 이상하다고 느끼지나 않을까?"하는 일종의 말하기 공포증으로서 말하는 것에 대한 강박적 불안(예: 자기 목소리가 녹음된 테이프도 듣지 않음)을 보인다.

증 례

초등학교 4학년 남자 아이가 엄마와 함께 병원을 방문하였다. 평소 성격이 까다롭고, 이기적이고, 엄마에게 매우 의존적이던 환아는 유치원 다닐 때부터 남 앞에서 말을 하지 않는 경향을 보였으며 유치원 아이들이 선생님을 따라 춤동작을 할 때도 혼자 따라하지 않았다. 초등학교에 입학하면서부터 지금까지 계속 집밖에서 일체 입을 떼지 않았다고 하였다. 엄마 기억에 의하면 3학년 때 짝꿍하고 몇 마디 한 적이 있고, 피아노 선생님과 어쩌다 몇 마디 한 것이 전부라고 하였다. 반면에 집안에서는 엄마와 제일 말을 많이 하는데 어떤 때는 아이가 수다스러울 정도로 학교나 친구 이야기를 많이 한다고 하였다. 그러나 성격이 급한 아빠와는 언젠가부터 전혀 묻는 말에 대답을 안 하고 피하여 아빠로부터 매를 맞은 적이 있다고 하였다. 3학년까지는 아이가 말을 안 하는 것 이외에는 다른 문제가 없었고 아이의 사정을 부모가 담임선생님에게 잘 설명하여 그럭저럭 학교를 잘 다녔으나 4학년 들어서는 학교에 잘 안 가려 하고, 급식도 먹지 않고 그대로 남겨 오고, 열심히 하던 공부에도 별 관심을 안보이고, 혼자 방안에서 게임만 하여 병원을 찾게 되었다. 면담시 환아는 매우 영리해 보였으나 엄마 곁에 바짝 붙어 치료자의 묻는 말에 전혀 대꾸를 안 하였다. 치료자가 말하기 어려우면 종이에 묻는 말을 쓰라고 해도 별 반응이 없었으며 눈 접촉 또한 전혀 되지가 않았으나 치료자를 힐끔힐끔 몰래 쳐다보면서 치료자의 행동에는 많은 관심을 보였다. 놀이치료 초기에는 아무 것도 하지 않으려 심한 저항을 보였으나 점차 주로 아이가 좋아하는 다이아몬드 게임을 택하여 시행되었으며 대화는 주로 옆에 있는 엄마와 하였다. 놀이치료와 prozac 약물치료를 병행한 결과 전반적으로 위축되었던 아이의 생활이 점차 회복되고 병원에 스스로 오게 되더니 10회 치료 때 드디어 치료자에게 아주 작은 소리로 속삭이듯 간단한 '예', '아니오' 정도의 의사표시를 말로 하기 시작하였다. 20회 이상의 꾸준한 치료결과 치료자와의 눈 접촉이 자연스러워지고 간단한 문장 정도의 말을 하기 시작하였다. 왜 말을 하지 않았느냐는 치료자 질문에 환아는 한참 머뭇거리더니 "내 목소리가 이상하지 않아요?"라고 하였다.

진 단

DSM-5 진단기준은 표 12-6과 같다. 대화능력이 있음에도 불구하고 특정한 사회적 상황에서는 말을 지속적으로 하지 못하여 일상생활에 지장을 초래할 경우 진단을 내리게 된다. 사회공포증과 공존할 경우 두 진단을 모두 내릴 수 있다.

감별진단 및 동반이환장애

일시적 적응문제와 우선 감별하여야 한다. 수줍음이 많은 아이는 낯선 사람이나 익숙치 않은 상황(예: 이민자)에서 일시적으로 말을 안 할 수 있다. 이외에 지적장애, 자폐스펙트럼장애, 언어장애, 말더듬과 같은 의사소통장애들과 감별하여야 한다. 특정사건 후에 갑자기 말을 안 할경우에는 전환장애(conversion disorder)와도 감별하여야 한다.

동반질환으로는 사회불안장애, 분리불안장애, 특정공포증과 같은 불안장애가 가장 흔하며, 10% 정도에서는 적대적 반항장애(ODD)가 동반된다. 그밖에 발달 지연이나 표현성 언어 장애, 배설장애도 동반된다.

원 인

아이마다 다양한 요인과 개인차가 존재하기 때문에 '선택적 함구증'의 원인을 한마디로 설명하기는 어렵다. 어떤 연구들은 충격적인 사건이나 이민과 같은 환경적 변화가 유발 인자가 되어 질병을 일으킨다고 하는 반면, 가족 내 갈등의 결과로 나타난다는 연구도 있다. '선택적 함구증'이 사회공포증(사회불안장애)의 일종이어서 공동 유전적 요소가 있다는 주장이 제기되고 있는데, 실제로 선택적 함구증 아동에서 사회 공포증이나 회피성 장애가 동반되는 경우가 많고, 선택적 함구증 아동의 친척에서도 일반인구에 비해 사회불안장애와 같은 불안장애가 더 많이 동반된다. 또한 성인이 되어 함구증이 소실된다고 해도 부끄러움이나 사회불안의 증상이 지속되는 경우가 흔하다는 것 역시 선택적 함구증과 사회불안장애의 연관성을 시사한다. 또한 정상아동들과 비교하였을 때 미세한 수용성 언어장애가 원인이라는 견해도 있다.

치 료

수줍음이나 낯가림이 심해 유치원 혹은 초등학교에 입학한 후에 선생님이나 주변 아이들과 말을 안하는 아이들 중 대부분은 점차 새로운 환경에 적응하면서 자연히 말을 하게 되나, 6개월 이상 계속 말을 안 할 경우는 학교 부적응과 학습장애를 예방하기 위한 목적으로 조기에 치료적 개입이 이루어져야 한다. 긍정적 보상을 통해 말하는 횟수를 늘리거나 처음 가장 친숙한 사람으로부터 점차 친숙하지 않은 사람으로 대화를 확대해 나가는 체계적인 행동치료, 처음에는 치료자와의 대화가 어렵기 때문에 놀이를 통해 아이가 갖고 있는 갈등을 자연스럽게 표출하고 치료자와의 가까운 관계를 형성케 하는 놀이치료, 가족 간의 감정적인 갈등을 해소하기 위한 가족치료, 말하는 자체의 두려움을 감소시키는 플루옥세틴(fluoxetine) 등 사회공포증에 사용되는 약물치료가 복합적으로 시행되어야 한다. 아이가 처음에 병원에 오는 것을 거부하고 부모 자체도 치료 진전에 답답함을 느껴 조기에 치료를 중단하는 경향이 있다. 따라서 외래 치료시 적어도 20회 이상의 꾸준한 치료를 요하는 질환이다.

경과 및 예후

장기간 지속시 학업성취, 또래관계(따돌림을 당하거나 반대로 보호를 받음), 말을 안함으로써 얻는 2차적 이득이 문제

표 12-6. 선택적 함구증의 DSM-5 진단기준

A. 다른 상황에서는 말을 할 수 있음에도 불구하고 말을 해야 하는 특정한 사회적 상황에서는 지속적으로 말을 하지 못한다(예: 학교 상황).
B. 장해로 인해 학업적, 직업적 성취나 사회적 의사소통이 저해된다.
C. 장해의 기간은 적어도 1개월은 지속되어야 한다(입학 후 처음 1개월은 포함되지 않는다).
D. 말하지 못하는 이유가 사회생활에서 요구되는 언어에 대한 지식이 없거나 그 언어에 대한 불편함이지 않아야 한다.
E. 장해가 의사소통장애(예: 말더듬기), 자폐스펙트럼장애, 조현병, 다른 정신증적 장애에 의해 발생되는 것이 아니어야 한다.

〈Reprinted with permission from the Diagnostic and Statistical manual of Mental Disorders, Fifth Edition (Copyright 2013). American Psychiatric Association.〉

표 12-7. 다른 의학적 상태로 인한 불안장애의 DSM-5 진단기준

A 공황발작이나 불안이 임상 영역에서 두드러진다.
B. 병력, 신체 검진 또는 검사 소견상 장애가 다른 의학적 상태로 인한 직접적인 병태생리학적 결과라는 증거가 있다.
C. 장애가 다른 정신질환으로 더 잘 설명되지 않는다.
D. 장애가 섬망의 경과 중에만 발생되지는 않는다.
E. 장애가 사회적, 직업적, 또는 다른 중요한 기능 영역에서 임상적으로 현저한 고통이나 손상을 초래한다.
부호화 시 주의점: 정신질환의 이름에 기타 의학적 상태의 이름을 포함한다(예: 293.84[F06.4] 갈색세포종으로 인한 불안장애). 기타 의학적 상태는 부호화하여 의학적 상태로 인한 불안장애 진단 앞에 따로 명시한다(예: 227.0[D35.00] 갈색세포종, 293.84[F06.4] 갈색세포종으로 인한 불안장애).

표 12-8. 불안장애를 유발하는 의학적 상태

신경학적 장애
뇌혈관 질환
뇌외상
뇌종양
뇌염
내분비 장애
갑상샘장애
부갑상샘장애
부신장애
크롬친화세포종(pheochromocytoma)
전신장애
심혈관질환
부정맥
호흡기 부전
결핍 상태
비타민 B12 결핍

가 된다. 10세 이전에 호전되면 예후가 좋으나 12세 이상까지 지속된다면 예후는 불량하다. 선택적 함구증의 반수 이상은 성인기까지 자신감이나 독립심, 성취감, 사회적 의사소통 능력과 같은 영역의 어려움이 지속되며, 일부에서는 사회공포증으로 이환된다.

일반적 의학적 상태에 의한 불안장애

개 념

일반적 의학적 상태에 의한 불안장애란 임상적으로 유의한 불안장애의 증상이 관찰되고, 이러한 불안 증상이 의학적 상태의 직접적인 영향으로 인한 것이라 판단되는 경우를 말한다.

역 학

일반적 의학적 상태에 의한 불안 장애는 비교적 흔한 것으로 알려져 있으나, 정확한 유병률은 알려져 있지 않으며, 원인이 되는 의학적 상태별로 다양한 유병률을 보인다.

임상양상과 진단

일반적 의학적 상태에 의한 불안장애는 다양한 증상으로 나타나는데, 공황장애 또는 범불안장애와 유사한 양상으로 나타나는 경우가 가장 많다.

진단을 내리기 위해서는 두드러진 불안 증상이 있으면서 증상이 다른 의학적 상태에 의해 가장 잘 설명된다는 병력, 신체 검진, 검사 소견상의 증거가 있어야 하며 증상이 다른 정신질환에 의한 것이 아니라는 판단이 있어야 한다.

흔히 다른 의학적 상태와 관련된 신체 증상이 동반되며, 해당 질환의 진단을 위한 각종 검사가 필요할 수 있다.

DSM-5 진단기준은 표 12-7과 같다.

원 인

뇌혈관장애나 뇌종양을 비롯한 신경학적 장애, 갑상샘장애 등을 비롯한 내분비장애 등이 원인이 될 수 있으며, 이외에도 심혈관질환, 호흡부전, 비타민 B12 결핍을 비롯한 다양한 의학적 상태가 불안장애의 원인이 될 수 있다(표 12-8).

치 료

불안장애를 유발한 의학적 상태를 치료하는 것이 일차적이며, 불안 증상의 완화를 위해 다른 불안장애와 마찬가지로 선택적 세로토닌 재흡수 억제제나 항불안제를 투여하는 약물치료나 인지행동치료를 비롯한 정신사회적 치료를 적용할 수 있다.

경과와 예후

원인이 되는 의학적 상태의 발병 양상에 따라 불안증상의 발현양상도 달라지며, 그 경과 또한 이러한 기저질환의 경과를 따르게 되는 바, 대부분의 경우 의학적 상태가 치료되면 불안 증상도 해소된다. 만약 의학적 상태가 완치된 후에도 상당기간 불안증상이 지속될 경우에는 일차적 불안장애나 마찬가지로 정신사회적 치료나 약물치료를 적용하여 치료한다.

물질/약물 유도 불안장애

개 념

물질/약물 유도성 불안장애란 물질사용이나 처방된 약물사용의 직접적인 결과로서 불안장애가 초래되는 경우를 말한다.

역 학

정확한 유병률은 알려져 있지 않다. 다만 일반 인구보다는 임상적 상황에서의 유병률이 더 높을 것으로 추정된다.

임상양상과 진단

현저한 불안 증상을 보이면서 이러한 불안 증상이 물질/약물의 효과로 유발된 것으로 판단될 때 진단내리게 된다. 이러한 불안 증상은 물질이나 치료 약물에 중독된 상태 혹은 금단 상태에서 나타나야 하며, 물질 또는 약물이 불안 증상을 일으킬 수 있는 것이어야 한다,

DSM-5의 기준은 표 12-9와 같다.

원 인

교감신경계에 작용하는 약물, 즉 암페타민이나 카페인 등

표 12-9. 물질/약물치료로 유발된 불안장애의 DSM-5 진단기준

A. 임상 장면에서 공황발작이나 불안이 두드러진다.
B. 병력, 신체 검진 또는 검사 소견에 (1)과 (2) 둘 다의 증거가 있다
  a. 진단기준 A의 증상이 물질 중독이나 물질 금단 동안 혹은 직후에, 혹은 치료약물 노출 후에 발생함
  b. 수반된 물질/치료약물이 진단기준 A의 증상을 일으킬 만한 능력이 있음
C. 장애가 물질/약물치료로 유발된 것이 아닌 불안장애로 더 잘 설명되지 않는다. 독립적인 불안장애라는 증거로 다음이 포함될 수 있다.
  a. 증상이 물질/치료약물 사용 시작보다 선행한다. 증상이 급성 금단 혹은 심한 중독의 중단 이후에도 상당한 기간(예: 약 1개월) 동안 계속된다. 혹은 물질/약물치료로 유발된 것이 아닌 독립적인 불안장애의 다른 증거(예: 재발성 비물질/치료 약물 관련 삽화의 병력)가 있다.
D. 장애가 섬망의 경과 중에만 발생되지는 않는다.
E. 장애가 사회적, 직업적, 또는 다른 중요한 기능 영역에서 임상적으로 현저한 고통이나 손상을 초래한다.

표 12-10. 달리 명시된 불안장애의 DSM-5 진단기준

이 범주는 사회적, 직업적 또는 다른 중요한 기능 영역에서 임상적으로 현저한 고통이나 손상을 일으키는 불안장애의 특징적인 증상들이 두드러지지만, 불안장애의 진단 부류에 속한 장애 중 어느 것에도 완전한 기준을 만족하지 않는 발현 징후들에 적용된다. 달리 명시된 불안장애 범주는 발현 징후가 어떤 특정 불안장애의 기준에 맞지 않은 특정한 이유에 대해 교감하기 위해 임상의가 선택한 상황들에서 사용된다. 이는 "달리 명시된 불안장애"를 기록하고 이어서 특정한 이유(예: "범불안장애, 그렇지 않은 날보다 그런 날이 더 많지는 않은")를 기록한다.
"달리 명시된"이라는 지정 문구를 사용해 분류될 수 있는 발현 징후들의 예는 다음과 같다.
1. 제한적 공황발작
2. 범불안장애, 그렇지 않은 날보다 그런 날이 더 많지는 않은
3. 캘캡(Khyálcap, 바람에의 노출) 부록의 "고통의 문화적 개념 용어 해설" 참조
4. 아타케 데 네르비오스(Ataque de nervios) 부록의 "고통의 문화적 개념 용어 해설" 참조

표 12-11. 명시되지 않는 불안장애의 DSM-5 진단기준

이 범주는 사회적, 직업적, 또는 다른 중요한 기능 영역에서 임상적으로 현저한 고통이나 손상을 일으키는 불안장애의 특징적인 증상들이 두드러지지만, 불안장애의 진단 부류에 속한 장애 중 어느 것에도 완전한 기준을 만족하지 않는 발현 징후들에 적용된다. 명시되지 않는 불안장애 범주는 기준이 특정 불안장애의 기준에 맞지 않은 이유를 명시할 수 없다고 임상의가 선택한 상황들에서 사용되며, 좀 더 특정한 진단을 내리기에는 정보가 불충분한 (예: 응급실 상황) 발현 징후들을 포함한다.

이 가장 흔히 불안장애를 유발하지만, 다양한 약물들이 불안장애의 원인이 될 수 있으며, 다양한 처방 약물 또한 불안장애의 원인이 될 수 있다.

치 료

일차적인 치료는 불안장애의 원인이 되는 물질 또는 약물을 제거하는 것이다. 처방 약물의 경우 불안장애의 원인이 된 약물을 대체할 처방 약물을 찾아야 한다.

물질이나 약물을 중단한 후에도 불안 증상이 지속될 경우 정신사회적 치료나 약물치료를 통해 치료한다.

경과와 예후

일반적으로 원인 물질이나 약물이 제거되면 불안 증상은 해소된다. 즉, 원인 물질 또는 약물의 반감기에 따라 수일 내지 수주 후에 불안 증상이 해소되는 것이 보통이다. 만약 물질이나 약물이 중단된 후에도 증상이 지속되면 비가역적인 뇌손상의 발생 가능성을 고려해 보아야 한다.

달리 분류되지 않는 불안장애

임상적으로 유의한 불안을 일으키지만 특정한 불안장애의 기준을 만족시키기에 미흡한 경우에는 "달리 명시된 불안 장애" 또는 "명시되지 않는 불안장애"의 진단을 내린다.

특정한 불안장애의 기준을 만족시키지 못하는 이유가 명시 가능할 경우에는 "달리 명시된 불안장애"의 진단을 내리게 되는데, 제한적 공황발작이나 문화 증후군 등 몇 가지에 한정된다.

"명시되지 않는 불안장애"의 진단은 특정한 불안장애의 기준을 만족시키지 못하는 이유를 명시할 수 없다고 판단될 때 사용된다.

각각의 진단기준은 표 12-10, 12-11과 같다.

참고 문헌

1) 공동대표저자 박원명, 김찬형. 임상신경정신약물학 제2판. 서울: 시그마프레스; 2014.
2) 보건복지부 2011년 정신질환실태조사보고서. 서울: 보건복지부;2012.
3) 서호석. 범불안장애의 약물치료. 박원명, 김찬형 편저: 임상신경정신약물학 제2판. 서울: 시그마프레스;2014. p.410-419.
4) 오강섭, 임세원. 사회공포증의 아형 분류와 가해형 사회공포증의 임상적 의의. 신경정신의학 2008;47:225-229.
5) 李奎恒, 李定均. 韓國 精神障碍의 疫學的 調査 硏究(XVI). 神經精神醫學 1995;34:1762-1776.
6) 이종범. 불안장애. 민성길 편저. 최신정신의학 제6판. 서울: 일조각;2015. p.345-371.
7) 이준엽, 이상혁, 서호석. 불안 및 우울 장애에 있어서 불확실성에 대한 불내성의 역할. 대한불안의학회지 2013;9:3-9.
8) 정영은, 채정호. 범불안장애의 약물치료와 pregabalin. 대한정신약물학회지 2008;19:136-146.
9) 조맹제, 함봉진, 김장규, 박강규, 정은기, 서동우 등. 한국 정신장애의 역학조사 연구[I]. 神經精神醫學 2004;43:470-480.
10) 하주원, 임세원, 오강섭. 사회불안장애에 대한 한국형 인지행동집단치료의 효과. 신경정신의학 2010;49:401-408.
11) 한국형 범불안장애 약물치료 알고리듬 실무위원회. 한국형 범불안장애 약물치료 지침서 2009. 서울: ML Communication;2009.
12) American Psychiatric Association. Diagnostic and Statistical Manual of Mental Disorders. 4th ed. Washington DC: American Psychiatric Publishing;1994.
13) American Psychiatric Association. Diagnostic and Statistical Manual of Mental Disorders. 5th ed. Washington DC: American Psychiatric Publishing;2013.
14) Andrews G, Hobbs MJ, Borkovec TD, Beesdo K, Craske MG, Heimberg RG, et al. Generalized worry disorder: a review of DSM-IV generalized anxiety disorder and options for DSM-V. Depress Anxiety 2010;27:134-147.
15) Anxiety disorders; Overview. In: Sadock BJ, Sadock CA, Ruiz P, eds. Kaplan & Sadock's Synopsis of Psychiatry: Behavioral Sciences/Clinical Psychiatry. 11th edition. Philadelphia: Lippincott Williams & Wilkins;2014. p.388.
16) Asmundson GJ, Taylor S, Smits JA. Panic disorder and agoraphobia: an overview and commentary on DSM-5 changes. Depress Anxiety 2014;31: 480-486.
17) Beck AT. Cognitive approaches to panic disorder: theory and therapy. In: rachman SJ, Maser J, eds. Panic: psychological perspectives. Hillsdale, NJ: Erlbaum;1988.
18) Beck AT, Emery G. Anxiety disorders and phobias; a cognitive perspective. Cambrige: Basic books;2005.
19) Black B, Uhde TW. Elective mutism as a variant of social phobia. J Am Acad Child Adolesc Psychiatry 1992;31:1090-1094.
20) Black B, Uhde TW. Treatment of elective mutism with fluoxetine: a double-blind, placebo-controlled study. J Am Acad Child Adolesc Psychiatry 1994;33:1000-1006.
21) Clark DM. A cognitive approach to panic. Behav Res Ther 1986;24:461-470.
22) Diaconu G, Turecki G. Panic disorder and suicidality: is comorbidity with depression the key? J Affect Disord 2007;104:203-209.
23) Duval ER, Javanbakht A, Liberzon I. Neural circuits in anxiety and stress disorders: a focused review. Ther Clin Risk Manag 2015;11:115-126.
24) Eisen AR, Schaefer CE. Separation anxiety in children and adolescents: An Individualized approach to assessment and treatment. New York: Guilford;2000.
25) Freire RC, Machado S, Arias-Carrion O, Nardi AE. Current pharmacological interventions in panic disorder. CNS Neurol Disord Drug Targets 2014;13:1057-1065.
26) Furukawa TA, Watanabe N, Churchill R. Psychotherapy plus antidepressant for panic disorder with or without agoraphobia: systematic review. Br J Psychiatry 2006;188:305-312.
27) Harvey AG, Rapee RM. Specific Phobia in Textbook of Anxiety Disorders Dan J Stein, Eric Hollander American Psychitric Press;2002.
28) Hayden T. Classification of elective mutism. J Am Acad Child Psychiatry 1980;19:118-133.
29) Kessler RC, Andrade LH, Bijl RV, Offord DR, Demler OV, Stein DJ. The effects of co-morbidity on the onset and persistence of generalized anxiety disorder in the ICPE surveys. International Consortium in Psychiatric Epidemiology. Psychol Med 2002;32:1213-1225.
30) Kessler RC, Berglund P, Demler O, Jin R, Merikangas KR, Walters EE. Lifetime prevalence and age-of-onset distributions of DSM-IV disorders in the National Comorbidity Survey Replication. Arch Gen Psychiatry 2005;62:593-602.
31) Kessler RC, Chiu WT, Demler O, Merikangas KR and Walters EE. Prevalence, severity, and comorbidity of 12-month DSM-IV disorders in the National Comorbidity Survey Replication. Arch Gen Psychiatry 2005;62:617-27.
32) Kessler RC, Wang PS. The descriptive epidemiology of commonly occurring mental disorders in the United States. Annu Rev Public Health 2008; 29:115-129.

33) Kim YW, Lee SH, Choi TK, Suh SY, Kim B, Kim CM, et al. Effectiveness of mindfulness-based cognitive therapy as an adjuvant to pharmacotherapy in patients with panic disorder or generalized anxiety disorder. Depress and Anxiety 2009;26:601-606.
34) Klein DF. False suffocation alarms, spontaneous panics, and related conditions. An integrative hypothesis. Arch Gen Psychiatry 1993;50:306-317.
35) Kristensen H. Selective mutism and comorbidity with developmental disorder/delay, anxiety disorder, and elimination disorder. J Am Acad Child Psychiatry 2000;39:249-256.
36) Moreno-Peral P, Conejo-Ceron S, Motrico E, Rodriguez-Morejon A, Fernandez A, Garcia-Campayo J, et al. Risk factors for the onset of panic and generalised anxiety disorders in the general adult population: a systematic review of cohort studies. J Affect Disord 2014;168:337-348.
37) RaPapp LA, Kleber MS. Phenomenology of Generalized Anxiety Disorder in Textbook of Anxiety Disorders Dan J Stein, Eric Hollander American Psychitric Press;2002.
38) Paul ED, Johnson PL, Shekhar A, Lowry CA. The Deakin/Graeff hypothesis: focus on serotonergic inhibition of panic. Neurosci Biobehav Rev 2014;46 Pt 3:379-396.
39) Pine DS. Anxiety disorders; Overview. In:Sadock BJ, Sadock CA, Ruiz P, eds. Kaplan & Sadock's Synopsis of Psychiatry: Behavioral Sciences/Clinical Psychiatry. 11th edition. Philadelphia: Lippincott Williams & Wilkins; 2014. p.388.
40) Preter M, Klein DF. Lifelong opioidergic vulnerability through early life separation: a recent extension of the false suffocation alarm theory of panic disorder. Neurosci Biobehav Rev 2014;46 Pt 3:345-351.
41) Sadock BJ, Sadock VA, Ruiz P. Kaplan and Sadock's Synopsis of Psychiatry: Behavioral Sciences/Clinical Psychiatry. 11th ed. Philadelphia: Wolters Kluwer;2014.
42) Schatzberg AF, Nemeroff CB. Textbook of Psychopharmacology. 4th ed. Washington DC: American Psychiatric Publishing;2008.
43) Stahl SM. Stahl's Essential Psychopharmacology. 4th ed. Cambridge: Cambridge University Press;2013.
44) Stein MB. Social phobia; clinical and research perspectives. Washington, DC: American psychiatric press;1995.
45) Vollmer LL, Strawn JR, Sah R. Acid-base dysregulation and chemosensory mechanisms in panic disorder: a translational update. Transl Psychiatry 2015;5:e572.
46) WCA recommendations for the long-term treatment of panic disorder. CNS Spect. 2003;8(8 Suppl 1):17-30.

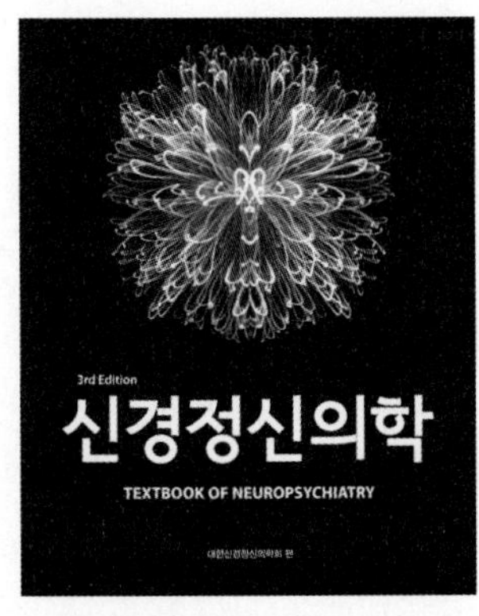
3rd Edition
신경정신의학
TEXTBOOK OF NEUROPSYCHIATRY

Chapter 13

강박관련장애

Obsessive-Compulsive and Related Disorders

김찬형, 하태현

범 론

강박장애는 DSM-IV까지 불안장애의 일종으로 분류되었으나, DSM-5에서는 불안장애에서 분리되어 새로운 범주인 “강박관련장애”에 분류되었다. 불안장애의 현상학과 일부 중첩되는 증상이 있긴 하지만, 강박장애와 강박관련장애로 분류된 장애들은 다음과 같은 특성을 공유한다는 사실이 근간이 되었다. 1) 핵심적인 증상은 반복적인 생각과 행동, 행동억제의 실패이다, 2) 발병연령, 공존질환, 가족력이 중첩된다, 3) 관련 신경회로와 신경전달계 이상을 공유한다, 4) 유사한 치료반응의 특성을 나타낸다. 이 범주에는 강박장애, 신체이형장애, 저장장애, 발모장애, 피부벗기기장애, 물질/약물유발 강박관련장애, 다른 의학적 상태에 의한 강박관련장애, 기타 특정 강박관련장애 및 불특정 강박관련장애를 포함한다. 신체이형장애는 이전에는 신체형 장애의 범주에 분류되었고, 발모장애와 피부벗기기장애는 이전에는 충동조절장애에 포함되었다. 저장장애는 강박장애의 한 아형으로 간주되었으나 독립된 질환으로서 분류에 포함되었다. 한편, 강박장애와 깊은 관련성을 나타내는 틱장애는 강박장애의 특정형으로 기술하도록 하였다.

강박장애와 신체이형장애는 강박사고와 외모에 대한 집착이라는 반복적 사고와 이에 대한 반응으로서의 반복행동이라는 특성을 공유한다. 두 장애의 반복적 사고는 병식이 양호할 수도 있고 불량할 수도 있다. DSM-5에서는 병식의 연속선에 '망상적 신념'까지 포함되도록 하여 해당 병리가 망상장애와 같은 정신병적 장애로 오진되지 않도록 하였다. 두 장애는 모두 일차선택치료로서 선택적 세로토닌 재흡수 억제제나 인지행동치료가 적용되는 질환이다.

저장장애는 다른 강박증상 없이 저장증상을 지닌 경우가 많고, 독립적으로 구분되는 가족력과 신경학적 기질을 지니고, 선택적 세로토닌 재흡수 억제제에 대한 치료반응이 불량하다는 차이점으로 인해 강박장애로부터 분리되어 새로운 질환으로 기술되었다.

발모장애와 피부벗기기장애는 이전에 포함되었던 범주인 충동조절장애에 발화광, 도벽, 간헐적 폭발성 장애, 병적 도박 등과 같이 속했던 장애였다. 강박관련장애의 개념 중 한 축을 형성하는 병적 치장(pathologic grooming)의 대표적 예로서, 다른 충동조절장애와는 달리 자신의 신체를 대상으로 한 반복적인 행동을 특징으로 한다. 강박장애와는 높은 공존률을 나타내지만 다른 충동조절장애와의 공존은 드물다는 점이 비록 두 질환이 강박사고나 집착과 유사한 반복적인 사고가 뚜렷하지 않음에도 강박관련장애의 한 종류로 간주하는 근거가 된다. 반복적인 행동의 직전이나 직후에 불쾌감이나 긴장, 쾌감이나 이완감 등의 정서적 증상을 동반할 수 있으나 필수적이지는 않다. 대부분의 환자들에게서는 이러한 쾌감을 찾아볼 수 없다는 점이 충동조절이 일차적이라기보다는 반복적인 행동이 일차적인 문제임을 시사한다. 따라서 DSM-5 진단기준에서는 정서적 반응을 기술한 항목을 제외하였고, 대신 행동을 중단하거나 줄이려고 노력한다는 항목을 추가하여 강박관련장애에 더 적합하도록 하였다. 반면, 강박장애와는 달리 세로토닌 재흡수 억제제에 대한 반응이 좋지 않고 항정신병약물이나 글루타메이트 조절제인 N-아세틸시스테인, 아편양길항제인 날트렉손에 반응을 보인다는 점, 노출과 반응방지의 행동치료보다 습관역전요법이 더 효과적이라는 점에서 강박장애와는 구분되는 질환이다.

강박장애 (obsessive-compulsive disorder)

개념(역사)

문헌에서 관찰되는 강박장애의 기원은 미신이 금지되고 정신질환에 대한 종교적 해석과 처방이 행해지던 중세의 'Scrupulosity'의 기술에서 찾아볼 수 있다. 15세기부터 본격적으로 사용된 이 용어는 종교적으로 불경한 사고내용으로 고통받는 다수의 사례들을 기술해왔다. 주로 성직자들에 의해 신앙적으로 다루어지던 종교적 강박증상은 18세기를 거쳐 점차 의학자들에 의해 기술되었고 실험적 처방이 시행되기도 했다. 단일한 진단개념으로 자리잡지는 못하였지만, 19세기에 이르러서는 arithmomania(강박적 숫자세기), mysophobia(오염공포), délire du toucher(강박적 터치) 등과 같은 개별적인 유형이 기술되었고, 19세기 후반에는 이러한 병적 상태가 정신병이 아닌 신경증이라는 의학자의 합의에 이르게 된다.

20세기에 들어 Pierre Janet과 Sigmund Frued는 근현대적 강박장애의 개념을 정립하였다. Janet는 저서 〈Les Obsessions et la Psychasthénie(Obsessions and Psychasthenia, 1903)〉에서 다양한 강박장애 사례를 신경쇠약의 범주하에 논의하였고, Freud는 강박증상의 상징적 의미를 해석하면서 이를 "강박신경증(Zwangsneurose)"이라 명명하였다. 독일어 'Zwang'이 런던에서는 obsession으로, 뉴욕에서는 compulsion으로 각각 번역되었고, 결국 이는 현재 사용하는 "obsessive-compulsive" 병명의 기원이 되었다.

공식적 진단분류체계가 등장하면서 1952년에 발행된 DSM I에서는 정신신경증적 장애(psychoneurotic disorders) 범주에 "강박반응(obsessive compulsive reaction)"을 포함하였고, 1968년 발행된 DSM II에서는 신경증(neuroses) 범주에 "강박신경증(obsessive-compulsive neurosis)"을 포함하였다. 이는 강박장애를 신경쇠약(psychasthenia)의 한 형태로 본 Freud나 Janet의 맥락을 일부 유지한 것이었다. 1980년 발행된 DSM III에 이르러서는 불안장애 범주에 "강박장애(obsessive-compulsive disorder 또는 obsessive-compulsive neurosis)"를 포함하였고, 강박사고(obsession)와 강박행동(compulsion)을 각기 정의하기에 이른다. 강박사고는 반복적, 자아비동조적, 침습적이고, 말이 안 되고 불쾌한 것으로 정의되었고, 강박행동은 미래의 사건이나 상황을 예방하기 위한 목적을 지닌, 어떤 규칙을 따르거나 상동적인 방식으로 행해지는 행위로 정의되었다. 이로써, 불안이나 불쾌감을 야기하는 강박사고와 불안이나 긴장을 경감시키려는 목적의 강박행동이 명확히 구분되었고, 강박장애는 "강박사고"와 "강박행동"으로 특징지어진다는 현대적 질병개념이 정립되었다.

역 학

강박장애는 평생유병률이 2~3%에 이르는 흔한 질환이다. 2011년 국내 정신질환 실태역학조사에 의하면, 평생유병률은 0.7%(남자 0.5%, 여자 1.0%)로서 서구보다는 낮았다. 일년유병률은 미국의 경우 1.2%, 한국은 0.6%로 조사되었다. 소아청소년기에서는 남자가 더 흔하지만 성인기에서는 남자보다 여자에게서 흔한 경향을 보인다. 발병연령은 남녀 모두 10대에서 최고점을 이루며, 20대가 다음을 이룬다. 여성의 경우는 10대와 20대 후반의 쌍봉선을 이룬다. 국내에서는 75% 이상이 30세 이전에 발병하는 것으로 나타났다.

임상양상

강박장애의 전형적인 증상은 강박사고와 강박행동이다. 강박사고는 오염이 되었을지도 모른다는 걱정과 같은 '사고(thoughts)', 끔찍한 장면과 같은 '영상(images)', 또는 누군가에게 해를 끼칠 것 같은 '충동(urges)'으로 나타난다. 반복적, 지속적이고, 즐겁거나 자발적인 것으로 경험되는 것이 아닌, 침습적이고 원치 않는 내용으로서, 상당한 불안이나 고통을 초래하는 특성을 지닌다. 강박사고를 경험하면, 이를 무시하거나 억제하려고 노력하거나, 다른 생각이나 행동(강박행동)을 통해 이를 중화시키려고 한다. 강박행동은 강박사고에 대한 반응으로서 그렇게 행동해야만 안심을 얻게 되는 행위 또는 정신적 활동을 일컫는다. 예를 들면, 더러운 물질에 손이 오염되었을지도 모른다는 걱정이 유발하는 불쾌한 느낌은 손을 씻어야만 완화될 수 있는데, 오염되었을지도 모른다는 것이 강박사고이고, 불안을 완화시키기 위해 씻는 행동은 강박행동에 해당된다. 정신적 활동인 강박행동의 예로서는 안심이 되는 단어를 속으로 반복하거나 주기도문의 암송 등이 있다. 강박행동은 미리 정해진 규칙에 엄격히 따르는 일련의 행동인 '의례(ritual)'의 행태를 띨 수도 있다. 정해진 세제를 이용하여 정해진 순서와 방식에 따라 엄격하게 손을 씻어야만 안심할 수 있는 예가 이에 해당한다(표 13-1). 강박행동은 강박사고로 인해 유발된 불쾌감을 줄이고, 미래에 발생할 수도 있는 걱정스럽거나 불행한 상황을 예방하는 목적을 지니지만, 특정 상황을 예방할 수 있는 현실적인 방법이 될 수 없다. 또한 과도하고 지나치다는 특성을 지닌다. 대부분의 경우, 환자들은 강박사고의 비합리성, 강박행동의 비현실성, 강박증상의 과도함이나 자아비동조성을 인식하고 있지만, 이를 잘 인식하기 어려운 다양한 스펙트럼의 병식이 존재한다. 극단적인 경우는 공고한 신념의 망상적 수준에 이른 경우도 있다. 강박사고와 그것이 유발하는 불쾌감을 완화시키기 위한 강박행동으로 증상이 짝지어진 경우가 다수이나, 일부 환자들에게서는 강박사고만으로, 또는 강박행동만으로 강박증상이 발현될 수 있다.

일반적으로 결벽증이라고 불리우는 오염공포의 강박사고와 세척행동의 강박행동이 짝지어진 강박증상이 동서양을 통해 가장 흔한 증상이지만, 강박증상에는 무수히 많은 증상이 존재하며, 일반적인 유형에 해당하지 않는 증상도 있다.

강박사고 중에는 오염에 대한 공포와 더불어 공격적 사고가 가장 흔해 약 절반 이상의 환자들에게서 관찰된다. 공격적 사고에는 내가 친구를 칼로 찌르지 않을까, 도둑질을 하지 않을까 하는 등의 공격적 충동을 행동화하지 않을까 하는 우려가 포함된다. 다음으로 흔한 강박사고로는 물건들이 가지런히 놓

표 13-1. 강박증상으로서의 오염공포와 세척행동의 구체적 예

손에 병균이 묻었을지도 모른다는 강박사고는 내가 병에 걸릴 수 있다, 내가 가족들에게 병을 옮길 수도 있다는 강한 불안과 손을 씻고 싶다는 강력한 욕구를 야기한다. 손을 씻는 행위는 일시적으로 불안을 감소시키는 데에는 효과적일 수 있지만, 반복적으로 발생하는 감염 공포의 해결책은 될 수 없다. 즉각적으로 손을 씻을 수 없는 상황이거나, 손을 완벽하게 씻지 않아서 병균이 남아 있을 가능성이 있다는 걱정, 또는 손을 씻기 전에 다른 물건을 만져 오염을 시켰을지도 모른다는 걱정 등은 내 손에 의해서 오염되었을지도 모르는 잠재적 오염경로를 되돌아보고 기억해내려는 확인을 요구할 수 있다. 내 손이 닿았던 곳, 내가 머물렀던 모든 곳이 오염공간으로 확장되고, 세척행동은 내 손뿐 아니라, 내가 또는 가족들이 접촉할 수 있는 모든 대상으로 확대될 수도 있다. 때로는 세척하는 강박행동이 매우 복잡한 양상을 띨 수 있다. 단순히 손을 씻는 행위로 얻어지는 안심은 너무나 일시적이어서, 오염에 대한 공포로 전치된(displaced) 불안은 '혹시나 병균이 완전히 씻겨 나가지 않았다면', '혹시나 놓친 부위가 있다면', '부주의하게 오염부위에 다시 닿았다면' 등의 걱정을 재생산한다. 이 걱정은 또 다시 반복되는 세척행동을 요구하며, 결국 더 많은 시간과 더 정교한 방법을 동원해야만 가까스로 안심을 얻을 수 있다. 이 과정에서 순서와 규칙이 정해지며, 오차나 실수가 용납되지 않는 의례적 세척행동이 발달한다. 오염에 대한 걱정이 강해질수록 세척행위의 형식에 대한 집착이 강해지면서 점점 더 고통스러운 강박행동이 이어지게 된다. 강박사고와 강박행동이 점덤 더 고통스러워지면, 고통을 감소시키기 위해 그 행위는 수정되지 않는다. 대신, 상상 속의 '오염'의 가능성이 있는 일체의 대상과의 접촉을 허용하지 않으므로써 고통스러운 행위를 시작하지 않으려 할 뿐이다. 아이러니하게도, 결벽증 환자의 전반적인 청결상태가 일반적인 경우보다 더 불량한 것이 목격되는 이유가 여기에 있다.

여 있어야만 한다, 손글씨가 반듯해야 한다는 집착을 포함하는 대칭과 질서의 강박사고와, 병에 걸렸을지도 모른다, 신체 일부가 추하게 생겼다는 등의 신체적 강박사고이다. 성적, 종교적 강박사고가 그 다음으로 흔한데, 여기에는 금기시된 성적 충동, 신성모독을 하지 않을까 하는 걱정 등이 포함된다.

강박행동 중 절반 이상의 환자들에게서 관찰되는 흔한 것은 확인, 반복, 세척이다. 확인 강박행동의 전형적인 예는 가스불 잠그기, 전기 스위치 끄기, 문단속 등인데, 지난 시간을 반추하며 내가 공격적이거나 위험한 행동을 하지 않았음을 확인하는 것도 포함된다. 완벽하게 이해하고 기억하기 위해서 반복해서 읽기와 쓰기, 일상행동을 온전한 느낌이 들 때까지 여러 번 하기 등이 반복 강박행동이다. 다음으로는 숫자세기와 정리정돈의 강박행동이 흔한데, 대표적인 예는 바닥의 타일의 개수, 길거리의 간판의 개수 세기, 손을 씻은 횟수 세기, 책장의 책을 일렬로 정열하기 등이 있다.

강박증상은 복잡한 현상학과 다양한 증상을 지닌 복합질환으로 이해할 수 있다. 무수히 많은 강박증상은 그 유형에 따라 몇 가지 아형으로 구분할 수 있는데, 대표적인 것이 결벽증(세척유형, washers)과 확인유형(checkers)으로서 임상 환자의 75%를 차지한다. 최근에는 강박증상을 요인분석한 결과에 기초하여 오염 · 세척형, 공격적 · 성적 · 종교적 사고유형, 대칭 · 정리정돈형으로 구분하기도 한다. 증상차원에 기초하여 구분된 이러한 유형은 임상적, 생물학적 특성 및 치료반응 등에서 좀 더 과학적인 아형구분 방법으로 타당성을 인정받고 있다.

오염 · 세척형은 여성에서 흔하고, 특별한 성격병리나 인지장애와 무관하며, 섭식장애와 관련이 있고, 틱장애는 드물다. 행동치료에 비교적 잘 반응하는 유형이다. 공격적 · 성적 · 종교적 사고유형은 도덕적, 제도적 양심이나 처벌에 대한 두려움에 관련된 것으로서, 일부는 그런 행동을 하지 않았었는가 확인하거나, 고백을 하는 등의 강박행동과 연관될 수 있다. 상당한 양심의 가책과 도덕적 고통을 경험하므로 임상적으로 우울증과 관련될 수 있다. 다양한 기분장애와 불안장애와 관련되며, 이른 발병을 보이고, 남자에게서 흔하다. 대칭 · 정리정돈형은 '정확하고', '완벽한' 수행을 특징으로 하는 경우가 흔한데, 본인의 수행이 정확하지 않을 경우 불행한 일이 생길

표 13-2. 강박장애의 DSM-5 진단기준

A. 강박사고나 강박행동, 또는 둘 다가 존재한다.
강박사고는 (1)과 (2)로 정의된다.
(1) 반복적이고 지속적인 사고, 충동, 또는 영상으로서 장애 기간의 어느 시점에서는 침습적이고 원치 않는 것으로 경험되며, 대부분의 경우 뚜렷한 불안과 고통을 야기한다.
(2) 개인은 이러한 사고, 충동, 또는 영상을 무시하거나 억제하려고 노력하거나, 다른 생각이나 행위로(즉, 강박행동을 통해) 중화시키고자 한다.
강박행동은 (1)과 (2)로 정의된다.
(1) 반복적인 행동(즉, 손씻기, 줄맞추기, 확인하기) 또는 정신적 활동(즉, 기도하기, 숫자세기, 속으로 단어를 반복하기)으로서, 강박사고에 대한 반응이거나 엄격하게 지켜져야 하는 규칙에 의해 그렇게 해야만 할 것 같은 압박을 느낀다.
(2) 행동이나 정신적 활동은 불안이나 고통을 예방하거나 경감시킬 것을, 또는 어떤 무시무시한 사건이나 상황을 예방할 것을 목표로 한다. 그러나 이러한 행동이나 정신적 활동은 그것이 중화시키거나 예방하고자 하는 목적으로 고안된 것과는 현실적인 관련이 없거나, 뚜렷하게 지나치다.
참고: 어린 소아는 그 행동이나 정신적 활동의 목표를 표현하기 어려운 경우도 있다.

B. 강박사고와 강박행동은 시간을 소모하거나(즉, 하루 1시간 이상), 임상적으로 현저한 고통을 야기하거나, 사회적, 직업적, 혹은 다른 중요한 기능 영역에서의 장애를 초래한다.

C. 강박증상은 물질(즉, 남용약물이나 처방약물)이나 다른 의학적 질환의 생리적 효과에 의한 것이 아니어야 한다.

D. 장애는 다른 정신장애의 증상(즉, 범불안장애에서의 과도한 걱정; 신체이형장애에서의 외모에 대한 집착; 저장장애에서의 소유물을 버리지 못함; 발모장애에서의 머리 뽑기; 피부벗기기장애에서의 피부 뜯기; 상동증적 운동장애에서의 상동증; 섭식장애에서의 섭식 의례; 물질관련 및 중독장애에서의 물질이나 도박에 대한 집착; 건강염려장애(illness anxiety disorder)에서의 질병에 대한 집착; 성도착증(paraphilic disorder)에서의 성적 충동이나 환상; 충동조절장애나 품행장애(disruptive, impulse-control, and conduct disorders)에서의 충동성; 주요우울장애에서의 죄책감 반추; 조현병 연속선장애나 기타 정신병적 장애에서의 사고주입이나 망상적 집착; 또는 자폐연속장애에서의 반복 양상의 행동)으로 더 잘 설명되지 않아야 한다.

특정형:
좋거나 양호한 병식: 강박장애의 신념이 분명하게, 또는 아마도 사실이 아니거나 사실이 아닐 수도 있음을 인지한다.
불량한 병식: 강박장애의 신념이 아마도 사실일 것이라 생각한다.
병식 없음/망상적 신념: 강박장애의 신념이 사실이라고 전적으로 확신한다.
특정형:
틱-관련: 현재 또는 과거 틱장애의 병력을 지니고 있다.

수 있다는 마술적 사고(magical thinking)를 매개로 하는 경우도 있다. 틱장애와 관련이 깊고, 남자에게서 흔하며, 조울증, 공황장애, 알코올 또는 물질남용이 흔하다.

진 단

DSM-5의 진단기준은 표 13-2와 같다. DSM-IV로부터 개정된 주요 내용은 강박증상의 범주를 더 넓게 정의한 점이라 할 수 있다. 예를 들어, DSM-IV의 강박사고 기준에 기술되었던 "인생의 실제 문제에 대한 단순히 지나친 걱정이 아니어야 한다."는 항목과 "자신의 정신적 산물임을 인식한다."는 항목이 제외되었다. 이는 "병식 없음/망상적 신념"을 포함하도록 더 넓은 병식을 특정한 것과 더불어, 이전 기준에 의하면 정신병적 장애로 분류되어야 했던 정신병리를 강박장애로 진단할 수 있음을 의미한다. 또한, "틱-관련" 특정형을 추가함으로써 틱 증상을 동반한 강박장애의 중요성을 강조하였다.

감별진단

강박증상과 유사해 보이는 증상을 발현하는 질환으로는 강박장애 이외의 강박관련장애, 불안장애, 기분장애, 섭식장애, 틱장애, 정신병적 장애, 강박성 성격장애 등이 있다.

불안장애는 불안이나 공포를 야기하는 대상이 있고, 예기불안이나 회피행동이 있으며, 안심을 구하려한다는 점에서 강박장애와 유사하다. 그러나 불안장애에서 대부분의 공포의 대상은 현실적이거나 구체적인 상황에 국한되어 있다는 점에서 보다 비합리적이거나 마술적 사고의 연결고리를 갖는 강박사고와는 구분될 수 있다. 또한 불안장애에서는 현실적인 회피행동이 있을지언정, 문제해결과 현실적인 관련이 없는 강박행동은 관찰되지 않는다. 기분장애에서 나타나는 강박증상과 유사한 증상은 우울삽화에서의 반추(rumination)나 조증과 경조증에서의 과잉행동(hyperactivity)이 있다. 반추는 기분삽화와 기분일치성을 보이고 특정한 강박행동과 연결되어 있지 않다는 점에서, 그리고 과잉행동은 목적 지향적이라는 점에서 각각 강박사고 및 강박행동과 구분된다. 또한 증상의 발생이 기분삽화 기간 내에 국한되어 있다는 점에서 감별된다. 강박장애 이외의 강박관련장애나 섭식장애에서 나타나는 증상은, 신체이형장애에서의 외모에 대한 집착, 발모장애에서의 머리 뽑는 행동, 신경성식욕부진에서의 음식과 체중에의 집착에서와 같이 전형적인 범주의 증상에 국한되어 있다. 틱장애에서의 운동증상은 특정한 강박사고에 의해서 유발되거나 불쾌감을 중화시키기 위한 목적이 아니라는 점에서 구분된다. 정신병적 장애에서 나타나는 집착적 사고는 특히 병식 없음/망상적 신념으로 특정될 수 있는 강박장애와 감별을 요하는데, 전반적인 현실검증력의 상실, 지각적 이상과 사고장애를 기반으로 나타난 신념이라는 점에서 구분될 수 있다. 강박성 성격장애는 전형적인 강박사고나 강박행동이 없다는 점에서 구분된다. 지속적이고 비적응적인 양상의 완고함, 꼼꼼함, 통제와 완벽의 추구 등의 성격적 특성을 보인다. 이외에도 성도착장애, 도박장애, 물질남용 등에서 나타나는 행동들은 그것이 불쾌감을 경감시키기 위한 것이 아니라 쾌락을 추구하는 행동이라는 점에서 강박행동과 구분될 수 있다. 일부 환자들에게서 나타나는 정신병리는 강박증상인지 다른 병리인지 감별이 매우 어려운 경우도 있다. 특정 증상 이외에도 동반된 증상과 기능적 수준 전체를 더욱 잘 설명할 수 있는 진단을 우선적으로 고려하여야 한다.

동반이환장애

강박장애 환자의 약 2/3에서 다른 정신질환의 일평생 공존이환이 관찰된다. 76%에서는 다른 불안장애의 일평생 공존이환을, 63%에서는 기분장애의 일평생 공존이환을 나타낸다. 공황장애, 사회불안장애, 특정공포증, 범불안장애 등 개별적인 불안장애의 유병률은 10~20% 정도에 이르며, 이들 불안장애는 강박장애에 선행하는 경우가 흔하다. 반면, 기분장애는 강박장애의 발병 이후인 경우가 더 흔하다. 우울장애가 동반된 경우는 증상이 더 심하고, 강박사고가 강박행동보다 더 많고, 범불안장애의 공존이 높고, 자살기도를 포함한 만성적 경과를 보이기 쉽다. 특히 양극성장애가 동반된 경우는 치료제 선택에 주의를 기울여야 한다. SSRI에 의해 양극성장애의 경과가 악화될 수 있기 때문이다. 강박증상의 종적 경과가 삽화성이거나, 기분장애의 가족력이 발견되는 경우, SSRI에 대한 치료반응이 불량한 경우에는 기분장애의 감별 또는 기분장애와의 관련성을 면밀히 검토해야 한다.

강박장애와 특별히 유전적으로 관련된 장애로는 틱장애가 있다. 한 질환을 가진 가족은 다른 질환을 나타낼 가능성이 높다. 틱장애와 뚜렛장애의 공존이환은 각각 20%, 5~10%에서 관찰된다. 틱장애를 동반한 경우는 남자, 이른 발병을 특징으로 하며, 대칭, 정렬, 만지거나 두드리는 증상 등이 더 흔히 관찰된다. 소아청소년 강박장애 환자의 약 25%에서는 주의력결핍과잉행동장애가 관찰된다. 이 공존병리는 남자, 이른 발병, 더 심한 정신사회적 장애, 양극성장애, 틱장애, 반항장애나 품행장애의 공존이 높다. 소아청소년에게서는 강박장애, 틱장애, 주의력결핍과잉행동장애의 세 가지 공존이 종종 관찰된다. 다른 강박관련장애들도 흔히 동반된다. 12~15%에서 신체이형장애가, 5% 내외에서 발모장애가, 10~15%에서 피부벗기기장애가 관찰된다. 섭식장애도 강박장애의 11~13%에서 나타나는 흔한 공존질환이다. 강박관련장애나 섭식장애가 동반된 경우는 강박장애의 발병이 더 어리고 치료반응이 불량하다. 정신병적장애도 흔히 동반될 수 있는데, 조현병이나 분열정동장애에서의 강박장애의 유병률은 10~20%에 이른다. 정신병적장애와 강박장애의 발병 순서는 일정하지 않다. 최근에는 항정신병약물에 의해서 유발된 강박증상을 구분하기도 한다. 일반적으로 다른 정신병리의 동반은 어린 발병, 불량한 치료반응, 또 다른 정신질환의 추가적인 동반과 관련 있다.

원 인

정신역동 이론

강박증상의 정신역동 이론은 Freud의 분석으로부터 시작되었다. 그의 정신-성 발달(psychosexual development) 이론에 의하면, 강박장애는 생후 2세부터 시작되는 항문기에로의 고착 또는 퇴행에 기인한 병리이다. 이 시기 아동은 배변을 통해 공격적인 욕구를 발산하고자 하는 충동을 지니는데, 부모의 배변훈련(toilet training)은 욕구를 참고 억제해야 한다는 갈등을 야기시킨다. 배변의 생리적 통제가 가능한 시기에 앞서 시작된, 또는 지나치게 엄격한 배변훈련 등의 이유로 이 갈등을 성공적으로 해소하지 못한 아동은 항문기에 고착되어 억압된 분노와 청결에 대한 집착을 갖게 되고, 얻지 못한 통제(control)를 추구하는 성격적 기초를 지니게 된다. 이는 강박적 성격 또는 항문기적 성격을 형성하고, 향후 무의식적 공격적 충동에 의한 불안과 긴장은 강박장애의 전형적인 방어기제(defence mechanisms)를 동원하게 하는데, 고립(isolation)과 전치(displacement), 취소(undoing), 그리고 반동형성(reaction formation)이 그것이다. 고립은 감정과 사고를 분리하는 과정을 일컫는데, 예를 들면, 도덕적 자아가 허용할 수 없는 대상에게 적대감을 느낄 경우 위협을 느끼는 자아는 무의식적으로 그 대상을 적대감으로부터 '고립'시킨다. 이렇게 분리된 적대감은 다른 대상물로 '전치'된다. 취소는 받아들일 수 없는 충동을 마치 그것이 없었던 상태로 되돌리기 위한 시도인데, 예를 들어, 바람직하지 못한 성적 충동을 느꼈다면, 씻는 행동을 통해 그 충동을 취소하는 것이다. 반동형성은 무의식적 소망과는 반대되는 의식적 태도를 취하는 것으로서, 바람직하지 못한 성적 충동에 대한 반동형성으로서 금욕주의적 태도를 견지하는 것이 그 예가 된다.

Freud 이후의 정신역동 이론은 쾌락적 욕구보다는 전반적인 정신사회적 요인을 강조한다. Freud 이론의 '배변'의 쾌락과 '배변훈련'의 규율 사이의 갈등은 현대정신분석에서는 애정욕구와 순응이나 복종 사이의 갈등으로 보다 일반화되고, 자신감과 통제감의 심리적 재원이 강박장애의 정신역동으로 이해되고 있다.

그러나 강박장애의 정신역동 이론은 치료적으로 적용된 실증적 근거가 부족하며, 강박장애의 기초가 된다고 여겨진 강박성격은 강박장애와 뚜렷한 관련이 없다는 한계를 지니고 있다.

학습이론

고전적 조건화(classical conditioning)와 조작적 조건화(operant conditioning)로서 강박증상을 설명하는 이론이다. 중립적이던 어떤 자극이 불안을 유발하는 사건을 통해 더 이상 중립적이지 않은 자극이 되는 고전적 조건화를 통해 강박사고가 형성되고, 어떤 행동은 불안을 감소시키는 강화작용(reinforcement)으로서 조작적 조건화를 통해 강박행동으로 자리잡게 된다.

이 이론은 강박장애의 주요 치료법인 행동치료의 이론적 근거가 된다. 강박증상을 유발하는 자극에의 노출(exposure)과 강박행동을 차단하는 반응방지(response prevention) 행동치료 기법은 병리적으로 형성된 조건화의 탈조건화를 유발하는 치료과정이다. 치료적 유용성에도 불구하고 이 이론은 환자들이 경험하는 대부분의 강박사고에서는 고전적 조건화에 해당하는 경험의 병력이 없어 일반적인 강박증상에 적용될 수 없다는 한계를 지니고 있다.

생물학적 요인

유전적 요인, 신경전달물질의 특이성, 신경해부학적 특이성은 강박장애가 신경생물학적 이상에 기초한 질환임을 입증하고 있다.

강박장애 환자의 일차 친족 중 강박장애의 유병률은 일반인구집단에 비해 2배 이상 높고, 소아청소년 발병 강박장애의 일차 친족에서의 유병률은 10배 높다. 일란성 쌍생아에서의 일치율은 0.57, 이란성 쌍생아에서의 일치율은 0.22로서, 높은 가족력에는 유전적 요인이 관여한다. 강박장애의 위험과 관련된 단일유전자는 아직 발견되지 않았다. 다양한 표현형에 관련된 연합연구를 통해 일부 후보유전자들이 검증되고 있다.

신경전달계에서는 세로토닌(serotonin) 신경전달계 조절의 이상이 강박장애와 관련 된다. 강박증상에 효과적인 치료제들은 세로토닌 재흡수 차단이라는 약리작용을 지니고 있음을 발견함으로써 수립된 세로토닌 가설은 세로토닌 효현제는 강박증상을 악화시킨다는 증거와 분자영상학에서의 세로토닌 전달체와 수용체의 변화를 통해 입증되고 있다.

신경해부학적으로는 선조체(striatum), 안와전두피질(orbitofrontal cortex), 앞띠이랑(anterior cingulate) 등의 관련성이 높다. 소아 류머티스 열 환자에서 후유증으로 발생한 무도병(Sidenham's chorea)이나 용혈성 연쇄상 구균 감염과 관련된 강박증상은 기저핵(basal ganglia)의 자가면역성 염증반응과 관련 있다. 또한 기능적 뇌영상을 통해 강박장애 환자들의 기저핵 활성이 증가되어 있음이 확인되었다. 뇌영상에서 높은 활성을 나타내는 또 다른 중요 부위는 안와전두피질인데, 기저핵과 안와전두피질의 활성 증가는 강박증상의 심각도와 관련 있고, 치료 후에는 증가되었던 활성이 감소하는 것으로 밝혀졌다. 이 외에도 앞 띠이랑(anterior cingulate)과 시상(thalamus)의 활성 증가가 확인되었다. 이들 부위의 뇌 용적이나 백질 섬유의 연결성 이상도 관찰되고 있어, 강박장애의 신경해부학은 전두-선조 신경회로의 기능적 이상에 기초한 것으로 이해되고 있다.

치 료

약물치료와 행동치료 또는 그 병용이 가장 효과적인 치료방법이다. 한때 강박장애 환자에게 시행되었던 역동적 정신치료와 정신분석은 일부 강박장애 환자에서 치료효과가 있다는 보고는 있으나 체계적인 연구는 없는 실정으로 현재 강박장애의 일차 치료방법으로는 인정을 받지 못하고 있다. 그러나 강박장애와는 달리 강박성 성격장애의 경우 역동적 정신치료가 효과가 있는 것으로 인정되고 있다. 또한 자주 악화되는 환자와 약물치료에 저항을 보이는 강박장애 환자의 경우 정신역동적 요인을 이해함으로써 치료에 도움이 될 수 있다. 일반적으로 상당수의 강박장애 환자들이 치료에 비협조적이다. 예를 들어 처방된 약물복용을 제대로 따르지 않거나, 행동치료의 과제를 제대로 하지 않고 치료에 저항을 보이는 경우가 많다. 일반적으로 약물치료와 행동치료를 함께 시행했을 때가 약물치료 단독이나 행동치료 단독보다 치료효과가 더 우수하다.

약물치료

강박장애의 약물치료는 clomipramine으로부터 시작되었다. Clomipramine은 삼환계 항우울제 중 노르에피네프린 재흡수 억제에 비해 세로토닌 재흡수 억제 작용이 가장 강하며, 미국 FDA에서 강박장애의 치료약물로 공인된 최초의 약물이다.

SSRI계 약물인 fluoxetine, sertraline, paroxetine, citalopram, 그리고 fluvoxamine이 모두 항강박효과가 우수하다. 이들 약물은 모두 항우울제로 개발되었으며, 강박장애의 치료시에는 우울증의 치료에 비해 더 많은 용량을 더 장기간 투여해야 한다. 이들 SSRI계 약물은 모두 부작용과 내약성 측면에서 항강박약물의 원조라 할 수 있는 clomipramine 보다 우수하기 때문에 강박장애 치료의 1차 선택약물로 사용되고 있다. 일반적으로 50~70%의 환자에서 유의한 호전을 보인다. 그러나 증상이 소실되더라도 투약을 중단하면 재발하기 쉽기 때문에 장기투여가 필요하다. SSRI계 약물이나 clomipramine에 치료반응이 없을 때 리튬, 발프로산, 카바마제핀 등을 부가약물로 투여할 수 있다. 이외에도 MAOI(특히 phenelzine), buspirone, trazodone, 그리고 clonazepam 등도 사용하여 볼 수 있다. 특히 틱장애나 망상이 동반된 강박장애의 경우 SSRI계 약물에 도파민 수용체 차단제인 항정신병약물을 투여함으로써 효과를 볼 수 있다. 이때 사용되는 도파민 차단제로는 과거에 pimozide와 haloperidol이 많이 사용되었으나 최근에는 비정형 항정신병약물인 risperidone과 olanzapine 등이 많이 사용된다.

행동치료

강박장애 환자 중 행동치료는 강박행동(의례적 행동)에 효과적이다. 가장 대표적인 행동치료법은 노출(exposure)과 반응방지(response prevention)이다. 예를 들면, 환자가 두려워하는 상황, 사건 또는 자극에 노출시키고 통상 수반되었던 환자의 강박행동을 하지 못하게 한다. 이 경우 노출시키는 방법으로는 흔히 상상적 노출, 체계적 탈감작화 또는 홍수법 등을 이용할 수 있다. 강박적으로 자주 손을 씻는 환자의 경우 환자가 두려워하는 더러운 물건을 만지게 한 후 손을 씻지 못하도록 하는 것이다. 환자는 노출 초기에는 심한 불안을 경험할 수 있어, 이후 불안이 다시 감소되기까지 상당한 시간이 경과될 수 있다. 그러나 반복적인 치료적 노출과 반응방지를 시행함에 따라 불안의 심한정도와 불안이 감소되기까지 걸리는 시간이 단축된다. 이 과정을 습관화(habituation)라 한다.

강박적 사고가 주증상인 환자에게는 사고중지법을 적용할 수 있다. 행동치료 전문가들은 60~70%의 환자에서 호전이 있다고 주장한다. 그러나 강박장애 환자중 상당수는 두려운 상황에 노출될 때 불안 증가를 경험함으로써 치료를 거부하거나 중도탈락하는 문제점이 있다.

정신치료

통찰정신치료가 성공했다는 증례보고는 많으나 이는 장기간을 요하며, 경비도 많이 든다는 단점이 있다. 그러나 강박장애와는 달리 강박성 성격장애의 경우는 통찰 정신치료가 효과가 있다는 보고가 많다. 반면에 지지적 정신치료는 강박장애 치료에 필수적이다. 강박장애는 흔히 스트레스에 의해 악화되기 때문에 스트레스를 경감시키거나 효율적으로 다룰 수 있게 도와주는 심리적인 치료가 필요하다. 또한 집단치료가 도움이 될 수 있고, 가족들을 지지하기 위해서 가족치료가 필요할 때도 있다.

기타 치료

치료에 반응하지 않는 심한 환자에게는 전기충격요법이나 정신외과수술 등을 고려할 수 있다. 전기충격요법은 정신외과적 수술보다 치료효과는 떨어지나 덜 침습적인 방법이기 때문에 수술전에 시행해 볼 수 있다. 정신외과적 수술요법 중 가장 흔히 시행되는 것은 대상회 절개술(cingulotomy)이다. 대상회 절개술은 치료저항 강박장애 환자중 약 30~40%에서 효과가 있는 것으로 알려져 있다. 정신외과적 수술방법의 가장 흔한 부작용은 경련인데 이 경우 대부분 항경련제 투여로 잘 조절된다. 정신외과적 수술의 경우 약물치료나 행동치료의 효과를 증가시킬 수 있다. 이외에도 현재 활발히 연구되고 있는 경두개자기자극술(transcranial magnetic stimulation)이나 심부뇌자극술(deep brain stimulation) 등도 효과가 있을 것으로 기대된다.

심부뇌자극술은 기존의 정신외과적 수술법에 비해 덜 침습적이며 특정 뇌부위에 미세전극을 삽입하여 뇌의 기능을 조절할 수 있다. 미국 FDA에서는 난치성 강박장애에서 ventral capsule/ventral striatum을 목표로 하는 DBS시술을 2009년에 허가하였다.

경과 및 예후

점진적 발병이 흔하다. 다수에서는 발병에 앞서 인생사적 사건을 경험한다. 출산이나 승진과 같은 책임감의 증가, 그리고 상실은 강박증상을 촉발하는 환경적 요인의 예가 된다. 다수의 환자들은 범불안이나 짜증, 우울, 우유부단, 공포증, 신체불안 등의 전구증상을 경험한다.

치료를 받지 않으면, 대부분 만성적인 경과를 거친다. 일부에서는 삽화성 경과를 보이고, 점차 악화되는 경과도 있다. 발병으로부터 치료개시 시점까지는 평균 7년 이상 상당한 기간이 소요된다. 치료 없이 회복되는 경우는 40년 후 20%에 불과하며, 대부분의 환자들은 장기간 경과 후에도 유의한 강박증상을 지니고 있다. 시간이 경과하면서 예전의 증상이 소실되고 새로운 증상이 출현하는 증상의 변화를 경험한다. 하지만 증상이 달라지더라도 동일한 증상차원에서 나타나는 경우가 흔하다.

치료와 더불어 강박증상은 개선되지만, 효과적인 치료를 유지하면서 2년이 경과한 시점에서도 약 반 이상은 강박장애의 진단기준에 해당한다. 2년 후 완전관해는 12%에 불과하고 관해된 환자들도 약 절반에서 재발을 경험한다. 강박증상은 치료 개시 후 첫 4개월과 첫 1년 기간 걸쳐 각각 25% 정도의 개선을 보인다. 치료효과는 일반적으로 초기 수년에 걸쳐 천천히 지속적으로 나타난다.

어린 발병 연령, 심한 강박증상, 병식의 부족, 공존질환이 동반된 경우 치료반응과 예후가 불량하다. 자살사고는 질환의 경과 중 약 반 수의 환자들에게서 나타나며, 자살기도는 약 25%의 환자들에게서 관찰된다. 동반된 기분장애는 자살의 위험을 높인다.

신체이형장애(body dysmorphic disorder)

개념(역사)

19세기 후반 이탈리아 정신의학자 Enrico Morselli는 가상의 신체변형을 걱정하고 괴로워하는 사례를 "추형공포증(dysmorphophobia)"으로 기술하였고, 20세기 초 프랑스 정신의학자 Pierre Janet은 흉한 턱수염이 있다고 믿으며 고립되어 있던 여성 환자를 "신체수치강박증(obsession de la honte du corps)"으로 기술하였다. Kraepelin은 추형공포증을 강박신경증의 범주에 포함시켰다. 문헌에 기술된 피부건강염려증(dermatologic hypochondriasis), 미모건강염려증(beauty hypochondria), 단증상성 건강염려 정신증(monosymptomatic hypochondriacal psychosis) 등은 모두 신체이형장애의 또 다른 명칭이다.

추형공포증은 1980년 DSM-III에 공식적 진단분류체계에 포함되었는데, 구체적 진단기준 제시 없이 '비전형적 신체형 장애' 범주의 한 예로서 열거되었다. "신체이형장애"라는 용어는 1987년 발행된 DSM-III-R에서 처음으로 사용되었고 신체형장애의 범주에 속하였다.

역 학

시점유병률은 0.7~2.4%에 이르는 것으로 알려져 있다. 임상환자군에서 유병률이 매우 높아, 피부과 환자의 9~12%, 성형외과 환자의 3~53%, 교정치과 환자의 8%, 그리고 구강외과 환자의 10%에서 관찰된다. 남녀에서 유사하거나 여자에서 약간 더 많다.

임상양상

병적 집착은 모든 신체 부위를 대상으로 할 수 있지만, 주로 피부, 머리, 코에 나타난다. 일평생의 경과를 거치면서 5~7군데의 신체 부위에 집착된다. 집착된 문제는 다른 사람들에게는 관찰되지 않거나 사소한 정도일 뿐이지만, 환자들은 잘못되었다, 못 생겼다, 추해 보인다, 괴물 같다는 다양한 범위 수준의 과장된 걱정을 지닌다. 외모나 신체적 집착은 침습적이고, 원치 않고, 시간을 소모하고, 저항이나 통제가 대단히 힘들며, 상당한 불안과 고통을 야기한다.

일반적으로 강박장애에 비해 병식이 더 불량해 약 절반에서 망상적 신념을 지니고 있다. 약 2/3에서는 타인들이 자신을 부정적으로 보고 조롱한다는 편집사고를 동반한다.

거의 대부분에서 통제와 저항이 어려운 특이 행동을 반복하는데, 절반 이상의 환자들은 하루 3시간 이상을 반복행동에 소모한다. 대다수에서 나타나는 가장 흔한 행동은 거울을 보며 확인하는 행동이다. 끊임 없이 거울을 보거나 빛을 반사하는 모든 물체에 자신의 결함 부위를 비추어 본다. 다음으로 흔한 행동은 결함이나 약점을 가리기 위한 치장이다. 다른 사람에게 외모가 괜찮은지를 물어 안심을 구하려는 행동도 흔히 반복된다. 결함이나 불완전함을 개선시키기 위해 피부를 뜯기도 하는데, 이는 오히려 추가적인 손상을 야기하는 경우가 흔하다. 이외에도 결점을 숨길 수 있는 복장이나 용품을 과도하게 구입하기도 한다. 회피행동 역시 흔하다. 타인에게 결함이나 결점이 노출되어 추하다고 평가되거나 거절당하는 상황에로의 노출을 꺼리므로 사회생활 없이 고립된다. 짙은 치장, 선글래스 착용, 모자를 깊이 눌러쓰기 등 결함이 노출됨으로써 발생하는 수치나 공포, 다른 사람의 부정적인 평가나 거절을 예방할 목적을 지닌 행동을 특히 '안전행동(safety behaviors)'이라고 한다. 강박행동, 회피, 안전행동이 주요 행동 특성을 이룬다.

근육이형증(muscle dysmorphia)은 남자에게서만 나타나는 형태로서 왜소하다는 집착에 근육을 키우기 위한 과도한 운동에 몰입한다. 때문에 지나치게 발달한 근육을 지니고 있으며, 스테로이드 등의 물질을 남용하기도 한다.

진 단

DSM-5에서는 진단항목 B에 강박행동을 포함하였다 (표 13-3).

감별진단과 동반이환장애

외모와 건강에 대한 염려와 집착은 건강한 사람에서도 흔하다. 병적 집착은 그것이 과도하다는 점과 많은 시간을 소모하는 반복행동에서 구분된다. 실제로 신체적 결함이나 변형이 뚜렷하다면 신체이형장애를 진단할 수 없다.

섭식장애에서 체중증가에 대한 집착은 신체이형장애의 증상으로 간주하지 않는다. 다만, 섭식장애 환자에게서 다른 전형적인 신체이형장애 증상이 발현된다면 두 질환의 병행 진단이 가능하다.

강박장애에서 나타나는 강박증상은 외모 및 신체적 집착과 거기에 관련된 행동에 국한되지 않는다. 유의한 신체이형증상이 존재하면 강박장애와의 병행 진단 역시 가능하다. 발모

표 13-3. 신체이형장애의 DSM-5 진단기준

A. 다른 사람에게는 관찰되지 않거나 사소해 보이는 외모의 결함이나 결점 한 가지 이상에 집착되어 있다.
B. 질환의 경과 중 어느 시점에서 외모 걱정에 대한 반응으로서 반복적인 행동(즉, 거울 확인, 과도한 치장, 피부 뜯기, 안심을 구하기)이나 정신적 행위(즉, 자신의 외모를 다른 사람과 비교)를 한다.
C. 집착은 사회적, 직업적 또는 중요한 기능 영역에서 임상적으로 유의한 고통이나 지장을 초래한다.
D. 외모 집착은 섭식장애를 만족하는 환자에게서 체지방이나 체중에 관한 걱정으로 더 잘 설명되지 않는다.
특정형:
근육이형증: 체격이 너무 작거나 근육이 부족하다는 생각에 집착되어 있다. 흔히 나타나듯이 다른 신체 부위에 집착을 지닌 경우에도 사용할 수 있다.
특정형:
신체이형장애 신념에 관한 병식의 정도를 표기하라(즉, "나는 추해 보인다" 또는 "나는 결함을 지녔다").
좋거나 양호한 병식: 신체이형장애의 신념이 분명하게, 또는 아마도 사실이 아니거나 사실이 아닐 수도 있음을 인지한다.
불량한 병식: 신체이형장애의 신념이 아마도 사실일 것이라 생각한다.
병식 없음/망상적 신념: 신체이형장애의 신념이 사실이라고 전적으로 확신한다.

장애와 피부벗기기장애는 외모에 관한 집착이 동반되지 않는다는 점에서 구분된다. 질병불안장애(illness anxiety disorder)와는 심각한 신체질환을 지니고 있다는 염려를 하지 않는다는 점에서 구분된다.

기분장애와는 외모 집착과 그에 따른 반복적 행동의 여부로 감별할 수 있다. 신체이형장애에 의한 고통과 기능장애에 이차적으로 주요우울장애가 흔히 병발하므로, 주요우울증 환자에게서 신체이형장애를 충족하는 증상이 관찰된다면 병행 진단이 가능하다. 불안장애에서도 회피 행동이 흔하지만, 신체이형장애의 회피는 외모의 노출과 타인의 반응에 대한 염려 때문이라는 점에서 구분할 수 있다.

많은 신체이형장애 환자들의 병식 수준은 망상적 신념이므로, 망상장애를 포함한 정신병적 장애와의 감별을 요한다. 신체이형장애의 신념은 외모에 관한 것에 국한되어 있고 와해된 행동이나 다른 현실검증력 장애가 동반되지 않는다.

주요우울장애가 가장 흔한 공존질환으로 평생유병률 75%에 달한다. 주요우울장애는 통상 신체이형장애에 후행한다. 다음으로는 30~49%에서 물질남용, 32~33%에서 강박장애, 그리고 37~39%에서 사회불안장애가 동반된다.

원 인

환자에서는 일반 인구집단보다 4~8배 높은 8%에서 일차 친족 가족력이 발견되며, 여성 쌍생아에서 유전적 요인은 신체이형염려의 44%를 설명한다.

SSRI의 치료효과는 세로토닌 신경전달계가 관여할 가능성을 시사한다.

시지각적 자극의 전체적 외양보다는 국소적 자극에 더 민감한 시지각적 편향을 보인다. 기능적 뇌영상연구에서는 강박장애에서와 같이 전두-선조 신경회로의 활성증가를 보여 시각 정보처리의 이상과 상위 인지적 통제의 결함을 시사한다.

정신역동적 관점에서 신체이형장애는 성적, 정서적 갈등이나 열등감, 죄책감 등이 신체 일부로 전치된 것으로 이해한다. 증상을 나타내는 신체 부위는 무의식적 갈등이 응축되고 대치된 것이기도 하지만, 다른 신체 부위를 상징하기도 한다. 예를 들어, Freud는 코에 집착한 '늑대인간'에게 코는 남근을 상징하는 것으로 거세를 당하고 싶은 욕구로서 해석하였다. 방어기제는 응축과 대치를 통한 왜곡 이외에도 억압, 해리, 상징화, 투사 등이다.

학습이론에서는 어린 시절 외모에 대한 강화 경험을 발병요인으로 간주한다. 학급에서 가장 키가 크다, 오늘 공연에서 멋져 보였다 등과 같은 외모와 매력을 연결 짓는 긍정강화가 외모의 중요성을 과장하고, 외모로 놀림을 받는 등의 수치스런 경험이 고전적 조건화를 형성하며, 사회적으로 학습된 외모의 중요성이 조작적 조건화로서 신체이형장애의 발병에 관여한다.

치 료

약 70%의 환자들이 성형외과, 피부과, 치과에서 미용치료를 받지만 효과는 좋지 않다. 특히 수술적 미용치료는 신체이형장애의 증상을 개선시키지 못할 뿐만 아니라, 환자와 치료한 의사에게도 심각하게 부정적인 결과를 낳을 수 있다.

약물치료로서는 SSRI가 일차 선택제이고 강박장애와 같이 고용량을 요하는 경우가 많다.

정신사회적 치료료는 인지행동치료가 효과적이다. 외모와 관련된 가정과 신념을 재구조화하는 인지치료와 반복행동을 대상으로 한 노출 및 반응방지법이 적용된다.

경과 및 예후

평균 발병연령은 16~17세이고, 12~13세 발병이 가장 흔하다. 대부분 점진적으로 발병하고, 치료를 받지 않으면 만성적 경과를 거친다. 1년 완전관해율은 9%에 불과하고 4년 완전관해율은 48%이다. 18세 이전에 발병한 경우 성인기 발병보다 더 점진적 발병이고, 자살기도가 흔하고, 공존이환율이 높다.

정신사회적 기능과 삶의 질은 다른 정신질환에 비해 대단히 불량하다. 약 20%가 학업을 중단하고, 약 삼분의 일은 직업을 유지하지 못한다. 증상이 심하면, 집 밖을 못 나가고 두문불출한다. 80%에서 자살사고를 경험하고 사분의 일에서 자살을 기도한다. 편집사고에 의한 폭력성도 나타나는데, 약 삼분의 일에서 폭력성을 나타내며, 성형수술의 불만족으로 성형의사에게 폭력을 행사하는 경우도 흔하다.

저장장애(hoarding disorder)

개념(역사)

DSM-5에 새로 추가된 진단명으로서, 독립적 질환으로 확립되기 전에는 '강박적 저장'으로 불리기도 했다. 쓸모나 가치가 없는 물건을 수집하고 버리지 못하는 것이 주증상으로, 집안은 이러한 물건들로 가득 차서 활동이 제한되고, 상당한 고통과 기능장애가 야기되는 질환이다. '저장' 증상은 Freud에 의해 '항문기 성격'의 한 특성으로 기술되었고, DSM-III-R에 이르러 처음으로 강박성 성격장애의 진단 항목 중 하나로 추가되었다. 성격적 특성임과 동시에 강박증상의 한 종류로 간주되어 오기도 했다.

역 학

임상적으로 유의미한 저장 증상의 시점 유병률은 2~6%로 추정된다. 일반인구집단에서는 남자에서 더 흔하나, 임상집단에서는 여자에서 더 흔하다. 저장 증상은 55~94세의 고령층에서 34~44세의 젊은 성인에 비해 3배 높게 발생한다. 저장 증상은 고령, 독거, 불량한 신체 건강 및 정신건강과 관련이 있다.

임상양상

핵심증상은 소유물의 쓸모나 가치와 무관하게 그것을 버리지 못하는 증상이다. 버리는 데에는 쓰레기로서 버리기, 팔기, 양도하기, 재활용하기 등이 모두 포함된다. 버리지 못하는 이유에는 주관적인 필요성, 미적인 가치, 또는 강력한 감정적 애착 등이 있다. 어떤 경우에는 소유물의 운명을 책임지고 폐품이 되기까지의 기간을 길게 연장한다. 물건에 포함된 중요한 정보를 잃게 될 두려움도 흔하다. 보관하는 물품은 신문, 잡지, 낡은 옷, 가방, 책, 우편물, 서류 등이 가장 흔한데, 모든 종류의 물건이 대상이 될 수 있다. 때로는 가치 있는 물건이 수집되는 경우도 있지만, 대부분 쓸모 없는 물건들과 뒤섞여 있다. 저장한 물건들로 가득 메워진 생활공간은 더 이상 적절한 용도로 사용될 수 없게 된다. 부엌에 요리할 공간이 없고, 잠을 청할 침실공간이 사라지고, 물건이 쌓인 의자에는 더 이상 앉을 수 없게 된다. 다른 용도를 지닌 공간(탁자, 바닥, 복도 등)에 물건들이 어지럽게 산더미처럼 쌓인 것을 '잡동사니 쌓기(clutter)'라고 한다. 저장장애 환자들의 잡동사니 쌓기는 본인의 생활 공간을 벗어나 공용 공간, 직장, 심지어 친척이나 이웃의 공간을 침범하는 경우도 있다.

과도한 수집은 80~90%에서 관찰된다. 수집의 가장 흔한 형태는 구입이고, 다음이 광고물이나 타인이 버린 물건 등의 공짜 물건이다. 때로는 물건을 훔치기도 한다. 수집이 동반된 경우에는 물건 습득을 못할 때 고통을 경험한다.

핵심증상 이외에 흔히 우유부단, 완벽주의, 회피, 느림, 계획성과 조직성의 부족, 산만성 등이 관찰된다. 잡동사니 쌓기와 조직성의 부족 등의 동반 증상은 결국 대단히 비위생적인 환경을 초래하는데, 노인에게서 특히 합병증의 위험이 높아, 잡동사니에 걸려 물리적 손상을 입거나, 불량한 위생에 의한 식품의 오염과 감염, 화재 가능성이 있다. 고령의 저장장애 환자들에게서 관찰되는 불결한 집안, 쓰레기 저장, 불량한 위생과 자기 방임, 사회적 고립의 일련의 증상군을 '디오게네스 증후군(diogenes syndrome)'이라 부르기도 한다.

'동물저장(animal hoarding)'은 저장장애의 특별한 형태로서 많은 수의 동물을 데리고 사는 것이다. 그러나, 동물을 위한 최소한의 영양, 위생, 건강관리를 제공하지 못하여 동물들은 질병, 기아, 죽음 등의 열악한 상황에 내몰린다. 동물저장은 더 불량한 위생과 더 좋지 않은 병식을 나타낸다.

표 13-4. 저장장애의 DSM-5 진단기준

A. 실제 가치와 무관하게 소유물을 버리는 데에 지속적인 어려움이 있다.
B. 이 어려움은 물건에 대한 주관적인 필요성과 버리는 것의 고통에서 기인한다.
C. 물건을 버리는 데에 어려움은 생활공간을 메울 정도로 소유물을 축적하게 하고 쌓여진 잡동사니로 인해 결국 그 공간은 용도 대로 활용되지 못한다. 만약 생활 공간이 소유물로 넘쳐나지 않는다면, 제3자(가족, 청소부, 기관)의 개입에 의한 것이어야 한다.
D. 저장은 임상적으로 유의한 고통이나 사회적, 직업적, 또는 중요한 기능영역에서의 장해(자신과 타인에게 안전한 환경을 유지하는 것을 포함)를 초래한다.
E. 저장이 다른 의학적 상태로 설명되지 않아야 한다(즉, 뇌손상, 뇌졸중, 프래더-윌리 증후군).
F. 저장이 다른 정신질환으로 더 잘 설명되지 않아야 한다(즉, 강박장애에서의 강박사고, 주요우울장애에서의 활력의 감소, 조현병이나 다른 정신병적 장애에서의 망상, 주요 신경인지장애에서의 인지 결함, 자폐연속선장애에서의 제한된 관심).

특정형:
과도한 습득을 동반: 소유물 버리기의 어려움이 불필요하거나 더 이상의 공간이 없음에도 불구하고 물건의 과도한 습득과 동반되어 있다.

특정형:
좋거나 양호한 병식: 저장 관련 신념이나 행동이(물건 버리기의 어려움, 잡동사니 쌓기, 또는 과도한 습득에 관련된) 문제임을 인식한다.
불량한 병식: 반증에도 불구하고, 저장 관련 신념이나 행동이(물건 버리기의 어려움, 잡동사니 쌓기, 또는 과도한 습득에 관련된) 문제가 아니라고 거의 확신한다.
병식 없음/망상적 신념: 반증에도 불구하고, 저장 관련 신념이나 행동이(물건 버리기의 어려움, 잡동사니 쌓기, 또는 과도한 습득에 관련된) 문제가 아니라고 전적으로 확신한다.

진 단

핵심증상인 저장은 물건을 소유할 목적에 의한 것이며, 물건을 버려야 한다는 사실에 직면할 때 고통이 초래된다. 진단기준 B 항목은 특히, 수동적으로 물건이 축적되거나 소유를 포기해야 할 때 고통이 동반되지 않는 다른 정신병리와의 감별에서 유용하다. 잡동사니 쌓기가 관찰되지 않는다면, 누군가에 의해서 치워졌을 경우에만 진단이 가능하다. 강박장애와 마찬가지로 병식의 범주를 특정한다(표 13-4).

감별진단과 동반이환장애

정상적인 수집은 가치 있는 물품을 대상으로 한 조직적이고 체계적이라는 행위라는 점에서, 그리고 잡동사니 쌓기를 야기하지 않는 다는 점에서 구분된다.

물건을 버리지 못하는 결과를 야기할 수 있는 강박장애와의 감별이 중요하다. 예를 들어, 오염공포를 지닌 환자는 고통스러운 손씻기 상황을 피하기 위해서 버려야 할 물건에 손을 대지 않은 회피 행동의 결과로서 쓰레기가 쌓일 수 있다. 강박증상과 저장증상은 그 특성을 면밀히 검토함으로써 감별이 가능하다. 저장에 관련된 신념은 침습적이고 반복적으로 경험되는 강박증상과는 달리, 통상의 사고 흐름에 놓여있으며, 그 생각이 불쾌감이나 고통을 초래하지 않는다. 또한 그 생각을 없애려 하거나 강박행동을 하고픈 욕구를 일으키지 않는다. 강박장애에서는 통상 수집 행동이 관찰되지 않는다. 습득을 하더라도, 내 손이 닿은 물건이 다른 사람을 오염시키지 않도록 하기 위한 예와 같이 강박사고에 의한 것이지, 소유욕 때문이 아니다. 저장증상 이외에 유의한 강박증상이 관찰된다면, 두 장애의 병기진단이 가능하다.

주요우울삽화에서 활력의 저하, 피로, 정신운동지체의 결과로서 청소를 하지 못한 결과라면 저장장애로 진단할 수 없다. 조현병의 음성증상 또는 망상의 결과로서 축적된 물건은 저장장애로 인한 것이 아니다. 생활공간을 관리할 만한 지적 능력이 부족한 발달장애나 신경퇴행성 질환은 전반적인 인지기능의 저하를 통해 감별할 수 있다.

외상성 뇌손상, 뇌졸중, 중추신경계의 감염, 프래더-윌리 증후군 등 특히 복내측 전전두 및 띠이랑 부위의 손상 환자에게서도 나타날 수 있다. 뇌손상에서 기인한 인지능력의 상향식 통제 결함으로 인해 수집 행동이 방출될 수 있는데, 이 경우엔 물건에 관심이나 애착이 없을 수도 있다.

동반이환장애로는 주요우울장애가 약 50%에서 발견되는 가장 흔한 장애이다. 저장장애 환자 중 강박장애는 20%에 불과하다. 범불안장애와 사회불안장애가 약 25%에서 관찰되는 흔한 불안장애이다. 약 28%에서 주의력결핍 과잉행동장애가 관찰되는데, 이는 강박장애에서보다 높은 공존율이다.

원 인

저장증상은 약 50%에서 일차친족의 가족력이 있으며, 쌍생아 연구에서 변이의 50%에서 상가적 유전효과를 보였다. 대뇌 안와전두피질이나 내전전두피질, 앞띠이랑 손상을 지닌 환자, 그리고 전두측두엽 치매 환자에게서 저장행동이 관찰된다. 성격적 특성으로는 우유부단이 뚜렷하고, 신경심리학적 평가상 의사결정과 관련된 집행기능 장애가 관찰된다. 따라서, 의사결정, 조직화, 정서조절 등에 관여하는 신경회로의 이상이 신경생물학적 요인으로 생각된다.

인지행동모형에서는 정보처리의 결함, 정서적 애착 형성의 문제, 행동적 회피, 오류적 신념 등의 다차원적 요인으로 설명한다. 정보처리의 결함에는 의사결정의 어려움, 분류 및 조직화의 어려움, 기억의 어려움이 포함되는데, 버리고자 하는 결단의 문제, 버려야 할 물건이나 범주를 정하는 문제, 기억하기 위해 물건을 지녀야 한다는 생각에 관련된 기억의 확신감의 문제가 각각에 해당한다. 정서적 애착 형성의 문제는 소유물을 자신의 일부로 또는 성격화된 대상으로 간주함으로써 감상적 애착을 형성하거나 안전의 신호로서의 의미를 지니는 것을 의미한다. 행동적 회피는 물건을 버린다는 결정이나 버리는 행위의 결과로서 발생할지도 모르는 위험을 회피하기 위해 저장행동을 지속하는 경우에 해당하며, 오류적 신념은 소유를 통한 소유물의 통제, 소유물에 대한 책임감, 모든 것을 지녀야 한다는 완벽한 소유 등의 유형이 지적된다.

치 료

많은 환자들이 병식이 불량하거나 소유물을 버려야 하는 위협 때문에 치료 개시에 어려움을 경험한다.

일차선택치료는 인지행동치료로서, 위의 기술한 인지행동모형에 기초한다. 증상 및 소유에 관한 오류적 신념을 탐색하고 수정하며, 의사결정능력과 대처기술을 향상시킨다. 치료자나 전문가가 가택을 방문하여 잡동사니를 제거하고 버리기를 실천한다.

약물치료는 SSRI와 SNRI를 일차적으로 사용한다.

경과 및 예후

저장증상은 11~15세 경에 시작되어 일평생 지속되는 경향이 있다. 20대에 이르며 일상생활에 지장을 초래하기 시작하고, 30대에는 임상적으로 유의한 장애가 발생한다. 경과는 기복 없는 만성적인 경과가 흔한데, 연령이 높아지면서 증상은 심해지는 경향이 있다.

발모장애 [trichotillomania(hair-pulling disorder)]

개념(역사)

병적 발모행동은 히포크라테스가 기술한 바 있으나, "trichotillomania"라는 병명은 프랑스 피부과 의사 Hallopeau에 의해 명명되었다. 정신질환의 공식진단분류체계에는 1987년 DSM-III-R에서 '기타 충동조절장애'에 처음으로 포함되었다.

역 학

1년 유병률은 성인과 청소년에서 1~2%에 이를 것으로 추정된다. 여성에서 10배 높다. 사춘기와 더불어 발병하는 경우가 흔하고, 소아기에는 남녀에서 비슷하게 나타난다.

임상양상

털을 뽑는 행위가 특징적인데, 가장 흔한 부위로는 머리와 눈썹, 속눈썹이지만, 겨드랑이, 안면부, 음모나 항문부를 포함한 모든 부위에서 나타날 수 있다. 시간이 지나면서 신체 부위가 달라질 수 있다. 하루의 특정 시점에 집중적으로 나타나고, 수개월에서 수년간 지속될 수 있다. 발모행동의 유무는 특정 신체 부위의 털이 없음으로 확인 가능한데, 듬성듬성 뽑는 경우에는 뚜렷하지 않을 수도 있다. 환자들은 털이 없어진 신체 부위를 가리거나 위장하기도 한다. 머리카락을 뽑는 경우에는 정수리나 두정부에 흔히 모발이 없는 부위가 관찰된다. 목둘레 주변만 제외하고 모발이 모두 없는 경우도 있는데, 삭발례의 모양과 유사하여 "삭발례 발모장애(tonsure trichotillomania)"로 불리기도 한다.

발모행동은 특정한 의례에 따라 행해질 수 있고, 뽑혀진 털이 온전하게 뽑혔는지 육안이나 촉감으로 확인하는 행동이 동반될 수 있다. 특별한 색깔이나 감촉을 지닌 털을 선택하기도 한다. 발모행동 전후에 정서적 반응이 동반될 수도 있다. 불안이나 지루함, 또는 긴장감이 행동에 선행할 수 있고, 행동 직후에는 쾌감이나 안도감을 느낄 수 있다. 털 뽑기 행동은 의식적으로 행하는 행동(focused pulling)과 자동적/무의식적으로 행하는 행동(automanic pulling)으로 구분되기도 한다. 전자는 정서적 반응을 동반하고 후자는 습관과 같은 현상인 경우가 많다. 다수의 환자들에게서는 두 가지가 모두 관찰된다.

일부에서는 가려움증 같은 불편한 느낌이 행동을 유발하기도 한다. 통증은 흔치 않다. 피부과에서의 생검이나 모발확대경 검사를 통해 털연화증(trichomalacia), 모발 밀도 감소, 짧은 솜털, 다양한 길이의 절단된 모발 등의 특징적 소견이 관찰된다. 드물지만, 손가락 자반증(digit purpura), 근골격계 손상, 안검염(blepharitis), 치아 손상 등 의학적 합병증이 생길 수 있고, 털을 삼키는 경우에는 모발석(trichobezoas)과 빈혈, 복통, 토혈, 구역, 구토, 장 폐색이나 천공 등의 부작용이 나타날 수도 있다.

진 단

DSM-5에서는 다수에서 관찰되지 않거나 부분적으로만 경험되는 발모 직전 긴장감의 증가와 발모 후 쾌감이나 만족감의 항목을 제외하고 강박관련장애에 분류하였다(표 13-5).

감별진단과 동반이환장애

정상적인 치장 행동으로서 모발을 정리하거나 모양을 변형시키는 것은 병적으로 간주되지 않는다. 강박관련장애 중 신체이형장애는 발모행동이 주관적으로 지각한 외모의 결함을 개선하기 위한 이차적 행동이라는 점에서 일차적 발모행동을 보이는 발모장애와 구분된다. 발모장애를 만족하면 기타 강박관련장애 중 신체에 집중된 반복행동장애 진단은 내릴 수 없다.

신경발달학적 문제에서 나타나는 발모행동은 상동성운동장애(stereotyped movement disorder)로 진단한다. 정신병적장애에서 환각이나 망상에 따라 이차적으로 나타나는 발

표 13-5. 발모장애의 DSM-5 진단기준

A. 반복적으로 자신의 털을 뽑아 털이 없게 된다.
B. 털 뽑기를 중단하거나 덜 하려고 반복적으로 노력한다.
C. 털 뽑기는 임상적으로 유의한 고통이나 사회적, 직업적, 또는 중요한 기능영역에서의 장해를 초래한다.
D. 털 뽑기나 털이 없는 상태가 다른 의학적 상태(즉, 피부과적 질환)로 설명되지 않는다.
E. 털 뽑기가 다른 정신질환의 증상(즉, 신체이형장애에서 외모의 주관적 결함을 개선시키려는 시도)으로 더 잘 설명되지 않는다.

모행동은 동반된 다른 정신병적 증상으로 구분된다.

절반 이상에서 정신과적 공존질환이 나타난다. 기분장애와 피부벗기기장애가 가장 흔하다. 약 70%에서 다른 신체 부위에 반복행동을 나타내는데, 피부벗기기와 손톱깨물기가 가장 흔하다. 약 30%에서 주요우울장애가, 약 10~25%에서 강박장애가 동반된다.

원 인

일차친족에서 더 자주 발견되며, 쌍생아 연구에서는 유전적 요인이 32~76%로 추정된다. 강박장애와 마찬가지로 전두-선조 신경회로의 이상과 인지적 억제 등의 집행기능 이상이 관여한다.

치 료

일차선택치료는 인지행동치료로서 습관전도요법(habit-reversal therapy)이 유용하다. 발모장애와 피부벗기기장애 모두에 적응된다. 인식훈련(awareness training), 자극조절(stimulus control), 경쟁반응훈련(competing response training)의 세 가지 주요 치료기법으로 구성된다. 인식훈련은 문제행동의 예방 기술을 미리 사용할 수 있게끔 문제행동이 잘 나타나는 상황을 더 잘 인식하도록 하는 훈련이다. 자극조절은 문제행동을 유발하지 않도록 물리적 환경을 수정하는 것인데, 예를 들면, 혼자 있으면 발모행동이 나타나는 경우, 혼자 있지 않기, 화장실에서 문을 열어두기 등이며, 피부벗기기장애의 경우에는 피부벗기기에 사용하는 도구를 버리기, 장갑끼기 등의 기술로서 문제행동으로 이어지는 것을 예방하는 과속방지턱 역할을 한다. 경쟁반응훈련은 가장 핵심이 되는 기법으로서 문제행동이 불가능한 대체 행위를 시행하는 기술이다. 대부분 발모행동이 불가능한 다른 손동작으로 대체한다. 예를 들면, 주먹을 꽉 쥐고 팔을 몸통에 붙이기, 고무공을 쥐었다 폈다 하기, 작은 사무용품을 가지고 어떤 조작을 하기 등의 행동기법을 발모 욕구가 사라질 때까지 사용한다.

약물치료로는 SSRI, clomipramine, naltrexone, 비전형 항정신병약물, 그리고 N-acetylcysteine 등이 유용하다.

경과 및 예후

일반적인 경과는 만성적인 경우가 많다. 수 주에서 수 개월에 걸쳐 호전과 악화가 반복되며, 시간이 지나면서 털을 뽑는 신체 부위가 달라질 수 있다. 소수에서는 수 년 이내에 치료 없이 자연관해에 이르는 경우도 있다.

피부벗기기장애 [excoriation(skin-picking) disorder]

개념(역사)

피부벗기기장애는 비교적 새로운 질병개념으로서 반복적으로 피부를 뜯어 피부병변에 이르게 하는 질환이다. 19세기 후반 프랑스 피부과 의사 Brocq에 의해 여드름을 반복적으로 뜯어 피부병변에 이르는 사례들이 보고된 이후 피부과학 문헌에 종종 보고되어 왔다. 병적 피부벗기기, 신경성 피부뜯기, 심인성 피부뜯기, 피부뜯기광(dermatotillomania) 등의 다양한 명칭으로 불리던 이 질환은 피부과 환자들에게서 역학조사가 처음으로 이루어진 후 DSM-IV에서 처음으로 '기타 충동조절장애' 범주에 포함되었다.

역 학

성인에서 평생유병률은 1.4~5.4%로 매우 흔한 질환이고 3/4이 여성이다. 피부과 환자에서 평생유병률은 2%이다.

임상양상

얼굴, 팔, 손이 가장 흔한 부위지만, 어느 부위든 나타날 수 있고 여러 부위의 피부를 뜯기도 한다. 피부의 사소한 변형, 여드름 등의 병변, 예전에 뜯은 부위의 딱지, 또는 정상적인 피부 부위 모두가 뜯는 부위가 될 수 있다. 손톱을 이용해 뜯는 경우가 가장 흔하지만 족집게나 핀 등 도구를 이용하기도 한다. 뜯기 이외에도 문지르기, 압박하기, 찌르기, 물기 등의 행동이 동반될 수 있다. 손상이 생긴 부위는 화장이나 옷으로 감추는 경우가 많다.

뜯기 행동은 다른 의례적 행위를 동반할 수 있다. 특정한 딱지를 떼어내기도 하고, 뜯어낸 피부조각을 조사하거나 삼키기도 한다. 발모장애에서와 마찬가지로 행동 전후로 정서적 반응이 동반될 수 있다. 불안이나 지루함, 또는 긴장감이 행동에 선행할 수 있고, 쾌감이나 안도감을 뒤따르기도 한다. 의식적인 행동(focused picking)과 자동적 무의식적으로 행하는 행동(automanic picking)으로 구분되기도 한다. 통상 통증을 보고하지는 않는다. 약 절반에서 사회적 활동이 위축되고, 학업이나 직업을 중단하기도 한다. 해당 피부의 염증 등으로 약 38%에서 의학적 처치를 필요로 하며, 패혈증을 일으키거나 피부이식을 요할 정도의 심각한 의학적 후유증을 야기하는 경우도 있다.

진 단

진단기준의 항목과 구조는 발모장애와 유사하다(표 13-6).

감별진단과 동반이환장애

여드름 같은 피부병변이나 경한 손상 부위에서 미용상의 이유로 피부 일부를 뜯는 정상적인 행동은 진단기준을 충족하지 못한다. 강박관련장애 중 강박장애와 신체이형장애에서의 증상과 감별을 요한다. 강박장애에서 과도한 세척 증상은 피부의 손상을 야기할 수 있다. 신체이형장애에서 피부를 뜯는 것은 주관적으로 지각하는 외모의 결함을 보상하기 위한 것이라는 점에서 구분된다. 정신병적장애에서 망상(기생망상)이나 환촉(벌레가 기어가는 감각)으로 인한 행동을 구분해야 한다. 신경발달학적 장애에서의 상동성운동장애는 통상 더 이른 소아기에 발병한다. 자해를 목적으로 행해진 피부뜯기는 피부벗기기장애로 진단할 수 없다.

코카인과 같은 물질은 피부뜯기 행동을 유발할 수 있지만, 추가적인 진단이 필요한만큼 임상적으로 유의하다면 약물-유발성 강박관련장애를 고려해야 한다. 가려움 등의 증상으로 피부뜯기를 유발할 수 있는 피부과적 질환을 감별해야 한다. 피부질환에 의해 피부벗기기장애 증상이 악화될 수 있다. 피부질환이 동반된 경우는 피부뜯기 행동이 피부질환에 이차적인 정도인지, 지나치거나 상관 없는 행동인지를 감별해야 한다. 빈번한 공존질환은 강박장애(6~52%), 신체이형장애(32%), 발모장애(37%)와 주요우울장애(26%)이다.

원 인

강박장애 환자에게서 더 자주 관찰되어 강박장애와의 원인론적 연속선을 지니고 있다고 생각된다. 환자의 일차친족 28~40%에서 관찰되며, 쌍생아 연구에서는 유전적 요인이 40% 이상 관여하는 것으로 나타났다.

치 료

선택치료는 발모장애와 같이 인지행동치료이고 습관전도요법이 적응된다.

약물치료로는 SSRI, lamotrigine, naltrexone, N-acetylcysteine이 도움이 될 수 있다. 피부과와의 협진으로 항생제 처방이 필요한 경우도 있으므로 신체적 검진을 통해 피부병변의 상태를 확인해야 한다.

경과 및 예후

발병연령은 다양하지만, 평균발병연령은 12세이다. 여드름 같은 피부과적 문제와 더불어 발병하는 경우가 흔하다. 경과는 다양하지만, 일반적으로 치료를 받지 않으면 증상의 심각도가 변화하면서 만성적 경과를 거치기 쉽다. 20% 미만에서만 치료를 찾는데, 치료가 필요하거나 가능하다는 것을 모르거나, 부끄러워서 치료를 받지 않는 경우가 대부분이다.

물질/약물유도강박관련장애

물질이나 약물의 사용 또는 금단과 인과론적 관련성이 있으면, 물질/약물유도 강박관련장애로 진단할 수 있다. 물질/약물 사용과의 시간적 관련성과 강박증상을 일으킬 수 있는 물질/약물의 확인이 진단의 핵심이 된다. 임상적으로는 인과성을 찾기가 대단히 어려울 수도 있다.

강박증상을 일으킬 수 있는 물질이나 약물로는 암페타민, 코카인, 마리화나, 환각제, L-Dopa, 기타 자극제, 도파민 효현제, 중금속, 비정형 항정신병약물 등이 알려져 있다(표 13-7).

치료는 강박관련증상을 유발한 물질이나 약물에 따라 달라질 수 있다. 통상 원인 물질을 중단하거나 약물을 다른 종류로 교체하면, 원인 물질이 신체에서 배출되면서 증상은 개선되어 관해에 이른다. 강박관련장애의 치료에 사용되는 약물을 처방하기도 한다.

표 13-6. 피부벗기기장애의 DSM-5 진단기준

A. 반복적으로 피부를 뜯어 피부병변에 이르게 한다.
B. 피부 뜯는 행동을 줄이거나 멈추려고 반복적으로 시도한다.
C. 피부뜯기는 임상적으로 유의한 고통이나 사회적, 직업적, 또는 중요한 기능영역에서의 장해를 초래한다.
D. 피부뜯기가 물질(즉, 코카인)의 생리적 효과나 다른 의학적 상태(즉, 옴)에 의한 것이 아니다.
E. 피부뜯기가 다른 정신질환의 증상(즉, 정신병적장애에서 망상이나 환촉, 신체이형장애에서 외모의 주관적 결함을 개선시키려는 시도, 상동성운동장애에서의 상동증, 또는 자살기도가 아닌 자해)으로 더 잘 설명되지 않는다.

〈Reprinted with permission from the Diagnostic and Statistical manual of Mental Disorders, Fifth Edition (Copyright 2013). American Psychiatric Association.〉

표 13-7. 물질/약물유도강박관련장애의 DSM-5 진단기준

A. 강박사고, 강박행동, 피두뜯기, 발모, 기타 신체형 반복행동, 또는 다른 강박관련장애의 특징적 증상이 임상 경과에 뚜렷하다.
B. 병력, 신체적 검진, 또는 검사실 검사에서 (1)과 (2)의 증거가 있다.
(1) A항목의 증상이 약물 물질 중독이나 금단 상태에서 또는 그 직후에, 혹은 약물에 노출된 이후에 발생하였다.
(2) 해당 물질/약물이 A항목의 증상을 일으킬 수 있다.
C. 장해가 물질/약물에 의해 유발되지 아니한 강박관련장애로 더 잘 설명되지 않는다. 독립적인 강박관련장애의 증거에는 다음이 포함된다.
증상이 물질/약물 사용의 개시에 선행한다; 급성 금단이나 심한 중독이 중단된 후의 상당기간(즉, 1개월)에 걸쳐 증상이 지속된다; 또는 물질/약물 비유발성의 독립적인 강박관련장애의 다른 증거가 존재한다(즉, 물질/약물과 무관한 다른 삽화의 병력).
D. 장해가 섬망의 경과에 국한되어 존재하는 것이 아니어야 한다.
E. 장해는 임상적으로 유의한 고통이나 사회적, 직업적, 또는 다른 중요한 기능 영역에서의 장해를 초래한다.
주의: 물질중독이나 물질금단의 진단에 추가적으로 진단이 주어지려면, A항목의 증상이 주요 임상양상이거나 임상적 주의를 기울일만큼 충분히 심각해야 한다.
특정형: 물질-관련 및 중동성 장애의 물질류와 관련된 장애를 참조한다.
중독 중에 발병: 물질의 중독기준을 충족하고 강박관련증상이 중독 중에 발생한 경우
금단 중에 발병: 물질의 금단기준을 충족하고 강박관련증상이 금단 중에, 또는 그 직후에 발생한 경우
약물사용 후 발병: 약물의 개시 시점에 또는 약물사용의 변화 후에 강박관련증상이 발생하는 경우

표 13-8. 다른 의학적 상태에 의한 강박관련장애의 DSM-5 진단기준

A. 강박사고, 강박행동, 외모에의 집착, 저장행동, 피부뜯기, 발모, 기타 신체형 반복행동, 또는 다른 강박관련장애의 특징적 증상이 있다.
B. 병력, 신체적 검진, 또는 검사실 검사에서 장해가 다른 의학적 질환의 병태생리 효과의 직접적 결과라는 증거가 있다.
C. 장해가 다른 정신질환으로 더 잘 설명되지 않는다.
D. 장해가 섬망의 경과에 국한되어 존재하는 것이 아니어야 한다.
E. 장해는 임상적으로 유의한 고통이나 사회적, 직업적, 또는 다른 중요한 기능 영역에서의 장해를 초래한다.
특정형:
강박장애-유사 증상을 동반: 주 임상증상이 강박장애 유사 증상인 경우
외모 집착을 동반: 주 임상증상이 주관적 외모의 결함이나 약점에의 집착인 경우
저장 증상을 동반: 주 임상증상이 저장인 경우
발모 증상을 동반: 주 임상증상이 발모인 경우
피부 뜯기를 동반: 주 임상증상이 피부 뜯기인 경우

다른 의학적 상태에 의한 강박관련장애

심혈관장애, 중추신경계 감염이나 종양, 두부 외상 등의 의학적 상태에서 강박관련장애의 증상이 나타날 수 있다. 특히, 선조체에 염증이나 병변을 초래할 수 있는 질환들이 대표적이다. 연쇄상구균 감염과 관련된 자가면역성 신경정신과 질환(PANDAS), A군 연쇄상구균 감염과 관련된 시덴함 무도병 등이 그 예가 될 수 있다(표 13-8).

치료와 경과는 기저의 의학적 상태에 따라서 달라질 수 있다. 강박관련장애 증상에 약물치료나 인지행동치료가 도움이 될 수 있다.

기타 강박관련장애

특징적인 증상을 보이고 임상적으로 유의한 고통과 기능장해를 초래하지만 강박관련장애에 열거된 특정 질환의 기준을 충족하지 못하는 질환에 대하여 임상가는 기타 특정 강박관련장애 또는 불특정 강박관련장애의 진단을 내릴 수 있다. 진단 불충족의 이유를 명기하고 소통하는 경우에는 특정 강박관련장애로 진단한다. DSM-5에는 다음과 같은 질환들이 예로서 열거되어 있다.

기타 특정 강박관련장애

급성 신체 결함을 동반한 신체이형-유사 장애

신체이형장애와 유사하지만 신체적 결함이나 약점이 뚜렷

이 관찰된다는 점에서 다르다. 통상 약하게 드러나는 정도보다는 더 한 경우이다. 집착이 지나치고 상당한 고통과 기능장해를 초래하는 경우여야 한다.

반복행동이 없는 신체이형-유사 장애

외모에 대한 집착에서 야기되는 반복적인 행동이나 정신적 활동이 없다는 점만 제외하고는 신체이형장애를 충족하는 경우이다.

신체형 반복행동장애 (body-focused repetitive behavior disorder)

신체형 반복행동(즉, 손톱 물어뜯기, 입술 깨물기, 뺨 씹기)과 그 행동을 중단하거나 줄이려는 시도로 특징지워진다. 이러한 행동들이 임상적으로 유의한 고통이나 사회적, 직업적, 또는 기타 중요 기능영역에서의 장해를 초래하며, 발모장애, 피부뜯기, 상동성 행동장애, 또는 자살기도가 아닌 자해로서 더 잘 설명되지 않는다.

강박적 질투(obsessive jealousy)

망상은 아니지만 연인이나 배우자의 부정에 관한 주관적 집착을 특징으로 한다. 이 집착은 부정에 관한 염려와 반복적인 행동이나 정신적 활동을 초래하기도 한다. 이는 임상적으로 유의한 고통이나 사회적, 직업적, 또는 기타 중요 기능영역에서의 장해를 초래하며, 망상장애 질투형이나 편집성 성격장애 등과 같은 다른 정신질환으로 더 잘 설명되지 않는다.

Shubo-Kyofu

일본의 대인공포장애인 taijin Kyofusho의 한 변형으로 신체적 변형을 지녔다는 과도한 공포를 특징으로 한다.

Koro

아시아 문화권에서 정액 상실에 대한 염려로 발현되는 Dhat 증후군과 관련 있다. 남근(여성의 경우에는 외음이나 유두)이 몸 안으로 파고들어와 죽을지도 모른다는 급작스럽고 강렬한 불안 삽화를 특징으로 한다.

Jikoshu-kyofu

Taijin Kyofusho의 한 변형으로 불쾌한 몸 냄새를 지닌 공포를 특징으로 한다. 후각편집증후군(olfactory reference syndrome)으로 불리기도 한다.

불특정 강박관련장애

강박관련장애에 특징적인 증상을 보이고 임상적으로 유의한 고통이나 사회적, 직업적, 기타 중요 기능 영역에서의 장애를 초래하지만, 강박관련장애에 열거된 어떠한 질환의 기준도 충족하지 못하는 경우이다. 불특정 강박관련장애는 특정 강박관련장애의 기준이 충족되지 않는 이유를 특정하지 않고 더 특이 진단을 내리기에 정보가 불충분한 임상적 기술에 적용될 수 있다.

참고문헌

1) 권준수. 강박증의 통합적 이해. 서울: 일조각;2009. p.25-62.
2) 김찬형. 강박장애의 병태생리에 있어 세로토닌의 역할. 생물정신의학 1997; 4:179-187.
3) 조맹제. 2011년도 정신질환실태 역학조사. 서울: 서울대학교 의과대학; 2011.
4) Abramowitz JS, Jacoby RJ. Obsessive-compulsive and related disorders: a critical review of the new diagnostic class. Annu Rev Clin Psychol 2015; 11:165-186.
5) American Psychiatric Association. Diagnostic and statistical manual of mental disorders: DSM-5. 5th ed. Washington, DC: American Psychiatric Association;2013.
6) American Psychiatric Association. Diagnostic and statistical manual of mental disorders: DSM-IV. 4th ed. Washington, DC: American Psychiatric Association;1994.
7) Bloch MH, Panza KE, Grant JE, Pittenger C, Leckman JF. N-Acetylcysteine in the treatment of pediatric trichotillomania: a randomized, double-blind, placebo-controlled add-on trial. J Am Acad Child Adolesc Psychiatry 2013;52:231-240.
8) Browne HA, Gair SL, Scharf JM, Grice DE. Genetics of obsessive-compulsive disorder and related disorders. Psychiatr Clin North Am 2014;37:319-335.
9) Roh D, Chang WS, Chang JW, Kim CH. Long-term follow-up of deep brain stimulation for refractory obsessive-compulsive disorder. Psychiatry Research 2012;200:1067-1070.
10) Fang A, Matheny NL, Wilhelm S. Body dysmorphic disorder. Psychiatr Clin North Am 2014;37:287-300.
11) Frost RO, Hartl TL. A cognitive-behavioral model of compulsive hoarding. Behav Res Ther 1996;34:341-350.
12) Grant JE, Odlaug BL, Chamberlain SR, Keuthen NJ, Lochner C, Stein DJ. Skin picking disorder. Am J Psychiatry 2012;169:1143-1149.
13) Grant JE, Odlaug BL, Kim SW. N-acetylcysteine, a glutamate modulator, in the treatment of trichotillomania: a double-blind, placebo-controlled study. Arch Gen Psychiatry 2009;66:756-763.
14) Kim CH, Chang JW, Koo MS, Kim JW, Suh HS, Park IH, et al. Anterior cingulotomy for refractory obsessive compulsive disorder. Acta Psychiatr Scand 2003;107:283-290.
15) Lewin AB, Wu MS, McGuire JF, Storch EA. Cognitive behavior therapy for obsessive-compulsive and related disorders. Psychiatr Clin North Am 2014; 37:415-445.
16) Oliver G, Dean O, Camfield D, Blair-West S, Ng C, Berk M, et al. N-acetyl cysteine in the treatment of obsessive compulsive and related disorders: a systematic review. Clin Psychopharmacol Neurosci 2015;13:12-24.
17) Tolin DF, Frost RO, Steketee G, Muroff J. Cognitive behavioral therapy for hoarding disorder: a meta-analysis. Depress Anxiety 2015;32:158-166.

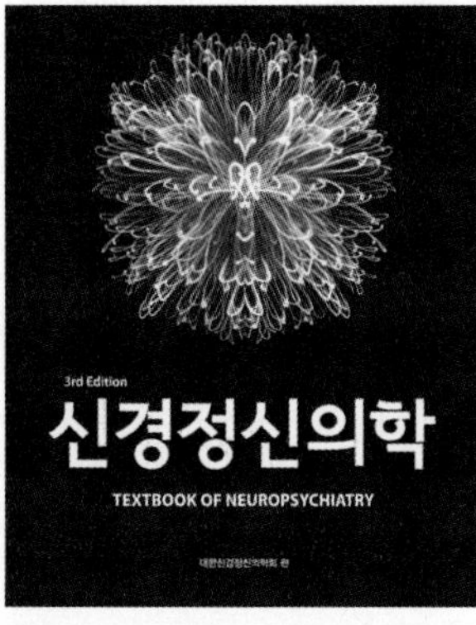
3rd Edition
신경정신의학
TEXTBOOK OF NEUROPSYCHIATRY

Chapter 14

외상 및 스트레스 관련 장애

Trauma- and Stressor-Related Disorder

박재홍, 채정호, 함병주

DSM-5에서는 DSM-IV-TR에서 불안장애로 구분했던 외상후 스트레스장애와 급성 스트레스 장애, 그리고 다른 범주의 적응장애 등 3개 진단과 이에 더하여 과거 소아기 발병 정신장애 범주였던 반응성 애착장애(reactive attachment disorder), 탈억제성 사회적 관련장애(disinhibited social engagement disorder)의 2개를 포함하여 5개의 진단을 외상 및 스트레스 관련 장애로 구분하여 새롭게 범주화하였다. 외상 사건이나 스트레스 사건에 노출된 후에 많은 사람들이 불안이나 공포감이외에 무기력감, 불쾌감, 분노, 공격적 증상, 해리증상 등을 특징적으로 나타내며 이를 불안장애의 범주내에 한정하는 것보다 새롭게 구분하는 것이 좋겠다는 의견에 따라 새롭게 분류가 시도된 것이다.

외상후 스트레스장애(posttraumatic stress disorder)

개 념

외상후 스트레스장애(posttraumatic stress disorder, PTSD)란 심각한 외상을 경험한 후에 나타나는 임상적 문제를 특징으로 한다. 외상이란 범죄, 전쟁, 폭행, 납치, 자연 재해 등과 같이 목숨을 잃을 뻔 하는 것, 심한 부상을 당하는 것, 사망사건에 노출되는 것 혹은 성폭행과 같은 충격적인 경험을 하거나 이와 연관된 상황에 노출되는 것을 의미한다. 외상적 경험을 한 뒤 반복적으로 사건을 회상하면서도 가급적 다시 기억이 떠오르는 것을 회피하려고 애쓰게 되며 심한 각성 상태를 유지하고 전반적으로 부정적인 상태로 되는 등의 아주 다양한 증상을 나타내게 된다.

역 사

외상적 사건과 연관된 급성 정신 증후군(acute mental syndrome)은 아주 오래 전부터 알려져 왔으며 화산 폭발이나 대형 화재 사건 이후에 마치 현재의 외상후 스트레스장애와 유사한 증상을 겪는 사례에 대한 문헌들이 남아있다. 외상 관련 증후군에 대한 관찰 결과들은 미국 남북전쟁 참여자들에 대하여 문서로 기록되어 왔으며, 프로이드를 포함한 초기 정신분석가들은 어릴 때 심리적 상처에 의해 생긴다는 외상성신경증(traumatic neurosis)으로 외상과 신경증 사이의 관계를 주목하기도 했다.

제1 · 2차 세계대전을 겪는 동안 소위 전투 피로증(battle fatigue), 포탄 충격(shell shock), 병사 심장증(soldier's heart) 등에 대해 기술이 되면서 외상후 정신장애(post-traumatic mental disorder)에 대한 많은 관심이 기울여졌다. 심리적 외상에 대한 이해의 필요성이 군대 정신과학에서 제기된 것이기는 하지만 유태인 대학살과 같은 일반 인구집단에서의 집단 학살, 아동학대, 강간 그리고 기타 다른 상해나 폭행으로 인한 외상에 대한 관심과 연구 역시 많은 부분 기여하였다. 이후 몇 가지 중요한 연구들이 외상후 스트레스장애의 이해와 치료를 발전시키는 데 중요한 계기를 마련하였다. 1942년 미국 보스톤의 클럽 화재 사건으로 화상을 입은 후 나타나는 증후군에 대한 내용은 외상후 스트레스장애의 치료 및 진단을 이해하는 데 많은 기여를 하였다. 히로시마 원자폭탄 투하 후 생존자들이 느끼는 공포와 외상에 대한 연구와 폭행이나 외상 피해자들에 대한 연구로 정신치료에 대한 방향을 제시하였으며, 베트남에서 전쟁을 치른 미국재향군인들이 겪은 외상 등에 대한 연구는 특히 많은 정보를 제공하였다.

우리나라의 경우 과거 일본군 종군위안부였던 여성들이 보이는 외상후 스트레스장애, 6.25 전쟁과 베트남 전쟁의 참전 군인들이 보인 장애 그리고 1995년 삼풍백화점 붕괴, 1999년 및 2002년 연평해전 생존자, 2003년 대구지하철 화재사고 피해자들이 보인 장애 등이 보고되었고, 탈북자들이 탈북과정에서 겪은 경험들로 인한 외상후 스트레스장애 사례들이 많이 알려졌으며 일부 성폭행, 교통사고 등에 의한 외상후 스트레스장애 관련 문헌도 그 이해의 폭을 넓히는 데 도움이 되고 있으며 2014년 세월호 침몰 사고 이후 재난 상황과 외상적 애도와 관련하여도 많은 관심이 기울여지고 있다.

역 학

일반 인구에서 평생 외상사건을 겪는 확률은 39~74%로 추정된다. 외상 사건을 겪는다고 모두 외상후 스트레스장애가 발병하는 것은 아니어서, 외상후 스트레스장애의 평생 발생률은 9~15%, 평생 유병률은 8%정도로 보이나 진단되지 않은 사람들 중 5~15% 정도는 준임상적인 형태의 외상후 스트레스장애를 겪는 것으로 보인다. 성인 남성과 여성의 유병률에도 차이가 있으며 여성의 경우 10%, 남성의 경우 4%로 여성에서 두 배 정도 높은 것으로 보고되고 있다. 이러한 남녀의 차이는 외상적 사건의 종류 및 노출 빈도의 차이 등으로 설명될 수 있으며 여성의 민감성이나 취약성도 관련되는 것으로 생각된다. 또한, 참전 군인이나 경찰, 소방관 혹은 응급 의료 종사자 등 직업적으로 외상 위험성이 높은 군이나 강간, 전투, 대량학살의 생존자들에서 좀 더 높은 유병률을 보인다. 참전 군인이나 범죄 피해자처럼 위험도가 높은 인구에서는 58% 정도까지로 유병률이 높아진다고도 하고, 베트남 참전용사의 약 30%, 그리고 이라크나 아프가니스탄 참전용사의 13%에서 외상후 스트레스장애를 경험했다는 보고도 있다. 우리나라에서는 2011년 역학조사 결과 평생 유병률 1.6%(남성 1.0%, 여성 2.1%), 1년 유병률 0.6%(남성 0.3%, 여성 0.9%)로 외국 문헌에 비하여 아주 미미한 유병률을 나타내었고 남녀 모두 50대에서 1년 유병률이 가장 높았다. 이와 관련하여 실제로 유병률이 낮은 것인지, 외상후 스트레스장애처럼 평가가 용이하지 않은 질환을 이러한 일반적인 역학 조사에서 발견해내지 못한 것인지 확실하지 않아 외상후 스트레스장애에 대한 전문적이고 전국적인 역학조사가 필요할 것이다.

외상후 스트레스장애는 어떤 연령에서도 발생 가능하며 연령대에 따라 유병률의 차이를 보이는데 젊은 성인에서 가장 흔하다. 아동에서 외상후 스트레스장애의 유병률은 5~43%로 연구에 따라 매우 다르다. 학령전기를 포함한 소아 청소년의 경우 심각한 외상 경험에 노출된 후 상대적으로 낮은 유병률을 보이는데, 이는 아마도 이전의 진단 기준이 나이에 따른 증상 차이를 충분히 고려하지 않았기 때문으로 보이며 아동에 대한 전문적인 평가가 필요할 것이다. 우리나라의 2014년 아동학대보고 건수는 1만 7,791건으로 전년대비 36% 증가하는 등 해마다 아동에서 외상후 스트레스장애를 유발할 수 있는 외상에 노출되는 빈도가 증가하는 것으로 보이고 있어 이 아동들이 성장한 후의 정신건강이 크게 우려되고 있다. 노인에서도 진단기준을 만족하는 외상후 스트레스장애의 유병률은 일반인구에 비해 낮은 편이지만, 역치하(subthreshold) 외상후 스트레스장애가 완전 기준을 만족하는 외상후 스트레스장애 비해 더 흔하다고 알려져 있다. 노인에서는 생명을 위협할 정도의 외상에 노출된 사람 중 15~20%에서 외상후 스트레스장애가 발병한다고 알려져 있다.

외상의 형태에는 성별 간 차이가 있는데, 남자에서는 전쟁 경험이 많고 여자는 물리적 폭행이나 강간을 당한 경우가 많았다. 외국에서는 아동에서 외상후 스트레스장애를 일으키는 세 가지 주요 외상으로 강간, 아동기 신체학대, 아동기 방임을 꼽았으나, 국내에서는 집단 따돌림, 가정폭력, 학교폭력 등이 제안되었다. 또한 미혼, 이혼, 사별, 무직 및 저소득층에서 외상후 스트레스장애 이환 가능성이 높다. 그러나 보다 중요한 위험요소는 실제 외상 사건에 노출된 정도, 기간과 노출의 근접도이다.

임상양상

외상후 스트레스장애의 필수적인 특징은 목숨을 잃거나 심한 부상의 우려가 있는 사건이나 성폭행과 같은 외상 사건을 경험한 이후에 1) 사고 후 침습 증상(intrusion symptom)에 의한 반복되는 재경험, 2) 사고와 관련된 자극의 회피, 3) 사고와 관련된 인지나 기분의 부정적인 변화, 4) 과도각성과 교감신경의 항진 관련 증상 등이 나타나는 것이다. 이러한 상태의 일부로 플래시백(flashback, 외상이 지금 당장 다시 일어나고 있는 것처럼 느끼고 행동하는 것)을 겪기도 하며 관련된 고통스러운 기억을 떠올리게 되거나 꿈을 꾸고, 관련된 자극에 노출된 후 심리적, 혹은 생리적으로 스트레스 반응을 겪을 수 있다. 외상과 관련된 행위나 생각을 피하고자 노력하고, 무쾌감증이나 정동의 둔마를 겪기도 하며 사고관련 기억을 떠올리는 능력이 저하되기도 한다. 또한, 미래가 단축된 느낌이나 비현실감, 현실에 대해 무심한 느낌을 갖게 되기도 하며, 불면, 과다각성(hypervigilance)을 겪고, 작은 자극에도 과도하게 놀라거나 분노를 표출하기도 한다.

증 례

40세 여자 환자가 잠을 이루지 못하며 자더라도 악몽을 꾸게 되고 사소한 자극에도 깜짝깜짝 놀라는 것을 주소로 외래를 방문하였다. 환자는 2개월 전 운전을 하던 중 마주오던 차와 부딪히는 교통사고를 당한 후에 다리 골절상을 당했다. 정형외과에서 입원치료를 받으면서 수일 후부터 자주 놀라고 불안하여 잠들기가 어려워졌다. 두통과 함께 때로 멍한 상태에 있기도 했고 불면, 악몽이 계속되었다. 뇌영상학적 검사 및 기타 신체적 검사상 우측 경골 골절상 이외에 다른 이상은 없었다. 낮에도 가끔 사고 장면이 떠올라 불안하고 자동차가 무서워 외출하기가 어렵고 가만히 있어도 깜짝깜짝 놀란다고 호소하였다.

소아의 외상후 스트레스장애

소아의 경우, 외상과 직접적인 관련이 없는 내용의 무서운 꿈을 꾸기도 한다. 6세 이전 소아의 경우 외상을 직접적, 혹은 상징적으로 나타내는 놀이를 통해 재경험 증상을 표현할 가능성이 높고, 재경험 혹은 외상 노출 당시에는 공포 반응을 드러내지 않을 수도 있다. 또한 아이들은 이야기하기(storytelling) 혹은 놀이를 통해 상상하던 것에 집중하기도 한다. 이 또래 아이들은 외상을 생각나게 하는 자극을 피하지 않고 도리어 이것에 사로잡혀 있기도 하고, 감정을 표현하거나 이를 알아내는 데 한계가 있기 때문에 감정이나 인지의 부정적 전환은 주로 감정 변화로 나타난다. 만성적으로 외상적 환경에 노출된 경우, 증상의 발현을 알아채기 어려울 수도 있다. 회피행동은 놀이나 탐색적 활동을 제한하는 형태로 나타나기도 한다.

증 례

5세 여아가 최근 들어 자주 불안해하고 떼를 쓰는 등의 행동 변화를 보여 병원에 왔다. 환아는 아버지가 만취한 상태에서 어머니를 폭행하는 장면을 여러 차례 목격했고, 한 달 전에는 아버지에게 폭행을 당해 쓰러진 어머니 옆에서 울고 있는 상태에서 발견된 적도 있었다. 이후 잠을 자지 않으려 하고 투정을 부릴 때가 많았으며 남자 인형을 가지고 여자 인형을 때리면서 노는 모습이 목격되었으나, 폭행사건에 대해 물어보면 기억이 나지 않는다고 하였다. 칭찬을 해 주어도 환아는 잘 웃지 않고 반응이 적었으며 친구들과 어울려 놀지도 않는 등 위축된 모습을 보였다. 병원에서는 남자 의사가 머리를 쓰다듬으려 하자 갑자기 울음을 터뜨리고 주위 남자 환자를 두려운 눈빛으로 쳐다보며 할머니 뒤로 숨으려는 모습을 보였다.

진 단

외상후 스트레스장애에 대한 DSM-5 진단기준은 침습(intrusion), 회피(avoidance), 기분이나 인지의 변화(alternation of mood and cognition), 그리고 과각성(hyperarousal)이 한 달 이상 유지되어야 한다. 또한 학령전기 소아에게서 증상이 발생하였는지와 비현실감이나 이인증과 같은 해리증상이 존재하는지 명시할 수 있도록 하였다.

학령전기 소아에서의 외상후 스트레스장애의 경우 성인 진단 기준은 진단에 부적합하였기 때문에, DSM-5에서는 6세 이전 학령전기 소아에 대한 별도의 진단기준을 제시하였다. 여러 연구에서 이들은 더 적은 진단기준이 필요하며 외상에 대해 성인과는 어느 정도 다른 반응을 보임을 알 수 있었다. DSM-5에서 제시한 소아의 외상후 스트레스장애 진단기준에서는 놀이를 하는 과정에서 외상을 재현하는 경우 혹은 외상과 뚜렷한 관련이 없는 꿈을 꾸는 등의 증상을 강조하였으며 심리적 증상 외에 행동으로 관찰되는 객관적인 징후에 주안점을 두었다(표 14-1).

감별진단 및 동반이환장애

외상후 스트레스장애 환자들은 다양한 증상을 호소하기 때문에 평가 시 다른 질환이나 증후군을 감별하는 데 주의를 기울여야 한다. 또한 외상후 스트레스장애 증상과 혼돈될 수 있거나, 증상을 악화시킬 수 있는 기질적 질환 (알코올을 포함한 급성 물질 중독, 간질, 외상성 뇌손상)의 감별에도 유의해야 한다. 감별해야 하는 질환에는 공황장애, 범불안장애, 강박장애나 기타 불안장애, 주요우울장애, 경계성 성격장애를 포함한 성격장애, 해리성 장애, 인위성 장애, 적응장애, 급성 스트레스 장애, 전환장애, 정신병적 장애 등이 있다. 아동기 외상후 스트레스장애의 경우 회피나 재경험 증상으로 인해 주의력결핍 과잉행동장애(ADHD)와 비슷하게 보이기도 하고 분노나 과민성, 공격성 등의 증상으로 품행장애나 반항성 적대장애와의 감별이 필요하기도 하다.

외상후 스트레스장애 환자의 경우 동반이환비율이 높은 편으로, 약 3분의 2에서는 두 가지 이상의 다른 정신과적 질환을 함께 진단받는 것으로 알려져 있다. 흔한 동반질환은 우울장애, 약물남용장애, 불안장애, 양극성장애 등이다. 또한 동반질환이 이미 있는 경우 외상후 스트레스장애에 이환 될 수 있는 취약성이 증가된다. 동반이환장애 중 물질남용장애나 행실장애의 경우 여자보다 남자에서 흔하며, 외상후 스트레스장애와 주요 신경인지장애(major neurocognitive disorder) 간에는 동반이환비율이 높다. 외상후 스트레스장애를 나타내는 아동은 성인과 다른 유형의 공존질환을 보인다. 분리불안장애나 반항장애를 나타내기도 하며, 우울이나 불안, 물질사용장애, 품행장애 등이 함께 진단되기도 한다. 성학대나 신체학대를 경험한 경우에는 반항성 장애나 공포증이 더 많이 나타나며, 불안정성이나 회피반응을 보여 불안장애나 강박장애가 진단되기도 한다.

원 인

외상후 스트레스장애의 정의에서도 알 수 있듯이 정신장애 중에서도 특정한 발병 원인을 지목하고 있는 독특한 경우로 특정 외상 사건이 주요한 유발인자이다. 그러나 외상 사건을 경험한 모든 사람에게서 이 병이 발병하지는 않는 것을 고려하면 외상 단독으로는 장애를 일으키기에 충분치 않은 것으로 생각되며, 이외에 외상 사건 이전이나 이후에 일어난 일들과 생물학적, 정신사회적 요소들이 발병에 관련하는 것으로 여겨진다. 개인의 외상 사건의 주관적 의미 또한 중요한 요소이다. 외상 사건을 경험한 후 외상후 스트레스장애에 취약하게 만드는 인자로는 1) 아동기 외상의 경험, 2) 경계성, 편집성, 의존성 또는 반사회적 성격장애의 특징이 있는 경우, 3) 부적절한 가족 및 또래 지지체계, 4) 여성, 5) 정신과 질환에 대한 유전적 취약성, 6) 최근의 스트레스가 되는 생활 변화, 7) 내적보다는 외적인 조절상황의 인식, 8) 최근 과도한 알코올 섭취 등이 있다.

정신역동학적 요인

정신역동학적 모형에서는 외상후 스트레스장애를 이전에 정지해 있던 상태로 머물러 해결되지 못한 심리적 갈등이 외상으로 인하여 재활성화되어 나타나는 것으로 설명한다. 아동기 외상이 재현되면서 퇴행을 유발하고 환자는 억압, 부정, 반동형성, 취소 등의 방어기제 등을 사용하게 된다. 이렇게 과거의 갈등이 새로운 외상적 사건에 의하여 상징적으로 다시 나타나면 자아는 이전 외상적 사건으로부터 느꼈던 불안을 다시 경험하면서 이를 감소시키고자 하게 된다.

인지행동적 요인

인지행동모형에서는 외상 사건을 처리하거나 합리화하는 데 실패한 것으로 설명한다. 환자들은 사건을 지속적으로 경험하면서 회피를 통하여 사건을 경험하지 않으려 하지만 단지 부분적으로만 성공할 뿐이다. 이는 1) 공포반응을 유발한 외상(비조건적 자극)이 고전적 조건화 반응을 통하여 조건적 자극과 짝을 이루게 되고, 2) 도구적 학습을 통하여 조건화된 자극이 최초의 외상과는 무관하게 공포반응을 일으켜 이후 조건화된 자극과 비조건화된 자극을 모두 피하려는 회피양상이 나타나는 것으로 외상후 스트레스장애의 발현을 설명한다. 어떤 환자들은 금전적 보상이나 더 많은 관심, 동정, 의존 욕구의 충족 등 이차적 이득을 얻게 되는데 이러한 이득은 장애를 더욱 공고하게 만들기도 한다.

표 14-1. 외상후 스트레스장애(posttraumatic stress disorder)의 DSM-5 진단기준

주의점: 이 기준은 성인, 청소년 그리고 7세 이상의 아동에게 적용한다. 6세 이하의 소아는 해당사항 아래의 별도 기준을 참조한다.

A. 실제적이거나 위협적인 죽음, 심각한 부상, 또는 성폭력에의 노출이 다음과 같은 방식 가운데 한 가지(또는 그 이상)에서 나타난다.
1. 외상성 사건(들)에 대한 직접적인 경험
2. 그 사건(들)이 다른 사람에게 일어난 것을 생생하게 목격함
3. 외상성 사건(들)이 가족, 가까운 친척 또는 친한 친구에게 일어난 것을 알게 됨
   주의점: 가족, 친척 또는 친구에게 생긴 실제적이거나 위협적인 죽음은 그 사건(들)이 폭력적이거나 돌발적으로 발생한 것이어야만 한다.
4. 외상성 사건(들)의 혐오스러운 세부 사항에 대한 반복적이거나 지나친 노출의 경험(예: 변사체 처리의 최초 대처자, 아동 학대의 세부 사항에 반복적으로 노출된 경찰관)
   주의점: 진단기준 A4는 노출이 일과 관계된 것이 아닌 한 전자미디어, 텔레비전, 영화 또는 사진을 통해 노출된 경우는 적용되지 않는다.

B. 외상성 사건(들)이 일어난 후에 시작된 외상성 사건(들)과 관련이 있는 침습 증상의 존재가 다음 중 한 가지(또는 그 이상)에서 나타난다.
1. 외상성 사건(들)의 반복적, 불수의적이고 침습적인 고통스러운 기억
   주의점: 7세 이상의 아동에서는 외상성 사건(들)의 주제 또는 양상이 표현되는 반복적인 놀이로 나타날 수 있다.
2. 꿈의 내용과 정동이 외상성 사건(들)과 관련되는 반복적으로 나타나는 고통스러운 꿈
   주의점: 아동에서는 내용을 알 수 없는 악몽으로 나타나기도 한다.
3. 외상성 사건(들)이 재생되는 것처럼 그 개인이 느끼고 행동하게 되는 해리성 반응(예: 플래시백)(그러한 반응은 연속선상에서 나타나며, 가장 극한 표현은 현재 주변 상황에 대한 인식의 완전한 소실일 수 있음)
   주의점: 아동에서는 외상의 특정한 재현이 놀이로 나타날 수 있다.
4. 외상성 사건(들)을 상징하거나 닮은 내부 또는 외부의 단서에 노출되었을 때 나타나는 극심하거나 장기적인 심리적 고통
5. 외상성 사건(들)을 상징하거나 닮은 내부 또는 외부의 단서에 대한 뚜렷한 생리적 반응

C. 외상성 사건(들)이 일어난 후에 시작된, 외상성 사건(들)과 관련이 있는 자극에 대한 지속적인 회피가 다음 중 한 가지 또는 2가지 모두에서 명백하다.
1. 외상성 사건(들)에 대한 또는 밀접한 관련이 있는 고통스러운 기억, 생각 또는 감정을 회피 또는 회피하려는 노력
2. 외상성 사건(들)에 대한 또는 밀접한 관련이 있는 고통스러운 기억, 생각 또는 감정을 불러일으키는 외부적 암시(사람, 장소, 대화, 행동, 사물, 상황)를 회피 또는 회피하려는 노력

D. 외상성 사건(들)이 일어난 후에 시작되거나 악화된, 외상성 사건(들)과 관련이 있는 인지와 감정의 부정적 변화가 다음 중 2가지(또는 그 이상)에서 나타난다.
1. 외상성 사건(들)의 중요한 부분을 기억할 수 없는 무능력(두부 외상, 알코올 또는 약물 등의 이유가 아니며 전형적으로 해리성 기억상실에 기인)
2. 자신, 다른 사람 또는 세계에 대한 지속적이고 과장된 부정적인 믿음 또는 예상(예: "나는 나쁘다", "누구도 믿을 수 없다", "이 세계는 전적으로 위험하다", "나의 전체 신경계는 영구적으로 파괴되었다")
3. 외상성 사건(들)의 원인 또는 결과에 대하여 지속적으로 왜곡된 인지를 하여 자신 또는 다른 사람을 비난함
4. 지속적으로 부정적인 감정 상태(예: 공포, 경악, 화, 죄책감 또는 수치심)
5. 주요 활동에 대해 현저하게 저하된 흥미 또는 참여
6. 다른 사람과의 사이가 멀어지거나 소원해지는 느낌
7. 긍정적 감정을 경험할 수 없는 지속적인 무능력(예: 행복, 만족 또는 사랑의 느낌을 경험할 수 없는 무능력)

E. 외상성 사건(들)이 일어난 후에 시작되거나 악화된, 외상성 사건(들)과 관련이 있는 각성과 반응성의 뚜렷한 변화가 다음 중 2가지(또는 그 이상)에서 현저하다.
1. (자극이 거의 없거나 아예 없이) 전형적으로 사람 또는 사물에 대해 언어적 또는 신체적 공격성으로 표현되는 민감한 행동과 분노폭발
2. 무모하거나 자기 파괴적인 행동
3. 과각성
4. 과장된 놀람 반응
5. 집중력의 문제
6. 수면 교란(예: 수면을 취하거나 유지하는 데 어려움 또는 불안정한 수면)

F. 장애(진단기준 B, C, D, E)의 기간이 1개월 이상이어야 한다.

G. 장애가 사회적, 직업적 또는 다른 중요한 기능 영역에서 임상적으로 현저한 고통이나 손상을 초래한다.

H. 장애가 물질(예: 치료약물이나 알코올)의 생리적 효과나 다른 의학적 상태로 인한 것이 아니다.

다음 중 하나를 명시할 것:

해리증상 동반: 개인의 증상이 외상후 스트레스장애의 기준에 해당하고, 또한 스트레스에 반응하여 그 개인이 다음에 해당하는 증상을 지속적이거나 반복적으로 경험한다.
1. 이인증: 스스로의 정신 과정 또는 신체로부터 떨어져서 마치 외부 관찰자가 된 것 같은 지속적 또는 반복적 경험(예: 꿈속에 있는 느낌, 자신 또는 신체의 비현실감 또는 시간이 느리게 가는 감각을 느낌)
2. 비현실감: 주위 환경의 비현실성에 대한 지속적 또는 반복적 경험(예: 개인을 둘러싼 세계를 비현실적, 꿈속에 있는 듯한, 멀리 떨어져 있는 또는 왜곡된 것처럼 경험)
   주: 이 아형을 쓰려면 해리 증상은 물질의 생리적 효과(예: 알코올 중독 상태에서의 일시적 기억상실, 행동)나 다른 의학적 상태(예: 복합부분발작)로 인한 것이 아니어야 한다.

다음의 경우 명시할 것:

지연되어 표현되는 경우: (어떤 증상의 시작과 표현은 사건 직후 나타날 수 있더라도) 사건 이후 최소 6개월이 지난 후에 모든 기준을 만족할 때

표 14-1. 외상후 스트레스장애(posttraumatic stress disorder)의 DSM-5 진단기준(계속)

6세 이하 소아의 외상후 스트레스장애 포함

A. 6세 이하의 소아에서는 실제적이거나 위협적인 죽음, 심각한 부상 또는 성폭력에의 노출이 다음과 같은 방식 가운데 한 가지(또는 그 이상)에서 나타난다.
  1. 외상성 사건(들)에 대한 직접적인 경험
  2. 그 사건(들)이 다른 사람들, 특히 주 보호자에게 일어난 것을 생생하게 목격함
     주의점: 목격이 전자미디어, 텔레비전, 영화 또는 사진을 통한 경우는 포함되지 않는다.
  3 외상성 사건(들)이 부모 또는 보호자에게 일어난 것을 알게 됨

B. 외상성 사건(들)이 일어난 후에 시작된 외상성 사건(들)과 관련이 있는 침습 증상의 존재가 다음 중 한 가지(또는 그 이상)에서 나타난다.
  1. 외상성 사건(들)의 반복적, 불수의적이고 침습적인 고통스러운 기억
     주의점: 자연발생적이고 침습적인 기억이 고통스럽게 나타나야만 하는 것은 아니며 놀이를 통한 재현으로 나타날 수도 있다.
  2. 꿈의 내용과 정동이 외상성 사건(들)과 관련되는 반복적으로 나타나는 고통스러운 꿈
     주의점: 꿈의 무서운 내용이 외상성 사건과 연관이 있는지 아닌지 확신하는 것이 가능하지 않을 수 있다.
  3. 외상성 사건(들)이 재생되는 것처럼 그 아동이 느끼고 행동하게 되는 해리성 반응(예: 플래시백)(그러한 반응은 연속선상에서 나타나며, 가장 극한 표현은 현재 주변 상황에 대한 인식의 완전한 소실일 수 있음) 그러한 외상의 특정한 재현은 놀이로 나타날 수 있다.
  4. 외상성 사건(들)을 상징하거나 닮은 내부 또는 외부의 단서에 노출되었을 때 나타나는 극심하거나 장기적인 심리적 고통
  5. 외상성 사건(들)을 상징하거나 닮은 내부 또는 외부의 단서에 대한 뚜렷한 생리적 반응

C. 외상성 사건(들)이 일어난 후에 시작된, 외상성 사건(들)과 관련이 있는 자극에 대한 지속적인 회피 또는 외상적 사건(들)과 관련이 있는 인지와 감정의 부정적 변화를 대변하는 다음 중 한가지(또는 그 이상)의 증상이 있다.
  자극의 지속적 회피
  1. 외상성 사건(들)을 상기시키는 활동, 장소 또는 물리적 암시 등을 회피 또는 회피하려는 노력
  2 외상성 사건(들)을 상기시키는 사람, 대화 또는 대인관계 상황 등을 회피 또는 회피하려는 노력
  인지의 부정적 변화
  3. 부정적 감정 상태의 뚜렷한 빈도 증가(예: 공포, 죄책감, 슬픔, 수치심, 혼란)
  4. 놀이의 축소를 포함하는, 주요 활동에 대해 현저하게 저하된 흥미 또는 참여
  5. 사회적으로 위축된 행동
  6. 긍정적 감정 표현의 지속적인 감소

D. 외상성 사건(들)이 일어난 후에 시작되거나 악화된, 외상성 사건(들)과 관련이 있는 각성과 반응성의 뚜렷한 변화가 다음 중 2가지(또는 그 이상)에서 명백하다.
  1. (자극이 거의 없거나 아예 없이) 전형적으로 사람 또는 사물에 대해 언어적 또는 신체적 공격성으로(극도의 분노발작 포함) 표현되는 민감한 행동과 분노폭발
  2. 무모하거나 자기 파괴적인 행동
  3. 과각성
  4. 과장된 놀람 반응
  5. 집중력의 문제
  6. 수면 교란(예: 수면을 취하거나 유지하는 데 어려움 또는 불안정한 수면)

E. 장애의 기간이 1개월 이상이어야 한다.

F. 장애가 부모, 형제, 또래 또는 다른 보호자와의 관계 또는 학교 생활에서 임상적으로 현저한 고통이나 손상을 초래한다.

G. 장애가 물질(예: 치료약물이나 알코올)의 생리적 효과나 다른 의학적 상태로 인한 것이 아니다.

다음 중 하나를 명시할 것:

해리증상 동반: 개인의 증상이 외상후 스트레스장애의 기준에 해당하고, 또한 스트레스에 반응하여 그 개인이 다음에 해당하는 증상을 지속적이거나 반복적으로 경험한다.

1. 이인증: 스스로의 정신 과정 또는 신체로부터 떨어져서 마치 외부 관찰자가 된 것 같은 지속적 또는 반복적 경험(예: 꿈속에 있는 느낌, 자신 또는 신체의 비현실감 또는 시간이 느리게 가는 감각을 느낌)
2. 비현실감: 주위 환경의 비현실성에 대한 지속적 또는 반복적 경험(예: 개인을 둘러싼 세계를 비현실적, 꿈속에 있는 듯한, 멀리 떨어져 있는 또는 왜곡된 것처럼 경험)
   주: 이 아형을 쓰려면 해리 증상은 물질의 생리적 효과(예: 일시적 기억상실)나 다른 의학적 상태(예: 복합부분발작)로 인한 것이 아니어야 한다.

다음의 경우 명시할 것:

지연되어 표현되는 경우: (어떤 증상의 시작과 표현은 사건 직후 나타날 수 있더라도) 사건 이후 최소 6개월이 지난 후에 모든 기준을 만족할 때

생물학적 요인

여러 동물 및 임상연구에서 여러 신경전달물질 체계와 외상후 스트레스장애와의 연관성이 보고되었다. 외상후 스트레스장애가 노르아드레날린, 도파민, 내재성 오피오이드계(endogenous opioid system), 벤조디아제핀 수용체, 시상하부-뇌하수체-부신피질 축[hypothalamic-pituitary-adrenal(HPA) axis]의 이상과 관련되어 있음이 보고되었으며, 이외에도 자율신경계의 과활동 역시 중요한 요인임이 밝혀졌다. 또한 주요우울장애 및 공황장애와 생물학적 유사성을 보고한 연구도 있다.

노르아드레날린계(noradrenergic system)

외상후 스트레스장애 유사 증상을 보이는 군인들에게 혈압이나 심박동수의 증가, 심계항진, 발한, 홍조, 손 떨림, 긴장 등의 증상이 관찰되는데, 이는 교감신경항진 약물 투여 시에도 발생 가능하다. 또한 외상후 스트레스장애를 겪는 참전용사에서 24시간 소변 내 에피네프린 농도가 증가하였고, 성학대를 받은 여자아이에서 소변 내 카테콜아민 농도가 증가하였다는 보고가 있다. 외상후 스트레스 환자의 30~40%에서는 Yohimbine 투여 시 플래시백이 관찰되기도 하였다.

오피오이드계(opioid system)

외상후 스트레스장애 환자에서 관찰된 혈액 중 낮은 β-endorphin 농도는 오피오이드계 이상을 시사한다. 또한 외상후 스트레스장애를 겪는 참전용사에서 Naloxone을 투여한 후 관찰되는 전투 관련 자극에 대한 가역적인 진통반응을 통해 HPA 축에서 관찰되는 것과 유사한 오피오이드계 조절항진이 증명되었다. 오피오이드 수용체 길항제인 Nalmefene이 참전군인들의 외상후 스트레스장애 증상 치료를 위해 쓰이는 것이 제안되기도 하였다.

피질자극호르몬 분비 인자(corticotropin-releasing factor, CRF)와 HPA 축

외상후 스트레스장애 환자의 소변과 혈장에서 정상보다 낮은 농도의 유리-코티솔이 검출되었으며, 림프구에서 글루코코티코이드 수용체 개수가 정상보다 많고, CRF 투여시 부신피질자극호르몬(adrenocorticotropic hormone, ACTH)의 농도가 증가되지 않으며 저용량 덱사메타손 투여 시 코티솔 억제가 관찰된다. 이러한 결과는 HPA 축이 과조절(hyperregulation) 되었음을 나타낸다. 또한 외상에 노출된 후 외상후 스트레스장애가 진단된 환자의 경우 장애가 발생하지 않은 군에 비해 코티솔이 과다억제 되어있음을 밝힌 연구도 있는데, 이는 HPA 축의 변화가 외상 자체보다는 외상후 스트레스장애 자체와 연관되어 있음을 시사한다. 이러한 HPA 축의 과조절은 우울증이나 다른 스트레스상황에서와는 다른 양상을 보이는 독특한 양상이다.

세로토닌계(serotonergic system)

외상후 스트레스장애 환자에서 관찰되는 과민성(irritability)이나 폭발(outburst)과 세로토닌 결핍과의 연관 가능성을 고려해볼 수 있을 것이며 연관성에 대해서 많은 연구들이 행해지고 있다.

뉴로펩티드(neuropeptides)

외상후 스트레스장애와 P 물질(substance P), 신경펩티드 Y(neuropeptide Y)와의 연관성을 밝힌 연구결과들이 있다.

두뇌 해부학적 이상

최근에는 외상후 스트레스장애에서 해마(hippocampus)의 역할에 대한 많은 관심이 있다. 동물실험에서 스트레스와 관련된 해마의 구조변화 및 참전 군인에서 해마의 평균 용적이 작다는 결과가 있고, 또한 외상후 스트레스장애 환자에서 편도(amygdala)의 구조변화가 관찰되기도 하였다.

위험인자

외상후 스트레스장애의 위험인자는 일반적으로 외상 전(pretraumatic), 외상 주위(peritraumatic), 외상 후(posttraumatic)로 나뉜다.

외상 전 인자

외상 전 인자에는 기질성 요인으로 6세까지의 정서적인 문제와 이전의 공황장애, 우울장애 등의 정신과적 병력이 포함되며, 환경적 요인으로 낮은 사회경제적 상태, 낮은 교육수준, 이전의 외상에 대한 노출 경험(특히 소아 때), 문화적 특징(운명론적, 혹은 자기비난적 대처전략), 낮은 지능, 소수민족, 정신과적 가족력 등이 있다. 또한 여성과 외상 노출 당시의 연령이 낮을수록 위험하며, 병전 지능이 높았던 경우는 보호요인으로 작용한다.

외상 주위 인자

외상 주위 인자로는 외상의 심각도, 생명에 위협이 되는 정도, 개인적 손상, 대인관계 내에서의 폭력 등의 환경적 요인과 외상 후 발생하여 이후에도 지속되는 해리증상이 있을 때

위험하다.

외상 후 인자

외상 후 부정적 평가, 부적절한 대처 전략, 급성 스트레스장애(acute stress disorder)의 발병 등의 기질성(temperamental) 요인이 있을 경우 외상후 스트레스장애에 더 취약하다. 또한 환경적 요인으로는 사고 후 반복적으로 이를 생각나게 할 만한 것에 노출되는 경우, 사고 후 발생하는 부정적 사건, 재정적 혹은 기타 외상 관련 상실이 있을 경우가 있다. 사회적 지지는 이와 다르게 외상후 스트레스장애의 보호요인으로 작용한다.

치 료

외상을 겪은 직후에는 우선 의사소통, 사회적 지원, 의료지원이 제공되어야 한다. 외상 직후에 시행되는 디브리핑(debriefing)의 경우 치료에 유용하다고 알려졌었다. 환기와 반응 정상화, 미래의 경험에 대비하기 등을 통해 외상 사건의 감정처리를 촉진하는 구조화된 기법인 디브리핑은 최근에는 위기상황 스트레스 디브리핑(critical incident stress debriefing, CISD) 사용되며 디브리핑만으로는 효과가 없거나 도리어 증상을 악화시키는 경우도 있다고 하여 위기상황 스트레스 관리법(critical incident stress management, CISM)의 일환으로 알려져 외상 후에 증상이 없는 경우에는 이를 시행하지 않도록 하고 있다. 하지만 디브리핑과 달리 노출치료를 기반으로 한 인지행동치료의 경우 외상으로 인해 나타날 수 있는 급성 증상을 감소시키는 데 효과가 있다.

임상에서 외상을 겪은 환자를 처음 마주하였을 때는 지지적인 태도를 갖추어야 하며, 외상사건에 대해 이야기할 수 있도록 격려하고, 다양한 대처전략을 갖출 수 있도록 교육해야 한다. 이때 환자가 자신이 겪은 사건에 대해서 이야기하는 것은 반드시 환자가 자신이 원하는 때에 할 수 있도록 유념해야 한다. 만일 환자에 의지에 반하여 억지로 외상에 대해 이야기하게 되었을 때는 도리어 외상후 스트레스장애의 발생 위험도를 높일 수 있다.

만약 환자가 과거에 외상을 겪은 뒤 현재 외상후스트레스장애가 시작되어 진료를 받게 되었다면 약물치료와 정신치료를 포함한 전반적인 치료과정과 외상후스트레스장애 질병 자체에 대한 정신의학적 교육(psychoeducation)에 중점을 두어야 한다. 또한 외상후스트레스장애 혹은 기타 정신과적 질환의 개념에 대한 낙인(stigma)은 없앨 수 있도록 도와야 한다. 외상후 스트레스장애로 인한 증상이 심각한 경우나, 자살이나 폭력의 가능성이 큰 경우에는 입원이 필요할 수도 있다.

아동 외상후 스트레스장애의 치료 중 약물치료의 경우 치료 효과에 대해 이견이 많은 상태로, 정신치료로 치료를 시작하는 것이 추천된다. 약물치료를 추가할 경우에는 신중하게 접근해야 하며 아동의 특성을 잘 고려해야 한다.

전반적인 치료의 과정을 진행하면서 최근에는 정서적 조절과 안정을 우선시 하는 안정화를 잘 시행하는 것이 향후 치료로 연결되는 데 매우 중요하다고 알려져 있다. 일부 환자에서는 안정화를 잘 시키는 것만으로도 회복이 된다고 할 정도로 안정화에 많은 치료 시간을 할애해야 한다. 안정화가 잘 이루어진 상태에서도 증상이 지속되고 있는 경우에는 외상후 스트레스장애의 기억 문제에 특화된 아래의 특수한 정신치료 기법을 동원하여 사용하여야 한다. 정신치료로 종결되는 것이 아니라 궁극적으로는 환자가 사회와 재연결될 수 있어야 한다. 즉 안정화, 기억처리 치료, 사회와의 재연결을 중심으로 하여 치료를 진행할 수 있다.

정신치료(psychotherapy)

외상후 스트레스장애에 대한 정신치료적 개입에는 노출치료(prolonged exposure, PE)와 인지처리치료(cognitive processing therapy)를 포함한 인지행동치료와 최면 등이 있으며 정신역동적 정신치료도 유용할 수 있다.

외상을 겪은 후 시행되는 정신치료는 환자에 대한 지지, 교육, 대처전략의 발달, 외상적 사건의 수용 등을 포함하는 위기개입모델의 형태를 따른다. 치료기간을 정해놓고 시행하는 정신치료가 유용하다. 이러한 치료를 통해 환자는 지지와 안정감을 얻을 수 있으며, 또한 치료기간을 미리 정해둠으로써 장애가 만성화되거나 치료적 상황에 의존하게 될 가능성을 최소화할 수 있다. 치료자는 환자가 외상적 사건을 부인하지 않도록 돕고, 가급적 스스로를 이완시켜 스트레스가 되는 상황에서부터 벗어나도록 격려해야 한다.

가장 효과가 있다고 알려져 있는 정신치료는 구조화된 외상초점 인지행동치료적 접근(structured trauma-focused CBT)이다. 정신의학적 교육은 모든 인지행동치료에서 필수적인 요소인데 호흡이나 기타이완요법 등과 같은 스트레스 대처 기술을 가르친다. 인지행동치료 중 가장 많이 연구되었고 치료효과가 입증된 두 가지 방법으로 노출치료와 인지처리치료가 있다. 이외에 사고기억을 회상하며 양측성 자극을 가하는 치료인 안구운동 민감소실 및 재처리(eye movement desensitization and reprocessing, EMDR)가 사용되고 있는데, 이는 노출치료만큼 효과가 있다는 결과들이 보고되나 결과의 일관성은 앞선 두 가지 치료에 비해 떨어진다.

다른 정신치료적 치료방법으로 집단인지행동치료, 가족치료, 커플치료, 대인관계 혹은 정신역동적 치료 등이 있으나, 집단치료에 비해 앞서 언급된 개인치료가 더 효과적이다. 또한 최근에는 마인드풀니스(mindfulness) 기반 접근 및 수용전념치료 등도 시도되고 있다.

노출치료

노출치료는 공포의 조건화 그리고 소멸과 관련된 동물모델에 이론적 바탕을 두고 있으며, 환자에게 반복적으로 외상기억 그리고 외상을 떠올리도록 하는 조건들을 노출시킴으로써 공포를 감소시키는 데 목적이 있다. 환자에게 반복적으로 외상관련자극을 노출시키면서 이것에 익숙해지도록 만들고, 이 과정을 통해 불안과 회피반응을 감소시킨다. 치료가 진행되면서 외상과 관련된 기억을 더 이상 회피하지 않게 되면 이후에는 외상기억을 정서적으로 처리하고 결국 외상과 관련된 왜곡된 인지를 교정할 수 있게 된다. 지속노출치료(prolonged exposure, PE)는 상상 노출, 실제 노출, 외상의 처리와 함께 외상으로 인한 흔한 반응과 호흡이나 이완요법에 대한 교육을 포함하는 노출치료의 특수한 형태이다.

여러 정신치료적 접근 방법 중에서 노출치료는 외상후스트레스장애 치료의 가장 기본적 선택치료로 외상후 스트레스장애 증상을 상당히 감소시켜줄 수 있는 우선적으로 고려되어야 하는 치료 방법 중 하나이다.

인지처리치료(cognitive processing therapy)

인지처리치료는 노출을 통해 공포를 줄이는 것보다는 외상과 관련된 비적응적인 인지나 사고를 변화시키는 데 중점을 둔 치료 방법이다. 이것도 외상후 스트레스장애에 대한 대부분의 주요 치료지침에서 우선적 치료방법으로 권장되고 있다. 외상후 스트레스장애 증상을 감소시키는 데 상당한 효과가 입증되었으며, 지속노출치료를 포함한 다른 적극적 치료 방법들과 비교할만한 치료효과를 보인다.

인지처리치료는 3단계로 이루어져 있으며 각각의 단계는 다음과 같다.

1단계) 막힌 지점과 외상을 다루는 것으로 지나치게 일반화되었으나 도움이 되지 않는 믿음을 알아내고 이에 대해 교육한다.

2단계) 1단계에서 다른 믿음에 도전하기 위해 고안된 노출요소를 서술한다.

3단계) 막힌 지점을 재구성하여 좀 더 건강한 사고 방식으로 바꾼다.

안구운동 민감소실 및 재처리
(eye movement desensitization and reprocessing, EMDR)

안구운동 민감소실 및 재처리는 양측성 안구운동이나 기타 양측성 자극의 요소와 인지행동치료적 요소를 갖춘 치료 방법으로 8단계로 이루어져 있다. 어떠한 기전으로 치료효과를 보이는지, 양측성 안구운동이 치료효과에서 있어 반드시 필요한 부분인지에 대해서는 여전히 의견이 분분하지만 개발된 후 치료효과를 입증하는 많은 증거들이 모이면서 여러 치료 지침에서 우선적 치료방법으로 언급하고 있다. 하지만 앞서 언급된 노출치료 혹은 인지처리치료에 비해 치료 효과에 대한 증거가 적은 편이다.

소아의 경우 소아 전 연령에서 인지행동치료가 일차적으로 추천되는데 다른 간접적 혹은 비특이적 치료보다 PTSD 증상 경감에 효과적이다. 치료의 세부사항으로는 1) 정신교육(psychoeducation)과 육아훈련(parenting skill), 2) 이완훈련(relaxation skill), 3) 감정조절훈련(affective modulation skill), 4) 인지처리, 5) 외상 서술, 6) 외상적 단서 극복훈련, 7) 가족치료, 8) 예방과 발달 증진 등이 있으며 환아에 따라 다양하게 적용할 수 있다.

약물치료(pharmacotherapy)

노출치료나 기타 다른 인지행동치료들이 외상후 스트레스장애의 치료에 있어 상당한 효과를 보이고 있으나, 모든 환자들이 이러한 정신치료적 접근에 효과를 보이는 것은 아니다. 결국 약물치료가 필요한 경우가 많은데, 특히 증상이 심한 경우에는 약물치료가 반드시 필요할 수 있다. 약물치료 시 약물로 인한 부작용으로 인해 약물 순응도를 저하시킬 수 있으므로 부작용 발생에 주의해야 한다.

외상후 스트레스장애의 치료를 위해 사용되는 약물에는 SSRI, SNRI, TCA, MAO-inhibitor, buspirone, benzodiazepine, prazosin, 항정신병약물, 항경련제 등이 있다. 이 중에서 SSRI(sertraline, paroxetine, fluoxetine)는 외상후 스트레스장애의 첫 번째 단계 치료로 사용되고 있으며, venlafaxine(SNRI) 역시 많은 치료지침에서 첫 번째 단계로 권장된다. SSRI는 외상후 스트레스장애의 모든 영역 증상을 감소시켜줄 수 있다고 밝혀진 유일한 약물로서, 만성 외상후스트레스장애에서도 증상을 경감시키는 효과가 있다. 그러나 24세 미만의 환자에서 사용할 경우 도리어 자살시도가 증가할 수 있다는 보고도 있어 사용시 유의해야 한다.

Imipramine이나 amitriptyline과 같은 TCA약물들도 PTSD의 치료에 효과를 보이는데, 약물의 용량은 우울장애에서 사용할 때와 같고, 치료효과를 판단하는 데는 8주의 시간이 필요하다.

외상후 스트레스장애의 치료에 있어 벤조디아제핀(benzodiazpine)은 흔하게 사용되는 약물이다. 하지만 벤조디아제핀 단독요법은 치료효과가 입증되지 않았으며, 알코올이나 기타 물질 남용 환자의 경우에는 벤조디아제핀에 대한 남용 위험성으로 인해 사용에 주의가 필요하다. 그러나 외상후 스트레스장애에서는 악몽이나, 수면장애가 매우 흔하고 괴로운 증상이어서 이러한 증상의 완화를 위해 자주 사용되고 있으며, 악몽을 줄이기 위해 prazosin을 사용해 볼 수도 있다.

Carbamazepine이나 valproate와 같은 항경련제와 quetiapine, risperidone, olanzapine과 같은 비정형 항정신병약물이 PTSD의 치료를 위해 사용되기도 하나, 치료효과에 대한 증거는 앞에 기술한 약물보다 부족하다. 항정신병약물의 경우 공격성 혹은 초조에 대한 단기간의 조절 목적을 위해 사용해 볼 수 있으며, 의존성이나 남용의 위험성은 적으나 부작용에 유의해야 한다. Clonidine이나 propranolol과 같은 항교감신경제제의 경우 교감신경의 항진을 감소시킬 수 있다는 이론적 근거로 사용되기도 한다.

앞서 밝힌대로 소아의 경우 외상중심 인지행동치료를 단독으로 먼저 시도한 뒤에 추가적인 개입이 필요할 경우에만 약물치료를 추가하는 것이 추천된다. 아동에서도 성인에서와 마찬가지로 SSRI가 일차약제로 추천된다.

임상경과와 예후

외상에 대한 임상적인 경과는 3단계로 나눌 수 있다. 1단계는 외상에 대한 반응인데, 감수성이 없는 사람의 경우 일시적으로 아드레날린 항진이 있지만 지속되지 않는다. 하지만 취약한 사람은 더욱 심한 불안과 해리증상, 외상에 대한 과장된 반응 및 외상에 대한 강박적인 집착을 보인다. 증상이 소실되지 않고, 4~6주 이상 지속되면 2단계 혹은 급성 외상후 스트레스장애(acute PTSD)로 진입하게 된다. 이 단계에서는 무력감과 통제상실, 교감신경항진과 관련된 증상, 사고에 대한 재경험, 신체 증상이 발생할 수 있다. 환자의 삶이 외상을 중심으로 진행되면서 삶의 방식이 변화하게 되고 회피반응이나, 분노 폭발 등이 있을 수 있다. 3단계는 만성 외상후 스트레스장애(chronic PTSD)로 도덕적 타락, 장애, 의기소침 등을 보인다. 환자는 실제 외상보다는 외상으로 인해 발생한 신체적 장애에 더욱 집착하게 되고, 신체증상, 만성적인 불안, 우울감, 물질 남용, 가족관계의 와해, 실직이 흔하다. 일부 환자들은 금전적인 보상이나 소송에 매달리기도 한다.

외상후스트레스장애는 보통은 외상 후 시간이 얼마간 경과한 뒤에 발생하게 되는데 증상은 대개 외상 후 3개월 이내 시작되며 짧게는 1주가 걸리기도 하지만, 길게는 증상이 발생하는 데 30년이 걸리기도 한다. 외상후스트레스장애를 치료하지 않을 경우 자연경과를 살펴보면, 30%는 완전히 회복되고, 40%는 약한 증상, 30%는 중등도 증상, 10%는 증상의 변화 없이 계속 악화된다. 1년 후에는 50%에서 회복되는데, 증상이 단시간 내에 발생한 경우, 증상의 지속기간이 짧은 경우, 병전 기능이 좋은 경우, 사회적 지지가 튼튼한 경우, 다른 정신과적, 신체적 질환이나, 물질관련질환이 없는 경우에 예후가 좋다. 일반적으로 소아와 노인에서 청장년층에 비해 외상 후 회복하는 데 더 큰 어려움을 겪는다. 이는 소아의 경우 외상에 대한 대처전략을 발달시키기 전이고, 노인은 대처전략이 너무 완고하기 때문이 아닐까 추정된다. 또한 노인은 중추신경계질환이나 심혈관계 질환을 겪고 있을 가능성이 높고, 이러한 경우 외상으로 인해 악화될 수 있어 예후가 좋지 않은 것으로 생각된다. 또한 건강이 악화되거나, 인지기능이 악화되는 경우, 사회적으로 고립되는 경우와 외상 이전에 정신과적 질환을 앓고 있는 경우에도 예후가 좋지 않다. 외상후스트레스장애 증상은 이전의 외상을 떠올릴 만한 상황이나 지속되는 삶의 스트레스, 새로이 경험되는 외상에 의해 재발되거나 심해지기도 한다. 외상후스트레스장애가 만성화되는 것과 관련된 인자는 1) 동반이환된 불안장애, 2) 신체화장애, 3) 회피 증상의 정도, 4) 외상후스트레스장애 이환 후 겪게 되는 추가적인 외상 등이 있다.

외상을 경험한 아동은 다양한 스트레스 반응과 적응장애, 불안장애, 기분장애, 물질남용장애나 품행장애와 같은 다양한 정신장애를 일으킬 수 있다. 외상을 경험한 뒤 외상에서 회복될 것인지의 여부는 아동 자신의 특성, 그리고 주변상황이나 맥락 안에서 어떤 발달과정을 겪을지에 따라 결정된다. 외상 사건을 경험한 아동에게 임상가는 아동의 현재 감정문제와 더불어 기저 정신병리를 파악하고 부정적인 인지과정을 수정하는 직접적인 도움을 제공해야 한다. 또한 스트레스 상황에서 가족이 순기능적이 될 수 있도록 아동에 대한 정보를 제공하고 부모의 역할을 알려 주고 도움을 제공하며, 그 밖의 사회관계나 맥락상에서 발생하는 일을 조정하여 이차적 외상을 예방해야 한다.

급성 스트레스장애(acute stress disorder)

개 념

급성 스트레스장애는 외상 후 1개월 이내에 발생하는 외상 후 스트레스장애 진단의 필요성에 따라 1994년 DSM-IV에 도입되었다. 이전까지는 외상에 대한 급성 스트레스 반응에 해당하는 진단이 없었는데, 급성기 증상의 유무로 이후 외상 후 스트레스 장애의 발병을 예측할 수 있다는 점과 급성기 해리 증상이 단기 및 장기적으로 외상 후 정신병리에 중요한 영향을 미칠 수 있다는 점을 반영하여 도입되었다. 이후 DSM-5로 개정되면서 증상의 발생기간과 진단에 필요한 증상들의 개수 및 조건들이 일부 수정되었다. 급성 스트레스장애는 증상의 원인이 될 수 있는 외상성 사건에 노출된 뒤 3일부터 1개월 사이에 외상후 스트레스장애 증상에 해당하는 침습 증상, 부정적 기분, 해리 증상, 회피 증상, 각성 증상 중 상당 부분의 증상을 보일 경우 진단하기 때문에 외상후 스트레스장애의 급성기 진단으로 여겨지고 있다.

역 학

심각한 외상성 사건 이후에 나타나는 급성 스트레스장애의 유병률은 외상의 종류, 심각성, 지속성 및 대상 인구집단에 따라서 현격한 차이를 보인다. 총기난사, 폭행, 강간을 포함한 대인관계 관련 외상의 경우 20%에서 50%까지 높은 유병률을 나타낸다. 반면 대인관계에서의 직접적인 폭력을 제외한 외상 사건에서는 20% 미만의 유병률을 가지며, 고도 화상의 경우 10%, 경도 외상성 뇌손상의 경우 14%, 자동차 교통사고의 경우 13%에서 25%, 산업재해의 경우 6%, 미국 9.11테러의 경험자들에서는 9%가 보고되었다. 급성 스트레스 장애는 남성보다 여성에서 더 흔한데, 이는 스트레스 반응과 관련된 신경생물학적 기전의 차이와 강간이나 폭행 등 외상성 사건에 여성이 더 많이 노출되는 점 모두에 기인하는 것으로 보인다.

임상양상

외상성 사건을 목격한 환자는 다양한 스트레스 증상을 겪을 수 있으며, 급성 스트레스장애의 DSM-5 진단 기준에 의하면 외상 발생 후 3일에서 1개월까지 침습 증상, 부정적 기분, 해리 증상, 회피 증상, 각성 증상 등이 발생하게 된다. 외상성 사건은 다양한 방식으로 재경험될 수 있는데 대부분 반복적이며 침습적인 회상을 동반하며 외상 당시의 감각이나 감정적, 생리적 경험들을 포함한다. 외상성 사건을 재현하거나 관련된 주제들을 포함하는 고통스러운 꿈 역시 반복될 수 있다. 외상성 사건에서 경험한 것들이 몇 초에서 몇 시간, 며칠까지도 지속되며, 환자는 마치 그 순간을 다시 경험하는 듯 행동하게 된다. 이러한 경험들은 플래시백(flashback)이라고 불리는데, 일반적으로 짧게 지속되지만 외상성 사건이 과거가 아닌 현재에 다시 일어나고 있다는 느낌을 주기 때문에 환자에게 극심한 고통을 유발한다. 이외에 해리 증상 시 발생할 수 있는 이인증(depersonalization)과 비현실감(derealization) 증상도 나타날 수 있다. 또한 환자는 외상성 사건에 대한 기억을 유발하는 상징적인 외부적, 내부적 단서에 노출되었을 때, 극심한 고통을 동반한 생리적 반응을 경험할 수 있다. 급성 스트레스장애 환자들은 긍정적인 감정들을 느낄 수 없는 지속적인 무능력감을 호소하며, 공포, 슬픔, 화, 죄책감, 수치심과 같은 부정적인 기분들을 자주 느끼게 된다. 한편, 환자는 외상을 떠올리게 하는 기억이나 감정, 생각들을 회피하려는 전략에 몰두하게 되며, 실제로 그런 기억을 떠올리게 만드는 외부적 암시나 단서들도 피하게 된다. 각성 증상으로는 입면 및 수면 유지의 어려움이 흔하게 나타나는데 이는 악몽이나 높아진 각성 수준과 연관되어 있다. 환자들은 경미한 자극에도 쉽게 예민해지며 거친 반응을 보일 수 있고, 심하면 폭력적인 언어나 행동을 보일 수도 있다. 급성 스트레스장애에서는 잠재적 위협에 대해 과도하게 예민한 모습이 자주 나타나며, 일상적인 사건을 기억하는 데 어려움을 보이거나, 업무나 일상 생활과 관련하여 집중력이 떨어질 수 있다. 다음은 외상성 사건을 경험한 후 급성 스트레스 장애를 보이는 환자의 사례이다.

증 례

어머니와 단둘이 사는 26세의 여성이 어머니와 함께 횡단보도를 건너다가 돌진하는 자동차에 어머니가 부딪혀 의식불명의 상태에 빠지는 사고를 목격하였다. 그녀는 수술을 마친 어머니를 중환자실에 입원시킨 후 집에 돌아오면서 예전과 다르게 길거리에서 들려오는 자동차 소리에 깜짝 놀라며 예민한 반응을 보였고, 벼랑 끝에 선 것과 같이 하루 종일 날 선 듯한 기분이 들었으며, 밤에 잠에 들기가 어려웠다. 사고 후 5일이 지나면서 하루 종일 멍한 기분이 들고, 대학원 수업에 집중을 하기가 어려웠고, 주위 동료들에게 심한 짜증을 내는 일들이 많아지기 시작했다. 어머니가 차에 치이는 순간 횡단보도에서 몸이 얼어 붙어 가만히 있을 수밖에 없었던 사건이 재현되는 꿈을 자주 꿨다. 실제로 차가 많은 도로를 건널 때 극심한 공포와 불안감을 느꼈으며, 그 때문에 학교 앞의 횡단보도 대신 멀리 떨어진 지하철 통로로 길을 건너기도 하였다. 어머니가 없는 집에 들어와 혼자 저녁을 먹으면서 마치 자신의 집이 처음 와보는 장소 같다는 느낌이 들기도 하였다. 어머니가 입원한 이후로는 하루도 마음이 편한 날이 없었다. 사고가 발생한지 열흘이 지났을 때, 친구들의 강력한 권유로 한 종합병원 정신건강의학과 외래를 방문하였다. 그녀는 한눈에 보기에도 창백해 보이며, 멍한 표정으로 두 눈에 힘이 풀려 있었다. 사고 당시 상황을 묻는 정신건강의학과 전문의의 질문에 두 눈을 질끈 감으며 힘겹게 대답하였다. 주치의는 이학적 검사상 특별한 이상 소견을 발견하지 못하였으며, 사고 당시 그녀에게 특별한 물리적 외상이 없었음을 확인하였다. 그녀는 주치의에게 '횡단보도로 차가 돌진해 오는 순간 두 다리가 얼어 붙어 움직일 수도 없었고, 어머니에게 피하라고 소리를 치고 싶었지만, 목소리가 나오지 않았다', '어머니가 차를 피하지 못한 것은 모두 내 탓이라고 생각하고, 어머니가 사고로 죽게 되면 평생을 죄책감 속에 살게 될 것 같다'라고 말하였다. 당시 상황이 재현되는 악몽을 자주 꾼다고 말하였고,

표 14-2. 급성스트레스장애의 DSM-5 진단기준

A. 실제적이거나 위협적인 죽음, 심각한 부상, 또는 성폭력에의 노출이 다음과 같은 방식 가운데 한 가지(또는 그 이상)에서 나타난다.
  1. 외상성 사건(들)에 대한 직접적인 경험
  2. 그 사건(들)이 다른 사람들에게 일어난 것을 생생하게 목격함
  3. 외상성 사건(들)이 가족, 가까운 친척 또는 친한 친구에게 일어난 것을 알게 됨
  주의점: 가족, 친척 또는 친구에게 생긴 실제적이거나 위협적인 죽음의 경우에는 그 사건(들)이 폭력적이거나 돌발적으로 발생한 것이어야만 한다.
  4. 외상성 사건(들)이 혐오스러운 세부사항에 대한 반복적이거나 지나친 노출의 경험(예: 변사체 처리의 최초 대처자, 아동 학대의 세부 사항에 반복적으로 노출된 경찰관)
  주의점: 진단기준 A4는 노출이 일과 관계된 것이 아닌 한, 전자미디어, 텔레비전, 영화 또는 사진을 통해 노출된 경우는 적용되지 않는다.

B. 외상성 사건이 일어난 후에 시작되거나 악화된 침습, 부정적 기분, 해리, 회피와 각성의 5개 범주 중에서 어디서라도 다음 증상 중 9가지(또는 그 이상)에서 존재한다.

  침습증상
  1. 외상성 사건(들)의 반복적, 불수의적이고, 침습적인 고통스러운 기억
  주의점: 아동에서는 외상성 사건(들)의 주제 또는 양상이 표현되는 반복적인 놀이가 나타날 수 있다.
  2. 꿈의 내용과 정동이 외상성 사건(들)의 주제 또는 양상이 표현되는 반복적인 놀이가 나타날 수 있다.
  주의점: 아동에서는 내용을 알 수 없는 악몽으로 나타나기도 한다.
  3. 외상성 사건(들)이 재생되는 것처럼 그 개인이 느끼고 행동하게 되는 해리성 반응(예: 플래시백; 그러한 반응은 연속선상에서 나타나며, 가장 극한 표현은 현재 주변 상황에 대한 인식의 완전한 소실일 수 있음)
  주의점: 아동에서는 외상의 특정한 재현이 놀이로 나타날 수 있다.
  4. 외상성 사건(들)을 상징하거나 닮은 내부 또는 외부의 단서에 노출되었을 때 나타나는 극심하거나 장기적인 심리적 고통 또는 현저한 생리적 반응

  부정적 기분
  5. 긍정적 감정을 경험할 수 없는 지속적 무능력(예: 행복, 만족 또는 사랑의 느낌을 경험할 수 없는 무능력)

  해리 증상
  6. 주위 환경 또는 자기 자신에의 현실에 대한 변화된 감각(예: 스스로를 다른 사람의 시각에서 관찰, 혼란스러운 상태에 있는 것, 시간이 느리게 가는 것)
  7. 외상성 사건(들)의 중요한 부분을 기억하는 데의 장애(두부 외상, 알코올 또는 약물 등의 이유가 아니며 전형적으로 해리성 기억상실에 기인)

  회피 증상
  8. 외상성 사건(들)에 대한 밀접한 관련이 있는 고통스러운 기억, 생각 또는 감정을 회피하려는 노력
  9. 외상성 사건(들)에 대한 밀접한 관련이 있는 고통스러운 기억, 생각 또는 감정을 불러일으키는 외부적 암시(사람, 장소, 대화, 행동, 사물, 상황)를 회피하려는 노력

  각성 증상
  10. 수면 교란(예: 수면을 취하거나 유지하는 데 어려움 또는 불안한 수면)
  11. 전형적으로 사람 또는 사물에 대한 언어적 또는 신체적 공격성으로 표현되는 민감한 행동과 분노폭발(자극이 거의 없거나 아예 없이)
  12. 과각성
  13. 집중력의 문제
  14. 과장된 놀람 반응

C. 장애(진단기준 B의 증상)의 기간은 외상 노출 후 3일에서 1개월까지다.
  주의점: 증상은 전형적으로 외상 후 즉시 시작하지만, 장애 기준을 만족하려면 최소 3일에서 1개월까지 증상이 지속되어야 한다.

D. 장애가 사회적, 직업적, 또는 다른 중요한 기능 영역에서 임상적으로 현저한 고통이나 손상을 초래한다.

E. 장애가 물질(예: 치료 약물이나 알코올)의 생리적 효과나 다른 의학적 상태(예: 경도 외상성 뇌손상)로 인한 것이 아니며 단기 정신병적 장애로 더 잘 설명되지 않는다.

〈Reprinted with permission from the Diagnostic and Statistical manual of Mental Disorders, Fifth Edition (Copyright 2013). American Psychiatric Association.〉

그런 악몽을 꾸게 될까 두려워 잠에 들기가 어려웠다고 하였다. 하루에 2~3시간 정도 밖에 자지 못했고, 다음 날에는 하루 종일 멍한 느낌이 들어 학업을 유지하기가 어려울 정도라는 말도 덧붙였다. 주치의는 앞으로 4주간 일주일에 2차례 개인 정신치료를 진행하기로 하였으며, 불면에 대해서는 소량의 졸피뎀을 처방하였다. 사고가 발생한 지 3주가 경과하면서, 이전보다는 수면 시간이 늘어났고, 낮 동안에 멍하고 집중력이 떨어지는 일이 줄어들었다. 이 무렵에 어머니가 의식을 회복하고 중환자실에서 일반 병실로 옮기면서 그녀의 상태는 더욱 안정되기 시작하였다. 사고 당시 상황에 대한 꿈을 더 이상 꾸지 않았고, 다른 사람에게 예민하게 짜증을 내는 일도 없어졌다. 사고가 발생한 지 한 달이 지난 시점에서 그녀는 아직까지 횡단보도를 건너는 일이 어렵고 자동차 소리에 놀라는 것을 제외하고는 다른 증상을 보이지 않았다. 주치의는 횡단보도를 건너는 것과 관련하여 노출 치료를 시작하자고 제안하였다.

진 단

DSM-5에서 급성 스트레스장애 진단을 내리기 위해서는 환자가 외상성 사건에 노출되어야 하는데, 외상후 스트레스장애의 진단기준과 동일하게 외상성 사건의 직접 경험, 타인에게 일어나는 것을 목격, 외상성 사건이 가까운 사람에게 발생한 것을 알게 됨, 외상 사건의 혐오스러운 세부 사항에 대한 반복적이고 지나친 노출의 경험을 모두 포함한다. 외상 후 증상에 대한 기준으로는 침습 증상, 부정적 기분, 해리 증상, 회피 증상, 각성 증상의 5가지 범주에 해당하는 14가지의 증상 중 범주에 상관없이 9가지 이상의 증상이 존재하면 진단이 가능하다. 증상은 보통 외상 직후 시작되나, 진단 기준을 만족하기 위해서는 노출 후 3일부터 1개월까지 증상이 지속되어야 한다. 다른 정신질환과 마찬가지로 외상 후 증상은 환자에게 사회적, 직업적, 또는 다른 중요한 기능 영역에서 심각한 고통과 중대한 손상을 일으켜야 하며, 이러한 장애는 다른 내외과적 상태나 약물, 물질에 의한 생리적 효과나 단기 정신병적 장애로 더 잘 설명되지 않아야 한다고 밝히고 있다(표 14-2).

감별진단과 동반이환장애

급성 스트레스장애와 다른 정신질환을 감별하기에 앞서, 외상 후 증상을 일으킬 수 있는 기질적 원인들에 대한 감별이 선행되어야 한다. 우선 외상적 사건 당시 뇌손상이 발생한 경우에도 유사한 증상들이 나타날 수 있는데, 외상성 뇌손상과 관련된 신경인지적 증상들은 급성 스트레스장애의 증상들과 혼동될 수 있으며 두 가지 원인에 의한 증상이 동시에 나타날 수도 있다. 과거에 뇌진탕후 증후군(postconcussional syndrome)으로 불렸던 증상들인 두통, 외부 자극에 대한 민감성, 집중력 저하 등은 뇌손상과 급성 스트레스장애 모두에서 발생할 수 있지만, 지속적인 지남력 장애나 혼란은 외상성 뇌손상에서 더 특징적인 증상이다. 이 외에 알코올을 비롯한 물질 사용 장애와의 감별도 필요하다. 외상 이후의 물질 사용으로 인해 발생하는 급성 중독이나 금단 증상은 급성 스트레스장애와 혼동될 수 있고, 결국 물질의 효과가 없어지고 난 이후에야 판별될 수 있다. 외상에 대한 반응은 복잡하고 다양할 수 있는 만큼, 감별해야 하는 다른 정신질환들도 다양하다. 적응장애의 경우, 스트레스 요인의 심각도와 유형의 측면에서 다를 수 있는데, 죽음, 폭행, 성폭력과 같은 심각한 외상성 사건이 아닌 배우자와의 이별이나 해고와 같은 스트레스성 생활 사건에 대한 반응일 경우에는 적응장애의 진단이 더 합당하다. 급성 스트레스장애에서는 자연적인 공황발작이 흔히 일어날 수 있다. 그러나 공황장애로 진단을 내리기 위해서는 공황발작이 예기치 않게 발생해야 하고, 발작에 대한 예기불안 또는 발작의 결과에 대한 공포로 인한 부적응적인 행동 변화가 나타나야 한다. 급성 스트레스장애에서는 외상과 관련된 고통스러운 기억들이 불수의적이고 침습적으로 반복될 수 있으며, 강박장애에서 나타나는 침습적인 사고와 유사할 수 있다. 그러나 강박장애에서는 침습적인 사고가 외상성 사건과 관계 없고, 대개 강박행동이 수반하며 급성 스트레스에서 나타나는 회피, 해리, 각성 증상들이 일반적으로 나타나지 않는다. 급성스트레스장애 환자가 경험하는 플래시백은 정신병적 장애에서 나타날 수 있는 착각, 환각이나 다른 지각 장애와 구별되어야 하는데, 정신병적 장애에서는 외상성 사건에 대한 경험이 없으며 질병의 경과 또한 다르다. 급성 스트레스장애에서 동반되는 해리 증상들은 이인성/비현실감 장애와 구분되어야 한다. 만약에 급성 스트레스장애의 다른 증상이 없이 외상 후 심각한 기억 상실이 지속된다면, 해리성 기억상실이 고려되어야 한다.

원 인

급성 스트레스장애는 그 정의상, 외상성 사건이라는 큰 스트레스 요인에 의해 발생한다. 일반적으로 외상성 사건에 대한 정서적 반응에는 공포가 포함되며, 스트레스가 갖는 개인적인 의미 역시 중요할 수 있다. 많은 사람들이 살아가면서 외상성 사건을 경험하게 되나 모두 급성 스트레스장애가 발병하는 것은 아니다. 어린 시절의 학대를 비롯한 이전의 외상 경험, 와해된 애착 관계(disorganized attachment), 성격 구조, 신경증적 경향성, 회피성 대처방식, 자극에 대한 인지적 구조, 외상성 사건의 심각성을 지각하는 정도, 가족 내 지지체계의 수준, 정신질환의 가족력, 최근 생활 환경의 극심한 변화, 과도한 음주 등은 급성 스트레스장애를 비롯한 외상 후 정신질환의 발병에 영향을 미칠 수 있다. 정신역동적 측면에서는 외상성 사건이 해소되지 않은 심리적 갈등을 재활성화시키고, 어린 시절의 외상을 다시 상징적으로 재연하면서 퇴행을 일으킨다고 본다. 또한 억압, 반동형성, 부정, 취소와 같은 방어기제를 사용하게 만들고 감정표현불능증(alexithymia)이나 신체화를 일으킬 수 있다고 여긴다. 인지행동적 모형에서는 외상에 대한 공포반응이 고전적 조건화(classical conditioning)를 유발하면서 외상경험을 생각나게 하는 여러 물질적, 정신적 단서들을 회피하도록 만들며, 도구적 학습(instrumental learning)을 통해 외상과 직접적으로 관련 없는 자극까지 회피하게 만든다고 보고 있다. 또한 외상 당시 발생한 엄청난 양의 정보처리로 인하여, 외상을 겪은 환자들은 종종 외상에 대한 기억상실을 겪게 될 수 있다. 한편 외상후 스트레스장애와 마찬가지로 급성 스트레스장애에서도 노르아드레날린 체계, 내인성 아편양 체계, 시상하부-뇌하수체-부신 축의 활성화가 증상의 생물학적 측면에 관여할 것으로 예상되나, 아직까지 이들 요인이 급성 스트레스장애의 발병에 영향을 미친다는 실험적인 근거는 매우 제한적이다.

치 료

급성 스트레스장애의 치료에 대한 연구는 외상후 스트레스장애만큼 폭넓게 시행되지는 않았으며, 정신치료 및 약물치료의 근거들은 아직 제한적인 상황이다. 그러나 실제 임상에서 급성 스트레스장애의 일반적인 치료 원칙은 외상후 스트레스장애와 크게 다르지 않다. 정신치료적 접근으로는 정신역동적 정신치료, 인지행동치료, 안구운동탈민감재처리(eye movement desensitization and reprocessing, EMDR) 등이 이용되고 있다. 우선 임상가는 세심한 행동 관찰과 병력 청취를 해야 한다. 무엇보다 환자가 자신의 증상에 대해서 이야기하는 것을 경청하여야 하는데, 이를 통해 환자는 자신이 충분히 이해 받고 있다는 느낌을 받게 된다. 치료자는 지지적인 태도로 환자를 대하며, 외상 극복을 위한 여러 인지행동적 기술을 개발할 수 있도록 교육하고 종국에는 환자가 당시 상황을 받아들일 수 있도록 도와야 한다. 초기 치료 상황에서 어떤 환자들은 외상 당시 상황에 대해서 언급하는 것을 꺼릴 수 있는데, 이때 치료자는 인내심을 갖고 환자가 스스로 이야기하도록 기다려 주어야 한다. 치료자가 환자에게 당시의 상황에 대해서 말하도록 종용하는 것은 오히려 외상후 스트레스장애 발생의 위험성을 올릴 수 있다. 외상성 사건을 재구성하면서 제반응 및 카타르시스를 유도하는 것은 치료적으로 유용하나, 어떤 환자들에서는 재구성 과정에서 외상경험에 압도될 수 있기 때문에 주의를 요한다. 일부 환자에서는 제반응을 유도하기 위해 아모바비탈(amobarbital)을 이용한 면담을 시행하기도 한다. 인지행동치료 기법으로는 환자가 상상이나 실제 노출을 통해 외상을 재경험하게 할 수 있도록 하는 노출치료가 있는데, 노출은 내폭요법(implosive therapy)처럼 한꺼번에 노출시키는 방법부터 체계적탈감작법(systematic desensitization)처럼 단계에 따라 노출의 정도를 높이는 방법도 있다. 또한 치료자는 이완 기술, 스트레스 관리법, 인지적 재구조화(cognitive restructuring)를 통해 외상에 의한 스트레스 반응을 최소화시키도록 유도해야 한다. 많은 임상가들은 급성 스트레스장애 환자들에게 있어 시간 제한을 둔 정신치료를 권고하고 있는데, 이는 짧은 기간 동안의 정신치료가 치료에 대한 의존 및 만성화를 막을 수 있기 때문이다.

약물치료 역시 외상후 스트레스장애와 크게 다르지 않다. 정신치료적 접근만으로 충분한 치료적 효과를 기대하기 어렵다면, 약물학적 치료를 고려하게 되는데, 에스시탈로프람(escitalopram), 설트랄린(sertraline), 파록세틴(paroxetine)과 같은 선택적 세로토닌 재흡수 억제제(selective serotonin reuptake inhibitor, SSRI)가 우선적인 치료 약물로 사용될 수 있으며, 부스피론(buspirone)과 같은 세로토닌 계열 약물도 이용될 수 있다. 또한 프로프라놀롤(propranolol)과 같이 항아드레날린 효과를 가진 약물은 급성 스트레스장애 환자에서 나타날 수 있는 과각성 증상에 효과적일 수 있다. 항정신병약물 사용에 대한 치료적 근거는 없으나, 심각한 수준의 공격성 및 정신운동성 초조에 한정하여 이용할 수 있다.

경과 및 예후

급성 스트레스장애의 예후와 관련하여 가장 주의할 점은 외상후 스트레스장애로의 이환이다. 급성 스트레스장애를 가진 환자의 상당수는 외상후 스트레스장애로 진행한다. 다만, 외상후 스트레스장애가 발병하는 모든 환자가 초기에 급성 스트레스장애로 진단 내려질 수 있는 것은 아니라는 점에 주의해야 한다. 궁극적으로 외상 후 스트레스 장애로 진단되는 환자의 절반 정도만이 초기에 급성 스트레스장애를 보인다. 이는 급성 스트레스장애가 추후의 외상후 스트레스장애 발병을 예측하는 면에서 민감도(sensitivity)는 높은 편이나 특이도(specificity)는 낮다는 것을 의미한다. 급성 해리 증상이 외상후 스트레스장애 발병을 예측하는 인자로 주목 받았으나, 최근 연구들에 해리 증상이 독립된 예측인자는 아닌 것으로 보인다.

적응장애(adjustment disorder)

개 념

스트레스성 사건은 한 인간의 신체적 건강뿐 아니라, 정서, 사고, 행동 영역에도 변화를 일으켜 사회적, 학업적, 직업적 기능과 대인관계에 큰 영향을 끼칠 수 있다. 적응장애는 스트레스에 대한 정서적 반응으로 특징지어지는 질환이기 때문에, 진단을 위해서는 스트레스 사건과 증상 발현 사이에 충분한 연관성이 필수적이다. 적응장애의 증상에는 우울한 기분, 불안, 행실 문제 등이 동반될 수 있으며, 적응장애를 유발하는 스트레스들로는 금전 문제, 건강 문제, 결혼 생활 문제, 거주 환경의 변화와 같은 개인적 스트레스부터 자연적인 재앙, 정리해고로 인한 실직과 같이 사회적 스트레스도 포함될 수 있다. 적응장애의 경우 압도적인 스트레스 유발요인에 의해 급성의 정서반응이 나타나지만 스트레스 요인이 소멸된 후에는 증상 역시 6개월 이내에 사라지게 된다.

역 학

적응장애는 임상 현장에서 매우 흔히 볼 수 있는 정신장애이나, 지금까지 보고된 유병률은 연구대상이나 평가도구에 따라 다양하게 측정되어 일관성이 부족하다. 보통 일반 인구집단에서 유병률은 1%에서 8% 정도로 추정되며, 정신건강의학과에 내원하는 환자 중 9%에서 36% 정도가 적응장애 환자로 예상된다. 또한 응급실에 자해나 자살로 내원한 환자의 3분의 1가량이 적응장애로 진단될 수 있다. 한편, 적응장애는 내외과적 문제로 입원한 환자들에게 매우 흔한 정신장애 중 하나로서, 3년 이상 입원한 환자의 5%가량이 적응장애로 진단될 수 있으며, 특정한 의학적 문제나 스트레스를 가진 환자의 50%까지 적응장애로 진단 내려진 보고가 있다. 특히 암 환자는 심리적 스트레스에 취약한 대상으로, 연구에 따르면 15%에서 19%가량의 암 환자가 적응장애로 진단 내려진 바 있다. 종합병원에서 정신건강의학과에 자문 의뢰되는 환자의 경우 적응장애로 진단 가능한 경우가 12%부터 50%까지 이른다. 여성의 경우 남성에 비해 2배가량 많이 진단되며, 미혼 여성의 경우에 가장 많이 진단되는 것으로 알려져 있다. 적응장애는 모든 연령대에서 발생할 수 있는 질환이지만, 청소년기에 가장 빈번히 진단되며 아동 및 청소년기에는 성별에 따른 유병률의 차이가 거의 없다고 보고되어 있다.

임상양상

적응장애의 진단에는 특정한 증상이 요구되지 않기 때문에, 다양한 정서 및 행동상의 문제들이 스트레스에 대한 반응으로 나타날 수 있다. 스트레스 요인 발생 후 3개월 이내에 증상이 발생하는데, 성인에서는 우울한 기분이나 불안, 또는 이들의 혼합된 형태가 가장 많으며, 아동기에는 신체적 증상이 동반될 수 있고 청소년기에는 비행과 같은 행동화(acting out)의 형태로 나타나기도 한다. 그 외에도 공격적인 행동, 난폭한 운전, 과도한 음주, 법적 책임의 불이행, 사회적 위축, 생장 증상(vegetative symptoms), 불면, 자살 생각 및 시도 등 다양한 증상들이 동반할 수 있다. 적응장애를 아형에 따라 살펴보면, 우울한 기분이 주가 되는 아형의 경우에는 저하된 기분과 함께 눈물이 자주 나며 절망감(hopelessness)이 나타나게 되는데, 이 경우 반드시 주요우울장애나 애도반응과 감별해야 한다. 불안증상을 핵심으로 하는 아형의 경우에는 심계항진, 신경과민, 안절부절못함, 분리불안, 과도한 걱정 등이 나타날 수 있는데 이 경우 1축의 불안장애와 감별해야 한다. 품행 장애가 두드러지는 아형의 경우 타인의 권리를 침해하거나 사회적 규범을 어기는 행위들, 예를 들면 무단 결석, 공공 기물 파손, 무모하고 위험한 운전, 폭행 등이 있을 수 있다. 그 외에 불안과 우울증상이 함께 나타나는 경우나 정서 및 품행 장애가 동반된 경우에는 이들 증상들이 조합된 형태로 나타난다. 위의 5가지에 경우에 해당하지 않는 달리 분류될 수 없는 여러 부적응적인 스트레스 반응 역시 나타날 수 있다. 예를 들면, 신체질환에 대한 진단을 받은 이후에 질병을 전면적으로 부정하거나, 치료를 거부하는 비상식적인 반응들, 또는 우울한 기분이나 불안감을 동반하지 않은 사회적 위축 등이 그 예가 될 수 있다. 적응장애와 관련된 주관적인 증상이나 고통들은 직장 또는 학교에서의 기능 저하나 대인 관계의 일시적 변화로 나타날 수도 있다. 다음은 스트레스성 사건이 발생한 뒤에 불안, 불면 등의 증상을 보이는 적응장애 환자의 사례이다.

증 례

36세 남자 회사원이 2개월 전 회사 구조조정 과정에서 희망퇴직을 권고 받은 뒤, 밤에 잠을 이루기 어렵고 쉽게 짜증을 부리는 일이 많아졌다. 1개월 전부터는 근무시간 중에 집중력이 떨어지고 멍한 시간이 늘어나기 시작하였다. 또한 어느 순간 불안초조해지다가 가슴이 답답하고 빨리 뛰는 일이 있었으며, 점차 기운이 없어지고 무기력해졌다. 그는 '내가 회사를 그만두게 되면 앞으로 아내와 어린 딸을 어떻게 돌볼 수 있을까', '내가 입사한 후 10년 가까이 회사를 위해 열심히 일만 했는데 왜 이렇게 억울한 일이 나에게 일어났을까'하는 생각에 하루 종일 손에 일이 잡히지 않았다. 종합병원 내과에 내원하여 각종 혈액검사와 심전도 검사를 받았으나 특별한 이상 소견은 없다는 말을 들은 뒤에 정신건강의학과 진료를 권유 받아 아내와 함께 내원하였다. 멍한 표정에 무기력해 보였으며, 중간에 자주 한숨을 내쉬며 힘겹게 대답하였다. 그는 주치의에게 기분이 우울하지는 않지만, 예전에 비해 짜증이나 화를 내는 일이 많아졌고, 이따금씩 불안하고 초조하며 근무시간에 집중력이 떨어져 멍한 시간이 많아졌다고 말하였다. 가장 힘든 점으로 꼽은 것은 밤에 잠에 들기가 어렵고, 잠을 몇 시간 못 잔 것 같은 기분이 들어 낮에 무기력하고 피곤하다는 것이었다. 또한 가슴이 답답하고 심장이 빨리 뛰는 증상이 생겼지만, 내과에서 심장에 별다른 이상이 없다는 말을 하니 원인을 찾지 못할 것 같아 걱정된다고 하였다. 이전의 정신과적 치료력이나 가족력은 없었으며, 이학적 검사에서도 특별한 이상소견을 보이지는 않았다. 회사에서 희망퇴직을 권고받은 뒤에 억울한 마음이 들고 앞날에 대한 걱정에 불안하지만 자살에 대한 생각은 한번도 해본 적 없다고 말하였다. 이에 주치의는 외래에서 벤조디아제핀, 세로토닌 재흡수 억제제를 처방하였으며, 개인 정신치료를 시작하기로 결정하였다. 치료를 시작한지 1개월 뒤, 환자는 비슷한 업종에 경력직 사원으로 재취업을 하였으며, 이후부터 상태가 안정화되었다. 그는 3개월 후 외래에 내원하여 희망퇴직을 권고 받기 이전의 건강한 상태로 되돌아 온 것 같으며, 더 이상 불안하거나 앞날이 걱정되지 않는다고 말하였다. 수면 패턴도 회복되었으며, 집중력도 회복되어 업무에 매진할 수 있다고 말하였다.

진 단

적응장애의 진단에는 특정한 증상들이 요구되지 않기 때문에 결국 임상의의 판단이 중요하며, 보통 환자가 다른 정신질환의 기준을 충족할 만큼의 기분 및 행동 문제를 보이지는 않는 아증후군 수준(subsyndromal level)의 증상을 보일 때 유용한 진단이다. DSM-5에서는 적응장애를 진단하기 위해 명백히 확인 가능한 스트레스 요인에 대한 반응으로 3개월 이내에 정서 및 행동 증상이 나타나야 하고, 이러한 증상들은 스트레스 요인이 소멸된 후 6개월 이내에 관해되어야 한다고 규정하고 있다. DSM-IV-TR에서는 적응장애의 진단에 모든 애도 반응을 배제하였으나, DSM-5에서는 사회문화적 맥락을 넘어서는 과도한 애도 반응은 적응장애의 범주에 포함시켰다. 적응장애 환자의 증상들은 외부적 상황이나 문화적 요인을 고려하여 스트레스에 노출되었을 때 통상적으로 예상되는 반응의 수준을 훨씬 넘어서는 심한 고통을 야기해야 하며, 사회적, 직업적, 학업적 및 기타 다른 영역의 중대한 기능 장해를 일으켜야 된다. 또한, 이러한 증상들은 다른 정신장애의 진단에 부합되지 않으며, 기존 정신장애의 악화가 아니어야 한다. 적응장애는 6가지의 아형으로 분류될 수 있는데, 우울한 기분이 동반된 경우, 불안이 동반된 경우, 불안과 우울한 기분이 혼합

표 14-3. 적응장애의 DSM-5 진단기준

A. 인식 가능한 스트레스 요인(들)에 대한 반응으로 감정적 또는 행동적 증상이 스트레스 요인(들)이 시작한 지 3개월 이내에 발달
B. 이러한 증상 또는 행동은 임상적으로 현저하며, 다음 중 한가지 또는 모두에서 명백하다.
  1. 증상의 심각도와 발현에 영향을 미치는 외적 맥락과 문화적 요인을 고려할 때 스트레스의 요인의 심각도 또는 강도와 균형이 맞지 않는 현저한 고통
  2. 사회적, 직업적, 또는 다른 중요한 기능 영역에서 현저한 손상
C. 스트레스와 관련된 장애는 다른 정신질환의 기준을 만족하지 않으며 이미 존재하는 정신질환의 단순한 악화가 아니다.
D. 증상은 정상 애도 반응을 나타내는 것이 아니다.
E. 스트레스 요인 또는 그 결과가 종료된 후에 증상이 추가 6개월 이상 지속하지 않는다.

다음 중 하나를 명시할 것:
우울 기분 동반: 저하된 기분, 눈물이 남 또는 무망감이 두드러진다.
불안 동반: 신경과민, 걱정, 안절부절못함 또는 분리불안이 두드러진다.
불안 및 우울 기분 함께 동반: 우울과 불안의 조합이 두드러진다.
품행 장애 동반: 품행의 장애가 두드러진다.
정서 및 품해 장애 함께 동반: 정서 증상(예: 우울, 불안)과 품행의 장애가 모두 두드러진다.
명시되지 않는 경우: 적응장애의 특정한 아형의 하나로 분류할 수 없는 부적응 반응이 있는 것
다음의 경우 명시할 것:
급성: 장애가 6개월 미만일 경우
지속성(만성): 장애가 6개월 이상 지속될 경우

된 경우, 품행 장애가 동반된 경우, 정서 및 품행 장애가 동반된 경우와 불특정형 아형이 포함된다. 만약 장애가 6개월 이상 지속될 경우 지속성(만성)임을 기술할 수 있다(표 14-3).

감별진단 및 동반이환장애

우선 스트레스에 대한 정상적인 반응과의 감별이 필요하다. 스트레스성 사건에 대한 적절한 수준의, 병적이지 않은 반응을 적응장애로 진단하지 않도록 주의를 기울여야 한다. 정상적인 스트레스 반응과 적응장애를 감별할 때는 우선 개인이 처한 상황과 스트레스의 맥락을 고려해야 한다. 예를 들면 실직을 한다는 것은 누군가에는 충분히 받아 들일 수 있는 상황이나, 누군가에는 절망적인 생계의 고통으로 이어지는 상황일 수 있기 때문이다. 또한, 증상의 심각도가 스트레스를 야기한 사건에 비례하는지, 일반적으로 기대되는 정서적, 행동적 반응의 지속 기간을 넘어서지는 않는지, 정서적 반응이나 표현이 환자가 속한 사회의 통념에 비춰볼 때 적절한 수준인지 등을 판단해야 한다. DSM-5에서는 적응장애의 증상이 스트레스 요인의 외적인 맥락이나 사회, 문화적 요인들을 고려할 때, 일반적인 스트레스 반응으로 기대되는 수준을 훨씬 넘어서는 고통을 야기해야 한다고 정의하고 있기 때문이다. 또한, 진단을 위해서는 스트레스 반응 이후 여러 사회적 영역에서 발생하는 기능 장해의 심각도나 지속기간을 고려해야 하는데, 이는 적응장애 역시 다른 정신질환들과 마찬가지로 사회적, 직업적 기능 영역에서 현저한 손상이 발생해야 진단이 가능하기 때문이다. 적응장애를 진단하기 위해서는 정상 애도반응과의 감별 역시 중요하다. DSM-IV-TR에서 모든 애도반응을 적응장애 진단범주에서 배제한 것과는 달리 DSM-5는 정상 애도반응만을 배제하고 있기 때문에 정상적인 수준을 넘어서는 우울한 기분이나 불안 증상에 대해서는 적응장애로 진단을 내리는 것이 가능해졌다.

그 밖에 감별해야 할 질환들 역시 적응장애의 정서, 행동 증상들만큼이나 다양하다. 주요우울장애, 외상후 스트레스장애와 급성 스트레스장애, 성격장애, 범불안장애, 공황장애, 아동청소년기의 품행장애 등이 모두 포함된다. 이들 질환들 역시 적응장애처럼 스트레스가 촉발요인이 되어 발생할 수 있기 때문에, 환자의 증상이 다른 질환의 진단 기준에 합당하다면 적응장애에 앞서 진단을 내려야 한다. 적응장애에서 우울한 기분이 흔히 나타나지만, 주요우울장애의 특징적인 임상 양상이 관찰될 경우 진단적 고려가 필요하다. 적응장애의 발생에 기여하는 스트레스성 사건은 외상후 스트레스장애나 급성 스트레스장애의 진단 기준에 정의된 외상성 사건에 비해 심각도나 유형의 측면에서 훨씬 다양하고 일상적이다. 또한 증상의 지속 기간이나 임상 양상도 이들을 감별하는데 유용하다. 적응장애는 스트레스성 사건에 노출된 즉시 진단이 가능하고 6개월까지 증상이 지속될 수 있는 반면, 급성 스트레스장애의 경우 노출 후 3일부터 1개월까지만 증상이 나타나며 외상후 스트레스장애는 증상의 발생 이후 최소 1개월이 경과해야 진단할 수 있다. 임상양상의 측면에서 외상성 사건 이후 나타나는 증상의 양상이 외상후 스트레스장애나 급성 스트레스장애에 합당하다면 이들 질환으로 진단해야 하며, 이들 진단을 충분히 만족시키지 못하는 경우에 한하여 적응장애가 진단될 수 있다. 또한, 환자가 외상성 사건에 노출되지 않았음에도 외상후 스트레스장애나 급성 스트레스장애에서 나타날 수 있는 침습, 부정적 기분, 해리, 회피, 각성 증상 등을 보인다면 적응장애로 진단이 가능하다. 성격장애 역시 적응장애와 감별이 필요하다. 적응장애의 경우 스트레스 발생 이전에는 특별한 정신병리가 발견되지 않으며 사회생활이나 대인관계 영역에서 별다른 문제 없이 생활해 온 경우가 대부분인 반면, 성격장애 환자의 경우 과거 오랜 기간 동안 심리적 고통을 겪어 오면서 여러 사회적 영역이나 대인관계에서 문제를 일으켰을 가능성이 높다.

적응장애에는 거의 대부분의 정신질환들이 동반될 수 있기 때문에, 스트레스에 대한 반응으로 설명할 수 없는 추가적인 증상들이 있다면 다른 정신질환이 동반이환된 것으로 진단할 수 있다. 한 연구에 따르면 적응장애 환자의 46%에서 다른 정신질환이 동반이환되어 있었으며, 그 중 주요우울장애와 외상후 스트레스장애가 가장 높은 빈도를 보였다고 한다. 한편 병인론의 측면에서 적응장애는 스트레스에 대한 성격적 취약성과 관련이 있으며 이는 높은 성격장애와의 동반이환 가능성을 시사한다. 적응장애 환자 중 일부는 스스로 우울한 기분이나 불안을 해소할 목적으로 알코올 등의 물질을 이용할 가능성이 높아 물질 남용이 흔히 동반될 수 있다. 이 경우 알코올 자체가 우울 증상을 야기할 수도 있기 때문에 적응장애와 물질 남용 증상을 면밀히 감별해야 한다. 한 연구에서는 59% 가량의 적응장애 환자들이 퇴원 후 다시 외래에 내원하였을 때 주 진단으로 물질 남용이 붙여졌다고 한다. 적응장애는 내외과적 질환을 가진 환자들에서 신체적 장애에 대한 심리적 반응으로 발생할 수 있기 때문에 내외과적 질환과의 동반 이환은 흔히 발견된다.

원 인

적응장애는 그 정의상 하나 또는 그 이상의 심리사회적 스트레스 요인으로 인해 발생한다. 적응장애는 원인 사건과의 인과성을 토대로 진단을 내리는 몇 안 되는 정신 질환 중 하나이기 때문에 DSM-5부터 외상후 스트레스장애, 급성 스트레스장애와 함께 외상 및 스트레스 관련 장애(trauma-and stressor-related disorders) 범주에 포함되었다. 다만, 스트레스 사건의 심각도가 반드시 적응장애의 심각도를 예측하는 것은 아니다. 스트레스는 그 강도나 절대적인 양, 지속기간, 가역성의 측면에서 다양하며 그러한 스트레스가 어떤 사회적, 개인적 요인들 속에서 나타나는가에 따라서 복합적인 성격을 띨 수 있기 때문에, 임상의는 환자의 성격 구조(personality organization)뿐 아니라 환자가 속한 사회의 규범과 가치들이 스트레스에 대한 환자의 정서적, 행동적 반응에 어떤 기여를 했는지 파악해야 한다. 적응장애 발생에 기여하는 스트레스 요인은 연인 관계의 종결과 같은 단일한 사건일 수도 있지만, 한 개인이 실직을 당하면서, 금전적인 어려움을 겪고, 이로 인해 결혼 생활에서 불화를 겪는 것처럼 다양한 스트레스 요인이 복합적으로 얽혀진 것일 수도 있다. 또한 입학 시험 불합격과 같은 일회성 사건일 수도 있지만, 만성적인 신체 질환이나 오랜 경제적 궁핍과 같이 반복적이고 지속적으로 발생하는 스트레스 요인일 수도 있다. 스트레스는 한 개인에게 영향을 주는 사건일 수도 있는 반면, 자연재앙, 대기업의 정리해고, 특정 민족이나 인종, 종교에 대한 사회적 박해와 같이 가족이나 사회 전체에 영향을 미치는 사건일 수도 있다. 또한 한 개인의 생애 주기별 사건과 동반하여 적응장애 증상들이 나타나기도 하는데, 예를 들면 처음으로 등교하기, 부모와 떨어져 독립하는 것, 군입대, 독립했던 자녀가 부모와 다시 함께 살게 되는 것, 결혼, 출산 및 육아, 직업적 실패 또는 은퇴와 같이 다양한 사건이 스트레스 요인으로 작용하여 정서 및 행동 증상을 야기할 수 있다. 따라서 임상의는 인간의 생애 주기와 스트레스 사건의 관계에 대해 충분히 고려하여야 한다. 청소년기의 경우, 학교 문제, 부모의 이혼 등이 흔한 스트레스 요인이 될 수 있으며, 성인의 경우 결혼 문제, 이혼, 새로운 지역으로의 이주, 금전적인 문제가 가장 흔한 요인들이다.

정신역동적 측면에서는 스트레스의 양상, 스트레스가 갖는 의식적, 무의식적 수준의 의미, 환자의 스트레스 취약성 등을 살펴봐야 한다. 동반된 성격장애나 뇌의 기질적 이상은 개인의 스트레스 취약성에 영향을 미칠 수 있으며, 유아기 때 부모를 잃거나, 정상적인 기능을 하지 못하는 가정에서 양육된 경험, 중요한 사람들이 환자에게 지지적이지 않았던 경험 등이 스트레스에 대한 정서적, 행동적 반응에 영향을 끼칠 수 있다. 프로이트는 같은 스트레스 상황에서 어떤 사람은 정신 질환이 발생하지만 다른 사람은 그렇지 않다는 사실에 대해 관심을 가졌으며, 이는 한 개인의 타고난 체질적 요인(constitutional factor)이나 성격 구조가 삶의 여러 경험들과 상호작용하면서 발달 단계상의 고착(fixation)이나 퇴행(regression)을 일으키기 때문인 것으로 파악하였다. 아이들은 자라면서 자신만의 특징적인 방어기제를 발달시키는데, 아동기의 큰 외상이나 체질적 취약성은 상대적으로 성숙하지 못한 방어기제를 발달시키고, 이는 성인이 되었을 때 맞닥뜨리는 스트레스 사건들에 적절하게 대응하지 못하여 삶의 여러 영역에서 문제를 일으키게 만든다. 스트레스 취약성에 반대되는 개념으로 사용되는 회복력(resilience)은 삶의 역경을 극복하고 스트레스 이전의 적응 수준으로 회복하게 하는 힘 또는 능력으로 정의되는데, 회복력이 형성되는 과정에는 어린 시절 부모와의 관계가 큰 영향을 미친다. 많은 외상 관련 연구에서도 부모의 지지적이고, 세심한 보살핌이 성장 후 대인관계와 관련된 외상적 사건이 영구적인 심리적 손상을 일으키는 것을 예방할 수 있다고 보고하였다.

쌍생아들을 대상으로 한 유전연구에서는 생활사건과 스트레스 사이의 연관성이 이란성 쌍생아보다 일란성 쌍생아에서 더 많이 일치하는 것으로 나타났다. 다른 쌍생아 연구에서도 외상성 사건 후 적응장애 증상이 발생할 가능성이 유전적 요인에 따라 달라진다는 것이 밝혀졌다. 연구 결과를 종합하면, 개인의 스트레스 취약성 혹은 회복력에는 환경적 요인과 유전적 요인이 각각 20% 정도 영향을 미치는 것으로 보인다.

치 료

아직까지 적응장애 치료에 대한 경험적인 근거가 많지 않기 때문에 심리적 중재와 약물치료의 우선 순위를 놓고 의견이 분분한 상황이지만, 일반적으로 임상의는 정신치료를 우선적인 치료 방법으로 여기고, 충분한 효과가 없는 경우 약물치료를 시작한다.

정신치료의 경우 개인 및 집단 정신치료가 모두 가능하며, 정신역동적 치료, 인지행동치료(cognitive behavioral therapy), 대인관계치료(interpersonal therapy), 부부 및 가족치료, 마인드풀니스 기반 치료(mindfulness-based therapy), 운동요법, 문제 해결 접근 등 여러 치료 기법이 사용될 수 있다. 비슷한 스트레스 요인을 갖고 있는 환자들에 대한 집단 정신치료도 가능한데, 한 예로 만성 신부전으로 투석을 시작하면서 스트레스 반응으로 정서증상을 보이는 환자들을 대상으로 집단 인지행동치료를 시행하는 것을 들 수 있다. 스트레스 요인이 지속되는 경우를 제외하면 원칙적으로 단기 정신치료가 적응장애의 심리적 중재로서 가장 적절하다. 개인 정신치료에서 치료자는 스트레스가 환자에게 갖는 심리적 의미를 탐색하고, 이와 관련된 어린 시절의 외상을 다루며, 빠른 시간 안에 환자가 병전 상태로 복귀하도록 유도한다. 일부에서는 적응장애는 확인 가능한 스트레스 요인이 있으며, 이 요인이 사라지면 저절로 관해되기 때문에 정신치료의 적응증이 되지 않는다는 주장도 있으나, 이는 많은 사람들이 같은 스트레스 요인에도 서로 다른 심리적 반응을 보인다는 점과 환자가 보이는 심리적 반응 자체가 병적이란 사실을 관과 한 것이다. 정신치료는 비가역적이며, 지속적인 영향을 미치는 스트레스 요인에 대해서도 예방적 중재 기법으로 충분히 이용될 수 있다. 한편, 임상의는 환자의 정서 및 행동 증상이 이차적 이득(secondary gain)에 기인하였을 가능성 역시 고려해야 한다. 일부 환자들에게 적응장애 증상들은 책임의 회피, 주위 사람들로부터의 관심, 공감, 이해를 이끌어 내는 보상적 기능을 갖고 있기 때문이다. 환자에게 이미 이차적 이득이 발생한 경우에는 치료가 어려워질 수 있다. 만약 환자가 스트레스 상황에 대해 긴급한 도움이 필요로 한다면 위기 중재 및 사례 관리(crisis intervention and case management)를 시도할 수 있다. 이 경우, 일차적으로 지지적 기법인 제안하기(suggestion), 안심시키기(reassurance), 환경 개선 등을 통해 개입할 수 있으며 필요한 경우 입원을 권유할 수도 있다. 위기 중재 시 환자의 방문 빈도는 환자의 요구에 따라 다양하게 설정할 수 있으며 치료과정에서 유연한 대처가 필수적이다. 적응장애 환자에 대한 심리적 중재 기법은 보통 3가지 요소로 이루어져 있다. 첫째는 스트레스 요인을 제거하거나 감소시켜주는 것이다. 예를 들어, 환자가 특정 인물과의 갈등으로 인해 스트레스를 받는다면 그 인물과의 접촉을 줄이게 하는 것이 도움이 될 수 있다. 둘째는 만약 스트레스가 쉽게 제거되거나 감소될 수 없는 상황이라면 스트레스 상황에 적응할 수 있게 하는 실질적인 수단을 제공하는 것이다. 예를 들어 가족이 중병에 걸려 환자가 간병을 해야 하는 상황이라면, 간병인을 고용하여 환자의 부담을 덜어줄 수 있다. 셋째는 스트레스 요인에 대한 반응을 개선하여, 증상을 감소시키거나 부적응적인 행동을 변화시키는 것이다. 예를 들어 환자가 직장 내 환경 변화로 불안 반응을 보인다면, 신체적 긴장을 이완할 수 있는 기술을 교육하거나 불안을 유발하는 왜곡된 인지 구조를 교정하는 것이 도움이 될 수 있다.

적응장애의 약물학적 치료에 대한 근거는 아직 제한적이지만, 최근에는 정신치료의 부가요법으로 약물치료가 널리 이루어지는 추세이다. 아증후군적 수준의 우울 및 불안 증상이나 과도한 애도반응을 보이는 환자에서 선택적 세로토닌 재흡수 억제제(selective serotonin reuptake inhibitor, SSRI)를 비롯한 항우울제가 비교적 짧은 기간 동안 사용될 수 있다. 또한 불면이나 불안 증상을 보이는 환자에서 벤조디아제핀을 비롯한 항불안제가 단기간 처방될 수 있다. 그러나 몇몇 연구에서는 벤조디아제핀의 남용 가능성 과 예후 악화 가능성을 들어 사용을 권장하지 않는다. 한편 심한 철수 및 억제(withdrawal and inhibition)증상을 보이는 환자에서는 단기간 동안 정신자극약물(psychostimulant medication)을 사용할 수 있다. 만약 환자가 극심한 스트레스로 인해 보상기제상실(decompensation)이나 정신병적 증상의 발현이 임박한 징후를 보인다면 항정신병제를 사용할 수 있다.

경과 및 예후

적절한 치료와 중재만 이뤄진다면, 일반적인 적응장애의 예후는 좋은 편이다. 적응장애는 이미 그 진단 기준에서 스트레스 요인이 소멸되면 증상이 6개월 이상 지속되지 않는다고 밝히고 있다. 대부분의 환자들은 스트레스 요인의 사라지면 3개월 안에 병전 기능 수준으로 회복된다. 다만 스트레스 요인이 지속되는 경우에는 6개월 이상 적응장애 증상이 지속되는 만성 상태로 진행할 수 있다. 청소년의 경우, 성인에 비해 회복되는 데 더 오랜 기간이 걸리며, 적응장애로 진단 받은 상당수의 청소년들과 일부 성인들은 이후 기분 장애나 물질 장애가 발병할 가능성도 있다.

적응장애의 경과 및 예후와 관련하여 유의할 점은 이 질환이 자살의 위험성을 높일 수 있다는 사실이다. 적응장애와 관련된 자살 행동은 환자의 25~50%에서 나타난다고 알려져 있다. 특히 알코올을 포함한 물질 사용 장애나 성격장애가 적응장애와 동반된 경우 자살이나 충동적인 행동의 위험성이 높아진다. 한 연구에 따르면 입원치료의 대상이 되는 중증 적응장애 환자들 중 50~60%가 입원 직전이나 입원 중 자살을 시도하였다고 한다. 적응장애를 보이는 청소년은 특히 주의가 필요하다. 청소년 환자가 불쾌한 기분이나 정신운동성 초조를 호소하는 경우, 타인의 자살이 스트레스 요인인 경우, 치료 시작 시에 정신사회적 기능 수준이 낮은 경우, 이전에 정신건강의학과 치료를 받았던 경험이 있는 경우에서 높은 자살 위험성을 보일 수 있다. 따라서 임상의는 모든 적응장애 환자를 대할 때 치료 시작 시점부터 자살 위험성에 대한 충분한 평가를 해야 하며, 환자의 안전문제에 대한 철저한 대비책을 세워야 한다.

반응성 애착장애 (reactive attachment disorder)

개 념

반응성 애착장애는 불충분한 양육환경, 즉 사회적 방임으로 인한 선택적 애착 형성의 장애를 일컫는다. DSM-IV에서는 반응성 애착장애를 억제형(inhibited)과 탈억제형(disinhibited)의 두 가지 아형으로 분류하였지만, 두 아형이 각각 독립적인 장애라는 연구결과에 따라 DSM-5에서는 반응성 애착장애와 탈억제성 사회적 유대감 장애로 구분하여 기술하였다. 전자는 우울, 위축과 같은 내재화 장애의 특징을, 후자는 무분별한 탈억제성 행동과 같은 외현화 장애의 특징을 가진다.

역 학

유병률에 대한 자료는 거의 없으며, 전체 인구의 1% 미만으로 추정할 뿐이다. 심각하게 방임되었던 소아 집단의 유병률도 10% 미만으로 적은 편이다.

임상양상

핵심증상은 아동과 양육자 사이에 애착이 없거나 아주 미미하다는 것이다. 따라서 연령대에 기대되는 애착행동을 보이지 않는다. 기질적 원인이 없음에도 불구하고 신체성장의 장애(failure to thrive)가 생긴다. 이 아동들은 감정표현이 제한되어 표정이 멍하거나 아무 감정이 없어 보이기도 한다. 한편으로는 감정조절 능력이 손상되어 이유를 알 수 없는 과민성, 슬픔, 두려움 등과 같은 부정적인 감정을 드러내기도 한다.

진 단

직접 아동과 양육자의 상호작용 등을 관찰하여 진단한다. 방임과 같은 심각하게 불충분한 양육이 진단의 필수조건이며, 양육자에 대한 선택적 애착이 형성되는 연령인 생후 9개월이 넘어야 진단할 수 있다(표 14-4).

감별진단과 동반이환장애

자폐스펙트럼장애, 지적장애, 우울장애와 감별해야 한다. 방임과 관련된 인지적 지연, 언어지연, 상동증이 자주 동반되며 심각한 영양실조가 동반될 수 있다.

원 인

DSM-5에서 외상 및 스트레스 관련 장애로 분류되었듯이 특정한 외상 즉, 사회적 방임이 이 질환의 원인이다. 방임하는 양육자는 물질 사용장애, 지적장애 등과 같은 다른 정신의학적 질환을 가지고 있는 경우가 많다.

표 14-4. 반응성 애착장애의 DSM-5 진단기준

A. 성인 양육자에 대한 억제되고 감정적으로 위축된 행동이 다음 두 가지 모두의 형태로 지속적으로 나타난다.
  1. 아동이 고통스러울 때 위안을 전혀 찾지 않거나 최소한으로 찾는다.
  2. 아동이 고통스러울 때 위안에 대해 전혀 반응이 없거나 최소한으로 반응한다.

B. 지속적인 사회적, 정서적 장애가 다음 중 최소 두 가지 이상 나타난다.
  1. 타인에 대한 최소한의 사회적, 정서적 반응
  2. 제한된 긍정적 정동
  3. 성인 양육자와 위협적이지 않은 상호작용을 할 때에도 이유를 알 수 없는 과민성, 슬픔, 또는 두려움 삽화

C. 아동은 다음과 같은 극단적 형태의 불충분한 양육 중 최소 한 가지 이상 분명히 경험하여야 한다.
  1. 성인 양육자가 아동의 기본적인 정서적 요구인 위안, 자극, 애정을 지속적으로 무시하는 사회적 방임 또는 결핍
  2. 안정적인 애착을 형성하기 어려울 정도로 주 양육자의 잦은 교체(예: 위탁가정의 잦은 교체)
  3. 선택적 애착을 형성하기 어려운 특이한 환경에서 양육(예: 아동에 비해 양육자 수가 극히 부족한 시설)

D. 기준 C의 부적절한 양육형태가 기준 A의 문제행동의 원인으로 추정됨(예: 기준 C의 부적절한 양육 이후 기준 A의 문제행동이 나타남)

E. 자폐스펙트럼장애의 진단기준을 만족하지 않는다.

F. 장애는 5세 이전에 명확하게 나타난다.

G. 아동은 적어도 생후 9개월 이상의 발달연령은 되어야 한다.

다음의 경우 명시할 것:
지속성: 장애가 현재까지 12개월 이상 지속
현재의 심각도 명시할 것:
아동이 이 장애의 모든 증상을 나타내고 각각의 증상이 상대적으로 높은 수준을 나타낼 때 **고도**로 명시한다.

치 료

우선 아동이 안전하게 양육 받을 수 있는 환경을 마련해야 한다. 신체 질환과 영양 상태에 대해서도 평가하여 적절한 치료를 하여야 한다. 치료자는 양육자들이 부적절한 양육방식을 개선하고, 선택적 애착이 형성될 수 있는 양육환경을 조성할 수 있도록 교육한다.

경과 및 예후

선택적 애착을 형성할 수 있는 능력을 가지고 태어난 아이들이 방임으로 인해 애착 발달의 기회를 박탈당한 것이기 때문에 적절한 양육환경으로 옮겨진다면 정상적인 애착을 형성할 수 있다. 방임의 기간이 길거나 그 정도가 심할수록, 방임으로 인한 신체 및 정서적 손상이 많을수록 예후는 좋지 않다. 방임 이후 새로 형성된 안정적인 양육환경의 질이 중요하다.

탈억제성 사회적 유대감 장애(disinhibited social engagement disorder)

개 념

DSM-IV에서는 반응성 애착장애, 탈억제형으로 불리던 것으로 DSM-5에서는 분리된 하나의 질환으로 기술하고 있다. 탈억제성 사회적 유대감 장애는 반응성 애착장애와 같이 애착형성의 장애에서 비롯되지만, 반응성 애착장애가 애착행동의 부재가 주된 증상이라면 탈억제성 사회적 유대감 장애는 비선택적 사회 친화적 행동이 특징이다.

역 학

유병률은 알려져 있지 않다. 하지만 방임되거나 시설에서 자란 경우에도 소수의 아동만이 발병하여 상당히 드문 장애로 여겨진다.

임상양상

이 장애를 가진 아동은 낯선 사람에게 무분별하게 친밀한 행동을 보인다. 이 아동들은 낯선 사람에게 관심을 요구하는 행동을 하고 위안을 받으려고 한다. 청소년기에는 무분별한 행동이 또래 관계에도 확장될 수 있으며, 피상적인 관계를 유지하거나 또래 갈등이 많다.

진 단

직접 아동과 양육자의 상호작용 등을 관찰하여 진단한다. 낯선 사람에게도 부적절하게 친근한 행동을 보이는데 이러한 행동은 단지 충동성으로 인한 행동(예: 주의력결핍 과잉행동장애)은 아니어야 한다. 방임과 같은 심각하게 불충분한 양육이 진단의 필수조건이며, 양육자에 대한 선택적 애착이 형성되는 연령인 생후 9개월이 넘어야 진단할 수 있다(표 14-5).

표 14-5. 탈억제성 사회적 유대감 장애의 DSM-5 진단기준

A. 낯선 성인에게 적극적으로 다가가고 상호관계를 맺는 행동이 다음 중 두 가지 이상의 형태로 나타난다.
   1. 낯선 성인에게 다가가고 상호작용하는데 조심성이 부족하거나 전혀 없다.
   2. 지나치게 친근한 언어 표현이나 신체 행동을 한다(문화적으로 허용되는 범위와 연령에 적합한 사회적 허용 범위를 넘어서는).
   3. 낯선 환경에서조차 양육자가 곁을 떠나도 양육자를 찾는 행동이 미약하거나 전혀 없다.
   4. 낯선 성인을 약간의 머뭇거림이나 전혀 망설임 없이 따라가려 한다.

B. 기준 A의 행동은 단지 충동성으로 인한 행동(예: 주의력결핍 과잉행동장애)에 국한된 것이 아니고 사회적으로 탈억제된 행동이어야 한다.

C. 아동은 다음과 같은 극단적 형태의 불충분한 양육 중 최소 한 가지 이상 분명히 경험하여야 한다.
   1. 성인 양육자가 아동의 기본적인 정서적 요구인 위안, 자극, 애정을 지속적으로 무시하는 사회적 방임 또는 결핍
   2. 안정적인 애착을 형성하기 어려울 정도로 주 양육자의 잦은 교체(예: 위탁가정의 잦은 교체)
   3. 선택적 애착을 형성하기 어려운 특이한 환경에서 양육(예: 아동에 비해 양육자 수가 극히 부족한 시설)

D. 기준 C의 부적절한 양육형태가 기준 A의 문제행동의 원인으로 추정됨(예: 기준 C의 부적절한 양육 이후 기준 A의 문제행동이 나타남)

E. 아동은 적어도 생후 9개월 이상의 발달연령은 되어야 한다.

다음의 경우 명시할 것:
지속성: 장애가 현재까지 12개월 이상 지속
현재의 심각도 명시할 것:
아동이 이 장애의 모든 증상을 나타내고 각각의 증상이 상대적으로 높은 수준을 나타낼 때 **고도**로 명시한다.

감별진단과 동반이환장애

주의력결핍 과잉행동장애 아동은 충동적 행동으로 인해 유사한 증상을 보일 수 있어 감별하여야 한다. 하지만 탈억제성 사회적 유대감 장애와 주의력결핍 과잉행동장애는 동반될 수도 있다. 방임과 관련된 인지적 지연, 언어지연, 상동증이 자주 동반되며 심각한 영양실조가 동반될 수 있다.

원 인

사회적 방임이 이 질환의 원인이다. 하지만 방임된 아동 중에서도 어떤 생물학적 취약성을 가진 아동에게 발현되는지는 아직 밝혀지지 않았다.

치 료

반응성 애착장애와 마찬가지로 안정적인 양육환경을 통해 건강한 애착을 형성하는 것이다.

경과 및 예후

새롭게 제공된 좋은 양육 환경은 경과를 호전시킨다. 하지만 양육환경이 개선된 이후에도 청소년기까지 증상이 지속될 수 있다.

참고문헌

1) 권준수, 김재진, 남궁 기 편저. DSM-5 정신질환의 진단 및 통계 편람. 서울: 학지사; 2015. p.283-300.
2) 민성길 편저. 최신정신의학, 제6판. 서울: 일조각;2015. p.401-405.
3) 베셀 반 데어 콜크. 몸은 기억한다. 제효영 역. 서울: 을유문화사;2016.
4) 재난정신건강위원회 편. 재난과 정신건강. 서울: 학지사;2015.
5) 주디스 허먼. 트라우마. 최현정 역. 서울: 플래닛;2007.
6) 홍강의 편저. 소아정신의학, 제2판. 서울: 학지사;2014. p.401-406, p 284-292.
7) Allen JG. 트라우마의 치유. 권정혜 등 역. 서울: 학지사;2010.
8) American Psychiatric Association [APA]. Diagnostic and statistical manual of mental disorder (4th ed.). Washington, DC: American Psychiatric Association;1994. p.463-468.
9) American Psychiatric Association [APA]. Diagnostic and statistical manual of mental disorder (5th ed.). Arlington, VA: American Psychiatric Association;2013. p.571-280.
10) Cardena E, Carlson E. Acute stress disorder revisited. Annu Rev Clin Psychol 2011;7:245-267.
11) Casey P. Adjustment disorder: epidemiology, diagnosis and treatment. CNS Drugs 2009;23:927-938.
12) Casey P. Adjustment disorder: new developments. Curr Psychiatry Rep 2014;16:451.
13) Ford JD. 진단명: 외상후 스트레스장애 (PTSD) 원인, 증상, 진단, 치료와 예방. 서울: 시그마프레스;2012.
14) Gerard Byrne, Anxiety disorder in older people, Tom Dening, Alan Thomas, Oxford textbook of Old Age Psychiatry, 2nd ed: Oxford University Press;2015. p.589-602.
15) Hales RD, Yudofsky SC, Roberts LW. editors. Textbook of Psychiatry, 6th ed., Washington DC: American Psychiatric Publishing;2014. p.480-486, p. 467-480.
16) Johnson SL. PTSD 외상후 스트레스장애 치료 가이드. 유미숙 등 역. 서울: 시그마프레스;2013.
17) Kaplan & Sadock's synopsis of psychiatry, Behavioral sciences/Clinical psychiatry 10th edition;p.437-446.
18) Ponniah K, Hollon SD. Empirically supported psychological treatments for adult acute stress disorder and posttraumatic stress disorder: a review. Depress Anxiety 2009;26:1086-1109.
19) Sadock BJ, Sadock VA, Ruiz P. Synopsis of Psychiatry, 11th ed., Philadelphia: Lippincott Williams & Wilkins;2014. p.437-450.
20) Sadock BJ, Sadock VA, Ruiz P. Synopsis of Psychiatry, 11th ed., Philadelphia: Lippincott Williams & Wilkins;2014. p.1217-1221.
21) Youngner CG, Rothbaum BO, Friedman MJ. Posttraumatic Stress disorder, Gabbard GO, Gabbard's treatments of psychiatric disorder. 5th ed, Washington, DC: American Psychiatric Association;2014. p.479-503.

Chapter 15

해리장애

Dissociative Disorder

구본훈, 전홍진

해리(dissociation)는 정신적 또는 행동적 과정을 그 사람의 정신적인 활동의 나머지 부분과 분리시키는 무의식적인 방어기제로 정의된다. 의식, 기억, 정체성 등의 성격의 정상적인 통합기능에 급격하고 일시적인 변화가 일어나서 하나 또는 그 이상의 기능의 어느 부분이 상실되는 경험을 하게 된다. 해리가 발생하면 현실로부터 분리되는 경험을 하게 되지만 다른 인지 기능들은 유지되고 있어서 정신병에서 현실 검증력을 상실하는 것과는 차이가 있다. 해리 증상은 스트레스나 갈등을 벗어나기 위한 방어기제로 발생하기도 하고 큰 충격을 주거나 생명을 위협하는 외상(trauma)에 대한 방어로서 발생하기도 한다. 해리는 외상의 기억을 회피하게 하지만 앞으로 살아갈 날의 관점에서 보면 외상을 극복하는 것 자체를 회피하게 된다. 생물학적인 관점으로 보면 외상과 스트레스로 인해 뇌 안에서 과도하게 분비된 신경전달물질과 신경펩티드가 편도(amygdala)와 해마(hippocampus)에 영향을 주는데 이것이 당시의 기억을 떠올리는 것을 방해하게 된다. 만성적으로 지속되면 뇌신경 기능에 장기적인 변화를 가져 오고 뇌 용적이 감소되는 현상이 발생한다.

해리장애(dissociative disorder)는 기억, 주체성, 지각능력, 의식 또는 운동 행동과 같은 하나 또는 그 이상의 정상적 통합 기능에 장해와 변화를 보이는 정신질환을 의미한다. 해리장애에는 해리성기억상실(dissociative amnesia), 해리성 주체장애(dissociative identity disorder), 이인화장애/비현실감장애(depersonalization/derealization disorder)가 포함된다(표 15-1). 다중성격장애(multiple personality disorder)는 DSM-III에 포함되어 있었지만 DSM-IV부터는 삭제되었다. ICD-10에서는 전환장애(conversion disorder)를 해리장애에 포함시키고 있지만, DSM-5에서는 신체 증상과 관련된 장애(somatic symptom and related disorders)에 포함시키고 있다는 차이가 있다.

DSM-5에서 해리장애의 진단기준의 변화는 다음과 같다. 1) DSM-IV에서는 이인화 장애(depersonalization disorder)라고 불리던 진단명과 증상 구조에 비현실감(derealization)이 포함되어 이인화장애/비현실감장애(depersonalization/derealization disorder)로 명칭이 바뀌었다, 2) 해리성 둔주(dissociative fugue)가 독립된 진단에서 제외되고 해리성기억상실의 명시자 중 하나로 포함되었다, 3) 해리성 주체 장애(dissociative identity disorder) 진단기준에서 주위 관찰로도 가능하게 변경되었다.

해리성기억상실(dissociative amnesia)

개념 및 역사

해리성기억상실은 이전에 정신적 기억상실(psychogenic amnesia)로 불리던 것으로, 자신에 대한 개인 정보를 기억하지 못하게 되는데, 일반적인 건망증으로 설명하기에는 지나치게 광범위한 것이 특징적이다. 물질이나 신경학적 혹은 일반적인 의학적 상태로 인해 생긴 것은 제외한다. 뇌의 질병이나 손상에 의한 상태와는 다르게 기억은 존재하지만 마음 속에 깊이 묻혀서 회상이 되지 않는 상태가 된다. 주위 환경에 의해서 자극이 되면 기억이 떠오르게 될 수 있다.

역 학

해리성기억상실은 일반 인구의 대략 2~6%에서 보고되며

표 15-1. 해리장애(dissociative disorders)의 종류

해리성주체장애(dissociative identity disorder)
해리성기억상실(dissociative amnesia)
이인화장애/비현실감장애(depersonalization/derealization disorder)
기타 명시된 해리장애(other specified dissociative disorder)
명시되지 않은 해리장애(unspecified dissociative disorder)

남녀 간의 발생률의 차이는 없었다. 대개 후기 청소년기에서 성인기에 보고되기 시작하는데, 학령기 아동에서는 주관적 경험을 기술하는 데 한계가 있기 때문에 해리성기억상실에 대해 평가하는 것이 어렵다.

임상양상

증 례

38세 여성인 A씨를 응급실에서 정신건강의학과 협진으로 보게 되었다. A씨는 심각한 기억력의 저하를 호소하였는데 신경학적인 평가나 뇌 MRI 소견, 뇌파 소견에서 이상이 나타나지 않았다. A씨는 이혼한 상태였으며 12세된 딸과 살고 있었다. 내원하는 날 부모와 경제적인 문제로 심각하게 말다툼을 하고 나서 갑작스러운 기억력의 상실이 발생하였다. 다른 증상으로는 명치 부위에 통증을 호소하였지만 심전도에서 이상이 발견되지는 않았다. A씨는 지난 10년간의 기억을 하지 못하는 것에 대한 고통을 호소하였다. 정신상태 검사상 인지기능의 이상은 발견되지 않았고 지난 10년간의 기억만이 아니라 내원 전에 있었던 일도 기억하지 못하였다. 현재 자신의 모습에 대해서 무척 놀라 있었고 자신이 왜 여기에 있는지 당황해 하였다. 과거력에서 A씨는 어린 시절 오랫동안 신체적인, 성적인 학대를 당한 경험이 있었으며, 결혼 후에는 알코올 중독으로 폭력을 행사하는 남편으로 인해 모진 고생을 하고 결국 이혼하였다. 남편과 처음 결혼한 것이 10년 전으로 밝혀졌고 딸은 결혼 전 동거하던 중에 가지게 된 것으로 파악되었다.
응급실에서 입원을 권유하였지만 강하게 거부하였고 결국 외래에서 진료를 하기로 결정하였다. 정신의학적 평가 결과 기억력 장애만이 아니라 5년 전부터 간헐적으로 공황발작이 있었고 불면증이 발생해서 술을 마셔야만 잠이 들었다고 하였다. 공황장애와 알코올 중독으로 동시에 진단할 수 있었다.

전형적인 임상양상

해리성기억상실에서는 갑작스러운 기억력의 상실과 동반된 해리장애 증상으로 인해 병원 응급실을 방문하는 경우가 흔히 발생한다. 기억상실은 국소적, 선택적, 전반적, 지속적, 체계화된 경우 등 다양한 형태로 나타날 수 있다(표 15-2). 환자들은 기억상실 증상이 발생하는 동안에 신체형 혹은 전환 증상, 의식 변화, 이인화, 현실감 상실, 트랜스 상태(trance state), 자발적인 퇴화, 전향적 해리성기억상실의 진행 등을 보일 수 있다. 우울증과 자살사고 역시 많은 예에서 동반된다. 해리성기억상실에서 특정 성격적 특성이 일관되게 보고된 바

는 없지만, 성인기 혹은 소아기의 학대 혹은 외상 경험이 많은 경우에 발견되었다. 전쟁과 관련된 경우에는 전투의 강도가 해리 증상 발생에 가장 중요한 요인으로 나타났다.

비전형적인 임상양상

이러한 유형의 환자들은 종종 다양한 증상을 가지고 내원하게 되는데, 주로 우울 혹은 감정 기복, 물질 남용, 수면 장애, 신체형 증상, 불안, 공황, 자살 혹은 자해 충동이나 행동, 갑작스런 폭력, 식이 장애, 대인관계에서의 문제를 가진다. 자해와 폭력적 행동은 기억상실을 동반해서 나타나기도 한다. 기억상실은 외상과 관련된 회상이나 행동과 관련된 재경험 삽화로 나타나기도 한다.

진 단(표 15-3)

감별진단과 동반이환장애(그림 15-1)

일반적인 건망증과 병적이 아닌 기억상실

일반적인 건망증은 양성이며 스트레스 상황과는 관련이 없다. 해리성기억상실은 병적이 아닌 기억상실보다 훨씬 광범위하다. 병적이 아닌 기억상실의 예로는 유아기, 소아기 기억상실, 수면과 꿈과 관련된 기억상실, 그리고 최면 기억상실이 있다.

치매, 섬망, 의학적 상태로 인한 기억력 장애

치매, 섬망, 의학적 상태로 인한 기억력 장애의 경우, 개인적인 정보에 관련된 기억 상실뿐 아니라 인지, 언어, 주의력, 행동, 기억 영역에 걸친 훨씬 광범위한 면에서의 문제가 관찰된다. 이에 비해서 개인적인 정체성에 관련된 기억 상실은 다른 인지 기능의 여러 영역에서의 문제 없이 단독으로 관찰된다. 기질적인 기억력 장애의 원인으로는 코르사코프 정신증(Korsakoff's psychosis), 대뇌의 혈관 질환(cerebral vascular accident), 수술 후 기억상실, 감염 후 기억상실, 산소 결핍성 기억상실, 일과성 구상 기억상실이 있다. 전기경련치료(electroconvulsive therapy) 역시 현저한 일시적 기억상실을 일으키며, 간혹 일부에서는 지속적인 기억력 문제를 가져오기도 한다. 하지만 전기경련치료의 경우에는 자신의 경험에 대한 기억상실이 외상이나 트라우마 경험과 관련되어 있지 않고 보통 전기경련치료를 하기 전이나 하는 동안의 기억이 소실된다.

외상후 기억상실

뇌손상에 의한 외상후 기억상실은 분명한 물리적인 외상, 일정 기간의 의식 소실이나 기억상실과 함께 자주 보이며 대개는 뇌손상으로 인한 객관적인 임상 증거가 있다.

경련 장애

대부분의 경련장애에서의 임상 양상은 분명한 경련과 후유

표 15-2. 해리성기억상실의 종류

국소적 기억상실(localized amnesia): 국한된 기간 동안 당시에 일어난 일들에 대해서 회상하는 것이 불가능함
선택적 기억상실(selective amnesia): 국한된 기간 동안 몇 가지를 기억하지 못하지만 당시에 일어난 일 전체를 기억하지 못하는 것은 아님
전반적 기억상실(generalized amnesia): 자신의 일생 전체를 기억하지 못함
지속적 기억상실(continuous amnesia): 일어나는 순서대로 연속적으로 기억을 회상하지 못함
체계화된 기억상실(systemized amnesia): 자신의 가족이나 특정한 사람과 연관된 모든 기억과 같은 정보의 범주를 기억하지 못함

표 15-3. 해리성기억상실(dissociative amnesia)의 DSM-5 진단기준

A. 중요한 개인적 정보를 회상하지 못하는데, 대개 외상성이거나 스트레스성이며, 일상적인 망각과는 부합하지 않는다.
주의점: 해리성 기억상실은 대부분 특정 사건이나 여러 사건에 대해서 국소적이거나 선택적인 망각을 특징으로 한다; 또는 자신의 정체성이나 살아온 기억에 대한 전반적인 망각을 보인다.
B. 증상은 흔히 사회적, 직업적, 또는 기능의 중요한 영역에서 임상적으로 유의한 고통이나 장애를 초래한다.
C. 장해가 물질(예: 알코올, 남용할 수 있는 약물, 처방약)이나 신경학적 또는 다른 의학적인 상태[예: 부분복합발작(partial complex seizures), 일과성전체 기억상실(transient global amnesia), 두개 내 손상, 외상성 뇌 손상, 다른 신경학적인 상황]가 원인이 아니다.
D. 장해가 해리성 정체성 장애, 외상후 스트레스장애, 급성 스트레스 장애, 신체 증상 장애, 또는 중등도 또는 경도 신경인지기능 장애로 잘 설명되지 않아야 한다.
다음의 경우 명시할 것:
해리성 둔주(with dissociative fugue): 자신의 정체성이나 자신에 대한 다른 중요한 정보를 망각하고 이와 관련되어서 명백하게 목적을 가진 여행을 하거나 또는 당황스럽게 방황하는 행동을 보임

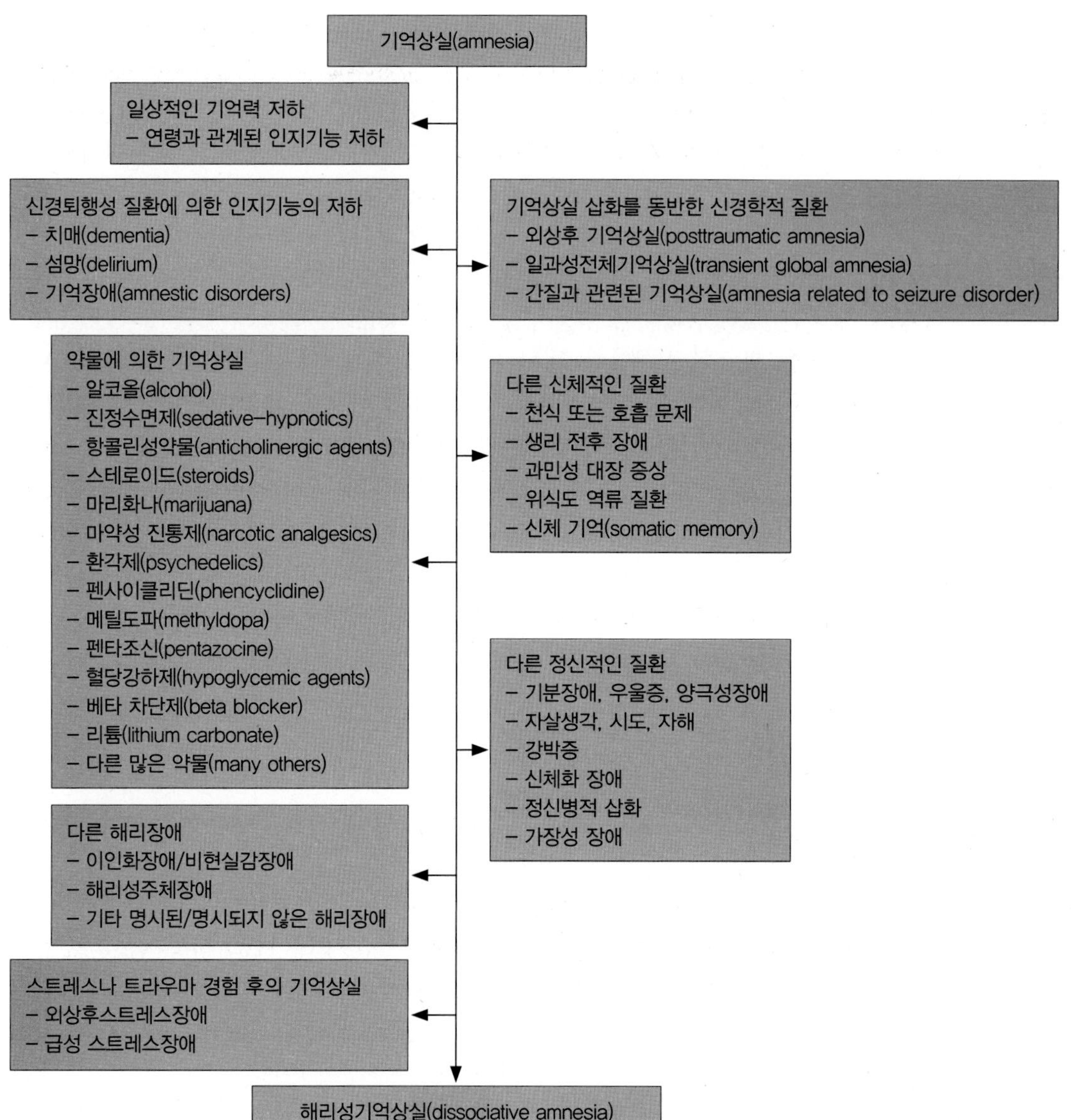

그림 15–1. 해리성기억상실의 감별진단. *해리성기억상실의 DSM–5 진단기준에 의하면 장해가 해리성주체장애, 외상후 스트레스장애, 급성 스트레스장애, 신체 증상 장애, 또는 중등도 또는 경도 신경인지기능 장애로 잘 설명되지 않아야 한다.

증을 보임으로써 해리성기억상실과는 현저한 차이를 보인다. 가성경련 환자 역시 기억상실과 심리적 외상 과거력을 이전에 가짐으로써 해리 증상을 보일 수 있다. 드물게 반복성, 복합 부분 경련 환자가 지속되는 이상 행동, 기억력 장애, 자극 과민성, 폭력성을 보여, 감별진단이 어려울 수 있다. 이러한 임상적 예에서의 진단은 원격 혹은 보행 뇌파 검사(telemetry or ambulatory electroencephalogram)를 통해 분명히 감별진단할 수 있다.

물질 관련 기억상실

다양한 형태의 물질과 중독성 물질이 기억상실을 일으킬 수 있다.

일과성전체기억상실(transient global amnesia)

일과성전체기억상실은 증상 발생 전에 외상이 선행할 수 있기 때문에 해리성기억상실로 오인될 수 있다. 하지만 일과성전체기억상실에서는 갑작스럽게 전향적 기억상실이 오면서 학습 장애, 현저한 후향적 기억 상실이 함께 나타난다. 반면에 개인적 정체성에 관련된 기억은 보존되고, 기억 상실에 대한 인지와 불안, 전반적인 정상적 행동, 대부분의 예에서 현저한 신경학적 이상이 관찰되지 않는다는 점, 빠르게 기저의 인지 기능으로 돌아오는 것이 가능한 점, 지속적이면서도 단기간에 걸친 후향적 기억상실이 특징적으로 나타나는 점에서 차이를 보인다. 환자는 대개 50세 이상이며 간질과 편두통 역시 이러한 경우에서 원인으로 의미를 지닐 수 있지만, 뇌혈관

질환의 위험인자를 가지고 있다.

해리성주체장애

해리성주체장애 환자들은 급성의 기억상실과 둔주(fugue) 삽화를 보일 수 있다. 기억상실과 비교할 때, 해리성주체장애 환자들과 상세불명의 해리성 장애 환자들은 반복되는 일시적 기억상실(blackout), 둔주(fugue), 설명하기 어려운 빙의(possession), 기술, 습관, 지식에 있어서의 변동을 포함한 복합적인 기억상실을 보고한다. DSM-5에서는 둔주가 동반된 경우에는 명시자로 표시하도록 하고 있다.

급성 스트레스 장애, 외상후 스트레스장애, 신체 증상 및 관련 장애

대부분의 해리성기억상실은 일련의 급성 스트레스 장애, 외상후 스트레스장애, 신체 증상 및 관련 장애를 포함하는 외상 스펙트럼 장애의 일부로 개념화될 수 있다. 해리성기억상실 환자들은 급성 스트레스 장애 혹은 이 세 가지를 합친 것의 진단 기준을 전부 혹은 부분적으로 만족하는 경우가 많다. 기억상실은 일련의 이러한 질환들의 진단에 있어서 중요한 증상이 된다.

꾀병과 인위적 기억장애

해리성기억상실과 인위성 혹은 꾀병의 기억상실을 감별할 수 있는 절대적인 방법은 없다. 꾀병인 경우, 최면 중이나 혹은 바르비투르산염으로 매개한 인터뷰 중에도 계속 거짓말을 할 수 있다. 잃어버린 기억을 되찾고자 하는 것을 주소로 정신과적인 관심을 받고 있는 환자라면 대개 인위적인 장애를 가지고 있거나 혹은 암시하에 있을 수 있다. 대부분 환자에서 주의 깊게 면담을 시행하면 진성 기억상실에 대해 이야기하지 못하고 어린 시절에 학대를 당함으로 인해 불행해졌다거나 혹은 일상생활의 장애가 생겼다고 주장한다.

동반 이환

해리성기억상실이 회복되기 시작하면서, 매우 다양한 정서적 현상이 표면화된다. 불쾌감, 슬픔, 분노, 수치심, 죄책감, 심리적 갈등과 혼란, 그리고 자살 및 타살사고 등이 동반될 수 있다. 따라서 지속성 우울장애, 주요우울장애, 달리 명시된, 또는 명시되지 않은 우울장애, 적응장애와 동반될 수 있다. 또한 그들의 기억상실의 선행 사건이 된 외상에 대해 의식적으로 인식하게 될 때 외상후스트레스장애가 나타날 수 있고, 그 외에도 신체증상장애, 전환장애 및 의존성 성격장애, 회피성 성격장애, 경계성 성격장애 등의 성격장애와도 동반될 수 있다.

원 인

아동학대가 있었던 경우에는 학대의 기억에 대한 기억상실을 포함한 해리 증상이 발생할 수 있는데, 특히 어린 나이에 시작해서 만성적으로 학대가 진행된 경우에는 더 깊은 관계가 있다(Chu, Frey et al., 1999) (표 15-4).

급성 해리성기억상실에서 기억 상실이 발생하는 사회 심리적 환경이 매우 혼란스러운 경우가 많고 환자들은 견디기 힘든 수치심, 죄책감, 절망, 분노, 좌절감을 경험한다. 이러한 것들은 강력한 성적, 폭력적, 자살과 연관된 강박과 같은 받아들이기 어려운 욕구나 충동에서 나온 갈등으로부터 발생한다. 앞에서 기술한 바와 같이 신체적 혹은 성적 학대와 같은 외상 경험이 이 질환을 유발할 수 있다. 일부 예에서 외상은 믿고 의지했던 사람으로부터의 배신에서 비롯되기도 한다. 이러한 배신은 기억상실이 발생하고 회복되는 과정에도 영향을 주는 것으로 알려져 있다.

치 료

인지치료

인지치료는 외상 관련 장애가 있는 환자에서 특히 효과가 있다. 외상과 관련된 특정 인지 왜곡을 파악하는 것은 환자가 경험하는 기억상실과 관련된 자신의 기억에 이르는 방법이 될 수 있다. 특히 초기 외상과 관련된 인지 왜곡을 교정할 수 있게 됨에 따라 환자는 좀 더 자세히 외상 관련 기억을 떠올릴 수 있다.

표 15-4. 외상후 스트레스장애 및 해리장애 병동에 입원한 90명의 여성에서 아동학대의 연령과 기억상실 간의 관계(Chu, Frey et al., 1999)

아동학대 유형 (types of childhood abuse)	기억상실 없음(no amnesia)			부분 기억상실(partial amnesia)			완전한 기억상실(complete amnesia)		
	Age(years)			Age(years)			Age(years)		
	N	Mean	SD	N	Mean	SD	N	Mean	SD
신체적 학대(physical abuse)	30	6.6	4.1	24	4.7	2.9	20	3.8	2.8
성적 학대(sexual abuse)	31	9.1	3.6	29	4.9	3.2	25	4.3	3.1
학대 목격(witness to abuse)	34	6.5	3.8	17	4.8	2.7	13	6.2	3.1

그룹 정신 치료

시간 제한을 두고 진행하거나 장기적인 그룹 정신 치료는 외상후 스트레스장애를 가진 참전 용사와 어린 시절 학대 경험이 있었던 아이들에게서 효과적인 것으로 보고되어 왔다. 그룹 회기 동안, 환자들은 기억을 잃어버렸던 부분들에 대해 떠올리기도 한다. 그룹의 구성원 혹은 치료자 각각, 혹은 모두의 지지적인 개입을 통해, 이렇게 얻어진 해리되었던 내용들이 통합되고 해결되는 것을 촉진할 수 있다.

신체적 치료

약물을 매개로 한 면담 외에는 어떤 약물 치료도 해리성기억상실에서 효과가 있는 것으로 알려진 것은 없다. 약물 매개 면담의 목적으로 쓰이는 것들로는 sodium amobarbital, thiopental(pentothal), oral benzodiazepines, amphetamine이 있다. 정맥 내 amobarbital 혹은 diazepam(valium)을 이용한 면담은 일반 내과계열이나 정신과적 계열의 적응증 외에도, 급성 기억 상실을 보이면서 전환 반응을 가진 환자에서 주로 쓰인다. 이는 다른 처치에 반응이 없는 만성 해리성기억상실에서도 유용하다. 약물 매개 면담을 통해 알게 된 내용에 대해서는 환자가 깨어 있을 때 꼭 다루어야 한다.

최 면

해리성기억상실의 치료에 있어 최면을 적용할 수 있다. 최면 요법은 해리된 기억을 떠올리도록 하는 것을 촉진하고, 환자를 지지하면서 자아 강도를 강화함에 따라 해리된 기억을 통합하고 해결해나가는 데 유용한 것으로 알려져 있다.

경과 및 예후

해리성기억상실의 경과에 대해 알려진 것은 거의 없다. 급성 해리성기억상실은 환자가 외상 환경이나 압도당하던 환경에서 벗어나면서, 자주 자연스럽게 회복하는 것으로 보인다. 다른 극단적인 경우에는 일부 환자들의 경우, 만성적인 형태의 '전반적이고 지속적이며 심각한 국소적 기억 상실을 가지면서 심각하게 장해를 입어 요양원이나 집중적인 가족의 돌봄과 같은 고도의 사회적 지지를 필요로 하는 상태'에 이르기도 한다. 임상가는 되도록 빨리 잃어버린 기억을 의식 수준으로 되돌리는 것을 시도해야 하고, 그렇지 않은 경우, 억압된 기억이 무의식에서 핵을 이뤄 미래의 기억상실 삽화가 발생하게 될 수 있다.

해리성주체장애 (dissociative identity disorder)

개념 및 역사

이전에 다중 성격 장애라고 불렸던 해리성주체장애는 해리성장애 중 가장 심도 깊게 연구된 분야다. 이는 두 개 이상의 별개인 성격이 존재하는 것이 특징이다. 성격 혹은 성격 상태는 때로는 alters, self-states, alter identities, or parts라고도 불리면서 각자가 환경과 대상을 대할 때, 인지하고 관계를 맺고 생각하는 패턴이 각각 다른 면을 보임으로써, 결국 각 개인의 성격을 가진 것으로 보인다. 다른 모든 해리성 장애의 증상에서 보여지는 전형적인 해리성 정신병리인 기억상실, 둔주(fugue), 이인화, 이현실감, 이와 유사한 증상들이 해리성주체장애에서도 나타난다.

역 학

해리성주체장애에 대한 체계적 역학 데이터는 거의 없다. 임상 연구에서는 진단된 예의 성비가 남녀 간 1:5~1:9에 이르는 것으로 보고한다.

임상양상

증 례

28세 여자 환자가 어느 호텔에서 노출이 심한 옷을 입은 채 어떤 남자와 심한 언쟁 중에 발견되어 경찰서로 연행되었다. 그녀는 자신이 어떻게 호텔에 왔는지에 대해서도 말하지 못했다. 정신과적 검사에서 환자는 '열두 살 때 인생이 시작되었다.'라고 하면서 그 이전 기억을 전혀 하지 못했다. 열두 살 이래로 자신의 기억에 구멍이 난 것 같다고 표현했는데, 일, 결혼, 아이의 탄생, 남편과의 성생활에 걸친 것들이었다. 면담 중에 갑자기 전혀 다른 아이 목소리로 이야기하기도 하고 다른 지방의 사투리를 쓰면서 때로는 성난 채로 격앙되어 보이기도 하였다. 자주 이런 일에 대해 거의 기억하지 못하는 모습이었다.

좀 더 어릴 때 기억을 물었을 때, 환자는 trance 상태에 들어간 듯 보이면서 이야기하기를 '나는 옷장 안에 갇혀 있기 싫어.'라고 아이 목소리로 이야기했다. 이에 대한 질문은 여러 성격 간의 빠른 변동을 불러왔는데 이들은 나이, 표정, 목소리 tone, 환자의 과거에 대해 아는 정도가 서로 다른 것으로 차이가 두드러졌다. 어떤 이는 화나고 짜증이 잔뜩 난 상태로 성에 대해 집착을 보이며 이야기했고, 호텔에서 그 남자와 있었던 일을 이야기하면서 그 일을 꾸민 것은 자신이라고 했다. 점차적으로 여러 성격들이 알코올 문제가 있었던 어머니가 정신을 차리고 아버지로부터 도망가면서 벗어나게 되기까지의, 초기 12년 동안 있었던 가족 간의 혼란, 학대의 경험에 대해 이야기했다. 환자의 다른 성격 주체는 아버지, 그녀의 형제, 어머니로부터 있었던 신체적, 성적, 정서적 학대에 대해 말했다. 가족 구성원들을 면담하였을 때, 환자의 어머니 역시 해리성주체장애 진단기준을 만족하는 것으로 보였고 학대 당했던 그녀의 언니 역시 마찬가지였다. 남동생은 외상후 스트레스 장애, 주요우울증, 알코올의존의 진단기준을 만족하였다.

정신 상태(mental status)

주의 깊고 자세한 정신 상태 평가가 진단에 있어 필수적이다. 해리성주체장애 환자들의 경우 조현병, 경계성 성격장애 혹은 꾀병으로 잘못 진단되기 쉽다.

기억과 기억상실 증상

일반적인 건망증으로는 설명되기 어려운 광범위한 기억상실 증상이 해리성기억상실 경험에서 보이는데 그 발생과 종결이 분명하게 나누어지는 특징을 보인다. 해리성 장애를 지닌 환자들은 특히 어린 시절의 트라우마 같은 자신의 아픈 기억에 대해서 상실을 나타낸다.

성격의 해리적 변환

성격의 해리적 변환에서는 여러 명 중 어떤 사람이 혼자 나타나거나 또는 여럿이 자기 자신에 관해 언급하는 형태를 나타낸다. 덧붙여 환자들은 그들 자신이나 혹은 다른 사람들을 일컬을 때, 그들 자신의 이름으로 표현하거나 해리된 자기 자신에 대한 표현으로써 '숙주'와 같은 표현을 쓴다. 환자들은 그들 간의 내부 갈등과 관련된 속 깊은 이야기를 하기도 한다. 서로 적절한 이름으로 부르거나, 주된 성향이나 기능에 따라 지명되기도 하는데, 이를테면 '화난 사람' 혹은 '아내'와 같은 것이다. 환자들은 '그 아들'에서 '우리 아들'로 갑자기 부르는 방식을 바꿀 수도 있다.

다른 관련된 증상들

대부분의 환자들은 기분장애 진단기준을 만족한다. 급격한 기분 변화가 흔하지만 대부분 이들은 외상 후 현상과 해리 현상에 의한 것으로 순환성 기분장애로 보기는 어렵다. 외상후 스트레스장애 증상의 일종인 불안, 수면장애, 불쾌한 기분과 기분장애 증상이 중복해서 존재할 수 있다. 해리성주체장애의 경우 강박성 성격 특성이 흔하게 있을 수 있으며 병발하는 강박장애가 해리성 주체장애에서 자주 관찰되고 일부의 경우에는 매우 심한 증상을 보이기도 한다. 강박장애 증상으로는 아무도 집이나 방에 들어오지 못하는 것을 반복해서 확인하거나, 학대 때문에 자신이 더럽혀졌다는 느낌을 떨어내기 위해 강박적으로 씻거나, 학대 당하는 것을 잊기 위한 불안에서 주의를 분산시키기 위해 마음속으로 노래를 부르거나 반복해서 숫자를 세는 등의 외상후 스트레스장애의 특징적인 면을 가질 수 있다.

소아청소년의 임상 양상

소아청소년은 성인과 동일한 핵심적 해리 증상과 파생된 임상적 양상을 보인다. 하지만 자아 주체성과 삶의 방식에 있어서 나이와 관련된 차이로 인해 이들에서 해리 증상의 표현에 임상적 차이를 보일 수 있다. 어린 아이들의 경우 특히, 선형과 연속적인 개념의 시간 개념이 적기에, 종종 자신의 행동에 있어서 해리성 성격으로 인한 비연속성을 알아차리지 못할 수 있다. 종종 선생님이나 친척들과 같은 추가적인 정보원이 해리 행동을 이야기하는 데 도움을 줄 수 있다.

진 단

DSM-5에서는 해리성주체장애의 진단기준에 있어서 몇 가지 변화가 있었다(표 15-5). 1) 진단기준 A에서 이 질환의

표 15-5. 해리성주체장애(dissociative identity disorder)의 DSM-5 진단기준

A. 둘 또는 그 이상의 각기 구별되는 성격 상태로 특징지어지는 주체성의 붕괴가 나타나는데, 몇몇 문화에서는 빙의(possession)의 경험으로 보기도 한다. 주체성의 붕괴는 자신에 대한 감각이나 대행하는 감각 사이의 심각한 불일치성과 감정, 행동, 의식, 기억, 감각, 인지, 그리고/또는 감각-운동 기능의 변화를 가져온다. 이러한 징후와 증상은 다른 사람에 의해서 관찰되거나 개인에 의해서 보고될 수 있다.
B. 매일의 사건의 회상, 중요한 개인적 정보, 그리고/또는 외상적 사건에 대한 회상에서 반복적인 공백이 있는데 일상적인 망각과는 차이가 있다.
C. 증상이 사회적, 직업적, 또는 다른 중요한 기능의 영역에서 임상적으로 심각한 고통이나 장해를 초래한다.
D. 장애가 광범위하게 문화적이나 종교적인 행위에서 받아들여지는 정상적인 부분이 아니다.
주의점: 아동에서, 증상은 가상의 놀이친구나 다른 공상의 놀이로는 잘 설명되지 않는다.
E. 증상은 물질(예: 알코올 중독 동안의 블랙아웃이나 혼돈 행동)의 생리학적 효과 또는 다른 의학적인 상태[예: 복합 부분 발작(complex partial seizure)]로 잘 설명되지 않아야 한다.

더 다양한 표현형에 대해서 설명하기 위해 빙의 형태의 현상(possession-form phenomena)과 기능적 신경학적 증상(functional neurological symptoms)을 포함해 더 확장하였다, 2) 진단기준 A에서 주체성의 이행이 다른 사람에 의해 관찰되거나 스스로 보고 되는 것을 포함하는 것으로 명확하게 언급하였다, 3) 진단기준 B에서 해리성주체장애(dissociative identity disorder)는 외상성 경험만이 아니라 일상생활의 사건에 대한 회상에서 반복적인 공백이 발생할 때로 변경하였다. 진단기준의 문장 변경을 통해서 주체성 붕괴의 원인과 경과를 명확하게 하였다.

감별진단과 동반이환장애

의인성, 모방, 꾀병 형태의 해리성주체장애

거짓된 혹은 모방하는 형태의 해리성주체장애를 구별하는 지표는 다른 전형적인 의인성 혹은 꾀병의 증상을 포함한다. 상황을 과장하고 거짓말하며 반사회적 행동을 덮기 위해 증상을 활용하거나(예: 나쁜 행동에 대해서만 기억상실을 보고), 관찰하에서 더욱 증상을 과장하는 것이나, 부수적인 접촉을 하는 것을 거부하는 모습, 법적 문제, 공상 허언증 등이 보인다. 진짜 해리성주체장애 환자들은 대개 병 자체로 혼란스러워하며, 갈등하고, 부끄러워하며 증상과 외상력에 의해 스트레스를 받는 것으로 보인다. 실제 이 질환을 경험하는 이들이 아닌 환자들은 자주 이들 질환에 대해서는 불쾌한 기분을 보이지 않는다.

원 인

해리성주체장애는 대개 학대와 같은 심한 소아기 외상 경험과 강하게 연관된다. 해리성주체장애가 있는 소아와 성인에서 보고된 심한 아동기 외상 경험은 약 85~97%에 이른다. 신체적, 성적 학대가 가장 흔하게 보고되는 아동기 외상이다. 최근에서야 체계적으로 유전적 요소가 기여하는 부분에 대해 연구가 이뤄지고 있는데, 이전 연구에서는 유의한 유전적 소인을 찾지 못했다.

치 료

정신치료 및 인지치료

치료 요법으로는 정신분석적 정신치료, 인지치료, 행동 치료, 최면치료, 가족치료, 외상 환자를 대상으로 한 정신약물치료를 포함한다. 해리성주체장애와 관련된 인지적 왜곡이 인지치료에 반응이 좋지 않고 인지 개입 역시 환자가 불쾌해 할 수 있다. 일부 해리성주체장애 환자들은 장기간의 지지치료에도 불구하고 나아지지 않으면서 어려움을 지닌 채 고정되기도 한다. 지속적인 치료를 통해 증상을 조절해 주고 전반적인 일상 생활의 장애를 조절하는 선에서 도움을 필요로 한다.

최 면

최면 요법은 종종 자기 파괴적 충동이나 플래시백, 해리성 환각, 수동적으로 영향 받는 경험을 완화시켜 줄 수 있다. 최면은 특정 성격 변환 상태를 접근할 때와 이로 인한 기분과 기억을 다룰 때 유용할 수 있다.

정신약물학적 방법

항우울제는 종종 우울감을 감소시키고 기분을 안정시키기 위해 쓰인다. 다양한 외상후 스트레스장애 증상인 침습적 증상과 과각성 증상이 부분적으로 약에 반응이 있다. SSRI, 삼환계 항우울제, monoamine oxidase(MAO) 항우울제, β-blocker, clonidine, 항경련제, benzodiazepine은 해리성 주체장애 환자의 침습 증상, 과각성, 불안 증상을 조절하는 데 효과가 있다. 외상 후 스트레스 장애 환자의 악몽을 치료하는 데 있어서 α1-adrenergic antagonist인 prazosin이 효과적이다. 사례 보고에서 일부 EEG에서 비정상적 소견을 보인 환자에서 carbamazepine이 공격성을 억제하는 데 있어서 도움이 되었다는 보고가 있다. 강박 증상이 있는 환자들은 항강박성 효과가 있는 항우울제에 효과적일 수 있고 open label study들에서 naltrexone이 외상 환자의 반복성 자해 행동을 완화하는 데 효과적이었다.

비전형적 신경이완제인 risperidone, quetiapine, ziprasidone, olanzapine은 해리성주체장애 환자들이 경험하는 압도적인 불안과 침습적 외상후 스트레스장애 증상을 조절하는 데 효과적일 수 있고 전형적인 신경이완제에 비해 환자들이 더 편안하게 느낀다. 때로는 다른 신경이완제에 크게 반응이 없었던, 극도로 와해되고 압도적이며 만성적인 해리성주체장애 환자들이 clozapine을 복용한 뒤 좋아지기도 한다.

전기경련치료

일부 환자에서 전기경련치료는 재발성 기분장애를 완화시키고 해리성기억상실 문제를 악화시키지 않는다. 지속적이고 난치성의 melancholic feature를 지닌 주요우울장애의 경우엔 전기경련치료에 긍정적인 반응이 있는 것으로 예측된다.

경과 및 예후

치료받지 않은 해리성주체장애의 자연 경과에 대해 알려진 바는 거의 없다. 치료받지 않은 해리성주체장애 환자들은 지속적으로 학대관계에 있거나 폭력적 환경에 연루되고 이들의 아이들이 외상에 노출되면서 이 질환이 가족 내에서 전해질 수 있다고 본다. 동반으로 기질적 정신장애, 정신병적 장애, 중증의 정신과적 질환을 가진 경우에서 예후가 좋지 않다. 재발성 물질 남용과 식이 장애 역시 더 나쁜 예후를 예고한다. 다른 나쁜 예후를 나타내는 요소로서는 현저한 반사회적 성격적 특징, 현재 보이는 범죄 활동, 현재 이뤄지고 있는 학대, 현재 희생자인 경우, 학대 관계를 떠나기 힘들어 하는 것 등이 있다. 반복적인 급성 스트레스 장애 삽화를 동반한 반복적인 성인기 외상은 임상 경과를 더욱 복잡하게 만들 수 있다.

이인성장애/비현실감장애(depersonalization disorder/derealization disorder)

개 념

이인증(depersonalization)이란 자신으로부터 분리되어 있거나 떨어져 있는 느낌이 지속적 또는 자주 나타나는 것을 말한다. 흔히 스스로를 감정이 없는 로봇이나 기계와 같은 느낌이 든다고 하고, 자신으로부터 떨어져서 마치 자신을 보고 있는 듯한 느낌을 보고하기도 한다. 비현실감(derealization)이란 자신의 환경으로부터 떨어져서 자신을 둘러싼 환경이 허구적이고 실재적이지 않은 느낌을 말한다. 마치 자신이 현실이 아닌 꿈을 꾸고 있거나 현실이 명백하게 느껴지지 않는다고 보고하기도 한다. 환자는 이러한 증상을 경험하지만, 현실검증능력은 유지되고 있기 때문에 스스로도 자아이질적(ego-dystonic)으로 느낀다.

역 학

일시적으로 나타나는 이인증과 비현실감은 정상인과 임상 환자군 모두에서 흔한 것으로 알려져 있다. 하지만 이인증/비현실감 장애의 경우 정확한 유병률이 알려져 있지 않고, 다소 드문 것으로 추정되고 있다. 일반적으로 모든 성인의 대략 반수에서 일생 동안 적어도 한번의 이인증/비현실감을 경험하는 것으로 추정하고 있다. 특히, 일시적인 이인증은 사고나 심한 신체적 질환 등 심각한 외상 이후 이에 대한 반응으로 나타날 수 있다. 외국의 역학 조사에 따르면 1년 유병률이 일반 인구에서 19% 정도로 나타났다. 이인증/비현실감 장애의 경우에는 훨씬 드물게 나타나며, 외국의 연구에서 평생 유병률이 약 2%(0.8%부터 2.8% 범위) 정도로 보고하였다. 국내 역학 연구에서는 아직 알려진 바가 없다.

이인증과 비현실감은 뇌전증(epilepsy) 환자나 편두통(migraine) 환자에게서 흔히 나타날 수 있고, 마리화나(marijuana), lysergic acid diethylamide(LSD), mescaline, 그리고 항콜린성 약제(anticholinergic agent) 등에 의해서도 유발될 수 있다. 또한, 경도 또는 중등도의 두부 손상(mild to moderate head injury)에서도 나타날 수 있다. 두부 손상의 경우, 대개 의식 소실이 없거나 경미한 경우가 많고, 의식소실이 30분 이상 되는 경우에는 잘 나타나지 않는다. 그리고 생명을 위협하는 큰 충격 후에도 발생할 수 있는데, 영화 "라이언 일병 구하기"의 첫 상륙작전 장면에서 군인이 경험하는 전쟁 묘사에서 이러한 증상이 나타나는 장면을 볼 수 있다. 명상 중의 특정한 상태 또는 특정한 종교나 문화권에서 수행의 일부 중에도 이런 증상이 나타날 수 있으며, 이러한 경우에는 대개 병적으로 보지는 않는다. 또한 최면 상태, 자극 박탈 경험(sensory deprivation) 등에 의해서도 나타날 수 있다.

이인증은 남녀 발생 비율이 비슷하다는 보고도 있지만, 대체로 남자보다 여자에서 2배 이상 더 흔히 나타나는 것으로 추정하고 있다. 그리고 평균 호발 연령은 후기 청소년기(평균 호발 연령 16세) 또는 초기 성인기로 알려져 있고, 성인 중기에는 극히 드문 것으로 알려져 있다. 따라서 40세 이상에서 증상이 나타나는 경우 기질적 원인 평가를 위해 의학적 상태에 대한 검사가 필요하다.

임상양상

이인증은 몇 가지 분명한 경험들로 이루어져 있는데, 첫째, 신체 지각의 변화, 둘째, 관찰자 또는 배우와 같은 느낌으로서의 자기(self)의 이중성, 셋째, 타인으로부터의 분리, 넷째, 자신의 감정으로부터의 분리 등이다. 즉, 이인증은 자신의 신체, 지각, 감정, 생각, 정체성 등의 비친숙감이 특징이다. 때때로 환자는 자신이 분리되어 있는 느낌이 들어 "내가 없는 것 같다.", "내가 나 자신으로부터 떨어져 나와 있는 것 같다."라고 표현하기도 하고, 자신의 감정이 무엇인지 표현하기 어려워해서 "내가 죽은 것 같다.", "어떤 것도 진짜 같은 느낌이 들지 않는다." 등으로 표현하기도 하며, 생각의 문제로서 "내 생각이 내 머리 속에 있는 것 같지 않다." 그리고 "손이나 발 같은 신체의 한 부분이 다른 부분과 떨어져 있는 느낌"처럼 신체 감각의 문제로 표현되기도 한다. 때로는 자신의 말과 행동에 대해 통제를 상실한 것 같은 느낌을 가지기도 한다. 기시감(dé jà vu)은 현재 자신이 겪는 경험이 이전에도 겪었던 것처럼 느껴지는 현상으로서, 이인증과 연관되기도 하지만 이인증과는 반대되는 의미이다.

비현실감은 자신을 둘러싼 외부 환경에 대한 지각의 변화가 특징으로서, 늘 경험하고 있는 외부의 환경, 즉 사람, 물건, 자연 등이 달라졌다는 느낌과 낯설다는 느낌, 분리감 등을 느끼는 것이다. 비현실감을 가진 개인은 자신이 안개 속에 있거나 꿈속에 있는 듯한 느낌, 외부세계와 자신 사이에 벽이 있는 느낌, 주위가 모두 로봇이나 기계처럼 움직이는 느낌 등 자신을 둘러싼 외부가 생명이 없는 인공적이고, 무색인 것처럼 느껴질 수도 있다. 비현실감에는 종종 사물이 커져 보이는 대시증(macropsia)이나 작아 보이는 소시증(micropsia)과 같이 사물이 왜곡되게 보이거나, 매우 정밀하게 보이거나, 변화된 거리감, 환경의 이차원성 또는 평평한 느낌, 또는 흐릿하게 보이는 등의 주관적인 시각적 왜곡이 따라오기도 한다. 소리가 작게 들리거나 크게 들리는 청각적 왜곡이 동반되는 경우도 있다. 또한, 시간이 빨리 흐르거나 천천히 가는 느낌 등의 시간 감각의 왜곡이 동반되기도 한다.

증상의 시작은 급성으로 나타나기도 하고, 서서히 진행되기도 하며, 대개 불안이 동반된다. 자신의 경험에 대해 당황해하며, 때로는 이러한 증상에 집착하기도 한다. 증상의 기간은 수시간에서 수일간 지속되기도 하고, 때로는 수주, 수개월, 수년 이상 지속되기도 한다.

진 단

이 장애를 진단하기 위해서는 이인증 또는 비현실감 증상이 지속적이거나 자주 재발해야 하고, 현실검증능력은 잘 유지되고 있으며, 이러한 경험으로 인해 사회적, 직업적 기능의 손상이 동반되어야 한다. 또한, 약물이나 의학적 상태에 의한 것이 아니며, 이러한 증상을 설명할 수 있는 다른 정신장애가 존재하지 않아야 한다.

이인증 또는 비현실감 중 어느 한쪽이 더 우세한 지에 대한 임상적 근거는 없다. 따라서 이 장애를 가진 개인은 이인증 단독으로 증상을 보이거나 비현실감 단독, 또는 양쪽 증상을 모두 보일 수도 있다. 이 장애의 구체적인 DSM-5 진단기준은 표 15-6과 같다.

증 례

23세 미혼 여성인 M씨는 "자신의 몸이 분리되어 있다."는 증상을 호소하며 정신과에 방문하였다. 그녀는 자신의 신체가 자신의 몸이 아닌 다른 곳에 있는 느낌과 자신의 신체가 다른 사람의 것이라는 낯선 느낌, 그리고 몸속이 텅 빈 것 같은 느낌을 보고하였다. 그녀는 자신의 몸을 눈으로 자주 확인하고 온몸을 만지기도 하였다. 또한, 그녀는 흔히 "아무 감정이 느껴지지 않고, 또 무슨 감정인지 생소하다."는 등의 호소를 하며 감정적인 분리감으로 고통받고 있었다. 그러나 그녀의 현실 검증능력은 잘 보존되어 있었고 다른 정신병적 증상은 보이지 않았다. 약간의 우울감과 공황과 유사한 증상도 보이고 있었지만 DSM의 기준을 모두 충족하지는 않았다. 동반이환된 질환도 없었고, 약물남용의 병력도 없었다. 신경학적 진찰에서도 정상이었고, 뇌 영상검사와 뇌파검사상에도 별다른 이상은 없었다.

ICD-10 분류에서는 F48.1 이인화-현실감 소실증후군(depersonalization-derealization syndrome)으로 분류되어 있다.

감별진단

이인증과 비현실감은 다양한 상태나 질환에서 흔히 발생하기 때문에 특히 감별진단이 중요하다. 내과적 상태, 신경학적 질환, 다양한 약물의 중독(intoxication)과 금단(withdrawal)의 결과로 나타날 수 있으므로 기본적인 임상병리검사를 비롯한 뇌파검사, 뇌 영상검사, 약물 선별검사 등의 내과적, 신경학적 평가가 반드시 필요하다. 약물에 의한 경우는 대개 증

표 15-6. 이인성장애/비현실감장애의 DSM-5 진단기준 300.6 (F48.1)

A. 지속적, 또는 재발성 이인증, 비현실감 또는 양쪽 모두가 존재한다.
  1. 이인증(depersonalization): 비현실감, 분리감 또는 자신의 생각, 느낌, 감각, 신체 또는 행동들로부터 외부 관찰자라는 경험(예: 지각적 변화, 왜곡된 시간 감각, 비현실적 또는 존재하지 않는 자아, 감정적 그리고/또는 신체적 무감각)
  2. 비현실감(derealization): 환경으로부터 분리되어 있는 느낌 또는 비현실적인 느낌(예: 개인들이나 대상들이 비현실적이고 꿈과 같고, 희미하고, 생명이 없고 또는 시각적으로 왜곡된 것으로 경험)

B. 이인증 또는 비현실감을 경험하는 동안 현실검증능력은 정상적으로 유지된다.

C. 증상들은 임상적으로 유의한 고통 또는 사회적, 직업적 또는 기타 기능의 중요 영역들에서 장애를 야기한다.

D. 장애는 물질의 생리적 효과(예: 약물 남용, 투약) 또는 기타 의학적 상태(예: 경련)로 인한 것이 아니다.

E. 장애는 조현병, 공황장애, 주요우울증, 급성 스트레스장애, 외상후 스트레스장애 또는 다른 해리성 장애와 같은 또 다른 정신장애로 더 잘 설명되지 않는다.

상이 일시적인 경우가 많다. 연관된 신경학적 상태로는 뇌전증, 뇌종양, 뇌진탕후 증후군(postconcussional syndrome), 대사성 질환, 편두통, 현기증(vertigo) 등이 있다. 기질적 원인에 의한 이인증인 경우 정신과적 원인에서 흔히 나타나는 상세한 기술이나 개인적 의미를 두는 것 없이 주로 일차적으로 감각적인 경향이 있다. 또한, 40세 이상에서 증상이 시작되거나 비전형적인 증상과 경과를 보이는 경우에도 기질적 원인에 대한 감별이 필요하다.

이인증은 다른 정신과적 상태에서도 종종 나타나기도 하는데, 이는 공황발작, 공포증, 외상후스트레스장애(PTSD), 급성스트레스장애, 주요우울장애, 조현병, 또는 다른 해리성 장애 등이 있다. 이러한 정신장애와의 감별은 이인증 및 비현실감 증상이 다른 정신장애의 중요한 증상이 발현되는 시기에 같이 발생하는지(예: 공황발작 동안의 이인증) 여부와 이인증 및 비현실감 증상 외에 다른 정신병리 증상이 진단기준에 만족할 정도로 충분히 동반되는지 등을 통해 이루어진다.

또한, 이인증 및 비현실감은 단극성 우울장애, 사회공포증, 공황장애와 같은 여러 불안장애와 같이 동반되는 경우도 흔히 있고, 경계성, 회피성 및 강박성 등의 성격장애를 동반한 경우도 있다. 외상후스트레스장애와의 동반이환율은 낮은 편이다.

원 인

정신사회적 요인

고전적인 정신역동이론에서는 어떤 개인이 압도당할 정도의 고통스러운 경험이나 갈등을 일으키는 사건에 직면해서 자아(ego)의 붕괴, 또는 이인증과 비현실감을 통해 고통스러운 감정을 방어하는 것으로 생각하였다. 즉, 이인증은 하나의 방어수단으로서 위험한 상황이나 갈등의 상황에서 충동이나 불안을 회피하기 위해 관찰자에 의해 생소하게 경험을 하게 되고, 이를 통해 위험한 갈등이 자신의 내부에 있는 것이 아니라 외부에 있는 것처럼 느끼게 만드는 것이다. 특히, 소아기 아동학대 경험이 있는 개인에게서 학대 상황에서 스스로를 멀리하려는 것으로 볼 수도 있다.

생물학적 요인

아직 명확한 생물학적 원인은 밝혀져 있지 않지만, 이인증을 경험하는 환자의 1/3 또는 반 수에서 심각한 외상을 경험한 것으로 보고되고 있어서 외상적 스트레스가 중요한 유발요인으로 생각되고 있다.

편두통과 마리화나 사용이 이인증과 관련되고, 선택적 세로토닌 재흡수 억제제(selective serotonin reuptake inhibitor, SSRI)에 비교적 효과가 있는 점, 그리고 세로토닌의 전구물질인 L-tryptophan의 고갈이 이인증과 연관이 있는 것으로 보아 세로토닌이 증상에 관여하는 것으로 추정하고 있다. 또한, 약물 유발 연구를 통해 글루타메이트 수용체(glutamate receptor)의 N-methyl-D-aspartate(NMDA) subtype이 이인증 발생에 관여하는 것으로 추정된다.

최근의 신경영상학적 연구들에 의하면 이인성장애 환자군이 정상군에 비해 혐오적 정서 자극에 대해 전전두엽의 활성화가 증가되는 반면에 뇌섬엽/변연계(insula/limbic) 영역은 활성화가 감소되는 양상을 보인다고 보고하였고, 또한 감각의 결여에는 두정엽도 관여할 것으로 추정하고 있다.

치 료

일시적인 이인증의 경우에는 단순히 안심시켜주는 지지적 접근만으로도 호전된다. 만성적 이인증의 경우 환자가 증상에 적응이 되어 있다면 병원에 오지 않는 경우도 있다. 또한, 이인증 외에 다른 동반된 정신장애가 있는 경우 이러한 정신장애가 호전되면 이인증도 같이 호전을 보이기도 한다.

병원에 찾아오는 이인성장애 환자의 경우는 대개 치료에 잘 반응하지 않는 경우가 많다. 몇몇의 체계적 연구에서는 fluoxetine과 같은 SSRI가 효과적이라고 보고하였다. 어떤 환자들은 항우울제, 기분 안정제, 전형적 또는 비전형적 항정신병약제, 항경련제, 항불안제 등의 단독 또는 병합치료가 도움이 되기도 한다. 흔히 불안이 동반되기 때문에 benzodiazepine 등이 도움이 되기도 한다.

정신역동적 정신치료, 인지행동치료, 최면치료, 지지적 정신치료 등 다양한 종류의 정신치료가 도움이 되기도 한다. 정신역동적 정신치료에서는 증상을 일으키는 유발인자와 이것의 의미를 이해하는 것이 도움이 된다. 즉, 대개 스트레스가 이인증과 비현실감을 악화시키는 요인이 되므로, 정신역동적 정신치료를 통해 이러한 요인들을 찾아 내고 환자들에게 어떻게 영향을 미치는지를 이해하는 것이 도움이 된다. 최면치료는 최면 도중에 인위적으로 해리증상을 유발하여 환자로 하여금 해리증상을 이해하고 스스로 조절하는데 도움을 줄 수 있다. 인지행동치료에서는 환자의 왜곡된 사고를 변화시키고, 비현실감에 도전하는 것을 학습하게 한다. 또한, 스트레스 조절 전략, 주의산만기법(distraction technique), 감각자극의 감소(reduction of sensory stimulation), 이완훈련, 신체 운동 등이 도움이 될 수도 있다. 하지만 많은 수의 환자들에게서 특정한 형태의 정신치료에 현격한 치료반응을 보이지는 않는 편이다.

신체증상 환자의 상당수가 통증도 함께 호소하지만 일부의 환자는 통증만 호소하며 신체증상을 호전과 악화의 삽화양식으로 경험하는데 반해, 통증만 호소하는 경우는 안정적인 수준으로 만성화하는 경향이 있고, 기능수준의 저하도 가장 크다는 점에서 따로 아형으로 분리한다.

증 례

1) 43세 남성이 학생 때 두통과 흉통이 시작된 후 오랫동안 요통, 소화불량, 복부불편, 어지러움, 피곤함, 전신쇠약 등 다수의 신체증상을 호소하였다. 지난 20년간 정기적인 신체검진과 검사를 했고, 평균 2주마다 여러 가지 이유로 병원을 방문했으며, 최소 1년에 한 두 차례 입원하여 자신의 증상에 대한 전반적 검사를 받았다. 그럼에도 불구하고 특이한 병리 소견은 관찰되지 않았고, 환자의 증상에 대한 합리적인 의학적 설명이 불가능했다.
2) 44세에 여성이 유방암을 진단받은 후 수술, 방사선, 항암 치료를 받은 다음 타목시펜 유지 요법을 시작했다. 3년 후부터 약물치료의 부작용으로 짐작되는 관절염과 두통을 호소하기 시작했는데, 그녀는 이를 가장 두려워했던 유방암의 재발과 깊은 연관이 있다고 여기고 매우 불안해 하면서 반복적인 재검사를 요구했다.
3) 64세 남성이 수년 전 당뇨를 진단받았다. 지시대로 약물 치료를 하면 생명에 지장이 없다는 것을 아는데도 불구하고 그는 혹시 저혈당이 생길 것을 염려하며 언제나 자신의 몸의 작은 변화나 신호에 신경을 곤두세웠다. 그후 관절통증, 요통, 흉통과 어지러움 등 다양한 신체증상을 호소하며, 망막증과 실명에 대한 공포가 생겼다. 의사가 일부 증상은 당뇨병성 신경증의 증상일 수 있다고 설명했으나 다른 증상들은 정확한 진단을 할 수 있는 것이 아니었다.

진 단(표 16-2)

진단을 하는 데 있어서, 신체증상의 개수, 의학적으로 설명되지 않는 증상을 요구하지 않고 신체증상으로 인한 스트레스 및 이로 인한 비적응적 질병행동에 관심을 집중한다.

이 질환을 가진 환자는 자신이 심각한 신체질환에 걸렸을 것이라 인식할만한 한 가지 이상의 신체증상이 있고, 이로 인해 일상생활에 상당한 문제가 생긴다. 더불어 자신의 신체증상이나 건강 전반에 대한 걱정과 염려가 지나친 수준으로 지속된다. 자기 증상이 비합리적으로 심각한 수준이라고 생각하며, 건강이나 증상에 대해서 지나치게 높은 수준의 불안을 경험한다. 그리고 이를 진단하고 해결하기 위한 행동에 매우 많은 시간을 사용하며, 최소 6개월 이상 지속될 때 진단할 수 있다. 이때 지나치게 많은 시간이란 절대치로 평가할 수 없다. 일반적으로 환자가 갖고 있는 신체질환이나 신체증상으로 유추할 신체질환의 속성에 비추어 기대할 수 있는 질병행동의 범위를 넘어서는 수준일 때로 한정해야 한다.

객관적 검사로 확진한 신체질환을 갖고 있는 경우에도 이에 대한 불안과 염려가 부적절하며 지나치고, 최악의 파국이나 비현실적으로 극단적 예후를 걱정하는 것을 지속하면 진단할 수 있다. 주로 통증만 호소하는 경우에는 신체증상장애에서 '현저한 통증(with predominant pain)' 아형으로 진단한다.

위의 증례 1번은 과거의 신체형 장애로 설명할 수 있는 증

표 16-2. 신체증상장애의 DSM-5 진단기준 300.82 (F45.1)

A. 고통스럽거나 일상에 중대한 지장을 일으키는 하나 이상의 신체 증상이다.
B. 신체 증상 혹은 건강염려와 관련된 과도한 생각, 느낌 또는 행동이 다음 중 하나 이상으로 표현되어 나타난다.
1. 증상의 심각성에 대해 편중되고 지속적인 생각
2. 건강이나 증상에 대한 지속적으로 높은 단계의 불안
3. 이러한 증상들 또는 건강염려에 대해서 과도한 시간과 에너지 소비

C. 어떠한 하나의 신체 증상이 지속적으로 나타나지 않더라도 증상이 있는 상태가 지속된다(전형적으로 6개월 이상).

다음의 경우 명시할 것:
통증이 우세한 경우(과거, 동통장애): 이 명시자는 신체 증상이 통증으로 우세하게 나타난다.
다음의 경우 명시할 것:
지속성: 지속적인 경과가 극심한 증상, 현저한 손상, 그리고 긴 기간(6개월 이상)으로 특징지어진다.
현재의 심각도를 명시할 것:
경도: 진단기준 B의 구체적인 증상들이 단 한 가지만 만족한다.
중등도: 진단기준 B의 구체적인 증상들이 2가지 이상 만족한다.
고도: 진단기준 B의 구체적인 증상들이 2가지 이상 만족하고, 여러 가지 신체적 증상(또는 하나의 매우 심한 신체 증상)이 있다.

상으로 일찍 시작한 다수의 신체증상과 이로 인한 반복적 검사와 건강염려가 특징적이다. 증례 2번은 신체질환을 갖고 있으나 재발에 대한 두려움이 지나치고, 신체증상에 대한 역치가 낮고, 오인을 하는 것이 신체증상장애로 진단하게 되는 경우다. 증례 3번도 당뇨병이란 신체질환이 있는데, 합리적 설명에도 불구하고 가장 나쁜 후유증을 걱정하고, 자신의 신체신호에 대해 과각성과 잘못된 해석을 해서 진단하게 되는 경우이다.

감별진단과 동반이환장애

섣불리 정신적 문제라고 추측해서는 안된다. 먼저 후천성면역결핍증후군, 중증근무력증, 다발성 경화증과 같이 쉽게 진단하기 어려우며 모호하고 다양한 신체증상을 동반한 신체질환이 아니어야 한다. 암, 당뇨, 심장질환등 신체질환을 가진 환자의 예상되는 심리적 반응 수준이면 진단해서는 안 된다. 만일 신체 질환 진단을 받은 후 이에 대한 강한 불안과 우울, 염려를 보인다면 적응장애로 진단한다. 역치하 수준의 검사이상이나 신체질환으로 진단할 정도는 아닌 불편감을 가질 수 있다. 이 경우 기능에 심각한 영향을 미치거나 임상적으로 심각한 고통과 장해가 발생하지 않는다면 진단하지 않는다.

같은 카테고리에 속한 신체증상 관련 정신질환과 감별은 이렇다. 질병불안장애는 질병을 가졌을 것이라는 불안과 공포에 집중한다. 이에 반해 신체증상장애는 다양한 신체증상에 대한 염려가 크다. 전환장애는 증상의 시작이 급성이고 일시적이며 신체증상장애가 다양한 신체증상을 호소하는 것에 비해 대부분 단일 증상이고, 신경학적인 이상이 일반적이다. 또, 자신의 증상이 심각한데도 불구하고 무관심해 보이는(la belle indifference) 것이 특징적이다. 신체이형장애의 경우 환자는 정상으로 보이고 싶지만 타인은 자신의 외모를 이상하게 볼 것이라고 믿는다. 이에 반해 신체증상장애 환자는 겉으로 보이는 외형이 아닌 자신이 경험하는 신체증상에 집착한다.

우울증이나 불안장애에서 신체증상장애는 함께 발생할 수 있다. 우울증 환자에서도 건강과 신체증상에 대한 염려가 존재할 수 있다. 그러나 주요우울장애에서는 전형적인 우울감, 에너지와 흥미의 저하가 관찰된다. 공황장애의 경우 심장질환을 의심할 수 있으나 자세한 병력 청취를 해보면 전형적인 공황 발작을 감별해낼 수 있다. 범불안 장애는 신체증상과 건강에 대한 걱정이 많은 경향이 있다. 그 외 망상장애나 조현병의 경우 신체증상이 있을 수 있는데, 이는 신체질환에 대한 염려가 망상수준이거나 그 내용이 기괴하고 비현실적이며 이해하기 어려울 때가 많다.

증상을 가장하게 되는 인위성장애나 꾀병과 달리 신체증상장애 환자는 실제로 증상을 경험한다는 점이 감별점이다. 문화적 측면에서 신체증상이 일부 국가에서는 정신적 고통의 표현 수단으로 기능한다. 그리고 문화권마다 신체증상을 정신적 요인으로 받아들이는 정도가 다르므로 환자의 문화적 배경에 대한 이해와 평가가 함께 이루어져야 한다.

원 인

환자는 흔히 신체에서 경험하는 신체 감각을 과도한 수준으로 증폭해서 인식하며, 신체적 불편감에 대한 역치가 정상인에 비해 매우 낮아 일상적으로 경험할 수 있는 불편을 심각한 질환의 병적인 증상으로 인식하는 인지적 왜곡 경향이 있다. 정상인에 비해 외부 환경에 대한 인식보다 신체 감각에 예민하며, 내부 자극의 유무에 집중을 하는데 건강과 관련한 불안이 높을수록 내부로 향하는 집중은 강하다. 이는 신경심리검사에서 집중과 기억력의 이상으로 정보처리과정에 문제가 있는 것과 연관되어 있다. 이를 내부 정보에 대한 왜곡된 스키마에 기반한 처리(biased schema-guided processing of interoceptive information)라 한다.

사회학습모델로는 자신이 처한 사회적 압박이나 의무, 원하지 않는 상황을 회피할 이유로 '질병상태'를 이용하는 것을 관찰이나 간접경험을 통해 학습한다고 설명한다. 이를 '환자 역할(sick role)'이라 한다. 한 번 성공하면 자연스럽게 학습이 되어 습관화되며 시간이 지나면 자동적으로 유사한 상황에 증상을 경험하면서 환자 본인은 그로 인해 회피하게 될 불편한 사회적 상황을 인식하지 않을 수 있다. 통증을 포함한 신체증상 환자들은 모든 통증과 불편함이 사라지는 것을 목표로 하면서 반복해서 좌절을 경험한다. 따라서 신체에 대한 조절능력을 잃었다고 여기거나 스트레스에 매우 취약하다고 믿게 된다. 이는 증상의 악화와 재발의 요인이 된다. 부정적 정서가 신체증상을 자동적으로 경험하도록 습관화하는 것으로 정서적 요인을 설명한다. 우울증이나 불안장애의 경우 특이한 증상표현이나 이 질환의 아형으로 볼 수 있다. 실제 신체증상장애 환자의 80%에서 우울과 불안장애를 공존질환으로 진단할 수 있다. 정신역동적으로 타인을 향한 무의식적 공격성이 억압과 전치의 방어기제를 거쳐 신체증상으로 변환한 것으로 해석한다. 반복된 좌절이나 상실로 생긴 공격성을 신체증상을 호소하고 도움을 청하는 것으로 표현한다. 동시에 이런 치료적 도움을 받는 것이 별 효과가 없다는 불평을 하는 것으로 자신의 무의식적 공격성을 표현한다. 어릴 때 심리적 외상경험이나 심각한 질환을 앓은 경험은 시상하부-뇌하수체-부신 축의 스트레스 반응에 영향을 줘 성인이 된 후 신체증상에 대한 인식과 처리에 이상이 발생할 수 있다.

치 료

치료는 어렵고 매우 우수한 치료법으로 알려진 것이 없다. 대부분의 신체증상장애 환자는 정신건강의학과 치료를 거부한다. 그러나 신체증상을 함께 다루는 병원 안에서 스트레스를 관리하는 데 집중하거나, 만성질환에 적응하는 과정을 다루는 쪽에 집중해서 치료를 제안하면 일부의 환자는 참여한다. 인지행동치료, 정신치료, 집단치료 등이 효과적일 수 있다. 정기적으로 계획된 반복적 신체검진은 환자를 안심시키고, 의사가 환자를 포기하지 않았으며, 호소하는 신체증상을 인정한다는 점에서 증상완화에 도움이 된다. 뚜렷한 객관적인 징후가 관찰될 때에만 본격적이고 침습적인 검사를 시행한다. 의사는 지지적이고 공감적인 태도로 환자의 기능을 회복하는 것에 집중하는 것이 필요하다. 의사-환자 간의 확고한 치료동맹 형성, 환자의 신체증상의 의미와 맥락에 대해 교육하는 것, 일관되게 안심시키는 것이 효과적인 치료 전략이다. 외부와 내부 자극을 처리하는 것은 서로 경쟁적 관계다. 내부 자극에 몰입하는 예민한 환자에게 외부 자극으로 관심을 돌리도록 하는 주의전환(distraction)은 환자의 신체증상을 경감하며, 기능수준을 회복시키는 적응전략으로 효과적이다.

주로 통증을 호소하는 환자들은 통증이 완전히 없어지는 것을 목표로 하나 치료적으로는 기능수준의 회복을 목표로 현실적 접근을 해야 한다.

우울과 불안증상과 같이 약물에 반응할 만한 목표 증상이 있을 때 약물치료가 도움이 된다.

경과와 예후

DSM-5에 새로 개념이 정립된 질환으로 아직 명확한 경과와 예후에 대한 정보는 없다. 전반적으로 이전의 신체화장애와 유사할 것으로 추정한다. 청소년기나 20대 중반부터 시작해서 일반적으로 만성 경과를 거치는 것으로 알려져 있다. 신체증상의 개수가 많을수록 삽화가 지속될 가능성이 높고, 삶의 질의 감소 및 장애수준의 심각성과 연관된다. 단일 신체증상이 있는 경우와 다수의 신체증상이 있는 경우 예후가 다르다.

경과는 오랜 기간 별 증상이 없는 휴지기를 갖다가 삽화적으로 증상이 발생해서 수개월 혹은 수년간 지속된다. 사회심리적 스트레스가 증상의 시작이나 악화와 분명한 연관이 있다. 1/3이나 반 정도의 환자는 시간 경과에 따라 증상이 호전된다. 나이가 든다고 증상이 사라지는 것은 아니다. 반복적 수술, 약물 의존, 자살기도, 별거나 이혼이 흔하다. 좋은 예후와 연관된 것은 높은 사회경제적 수준, 우울과 불안증상에 대한 치료반응이 있는 것, 증상의 급작스러운 발현, 성격장애가 아님, 의학적 신체질환이 없는 것이다.

신체감각에 대한 높은 집중, 통증에 대한 민감도, 신체 증상을 정상적 현상이 아닌 신체질환으로 여기는 태도 등이 병의 경과에 영향을 주는 인지적 특성이다.

질병불안장애(illness anxiety disorder)

개 념

자신에게 심각한 질병이 생기고 있거나, 생겼다는 가능성과 연관한 불안 및 이에 대한 집착을 하는 상태다. 이전의 건강염려증(hypochondriasis)에서 신체증상이 있는 불안은 신체증상장애로 통합했고, 신체증상이 없음에도 불구하고 자신이 아프고 병이 났을 것이라는 생각만 있고 이로 인해 불안해하며 비합리적 질병행동을 할 때 질병불안장애로 진단한다. 실제로 신체질환이 있는 환자 중에서 이에 대한 걱정이 비합리적이고, 최악의 예후만 가정할 때에도 진단할 수 있다.

역 학

과거 건강염려증의 일부가 질병불안장애로 편재되었기에 정확한 유병률은 알 수 없지만 일반 신체질환 환자집단에서 4~6% 정도로 추산한다. 노인 연령층에서 더 흔하다고 추정하며, 아직 사회경제적 수준, 교육수준 별 특징은 알려진 바 없다. 남녀 차이는 없다.

한국의 경우 건강염려증 평생유병률은 전체 0.7%, 남자 0.5%, 여자 0.9%로 나타났고, 일년유병률은 전체 0.6%, 남자 0.4%, 여자 0.7%였다. 통계적으로 유의한 위험요인이 나타나지는 않았으나, 연령별로 살펴보면, 남녀 모두 60대에서 가장 높은 일년 유병률을 보였다.

질병불안장애는 통상 전체 건강염려증 환자의 20% 정도로 추정한다.

임상양상

초기나 중기 성인기에 주로 시작해서 만성화되고, 반복적으로 재발하는 경향을 갖는다. 건강과 연관한 불안은 연령과 함께 증가한다. 자신이 특정한 질환에 걸렸을 것이라 굳게 믿고 있고, 그 불안으로 병원을 찾거나, 일상생활에 지장이 생긴다. 그러나 주변 사람들이나 의료진의 설득, 검사에서 음성이

나온다고 해도 바뀌지 않는다. 그 믿음은 시간이 지나면서 다른 질환으로 옮겨가기도 한다. 소아 연령대에서는 드물다.

증 례

30대 남성이 자신이 후천성 면역결핍증에 걸렸을 위험이 있다는 걱정으로 정신건강의학과를 방문하였다. 회계사인 이 남성은 수개월 전 교통사고로 출혈이 있어 수혈을 받은 적이 있다. 뉴스에서 수혈용 혈액의 오염사건을 들은 이후 자신도 감염이 되었을 것이라는 걱정이 강하게 들었다. 감염내과에서 혈청검사로 음성이 나왔지만 믿을 수 없어서 반복적으로 검사를 하고, PCR을 이용한 검사가 더 정확하다고 믿고 내과 의사의 설명에도 불구하고 재검사를 요청하였다. 병원을 다니느라 일을 수행하는데 문제가 생기고, 감염을 시킬지 모른다고 식구들과 식사를 하지 않는 등의 행동과 인터넷으로 문헌 검색을 하고 새로운 정보를 찾는 등 집착을 보였다.

진 단(표 16-3)

분명한 신체 증상이나 징후가 없는데도 불구하고 자신이 심각한 질환에 이환되었거나, 질환이 생기고 있다는 잘못된 믿음을 6개월 이상 갖고 있을 때 진단한다. 그 믿음은 망상이 아니고, 외형의 생김새에 대한 부정적 스트레스가 아니어야 한다. 질병과 관련한 불안으로 인해 환자의 일상생활의 중요한 부분에 분명한 문제가 발생한다. 이로 인해 병원을 찾아가는 유형과 찾아가지 않는 유형으로 나눈다. 대부분의 환자는 반복적으로 병원을 찾아가 진찰을 받고 검사를 한다.

질병불안장애는 신체증상장애를 기본적으로 진단하는데, 여러 고려에도 불구하고 신체증상장애로 진단할 수 없는 경우에만 진단을 해야 두 질환 사이의 경계가 분명해진다.

감별진단

신체증상장애는 신체증상을 호소하는 데 반해 질병불안장애는 특정 질환에 대한 두려움과 그 질환에 걸렸을 것이라는 믿음이 더 강하고 신체증상은 거의 없다. 전환장애는 급성으로 시작하고 일과성이며 한 가지 증상만 있다. 통증장애는 만성 경과를 간다는 점은 비슷하나 주로 통증에만 국한되어 있다. 우울과 불안증상이 동반될 수 있는데, 만일 주요우울장애나 범불안장애의 진단기준을 만족한다면 질병불안장애와 함께 진단할 수 있다. 2/3의 질병불안장애 환자에서 주요 정신질환을 함께 진단할 수 있다. 조현병이나 망상장애에서 일부 신체증상이나 질환에 대한 망상이 있을 수 있으나 대부분 체계적이지 않고, 기괴하며, 사회문화적 상식에서 벗어난 내용이다. 질병불안장애는 현재 병에 걸렸으나 진단을 하지 못했다고 걱정하는데 반해, 강박장애는 앞으로 병에 걸릴 것이라는 불안이 있다는 점이 다르다. 또, 강박행동이 없다는 점이 다르다.

원 인

큰 인생사의 스트레스나 건강에 대한 경도의 위험을 경험하면서 흔히 시작한다. 소아기 학대나 어릴 때 심한 병을 앓았거나 다친 경험, 부모의 과잉보호 등이 성인기 발병의 원인 중 하나다.

전반적으로 신체증상장애와 유사하다. 현실에서 감당하기 어려운 상황에 맞닥뜨렸을 때 환자 역할을 하는 것으로 이를 회피하려는 노력이 원인의 하나다. 정신역동적으로는 외부를 향한 무의식적 공격성이 질병 공포로 전환된 것으로 해석한다. 또한 질병공포는 낮은 자존감, 지나친 자기염려, 죄책감에 대한 방어의 일환일 수 있다. 부모나 가까운 친척이 병으로 사망한 경우 환자에게 영향을 미칠 수 있다. 특정 장기

표 16-3. 질병불안장애의 DSM-5 진단기준 300.7 (F45.21)

A. 심각한 질병에 걸려 있거나 걸리는 것에 대해 몰두한다.
B. 신체 증상들이 나타나지 않거나, 신체 증상이 있더라도 단지 경도 정도다. 다른 의학적 상태가 나타나거나 의학적 상태가 악화될 고위험(예: 강한 가족력이 있음)이 있을 경우, 병에 대한 몰두가 분명히 지나치거나 부적절하다.
C. 건강에 대한 높은 수준의 불안이 있으며, 건강 상태에 대해 쉽게 경각심을 가진다.
D. 지나친 건강 관련 행동(예: 반복적으로 질병의 신체 징후를 확인함)을 보이거나 순응도가 떨어지는 회피 행동(예: 의사 예약과 병원을 회피함)을 보인다.
E. 질병에 대한 몰두는 적어도 6개월 이상 지속되지만, 그 기간 동안 두려움을 느끼는 구체적인 질병은 변화할 수 있다.
F. 질병에 대해 몰두하는 것이 다른 정신질환, 즉 신체증상장애, 공황장애, 범불안장애, 신체이형장애, 강박장애 또는 신체형 망상장애 등으로 더 잘 설명되지 않는다.

다음 중 하나를 명시할 것:

진료추구형: 왕진 또는 검사와 시술을 진행하는 것을 포함하여 의학적 치료를 자주 이용한다.
진료회피형: 의학적 치료를 거의 이용하지 않는다.

의 질환이 상징적 의미를 갖는 경우도 있다.

치 료

대부분의 환자는 자신이 정신과적 문제가 있다는 것을 인정하지 않고 치료를 거부한다. 그러나 신체증상을 함께 다루는 병원 안에서 스트레스를 관리하는 데 집중하거나, 만성질환에 적응하는 과정을 다루는 쪽에 집중해서 치료를 제안하면 일부의 환자는 참여한다. 환자에게 현 상태가 심각한 수준임을 인정하면서 정신과적 평가와 치료를 부가적으로 함께 하자고 설득하는 게 효과적이다. 인지행동치료, 정신치료, 집단치료 등이 효과적일 수 있다. 정기적으로 반복하는 신체 검진으로 일부 환자는 불안이 경감하는 도움을 받지만, 일부는 검진결과가 음성으로 나올까봐 병원을 방문하는 것을 거절한다. 객관적 징후가 있다면 적극적인 검사나 공격적 치료를 해야겠으나, 애매한 검사결과에 대해서는 치료를 삼가는 것이 좋다.

같은 일차 의사나 정신과 의사가 정기적으로 진료를 하되, 증상을 평가하거나 검사를 하는 데 집중하기보다, 서서히 환자의 사회적, 대인관계의 어려움을 다루는 쪽으로 옮겨 가는 전략이 좋다. 질병 불안을 경감하기 위해 약물치료가 도움이 되나 이는 증상경감 수준으로 제한적이다. 일부 연구에서 SSRI계열이 효과적이라는 보고가 있다.

경과와 예후

이전 건강염려증의 경우 1/10은 회복되고, 1/3은 만성적으로 호전과 악화를 반복하며, 1/4은 나쁜 상태가 유지된다. 그러나 질병불안장애로 국한하면 1/4~1/2의 환자가 덜 심하고, 단기간 증상을 경험한다고 추정한다. 아직 이 질환에 대한 예후는 정확히 알려진 바가 없지만, 일부 연구에서 몇 개월에서 수년에 걸쳐 삽화적으로 증상이 발현된다고 보고한다. 사회경제적 수준이 높고, 치료에 반응하는 우울, 불안증상이 있는 것, 증상의 급성 발현, 성격장애가 없음, 다른 신체질환이 없는 것 등이 좋은 예후 인자다.

전환장애(기능성 신경학적 증상장애) [conversion disorder(functional neurological symptom disorder)]

개념 및 역사

전환장애는 과거에 히스테리(hysteria), 혹은 히스테리 신경증의 전환형(hysterical neurosis, conversion type)으로 불리던 것으로, 과거 우리나라 여성 입원환자의 10~20%를 차지할 정도로 많았다.

19세기 말 프랑스의 저명한 신경정신과 의사였던 샤르코(Charcot, 1825~1893)는 피암시성이 높은 사람에서 강한 감정이 히스테리 증상을 만들어 낼 수 있다고 하였다. 그 후 프로이트는 샤르코와 함께 최면술 치료를 하면서 전환장애 증상을 연구하여 정신분석학의 초기 이론에 영향을 미쳤다. 그는 Anna O 증례를 통하여 무의식적 갈등에 의하여 히스테리 증상이 생기며, 히스테리 환자는 정서적으로 강한 기억이 무의식에 담겨져 있다고 하였다.

전환(conversion)이란 정신적인 에너지가 신체증상으로 변환되었다는 의미이며, 전환장애란 신체증상 및 관련장애 중에서 전환된 신체증상을 특징적으로 보이는 질환을 말한다.

증상은 갑작스런 감각이나 수의운동 기능의 상실로 나타난다. 팔 다리를 움직이지 못하거나 말을 하지 못하고 앞이 보이지 않게 되어, 처음에는 신경계 장애나 내과 질환을 의심하게 된다. 그러나 정밀 검사를 시행하여도 알려진 신경계의 해부 생리학적 기전으로 증상의 원인을 설명할 수 없으며, 심적 갈등이나 스트레스가 병을 유발하거나 악화시킨 것으로 보아 심적인 요소가 밀접히 관계되어 있음을 알 수 있다. 무엇보다 중요한 것은 환자 스스로 증상을 조절할 수 없으며 의도적으로 만들어내는 것이 아니라는 점이다.

역 학

연간 일반 인구 10만 명당 53명의 발생률을 보인다. 최근 국내 역학조사(2011년)에 따르면 점차 증가 추세에 있으며 0.5%의 유병률을 보였다. 신경과 입원 환자의 20~40%, 종합병원 환자의 5%, 그리고 종합병원이나 정신과 자문의 5~15% 환자가 전환장애였음을 보아 결코 드문 장애는 아니다. 하지만 서구 사회에서 전형적인 증상을 보이는 경우는 현저히 감소되었다.

주로 사춘기나 성인 초기에 발병하며, 여자에 월등히 많아 남자의 2~10배에 이른다. 남자의 경우에는 전쟁 상황에 놓인 군인이나 형무소의 죄수에서 많이 발생한다. 일반적으로 사회 하층민, 농촌 거주자, 저학력자, 지능이 낮은 사람에서 많은데, 그 이유는 이들이 스트레스의 정도가 높고 스트레스 대처 능력이 부족하기 때문인 것으로 생각된다.

임상양상

증상은 수의운동 장애 및 감각 장애로 나타난다. 흔한 증상은 마비, 감각 이상, 시각 상실, 난청, 실성증(aphonia) 등이다.

운동 증상으로는 보행 장애, 무력증, 마비, 떨림, 운동 이상증(dyskinesia), 틱(tic), 실성증(aphonia), 불수의적 횡격막 수축, 실신(syncope) 등이 있다. 앉아 있거나 누워 있을 때는 정상이나 일어나 걸을 때는 비틀거리며 이상한 보행을 보이기도 하는데, 근래에는 드물다. 이들 증상은 주위에서 관심을 보이거나 하면 심해진다. 팔 다리의 마비를 호소하나 건반사와 근전도 검사 상 모두 정상이다. 다리 마비 시에는 Hoover 검사법이 이용된다. 먼저 환자를 천정을 보고 바로 눕게 하고, 마비된 다리의 발뒤꿈치에 검사자의 한 손을 대고 다른 한 손은 건강한 다리의 무릎 위에 댄다. 무릎 위에 댄 검사자의 손에 약간 압박을 주면서 환자에게 이 힘을 이기면서 건강한 다리를 올려보라고 지시한다. 이때 마비된 다리의 발뒤꿈치에 놓인 검사자의 손에 내리 누르는 힘이 느껴지면 검사 반응 양성으로, 진성마비가 아닌 전환 증상으로 진단한다.

감각 증상으로는 팔, 다리의 무감각이나 감각 이상(paresthesia)이 흔하다. 손에 장갑을 낀 형태의 감각 상실이나 다리에 양말을 신은 형태의 무감각을 보이는 것처럼, 피부의 신경분포 영역과 일치하지 않는 감각 이상이 특징이다. 그 외에 실명, 난청이나 시야 협착(tunnel vision)도 있다. 시각 상실 시에 환자는 전혀 보이지 않는다고 호소하지만, 다니면서 몸을 부딪친다든지 하여 다치는 경우는 거의 없다. 이러한 전환증상은 알려진 병리, 생리적 형태가 아닌, 환자 자신이 가지고 있는 병의 개념에 의거하고 있는 것처럼 보인다.

증상이 경련 발작의 형태로 나타날 수 있다. 이때는 간질(epilepsy) 발작과는 달리, 혀 깨물기나 요실금, 신체의 손상이나 외상은 거의 없다. 그리고 경련 직후 동공 반사나 구역질 반사(gag reflex)는 정상이며 혈중 프로락틴 수치의 증가도 없다.

응급실에서는 스트레스에 의한 급성 히스테리 반응을 흔히 볼 수 있다. 이때의 증상은 대개 심적 스트레스를 겪은 후에 운동이나 감각의 이상, 또는 경련 등의 전환 증상으로 나타난다.

증 례

47세 여자, 가정주부이다.

20년 전 정신과 방문 시 3일 전에 남편과 다툰 이후 갑자기 발생한 몸이 굳고 비틀리고, 두 눈이 위로 치켜떠지는 증상과 불면을 주소로 입원하였다. 동일한 증상이 과거에도 2~3차례 신경을 쓰면 나타났다고 하였다. 신경학적 검사 및 뇌파검사 상 이상 소견이 없었고 과거에도 약물 복용력은 없었다. Diazepam 투여와 지지치료로 완쾌되어 2주 만에 퇴원하였다.

환자의 성격은 내성적이고 정신적인 어려움을 주위 사람에게

표 16-4. 전환장애의 DSM-5 진단기준

A. 하나 또는 그 이상의 변화된 수의적 운동이나 감각 기능의 증상이 있다.
B. 임상 소견이 증상과 인정된 신경학적 혹은 의학적 상태의 불일치에 대한 증거를 제공한다.
C. 증상이나 결함이 다른 의학적 장애 또는 정신질환으로 더 잘 설명되지 않는다.
D. 증상이나 결함이 사회적, 직업적, 또는 다른 중요한 기능 영역에서 임상적으로 현저한 고통이나 손상을 초래하거나, 의학적 평가를 필요로 한다.

부호화 시 주의점: 전환장애의 ICD-9-CM 부호는 **300.11**이며, 증상 유형에 상관없이 붙여진다. ICD-10-CM 부호는 증상 유형에 따라 달라짐 (다음을 참조하시오)

증상 유형을 명시할 것:

- **(F44.4) 쇠약감이나 마비 동반**
- **(F44.4) 이상 운동 동반**(예: 떨림, 근육긴장이상, 간대성 근경련, 보행장애)
- **(F44.4) 삼키기 증상 동반**
- **(F44.4) 언어 증상 동반**(예: 발성곤란, 불분명한 언어)
- **(F44.5) 발작 동반**
- **(F44.6) 무감각증이나 감각 손실 동반**
- **(F44.6) 특정 감각 증상 동반**(예: 시각, 후각 또는 청력 장애)
- **(F44.7) 혼합 증상 동반**

다음의 경우 명시할 것:

- **급성 삽화:** 증상이 6개월 이하로 존재할 때
- **지속성:** 증상이 6개월이나 그 이상 지속될 때

다음의 경우 명시할 것:

- **심리적 스트레스 요인을 동반하는 경우**(스트레스 요인을 명시할 것)
- **심리적 스트레스 요인을 동반하지 않는 경우**

잘 표현하지 못하였으며, 남편은 무뚝뚝하여 어려운 일이 있을 때 상의하기 어려운 상대였다. 환자는 초등학교를 졸업하였고 KWIS상 전체 IQ는 69였다.

이후 정신과 통원 치료 중에도 불안하다, 기운이 없다, 가슴이 뛰고, 두통이 있다는 사소한 증상 호소를 자주 하였으며, 이는 대개 집안의 돈 걱정, 남편이 운영하는 빵집이 장사가 잘 되지 않을 때, 시댁 식구들과 의견 충돌이 있을 때 나타나곤 했다.

3년 전에는 동일한 증상이 있어 두부 MRI, 뇌파, 갑상선 기능검사 등의 전반적인 신체검사를 시행하였으나 이상 소견이 없었다. 최근 2년 간은 수개월 만에 한 번 정도로 내원하고 있지만 그 전까지는 매년 4~5차례에 걸쳐서 "두 눈이 위로 치켜떠지고 내려 뜰 수가 없다, 어지럽다, 온몸이 떨린다."는 증상으로 응급실에 왔었다. 이때 병력을 들어보면 여지없이 시댁 식구나 남편과의 다툼, 아이들 때문에 속 썩은 일 등 스트레스가 있은 후에 갑자기 나타난 것이었다. 당시 불안이 심한 나머지, 전에 맞았던 정맥 주사(lorazepam)를 요청하였다. 주사를 맞으면 증상은 곧 소실되었으며 이후 수개월 간은 잘 지내곤 하였다.

진 단(표 16-4)

하나 혹은 여러 가지의 신경계 기능 이상이 의심되는 증상을 보이나, 이에 합당한 신체적 병변을 발견할 수 없는 경우이다. 우선 신경계나 내과 질환에 의한 증상이 아님을 확인하고 증상 형성이나 악화에 선행하는 심리적 요소를 가려내는 것이 중요하다. DSM-IV에서는 선행하는 심리적 요인이 진단기준에 포함되었으나, DSM-5에서는 세부진단으로 유무를 표기하고 관련된 심리적 요소가 없어도 전환장애로 진단할 수 있게 되었다. 급성기 때는 유발요인이나 일차적 내지 이차적 이득이 분명할 때가 많으나 장기화되면 이를 정확하게 알기가 어렵다.

증상 형성은 무의식적인 차원에서 일어나는 것이므로 환자 자신은 증상의 의미를 알지 못한다. 그러면서도 환자에게서는 증상을 통하여 불리한 현실 상황으로부터 벗어나려는 이득 추구의 동기가 엿보인다.

DSM-5에서는 신체증상 및 관련장애에 속하며 전환장애(기능성 신경학적 증상 장애)로 명명되어 있으나, ICD-10에서는 이를 신체형 장애와는 별도로 해리성(전환) 장애로 분류하고, 이 안에 해리성 운동장애, 해리성 혼미, 해리성 무감각 및 지각상실, 해리성 경련, 혼재성 해리(전환) 장애 등으로 세분하였다. 이러한 분류는 현상학적인 특성에 따른 것이다. 그러나 실제 치료에 있어서는 증상의 정신역동적 관점이 중요하며, 이는 기존 분류의 문제점으로 지적되고 있다.

감별진단과 동반이환장애

감별 진단을 하기 위해서는 우선 신체 질환의 이상 유무를 철저히 가려내야 하지만 신체 질환의 초기에는 구별이 매우 어렵다. 더욱이 신체 질환이나 뇌 기능 장애가 전환 증상과 동반되는 경우도 적지 않으므로 이때에는 구별이 더욱 어려워진다. 구별해야 할 신경계 질환으로는 다발성 경화증, 뇌종양, 간질, AIDS, 중증 근무력증, 주기성 마비(periodic paralysis), Guillain-Barré 증후군, 시(視)신경염(optic neuritis)과 신체적 질환인 전신 홍반 루프스 등과 구별해야 한다. 다른 형태의 신체증상 관련 장애와 꾀병, 인위성장애와도 감별해야 한다. 또한 전환장애로 추정하여 입원된 환자가 나중에 주요우울장애나 조현병으로 진단되는 경우도 적지 않으므로 주의깊은 감별이 요구된다.

내과적 그리고, 특히 신경계 질환이 전환장애 환자들에게 종종 동반이환된다. 이러한 공존하는 신체 질환이 있을 때에는 원래의 기질적 병변에서 기원한 증상들이 복합적으로 나타난다.

우울장애, 불안장애, 신체화 장애가 특히 전환장애와 관련되어 있다고 보고된다. 앞으로 더 연구가 필요하겠지만, 전환장애로 입원한 환자들을 대상으로 한 연구에서 25~50% 가까이 임상적으로 분명한 기분장애나 조현병이 있는 것으로 나타났다.

성격장애 또한 전환장애와 종종 동반이환되는데, 특히 히스테리형(histrionic type, 5~21%)과 수동-의존형(passive-dependent type, 9~40%)이 있다. 그러나 전환장애는 선행하는 내과적, 신경계 혹은 정신 장애가 없는 사람에서도 발생할 수 있다.

원 인

심리적 가설이 대부분이고, 최근에는 뇌신경 기능 변화가 제시되고 있다.

심리적 가설

증상 형성은 무의식 과정으로 일어난다. 이때 주된 방어기전은 억압과 전환이다. 대개 성적(性的), 공격적 내지는 본능적 충동과 그 표현을 억압하고자 하는 갈등이 원인이 되며, 억압된 욕구는 신체증상으로 전환되어 상징적으로 표현된다. 환자는 증상의 의미를 모른다. 무의식적인 과정에 의한 것이기 때문이다. 환자는 신체증상을 통해 괴로운 내적 갈등을 의식하지 않도록 하는 이득(일차성 이득, primary gain)을 얻게 되고 더 나아가 팔의 마비나 말을 할 수 없다는 등의 증상으로 인하여 곤란한 상황(힘든 일이나 말싸움 등)을 피할 수 있으며 주위로부터 관심과 보호도 받을 수 있게 된다(이차성 이득, secondary gain). 심각한 기능 상실이 있음에도 불구하고, 일부 환자에서는 자신의 기능 상실에 대하여 별로 걱정하지 않고 무관심한 듯 보이는 태도(la belle indifference)를 관찰할 수 있다.

간혹 자신 주변의 중요했던 인물의 병을 동일시하여 증상을 나타내는 수도 있어서, 가까운 사람을 잃고 난 후 깊은 애도 상태에 빠진 경우에는 고인(故人)이 보였던 병이 증상의 모델이 되기도 한다. 환자의 성격은 연극적(演劇的)이고 의존적, 자기중심적이며, 피암시성이 강하고 성적(性的)으로 미숙한 경우가 많다.

생물학적 가설

전환증상을 중추 신경계 장애로 추정하기도 한다. 대뇌 피질(皮質)과 망상체(網狀體) 사이에 정보 교류의 되먹임(feedback)에 이상이 생긴 결과로 감각과 운동에 대한 정보가 차단되어 마비현상이 나타날 수 있으며, 뇌 영상화 연구에서는 우세 반구의 대사 저하와 비우세반구의 대사 증가 및 양(兩) 반구 간 정보 소통의 장애를 볼 수 있다. 지나친 대뇌 피질의 각성(cortical arousal)이 증상을 초래한다는 가설도 있다.

치 료

철저한 신체검사를 한 후에는 재검사를 하지 않도록 환자와 약속하는 것이 좋다. 만성화되면 환자 역할이 고정되고 퇴행될 수도 있으므로 조기 치료가 중요하다. 급성 전환 증상은 대개 특별한 치료 없이도 자연 소실되고 아무런 후유증도 남기지 않는다.

정신치료나 행동치료는 회복을 촉진시킨다. 무엇보다도 환자가 치료자를 신뢰하여 환자-의사 관계를 공고히 하는 것이 치료의 관건이다.

전환장애에 특별한 치료법은 없으나, 설득하고 암시를 주며 스트레스를 줄여주는 것이 도움이 된다. 환자에게 병의 상태와 심적 요소가 병에 미치는 영향에 대해서 설명해 준다. 그러나 환자에게 모든 것이 '마음의 문제'라고 하면서 정신적인 문제에 직면시키는 것은 좋지 않다. 증상으로 나타난 기능의 상실은 환자에게 있어서는 실제적인 상황이기 때문이다.

행동치료로는 환자의 활동 정도에 맞추어 보상을 해줌으로써 행동을 격려하고, 환자의 체면을 세워주면서 이차 이득을 최소한으로 유지해주는 것이 좋다.

간혹 면담이 어려운 경우에 lorazepam 주사를 사용한 약물이용 면담을 통해 괴로운 심적 내용을 해소시켜 줌으로써 효과를 볼 수 있으며 최면도 도움이 된다. 정신 역동적 정신치료로 어린 시절 성적 갈등의 내용을 다루어 해결되기도 하지만 앞에서 언급한 치료보다 더 효과적이지는 않다.

경과 및 예후

90% 이상에서 증상은 갑자기 나타나 수일 이내, 혹은 1개월 정도 지속되다가 저절로 소실된다. 1/4 정도에서는 스트레스를 받으면 재발한다.

급성으로 발병했거나 원인이 되는 스트레스 요인이 뚜렷할 때, 병전에 적응 정도가 좋았던 경우, 내과적 질환이 없고 다른 정신과적 장애가 없을 때, 법적인 문제가 없을 때에는 예후가 좋지만, 만성화되면 예후가 나쁘다.

또한 전환장애로 진단 받은 환자가 나중에 신경계 혹은 내과 질환으로 판명(약 30%)될 수 있으므로 정기적인 신체검사가 필요하다.

의학적 상태에 영향을 미치는 심리적인 요인들 (psychological factors affecting other medical conditions)

개 념

심리적인 요인이 의학적 상태에 영향을 미친다는 사실은 잘 알려져 있다. 정신신체의학(psychosomatic medicine)은 마음과 몸 그리고 뇌가 항정상태(homeostasis) 유지를 위해 어떻게 상호작용 하는가를 이해하고, 항정상태에서 벗어난 것을 질병으로 정의해서 그 대처 방법을 연구하는 의학 분야이다. 정신신체의학은 신체질환이 발병, 진행, 악화, 완화, 재발하는 데 사회심리적인 요소가 중요하게 관여한다는 관점에서 시작한다. 정신신체의학 역사의 초기에는 심리적인 요소만으로도 신체질환을 일으킬 수 있다고 생각했으나, 나중에는 심리적인 요소가 신체질환의 부분적인 원인이거나 질병의 경과에 영향을 줄 수 있다는 내용으로 수정되었다. 정신신체의학은 초기에 고혈압을 비롯한 7가지 대표적인 질환에 집중하였으나 이제는 신체질환 전반의 정신신체의학적 관점을 다루는 방향으로 이루어지고 있다. 현대 정신신체의학에서는 몸과 마음뿐 아니라 뇌의 비중도 날로 증대되고 있다.

정신신체의학의 개념은 "의학적 상태에 영향을 미치는 심리적인 요인들"에 포함된다. 이 단원에서는 심리적인 요인들에 의해 유발되거나 악화되는 신체질환들에 대해 다룬다.

진 단(표 16-5)

진단의 핵심 양상은 고통, 장해, 또는 사망의 위험을 증가시켜 의학적 상태에 나쁜 영향을 미치는 심리적 또는 행동적 요인이 존재하는 것이다. 많은 심리적 요인들이 의학적 상태에 악영향을 주는데, 정신 장애, 심리적 증상, 성격 유형, 대처 양식(coping style), 치료에 순응하지 않는 것과 같은 부적응적 건강 행동(maladaptive health behaviors) 등이 포함된다.

DSM-IV에서는 임상적 관심의 초점이 될 수 있는 기타장애에 속하였으나 DSM-5에서는 신체증상 및 관련장애로 이동하였고, 증상의 심각도를 세부 진단으로 명시하도록 하였다. 의학적 상태에 영향을 미치는 심리적인 요인들의 DSM-5 진단기준은 표 16-5에 기술된 바와 같다.

스트레스(stress)

엄밀하게 정의하면 스트레스는 스트레스원(stressor)에 의해 초래되어 항상성이 변화된 상태를 말한다. 반드시 나쁜 일만이 아니고 결혼이나 승진과 같이 좋은 일도 항상성에 부담을 준다.

20세기 초반 캐넌(Walter Cannon)이 항상성과 '싸움 또는 도망(fight or flight)' 반응을 소개하며 스트레스 연구에 중요한 공헌을 하였다. 항상성은 자극에 반응한 후에 원래의 내적 평형상태로 돌아가는 경향을 말하며 이는 충격을 최소화하고 살아남기 위한 것이다. '싸움 또는 도망'이란 급성 스트레스 모델로서 스트레스원의 영향이 뇌에 미쳐 교감 신경이 자극되면서 아드레날린이 분비되고 혈압, 맥박수, 호흡수가 증가하면서 나타나는 반응을 말한다. 이때 혈액은 피부에서 근육으로 몰리면서 산소를 공급하고, 혈당과 지방의 대사가 일어난다.

스트레스 연구 초기에는 주로 급성 스트레스 연구가 주를 이루었으나, 최근에는 1950년대에 셀리(Hans Selye)가 제시한 만성 스트레스 연구가 각광을 받고 있다. 그는 전반적 적응증후군에서 스트레스 노출 후의 반응이 1) 놀람 반응(alarm reaction), 2) 저항(resistance, 이상적인 적응이 가능할 경우), 3) 소진(exhaustion, 적응이나 저항이 불가능할 경우)의 3단계로 나타난다고 하였다. 이 과정에 시상하부-뇌하수체-부신축(hypothalamo-pituitary-adrenal axis)이 관여하여 부신 호르몬이 분비된다. 셀리의 연구는 캐넌의 초기 연구와 함께 그 뒤 정신내분비학(psychoendocrinology)의 기반을 이루게 된다.

신경전달물질(neurotransmitter)은 뇌세포들 사이에서 신호를 전달하는 물질로 스트레스 반응에 참여한다. 스트레스는 뇌, 특히 청반(locus ceruleus)의 노르아드레날린계를 활성화시켜 카테콜아민을 분비시킨다. 정동상태, 각성 등에 관여하는 노르아드레날린은 혈압을 상승시키고, 혈관을 수축시키며, 심박동수를 증가시킨다. 스트레스는 정동조절, 우울증, 자살, 충동적 행동, 공격성과 관련이 있는 세로토닌계도 활성화시키며, 도파민계 및 glutamate, gamma-amino butyric acid (GABA)에도 영향을 준다.

스트레스를 받으면 시상하부에서 분비된 corticotropin releasing factor(CRF)가 뇌하수체의 adrenocorticotropic hormone(ACTH) 분비를 촉진시키고, ACTH의 영향으로 부신피질에서 glucocorticoid의 합성과 분비가 증가한다. 이때 glucocorticoid는 에너지 사용과 심혈관계를 활성화시키지만 성장, 생식, 면역기능은 저하시킨다.

마음, 뇌, 면역계 간의 상호작용을 다루는 분야가 정신신경

표 16-5. 의학적 상태에 영향을 미치는 심리적 요인들의 DSM-5 진단기준

A. 의학적 증상이나 상태(정신질환 외의)가 존재한다.
B. 심리적 혹은 행동적 요인이 다음과 같은 방식 중 하나로 의학적 상태에 악영향을 준다.
  1. 심리적 요인들과 의학적 상태의 발생, 악화 혹은 회복 지연과의 밀접한 시간적인 연관성을 볼 때, 요인들이 질병의 경과에 영향을 줌
  2. 요인들이 의학적 상태의 치료를 방해함(예: 나쁜 순응도)
  3. 요인들이 사람에게 확실히 알려진 추가적인 건강상의 위험이 됨
  4. 요인들이 기저의 병태생리에 영향을 주고, 증상을 유발하거나 악화시키며, 혹은 의학적 관심을 필요하게 함
C. 진단기준 B의 심리적이고 행동적 요인들이 다른 정신질환으로 더 잘 설명되지 않는다(예: 공황장애, 주요우울장애, 외상후 스트레스장애).

현재의 심각도를 명시할 것:
경도: 의학적 위험을 증가시킨다(예: 고혈압 치료에 대한 비일관적인 순응).
중등도: 기저의 의학적 상태를 악화시킨다(예: 천식을 악화시키는 불안).
고도: 입원이나 응급실을 방문하게 되는 결과를 초래한다.
극도: 심각하고 생명의 위협을 주는 위험을 초래한다(예: 심장마비 증상을 무시함).

면역학(psychoneuroimmunology)이다. 스트레스를 받으면 분비된 glucocorticoid의 영향으로 면역기능이 저하되며, 림프구 증식과 자연살해세포(natural killer cell) 활동이 감소한다. 치매환자를 돌보는 가족, 시험기간의 의대학생, 부부 간 갈등, 사별을 겪는 사람에서 이런 현상이 관찰된다. 일부 면역기능은 스트레스 상황에서 노르아드레날린의 영향이나 인터루킨-1 또는 6 같은 사이토카인 분비를 통해 활성화되기도 한다. 그러면 다시 CRF가 분비되면서 glucocorticoid가 면역 활성화를 통제한다. 우울하면 면역기능이 저하하고 정서적 지지나 정신치료를 받으면 면역기능이 강화된다는 보고도 있다. 또한 훈련에 의해 면역기능을 조건화 형성(conditioning)시킬 수 있다는 연구도 있다.

위험요소로서의 생활양식

흡연, 비만, 과도한 음주를 해결하면 병에 덜 걸리면서 더 오래 살 수 있다. 흡연은 가장 중요한 건강 위험요소이고 중단하면 수명을 연장할 수 있는 대표적 요인이다. 흡연은 심근경색, 돌연사, 말초혈관질환, 뇌졸중과 연관이 있다. 고혈압과 고지혈증이 있으면서 흡연을 하면 관상동맥질환에 걸릴 확률이 훨씬 더 높아진다. 만성폐쇄성 폐질환으로 인한 사망의 80%가 흡연에 의한 것이다. 또한 흡연은 폐암을 비롯한 여러 암의 발병에 기여하며, 불안, 우울, 낮은 자존심, 일부 정신질환과 연관이 있다.

비만 역시 매우 중요한 건강위험요소이다. 고혈압, 고지혈증, 당뇨와 연관이 있으며, 대장암, 유방암, 난소암, 자궁암 같은 여러 암의 발생률을 높인다. 비만 자체로 인해 폐 기능 이상, 수면 무호흡증, 심장 이상, 간 이상, 혈전증 등이 생긴다. 사회기능 저하도 문제가 되며, 비만 이면에는 불안, 우울, 스트레스가 숨어 있는 경우가 흔하다.

과도한 음주는 질병에 걸릴 확률뿐만 아니라 사고로 인한 부상이나 자살, 사망의 확률도 높인다. 그 외에 운동 부족, 고지방 저 섬유질 식사, 위험한 성 행동, 지나친 일광노출, 위험한 운전습관, 물질 남용 등이 건강 위험요소이다. 정신신체의학에서 특히 관심을 갖는 건강 위험요소로는 성격 특성, 대처방법, 스트레스 관리 양태 등도 있다. 이 같은 건강 위험 요소를 줄이거나 제거하는 것이 치료에 중요하다.

대표적인 정신신체 질환

심혈관계 질환

관상동맥질환 환자에서 심근경색을 유발하는 가장 흔한 요인은 심리적 스트레스이다. 예를 들어 지진, 미사일 공격, 결혼 스트레스가 보고되었으며, 심근경색에서 회복되는 것도 심리사회적 요인들에 크게 달려 있다. 사회적으로 격리되고 스트레스를 많이 받으면 그렇지 않은 사람보다 사망위험이 최소 4배 증가한다. 또한 관상동맥질환에서는 우울, 불안, 인지장애, 섬망 등이 흔히 병발한다.

심장질환 외래 환자의 10~15%가 우울증이 있다. 우울증이 관상동맥질환에 미치는 영향은 내과적으로 잘 알려진 위험요소들의 영향과 동등한 정도이다. 우울증이 있으면 심근경색에 걸릴 위험도 2배 증가한다. 심근경색 후 15~20%에서 주요 우울증이 나타나며, 이는 사망률을 높이는 주요 위험 요인이다. 심근경색 후 우울증이 생기면 그렇지 않은 환자보다 퇴원 후 6개월 내에 사망할 확률이 5배 증가한다. 따라서 관상동맥 삽관술(catheterization) 환자의 이환율과 사망률 예측에 주요 우울증 유무가 매우 중요한 요인이 된다.

우울증이 심장질환에 영향을 미치는 기전으로는 치료 순응도 외에도 혈소판 수용체 변화나 교감신경계 과잉 활동으로 유발된 심박동변인(heart rate variability) 감소 등이 거론된다. 심근경색 환자가 입원 중 스트레스 관리와 이완요법을 받으면 치료 결과가 더 좋다는 보고도 있다.

불안증 역시 흔히 나타나고 재발률을 높인다. 관상동맥질환 환자의 5~10%에서 공황장애나 공포증이 있다. 만성불안이 있으면 심부정맥과 심장마비가 발생할 위험이 2~4배로 늘어나고, 심근경색 후에 불안증이 있으면 합병증이 증가하게 된다. 이것은 불안이 자율신경계 자극을 통해 심박동변인에 영향을 주거나 QT interval을 증가시키기 때문이다.

조급함, 공격적임, 경쟁적임, 적개심, 화를 잘 냄, 과도한 성취욕구, 시간에 쫓김, 말이 빠름 등이 특징인 A형 성격과 관상동맥질환은 서로 연관성이 있다. A형 성격의 핵심 요소인 적개심은 혈중 카테콜아민과 지방을 증가시키므로, 적개심이 낮을수록 관상동맥질환의 위험도도 낮으며 높은 적개심은 심근경색 치료 후 사망 위험을 증가시키는 것으로 보고되었다.

심리적 스트레스를 받으면 부정맥 역치가 감소하는데, 다른 심장 질환 병력이 없는 환자 중 20% 이상에서 부정맥이 나타나기 전에 심리적 스트레스를 받았다는 보고가 이를 뒷받침한다. 또한, 심장질환이나 심부정맥이 있는 환자에서는 마음에 부담을 주는 과거의 기억만으로도 부정맥이 일어날 수 있다. 이러한 심리적 스트레스가 carotid sinus massage, 과호흡 valsalva maneuver보다 더 확실하게 부정맥을 유발한다. 또한 빈맥을 호소하는 환자의 30%에서 정신과 진단이 가능하다는 보고도 있다.

본태성 고혈압 환자들은 정상 혈압 대조군에 비해 심리적 스트레스를 주면 혈관을 더 오래 수축시키고, 심박동 수나 혈압반응도 더 크게 나타난다. 고혈압 환자는 억압된 분노나 적개심을 겉으로 잘 표현하지 못하고 억압하는 경향이 있어 예방과 치료에서 분노 대처 양식에 관심을 기울여야 한다. 바이오피드백이나 이완요법(relaxation therapy)이 혈압강하에 도움이 된다.

혈관미주신경성 실신(vasovagal syncope)이 있는 환자들은 갑자기 의식을 잃는다. 부교감신경계가 활성화되고 교감신경계는 억제된 상태로 심박출량, 말초혈관저항, 심박동 감소로 인한 뇌 혈류량의 감소에 의해 뇌 저산소증과 의식소실이 일어난다. 이는 급성 스트레스가 원인이 될 수 있으며, 이런 증상이 나타나면 하지를 심장 위치보다 올려 응급조치를 해야 한다.

한편 공황장애, 불안, 우울, 신체화 장애에서도 심혈관계 증상을 호소하므로 반드시 감별진단이 필요하다.

위장관계 질환

급성 스트레스가 여러 위장 장기에 영향을 미쳐 오심, 구토 등을 일으킬 수 있다. 위나 소장의 운동은 대체적으로 감소하나 대장 활동은 오히려 증가할 수 있는데, 이러한 소장과 대장에 미치는 영향들은 과민대장증후군과 관련된다. 과민대장증후군에서는 불안, 우울, 신체화가 아주 흔히 나타나며 만성적 긴장, 최근의 스트레스, 비관적 태도가 발병과 연관이 있다. 이런 경우에는 항우울제나 인지행동치료가 도움이 된다.

소화성 궤양은 헬리코박터 파일로리(Helicobacter pylori)의 발견과 함께 전염성 질환으로 간주되기 시작하였으나, 균을 보유하고 있는 사람과 비스테로이드성 소염제 복용자의 일부에서만 궤양이 일어난다는 점을 감안하면 심인성 요인을 완전히 배제할 수는 없다. 스트레스, 불안, 우울이 궤양의 회복을 느리게 하므로 치료에 잘 반응하지 않는 궤양 환자는 정신과적 평가와 치료가 필요하다. 즉, 불안, 우울, 흡연, 음주, 직장 스트레스, 이혼, 별거, 사별, 비스테로이드성 소염제 복용력 등을 파악하는 것이 중요하다.

궤양성 장염은 주로 대장을 침범하는 질환으로, 혈변이 주증상이며 대장 외 증상으로는 포도막염(uveitis), 홍채염(iritis), 피부질환 등이 있다. 원인은 정확히 알려져 있지 않지만, 심리적 요인이 증상에 영향을 주는 경우, 정신치료가 도움이 될 수 있다.

향정신성 약물이 위장관계 기능에 영향을 미쳐 부작용이 나타나기도 한다. 이러한 부작용으로 인해 환자가 약물치료를 중단하길 원하거나 위장관계 질환을 가지고 있는 환자들에서는 증상이 악화될 수 있으므로 처방에 신중해야 한다. 세로토닌(serotonin)은 장에도 존재하므로 항우울제인 선택적 세로토닌 재흡수 억제제(selective serotonin reuptake inhibitors, SSRI) 복용 시 오심, 설사와 같은 위장관계 부작용을 나타낼 수 있다.

근골격계 질환

요통은 신체적 원인을 찾아야 하나 심리적인 요인도 관여한다. 특히 통증의 분포 위치가 신경해부학적으로 설명되지 않으면 심리적 요인을 찾아보아야 한다. 스트레스 후에 발병할 수 있고 요통이 있으면 불안, 우울해지기도 한다. 심리적 원인으로 온 요통을 긴장성 근막염 증후군(tension myositis syndrome)으로 부르는데, 스트레스나 무의식적 갈등이 자율신경계에 영향을 미쳐 혈관수축이 일어나, 허혈이나 산소 결핍으로 인해 통증을 느끼게 된다.

섬유근육통(fibromyalgia)은 연부조직의 통증과 경직 그리고 다수의 동통 유발점(trigger point)이 특징으로, 스트레스에 의해 종종 악화된다. 통증으로 인해 피로, 불면, 불안이 흔히 나타나며, 이러한 통증 조절에는 이완요법, 항우울제, 정신치료, 마사지 등이 효과적이다.

류마티스 관절염(rheumatoid arthritis)은 만성 근골격계 질환이며 주요 원인으로 유전, 알레르기, 면역기능, 심리적 요인 등이 있다. 스트레스는 면역 억제를 통해 류마티스 관절염의 발병 위험을 높인다. 환자들의 20%에서 우울증이 동반되는데, 우울하지 않은 환자에 비해 기능장애, 통증 호소, 병원 방문 횟수가 늘어난다. 따라서 우울증이 있으면 항우울제 사용과 스트레스 관리를 고려해야 한다.

전신 홍반성 낭창(systemic lupus erythematosus)은 피부, 혈관, 관절, 신장, 중추신경계에 반복적인 염증을 일으킨다. 경과 예측이 어렵고 기능장애가 심하게 올 수 있으며, 정신증, 섬망, 경련, 전반적 인지기능장애가 나타날 수 있다. 또한 치료를 위해 쓰는 스테로이드가 신경정신증상을 일으키기도 한다. 지속적인 지지정신치료가 도움이 된다.

내분비계 질환

내분비계는 스트레스의 영향에 예민하며, 내분비계 이상 자체가 불안이나 우울 증상을 일으킬 수 있다.

당뇨병은 흔한 만성질환으로 대사와 혈관의 문제이다. 스트레스가 직접 당뇨병을 일으키는지는 분명하지 않으나, 스트레스 상태에서는 혈당 조절이 잘 되지 않는 경향이 있다.

당뇨 환자에서 불안증과 우울증이 흔히 나타나며 삶의 질에 큰 영향을 미친다. 우울증이 있으면 치료 순응도가 낮아지며, 당뇨병에서는 식사조절이 중요한데 우울한 환자들의 경우 과식이나 과음, 자기-파괴적 행동들로 병을 악화시킬 수 있으므로 이 같은 정신 증상을 발견하여 치료하는 것이 중요하다.

케토산증(ketoacidosis)이나 당뇨병 혼수(diabetic coma)에서도 정신증상이 나타날 수 있으므로 주의를 기울여야 한다. 저혈당 상태에서는 주로 불안, 혼돈, 행동 이상이 나타나며 이는 술이나 약물에 취한 것과 비슷하므로 반드시 감별이 필요하다. 치료로는 인지행동치료, 이완 훈련, 대처기술 훈련이 도움이 되고 우울증이 있으면 항우울제를 써야 한다. 그러나 일부 항우울제는 혈당 상승이나 저하를 일으킬 수 있으므로 조심해야 한다.

갑상선 기능항진증에서는 빈맥, 부정맥, 고혈압, 떨림, 체중감소와 같은 신체증상 외에 불안, 초조, 우울, 불면, 불쾌감, 주의력 감소, 최근 기억 장애, 놀람 반응 등이 나타난다. 심하면 정신병 증상인 환각, 피해망상, 섬망도 나타나며, 갑상선 치료가 되면서 정신증상도 대부분 해소된다. 부정적 스트레스가 기능항진증의 위험요소라는 보고가 있으나 좀 더 연구가 필요하다.

갑상선 기능저하증은 피곤, 쇠약, 반응시간이 느려짐, 서맥 등의 신체증상 외에 우울, 무감동, 기억장애를 일으킨다. 우울증이 흔히 병발하며 갑상선 호르몬 대체 요법만으로 우울증이 호전되는 경우가 흔하다. 그러나 치료반응이 느리면 항우울제를 병용하는 것이 좋다. 노인 우울증의 경우 잘 치료되지 않으면 갑상선 기능저하증을 의심해야 한다. 또한 정동장애로 리튬(lithium)을 복용하는 환자에서 10% 정도까지 갑상선 기능저하증이 나타날 수 있으므로 주의가 요구된다.

부신피질 기능이 지나치게 항진되면 쿠싱 증후군이 된다. 쿠싱 증후군 환자의 50% 이상에서 우울증이 나타나는데, 심하면 섬망, 편집증, 인지장애, 정신증도 생길 수 있다. 쿠싱 증후군 자체는 호전되어도 우울증이 좋아지는 속도가 느리다면 항우울제 사용이 필요하다.

호흡기계 질환

천식은 고전적 정신신체질환의 하나로 과도한 의존 욕구를 특징으로 하나, 특정한 성격 유형이 공존한다고 밝혀진 것은 없다. 심리적 요인이 천식 증상과 경과에 영향을 주며 정서적으로 각성되면 기도의 긴장도가 변화한다. 특히 우울과 불안이 주로 문제가 된다. 30%에 가까운 천식 환자들이 공황장애나 광장공포증의 진단 기준을 만족한다. 천식 증상과 공황 발작의 구별은 쉽지 않은데, 진단에 따라 치료 방향이 완전히 달라지므로 주의해야 한다. 주요우울증, 공황발작, 공포가 있으면 천식도 심해지며, 항불안제와 항우울제가 치료에 도움이 된다. 천식을 유발하는 스트레스원을 환자가 파악할 수 있도록 도와야 하며, 심리상담, 이완요법, 바이오피드백, 가족치료도 효과가 있다.

만성폐쇄성 폐질환(chronic obstructive pulmonary disease, COPD)에 우울과 불안이 영향을 준다. 천식과 마찬가지로 공황장애와 불안장애가 흔하며, 병 자체의 혈중 가스 교환 장애로 인해 섬망과 같은 인지기능의 저하나 뇌 손상이 올 수 있다. 따라서 우울증이나 불안증 치료가 도움이 되며, 흡연과 같이 병을 악화시키는 건강 위험 요소를 교정하는 것이 중요하다. 공황 발작 시에는 호흡의 저하를 우려해 벤조디아제핀계 약물보다는 항우울제를 사용하며, 심할 경우 항정신병약물을 소량 쓸 수 있다.

과호흡 증후군(hyperventilation syndrome)은 급성 스트레스, 불안, 공포, 통증 등으로 인해 스스로 수분 동안 빠르고 깊게 호흡을 함으로써 혈액의 pH가 변하여 여러 가지 증상이 생기는 증후군이다. 곧 질식, 불안, 현기증, 어지러움을 느끼며, 근육 경련, 심계항진, 통증, 입 주위와 사지의 감각이상 등이 나타날 수 있고, 심하면 실신하기도 한다. 응급실에 흔히 찾아오는데, 종이봉투 속 공기로만 호흡시키면 혈액 속의 이산화탄소가 증가하면서 증상이 해소된다. 환자에게 발병기전을 설명하고 대처방법을 교육하여 증상을 해소시키도록 하고 유발요인을 찾아내야 한다.

두 통

두통은 매우 흔하다. 전 인구의 약 80%가 일 년에 적어도 한번은 두통을 앓고, 10~20%는 두통으로 병원을 찾는다는 보고가 있다. 기질적 원인의 두통보다는 불안이나 우울로 인해 오는 경우가 더 흔하다. 만성적으로 아침에 두통이 있으면 우울증이나 불면증을 생각해 보아야 한다. 스트레스가 기질적인 원인의 두통도 악화시킬 수 있으므로 스트레스에 의해 심해진다고 해서 기질적 원인을 배제해서는 안 된다.

가장 흔한 두통은 긴장성 두통(tension type headache)이다. 두부와 경부의 근육이 불안이나 우울 같은 스트레스에 반응해서 계속 수축되면 혈관이 눌리면서 허혈이 생기고 이로 인해 두통이 나타난다. 띠를 두른 듯이 생기며 양측성이고 오후에 더 심하다. 쉽게 긴장하고 경쟁적인 성격에서 흔히 나타난다. 초기에는 항불안제, 근육이완제, 두경부 마사지가 효과적이고 우울증이 있으면 항우울제를 쓴다. 정신치료,

바이오피드백, 이완요법, 최면요법도 도움이 된다.

머리 한쪽으로만 두통이 발작적으로 나타나면 편두통(migraine)일 가능성이 높은데 중추 혈류 장애로 생기는 혈관성 두통이다. 오심, 구토, 광선공포증(photophobia)이 함께 나타나기도 한다. 완벽주의적이고 분노를 잘 억제하지 못하는 성격과 연관이 있다. 치료는 뇌와 혈관의 흥분성을 낮추어 편두통 발작 역치를 높여주는 것이다. 전구기(prodromal phase)에 에르고트 유도체나 진통제를 투여하면 효과적이나 에르고트 유도체는 모든 혈관에 비선택적으로 작용하므로 고혈압 등에선 금기사항이다. 자주 아프면 propranolol이나 verapamil을 예방적으로 쓴다. 단기치료에는 sumatriptan 같은 트립탄계 약물을 쓰나 관상동맥질환 환자에서는 사용하지 않는 것이 좋다. 스트레스를 줄이는 정신치료가 도움이 된다.

피부질환

스트레스와 정신 증상이 피부상태나 피부질환의 발생과 경과에 큰 영향을 미친다. 감정 상태에 따른 안면홍조, 발한, 창백함 등의 피부반응은 일상생활에서 쉽게 관찰할 수 있다. 다한증(hyperhidrosis)은 두려움, 분노, 긴장감에 따라 자율신경계가 흥분해서 손바닥, 발바닥, 겨드랑이와 같은 곳에 땀이 많이 나는 것이다. 감정적인 스트레스에 지속적으로 노출되어 과도한 땀 분비가 오래되면 발진, 수포, 감염과 같은 이차적인 피부변화가 나타난다.

흔히 보는 심인성 소양증(psychogenic pruritus)은 심해지면 심인성 찰과상이 된다. 스스로 피부에 손상을 주어 생기며 얼굴이나 사지와 같이 손이 쉽게 닿는 곳에 흔하다. 긴장을 완화시키려고 나타나는 강박적 증상으로 억압된 분노나 불안이 숨어 있을 수 있다. 일반적으로 소양증은 우울하면 더 심해진다. 스트레스나 무의식적 갈등이 항문 소양증(pruritus ani)이나 음부 소양증(pruritus vulvae)으로 나타나기도 한다.

아토피성 피부염(atopic dermatitis) 환자들은 불안하고 우울한 경향이 있고, 이러한 불안과 우울은 가려움에 대한 역치를 감소시키므로 피부를 긁는 행동으로 이어져 피부염을 더 악화시킨다. 건선(psoriasis)은 경계가 분명한 은백색의 인설(scale)로 덮여 있는 홍반성 피부 병변이 특징인 만성 피부질환이다. 관리가 어렵고 재발이 많아 환자들은 스트레스를 받게 되며 이 스트레스는 다시 건선을 악화시키는 요인이 된다. 흉하게 생긴 병변으로 인한 불안과 수치심은 심리적으로 환자에게 큰 부담을 주어 사회생활에도 지장을 받게 된다. 고통받는 심정을 잘 표현하도록 하면 치료에 도움이 된다.

피부질환에서 스트레스의 악영향을 해소시키기 위해 약물치료와 더불어 정신치료가 도움이 된다.

치 료

정신신체장애의 치료에서 중요한 점은 어느 한 쪽의 방법에 치우치지 않고 폭 넓은 치료법을 환자의 특성에 따라 잘 절충해 활용하는 것이다. 이때 내과적 치료와 정신과적 치료가 밀접하게 연계되고 통합된 형태로 이루어지는 것이 최상이다. 주로 급성 상태에서는 내과적 치료가 우선시 되나, 장기적으로는 정신과적 약물치료, 정신치료, 인지행동치료, 이완요법, 바이오피드백, 최면요법, 가족치료, 집단치료 등의 적절한 구성이 중요하다. 내과적 치료에 잘 반응하지 않거나 병의 특성이 만성적인 것으로 예측되면 정신과적 개입이 더 빨리 이루어져야 한다.

치료 목표는 병의 진행과 합병증을 방지하고 적응 능력을 증진시키는 것이며, 궁극적으로는 병의 완치이다.

의사의 역할은 최적의 치료과정으로 환자의 행동을 변화시키는 것이다. 환자가 발병기전을 이해하고 그에 따라 적응방법을 생각하여 실천할 수 있도록 도와야 한다. 병과 관련된 스트레스 인자를 파악해서 관리하고 해소시킬 수 있도록 한다. 건강에 도움이 되는 행동을 증진시키고 위험한 행동을 줄이도록 해야 하는데 규칙적인 생활, 숙면과 휴식, 금연, 절주, 위험한 성 행동의 지양 등 생활습관의 변화가 있도록 꾸준히 격려해야 한다. 의사와 환자의 관계가 공감과 이해를 통해 잘 유지되어야 이러한 일들이 이루어질 수 있다.

최근 인지행동치료가 스트레스 관리 치료 모델로 각광받고 있다. 환자들이 흔히 보이는 인지적 왜곡으로는 과대평가(overestimation), 지나친 일반화(overgeneralization, 한 가지 나쁜 일을 가지고 모든 일에 적용), 필터링(나쁜 측면에만 집중), 재앙화(catastrophization, 절대로 해결방법이 없다는 식의 절망적인 사고)가 있다. 스트레스 사건에 대한 환자 자신의 인지왜곡을 파악하고 이것이 어떻게 신체에 부정적인 영향을 미치는지 교육하며 인지의 재구성(cognitive restructuring)을 돕는다. 마지막으로 다양하고 효과적인 스트레스 관리 대안을 개발하고 연습을 통해 익히며 실생활에 적용할 수 있도록 한다.

인위성장애(factitous disorder)

개념 및 역사

인위성장애 환자들은 자기 자신이나 자녀들, 또는 다른 부양가족에게 고통스럽고, 장해가 남거나 생명을 위협하는 부상을 입히면서 질병을 가장하거나 유도, 악화시킨다. 일차적인 동기는 단순히 의학적 치료를 받고자 하는 것이며, 해야 할 일을 회피하거나 경제적 이득을 얻기 위함은 아니다.

1951년 Lancet지에 리차드 아셔(Richard Asher)가 입원하기 위해 자신의 병력이나 만성적이고 복잡한 증상들을 꾸며내어 여러 병원을 옮겨 다니는 환자들을 가리켜 뮌하우젠 증후군(munchausen syndrome)이라고 발표하면서 인위성장애의 개념이 분명해지기 시작하였다. 인위성장애는 위중한 상태 혹은 사망까지도 이어질 수 있으므로, 호소하는 증상이 조작된 것이더라도 환자의 의학적, 정신과적 요구는 심각하게 받아들여져야 한다.

역 학

역학에 대한 포괄적인 자료는 아직 없다. 제한된 몇몇 연구들에서 인위성장애가 정신과로 자문 의뢰되는 환자의 0.8~1.0%를 차지하는 것으로 보고되었다. 신체증상을 가진 인위성장애 환자의 대부분이 여성으로 남성의 3배에 달하며, 평균 연령은 20대에서 40대 사이로 간호나 의료 관련 직업에 종사하거나 교육을 받은 적이 있는 것으로 나타났다.

임상양상

환자가 나타내는 증상은 의도적인 것이지만 현실적인 이득 추구는 분명하지 않다. 신체장애와 정서장애를 가장하며, 환자는 증상과 징후를 만들어내는 데 있어 자신의 역할을 인식하고는 있으나 그러한 행동의 동기는 정확히 인식하지 못한다.

이들 환자의 특징은 입원을 자주 한다는 점이다. 심한 형태로는 신체증상을 만들어 내어 많은 병원에 입, 퇴원을 반복하여 치료자를 혼란시키는 뮌하우젠 증후군(munchausen syndrome)이 있다.

환자는 3가지의 전략을 사용한다. 첫째, 질병을 의심할 만한 증상을 호소하거나 보고한다. 둘째, 병에 대한 가짜 증거를 만든다(예: 체온계의 온도를 높이려고 손으로 비빈다). 셋째, 의도적으로 병의 증상을 만든다(예: 관절에 오염된 물질을 주사하거나 인슐린을 맞아서 저혈당 상태를 만든다). 우울, 망상, 환청 등을 호소하고 이상한 행동을 해서 마치 정신병처럼 보이기도 한다.

기존의 내과적 혹은 정신과적 지식으로 이해되지 않는 드물고 극적인 증상들을 나타내거나 증상이 일반적인 치료에 적절한 반응을 보이지 않을 때, 혹은 증상이 호전되면서 다른 새롭고 흔하지 않은 증상이 갑작스럽게 발생할 때 인위성장애를 의심해 보아야 한다. 수술이나 검사를 자꾸 받으려 하거나 자신의 증상에 대해 말하고 싶은 욕구를 보이는 것, 가족이나 친구 등의 병력 청취에 대해 주저하는 것도 이 장애를 가진 환자들의 특징이다. 또한, 방대한 내과적 과거력과 반복적인 수술 기왕력, 여러 약물에 대한 알레르기, 병문안을 오는 사람이 거의 없는 것, 의료인, 흔하지 않은 증상의 경과

표 16-6. 인위성장애의 DSM-5 진단기준 300.19 (F68.10)

스스로에게 부여된 인위성장애

A. 분명한 속임수와 관련되어 신체적이거나 심리적인 징후나 증상을 허위로 조작하거나, 상처나 질병을 유도한다.
B. 다른 사람에게 자기 자신이 아프고, 장애가 있거나 부상당한 것처럼 표현한다.
C. 명백한 외적 보상이 없는 상태에서도 기만적 행위가 분명하다.
D. 행동이 망상장애나 다른 정신병적 장애와 같은 다른 정신질환으로 더 잘 설명되지 않는다.

다음의 경우 명시할 것:

단일 삽화
재발 삽화(질병을 조작하거나, 혹은 부상을 유도하는 2회 이상의 사건)

타인에게 부여된 인위성장애(과거, 대리인에 의한 인위성장애)

A. 분명한 속임수와 관련되어 다른 사람에게 신체적이거나 심리적인 징후나 증상을 허위로 조작하거나, 상처나 질병을 유도한다.
B. 제3자(피해자)가 아프고, 장애가 있거나 부상당한 것처럼 다른 사람에게 내보인다.
C. 명백한 외적 보상이 없는 상태에서도 기만적 행위가 분명하다.
D. 행동이 망상장애나 다른 정신병적 장애와 같은 다른 정신질환으로 더 잘 설명되지 않는다.

주의점: 가해자가 인위성장애 진단을 받는다. 피해자에게 내리는 진단이 아니다.

다음의 경우 명시할 것:

단일 삽화
재발 삽화(질병을 조작하거나 혹은 부상을 유도하는 2회 이상의 사건)

를 예측하거나 치료에 대한 반응이 특이한 것도 단서가 될 수 있다.

진 단(표 16-6)

진단은 매우 어렵다. 과거 병력을 잘 수집하여 확인해 보고, 이들 병이나 증상이 의학적 사실과 유사한지, 특정 약이나 치료, 수술 등을 요구했는지를 알아보아야 한다. 꾸며낸 질병이 의심되는 경우, 약 50% 정도가 정신과적 평가를 위해 자문 의뢰되는데, 이러한 환경에서는 환자가 공격적이 되거나 병원을 탈출할 수 있고, 직면 시에는 정신병적 증상을 유발할 수 있으므로, 캐묻거나 트집을 잡아 따져 묻는 어조의 질문은 피해야 한다.

과거 DSM-IV에 따른 진단 기준에는 스스로 증상을 만들어내는 경우만 인위성장애로 포함되었다. 그러나 DSM-5에서는 자기 자신의 증상을 꾸며내는 '스스로에게 부여된 인위성장애(factitious disorder imposed on self)'와 다른 사람의 증상을 만들어내고 상처나 질병을 유도하는 '타인에게 부여된 인위성장애(과거, 대리인에 의한 인위성 장애) factitious disorder imposed on another(previously, factitious disorder by proxy)'로 분류하여 모두 인위성장애로 진단할 수 있게 되었다.

감별진단과 동반이환장애

신체질환을 반드시 배제해야 하는데, 환자들이 증상을 만들면서 실제로 질병을 가질 수 있다는 가능성도 고려해야 한다. 이밖에도 전환장애, 성격장애, 조현병, 꾀병, 약물 남용 등과 감별해야 한다. 인위성장애는 무의식적이고 비의지적(nonvolitional)인 신체증상 및 관련장애와 의식적이고 일부러 신체증상을 만들어내는 꾀병(malingering) 사이에 존재한다고 볼 수 있다. 이들의 목적은 환자 역할(sick role)을 하는 것이다.

다수에서 정서장애가 있으며, 사회기능이 좋지 않고 성격장애가 많다.

원 인

정신역동적 설명으로, 무관심한 부모로부터 정서 박탈을 경험하고 병을 만들어 내어 의료진으로부터 사랑과 보살핌을 받으려는 무의식적인 동기에 의한다고 한다. 피학적 성격(masochistic personality)의 환자들은 수술이나 침습적인 진단 과정을 찾아다니며 고통을 과거의 죄에 대한 형벌로 여긴다. 많은 환자들에서 경계성 성격장애의 특징인 빈약한 정체성 형성(poor identity formation)과 혼란스러운 자기상(self-image)을 보이며, 주위 사람과 자신을 동일시하기도(as-if personality) 한다. 그러나 모든 환자가 그렇지는 않다.

주된 방어기제는 억압, 공격자와의 동일시, 퇴행, 상징화 등이다.

치 료

치료 또한 매우 어렵다. 우선 추가적인 해로운 시도를 차단시켜야 하는데, 대개 환자는 병실에 입원해 있으므로 정신과에 의뢰하여 정확한 진단과 치료를 받도록 한다.

경과 및 예후

주로 성인 초기에 시작되지만, 소아 혹은 청소년기에도 나타날 수 있다. 대개 실제 질병을 앓은 후, 상실, 거절 혹은 버림받음을 경험한 후에 발병하고, 과거력 상 환자나 혹은 가까운 사람이 아동기나 초기 청소년기에 실제로 신체질환을 앓아 입원한 병력이 있는 경우가 많다.

병의 경과에 따라 입원이 반복되며 이로 인해 직업이나 대인 관계에도 문제가 생긴다. 예후는 대부분 나쁜 편으로, 범죄를 저지르고 감옥에서 보내거나 종종 정신과에 입원하며, 필요 없는 약물치료나 침습적 검사, 수술 등으로 인해 사망하기도 한다. 자살기도의 가능이 있으므로 주의를 요한다.

달리 명시된 신체증상 및 관련 장애 (other specified somatic symptom and related disorder)

이 범주는 사회적, 직업적, 또는 다른 중요한 기능 영역에서 임상적으로 현저한 고통이나 손상을 일으키는 신체증상 및 관련 장애의 특징적인 증상들이 두드러지지만, 신체증상 및 관련 장애의 진단 부류에 속한 장애 중 어떤 것에도 완전한 기준을 만족하지 않는 발현 징후들에 적용된다.

앞서 언급된 신체증상장애와 질병불안장애에서 증상 지속기간이 6개월을 넘지 않으면 '단기 신체증상장애/질병불안장애'로 명명하여 이 진단을 적용할 수 있다. 또한 질병불안장애에서 지나친 건강 관련 행동을 보이거나 순응도가 떨어지는 회피 행동을 보인다는 진단기준을 만족시키지 못하면 '과도한 건강 연관 행동이 나타나지 않는 질병불안장애'로 진단내릴 수 있다. 상상임신(pseudocyesis)도 이 범주에 속하는데, 임신이 아닌데도 임신의 객관적인 징후가 나타나거나 관련된 증상을 호소하며 임신을 했다는 잘못된 믿음을 보이는 것이다. 초음파 진단법의 개발에 따라 그 빈도는 많이 줄었지만 실제로 자궁이 임신 6주 크기까지도 커질 수 있다.

〈Reprinted with permission from the Diagnostic and Statistical manual of Mental Disorders, Fifth Edition (Copyright 2013). American Psychiatric Association.〉

참고문헌

1) 권준수 편저. 정신질환의 진단 및 통계편람, 제5판. 서울: 학지사;2015. p.341-351.
2) 송지영. 신체형 장애. 대한신경정신의학회. 신경정신의학. 서울: 중앙문화사; 2005. p.241-261.
3) 정도언, 이유진. 정신신체의학과 스트레스. 대한신경정신의학회. 신경정신의학. 서울: 중앙문화사;2005. p.289-307.
4) American Psychiatric Asoociation. Diagnostic and statistical manual of mental disorders, 5th ed. Washington, DC;2013.
5) Brown RJ. Psychological mechanisms of medically unexplained symptoms: an integrative conceptual model. Psychol Bull 2004;130:793-812.
6) Chou R, Shekelle P. Will this patient develop persistent disabling low back pain? JAMA 2010;303:1295-1302.
7) Dimsdae JE, Creed F, Escobar J, Sharpe M, Wulsin L, Barsky A, et al. Somatic Symptom Disorder: An important change in DSM-5. J Psychosom Res 2013;75:223-228.
8) Francis A. DSM-5 somatic symptom diosrder. J Ner Ment Dis 2013;201: 530-531.
9) Hales RE, Yudofsky SC, Roberts LW. The American psychiatric publishing textbook of psychiatry. 6th ed. Washington, DC: American Psychiatric Publishing;540-556.
10) Kohl A, Rief W, Glombiewski JA. Acceptance, cognitive restructuring, and distraction as coping strategies for acute pain. J Pain 2013;14:305-315.
11) Marcus DK, Gurley JR, Marchi MM, Bauer C. Cognitive and perceptual variables in hypochondriasis and health anxiety: a systematic review. Clin Psychol Rev 2007;27:127-139.
12) Rief W, Martin A. How to use the new DSM-5 somatic symptom disorder diagnosis in research and practice: a critical evaluation and a proposal for modifications. Annu Rev Clin Psychol 2014;10:339-367.
13) Rosmalen JG, Tak LM, de Jonge P. Empirical foundations for the diagnosis of somatization: implications for DSM-5. Psychol Med 2011;41:1133-1142.
14) Sadock BJ, Sadock VA, Ruiz P. Kaplan and Sadock's synopsis of psychiatry. 11th ed. Philadelphia: Wolters Kluwer;2014. p.473-496.
15) Wollburg E, Voigt K, Braukhaus C, Herzog A, Löwe B. Construct validity and descriptive validity of somatoform disorders in light of proposed changes for the DSM-5. J Psychosom Res 2013;75:18-24.

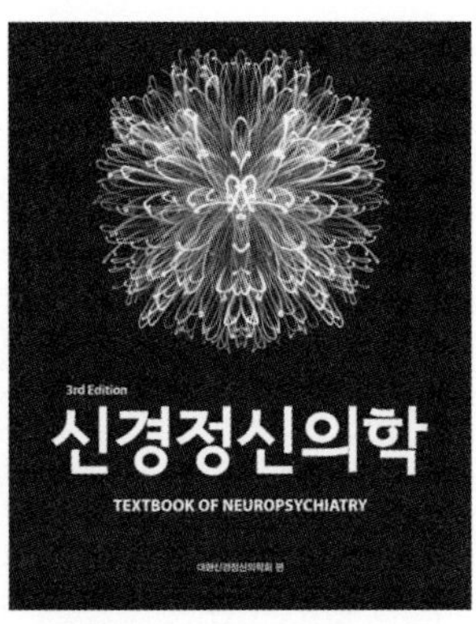
3rd Edition
신경정신의학
TEXTBOOK OF NEUROPSYCHIATRY

Chapter 17

급식 및 섭식장애

Feeding and Eating Disorders

김율리, 이승재

섭식장애(eating disorders)

섭식장애에는 신경성 식욕부진증(anorexia nervosa), 신경성 폭식증(bulimia nervosa), 폭식장애(binge eating disorder) 및 회피/제한적 섭취장애(avoidant/restrictive food intake disorder) 등이 포함된다.

섭식장애는 현대사회에서 광범위하게 퍼져있으며, 청소년과 젊은 여성에서 흔히 볼 수 있다. 미국의 역학조사에서 섭식장애의 특성이 있는 경우 유병률은 소년의 7.1%, 소녀의 13.4%에 달한다. 섭식장애는 기능장애를 초래하고, 쉽게 만성화된다.

섭식장애의 생물학적 특징에 대한 연구결과들은 섭식 행동의 조절에 관한 이해를 통해 향상되어 왔다. 중추에서의 섭식행동 조절은 항상성(homeostatic)과 쾌락적(hedonic) 측면으로 구분할 수 있다. 섭식행동의 항상성 조절에 관여하는 물질인 렙틴이 매개하는 말초와 중추 간 연결의 결함이 나타나면, 시상하부 및 그 이상의 중추 체계에서 연속반응이 일어난다. 최근 섭식행동의 생물학적 체계를 보상측면에서 설명하고자 하는 연구가 활발히 진행되고 있다. 쾌락행동의 보상체계는 원함(wanting)과 선호(liking)의 두 요소로 구분할 수 있다. 원함(wanting) 측면은 중독행동추구, 강박적 중독행동, 금단시의 불쾌감 등을 설명한다. 한편 선호(liking)는 보상의 쾌락적(hedonic) 측면을 구성하는데, 이는 행동뿐 아니라 주관적인 정서를 표시하는 것이기도 하다. 원함과 선호는 모두 음식섭취와 관련된 보상체계에 기여한다. 이 두 요소에는 단일의 신경전달물질이 작용하지는 않으나, 각 요소에 대해 독립적인 신경화학적 경로가 기저에서 영향을 미치는 것으로 생각된다. 원함, 열망, 음식에 대한 극단적 갈망 등의 포상 체계(incentive system)에는 도파민 회로가 관여한다. 포상체계를 통제하는 주 요소는 항상성이며, 환경과의 상호 작용의 경험에 의해 포상체계가 형상화된다. 반면, 충동 만족을 위한 반사(consummatory) 행동, 선호(liking) 행동, 쾌락(pleasure) 행동 등에는 아편(opiate)계와 카나비노이드(cannabinoid)계가 관여한다. 이러한 쾌락체계는 단지 식욕 촉진뿐 아니라, 개체의 행동 선택을 관장하는 광범위한 유기적 기관이다. 이 쾌락체계에서는 예상되는 보상과 얻을 수 있는 즐거움 및 기대되는 시간의 틀에 근거하여 행동이 결정된다.

섭식장애는 DSM-5에서 급식 및 섭식장애(feeding and eating disorders)에 포함되어 있다. 섭식장애란 섭식행동(eating behavior)에 현저한 문제가 있는 신경정신과적 질환이며, 급식장애(feeding disorders)란 주로 어린이를 먹이는 일에 있어 식사 거부나 편식 등 어린이가 잘 먹지 않으려는 행동장애를 말한다. 급식장애에 포함되는 질환으로는 이식증(pica), 반추장애(rumination disorder)가 있다. 회피/제한적 음식 섭취장애(avoidant/restrictive food intake disorder)는 DSM-5에서는 DSM-IV-TR의 Feeding Disorder of Infancy and Early Childhood 기준에 해당하는 증상뿐 아니라 달리 분류되지 않은 섭식장애(eating disorder not otherwise specified)에 해당하는 증상 등 기타 섭식문제(feeding problems)를 포함하여 회피/제한적 섭취장애를 정의한다. 신경성 식욕부진증과 신경성 폭식증은 DSM-IV-TR에서 연속된 질환이며 폭식장애(binge eating disorder)는 DSM-IV-TR에서 달리 분류되지 않은 섭식장애의 하나였으나 DSM-5에서 독립된 진단이 되었다.

ICD-10에서는 섭식장애를 신경성 식욕부진증, 비전형적 신경성 식욕부진증, 신경성 폭식증, 비전형적 신경성 폭식증, 기타 정신적 장애와 관련된 과식(overeating associated with other psychological disturbances), 기타 정신적 장애와 관련된 구토증(vomiting associated with other psychological disturbances), 기타 섭식장애(이식증, 심인성 식욕상실) 등으로 분류한다.

신경성 식욕부진증(anorexia nervosa)

개 념

신경성 식욕부진증의 핵심병리는 음식과 체중에 대한 불안으로, 자기파괴적인 비정상적 섭식행동과 신체에 대한 왜곡된 지각을 특징으로 한다. 신경성 식욕부진증은 정신질환 중 사망률이 가장 높으며, 치사율이 연 0.56%로서 동일 연령대의 12배이다. 신경성 식욕부진증 환자를 진료할 때 신체적 합병증에 대한 평가와 치료를 전문적인 정신과적 치료 및 영양 공급과 함께 행하여야 한다.

역 학

성인에서 신경성 식욕부진증의 12개월 유병률은 대략 0.6%이며, 젊은 여성에서는 0.9%이다. 신경성 식욕부진증은 여성에서 많은 질환이며, 신경성 식욕부진증 환자의 10%는 남성이다.

임상양상

행동양상

신경성 식욕부진증의 핵심 표현형은 식사행태 변화와 체중 감소이다. 신경성 식욕부진증의 행동이상의 특징은 불충분한 열량 섭취인데, 이는 흔히 '굶기'로 표현된다. 체중을 줄이겠다고 결심하고 지속적으로 이를 추구한 결과 어느 정도는 성공한다. 신경성 식욕부진증 환자의 1/3은 극단적 과식(즉, 폭식) 삽화를 보인다. 또한, 식욕을 억누르거나 폭식을 상쇄하고자 하는 다양한 보상 행동들(예: 운동, 구토, 하제 남용)도 특징이다. 환자의 40% 이상에서 지나치게 운동에 몰두하는 양상을 보이는데, 이러한 행동은 강박적이다. 대부분의 환자는 자신이 속한 문화에 신경성 식욕부진증의 병리행동을 잠입시켜 합리화하고, 이러한 행동은 시대와 나라에 따라 다양한 방식으로 표현된다. 현대 사회에서는 체중과 체형으로 신경성 식욕부진증의 임상양상을 설명하는 경우가 일반적이나, 이 병이 사람들에게 인식되기 시작하던 시대의 초기에는 다양한 방법으로 현재와는 달리 설명하기도 했다.

심리적 양상

신경성 식욕부진증 환자들은 음식에 대한 극도의 불안이 특징이다. 이들은 병적 행동을 문제라고 인식하지 않으며, 저체중을 성취의 결과라고 여기지 질병이라고 생각하지 않는다. 따라서 변화 즉, 회복에 대한 동기가 제한된다. 또한 신경성 식욕부진증 환자는 일상생활에서 필요한 감정 조절을 적절히 하지 못하는데, 이는 병전부터 존재하는 발병의 취약요인이자, 질환에서 비롯된 영양결핍의 결과로 악화된다.

신체 증상

신경성 식욕부진증의 호발 연령이 급격한 성장발달이 이루어지는 10대이기 때문에 이 질환으로 인한 정상적인 발달 및 성장의 정체가 흔하다. 특히 청소년은 어른에 비해 체내 비축 영양이 적기 때문에 섭식장애로 인한 신체 위험이 급격하게 높아진다. 흔히 체질량 지수가 신체적 위험도의 지표로 사용되나 남성, 어린이, 장신의 경우, 수분저류(부종)가 있는 경우는 반드시 유용하지만은 않다. 당뇨 등의 동반된 신체합병증이 있을 경우 어떤 범위의 체질량 지수에서라도 신체 위험이 높아질 수 있다.

체중이 감소함에 따라 후유증으로 무월경, 체중감소, 저체온, 부종, 서맥, 저혈압, 탈모증, lanugo(신생아와 같은 체모의 출현) (그림 17-1), 부정맥, 골밀도저하, 갑상선 기능저하, 월경과 관련된 호르몬, 즉 황체형성호르몬(luteinizing hormone), 난포자극호르몬(follicle-stimulating hormone), 성선자극호르몬(gonadotropin-releasing hormone)의 감소, 기초대사량의 감소가 생기고 심한 경우 다발성 주요장기 손상이 생긴다.

신경성 식욕부진증 환자에서의 부정맥은 이 병으로 인한 급사의 한 원인으로 추정되며, 비정상 심전도 소견의 대표적으로 QT 간격의 연장이 있다. 신경성 식욕부진증과 신경성 폭식증 모두 소화기계 운동감소 및 만성적인 변비약 복용과 자발적 구토 등과 관련된 위장관계 확장소견이 나타날 수 있다.

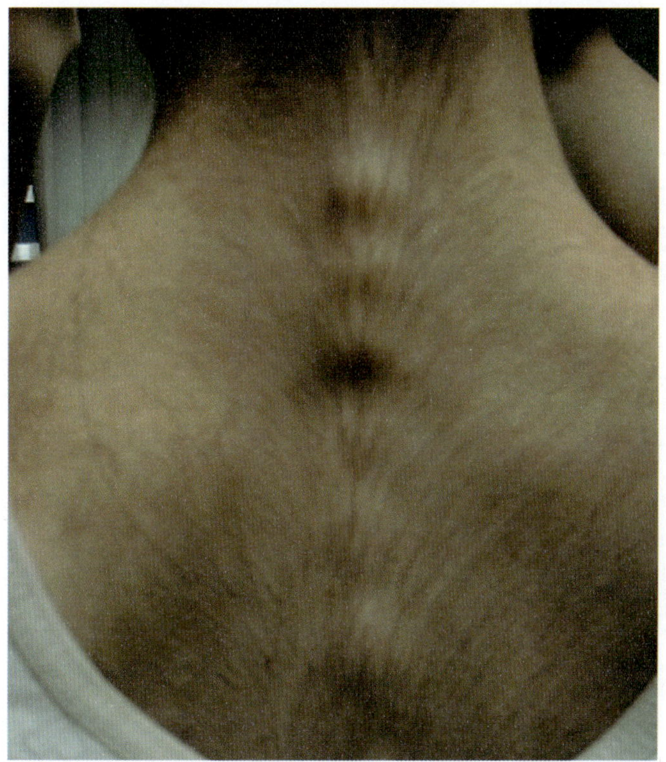

그림 17-1. 신경성 식욕부진증의 lanugo.

신경성 식욕부진증에서 구토나 하제 복용 등으로 인해 전해질 이상소견이 나타나기도 하나, 상당수는 정상소견을 보인다. 고중탄산혈증에 동반되어 나타나는 저칼륨혈증은 구토 및 이뇨제 복용의 지표가 될 수 있다. 하제를 복용한 경우 정상 음이온차 산혈증(non-anion gap acidosis)을 보이는 경우가 흔하다. 흔하지는 않지만 저칼륨혈증은 치명적일 수 있다. 신경성 식욕부진증에서 저나트륨혈증은 흔하며 이는 수분과다 섭취, 항이뇨호르몬 조절기능의 이상 등을 반영한다. 저혈당증은 저체중 환자에서 흔하나 무증상으로 나타나 간과하는 경우가 많다. 백혈구 감소증, 호중성 백혈구 감소증, 빈혈, 혈소판 감소증 등도 신경성 식욕부진증에서 볼 수 있는 소견이다. 갑상선 기능검사상 흔히 euthyroid sick syndrome 즉, T3는 감소되어 있으면서 TSH가 낮고 free T4는 정상 혹은 약간 감소된 소견을 보인다. 저체중의 신경성 식욕부진증과 정상체중의 신경성 폭식증 모두에서 혈중 코티솔과 소변내 코티솔이 증가된 소견을 보일 수 있다.

무월경은 신경성 식욕부진증의 주요한 특징이다. 신경성 식욕부진증에서의 무월경은 성선자극 호르몬의 박동성 저하로 인한 성선자극성 성선기능저하증으로 인하며 혈중 에스트로겐수치가 약간 저하된다. 신경성 식욕부진증 청소년에서는 초경 시작 연령을 포함해 사춘기가 지연될 수 있으며, 키 성장이 정지될 수 있다. 남성에서는 혈중 테스토스테론의 감소 및 저신장을 초래할 수 있다. 남녀 모두에서 지방 분포가 일정 정도 이상이 되어야 성선자극호르몬의 박동성 분비를 정상적으로 유지할 수 있는 것으로 보인다.

신경성 식욕부진증의 50% 이상에서 나타나는 골밀도 저하는 피질골과 소주골 모두에 영향을 미칠 수 있으며 압박골절과 척추후만증 등을 초래할 수 있다. 청소년기는 평생에 걸쳐 가장 활발한 골성장이 이루어지는 시기인데, 이 시기에 신경성 식욕부진증으로 인한 무월경, 기아, 운동과다 등은 골형성 없이 골흡수를 초래해 골밀도 저하가 나타난다. 청소년들에서는 6개월 정도의 비교적 단기간의 신경성식욕부진증에의 이환 후에도 골밀도 저하가 나타날 수 있으며, 남성에서도 나타날 수 있다. 체중 회복 후에도 골밀도 저하는 지속될 수 있으며 신경성 식욕부진증의 병력이 있는 여성은 장기간 골절의 고위험군이 된다. 따라서 신경성 식욕부진증 환자에게는 정기적인 요추부 방사선 골밀도 측정을 통해 압박골절의 위험과 골밀도 저하의 정도를 평가할 필요가 있다.

표 17-1은 급박한 처치가 필요한 영양적, 신체적 상태가 표시되어 있다. 신체적 위험이 증가할 경우 즉각적인 입원과 전문적인 치료를 요하며 특히 급성으로 진행한 경우에 그러하다.

진 단

DSM-5

DSM-5에서는 신경성 식욕부진증의 아형을 제한형(re-

표 17-1. 섭식장애에서 신체위험도가 높거나 신속한 의료를 요하는 영양적 및 심혈관계적이상 지표

	중등도 위험	고도 위험
영양(nutrition)		
체질량지수(kg/m^2)	<15	<13
체질량지수(centiles)	<3rd	<2nd
체중감소(kg/week)	>0.5	>1.0
혈액순환(circulation)		
수축기혈압(systolic blood pressure, mm Hg)	>90	>80
이완기혈압(diastolic blood pressure)	<60	<50
기립성혈압감소(postural drop)	>10	>20
맥박(pulse rate, beats per min)	<50	<40
산소포화도(oxygen saturation, %)	<90	<85
말초(extremities)	—	cyanotic
근골격계(musculoskeletal, squat test*)		
팔을 이용해 균형을 유지해야만 함	+	
팔을 짚지 않고서는 일어설 수 없음	—	+
체온(temperature)		
심부체온(core temperature, °C)	<35	<34.5
검사(investigations)		
전혈구검사(FBC), urea, electrolytes(phosphate 포함), 간기능검사(LFT), 알부민, 크리아티닌, 혈당	정상범위를 벗어남	칼륨<2.5 mmol/L 나트륨<130 mmol/L 인<0.5 mmol/L
심전도(electrocardiogram)		QT 간격의 지연, 특히 칼륨 수치가 저하된 경우

FBC: full blood count, LFT: liver function test. *Squat test는 환자가 양팔을 앞으로 나란히 한 채 쪼그린 자세에서 손을 짚지 않고 일어나게 함. 이때 필요하면 손으로 땅을 짚고 일어설 수 있음. Treasure and Claudino, 2010

표 17-2. 신경성 식욕부진증(anorexia nervosa)의 DSM-5 진단기준

A. 연령, 성별, 발달적 궤도에 비추어, 신체적 건강을 위한 최소한의 정상 수준에 미치지 못하는 저체중을 유지함
B. 이 장애를 지닌 개인들은 전형적으로 체중 증가에 대한 극심한 두려움을 보임
C. 개인에게서 체중과 체형에 대한 경험과 의미가 손상되어 있음
※ 두 가지 유형
(1) 제한형: 지난 3개월 동안 폭식 혹은 제거 행동(즉, 자발적 구토, 하제 남용, 이뇨제, 혹은 관장 등)이 정기적이지 않았던 경우
(2) 폭식/제거형: 지난 3개월 동안 폭식 혹은 제거 행동이 반복적으로 있었던 경우
※ 심각한 정도[체질량 지수(body mass index, kg/m^2)에 의거함. 아동청소년의 경우 BMI 백분위에 맞는 기준 사용]
경도 ≥17 kg/m^2
중등도 16~16.99 kg/m^2
중증 15~15.99 kg/m^2
극심 <15 kg/m^2

stricting type)과 폭식/제거형(purging type)으로 구분하였다. 제한형은 음식 섭취를 제한하고 가능한 낮은 칼로리의 음식을 선택하며 음식에 대해 강박적이라는 특성이 있다. 반면, 폭식 및 제거형 대부분은 구토를 유발하거나 하제, 이뇨제, 관장제를 남용한다. 신경성 식욕부진증의 이 아형에 속한 사람들의 일부에서는 폭식을 하지는 않지만 적은 양의 음식을 섭취한 이후 정기적으로 하제를 사용한다. 장애가 진행되는 과정 중 아형들 간의 경계를 넘어서는 경우가 일반적이기에, 아형 기술은 종단적인 경과보다 현 증상 기술에 사용되어야 한다.

DSM-5 진단기준은 표 17-2와 같다.

신체적 상태의 평가

신경성 식욕부진증 환자의 평가 시에는 먼저 키와 체중의 측정, 연령대비 성성숙도 등을 반드시 평가한다. 이학적 검사상에는 저혈압, 서맥, 저체온증 등의 소견이 흔하며, 그 외 탈모, 솜털, 말초피부체온저하, 과카로틴혈증, 유방위축 등이 있을 수 있다. 구토와 관련해서 이하선 및 악하선의 부종, 치아부식, 손등의 흉터(Russell's sign) 등을 관찰할 수 있다.

감별진단과 동반이환장애

감별할 질환은 우선 체중감소를 초래할 수 있는 신체상태인 영양흡수저하 질환(예: 복강질환, 염증성장질환), 종양, 불법약물복용, 감염(예: 결핵), 자가면역질환, 내분비질환(예: 갑상선기능항진) 등이다. 또한 무월경을 초래할 수 있는 임신, 일차성난소기능부전, 다낭성난소증후군, 뇌하수체프로락틴종양, 자궁이상, 기타 갑상선기능저하 등도 감별한다.

감별할 정신질환으로는 체중감소를 초래할 수 있는 주요우울장애, 조현병, 물질사용장애, 기이한 식사행동을 보일 수 있는 사회불안장애, 강박장애, 신체변형장애, 조현병, 신체에 대한 집착을 보이는 신체변형장애 등이다. 한편, 신경성 폭식증은 최소한의 정상 수준 혹은 그 이상의 체중을 유지한다는 점에서 구별되며, 회피/제한적인 음식섭취장애는 체중 증가에 대한 두려움이나 체중과 체형에 대한 왜곡된 인식이나 지각의 장해가 나타나지 않는다는 점에서 구별된다.

동반이환 질환으로는 양극성 장애, 우울증, 불안 장애 등이 흔하다. 불안장애의 경우 신경성 식욕부진증 발병 이전에 증상들이 있는 경우가 일반적이다. 일부 신경성 식욕부진증 환자들에서는 강박장애가 있으며, 특히 제한형 환자들에게서 나타난다. 알코올 사용 장애와 다른 물질 사용 장애 또한 신경성 식욕부진증과 공병될 수 있으며, 이는 특히 폭식 및 제거형에서 나타나고 있다.

원 인

유 전

쌍생아 연구에서 신경성 식욕부진증의 유전력은 58%부터 76%에 이른다. 신경성 식욕부진증 환자의 직계 가족들에서 위험도가 증가한다. 이란성 쌍생아에서보다 일란성 쌍생아에서 신경성 식욕부진증의 일치율이 높다. 가장 큰 위험요인은 성별, 즉 여성이다.

생물학적 원인

신경성 식욕부진증 환자에서는 섭식과 관련된 동기 행동을 조절하는 체계에 이상이 있다. 이러한 현상은 회복 후에도 지속된다. 예를 들어, 신경성 식욕부진증에서 선조체내 도파민 강직성 분비의 저하는 섭식 동인(drive to eat)의 감소를 의미한다고 볼 수 있으며, 이는 신경성 식욕부진증에서 보이는 야윔 현상을 설명할 수 있다. 섭식행동에 관여하는 세로토닌 체계는 처벌체계[혹은, 위험으로부터의 회피(harm avoidant) 체계]의 한 부분으로 이 체계는 보상 체계와 반대로 작동한다. 신경성 식욕부진증에서 보이는 세로토닌 체계의 이상은 회복된 후에도 지속된다. 또 다른 연구로는 신경성 식욕부진증 환자는 섬엽(insula)의 이상으로 인해 배고픔을 잘 느끼지 못하고, 음식의 맛을 인식하는 능력이 근본적으로 바뀌었고 나아가 음식에 다가가려는 동기부여가 잘 되지 않는 것이라는 결과가 있다. 한편 옥시토신 체계의 이상과 이 병의 병리와의 관계가 시사된다.

기 질

불안 장애나 아동기 강박적 특징을 보이는 개인들은 신경성 식욕부진증의 발병 위험이 높다.

심리적 요인

자신감 부족은 섭식장애를 초래하는 가장 큰 위험요인이다. 완벽주의 성향, 자신에 대한 엄격함도 위험요인이다. 우울, 불안, 분노, 공허함, 외로움 등도 원인이 된다. 또한 인생이 자신의 통제를 벗어났다는 막막함이나, 처한 환경에 잘 적응하지 못한다는 불안감 등도 위험 요인이다.

환 경

마른 체형과 완벽한 몸매에 대한 문화적 압력은 또 다른 원인이다. 매스컴에서 조장하는 날씬함에 대한 가치관 주입이나 비만에 대한 자극적이고 불안감을 조장하는 과장된 자료들은 어린이와 청소년에게 체중증가에 대한 불안을 조장한다. 이는 자아가 충분히 성숙하지 못한 청소년에게 만성적인 다이어트를 유발시키게 된다.

기타 위험요인

감정을 적절히 표현하는 능력이 부족한 경우, 대인관계에 어려움이 있는 경우, 가족 내 불화가 있는 경우, 체중이나 체형과 관련해 놀림 받았던 경우, 성적 혹은 신체적으로 학대 받은 기억이 있는 경우, 부모님이 음식이나 체중에 지나치게 집착하며 조절하려 했던 경우, 자녀의 성취에 과도한 기대를 보이는 경우 등 가족 내 요인도 발병의 요소이다.

치 료

신경성 식욕부진증 치료의 핵심은 네 가지 측면으로 나눌 수 있다. 첫째, 환자가 치료의 필요성을 느낄 수 있도록 도와줌으로써 치료동기를 유지하게 하는 것이다. 환자가 변화를 꺼려할 경우 이는 특히 어렵고도 중요하다. 둘째, 체중 회복이다. 이는 영양실조를 되돌리고, 신체적, 정신적 상태의 전반적 호전을 도모할 수 있다. 체중회복은 입원, 낮병원, 외래 치료에서 도모할 수 있는데 어떤 상황이 나은지는 의견이 분분하다. 셋째, 식사행태, 심리적 어려움, 체형과 체중을 과대평가하는 생각, 전반적인 정신사회적 기능 등을 다루는 것이다. 청소년에서는 특히 가족치료의 효과가 입증되었다. 과잉 보호 및 비난하는 부모의 경우 부모와 환자를 분리시켜 진행하는 가족치료가 효과적이며, 부모 대상의 그룹교육을 통해 부모의 탈진을 경감시킬 수 있다. 성인 신경성 식욕부진증 환자들에 대한 효과적인 정신심리 치료를 위해서는 치료자들의 치료기술 습득과 훈련이 필요하다. 넷째, 강제 치료(compulsory treatment)이며, 이는 극소수에 해당된다. 환자가 원하는 것과 최선의 치료를 받을 권리를 조화하는 것은 어려운 일이다. 따라서 강제치료는 보호자의 동의 및 법적인 허락하에 수행하는 것이 바람직하며, 결코 가볍게 여겨서는 안 된다.

신경성 식욕부진증의 치료는 일반적으로 다각적이고 고난이도의 전문적인 의료서비스를 요한다. 일차적으로는 외래치료를 추천하지만, 외래치료에 반응하지 않거나, 신체적 고위험군이나, 정신사회적 자원이 빈곤할 경우(예: 가족의 비협조 등)에는 입원치료를 한다. 신경성 식욕부진증에서의 대부분의 신체적 합병증은 영양상태 및 섭식이상 행동의 호전에 따라 회복된다. 그러나 구토와 이뇨제 남용으로 인한 전해질 이상(저칼륨 혈증 등) 등 일부 신체적 합병증은 치명적일 수 있다. 영양결핍은 부정맥의 위험을 높이고, 감염에 취약하게 할 수 있다. 신경성 식욕부진증에서의 영양결핍의 특징은 특정 영양소에 국한하기보다는 전반적인 결핍이므로 회복을 위해서는 서서히, 경구로, 복합 비타민제와 복합 미네랄제를 포함한 음식 공급을 요한다. 극도의 영양결핍 상태의 고위험상태의 신경성 식욕부진증 환자의 경우 전문치료기관에서 첫 시기(약 3~7일) 동안은 재섭식증후군(refeeding syndrome)을 예방하고자 주 0.5~1 kcal/kg 정도의 유동식이를 유제품 등 고인산 식품 및 티아민, 비타민 B 등과 더불어 공급한다. 중등도의 위험군의 경우라면 외래 치료의 경우 일주에 250~450 g의 체중증가, 입원 환자의 경우 일주에 1 kg의 체중증가를 목표로 한다.

다양한 체중감량 방법들 즉, 구토, 이뇨제남용, 변비약, 혹은 카페인음료나 탄산음료 등은 수분결핍 혹은 수분과다 및 전해질 불균형 등을 초래하며 이로 말미암아 심한 신경성 식욕부진증의 경우 급성 신부전에 빠질 수 있다. 통상 경구영양공급이 일차적인 치료가 되나, 전신적인 임상적 평가와 신체위험 정도의 평가를 통해(표 17-1) 가장 적절한 치료 환경과 영양공급 방법을 결정한다.

약물치료로서 항우울제 치료는 신경성 식욕부진증 환자에서 체중회복에는 도움이 되지 않는 것으로 보이지만, 우울증상과 강박증상에는 효과가 있다. 올란자핀(olanzapine)은 신경성 식욕부진증 환자에서 체중회복률을 높이고 체중회복 시기를 줄이는 데 효과적인 것으로 보인다. 한편 신경성 식욕부진증에서 아연의 보충이 체중증가, 우울증, 불안증에 효과가 있다.

경과 및 예후

신경성 식욕부진증은 일반적으로 청소년기 또는 성인기 초반에 발병한다. 점차 사춘기 이전이나 40세 넘어 발병하는 경우도 증가하고 있다. 임상의들은 나이가 많음에 기초하여 감별진단으로부터 신경성 식욕부진증을 배제하지 않아야 한다. 어린이나 청소년들의 경우 체중증가에 대한 불안을 부인하는 것을 포함한 비전형적인 특징들이 있을 수 있다. 많은 경우, 진단 기준에 완전히 충족되기 이전의 상당기간에 걸쳐 섭식행동이 변화된 기간이 있다.

신경성 식욕부진증의 경과는 다양하다. 신경성 식욕부진증 환자들 중 일부는 한 번의 삽화 후 완전하게 회복되는 반면, 일부는 재발과 체중 증가를 반복하며, 일부는 만성적 난치성 경과로 진행한다. 신경성 식욕부진증의 평균 이환기간은 5년이다. 신경성 식욕부진증은 모든 정신질환 중 치사율이 가장 높으며, 조사망률(crude mortality rate, CMR)은 대략 10년에

5%이고, 치사율이 연 0.56%로서 동일 연령대 소녀의 12배이다. 대부분의 사망은 일반적으로 장애와 관련된 의학적 문제 또는 자살이 원인이며, 사망자 5명 중 1명은 자살로 인한다.

신경성 폭식증(bulimia nervosa)

개 념

신경성 폭식증은 빨리, 다량의 음식을 먹는 폭식에 동반한 자가유발 구토 증상과, 살찌는 것에 대한 두려움을 특징으로 한다. 이 질환은 1979년 영국의 Russell 박사에 의해 처음으로 명명되었다. 반복적인 폭식 삽화에 뒤따르는 부적절한 보상 행동으로는 자가 유발 구토 외에도 하제 또는 이뇨제 남용, 금식 혹은 과운동 등이다. DSM-5 진단기준에 따르면 신경성 폭식증의 필수적인 특징 3가지는 반복적인 폭식삽화, 체중 증가를 피하기 위한 반복적이고 부적절한 보상 행동, 그리고 체형과 체중이 자아 평가에 과도한 영향을 끼치는 것이다. 진단을 내리기 위해서는 폭식과 부적절한 보상 행동 모두 적어도 평균 주 1회 이상 3개월 동안 일어나야 한다. DSM-5 진단기준이 DSM-IV와 다른 점은 신경성 폭식증은 제거형 만을 의미하고 비제거형은 폭식장애로 진단한다는 점이다.

역 학

신경성 폭식증은 신경성 식욕부진증보다 빈번하게 발병한다. 젊은 여성의 3~5%가 신경성 폭식증에 해당한다. 여자에 많고 후기 청소년기나 초기 성인기에 호발한다. 신경성 식욕부진증에서 진행한 경우도 있는 반면, 과거에 비만이었던 경우도 있다. 남성들은 치료를 받는 비율이 낮게 보고되기 때문에 아직 체계적으로 조사되지 못했다. 남성에서 이 장애의 발생률은 여성의 약 10분의 1로 추정된다.

임상양상

행동증상

DSM-5에 의하면 폭식은 일정한 시간 내에 대부분의 사람들이 유사한 상황에서 먹는 양보다 훨씬 많은 양을 먹는 것으로 정의한다. 과도한 양의 음식을 섭취할 때 조절 능력의 상실감이 수반되면 폭식 삽화로 간주한다. 조절 능력의 상실감은 폭식을 하지 않거나, 시작되면 멈추기 힘든 것을 의미한다. 상당기간 증상이 지속된 사람의 경우 폭식 삽화는 더 이상 갑작스러운 조절 능력의 상실에서 비롯된다기보다는 습관화된 형태로 동반된다. 음식의 형태는 개인에 따라 다양하다. 폭식은 특정 영양소에 대한 갈망보다 소비한 음식의 양이 비정상적으로 많은가로 판단한다. 흔히 폭식 중에는 평소 기피했을 만한 음식들을 먹는다.

신경성 폭식증의 또 다른 필수 요소는 체중 증가를 피하기 위해 반복적으로 부적절한 보상행동을 한다는 것이고, 이를 제거행동(purge behaviors 또는 purging)이라 부른다. 신경성 폭식증 환자들은 폭식을 보상하기 위한 시도로서 다양한 방법을 사용한다. 가장 흔한 방법은 폭식 후 구토를 하는 것이다. 구토는 즉각적으로 폭식에 따른 신체 불편감을 해소시켜주고 체중 증가에 대한 두려움을 경감시켜주는 효과가 있다. 일부 사람들은 구토 자체가 목표가 되어서, 구토를 위해 폭식을 하고 적은 양의 음식을 먹은 후에도 구토를 한다. 다른 보상행동으로는 하제와 이뇨제의 남용이 있다. 또는 체중 증가를 막고자 갑상선 호르몬을 복용하거나, 당뇨병이 있는 경우 인슐린 투여량을 줄이기도 한다. 신경성 폭식증이 있는 사람들은 폭식의 결과를 피하기 위해 하루나 그 이상 금식하거나 과도하게 운동하기도 한다. 운동이 다른 중요한 일상활동을 심각하게 방해하거나 부적절한 시간과 상황에서 일어날 때 병리행동으로 간주한다. 신경성 폭식증 환자의 체중은 정상 범위에 있는 경우가 많다.

심리적 양상

신경성 폭식증이 있는 사람들은 이러한 식사 문제를 창피하게 여기며 증상을 감추려고 노력한다. 따라서 일반적으로 폭식은 은밀하게, 가능한 눈에 띄지 않게 한다. 종종 폭식은 불편할 정도로 심지어는 고통스러울 정도로 복부 팽만감을 느낄 때까지 한다. 특징적으로 폭식의 유발요인은 불쾌한 감정, 대인 관계의 스트레스, 다이어트 후의 심한 배고픔, 체중, 체형, 그리고 음식과 관련된 느낌 등에 의해 유발된다. 폭식은 불쾌한 기분을 일시적으로 위로할 수는 있으나 일반적으로는 자신에 대한 경멸, 자기 비난이나 우울감이 따른다.

신경성 폭식증이 있는 사람들은 자기 평가에서 체형과 체중을 지나치게 강조하며 자존감의 가장 중요한 요소가 된다. 이 사람들은 체중 증가를 두려워하고, 체중 감소를 원하며, 자신의 신체에 대해 만족하지 못한다는 점이 신경성 식욕부진증과 유사하다. 그러나 이러한 장해가 단지 신경성 식욕부진증의 삽화 동안에만 발생하였을 때는 신경성 식욕부진증의 진단을 우위에 둔다.

신체적 증상

구토나 하제 복용 등으로 인해 전해질 이상소견이 나타나기도 하나, 상당수는 정상소견을 보인다. 폭식 및 제거 행동이 장기간 지속된 경우 저칼륨혈증(심부정맥을 일으킬 수 있음), 저염소혈증, 저나트륨혈증 등의 수분과 전해질 이상이 나타나기도 한다. 구토로 인한 위산의 소실은 대사성 알칼리 혈증(혈청 중탄산염의 증가)을 일으키며 하제 남용으로 인한 빈번한 설사는 대사성 산증을 일으킨다. 혈청 아밀라아제 수치가 경한 정도로 증가되기도 한다. 한편 섭식장애에서 체중조절을 위해 사용되는 보상행동들은 이뇨제, 대변완화제, 관장, 식욕부진 유발약물, 카페인, 혹은 기타 정신신경자극제 등 다양하다.

구강 검사에서는 반복적인 구토로 인해 특히 전방부 치아의 표면에서 중증의 영구적인 치아 법랑질의 소실이 나타날 수 있다(그림 17-2).

일부에서는 침샘, 특히 이하선이 아주 커진다. 손으로 구역반사를 자극하여 구토를 유도하는 경우에는 치아에 의한 반복적인 손상 때문에 손등 쪽에 가골 또는 흉터(Russell's sign)가 발생하기도 한다.

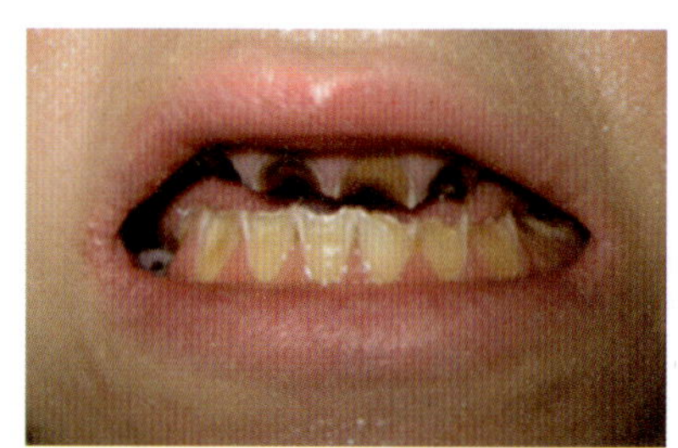

그림 17-2. 신경성 폭식증에서 치아 법랑질의 소실.

신경성 폭식증에서는 신경성 식욕부진증에서와 마찬가지로 소화기계 운동감소, 만성적인 변비약 복용, 자발적 구토 등과 관련되어 위장관계 확장소견이 나타날 수 있다.

정상체중의 신경성 폭식증에서도 저체중의 신경성 식욕부진증에서처럼 혈중 코티솔과 소변내 코티솔이 증가된 소견을 보일 수 있다.

진 단(표 17-3)

평 가

섭식장애는 절식과 구토 등의 비정상적 식사행태를 특징으로 하기 때문에 섭식장애 환자의 평가 시에는 영양상태의 변화, 체중의 변화, 보상행동의 유무와 종류, 보상행동과 과다한 운동 등의 빈도와 심각도 등을 면밀히 검토해야 한다.

감별진단과 동반이환장애

감별진단

신경성 폭식증은 광범위한 정신적 질환과 공존하는 경우가 흔하다.

표 17-3. DSM-5 신경성 폭식증 진단 기준 307.51 (F50.2)

A. 폭식의 반복적인 삽화, 폭식 삽화는 다음 두 가지 특징이 있다.
  1. 일정한 시간 동안(예: 2시간 이내) 대부분의 사람들이 유사한 상황에서 동일한 시간 동안 먹는 것보다 분명하게 많은 양의 음식을 먹는다.
  2. 삽화 동안 먹는 것에 대한 조절 능력의 상실감이 있다(예: 먹는 것을 멈출 수 없으며, 무엇을 또는 얼마나 많이 먹어야 할 것인지를 조절할 수 없다는 느낌).

B. 스스로 유도한 구토 또는 하제나 이뇨제, 관장약, 기타 약물의 남용 또는 금식이나 과도한 운동과 같은 체중 증가를 억제하기 위한 반복적이고 부적절한 보상 행동이 있다.

C. 폭식과 부적절한 보상 행동 모두 평균적으로 적어도 평균 주 1회 이상, 3개월 동안 일어난다.

D. 체형과 체중이 자아 평가에 과도한 영향을 미친다.

E. 이 장해가 신경성 식욕부진증 삽화 동안에만 발생되는 것은 아니다.

● 유형

부분 관해 상태: 이전에 신경성 폭식증의 진단기준을 완전히 만족시켰다가, 이후 지속되는 기간 동안 일부의 진단 기준을 충족해 왔을 때

완전 관해 상태: 이전에 신경성 폭식증의 진단기준을 완전히 만족시켰다가, 이후 지속되는 기간 동안 진단 기준에 속하는 사항이 없을 때

● 현재의 중증도

중증도는 부적절한 보상행동의 빈도에 따른다. 중증도의 수준은 다른 증상들을 반영하고 기능장애 정도에 따라 늘어날 수 있다.

경도: 평균 주 1~3회의 부적절한 보상행동 삽화

중등도: 평균 주 4~7회의 부적절한 보상행동 삽화

중증: 평균 주 8~13회의 부적절한 보상행동 삽화

극심: 평균 주 14회 또는 그 이상의 부적절한 보상행동 삽화

신경성 식욕부진증, 폭식 및 제거형

폭식 행동이 신경성 식욕부진증의 기간에만 일어났을 경우, 신경성 식욕부진증, 폭식 및 제거형으로 진단하며 신경성 폭식증을 추가 진단하지 않는다. 초기 진단이 신경성 식욕부진증이었던 사람이 현재 폭식과 하제 행동은 하지만, 더 이상 신경성 식욕부진증, 폭식 및 하제 사용형의 진단 기준은 충족시키지 않고(예: 정상 체중), 적어도 3개월 동안 신경성 폭식증의 모든 진단 기준을 충족할 때에는 신경성 폭식증으로 진단한다.

폭식장애

폭식을 하되 정기적으로 부적절한 보상행동을 하지 않을 경우 폭식장애 진단을 고려한다.

비전형적인 양상을 동반하는 주요우울장애

비전형적인 양상을 동반하는 주요우울장애에서 과식은 흔하지만 이들은 부적절한 보상 행동을 하지 않으며 체형과 체중을 과도하게 걱정하지는 않는다. 만약 두 장애의 진단 기준을 모두 충족시킨다면 두 질환을 함께 진단한다.

경계성 성격장애

과식은 경계성 성격장애의 정의의 하나인 충동적 행동에 포함된다. 두 장애의 진단 기준을 모두 충족시킨다면 두 질환을 함께 진단한다.

공존질환

신경성 폭식증에서는 공존 질환이 흔하다. 신경성 폭식증이 있는 경우 우울장애나 양극성 장애의 빈도가 증가한다. 또한 사회 불안 등의 불안증상 혹은 불안장애의 빈도도 증가될 수 있다. 신경성 폭식증 환자의 30%에서 술, 암페타민 등의 물질사용장애를 보인다.

원 인

환 경

날씬함을 미의 기준으로 제시하는 문화적 환경과 사회적 압박이 섭식장애 증가의 큰 원인이 되고 있다. 우리 사회에는 체중조절이 자신감을 얻는 방법이고, 주위의 선망을 받는 수단이며, 자기 조절에 성공한 사람이라 느끼게 하는 분위기가 있다. 잘 먹고 성장해야 할 어린이, 청소년이 살찌는 것을 두려워해 식단을 조절하고, 젊은 구직자들은 업무 지식을 갖추는 대신 살을 빼려 노력하는 것이 우리사회의 현실이다. 실제 서태평양의 피지 공화국에서 시행된 연구 결과를 보면 전통적으로 피지 사람들은 풍만한 몸매를 선호했고 체중을 줄여 날씬해지는 것은 권장되지 않았다. 그런데 1995년 텔레비전 방송이 시작되어 사람들이 서구 프로그램을 시청하면서 변화가 나타나기 시작했다. 3년이 지난 1998년에는 74%가 자신이 너무 뚱뚱하다고 느끼게 되었으며, 69%는 다이어트를 하고, 11.3%는 체중을 줄이기 위해 구토를 하였다. 이러한 현상은 사회문화적 요인이 섭식장애에 뚜렷한 영향을 끼침을 입증한다.

생물학적 요인

폭식에 관한 동물모델에 포함되는 요소로는 한시적 영양부족, 고열량 음식의 간헐적 공급, 스트레스, 소화경로에서 음식의 우회 등이 있는데, 이 요소들 일부 혹은 전부가 합쳐져서 신경성 폭식증 모델을 구성한다. 신경성 폭식증 모델은 뇌의 화학체계를 균열시키고, 도파민이나 내인성아편 및 카나비노이드의 분비 체계를 와해시켜 이들 물질을 과다분비 시킨다. 더하여, 중독상황에서 보이는 보상회로의 활성화가 지속적으로 나타난다. 폭식 양상이 나타난 경우 맛 좋은 먹이는 곧바로 폭식 재발의 도화선이 되며, 이는 폭식 삽화를 설명할 수 있는 동물모델이다. 또한, 약물 남용과 폭식은 상호 교차적이라 폭식을 습득한 동물은, 알코올이나 암페타민 등에도 쉽게 교차감작(cross-sensitization)된다. 감작뿐 아니라 교차감작에도 중변연계의 도파민성 신경전달이 중요한 역할을 한다.

폭식 후 보상행동으로서의 구토에 대한 대표적인 동물모델은 모의섭식 쥐모델(sham-feeding rat)이다. 이 동물모델에서는 장루(gastric fistula)나 소화기계의 우회술을 통해 음식물의 위장관 점막접촉을 통한 흡수를 최소화함으로써 가역적, 후천적 포만감 결핍을 초래하게 된다. 이는 결과적으로 공복감에 의한 폭식을 유도하고, 이러한 상황이 반복될수록 폭식행동의 간격은 짧아지고 섭취량은 늘어나게 된다. 이는 포만감이 결핍된 상황에서 폭식행동의 학습을 통한 반복 삽화가 발생함을 시사한다. 이때 폭식하는 음식은 탐닉성(palatable)인 경우가 많은데, 이는 칼로리가 부족한 상황에서 강한 미각 자극이 모의섭식 모델에 영향을 미침을 의미한다. 이때 쥐의 무게는 모의섭식 전과 비슷한 범위에서 유지된다. 오랜 기간 구토 행동을 반복한 만성 섭식장애 환자의 경우 구토를 통해 정서적 만족을 얻게 되는데 이 경우 구토를 통해 대뇌쾌락체계가 활성화됨을 시사한다.

신경성 폭식증에서 쾌락체계의 이상을 입증하는 근거로는 급성기 신경성 폭식증 환자들에서 선조체 도파민 수송체의

가용성이 감소되며, 이환 기간이 길수록 시상하부와 시상의 세로토닌 수송체의 가용성이 감소하는 것으로 나타났다. 신경성 폭식증에서 내인성 아편유사제 체계가 관여함은 음식 섭취의 "선호함(liking)"적 측면에 적용할 수 있다. 신경성 폭식증에서는 뮤(mu) 아편유사제 수용체의 좌측 섬엽 피질(insula cortex) 및 일차성 미각피질 부위 결합이 감소되어 있다. 이는 식사 제한과 폭식을 반복하는 양상으로 인해 내인성 아편유사제 분비가 만성적으로 증가되어 아편유사제 수용체의 하향조절(down-regulation)을 초래한 결과일 수 있다. 아편유사제 수용체의 결합 정도는 절식행동과 음의 상관관계가 있으며, 이는 배고픔 하에서 음식이 보상으로 지각될 때 나타나는 섬엽(insula)의 활성과 관계있다.

기 질

체중에 대한 걱정, 낮은 자존감, 우울성향, 사회 공포증, 소아기의 과도한 불안 장애가 있는 경우 신경성 폭식증의 발생 위험이 높다.

유 전

신경성 폭식증은 유전적 취약성이 있으며, 가족 내 이환율이 높다.

치 료

신경성 폭식증의 일차선택 치료법은 인지행동치료이다. 인지행동치료는 섭식장애 기저에서 상호복합적으로 작용하여 이 병을 지속시키는 생각, 감정, 행동, 신체적 느낌들을 이해하고, 환자가 사고와 행동에 있어 효과적인 길을 찾아가도록 한다. 회기의 구성은 철저히 구조화되어 있다. 하지만 인지행동치료에도 불구하고 폭식 삽화의 관해율은 30~40%이다. 이를 개선코자 개발된 강화 형태의 인지행동치료로도 치료성과는 개선되지 않았으며, 항우울제 부가 인지행동치료기법은 인지행동치료 단독에 비해 더 효과가 있지 않다. 대인관계 치료는 효과가 있으나 인지행동치료에 비해 치료반응이 늦다. 정서조절에 주안점을 둔 치료(예: 변증법적 행동치료)도 고려할 방법이다. 지침하 자가인지행동치료(Guided self-help CBT)는 비용과 효과속도 면에서 장점이 있다.

약물치료는 신경성 폭식증에 추천되는 치료법이며, 여건상 정신심리치료를 하기 어려운 경우에 특히 그러하다. 항우울제로 이미프라민(imipramine), 데시프라민(desipramine), 플루옥세틴(fluoxetine), 플루복사민(fluvoxamine), 서트랄린(sertraline) 등이 폭식행위에 효과가 있다. 선택적 세로토닌 재흡수 억제제로 신경성 폭식증에서 항폭식(antibulimic) 효과를 얻기 위해서는 항우울 효과를 위한 경우보다 많은 용량이 필요하다. 세로토닌계 약물은 사용 초기에는 폭식증상을 50%까지 줄일 수 있으나(위약 33% 대비) 관해율은 20% 미만이며, 약물을 중단하면 재발하기도 하고 아예 약물에 반응이 없는 경우도 있다. 신경성 폭식증의 약물학적 치료에 관한 연구들은 대부분이 상대적으로 단기간 진행된 것으로, 이러한 치료의 장기간 효과에 대한 정보는 충분하지 못하다. 한편 신경성 폭식증이 있는 청소년에서 항우울제의 사용은 자살율 증가로 인해 논쟁의 여지가 있다. 이상적으로는 인지행동치료 단독으로 충분한 치료에도 개선이 없을 때 병합요법으로 항우울제를 사용하는 것이 좋다. 한편 토피라메이트(topiramate)는 신경성 폭식증의 정신병리 및 행동 측면에서 효과가 있는데, 항전간제의 신경안정 효과는 섭식장애 치료에 이득이 될 수 있다.

경과 및 예후

신경성 폭식증은 일반적으로 청소년기 후기 혹은 성인기 초기에 시작된다. 폭식은 체중을 줄이기 위한 다이어트 도중이나 이후에 흔히 발생한다. 여러 가지 생활 스트레스의 경험 또한 신경성 폭식증을 유발할 수 있다.

신경성 폭식증에서 병리적 섭식행동은 적어도 수년 동안 지속된다. 경과는 만성적일 수도 있고, 간헐적일 수도 있고, 폭식의 관해와 재발이 교대로 나타나기도 한다.

신경성 폭식증이 있는 사람의 일부(10~15%)는 신경성 식욕부진증으로 이환된다. 신경성 식욕부진증으로 이환된 사람들은 다시 신경성 폭식증이 되거나 두 장애들 사이에서 여러 번 이환을 경험한다. 신경성 폭식증이 있는 사람들의 일부는 폭식은 하지만 더 이상 부적절한 보상행동을 하지 않게 되어 폭식장애로 진행하거나 또는 특정 섭식 장애의 진단 기준은 만족시키지 않는 섭식장애 양상을 띤다. 진단은 현재(최근 3개월 동안)의 임상적 모습을 기준으로 내린다. 신경성 폭식증에 이환되면 이 질환으로 인해 기능에 지장이 생긴다. 일부에서는 신경성 폭식증으로 인해 사회적 활동 중 심각한 역할 손상을 경험한다.

폭식장애(binge-eating disorder)

개 념

폭식장애는 짧은 시간 동안 비정상적으로 과도한 양의 음식을 먹는 폭식 삽화를 반복하는 장애이다. 신경성 폭식증과 달리, 폭식장애 환자는 하제사용이나 구토 같은 폭식행동에 대한 보상 행동을 보이지 않으며 이런 이유로 대개 의학적으로 과체중이나 비만 상태에 이른다.

역 사

폭식장애는 DSM-IV-TR에서는 '달리 분류되지 않는 섭식장애'에 속해 있었으며 잠정적인 연구 진단기준의 형태로 있다가, 그동안 축적된 연구들을 통해 본 질환에 대한 정신병리가 더욱 명료해 지고 진단기준과 치료적 접근법이 보다 정교해지면서 DSM-5에서 단일 진단기준으로 독립되었다.

임상양상 및 진단

폭식 삽화는 일정 기간 동안 대부분의 사람이 유사한 상황에서 동일한 시간 동안 먹는 것보다 명백히 많은 양의 음식을 먹는 것(진단기준 A1)으로 정의된다. 임상의는 음식을 먹게 되는 상황을 고려해 이러한 섭취가 과도한지 파악해야 한다. 예를 들면, 통상적인 식사에서는 과도한 식사량으로 간주되어도 기념 연회나 휴일 같은 경우에는 정상적일 수 있다. '일정 시간'은 일반적으로 2시간 이내의 제한된 기간을 의미한다. 1회의 폭식 삽화를 한 상황에만 한정시킬 필요는 없다. 예를 들어, 식당에서 폭식하기 시작해 집에 돌아온 후에도 계속 폭식을 할 수 있다. 하루 종일 수차례의 가벼운 식사를 계속하는 경우에는 폭식으로 간주되지 않는다.

과도한 음식섭취가 나타날 때 조절 능력의 상실감이 반드시 동반된다(진단기준 A2). 폭식에서 보이는 조절 능력의 상실감이란 음식 섭취를 참을 수 없거나 한 번 먹기 시작하면 멈출 수 없음을 뜻한다. 일부에서는 폭식 삽화 동안 혹은 삽화 후 일시적으로 해리 상태에 있었다고 보고하기도 한다. 그러나 폭식과 관련된 조절 능력의 손상이 절대적이지는 않을 수도 있다. 예를 들어, 룸메이트 혹은 배우자가 갑작스럽게 방으로 들어오는 경우 폭식을 중단할 수도 있다. 이처럼 일부 환자는 폭식 삽화를 완전한 조절능력의 손상으로 경험하지 않으며 통제가 잘 되지 않는 정도의 섭식 패턴으로 경험하기도 한다. 만약 음식 섭취를 통제하는 것을 포기해 버렸다고 보고한다면, 조절 능력의 상실이 현재 존재하는 것으로 간주해야 한다. 또한 폭식은 어떤 경우에는 계획하에 실행하기도 한다.

폭식 삽화의 특징으로 다음의 다섯 항목을 제안하고 있다

표 17-4. 폭식장애(binge-eating disorder)의 DSM-5 진단기준

A. 반복적인 폭식 삽화. 폭식의 삽화는 아래 2가지의 특성을 가진다.
  1. 특정 시간 동안(예: 2시간 이내) 대부분의 사람들이 같은 시간에 유사한 상황에서 먹는 것보다 명백히 많은 양의 음식을 먹는다.
  2. 삽화 동안 먹는 데 대한 통제력의 상실감이 있다(예: 먹는 것을 멈출 수 없으며, 무엇을 또는 얼마나 많이 먹어야 할 것인지를 조절할 수 없다는 느낌).

B. 폭식 삽화는 아래 3가지 이상과 관련이 있다.
  1. 정상보다 훨씬 급하게 먹는다.
  2. 속이 불편해질 정도까지 먹는다.
  3. 배고프지 않은 상황에서도 많은 양의 음식을 먹는다.
  4. 먹는 양에 대해 부끄러움 때문에 혼자 먹는다.
  5. 스스로에 대해 혐오감을 느끼거나, 우울하거나, 식후에 죄책감을 느낀다.

C. 폭식 행동이 있을 때 심각한 고통을 겪는다.

D. 폭식 행동이 평균적으로 1주일에 1회 이상 최소 3개월 정도 지속된다.

E. 폭식은 폭식증에서 보이는 것처럼 부적절한 보상행동과 연관되지 않고, 폭식증이나 거식증의 삽화 중에만 나타나는 것이 아니다.

세부진단:

부분적 관해(in partial remission): 이전에는 폭식장애의 진단기준을 완전히 만족시켰으나, 지속되는 기간 동안 일주일에 1회 이상이 나타나지 않는 경우

완전관해(in full remission): 이전에는 폭식장애의 진단기준을 완전히 만족시켰으나, 지속되는 기간 동안 진단기준을 만족시키지 않는 경우

세부진단-현재의 심각성

심각성의 정도는 폭식 삽화의 횟수에 따른다. 심각성의 정도는 다른 증상과 기능적 장해의 정도를 반영하여 증가된다.

경도(mild): 1주일에 평균 1~3회의 폭식행동이 나타난다.

중등도(moderate): 1주일에 평균 4~7회의 폭식행동이 나타난다.

중증(severe): 1주일에 평균 8~13회의 폭식행동이 나타난다.

최고도(extreme): 1주일에 평균 14회 이상의 폭식행동이 나타난다.

(진단기준 B). 평소보다 많은 양을 급하게 먹고, 속이 불편해질 정도까지 먹으며, 실제로 배가 고프지 않은데도 많은 양의 음식을 먹으며, 폭식에 대한 부끄러움 때문에 혼자 먹고, 마지막으로 폭식 중에 스스로에 대한 혐오감을 느끼거나 우울하거나, 혹은 식후에 과도한 죄책감을 느낀다. 그리고 이런 폭식 삽화가 주 1회 이상 적어도 3개월 동안 지속되어야 한다.

폭식은 현저한 고통을 초래하여야 한다(진단기준 C). 폭식장애 환자들은 이 장애와 관련하여 다양한 범위에서의 기능 제한을 보이는데, 사회적응문제, 건강관련 삶의 질 저하, 삶의 만족도 저하, 내과적 합병증과 치사율의 증가, 건강 관련 시설 이용 증가 등이다. 표 17-4는 DSM-5 폭식장애 진단 기준이다.

폭식장애를 가진 사람들은 전형적으로 그들의 섭식 문제를 부끄러워하며 그들의 증상들을 숨기려는 경향이 있다. 폭식은 가능한 비밀스럽고 눈에 띄지 않게 일어난다. 가장 일반적인 폭식의 선행 사건은 부정적 정동이며, 그 외에는 대인관계 스트레스, 음식 규제, 체중 및 체형과 관련된 부정적인 느낌, 지루함 등이 있다. 폭식은 일시적으로 폭식 삽화를 유발시키는 이러한 요인들을 경감시킬 수 있으나 흔히 부정적인 자기평가나 불쾌감이 결과적으로 뒤따르게 된다. 폭식은 스트레스 기간 동안에 일어나기도 하며, 불안을 줄이거나 우울한 기분을 올리기 위해 사용되기도 한다. 그 외 폭식장애는 충동적이고 외향적 성격과 관련되어 있다.

폭식장애로 진단 받는 사람의 약 50%는 비만에 해당한다. 뿐만 아니라, 폭식장애와 비만을 동시에 가지는 경우 폭식장애가 없는 비만인에 비해 보다 이른 나이에 비만에 이른다. 폭식장애 환자들은 체중에 기복이 크고 체중이 10 kg 이상 늘거나 주는 큰 폭의 변화도 자주 겪는다. 폭식장애는 불면증, 조기 초경(menarche), 월경주기의 이상, 목이나 어깨 및 허리 통증, 만성 근육통, 대사증후군을 동반하기도 한다.

진단기준에서 주목할 점 한 가지는 다른 섭식장애 진단기준과 달리 체중과 체형에 대한 과도한 집착 항목이 폭식장애에서는 빠져 있다는 것이다. 즉 현재 진단기준에서는 폭식장애는 단지 폭식이라는 행동적인 구조로 진단되며 신체에 대한 개인적인 평가, 즉 인지적인 특징은 고려되어 있지 않다. 최근 연구들은 이러한 인지적 요소가 폭식장애에서도 역시 중요함을 제시하고 있어 이러한 부분이 DSM-5의 추가적인 개정으로 이어질지 주목해 볼만하다. 적어도 폭식장애의 아집단은 체중과 체형에 대한 심각한 염려를 경험하고 있으며 이런 인지적 요소의 존재는 증상이 보다 심각하고 복잡하며 치료에 대한 반응이 제한적이고 장기간의 경과를 밟는 것과 관련될 수 있다.

과대가치믿음(overvalued beliefs)에 대한 개념을 이해하는 것도 신경성 식욕부진증을 비롯하여 핵심 섭식장애들의 정의를 이해하는데 필수적이다. 비록 많은 임상가들이 섭식장애 환자들이 보이는 이상 식습관의 기저에 있는 정신병리를 본질적으로 강박장애의 그것과 유사하거나 또는 망상적인 믿음의 또 다른 형태로 보기도 하지만, 두 가지 모두 섭식장애에서 가장 흔히 보이는 특징적이고 필수적인 정신병리를 설명하지 못한다. 요즘 전세계적으로 문제가 되고 있는 테러리즘처럼 근본주의자들이 실행에 옮기는 대부분 행동의 이면에는 과대가치믿음이 깔려있는데, 바로 이러한 과대가치믿음이 대부분 섭식장애 이면에서 추진제 역할을 한다. 과대가치믿음은 문화적으로는 정상범주에 속하는 믿음이지만 한 개인에서 균형을 잃고 지배적인 열망으로 자리잡게 되면 당사자의 사고, 감정, 행동을 지배하게 된다. 이러한 과대가치믿음에 의해 초래되는 행동이 극단으로 흐를 경우 위험을 초래할 수도 있고 생명을 위협할 수도 있다. 이러한 믿음은 고착된 잘못된 믿음, 즉 망상적이거나 강박장애 진단에 필요한 자아-이질적인 사고나 행동이어야만 하는 것은 아니다. 체중을 줄여야 한다는 생각은 문화적으로 통념에 해당된다. 그러나 날씬함에 대한 과도한 집착과 이를 이루기 위해 깨어있는 매 순간을 통제하려고 하는 것은 과대가치믿음으로 가장 잘 묘사된다. 보다 포괄적이고 장기적인 측면에서 볼 때 과대가치믿음의 특징과 정의를 이해하는 것이 섭식장애 치료에는 필수적으로 보인다.

폭식장애는 DSM-5에서 단일 진단기준으로 등장하긴 하였으나 진단기준에 대한 논란은 여전히 남아 있다. 첫째 신경성 폭식증과 충분히 구별되는 질환인지 아니면 신경성 폭식증의 아형이 지나지 않는지에 대한 논란은 계속되고 있다. 일반적으로 섭식장애 치료를 위해 병원에 내원하는 신경성 폭식증 환자는 지역사회에 치료를 받지 않고 있는 신경성 폭식증 환자들에 비해 제거행동을 보다 빈번하게 보인다는 차이점이 있다. 둘째, 폭식장애 진단에 가장 필수적인 폭식 삽화에 대한 정의 또한 이견이 있다. 특히 실제 임상 진료에서 보다 연구 목적으로 진단기준을 적용하는 데 논란이 더 많다. 논란의 핵심은 '주관적' 폭식과 '객관적' 폭식의 구분이 쉽지 않기 때문인데, 통상적으로 두 가지 요소가 복잡하게 얽혀 있다고 봐야 한다. 예를 들면 주관적 폭식은 비록 섭취량이 많지 않다고 하더라도 표면적으로 먹기를 갈망하는 혹은 생리적으로 요구되는 양 이상을 먹은 경우로, 진단기준에서 통제력 상실 항목에 이러한 주관적인 폭식의 개념이 반영되어 있다. 객관적 폭식은 누가 봐도 비정상적으로 과량이라고 여겨지는 양을 먹은 경우로 흔히 2,000에서 5,000칼로리에 달하는 고지방 및 고탄수화물 음식을 의학적인 혹은 심리적인 불편감을 초래할 때까지 급속히 먹는 것으로 정의한다. 셋째, DSM-5 진단기준이 소아 청소년에서 보이는 폭식장애를 충분히 대별할 수 있는지에 대해서도 논란이 있다. 왜냐하면 많은 청소년들이 진단기준을 충족시키지 못하기 때문이다. 따라서 소아 청소년에서는 진단역치를 보다 낮추어 적용할 것을 제안하는 연구자도 있다. 실제로 이런 역치하 폭식장애에 해당하는 소아 청소년의 치료가 중요한데, 이러한 증상이 시간이 지남에 따라 뚜렷한 고통이나 결함으로 이어지고 결국 완전한 폭식장애 형태로 발전할 수 있기 때문이다.

역 학

폭식장애는 가장 흔한 섭식장애이다. 미국에서 여성의 유병률은 3.5%, 남성의 경우는 2% 정도로 신경성 폭식증보다는 성별에 따른 차이가 덜하지만 여전히 여성이 남성에 비해 흔하다. 청소년에서는 최대 1.6%까지 보고되고 있다. 미국 성인에서 12개월 유병률은 여성, 남성 각각 1.6%과 0.8%이다. 발병연령은 평균 23.3세이지만 연령대는 30에서 50대까지 넓게 분포하고 있다. 폭식장애 유병률은 백인 여성에서보다 인종적, 민족적 소수 그룹에서 더 높았다. 청소년에서도 높은 발병률을 보인다. 비만으로 병원을 찾는 환자의 약 25%, 체질량지수가 40을 넘는 고도 비만 환자의 50~75%가 폭식장애를 보인다.

감별진단과 동반이환정신장애

신경성 폭식증 및 신경성 식욕부진증

폭식장애는 신경성 폭식증과 반복되는 폭식이라는 핵심 증상을 공유한다. 그러나 신경성 폭식증에서 보이는 구토, 하제 남용, 과도한 식이조절 같은 반복적인 보상행동이 없다는 점에서 신경성 폭식증과는 근본적으로 다르다. 폭식장애 환자도 식이조절을 자주 시도하긴 하나, 신경성 폭식증 환자와 달리 폭식 삽화들 사이에 체중 및 체형 조절을 목적으로 한 식이제한을 뚜렷이 지속하지는 않는다. 폭식장애는 치료 반응에 있어 차이를 보이는데, 폭식장애가 신경성 폭식증보다 호전율이 더 높다. 날씬함에 대한 과도한 집착을 보이지 않으며 체중은 정상 범위 혹은 비만에 해당한다는 점에서 신경성 식욕부진증과는 명백히 다르다.

비 만

폭식장애 유병률이 일반 인구(약 2%)에서보다 과체중군(약 3%)에서 더 높다는 점은 폭식장애가 과체중 및 비만과 관련되어 있음을 시사한다. 그러나 비만과는 다른 몇 가지 주요 특징이 있는데, 비만만 있는 사람에 비해 삽화뿐만 아니라 비삽화 동안 칼로리 섭취가 더 높고, 섭식장애 관련 병리(예: 정서적 상태가 폭식에 미치는 영향, 파국적인 식습관)가 더 흔하고, 타 정신질환의 공존율이 더 높다. 또한 폭식장애는 비만에 비해 가족 내 유병률이 더 높다. 폭식장애에 대해 근거 중심의 심리적 치료들이 장기적으로 성공적인 결과를 보이는 것은 비만에 대해 효과적인 장기 치료가 없는 것과는 대조된다.

양극성장애 및 우울 장애

식욕의 증가와 체중 증가는 우울 장애와 양극성장애에서 비전형적 양상을 보이는 주요 우울 삽화의 세부 진단 기준에 포함된다. 두 장애 모두 폭식장애 기준이 충족된다면, 두 진단 모두 내려야 한다.

성격장애

폭식장애에서 성격장애의 평균 유병률은 통상적인 비만환자에 비해 의미 있게 높다. 예를 들어 일반 비만인과 비교해 볼 때, 폭식장애에서 성격장애 유병률은 성격장애 A군(4.5% vs. 2.0%), B군(7.6% vs. 5.1%), C군(24.6% vs. 14.7%) 등 모든 군에 걸쳐 높게 나타난다. 특히 경계선 성격장애와 회피성 성격장애의 공존율이 높다. 실제로 폭식 행동은 경계선 성격장애 진단 항목 중 충동적 행동에 포함된다. 역시 경계선 성격장애와 폭식장애의 두 진단 기준 모두 충족된다면 두 진단 모두 내려져야 한다.

동반이환장애

폭식장애는 신경성 폭식증이나 신경성 식욕부진증에 비견될 만큼 정신과적 공존 질환이 상당히 많다. 가장 흔한 공존질환은 양극성장애, 우울 장애, 불안 장애, 그리고 좀더 낮은 빈도로 물질 사용 장애가 있다. 정신과적 동반질환은 폭식의 심각도와 관련이 있으며, 비만 정도와는 관련이 없다.

병 인

높은 유병률에도 불구하고 폭식장애의 원인은 아직 정확히 밝혀져 있지 않다. 폭식장애 환자는 정상인에 비해 음식에 대한 인지적 집중의 오류, 보상 민감도의 감소, 충동 및 강박행동과 관련된 부위에서의 뇌활성 변화를 많이 보인다. 또 폭식장애를 스트레스 및 정서조절의 문제와 연결하여 이해하려는 노력도 많이 있어왔다. 최근에는 음식섭취에 대한 통제력 부족과 부정적인 결과에도 불구하고 과도한 섭취의 지속 등의 폭식장애 증상은 중독 행동과 흡사하다는 점에서 최근 식품중독(food addiction) 개념이 폭식장애를 설명할 수 있는 기전으로 주목 받고 있다.

신경인지영역

충동성(impulsivity)은 사전 숙고가 부족한 상태에서 일어나는 의사결정으로 성급하게 행동을 옮기는 경향, 과도한 보상에 대한 욕구, 손해가 되는 의사결정양상 등 다차원적인 구조로 나타나게 된다. 반면 강박성(compulsivity)은 전반적인 목표 혹은 보상과는 관계 없는, 그리고 부정적인 결과에도 불구하고 지속되는 반복적이고 집요하게 계속되는 행동의 수행을 특징으로 한다. 비폭식장애 비만자 및 정상 체중자에 비해, 폭식장애 환자들은 설문 검사에서 높은 충동성과 낮은 자기조절 점수를 보였으며 신경인지검사상 규칙변환과제(set-shifting)의 손상을 보였다. 이러한 충동조절 이상은 폭식 삽화 동안에도 관찰되었는데, 충동점수가 높을수록 음식섭취량이 많았다. 또한 시각 단속성 과제에서 음식관련자극을 더욱 오랫동안 주시하는 보상 민감성의 변화가 폭식장애 환자에서 관찰되었다. 폭식장애 환자에서 동반우울증상과 낮은 자존심은 충동성과 처벌 민감성과 관련성이 높다. 이러한 사실들은 폭식장애를 일종의 충동/강박장애로 개념화할 될 수 있음을 시사하고 있다.

기타 인지기능들에서도 이상을 보이고 있다. 폭식장애 환자들은 수행기능(executive function), 억제성 조절(inhibitory control), 집중(attention), 정신유연성(mental flexibility)에서 인지적 손상을 보인다. 특히 폭식장애를 가진 비만환자들은 일반 비만인에 비해 여러 영역, 즉 문제해결, 계획수립과 접목, 수행모니터링, 인지적 유연성, 작동기억 영역에서 인지적 기능부전을 보인다. 폭식장애를 가진 비만환자들은 또한 일반 비만인에 비해 전두엽 기능과 관련된 영역에서의 손상, 즉 무감동(apathy), 탈억제(disinhibition), 수행기능부전(executive dysfunction)을 보인다.

폭식장애 환자들은 음식과 관련된 집중력 및 기억력에서도 비정상적인 반응을 보인다. 과체중 폭식장애환자들이 비폭식장애 과체중자에 비해 시각적으로 모호한 음식 관련 단어를 보다 빨리 알아차리며, 비슷한 거리에 있는 다른 이미지보다 음식 관련 이미지에 시선이 보다 빨리 고정된다. 또한 중립자극에 비해 음식관련 자극에 노출된 후 인지적 간섭을 더욱 많이 보였으며, 이러한 자극이 일상적인 상황과 비슷할수록 더욱 그러하였다.

의사결정(decision making) 손상 또한 폭식장애와 연관될 수 있다. 확률에 근거한 보상 과제에서 폭식장애 환자는 비폭식장애 환자에 비해 보다 위험한 결정을 내리며, 지연된 보상 및 확률적인 보상에 대한 선호도가 떨어지는 것으로 나타난다.

요약하면, 폭식장애는 충동/강박성, 수행기능, 집중력, 의사결정과 관련된 일련의 인지기능의 변화와 관련되어 있다. 이러한 변화는 이러한 인지기능을 매개하는 역할을 하는 뇌피질 및 선조체 구조물에서 변화된 기능으로 재확인되고 있다.

뇌영상학적 이상

고칼로리 음식 사진을 보는 동안 폭식장애 환자에서 보이는 복측 선조체(ventral striatum) 및 우측 섬엽(insula)의 활성화가 다른 섭식장애나 정상인을 구분할 수 있는 특징이 될 수 있다는 보고가 있다. 또 다른 연구는 돈을 딸 수도 잃을 수도 있는 상황에서 보상을 기대하는 동안, 폭식장애 환자가 비폭식장애인에 비해 양측 복측 선초제의 활성이 줄어들어 있다고 보고하였다. 이와 유사한 소견은 치료 후에도 증상이 지속된 폭식장애환자와 비폭식장애인과의 비교에서도 확인되었다.

한편 스트룹검사, 고-노고(go-nogo) 검사, 습관성 학습과제 등 전두엽 관련 과제를 수행하는 동안, 폭식장애환자에서 복내측전두엽, 안와전두엽 등의 전전두엽 부위에서 활성의 저하를 보였다. 또한 구조적 뇌자기공명영상에서 전대상회, 내측안와전두엽에서 뇌회색질 부피의 감소 역시 보였다. 이상의 소견들은 폭식장애 환자에서 피질기능의 변화로 인해 보상민감도와 충동성에 의미있는 변화를 초래할 수 있을 가능성을 시사하고 있다.

정서조절이상

정서체계는 생물학적으로 가치를 가진 것을 획득하기 위한 복잡하고 자동화된 행동 프로그램이다. 특히 음식섭취가 생명현상을 유지하는데 가장 필수적인 요소임을 고려한다면 음식섭취와 관련하여 다양한 감정체계들이 형성되게 된다. 배고파우는 아이가 젖을 먹고 이내 울음을 그치듯, 영아기 때부터 배고픔의 충족은 정서적 안정감과 짝지어지며 일생을 통해 무한히 반복되면서 수없이 많은 다른 의미체계와 연결된다. 따라서 식욕, 배고픔, 음식섭취는 단순한 영양 공급의 차원뿐만 아니라 정서조절과도 밀접한 관련이 있다. 실제로 우리는 흔히 정서조절 목적으로 가끔씩 폭식을 하기도 하고 특정 음식을 찾아 먹기도 하는데 대개 효과도 있다. 그러나 정서조절 목적으로 음식을 과도하게 조절하다 보면 섭식장애 환자에서 보이는 이상 식이행동이 나타날 수 있다고 가정되어 왔다. 이미 신경성 식욕부진증과 신경성 폭식증에서 정서조절 능력의 심각한 장애는 밝혀져 있는 사실로 폭식장애는 그 동안 정식진단명이 없어 그 자료 또한 부족하였으나 최근 진단기준이 마련되면서 근거자료도 함께 보고되고 있다. 정신건강의학과에 입원한 404명의 성인환자를 비교한 한 연구에서, 섭식장애 환자 전반에 걸쳐 감정조절 대부분의 영역에서 감정조절 이상을 보였으며 특히 폭식장애 환자에서 섭식장애가 아닌 다른 정신과 질환을 앓는 환자들에 비해 감정조절에서 가장 큰 차이를 보였다. 이는 폭식장애 환자에서도 여전히 정서조절기술 훈련을 제공하는 것이 중요한 치료적 요소임을 강조하고 있다.

유전학

폭식장애는 가족력이 있다. 폭식장애의 유전력 추정치(heritability estimates)은 41~57% 범위이다. 대부분 정신과장애처럼 폭식장애의 유전학도 복잡하며, 환경학적 요인과의 상호작용도 관여되어 있다. 따라서 폭식장애의 신경생물학적 변화에 기여할 수 있는 잠재적인 기질들에 대해 다양한 각도에서 유전학적 연구들이 시도되고 있다.

우선 도파민 및 아편 계열 유전자 다형성 연구들을 살펴보면, DRD2 유전자와 관련된 Taq1A와 rs6277 다형성, 도파민 수송체 유전자(dopamine transporter gene, DAT1)와 관련된 9-반복 대립유전자(9-repeat allele)의 다형성, μ 오피오이드 수용체 전사(encoding) 유전자의 A118G의 G+ allele 다형성 등이 보고 되고 있다. 그 외에도 세로토닌, 글루코코르티코이드, brain-derived neurotrophic factor(BDNF), CLOCK, endocannabinoid, insulin-like-growth-factor-2 유전자 등도 연구되고 있다. 그러나 폭식장애에 대한 전장유전체연관분석(genome-wide association study, GWAS)도 아직 보고되어 있지 않으며, 기존 유전연구도 샘플 크기가 작고 소수에 지나지 않아 재현 연구가 필요한 실정이다.

식품중독

식품중독 이론은 고도로 가공된 일부 식품들이 중독성을 가질 수 있으며 이런 식품에 대한 중독의 결과로 비만이나 식이관련장애가 초래될 수 있다는 것이다. 실제로 예일식품중독척도(Yale Food Addiction scale, YFAS)로 측정된 식품중독의 정도는 체질량지수 및 식이관련병리와 상관성이 있는 것으로 밝혀졌다. 또한 어떠한 섭식장애에도 속하지 않는 젊은 여성을 대상으로 한 기능성 뇌영상 연구에서 식품중독 수치가 높을수록 음식 사진 자극이 주어졌을 때 편도핵, 전띠이랑, 꼬리핵, 배외측 전전두엽, 내측 안와전두엽의 활성이 높은 것으로 밝혀졌다. 이러한 양상은 다른 물질의존 환자에서 보이는 단서 유발성 갈망(cue-induced craving)과 보상 현저성(incentive salience)에 해당되는 신경활성과 동일한 것이다. 그러나 폭식장애 환자의 약 50% 정도만이 식품중독진단을 만족시키며, 한 연구에서는 신경성 식욕부진 환자가 오히려 식품중독진단을 더욱 많이 만족시킨다(84%)는 보고가 있다. 따라서 현재까지의 결과로는 식품중독이 폭식장애 전부를 설명하기 보다는 폭식장애 가운데 보다 심각한 형태의 아형을 설명하는 기전으로 고려되고 있다(표 17-5).

비록 폭식장애에 대한 유전연구가 제한적이나 도파민과 μ-오피오이드 수용체 유전자가 관여되어 있으며 이런 소견은 음식의 쾌락적 속성에 대한 강력한 반응성과 달고 기름진 음식에 대한 높은 선호도와 관련된 것으로 보고 있다. 이런 특성은 진화적 측면에서 볼 때, 에너지원이 드물고 불확실한 환경하에서는 매우 적응적인 것이지만, 맛있고 칼로리가 높은 식품이 넘쳐흐르는 현대 환경과는 부합되지 않는다.

표 17-5. 폭식장애와 물질의존 간의 관계

유사점	차이점
섭취에 대한 조절력 감소	폭식장애는 체형이나 체중에 대한 염려와 관련되어 있으나 물질장애는 아님
부정적 결과에도 불구하고 지속적인 사용	물질의존진단은 금단, 내성, 물질과 관련되어 소모하는 시간에 의해 평가되나 폭식장애는 아님
해당 물질을 줄이거나 끊는 능력의 저하	물질의존은 의존에 있어 물질의 기여도가 매우 중요하나 폭식장애는 음식을 특정하지 못하고 있음 (양적 기준만 있음)
충동성의 증가	물질의존은 물질을 끊는 것이 주된 치료 목표이지만 폭식장애는 아님
기분 및 불안장애의 높은 공존율	
갈망 및 부정적 정서에 의해 촉발	
유사한 신경활성패턴	

〈Reprinted with permission from the Diagnostic and Statistical manual of Mental Disorders, Fifth Edition (Copyright 2013), American Psychiatric Association.〉

치 료

심리치료

인지행동치료가 가장 효과적인 심리학적 치료이다. 인지행동치료는 폭식을 초래하게 되는 부정적인 생각과 행동에 대한 이해를 돕고 나아가 이런 부정적인 사고와 행동을 수정하도록 도와준다. 이를 통해 폭식 및 우울증 같은 관련 증상은 감소한다. 그러나 현저한 체중의 감소에는 이르지 못하는 것으로 알려져 있으며, SSRI 같은 약물학적 치료를 동반할 경우 보다 나은 성적을 보인다. 운동 또한 인지행동치료와 병행하면 폭식을 줄일 수 있다. 중요한 인지행동치료적 기법을 살펴보면, 첫째, 감정적 먹기와 배고픔에 의한 먹기를 구별하는 것이다. 둘째, 식사를 거르지 않는 것, 일정한 시간에 규칙적으로 일정량을 먹는 것은 모든 섭식장애에 공통적으로 적용되는 가장 중요한 치료원칙이다. 셋째, 생활 주변에서 가능한 자극을 제거하는 것이다. 과자나 금방 조리가 가능한 인스턴트 식품은 집에 사두지 않는 것, 배고픈 상태로 마트에 장보러 가지 않는 것 등을 예로 들 수 있다. 넷째, 고열량 고탄수화물 식이를 건강한 음식으로 대체하는 노력이 필요하다. 대인관계치료(interpersonal psychotherapy, IPT) 또한 효과적인 것으로 알려져 있으나 식사 행동 보다는 장애에 기여하는 대인간 문제에 보다 초점을 맞춘 치료이다. 변증법적 행동치료(dialectical behavioral therapy, DBT)도 적용되고 있는데, 폭식을 초래하는 부정적인 느낌을 이해하고 부정적인 감정과 스트레스를 더욱 잘 조절하고 대처할 수 있도록 마음챙김(mindfulness) 같은 기법을 익히는 것이 주된 치료적 요소이다.

자조 모임

자조 모임 또한 효과적인 것으로 입증되어 있다. 비슷한 맥락에서 자조도서(self-help book)도 도움이 된다.

약물치료

SSRI제제는 폭식장애 치료에 가장 많이 연구된 약물이다. fluvoxamine, citalopram, sertraline 같은 SSRI 약물은 기분호전뿐만 아니라 폭식증상의 호전에도 효과적이다. 고용량 SSRI 치료로 초기 체중 감량에 이를 수 있다. 그러나 체중감량은 약물을 유지하여도 오래 지속되지는 않으며, 약을 끊으면 체중은 일관되게 다시 제자리로 돌아간다. fluoxetine, fluvoxamine, sertraline 간에는 효과에 있어 차이가 없는 것으로 알려져 있다.

항경련약물도 폭식장애 치료에 연구되어 왔다. 특히 topiramate는 위약에 비해 폭식행위가 신속히 줄고 폭식행위가 관해에 도달하는 시간도 짧을 뿐만 아니라 임상적으로 의미있는 체중감소를 함께 보여 인상적인 결과를 보였다. 그러나 부작용 발생과 투약 중단의 빈도가 높은 단점이 있다.

암페타민과 암페타민 유사 약물이 도움이 될 수 있는데, 암페타민을 주성분으로 하는 lisdexamfetamine(Vyvanse®)은 폭식장애 치료제로는 처음으로 2015년 미국 FDA의 승인을 획득했다. 본 약제는 2007년 소아 ADHD 치료에 승인을 받아서 사용되어 왔던 약으로 중등도에서 중증 폭식장애에 사용 승인을 받았으며 아직까지는 미국 이외 나라에서는 폭식장애 치료제로 시판되지 않고 있다. 즉 단순한 체중감소 목적이나 경한 정도의 폭식장애에는 처방될 수 없으며 경한 폭식장애의 경우는 자조도서나 심리치료가 우선이다. Lisdexamfetamine 자체는 약리학적으로 비활성상태에 있는 약물로 적혈구와 연관된 효소과정을 거치는 독특한 기전을 통해 d-amphetamine이라는 활성형으로 대사된다. D-amphetamine은 시냅스 틈새(synaptic cleft)로부터 도파민과 노르에피네프린의 재흡수를 차단하며 동시에 도파민, 노르에피네프린, 세로토닌의 분비를 촉진시킨다. 따라서 본 약제는 식욕, 굶주림, 식이행동을 조절하는 데 관여하고 있는 이들 신경전달물질체계를 조절함으로써 병적인 과식을 줄이는 것으로 가정하고 있다. 시작용량은 하루 30 mg이며 약 한 주 간격으로 20 mg씩 증량하여 하루 50~70 mg까지 증량한다. 최대 용량은 하루 70 mg이다. 식사와 관계없이 아침에 투여하며 불면증의 위험 때문에 오후에 투여는 피할 것을 권한다. 적절한 투여 기간은 11~12주 정도이며 호전이 보이지 않을 경우 반드시 투약은 끊어야 한다. 암페타민류에 과민반응을 보인 병력이 있는 환자에게는 사용되어서는 안 된다. 고혈압 위기(hypertensive crisis) 때문에 MAO 억제제와 함께 사용해서도 안 된다. 또한 남용이나 의존의 위험률이 높기 때문에 투여 전에 의존가능성에 대한 평가가 필요하다. 그 외 식욕감퇴, 불면, 구갈, 설사, 메스꺼움, 불안, 초조, 혈압상승, 다한증, 체중감소 등이 위약에 비해 두 배정도 높은 발생빈도를 보였다.

비록 폭식장애 진단 항목은 아니지만 역학연구에서 폭식장애 환자에서 비만이 의미있게 높다는 연구를 고려한다면, 폭식장애에서 항비만치료제의 치료효과도 기대해 볼 수 있는데 아직 이에 대한 연구 결과는 거의 없는 실정이다.

경과 및 예후

폭식장애는 전형적으로 청소년기나 초기 성인기에 시작되지만, 후기 성인기에도 시작될 수 있다. 치료를 찾는 사람들을 기준으로 보면 폭식장애 환자가 신경성 폭식증 및 신경성 식욕부진증 환자에 비해 나이가 많다. 자연 경과나 치료 경과 연구 모두에서 관해율은 신경성 폭식증과 신경성 식욕부진증 보다 높게 나타난다. 그러나 폭식장애는 비교적 만성적이며, 심각도와 지속 정도에서 신경성 폭식증과 비교될 만하다. 폭식장애가 시간이 지남에 따라 다른 섭식장애로 변경되는 경우는 흔하지 않다.

달리 명시된 급식 및 섭식장애

본 진단 범주에는 식사 관련 증상으로 인해 개인에게 심각한 고통을 초래하지만 앞서 소개된 장애들의 진단기준을 충분히 만족시키지 못하는 상태들이 규정되어 있다. 신경성 식욕부진증, 신경성 폭식증 및 폭식장애의 역치하 형태들, 야식증후군(night eating syndrome), 제거장애(purging disorder) 이상의 5개 장애가 포함되어 있다(표 17-6).

야식증후군(night eating syndrome)

개념 및 역학

야식증후군은 저녁식사 후 많은 양의 음식을 섭취하는 것을 특징으로 하는 증후군으로 낮 동안에는 오히려 식욕이 없으며 밤에 불면증을 흔히 겪는다. 본 장애는 조간 식욕부진증, 석간 과식, 불면증을 특징으로 하는 장애로 1955년에 처음 기술되었다. 처음 기술될 당시만 해도 표준적인 체중감량 치료에 반응을 보이지 않는 비만인들에서 확인할 수 있는 식사패턴으로 알려졌다. 그러나 이어진 연구에서 야식증후군은 비만하지 않는 군에서도 생길 수 있음이 밝혀졌다. 현재까지도 연구자에 따라 다양한 진단기준이 제시되어 오고 있으며 최근 DSM-5의 "달리 명시된 급식 및 섭식장애" 범주 내로 들어오게 되었다(표 17-7).

유병률은 일반인구의 약 1~1.5%이며, 비만 인구에서는 4~9%에 달한다. 그 외에도 불면증, 다른 섭식장애, 타정신과적 장애를 가진 환자군에서 10~40% 정도로 높다(표 17-8). 초기 성인기에 시작하며 장기간 지속되는데, 인생사의 스트레스에 따라 관해 및 악화 기간을 가진다. 남녀 간 유병률이나 양상의 차이는 없다. 일부 연구에서 여성이 더 많다는 보고를 하고 있으나, 체중감소치료에 여성들이 남성에 비해 훨씬 많이 참여하기 때문에 보여지는 차이로 이해하고 있다.

임상양상, 진단

야식증후군을 진단하려면 1) 자다가 깬 뒤 먹는 것 또는 저녁 식후 과식을 특징으로 하는 반복적인 야식 삽화가 있으며, 2) 이러한 야식 삽화에 대한 자각 및 회상이 가능하고, 3) 이런 증상으로 인해 심각한 스트레스를 겪어야 한다. 증상은 적어도 3개월 이상 지속되어야 하며 사회적 통념에 의하거나 혹은 수면사이클의 변화 같은 다른 의학적 및 정신적 상태에 의한

표 17-6. 달리 명시된 급식 또는 섭식장애(other specified feeding or eating disorder) 진단기준 307.59 (F50.8)

이 진단은 섭식 장애의 특징적인 증상들을 가지고 있으며, 임상적으로 심각한 스트레스나, 사회적, 직업적, 또는 다른 중요한 영역에서의 장해나 손상을 일으키지만, 어떤 섭식 장애의 완전한 진단 기준을 만족시키지 못할 때 내린다. 다른 분류의 섭식 장애 진단은 임상의가 현재 다른 특정한 섭식 장애의 진단 기준을 만족하지 못하는 이유를 소통하기 위해 이용된다. 달리 명시된 급식 또는 섭식장애라는 진단을 붙인 뒤 특정한 이유(예: 저빈도의 신경성 폭식증)를 붙인다.

다른 분류의 섭식 장애 뒤에 나올 수 있는 이유들은 아래 예시와 같다.

비전형 신경성 거식증(atypical anorexia nervosa): 심각한 체중 감소에도 불구하고 체중이 정상범위에 근접하는 것을 제외하고 신경성 식욕부진증의 모든 진단기준을 충족시킴

신경성 폭식증(저빈도 그리고/또는 제한된 기간) [bulimia nervosa(of low frequency and/or limited duration)]: 폭식과 부적절한 보상행동이 평균 1주일에 1회 미만 그리고/또는 3개월 미만으로 나타나는 것을 제외하고 신경성 폭식증의 모든 진단기준을 충족시킴

폭식장애(저빈도 그리고/또는 제한된 기간) [binge-eating disorder(of low frequency and/or limited duration)]: 폭식 행동이 평균 1주일에 1회 미만 그리고/또는 3개월 미만으로 나타나는 것을 제외하고 폭식장애의 모든 진단기준을 충족시킴

제거장애(purging disorder): 폭식 행동 없이 체중이나 체형에 영향을 주는 반복적인 제거 행동만 있는 경우(예: 스스로 토하거나, 하제, 이뇨제, 다른 약물의 오용)

야식증후군(night eating syndrome): 수면 중에 깨어난 후 먹거나 저녁을 먹고 나서도 밤에 과도한 양의 음식을 섭취하는 것으로 나타나는 반복되는 야식 삽화, 먹은 것에 대해서는 인지하고 회상할 수 있음. 야간 식이는 수면 일주기의 변화나 공동체의 사회적 규범 같은 외부 요인에 의해 더 잘 설명되지 않는다. 야간 식이는 상당한 고통 그리고/혹은 기능상의 손상을 초래한다. 이러한 이상 섭식 패턴이 폭식장애나 다른 정신장애로 더 잘 설명되지 않으며, 다른 의학적 장애나 약물의 효과에 의한 것이 아니어야 한다.

표 17-7. 야식증후군의 연구진단기준

A. 저녁 혹은 야간에 음식섭취가 의미있게 증가되어 있는 식사패턴을 보인다. 이런 양상은 아래의 하나 또는 두 가지 모두로 나타난다.
  1. 저녁식사 이후 음식섭취 양이 적어도 25% 이상이다.
  2. 적어도 주에 2회 이상은 야간에 음식을 먹는다.
B. 저녁 및 야간 식사 삽화를 인지하고 상기시킬 수 있다.
C. 다음 임상양상 가운데 최소 세 가지가 있다.
  1. 아침에 식욕부진 혹은 주 4회 이상 조식을 거른다.
  2. 석식과 수면시작 사이에 또는 밤에 강한 식욕을 경험한다.
  3. 입면시 혹은 수면 유지와 관련된 불면증이 주 2회 이상 있다.
  4. 잠에 들려면 혹은 깼던 잠을 다시 들기 위해서 뭔가를 먹어야만 된다는 믿음이 있다.
  5. 기분은 흔히 우울하거나 저녁시간에 악화된다.
D. 장애는 상당한 고통 혹은 기능상의 손상을 초래한다.
E. 장애된 식사패턴이 적어도 3개월 이상 지속되었다.
F. 장애는 물질남용 혹은 의존, 내과적 질환, 투약, 다른 정신과장애에 이차적으로 발생한 것이 아니다.

표 17-8. 야식증후군의 유병률

집단명	%
일반인구	1.1~1.5
비만자	6~16
비만수술환자	17.7~64
폭식장애	15~44
신경성폭식증	9~47.1
신경성식욕부진증	9.4
정신과외래환자	12.4~22.4
조현병	12
주요우울증	21.3~35.2
당뇨병	3.8~12.4

것이지 않아야 한다.

야식증후군 환자들은 하루 칼로리 섭취량의 대부분을 저녁식사 이후에 섭취한다. 또한 밤에 자주 일어나며 깨면 바로 먹는다. 비렘수면 동안에 야식을 하는 경향을 보이는데 통상적으로 시간은 짧고, 수면효율 또한 떨어진다. 환자들은 먹어야 잘 수 있다는 믿음을 갖고 있으며, 흔히 우울한 기분을 느끼는데 특히 야간에 많이 느낀다.

야식질문지(Night Eating Questionnaire, NEQ)가 야식증후군 스크리닝 및 심각도 평가 도구로 개발되어 표준화되어 있으며, 역학 자료의 대부분은 본 질문지에 근거하고 있다.

감별진단 및 동반이환장애

다른 섭식장애 특히 신경성 폭식증과 폭식장애를 앓는 환자들에서 야식증후군은 흔하다. 신경성폭식증과 폭식장애에서도 야식 양상을 보이지만 야식증후군만큼 특징적이지 않으며, 삽화 동안 먹게 되는 음식양도 야식증후군보다 훨씬 많다. 반면에 야식증후군은 체형이나 체중에 대한 과도한 걱정은 보이지 않는다. 야식증후군 역시 비만 및 대사증후군에 이환될 위험이 높다.

야식증후군은 비만과 관련 있어 보인다. 야식증후군과 체질량지수나 체중의 증가와 연관된다는 보고가 있다. 한편 체중증가가 반드시 따라오지는 않는다는 연구도 있다. 야식증후군의 심각도와 체중 간의 양의 상관관계는 젊은 나이에는 보이지 않고 나이가 들어야 나타나게 되는데, 이는 야식이 장기간 지속되어야 체중증가로 이어질 수 있음을 시사한다. 또한 일주기 연구를 보면 24시간 동안 칼로리 섭취량은 야식증후군과 대조군에서 차이가 없으며 단지 음식의 섭취가 저녁이나 야간시간대로 몰려 있을 뿐이라고 한다. 야식증후군과 대사증후군 간의 관련성도 아직 확실치 않다. 다만 수면장애가 이들 간의 관련성을 매개한다는 연구가 있으므로, 불면증이 동반된 야식증후군 환자의 경우 대사증후군의 위험률이 증가될 수 있다.

야식증후군 환자가 저녁 반나절 동안 기분의 악화를 경험하며, 우울증상이나 주요우울장애가 보다 흔히 동반된다는 연구들은 야식증후군과 우울증 간의 관련성을 시사한다. 그러나 우울기분이 원인인지, 결과인지 아니면 야식증후군의 특징인지는 확실치 않다. 저녁 나절 동안의 기분 저하는 낮 동안의 음식제한의 결과일수도 있으며 밤 동안의 과식이나 체중증가에 대한 죄책감의 표현일 수도 있다. 또 야식증후군에 내재되어 있는 수면장애가 기분 이상을 초래할 수도 있다. 따라서 우울증상에 대한 감별과 그 심각도의 평가, 이에 따른 치료대상인지 아닌지를 결정하는 것이 중요하다.

수면관련 섭식장애(sleep-related eating disorder)는 야간에 불수의적으로 반복되는 야식삽화를 특징으로 한다. 야식

삽화는 흔히 잠자리에 들고 나서 일어나며 무의식 상태이거나 수면 중에 일어날 수도 있다. 따라서 먹으면 안 되는 음식이나 물질을 먹는다든지 음식을 찾거나 준비하면서 위험한 행동을 하는 등 심각한 결과를 초래한다는 점, 다른 수면장애(몽유병, 하지불안증후군, 폐쇄성 수면 무호흡증)를 흔히 동반한다는 점 등이 감별점이다(표 17-9). 또한 수면관련식사장애는 zolpidem, triazolam, olanzapine, risperidone 등 특정 약물 사용 이후에 발생할 수 있으므로 복용 약제도 반드시 확인해야 한다.

표 17-9. 야식증후군과 수면 관련 섭식장애의 감별진단

	야식증후군	수면 관련 섭식장애
야간음식섭취	+	+
조간 식욕저하	+	+
의식수준의 변화	−	+
밤에 발생한 일에 대한 건망증	−	+
위험한 혹은 독성 물질 섭취가능성	−	+
몽유병과 높은 관련성	−	+
PLMD, RLS, OSA와 흔한 공존	−	+

PLMD: 주기성사지운동장애(periodic leg movement disorder), RLS: 하지불안증후군(restless legs syndrome), OSA: 폐쇄성수면무호흡증(obstructive sleep apnea)

표 17-10. 야식증후군 인지행동치료의 핵심 요소

- 질병교육
  - 야식증후군
  - 건강한 식사
  - 수면위생
- 식사조정
  - 식사일기와 자기모니터링
  - 규칙적인 식사계획의 적용
  - 자극 및 환경 자극 조절
  - 조간(석간) 음식섭취량의 점진적인 증량(감량)
  - 수면에 필요한 최소량만 먹기
  - 침대/침실에서 먹지 않기
  - 갈망하는 음식에 대한 노출 및 반응방지
- 이완전략
  - 심호흡
  - 점진적인 근육 이완
- 수면위생
- 인지재구조화
  - 식사와 음식의 의미
  - 수면과 불면
  - 우울증상
- 신체활동
- 사회적 지지
  - 변화를 위한 물질적 지원
  - 증상과 변화를 위한 정서적 지원
- 투약의뢰

원 인

원인에 대해서 잘 알려져 있지 않지만 melatonin, leptin, ghrelin, cortisol 같은 호르몬과 관련 있다는 연구들이 있다. 야식증후군은 일차가족에서 5배 이상 많이 나타난다.

치 료

야식증후군은 치료가 가능한 질환이지만, 대부분의 경우 환자들이 자신의 상태를 의식하지 못하며 따라서 치료에 저항을 보이기 때문에 쉽지는 않다.

약물치료

다양한 연구들에서 SSRI제제가 야간각성, 야식삽화, 고칼로리 섭취에 있어 효과가 있다는 보고가 있다. 약물치료가 시작되면 최소 8주 이상은 유지한 뒤 효과를 판정해야 하며, 적어도 1년 이상 지속해야 하며 이후 2~3개월 동안 서서히 줄여서 중단할 것을 권한다. Topiramate 추가 치료로 체중감량 및 야식 감소를 보일 수 있다.

비약물치료

주요우울증을 동반한 환자에서 광치료를 통해 우울증이 감소하였다는 보고도 있다. 인지행동치료 또한 도움이 되는데, 주된 치료요소로 야식증후군과 건강한 식이습관에 대한 교육, 식사패턴조정, 이완훈련, 수면위생교육, 인지재구조화, 신체활동향상, 지지기반확립이 있다(표 17-10).

경과 및 예후

청소년 후반기에서 20대 후반 사이에 발생하며 만성적인 경과를 보인다. 수면의 질이 좋지 않은 환자의 경우 당뇨병, 비만, 고혈압, 심혈관계질환 등이 발생할 수 있다.

제거장애(purging disorder)

개념 및 임상 양상

왜곡된 체중이나 신체상으로 인해 정상적인 체중을 가진 사람이 소량의 음식을 먹고 나서 반복적으로 섭취한 음식을 제거하는 행동을 특징으로 하는 장애이다. 제거행동에는 자가 유도 구토, 하제와 이뇨제 남용, 관장 등이 포함된다.

제거장애가 임상적으로 중요하다는 증거와 심리적 및 생물학적 인자에 있어 다른 섭식장애와의 잠재적인 구분가능성으로 제거장애는 DSM-5에 새로이 등장한 진단이다. 여성 인구집단의 기존 연구들에서 제거장애의 유병률은 1.1~5.3%이며, 평균발생연령은 20세 정도이다. 제거장애는 신경성 식욕부진증에 비해 보다 만성화 경과를 보이며 신경성 폭식증에 비해 사망률이 높다는 점에서 차별화된다. 쌍생아 연구에서는 가족의 영향력(유전에 의한 것과 공유된 환경에 의한)이 제거장애 진단에 44%가량 기여한다고 보고하고 있다.

진단 및 감별진단

제거장애에서 말하는 제거 증상은 체중이나 신체상을 조절할 목적으로 행해지는 제거행동에 국한되어야 한다. 즉 스트레스나 불안과 연관된 혹은 종교적인 행위, 그 외 질병, 급성 중독, 금단 증상처럼 체중이나 신체상과는 무관한 다른 모든 원인들은 고려되어서는 안 된다. 3개월 동안 적어도 주 1회 제거삽화를 보여야만 진단을 내릴 수 있다.

제거장애는 신경성 식욕부진증과는 무관한 증상이어야 한다. 또한 신경성 폭식증과 달리 폭식삽화가 없으며 제거 행동은 소량의 음식을 섭취한 후에 일어난다.

참고문헌

1) 김율리. 섭식장애와 청소년 건강. Pediatric Gastroenterology Hepatology and Nutrition 2012;15(Suppl 1):1-6.
2) 김율리. 급식 및 섭식장애. 민성길 편저. 최신정신의학, 제6판. 서울: 일조각; 2015.
3) 김율리, 조소현, 문정준. 섭식장애 및 비만의 중독적 측면. 신경정신의학 2012;51:51-58.
4) Abbate-Daga G, Marzola E, Amianto F, Fassino S. A comprehensive review of psychodynamic treatments for eating disorders. Eat Weight Disord 2016 Mar 15.
5) Aigner M, Treasure J, Kaye W, Kasper S. Disorders, WTFE. World federation of societies of biological psychiatry (WFSBP) guidelines for the pharmacological treatment of eating disorders. World J Biol Psychiatry 2011;12:400-443.
6) American Psychiatric Association. Diagnostic and statistical manual of mental disorders. 5th ed. Washington DC: American Psychiatric Association;2013.
7) Becker AE, Burwell RA, Herzog DB, Hamburg P, Gilman SE. Eating behaviours and attitudes following prolonged exposure to television among ethnic Fijian adolescent girls. Br J Psychiatry 2002;180:509-514.
8) Brownley KA, Berkman ND, Peat CM, Lohr KN, Cullen KE, Bann CM, et al. Binge-Eating Disorder in Adults: A Systematic Review and Meta-analysis. Ann Intern Med 2016 Jun 28. doi:10.7326/M15-2455.
9) Davis C. The epidemiology and genetics of binge eating disorder (BED). CNS Spectr 2015;10:1-8.
10) Fairburn CG, Harrison PJ. Eating disorders. Lancet 2003;361:407-416.
11) Gearhardt AN, Boswell RG, White MA. The association of "food addiction" with disordered eating and body mass index. Eat Behav 2014;15:427-433.
12) Gearhardt AN, White MA, Masheb RM, Morgan PT, Crosby RD, Grilo CM. An examination of the food addiction construct in obese patients with binge eating disorder. Int J Eat Disord 2012;45:657-663.
13) Gearhardt AN, Yokum S, Orr PT, Stice E, Corbin WR, Brownell KD. Neural correlates of food addiction. Arch Gen Psychiatry 2011;68:808-816.
14) Gowers S, Bryant-Waugh R. Management of child and adolescent eating disorders: the current evidence base and future directions. JCPP 2004;45:63-83.
15) Guerdjikova AI, Mori N, Casuto LS, McElroy SL. Novel pharmacologic treatment in acute binge eating disorder - role of lisdexamfetamine. Neuropsychiatr Dis Treat 2016;12:833-841.
16) Hay P. Royal Australian New Zealand C. Australian and New Zealand clinical practice guidelines for the treatment of anorexia nervosa. Aust N Z J Psychiatry 2007;38:659-670.
17) Hudson JI, Hiripi E, Pope Jr HG, Kessler RC. The prevalence and correlates of eating disorders in the national comorbidity survey replication. Biol Psychiatry 2007;61:348-358.
18) Kessler RM, Hutson PH, Herman BK, Potenza MN. The neurobiological basis of binge-eating disorder. Neurosci Biobehav Rev 2016;63:223-238.
19) Kim YR, Kim CH, Cardi V, Eom JS, Seong Y, Treasure J. Intranasal oxytocin attenuates attentional bias for eating and fat shape stimuli in patients with anorexia nervosa. Psychoneuroendocrinology 2014;44:133-142.
20) Kucukgoncu S, Midura M, Tek C. Optimal management of night eating syndrome: challenges and solutions. Neuropsychiatr Dis Treat 2015;19:751-760.
21) Mairs R, Nicholls D. Assessment and treatment of eating disorders in children and adolescents. Arch Dis Child. 2016 Jun 28. doi:10.1136/archdischild-2015-309481.
22) National Collaborating Centre for Acute Care. Nutritional support in adults: NICE guideline 32. London: National Institute for Health and Clinical Excellence (NICE) NHS; 2006.
23) Ruscitti C, Rufino K, Goodwin N, Wagner R. Difficulties in emotion regulation in patients with eating disorders. Borderline Personal Disord Emot Dysregul 2016;3:3.
24) Saltzman JA, Liechty JM. Family correlates of childhood binge eating: a systematic review. Eat Behav 2016;22:62-71.
25) Sullivan PF. Mortality in anorexia nervosa. Am J Psychiatry 1995;152:1073-1074.
26) Treasure J, Claudino AM, Zucker N. Eating disorders. Lancet 2010;375:583-593.
27) Treasure J. Getting beneath the phenotype of anorexia nervosa: the search for viable endophenotypes and genotypes. Can J Psychiatry 2007;52:212-219.
28) Tsappis M, Freizinger M, Forman SF. Binge-eating disorder: emerging treatments for a new diagnosis. Curr Opin Pediatr 2016;28:415-420.
29) World Health Organization. ICD 10: Classification of mental and behavioral disorders: Clinical descriptions and diagnostic guidelines. World Health Organization;1992.
30) Wu M, Brockmeyer T, Hartmann M, Skunde M, Herzog W, Friederich HC. Reward-related decision making in eating and weight disorders: a systematic review and meta-analysis of the evidence from neuropsychological studies. Neurosci Biobehav Rev 2016;61:177-196.

Chapter 18

배설장애

Elimination Disorder

손정우

유뇨증(enuresis)

개 념

유뇨증이란 소변을 못 가릴 만한 신체적 질환이 없는 상태에서, 발달상 배뇨의 조절이 가능한 나이인 5세가 지났는데도 불구하고 속옷이나 침구를 계속적으로 적시는 것을 말한다.

1차성 유뇨증은 출생 후 현재까지 소변 가리기가 이루어지지 않은 채 계속 증상이 나타나는 경우이고, 2차성 유뇨증은 적어도 1년 이상의 기간을 소변을 잘 가려오던 아동이 다시 소변을 가리지 못하게 된 경우를 말한다. 또한 밤에만 나타나는 야간형(nocturnal enuresis), 낮에만 나타나는 주간형(diurnal enuresis)이 5~10%, 밤과 낮 동시에 나타나는 주야간 복합형으로 나눌 수 있다.

역 학

연구들에 따라 유병률은 차이를 보인다. 5세 전후로 3~7%에서 발견되며, 10세가 넘으면 2~3%, 20세 무렵 남자에서는 1%에서 발견되지만 여자에서는 거의 유뇨증이 없다고 한다. 전반적으로 남자가 여자보다 약 1.5~2배 가량 많은 것으로 보고되고 있다.

임상양상

1차성 유뇨증에서는 다양한 생물학적 이상 소견이 보고되고 있다. 그리고 2차성 유뇨증에서는 5세에서 7세 사이에 야뇨를 다시 경험하게 되는데, 심리적 갈등 상황 때문이거나 정신사회적 스트레스가 발생한 경우가 많다.

유뇨증 환아들은 주간과 야간의 배뇨문제뿐만 아니라 빈뇨나 급뇨와 같은 문제들을 같이 가지고 있는 경우도 있다. 또한 발달장애와 기타 다른 정신과적 장애가 동반되는 경우가 있다고 보고되고 있는데 유분증(encopresis), 야경증(night terror), 수면 중 보행장애(sleep walking), ADHD 등이다. 또한 유뇨증 아동들은 당혹감, 굴욕감, 사회 공포, 자존감의 저하 등을 경험할 수 있다.

진 단

진단 기준이 발표된 시대에 따라, 또한 분류체계에 따라 약간의 차이가 존재한다. DSM-IV에서는 1차성 유뇨증과 2차성 유뇨증의 유형구분이 없어지고 대신 소변을 지리는 증상이 나타나는 시간을 기준으로 야간형, 주간형, 복합형으로 구분하고 있다. DSM-5에서도 이러한 분류는 반복되고 있다.

ICD-10에서는 비기질성 유뇨증(nonorganic enuresis)으로 명명되었으며, 진단 기준에서 DSM과 다른 점은 나이와 빈도에서 차이가 있다는 것이다. 7세 이하의 소아에서는 한 달에 적어도 2회 이상, 7세 이상의 소아에서는 한달에 적어도 1회 이상을 요구하고 있다.

먼저 최근 2~3개월간의 아동의 유뇨 증상 양상을 파악하고 아동과 가족들의 반응과 치료 동기, 가족력, 과거의 치료력에 대해 알아본다. 그리고 야간 수면의 전반적 상태에 대해서도 알아본다. 여러 가지 정황상 부적절한 성적 접촉 혹은 성학대 등이 의심될 경우에는 이에 대해 면밀히 조사해보아야 한다. 환자의 하루 수분 섭취 패턴을 파악하는 것도 중요하다.

신체적인 이상이 있는지 등에 대한 검사가 필요할 경우가 있다. 비인후검사를 하여 아데노이드나 편도선의 비후가 있는지 등을 조사한다. 복부촉진을 하여 방광이나 대변이 차있는지를 검사하며, 외성기의 모양 등과 척추의 진찰을 포함한 신경학적 검사를 완료한다. 비뇨기과적 이상에 대한 자세한 기계적 검사를 실시할 수도 있다.

요로감염 여부를 배제하는 가장 기본적인 검사방법으로 소변검사(urine analysis)를 시행해본다. 또한 야뇨증이 있는 아이들의 일부에서는 폐색(obstruction)이 있는 것이 발견되므로 방광의 생리적 변화를 초래할 만한 기질적인 요인들이 시사될 때는 요역동검사(urodynamic study)와 같은 전반적인 검사가 있어야 한다(표 18-1).

감별진단과 동반이환 장애

갑상선 기능항진증이나 중추신경호르몬의 분비이상과 같은 의학적 문제 등은 당연히 감별진단을 하여야 한다. 또한 이뇨제 혹은 항정신병약물 등의 약물 부작용에 의해 나타나는 경우와 비뇨기계 감염, 방광생리기능의 변화 등에 의한 유뇨증상도 진단시에 구별하여야 한다. 당뇨, 요붕증 등이 있어서 소변을 만들어내는 양이 너무 많은 경우, 간질이나 몽유병 등으로 인한 의식이나 수면의 장애가 있을 때도 나타날 수 있다.

유뇨증 환자의 약 20% 정도에서 정신의학적 공존 질환을 가지고 있는데, 특히 여자, 밤낮을 가리지 않고 지속적으로 유뇨증이 있는 경우, 연령이 많아지면서도 증상이 지속되는 아동에서 정신의학적 공존 질환과 연관되는 경우가 많다고 알려져 있다. 발달지연, 퇴행, 불안장애, 우울증, 충동조절장애와 같은 행동장애 아동에서 유뇨증이 많이 나타나는 것으로도 보고되고 있다. 이러한 정신장애가 유뇨증의 원인인지, 동

표 18-1. 유뇨증의 DSM-5 진단기준

A. 침구 또는 옷에 의도적이든 불수의적이든 반복적으로 소변을 본다.
B. 적어도 3개월 이상을 지속적으로 주 2회 이상 나타나고, 이로 인해 사회적, 직업적 또는 학습기능을 포함한 중요한 영역에서 심각한 장애를 보이는 경우
C. 생활 연령이 최소 5세 이상이다(혹은 이와 비슷한 발달 상태에 있다).
D. 이러한 장애가 이뇨제 등 약물에 의한 것은 아니어야 하며, 당뇨병, 척수이분증, 또는 경련성 질환 같은 의학적 상태의 직접적인 생리적 효과로 인한 것이 아니어야 한다.

유형: 1. 야간 유뇨증 단독
2. 주간 유뇨증 단독
3. 주간 및 야간 유뇨증 복합

반질환인지, 또는 결과인지에 대해서는 아직도 정확하게 밝혀지지 않고 있다.

원 인

심리 행동적 요인

대가족이나 양육보호시설 등에 속해 있으면서 애착 대상의 무관심속에서 성장한 경우, 갑작스런 사고, 동생의 출생, 엄마와의 이별, 죽음이나 이혼, 입학, 전학 등을 들 수 있다. 지속적인 2차성 유뇨 증상을 보이는 아동에서 성학대 문제가 발견되는 경우도 보고되고 있다. 한편, 2차성 유뇨증을 보이는 아동들도 이전의 소변가리기 해결이 다른 아동들에 비해 늦었던 경우가 보고되고 있으므로 이에 유의하여야 한다.

유전적 원인

야뇨증이 있는 아동의 75% 정도에서 가족력이 있었다. 아버지가 유뇨증을 보였던 경우 자녀의 발병위험도는 7배 이상이었다. 염색체 연구에서도 일부 염색체와 유뇨증 간의 관계가 보고되고 있었다.

방광을 포함한 비뇨기계의 기질적 이상

유뇨증 환아의 약 1/3에서는 기능성 방광 용적의 감소를 보인다. 기능성 방광 용적 감소 상태는 수면중 각성의 가능성을 떨어뜨리게 된다. 방광이나 요로의 감염과 유뇨증 간의 관계도 꾸준히 보고되고 있다. 심각한 주간 요실금이 있는 경우, 지속적으로 속옷을 적시는 경우, 배변의 양상이 불규칙적이거나, 이전에 감염의 병력이 있는 경우 등에 비뇨기계 문제를 의심해볼 수 있다.

내/외과적 원인

당뇨병, 요붕증, 만성변비 등을 가지고 있는 아동에서 유뇨증이 나타날 수 있으며, 편도선과 아데노이드의 비후로 인해 상기도 폐색(upper airway obstruction)이 있으면서 야뇨증이 있었던 경우는 절제수술을 통해 야뇨증이 호전되기도 한다.

호르몬 및 전해질 요인

원래부터 소변을 농축하거나 양을 줄이는 능력이 부족한 유뇨증 아동에서는 낮시간 동안에는 의식이 깨어있으므로 유뇨증이 없다가 특히 밤시간에 AVP의 감소로 인해 소변을 농축하거나 소변양을 줄이는 능력이 저하되기 때문에 유뇨증이 일어난다고 한다. 이는 기본적으로 유뇨증 환자의 야간 다뇨(polyuria) 현상과도 관련되는 문제이다.

수면시 각성의 문제

유뇨증 아동에서는 깊은 수면을 취하는 아동(deep sleeper)이 많으며 부모들이 야뇨증 아동을 깨우는 것이 어렵다고 보고할 때가 많다. 이는 뇌간(brainstem) 기능의 이상과 관련되는 것으로 보인다. 특히 청반(locus coeruleus)에 분포하는 노르아드레날린 뉴런계는 수면 중 각성에서 가장 중요한 중추이면서 동시에 뇌교 배뇨중추(pontine micturition center)와 해부학적으로, 기능적으로 중첩되어 있다. 또한 청반은 바소프레신(vasopressin)을 생성하는 시상하부 세포와 연결되어 있다. 따라서 청반의 노르아드레날린 계열 뉴런계의 문제는 유뇨증 환자의 각성 문제, 기능적 방광 용적 문제, AVP 문제 등과 모두 연관되어 있다.

기면증(narcolepsy)과 수면무호흡증(sleep apnea)과 같은 특수한 수면 장애도 유뇨증과 관계될 때가 있다고 자주 보고된다. 또한, 야뇨증을 보이는 아동들은 수면 중에 꼭 소변보는 꿈을 꾸게 된다고 이야기하고 있으나 야뇨증은 수면의 어떤 단계에서도 나타날 수 있는 것으로 알려져 있다. 이 중 특히 수면의 전반 1/3, 비렘(non-REM)수면에서 일어나는 경우가 많다고 보고되고 있다.

치 료

배뇨 훈련의 시도

유뇨증을 일으킬 만한 기질적 문제가 없다고 확인된 경우 가장 먼저 시도하는 방법이다. 먼저 아동에게 면담을 통해 죄책감을 줄여준다. 또한 아동에게는 표를 만들어서 직접 소변을 가린 날을 기록하게 하고, 의식적인 수준에서 조절하도록 시도한다. 저녁시간에는 특히 잠자리에 들기 전까지는 최대한 수분 섭취를 줄인다. 일부 아동에서는 유뇨증 증상이 있는 밤중 시간에 확실하게 깨워서 오줌을 누게 한다. 이렇게 간단하고 원칙적인 방법들만으로도 많은 효과를 볼 수 있다.

행동치료

소변을 가렸을 때 적절한 보상을 주는 긍정적 강화법(positive reinforcement)이 효과적이다. 부모와 아동이 함께 상의하여 예쁘게 표를 만들고 소변 실수를 하지 않은 날에는 스티커를 주어서 직접 붙이도록 하며 정해놓은 분량의 스티커를 붙였을 때 미리 약속한 선물을 주는 방법을 사용한다. 보상 제공을 자꾸 지연시켜서는 안 된다.

행동치료 기법으로는 조건화이론을 적용한 전자식 경보장치(bell and pad), 벨 알람(bell-alarm), 부착형 벨 알람(body-worn bell-alarm) 등이 있다. 이 장치는 팬티에 부착하여 소변을 감지하는 감지기(sensor)와 몸의 어깨부위에 부착시켜 벨소리가 나게 되는 기계로 구성되어 있다. 유뇨에 대한 혐오적 결과로서 벨을 울리게 하여 환아로 하여금 벨소리를 피하기 위해 배뇨를 억제하도록 하는 회피반응을 훈련시키는 원리이다. 최근의 한 메타 연구에서는 이 방법으로 평균 65%에서 유뇨증 치료에 성공하였으며, 반면 재발률은 42%로 나타났다고 하였다. 대부분의 치료 가이드라인에서 이 치료를 유뇨증의 첫 번째 치료 방법으로 권장하고 있다.

약물치료

약물치료는 유뇨증 아동에게 있어서 반드시 선택하여야 할 치료법은 아니다. 유뇨증상이 너무 심해서 학교생활이나 일상적인 기능을 할 수 없을 정도이거나, 주간 야뇨증이 있는 경우, 다른 치료방법들로 효과가 없는 경우, 기분장애나 불안장애가 동반되어 있는 경우 등에 약물 치료를 실시하고 있다.

Desmopressin은 AVP의 화학적 유사체인데 이 약물 역시 여러 치료 가이드라인에서 첫 치료제로 권장되고 있다. 이 약은 콩팥의 수뇨관에 작용하여 수분 재흡수를 촉진시킨다. 비강내 투여와 경구 투여하는 방법이 있다. 가장 흔한 부작용으로는 비강내 통증, 비염, 결막염, 비울혈, 저나트륨이 동반된 수분중독, 두통, 복부 불쾌감, 구역질 등도 있다. Imipramine이나 행동치료방법으로 치료가 되지 않았던 많은 아동들에서 효과가 있으나, 일정기간 지속하다가 끊은 경우에 재발될 확률은 존재한다.

Oxybutynin도 유뇨 증상 조절에 효과가 있다고 알려지고 있다. Desmopressin을 투여하여도 효과가 떨어질 때는 야간에 방광 용적이 기능적으로 줄었을 수 있음을 감안하고 oxybutynin을 선택할 수 있다. 이 약은 방광에서 평활근에 대한 아세틸콜린의 무스카린성 작용을 선택적으로 억제하여 방광의 용적을 증가시키면서, 또한 방광배뇨근(detrusor muscle)의 비억제성 수축을 감소시켜 항유뇨효과 및 요의를 지연시키는 효과가 있다. 특히 방광기능의 이상을 동반한 환아와 낮시간동안의 유뇨 증상을 갖는 아동에서 치료효과가 높다. 부작용으로는 입 마름, 빈맥, 변비, 연하곤란 등이 있다. 또한 이 약을 처방할 때는 변비 혹은 방광 내 잔뇨 발생 등을 잘 관찰하여야 한다.

Imipramine은 과거부터 많이 쓰여 왔던 약물이다. 알파 및 베타 아드레날린성 작용과 항콜린성 작용으로 효과가 나타난다고 하지만 약물효과가 중추신경효과인지 또는 말초효과인지에 대해서도 아직 확실하지 않다. 이 약은 일정량 이상에서는 심독성(cardiotoxicity)이 나타날 가능성이 있기 때문에 이 약을 쓰는 경우에는 심전도 검사가 중요하다. 약물을 유지하다가 끊은 경우에 재발될 확률이 있으며 입마름, 심독성, 경련역치(seizure threshold) 저하 등의 부작용이 발생할 수도 있고 돌연사를 일으켰다는 보고도 있다. 따라서 투여 전에 심전도 확인, 병력조사 등을 실시하여야 할 필요가 있다.

정신치료

1차성 유뇨증에는 효과가 별로 없고, 부모의 이혼이나 동생의 출생과 같은 분명한 심리적 원인이 있는 2차성 야뇨증에 특히 도움을 준다.

경과 및 예후

유뇨증상은 자아이질적(ego-dystonic)인 증상일 경우가 많으므로 유뇨 문제가 해결되면 자아존중감, 자신감 등이 향상된다. 예후를 보면 의도적으로 소변을 못 가리는 경우와 청소년기 이후에 유뇨증이 시작된 경우에서 더욱 심각한 정신병리를 가지고 있었고, 따라서 청소년기 이후에 유뇨증이 시작된 경우에 예후가 더욱 좋지 않다.

재발은 자연 치유된 경우와 약물이나 행동수정 용법 등의 치료적 방법들을 사용하여 치유되었던 경우 모두에서 일어날 수 있다.

유분증(encopresis)

개념 및 정의, 역사

유분증이란 만 4세 이상에서 대변을 못 가릴만한 신체적 질환이 없는데도 불구하고 적당한 장소가 아닌 곳이나 옷에 대변을 싸거나 지리는 것을 말한다. 유뇨증에서와 마찬가지로 1차성 유분증(primary encopresis)과 2차성 유분증(secondary encopresis)으로 구분할 수 있다.

역 학

대개 4세 이전에 약 95%의 아동이, 5세가 되면 99%의 아동이 대변을 가리는 것으로 보고되고 있다. 대규모의 역학 연구 결과 7~8세 아동 중에서 유분증을 보인 경우는 남자가 1.5%, 여자가 0.5%였다. 일반적으로 남자 아이들에서 여자 아이들보다 3~4배 더 많은 것으로 추정된다. 우리나라의 경우는 초등학교 아동에서 2.4%의 유병률이 보고되었다.

임상양상

유분증의 유형을 정체성(retentive) 유형과 비정체성(non-retentive) 유형으로 구분할 수 있다. 정체성 유형에서는 주기적으로 며칠 동안 대변을 장내에 정체시키고 있다가 고통스럽게 배출하는 양상을 반복한다. 이때 대변 덩어리가 커지면서 항문입구를 막게 되므로 그 주변으로 대변의 수분 성분이 흘러나오는 현상을 초래하기도 한다. 비정체성 유형에서는 변비 현상이 없이 정신적인 혹은 신체적인 이유로 배변조절을 못하는 것이다.

진 단

DSM-IV-TR 및 DSM-5(표 18-2)의 유분증 진단기준은 동일하다.

ICD-10에서는 유분증이라는 명칭 대신 비기질성 유분증(nonorganic encopresis)이라는 명칭을 사용하고 있다. 또한 진단기준상 이 문제가 월 1회 이상 나타나야 하는 기간을 6개월로 명시하고 있다. 만약 유뇨증과 유분증이 동시에 존재한다면 유분증으로 진단하여야 한다. 적대적 반항적 장애 혹은 품행 장애와의 연관에 대한 명시는 없으나, "보통 어느 정도의 정서/행동장애가 동반된다"는 문구는 포함되어 있다.

진단에 있어 가장 중요한 기본적인 자료는 철저한 병력조사이다. 먼저 배변습관, 증상이 나타나는 상황, 현재 사용 중인 약물이 있는지 등에 대해서 자세하게 조사하여야 한다. 유분증상이 선행된 어떤 문제(예: 생활 스트레스)의 한 증상이 아닌지를 파악한다. 이학적 검사와 복부방사선 촬영을 통해 장에 차 있는 변의 정도를 검사하여 볼 때도 있다. 바륨 조영술(barium enema)과 직장 생검 등의 검사는 선천성 거대결장(Hirschsprung's disease)의 징후가 전형적으로 보이기 전에는 시행하지 않는 것이 좋다.

감별진단 및 동반 이환 장애

우선 선천성 거대결장이나 항문 또는 직장의 협착, 평활근의 장애(smooth muscle disease), 내분비 이상 등을 배제하여야 한다.

정신지체 혹은 자폐 스펙트럼 장애 아동들에서도 유분증 증세가 나타날 수 있으므로 아동의 심리학적 특성이 잘 고려되어야 한다. 충동 조절 장애 및 ADHD의 경우에도 주의력 문제 혹은 충동성 등과 관련되어 유분증 증세가 나타날 수 있다. 심한 스트레스 상황 역시 유분증을 유발할 수 있다.

원 인

생리학적 요인

유분증 환아들 중 정체성 유형에 해당하는 일부 아동에서는 항문의 외부괄약근의 수축과 활성도가 비정상적이라고 한다.

심리적, 행동학적 원인

배변훈련은 아동이 태어난 후 처음 맞게 되는 자율성(autonomy)을 시험하고 터득하는 기회이다. 이 과정에서 부모와 아동 간의 힘겨루기(power struggle)로 인해서 유분증 증상이 나타난다. 특히 아동이 수동-공격성(passive-aggressive) 성향을 띠는 경우 부모에 대한 불만을 이렇게 간접적인 방법으로 표현할 수 있다.

환경적 요인

대변을 잘 가리던 아동이 2차성 유분증을 보일 때 정신사회적 스트레스와 관련된 것으로 추정할 수 있다. 동생이 태어났다거나 새로운 곳으로 이사를 가는 생활사의 변화로 인한 불안, 분노, 공포감이 생길 때, 질병으로 인한 입원, 그리고 부모와 이별하거나 학교에 입학하는 등의 스트레스를 받는 경우 등이다. 지나치게 빠른 시기에 시작하는 배변 훈련 혹은 지나치게 엄격한 배변 훈련도 유분증을 일으킬 수 있다.

표 18-2. 유분증의 DSM-5 진단기준

A. 옷 또는 마루 등과 부적절한 곳에 불수의적이든 의도적이든 반복적으로 대변을 본다.
B. 이러한 상황이 적어도 3개월 동안에 월 1회 이상 나타나야 한다
C. 생활 연령이 최소 4세 이상이다(혹은 이와 비슷한 발달 상태에 있다).
D. 이러한 장애가 약물(예: 완화제) 등에 의하거나 변비를 일으키는 의학적 상태 등에 의한 직접적 생리적 효과로 인한 것이 아니어야 한다.
유형: 1. 변비 및 범람 변실금이 있는 것
2. 변비 및 범람 변실금이 없는 것

치 료

배설장애의 치료에 있어 가장 특징적인 점은 증상의 조절 외에도 성격 및 환경의 조절 등과 같은 전반적인 치료적 접근이 이루어져야 한다는 것이다.

심리적, 행동적 접근 및 교육

아동에게는 저하된 자존심과 관련하여 안심과 격려가 필요하다. 이 과정에서 바람직한 행동과 협조가 이루어졌을 때 충분한 보상을 하는 행동수정요법을 도입하여 치료의 효과를 높이기도 한다. 국내에서도 유분증 아동의 행동요법에 대한 보고가 있다.

때로는 교육적 접근이 필요할 수 있다. 가족에게 우선 전반적인 대장 기능에 대해서 교육을 시행하며, 부모와 아동에게 이러한 증상이 단순히 잘못된 습관이나 사소한 문제가 아닌 질환이라는 것을 인식시켜주어야 하며, 유분증상으로 인해 야기되었던 긴장을 풀어줄 필요가 있다.

정신치료 혹은 놀이치료

유분증에서는 유뇨증에 비해 기질적 원인에 의한 경우보다는 심리적 요인이 작용하는 경우가 더 많으며, 대개 부모-자녀 관계에 심각한 문제가 있다. 따라서 정신치료나 놀이치료를 통해 아동의 내면적 갈등을 해소해줄 수 있다. 부모에 대한 심리 치료를 통해 아동에 대한 부모의 태도변화를 이끌어낼 수도 있다.

약물치료

증례 보고 수준의 몇몇 연구 결과는 발표되고 있으나, 유뇨증과는 달리 널리 통용되고 있는 약물은 거의 없다. 경우에 따라서는 완하제(laxative)를 써볼 수 있으나 변비가 동반되지 않은 유분증에서는 처방해서는 안된다.

경과 및 예후

예후를 결정짓는 요인들은 원인과 증상의 지속기간, 공존하는 행동문제, 부모의 치료협조 여부등이다. 특히 생리학적 요인이 작용하는 경우에는 치료가 더욱 어렵다. 여러 연구들에서 교육적, 심리적, 행동적 접근을 복합하였을 때 60~80%의 성공률을 보고하고 있으며, 비교적 치료에 잘 반응하는 것으로 보인다. 역학적인 자료들을 보면 유뇨증에서와 마찬가지로 신체적, 정신적 성숙에 따른 자연적 호전도 충분히 가능하다. 대개 청소년기에는 자연적인 호전을 보인다.

참고문헌

1) 남 민, 정인과, 한준수, 홍강의. 기능성 유분증 환아의 임상양상 및 환경적 특성. 대한신경정신과학회 추계학술대회;1996.
2) 남 민, 조숙행, 정인과, 홍강의. 배설장애의 유형 및 빈도 연구. 대한신경정신과학회 추계학술대회;1997.
3) 손정우, 남 민. 배설장애. 소아정신의학 2판, 대표저자 홍강의;2014. p.342-356.
4) 조수철, 김재원, 신민섭 등. 야뇨증 환아들의 심리사회적 특성에 대한 다기관 연구: 행동 및 정서 문제를 중심으로. 신경정신의학 2005;44:730-735.
5) Butler RJ. Childhood nocturnal Enuresis: developing a conceptual framework. Chil Psychol Rev 2004;24:909-931.
6) Butler RJ, Glasson SL. Enuresis alarm treatment. Scand J Urol Nephrol 2005;38:207-210.
7) Golubchik P, Weizman A. Attention-deficit hyperactivity disorder, methylphenidate, and primary encopresis. Psychosomatics 2009;50:178.
8) Hergüner S, Hergüner A. Atomoxetine for encopresis in 2 children with attention-deficit/hyperactivity disorder. J Clin Psychopharmacol 2012;32:302-303.
9) Kaplan HI, Sadock BJ. Elimination disorders. Comprehensive Textbook of Psychiatry 9th ed., Ed by Sadock BJ, Sadock VA, Ruiz P;2009. p.3624-3635.
10) Mendhekar DN. Use of sertaline in childhood retentive encopresis. Ann Pharmacother 2010;44:395.
11) Nevéus T. Oxybutynin, desmopressin and enuresis. J Urol 2001;166:2459-2462.
12) Neveus T. Nocturnal enuresis--theoretic background and practical guidelines. Pediatr Nephrol 2011;26:1207-1214.
13) Wright A. Evidence-based assessment and management of childhood enuresis. Pediatrics and Child Health 2008;18:561-567.

Chapter 19

수면각성장애

Sleep-Wake Disorders

윤인영, 이진성, 이헌정

정상 수면

"과거 6,000년 동안보다 지난 60년 동안 수면에 대해 더 많은 것을 알게 되었다. 이 짧은 기간에 연구자들은 수면이 정교한 기전에 의해 조절되는 뇌의 역동적 활동임을 알게 되었다." 알란 홉슨(Allan Hobson, 1989)

수면과 수면장애를 과학적으로 이해하게 된 것은 불과 백 년이 되지 않았지만 그 지식의 양은 폭발적으로 증가하였다. 1929년 한스 버거(Hans Berger)가 처음으로 인간의 뇌파를 기록하였고, 1930년대에는 수면과 각성 시 뇌파가 다르다는 것을 알게 되었다. 그 뒤를 이어 1953년 아세린스키(E. Aserinsky)와 클라이트만(N. Kleitman)이 수면 중 빠른눈운동(급속안구운동)이 주기적으로 나타남을 보고하였고 이를 렘수면(rapid eye movement sleep, REM sleep, 급속안구운동수면)이라고 한다. 이후 많은 연구자들에 의해 하룻밤 수면의 역동적 구조가 밝혀지고 여러 가지 수면장애에 대해 이해하게 되었다. 1960년대에는 수면장애의 일차적 진단 검사인 야간 수면다원검사(nocturnal polysomnography)의 임상적 사용이 시작되었다. 국내에는 1980년대 초에 수면다원검사가 도입되었고 수면 의학이 학문적으로 독립하기 시작하였다.

수면의 구조(sleep architecture)

수면 단계(sleep stages)

수면에는 빠른눈운동의 유무에 따라 크게 비렘수면(non-rapid eye movement sleep, NREM sleep, 비급속안구운동수면)과 렘수면이 있다. 두 가지 수면은 각각 고유한 뇌파활동과 생리적 상태를 보인다(표 19-1). 비렘수면 중에는 각성 시에 비하여 대부분의 생리적 기능의 활성도가 저하된다. 렘수면 중에는 뇌 활성도를 포함한 생리적 기능의 활성도가 각성 시와 비슷한 정도로 증가한다. 비렘수면은 다시 뇌파와 수면의 깊이에 따라 1단계 수면(수면 단계 N1), 2단계 수면(수면 단계 N2), 3~4단계 수면[수면 단계 N3, 서파수면(slow wave sleep)]으로 나눈다. 뇌파는 일정 부위에 전극을 배치하여 기록하는데 정상적 뇌파의 형태는 주파수에 따라 델타파(delta wave, <4 Hz), 세타파(theta wave, 4~7 Hz), 알파파(alpha wave, 8~12 Hz), 베타파(beta wave, >12 Hz)의 4가지가 있다.

눈을 감은 정상 각성 상태에서는 알파파가 우세하고, 눈을 뜨고 있을 때에나 자극을 받으면 베타파가 나타난다(그림 19-1). 잠이 들면 델타파와 세타파가 나타난다. 즉 잠을 자기 위해 눈을 감으면 알파파가 주로 발생되다가 잠이 들어 1단계 수면에 들어가면 각성 상태의 8~12 Hz 알파파가 50% 이하로 줄어들고 4~7 Hz의 저진폭 세타파(low amplitude theta wave)가 늘어난다. 그리고 느린 안구운동(slow eye movement)이 나타난다. 외부의 자극에 대한 반응이 둔해지지만 중간에 깨우면 자신은 잠들지 않았다고 보고하기도 한다. 하룻밤 수면의 5% 이하를 차지하며 각성으로부터 수면으로 이행하는, 즉 잠이 드는 과정이다.

2단계 수면은 대부분 저진폭 세타파로 구성되며 특징적으로 수면 방추파(sleep spindles)와 K-복합파(K-complex)가 나타난다. 수면 방추파는 12~14 Hz로 500~1,500 msec 동안 나타나는 방추형의 돌발파(burst)이다. K-복합파는 500 msec 내외의 고진폭의 예파(sharp wave)이다. 수면 방추파와 K-복합파는 내부 자극에 의한 중추신경계의 반응으로 추정되며 소리와 같은 외부 자극에 의해서도 유발된다. 2단계 수면에서 깨우면 자신이 잠시 잠들었다고 보고하기도 하고 단편적이고 비현실적인 사고를 기억해 내기도 한다. 하룻밤 수면의 45~55%를 차지한다.

3~4단계 수면은 1~2단계의 얕은 수면에 대비해서 깊은 수면이라고 하며 뇌파의 특징에 따라 서파 수면 혹은 델타 수면(delta sleep)이라고도 부른다. 뇌파의 모양은 75 μV 이상의 고진폭(high amplitude)이며 주파수는 0.5~2 Hz로 느리다. 전통적으로 30초의 판독단위(epoch)에서 서파가 20~50%이면 3단계 수면, 50% 이상이면 4단계 수면으로 분류했으나 현재는 이를 구분하지 않고 수면 단계 N3 혹은 서파 수면(깊은

표 19-1. 비렘수면과 렘수면의 비교

	비렘수면	렘수면
뇌파	동조적	비동조적
안구 운동	없거나 느린 움직임	빠른 움직임
근전도	감소	소실
혈압/심박수	일관성 있게 저하	변화가 심함
심박출량	감소	감소
호흡수	감소, 규칙적	변화가 심함
대뇌 산소 소비	감소	증가
대뇌 당대사	감소	증가, 불변
이산화탄소 반응	각성 시와 유사	감소(부분적 장애)
산소에 대한 반응	각성 시와 유사	각성 시와 유사
체온	항온성	변온성
야간 음경 팽창	드물다	자주 발생
꿈 내용	논리적, 개념적, 꿈이 드물다	비논리적, 추상적, 꿈이 많다
행동	삽화적, 흔하지 않음	억제됨
병리	야경증, 몽유병, 공황 발작	악몽, 렘수면행동장애

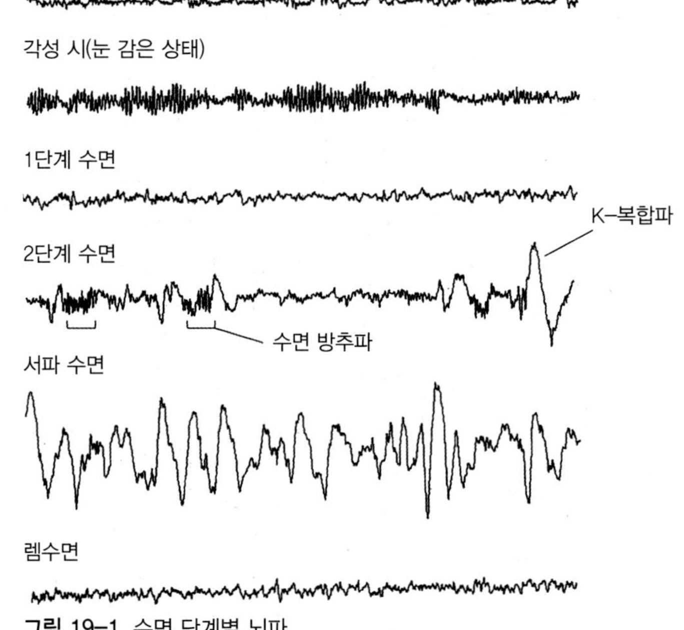

그림 19-1. 수면 단계별 뇌파.

수면)이라고 부른다. 서파 수면에서는 잠에서 깨우기가 2단계 수면에서보다 힘들고 시간이 오래 걸린다. 서파 수면에서 갑자기 깨우면 지남력이 저하되거나 혼돈된 상태이며, 각성 중에 있었던 일에 대해 기억 소실이 생기기도 한다. 야뇨증(enuresis), 수면보행증(somnambulism, 몽유병), 야경증(night terror) 등은 서파 수면에서 주로 나타난다. 3~4단계 수면은 하룻밤 수면의 15~20%를 차지한다.

렘수면에서는 저진폭의 혼합성 주파수와 톱니바퀴(saw tooth) 모양의 뇌파가 나타나 1단계 수면의 뇌파와 유사하며 특징적으로 안구가 매우 빠르게 움직이는 현상을 동반한다. 렘수면 중 80%에서 꿈을 꾸며 내용은 추상적이고 비현실적인 경우가 많다. 생리적인 특징도 비렘수면과 다르다. 근육의 긴장도는 수면 중 최하 수준으로 감소하여 수면 중 움직임은 정상적인 경우 나타나지 않는다. 악몽(nightmare)과 꿈 내용이 행동화되는 렘수면 행동장애는 대개 렘수면 중에 발생한다. 자율신경계 활동(혈압, 심장박동, 호흡 등)이 깨어있을 때와 비슷한 정도로 항진되어 렘수면을 역설적 수면(paradoxical sleep), 비동기화 수면(desynchronized sleep)이라고도 부른다. 렘수면은 하룻밤 수면의 20~25%를 차지한다.

수면 주기(sleep cycles)

밤에 잠이 들면 처음에는 1단계에서 서파 수면에 이르는 비렘수면이 먼저 나타나고 이후 렘수면이 나타난다. 잠자리에 들어간 이후 처음으로 잠이 들기까지의 시간을 수면잠복기(sleep latency)라고 한다. 처음으로 수면이 발생한 시점부터 첫 번째 렘수면이 나타나기까지의 시간은 렘수면잠복기(REM latency)라고 하는데, 건강한 성인에서는 약 90분이다. 하룻밤 수면 동안 비렘수면과 렘수면은 약 90~100분 간격으로 되풀이되며 렘수면은 평균 3~5번 나온다(그림 19-2). 렘수면은 약 5~20분 정도 지속된다. 하룻밤의 잠을 전반부와 후반부로 나누면 그 구조는 비대칭적이다. 서파 수면은 수면의 전반부에 주로 나타나며 수면의 후반부로 갈수록 적어진다. 수면 전반부에 나타나는 렘수면은 대개 10분 이내로 짧지만 수면의 후반부에는(새벽으로 갈수록) 지속 시간이 길어지고 더 자주 나타난다. 신생아에서는 잠들자마자 렘수면이 나타나며, 기면증(narcolepsy)과 같은 수면장애에서도 렘수면이 특징적으로 빨리 나타난다. 우울장애, 식사장애, 경계성 성격장애, 조현병, 알코올 관련 장애와 같은 질환에서 렘수면잠복기가 짧아지는 경우가 있다.

나이에 따른 변화

신생아는 하루에 16시간 정도 잠을 자며 총 수면의 50%가 렘수면이다. 생후 1달이 되면 수면-각성 주기가 확립되는데 수면의 주기가 성인에 비해 짧아 하루에도 여러 번 반복되는 다주기성(polyphasic)이다. 다주기성은 낮잠을 자는 습관으로 3~4세 아동기까지 이어진다. 생후 4개월이 되면 렘수면은 40% 이하로 감소하며, 잠이 들면 비렘수면이 먼저 나타난다. 2~3세에는 25%까지 줄고, 사춘기 이후에는 성인과 비슷하게 되고 그 후 평생 유지된다. 노인에서 렘수면은 이전과 비슷하거나 감소하기도 한다. 서파 수면은 10세경에 최고조에 이르고 이후 나이가 들면서 점차 감소한다. 노인이 되면 서파 수면이 현저히 감소하고 도중에 깨지 않고 지속적으로 수면을 유지하기가 어려워진다. 입면 후 각성(wake after sleep onset, WASO) 시간도 증가한다. 따라서 불면 증상과 낮에 졸음을 호소하는 경우가 늘어난다. 일주기리듬(circadian rhythm, 하루주기리듬)이 앞당겨져(advanced sleep phase) 초저녁잠이 많고 새벽에 일찍 깨는 경향이 있다. 따라서 각종 수면장애의 이환율이 높아진다.

일주기리듬(circadian rhythm)과 수면-각성 조절 (sleep-wake regulation)

일주기리듬

사람의 몸에는 여러 가지 리듬이 있어 생체의 여러 기능들이 효율적으로 조절된다. 그 중 가장 중요한 리듬이 24시간 주기의 일주기리듬이다. 일주기리듬은 앞시상하부(anterior hypothalamus)의 시신경교차상핵(suprachiasmatic nuclei, SCN)이 조절한다. 시신경교차상핵은 수면-각성 주기를 포함한 여러 가지 생체 리듬을 조절한다. 하루주기리듬은 외부의 자극

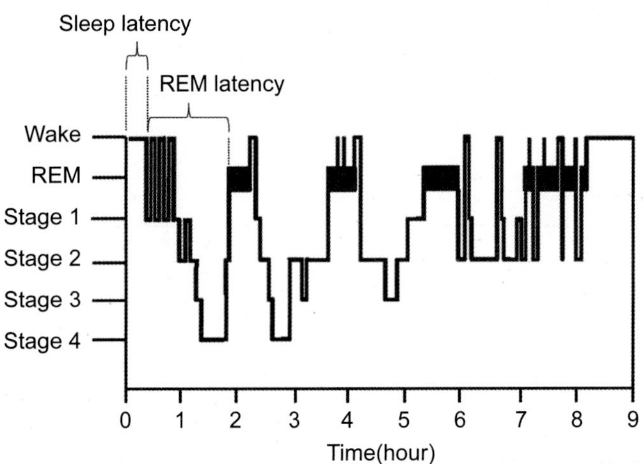

그림 19-2. 수면의 구조.

없이도 그 활동 리듬이 지속되고, 주기는 정확히 24시간이 아니라 24시간보다 약간 길다(평균 24.2시간). 따라서 24시간이라는 지구의 환경적 하루주기에 맞춰 살아가기 위해서는 외부 자극에 반응하여 생체 리듬이 매일 재조정되어야 한다. 이러한 외부의 시간 신호를 zeitgeber(zeit=time, geber=giver)라고 하며, 태양 빛의 강도와 위치, 인공 빛, 기상 시각, 업무 시간, 식사 시각 등이 외부의 시간 신호로 작용한다. 이 중 특히 빛이 중요하다. 빛은 눈의 망막에 존재하는 광수용체(photoreceptor)를 자극한다. 이 신호는 망막시상하부로(retinohypothalamic tract)를 경유하여 시신경교차상핵에 도달하고 다시 송과샘(pineal gland)에 전달되어 멜라토닌의 생성을 억제한다. 즉 시신경교차상핵의 시간 정보가 멜라토닌을 생성하는 송과샘을 조절하는 것이다. 멜라토닌의 생성은 일주기리듬을 보이는데 빛이 감소하는 밤 사이 증가하고 빛이 증가하는 아침 이후에는 감소한다. 밤에 멜라토닌의 분비가 증가되는 시점을 희미한 빛에서의 멜라토닌 분비시점(dim light melatonin onset, DLMO)이라고 하며 이는 일주기리듬의 유용한 생체 지표(biomarker)이다. 멜라토닌의 분비가 최고이며 심부 체온이 최저인 상태에서 가장 졸리게 느껴진다. 멜라토닌 이외에 코티솔, 프로락틴의 분비도 일주기리듬을 가진다. 성장호르몬은 수면 중 깊은 잠에서 가장 많이 분비된다(그림 19-3). 체온은 낮에 활동할 때에 비하여 잠이 들면서 내려갔다가 새벽부터 다시 오르기 시작한다.

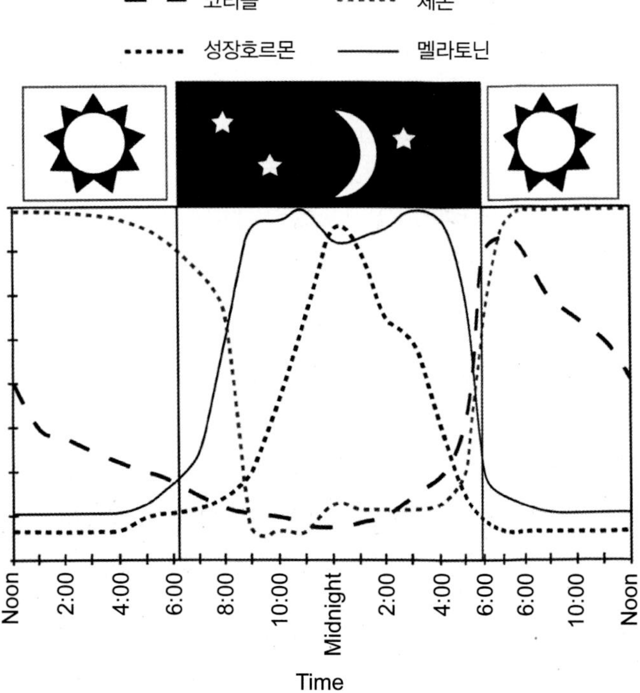

그림 19-3. 수면-각성 주기에 따른 호르몬과 체온의 변화. 혈장 코티솔은 기상 전 새벽부터 상승하기 시작하여 이른 아침에 최고조에 이른다. 성장호르몬은 서파 수면이 발생하는 밤 사이 분비가 증가한다. 멜라토닌은 일몰 후 밤에 분비가 증가하며 낮에는 빛에 의해 분비가 억제된다. 체온은 수면 중 저하된다(Reite M et al., 2009).

수면-각성의 조절

두 과정 모델(two process model)은 일주기 과정(process C)과 항상성 과정(process S)이 상호 작용하여 수면과 각성을 조절한다는 가설이다. 일주기 과정은 일주기리듬을 가지는 각성의 정도로 수면의 시작과 끝의 역치를 결정하는데 그 주기는 심부 체온의 주기와 일치한다. 일주기 과정은 낮 동안 깨어 있을 때는 증가하고 밤에 수면을 취할 때는 감소하는 리듬을 가진다. 항상성 과정은 시신경교차상핵이 파괴되어 일주기리듬이 사라진 후에도 상당한 시간 동안 잠을 못 자면 보상성 회복 수면이 발생한다는 동물실험에 기초한 가설로, 수면 압력(sleep pressure)은 이전에 깨어 있는 시간에 비례하여 증가하고, 각성의 정도는 이전에 잠을 잔 시간에 의해 결정된다는 것이다. 즉 일주기 과정의 힘이 약해지고(각성 감소) 깨어 있는 시간이 지속되어 항상성 과정의 힘이 세지는(수면 압력 증가) 밤에 잠이 들었다가, 다시 일주기 과정의 힘이 세지고(각성 증가) 수면을 통해 항상성 과정이 힘이 약해지면(수면 압력 감소) 아침에 잠에서 깬다.

수면-각성은 하나의 수면-각성 중추에 의해 조절되는 것이 아니라 주로 뇌줄기(brain stem) 등에 위치한 다양한 부위들의 상호 억제와 활성화 과정에 의하여 조절되는 복잡한 과정으로 생각되고 있다. 각성 상태를 유지하는 데 가장 중요한 역할은 상향그물활성계(ascending reticular activating system, ARAS)가 한다. 상향그물활성계는 뇌줄기에서 대뇌 피질까지 연결되어 수면과 각성을 조절한다. 아데노신은 항상성 과정의 힘이 축적되는 데 중요하다(수면 압력의 증가). 각성이 지속되면 대사에 의해 아데노신이 축적된다. 아데노신이 증가하면 배가쪽 시각교차앞구역(ventrolateral preoptic area, VLPO)이 활성화되어 수면을 유도한다. 카페인은 아데노신 길항제로 작용하여 각성을 증가시킨다. 비렘수면이 시작되면 배가쪽 시각교차앞구역과 정중 시각교차앞구역(median preoptic area, MnPO)의 활성이 증가되어 각성을 유지시키는 뇌줄기와 시상하부를 억제한다. 비렘수면의 시작과 지속은 감마아미노부티르산계(GABA system)의 활성도 증가와 관련이 있고, 각성은 상향그물활성계에 의한 감마아미노부티르산계의 활성도 억제와 관련이 있다. 통상적 수면제는 일차적으로 배가쪽 시각교차앞구역 등 수면을 유도하는 체제를 활성화하고 이차적으로 상향그물활성계를 억제한다. 반면에 마취제,

항우울제, 비정형 항정신병약물, 항히스타민제제, 그리고 인지행동치료 등은 상향그물활성계를 억제하여 수면을 유도한다. 배가쪽 시각교차앞구역의 세포수는 성별과 연령에 따라 차이가 있다. 노년기 이후 세포수는 급격히 감소한다.

비렘수면에서 렘수면으로 이행하는 데에는 다리뇌 콜린계의 활성 증가와 단가아민(monoamine) 활성 감소가 관련이 있다. 동물에서 콜린 작용제(cholinergic agonist)를 다리뇌의 그물체(reticular formation)에 주입하면 렘수면이 나타난다. 알츠하이머 치매 환자에서 렘수면이 감소하는데 바닥 앞뇌(basal forebrain)의 콜린 신경세포의 소실이 원인으로 생각된다. 주요우울장애에서는 렘수면잠복기가 단축되고, 전체 수면 중 렘수면의 비율이 증가하며, 수면의 전반기에도 렘수면이 증가한다. 반면에 항우울제는 렘수면을 억제하는 효과가 있다. 아세틸콜린에 대한 과민성이 우울증과 관련이 있을 가능성이 있다.

세로토닌도 수면 조절에 중요한 역할을 한다. 세로토닌은 뇌줄기의 등쪽 솔기핵(dorsal raphe nucleus)에서 주로 만들어지는데, 세로토닌의 합성이 억제되면 수면도 억제된다. 세로토닌의 전구 물질인 트립토판을 과량 투여하면 수면잠복기가 짧아지고 수면 중 각성이 감소한다. 반대로 트립토판이 결핍되면 렘수면이 감소한다. 청색반점(locus ceruleus)에서 생성되는 노르에피네프린도 수면을 조절한다. 노르에피네프린의 활성이 증가되면 렘수면이 억제되고 각성이 유발된다. 콜린계와 아민계는 렘수면에 대해 서로 반대 기능을 가지며 이 두 체계가 상호 영향을 주어 비렘수면과 렘수면이 교대로 나타난다. 도파민은 각성을 유발하며 항정신병약물과 같은 도파민 차단제는 수면을 유도한다. 기타 멜라토닌, 히스타민, 오렉신/히포크레틴(orexin/hypocretin)도 수면 조절에 관여한다.

수면의 기능

수면을 통해 생체는 항상성을 유지하고 낮 동안 쌓인 피로에서 회복하며 낮 동안 소모되고 손상된 신체 및 근육의 기능을 회복한다. 잠을 자는 동안 체온이 저하됨으로써 생체 에너지를 효율적으로 관리하고 저장하는 기능을 한다. 수면은 학습과도 관련된다. 학습량이 늘어나면 그날 밤에 깊은 잠이 늘어나고 렘수면 동안 낮에 학습한 정보가 재정리되고 불필요한 것은 버려 재학습 및 장기 기억으로 전환된다. 수면은 감정 조절기능을 가지는데 낮 동안 불쾌한 감정들이 잠을 자면서 정화되어 아침에는 상쾌한 기분을 갖도록 해준다.

수면의 기능은 잠을 자지 못하는 상황에서 나타나는 현상에 의해서도 짐작할 수 있다. 하룻밤만 수면박탈(sleep deprivation)이 되어도 집중력 등 인지기능의 저하와 예민함의 증가와 같은 감정의 변화가 유발된다. 수면박탈이 계속되면 자아의 붕괴(ego disorganization)뿐만 아니라 환청, 망상이 생길 수 있다. 렘수면이 시작될 때마다 잠을 깨워 선택적으로 렘수면을 박탈하면 무기력해지고 자극에 과민해진다. 이후 방해 없이 잠을 자는 상태에서는 렘수면의 빈도와 시간이 증가하는 회복 수면이 나타난다. 실험실에서 쥐를 지속적으로 수면 박탈시키면 음식물 섭취의 증가, 체온의 감소, 에너지 소비의 증가를 보이다가 결국은 죽는다. 수면박탈에 의해 혈장 노르에피네프린이 증가하고 티록신이 감소하는 신경내분비의 변화가 유발된다.

현대 사회에서는 학업, 업무량의 증가와 인공 조명의 사용으로 야간 수면 시간이 감소했을 뿐만 아니라 병원, 발전소, 공공기관과 같이 24시간 운영되는 시설에 근무하는 교대 근무자가 증가하였다. 교대 근무로 인하여 일주기리듬의 수면 주기에 일을 하고, 각성 주기에 잠을 자게 되면 수면의 질이 떨어지고 수면 시간도 감소한다. 수면 시간의 감소와 수면의 질 저하가 계속되면 일주기리듬 수면-각성장애 등과 같은 수면장애가 유발되며 업무 효율과 생산성이 낮아진다. 뿐만 아니라 대사장애와 같은 신체 질환, 사고와 재해의 위험성이 증가한다.

수면 요구(sleep requirements)

역학 연구에서 일반인의 수면 시간은 7~8시간 내외로 보고되지만 사람에 따라 필요한 수면 시간이 똑같지는 않다. 연령에 따라서도 다른데 보통 노인의 수면 시간은 젊은이보다 짧다. 하룻밤 6시간 이하를 자도 낮에 활동하는 데 문제가 없는 사람을 잠이 적은 사람(short sleeper)이라고 하고 9시간 이상을 자야 낮에 활동하는 데 문제가 없는 사람을 잠이 많은 사람(long sleeper)이라고 한다. 잠이 많은 사람은 렘수면이 많고 렘수면 밀도(REM density, 단위시간당 발생하는 급속안구 운동 수)가 높다. 잠이 적은 사람은 야심차고 사교적이며 능률적인 편이고 잠이 많은 사람은 우울, 불안감이 높고 사회적으로 위축된 경향이 있다. 신체적 활동, 운동, 정신적 스트레스가 증가하거나 질병, 임신 상태에서는 수면 요구가 늘어난다. 스트레스나 어려운 학습 상황과 같이 심리적 자극이 증가하거나 뇌 카테콜아민을 감소시키는 약물에 의해 렘수면은 증가한다.

수면장애의 진단과 분류

수면장애의 진단(diagnosis of sleep disorder)

수면장애는 매우 흔하며 정신과 질환뿐만 아니라 여러 가지 신체 질환과 공존하는 경우가 많다. 따라서 환자가 수면과 관련된 증상을 호소할 때 수면장애와 더불어 다른 질환도 주의 깊게 감별진단 해야 한다. 수면과 관련된 주 증상은 크게 세 가지로 나눌 수 있다. 잠들기 힘들거나 수면의 유지가 어려운 경우, 낮 동안 지나치게 졸리거나 피곤한 경우, 그리고 수면 중 잠꼬대를 하거나 몽유병이 나타나는 것처럼 이상 행동이 나타나는 것이다. 일차적으로 임상적 면담을 통해 수면 관련 병력을 청취하는 것이 중요하다. 병력 청취를 통해 수면장애의 증상, 심한 정도 및 경과에 대한 전반적인 정보를 얻는다. 신체적 요인, 심리적 요인, 환경적 요인, 약물 등의 영향을 조사하고 포괄적인 분석을 한다. 배우자나 침실을 같이 쓰는 사람으로부터 수면 관련 병력을 청취하는 것도 필요하다. 특히 수면무호흡증, 주기성 사지운동증, 렘수면 행동장애 등의 진단에는 배우자에게 얻는 정보가 도움이 된다. 수면장애가 있으면 잠자는 동안뿐만 아니라 낮 동안에 피로, 집중력과 기억력의 저하, 자극 과민 등 여러 가지 증상이 나타날 수 있으므로 낮 동안의 증상에 대해서도 평가해야 한다. 신체 질환을 감별하기 위하여 신경학적 검사를 포함한 신체 진찰, 이학적 검사를 해야 한다. 수면일지(sleep diary)를 작성하게 하는 것도 도움이 된다. 환자 스스로 1~2주 동안 취침과 기상 시각, 실제로 잔 시간, 낮잠, 잠에 영향을 끼치는 약물, 식사, 흡연, 음주 등 여러 요인을 작성하도록 한다. 수면일지는 수면 습관의 규칙성을 알 수 있고 수면 문제의 인식을 높일 수 있는 실용적인 방법으로 수면장애의 평가와 인지행동치료에 도움이 된다.

수면다원검사: 수면장애의 일차적인 진단적 검사이다. 뇌파, 안전도(electro-oculogram, EOG), 턱 근육의 근전도(chin electromyogram)를 기록하여 수면 단계를 판독한다. 또한 심전도, 코와 입의 호흡량, 배와 가슴의 호흡 운동, 혈중 산소포화도, 앞정강근육(anterior tibialis muscle)의 근전도, 음경의 발기 정도 등 여러 가지 생체 신호를 수면 중 지속적으로 기록하고 분석하여 수면장애를 진단한다. 수면무호흡증, 기면증, 렘수면행동장애와 같은 수면장애의 진단에 필수적이다.

수면잠복기 반복검사(multiple sleep latency test, MSLT): 야간 수면다원검사 종료 후 아침부터 2시간 간격으로 4~5회 반복한다. 어두운 방안에 누워 20~30분 동안 잠을 자도록 하고 평균 수면잠복기를 계산하여 병적인 주간 졸음이 있는지, 렘수면이 비정상으로 빨리 나타나는지를 평가한다. 평균 수면잠복기가 8분 이하면 병적인 주간 졸음이 있다고 판단하고, 렘수면이 나타나면 병적인 상태이다. MSLT를 통해 주간 졸음의 정도를 객관적으로 평가할 수 있고, 기면증을 진단할 수 있다.

활동기록기(actigraphy): 손목 시계 형태의 장치로 보통 하룻밤의 수면을 기록하는 야간수면다원검사와 달리 1주 이상 수주까지 긴 시간 동안의 수면과 각성 상태를 기록하여 불면 증상과 일주기리듬을 평가하는 데 사용된다.

수면장애의 분류(classification of sleep disorders)

수면장애를 이해하기 위하여 분류 체계를 아는 것은 중요하다. 최초의 표준화된 분류는 1979년 Association of Sleep Disorders Center(ASDC)에서 발표한 Diagnostic Classification of Sleep and Arousal Disorders였다. 1990년에 국제수면장애분류(International Classification of Sleep Disorders, ICSD)가 나왔고, 이 분류를 기초로 1994년 DSM-IV의 수면장애 분류와 진단기준이 마련되었다. 2014년에는 국제수면장

표 19-2. 수면장애의 DSM-5 분류

1. 불면장애(insomnia disorder)
2. 과다수면장애(hypersomnolence disorder)
3. 기면증(narcolepsy)
4. 호흡-관련 수면장애(breathing-related sleep disorders)
   a. 폐쇄성 수면 무호흡 저호흡(obstructive sleep apnea hypopnea)
   b. 중추성 수면무호흡증(central sleep apnea)
      i. 특발성 중추성 수면무호흡증(idiopathic central sleep apnea)
      ii. 체인-스토크스호흡(cheyne-stokes breathing)
      iii. 아편계 사용과 동반이환된 중추성 수면무호흡증(central sleep apnea comorbid with opioid use)
   c. 수면관련 환기저하(sleep-related hypoventilation)
5. 일주기리듬 수면-각성장애(circadian rhythm sleep-wake disorders)
   a. 뒤쳐진 수면위상형(delayed sleep phase type)
   b. 앞당겨진 수면위상형(advance sleep phase type)
   c. 불규칙한 수면-각성형(irregular sleep phase type)
   d. 비24시간 수면-각성형(non-24-hour sleep-wake type)
   e. 교대근무형(shift work type)
6. 사건수면(parasomnia)
   a. 비렘수면 각성장애(non-rapid eye movement arousal disorder)
      i. 수면보행증형(sleepwalking)
      ii. 야경증형(sleep terrors, 수면놀람증형)
   b. 악몽장애(nightmare disorder)
   c. 렘수면행동장애(REM sleep behavior disorder)
7. 하지불안증후군(restless legs syndrome)
8. 물질/치료약물로 유발된 수면장애(substance/medication-induced sleep disorder)

애분류 3판(ICSD-3)이 출간되었다.

DSM-5

DSM-5는 수면장애를 표 19-2와 같이 분류하고 있다.

기타 분류 체계

ICSD-3: 크게 표 19-3과 같은 범주로 분류하고 있으며 DSM-5보다 포괄적이고 많은 진단적 아형을 자세하게 기술하고 있어 수면의학 전문가들에게 더 유용하다.

ICD-10: 비교적 간단하게 기질적인 것과 비기질적인 것으로 나누어 구분하였고, 비기질적인 것에 불면증, 과다수면, 수면-각성 주기장애, 몽유병, 야경증(수면놀람증), 악몽 등을 별개의 수면장애로 분류하고 있다.

불면장애(insomnia disorder)

개 념

불면증이란 환자 자신이 느끼기에 잠이 불충분하거나 비정상적인 상태로 정의할 수 있으며 잠이 들기 힘들거나, 자다가 자주 깨거나, 한번 깨면 다시 잠들기 힘들거나, 잠을 자도 개운하지 않다고 느끼는 등 여러 가지 형태가 복합적으로 혹은 단독으로 나타난다. 한편, 불면증은 주관적인 호소에 초점을 맞추게 되는데 객관적으로 잠드는 데 걸리는 시간이 길지 않고 적절한 시간 동안 수면을 취하더라도 주관적으로 수면에 만족하지 않게 되는 경우를 종종 볼 수 있다. 불면증 환자를 대할 때 유의해야 할 또 다른 특징은 불면증이 병명이 아니라 증상이라는 사실이다. 열이 나거나 통증을 호소하는 환자를 대할 때 해열제나 진통제를 투여하기 전에 그 원인을 밝혀야 하는 것처럼 불면증 환자를 대할 때는 원인질환 혹은 동반질환을 반드시 고려해야 한다.

표 19-3. 수면장애의 분류 ICSD-3

1. 불면장애(insomnia disorder)
2. 수면 관련 호흡장애(sleep related breathing disorder)
3. 중추성 과수면장애(central disorders of hypersomnolence)
4. 일주기리듬 수면-각성장애(circadian rhythm sleep-wake disorders)
5. 사건수면(parasomnias)
6. 수면 관련 운동장애(sleep related movement disorders)
7. 개별증상과 정상적 변이(isolated symptoms and normal variants)
8. 기타 수면장애(other sleep disorders)

역 학

불면증의 유병률은 야간 수면시 잠들기 어렵거나 자주 깨거나 혹은 개운하지 않는 등의 불면증상을 보이는 경우와, 이러한 불면증상과 함께 낮 시간 동안의 기능장애를 동반하는 불면질환으로 나누어서 생각할 수 있다. 불면증이 흔한 증상이고 특별한 객관적인 검사 없이 주관적인 보고에 의존하여 진단을 내리게 되므로 그 동안 많은 불면증 역학연구가 진행되었고 그 결과도 매우 다양하다. 일반인의 불면증상 유병률은 10~48%로 보고되고 있으며 불면질환의 유병률도 연구마다 차이가 커서 적게는 6%에서 높게는 20%까지 보고되고 있다. 종합하면 불면증상과 불면질환의 유병률은 각각 30%, 10% 내외로 생각된다. 불면증은 남자보다 여자에서 좀 더 흔한 것으로 비교적 일관성 있게 보고되고 있으며 노인인구에서 불면증의 유병률이 증가하는가에 대해서는 아직 일관된 결과는 없지만 노인인구에서 불면증을 포함한 수면질환이 중대한 건강문제임은 널리 알려져 있다. 국내에서 진행된 연구에서는 불면증상의 유병률이 17% 혹은 22.8%로 보고되었고 수면질환의 유병율은 5%로 나타났다.

임상양상

불면증의 분류

불면증의 형태에 따라 잠들기 힘든 불면증(sleep-onset insomnia), 유지하기 힘든 불면증(sleep-maintenance insomnia), 새벽에 깨는 불면증(early-morning awakening)으로 나누어 생각할 수 있고 기간에 따라 급성 불면증, 만성 불면증으로 나눌 수 있다. 급성과 만성을 나누는 기준이 정해진 바는 없으나 대체적으로 불면증의 지속기간이 한 달 미만일 때 급성 불면증, 세 달 이상일 때 만성 불면증으로 정의한다.

급성 불면증

급성 불면증은 흔히 불안과 연관성이 있으며 불안한 경험을 한 후에 혹은 불안이 예상되는 상황을 앞두고 불면증이 생기게 된다. 이러한 급성 불면증은 슬픔, 상실 혹은 스트레스를 포함한 삶의 변화와 관계되어 발생하기도 되며 급성 불면증이 심각한 양상을 보이는 경우는 흔하지 않다.

만성 불면증

만성 불면증환자들은 불안과 긴장을 직접 경험하기도 하고 그렇지 않으면 근육긴장도, 말초 체온, 혈압 등 여러 생리적 경로를 통해 불안과 긴장을 나타내기도 한다. 또한 무엇인가에 대한 걱정 혹은 반복적인 생각으로 인해 잠드는 것이 방해를 받는다.

불면증 환자의 특징

1) 수면과 연관된 침대, 침실 등이 불면을 유발하는 자극이 될 수 있다.
2) 잠을 못 자는 것에 대해 과도한 걱정을 한다.
3) 잠을 자려고 지나치게 노력을 한다.
4) 자려고 할 때 무엇인가에 대해 반복적으로 생각하고 자신의 생각을 비우지 못한다.
5) 자려고 할 때 근육이 긴장된다.
6) 불안이 여러 신체증상으로 나타난다.
7) 자신의 침대보다 다른 곳에서 더 잘 잔다.
8) TV를 보는 등 자려고 노력하지 않을 때 오히려 쉽게 잠이 든다.

진 단

DSM-5에 따르면 수면의 양 혹은 질에 만족하지 않는 상태로서 다음 증상 중에 하나 이상과 연관된다고 하였다. 즉, 1) 잠들기 힘들거나, 2) 자주 깨거나 한 번 깨면 다시 잠들기 힘들어 잠을 유지하기 힘들거나, 3) 새벽에 깨어 다시 잠들기 힘든 증상 중의 하나 이상을 보이는 경우로 정의하였다. 이러한 수면장애로 인해 사회생활, 직업, 학업 혹은 주요한 기능에서의 장애가 초래되고 일주일에 3번 이상, 3개월 이상 지속될 때에 정의할 수 있다. 수면박탈과 구분하기 위해 수면을 취할 수 있는 적절한 시간이 주어져야 하고 다른 수면-각성장애, 정신질환, 약물 효과가 배제되어야 한다(표 19-4). ICD-10에서는 비기질적(nonorganic) 불면증으로 분류하였다. 잠들기 힘들거나 잠을 유지하기 힘들거나 자고 나도 개운하지 않은 수면을 보이는 상태로 일주일에 3번 이상, 한달 이상 지속되어야 한다. 이러한 수면장애로 인해 심각한 스트레스를 느끼거나 일상생활에 장애가 초래되고 신경학적 혹은 내과적 질환, 물질사용장애, 약물복용은 없어야 한다.

감별진단과 동반이환장애

과거에는 우울증, 수면무호흡증, 하지불안증후군 등에서 관찰되는 불면증은 이러한 원인질환에 2차적으로 발생한다고 생각하여 이차성(secondary) 불면증이라는 개념을 사용하였으며 이때 원인 질환을 치료하면 불면증도 치료된다고 생각하였다. 하지만 우울증이 치료되더라도 불면증이 지속되는 경우가 있고 수면무호흡증과 불면증을 동시에 치료해야 된다는 임상경험이 축적되면서 동반(comorbid) 불면증이라는 개념을 더욱 널리 사용하게 되었다. 불면증에 동반되는 정신질환 중 가장 흔한 것은 우울증이며 우울증과 불면증은 양방향으로 연결된다고 생각할 수 있다. 즉, 불면증은 우울증의 전형적인 증상이면서 불면증은 우울증을 유발하는 독립적인 위험요인이기도 하다. 우울증과 불면증이 동반된 경우 치료 초기부터 우울증과 불면증을 동시에 치료해야 하며 불면증이 우울증보다 먼저 호전될 수도 있고 우울증이 다 나아도 불면증은 지속될 수 있다. 이때 지속되는 불면증을 치료하지 않으면 우울증이 다시 재발할 수 도 있다. 수면무호흡증이 불면증과 동반될 수 있으며 불면증환자에서 비만, 코골이, 노령, 남성, 폐경 등의 수면무호흡증 위험인자가 관찰될 경우 수면무호흡증에 대한 평가가 이루어져야 한다. 하지불안증후군도 불면

표 19-4. 불면장애(insomnia disorder)의 DSM-5 진단기준

A. 수면의 양이나 질의 현저한 불만족감으로 다음 중 한 가지 이상의 증상과 연관된다.
  1. 수면 개시의 어려움(아동의 경우 보호자의 중재 없이는 수면 개시가 어려움으로 나타나기도 한다)
  2. 수면 유지의 어려움으로 자주 깨거나 샌 뒤에 다시 잠들기 어려운 양상으로 나타남(아동의 경우 보호자 의 중재 없이는 다시 잠들기 어려운 것으로 나타나기도 함)
  3. 이른 아침 각성하여 다시 잠들기 어려움
B. 수면 교란이 사회적, 직업적, 교육적, 학업적, 행동적 또는 다른 중요한 기능 영역에서 임상적으로 현저한 고통이나 손상을 초래한다.
C. 수면 문제가 적어도 일주일에 3회 이상 발생한다
D. 수면 문제가 적어도 3개월 이상 지속된다.
E. 수면 문제는 적절한 수면의 기회가 주어졌음에도 불구하고 발생한다.
F. 불면증이 다른 수면-각성장애(예: 기면증, 호흡관련 수면장애, 일주기리듬 수면-각성장애, 사건수면)로 더 잘 설명되지 않으며, 이러한 장애들의 경과 중에만 발생되지는 않는다.
G. 불면증은 물질(예: 남용약물, 치료약물)의 생리적 효과로 인한 것이 아니다.
H. 공존하는 정신질환과 의학적 상태가 현저한 불면증 호소를 충분히 설명할 수 없다.

〈Reprinted with permission from the Diagnostic and Statistical manual of Mental Disorders, Fifth Edition (Copyright 2013). American Psychiatric Association.〉

증과 흔히 동반되는 수면질환으로 불면증을 호소하는 환자의 면담시 하지불안증후군에 대한 자세한 병력청취가 필요하다. 한편 하지불안증후군환자들이 일반인구에 비해 불면증의 비율이 높다는 것은 임상적으로 그리고 역학연구를 통해 잘 알려진 사실이다. 이외에도 통증, 약물 남용과 금단 등도 불면증과 흔히 동반되어 나타나므로 불면증환자의 평가시 반드시 고려되어야 한다.

원 인

불면증은 생리학적 과각성(hyperarousal)과 행동모델의 입장에서 원인을 설명할 수 있을 것이다.

생리학적 과각성

각성시와 수면시에 보이는 생리학적 과각성상태로 인해 불면증이 유발되고 유지된다고 알려져 있다. 심박수변이 측정, 뇌파, 양전자방출단층촬영술을 통해 불면증 환자의 과각성상태를 확인할 수 있으며 시상하부-뇌하수체-부신 축이 활성화되고 소변 코티졸과 에피네프린이 증가되어 있기도 하다.

행동모델

불면증의 발생과 유지에 영향을 주는 소인적(predisposing), 유발(precipitating), 지속(perpetuating) 요인 세가지 요인이 있으며 흔히 3P라고 한다. 성격특징과 같은 불면증을 일으킬 만한 소인이 있는 상태에서 생활사적 스트레스 사건들과 같은 유발요인에 의하여 불면증이 발생하고 이후 수면과 관련한 불안감, 부적응적인 수면습관과 같은 지속요인에 의하여 증상이 지속되는 것으로 불면증을 설명하고 있다.

치 료

불면증의 가장 대표적인 치료는 약물치료와 인지행동치료로 알려진 비약물치료이다.

약물치료

1) 현재 널리 사용되는 벤조디아제핀계의 약물로 flurazepam (Dalmadorm®)과 triazolam(Halcion®), 비벤조디아제핀계의 약물로 zolpidem(Stilnox®), zaleplon(Sonata®), eszopiclone(Lunesta®)을 들 수 있다. flurazepam의 경우 반감기가 길어(48~120시간) 낮 시간 동안의 부작용에 주의하여야 한다. $GABA_A$-benzodiazepine 복합수용체(receptor complex)에 작용하여 수면효과를 나타내게 된다. Benzodiazepine 인식부위(recognition site)에 약물이 결합하게 되면 $GABA_A$ 인식부위에 GABA의 결합이 촉진되며, 이때 Cl^-의 유입이 일어나면서 벤조디아제핀계 약물의 수면유도효과, 항불안효과, 근육이완효과, 항간질효과 등이 나타나게 된다. $GABA_A$-benzodiazepine 수용체에는 여러 종류가 있으며 I형과 II형이 흔히 관찰된다. 벤조디아제핀계의 약물은 I형과 II형에 모두 결합하지만 비벤조디아제핀계의 약물은 주로 I형에 결합하게 된다. 이러한 결합성특이성이 비벤조디아제핀계 약물의 특징적인 약물반응과 관련 있다고 설명하기도 하지만 아직 뚜렷하지는 않다. 2005년 이전에는 벤조디아제핀 제제의 경우 4주 미만 사용하는 것을 권장하였지만 2005년 이후에는 불면증이 만성질환임이 점차 알려지고 4주간의 치료로 불면증이 해소되기 않기 때문에 허가 용량 범위 내에서 인지행동치료와 함께 장기간 사용할 수 있다는 것이 점차 받아들여지고 있다. 간혹 수면제를 복용하고 수면을 취할 경우 섬망(delirium)현상과 수면 중 보행증(sleepwalking)이 관찰되기도 한다. 섬망을 피하기 위해서는 수면제복용 후 30분 이내 수면을 취해야 하며 섬망과 수면 중 보행증 모두 허가 용량보다 과다 복용할 때 발생할 가능성이 높다.

2) 한편 항불안 벤조디아제핀계 약물인 clonazepam(Rivotril®), etizolam(Depas®), lorazepam(Ativan®), alprazolam(Xanax®)도 단독으로 혹은 다른 약물과 병용하여 불면증 치료에 흔히 사용되고 있다. 불안증상을 같이 조절할 수 있는 장점이 있으며 수면제에 대한 부작용이 있거나 수면제가 허가용량 안에서 효과가 만족스럽지 않을 때 사용할 수 있다.

3) 우울증이 관찰되지 않는 경우에도 소량의 항우울제를 투여하여 수면유도효과를 얻게 된다. 항우울제의 부작용인 진정효과를 불면증의 치료에 사용하는 것이다. 흔히 사용되는 항우울제로 trazodone, amitriptyline, mirtazapine(Remeron®)을 들 수 있으며 항우울효과를 기대할 경우보다 소량을 사용하게 된다. 통상 수면유도를 위해서는 trazodone은 150 mg 이하, amitriptyline은 100 mg 이하, mirtazapine은 30 mg 이하를 사용한다. 항우울제를 수면제에 비해 선호하는 이유는 수면제에 비해 내성 및 의존의 문제가 심각하지 않을 수 있다는 기대 때문인데 아직 뚜렷한 연구결과는 없는 상태이다. 한편 항우울제를 사용시 구갈, 낮 시간 동안의 진정, 기립성 저혈압 등의 부작용에 대해 고려해야 한다. 현재 사용 중인 약물에 대해 표 19-5에 정리를 하였다.

4) 항히스타민제제가 불면증의 치료에 사용되는 경우가 있는데 대표적인 약제로 hydorxyzine, diphenhydramine을 들 수 있으며 주로 작용기전은 히스타민 제1형 수용체 길항작용이다. 정상인에서 혹은 낮 시간에 경한 정도의 수면유도작용

이 있는 것으로 알려져 있지만 불면증환자의 야간수면에 효과가 있는지의 여부는 확실하지 않다. 멜라토닌은 진정작용 및 생체리듬 위상이동 작용으로 인해 비행시차 혹은 야간교대근무에 효과가 있는 것으로 알려져 있다. 노인에서 멜라토닌이 부족하므로 멜라토닌을 보충하게 되면 수면이 호전된다는 연구결과도 있다. 하지만 멜라토닌의 수면유도효과는 개인차가 큰 것으로 알려져 있으며 장기간 복용할 경우 내인성 멜라토닌 분비에 미치는 영향에 대해서 고려해야 한다.

인지행동치료

인지행동치료 혹은 비약물학적 치료는 인지적 및 생리적 각성수준을 낮추고, 비 적응적인 수면습관을 교정하며, 수면에 대한 잘못된 믿음과 태도를 수정하는 것을 목표로 한다. 흔히 사용되는 비약물학적 치료방법으로 수면위생교육, 자극조절, 수면제한, 이완훈련, 인지치료 등이 있다.

수면위생교육(sleep hygiene education)

표 19-6에 올바른 수면위생에 대해 기술하였다. 이러한 수면위생교육이 중요하지만 수면위생교육 단독으로 불면증에 효과가 있는 것은 아니다. 복합적인 치료의 한 부분으로 각 개인의 상황에 맞게 적용되어야 하며 수면위생항목을 적어서 주거나 단순히 환자에게 내용을 전달하는 것으로는 의미가 없다.

자극조절(stimulus control)

잠을 잘 자는 사람에게 침대 및 침실은 졸리움을 유도하고 빨리 잠들게 하는 구실을 하지만 불면증환자에게 침대나 침실은 각성시키고, 좌절시키고, 졸리움을 달아나게 하는 구실을 하는 것이다. Bootzin은 이러한 부적절한 자극조절에 의해 불면증이 초래되었다고 생각하였다. 자극조절법의 기본전략은 1) 침대 및 침실이 수면을 유도하는 구실을 하도록 하고(cues for sleep), 2) 수면을 방해하는 행동과 침대와의 연관성을 줄

표 19-5. 불면증 치료에 사용되는 약물

약물	치료용량(mg)	최고농도 도달시간(시간)	배출 반감기(시간)
Benzodiazepine hypnotics			
Flurazepam	15~30	1.5~4.5	48~120
Triazolam	0.125~0.25	1~2	2~6
Non-benzodiapine hypnotics			
Eszopiclone	1~3	1.5	6
Zaleplon	5~10	1	1
Zolpidem	5~10	1.6	2.6
Zolpidem CR	6.25~12.5	1.5	2.8
Antidepressants			
Amitriptyline	10~100	2.5	10~100
Mirtazapine	3.75~30	0.25~2	20~40
Trazodone	25~150	1~2	7~15
Prolonged-release melatonin			
Circadin	2	1.6~2.6	3.5~4

표 19-6. 올바른 수면위생

1. 낮잠을 피한다: 경우에 따라 낮 2~3시경에 15분 내외 낮잠을 잘 수는 있으나 오랜 시간 낮잠을 자거나 오후 늦게 낮잠을 자는 것은 피해야 한다.
2. 일정한 시간에 일어나라: 수면-각성리듬을 일정하게 유지하기 위해 일정한 시간에 자는 것보다 일정한 시간에 일어나는 것이 중요하다.
3. 자기 30분 전에는 부담 없는 내용의 독서를 하거나 여러 가지 이완요법을 시행한다.
4. 새벽에 깨서 시계를 보는 것은 절대 금해야 한다: 지금까지 잔 시간과 앞으로 잘 시간을 계산하는 과정에서 더욱 각성된다.
5. 카페인은 삼가해야 한다: 카페인의 각성효과가 14시간까지 지속되므로 아침 10시 이후에는 삼가해야 한다.
6. 술을 가급적 피해야 한다: 알코올은 수면유도효과가 있으나 알코올이 몸에서 대사되면서 교감신경이 각성되어 수면유지에 문제가 생기고 새벽에 깨게 된다.
7. 저녁시간에 흡연도 금해야 한다.
8. 40분 내외의 운동을 매일 하는 것은 바람직하나 잠들기 4~5시간 전까지는 끝내도록 한다: 간단한 운동의 경우에는 좀 더 늦은 시간까지 할 수 있다.
9. 잠들기 2시간 전에 온욕을 하는 것도 도움이 된다. 잠들기 전에 과식 및 과음은 피해야 하며 우유나 간단한 음식은 도움이 될 수 있다.
10. 침실의 소음과 빛을 통제하며 온도를 적절히 유지하도록 한다.

이고, 3) 수면-각성 리듬을 일정하게 유지하여 입면을 촉진시키는 것이다. 이 치료법이 자극조절이라고 불리는 이유는 수면과 연관된 자극 혹은 단서(stimuli or cues)는 강화하고 수면을 방해하는 자극은 약화시키려 하기 때문이다.

수면제한(sleep restriction)

Spielman에 의해 고안된 치료법으로 불면증환자들이 많은 시간을 침대에서 보내지만 실제로 잠을 자는 시간은 짧다는 즉, 수면효율이 낮다는 관찰에 근거하고 있다. 불면증환자에게 실제로 자는 시간만큼만 침대에서 보내도록 하여 수면효율을 높이고자 하는 것이다. 처음에 환자들은 부분적인 수면박탈을 경험하지만 이러한 수면박탈이 오히려 수면을 공고히(consolidated)하고 수면효율을 높이게 된다. 수면효율에 근거하여 일주일마다 수면시간을 조정해 나간다. 수면효율이 90% 이상 되면 15~20분씩 주마다 수면시간을 늘려나가고 수면효율이 80%(혹은 85%) 미만이면 15~20분씩 수면시간을 줄이며 80(혹은 85%)~90%일 때에는 수면시간을 그대로 유지해 나간다. 낮 시간에 졸리는 것을 방지하기 위해 수면시간을 5시간 이하로 줄이는 것은 삼가한다.

인지치료(cognitive therapy)

수면에 대한 역기능적 믿음 및 태도(dysfunctional beliefs and attitudes)를 찾아내어 수정해 나가는 것으로 4가지의 대표적인 역기능적 믿음 및 태도가 있다.

1) 불면증환자들은 불면증이 화학적 불균형 때문에 생긴 것으로 수면제만이 치료할 수 있다고 생각한다. 이에 대해 불면증은 여러 가지 요인에 의해 초래되며 이러한 요인 중에 몇몇은 환자가 변화시킬 수 있다는 것을 깨닫도록 한다. 즉, 환자로 하여금 자신이 불면증이라는 질병의 희생물이 아니라 불면증에 능동적으로 대처할 수 있다는 적극적 사고를 갖도록 한다.

2) 불면증의 결과를 확대해서 생각하고(amplification) 여러 현상에 대한 원인으로 잘못 생각하게 된다(misattributions). 낮 시간의 피로감, 능률저하, 짜증을 밤에 잠을 못 잤기 때문이라고 생각한다. 이에 대해 이러한 기분 혹은 작업능률상의 변화를 초래할 수 있는 것은 불면증 이외에도 다른 요인이 있을 수 있다고 설명한다.

3) 다음날 기능을 잘 하기 위해 8시간은 반드시 자야 하며 나이가 들어도 젊을 때와 같이 깨지 않고 잘 자야 한다(unrealistic sleep expectations)는 비현실적인 기대를 하기도 한다. 몇 시간을 자야 정상이라는 기준은 없는 것이며 노화에 따른 수면양상의 변화를 이해하도록 돕는다.

4) 지나치게 자려고 노력하는 과정에서 혹은 수면을 인위적으로 과도하게 이루려 하다가 수행불안(performance anxiety)이 생긴다. 또한 불면증은 이제 해결될 기미가 보이지 않으며(learned helplessness) 어떻게 해 볼 도리가 없다(diminished control)고 좌절하기도 한다. 이때 불면증 환자에게 가능한 오랫동안 깨어 있도록 지시를 하면(paradoxical intention) 수행불안이 감소하면서 오히려 쉽게 잠이 든다. 이렇게 강제로 자려고 한다고 해서 잠이 오는 것이 아니며 저절로 잠이 들도록 해야 한다. 잠자리에 누워서 '내가 오늘 자지 않는다면 일어날 일 중 가장 나쁜 일이 뭘까?'를 생각하면 불안이 감소될 것이다.

이완훈련(relaxation training)

불면증환자들은 각성수준이 항진된(heightened arousal or hyperarousal) 상태에 있게 되며 이러한 각성수준의 항진은 근육긴장도 등에 반영되는 신체적 각성(somatic arousal)과 반복적으로 떠오르는 혹은 밀려드는 사고(racing or intrusive thoughts)의 형태로 나타나는 인지적 각성(cognitive arousal)으로 나누어 생각할 수 있다. 인지적 각성이 불면증과 좀 더 연관되는 것으로 생각된다. 신체적 각성수준을 낮추기 위해 흔히 사용하는 방법으로 근전도 바이오피드백, 점진적 근육이완법, 자율훈련 등이 있고 인지적 각성수준은 명상, 상상훈련, 요가, 최면 등을 통해 낮출 수 있다. 신체적 각성수준을 낮추는 방법과 인지적 각성수준을 낮추는 방법이 서로 배타적인 것이 아니며 한 가지 방법이 신체적 및 인지적 각성수준에 모두 영향을 미칠 수 있다. 이러한 이완훈련은 각성수준을 낮출 뿐만 아니라 불면에 대한 근심으로부터 주의를 분산시키는 효과가 있다. 또한 이완훈련을 통해 불면증환자는 쉽게 잠들 수 있고 낮 시간 동안의 불안이나 각성을 경감시키고 스트레스에 좀 더 적절하게 대처할 수 있다.

경과 및 예후

불면증은 만성질환으로 불면증환자의 약 45%가 불면증이 발생한 지 10년이 지난 이후에도 불면증상을 여전히 경험하고 있는 것으로 보고되기도 하였다. 불면증이 이와 같이 만성적인 경과를 밟는 질환이며, 동시에 정신질환 및 신체질환과의 연관성에 대해서도 널리 알려져 있다. 장기 추적 연구에서 불면증이 우울증 발생의 위험인자임이 밝혀져 있고, 불면증이 고혈압, 당뇨, 대사증후군 등의 심혈관계 혹은 대사성 질환과 관련됨이 보고되고 있다. 최근 들어 수면 분절이 인지기능의 저하뿐만 아니라 알츠하이머성 치매를 유발할 수 있다는 연구결과가 보고되기도 했다.

증 례

1) 66세 여자 환자가 잠을 못 잔다고 호소하며 정신건강의학과 외래에 방문하였다. 50대 초반에 폐경이 되었고 별 문제없이 지내다가 3년 전부터 얼굴이 화끈거리고 열이 나는 증상이 1~2개월 정도 지속되었다. 이후로 눈은 무거운데 자려고 누우면 잠들기가 힘들었다. 밤 11시부터 새벽 5시까지 6시간 정도 누워 있었지만 자는 것 같지 않았고 아침에 일어나면 개운하지 않았다. 작년 말에 수면제를 처방 받아 반 알을 복용했는데 효과가 뚜렷하지 않았다. 금년 1월에 가정의학과를 방문해서 다른 종류의 수면제를 처방 받아 복용했지만 역시 효과가 뚜렷하지 않았다.
2) 환자는 면담 시 코골이, 수면 중 무호흡, 하지불안증후군 증상에 대해서는 모두 없다고 하였다. 우울증상에 대해서도 부인하며 기분이 우울하지 않고 식사는 잘 하고 의욕과 흥미도 잘 유지된다고 하였다 기억력이나 집중력도 크게 저하되지는 않았지만 불면으로 인해 낮에 피곤하다고 하였다.
3) 환자는 동반질환이 없는 불면증으로 진단하고 약물 치료와 함께 수면위생교육, 자극조절, 수면제한, 불면에 대한 인지교정, 복식호흡으로 구성된 인지행동치료를 시행하였다. 환자의 불면증이 비교적 빠르게 조절되어 이전에 복용했던 수면제 반 알을 이틀에 한 번 정도 복용하고 있으며 약을 먹지 않아도 어느 정도 잠을 잘 수 있다고 하였다. 환자는 복식호흡을 포함한 인지행동치료가 불면증 극복에 도움이 된다고 하였다.

기면증(narcolepsy)

개 념

기면증은 낮 시간 동안 졸리움을 호소하는 질환 중 가장 대표적인 질환으로 졸리움(narco)와 발작(lepsy)의 합성어이며 기면증의 가장 특징적인 증상인 주간 졸리움과 탈력발작이 병명에 함축되어 있다. 피곤(fatigue), 피로(tiredness), 졸리움(sleepiness)은 동의어로 혼동되어 사용되기도 하지만 졸리움은 피곤 혹은 피로와는 다르며 잠으로 빠져 드는 경향 혹은 각성을 유지하기 힘든 상태로 정의할 수 있다. 졸리움은 불충분한 야간 수면, 수면조절중추의 신경학적 이상, 야간수면 분절, 혹은 개인의 일주기 리듬 등과 연관되는데 기면증은 수면조절중추의 신경학적 이상의 관점에서 설명할 수 있다.

역 학

미국을 포함한 서양에서의 유병률이 0.013~0.067%로 보고되고 있으며 가장 높은 유병률을 보고한 국가는 일본으로 0.16%이고 이스라엘에서의 유병률이 가장 낮아 0.002%이다. 국내에서는 청소년을 대상으로 역학 연구가 진행된 바 있으며 탈력발작이 없는 기면증 유병률이 0.053%이고 탈력발작이 동반된 경우는 0.015%이다. 기면증 발병은 2개의 봉우리를 보이는데 대부분 15~25세 사이에 발병하고 흔하지 않지만 35~45세 사이에 기면증이 발병하기도 한다.

임상양상

기면증의 대표적인 4대 증상(tetrad)은 주간 졸리움, 탈력발작(cataplexy), 수면마비(sleep paralysis), 입면시 혹은 출면시 환각(hypnogogic or hypnopompic hallucination)이며 야간 수면 장애를 더하여 5대 증상(pentad)이라고 한다. 탈력발작은 기면증의 특징적인 증상으로 웃음, 농담, 분노 감정에 의해 촉발되어 근육의 힘이 빠지는 현상으로 턱 근육의 힘이 빠져 입이 벌어지고 고개를 떨구거나 무릎을 꿇기도 하고 심한 경우에는 전신 근육의 힘이 빠지면서 쓰러지기도 한다. 탈력발작이 있는 동안에 환자의 의식은 각성상태를 유지하고 탈력발작 삽화에 대해 대부분 기억한다. 수면마비는 잠들기 전 혹은 잠에서 깨어날 때 의식은 깨어 있지만 근육에 힘이 빠져 몸을 움직일 수 없는 상태로서 몇 분간이 지속되다가 저절로 회복되므로 수면마비를 두렵게 생각할 필요는 없다. 입면시 혹은 출면시 환각은 흔히 수면마비와 같이 발생하는데 1~2분 내에 정상감각으로 회복된다. 또한 밤에 잠은 일찍 들지만 자다가 자꾸 깨게 되는 야간수면장애도 기면증환자에서 종종 관찰된다.

진 단

DSM-5에서 기면증은 다음과 같이 진단하고 있다(표 19-7). 즉, 억누를 수 없는 수면욕구를 느끼거나 잠에 빠져들거나 낮잠을 자는 증상이 일주일에 3번 이상, 지난 3개월동안 발생하고 이와 함께 다음 3가지 중 하나를 만족해야 한다. 1) 탈력발작을 2가지로 나누어서 정의하고 있다. 기면증이 오래 된 경우 웃음 혹은 농담에 의해 탈력발작이 발생하거나, 어린아이 혹은 기면증 발병이 6개월 미만인 경우에는 감정 자극 없이 탈력발작이 발생할 수 있다, 2) 뇌척수액에서 하이포크레틴-1(hypocretin-1)을 측정하여 정상인에 비해 1/3 이하이거나 110 pg/mL 이하인 하이포크레틴 결핍시, 3) 야간수면다원검사에서 렘수면이 수면 후 15분 이내에 나타나는 입면 후 렘수면(sleep-onset REM period, SOREMP)이 나타나든지 혹은

표 19-7. 기면증(narcolepsy)의 DSM-5 진단기준

A. 억누를 수 없는 수면 욕구, 깜박 잠이 드는 것, 또는 낮잠이 하루에 반복적으로 나타난다.
이런 양상은 3개월 동안 적어도 일주일에 3회 이상 발생한다.
B. 다음 중 한 가지 이상이 나타난다.
1. (a)나 (b)로 정의되는 탈력발작이 1개월에 수차례 발생함
   (a) 장기간 유병된 환자의 경우, 웃음이나 농담에 의해 유발되는 짧은(수초에서 수분) 삽화의 의식이 있는 상태에서 양측 근육긴장의 갑작스러운 소실
   (b) 아동이나 발병 6개월 이내의 환자의 경우, 분명한 감정 계기 없이 혀를 내밀거나 근육긴장저하를 동반한 얼굴을 찡그리거나 턱이 쳐지는 삽화
2. 뇌척수액(CSF) 하이포크레틴(hypocretin-1) 면역반응성 수치를 이용하여 측정된 하이포크레틴 결핍증(동일한 검사에서 측정된 정상 수치의 1/3 이하 또는 110 pg/mL 이하). 하이포크레틴-1의 낮은 뇌척수액 수치는 급성 뇌손상, 염증, 감염으로 인한 경우에는 관찰되지 않음
3. 야간 수면다원 검사에서 렘수면 잠복기가 15분 이내로 나타나거나, 또는 수면 잠복기 반복 검사에서 평균 수면 잠복기가 8분 이내로 나타나고, 2회 이상의 수면 개시 렘수면이 나타남

주간수면잠복기 반복검사에서 평균수면잠복기가 8분 이하이고 입면 후 렘수면이 2차례 이상 나타나는 경우.

감별진단과 동반이환장애

클라인-레빈 증후군(Kleine-Levin syndrome)

오랜 시간을 자는 삽화가 반복적으로 나타나며 삽화 중간에는 정상 수면과 각성상태를 보인다. 삽화가 시작되면 18~20시간 동안 잠을 자며 과식, 지나친 성욕, 무절제함을 보이는데 한 삽화는 며칠에서 몇 주간 지속된다. 동반 증상이 없이 과수면상태만을 보일 때 단일증상 과수면(monosymptomatic hypersomnia)로 진단하기도 한다.

특발성 수면과다증(idiopathic hypersomnia)

특발성 수면과다증에서는 야간 수면이 긴 경우가 흔하지만 그렇지 않은 경우도 있다. 기면증에서과 같이 낮에 졸리는 증상을 특징으로 하지만 기면증에서 흔히 관찰되는 탈력발작, 수면마비, 입면시 환각 같은 증상이 없고 야간 수면도 기면증과 달리 잘 유지된다. 원인으로는 중추신경계이상을 고려할 수 있다. 야간 수면시간이 길고 중간에 깨지는 않지만 개운하지 않는 특징을 가지고 있고 낮잠도 긴 시간을 자고 개운하지 않고 쉽게 잠에서 깨어나지 못 한다. 편두통양 두통, 어지러움, 실신, 기립성 저혈압, 손발이 차가운 증상이 동반되기도 한다.

불충분한 수면 증후군(behaviorally induced insufficient sleep syndrome)

적절한 수면시간을 취하지 못해 주간졸리움, 피로, 집중력 저하, 짜증 등을 경험할 때 진단을 내리게 된다.

원 인

기면증의 원인은 자가면역체계의 이상과 하이포크레틴의 부족으로 설명할 수 있다. 자가면역에 관련되는 사람백혈구항원복합체(human leukocyte antigen complex, HLAC)를 분석하였을 때 기면증환자에서 인종에 상관없이 85% 이상에서 HLA DQB1*0602가 양성으로 관찰되어 기면증의 발병에 자가면역체계가 관련되었을 가능성을 생각해 볼 수 있다. 한편 시상하부에서 분비되는 신경펩타이드인 하이포크레틴(혹은 오렉신)은 각성을 유지하는 기능을 가지고 있는데 기면증환자의 뇌척수액에서 낮은 농도의 하이포크레틴이 관찰된다. 각성을 유지하는 하이포크레틴의 결핍이 기면증의 원인으로 생각되며 하이포크레틴 결핍은 기면증의 진단기준에도 포함되어 있다. 주목할 점은 이러한 자가면역체계 이상과 하이포크레틴 결핍은 모두 탈력발작이 있는 기면증 환자에서 관찰된다는 것이며 탈력발작이 없는 경우는 이러한 자가면역체계 이상과 하이포크레틴 부족이 뚜렷하게 나타나지는 않는다.

치 료

기면증의 치료는 주간졸림증과 탈력발작에 대해 나누어서 생각할 수 있다. 주간졸림증에는 중추신경자극제를 사용하게 되며 대표적인 약제로 methylphenidate와 modafinil을 들 수 있다. Methylphenidate는 도파민의 분비를 촉진하고 재흡수를 차단하는 약물로 주간졸림증 치료에 효과적이나 내성 및 의존성의 위험성이 있고 심계항진, 식욕저하, 교감신경계 자극 등의 부작용이 있다. Modafinil의 주요 작용기전은 아직 뚜렷하지 않지만 알파1-아드레너직 효현작용이 어느 정도 관련이 있는 것으로 생각된다. 내성 및 의존성의 위험이 거의 없고 부작용도 심하지 않아 널리 사용되고 있다. 탈력발작의 치료에는 렘수면 시작과 관련되는 신경전달물질인 세로토닌, 노르에피네프린의 농도를 증가시키는 약제가 사용되는데 특

히 노르에피네프린 신경전달을 촉진시키는 약제가 효과적이다. 현재 국내에서 효과적으로 사용할 수 있는 약물은 venlafaxine, clomipramine, fluoxetine 등을 들 수 있다. 국내에서 사용되는 약물을 중심으로 표 19-8에 기면증 치료약제를 제시하였다.

경과 및 예후

기면증의 임상경과와 예후에 대해 진행된 연구는 많지 않다. 몇 편의 연구를 종합해볼 때 탈력발작이 있는 기면증은 관해가 되는 경우가 거의 없는 만성질환으로 생각된다. 주간졸리움과 탈력발작은 중추신경자극제와 항우울제를 통해 만족스럽게 조절할 수 있지만 투약 없이 증상의 호전을 기대하기는 어렵다. 반면 탈력발작이 없는 기면증의 경우 연구마다 차이는 있지만 진단을 받고 나서 5년이 지난 후에 약 1/3 정도에서 증상이 호전되어 투약 없이 주간졸리움을 견딜 수 있다는 연구결과들이 보고되고 있다. 진단 5년 후 약 1/3에서 관해를 보인다는 임상경과는 특발성 수면과다증과 유사한 것이다. 이는 자가면역체계 이상과 하이포크레틴 부족 같은 병태생리가 탈력발작이 있는 기면증에서 관찰되고 탈력발작이 없는 기면증과 특발성 수면과다증에서 관찰되지 않는다는 특성을 같이 고려할 때 탈력발작이 없는 기면증의 경우 탈력발작이 동반된 기면증보다는 특발성 수면과다증과 유사한 질환이 아닌가 생각되기도 한다.

증 례

1) 24세 남자 환자가 낮에 졸리는 증상을 호소하며 수면클리닉에 방문하였다. 6~7년 전 고등학교때부터 낮에 졸리는 증상이 있었고 수업시간에도 많이 자기도 하고 시험을 보다가 잔 적도 있었다. 군 복무 시에 아침에 깨어도 일어나지 못하기도 하였고 낮잠을 잘 때 꿈을 꾸는 경우가 흔히 있었다. 6개월 전부터 웃다가 얼굴 근육에 힘이 빠지기도 하고 다리에 힘이 풀리기도 하는 탈력발작이 있었다. 4~5개월 전부터 자려고 누워 있으면 물방울이 몸에서 돌기 시작하고 물방울이 튀어나갈 것 같은 환촉이 있었으며 이때 몸이 잘 움직여지지 않는 수면마비 증상이 같이 나타난다고 하였다. 기분이 우울하거나 의욕이 없는 것은 아니고 식욕도 별 문제 없었다. 코골이와 수면무호흡증에 대해서도 부인하였다.
2) 야간수면검사와 주간수면잠복기 반복검사를 시행하였다. 야간수면검사에서 무호흡-저호흡지수는 시간당 4.2회 관찰되어 수면무호흡증이 없는 것으로 확인되었다. 4차례 시행한 수면잠복기 반복검사에서 평균수면잠복기가 0.1분, 입면 후 렘수면이 4차례 모두 관찰되었다. 수면검사소견과 탈력발작의 병력을 종합하여 어려움 없이 기면증 진단을 내릴 수 있었다.
3) 낮에 졸리는 증상에 대해서는 modafinil 300 mg을 사용하고 탈력발작에 대해서는 venlafaxine 75 mg을 복용하면서 두 증상이 모두 만족스럽게 조절되고 있다. 환자는 현재까지 투약을 지속하고 있으며 작은 개인사업을 하면서 정상적인 생활을 영위하고 있다.

표 19-8. 기면증 치료에 사용되는 약물

약 물	치료용량
주간졸리움 치료	
Modafinil	100~600 mg/day
Armodafinil*	50~250 mg/day
Sodium oxybate(GHB)*	6~9 g/day(divided in two doses)
Methylphenidate	10~60 mg/day
탈력발작 치료	
Sodium oxybate(GHB)*	6~9 g/day (divided in two doses)
Antidepressants	
Venlafaxine	75~300 mg/day
Fluoxetine	20~60 mg/day
Clomipramine	25~200 mg/day
Imipramine	25~200 mg/day

*국내에서 판매되지 않음

수면무호흡증

개 념

수면무호흡증(sleep apnea)은 수면 중에 호흡의 멈춤 또는 호흡이 얕아지는 문제가 발생하여 수면에 지장이 발생하는 질환이다. 세 가지 유형의 수면무호흡증이 있을 수 있는데, 폐쇄성(obstructive), 중추성(central), 혼합성(mixed)으로 나뉘어진다. 이중 폐쇄성이 전체의 80% 이상으로 가장 흔하며, 수면의 질 저하와 낮 시간의 과도한 졸림과 피로감 등이 발생한다.

역 학

수면무호흡증은 매우 흔한 장애로 연령에 따라 증가하는데 외국의 연구들에서는 일반 소아에서 1~2%, 중년층에서 2~15%, 노인 연령에서 20% 이상에서 발생한다고 보고된다. 남녀비는 2~4배 남자가 많다. 국내의 일반인을 대상의 연구에서 중년 남성에서 26% 여성에서 17%로 높게 보고되었다.

임상양상

폐쇄성 수면무호흡증을 시사하는 대표적인 증상은 코골이이다. 코를 곤다는 자체가 무호흡은 아니지만 이것이 심해지면 수면무호흡증으로 발전될 가능성이 있다. 폐쇄성 수면무호흡증 환자에서는 심하게 코를 골다가 숨을 멈추고 다시 숨을 몰아쉬거나 헐떡이는 상황이 반복된다. 무호흡증은 대개 매일 밤 반복되고 치료하지 않을 경우 수십 년 이상 지속될 수 있으므로 합병증을 흔히 일으킨다. 폐쇄성 수면무호흡증은 심한 경우에는 흔히 낮 시간의 피로감과 과도한 졸림을 가져오지만, 정도가 가벼운 경우에는 반대로 불면증을 일으키기도 한다. 이 경우에는 수면무호흡증 자체보다는 개인의 성격적인 예민성이 불면증에 영향을 미칠 가능성이 크다. 환자가 흔히 호소하는 증상으로는 피로감, 주간 졸림, 집중력 및 기억력 감퇴, 아침 두통, 짜증 및 우울증 등이 나타날 수 있고, 장기간 지속될 경우 생기는 합병증은 심혈관계에 부담을 주어 고혈압, 심장비대, 폐고혈압, 부정맥 등의 합병증을 유발할 수 있다(그림 19-4).

중추성 수면무호흡증은 수면 중에 호흡욕구(respiratory drive)가 없어져서 호흡이 멈추는 것에 의하여 야기되며, 이에 따른 폐의 환기부족으로 저산소증과 이에 동반된 임상증상을 야기할 수 있다. 중추성 수면무호흡증은 폐쇄성 수면무호흡증과 마찬가지로 수면의 질을 떨어뜨리고, 주간졸림이나 피로감, 심혈관계 질환의 위험을 증가시킨다고 알려져 있다.

위험인자

폐쇄성 수면무호흡증의 어떤 성별, 인종, 나이에도 발생할 수 있다. 하지만 다음의 경우에 그 발생이 증가하는 것으로 알려져 있다(표 19-9).

중추성수면무호흡증의 위험요인은 폐쇄성과는 다르며 다음과 같다. 1) 남성, 2) 심장질환, 3) 고령, 4) 뇌졸중 과거력, 5) 뇌종양이 있을 때이다.

진 단

임상증상으로 수면무호흡증이 의심이 될 경우에 야간수면다원검사(nocturnal polysomnography)를 통하여 정확한 진단을 내려야 한다. 야간수면다원검사는 밤 동안의 수면기록(뇌파, 안전도, 근전도, 심전도, 코와 입의 공기흐름, 흉부/복부 호흡노력, 산소포화도 등)을 분석하여 판정하는 것으로 코와 입의 공기의 흐름과 호흡노력의 기록이 진단에 중요한 기본 요소이다. 수면다원검사상에서 수면 중에 10초 이상의 무호흡증(호흡의 중단) 또는 저호흡증(호흡신호 곡선의 30% 이상의 감소와 산소포화도의 3% 이상 감소 및/또는 뇌파상 각성)의 발생이 1시간에 5회 이상의 빈도로 나타날 때 진단을 하게 된다.

표 19-9. 폐쇄성 수면무호흡증의 위험인자

1. 남성
2. 비만
3. 늘어진 목젖 또는 큰 혀
4. 큰 목둘레
5. 중년 이상의 연령
6. 작거나 뒤로 들어간 턱
7. 비중격 만곡
8. 가족력

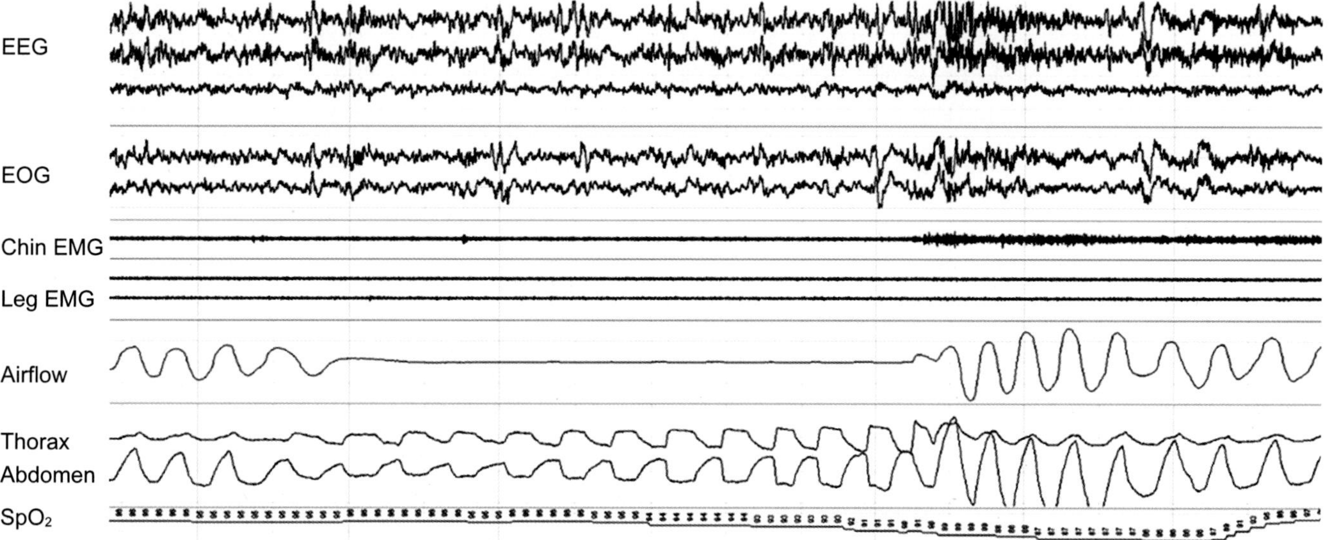

그림 19-4. 전형적인 폐쇄성 수면무호흡증 양상을 보여주는 수면다원검사소견. 렘수면 중에 호흡노력은 지속되지만 기도 막힘이 발생하여 산소포화도가 저하가 나타나며 각성이 발생하고 있다.

수면무호흡증의 심한 정도는 보통 수면시간당 발생 회수인 무호흡-저호흡 지수(apnea-hypopnea index, AHI)로 나타내는데, AHI 5~15까지는 경도, 15~30 중등도, 30 이상은 중증 수면무호흡증으로 정의한다. 여기에 더하여 산소포화도의 저하와 잦은 각성이 발생과 깊은 수면(N3)의 현저한 감소 등이 있는 경우에 수면무호흡증의 증상이 심한 것으로 판단한다. 또한 수면무호흡증은 앞서 언급한 대로 발생 원인 및 양상에 따라 3가지 유형으로 구분이 되므로 이에 대한 감별이 필요하다. 폐쇄성 수면무호흡증은 상기도 폐쇄가 일어나는 유형으로서, 공기 흐름이 막히지만, 반대로 호흡노력(복부와 흉부)은 무호흡 삽화 기간 중에도 나타나며, 복부와 흉부의 호흡노력이 엇박자를 보인다. 호흡중추의 장애에 의해 무호흡이 나타나는 경우는 중추성 수면무호흡증이며, 공기의 흐름과 호흡노력 모두가 무호흡 삽화기간에 없어졌다가 다시 호흡이 돌아온다. 폐쇄성과 중추성 무호흡증이 같이 섞여서 나타나는 경우를 혼합성이라고 한다(그림 19-5).

감별진단과 동반이환장애

수면무호흡증과 감별이 필요한 상태로는 단순코골이(simple snoring)가 있다. 코고는 소리 이외에는 문제 증상이 없고 수면다원검사상 이상소견이 없는 경우가 여기에 해당한다. 기면증, 과다수면증, 일주기리듬수면장애와 같은 주간 졸림을 유발하는 질환들과도 감별되어야 한다. 또한 불면장애와도 감별이 필요할 수 있는데, 특히 수면무호흡증의 정도가 가벼움에도 불구하고 병원을 찾아오는 경우에는 불면증이 주된 증상일 경우가 많다. 소아에서는 주의력결핍 과잉행동장애가 수면무호흡증의 증상으로 나타날 수도 있으므로 감별진단이 필요하다. 고혈압, 관상동맥질환, 심부전, 뇌졸중, 당뇨 등의 질환들이 만성적으로 치료되지 않은 폐쇄성 수면무호흡증에서 흔히 동반이환될 수 있다. 수면무호흡증 환자의 1/3 정도가 우울감을 호소하며, 10% 정도는 중등도이상의 우울증에 해당한다는 보고가 있다. 중추성수면무호흡증은 특히 심부전, 뇌졸중과 밀접하게 연관이 있다.

원 인

정상적으로 수면 중에는 호흡근과 상기도 근육의 이완 및 호흡의 저하가 나타나는데, 폐쇄성 수면무호흡증에서는 앞서 언급한 위험인자와 같은 개인의 해부 생리적 원인에 의해 호흡장애가 심하게 나타나서 증상이 발생하게 된다. 소아에서는 아데노이드편도비대가 흔한 원인이다. 중추성의 경우에는 심부전, 뇌졸중, 아편계 약물 사용 등과 같은 호흡노력의 저하가 있는 상황에서 발생한다.

치 료

수면무호흡증의 치료는 행동요법이 선행되어야 한다. 상기도 근육 이완을 유발하여 기도 막힘을 일으킬 위험이 있는 알코올과 수면제 등의 약물의 사용은 피해져야 한다. 등을 대고 바로 누울 경우에 수면무호흡증이 악화될 경우가 많기 때문에 옆으로 자는 것이 추천되며, 체중감량도 도움이 된다.

중등도 이상의 심한 수면무호흡증에서 가장 추천되는 치료 방법은 지속적양압술(continuous positive airway pressure, CPAP)이다. 이는 양압의 공기를 상기도로 불어넣어서 기도를 열리게 만드는 것으로, 환자는 코를 덮는 마스크를 쓰고 이것과 고무튜브로 연결된 CPAP 기기로부터 공기가 나와서 기도로 전달되게 된다. CPAP의 사용을 결정한 경우에는 적절한 압력을 적정(titration)하기 위하여 양압기를 사용하면서 야간 수면다원검사를 다시 한번 시행하여 환자에 맞는 압력을 결정하게 된다. 적절하게 CPAP이 사용될 경우에 수면무호흡증으로 인한 심혈관 합병증으로 인한 사망 위험을 현저하게 감소시킨다는 사실이 알려져 있다. 하지만 여러 가지 사용 중 불편감 때문에 장기간 안정적으로 CPAP을 사용하는 것이 절반을 넘지 않는 것이 문제이다. 흔한 부작용으로는 입마름, 비강 건

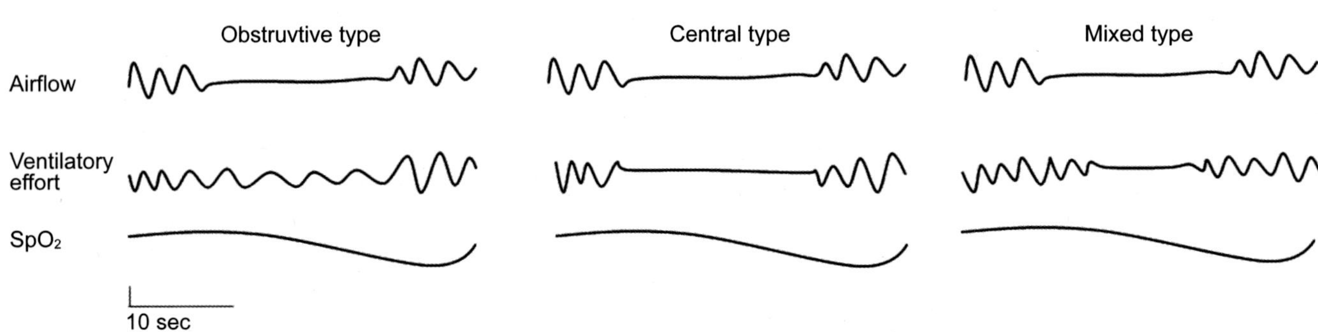

그림 19-5. 수면다원검사의 호흡관련 기록상 세 가지 종류의 수면무호흡증.

조 및 출혈, 피부 자극 등이 있다. 치과적으로는 구강내 장치(oral appliance)로 수면 중 기도 막힘을 막아주는 장치가 처방될 수도 있다. 주로 하악을 약간 앞으로 당겨서 기도를 열리게 하는 방법을 사용하게 된다. 몇가지 방법의 수술법이 사용될 수 있으나, 이는 CPAP 또는 구강내 장치가 효과가 없거나 사용을 거부한 경우에 고려되어야 한다. 수술은 수면중 막히는 기도의 특정 부위(비강, 연구개 등)를 수술적으로 해결하는 방법이다. 효과 있는 약물치료는 없으나 호흡중추 자극제인 acetazolamide 등을 사용하기도 한다. 수면무호흡에서는 무호흡증을 악화시킬 가능성이 있는 수면진정제의 사용은 피해야 한다(그림 19-6).

경과 및 예후

수면무호흡증은 원인과 심한정도에 따라서 다양한 경과를 밟을 수 있다. 임상적으로 중등도 이상의 심한 수면무호흡증은 각종 심혈관계 질환 발생을 증가시키며, 당뇨 비만과 같은 대사질환의 유병률을 증가시킨다는 사실이 알려져 있다. 소아의 경우에는 원인불명의 급사나 유아 돌연사증후군의 중요한 원인으로 추정하고 있고, 성인과 노인에서도 심혈관계 관련 사망과도 상당한 연관성이 있는 것으로 추정된다. 또한 수면무호흡증이 심한 경우에 그로 인한 주간 졸림에 의한 업무상 재해의 발생과 교통사고의 발생이 증가한다는 사실이 잘 알려져 있다.

일주기리듬 수면각성장애

개 념

일주기리듬 수면각성장애는 개인의 정상적인 수면각성 리듬에 변동이 생긴 것으로, 적절한 시간대에 잘 수 없고 각성이 필요한 시간대에 각성을 유지하지 못하는 것이 주된 증상이다. 이 장애는 개인의 내인성 일주기리듬이 환경의 낮밤의 리듬과의 불일치하여 발생하는 것으로 과도한 졸림이나 불면을 초래할 수 있다. 이 장애는 1) 뒤처진 수면위상형, 2) 앞당겨진 수면위상형, 3) 불규칙한 수면-각성형, 4) 비24시간 수면각성형, 5) 교대근무형 등으로 구분된다. 정확한 역학 연구는 부족하지만, 우리사회에서 교대근무의 증가, 실내 활동시간의 증가, 야간 빛 노출의 증가 등으로 일주기리듬 수면각성장애는 늘어나고 있다.

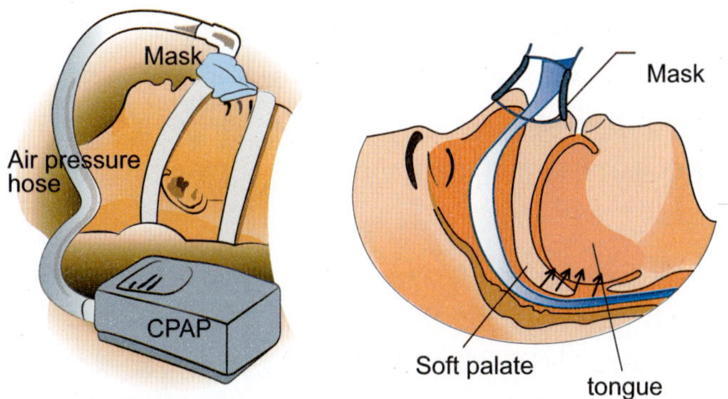

그림 19-6. 양압기의 작동 원리. 막힌 기도를 열리게 하는 정도의 압력(일반적으로 5~15 cm H_2O)의 바람이 호스와 마스크를 통하여 비강으로 전달되어 수면중 연구개와 혀 등에 의하여 막혀진 기도를 열리게 하여(화살표) 호흡할 수 있게 된다.

역학, 임상증상 및 경과

일주기리듬 수면각성장애의 역학은 세부진단에 따라 다르지만, 진단은 임상양상의 특징에 의하여 내리게 되며, 수면일지와 활동기록기의 사용이 도움이 된다. 각각의 임상양상과 경과는 다음과 같다.

1) 뒤처진 수면위상형(delayed sleep phase type)은 수면과 각성시간이 기대되는 시간대보다 2시간 이상 늦어지는 것으로서, 매일 같은 늦은 시간에 잠을 자고 깨며 수면의 질과 양은 비교적 정상적이지만, 일반적인 수면 및 각성시간을 지키기 위하여 수면위상을 앞당기지 못하는 것이다. 일반 인구에서 대략 0.17%의 유병률을 보이지만 청소년에서는 7% 이상으로 보고된다. 보통은 연령이 증가함에 따라서 증상이 호전된다.

2) 앞당겨진 수면위상형(advanced sleep phase type)은 기대되는 통상적인 시간보다 이른 수면각성시간이 특징적이며, 중년성인의 1% 정도에서 발생한다고 알려져있다. 드물지만 가족성이 있는 경우 아동기 또는 초기성인기에 일찍 발생하고 상염색체우성유전방식을 따른다. 이른 시간부터 졸리는 것을 방지하기 위하여 각성제의 남용이 문제가 될 수 있다.

3) 불규칙한 수면-각성형(irregular sleep-wake type)은 야간에 불면과 낮시간의 졸림을 특징으로 하며 신경발달장애나 신경퇴행성질환에서 발생이 될 수 있다고 알려져 있는데, 특히 시설에 입원한 치매환자에서 흔하게 발생한다.

4) 비24시간 수면-각성형(non-24-hour sleep-wake type)은 주로 맹인에서 발생하며 빛 자극이 없는 상황에서 점점 수면각성리듬이 점점 뒤처져서 내인성리듬과 환경의 불일치로 불면과 졸림이 있는 긴 기간이 짧은 정상적인 기간와 함께 번갈라 나타나게 된다. 맹인의 50%에서 발생하는 것으로 알려져 있으나 드물게 비맹인에서도 발생하기도 한다.

5) 교대근무형(shift-work type)은 근무시간이 정상적인 낮

시간의 범위를 벗어나 일을 하는 경우에 발생할 수 있다. 가장 흔한 증상은 직장에서 과도한 졸림, 집에서의 불면이다. 야간근무자의 5~10%에서 발생하는 것으로 추정된다. 전체 노동자의 16~20%가 야간근무를 하므로 현대인에서 유병률은 상당히 높을 것으로 추정된다. 어느 연령에서도 발생할 있지만 중년이후 연령이 높아질수록 증가한다고 알려져 있다.

진 단

진단은 자세한 병력 청취을 통하여 수면각성주기를 평가하는 것이 중요하다. 수면일지(sleep diary) 또는 활동기록계(actigraphy)가 진단에 유용하게 사용될 수 있다(그림 19-7).

치 료

치료는 대체로 정상적인 수면각성주기를 갖도록 생활을 조절하는 것이 필요하다. 아형별로는, 뒤처진 수면위상형은 원하는 수면시간에 도달할 때까지 취침시간을 점차적으로 지연시켜서 치료할 수도 있다. 짧은 반감기를 가진 수면제를 단기간 사용하여 도움을 받을 수도 있다. 광치료(light therapy)가 도움될 수 있는데, 이른 아침에 10,000룩스의 빛을 50분가량 쪼이게 하는 광치료는 수면각성 리듬을 앞당기는 효과를 갖는다. 광치료를 적용하지 않더라도 아침에 일어난 직후에 야외활동의 충분한 빛을 보게 해도 뒤처진 수면위상을 앞당길 수 있어서 정상적인 수면각성주기를 회복할 수 있게 된다. 해가 늦게 뜨는 겨울에는 광치료기를 사용할 필요가 있다. 반대로 앞당겨진 수면위상형은 늦은 밤의 광치료가 도움될 수 있다. 불규칙한 수면-각성형은 규칙적으로 빛과 어두움을 제공하는 환경적인 조정이 도움된다. 비24시간 수면-각성형은 일정한 아침시간의 광치료가 도움될 수 있다. 교대근무형의 치료는 경우에 따라 달라지고 매우 복잡하다. 야간 근무시간 중에는 밝은 빛에 노출되는 것이 각성을 증대시키므로 도움이 되지만, 아침에 퇴근할 때는 선글라스를 쓰고 퇴근하여 자기 전에 빛 노출을 줄이고 침실을 어둡게 하는 것이 도움이 된다.

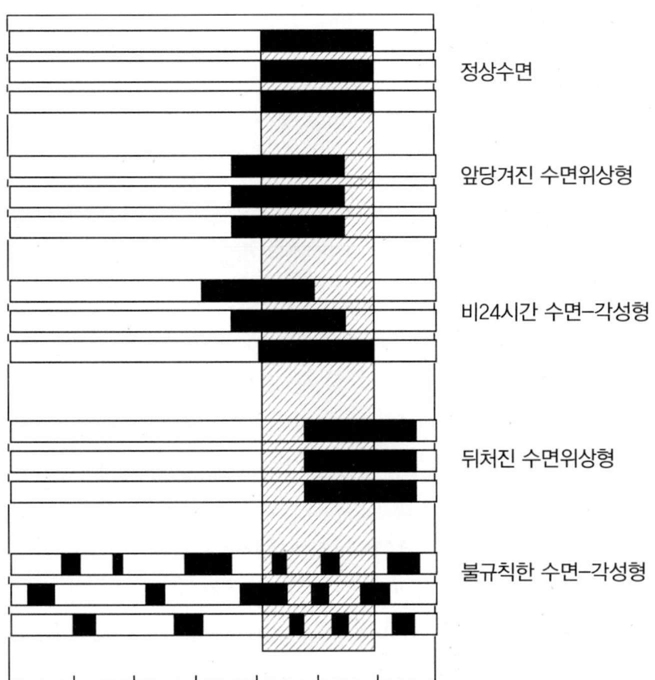

그림 19-7. 일주기리듬 수면각성장애의 모식도. 빗금으로 표시된 것이 정상적인 수면시간대. 진한 막대로 표시된 것이 실제 수면.

사건수면

사건수면(parasomnia)은 수면 중 또는 수면과 각성 사이에서 발생하는 비정상적인 행동이나 생리적 사건을 말한다. 사건수면에는 분류에 따라 달라질 수 있지만, 비렘수면각성장애(수면보행증, 야경증)와 렘수면행동장애, 악몽장애, 하지불안증후군 등이 포함된다.

비렘수면각성장애

비렘수면각성장애(NREM arousal disorder)는 대개 수면 초기 3분의 1 동안에 발생하는 잠에서 불완전하게 깨는 일이 자주 발생하는 것이 주요증상이며, 수면보행증과 야경증의 2가지 아형이 존재한다. 수면보행증(sleep walking)의 핵심적인 양상은 수면 중 시작되는 복잡한 운동 행위의 반복적인 삽화로 침대에서 일어나서 돌아다니는 행동이다. 삽화중 정신을 차리지 못하고 지남력 상실과 혼돈상태에 있게 되며 나중에 그 상황을 제대로 기억하지 못한다. 삽화 후 짧은 시간 동안 혼돈이나 지남력 장해가 발생하지만 이후에 완전히 회복된다. 야경증(sleep terror)의 핵심적인 증상은 공포에 질려 비명을 지르거나 울면서 시작되는 급작스러운 수면 중 각성이다. 수면 전반 3분의 1에 나타나며 보통 1~10분 정도 지속되나 1시간까지도 지속될 수도 있다. 심한 불안과 자율신경계 항진(심박동 증가, 발한, 과다호흡 등)이 동반된다.

역 학

비렘수면각성장애는 일반 인구에서 매우 흔하다. 소아의 10~30%는 적어도 한 번의 수면보행증의 삽화를 경험하고 2~3%는 자주 증상을 보인다. 성인에서는 수면보행증 삽화의 유별률이 1.0~7.0%이지만 자주 발생하는 경우는 드물다. 야경증의 유병률은 잘 알려져 있지 않지만 야경증 삽화는 18개월 연령에서 대략 36.9%에서 발생하며, 성인에서 2.2%로 낮다.

경 과

비렘수면각성장애는 소아에서 흔하게 발생하고 연령에 따라 감소한다. 진정제 사용, 수면 박탈, 수면리듬의 이상, 피로, 신체적 또는 감정적 스트레스가 삽화의 가능성을 증가시킨다. 수면보행증 환자의 80%에서 가족력이 있다. 수면보행증 삽화 동안 난폭하거나 성적인 행동은 성인에서 주로 발생한다. 수면보행증 삽화 동안 음식을 먹는 것은 여성에서 더 흔하게 나타난다. 수면보행증은 소아기에는 여성에서 더 흔하지만, 성인기에는 남자에서 흔하다. 어린 소아는 야경증 삽화를 잘 기억하지 못하지만 학령기 소아와 성인은 야경증 상황을 좀 더 잘 기억을 한다. 야경증은 소아에서는 남성에서 흔하지만 성인에서 성비는 같다.

진 단

수면다원검사상 삽화시 뇌파는 불완전한 각성을 나타내는 세타 또는 알파파를 보인다. 시청각 모니터링이 진단에 도움이 된다. 수면다원검사에서 삽화를 포착할 수 없는 경우 표지자로서 역할을 할 수 있는 수면다원검사 양상은 없다. 전날 잠을 안재우고 검사하는 것이 사건을 포착할 가능성을 높인다.

치 료

평소 수면위생을 잘 지키는 것이 예방에 도움이 된다. 약물치료가 도움이 될 수 있는데, 저용량의 clonazepam과 같은 저용량의 benzodiazepine계 약물이나, 삼환계항우울제가 사용될 수 있다. 수면보행장애의 경우는 삽화 동안에 위험할 수 있는 물건이나 상황을 피하게 하는 것이 추천된다.

악 몽

악몽(nightmare)은 무서운 꿈에 의해 깜짝 놀라면서 깨는 것이 특징이다. 깨어날 때 발한, 빈맥, 빈호흡 등의 자율신경 각성 증상을 보이며 악몽을 잘 기억할 수 있다. 악몽은 대부분 렘수면 중에 발생하지만 꿈이 길고 더욱 강렬할 때에는 수면의 후반에 나타난다. 스트레스와 관련하여 발생하는 경우가 많다.

역 학

악몽은 보통 3~6세 사이에 시작하지만 청소년기 후반이나 성인기 초기에 유병률과 중증도가 최고에 이른다. 소아에서는 성차가 없지만 성인에서는 여성에서 2배 정도 흔하다. 남녀 모두 나이가 들어감에 따라 유병률은 감소하지만, 성차는 유지된다. 성인에서 빈번한 악몽의 유병률은 1~2%로 알려져 있다.

경 과

악몽은 심각한 주관적인 고통을 초래한다. 그로 인하여 자주 잠을 깨게 되거나 잠을 회피하게 되면, 과도한 주간 졸림, 집중력 저하, 우울증, 불안, 과민성 등을 경험할 수 있다.

진 단

수면다원검사에서 주로 수면 후반부에 발생하는 렘수면에서 갑작스런 각성을 관찰할 수 있다. 각성하기 전에 심박동수, 호흡수, 그리고 안구 운동 속도가 빨라지거나 변동성이 증가할 수 있다.

치 료

일반적으로 악몽에 대한 특별한 치료는 필요 없으나, PTSD나 다른 스트레스와 연관된 경우에 이에 대한 치료가 필요하다. 또한 렘수면을 억제시키는 약물인 삼환계 항우울제로 악몽의 빈도를 줄일 수 있고, benzodiazepine계 약물도 사용될 수 있다.

렘수면행동장애

렘수면행동장애(REM sleep behavior disorder, RBD)는 렘수면 동안 정상적으로 발생하는 골격근의 무긴장증(atonia)이 소실되어 나타나는 질환이다. 렘수면행동장애의 주요증상은 렘수면 시 소리를 내거나 행동을 하는 것으로 이러한 행동들은 꿈 내용의 상황에 따른 운동 반응에 의한 것으로 꿈을 행동화 하는 것이다. 렘수면 중 크게 소리 지르고 감정적인 반응을 보이고, 추락, 점프, 주먹으로 치거나 발로 차는 등의 위험한 행동을 보일 수 있다. 보통은 잠에서 깨어나면 바로 정신을 차리고 지남력을 회복한다(그림 19-8).

역 학

렘수면행동장애의 유병률은 일반 인구에서 약 0.5%로 드물다. 정신 장애를 가진 개인에서 유병률이 높을 수 있는데, 이는 정신 질환에 대해 처방된 약물과 관련이 있을 수 있다.

경 과

발병은 점진적일 수도 급격할 수도 있으나 경과는 일반적으로 진행성이다. 렘수면행동장애에서는 신경학적 증상이 지

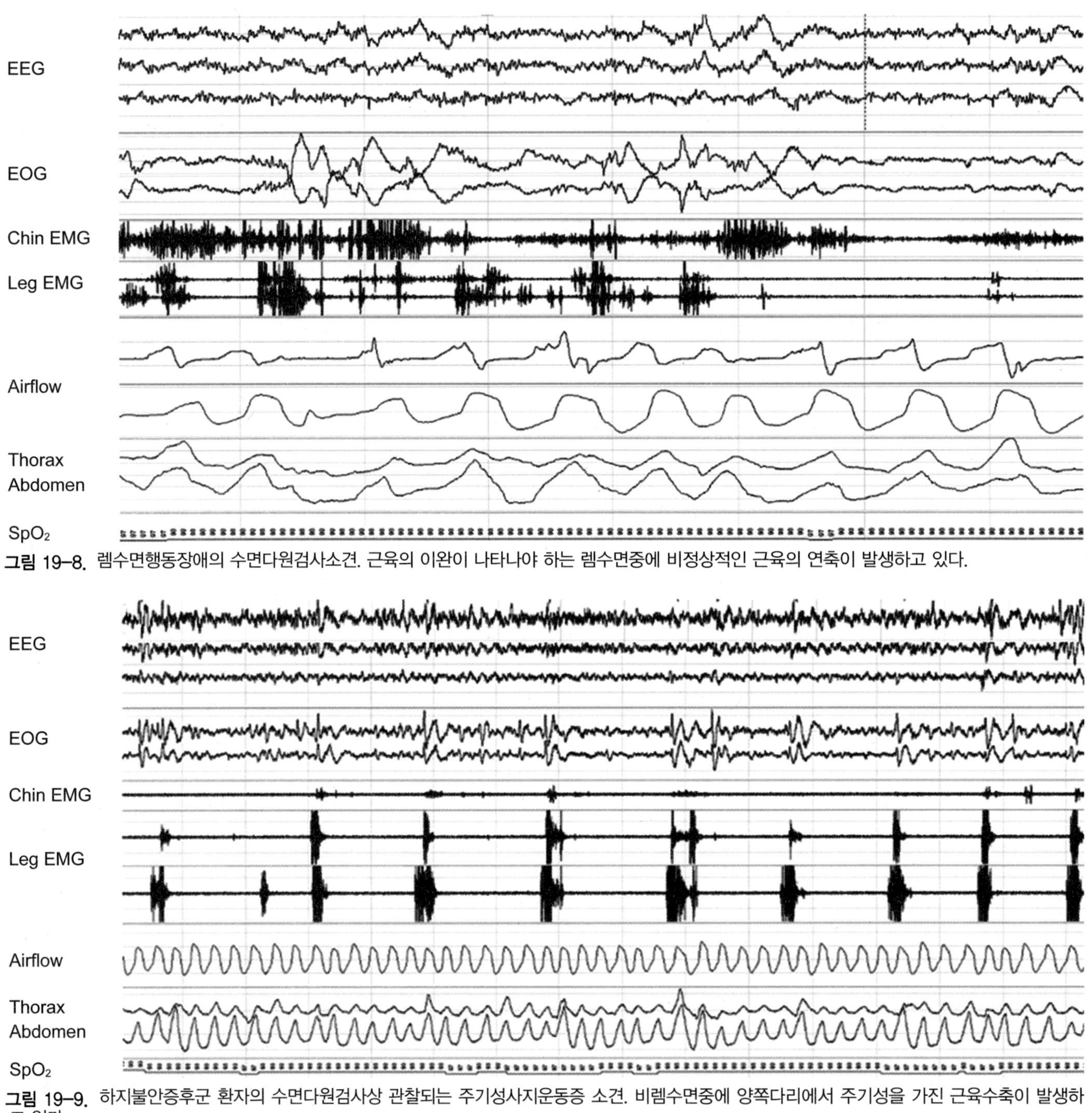

그림 19-8. 렘수면행동장애의 수면다원검사소견. 근육의 이완이 나타나야 하는 렘수면중에 비정상적인 근육의 연축이 발생하고 있다.

그림 19-9. 하지불안증후군 환자의 수면다원검사상 관찰되는 주기성사지운동증 소견. 비렘수면중에 양쪽다리에서 주기성을 가진 근육수축이 발생하고 있다.

속적으로 모니터링되어야 하는데 시누클레인 퇴행성신경질환(파킨슨 병, 다계통 위축증, 루이소체 치매)으로 진행할 수 있기 때문이다. 주로 50세 이상의 남성에서 발생하지만, 여성과 젊은 연령에서도 나타날 수 있다. 젊은 연령의 경우에는 기면병이나 약물에 의하여 발생하는 증상일 가능성이 크다.

진 단

수면다원검사에서 렘수면 시에 증가된 근전도 활동을 보인다. 비디오 감시가 필수적이다. 이완이 없는 렘의 수면 다원 검사 소견과 함께 꿈을 행동화하는 증상이 렘수면행동장애의 진단에 있어 필수적이다.

동반이환

기면증의 약 30%에서 렘수면행동장애를 동반한다. 또한 렘수면행동장애 환자의 대부분은 결국 시누클레인 퇴행성신경질환(파킨슨병, 다계통 위축증, 루이소체 치매)로 진행된다.

치 료

삽화시에 발생하는 행동으로부터 위험을 최소화하기 위해 침실환경을 안전하게 하는 것이 필요하다. 약물치료는 clonazepam이 효과적이다. 또한 melatonin 역시 도움이 된다.

하지불안증후군

하지불안증후군(restless legs syndrome)은 다리나 팔을 움직이고 싶은 충동이 특징적인 수면장애로 환자들은 스멀거리고, 따끔거리고, 타는 듯 하거나, 가려움 등의 증상으로 표현되는 불편한 감각을 호소한다. 증상은 쉬고 있을 때 악화되며, 움직이면 증상이 완화된다. 증상은 저녁이나 밤에 악화되며 일부에서는 저녁이나 밤에만 발생하기도 한다. 하지불안증후군의 증상은 잠들기 어렵게 만들고 중간에 자주 깨게 되기도 한다.

역 학

하지불안증후군의 유병률은 연구에 따라 다양하게 보고되나 대체로 2~7.2% 정도이다. 여성이 남성에 비해 2~5배 흔하며 연령에 따라 증가한다. 국내 연구에서도 다양하게 보고되는데 성인인구에서 0.9~7% 정도로 보고된다(그림 19-9).

경 과

하지불안증후군의 유병률은 60세까지는 증가한다. 하지만 성인기에 진단받은 환자의 약 40%가 20세 이전에 증상을 경험하였다고 보고하며, 20%는 10세 이전에 증상을 경험하였다고 보고한다. 하지불안증후군 환자의 상당수가 수면장애를 보이게 된다. 수면장애는 잠들기 어려움을 호소하는 경우가 가장 흔하며, 잠이 들어도 자주 깨고 다시 잠들기 어려운 증상을 호소하는 경우가 많다. 또한 장시간 안정 상태로 있는 경우에 주간에도 감각운동 증상이 나타날 수 있으며, 수면장애로 인한 주간피로감과 우울증의 원인이 될 수 있다. 하지불안증후군 환자는 상당한 삶의 질이 저하를 호소하게 된다.

진 단

진단은 임상증상으로 내린다. 다음의 네 가지 증상이 필수적으로 있어야 하지불안증후군으로 진단한다. 1) 다리를 움직이고 싶은 충동이 있으며, 억제하려고 해도 억제하기가 어렵다, 2) 다리를 움직이고 싶은 충동은 주로 가만히 있는 상태에서 나타나며, 오래 움직이지 않으면 불편감이 심해진다, 3) 다리를 움직이면 일시적으로 증상의 호전을 보이는데, 다리를 주무르거나 비비거나 당겨도 일시적으로 완화된다, 4) 다리의 감각 및 운동증상은 낮시간에는 나타나지 않고, 주로 저녁에 시작되는 일주기변동성을 보인다. 수면 중 주기적인 다리 움직임(periodic limb movement in sleep, PLMS)은 하지불안증후군을 확증하는 단서가 될 수 있는데, 하지불안증후군에서 90%까지 PLMS를 보인다. 하지만 PLMS가 있다고 해서 모두 하지불안증후군은 아니다. 소아에서는 증상을 스스로 표현하는 것이 어렵기 때문에 진단이 쉽지 않다. 이 경우는 가족력과 수면다원검사 소견 등이 중요하게 고려된다.

위험인자

여성, 연령, 가족력, 철결핍, 만성신부전, 임신 등이 위험인자로 알려져 있다. 전장유전체연관연구에서 MEIS1, BTBD9, MAP2K5 등의 유전자다형성의 관련성이 보고되었다. 항정신병약물과 항우울제의 사용시 증상이 유발되거나 악화될 수 있다.

치 료

수면위생을 지키는 것이 무엇보다 중요하다. 약물치료는 도파민효현제의 사용이 우선적으로 사용된다. 도파민전구체의 사용도 가능하며 벤조디아제핀계 약물이 사용될 수 있다.

비약물 치료

증상이 경미한 경우에는 약물치료 없이도 조절이 가능하다. 정상적이고 규칙적인 수면리듬을 지키고, 지나친 음주, 카페인 음료 섭취와 과식은 증상을 악화시키므로 삼가는 것이 좋다. 자기 전 가벼운 스트레칭과 다리 마사지 등이 도움이 된다.

약물 치료

도파민 효현제, 벤조디아제핀계 약물, 일부 항경련제가 사용되며, 철분도 효과적인 경우가 많다.

① 도파민 효현제

도파민 효현제는 하지불안증후군의 감각 증상, 움직이고 싶은 충동과 PLMS 개선에 효과가 우수하여 우선적으로 사용한다. 현재 pramipexole, ropinirole이 주로 사용되며 투여 첫날부터 증상 개선이 나타난다. 투약은 잠들기 1~2시간 전에 투여로 시작한다. 투약 시간은 환자의 증상 발생 시각에 따라 조정을 하여야 한다. 도파민 효현제를 수개월 이상 장기간 복용하거나 과량 복용하는 경우에 증상이 보다 이른 시간부터 나타나거나 악화되는 증강현상(augmentation)이 나타날 수 있다. 이 경우에는 오히려 약물의 용량을 오히려 줄이거나 항경련제나 아편양 제제를 같이 사용한다. 도파민효현제 투여시 효과적인 최소용량으로 유지하고, 증상이 개선된 경우에는 증상이 있을 때만 투약하는 것이 증강현상을 예방할 수 있는 하나의 방법이다.

② 벤조디아제핀계 약물

하지불안증후군에 불면 증상이 심할 경우에는 벤조디아제핀계 약물이 도움이 될 수 있으며, clonazepam이 흔히 사용된다. 0.5~1 mg을 취침 전에 투여하며, 하지의 감각증상과 각성을 감소시켜준다. 하지만 도파민 효현제와는 달리 PLMS에는 큰 효과가 없다고 알려져있다. 의존성의 위험 때문에 이차적으로 고려된다.

③ 항경련제

항경련제가 하지불안증후군의 감각 증상, 수면장애와 PLMS의 개선에 도움을 준다. 과거에는 carbamazepine이 주로 사용되었으나 최근에는 gabapentin 및 pregabalin이 효과가 우수한 것으로 보고되고 있다.

④ 아편양 제제

하지불안증후군의 증상이 심하거나 도파민 효현제 사용시 증강현상이 나타난 경우에 사용될 수 있다. 대표적인 약물로는 oxycodone, propoxyphene, methadone과 tramadol이 있다.

⑤ 철분 제제

철분이 하지불안증후군에 효과적인 경우가 있는데, 혈중 페리틴 수치가 50 ug/L 미만인 경우에는 도움이 된다. 경구 투여와 정맥 주사 투여가 가능하다.

참고문헌

1) 대한신경정신의학회. 신경정신의학, 제2판. 서울: 중앙문화사;2005. p.332-338.
2) 미국수면의학회 저, 대한수면의학회 역. 수면장애의 국제분류 제2판. 서울: 대한의학서적;2011.
3) 민성길 편저. 최신정신의학, 제6판. 서울: 일조각;2015. p.464-486.
4) American Psychiatric Association. Diagnostic and Statistical Manual of Mental Disorders, Fifth Edition. Arlington, VA: American Psychiatric Publishing;2013.
5) Barclay NL, Gregory AM. Quantitative genetic research on sleep: a review of normal sleep, sleep disturbance and associated emotional, behavioral, and health-related difficulties. Sleep Med Rev 2013;17:29-40.
6) Buysse DJ. Insomnia. JAMA 2013;309:706-716.
7) Campbell SS, Murphy PJ, van den Heuvel CJ, Roberts ML, Stauble TN. Etiology and treatment of intrinsic circadian rhythm sleep disorders. Sleep Med Rev 1999;3:179-200.
8) Cho SJ, Hong JP, Hahm BJ, Jeon HJ, Chang SM, Cho MJ, Lee HB. Restless legs syndrome in a community sample of Korean adults: prevalence, impact on quality of life, and association with DSM-IV psychiatric disorders. Sleep 2009;32:1069-1076.
9) Cho YW, Shin WC, Yun CH, Hong SB, Kim JH, Allen RP, Earley CJ. Epidemiology of restless legs syndrome in Korean adults. Sleep 2008;31:219-223.
10) Janson C, Lindberg E, Gislason T, Elmasry A, Boman G. Insomnia in men-a 10-year prospective population based study. Sleep 2001;24:425-430.
11) Kang SG, Lee HJ, Jung SW, Cho SN, Han C, Kim YK, et al. Characteristics and clinical correlates of restless legs syndrome in schizophrenia. Prog Neuropsychopharmacol Biol Psychiatry 2007;31:1078-1083.
12) Kim J, In K, Kim J, You S, Kang K, Shim J, et al. Prevalence of sleep-disordered breathing in middle-aged Korean men and women. Am J Respir Crit Care Med 2004;170:1108-1113.
13) Kryger MH, Roth T, Dement WC, editors. Principles and Practice of Sleep Medicine 5th ed. St. Louis, Missouri: Saunders Company;2011.
14) Liblau RS, Vassalli A, Seifinejad A, Tafti M. Hypocretin (orexin) biology and the pathophysiology of narcolepsy with cataplexy. Lancet Neurol 2015; 14:318-328.
15) Lim AS, Kowgier M, Yu L, Buchman AS, Bennett DA. Sleep fragmentation and the risk of incident Alzheimer's disease and cognitive decline in older persons. Sleep 2013;36:1027-1032.
16) Morin CM, Bootzin RR, Buysse DJ, Edinger JD, Espie CA, Lichstein KL. Psychological and behavioral treatment of insomnia: update of the recent evidence (1998-2004). Sleep 2006;29:1398-1414.
17) Ohayon MM, Hong SC. Prevalence of insomnia and associated factors in South Korea. J Psychosom Res 2002;53:593-600.
18) Ohayon MM. Epidemiology of insomnia: what we know and what we still need to learn. Sleep Med Rev 2002;6:97-111.
19) Park YM, Lee HJ, Kang SG, Choi HS, Choi JE, Cho JH, et al. Prevalence of idiopathic and secondary restless legs syndrome in Korean Women. Gen Hosp Psychiatry 2010;32:164-168.
20) Pizza F, Franceschini C, Finotti E, Partinen M, Dauvilliers Y, Mignot E, et al. Clinical and polysomnographic course of childhood narcolepsy with cataplexy. Brain 2013;136:3787-3795.
21) Reite M, Weissberg M, Ruddy J. Clinical manual for the evaluation and treatment of sleep disorders. Washington DC: American Psychiatric Publishing;2009. p.39.
22) Reite M, Weissberg M. Sleep-wake disorders. In: Hales RE, Yudofsky SC, Roberts LW, editors. Textbook of psychiatry. 6th ed. Arlington: American Psychiaric Publishing;2014. p.607-644.
23) Richardson GS. The Human circadian system in normal and disordered sleep. K Clin Psychiatry 2005;66(Suppl 9):3-9.
24) Sadock BJ, Sadock VA, Ruiz P. Kaplan & Sadock's synopsis of psychiatry. 11th ed. Philadelphia: Wolters Kluwer;2015. p.533-536.
25) Shin YK, Yoon IY, Han EK, No YM, Hong MC, Yun YD, et al. Prevalence of narcolepsy-cataplexy in Korean adolescents. Acta Neurol Scand 2008; 117:273-278.
26) So SJ, Lee HJ, Kang SG, Cho CH, Yoon HK, Kim L. A comparison of personality characteristics and psychiatric symptomatology between upper airway resistance syndrome and obstructive sleep apnea syndrome. Psychiatry Investig 2015;12:183-199.
27) Wright KP, Lowry CA, Lebourgeois MK. Circadian and wakefulness-sleep modulation of cognition in humans. Front Mol Neurosci 2012;5:50.

Chapter 20

성 장애

Sexual Disorders

김경란, 남범우, 이경규, 이화영, 정상근, 최준호

정상 성(normal sexuality)

성(sexuality)은 항상 의료계의 관심영역이었다. 고대 히포크라테스(Hippocrates)는 음핵(clitoris)이 여성의 성적 흥분 부위로 언급한 바 있다. 이후 중세시대와 르네상스, 계몽주의시대에 걸쳐 여러 학자들이 인간의 성행동에 대해서 언급하였다. 이후 19세기 말 프로이트(Freud)는 인간의 성에 관한 여러 가지 이론들, 즉 리비도(libido), 소아기 성(childhood sexuality), 인간행동에 대한 성적 충동의 영향 등을 발표했다. 현대는, 킨제이(Alfred Kinsey), 마스터즈(William Masters)와 존슨(Virginia Johnson)에 의한 성 관련 연구결과, 피임약, 발기촉진제, 갱년기여성을 위한 여성호르몬 대체재 개발을 통해 성적으로 관대한 시대가 되었다.

성(sexuality)은 해부학, 생리학, 개인이 살고 있는 문화, 다른 사람들과의 관계, 생애주기에 따른 발달 경험에 의해 결정된다. 남성, 여성으로서의 인식과 개인적인 행동, 생각, 환상 등이 성(sexuality)에 포함되어 있다.

정상적인 성적 행동(sexual behavior)은 자신이나 배우자에게 쾌감을 가져다주고, 음핵을 포함하는 주요 성 기관들의 자극을 포함하고 있다. 그것은 부적절한 죄책감이나 불안감이 전혀 없으며 강박적이지 않다.

용 어

성(sexuality)과 전체 성격은 매우 깊게 관여되어 있어서 별개의 실체로 말하기가 사실상 불가능하다. 정신성(psychosexual)은, 성(sexuality)에 의해 영향 받게 되는 성격발달과 기능을 기술하는 데 이용되고, 성적 감정과 행동보다 더 많이 사용된다.

소아기 성(child sexuality)

소아기의 대부분의 성적 학습 경험은 부모의 지식과 관계없이 이루어지나, 소아의 성(sex)에 대한 인지가 부모의 행동에 영향을 미친다. 소아의 성은, 공격성, 활동의 강화나 소거, 그리고 지적, 심미적, 육체적 흥미의 강화나 소거에 대한 부모의 관용에 영향을 미친다.

유아의 성기 놀이(genital play)는 정상 발달의 일부이다. 중요한 발달시기 동안, 유아는 특히 어떤 자극들에 민감할 수 있으나, 나중에 유아들은 이러한 자극들에 둔감해질 수 있다. 특정한 발달 시기와 정신성 발달사이의 상세한 관련성은 아직 분명하지 않지만, 프로이트의 정신성발달 단계[구강기(oral), 항문기(anal), 남근기(phallic), 잠재기(latent), 그리고 생식기(genital)]가 그러한 관련성을 설명하는 데 상당한 도움이 될 것이다.

정신성적 요인(psychosexual factors)

성(sexuality)은 네 가지 상호 연관된 정신성적 요인들[성 정체성(sexual identity), 성별 정체성(gender identity), 성적 지향(sexual orientation), 성적 행동(sexual behavior)]에 달려있다. 이러한 인자들은 성격, 성장, 발달 그리고 기능에 영향을 미친다.

성 정체성과 성별 정체성

성 정체성은 개인의 생물학적 성적 특성들[염색체(chromosomes), 외부생식기(external genitalia), 내부생식기(internal genitalia), 호르몬 구성(hormone composition), 생식선(gonads), 그리고 이차 성징(secondary sex characteristics)]로 표현되는 양상을 말한다. 정상적인 발달의 경우에, 이러한 특성들의 표현 결과에 의해 개인의 성적 양상이 형성된다. 성별 정체성은 개인의 남성다움 또는 여성다움에 관한 지각이다. 성 정체성과 성별 정체성은 서로 영향을 미친다. 유전과 호르몬이 행동에 영향을 미치고, 환경도 호르몬 생성과 유전자 발현에 영향을 미친다.

성 정체성

모든 포유동물의 태아들은 초기 태아기 동안 해부학적으로 여성이다. 태아의 안드로겐(androgen) 작용으로 인해 여성 태아가 남성 태아로 분화되는데, 태아기 6주경부터 시작하여 태아기 3개월 말경에 완료된다.

태아의 생식기는 태아기 동안의 유전자의 역할, 대뇌에 대한 태아기 호르몬의 영향, 외부에서 투여된 안드로겐에 의해서도 영향을 받는다. 이러한 결과에 의해 일부 신생아들은 불명료한 생식기를 갖고 태어난다. 출생 당시 태아는 성정체성을 부여받게 되고, 부모와 아이는 혼동이 덜 되고, 아이는 자신의 부여받은 성을 받아들이고 더 쉽게 안정적인 남성다움 또는 여성다움을 발달시킨다. 그러나 일부 아이들은 그렇지 않은 경우도 있어서 우울증이나 자살이 발생할 수도 있다.

성별 정체성

명료한 성 정체성을 갖고 있는 아이들은 생후 2, 3세경 "나는 남자다" 또는 "나는 여자다"라는 확신을 갖고 있다. 그러나 비록 남성다움이나 여성다움이 정상적으로 발달하고 있더라도, 아이들은 여전히 남성다움 또는 여성다움의 지각을 발달시켜야 한다.

성별 정체성은 남성다움 및 여성다움에 관련된 행동의 심리적 측면을 의미하는데, 성별(gender)은 사회적 측면을, 성(sex)은 생물학적 측면을 고려하고 있다. 대부분의 사람들은 그 두 가지가 비교적 일치한다. 그러나 성(sex)과 성별(gender)은 발달 중에 갈등을 일으키거나 또는 심지어 정반대의 상황에 직면할 수 있다. 성별정체성은 가족구성원, 선생님, 친구, 동료들과의 경험에서 유래된 수많은 단서들과 문화 현상으로부터 생긴다. 개인의 생물학적 성으로부터 나온 신체적 특성들이 복잡한 자극체계와 상호 관계를 거쳐서 성별 정체성을 확립한다.

따라서 성별 정체성의 형성은 부모의 태도 및 문화적 태도, 유아의 외부 생식기, 유전의 영향으로부터 일어난다. 여러 가지 요인들이 남성다움이나 여성다움의 지각을 확립하는 것을 까다롭게 하지만, 사람들은 보통 생물학적 성과 확고한 동일성, 즉 안정된 성별 정체성을 나타낸다.

성별 역할(gender role)

성별 역할 행동은 성별 정체성과 관련되어 있고 거기에서 일부 유래된다. 성별 행동은 출생 당시에 확립되어 있는 것이 아니라 여러 가지 후천적 학습 경험들이 누적되어 형성된다. 보편적으로는 성별 정체성과 성별 역할이 일치한다. 생물학적 요인들도 중요하지만, 개인의 성에 적절한 역할을 수행하는 데 중요한 인자는 학습이다.

개인의 성별 역할은 성별 정체성에 정반대로 나타날 수 있다. 사람들은 의류, 헤어스타일, 또는 기타 특성들에서 자신의 성과 동일하게 채택할 수도 있으나, 정반대 성의 것을 채택할 수도 있다.

성적 지향

성적 지향은 개인의 성적 충동들의 대상을 말한다. 이성(heterosexual), 동성(homosexual), 양성(bisexual).

성적 행동

중추신경계와 성적 행동

① 대뇌피질(cortex)

대뇌피질은 성적 충동을 조절하고 성적 자극들을 처리하여 성적 행위를 취하게 하는 역할을 한다. 성적 자극에 활성화되는 대뇌피질 부위들이 있다. 안전두 피질(orbitofrontal cortex)은 감정과 관련되어 있다. 좌측 전대상 피질(left anterior cingulate cortex)은 호르몬 조절 및 성적 각성에 관련되어 있다. 우측 미상핵(right caudate nucleus)은 성적 흥분 후 성적 행위 여부의 결정에 관련되어 있다.

② 변연계(limbic system)

모든 포유류에서 변연계는 성 기능의 구성요소들과 직접적으로 관련되어 있다. 대뇌중격(septum)의 아래 부위 및 인접 전시신경 부위(preoptic area), 해마의 가장자리(fimbria of the hippocampus), 유두체(mammillary bodies), 전시상핵(anterior thalamic nuclei)에 화학적 또는 전기적 자극을 가하면 음경이 발기(penile erection)된다.

③ 뇌간(brain stem)

뇌간은 척수 성 반사에 대해 억제 및 흥분 조절 기능을 한다.

④ 뇌 신경전달물질들

많은 신경전달물질들(도파민, 에피네프린, 노르에피네프린, 세로토닌 등)이 뇌에서 생성되어 성기능에 영향을 미친다. 예를 들어, 도파민이 증가하면 리비도가 증가하는 것으로 추정하고 있다. 세로토닌은 상부 연수(pons) 및 중뇌에서 생성되어 성기능을 억제하는 작용을 한다. 옥시토신(oxytocin)은 오르가즘(orgasm)을 느낄 때 분비되어 성적 쾌락 활동을 강화시킨다.

⑤ 척수(spinal cord)

성적 흥분과 절정은 궁극적으로 척수 수준에서 조직화되어 있다.

성의 생리적 반응(physiological response)

심리적, 신체적 자극에 의해 정신생리적 성적 흥분 및 긴장을 경험하게 된다. 오르가즘은 정상적으로 신체적 반응과 방출(release)의 절정 상태를 주관적으로 지각하는 성 반응이며, 이때 행복감을 느낀다. 정신성적 발달, 성(sexuality)에 대한 심리적 태도, 자신의 성적 배우자에 대한 태도가 인간의 성 반응 생리에 직접적으로 관련되어 있고 영향을 미친다.

정상적으로 남성과 여성은 성적 자극에 대해 일련의 생리 반응을 경험한다. 성반응의 생리적 과정은 혈관 울혈과 근수축 수준이 증가하고(발기확대, tumescence), 이후 오르가즘의 결과로서 혈관활동과 근수축이 줄어든다(발기감퇴, detumescence). 표 20-1과 20-2는 남성과 여성의 성반응 주기를 기술하고 있다. 반응 순서들은 중첩되고 변동될 수 있다. 성적 환상이나 성관계 욕구가 선행한 후, 특히 남성에서 성적 흥분, 오르가즘, 해소의 생리적 반응들이 일어난다. 게다가, 개인의 주관적 경험이 객관적인 생리적 반응만큼 성적 만족에 중요하다.

호르몬과 성적 행동

일반적으로 뇌에서 도파민을 증가시키는 물질들은 성욕구를 증가시키는 반면에, 세로토닌을 증가시키는 물질들은 성욕구를 감소시킨다. 에스트로겐(estrogen)은 여성 성적 흥분에 관련된 윤활작용에서 중요한 인자이고 여성에서 자극에 대한 감수성을 증가시킬 수도 있지만, 남녀 모두에서 세로토닌은 리비도를 감퇴시킨다. 또한 에스트로겐은 남성 성반응에서 주요한 인자이다. 프로게스테론(progesterone)은 과도한 프로락틴(prolactin)과 코티솔(cortisol)과 마찬가지로 남녀에서 성적 욕구를 경한 정도로 떨어뜨린다.

성욕구 및 색정적 자극의 성별 차이 (gender differences in desire and erotic stimuli)

성적 충동과 성욕구는 남녀 모두에서 존재한다. 자발적인 성관련 생각의 빈도, 성적 활동 참여에 대한 흥미, 성적 단서(cues)에 대한 각성으로 성욕구를 측정해보면, 남성이 일반적으로 여성보다 성욕구 기저치가 더 높다. 성관계에 대한 동기는 남녀 모두 갖고 있으나, 여성에서 더 가지각색인 것 같다. 여성에서, 그러한 동기로 남녀 사이의 유대를 강화시키려는 소망, 친밀감의 필요성, 남성의 탈선을 막는 방식, 또는 배우자를 만족시키려는 욕구가 포함된다.

명백한 성적 환상이 남녀 모두에서 흔하지만, 환상을 위한 외부 자극은 남녀 사이에 차이가 있다. 많은 남성들은 나체 또는 거의 옷을 입지 않은 여성을 보여주는 시각적 자극에 성

표 20-1. 남성 성 반응 주기*

기 관	흥분기(excitement phase)	오르가즘기(orgasmic phase)	해소기(resolution phase)
	3~4분 내지 3~4시간 소요; 오르가즘 30초 내지 3분 전에 흥분이 고조된다.	3~15초간 지속	10~15분간 소요; 오르가즘이 없는 경우, 12시간~1일 소요
피부	오르가즘 직전: 성적 홍조가 일관성 없게 나타난다; 반구진성 발진이 복부에서 나타나기 시작하여 앞가슴, 얼굴, 목으로 퍼지고, 어깨와 팔까지 나타난다.	잘 발달한 홍조	홍조는 발현과 정반대 순서로 사라진다. 손바닥과 발바닥에 일관성 없게 땀이 난다.
음경	해면체의 혈관울혈에 의해 10~30초 내에 발기 된다; 비성적 자극, 큰 소음이 있는 경우 발기 상실이 일어날 수도 있다. 흥분이 고조되면서 귀두 크기와 음경의 반경이 더 커진다.	사정(ejaculation); 방출기는 도관(vas), 정낭, 전립선의 0.8초의 수축이 3~4회 특징적임; 실제 사정은 요도의 0.8초 수축이 특징이고, 사정 분출은 18세경 30.5~50.8 cm로 최고를 보이다가 연령이 증가하면서 감소한다.	발기: 다양한 불응기와 함께 5~10초 내에 부분적인 쇠퇴; 5~30분 내에 완전한 발기 감퇴
음낭과 고환	음낭 주머니가 긴장되고 위로 올라감; 흥분이 고조되면서, 자극받지 않은 상태에서도 고환이 50% 증가하고 회음부에 편평하게 펴지며 사정이 임박하다는 신호표시	변화 없음	울혈이 없어지면서 원래 크기로 감소; 오르가즘이 끝나고 5~30분 이내에 음낭과 고환이 내려감; 오르가즘이 해소되지 않으면 쇠퇴하는 데 3~4시간이 걸릴 수도 있다.
쿠퍼선	흥분이 고조되어 있는 동안, 생명력이 있는 정자를 함유하고 있는 2~3방울의 점액이 분비된다.	변화 없음	변화 없음
기타	유방: 오르가즘 전에 흥분이 고조되면서 일관성 없는 유두 발기 근육긴장: 얼굴, 복부, 늑간 근육의 반경련성 수축 빈맥: 분당 175회 이상 혈압: 수축기 20~80 mm 증가; 이완기 10~40 mm 상승 호흡: 증가	수의근의 조절 상실 직장: 항문 괄약근의 리듬감이 있는 수축 심박수: 분당 180회 이상 혈압: 수축기 40~100 mm 이상 증가; 이완기 20~50 mm 증가 호흡: 분당 40회 이상	5~10분 내에 기저 상태로 회복 오르가즘 후에 불응기가 오는데, 이 시간 동안에는 남성에서 다시 발기가 되지 않을 수도 있다. 불응기의 시간은 연령과 상황에 의존적이다.

*성적 욕구기는 성적 환상과 성교하려는 욕구로 구성되고, 흥분기보다 선행한다

적으로 반응한다. 여성은 감정적인 영웅과 같은 낭만적인 이야기에 대해 성적으로 반응하는 것으로 보고하고 있다. 복잡하게 만드는 인자는, 여성의 주관적인 흥분 감각이 생리적 흥분 상태와 항상 일치하지 않는다는 사실이다. 특히 여성의 흥분 감각은 생리적 윤활(lubrication)보다는 오히려 흥분되려는 준비태세를 반영할 수도 있다. 정반대로, 여성은 깨닫지 못하는 질의 윤활(vaginal lubrication)을 포함하는 성적인 흥분의 징후를 경험할 수도 있다. 이러한 상태는 남성에서 드물게 일어난다.

자위(masturbation)

자위는 보통은 대상 관련 성 행동의 정상적인 전조이다. 자위는 가장 흔히 논의되고 엄하게 비난받으며 보편적으로 행해지는 성적 활동의 형태이다. 대부분의 남성들과 3/4의 여성들은 일생 동안 때때로 자위행위를 한다.

발달 연구 결과, 성적 자기 자극은 유아와 소아에서 흔하다. 생후 15~19개월경부터, 남녀 모두 자신의 생식기 자극행동을 하기 시작한다. 유소아들은 생식기 부위에 가볍게 손을 대면서 쾌락감을 느끼게 된다. 이 시기에 그러한 감각이 신체의 탐색을 위한 통상적인 욕구와 결합되어 자위행위의 쾌락에 대한 정상적인 관심이 생기게 된다. 소아들은 또한 타인(부모,

표 20-2. 여성 성반응 주기*

기 관	흥분기(excitement phase)	오르가즘기(orgasmic phase)	해소기(resolution phase)
	3~4분 내지 3~4시간 소요; 오르가즘 전 30초~3분 전에 흥분이 고조됨	3~15초간 소요	10~15분간 소요; 오르가즘이 없는 경우 1/2~1일간 소요
피부	오르가즘 직전: 성 홍반이 일관성 없게 나타난다; 반구진성 발진은 복부에서 시작하여 앞가슴, 얼굴, 목으로도 나타난다; 어깨와 팔까지 나타날 수 있다.	잘 발달된 홍조	홍조는 발현과 정반대 순서로 사라진다. 손바닥과 발바닥에 일관성 없게 땀이 난다.
유방	여성의 2/3에서 유두 발기, 혈관 울혈과 젖꽃판 확장; 크기가 정상보다 1/4까지 증가	유방의 전율이 나타날 수도 있다.	약 30분 내 정상으로 회복
음핵	선(gland)과 음핵대의 직경이 증대; 오르가즘 직전, 음핵대가 음핵 포피로 들어간다.	변화 없음	음핵대가 5~10분 내에 정상 위치로 회복; 5~30분 내에 음핵 감퇴; 오르가즘이 없는 경우, 음핵 감퇴는 3~4시간 걸린다.
대음순	출산 경험 없는 여성: 위로 올라가고 회음부에 편평하게 펴진다. 2회 이상 출산 경험 여성: 울혈과 부종	변화 없음	출산 경험 없는 여성: 1~2분 내에 정상 크기로 감소 2회 이상 출산 경험 여성: 10~15분 내에 정상 크기로 감소
소음순	정상보다 2~3배 크기 증가; 오르가즘 전에 분홍, 빨강, 진한 빨강색으로 변화	기부 소음순의 수축	5분 이내 정상 회복
질	색이 진한 보라색으로 변화; 흥분되고 10~30초 후에 질 분비가 나타남; 질이 늘어나고 부풀어 오른다; 오르가즘 전에 질의 하부 1/3이 수축한다.	0.8초 간격으로 질의 하부 1/3이 3~15회 수축한다.	질의 상부 2/3에 남성 배우자의 사정으로 정액이 고여 있다; 수초 내에 울혈이 사라진다. 오르가즘이 없는 경우 20~30분 내에 사라진다.
자궁	가성 골반으로 상승된다; 오르가즘 직전 흥분이 고조되면 분만 양상 수축이 시작된다.	오르가즘 전체 기간 동안 수축	수축이 중지되고 자궁은 정상 위치로 내려간다.
기타	근육긴장증 흥분이 고조되는 동안 바르톨린선으로부터 3~4방울의 점액이 분비된다. 자궁경부가 약간 팽창하고 자궁과 함께 수동적으로 상승된다.	수의 근육의 조절 상실 직장: 항문 괄약근의 리듬감 있는 수축 과호흡과 빈맥	수초에서 수분 내에 기저 상태로 회복된다. 자궁 경부 색과 크기가 정상으로 회복되고, 자궁 경부가 정액이 고인 부위로 내려간다.

*성적 욕구기는 성적 환상과 성교하려는 욕구로 구성되고, 흥분기보다 선행한다

다른 소아, 심지어 동물들)의 생식기에 대한 관심이 증가한다. 어린이들은 놀이 친구가 생기면서, 자신과 타인의 생식기에 대한 호기심이 노출증 또는 생식기 탐색의 삽화에 동기를 준다. 그러한 경험들이 성적 자극으로 인한 지속적인 쾌락감의 근원이 된다.

사춘기가 되면서 성호르몬의 급격한 증가, 이차 성징의 발달, 성적 호기심이 강해지고 자위행위가 증가한다. 청소년들은 신체적으로 성교를 하고 오르가즘을 느낄 수 있으나 보통은 사회적 금지에 의해 억제된다. 청소년들이 자신들의 성적 정체성 확립과 성적 충동 억제와 관련된 이중적이면서 종종 갈등을 일으키는 압박감으로 인해 10대 청소년들에서 강한 생리적 성적 긴장을 일으키고 긴장 해소를 필요로 하며, 그 결과 자위행위는 성적 긴장을 감소시켜 주는 일종의 정상적인 방법이다. 일반적으로 남성들은 여성보다 훨씬 더 어린 나이에 자위행위를 통해 오르가즘을 느끼게 되고 더 빈번하게 자위행위를 한다. 청소년들과 어린 소년들 사이의 중요한 감정적 차이는 청소년에서 자위행위 동안 성교 환상이 있다는 점이다. 이러한 환상은 성 정체성 발달의 중요한 보조자이다.

상대적으로 안전한 성적 상상(imagination)을 통해, 청소년들은 성인의 성 역할(sex role) 수행을 연습하게 된다. 이러한 자기성애적(autoerotic) 활동은 보통 성인 초기로 지속되어, 정상적으로 실제 성교로 대치된다.

성적 관계를 맺고 있는 부부들도 전적으로 자위를 포기하지 않는다. 질병이나 배우자 부재 때문에 성교가 불만족스럽거나 이용할 수 없을 때, 자기-자극(self-stimulation)은 종종 적응을 돕는 목적에 도움이 되어 관능적 쾌락과 성적 긴장 해소를 가져온다.

여성들이 자위를 할 때 대부분 음핵의 자극(clitoral stimulation)을 선호한다. 여성은 음핵의 축(shaft)을 선호하고, 대부분의 남성들은 음경의 축(shaft)과 귀두(glans)를 강렬하게 쓰다듬기로 자위를 한다.

자위에 대한 도덕적 금기는 자위가 정신질환을 유발하거나 성적 능력(potency)을 감소시킨다는 과학적으로 근거 없는 이야기를 만들어냈다. 자위행위가 자신의 의지로 통제가 안 될 정도로 강박적으로 행해지는 경우는 정신 병리적 증상으로 볼 수 있다. 그러한 자위 행위는 성적(sexual)이 아니라 강박적(compulsive)이기 때문에 감정(emotional) 장애의 증상이다. 자위는 아마도 정신성 발달의 보편적인 측면이고 대부분의 경우에 적응을 돕는 행동이다.

성교(coitus)

최초의 성교는 남녀 모두를 위한 일종의 통과 의식이다. 미국의 경우에 대부분의 사람들은 초기 성인기인 20대 초반 경 성교를 첫 경험한다.

최초로 성교를 경험하는 청년은 발기 능력을 중요시하는 문화적 배경 때문에 자존심에 상처를 입기 쉽다. 최초의 성교를 경험한 여성이 문화적 압박감을 느낀다는 사실은, 현시대에서 성적 자유를 보장하는데도 불구하고, 자신의 처녀성 상실에 대해 문화적 양면 가치가 남아있다는 것을 반영해 주고 있다. 자위 경험이 있는 젊은 여성들일수록 긍정적인 기대와 확신을 갖고 성교를 시작할 가능성이 더 크다.

지난 10여년 사이에 남성용 발기부전 치료제와 여성용 질크림과 호르몬제의 개발로, 성교가 또한 노년층의 성적인 레퍼토리의 일부가 되었다. 이러한 성기능 촉진 약물들이 개발되기 전에, 많은 노인들은 성교 대신 성적 유희(sexual play)를 즐겼었다.

동성애(homosexuality)

1973년에 동성애가 미국정신의학회의 진단범주에서 삭제되었고, 1980년에는 미국정신진단통계편람(DSM)에서 삭제되었다. 국제질병분류 제10판(ICD-10)은 "성적 지향은 질병으로 간주되어서는 안 된다"고 기술하고 있다. 이러한 변화는 동성애에 대한 이해 변화를 반영하고 있으며, 이제는 질병으로서라기보다는 일종의 인간의 성(sexuality)의 변형으로 간주되고 있다.

정 의

동성애라는 용어는 흔히 한 개인의 공공연한 행동, 성적 지향, 그리고 개인적 또는 사회적 정체성의 관념을 기술하고 있다. 많은 사람들은 동성애적이라기보다는 오히려 여성 동성애(lesbians)와 남성 동성애자(gay men)와 같은 용어를 사용하여 성적 지향을 확인하기를 선호한다. 그러한 용어들은 유사하게 분류된 사회적 집단에 대한 개인의 소속감을 반영하고 있다. 동성애혐오증(homophobia)은 동성애에 대한 부정적인 태도나 두려움이다. 이성애주의(heterosexism)는 이성애 관계가 다른 것보다 선호하는 신념이며, 다른 형태의 성(sexuality)을 행하는 사람들과의 차별을 의미한다.

동성애 비율

최근 연구 결과, 동성애 비율은 2~4%로 보고하고 있다.

일부 여성 동성애자들과 남성 동성애자들은 특히 후자는 사춘기 이전에 동성에 대해 낭만적으로 끌리는 것을 알게 된다고 보고한다. 사춘기 이전 소년들의 약 절반은 남성 파트너와 생식기 접촉 경험(genital experience)을 한다. 이러한 경험들은, 특히 또래들과 함께 할 때 종종 탐색 행동의 일종이며, 전형적으로는 강력한 정서적 요소가 없다. 대부분의 남성 동성애자들은 초기 청소년기 동안 동성 파트너들에게 낭만적, 색정적 매력을 느끼기 시작했다고 회상한다. 여성의 경우, 동성 파트너들에 대한 낭만적 감정은 사춘기 이전에도 시작될 수도 있으나, 동성 파트너 선호의 명백한 인지는 전형적으로 중기 청소년기 또는 초기 성인기에 가능하다. 남성 동성애자들보다는 더 많은 여성 동성애자들이 이성 경험을 가지는 것 같다.

동성애의 이론적 논점들

심리적 요인들

동성애 행동의 결정 요인들을 이해하기 어렵다. 프로이트(Freud)는 동성애를 정신성적 발달의 정지로 생각하고 정신성 발달의 전오이디프스기(preoedipal phase)에 거세불안(castration fear)과 어머니의 탐식(maternal engulfment)에 대한 두려움을 언급했다. 정신역동적 이론에 의하면, 남성 동성애 행동을 나타낼 수 있는 어렸을 때의 상황들로 다음과 같은 것들을 포함하고 있다: 어머니에게 강력하게 고착되어 있는 경우; 아버지가 아이를 적절하게 돌보지 않은 경우; 부모가 아이의 남성적인 발달을 억제하는 경우; 자기애적(narcicissistic) 발달 단계에서 고착되거나 퇴행되는 경우; 남녀 형제들과의 경쟁에서 패배한 경우. 프로이트는 여성 동성애의 원인을 해결되지 않은 오이디프스기의 갈등과 연관된 음경 선망(penis envy)으로 생각하였다. 또한 프로이드는 동성애를 정신병으로 간주하지 않았다.

생물학적 요인들

최근 연구결과에 의하면, 유전적, 생물학적 요소들이 성적 지향의 원인이 될 수도 있다는 사실을 제안하고 있다. 남성 동성애자들은 남성 이성애자들보다 혈중 안드로겐 농도가 더 낮다고 보고하고 있다. 태아기의 호르몬들이 중추신경계의 형성에 중요한 역할을 하는 것 같다. 태아기 때 유효한 정도의 안드로겐이 여성에 대한 성적 지향에 기여하고, 안드로겐의 부족[또는 안드로겐에 대한 조직의 비감수성(tissue insensitivity)]이 남성에 대한 성적 지향의 원인이 될 수도 있다. 출생 전 다량의 안드로겐에 노출되었던 사춘기 이전의 소녀들은 특징 없게 공격적이고, 태반에서 과도한 여성 호르몬에 노출되었던 소년들은 그렇지 않은 소년들보다 운동을 덜 하고, 자기주장이 더 적고, 덜 공격적이다. 부신피질기능항진증(hyperadrenocorticalism)이 있는 여성들은 일반 여성들보다 여성 동성애자 및 양성애자가 훨씬 더 많다.

성 행동 양상(pattern)

남성 동성애자와 여성 동성애자들의 행동 특징들은 이성애자들만큼 다양하다. 그들은 이성애자들과 동일한 성행위 양상을 나타낸다.

동성애의 정신병리

동성애자들의 정신병리는 이성애자들과 같다. 동성애자들과 사회적 가치 구조사이의 갈등으로 인한 심적 고통(distress)은 질병으로 분류되지 않는다. 심적 고통이 정신건강의학적 진단을 받을 정도로 심한 경우, 적응장애 또는 우울장애가 고려되어야 한다. 주요우울장애로 진단받은 일부 동성애자들은 자신들의 성적 지향에 대해 죄책감을 느끼고 자신을 증오할 수도 있다. 성적 재지향 욕구(desire for sexual reorientation)는 우울장애의 한 증상일 뿐이다.

애정(love)과 친밀감(intimacy)

두려움과 갈등이 별로 없이 애정을 주고받을 수 있는 사람은 타인과의 밀접한 관계도 진실로 발전시킬 수 있는 능력을 갖고 있다. 애정 대상에 대한 친밀감을 유지하려는 욕구는 애정 행위의 특징이다. 성숙한 애정은 두 사람 사이 관계의 특별한 속성인 친밀감으로 특징지어진다.

친밀한 관계에 있을 때, 사람은 연인의 성장과 행복을 위해 적극적으로 애쓴다. 성(sex)은 친밀한 관계를 만들고 유지하는데 종종 촉매제로 작용한다.

성(sex)과 법률(law)

의학과 법률은 개인과 사회에 대한 성(sexuality)의 영향을 평가할 뿐만 아니라 성이 건강한지 또는 적법한 행동인지를 결정한다. 그러나 의학과 법률 전문가들은 성적 행동의 적절성 또는 적법성에 대해 항상 똑같은 생각을 갖고 있지 않다. 성과학(sexual science)과 법률에서 공통적으로 나타나는 문제점들은 격렬한 논쟁을 불러일으키고 있고, 허용 가능한 성적 관습(sexual mores)에 대한 문화적 불일치를 반영한다. 그러한 문제점들로, 유산, 포르노, 매춘, 성 교육, 성 폭력 치료, 성적 프라이버시 권리도 포함된다. 이러한 문제점에 관한 법률(예: 동성애자에 의한 구강 또는 항문 성교의 유죄 여부; 또는 유산을 요구하는 미성년자들에 대한 부모의 허락)은 국가에 따라 다양하다.

성 병력 청취

성 병력은 성 장애(sexual disorder)의 유무와 관계없이 환자에 대한 중요한 정보를 제공해준다. 점진적으로 개방형 질문을 통해 성 관련 정보를 얻을 수 있다. 성 병력 청취의 개요는 표 20-3과 같다.

성 장애

성 장애(sexual disorder)는 성과 관련하여 일어나는 모든 장애를 말하며 원인은 심리 및 생물학적 원인으로 나눌 수 있다. DSM-5에서 성 장애는 성기능장애(sexual dysfunction), 성별 불만족(gender dysphoria), 변태 성욕장애(paraphilic disorder)의 세 종류로 나뉜다. ICD-10에서는 성기능장애, 성별 정체성 장애(gender identity disorder), 성적 선호장애(disorder of sexual preference)로 불린다. DSM-IV-TR에서는 세 가지 장애 모두가 '성 및 정체성 장애'군에 포함되어 있었으나 DSM-5에

표 20-3. 성 병력 청취

1. 인구통계학적 자료
  1) 연령 2) 성별 3) 직업
  4) 결혼 및 연애관계 상태: 미혼, 기혼, 과거 결혼 횟수, 별거, 이혼, 동거, 진지한 연애 관계, 우연한 데이트(관계 형성과 유지의 어려움이 면담 동안 평가되어야 한다)
  5) 성적 지향(sexual orientation): 이성, 동성, 또는 양성

2. 현재 성기능
  1) 만족도(불만족~최고 만족)
  2) 불만족의 경우에 그 이유는?
  3) 파트너 만족에 대한 생각
  4) 성기능 이상? (예: 성 욕구, 발기 장애, 억제된 여성의 성 흥미/흥분, 성 흥분 부전증, 조기 사정, 사정 지연, 성교통)
    (1) 발병: 선천적 또는 후천적
      ① 후천적이라면, 언제?
      ② 발병이 약물 이용(치료 약물 또는 불법 기분전환 약물), 생활 스트레스(예: 직업상실, 자녀 출생), 대인관계 어려움과 일치했나?
    (2) 일반형: 대부분 상황에서 또는 대부분의 파트너들과의 관계에서 발생
    (3) 상황별:
      ① 오직 현재 파트너와의 관계에서
      ② 일부 제휴 관계에서
      ③ 오직 자위로만
      ④ 사회적으로 금지된 상황에서(예: 불륜)
      ⑤ 특정한 상황에서(예: 심야에, 부모 집, 파트너가 성적 유희를 시작했을 때)
  5) 빈도: 배우자와의 성교(성교 유무에 따른 성적 유희)
  6) 성욕: 성적 감정, 생각, 환상, 꿈을 얼마나 자주 경험하나? (매일, 매주 등)
  7) 전형적인 성적 상호작용에 관한 기술 사항:
    (1) 시작 또는 초대 방식(예: 언어적 또는 신체적? 동일한 사람이 항상 시작하는가?)
    (2) 전희 유뮤, 유형, 정도(예: 키스, 애무, 손 또는 입으로 생식기 자극)
    (3) 성교? 이용된 체위?
    (4) 성교 동안 언어 표현? 어떤 종류?
    (5) 성교 후 유희? (성 행위가 완료되었는지 또는 성기능부전으로 중단되었는지 여부); 전형적인 행동(예: 서로 안고 있기, 대화, 일상 활동으로 복귀, 취침)
    (6) 성행위 후 느낌: 편안함, 긴장, 화, 애정
  8) 성적 강박성(sexual compulsivity)?: 대인관계나 일을 방해하고, 기만행위를 요구하며 환자를 위험에 빠뜨리게 할 수도 있을 정도의 성적 생각 침습 또는 성적 활동 참여

3. 과거 성 병력 청취
  1) 소아기 성(sexuality)
    (1) 성(sex)에 대한 부모의 태도: 개방성 정도(유별나게 고상한 체 하는지 또는 유혹적인지를 평가하라)
    (2) 노출과 정숙함에 대한 부모의 태도
    (3) 성에 대한 학습
      ① 부모로부터? (아이의 질문으로 시작되었는지 또는 부모가 자진하여 제공한 정보? 부모 중 어느 쪽? 아이의 연령은 몇 살?) 다뤄진 주제(예: 임신, 출생, 성교, 월경, 몽정, 자위)
      ② 책, 잡지, 또는 학교 친구 또는 종교 집단을 통해서?
      ③ 심각한 오보
      ④ 정보에 대한 의견
    (4) 최초의 성 행위 장면 목격 또는 듣기: 반응은?
    (5) 부모 이외 사람의 성적 유희 또는 성교의 목격
    (6) 애완 동물 또는 다른 동물들 사이의 성행위 목격
  2) 소아기 성 활동
    (1) 청소년기 이전에는 자기 스스로 생식기 자극; 연령? 우려되는 반응?
    (2) 자기 자신을 소년 또는 소녀로서 인식; 화장실에서의 육체적 감각 활동? (소변, 대변, 냄새, 관장에 관한)
    (3) 성 놀이 또는 다른 아이에 대한 검진(의사 놀이): 활동 유형(예: 관찰하기, 손으로 만지기, 생식기 만지기); 우려되는 반응 또는 결과

표 20-3. 성 병력 청취(계속)

4. 청소년기
   1) 사춘기 시작 연령: 이차 성징의 발달, 소녀의 초경 연령, 소년의 첫 몽정이나 사정
   2) 여성 또는 남성으로 자각: 신체상, 또래들(이성과 동성)에 의한 승인, 성적으로 바람직함에 대한 의식, 성교 환상의 시작
   3) 성 활동
      (1) 자위: 시작 연령; 과거에 벌을 받거나 금지된 적이 있는지? 자위 방식, 수반하는 환상, 횟수(자위 및 환상에 대한 질문은 환자들이 답변하기에 가장 민감한 질문이다)
      (2) 동성애 활동: 현재 진행중인지 또는 드물게 시도 에피소드가 있었는지 여부, 타인이 접근했는지? 동성애자의 경우, 이성애를 시도한 적이 있었나?
      (3) 데이트: 우연인지 또는 정해 놓고 하는지 여부, 첫 눈에 반했는지 또는 첫 사랑에 관한 기술
      (4) 키스, 포옹, 애무의 경험, 시작 연령, 횟수, 파트너의 수, 환경, 활동 유형
      (5) 오르가즘: 첫 경험 시기; 어떻게? (자위로? 취침 중? 파트너가 함께 있을 때? 성교 중 또는 기타 성적 유희로?); 횟수는?
      (6) 첫 성교: 연령, 환경, 파트너, 반응; 피임제 및 콘돔 등의 이용 여부

5. 성인기 성 활동
   1) 혼전 성생활
      (1) 성적 유희 경험 유형: 성적 상호작용의 횟수, 파트너 유형과 수
      (2) 피임제 및 콘돔 등의 이용 여부
      (3) 첫 성교(청소년기 경험이 없는 경우) 연령, 환경, 파트너
      (4) 동거: 시작 연령, 기간, 파트너; 성적 순결 여부; 성적 활동의 유형, 횟수, 만족도; 동거 횟수; 헤어진 이유
      (5) 약혼: 연령, 약혼 기간 동안 약혼자 및 타인과의 성적 활동; 약혼 기간
   2) 결혼 관련 성생활
      (1) 성적 상호작용 유형, 횟수: 전형적인 성적 상호작용, 성생활 만족도, 파트너의 느낌
      (2) 배우자와의 첫 성 경험: 언제? 어떤 환경? 만족도는? 실망 여부는?
      (3) 허니문: 장소, 기간, 즐거움 여부, 성적 적극성, 성 활동 횟수 및 문제점은? 친화성?
      (4) 임신과 자녀들이 성생활에 미치는 영향
      (5) 혼외 성교: 횟수, 파트너 수; 혼외 파트너에 대한 정서적 애착은? 혼외 성교에 대한 느낌
      (6) 결혼 이후의 자위: 횟수? 결혼 성 생활에 대한 영향
      (7) 파트너의 혼외 성교
      (8) 다수 파트너와의 성교(multiple sex) 또는 부부교환(swinging)
      (9) 결혼 생활 동안의 갈등 영역(예: 자식의 양육, 가정 재정, 책임 분담, 최우선 사항)

6. 사별, 별거, 이혼 후 성생활: 독신생활; 수면 중 오르가즘, 자위, 비성교적 성적 유희, 성교(파트너의 수, 관계), 기타

7. 특별한 문제점
   1) 강간, 근친상간, 성적 또는 신체적 학대의 과거력
   2) 배우자 학대(현재)
   3) 만성 질환(신체적 또는 정신과적)
   4) 성 관련 질환의 과거력 또는 존재 여부
   5) 수정(fertility) 문제
   6) 임신중절, 유산, 원치 않은 임신 또는 사생아 임신
   7) 성 정체성 갈등(예: 성전환증, 반대 성의 복장 입기)
   8) 성도착증[예: 물품음란증(fetishes), 관음증, 가학피학증]

서는 세 가지 장애를 각각의 군으로 분류하였다. 성별불쾌감은 DSM-IV-TR과 ICD-10에서 성별 정체성 장애로, 변태성욕장애는 DSM-IV-TR에서는 성도착증(paraphilia)으로 일컬어졌었다. 그리고 ICD-10에서 성기능장애는 '생리적 장해 및 신체적 요인과 연관된 행태증후군'에 속하고, 성별 정체성장애와 성적 선호장애는 '성인성격 및 행태장애' 군의 하나로 분류된다.

성기능장애(sexual dysfunction)

개 념

성기능장애는 성적 자극에 반응할 수 있는 능력이 없거나 성행위 중 통증을 느끼게 되는 것을 주요 양상으로 하는 성장애의 하나로 성적으로 반응하거나 성적 쾌감을 경험하는 개인능력이 임상적으로 심각하게 손상되어 있음을 특징으로

하는 이질적인 장애군이다.

역 학

성적 문제는 매우 흔한데 미국에서 여성의 43%, 남성의 31%에서 나타나며, 세계적으로 보면 가장 흔한 성적 문제인 성적 흥미의 결핍이 26~43%, 극치기 도달능력결핍이 18~41%로 나타난다. DSM-5에서 제시하는 각각의 성기능장애에 관한 유병률은 각각의 장애에 기술되어 있다.

원 인

성기능 조절에는 중추 및 말초신경계, 혈관계, 내분비계 등의 생물학적 요인의 상호작용뿐만이 아니라 기분과 불안 및 스트레스의 변화, 성적 충격 같은 심리적 요인도 작용하고 있다. 그러므로 성기능장애 역시 심리적, 생물학적, 그리고 이 두 가지가 혼합된 복합적인 원인에 기인한 것으로 분류할 수 있다. 심리적 원인으로는 성과 성기능에 대한 개인적 이해도, 성 상대와의 관계, 성행위 시의 환경, 문화 및 종교적 요인 등이 포함된다. 그리고 생물학적 요인으로는 나쁜 영양상태, 신체질환, 내분비계 질환, 성 기능에 영향을 미치는 물질 및 약물의 복용 등이 있다.

진 단

성기능장애를 진단할 때 기본적으로 확인해야 할 사항으로는 개인적 요인(정신질환 및 스트레스 여부, 어린 시절 학대, 성에 대한 이해도), 성 상대의 요인, 이 둘 간의 관계 요인(성적 요구 및 상호 간의 의사소통), 문화 및 종교적 요인, 사용 중인 약물이나 물질의 남용여부, 그리고 다른 의학적 상태 등이다.

DSM-5에서는 모든 성기능장애의 진단기준에 최소 6개월의 기간과 개인에게 임상적으로 유의한 심적 고통을 야기하며, 비성적인 정신장애나 심각한 관계적 고통이나 심한 스트레스 요인으로 더 잘 설명되지 않으며, 물질/약물이나 다른 의학적 상태 때문이 아니어야 한다고 명시하고 있다. 또한 특정형으로 발생 시기에 따라 평생형(lifelong type)과 획득형(acquired type)을, 내용에 따라 전반형(generalized type)과 상황형(situational type)을, 그리고 심한 정도에 따라 경도(mild), 중등도(moderate), 고도(severe)를 두고 있다.

분류, 치료, 경과 및 예후

DSM-5에서의 성기능장애에는 남성 성욕감퇴장애, 여성 성적 흥미/흥분 장애, 발기장애, 여성 극치감 장애, 지연사정, 조루증, 성기-골반 통증/삽입 장애, 물질/약물 유도성 성기능장애, 기타 특정 성기능장애, 그리고 비특정 성기능장애가 있다. 이들 중 남성 성욕감퇴장애, 여성성적 흥미/흥분 장애, 발기장애는 성적 욕구/흥미/흥분 장애에 속하며, 여성 극치감장애, 지연사정, 조루증은 극치감장애에 속하고 성기-골반 통증/삽입 장애는 성 통증장애에 포함된다.

ICD-10에서는 생리적 장해 및 신체적 요인과 연관된 행태 증후군의 하나인 '기질적 장애 또는 질환에 기인하지 않는 성기능장애'라 한다. 여기에는 성욕의 결핍 및 상실, 성적혐오 및 성적 쾌락의 결핍, 성기 반응 실패, 극치감 부전, 조루증, 비기질성 질경련증, 비기질성 성교통 , 성욕과다, 기질적 장애 또는 질환에 기인하지 않는 기타 성기능 부전, 기질적 장애 또는 질환에 기인하지 않는 특정 불능 성기능 부전이 있다.

지연사정(delayed ejaculation)

적절한 자극과 의식적 사정욕구에 도달하였음에도 불구하고 사정이 매우 지연되거나 사정을 못하는 경우로 DSM-IV-TR에서는 남성 극치감 장애(male orgasmic disorder)로 불렸다. 자위행위 시에는 드물게 나타나며 성적 상대와의 성교 시 주로 나타난다.

남성이 호소하는 성적 문제 중 가장 적다. 6개월 이상의 기간 동안 사정을 못한다고 호소하는 남성은 1% 미만이다. 항우울제 사용의 증가 및 인터넷 포르노 이용의 증가로 인해 지난 10년간 증가하고 있다. 정상 성행위를 경험하기 전에 포르노에 많이 노출된 남성 청소년은 통상적 성교 시 절정감에 도달하게 하는 적절한 쾌감과 관련된 시냅스가 발달하지 못한다.

원인은 잘 알려져 있지 않으나 평생형은 심각한 정신병리가 있음을 의미한다. 여성에 대한 불안이나 적개심, 수태에 대한 공포가 원인이 되기도 한다. 엄격하고 청교도적 배경도 관계된다. 또한 질 성교보다 자위행위 시 더 강한 자극을 경험하는 경우에도 발생한다. 그러나 어린 시절 성 경험 여부는 별 관계가 없다. 늦은 발병인 경우에는 약물사용 및 신체질환에 의한 경우가 많다.

과거에는 통찰지향적 정신치료를 하였으나 최근에는 인지행동치료를 많이 이용한다. 자극 증가를 위해 성 상대의 바이브레이터 사용 방법도 추천된다. 자위행위에서만 극치감을 느끼는 경우에는 자위행위와 유사한 전희를 하는 것이 도움된다. 약물의 사용 및 신체질환에 의한 경우에는 약물의 변경이나 기저질환의 치료가 필요하다. 역행성 사정(수술이나 imipramine이 효과 있음), 마취성 사정(치료법 모름), 통증 사정(대개 약물과 관련되어 발생하므로 원인 약물의 중단이 효과) 등도 고려한다.

발기장애(erectile disorder)

성행위 시 발기가 안되거나 유지되지 않거나 발기력이 약하여 제대로 끝내지 못하는 경우를 말하는데 DSM-5에서는 성행위 시 75~100% 발생한 경우에 진단한다. 발기부전(impotence)으로 불렸던 대표적인 남성 성기능장애이다. 성공적 성행위 완수 경험이 한 번도 없는 경우는 일차성(평생형) 발기장애라 하고 과거에 발기문제가 없다가 특정 시점부터 발기장애가 나타난 경우에는 이차성(획득형) 발기장애라 한다.

일차성 발기부전은 드문데 35세 이하의 젊은 남성 1% 정도에서 나타난다. 이차성 발기장애는 40~80세 성인 남성의 10~20%에서 나타나는데, 성기능장애로 치료받는 성인 남성의 50%가 넘는다. 나이가 들면서 빈도도 증가한다. 40세 이상의 모든 남성들이 발기부전에 대한 공포를 가진다.

일차성보다는 이차성 발기부전에 대한 원인이 더 잘 알려져 있다. 청·장년층의 남성에서는 대개 심리적 원인으로 보는데 징벌적 초자아, 신뢰감 형성능력 부족, 성 상대에 대한 부적절한 감정, 원하는 상대가 아니라는 느낌, 공포, 불안, 분노 등이다. 그리고 환경요인(취했거나, 잘 모르는 상대거나, 떠밀려 성관계를 갖게 되거나, 진심으로 원하지 않는 상황에서 관계를 가지게 되는 경우 등)과 관계된 첫 경험의 실패, 성격적 요인(neuroticism, 수동적 성격, 감정표현불능증) 등도 관여한다. 이차성 발기장애의 원인으로는 40세 이상의 나이, 흡연, 저활동, 우울증 같은 정신질환, 알코올이나 물질 남용, 다양한 신체질환 등이 있다.

치료는 발기장애 및 이와 관련된 심리적 문제를 대한 철저한 토의와 평가가 필수적이다. 또한 소인(심리적 외상, 스트레스, 관계문제 등)과 유발요인(지속적인 부부 간의 문제나 문화적 요인 등)에 대한 평가도 필요하다. 부부치료, 정신치료, 현재 사용 중인 약물에 대한 재평가, 정신건강교육 등을 적용한다. 그리고 금연, 단주, 건강식단, 운동 등의 생활습관의 변화도 필요하다. 약물치료는 phophodiesterase type 5 차단제(PDE-5 inhibitor; avanafil, sildenafil, tadalafil, vardenafil, udenafil 등)가 효과적이다. 이 약물들과 혈압강하약물과의 병합사용은 위험할 수 있다. 약물치료와 단기간의 정신치료의 병합요법이 가장 효과적이다. PDE-5 약물의 사용에도 효과가 없다면 수축기구와 진공펌프의 동시 사용이 효과적이다. 이에도 효과가 없다면 요도나 음경해면체 내 혈관작용물질(alprostadil, papaverine, VIP/phentolamine 등)의 주입이 도움이 된다. 다른 치료에 효과가 없다면 음경인공삽입물의 삽입 같은 외과적 시술을 하기도 한다.

여성 극치감 장애(female orgasmic disorder)

정상적인 성적 흥분단계 후 성적 극치감이 매우 지연되거나 없는 경우 혹은 강도가 매우 떨어진 경우를 말한다. 즉 자위나 성교로 성적 극치감을 느끼지 못하는 경우를 의미한다. 무극치감(anorgasmia) 혹은 억제된 여성 극치감(inhibited female orgasmic)이라고도 한다.

여성의 10%가 평생 동안 극치감을 경험하지 못하고, 35세 이상 여성의 5%가 극치감을 경험하지 못한다. 즉 나이가 들면 극치감을 느낄 수 있는 가능성이 높아진다는 것이다. 또한 미혼의 경우 더 빈번하다. 이는 심리적 억압보다는 성적 경험이 더 크게 작용함을 의미한다. 유병률은 30%(10~42%)정도이다. 다른 모든 여성 성기능장애의 4배에 이를 정도로 흔한 여성의 성기능장애이다.

쌍생아 연구에서 극치감의 경험에 유전적 요인이 상당히 작용함을 보여주는데, 성교 시 34% 그리고 자위행위 시 45%의 유전적 영향력을 보였다. 정신적 원인으로 임신과 성 상대의 거부 및 질 손상에 대한 공포, 남성에 대한 적개심, 성적 충동에 대한 죄책감 등이 있다. 또한 극치감을 공격적, 파괴적, 난폭한 충동이나 조절능력의 상실과 동일시하여 성적 흥분이나 극치감을 억제하기도 한다. 종교·문화·사회적 제약도 원인일 수도 있다. 이 환자들은 하복부 통증과 소양감, 질 분비물 등의 골반증상과 긴장감, 과민성, 피로감의 증가 같은 정신증상 등의 다양한 형태로 욕구불만이 표출되기도 한다. 후천성 여성 극치감 장애는 신체질환(척수손상, 다발성 경화증, 골반 신경손상 등), 골반 방사선 치료 및 약물치료(항우울제 및 항정신병 약물) 같은 의학적 치료, 물질/약물 등의 사용 등이다. 그리고 불안 및 우울장애 등의 정신질환도 문제가 된다.

평생형 여성 극치감 장애의 치료는 지시성 자위훈련(directed masturbatory training)을 포함하는 인지행동치료가 효과적이다. 자위 시에는 극치감을 느끼지만 성교 시에는 느끼지 못하다면 합동인지행동치료(conjoint CBT)를 적용할 수 있다. 유전적 요인이 많은 경우에는 이 치료방법은 큰 효과가 없다. 이차성 여성 극치감 장애에는 약물중단, 약물남용 치료, 개인 정신치료, 부부치료 등 원인을 제거하는 치료방법이 효과적이다. 최근에는 남성 발기장애 치료제로 사용하는 약물인 PDE-5의 사용도 효과적이라고 한다. 또한 여성 극치감 장애 치료약물도 개발 중이다.

여성 성적 흥미/흥분 장애
(female sexual interest/desire disorder)

여성 성적 흥미/흥분 장애는 성행위의 거의 대부분의 경우

(75~100%)에서 성적 흥미나 흥분이 없거나 상당히 감소된 상태로 정의한다. 성적 느낌, 생각, 공상이 없거나 감소되어 있고, 성행위를 하고 싶은 충동도 감소되어 있고, 상대의 시도를 받아들이지 않거나 상대의 자극에 반응하지 못한다. 이 진단명은 DSM-IV-TR에서의 여성 성적 흥미장애와 여성 성적 흥분장애를 합친 것인데, 대부분의 여성에서 흥미와 흥분이 겹쳐서 나타나므로 DSM-5에서는 이를 합쳤다. 새로운 진단명이므로 유병률은 알 수 없다. 정상 여성과 성기능장애가 있는 여성 모두에서 주관적 성적 흥분감은 성기의 윤활상태와는 관련이 없다. 또한 성적 흥분과 생리주기와의 관계도 사람에 따라 다르게 나타난다.

진단 시 평가해야 할 요인으로는 생활 스트레스, 노화, 폐경, 적절한 성적 자극, 건강상태, 약물의 복용, 결혼생활에서의 불화 같은 성 상대와의 관계 등이다. 또한 호르몬 수치에 대한 검사도 필수적이다.

치료는 원인에 따라 성치료(성교육, 시작 시 성교금지, sensate focus exercise), 인지행동치료, 호르몬치료, 약물치료(bupropion, L-arginine, PDE-5 inhibitor) 등을 적용할 수 있다. 그리고 여성 성적 흥분장애에 치료법으로 승인 받은 에로스 음핵 치료 장치(eros citoral therapy device)를 사용할 수도 있다.

성기-골반 통증/삽입 장애
(genito-pelvic pain/penetration disorder)

성교 시 힘든 질 삽입, 심한 성기-골반 통증, 통증에 대한 심한 공포나 불안, 질 삽입 시도 시 골반 하부근육의 과도한 긴장이나 조임의 증상으로 반복적 혹은 지속적 어려움이 있을 때 진단한다. DSM-IV-TR에서의 성교통(dyspareunia)과 질경련(vaginismus)에 대한 신뢰도 결여와 이 두 질환 간의 감별진단이 어렵기 때문에 DSM-5에서는 성기-골반 통증/삽입 장애란 진단명으로 바꾸었다. 성교통은 성행위 전, 도중, 후의 반복적이고 지속적인 통증을 말하는데, 남녀 모두에서 발생 가능하지만 여성에서 더 많이 나타난다. 남성에서는 드물게 나타나는데 대개 기질적 원인(헤르페스, 전립선염, peyronie병)에 의한다. 질경련은 질 입구 1/3에서 불수의적 근육수축이 일어나 음경삽입을 막아 성교를 어렵게 하는 경우로, 히스테리성 여성에서 잘 발생하고 여성 극치감 장애보다는 유병률이 낮다. 대략 15%의 여성이 성교 중 통증을 느낀다.

성교통을 일으키는 많은 부인과 및 비뇨기과적 질환, 다양한 심리적 요인(성 상대와의 관계, 성폭행 등), 다른 정신질환 등이 복합적으로 작용하여 발생한다. 생리적, 심리적, 대인관계적 요인 모두가 증상 악화와 관련되므로 성교통의 발생과 지속에는 인지적 관점에서 순환성이라고 생각해야 한다.

성교통 치료는 철저하고 다학제적 평가를 한 후에 원인에 따른 치료를 한다. 질 청결을 먼저 시도한다. 탈감작법이나 골반하부재활(pelvic floor rehabilitation), 골반하부운동, 골반마사지, 국소약물(butulotoxin 혹은 lidocain 같은 마취제), 전신성 약물(삼환계 항우울제, 항경련제 등), 좌욕, 바이오피드백, 질내 전기자극술, 수술 등의 생물학적 치료를 시도하며, 동시에 인지행동치료나 성치료 같은 심리치료를 적용한다. 환자 개개인에 따른 맞춤치료가 필요하며, 악순환의 고리를 끊는 치료를 지속한다.

남성 성욕감퇴장애(male hypoactive sexual desire disorder)

성적/색정적 생각이나 공상 그리고 성행위에 대한 욕구가 지속적 혹은 반복적으로 결핍되거나 없는 성기능장애이다. 이는 개인의 생애에서 나이, 일반적 및 사회문화적 배경 등의 요인을 고려하여 진단한다. 여성에게서는 여성 성적 흥미/흥분 장애로 진단된다.

나이가 증가함(특히 50세 이후)에 따라 성욕이 감소하는 것은 일반적이다. 남성이 여성에 비해 성행위에 대한 욕구가 많고, 성욕은 관계가 지속될수록 감소하는 경향이 있는데 이는 남성보다 여성에게서 더 많이 나타난다. 16~44세의 나이에서는 1.8% 정도의 유병률을 보이는데 이 나이 구간의 양극에 있는 나이에서 더 높게 나타난다. 18~24세 나이에서는 6%, 66~74세 나이에서는 41%에서 성욕에 문제가 있다.

성욕의 유지에는 생물학적 욕동, 적절한 자존감, 자신을 성적인 인간으로 인정하는 능력, 적절한 성 상대가 있을 것, 비성적인 영역에서도 성 상대와의 좋은 관계 등이 포함된다. 때로는 성교에 대한 무의식적 공포에 대항하기 위한 방어적인 욕구억제가 원인이기도 하다. 장기간의 금욕이 때로 성적 충동을 억압하기도 한다. 성욕상실은 성 상대에 대한 적개심일 수도 있고 악화되는 관계를 의미하기도 한다. 진단을 위해서는 환자의 나이, 일반적인 건강상태, 사용 중인 약물, 생활 스트레스 등을 평가해야 한다. 또한 이 장애가 나타나기 전의 성욕의 기준치를 알아야 한다. 시간 경과에 따라 그리고 사람마다 성적 접촉과 만족에 대한 요구도가 다르므로 성욕의 결핍이 환자에게 고통의 원인이 되지 않는다면 이 장애로 진단하지 말아야 한다.

남성 성욕감퇴장애는 평생형 대 획득형, 전반적 대 상황적이란 관점에서 접근해야 치료방침을 세우는 데 도움이 된다. 상황적이고 획득형이라면 치료효과가 좋다. 평생형(조기 발병형)은 우선 성적 욕구를 방해하는 개인의 태도나 믿음에 대한 평가가 필요하다. 성 상대가 환자에게 성욕을 불러일으킬 만한 행위를 하는지를 평가한다. 서로 간의 성욕 수준에 심한 괴리가 있는 경우에 한쪽의 지속적인 성 시도 요구는 상대편에게 압박받는다는 느낌을 일으켜 성욕을 감소시킨다. 이런 경우에는 성적 표현의 빈도를 조절해보도록 가르친다. 성욕 증가를 위한 모든 방법이 실패한다면 개인마다 성욕의 차이가 존재하고 이러한 차이를 받아들일 수 있도록 교육한다. 획득형(후기 발병형)의 치료는 기저 원인에 대한 치료이다. 우울증이 원인이라면 우울증을 치료한다. 정상 내분비기능을 회복시키는 것도 도움이 된다. 테스토스테론의 농도가 정상보다 낮다면 테스토스테론을 투여한다. 경구용 안드로겐은 간독성이 있으므로 경피투여가 추천된다. 나이 증가에 의한 성욕감퇴의 경우에는 성욕을 증가시킬 수 있는 다양한 성행위를 시도해보도록 권한다.

조루증(조기 사정, premature ejaculation)

성 상대와의 성행위 시 질 삽입 후 대략 1분 이내 혹은 본인이 원하기 전에 사정을 하게 되는 지속적 혹은 반복적인 양상을 보이는 성기능장애로, 극치감 장애의 일종이다. 여성에서는 이에 상응하는 성기능장애가 없다. DSM-5에서는 질 삽입 후 얼마나 빨리 사정하는지에 따라 경도(30~60초), 중등도(15~30초), 고도(~15초)로 심한 정도를 나누었다. 일반적으로 대개 질 삽입 후 60초 이내에 사정을 하면 치료를 받는다.

대학 졸업 이상의 학력을 가진 남성에게서 더 빈번히 나타나는데 이는 성 상대의 만족에 대한 염려와 관련이 있다. 18~70세 남성의 20~30% 이상에서 사정까지의 시간에 대해 관심을 가진다. 성 장애로 치료받는 남성의 35~40%가 호소하는 흔한 성기능장애이다. 그러나 DSM-5의 60초 이내라는 시간변수를 적용하면 남성에서 1~3%만의 유병률을 보인다. 신경잠재기간(nerve latency time)이 짧아서 생리적으로 취약한 군과 정신적 혹은 행동적으로 조건화된 원인에 의한 군의 두 군으로 구분할 수 있다. 쌍생아 연구에서 중등도의 유전적 소인을 보이며, serotonin transporter gene의 다형태를 보이기도 한다. 30세 이후에 발병한 경우에는 의학적 문제의 호전이 사정을 정상화시킨다는 보고는 평생형과 획득형의 원인이 다르다는 것을 제시한다. 성행위와 관련된 불안, 질에 대한 무의식적 공포, 부정적 문화적 조건화 등이 사정조절을 어렵게 한다. 지속적인 관계에서는 성 상대가 많은 영향을 미치며, 좋지 않은 결혼 상태가 악화시키기도 한다. 발달배경과 정신역동에서의 문제가 있기도 하다.

성 반응주기 중 흥분기의 기간에 영향을 미치는 성 상대와의 새로운 경험 및 성관계의 빈도 등의 요인을 평가해야 한다. 통상적으로 이용하는 행동기법으로는 Masters와 Johnson이 소개한 사정을 늦추게 훈련시키는 start-stop기법인데, 이때 음경꺼풀주름띠 압박기법(frenulum squeeze technique)을 같이 이용하기도 한다. 상대가 사정하기 직전까지 성적으로 흥분 후 자극을 멈추었다가 흥분이 가라앉으면 다시 자극한다. 이리하여 점차 사정을 조절하게 된다. 효과가 증명된 유일한 치료방법은 약물요법(dapoxetine, SSRI, clomipramine, PDE-5 inhibitors, tramadol 등)이다.

물질/약물 유도성 성기능장애
(substance/medication induced sexual dysfunction)

DSM-5에 새로 추가된 성기능장애의 하나로, 임상적으로 유의한 성기능장애가 성기능장애의 가능성이 있는 물질의 중독 동안이나 직후 혹은 약물의 금단이나 노출 후에 나타나는 성기능장애이다. 심한 중독이나 급격한 금단 후 1개월가량 지속되기도 하는데, 다른 성기능장애의 과거력이 없어야 하며 섬망기간 중에 나타나지 않아야 한다. DSM-5에서는 성행위 중 성기능장애가 나타나는 정도에 따라 경도(25~50%), 중등도(50~75%), 고도(75% 이상)로 심한 정도를 나누었다. 니코틴이나 알코올 같은 물질의 만성적 남용에 의한 성기능장애의 경우에는 진단이 어렵다.

많은 향정신성 약물이 성기능장애를 유발한다. MAOI, TCA, SSRI, SNRI 등 많은 항우울제가 성기능장애를 유발하며, SSRI 간에도 발병률에 차이가 있는데 그 이유는 명확히 밝혀지지 않았다. 항우울제 중에서 bupropion, mirtazapine이 성기능장애 발생률이 적다. 항정신병약물도 성기능장애를 유발하는데 prolactin을 증가시키는 항정신병약물에서 발현빈도가 높다. 기분안정제와 성기능장애의 관계는 명확하지 않다. 고용량의 benzodiazepine을 사용하는 경우에 극치감의 문제가 있기도 하다. 세포독성제, 심혈관계 약물, 호르몬제제 등 많은 비정신과적 약물도 성기능장애를 일으킨다. 알코올, 니코틴, 코카인, 헤로인 같은 아편 등의 물질들도 성기능장애를 일으킨다. 남용의 초기에는 성욕이 증가하나 만성적 사용 시에는 성기능에 심각한 문제를 일으킨다.

약물유발 성기능장애의 치료는 문제를 일으키는 약물을 찾아내고 성기능 부작용이 없는 약물로 대체하는 것이다. SSRI에 의한 성기능장애에서는 bupropion으로의 변경 추가 혹은 buspirone의 추가가 도움이 된다. 약물에 의한 발기부전장애에는 sildenafil 같은 PDE-5 inhibitors를 사용한다. 그리고 성기능장애의 특성이나 유발물질의 종류에 따라 다양한 약물

(amantadine, bethanechol, bupropion, buspirone, cyproheptadine, sildenafil, trazodone, yohimbine, 정신자극제 등)을 사용할 수도 있다. 항정신병약물에 의한 성기능장애에는 우선적으로 약물 감량을 시도하거나 prolactin을 증가시키지 않는 약물로 교체한다. 때로는 sildenafil 같은 PDE-5 inhibitors의 사용이 효과적이다. 물질유도성 성기능장애의 치료는 유발물질의 사용 중단과 함께 정신건강교육, 성교육, 물질남용 자체에 대한 치료이다.

기타 특정 성기능장애(other specified sexual dysfunction)

임상적으로 유의한 심적 장애를 일으키는 성기능장애의 특징적 증상이 있지만 성기능장애 집단 중 전체 진단기준에는 적합하지 않는 경우에 적용한다. 증상이 어떤 특정 성기능장애의 진단기준에 맞지 않는 특정 이유를 의사소통하고자 할 때 사용된다. '기타 특정 성기능장애' 다음에 특정 이유(성적 혐오 등)를 기록한다.

비특정 성기능장애(unspecified sexual dysfunction)

기타 특정 성기능장애의 진단기준과 같지만 특정 성기능장애 기준에 적합하지 않은 이유를 찾지 못하는 경우에 사용되며, 특정 진단을 내리기에는 정보가 부족한 경우를 포함한다.

성별불쾌감(gender dysphoria)

진단 개념

성별불쾌감은 과거에 성전환증(transsexualism)으로 불렸으며 DSM-IV-TR에서는 성별정체성장애(gender identity disorder)로 명명되었다. 2013년 공표된 DSM-5에서는 성별불쾌감이라는 명칭으로 바뀌었으며, 과거 성기능부전과 변태성욕장애와 함께 "성장애와 성별정체성장애" 항목으로 함께 분류되어 오해와 편견의 소지가 있었던 것을 DSM-5에서는 일차적 진단으로 분리하여 독립적으로 분류하였다. 이러한 변화는 성별정체성장애가 '장애'라는 단어를 사용함으로써 사회적 편견을 조장한다는 비판을 수용하고 낙인을 해소하기 위한 것이다. 처음에는 성별불일치(gender incongruence)라는 용어를 고려하였으나 '성적으로 특이한 행동을 하지만 성별정체성 문제를 갖고 있지 않는 사람들에게 잘못 적용될 소지가 있다'는 비판 때문에 채택하지 않았다.

일반적으로 성별불쾌감은 주어진 성에 대한 정서적, 인지적 불만족을 말하지만 진단적 범주로 사용될 때는 좀 더 정교하게 정의된다. 성별불쾌감은 개인이 경험하고 표현하는 성별과 부여된 성별 간의 불일치로 인한 고통에서 발생한다. 모든 개인이 이러한 불일치의 결과로 고통을 경험하지는 않지만 대다수가 호르몬 혹은 수술과 같은 신체적 중재가 가능하지 않은 경우 고통을 받는다. 성별불쾌감은 정체성 그 자체보다 임상적 문제로서의 불만족에 초점을 맞추고 있으며 이전 진단명인 성별정체성장애보다 병의 본질을 더 잘 나타낸다. 또한 성별불쾌감은 성의학 관련 문헌에서 오래전부터 사용되던 용어였으며, 진단 시 환자가 느끼는 충격과 거부감을 피할 수 있다는 점에서 좀 더 적절한 진단명이다.

DSM-5에서는 아동기 성별불쾌감과 청소년/성인기 성별불쾌감으로 구분하였으며, '성발달장애 동반' 여부와 '전환 후 상태'를 명시하게 하였다. '전환 후 상태'는 성별불쾌감 환자가 성전환을 하고 나서 더 이상 불만족 상태가 아니기 때문에 진단기준을 만족시키지 못하는 모순적 상황을 야기할 수 있다. 하지만 성전환 후에도 호르몬 치료나 수술을 받기 위해서는 보험 적용 등의 현실적인 필요가 있기 때문에 지속적인 진단을 내리기 위한 목적으로 명시를 하는 것이다.

역 학

아 동

현재까지 성별정체성장애의 발생률과 유병률에 대한 체계적인 역학조사는 이루어지지 않았으며 새로운 진단에 따른 아동기 성별불쾌감의 유병률 역시 알기 어렵다. 결과적으로 현재 자료들의 대부분은 전문 클리닉의 자료에 기반을 둔 것으로 어느 정도 편향이 있을 수밖에 없다. 1978~1995년 사이에 성별정체성장애로 전문 클리닉에 의뢰된 아동을 조사한 연구는 남아와 여아의 비율이 6.6:1인 것으로 보고하였다. 부모가 작성한 설문지에서 지속적으로 다른 성이 되기를 희망하는 경우는 적었지만, 주기적인 반대 성 행동은 좀 더 흔한 것으로 나타났다.

성 인

아동의 경우와 마찬가지로 성인기 성별불쾌감의 발병률과 유병률에 대한 대규모 역학연구는 시행된 바가 없다. 대다수의 성인 자료들 역시 대부분 전문센터에서 조사된 자료들이다. 현재 성인에서의 성정체성장애는 여전히 드물 것으로 생각된다. 미국정신의학협회에서는 대략 남성 3만 명당 1명, 여성 10만 명당 1명꼴로 성전환 수술을 원한다고 보고 있다. 스웨덴에서는 남성 3만 명당 1명, 여성 1만 2천 명당 1명꼴로 성전환수술을 원한다는 보고가 있다. 성전환수술은 성전환증 환자에게서 가장 흔하게 행해지는 수술이지만 성전환 수술을 하는 모든 사람이 성전환증 환자인 것은 아니다. 자신의 성을 바꾸고자 하는 소망은 성적인 흥분을 목적으로 반대 성의 옷을 입는 복장도착장애와 여성 역할의 남성 동성애자에게서도 나타난다.

임상양상 및 진단

성별불쾌감 환자들은 태어나면서 정해진 출생성별(natal gender)과 경험하고 표현하는 성별 사이에 뚜렷한 불일치를 보인다. 이 불일치가 진단의 핵심 사항이며 이 불일치로 인해 고통을 받는다는 근거가 있어야 진단이 가능하다. 고통은 단순히 다른 성별이 되기를 바라는 것에 국한되는 것이 아니라 타고난 성별과 다르기만 하다면 다른 어떤 대체적인 성별이 되는 것까지도 바라는 것을 포함한다. 또한 성별불쾌감의 결과로 등교 거부, 우울증의 발병, 불안, 물질 남용 등의 손상이 나타날 수 있다.

성별불쾌감의 증상은 연령에 따라 다르기 때문에 DSM-5에서는 아동과 청소년/성인으로 진단기준이 나뉘어 있으며 진단을 하기 위한 최소한의 증상기간으로 6개월을 요구하고 있다(표 20-4). 또한 DSM-5의 성별불쾌감 항목에는 달리 명시된 성별불쾌감(other specified gender dysphoria)과 명시되지 않는 성별불쾌감(unspecified gender dysphoria)의 범주가 포함되어 있다(표 20-4).

아 동

병원에 의뢰된 아동의 경우, 다른 성별의 행동을 나타내는 시기는 2~4세 사이로 전형적인 발달을 보이는 대부분의 아동이 성적 행동과 관심을 표현하는 시기와 일치한다. 학령전기의 아동은 지속적으로 다른 성별의 행동을 보이면서 동시에 다른 성별이 되기 원하는 욕구를 표현할 수 있다. 간혹 스스로를 다른 성별이라고 주장하는 경우도 있다. 어떤 경우에는 다른 성별이 되고 싶다는 욕구를 늦게 표현하기도 하지만 대개 초등학교 입학 전에는 표현을 하게 된다. 소수의 아동은 그들의 해부학적 성에 대해 불만을 표현하고 원하는 성별의 성기를 가지길 원한다고 표현하는데 이를 "해부학적 불만족"이라 한다. 어린 아동은 나이 든 아동이나 청소년, 성인에 비해 심하고 지속적인 해부학적 불만족이 있어도 더 적게 표현한다. 성별불쾌감 아동이 사춘기에 도달할 때 해부학적 불만족을 더 흔하게 표현한다.

DSM-5에서 아동의 진단기준은 청소년과 성인에 비해 구체적인 행동 특성을 설명하고 있다. 아동기 성별불쾌감의 가장 중요한 진단기준은 다른 성별이 되고자 하는 소망을 표현하거나 자신이 다른 성별이라고 주장하는 것이다. DSM-5에서는 진단기준 A1을 반드시 포함하게 하여 아동의 자기 지각의 중요성을 강조하면서 성인의 판단만으로 성별불쾌감이 광범위하게 진단되는 것을 경계한다. 따라서 분명하게 다른 성이 되고 싶은 소망을 언급한 아동으로 그 진단을 제한하고 있다. 하지만 아동의 행동을 관찰하고도 진단을 내릴 수는 있다. 주목해야 할 것은 성별불쾌감을 진단할 때 필수적이며 중요한 진단 기준인 임상적으로 심각한 고통과 장해가 아동의 성별 불일치를 불편해하는 보호자가 아니라 아동 당사자에게 있어야 한다는 점이다.

성별불쾌감 아동은 다른 성별의 옷을 선호하고 다른 성별의 친구를 원하며 다른 성별과 관련된 장난감이나 놀이를 즐기고 놀이 중에 다른 성별 역할을 하려고 한다. 진단을 위해서는 이러한 특성이 사회적으로 영향을 크게 받지 않는 다른 특징, 예를 들어 다른 성별이 되고자 하는 강한 소망과 자신의 해부학적 성을 싫어하고 원하는 성별의 일차, 이차 성징을 소망하는 것과 동반되어야 한다. 아동은 다른 성별의 성기를 갖고 싶어 하고 자신의 성기가 바뀔 것이라고 말하거나 다른 성별의 자세로 소변을 보는 등의 표현을 할 수 있다.

청소년과 성인

청소년과 성인에서도 경험하는 성별과 주어진 신체적 성의 불일치가 진단의 핵심 요소이다. DSM-5에서는 진단기준 6가지 중 적어도 두 개를 만족시켜야 하며 진단기준의 반은 그들의 현재 또는 미래의 이차 성징 또는 소망하는 이차 성 특징과 관련된다. 다른 기준은 다른 성별이 되고 싶고, 다른 성별로 취급받고 싶은 소망 또는 다른 성별의 느낌과 반응을 가졌다는 믿음 등이다.

DSM-5 진단기준에서는 고전적인 이분법적 성별 범주에 맞지 않는 다양한 대안적 성별이 있다고 인정하고 '대체 성별'이라는 표현을 사용한다. 아동기의 진단에서처럼 청소년과 성인의 진단도 다른 사람의 기준에 의해 병적으로 규정된 행동이나 정체성보다는 그들 자신의 감정으로 인한 본인의 고통이나 장해가 반드시 필요하다. 또한 청소년과 성인의 진단기준은 성전환 후 아형이 있는데, 이것은 원하는 성별에 따라 사는 경우에 적용하며 적어도 하나의 약물적 또는 수술적 치료를 했거나 이를 준비 중이라는 조건이 필요하다.

성별불쾌감 청소년 환자의 임상 양상은 그들의 발달 단계에 따라 아동 또는 성인과 유사하다. 이차 성징이 완전히 나타나

표 20-4. 성별불쾌감(gender dysphoria)의 DSM-5 진단기준

아동에서의 성별불쾌감(gender dysphoria in children)

A. 자신이 경험하고 표현하는 성별과 주어진 성별 사이의 현저한 불일치가 최소 6개월 이상 지속되며 최소한 다음 중 6가지를 보인다(진단기준 A1을 반드시 포함).

1. 이성이 되고 싶은 강한 갈망 또는 자신이 이성이라고 주장함
2. 남자아이(주어진 성별)는 여성 옷을 입거나 여성 복장 흉내 내기를 강하게 선호하고, 여자아이(주어진 성별)는 전형적인 남성 복장만 착용하기를 강하게 선호하고 전형적인 여성 복장을 착용하는 것에 강한 저항을 보임
3. 가상 놀이 또는 환상 놀이에서 이성의 역할을 강하게 선호함
4. 이성이 주로 사용하고 참여하는 장난감, 게임 활동을 강하게 선호함
5. 이성 놀이 친구에 대한 강한 선호
6. 남자아이(주어진 성별)는 전형적인 남성적인 장난감, 게임, 활동에 대한 강한 거부감과 격렬한 놀이에 대한 강한 회피, 여자아이(주어진 성별)는 전형적인 여성적인 장난감, 게임, 활동에 대한 강한 거부감을 보임
7. 자신의 해부학적 성기에 대한 강한 혐오
8. 자신이 경험한 성별과 일치하고자 하는 일차적 또는 이차적 성적 특징에 대한 강한 갈망

B. 이 상태는 사회적, 직업적, 또는 다른 중요한 기능 영역에서 임상적으로 현저한 고통이나 손상과 연관된다.

다음의 경우 명시할 것:

성발달장애 동반(예: 선천성 부신 과형성 또는 안드로겐 무감성 증후군 같은 선천성 부신성기장애)

청소년과 성인에서의 성별불쾌감(gender dysphoria in adolescents and adults)

A. 자신이 경험하고 표현하는 성별과 주어진 성별 사이의 현저한 불일치가 최소 6개월 지속되며 최소한 다음 중 2가지를 보인다.

1. 자신이 경험하고 표현하는 성별과 일차 또는 이차 성징(또는 어린 청소년에서 기대되는 이차 성징) 사이의 현저한 불일치
2. 자신이 경험하고 표현하는 성별(또는 어린 청소년에서 기대되는 이차 성징의 발달을 막고자 하는 갈망)과의 현저한 불일치로 인해 자신의 일차 또는 이차 성징을 제거하고자 하는 강한 갈망
3. 이성의 일차 또는 이차 성징에 대한 강한 갈망
4. 이성(또는 자신에게 주어진 성별과는 다른 어떤 대체 성별)이 되고 싶은 강한 갈망
5. 이성(또는 자신에게 주어진 성별과는 다른 어떤 대체 성별)으로서 대우받고 싶은 강한 갈망
6. 자신이 이성(또는 자신에게 주어진 성별과는 다른 어떤 대체 성별)의 전형적인 느낌과 반응을 가지고 있다는 강한 확신

B. 이 상태는 사회적, 직업적, 또는 다른 중요한 기능 영역에서 임상적으로 현저한 고통이나 손상과 연관된다.

다음의 경우 명시할 것:

성발달장애 동반(선천성 부신 과형성 또는 안드로겐 무감성 증후군 같은 선천성 부신성기장애)

다음의 경우 명시할 것:

전환 후 상태: 갈망하던 성별로 온종일 살아가도록 바뀌며(성전환의 적법성 여부와 상관없이) 최소한 하나의 성전환 수술 또는 치료를 받음(혹은 준비 중) 즉 정기적인 성전환 호르몬 치료 또는 원하는 성별로 변하는 성전환 수술(예: 남성으로 태어난 사람의 음경절제 또는 질성형술, 여성으로 태어난 사람의 유방 절제 또는 음경 성형술)을 받음

달리 명시된 성별불쾌감(other specified gender dysphoria)

이 범주는 사회적, 직업적, 또는 다른 중요한 기능 영역에서 임상적으로 현저한 고통이나 손상을 일으키는 성별불쾌감의 특징적인 증상들이 두드러지지만, 성별불쾌감의 진단기준을 완전히 충족시키지 못할 때 적용된다. 달리 명시된 성별불쾌감 범주는 성별불쾌감 진단기준을 충족시키지 못한 특정 이유를 설명하고자 할 때 사용된다. 이는 "달리 명시된 성별불쾌감", 이어서 특정한 이유(예: "단기 성별불쾌감")를 기록하는 방식으로 이용된다. "달리 명시된"이라는 지정 문구를 사용할 수 있는 경우의 예는 다음과 같다.

현재의 증상들이 성별불쾌감의 진단기준을 만족하나, 증상의 기간이 6개월 미만

명시되지 않는 성별불쾌감(unspecified gender dysphoria)

이 범주는 사회적, 직업적, 또는 다른 중요한 기능 영역에서 임상적으로 현저한 고통이나 손상을 일으키는 성별불쾌감의 특징적인 증상들이 두드러지지만, 성별불쾌감의 진단기준을 완전히 충족시키지 못할 때 적용된다. 명시되지 않는 성별불쾌감 범주는 성별불쾌감 진단기준을 충족시키지 못한 특정 이유를 설명하지 않을 때 사용되며, 좀 더 특정한 진단을 내리기에는 정보가 불충분한 경우가 포함된다.

지 않은 청소년은 이차 성징을 싫어한다고 직접적으로 표현하지 않기도 하지만 곧 나타날 신체적 변화에 대해 염려한다.

성별불쾌감 성인 환자 역시 경험되는 성별과 생물학적 성 사이의 불일치를 경험하지만 항상 일차, 이차 성징을 제거하고 다른 성별의 일차, 이차 성징을 갖고 싶어 하지는 않는다. 정도 차이는 있지만, 성인 환자들은 자신이 원하는 성별의 행동 방식을 따르고 옷차림을 결정한다. 다른 사람들이 자신을 태생적으로 주어진 성별로 취급하거나 사회에서 부여받은 성별로 역할을 해야 한다는 사실에 불편함을 느낀다. 자신의 성기를 혐오해 성적 대상에게 성기를 보여주거나 만지지 못하게 하기 때문에 성적활동이 매우 제한된다. 어떤 성인은 호르몬 치료와 성전환수술을 모두 원하지만 호르몬 치료나 성전환수술 중 하나에만 만족하는 경우도 있다. 다른 성별이 되기를 강하게 희망하며 다른 성별로 대해지기를 원하지만 의학적으로 몸의 특성을 바꾸는 것을 추구하지 않는 경우도 있다. 하지만 그러한 경우에도 내적으로는 자기가 원하는 성별에 대해 느끼고 경험하는 것에 대해 확신을 갖고 있다. 그들은 경험하고 표현하는 성별과 주어진 성별 사이의 부조화를 부분적으로나마 자신이 원하는 성별 역할로 살아가거나 아니면 전통적인 여성도 남성도 아닌 성별 역할을 선택하는 방법으로 해소하기도 한다.

성전환을 받기 전의 성별불쾌감을 가진 청소년과 성인은 자살사고, 자살기도, 자살 위험성이 높다. 또한 성전환 이후의 적응 정도는 다양하며 자살 위험도는 높게 유지된다.

원 인

성별불쾌감의 정확한 원인은 밝혀지지 않았다. 성별불쾌감의 발생은 생물학, 심리사회, 사회인지, 정신병리, 정신역동학적 기전을 고려하는 다요소 모델을 고려할 때 가장 잘 이해할 수 있다. 즉, 성별불쾌감의 발생을 설명하는 명백하거나 완벽한 이론은 없다는 것이 중론이다. 최근에는 과거에 생각했던 것보다 생물학적인 요소가 성별불쾌감의 발생에 좀 더 중요한 역할을 할 것으로 여기고 있다.

치 료

성별불쾌감의 치료는 성별 정체성에 문제가 있다는 것을 받아들이는 것에서부터 시작한다. 성별 정체성의 특징과 유형에 대해 전문적 평가가 필요하다. 치료는 성별불쾌감 환자의 삶에 동반된 문제들을 개선시키고 성별 정체성으로 인하여 생기는 여러 스트레스들을 줄이는데 중점을 두어야 한다.

아 동

현재까지의 임상적인 치료 경험으로 보았을 때 아동들은 그들을 변화시키려는 노력에 대해 굉장히 민감하게 반응하고 쉽게 방해 받는다고 느낀다. 그러므로 발달의 측면에서 스스로 지각하는 성별 정체성을 바꾸려는 것은 치료의 가장 중요한 목표가 아니다. 주요 치료 목표들은 다음과 같다.

- 성별 정체성 문제에 대한 인식과 비판적이지 않은 수용을 기를 수 있도록 한다.
- 연관된 행동, 감정, 대인관계에서의 문제를 줄인다.
- 문제를 혼자 숨기지 않도록 돕는다.
- 장애에 대해 탐색해봄으로써 성별 정체성에 대한 흥미와 호기심을 증진시킨다.
- 소아 내분비 내과를 포함한 다른 전문 분야의 전문가들의 밀접한 도움을 통하여 마음과 신체의 연관성에 대해 면밀히 조사해본다.
- 애도하고 슬퍼하는 과정이 발생할 수도 있음을 인지한다.
- 발달하는 과정에서는 성별 정체성이 불확실하고 모호할 수도 있으므로 아동과 가족이 잘 견딜 수 있도록 돕는다.
- 희망을 갖도록 지지한다.

청소년

The World Professional Association for Transgender Health(2012)는 수술과 같은 비가역적인 방법은 의학적 처치에 대한 동의를 할 수 있는 법적 성인에 도달한 후 받도록 하고, 자신의 성별 정체성과 일치된 성 역할을 일년 동안 해 봐야 한다고 제안한다.

성 인

성인의 경우 최대한 가능한 만큼 이성의 외모로 전환하는 것을 원하기 때문에 호르몬 치료나 수술적 치료를 직접 요구하는 경우가 많다. 성인 환자는 생각을 변화시키는 것이 어렵고 이성이 되고 싶어하는 욕구 자체를 감소시키는 약물은 없다. 따라서 증상을 치료하기보다는 증상을 가지고 어떻게 살아야 하는지에 초점을 두고 치료해야 한다.

성인의 치료는 정신 치료와 성정체성에 관한 탐색 그리고 성을 전환시키는 방법인 호르몬 치료와 수술적 치료 등을 포함한다. 성별불쾌감이 심하고 바꾸기 힘든 경우 성전환(gender reassignment)이 가장 좋은 방법이 될 수도 있다. 호르몬 및 수술 치료는 우울증을 완화시키고 삶의 질을 향상시킨다. 치료자는 환자가 원하는 성별 정체성에 대해 편한 마음으로 대할 수 있도록 돕고, 성전환 수술의 적응증과 금기 대상을 정하여 충동적으로 수술을 결정하지 않도록 도와야 한다.

수 술

수술은 성별불쾌감 환자들에게 가장 최종적이고 근본적인 단계의 성전환 과정이다. 보통 호르몬 치료를 통하여 이성으로의 삶을 살아보는 기간을 거친 후 수술 여부를 결정하게 된다.

성전환 남성과 여성 모두 가장 흔하게 받는 수술은 가슴 수술(top surgery)이다. 성전환 남성은 피부밑유방절제(subcutaneous mastectomy)나 남성적 윤곽의 가슴을 만들어주는 수술을 시행 받고 성전환 여성은 가슴 확대 수술을 받을 수 있다.

성전환수술(bottom surgery)은 덜 보편적이다. 여성성전환 환자(male to female transgender, MTF)는 양쪽의 고환절제술, 음경절제술, 인공 질 형성이 필요하다.

여성을 위한 성전환 수술로 널리 알려진 질성형술이 있으며, 고환이 제거되고 음경은 재건되어 클리토리스를 형성하여 질이 만들어진다. 질성형술의 기술은 매우 좋아지고 있지만 수술비가 여전히 비싸다. 따라서 일부 여성들, 특히 수술비가 부족한 경우 고환만 제거되는 고환절제술을 받을 수 있다. 고환절제술은 국소마취로도 실시될 수 있으며 인체가 테스토스테론과 같은 남성호르몬을 생산하는 것을 상당히 줄이는데 효과적이다.

성전환 남성(female to male transgender, FTM)은 양쪽 유방절제술, 난소 제거를 포함한 선택적 자궁절제술을 하여야 한다. 또한 클리토리스를 인대로부터 떼어내서 조직을 이식하여 길이와 굵기를 확장시키는 음경재건술을 받을 수 있다. 인공 음경은 발기가 잘 안 되기 때문에 만족스럽지 않지만, 클리토리스부터의 민감한 조직이 남겨져 있어 성적 흥분과 오르가즘은 가능하다. 음경성형술은 수술비가 비싸고, 신체 다른 부분의 공여 피부를 요하며 과정이 복잡한데도 기능성이 떨어져 덜 보편적으로 이루어진다. 고환 대체물을 넣는 음낭성형술은 남성으로 보이는 생식기를 만드는 또 다른 방법이다.

간성(intersex conditions)

출생 전부터 효소의 결함으로 안드로겐이 과다 생성되는 선천성부신과다형성증(congenital virilizing adrenal hyperplasia)은 출생 시 외성기가 남성처럼 보이지만 숨어있는 질과 자궁을 가지고 있다. 외성기의 모양을 따라 부모들은 남성으로 양육하는 경우가 많은데, 그럴 경우 스스로에 대해 남자라 생각하게 되고, 반면에 여성으로 양육하게 되면 여성으로 생각하게 된다. XY 염색체를 가지고 있으나 조직 세포가 테스토스테론이나 안드로겐을 이용하지 못하여 출생 시 외성기가 여성처럼 보이는 경우도 있다. 이 경우 부모에 의해 여아로 성장하지만 잠복 고환을 보이고 내부 성기는 존재하지 않을 수 있다. 이외에도 5-알파 환원효소 결핍증(5-alpha reductase deficiency), 가성남녀한몸증(pseudohermaphroditism) 등도 모호한 성기를 가지고 태어나게 된다.

간성으로 태어난 환자들의 치료는 적절한 시기에 시작해야 하며 어떤 의사들은 응급 상황으로 간주한다. 모든 가족 구성원이 환아를 일관되고 여유 있는 방식으로 대할 수 있도록 문제점에 대하여 가족들에게 가능한 빨리 알려줘야 한다. 부모들은 환아의 외부 생식기에 따라서만 성별 정체성을 정하려고 하는 경우가 많기 때문에 부모에게 병에 대한 교육을 하고 선택의 범위가 열려 있음을 알려주는 것이 중요하다. 부모가 외부 성기를 즉각적으로 수술하는 대신에 염색체 혹은 비뇨기계 검사를 토대로, 남아 혹은 여아로의 결정을 천천히 내릴 수도 있다. 그 후에 부모는 환아에게 성별 재결정을 통하여 선택한 성별에 알맞은 행동을 할 수 있다. 그리고 만약 환아가 정해진 성과 반대의 성으로 행동하는 것이 확실히 관찰된다면 나중에 성별을 재결정하는 여유를 가질 수 있다. 만약 부모가 외성기를 정상화하기 위한 수술을 결정한다면 대개 3세 이전에 수술을 시행한다. 남성에서 여성으로의 전환 수술이 더욱 발달해 있고 시행하는 것도 쉽다. 그렇지만 수술의 용이성이 염색체상 남아를 여아로 만드는 이유가 될 수는 없다.

영아의 동의 없이 부모에 의해 성별이 결정되는 것이 비윤리적으로 보일 수 있다. 그러나 성별을 모호하게 두는 것보다는 결정을 빨리 내려서 영아가 건강한 성별 정체성을 발달시키도록 하는 것이 좋다. 또한, 수술 기술의 발달로 기형이 남거나 미래의 성반응에 문제가 남을 가능성은 실제로 매우 작다. 치료적으로 수술을 선택할지 여부는 전적으로 부모가 결정해야 한다.

성적으로 상충되거나 불분명한 생물학적 표지자를 가진 환자들은 각자가 사회에서 드러내는 성 정체성과 생물학적인 성 정체성이 다를 수 있다. 환자들 중에는 자신의 생물학적 표지자가 나타내는 고전적인 성역할과는 다른 이성의 정체성을 발달시키기도 한다는 점을 이해하여야 한다. 결국 치료의 목적은 환자가 유전적, 생물학적, 생리적으로 조화된 성기를 갖게 되어 건강한 성별 정체성을 형성해나가도록 하는 데에 있다. 만약 부모가 확실하게 결정을 내릴 수 없다면 치료는 조금 미뤄야 한다.

경과 및 예후

성별불쾌감의 예후는 발병연령과 증상의 심각도에 따라 달라진다. 남아는 대개 4세 이전에 발병하고 친구와의 갈등은 7~8세경에 시작된다. 여성적인 행동은 나이가 들면 감소하며, 특히 주위에서 못하도록 막는 경우에 더욱 줄어든다. 이성복장(transvestism)도 흔하게 동반되는데 75%의 남아에서 4세 이전에 나타난다. 여아의 경우 발병연령이 더욱 낮지만 대부분 사춘기가 되면 남성적인 행동을 포기한다. 주변으로부터 차별과 낙인을 받는 수가 많기 때문에 다른 정신장애가 병발하는 것이 경과에 많은 영향을 미친다.

소아에서의 성별불쾌감의 흔한 예후는 성별불쾌감이 사춘기 말이나 성인기까지 지속되는 양상보다는 동성애자로 이행된다는 것이다. 성별불쾌감을 가진 성인, 특히 동성에 대하여 성적 지향성을 가진 경우, 대부분이 아동기에 반대성 역할을 했다고 기억한다. 하지만 반대성을 동일시한 아동, 특히 남아에서 단지 소수만이 사춘기 이후에도 성을 바꾸려는 소망을 지속적으로 보인다. 분명하게 아동기의 반대성 동일시는 동성애나 해결되지 않는 성인 성별불쾌감의 행동학적 예측인자가 된다. 성인 동성애자의 어린 시절 기억을 조사한 연구에서 성 불일치의 정도가 나중에 동성애를 예측할 수 있다고 말해준다. 또한 극단적인 반대성의 옷을 입는 행동에서 벗어나지 못한 아동만이 청소년기나 성인기까지 성별불쾌감이 지속될 위험이 크다.

성발달장애와 연관된 성별불쾌감

성별불쾌감이 발병한 성발달장애 환자들의 경우, 어린 나이에 의학적 관심을 받게 된다. 많은 경우에서 태어날 때부터 의사나 부모들은 성을 결정하는 것에 대해 많은 논의를 하게 된다. 성발달장애가 있는 경우 불임이 흔하므로 의사들은 성인이 되기 전에 이성 호르몬 치료를 하고 성기 수술을 한다.

일반적으로 성발달장애는 아동기 초기에 시작되는 성별 비전형적 행동과 흔히 관련된다. 그러나 이 경우 대다수에서 성별불쾌감으로 이어지지 않는다. 성발달장애 환자들은 그들의 의학적 병력과 상태를 알게 되면 그들이 반대의 성별이라는 강한 확신을 갖지는 않지만 그들의 성별에 대한 불확실성을 경험하게 된다. 그러나 대부분 성전환을 하게 되지는 않는다. 성별불쾌감과 성전환은 성발달장애의 기능, 심각도, 할당된 성별에 따라 매우 다양하다.

성발달장애를 동반하지 않는 성별불쾌감 환자에서 조기발병 성별불쾌감 환자의 비전형적인 성별 행동은 학령전기에 나타나고, 비전형적 행동이 심할수록 성별불쾌감의 증상이 청소년 및 성인기까지 지속될 가능성이 높아질 수 있다.

특히 후기 발병 성별불쾌감 환자(청소년기와 성인기)에서 추가로 고려해야 할 소인적 요인들은 자가여성애(autogynephilia, 자기 자신을 여성으로 생각하거나 상상하며 성적 흥분을 느끼는 것)로 발전하는 습관적인 여성물건애적 복장 도착과 다른 형태의 조금 더 일반적인 사회적 심리학적 발달적 문제다.

변태성욕장애(paraphilic disorder)

개념 및 종류

변태성욕(paraphilia)은 정상적인 성행위에서 벗어난 성욕이나 행동을 말하는데, 변태적인 특정 사물이나 상황 그리고 어린이와 같이 상호 동의에 이를 수 없는 대상에서 나타나는 비정상적인 성적흥분을 기술하는 의학적인 용어이다. DSM-5에 의하면 변태성욕장애(paraphilic disorder)란 일탈된 성적 환상이나 충동이 행동으로 표출될 경우 진단된다. 즉, 진단에서 중요하게 고려해야 할 점은 행동화의 여부라고 할 수 있는데, 어떤 경우 성적으로 부적절하고 심지어는 불법적인 행동에 집착하지만 욕구와 환상만 가지고 있을 뿐 행동화하지 않는 경우가 있다면 이럴 경우엔 변태성욕장애라고 할 수 없을 것이다.

정상적인 성행위와 변태성욕을 구분하는 것은 모호할 수가 있는데, 변태성욕적 행동은 일부 정상적인 성생활을 하는 사람들에게서도 성적 흥분과 절정감을 느끼는 데 필요하기 때문이다. 이 둘을 구분할 수 있는 차이점은 변태성욕의 경우엔 변태적인 행동과 대상에서만 성적 즐거움을 느끼고 추구하며 통상적인 성적 자극에는 감흥이 없다는 점이며, 반면 정상적인 성행위를 하는 사람들은 간혹 도착적 성 행동을 할지라도 전형적인 성적 자극에도 잘 반응한다는 점이다.

인간 성적 행위의 주된 기능은 친밀감을 표현하고 배우자와 협조하여 쌍방의 즐거움을 만들어내고 두 사람 간의 애정표현을 통해 깊은 관계를 만들어 가는 데 있다. 하지만 변태성욕적 행동은 공격성, 노예화, 극단의 독단과 같은 타인에게 피해를 주거나 관계를 단절시키는 해악을 만들어 낸다는 점에서 비정상적이며 비기능적이라고 생각된다.

변태성욕장애는 정상에 가까운 다소 일탈된 행동부터 자신과 성적 배우자 모두에게 해롭거나 파괴적인 행동과, 나아가서 사회적인 문제가 되는 심각한 행위까지 다양하다. DSM-5에서는 관음장애(voyeuristic disorder), 노출장애(exhibitionistic disorder), 접촉도착장애(frotteuristic disorder), 성적피학장애(sexual masochism disorder), 성적가학장애(sexual sadism disorder), 소아성애장애(pedophilic disorder), 물품음란장애(fetishistic disorder), 의상도착장애(transvestic disorder)를 특정 변태성욕장애로 지정하였는데 이 질환들이 상대적으로 흔한 변태성욕장애이고 타인에게 해를 주는 형태로 판단했기 때문이다.

전통적으로 DSM에서 진단명으로 인정되어 온 위의 8가지 변태성욕장애 외에도 임상에서 발견되는 다양한 변태성욕적 행동들이 있는데 전화 및 컴퓨터 외설증(telephone and computer scatologia), 시체성애증(necrophilia), 국소부편애증(partialism), 동물기호증(zoophilia), 분변애증(corprophilia), 관장애증(klismaphilia), 소변애증(urophilia), 불결기호증(mysophilia), 저산소애증(hypoxyphilia) 등이 있으며 현재까지 수십 가지에 이른다.

역 학

변태성욕장애는 흔한 현상은 아니다. 그러므로 변태성욕장애 인구는 적을 것으로 추정된다. 하지만 성적도착행위는 지속적이고 반복해서 일어나는 특징이 있어 행위의 피해자는 상당히 많을 것으로 짐작된다. 또한 변태성욕에 관련된 포르노 영상과 관련 기구 시장이 상당한 규모인걸 감안하면 임상 현장에서 진단되는 것보다 훨씬 많은 수의 환자가 있을 것으로 생각된다.

변태성욕행위는 개인의 불편감을 야기하지 않기 때문에 관련 변태성욕장애의 유병률과 경과에 대한 임상정보는 매우 적다. 나와있는 정보는 거의 구속된 성범죄자들로부터 얻어진 연구결과이기 때문에 노출장애와 소아성애장애에 대한 것이 대부분이다. 많은 성범죄자들이 체포되지 않는다는 점, 체포되어 연구에 참여한 대상들도 더 엄한 처벌이 두려워 자신의 변태성욕행위를 축소해서 보고한다는 점을 고려해 볼 때 이 또한 매우 제한적일 수 밖에 없다.

위법행위로 처벌되는 경우는 소아성애증이 제일 흔하며 희생자가 소아청소년이기에 더욱 엄하게 다루어진다. 공공장소에서 저질러지는 소아를 대상으로 하는 노출증의 경우에도 엄한 처벌을 받는다. 성인 여성의 20%가 관음증과 노출증의 피해를 본다고 알려져 있다. 성적피학증과 성적가학증은 어떤 유병률 조사에서도 정확한 실태파악이 어렵다.

변태성욕장애는 거의 남자에게서 일어난다. 특히, 물품음란증은 거의 전적으로 남성에서만 보인다. 변태성욕장애의 절반이 18세 이전에 발생한다고 알려져 있고 15~25세 사이에 제일 많으며 50세 이상에서는 도착행위로 인한 범법행위가 드물다고 한다.

변태성욕장애의 진단과 치료는 법정신의학과 같은 특수한 분야에서 주로 다루어지며 일반적인 임상에선 경험하기 어려운 질환이다. 특히, 성범죄를 다루는 법적 문제의 가해자에서 많이 발견된다. 하지만 그렇다고 해서 모든 성범죄에서 변태성욕장애가 발견되는 것은 아니며 모든 변태성욕장애가 성범죄와 관련된 것은 아니다.

원 인

심리사회적 요인

전통적인 정신분석 모델의 틀에선 성 도착증은 성적인 적응에 이르는 정상발달 과정의 실패가 원인이라고 한다. 하지만 새로운 분석적 접근으로 아버지로부터의 거세공포, 어머니로부터의 분리불안에서 기원하는 불안을 극복하기 위해 선택한 방법과 특정 성 도착증의 발생과 관련이 있다는 분석결과로 보완되고 있다. 예를 들어, 노출증과 관음증은 거세되지 않았다는 것을 확인하여 불안을 잠재우려는 무의식적 행동으로 설명한다.

오이디프스기의 동성 부모와의 갈등해소 실패로 인하여 부적절한 이성 부모와의 동일화 과정을 겪게 되거나 부적절한 성적충동의 대상 선택이 야기된다고 설명한다. 특히, 의상도착증은 동성 부모의 동일화 실패와 반대편 성의 부모와의 병적인 동일화 과정으로 생각한다.

생물학적 요인

몇몇 연구에서 비정상적인 기질적 요인을 발견하였다. 비록 일반인구에서 무작위로 선택된 대상은 아니었지만 다양한 기질적 이상을 발견하였는데, 호르몬 이상 74%, 신경학적 이상 27%, 염색체이상 24%, 전간증 9%, 난독증 9%, EEG 이상 4%, 주요 정신장애 4%, 정신지체 4%였다.

정신생리학적 연구방법을 이용하여 상반된 성적 자극하에서 성기크기의 변화를 측정하는 검사방법은 진단과 치료법으로 사용될 수 있다. 하지만 진단적인 타당성은 회의적인데 일부 남성은 발기반응을 억제할 수 있기 때문이다.

진단과 임상양상

최소 6개월 이상 비정상적 성적 환상으로부터 강렬하고 반복적인 흥분상태를 경험하며 변태성욕적 충동으로 사람이 아닌 대상이거나 상호동의가 이루어질 수 없는 상대방에게 변태성욕행동으로 이어져야 변태성욕장애를 진단할 수 있다.

관음장애

나체이거나 몸단장 중이거나 성행위 중인 사람들을 몰래 훔쳐보는 행동이나 환상에 반복적으로 몰입하고 있는 경우를 말한다. 행위 직후에 자위행위를 하고 절정감을 얻는 행위가 동반된다. 남자에게서 가장 많은 형태의 변태성욕이며 관음행동은 대개 소아기에 처음 경험하고 지속적인 경우가 있을 수 있다. 진단을 할 때에는 18세 이전에는 하지 못함을 주의하고 정상적인 경우와 질적, 양적 차이를 평가하도록 한다.

노출장애

노출장애는 거의 전적으로 남성환자에게서 나타나며 희생자 또한 전적으로 여성이다. 낯선 사람 또는 예상 못하고 있었던 사람들에게 반복적으로 자신의 성기를 노출하려는 욕구를 표출한다. 성적인 흥분은 성기를 노출하려는 직전에 일어나고 절정감은 노출 중이나 직후에 자위를 통해 달성된다. 노출장애 남성 환자는 심리적으로 자신의 성기를 노출하면서 여성 희생자의 경악, 놀람, 혐오스런 반응을 통해 자신의 남성성을 확인하려는 의도를 가지고 있다. 또는 상대방 여성이 성적으로 흥분되거나 자신과 성행위를 하게 되는 소망을 가지고 있는 경우도 있다.

접촉도착장애

극치감을 얻기 위해 남성의 성기를 옷 입은 여성의 신체 일부에 문지르는 도착행동을 말한다. 어떤 경우에는 여성 희생자의 몸을 손으로 더듬기도 한다. 대개 지하철과 버스와 같은 붐비는 공공장소에서 일어나며 희생자에 대한 공격이 있을 수 있다. 이 장애는 관음장애, 노출장애와 동반되는 경우가 많으며 대상에 대한 성적인 매력 때문이 아닌 행위에 몰입하여 반복적으로 행하는 경우가 많다.

성적피학장애

성적피학장애 환자는 모욕당하고 구타당하고 묶이고 고통받는 환상과 성적 충동의 반복적인 몰입을 한다. 심한 경우에는 신체적인 해를 입게 되거나 생명의 위협이 있는 상황에도 멈추지 않기도 한다. 의도적으로 질식 상태를 유발하여 성적인 흥분을 얻으려는 경우가 있는데 이런 경우도 포함되며 질식애증(asphyxiophilia)이라고 하며 DSM-5에서는 이를 성적피학증의 특별한 형태로 기술한다. 30%의 환자에서 가학적인 환상을 보이기도 한다. 대개 경과는 만성적이다.

성적가학장애

DSM-5에서는 6개월 이상의 기간 동안 타인을 성적 또는 신체적으로 괴롭히면서 반복적으로 강렬한 성적 흥분을 얻으려는 경우로 기술한다. 남성이 대부분이며 18세 이전에 발병한다. 정신분석적으로 거세공포에 대한 방어로 설명되며 자신이 공포스러워하는 것을 타인에게 가하며 공격성을 과시하는 심리가 있다고 한다. 가학증은 강간과 관련되어 있으며 일부 가학적 강간범들은 성행위 후에 살해하는 경우가 있는데 이를 성적살인(lust murder)이라고 한다. 성적살인은 조현병이 공존하는 경우가 많고 해리장애와 두부외상이 동반되는 경우도 있다. 발병과 경과는 성적피학장애와 같다.

소아성애장애

소아성애장애는 6개월 이상 13세 이하의 소아로부터 지속적이고 강렬한 성적 욕구나 흥분이 있는 경우를 말한다. 가해자는 16세 이상이거나 희생자보다 5살 이상 많은 연령이어야 한다. 대부분 구강성교이거나 성기애무이며 질이나 항문 성교는 흔하지 않다. 사회적인 주목이 피해자가 소녀인 경우에게 쏠려있지만 실제 60%는 소년이다. DSM-5에서는 희생자가 소년인 경우, 소녀의 경우 그리고 양쪽인 경우로 나누고 있다. 환자의 95%는 이성애자이다. 50%의 환자가 행위 당시에 술에 취한 상태라고 하며 노출증, 관음증, 강간이 동시에 발생한다. 근친상간은 소아성애장애와 관련이 깊다.

물품음란장애

처음에는 신체 일부와 밀접하게 관련된 신발, 장갑, 스타킹 등의 물건으로부터 성적 자극을 얻다가 나중에는 국소부 편애증으로 변하기도 한다. 무성물(無性物, fetish)은 유년시절 중요한 인물과 관련된 물건들인 경우가 많다. 무성물은 유년기에 정해지지만 장애는 청소년기에 시작되며 만성화되는 경우가 많다. 남성에게서만 볼 수 있다. 동의어로 절편음란증이 있다.

의상도착장애

반대 성의 복장을 이용하여 성적인 흥분을 이끌어내고 성행위의 보조적인 수단으로 사용하는 경우를 말한다. 전형적으로 소아기나 사춘기 초기에 발병한다. 시간이 흐르면서 일부 남자환자는 여자 옷을 입고 영구적으로 여성으로 살아가기도 한다. 하지만 반대의 경우는 매우 드물다. 대개 사춘기에 뚜렷한 행동이 나타나며 부모로부터 독립하기 전에는 반대 성의 옷을 입고 자유롭게 생활하지는 않는다.

기타 성 도착증

전화 및 컴퓨터 외설증

모르는 인물과의 통화에서 자신의 성적 환상을 말하고 상대방이 성적 대화를 하도록 유도한다. 주로 자위행위와 동반해서 이루어진다. 컴퓨터로 구성된 네트워크를 이용하여 문자, 사진, 비디오 등을 강박적으로 보내는 경우도 있다. 대화방 같은 곳에선 익명성이 보장되기 때문에 반대편 성역할을 할 수 있어 의상도착증이나 성전환(transsexual) 행위의 다른 형태일 수도 있다.

시체성애증

시체로부터 성적인 만족을 얻으려는 강박적인 행동이다. 시체공시소에서 찾기도 하고 묘지에서 훔치기도 하며 심지어는 살인을 저지르는 경우도 있다. 시체성애증 환자들은 시체로부터 최고 경지의 모욕감을 받을 수 있다고 믿는 것 같다.

국소부 편애증

신체 한 부분에만 집중하며 나머지 신체부위는 성적행위의 대상으로 삼지 않는 경우이다. 남녀성기와 구강을 접촉하는 것은 정상적인 전희(foreplay) 행위이나 이후의 성교를 거부하는 경우라면 변태성욕행위로 판단할 수 있다.

동물기호증

동물과의 성행위를 통해서 성적 흥분을 전적으로 얻는 경우이다. 변태성욕 행위 중에선 흔하지 않지만 혼전 성행위가 문화적으로 제한되고 고립된 지역에서 자위행위밖에는 해소책이 없을 때 간헐적이고 일시적인 현상으로 나타나기도 한다.

분변애증과 관장애증

상대방에게 배설하거나 배설물을 받고 배설물을 먹는 행위를 통해 성적 흥분을 느끼는 경우이다. 관장애증은 관장을 통해서 성적자극을 달성하려는 행동으로 공통적으로 두 가지 성 도착증은 항문기 고착의 문제가 원인이라고 생각된다.

소변애증

상대방에게 소변을 누거나 상대방의 소변을 받는 것에서 성적 흥분을 느끼는 경우이다. 요도에 이물질을 삽입하여 성적 흥분을 얻는 경우와 동반하며 요도가 성적 흥분의 중심이 되는 경우이다.

저산소애증

성적 절정감을 경험하기 위해 저산소상태를 유발하여 의식의 저하를 만들어 내는 경우이다. 약물을 사용하기도 하며 autoerotic asphyxia의 경우는 성적 피학증으로 분류해야 한다.

자위행위

자위행위는 유아기부터 노년까지 흔한 정상적인 성적행위이다. 하지만 과거에는 비정상적이고 병리적인 행동으로 간주되었는데 프로이트는 지나친 자위행위가 신경쇠약의 원인이라고 믿었으며, 20세기 초반까지도 자위행위 정신병(masturbatory insane)은 미국 정신병원에서 흔한 진단명이었다. 킨제이는 남성에서 더 많은 성행위라고 하였지만 현재는 남녀 차이가 없어 보인다. 빈도에 대해선 사춘기에는 주당 3~4회, 성인에선 주당 1~2회 정도이며 결혼한 커플에서는 한 달에 한 번 정도라고 보고하였다. 하지만 배우자나 파트너가 있음에도 자위행위가 유일한 성행위이거나 횟수가 강박적이거나 역기능적일 정도일 때는 비정상으로 판단된다.

감별진단과 동반장애

실험적인 행위로서 반복적이거나 강박적인 경우가 아닌 것과 성 도착장애는 구분되어야 한다. 대개의 도착행동은 사춘기에 시작한다. DSM-5에서는 청소년기에 일시적인 호기심과 돌출 행동을 병적행위와 구분하기 위해 18세 이전 진단을 유보할 것을 권고하고 있다. 기괴한 형태의 변태성욕장애는 조현병, 뇌병변장애와 동반하는 경우가 많다. 최근의 연구결과에 따르면 변태성욕장애로 진단받은 환자 중에서 가장 많이 동반되는 정신질환은 기분장애(71.6%)이며 다음은 물질장애(40.8%), 불안장애(38.3%) 그리고 주의력결핍과잉행동장애(35.8%)로 보고되었다.

치 료

변태성욕장애(paraphilic disorder)의 치료 효과에 대해서는 아직 알려진 바가 적다. 현재까지의 결과도 성폭력 가해자 중 일부 변태성욕장애를 가진 환자의 치료에 대한 경험적인 결과 외에는 거의 없다. 그리고 대부분의 연구가 감옥 등에 감금되어 있는 범죄자들을 대상으로 한 것이어서, 치료 결과를 일반화하여 적용하기 어렵고, 치료의 효과를 판정한 범죄의 재범율이 도착행위의 실제 재발을 반영한다고 보기 어렵다. 치료한 군과 치료받지 않은 군을 비교한 결과는 임상적 의미가 있지만, 치료 효과를 정확하게 판단하기 위해서는 무작위로 배정된 대조군이 필요한데, 윤리적인 이유와 공공의 안정을 위해서 변태성욕장애의 치료에 실제 이러한 디자인을 적용하기 힘들다.

또한, 많은 변태성욕장애 환자들은 치료를 원하지 않는다. 법적 문제인 범죄와 관련되어 있을 때, 강제에 의해 병원에 오는 경우가 대부분이다. 이 경우에도 치료에 대한 동기 없이는 효과적이고 적절한 치료가 어렵다. 만약 환자가 협조한다면 정신분석적 정신치료 혹은 통찰 정신치료가 가장 권장되는 치료법이다.

변태성욕장애 및 도착적인 성적 기호의 치료로서 외부 통제, 생물학적 접근 및 동반 질환의 약물 치료, 그리고 정신치료 등이 있다. 외부 통제는 감옥과 같이 성범죄를 외부 통제하는 방법으로 보통 치료적인 요소가 포함되어 있지 않다. 피해가 가족 혹은 직장 내에서 발생한 경우, 외부 통제(예: 접근금지, 전자 발찌, 신상 공개)를 통해 직장 동료나 상사, 다른 가족 구성원에게 문제를 알리고 다시 발생하지 않도록 기회를 줄이거나 없애도록 한다. 성욕의 감소와 동반 질환의 치료를 위해서는 생물학적 치료를 시행한다. 수술 치료, 항안드로겐 치료 및 호르몬 치료 등의 약물 치료가 이에 포함된다. 인지적 왜곡을 교정하고 병식을 갖게 하는 인지행동 치료와 분석적 정신치료는 심리행동치료에 포함된다.

생물학적 치료

변태성욕장애의 생물학적 치료의 과학적 근거는 테스토스테론(testosterone)의 농도를 낮추어 도착행동 및 병적 기호를 감소하고자 하는 데 있다. 테스토스테론은 고환에서 생성되는 스테로이드 호르몬(steroid hormone)으로 남성의 이차 성징 발현과 관계 있다. 테스토스테론은 성욕의 유지, 정자의 생성, 근육량 및 골량 유지를 돕는다. 테스토스테론의 형성은 뇌하수체(pituitary gland)에서 분비되는 난포자극호르몬(follicle stimulating hormone, FSH)과 황체형성호르몬(leutenizing hormone, LH)에 의해 이루어진다. LH는 고환(testis)에서 테스토스테론을 생성하도록 한다. 시상하부에서는 테스토스테론이 너무 적으면 생식샘자극호르몬방출호르몬(gonadotropin releasing hormone, GnRH)을 분비해 뇌하수체(hypothalamus)에서의 LH 분비를 증가시켜 테스토스테론의 생성을 증가시킨다. 반대로 고환에서 너무 많은 양의 테스토스테론을 생성하면 시상하부에서 GnRH의 분비가 억제된다. 시상하부에서 테스토스테론의 생성을 조절하는 이 과정을 음성 되먹이기 억제(negative feedback inhibition)라고 한다.

수술 치료

성폭력 가해자의 수술적 치료는 신경외과 수술과 거세의 두 가지 방법으로 구성되어 있다. 신경외과적 처치는 시상하부의 일부를 제거함으로써 남성호르몬 생성을 억제하여 성적 각성과 충동적인 행동을 줄인다. 하지만 이러한 수술은 심각한 부작용이 있으며 비효율적인 방법이다. 수술적 거세(물리적 거세)는 고환 제거다. 수술적인 고환 제거는 전반적인 안드로겐을 감소시킨다. 18년 동안 107명의 거세된 성폭력 가해자와 58명의 거세하지 않은 성폭력 가해자를 관찰한 결과, 거세한 집단의 재범률은 4.3%에 그쳤지만, 거세하지 않은 군의 재범률은 43%로 10배 이상의 차이를 보였다.

최근 항안드로겐 약물과 호르몬 치료의 도입으로 수술적 거세는 최근에는 감소하는 추세다. 수술적 거세의 침습적이고 비가역적인 효과는 이제 화학적 거세(예: 테스토스테론의 생성을 억제하는 약물 투여)로도 비슷한 효과를 얻을 수 있게 되었다. 1996년에 캘리포니아는 감옥에서 석방된 성폭력 가해자의 화학적 및 물리적 거세를 승인하였다. 현재까지 조지아, 몬타나, 텍사스 등 8개의 주가 추가로 수술적 및 화학적 거세를 승인하였다. 사전동의 없이 시행하는 주도 있고, 부작용에 관해서만 사전 동의를 받는 주도 있다. 화학적 거세로도 같은 결과를 얻을 수 있으므로 수술적 거세가 치료의 하나로 제공되어야 하느냐에 대한 논란이 있다.

약물 치료

항안드로겐(antiandrogens)

안드로겐(androgen)은 남성 이차 성징의 발생과 유지에 작용하는 성호르몬이다. 그 중 테스토스테론은 가장 흔한 안드로겐이다. 항안드로겐 치료는 남성 호르몬의 작용을 방해하거나 생성을 억제하는 약물을 투여하는 것이다. 유럽에서 사용하는 cyproterone acetate(CPA, Androcur), 미국에서 사용하는 medroxyprogesterone acetate(MPA, Depo-provera)가 가장 널리 사용되는 항안드로겐 약물이다. 둘 다 테스토르테론의 혈중 농도를 낮추는 합성 프로게스테론이다. 테스토스테론의 감소는 리비도, 발기, 사정 및 정자 생성을 감소시킨다. 항안드로겐 약물 치료는 성범죄 재발률 감소에 효과가 있었다. CPA와 MPA는 비슷한 정도로 자위, 발기, 성적 환상 및 사고의 감소 효과를 보였다.

항안드로겐 약물의 부작용으로는 체중 증가, 혈당 상승, 안면 홍조, 간기능 이상, 고혈압, 근육통, 정맥염, 소화기능 이상, 여성화 등이 있다. 대부분의 항안드로겐 치료 기간은 8년 이하로 그 이상의 장기 사용의 후유증에 대해서는 알려진 바가 없다. 따라서 항안드로겐 치료에 동의한 환자에게는 장기적인 치료에 대한 의학적 정보가 부족한 사실에 대해 교육해야 한다.

호르몬 치료

Leuprolide와 triptorelin은 지속성 생식샘자극호르몬방출호르몬작용제(gonadotropin releasing hormone agonist, GnRH agonist)이다. 이 약물은 황체형성호르몬 LH의 분비를 막아 혈중 테스토스테론의 농도와 리비도를 감소시킨다. 강력한 생식샘자극호르몬의 억제로 시상하부-뇌하수체-부신축(hypothalamus-pituitary-adrenal axis, HPA axis)이 고갈되어 화학적 거세(chemical castration)를 만든다. 이전 연구들의 결과에 따르면 호르몬 치료를 받은 환자들은 왜곡된 성적 각성 및 선호, 성적 환상 및 욕구, 비정상적인 성행위의 감소를 보였다. GnRH agonist의 부작용으로는 골밀도의 감소 또는 골감소증, 체중 증가, 혈당 상승, 당뇨, 고혈압, 불면 등이 있다. 가장 흔하게 보고되는 부작용은 발기 및 사정 문제와 여성유방증이다. 일반적으로 항안드로겐 약물과 비교해서 부작용이 적으며 효과적이다.

선택적 세로토닌 재흡수 억제제
(selective serotonin reuptake inhibitors, SSRIS)

약물치료적 기전은 알려져 있지 않지만 SSRI는 도착 증상의 감소에 효과적이다. Sertraline(Zoloft), fluvoxamine(Luvox), fluoxetine(Prozac)이 비슷한 정도로 효과가 있었지만, 항안드로겐 치료나 호르몬 치료에 비해서는 효과가 부족하다. 변태성욕장애가 불안장애, 우울증과 동반된 경우에 고려해볼 수 있다.

심리행동치료

심리치료는 성범죄자의 인지와 태도를 수정하는 것에 초점을 맞추는 치료다. 인지적 접근은 인지적 왜곡(축소화, 정당화, 변명)이 성범죄를 지속시키는 요인이라고 설명한다. 재발방지와 성폭력의 사이클은 성범죄자의 행동 전후의 인지와 행동을 설명하는 인지적 모델이다. 성범죄자는 그들의 사고를 인지하고 멈춤으로써 그들의 행동이 성범죄로 이어지는 것을 막을 수 있게 된다. 대부분의 성폭력 가해자 치료 프로그램은 인지행동치료와 재발방지치료를 동시에 시행한다.

행동치료 적용의 근거는 성적 각성 조절 및 성폭력 가해 행동은 대부분 왜곡된 성적 환상과 연결되어 있다는 임상적인 관찰에 근거한다. 긍정 강화와 부정 강화를 통해 자극에 대한 개인의 반응을 조절하면 행동을 수정할 수 있게 된다. 긍정적 행동을 강화하고 부정적 행동을 소거하도록 조건을 반복해서 제공하게 되는데, 충동을 느낄 때마다 나쁜 냄새나 전기자극 같은 혐오자극을 주는 후각 혐오 조건화(olfactory aversive conditioning), 내재적 민감화(covert sensitization), 자위 포만(masturbatory satiation) 등의 왜곡된 성적 각성을 소거하고 적절한 성적 각성을 강화시키는 행동 수정 방법들을 사용할 수 있다. 보고에 따르면 항안드로겐치료와 인지행동치료는 비슷한 치료 효과가 있다고 한다.

인지행동치료

인지행동치료는 학습된 도착 행위를 제거하고 사회적으로 용납되도록 행동을 수정하기 위한 치료다. 사회 기술 훈련(social skill training), 성교육(sex education), 인지 수정(타인의 피해에 대한 합리화를 직면하고 교정), 공감 능력 개발 등이 포함된다.

통찰지향정신치료(Insight-oriented psychotherapy)

통찰지향정신치료는 장기적인 치료다. 자신의 정신역동을 이해하고 도착행위를 일으키는 사건에 대해 이해하는 경우에 시도해 볼 수 있다. 특히, 그들의 충동에 영향을 주는 일상의 사건들에 대해 깨닫게 된다. 치료는 생활 스트레스를 효과적으로 견디고 그들의 배우자와의 관계를 개선시킬 수 있다. 또한, 정신치료를 통한 자존감 회복은 보다 정상적인 성생활 안에서 배우자와의 관계를 이룰 수 있게 한다.

윤리적/법적 고려

의학적 치료에 적용되는 전통적인 윤리는 성폭력 가해자의 치료에 적용하기 어렵다. 상당히 많은 수의 치료 중인 성폭력 가해자는 법원의 명령에 의해 치료가 선고되는 경우가 많다. 법으로 규정된 강제적인 치료는 성폭력 가해자의 치료에 있어서 사전 동의가 필요하냐는 의문을 던진다. 의학적 치료의 사전 동의의 조건은 자발적이어야 하는데, 법으로 명령된 치료는 시작부터 자발적이 아니다. 치료 명령을 받는 환자는 다른 종류의 치료를 선택하거나 치료를 중단할 권리가 없으며, 다시 투옥되지 않거나 석방되기 위해서는 특정 치료 프로그램을 마치도록 요구된다.

의학적 모델에서 환자는 어떠한 종류의 치료를 거부할 권리를 가진다. 치료를 거부할 권리는 헌법에 의해 규정된 개인의 사적 권한이다. 따라서, 법원은 성폭력 가해자를 의사불능자로 보고 치료에 관한 의사결정을 법원이 대신한다고 본다.

우리나라도 2011년 '성폭력범죄자의 성충동 약물치료에 관한 법률'을 제정하였다. 최근 사회적으로 문제되고 있는 아동 성폭력범에 대하여 여러 가지 다른 법률에서 강력한 처벌을 규정하여 시행 중이나, 처벌만으로는 재범 방지에 한계가 있다. 따라서 16세 미만의 사람에게 성폭력범죄를 저지른 변태성욕장애 환자로 성폭력범죄를 다시 범할 위험성이 있다고 인정되는 경우 정신과 전문의의 진단이나 감정 후 법원에 호르몬치료를 청구하도록 하였다. 법원은 15년의 범위에서 치료기간을 정하여 판결로 약물치료 명령을 선고하고, 대상자는 치료기간 동안 호르몬 주사를 주기적으로 투여하고 심리치료를 병행하여 재범을 방지하고 잠재적 피해자들을 보호하도록 한다. 하지만 강제적인 호르몬 치료는 성충동 억제 효과가 충분히 입증되지 않은 채 신체의 자유를 침해한다는 주장으로 위헌법률심판을 제청 중이다.

비밀보장(confidentiality)과 특권(privilege)

비밀보장(confidentiality)은 의사가 직무로 인하여 알게 된 환자에 대한 모든 정보를 비밀로 할 것을 요구하는 의무다. 의사는 법정에 소환되었을 때 환자에 대한 정보를 비밀로 지켜줄 권리가 있는데, 이것을 법적 특권(privilege)이라고 한다. 우리나라 형사소송법 제149조에 의하면 의사직에 있는 자 또는 이러한 직에 있던 자가 업무상 위탁을 받은 관계로 알게 된 타인의 비밀과 관련된 증언은 거부할 수 있다. 단 본인의 승낙이 있거나 중대한 공익상 필요가 있을 때는 예외로 한다는 것이 명시되어 있다.

비밀보장과 특권은 성폭력 가해자 치료에서는 침해될 수밖에 없다. 일단 치료를 시작하게 되면 자신들의 증례에 대한 정보가 치료자는 물론 보호관찰 등의 교정 전문가, 가족, 과거 및 잠재적 피해자들에게 공유되게 된다.

전통적인 윤리 규정에 위배되기 때문에 성폭력치료협회(Association for Treatment of Sexual Abusers, ATSA)에서는 새로운 규정을 제시하였다. ATSA 지침에 따르면 치료 받은 개인이 자신의 행동에 대한 책임과 죄책감을 가지도록 하고 재범률을 낮추기 위해서 본인과 같은 환자 및 잠재적인 피해자들에게 본인의 치료에 대한 정보를 공유하도록 격려하고 있다.

향후 방향

성폭력 가해자의 치료 효과에 대한 보고가 있지만 분명한 과학적 근거가 부족하다. 인지행동치료와 항안드로겐치료는 성범죄재범률을 감소시킨다는 보고가 있지만, 성범죄 재범률의 감소가 변태성욕 행위의 감소를 의미하지는 않는다. 향후 방향은 임상적인 의미뿐 아니라 공공의 안전까지 고려해서 결정해야 한다. 따라서 정책 결정자, 교정 전문가, 연구자 등의 다학제적 접근이 필요하다.

전문가 교육

대부분의 정신과의사들이 변태성욕장애 환자의 평가와 치료에 대해 익숙치 않다. 우리나라에서도 성폭력 가해자에 대한 법률이 제정됨에 다라 정신과 전문의들의 변태성욕장애에 대한 훈련과 교육이 필요하게 되었다. 성폭력 가해자에 대한 법률에서 치료에 관한 결정은 대부분 정신과의 영역에 초점이 맞추어 있다. 법정신의학자(forensic psychiatrist) 혹은 심리학자들이 성범죄자가 정신질환을 가지고 있는지, 석방해도 공공의 안전을 해칠 위험이 있는지에 대한 의견을 법원에 제시해야 하기도 한다. 변태성욕장애를 가진 환자의 치료와 평가에 대한 적절한 의견을 제시하려면, 정신과 의사는 변태성욕장애 환자들의 평가와 치료에 관한 근거에 기반한 접근에 대해 교육받고 지식을 갖추어야 한다.

대중 교육

대중들은 일반적으로 성폭력 가해자는 치료가 불가능한 비슷한 특성을 가진 집단이라고 여긴다. 하지만 최근의 메타 분석 결과에 다르면, 성폭력 가해자는 다양한 재범률과 다양한 치료반응을 가진 여러 다른 특성을 가진 집단이다. 성폭력 가해자의 치료는 대중과 법원의 협조가 필요할 수 있다. 근거에 기반한 치료를 제공하고 연구를 시행하려면 과학적 근거에 기반하여 법으로 제정된 치료를 사회의 경제적 도움으로 시행해야 하기 때문이다. 따라서, 성공적인 성폭력 가해자 치료에 있어서 일반 대중 교육은 필수적이다. 또한, 치료가 어려우므로 무엇보다 예방이 중요하다. 소아 청소년기의 성교육과 이에 대한 부모 및 교사의 관심이 필수적이다.

경과 및 예후

변태성욕 행위는 보통 청소년 및 초기 성인기에 시작하여 만성적인 경과를 보인다. 시간이 경과하면서 다른 변태성욕장애로 옮겨가기도 하지만, 전체적인 경과는 만성적이다. 변태성욕장애를 조절하거나 치료하는 것은 어렵다. 왜냐하면 대부분의 환자들이 성적인 만족을 얻는 새로운 방법에 대한 확신 없이 자신들이 가지고 있는 성적인 쾌락을 쉽게 포기할 수 없기 때문이다. 변태성욕장애의 나쁜 예후는 발병 연령이 어릴

수록, 도착행위가 빈번할수록, 죄책감이나 수치심이 없을수록, 약물 남용과 관련 있다. 한 종류의 변태성욕만 있는 경우, 정상 지능, 약물 남용이 동반되지 않는 경우, 변태성욕 이외의 성행위의 과거력이 있는 경우, 반사회적 성격 성향이 없는 경우, 법적인 문제가 아니라 스스로 내원한 경우 예후가 좋다.

참고문헌

1) 권준수 외. 성별 불쾌감. 정신질환의 진단 및 통계 편람. 서울: 학지사;2015.
2) 기선완. 성과 성장애. 민성길 편저. 최신정신의학, 6판. 서울: 일조각;2015. p.487-520.
3) 양창순. 성과 성 장애. 민성길 편저. 최신정신의학 5판. 서울: 일조각;2006. p.483-509.
4) 이경규. 새로운 항우울제의 부작용; 오심 및 구토, 체중증가, 성 기능장애 – 발병기전, 역학, 약물학적 처치를 중심으로–. 정신신체의학 2013;21:81-92.
5) 정헌구, 정상근, 항익근, 박종관. 남성성기능장애 환자의 우울, 불안, 스트레스 지각 및 대응전략. 신경정신의학 1997;36:503-510.
6) 홍강의 외. 성정체성 불쾌증. 소아정신의학. 서울: 학지사;2014.
7) American Psychiatric Association. Task Force on Sexually Dangerous Offenders, Dangerous Sex Offenders: A Task Force Report of the American Psychiatric Association. Washington DC: American Psychiatric Association;1999.
8) American Psychiatric Association. Diagnostic and statistical manual of mental disorders. 4th ed., text revision. Washington DC: American Psychiatric Publishing;2000. p.535-582.
9) American Psychiatric Association. Diagnostic and statistical manual of mental disorders. 5th ed. Washington DC: American Psychiatric Publishing; 2013. p.423-459, 685-705.
10) American Psychiatric Association. Answers to your questions: for a better understanding of sexual orientation and homo sexuality. Washington DC: Lesbian, gay bisexual, and Transgender Concerns office and Public and Member Communications;2008.
11) American Psychiatric Association. Diagnostic and Statistical manual of Mental Disorders, 4th Edition, Text Revision. Washington DC: American Psychiatric Association;2000.
12) American Psychiatric Association. Diagnostic and Statistical Manual of Mental Disorder, 5th Edition. Arlington, VA: American Psychiatric Association;2013.
13) American Psychiatric Association. Position Statement on Homosexuality. Washington DC: American Psychiatric Association;2011.
14) Arcelus J, Bouman WP, Van Den Noortgate W, Claes L, Witcomb G, Fernandez-Aranda F. Systematic review and meta-analysis of prevalence studies in transsexualism. European Psychiatry 2015;30:807-815.
15) Balon R, Segraves RT. Sexual dysfunction. In: Hales RE, Yudofsky SC, Roberts LW, editors. Textbook of Psychiatry. 6th ed. Washington DC: American Psychiatric Publishing;2014. p.651-678.
16) Bancroft J, Alfred C. Kinsey and the politics of sex research. Ann Rev Sex Res 2004;15:1-39.
17) Beech AR, Miner MH, Thorton D. Paraphilias in the DSM-5. Annu Rev Clin Psychol 2016;28:383-406.
18) Benjamin JS, Virginia AS, Pedro R. Kaplan and Sadock's Comprehensive Textbook of Psychiatry 9th edition LWW;2009.
19) Benjamin JS, Virginia AS. Synopsis of Psychiatry, 11th edition. Wolters Kluwer;2014.
20) Blanchard R. Deconstructing the feminine essence narrative. Arch Sex Behav 2008;37:434-438; discussion 505-510.
21) Bradley SJ, Zucker K. Gender identity disorder: a review or the past 10 years. Jam Acad Child Adolesc Psychiatry 1997;36:872-880.
22) Briken P, Hill A, Berner W. Pharmacotherapy of paraphilias with long acting agonists of luteinizing hormone-releasing hormone: a systematic review. J Clin Psychiatry 2003;64:890.
23) Campbell MM, Artz L, Stein DJ. Sexual disorders in DSM-5 and ICD-11: a conceptual framework. Curr Opin Psychiatry 2015;28:435-439.
24) Chivers ML, Bailey JM. Sexual orientation of female-to-male transsexuals: a comparison of homosexual and nonhomosexual types. Arch sex Behav 2000;29:259-278.
25) Di Ceglie D, Thümmel EC. An experience of group work with parents of children and adolescents with gender identity disorder. Clinical Child Psychology and Psychiatry 2006;11:387-396.
26) de Vries AL, Cohen-Kettenis PT. Clinical management of gender dysphoria in children and adolescents: the Dutch approach. Journal of Homosexuality 2012;59:301-320.
27) Drescher J, Stein TS, Byne WM. Homosexuality, gay and lesbian identities and homosexual behavior. In: Sadock BJ, Sadock VA, eds. Kaplan & Sadock's Comprehensive Textbook of Psychiatry. 9th ed. Vol. 1. Philadelphia: Lippincott Williams & Wilkins;2009. p.2060.
28) Federman DD. Current concepts: the biology of human sex differences. N Engl J Med 2006;354:1507.
29) Freud S. Letter to an American mother. Am J Psychiatry 1951;02:786.
30) Fuss J, Auer MK, Briken P. Gender dysphoria in children and adolescents: a review of recent research. Current Opinion in Psychiatry 2015;28:430-434.
31) Glaser B. Therapeutic jurisprudence: an ethical paradigm for therapists in sex offender treatment program: West Criminal Rev 2003;4:143.
32) Grossman LS, Martic B, Fichtner CG. Are sex offenders treatable: a research overview. Psychiatr Serv 1999;50:349.
33) Hare L, Bernard P, Sanchez FJ, et al. Androgen receptor repeat length polymorphism associated with male-to-female transsexualism. Biol Psychiatry 2009;65:93-96.
34) Kafka MP, Hennen J. A DSM-IV axis I comorbidity study of males (n=120) with paraphilias and paraphilia-related disorders. Sex Abuse 2002;14:349-366.
35) Konrad N, Welke J, Opits-Welke A. Paraphilias. Curr Opin Psychiatry 2015; 28:440-444.
36) Långström N, Seto MC. Exhibitionistic and voyeuristic behavior in a Swedish national population survey. Arch Sex Behav 2006;35:427-435.
37) Laws DR, O'Donohue WT (eds): Sexual Deviance: Theory, Assessment, and Treatment, 2nd Edition. New York: Guilford;2008.
38) Lowenstein L, Mustafa S, Burke Y. Pregnancy and normal sexual function. Are they compatible? J Sex Med 2013;10:621-622.
39) Madeddu F, Prunas A, Hartmann D. Prevalence of Axis II disorders in a sample of clients undertaking psychiatric evaluation for sex reassignment surgery. Psychiatr Q 2009;80:261-267.
40) Melby T. Asexuality: is it a sexual orientation? Contemporary Sexuality 2005;39:1.
41) Menvielle E, Gomez-Lobo V. Management of children and adolescents with gender dysphoria. 2011;24:183-188.
42) Olsson SE, Möller AR. On the incidence and sex ratio of transsexualism in Sweden, 1972-2002. Arch Sex Behav 2003;32:381-386.
43) Ortmann J. The treatment of sexual offenders, castration and antihormone therapy. Int J Law Psychiatry 1980;3:443.
44) Patrick K, Heywood W, Simpson JM, Pitts MK, Richters J, Shelley JM, Smith AM. Demographic predictors of consistency and change in heterosexuals' attitudes toward homosexual behavior over a two-year period. J Sex Res 2013;50:611-619.
45) Person E, Ovesey L. The transsexual syndrome in males, II: secondary transsexu-alism. Am J Psychother 1974;28:174-193.
46) Person E. As the wheel turns: a centennial reflection on Freud's three essays on the theory of sexuality. J Am Psychoanal Assos 2005;53:1257-1282.
47) Rosler A, Witztum E. Treatment of men with paraphilia with a long acting analogue of gonadotropin-releasing hormone. N Eng J Med 1998;338:416.
48) Sadock BJ, Sadock VA, Ruiz P. Synopsis of psychiatry. 11th ed. Philadelphia: Wolters Kluwer;2014. p.564-607.
49) Sadock BJ, Sadock VA. Synopsis of Psychiatry: behavioral science/clinical psychiatry, 11th ed. Philadelphia, Lippincot Williams & Wilkins;2003. p.600-605.
50) Sadock VA. Normal human sexuality and sexual dysfunctions. In: Sadock BJ, Sadock VA, eds. Kaplan & Sadock's Comprehensive Texbook of Psychiatry. 9th ed. Vol. 1. Philadelphia: Lippincott Williams & Wilkins; 2009. p.2007.
51) Scott CL, Holmberg T. Castration of sex offenders: prisoners' rights versus public safety. J Am Acad Psychiatry Law 2003;31:471.
52) Seto MC. Pedophilia: psychopathology and theory, in Sexual Deviance: Theory, Assessment, and Treatment, 2nd Edition. Edited by Laws DR, O'Donohue WT. New York, Guilford;2008.

53) Shumer DE, Spack NP. Current management of gender identity disorder in childhood and adolescence: guidelines, barriers and areas of controversy. Current Opinion in Endocrinology, Diabetes and Obesity 2013;20:69-73.
54) Steensma TD, Kreukels BP, de Vries AL, Cohen-Kettenis PT. Gender identity development in adolescence. Hormones and Behavior 2013;64:288-297.
55) Stein M. When symptom is symbol: some comments on Rosemary Gordon's, Masochism: the shadow side of the archetype need to venerate and worship. J Anal Psychol 2015;60:507-519.
56) Stermac L, Blanchard R, Clemmensen LH, Dickey R. Group therapy for gender-dysphoric heterosexual men. Journal of Sex & Marital Therapy 1991; 17:252-258.
57) Travin S. Compulsive sexual behaviors. Psychiatr North Am 1995;18:155-170.
58) van Lankveld J. Does "normal" sexual functioning exist? Introduction. J Sex Res 2013;50:205-206.
59) Wallien MSC, swaab H, Cohen-Kettenis P. Psychiatric comorbidity among childern with gender identity disorder. J Am Acad Child Adolesc Psychiatry 2007a;46:1307-1314.
60) Zucker KJ, Lawrence AA. Epidemiology of gender identity disorder: recommendations for the standards of care of the world professional association for trans-gender health. International Journal of Transgenderism 2009;11:8-18.

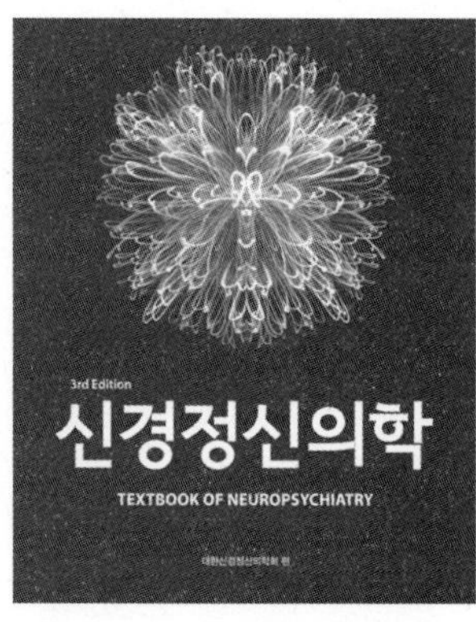
3rd Edition
신경정신의학
TEXTBOOK OF NEUROPSYCHIATRY

Chapter 21

파괴적, 충동조절 및 품행장애

Disruptive, Impulse-Control, and Conduct Disorders

김붕년, 김지훈, 신동원

적대적 반항장애(oppositional defiant disorder)

개념(역사)

적대적 반항장애의 특징은 자주 과민하게 화를 내고 논쟁적이고 반항적인 행동 또는 보복적인 태도를 6개월 이상 만성적으로 나타내며 이런 증상들은 형제, 자매를 제외하고 적어도 한 사람 이상과의 관계에서 나타난다. 증상으로 인해 사회적, 학업 또는 직업 기능 가운데 적어도 한가지 이상의 영역에서 장애가 나타난다. 적대적 반항장애는 다른 정신과적 장애를 동반하는 경우가 많고 이후에 품행장애, 약물 남용, 심한 비행행동이 나타나는 경우가 잦다. 이런 문제들로 이행되지 않도록 하기 위해 조기에 치료적 개입을 하는 것이 중요한데 치료는 심리사회적 치료와 약물치료를 동반한 복합적인 접근이 필요하다.

1960년대 미국에서 소아의 불복종과 반항적 성향에 대해 소아기 적대적 성격이라는 개념이 소개되었고 이 초기 개념에서는 반항적 성향의 수동-공격성 특성이 강조되었다. 그러나 어린 나이에 나타나는 반항적인 행동이 향후 반사회적 행동의 가능성을 높인다는 증거들이 나오면서 수동-공격성 성격이라는 개념은 더 이상 사용되지 않게 되었으며 그 대신 품행장애와 함께 파탄적 행동 장애의 범주 안에 속하게 되었다. 적대적 반항장애 진단이 품행장애 진단으로부터 처음으로 분리된 것은 정신 질환 진단 및 통계편람(Diagnostic and statistical manual of mental disorders, DSM) 3편인 DSM-III부터였다. DSM-III에서 적대적 반항장애는 다섯 개의 항목 가운데 두 개가 해당이 되면 진단이 성립되었으나 DSM-III-R에서는 9개 가운데 다섯 개의 항목이, 이후 DSM-IV와 DSM-5에서는 8개 가운데 네 항목이 해당되면 진단을 내린다.

반항적인 태도를 비정상의 범주에 포함할 수 있는지에 대한 논란이 지속되고 있으며 특히 정상 발달 과정에서도 흔히 복종을 거부하고 반항적인 태도를 취하는 학령전기 아동의 경우, 적대적 반항장애 진단이 적절한지 의문이 제기된다.

진단 기준이 남아의 증세를 더 잘 반영해서 남아가 더 많이 진단되는 경향이 있다는 견해들이 있다. 여아는 남아에 비해 언어적 폭력, 은근히 따돌린다거나 나쁜 소문을 퍼뜨리는 등 관계에서의 공격적인 행동을 하는데 이런 면들이 진단 기준에 잘 반영이 되지 않았다는 의견이 있다.

적대적 반항장애와 품행장애가 서로 다른 경과를 밟는 서로 다른 질환이라는 여러 가지 증거들이 있지만 적대적 반항장애 환자의 일부가 품행장애로 이행이 되는 연구결과들이 있어서 품행장애와의 차별성에 대한 논란이 있어왔다. 현 정신 질환 진단 및 통계편람에는 품행 장애는 행동 증세만으로 진단이 가능하지만 적대적 반항장애는 진단기준에 화를 잘 내고 과민한 감정상태 등 정서적인 증세를 포함해서 두 질환을 구분한다.

역 학

지역사회의 7~12세 아동의 부모를 대상으로 설문조사한 국내역학조사에 따르면 3.7%의 아동이 적대적 반항장애에 해당되었다. DSM-5에 의하면 적대적 반항장애의 유병률은 1~11%였으며 평균 3.3%였다. 아동의 나이와 성별에 따라 유병률에 차이가 있는 것으로 여겨지는데 남아와 여아의 유병률 비율은 1.4:1 정도이다. 청소년기나 성인의 경우 남녀 간 유병률에 차이가 없다.

임상양상

적대적 반항장애의 주요한 임상 양상은 화를 자주내고, 과민하며 논쟁적이고 반항적인 행동, 보복에 집착하는 태도이다. 이런 증세가 6개월 이상 지속되고 사회적, 학업 혹은 직업적 기능 가운데 적어도 하나의 영역에서 장애가 생긴다. 증세들은 특히 권위를 가진 인물을 대상으로 나타난다. 이런 증세들이 하나의 상황에서만 나타날 수도 있는데 이런 경우, 대부분은 집에서 증세가 나타난다. 집에서만 증세가 나타나도 증세로 인해 환자의 기능적인 측면은 장애가 생긴다. 증세가 심할수록 여러 상황에서 증세가 나타나므로 다양한 상황에서의 정보 수집이 필요하다. 정상 발달 과정에서도 형제, 자매 간에는 다툼이 있는 경우가 많으므로 증세가 형제, 자매에게만 국한되어 나타난다면 적대적 반항장애에 해당되지 않는다. 증세는 가족이나 또래 등 환자가 잘 아는 사람에게 주로 나타나므로 진료실에서는 뚜렷한 증세가 관찰되지 않을 수 있다. 환자들은 자신이 화를 잘 내고 과민하다는 점, 논쟁적, 반항적, 복수에 집착한다는 점에 있어 동의하지 않는 경우가 많고 자신의 이런 특징을 주변사람이나 환경의 탓으로 돌린다. 다른 사람의 주요한 권리를 침해하거나 나이에 적절한 사회 규준을 어기지는 않으므로 품행장애나 반사회성 성격장애와 차이가 있지만 품행장애와 반사회성 성격장애처럼 거짓말을 하거나 공격적인 행동을 보일 수 있다. 증세가 기분장애나 정신증적 상태에서만 나타난다면 적대적 반항장애에 해당하지 않는다. 2~3세 아동이나 청소년기 초기에도 강압적이고 반항적인 행동이 나타날 수 있는데 적대적 반항장애의 경우 이 연령에서 일반적으로 보일 수 있는 것보다 심하게 나타난다.

어느 연령에도 적대적 반항장애 진단이 가능하지만 늦은 학령전기나 이른 학령기의 아동에서 가장 흔하게 나타난다.

증 례

7세 아동이 화를 잘 낸다는 이유로 부모와 함께 진료실에 내원하였다. 아동은 양치질, 숙제하기 등에 대해 어머니가 내리는 일상적인 지시에도 '내가 왜 해야 하느냐'고 따지고 대들면서 말을 듣지 않았다. 학교에서 옆에 앉은 또래가 놀다가 실수로 아동의 발을 살짝 밟았는데 심하게 화를 내고 '내 발을 밟았으니 너도 당해 보라'며 하루 종일 그 또래 아이를 따라다니며 괴롭혔다. 아동은 자신의 기분이나 행동에 대해 어머니나 또래 아이 탓을 하면서 자신은 아무 잘못이 없다고 하였다. 아동의 이런 기분과 행동들은 1년 전부터 거의 매일 반복되었다. 아동의 이런 증세들 때문에 어머니는 아동의 양육을 매우 힘들어 했고 학교에서 또래와 관계가 나빠 학교 생활에 어려움이 많았다.

진 단

평가와 치료를 위한 정확한 정보를 얻기 위해서는 환자와 가족 각각과 치료적인 동맹을 맺어야 한다. 적대적 반항장애 환자와 가족 특히 권위를 지닌 부모 사이에는 통제에 대한 갈등과 다툼이 심각한데 이들 사이에서 치료자가 누군가의 편을 드는 인상을 주면 치료자가 자신의 편이 아니라고 느낀 사람은 평가와 치료 과정에 저항을 하게 된다. 치료적 동맹을 얻는 과정은 지난하고 인내심이 필요하지만 정확한 평가와 치료를 위해 필수적인 과정이다. 치료자는 환자를 돕는 사람으로 명백히 인식이 되고 환자에게 신뢰를 얻어야 한다.

적대적 반항장애 환자는 잘못된 행동에 대해 지적을 받으면 자신의 행동에 대한 이유를 다른 사람 탓으로 돌리고 자신의 반응은 적절했다는 식으로 자신의 입장을 고수하는 전형적인 태도를 보인다. 자신이 비난을 받는 듯이 느끼면 면담에 협조하지 않고 방어적이고 논쟁적인 자세를 취한다. 그러므로 치료자는 비판하지 않는, 중립적인 태도로 면담을 이끌어 가는 것이 매우 중요하다.

전반적반항장애의 진단은 자세한 병력 청취와 검사를 통해 이루어진다. 평가는 환자의 발달적 측면을 고려해서 이루어져야 한다. 예를 들어, 학령전기의 아동이 양치질을 하라는 부모의 명령을 거부하고 떼를 쓰는 행동은 후기 아동기와 비교하면 비교적 흔한 일이다. 단순히 행동만을 파악하는 것이 아니라 그 행동이 발달적 측면에 적절한 행동인지 발달에 비해 크게 벗어나는지에 대한 파악이 필요하다. 아동과의 면담을 통해 발달상태, 정서 상태, 자신의 기분을 조절하는 정도, 지시에 대해 순응하는 정도를 알아본다. 일반적인 기분의 질 및 자신의 기분을 조절하는 능력을 평가한다. 문제 행동이나 증세뿐 아니라 아동이 가진 강점이나 자원, 아동을 도울 수 있는 지지적인 인물이나 환경적 특성에 대해서도 파악을 한다. 아동과 보호자 모두를 대상으로 면담을 시행한다. 아동의 문제 행동들에 대해 정보를 모으고 보호자가 보고하지 않는 적대적 반항장애 증세들에 대해서는 질문을 통해 정보를 얻는다. 동반질환이나 감별진단을 위해 다른 증세들은 없는지 특별히 주의를 기울여 알아본다. 각각의 문제행동들이 시작된 시기, 강도, 빈도, 맥락에 대해 파악을 한다. 아동과 보호자는 따로 면담하는 것이 바람직한데 같이 면담을 하면 자칫 보호자가 보고하는 내용이 아동을 비난하는 양상이 되어 아동이 상처를 받거나 지나치게 흥분할 수 있기 때문이다.

부모는 아동이 의도적으로 부모의 말을 듣지 않는다고 보고하는 경우가 많다. 그러나 아동의 충동성, 부주의함, 청력 이상, 언어 이해력 부족 등 다른 이유로 부모의 지시를 따르지 못하는 경우도 있다. 보호자를 통해 최근에 있었던 반항 행동에 대해 자세히 들어서 아동이 부모의 지시를 따르지 않거나 못하는 이유에 대해 파악한다.

발달력, 가족력, 사회적인 과거력에 대해 자세히 물어서 적대적 반항장애와 정상발달, 상황적인 스트레스에 의한 일시적 반응과 구별을 해야 한다. 적대적 반항장애와 동반된 많은 문제들은 학령전기와 청소년기에 빈도가 증가한다. 이 시기의 환자를 평가할 때는 적대적 반항장애 진단을 내리기 전에 정상 발달 수준에서 특히 벗어나는 적대적, 반항적 행동의 빈도와 강도를 평가해야 한다.

부모의 양육 방식에 대해서 자세히 알아봐야 한다. 아동의 발달 연령에 맞는 기대를 가지고 있는지, 아동이 하는 행동의 이유에 대해 왜곡된 인지는 없는지, 부모가 자신의 감정을 잘 조절하는지, 아동의 행동을 교정하기 위해 적절한 기술을 사용하고 있는지 등을 파악해야 하는데 이런 점들에 문제가 있는 경우 적대적, 반항적 행동을 유발하고 그런 행동들이 지속되도록 할 수 있기 때문이다. 이전에 아동의 잘못된 행동을 고치기 위해 사용했던 타임아웃과 같은 기술들에 대해 질문하고 그러한 기술들을 올바르게 사용했는지 살펴본다. 아동에게 신체적 혹은 성적인 학대를 하지 않았는지 방임이나 유기는 없었는지 알아본다. 심한 체벌이나 가혹한 처벌 등도 적대적, 반항적 행동을 야기하므로 이에 대한 정보도 알아본다. 부모뿐 아니라 선생님이나 아동을 돌보는 다른 사람에게서 정보를 얻는 것도 유용한데 아동이 특정한 인물에게만 적대적, 반항적인 행동을 보일 경우 특히 중요한 정보를 얻을 수 있다. 학교 혹은 유치원, 어린이집, 집에서의 행동에 차이가 있는지, 돌보는 사람에 따라 행동에 변화가 있는지 파악 한다. 돌보는 사람이 아동에 대한 이해가 부족해서 아동의 부적응적인 행동이 나타날 수 있다. 유치원에서는 별 문제가 없는데 집에 있을 때만 반항적인 태도가 심하다고 보고되는 경우, 집에서 돌보는 사람이 아동의 부적응적인 행동에 기여하는 바를 의심할 수 있다. 아동의 문제 행동을 파악하면서 문제 행동 전, 후의 맥락도 함께 파악하는데 이는 진단 이후 치료 과정에도 중요한 정보를 제공한다.

평가척도를 활용해서 다양한 환경에서의 아동의 증상 및 기능에 대해 알아볼 수 있다. 또한 아동의 다른 발달적 측면과 강점, 자원 등에 대한 정보도 얻을 수 있다. 한국판 아동 청소년 행동 평가척도, 한국판 청소년 자기보고척도, 파탄적 행동장애 평정척도 등이 유용하다.

신체검진을 통해 학대나 방임의 징후를 발견할 수 있으며 파괴적 행동의 원인이 되는 신체 질환에 대해 정보를 얻을 수 있다. 청력검사 및 언어검사를 실시해서 지시를 따르지 못하는 신체적 제한이 있는지 알아본다. 지능검사 및 학습성취도 검사를 통해 학습장애 및 낮은 지능에 대해 파악한다.

적대적 반항장애의 DSM-5 진단기준은 표 21-1과 같다

부모의 적대적인 양육태도가 아동의 증세와 연관이 있는 경우가 흔하게 있는데, 이것은 아동의 태도가 부모의 적대감을 자극해서일 수도 있고 부모의 적대적인 태도가 아동의 증세에 영향을 미치거나 두가지 모두 복합적으로 작용한 결과일 수도 있다. 그러나 어느 경우라고 해도 부모의 적대적인 양육태도와 같은 원인을 고려하지 않고 아동의 감정, 행동, 태도를 근거로 적대적 반항장애 진단을 내린다.

국제 질병 분류 10판(International Classification of Diseases, ICD-10)에는 품행장애의 하위 진단으로 적대적 반항장애가 포함되어 있다. 즉 타인의 기본적인 권리를 침해하거나 나이에 적절한 사회 규범을 어기는 행동이 6개월 이상 있어야 한다. 감정적인 증세가 있어야 하며 행동장애만 있는 경우 적대적 반항장애에 해당되지 않는다. 두 가지의 품행 문제와 함께 아래 9개 가운데 두 가지 이상의 증세가 있어야 한다.

- 발달 수준에 비해 빈도가 강도에 있어 지나치게 성질을 부린다.
- 자주 어른과 논쟁을 벌인다.
- 자주 어른의 요구를 적극적으로 거부하거나 규칙에 반항을 한다.
- 자주 고의적으로 다른 사람을 짜증나게 한다.
- 자주 자신의 잘못이나 버릇없는 행동에 대해 다른 사람 탓을 한다.
- 자주 과민하거나 쉽게 다른 사람에 의해 짜증이 난다.
- 자주 화를 내거나 분개를 한다.
- 자주 악의적이거나 보복을 하려고 한다.

감별진단과 동반이환장애

감별진단

정상발달

정상적인 발달 과정에서 반항적인 태도가 나타날 수 있는데 적대적 반항장애의 증세와 구별하는 것이 진단에 있어 가

표 21-1. 적대적반항장애의 DSM-5 진단기준

A. 아래 범주에 있는 증세 가운데 최소 네 개 이상의 증세로 확인되는 화/자극에 과민함, 논쟁적 반항적인 행동 혹은 보복적인 태도의 양상이 6개월 이상 지속되는데 증세들은 형제, 자매를 제외한 한 명 이상의 대상과의 상호작용에서 나타난다.

화/과민한 기분

1. 자주 성질을 낸다.
2. 자주 과민하거나 쉽게 짜증을 낸다.
3. 자주 화를 내고 분개를 한다.

논쟁적/반항적 행동

4. 자주 권위있는 인물과 혹은 아동, 청소년의 경우에는 성인들과 언쟁을 벌인다.
5. 권위 있는 인물의 요구 혹은 규칙에 적극적으로 반항을 하거나 따르지 않는다.
6. 자주 고의적으로 다른 사람을 짜증나게 만든다.
7. 자주 자신의 실수나 버릇없는 행동에 대해 다른 사람 탓을 한다.

보복성

8. 과거 6개월 이내에 적어도 두 번 이상 악의적이거나 보복적인 태도를 보임

주의: 이런 행동의 지속성과 빈도를 이용해서 정상 범위와 증세를 구별해야 한다. 5세 미만인 경우, 달리 언급되지 않는 한(기준 A8), 과거 6개월 동안 거의 매일 이런 행동이 있어야 한다. 5세 이상의 경우, 달리 언급되지 않는 한(기준 A8), 6개월 동안 적어도 일주일에 한번은 이런 행동이 있어야 한다. 이런 빈도 기준은 최소한 증상을 정의하는 최소 빈도에 대한 지침이므로 다른 요인들, 예를 들어 행동의 빈도, 강도가 개인의 발달 수준, 성별, 문화의 정상적인 범주를 벗어났는지 고려해야 한다.

B. 행동의 장애는 자신이나 사회적 맥락에서 가까운 관계인 다른 사람(예: 가족, 또래, 동료)에게 괴로움을 야기하거나 사회적, 교육적, 직업적 혹은 다른 중요한 기능범위에서 부정적인 영향을 미친다.

C. 이러한 행동은 정신병적 장애, 물질사용장애, 우울장애 혹은 양극성 장애의 경과 중에만 나타나는 것이 아니다. 또한 기분조절부전장애(disruptive mood dysregulation disorder) 진단 기준에 맞지 않는다.

현재의 심각도 명시:
경도: 증상은 하나의 상황에 국한됨(예: 집, 학교, 직장, 또래)
중등도: 일부 증상이 적어도 두 개의 상황에서 나타남
고도: 일부 증상이 적어도 세 개 이상의 상황에서 나타남

장 중요하다. 특히 학령 전기 아동의 경우 부모의 지시에 순응하지 않고 짜증을 내는 일은 매우 흔하므로 감별하기가 쉽지 않아서 이 연령대의 적대적 반항장애 진단의 신뢰도와 타당도는 높지 않다. 일반적으로 6~8세가 지나야 적대적 반항장애의 진단이 확실해진다. 외상이나 사랑하는 사람을 잃는 등의 스트레스가 있을 경우 일시적으로 심한 떼부림이 있을 수 있으며 증세의 지속 기간이 6개월 이내라면 적응장애 진단이 더 적절하다.

품행장애

품행장애와 적대적 반항장애 모두 품행의 문제로 인해 어른이나 다른 권위 있는 인물들과 지속적인 마찰이 있다. 품행장애에 비해 적대적 반항장애의 행동문제는 일반적으로 덜 심각하며 동물이나 사람에 대해 공격적인 행동을 하지 않고, 기물 파손, 도둑질, 기만성이 나타나지는 않는다. 적대적 반항장애는 화를 잘 내고 과민한 감정조절의 어려움이 있지만 품행장애의 진단기준에는 기분에 대한 항목이 없다.

주의력결핍과잉행동장애

주의력결핍과잉행동장애도 다른 사람의 지시에 따르지 못하는 경우가 많은데 적대적 반항장애가 고의적으로 지시에 따르지 않는 것과 달리 주의력결핍과잉행동장애는 산만함, 충동성, 과잉행동과 같은 주의력결핍과잉행동장애의 증상 때문에 지시에 따르지 못한다.

우울장애와 양극성 장애

품행장애가 동반된 경우 적대적 반항장애만 있는 경우에 비해 기분장애와 사회적인 장애가 동반될 가능성이 더 많다. 소아 청소년에서 불안이나 우울이 있을 경우 감당하기 힘든 상황이 되면 자신의 불안을 조절하기 위해 적대적이고 반항적인 행동을 하는 경우가 있다. 그러므로 소아 청소년이 적대적이고 반항적인 행동을 하는 경우, 불안이나 우울과 같은 내재화 장애가 있는지 살펴볼 필요가 있다. 과민하고 화를 잘 내는 증세가 있는 우울장애와 양극성 장애는 적대적 반항장애와 감별을 요한다. 우울장애와 양극성장애의 경과 중에만 적대적 반항장애의 증세가 나타난다면 적대적 반항장애 진단을 배제한다.

기분조절부전장애

만성적으로 기분이 나쁘고 화를 잘 낸다는 공통점이 있다. 그러나 성질을 내는 빈도와 강도, 정도에 있어 기분조절부전장애가 적대적 반항장애보다 더 심하다. 기분조절부전장애 진단기준에 해당이 되면 적대적 반항장애 진단을 내리지 않는다.

간헐적폭발장애

간헐적폭발장애 역시 심한 분노 증세가 있다. 그러나 적대적 반항장애와 달리 다른 사람에 대해 심한 공격성이 나타난다.

지적 장애

지적 장애가 있는 경우 반항적으로 지시에 따르지 못할 수 있는데 지적인 능력에 비해 반항의 빈도, 강도, 정도가 더 심할 때 적대적 반항장애 진단을 내린다.

언어장애

언어장애가 있는 경우 지시에 따르지 못하는 경우가 있다. 적대적 반항장애는 고의적으로 지시를 따르지 않지만 언어장애의 경우 언어능력의 제한에 의해 지시에 따르지 못한다.

사회공포증

사회공포증 환자는 다른 사람의 부정적인 평가에 대한 두려움 때문에 규칙이나 어른의 지시를 따르지 못한다.

자폐스펙트럼장애

자폐스펙트럼장애는 지시에 따르지 않으며 심하게 저항하고 반항할 수 있어 적대적 반항장애와 감별을 요하는 경우가 있다. 자폐스펙트럼장애는 언어적, 비언어적 소통 방식이나 상호작용에 이상이 있고 행동이나 관심사에 제한과 집착, 반복되는 행동 등의 자폐스텍트럼장애 특유의 증상이 있어 적대적 반항장애와 감별할 수 있다.

동반이환장애

적대적 반항장애는 다른 정신과 진단에 비해 다른 정신과적 진단을 동반하는 경우가 많다. 또한 다른 정신과 질환에 비해 가족 기능에 더 이상이 심하고 사회적인 기능에도 장애가 있는 경우가 많다. 일반 인구를 대상으로 한 연구에서 적대적 반항장애 환자의 14%는 주의력결핍 과잉행동장애를, 14%는 불안장애를, 9%는 우울장애를 동반한다. 학습이상과 언어장애가 동반되는 경우도 흔하다. 임상에서 관찰되는 환자의 경우 다른 질환을 동반할 가능성은 더 높다. 임상에서 평가를 받는 적대적 반항장애 환자의 60~80%는 주의력결핍과잉행동장애를 동반하고 학령기 아동의 경우 50%에서 주의력결핍과잉행동장애를 동반한다. 진료실을 방문한 소아, 청소년 적대적 반항장애 환자의 15~20%는 우울장애, 양극성장애, 불안장애 혹은 언어장애를 동반한다.

적대적 반항장애가 주의력결핍과잉행동장애와 동반된 경우, 적대적 반항장애만 있는 경우에 비해 예후가 나쁘고 임상적으로 더 많은 문제가 관찰이 된다. 더 공격적이고 문제의 범위가 더 넓고 지속적이다. 또래로부터 거부당하고 학업에서 자기 능력 이하의 성적을 내는 경우가 많다. 주의력결핍과잉행동장애가 동반된 경우 품행장애가 더 조기에 나타날 수 있다. 적대적 반항장애가 있거나 주의력결핍과잉행동장애와 적대적 반항장애가 함께 있는 청소년의 경우 물질남용과 흡연 여부에 대해 특히 주의 깊게 조사해야 한다.

언어장애와 학습장애는 적대적 반항장애의 전구 증상이 되거나 동반되는 위험이 높으므로 유의해야 한다.

원 인

유 전

적대적 반항장애는 형제, 자매에 발병률이 높으며 친척들에게 더 많이 발생하므로 유전적인 요인이 작용하는 것으로 여겨진다. 유전연구 결과들은 혼합된 양상을 보여주는데 쌍생아 연구는 적대적 반항장애, 품행장애 그리고 주의력결핍과잉행동장애의 동반에 유전적인 취약성이 있음을 제시한다. 42개의 후보 유전자를 대상으로 한 연구 결과는 주의력결핍과잉행동장애가 적대적 반항장애와 연관이 있음을 제안한다. 다른 유전 연구 결과들은 적대적 반항장애가 안드로겐 수용체 유전자, 도파민 D2 수용체 유전자 DRD2, 도파민 베타 수산화효소 유전자 DBH, 그리고 도파민 전달체 유전자 DAT1와 연관이 있었다. 그러나 이들 연구 가운데 일부는 뚜렛장애도 포함이 되어 있어서 동반하는 정신병리에 따라 적대적반항 행동이 나타나는 것을 시사한다.

쌍생아를 대상으로 한 유전연구 결과는 적대적 반항장애가 유전적인 소인이 있지만 환경과의 상호작용을 거쳐 질환으로 발전하는 것으로 설명한다. 많은 연구들은 적대적 반항장애 자체보다는 공격적인 행동에 대해 이루어졌으므로 심한 품행장애나 주의력결핍과잉행동장애와 같은 다른 상태가 포함이 되었을 수 있어 연구 결과에 대한 조심스러운 해석이 필요하다.

기 질

아동의 어려운 행동들을 설명할 때 흔히 기질이라는 말을 사용하지만 기질과 행동 문제의 관계는 단순하지 않다. 대부분의 종적 연구들은 적대적 반항장애 발병에는 기질뿐 아니라 환경적인 요인이 상당히 관여한다는 것을 보여준다. 학령전기 이전에 까다로운 기질을 보였던 아동이 성장해서 적대적 반항장애, 품행장애, 비행, 공격성, 반사회적성격장애 등의 정신병리를 보일 위험성이 높다. 그러나 까다로운 기질만으로 적대적 반항장애나 품행장애가 발병하는 것은 아니고 까다로운 기질을 가진 아동이 높은 범죄율을 나타내는 지역사회에서 성장하거나 부모의 정신병리, 비기능적 가족, 부모의 갈등, 빈곤 등에 노출이 되었을 때 파괴적 행동의 가능성이 높아진다.

새로운 것이나 자극적인 것을 추구하는 기질은 적대적 반항장애와 연관이 있다. 이런 아동은 활동적이며 적극적으로 새로운 자극을 추구하며 충동적이고 불안이나 두려움이 없다. 자극을 추구하고 두려움이 없기 때문에 경험을 통해 배우는 것이 어렵고 자신의 행동을 억제하기 어려울 수 있다. 이런 아동들은 통제하기 어렵고, 반항적이고 적대적이기 쉽다. 3세에 통제가 어려웠던 아동은 18세에 충동적이고 위험을 추구하고 공격적이며 더 심한 공격성에 대한 위험이 높고 반사회적 행동, 비행 문제, 범죄에 연루되는 경우가 많았다. 새로운 것을 추구하는 기질은 유전적인 영향이 있다. 일반 인구를 대상으로 한 분자유전학적 연구 결과는 도파민 D2와 D4 수용체 다형성이 새로운 것을 추구하는 기질과 연관되어 있는 것을 보여준다.

정서적 반응성이 크다거나 좌절을 견디는 능력이 부족한 것 같이, 정서적으로 자신을 조절하는 능력이 부족한 기질적 특성은 적대적 반항장애를 예견한다.

생리적 특성

낮은 심박동수 및 피부 전도율, 저하된 기저코티졸반응성, 전전두엽 및 편도의 이상 등이 적대적 반항장애에서 관찰 보고된다. 그렇지만 대부분의 연구들은 적대적 반항장애와 품행장애를 구분하지 않아 이러한 소견들이 적대적 반항장애 특유의 특징인지 확인하기 위한 향후 연구가 필요하다.

주의력결핍과잉행동장애나 정상대조군과 비교하여 적대적 반항장애 아동은 황산데하이드로에피안드로스테론 농도가 더 높다. 부모가 평정한 아동행동체크리스트(Child Behavior Checklist, CBCL)상 주의력결핍과잉행동장애와 적대적 반항장애 아동 문제 사이에 유의한 차이가 없었지만 혈중 황산데하이드로에피안드로스테론 농도는 적대적 반항장애 아동이 주의력결핍과잉행동장애 아동에 비해 더 높았다. 이 연구의 연구자들은 적대적 반항장애 아동의 부신 안드로겐 기능이 높은 것은 조기의 스트레스나 유전적인 요인에 의해 시상하부-뇌하수체-부신축에서 부신피질자극호르몬과 베타 엔도르핀의 기능에 변화가 생긴 것 때문으로 추측했다.

심리특성

적대적 반항장애와 품행장애의 원인을 설명하는 심리적 이론들 가운데 강압 이론이 있다. 강압 이론은 가족 내에서 아동의 반항적 행동과 품행 문제를 강화하는 방식으로 부모와 아동 사이에 상호작용이 있고 그를 통해 아동의 행동장애가 나타난다고 설명한다. 이 이론은 맥락적인 요인들, 부모의 요인과 아이의 요인을 통합해서 아동의 행동문제를 이해하는데 이 이론에 대한 경험적 증거들이 풍부하다. 강압이론은 학습이론에 초점을 맞추는데 특히 반사회적 행동에 대한 부적 강화의 역할에 대해 주목하다. 어떤 행동을 함으로써 괴롭고 불안하고 불쾌한 상황이나 과제에서 벗어나게 된다면 그 행동은 부적으로 강화를 받게 된다. 강압이론에서는 부모와 아동 가운데 한 사람이 부정적인 행동을 함으로써 다른 사람의 부정적인 행동을 멈출 수 있다면 그 행동은 강화에 의해 지속되거나 더 많이 나타난다고 설명한다. 예를 들어 엄마가 숙제하라고 시켰는데 아동이 심하게 소리를 지르면 엄마는 아동의 소리 지르는 행동에 대해 야단을 치게 된다. 만약 여기서 끝나고 엄마가 다시 숙제를 하라고 시킨다면 아동은 야단만 맞고 하기 싫은 숙제도 해야 한다. 아동의 소리 지르는 행동은 부적인 강화를 받지 않아 다음에 숙제를 하라고 할 때 소리 지르는 행동을 하지 않는다. 그러나 아동이 소리를 질렀다고 엄마가 야단을 치고 야단맞은 아이가 더 반항을 해서 결국 숙제를 하지 않게 되었다면 아동은 이후에도 숙제가 하기 싫으면 소리를 지르고 반항을 할 것이다. 강압 이론은 아동이 가정내에서 반항적인 행동을 통해 문제를 해결할 수 있다는 것을 학습하게 되고 그것을 일반화해서 집 밖의 다른 권위적 인물에게도 같은 방식으로 행동을 해서 적대적 반항장애로 발전한다는 것이다.

사회 학습 이론은 아동이 자신을 돌봐주는 사람이나 자신의 생에 중요한 인물의 행동을 모방해서 배운다고 설명한다. 부모가 사회적인 문제를 해결하기 위해 공격적이고, 화를 내고, 적대적 반항적인 행동을 보이면 아동은 적대적인 행동이 다른 사람과의 상호작용에서 받아들일 만한 행동이라 여기게 된다.

유아기에 자신을 돌봐주는 사람과 형성한 애착의 질과 패턴이 개인의 성격 발달 및 정신병리에 영향을 미친다. 비록 적대적 반항장애와 애착과의 연관성에 대해 확실히 밝혀진 바는 없지만 불안정 애착, 특히 불안-회피 애착에서 보이는 행동들은 파괴적 행동장애의 임상 특성과 유사한 면들이 있다. 불안-회피 애착에서 나타나는 반항적인 행동은 반응이 없는 부모의 관심을 끌기 위해 나타난다. 안정적인 애착은 적대적 반항장애에 대한 예방적 역할을 한다.

사회적 환경

가족 응집력이 약하고 가족 내 갈등이 많고 비일관적인 훈육, 아동의 소재에 대해 부모가 모니터를 잘하지 못하는 경우, 가족 스트레스, 빈곤과 같은 가족 문제들이 적대적 반항장애의 위험을 높인다. 빈곤은 직접적으로 적대적 반항장애를 야기하는 것은 아니지만 빈곤과 연관된 가족의 스트레스와 상호작용이 적대적 반항장애의 가능성을 높인다. 부모가 빈곤하면 생활에 바쁘고 스트레스가 많아져서 아동에게 투자할 시간, 인내심, 에너지가 줄어들어 아동에 대한 주의깊은 관여가 어렵게 된다. 부모가 우울증과 같은 정신병리가 있는 경우에도 아동에게 신경 쓸 여력이 없어 아동의 발달에 관여를 덜 하게 되고 적대적 반항장애 위험이 높아질 수 있다. 부모가 우울증이 있으면 부모는 과민하고 적대적으로 반응을 하게 되고 이것이 부모와 아동의 상호작용 질에 부정적인 영향을 미친다.

적대적 반항장애 아동 및 청소년의 부모들은 가혹하고 비일관적이며 방임형의 양육태도를 보이는 경우가 흔하다. 부모는 훈육에 자신감과 단호함이 부족하고 아동의 문제를 다루는 방법을 잘 모른다. 적대적 반항장애의 원인을 설명하는 많은 이론들은 이런 부모의 양육태도가 발병에 중요한 역할을 하는 것으로 본다.

치 료

치료 초기에 중요한 것은 환자와 가족 모두에게 신뢰를 얻고 치료적 동맹을 맺는 것이다. 많은 경우 환자는 자신의 의지와 무관하게 가족이나 선생님 등 다른 사람의 요구에 의해 진료실에 오게 된다. 아주 어린 환자의 경우는 자신의 잘못을 알지 못하지만 대부분의 환자는 자신의 행동에 문제가 있었음을 알고 있다. 그러나 그 행동의 원인을 다른 사람의 탓으로 돌리며 자신의 행동을 합리화한다. 환자는 자신이 부당한 취급을 당했다고 하고 화가 나 있는 경우가 많다. 치료자가 자신을 비난하거나 다른 사람의 편에 있다고 느끼면 환자는 방어적인 자세를 취하며 필요한 정보를 공개하지 않으며 치료에 협조하지 않는다. 치료자를 또 다른 권위적인 인물로 보고 적극적으로 반항을 하거나 치료자와 논쟁을 벌이려 하기 쉽다. 그러므로 치료자는 처음부터 중립적인 입장을 취해야 하며 환자가 느끼는 감정에 공감을 하고 환자의 어려움을 줄이기 위해 도움을 줘 환자의 신뢰를 얻어야 한다. 환자는 자신의 행동에 대해 부모나 환경 탓을 하는 경향이 많은데 이런 점들에 대해 잘잘못을 따지기 보다는 환자의 입장에서 환자가 느끼는 화나 부정적인 감정에 공감하며 접근한다.

환자의 신뢰를 얻고 환자와 치료적 동맹을 맺는 것이 중요한 것 만큼 부모 혹은 보호자와 치료적 동맹을 맺는 것도 중요하다. 부모 역시 자신의 양육 방식에 대해 비난을 받는다고 느끼거나 치료자가 환자의 편에 있다고 느끼면 치료에 대해 저항적인 태도를 취하기 쉽다. 부모의 양육방식에 대해 접근을 할 때는 비판적인 태도가 아니라 사실 그대로 받아들이는 자세를 취해야 하며 환자와 같이 살며 느끼는 좌절 및 분노감에 대해 충분히 공감해서 치료적 동맹을 맺어야 한다.

치료 동맹을 맺으면서 동시에 환자의 증세와 다양한 상황에서의 기능에 대한 정보를 수집한다. 아주 심한 증세를 가진 환자를 제외하면 진료실에서 처음부터 치료자에게 증세를 나타내는 환자는 거의 없다. 일차적인 양육자와 상호작용에서 증세를 관찰할 수 있으므로 진료실에서 환자와 일차적인 양육자와의 대화와 상호작용 등을 관찰함으로써 정보를 얻을 수 있다.

환자와 부모 혹은 보호자는 자신의 입장에서 상황을 설명하는 경향이 강하므로 선생님이나 다른 가족 구성원 등 환자나 부모 외의 다른 정보원에게서 증세 및 상황에 대해 정보를 구하는 것이 좋다.

환자의 행동이 정상적인 범위의 반항인지 일시적인 반사회적 행동인지 품행장애나 적대적 반항장애의 증세인지 구별하는 것이 필요하다. 아동의 행동이 신체적 혹은 성적 학대나 방임의 경과로 나타난 증세인지 세심한 평가가 필요하다.

환자는 하나의 상황에서만 어려움이 있는 경우가 있는데 일반적으로 부모와 있을 때 증세가 잘 나타나고 학교나 다른 어른들과는 문제가 없다. 이런 경우 부모가 지나치고 비현실적인 요구를 해서 그 결과로 반항적인 행동이 나타나는 것은 아닌지 확인해야 한다.

치료자는 아동의 반항적이고 적대적인 행동에 대해 상세히 알아야 하는데 이런 행동에 앞서 일어났던 사건과 상호작용을 파악하고 행동의 결과를 확인해야 한다. 행동의 결과로 아동이 원하지 않는 상황을 피할 수 있게 되거나 원하는 것을 얻는 결과가 있다면 아동의 행동은 반복되거나 더 심해지게 된다. 아동의 잘못된 행동을 강화하는 요인들이 무엇인지를 파악해서 차단해야 한다.

적대적 반항장애의 치료에 있어 가장 기본이 되는 것은 고위험군 아동에 대한 일차 및 이차적 예방이다. 학교, 지역사회, 가정을 중심으로 한 예방적 개입이 가능한데 고위험 아동을 대상으로 조기에 예방적 개입을 하는 것이 중요하고 2년 이상 치료를 유지하는 것이 바람직하다. 집중적인 치료는 일주일에 수회 정도 개입이 이루어지는데 아동, 부모, 가족, 학교를 포함해서 아동이 속한 환경의 다양한 범위에서 개입을 한다. 고위험의 학령전기 아동이 있는 경우 규칙적이고 치료적인 가정 방문이 적대적 반항장애에 대해 예방효과가 있다. 정신 질환 진단 및 통계편람 5의 적대적 반항장애 진단 기준에 의하면 행동문제들이 6개월 이상 지속되어야 한다. 그러나 때로는 증세가 발생하고 6개월이 안 되는 시점에 진료실을 찾는 경우가 있다. 적대적 반항장애는 조기에 개입하는 것이 증세를 없애는 데 효과적이므로 6개월 이전에 진료를 받는 환자도 조기에 개입하는 것이 좋다.

학령전기와 학령기 적대적 반항장애 아동이나 적대적이고 반항적인 아동 문제를 안고 있는 가족에 대한 임상적 접근은 사회심리적 학습에 근거한 부모 훈련 모델이 효과적이다. 부모 훈련 프로그램의 종류는 많지만 기본적인 원리는 비슷한데 아동의 적대적 행동 문제는 집에서 이루어지는 부모와 아동 사이의 비적응적 상호작용 과정으로부터 학습되어 나타나는 결과물이라는 것이다. 비적응적 상호작용을 적응적이고 건강한 방식으로 바꾸게 되면 아동의 적대적이고 반항적인 행동이 교정이 된다고 본다. 부모 훈련 프로그램은 부모를 대상으로 이루어지며 부모는 집에서 행동 변화의 주체가 된다. 적대적 반항장애 아동의 부모는 아동의 적대적이고 반항적인 행동을 아동의 탓으로 여기는 경우가 많고 아동이 바뀌어야 부모의 행동이 바뀔 수 있다고 여긴다. 그러나 부모 훈련 프로그램은 부모의 행동을 바꿔서 아동의 행동이 바뀌도록 하는 것이다. 부모 훈련 프로그램에서 아동은 치료에 참여를 하는 경우도 있지만 아동 참여 없이 부모만을 대상으로 하는 경우도 있다. 부모 훈련 프로그램에서 부모는 아동의 행동 가운데 가장 변화가 필요한 행동을 목표로 잡고 변화가 필요한 아동의 문제들에 리스트를 작성한 후 그 행동들에 서열을 평가한다. 부모는 자신이 아동의 잘못된 행동을 교정하기 위해 사용했던 전략들도 리스트를 작성하고 각 전략들이 효과적으로 아동의 행동을 교정했는지를 점검한다. 부모의 전략이 단기간 및 장기간 환자의 올바른 행동 형성에 도움이 되었는지를 함께 점검한다. 부모는 잘못된 부모의 전략이 환자의 적대적이고 반항적인 행동을 강화할 수 있다는 것을 알고 자신의 행동이 아동의 잘못된 행동을 강화하지 않도록 배운다. 아동의 적대적이고 반항적인 행동이 시간과 상황, 돌보는 이들과 상관없이 일관된 결과와 대가를 치를 수 있도록 부모가 전략을 세워 실행하도록 돕는다. 아동의 친사회적 행동에 대해서는 칭찬과 강화물을 일관성 있게 준다. 부모 훈련 프로그램은 부모개인이나 부모집단으로 가능하다.

나이가 많은 소아나 청소년은 사회적 문제를 해결하는 사회적인 문제 해결력을 높이는 사회기술훈련이 유용한데 환자에게 직접 인지행동치료의 원리를 이용해서 사회적인 갈등을 해결하는 기술을 가르친다. 환자에게 비기능적인 사회적 상호작용을 바로잡고 충동반응을 지연하도록 하고 해결대안을 더 많이 생각하도록 하고 결과를 예측하게 한다. 또한 자신이 한 행동의 결과들에 대해 스스로 평가하는 능력을 키운다.

부모를 대상으로 하는 부모 훈련 프로그램과 환자를 대상으로 하는 사회기술 훈련 두 가지를 함께 할 경우 상승 효과가 있다. 조기의 치료 개입 또한 더 나은 효과를 나타낸다.

적대적 반항장애의 증세 자체에 대해서는 약물치료의 효과가 입증되지 않았다. 그러나 주의력결핍과잉행동장애 같이 동반된 질환의 증세가 완화되면 적대적 반항장애의 증세도 같이 좋아진다는 보고들이 있다. 정신자극제와 클로니딘은 부주의, 충동성, 과잉행동과 같은 주의력결핍과잉행동장애의 증세에 효과가 있는데 이들 증세가 좋아지는 것과 비례해서 적대적 반항장애의 증세도 호전이 된다. 아토목세틴과 부스피론 역시 주의력결핍과잉행동이 동반된 적대적 반항장애의 증세 완화에 효과가 있다. 심한 공격성을 나타내는 적대적 반항장애의 경우 신경이완제와 기분안정제로 조절이 되지만 적대적 반항장애만이 있는 집단을 대상으로 체계적으로 약효가 검증되지는 않았다.

경과 및 예후

처음 증상은 대부분 학령 전기에 나타나고 청소년기 이후에 시작되는 경우는 드물다. 전형적으로 6세 전후에 발병하고 이후 상당 기간 지속이 된다. 발병한 나이, 증세의 심한 정도, 동반 정신질환의 존재 여부에 따라 경과와 예후는 달라진다. 이전에 기능이 좋았고 현재도 많은 부분에서 기능상 어려움이 없고 반항적인 행동이 국소적으로 나타난다면 예후가 좋다. 또래 관계에서의 갈등이나 최근의 스트레스 결과로 나타나는 행동문제도 예후가 좋다. 조기에 발병하거나 발병 시 증세가 심한 경우 품행장애로 이행될 위험성이 높고 예후가 나쁘다. 역기능적인 가족구조를 가진 경우 품행장애로 이행할 위험이 좀 더 높다. 조기에 발병한 주의력결핍과잉행동장애와 적대적 반항장애가 공존하는 경우 품행장애로 이행할 위험이 더 높아지고 더 심각한 양상을 보인다. 조기에 발병한 적대적 반항장애 아동은 학령기 후기나 초기 청소년기에 발병하는 경우에 비해 품행장애로 이행하는 위험이 세 배 높다. 적대적 반항장애 아동의 30% 정도는 품행장애로 이행된다.

적대적 반항장애는 시간이 지나도 안정적으로 진단이 유지되는 편이지만 3년이 지나면 2/3는 적대적 반항장애를 벗어나게 된다. 적대적 반항장애를 벗어나게 되는 예측인자는 아직 명확하지 않다. 적대적 반항장애가 품행장애의 위험인자인 것처럼 품행장애는 반사회성성격장애의 위험인자이다. 종적인 연구들에 의하면 적대적 반항장애 아동의 약 10% 정도는 성인기에 반사회성성격장애로 이행한다. 학령전기에 적대적 반항장애 진단을 받은 아동은 후기 소아기에 주의력결핍과잉행동장애, 불안장애, 기분장애를 포함한 정신과적 장애를 나타낼 가능성이 높다. 적대적 반항장애에 대한 종적인 연구들이 남성을 대상으로 한 것이 대부분이므로 여성도 조기 발병한 적대적 반항장애가 품행장애로 이행되는지는 명확하지 않다. 적대적 반항장애는 품행장애에 앞서 나타나는 경우가 많은데 특히 소아기 발병형 품행장애의 경우 그렇다. 그렇지만 적대적 반항장애 환자의 많은 수는 품행장애로 진행하지 않는다. 적대적 반항장애와 품행장애는 위험요인과 치료에 있어 공통적인 부분들을 많이 가지고 있으며 적대적 반항장애가 이후에 품행장애로 이행되는 경우가 있어 이들 두 장애에 대한 연관성에 대해 다양한 견해들이 있다. 적대적 반항장애와 품행장애가 서로 연속성을 가지는 장애라는 견해가 있는가 하면 개별적인 장애라고 보는 견해도 있고 적대적 반항장애가 품행장애의 가벼운 형태라고 보는 견해도 있다. 그러나 두 장애에 대한 많은 연구들은 두 장애를 구별하지 않고 전체 집단으로 묶어서 연구한 경우들이 많으므로 두 장애의 연관성에 대해서는 향후 더 많은 연구 결과들이 필요하다.

적대적 반항장애는 불안장애와 주요 우울장애의 위험요인이 되는데 품행장애가 없는 경우라 해도 이들 장애에 대한 위험도는 높아진다. 반항적, 논쟁적, 복수심이 강한 증세는 품행장애 발전의 위험이 높고 반면에 분노 이자극성 증세는 정서장애의 위험이 높다.

소아청소년 시기의 적대적 반항장애는 성인이 되었을 때 반사회적 행동, 충동조절 문제, 물질남용, 불안과 우울과 같은 문제를 보일 위험이 높다.

소아기에 적대적 반항장애 진단을 받은 환자를 성인기까지 추적한 연구 결과에 의하면 동반한 주의력결핍과잉행동장애, 품행장애, 불안과 우울을 통제하더라도 성인기의 기능이 떨어지는 것으로 확인이 되었다. 또래와의 관계, 아버지와의 관계가 안 좋고 직장을 위한 추천인이 없는 경우가 많았으며 이성과의 로맨틱한 관계가 좋지 못했다. 소아기에 부모가 평정한 적대적 반항장애 증세는 성인이 되었을 때 좋지 않은 기능을 예견했다.

품행장애(conduct disorder)

개념(역사)

품행장애는 다른 사람의 권리나 중요한 사회 규칙, 규율이나 규범을 침해하는 양상을 보인다. 엄연히 청소년 범죄의 법적인 정의와 혼동이 되어서는 안 된다.

품행 장애의 하위 유형 구분에 대해서는 여러 가지 제안이 있었다. Achenbach 등은 공격적/비공격적 하위 유형으로 분류하였고, Rutter 등은 '사회화된/사회화되지 않은'의 두 가지 형태로 분류하였다. DSM-III-R에서는 집단형, 단독공격형, 미분화형 3가지 아형을 제시하였고, DSM-IV와 DSM-5에서는 발병 나이를 기준으로 아동기 발병형과 청소년기 발병형으로 구분하고 있다.

역 학

품행 장애의 경우 소아청소년에서 1~16% 정도의 유병률을 가진다고 보고되었으며, 대부분의 연구에서는 대략 5% 정도의 유병률을 추정하고 있다. 대표적인 연구인 National Comorbidity Survey Replication에서는 품행장애의 평생 유병률이 9.5%, 남자의 경우 12%, 여자의 경우 7.1%라고 보고하였다(Nock et al., 2006). 남자가 여자에 비해 3~4배 정도 흔하게 발병한다(Loeber et al., 2000).

품행 장애의 발병은 사회경제적인 요인과 밀접한 관련이 있는데, 낮은 사회경제적인 계층인 경우, 범죄율이 높은 동네에서 자라거나 사회적인 와해가 있는 경우 발병 위험성이 높아진다(Burke, 2002).

임상양상

품행 장애는 서서히 증상이 발생하다가 다른 사람의 권리를 침해하는 정도로 진행한다. 타인의 기본 권리를 침해하고 주요 사회규칙을 위반하는 행동을 반복적으로 보인다. 품행장애의 증상은 크게 4개의 유형으로 나뉘어지는데, 사람과 동물에 대한 공격성, 재산의 파괴, 속이기 또는 훔치기 그리고 심각한 규칙의 위반 등이다. 다른 사람에게 적대적인 행동을 보이며, 학교 결석, 성적 저하, 흡연, 음주, 약물 남용이 흔히 동반되며 거짓말, 가출 및 도둑질을 보이기도 한다.

아동기 발병형은 예후가 나쁘고 증상이 심한 경향이 있다 (Loeber, 1998). 남자에서 더 많이 발생하고 신체적인 공격 행동을 보이는 경우가 많으며, 이전에 적대적 반항 장애(oppositional defiant dioorder, ODD)나 주의력결핍 과잉행동장애(attention-deficit hyperactivity disorder, ADHD)가 동반된 경우가 많다.

품행 장애의 행동 양상은 나이에 따라 다른 특성을 보이는데, 예를 들면, 싸우는 행위의 빈도는 청소년기로 접어들면서 감소하지만, 심한 신체적인 폭행은 증가하는 경향을 보인다.

진 단

평 가

진단은 주로 면담을 통한 평가를 바탕으로 이루어진다. 환자가 반사회적인 경향을 가진 경우 의사에 대해 적대적이고 의심이 많아 치료적 동맹 형성이 어려워 주의가 필요하다. 인터뷰가 이루어지는 과정을 부모와 아동에게 명확히 말해주며 양쪽 모두의 이야기를 들어야 한다. 사실 관계만을 주로 다루며 환자를 판단하거나 탓하는 것을 피해야 한다. 안전 문제 또한 중요한데, 환자가 신체적인 위협을 가하는 경우 빠르게 대처를 해야 하며, 안전이 확보가 되지 않을 경우 면담을 종결해야 한다.

면담하는 동안 확인해야 할 사항으로는 문제 행동의 발병 시기와 빈도, 심각도 등으로 이는 품행장애의 전체적인 심각도나 하위 유형을 결정하는 데 중요한 정보이다. 또한, 품행장애 발병 위험요소의 여부도 확인할 필요가 있는데, 예를 들면 신체적인 혹인 성적인 학대의 여부, 가정 폭력의 여부, 가정에서 범죄 사건과의 연관 여부, 긍정적인 또래 관계, 혹은 특정 조직에의 가입 등이 있다. 만약에 학교로부터 학업적인 어려움이나 집 밖의 행동에 대한 정보를 얻을 수 있다면 도움이 되며, 그 외에 벌금이나 전과력, 물질 남용 여부나 위험 획득 행동(risk-taking behavior) 여부에 대한 평가도 필요하다.

진단기준(diagnostic criteria)(표 21-2)

감별진단과 동반이환장애

감별진단

품행 장애와 감별 진단해야 할 질환은 다음과 같다.

적응 장애(adjustment disorder with disturbance of conduct)

유의미한 스트레스에 후에 나쁜 품행을 보이는 경우에 품

표 21-2. 품행장애의 DSM-5 진단기준

A. 타인의 기본 권리를 침해하거나 나이에 적절한 주요한 사회 규범이나 규칙을 어기는 행동을 반복적이고 지속적으로 보인다. 이는 지난 12개월 동안 다음의 특정 범주에 상관없이 15개의 기준 중 적어도 세 가지 이상을 충족하고, 지난 6개월 동안에 적어도 한 가지 이상의 기준을 충족하여야 한다.

사람과 동물에 대한 공격성

1. 자주 타인을 괴롭히고, 협박하거나 겁을 준다.
2. 자주 신체적 싸움을 시작한다.
3. 타인에게 심각한 신체적 상해를 입히기 위해서 무기(방망이, 벽돌, 깨진 병, 칼, 총)를 사용하곤 한다.
4. 사람에게 신체적으로 잔인한 행동을 한다.
5. 동물에게 신체적으로 잔인한 행동을 한다.
6. 피해자를 대면한 상태에서 물건을 훔친다(강도, 지갑날치기, 강탈, 무장 강도).
7. 타인에게 성적인 행동을 강요한다.

재산의 파괴

8. 심각한 손해를 끼칠 의도를 가지고 고의로 방화에 관여한다.
9. 타인의 재산을 고의로 파괴한다(불을 지르는 방법에 의하지 않고).

속이기 또는 훔치기

10. 타인의 집, 건물 그리고 차에 무단침입한다.
11. 자주 재화나 호의를 얻기 위해서 또는 의무를 피하기 위해서 거짓말을 한다(타인에게 사기를 친다).
12. 피해자를 대면하지 않고 중요한 가치를 가진 물건을 훔친다(무단 침입을 하지 않은 들치기, 위조).

심각한 규칙의 위반

13. 13세 이전부터 부모의 금지에도 불구하고 자주 외박을 한다.
14. 보호자와 같이 살고 있는 동안에 적어도 2회 이상 가출을 하거나 1회 이상 긴 기간 동안 가출을 한다.
15. 13세 이전부터 자주 무단결석을 한다.

B. 이러한 행동장애는 사회적, 학업적, 직업적 기능에 임상적으로 중대한 장애를 초래한다.
C. 18세 이상인 경우에 진단 기준이 반사회적 성격장애의 기준에 맞지 않는다.

다음 중 하나를 명시할 것

- 아동기 발병형: 10세 이전에 적어도 한 가지 증상을 보이는 경우
- 청소년기 발병형: 10세 이전에 증상이 보이지 않는 경우
- 특정되지 않은 발병형: 품행장애의 진단기준에 맞으나 첫 증상이 나타난 시기가 10세 전후인지 충분한 정보가 없는 경우

다음의 경우 명시할 것

- 제한된 친사회적 정서: 이를 특정하기 위해서는 개인은 지난 12개월 동안 다양한 대인 관계와 장소에서 다음의 특징을 적어도 두 가지 이상 보여야 한다. 이러한 특징은 이 기간 동안 개인의 전형적인 대인관계와 정서를 반영하며, 특정 상황에서 일시적으로 나타나는 것이 아니다. 따라서 이를 평가하기 위해서는 다양한 정보원이 필요하다. 개인의 자기 보고에 더하여 긴 기간 동안에 개인을 잘 알고 있는 타인(부모, 교사, 직장 동료, 확대가족, 동료)의 정보를 고려하여야 한다.
  1. 후회나 죄책감의 부족: 어떤 잘못을 저질렀을 때 기분이 나쁘거나 죄책감을 느끼지 않는다(잘못이 발각되었을 때나 처벌이 되는 상황에서 보이는 후회는 제외한다). 개인은 그 자신의 행동의 부정적 결과에 대해서 전반적인 걱정이 부족하다. 예를 들면, 개인은 누군가를 다치게 한 이후에 후회를 보이지 않고, 규칙을 어겼을 때의 결과에 대해서 개의치 않는다.
  2. 정서결핍-공감의 부족: 타인의 감정을 무시하거나 관심을 기울이지 않는다. 개인은 냉담하거나 무신경한 것으로 묘사된다. 개인은 그의 행동이 타인에게 미칠 영향보다는 그 자신에게 미칠 영향에 대해서 더 걱정한다. 이는 타인에게 중대한 위해를 끼친 경우에도 나타난다.
  3. 일의 결과에 대한 미신경함: 학교, 직장 또는 기타 중요한 활동에서 불량하거나 문제되는 일의 수행에 대해서 관심이 없다. 결과가 명확하게 예상될 때에도 일을 잘 수행하기 위한 노력을 하지 않으며, 전형적으로 자신으로 인한 일의 불량한 결과에 대해 타인을 탓한다.
  4. 피상적이고 결핍된 정서: 진실하지 않거나 피상적인 방식의 표현을 제외하고 타인에게 느낌이나 정서를 표현하지 않으며(표현된 정서와 반대되는 행동을 한다, 감정의 표현이 재빠르게 나타나거나 없어진다) 또는 감정표현의 이득을 얻기 위해 사용되기도 한다(타인을 조정하거나 겁을 주기 위해서 감정을 나타낸다).

표 21-2. 품행장애의 DSM-5 진단 기준(계속)

현재의 심각도 명시
- 경도: 진단기준은 충족하나 증상의 수가 적으며, 품행문제가 타인에게 상대적으로 경미한 해만을 끼친다(예: 거짓말, 무단결석, 허락 없이 밤늦게 밖에 머물기, 이 밖에 규칙 어기기
- 중등도: 품행문제의 수와 타인에 대한 영향이 경도와 고도의 중간이다(예: 피해자를 대면하지 않고 물건 훔치기, 기물 파손).
- 고도: 진단 기준을 충족하는 것 이상으로 많은 품행문제가 존재하며, 이 품행문제는 타인에게 중대한 위해를 유발한다(예: 강요된 성행위, 신체적 잔인성, 무기 사용, 피해자를 대면한 상황에서 물건 훔치기, 무단침입).

행 장애와 비슷한 양상을 보일 수 있으며, 기존에 존재하는 반사회적인 행동이 스트레스에 의한 악화된 경우와 구분해야 한다.

주의력결핍 과잉행동장애

주의력결핍 과잉행동장애의 경우, 규칙이나 기대에 따르지 않은 극단적인 문제 행동을 보이는 경우가 있으나, 대개 연령에 적합한 사회적인 규범의 범위 안에 드는 행동을 보인다. 주의력결핍 과잉행동장애의 경우 품행장애와 동시에 진단이 가능하다.

기분 장애

기분 장애의 경우 품행 문제나 이자극성을 흔하게 보인다. 기분 삽화 동안에 행동 문제가 발생한 경우 감별해야 한다.

정신병적 장애(psychotic disorder)

신체적인 공격성이나 반사회적인 행동을 보이는 경우 품행 장애와 감별해야 한다.

반사회적 성격장애(antisocial personality disorder)

반사회적 성격장애의 경우 18세 이상에서만 진단이 가능하다.

공존질환

1) 적대적 반항 장애의 경우, 품행 장애와 동시에 진단이 가능하다.
2) 주의력결핍 과잉행동장애의 경우, 충동 문제가 품행 문제에 선행하고, 주의력결핍 과잉행동장애에서 품행 장애가 발생할 경우 증상이 더 심하고 조기에 반사회적인 행동이 나타난다.
3) 물질 사용 장애는 품행 장애와 강한 상관 관계를 가지고 있고, 대개 품행 장애가 물질 사용 장애의 발병 전에 나타나거나 두 가지가 동시에 발병한다.
4) 불안 장애도 품행 장애와 흔히 동반된다.
5) 우울 증상과 반사회적 행동은 청소년에서 함께 발생하기도 하며, National Comorbidity Survey Replication에 따르며 품행 장애가 기분 장애에 선행한다. 두 가지 질환이 공존할 경우, 우울증상이 관해되면 반사회적 행동 또한 함께 감소한다.
6) 양극성 장애의 경우 파탄적 행동 장애가 흔하지만 품행 장애와의 관계에 대한 정보는 거의 없다.

품행 장애 아동기 발병형일 경우, 주의력결핍 과잉행동장애가 흔히 동반되며 여자의 경우, 주의력결핍 과잉행동장애나 불안 장애, 기분 장애, 물질 사용 장애가 동반될 위험이 높다.

원 인

생물학적 요인

소아청소년의 공격성이나 반사회적인 행동은 중등도의 유전력을 가진 것으로 보고되었다(Eley et al., 1999; Tayolor et al., 2000). 6,000명 이상의 일란성과 이란성 쌍둥이를 대상으로 한 연구에서 유전적인 요인과 환경적인 요인이 여자와 남자에서 같은 정도로 작용한다는 결과를 보였다. 유전적인 요인과 환경적인 요인은 아동기 발병형 품행 장애에서 남자와 여자에서 다르게 작용하지만 이러한 효과는 성인기에 접어들면 사라진다. 이처럼 품행장애의 발병은 X 염색체와 연관이 있을 것으로 생각이 된다. 대표적인 유전자로는 Monoamine oxidase A(MAO-A) 유전자가 있으며, 학대당한 남자아이가 낮은 MAO-A 활성도를 보이는 유전자를 가진 경우 품행 장애의 발병 확률이 2배가 증가한다(Caspi et al., 2002). 그러나 학대당한 적이 없는 남자 아이가 낮은 MAO-A 활성도를 보이는 유전자를 가진 경우에는 반사회적인 행동을 보일 위험이 크지 않다.

품행 장애 아동에서 뇌척수액 내 낮은 5-hydroxyindoleacetic acid 농도와 혈액 내에서 높은 serotonin level 등이 보고되었다. 테스토스테론 농도가 높을 경우 공격적인 행동이 더

이른 나이에 나타난다(Pliszka, 1999). 안정기 심장박동수가 낮을 경우에는 청소년기 반사회적인 행동이나(Mezzacappa et al., 1996), 성인기 범죄 행동의 위험이 감소한다(Ortiz and Raine, 2004). 이른 시기에 납, 아편, methadone과 같은 독성 물질에 노출될 경우 또한 품행 장애의 위험 요인으로 작용하며(De Cubas Field, 1993), 임신 기간 동안 어머니가 흡연을 한 경우 품행 장애의 발병 위험이 높아지며 더 이른 나이에 발병한다(Wakschlag et al., 2002).

신경심리적인 요인

신경심리적인 요인 중에서는 낮은 학업 성취도가 관련이 있다고 일관되게 보고되었다. 지능이 낮은 경우에도 반사회적 행동을 보일 가능성이 높으며, 한 meta-analysis에 따르면 품행 장애와 낮은 지능 사이의 관계는 동반된 ADHD에 의해서 설명이 가능하다고 보고하였다(Hogan, 1999).

언어 기능의 결함이 있는 경우도 반사회적 행동과 연관성이 있다고 알려져 있다(Moffitt et al., 1993). 이 경우에는 주의력 문제의 유무에 대한 평가가 필요하다(Lahey et al., 1995). 주의력결핍 과잉행동장애에서 보이는 인지 기능의 결함으로 반응 억제나 계획하기, 추상적 추론 능력의 장애 등이 있는데, 이러한 인지기능 장애가 존재할 경우 반사회적인 행동이 지속되거나 품행 장애가 조기에 발병할 수 있다. 사회인지(social cognition) 능력이나 갈등을 다루는 능력이 부족한 경우에도 품행 장애의 위험성이 증가하는데, 중요한 사회적인 단서를 놓치게 되면 타인의 의도를 오해할 소지가 높아지며 사회적인 관계에서 충동적인 반응을 보일 확률이 높아진다.

사회적인 요인

부모의 강압적인 양육 방식, 신체적 혹은 성적 학대, 방관 등의 과거력 등이 품행 장애의 위험성을 증가시킨다(McFayden-Ketchum et al., 1996). 그 외에도 가난, 부모님의 불화, 부모님의 알코올 혹은 물질 남용, 부모의 범죄 연관, 부모의 정신 질환 또한 품행 장애의 발병과 연관된다. 가족이나 이웃의 혹은 대중 매체를 통한 신체적인 폭력에의 노출은 향후 공격성의 증가에 기여하는 것으로 알려져 있다. 또래 그룹 내에서 비행 청소년이 있을 경우에 이전에 행동 문제가 없던 청소년에게도 영향을 줘서 비행 행동의 발병으로 이어질 수 있다(Patterson et al., 1992).

치 료

약물치료

현재로서 품행 장애 진단만 특이적으로 치료할 수 있는 약물은 없다. 약물 치료는 반사회적인 행동이 감소할 것이라고 여겨지는 다른 공존질환을 치료하는 것을 목표로 한다.

정신자극제의 경우, ADHD에서 충동적인, 공격적인, 반사회적인 행동을 감소시키는 데 효과가 있다. 품행 장애에서 신체적인 공격성을 감소시키는 데 효과가 있다고 입증된 약물로는 리튬, 향정신병약물, 항경련제, 클로니딘, 프로프라놀롤 등이 있는데, 이는 uncontrolled trial에서만 입증이 되었다(Steiner et al., 2003; Schur et al., 2003).

정신사회치료

품행 장애에서는 행동 치료, 기술 훈련, 가족기반 치료나 이들의 조합이 가장 강력한 치료 효과를 가진다고 알려져 있다(Woolfenden et al., 2002).

정신사회치료에서 가장 효과적이라고 알려진 치료로는 부모훈련 프로그램과 문제해결 기술훈련이 있다. 부모훈련 프로그램의 경우 12~25주 정도 시작이 되며, 일반적으로 적대적 반항 장애보다는 긴 기간을 요한다. 학령기 아동이나 경도의 증상을 보이는 경우에 더 효과적이다. 문제해결 기술훈련의 경우 적대적 반항 장애와 비슷하게 시행이 되며, 공존 질환이 있거나 지적 장애가 동반되었거나 심각한 가족의 불화가 존재할 경우 치료 효과가 떨어진다.

이외에도 기능적 가족 치료(functional family therapy)와 다체계적 치료(multisystemic therapy)도 부가적인 치료 방법으로서 품행 장애에 효과가 있다는 증거가 있다. 기능적 가족 치료는 아이의 행동에 기여하는 문제적 상호 관계와 가족 구성원 사이의 의사소통 방식 향상에 집중을 한다. 심한 비행의 경우에도 명백하고 지속적인 행동의 호전을 가져온다는 것이 입증되었다. 다체계적 치료의 경우 가족을 통해 청소년의 또래와 관련된 체계를 바꾸는 방법을 찾는 치료로, 가정에서 집중적으로 이루어지며 3개월 정도 시행되며, 비용-효과면에서 우월하다.

경과와 예후

품행 장애는 시간이 지나도 45~90% 정도는 진단이 유지되며 3~4년 후에도 진단이 만족되는 경우가 흔하다.

품행 장애는 학령전기에 나타날 수 있지만 16세 이후에는 거의 발병하지 않는다. 대부분 유의미한 증상은 학령기나 중기 청소년기에 시작이 되며, 아동기 발병형 유형인 경우 적대적 반항 장애가 선행되는 경우가 많다.

품행 장애의 경과는 예측이 불가능하며, 대부분의 경우 성인이 되면 품행 장애의 증상이 호전되지만, 발병 연령이 어리거나 공격성이 동반되거나 증상이 심각한 경우에 만성적으로 발전할 가능성이 높고 성인기에 반사회적 성격 장애나 물질 사용 장애가 발생할 확률이 높아진다. 품행 장애의 40% 정도가 반사회적 성격장애 진단이 가능하며 나머지도 대부분 대인 관계에서 유의미한 기능적 장애를 가진다.

간헐적폭발장애 (intermittent explosive disorder)

개념(역사)

간헐적폭발장애는 공격적인 충동의 조절이 되지 않아 심각한 폭력이나 재산의 파괴를 야기하는 것으로 1980년에 DSM-III에서 처음 기술되었다. DSM-IV에서도 동일한 진단명이 사용되었으나, 충동적인 행동을 보이는 기간이나 횟수에 대한 구체적인 기준이 없어서 실제 사용하는 데 있어 일부 어려움이 있었다. 최근 DSM-5에서 처음으로 분노발작의 횟수, 강도의 기준이 명시되었고, 의도적이지 않고 계획되지 않은 분노발작이라는 항목이 추가되면서 명확한 기준이 마련되었다. ICD에서는 기타 습관 및 충동 장애(other habit and impulse disorder)로 분류되어 있다.

역 학

국내에서의 유병률은 알려져 있지 않으나, 미국의 유병률은 2.7% 정도이며 주로 아동기 후기 또는 청소년기에 발병한다. 대부분 35~40세 이하에서 발생한다. 남자가 여자보다 더 어린 나이에 발병하며, 남자가 여자보다 1.4~2.3배 더 많다.

임상양상

대부분 시간이 지나면서 점차 분노 폭발이 가라앉으며, 후회나 자책을 하는 경우가 많다. 분노발작 사이의 기간에는 별다른 문제를 보이지 않는 경우가 많다. 전조나 전구증상 없이 갑작스럽게 분노를 표현하는 양상으로 나타나며, 수분에서 수시간 동안 지속되지만 대부분 30분 이내 가라앉는다. 분노 폭발은 친숙한 사람이나 주변의 사람으로부터 사소한 자극에 의해 발생하는 것이 가장 흔한 형태이다. 다른 사람들에게 신체적이나 심리적으로 심각한 손상을 주지 않는 범위 내에서의 잦은(예: 3개월 동안 평균 주 2회 이상) 분노발작, 비난, 언쟁을 하는 것에서부터 적은 빈도이지만(1년에 3번) 물건을 부수거나 심한 공격적인 양상을 보이기도 한다.

일반적으로는 사소한 자극에도 쉽게 화를 내고 공격적인 충동이 조절되지 않는 것으로 미리 계획된 것이 아니며, 돈이나 권력을 얻기 위함이 아니다.

진 단

이러한 양상들로 인해 대인관계의 손상이나 직업적인 기능에 심각한 손상을 초래하는 등 개인에게 심각한 괴로움을 초래하거나, 재정적 또는 법적인 일과 관련이 되는 경우 진단할 수 있으며, 6세 이상(또는 6세 이상의 발달 수준)에서 진단이 가능하다.

반복적인 공격 행동이 조현병을 비롯한 정신병적 장애, 주요우울장애, 양극성장애, 파탄적 기분조절장애, 반사회적성격장애, 경계선 성격장애, 주의력결핍과잉행동장애, 품행장애 등으로 설명되는 경우에는 진단하지 않으며, 기타 의학적 상태(두부외상, 알츠하이머병 등) 또는 물질의 생리적인 영향(약물남용, 복용중인 약물에 의한 경우)로 인한 것이 아니어야 한다. 단, 주의력결핍장애, 품행장애, 적대적 반항장애, 또는 자폐스펙트럼장애에 추가적으로 진단할 수 있는데 이 경우 반복적인 충동적, 공격적인 행동이 이들 질환에서 보이는 정도보다 과도한 경우에는 추가로 진단할 수 있다.

6~18세의 경우 적응장애의 일부로 나타나는 공격적인 행동에 대해서는 진단하지 않는다.

감별진단과 동반이환장애

다른 정신과 질환(기분장애, 성격장애)이나 물질사용(알코올) 등의 질환과 간헐적폭발장애가 흔히 동반되기 때문에 이들 질환과 감별하여야 한다. 충동조절곤란이 이들 질환의 한 증상으로 나타나는지 아니면 간헐적폭발장애와 다른 질환이 공존하는지에 대한 감별이 필요하다. 예를 들면 간헐적폭발장애와 양극성장애가 동시에 각각의 독립된 질환으로 존재하는 경우 조증 또는 우울증의 증상이 없는 기간에도 간헐적폭발장애의 진단 기준에 맞는 충동조절 곤란이 있다. 물질 사용 장애의 경우에도 물질의 중독상태나 금단 현상이 아닌 상태에서 간헐적폭발장애의 진단을 만족시키는 경우 동시에 진단된다.

감별진단

충동조절이 곤란한 질병들과의 감별이 필요하다.

파괴적 기분조절부전장애
(disruptive mood dysregulation disorder)

과민성(irritability), 분노 등의 부정적인 감정들이 분노폭발 삽화 사이에 거의 하루 종일 또는 거의 매일 지속된다. 10세 이전부터 반복적으로 충동적인 공격성이 보일 때 진단하며, 18세 이후에 이러한 양상이 처음으로 나타난 경우에는 진단할 수 없다.

외상후스트레스장애

간헐적폭발장애의 경우 어린 시절의 외상(trauma)과 관련이 있는 경우가 있으며 외상에 대해 과잉각성 상태가 지속되는 경우 이와 손상과 관련된 영역에서는 충동조절 곤란이 흔히 보일 수 있다.

반사회적성격장애, 경계선성격장애

이들 성격장애에서도 분노를 표현함에 있어서 반복적인 충동조절 곤란을 보이지만, 간헐적폭발장애가 동반되어 있지 않는 경우는 분노 폭발의 정도가 간헐적폭발장애보다 덜하다. 반사회적 성격장애의 경우 분노의 표현이 보상이나 복수 등과 관련이 있는 경우가 대부분이다. 간헐적폭발장애의 40~50%에서 이들 성격장애를 가지고 있는 반면, 이들 성격장애의 약 25%에서 간헐적폭발장애의 진단기준을 만족시킨다.

품행장애

공격성이 계획적인 경우가 대부분이며 공격성의 표현이 개인적인 이득과 관련이 있다.

적대적 반항장애

공격성을 보일 수 있으나 대상이 부모를 포함한 권위적인 사람에게 국한된다.

주의력결핍과잉행동장애

충동조절곤란 외에도 일상에서의 부주의나 과잉행동이 동반된다. 섬망, 주요 인지장애, 공격적인 양상의 성격변화를 유발하는 기타 의학적 질환, 물질 중독 및 물질금단 증상과도 감별이 필요하다.

동반이환장애

우울장애, 불안장애, 물질사용장애 등이 일반인구에서보다 3~4배 더 동반되며, 일반적으로 이들 질병보다 간헐적폭발장애가 더 어린 나이에 시작된다. 반사회적성격장애, 경계선성격장애가 흔히 동반되는데, 일반인구보다 반사회적성격장애는 10.5배, 경계선 성격장애는 8.0배 더 많다. 일생동안 약 40%에서 주의력결핍과잉행동장애, 품행장애, 적대적 반항장애 등이 동반된다. 간헐적폭발장애의 19.3%에서 품행장애가 동반되며, 21.6%에서 적대적 반항장애, 그리고 17.2%에서 ADHD가 동반된다. 그러나 간헐적폭발장애에서 보이는 공격성의 정도가 크다고 해서 이들 질환이 더 흔히 동반되지는 않는다.

원 인

환경적 요인

10대 또는 그 이전에 신체적 또는 정서적 외상이 있는 경우 발병 가능성이 높다.

유 전

일차가족에서 간헐적 폭발장애가 있는 경우 위험성이 높으며, 쌍생아 연구에서도 충동적인 공격성이 관련이 있는 것으로 보아 유전적인 요소도 발병에 영향을 주는 것 같다.

생리적 요인

또한, 세로토닌계의 이상도 관여한다고 알려져 있으나, 세로토닌계 이상은 충동조절 곤란이 있는 경우 공통적으로 보이는 소견이므로 앞으로 보다 더 많은 연구가 필요하다.

치 료

아직 장기적인 치료효과에 대한 연구는 부족하다. 약물치료와 정신치료를 함께 하는 것이 가장 효과적일 수 있다.

인지행동치료

인지행동치료가 중등도 이상의 효과가 있으며, 특히 인지재구축(cognitive restructuring), 이완(relaxation), 대처기술훈련(coping skills training) 등으로 구성된 multicomponent treatment가 효과적이다.

정신치료

간헐적폭발장애가 있는 경우 역전이가 생기기 쉽고, 환자의 분노 폭발 및 이에 대한 여러 가지 제한을 설정해야 하기 때문에 개인정신치료가 쉽지는 않다. 집단치료와 가족치료가 도움이 될 수 있다. 치료의 목표는 충동적인 분노 폭발(angry outburst)을 하기 전에 자신의 감정이나 생각을 인식하고 말로 표현하게 하는 것이다.

약물치료

리튬이 공격적인 행동을 줄인다고 보고되고 있으며, 항경련제(valproex, oxcarbazepine), fluoxetine 등이 공격성을 줄이는 데 효과가 있다. 그러나 이들 약물을 한 달간 사용 후 중단 또는 위약으로 바꾸었을 때 감소되었던 공격성이 원래 수준으로 되돌아왔다는 보고가 있으므로 장기적인 약물 사용이 도움이 될 수 있다. 항정신병약물(phenothiazine, serotonin dopamine antagonist), 삼환계항우울제도 일부에서는 효과가 있을 수 있으나 일부 약물은 경련의 역치를 낮출 수 있으므로 주의해야 한다. 그 외 자극제 stimulants, trazodone, buspirone, propranolol 등이 사용될 수 있다. 벤조디아제핀도 일부 도움을 주기도 하지만 부작용으로 탈억제가 생기는 경우 공격성을 보일 수 있으므로 주의해야 한다. 매우 심한 경우에는 neurosurgery를 고려할 수도 있다.

경과 및 예후

수년간 지속되며, 만성적인 경과를 보인다.

증 례

27세 남자 A는 군복무를 마치고 대기업에 올해 입사를 하였다. 대학을 다닐 때도 기업이나 국가에서 공모한 프로젝트에 참여하여 상금으로 학비를 스스로 해결하기도 했었다. 직장에서도 기획 능력이 뛰어나 인정을 많이 받고 있다. A는 일상적인 업무를 볼 때는 사람들에게 친절하고 자신의 의견도 잘 이야기 하지만 상사나 동료로부터 자신의 의견과 다른 의견을 들으면 참지 못하고 심하게 언쟁을 하며 상대를 비난하기도 하고, 자신의 머리카락을 손으로 쥐어 뜯으며 '악'하는 소리를 크게 지르기도 한다. 그래도 화가 풀리지 않으면 책상에 있는 물건들 바닥에 던지기도 한다. 심하게 흥분하다가도 약 15분이 지나면 차분해져서 스스로 상대에게 찾아가서 정중하게 사과를 하고 다시 차분하고 밝은 모습으로 사람들을 대한다. 주변 사람들이 처음에는 입사 후 적응하는 것이 힘들어 그런가보다고 생각을 하고 이해를 하려 했으나 입사 후 지속적으로 1주일에 2~3번 이상 사소한 일로 다른 사람들과 마찰이 있게 되면서 주변 사람들도 A를 점차 멀리하게 되었다. 처음에는 같은 신입 사원들 사이에서만 화를 심하게 내는 양상이었으나 최근 2개월 전부터는 상사에게도 자주 심한 분노를 표현하기도 하여 징계를 받기도 하였다. 여러 차례 징계 후에도 스스로 조절하지 못하는 모습이 자주 보여 최근 입사 6개월만에 사직을 권유 받았다.

반사회적성격장애 (antisocial personality disorder)

반사회적성격장애에 대한 내용은 'Chapter 24 성격장애(609p)' 부분에 자세하게 기술되어 있다.

방화벽(pyromania)

개념(역사)

만족이나 기쁨을 얻기 위해 고의적, 반복적으로 불을 지르는 것이다. 또한 불에 대해 강한 매력을 느끼고 있으며, 불을 지르고 싶다는 충동을 느끼게 되고 불을 지름으로써 생기는 부정적인 결과에도 불구하고 그 충동이 조절되지 않아 불을 지르게 된다. 불을 지르기 전에 흥분이 증가되며 불에 대해 강한 매력을 느끼거나 흥미가 있으며, 불에 대한 호기심이 많다. 불을 지르는 행동, 불지르는 도구에 대한 관심, 만족 등이 있으며, 직접 불을 지르거나 불이 난 것을 보게 되면 이러한 것들이 만족되며, 긴장이 줄어든다. 일부에서는 불을 지르기 위해 여러 도구나 준비를 하기도 하고 그 과정에서 긴장이나 흥분이 증가되기도 한다. 단순한 방화와는 달리 금전적 이득이나 복수, 계획된 행동이 아니라는 점에서 차이가 있다.

역 학

정확한 통계는 없으며, 남자가 여자보다 8배 정도 더 많은 것으로 알려져 있다. 방화범의 약 40% 정도는 18세 이하이다. 방화벽이 일차 진단인 경우는 매우 드물며, 미국의 경우 반복적으로 불을 질러 법적인 문제가 생기는 사람의 약 3.3%에서만이 방화광의 진단기준을 만족하는 것으로 알려져 있다.

임상양상

자주 불구경을 하러 가기도 하고, 불을 더 오래 구경하기 위해 경보장치를 의도적으로 차단시키기도 한다. 많은 시간을 소방서에서 보내기도 한다. 일부는 소방서에 불을 지르기도 하고, 소방관이 되고 싶어 하기도 한다. 불을 지를 때 성적인 흥분을 느끼기도 하며, 대부분은 불을 지르고 난 후 심한 후회로 인해 고통을 느끼며 심지어 자살에 대한 생각을 갖기도 한다. 그러나 일부에서는 불을 지른 것에 대한 후회가 없으며, 불로 인한 인명피해나 재산의 피해에 대해 무관심하기도 하다. 알코올중독, 성기능장애, 평균 이하의 지능, 만성적인 좌절, 권위자에 대한 분노감 등과 관련이 있을 수 있다. 스트레스나 지루함이 주된 유발인자이다. 항상 법적인 문제를 일으키는 것은 아니다. 일부는 자신의 욕실, 마당 등 개인적인 공간에서 불을 지르기도 한다. 시간이 지나면서 불을 지르는 횟수와 강도가 점차 늘어나는 양상을 보인다.

발달과정에서 일반적으로 만 2~3세에 불에 대한 흥미를 느끼게 된다. 초등학교 저학년 나이에서는 불에 대한 흥미가 증가되는 것은 일반적인 현상이며, 이러한 양상들이 모두 질병으로 연결되지는 않는다. 청소년기에 불을 지르는 양상은 공격성의 증가, 사회기술의 부족, 가출이나 폭행 같은 문제행동, 가족간의 갈등, 부모의 약물 남용, 학대 등과 관련이 있다.

진 단

긴장이나 감정적 흥분을 해소하기 위하여 고의로 1회 이상의 방화를 한 경우에 진단할 수 있으며, 방화 후에는 즐거움, 안도감, 만족감 등을 느낀다. 목적이 금전적인 이득이 아니며, 복수나 분노의 표현이 아니어야 한다. 그리고, 망상이나 환청 같은 정신병적 상태, 그리고 뇌의 손상이나 지적장애, 물질중독에 의한 것이 아니어야 한다. 또한 방화가 품행장애, 조증삽화 또는 반사회적 성격장애로 더 잘 설명되지 않아야 진단 가능하다.

〈Reprinted with permission from the Diagnostic and Statistical manual of Mental Disorders, Fifth Edition (Copyright 2013). American Psychiatric Association.〉

감별진단과 동반이환장애

감별진단

아동들의 불장난이나 성냥이나 라이터에 대한 호기심과는 구별되어야 한다. 품행장애나 반사회적 성격장애의 경우에도 불을 지르는 행동을 보일 수 있으나. 이 경우 불을 지르고 싶은 충동을 억제하지 못해서 발생하는 것은 아니며, 방화가 금전적 이득이나 보복 등의 목적이 있는 경우가 대부분이다. 조현병이나 조증에서 환청이나 망상에 의해 불을 지르는 경우와도 감별이 필요하다. 치매 같은 뇌기능의 문제, 지적 장애, 또는 약물 중독 상태에서의 방화와도 구별이 필요하다.

동반이환장애

동반질환에 대한 연구는 거의 없으나 현재까지 연구된 바에 의하면, 성인의 경우 방화벽으로 진단된 사람의 약 반수 이상이 기분장애를 가지고 있었고, 상당수에서 다른 충동조절장애나 물질 사용장애를 가지고 있다.

25~66%에서 성격장애를 가지고 있으며, 주로 반사회적성격장애와 경계선 성격장애를 가지고 있는 경우가 많다.

아이들의 경우 주의력결핍과잉행동장애, 학습 장애, 적응장애 등과 관련이 있다. 이들 질환이 동반된 경우 방화는 성인기까지 지속되기도 한다. 무단결석, 가출, 비행, 동물학대 등의 반사회적인 소인의 병력과도 관련이 있으며, 방화범의 경우 아동기 때 유뇨증의 병력이 있는 경우도 흔하다.

Klinefelter 증후군, 전간, 두부외상, 뇌종양, Huntington 무도병, 월경전증후군 등에서도 방화를 보일 수 있으므로 감별이 필요하다.

원 인

정신사회적 요인

프로이트는 불에서 나오는 온기가 성적흥분과 유사하며, 불꽃의 모양과 움직임이 남자 성기의 움직임을 의미한다고 하였다. 다른 분석학자들은 권력과 사회적 지위에 대한 병적인 갈망과 관련이 있다고 보았으며, 일부에서는 불을 지르는 행위가 사회적 신체적, 성적인 열등감에 때문에 생긴 과도한 좌절로 인해 누적되어 있던 분노를 표출하는 것으로 보았다.

생물학적 요인

세로토닌계가 관련이 있으며, 척수액에서 5-HIAA, 3-methyl-4-hydroxyphenylglycol(MHPG)이 낮다는 연구가 있으나 이러한 결과는 충동조절곤란을 보이는 경우에 공통적으로 보이고 있어 방화벽에서의 특징적인 소견이라 할 수는 없다. 아직 원인에 대한 여러 분야에서의 연구가 더 필요하다.

치 료

아동기 때 불지르는 행위는 반드시 심각하게 생각하고 치료되어야 하므로 적극적인 개입이 필요하다. 아동의 경우 반드시 가족치료도 병행되어야 한다.

청소년 또는 성인의 경우 대부분 치료 받고자 하는 동기가 부족한 경우가 많아 치료에 어려움이 있을 수 있다. 행동치료적인 접근이 효과적이며, 사회기술훈련, 개인정신치료, 교육, 가족치료 등이 함께 고려되어야 한다. 반복적인 방화시 입원해서 행동치료를 시행한다. 치료시 가장 중요하게 고려되어야 할 것은 동반질환의 유무와 이에 대한 치료이다.

경과 및 예후

흔히 아동기부터 시작이 되지만 정확한 발병 연령은 아직 알려져 있지 않다. 일정 기간동안 방화가 일어나고 악화와 호전을 반복한다. 아동기의 치료는 예후는 비교적 좋은 편이다. 성인의 경우 알코올 의존, 병식 부족으로 인해 예후는 아동들보다 좋지 않다.

절도벽(kleptomania)

개념(역사)

자신에게 특별히 필요한 물건이 아님에도 불구하고 반복적으로 훔치고 싶은 충동을 조절하지 못하는 것으로, 훔친 물건은 숨기기도 하지만, 버리거나 남몰래 제자리에 갖다 놓기도 한다. 때로는 물건 값을 가지고 다니기도 한다. 다른 충동조절장애와 마찬가지고 물건을 훔치기 전에 긴장감이 증가되었다가 훔친 후에는 만족감을 경험한 후 긴장이 줄어든다. 죄책감을 느끼는 경우도 있고 그렇지 않은 경우도 있다. 훔치는 행동은 계획된 것이 아니고 주로 혼자서 물건을 훔친다. 도벽으로 인해 반복적으로 체포되어 힘든 일을 겪어도 체포될 수 있다는 생각을 늘 하는 것은 아니다. 훔친 후 죄책감이나 불안을 느끼지만, 절도의 결과로 일어나는 체포나 비난 등에 대해 분노하거나 복수하려 하지는 않는다. 물건이 목적이 아니라 훔치는 행동이 목적이다.

역 학

유병률은 정확하게 알려지지 않았으나 흔하지 않은 질환으로 미국의 경우 0.6% 정도이다. 여자가 남자보다 3배 정도 더 많다.

임상양상

불필요한 물건을 훔치는 것에 대한 반복적이고 침습적이며, 참을 수 없는 충동이나 욕구가 특징이다. 훔치고 싶은 충동에 저항을 하며 자신의 행동이 잘못된 것이라는 것을 알지만 그 충동을 조절하지 못한다. 법적인 문제(체포 등)가 야기되는 것에 대해 괴로워하며, 우울이나 불안한 양상을 보인다. 자신의 행동에 대한 죄책감, 부끄러움, 당혹스러움 등을 느낀다. 증상으로 인해 심각한 대인관계의 문제를 보이기도 한다. 한 달에도 수십 회 이상의 절도를 하기도 한다. 가게 등에서 물건을 훔치기도 하지만 가족들의 물건을 훔치기도 한다.

진 단

자신에게 필요한 물건이나 금전적인 가치가 있는 것이 아닌 물건을 반복적으로 훔치는 행동을 보이며, 이러한 행동이 분노나 복수의 표현이 아니다. 물건을 훔치기 전에 긴장감이 증가했다가 훔치는 행동을 하는 동안 즐거움, 만족감, 안도감을 느낀다.

물건을 훔치는 것이 정신병적 증상으로 인한 것이 아니며, 품행장애, 반사회적성격장애, 조증 등에 의한 것이 아니어야 한다.

〈Reprinted with permission from the Diagnostic and Statistical manual of Mental Disorders, Fifth Edition (Copyright 2013). American Psychiatric Association.〉

감별진단과 동반이환장애

감별진단

단순 절도는 개인에게 유용한 물품이나 금전적인 가치가 있는 것을 주로 훔친다.

급성 조증상태, 정신병적 증상을 동반한 주요우울장애, 조현병 등 정신병적인 증상이 있는 경우도 절도를 반복적으로 보일 수 있다. 이 경우는 명백한 기분의 변화나 망상 또는 환청이 있다.

반사회적 성격장애, 품행장애의 경우 개인의 이득을 목적으로 훔치는 경우가 대부분이며, 계획적인 경우가 많다. 죄책감이나 후회가 없다는 것도 다른 점이다.

술을 비롯한 기타 약물 중독 상태와도 감별이 필요하다.

치매의 경우 기억의 문제 때문에 의도적이지 않게 돈을 내지 않는 경우가 있을 수 있다.

동반이환장애

주요우울장애, 다양한 형태의 불안장애 등이 높은 비율에서 동반되며, 도박벽, 강박적인 물건 구매, 식사장애, 알코올 의존을 포함한 물질사용장애 등이 흔히 동반된다.

원 인

정신사회학적 요인

상실, 이별, 중요한 관계의 중단 등의 스트레스 등이 관련이 있을 수 있다.

생물학적 요인

뇌 질환, 지적 장애가 있는 경우, 국소신경학적 징후, 측내실의 확장 등이 있는 경우에도 나타난다. 행위중독과 관련이 있는 도파민, 세로토닌, 오피오이드 시스템과의 관련성도 보고되고 있다.

가족력 및 유전 요인

일차가족의 7%에서 강박장애를 가지고 있으며, 일반 인구보다 가족 중 기분장애나 물질사용장애를 가진 사람의 빈도가 더 높다.

치 료

치료에 대해 확립된 것은 없으나 정신치료, 인지행동치료, 약물치료 등을 고려해 볼 수 있다.

정신치료

통찰지향정신치료(insight-oriented psychotherapy)와 정신분석이 효과적이다. 특히 죄책감을 가지고 있는 경우 자신의 행동을 변화시키고자 하는 동기가 있어 통찰지향정신치료에 효과적일 수 있다.

인지행동치료

체계적 탈민감화(systemic desensitization), 혐오조건화(aversive conditioning) 같은 인지행동치료가 도움이 된다.

약물치료

선택적 세로토닌 재흡수 억제제 같은 항우울제를 사용하기도 한다. 이들 약물 외에도 리튬을 포함한 기분안정제, 날트렉손 등도 효과가 있다고 알려져 있다.

경과 및 예후

어떤 연령에서도 발생하며, 청소년기에 시작되는 경우가 많다. 일부에서는 아동기에 시작되기도 한다. 여성의 경우 35세, 남성의 경우는 50세경에 질병의 양상을 뚜렷하게 보이게 된다. 짧은 기간 동안 도벽을 보이지만 오랜 기간 동안 증상이 없는 경우, 악화와 호전을 반복하는 경우, 만성적으로 지속되는 경우 등의 형태가 있다. 법적인 문제가 야기되는 경우도 있으나 개인의 사회적인 기능이나 직업적인 부분에서는 장해가 없는 경우도 흔히 있다.

기타/특정되지 않은 파탄적, 충동조절 및 품행장애

아직 DSM-5에 공식적인 진단은 아니지만 충동조절곤란을 보이는 경우가 있다. DSM-5에서는 향후 연구가 필요한 조건들(conditions for further study)에 포함되어 있다.

인터넷게임장애(internet gaming disorder)

개 념

깨어있는 대부분의 시간을 인터넷(웹서핑, 쇼핑, 성적인 내용, 게임 등)에 몰두함에 따라 가정, 직장 또는 학교 등에서 기능상의 문제가 발생하는 것을 말한다. 인터넷사용장애(internet use disorder), 인터넷중독(internet addiction), 게임중독(gaming addiction) 등으로 다양하게 불리고 있다. 최근에는 스마트폰의 사용 증가로 인해 스마트폰 게임으로 인한 여러 문제들도 증가되고 있다.

역 학

우리나라의 경우, 2015년 한국정보화진흥원의 발표에 따르면 3~59세의 인터넷 사용자 중 인터넷 이용에 대한 금단 또는 내성을 가지고 있는 인터넷 중독 위험군은 6.9%이며, 청소년에서 중독 위험군의 비율이 12.5%로 가장 높았다. 인터넷 중독 위험군의경우 2009년 9.2%에서 점차 감소하는 추세이지만, 최근에는 스마트폰의 보급으로 인해 스마트폰 중독 위험군은 점차 증가되는 추세로 2014년의 경우 전체 스마트폰 사용자의 14.2%가 스마트폰으로 인한 금단, 내성 및 일상 기능의 저하가 있었다. 스마트폰 중독위험군도 청소년에서 가장 높았다(29.2%). 인터넷 게임장애는 한국, 중국 등의 아시아권에서 미국이나 유럽보다 높은 것으로 보고되고 있다. 주로 12~20세의 남자에서 흔하다. 유병률은 2~15%로 다양하게 보고되고 있다.

임상양상

하루 8~10시간 이상을 인터넷 사용에 소비하며, 최소 일주일에 30시간 이상을 업무 이외의 인터넷 사용에 투자한다. 만약 인터넷 사용을 못하게 하거나 게임을 하지 못하게 하면 짜증이 증가되고 화를 낸다. 종종 잠을 자지 않기도 하고 끼니를 거르면서까지 장시간 인터넷 사용에 몰두한다. 성적이 저하되거나 학교나 직장을 가지 않기도 하고, 사람들이 모이는 곳에 가지 않으려 하고, 해야 할 중요한 일을 하지 않기도 한다. 가족 구성원으로서 해야 할 역할(집안 일, 양육 등)을 하지 않기도 한다. 인터넷 게임 장애의 경우 지속적이고 반복적으로 컴퓨터 게임에 시간을 소비하며 주로 온라인상에서 다른 사람 또는 그룹을 만들어 게임을 한다. 이들 게임은 대부분 사용자들 간의 상호작용을 통해 경쟁심을 유발하는 것들이 많으며, 팀을 이루어 게임을 하는 방식이 게임을 계속하게 만드는 주요 동기가 된다. 과도한 인터넷 사용으로 인해 학교나 직장 또는 가족을 포함한 타인과의 상호작용에 심각한 장해를 가져온다. 오랜기간 지속되는 경우 학업 능력의 저하, 인터넷 사용의 가장 중요한 이유는 소통을 하거나 정보를 얻는 것이 아닌 지루함을 견디지 못하는 것이다.

진 단

DSM-5에서는 인터넷 게임에 과도한 집착(이전에 했던 게임에 대한 생각을 계속하거나. 다음 게임에 참여하려는 생각, 인터넷 게임이 하루의 중요한 일상), 금단증상(짜증, 불안, 슬픔 등), 내성(점차 게임을 하느라 보내는 시간이 필요), 게임을 중단하려는 시도를 하나 잘 되지 않는 경우, 게임 외의 다른 활동에 대한 흥미의 상실, 가족이나 다른 중요한 사람과의 갈등이 생기거나, 부정적인 감정(무력감, 죄책감, 불안 등)에서 벗어나거나 완화시키려고 게임을 하는 경우, 중요한 관계, 직업, 기회의 상실이 있는 경우에 고려해볼 수 있다.

12개월 이내 혼자 또는 다른 사람들과 인터넷 상에서 반복적이고 지속적으로 게임을 하여 기능에 손상을 일으키거나 distress를 가져 오는 것으로 제안하고 있다. 향후 명확한 진단에 대한 논의가 있을 것으로 예상된다.

단, 인터넷 도박은 이 진단에 해당되지 않는다. 국제질병분류에서는 기타 습관과 충동장애(other habit and impulse disorder)로 분류되어 있다.

동반질환

현재까지의 연구에 따르면 주의력결핍과잉행동장애, 강박장애, 주요우울장애 등이 인터넷 과다사용과 관련이 있다고 알려져 있다.

원 인

신경전달물질, 뇌영상 연구 등이 활발하게 진행되고 있다. 선조체(striatum), 편도(amygdala), 해마(hippocampus), 배측전두엽(dorsal prefrontal cortex), 안와전두엽(orbitofrontal cortex), 대상회(cingulate) 등에서의 이상소견들이 보고되고 있는데, 이 부위들은 인터넷 게임 장애, 도박 등의 행위 중독뿐 아니라 물질 중독에서도 공통적으로 보고되고 있다. 유전적 요인에 대해서는 아직 명확하게 알려진 바가 없다. 학업 등 현실에 대한 회피의 수단으로 이용되기도 하고, 익명성이 보장되므로 현실에서의 열등감, 대인관계 곤란 및 공격성을 해결하고자 하는 욕구도 원인 중 하나이다.

치 료

인지행동치료가 많이 사용되며, escitalopram, bupropion 등의 약물이 효과가 있다고 알려져 있다. 주의력결핍과잉행동장애가 동반된 경우 methylphenidate도 효과적이다.

경과 및 예후

아직 연구가 더 필요하다.

반복자해(repeated self-mutilation), 또는 비자살성 자해(nonsuicidal self-injury)

개 념

반복적으로 자신의 신체에 얕은, 그러나 통증이 있는 상처를 내는 것을 말한다. 긴장감, 불안, 자기비난 같은 부정적인 기분을 해소하거나, 대인관계상의 어려움 등을 줄이기 위함이 가장 흔한 목적이다. 이러한 손상을 주는 동시에 부정적인 기분의 해소가 일어나기도 한다. 일부에서는 자해를 자신에 대한 처벌의 의미라고 생각한다. 반복되는 자해의 경우 물질중독과 유사하게 자해하고 싶은 강한 갈망(craving)이나 절박(urgency)이 있다.

역 학

여자에서 더 많으며, 남녀의 비는 3~4:1이다.

임상양상

점차 자해의 횟수가 늘어나거나 정도가 더 심해지기도 한다. 자해의 도구로는 칼, 바늘, 면도기 또는 기타 날카로운 물건을 주로 사용하고 손톱으로 상처를 내기도 한다. 주로 허벅지나 팔 또는 손등에 상처를 낸다. 자해시 피부에 깊지 않게 여러 번 1~2 cm 간격으로 평행하게 상처를 내는 것이 가장 흔한 양상이며, 주로 눈에 잘 띄고 손이 잘 닿는 부분에 상처를 낸다. 바늘이나 날카로운 것, 칼 끝으로 찌르는 방식으로 자해를 하기도 하고, 담배로 화상을 입히기도 한다. 손이나 다른 물건으로 피부를 강하게 문질러 화상을 입히는 형태로 자해를 하기도 한다. 다양한 방법을 사용하여 자해를 하는 경우 자살의 의도를 가지고 있는 경우가 많다. 대부분 이러한 문제가 있음에도 불구하고 병원을 찾지 않는다. 어린 아이들은 호기심에 이런 행동을 하는 경우도 있으나 이 경우 대부분 감정적 이완(relief)을 경험하지는 않으며, 고통스럽고 불편한 느낌 때문에 지속적인 자해로 연결되지는 않는다.

진 단

지난 1년 동안 최소 5일 이상 의도적으로 자신의 신체 표면에 출혈, 멍, 또는 통증을 유발하는 손상을 주는 행위를 하는 경우로 이로 인한 손상은 대부분 경도 또는 중등도의 손상을 유발한다. 자살의 의도가 없어야 하며, 자해를 통해 부정적인 기분 또는 생각의 완화나, 대인관계 곤란의 해결, 긍정적인 기분을 유발하고자 하는 기대감이 있어야 한다. 사회적으로 용인된 피어싱, 문신, 또는 종교나 문화적인 의식인 경우는 진단에서 제외되며, 피부의 딱지를 떼거나 손톱을 물어뜯는 경우는 포함되지 않는다. 이러한 행동으로 인해 대인관계, 학업, 또는 중요 기능에 고통이나 방해를 야기해야 한다. 정신병적 상태, 섬망, 약물중독이나 금단 동안 일어나지 않아야 하며 발달장애가 있는 경우 반복적인 상동행동의 한 형태가 아니어야 한다. 정신병적 장애, 자폐스펙트럼장애, 지적장애, Lesch-Nyhan syndrome, 상동운동장애, 발모광, 피부뜯기장애[excoriation (skin-picking) disorder] 등 다른 정신과 질환으로 더 잘 설명되지 않아야 한다.

〈Reprinted with permission from the Diagnostic and Statistical manual of Mental Disorders, Fifth Edition (Copyright 2013), American Psychiatric Association.〉

감별진단, 동반질환

경계성 성격장애

경계성 성격장애의 경우 공격적이고 적대적인 행동을 자주 보이는 반면 비자살성 자해는 타인과 가까워지고 긍정적인 관계를 형성하고 있는 상황에서 주로 보인다.

자살행동장애(suicidal behavior disorder)

자살행동장애는 자살이 목적인 반면, 비자살성 자해는 긴장감을 비롯한 여러 감정의 완화가 목적이다. 일부 환자들은 자살의 의도가 있음에도 불구하고 의도적으로 비자살성 자해라고 말하는 경우가 있으므로 죽고 싶은 의도가 있었는지, 과거력상 자살시도의 병력이 있는지를 확인해야 하며, 최근의 스트레스나 기분을 반드시 확인해야 한다. 다양한 방법으로 자해를 했던 경우도 자살 의도가 있는 경우가 많다.

발모광(tricotillomania, hair-pulling disorder)

주로 두피, 눈썹, 속눈썹 등 신체의 털을 뽑으며 수시간 동안 지속적으로 하는 경우가 많다. 이완된 상태나 집중이 되지 않는 상태에서 주로 보인다.

상동적 자해(stereotypic self-injury)

머리 박기, 자신을 깨무는 행동, 자신을 때리는 행동 등의 자해를 하지만 자해를 할 때 무엇인가에 강한 집중을 보인다. 외부로부터 자극이 너무 적을 때 없을 때 주로 나타나며 발달 지연과 관련이 있는 경우가 많다.

피부뜯기장애[excoriation(skin-picking) disorder]

주로 여자에서 많이 나타나며, 피부를 반복해서 뜯는 행동을 보이는 것으로 자신의 얼굴이나 두피가 보기에 흉하고 엉망이라 느낀다. 비자살성 자해처럼 뜯고 싶은 강렬한 욕구가 앞서며, 뜯은 후 쾌감을 경험하게 된다. 다른 도구를 이용하지는 않는다.

원 인

긍정적 강화 또는 부정적 강화가 이러한 행동을 유지시킨다. 자신이 벌을 받아야 한다고 생각하는 경우 자신에게 스스로 처벌을 가하는 행동을 하게 되면 긍정적 강화가 되므로 자해가 지속된다. 그리고 자해를 통해 쾌감, 긴장의 이완, 타인의 관심, 타인으로부터의 도움, 또는 분노의 표현 등을 하게 되는 것도 긍정적 강화를 유발하게 된다. 자해를 통한 감정의 조절과 불쾌한 감정의 감소 또는 자살에 대한 생각 같은 불편한 생각으로부터의 회피 같은 부정적 강화를 통해 자해가 지속되기도 한다.

치 료

비약물적 치료로는 정신치료, 인지행동치료가 효과적이며, 선택적 세로토닌 재흡수 억제제, 항정신병약물, 기분안정제 등의 약물치료도 자해행동을 줄이는 데 도움이 된다.

경과 및 예후

10대 초반에 시작되어 수년간 지속된다. 20대에 입원을 많이 하게 되며 그 이후로는 조금씩 줄어든다. 아직 원인과 경과에 대한 연구가 더 필요하다.

자살행동장애(suicidal behavior disorder)

개 념

자살행동은 방법적인 면에서 폭력적이냐 아니냐로 분류하기도 한다. 일반적으로 약물의 과다복용은 비폭력적인 방법으로 간주되지만 뛰어 내리기, 총기의 사용을 비롯한 일부 방법들은 폭력적인 것으로 간주된다. 의학적으로는 치사율이 높은 방법을 쓰는지, 계획적인 자살인지 아니면 충동적인지가 매우 중요하다.

역 학

자살행동은 어떤 연령에서도 보일 수 있으나 만 5세 미만에서는 매우 드물다.

임상양상

자살행동의 가장 흔한 형태는 자살시도이다. 자살시도라 함은 최소한 자살하고자 하는 의도를 가지고 하는 행동을 말한다. 손상이나 의학적인 문제가 발생하느냐 하지 않느냐는 중요하지 않다. 진단을 하려면 최소한 1회 이상의 자살 시도가 있어야 한다. 자살 시도는 죽을 목적으로 어떤 행동을 시작한 순간부터 자살시도라 간주한다. 스스로 자살하려고 어떤 행동을 시도한 경우 다른 사람에 의해 중단되거나 생각이 바뀌어 행동을 중단한 경우도 자살 시도라 간주한다. 예를 들어 약을 과량으로 복용하여 자살을 시도하는 경우 다른 사람에 의해 계획했던 약의 전부를 다 먹지 못하거나 약을 먹다가 중간에 마음이 바뀐 경우도 자살 시도이다. 자살의 빈도, 방법, 치명도 등은 매우 다양하다. 아동들의 경우 난간에 앉아 있기, 식사 거부, 집에 들어오지 않는 것 등의 양상으로 나타나기도 한다.

진 단

24개월 이내에 자살 기도를 하였으며, 비자살성 자해에 해당되지 않는 경우에 진단 가능하며, 자살사고 또는 준비과정만 있는 경우는 제외된다. 섬망이나 착란 상태가 아니어야 하며 정치적이나 종교적인 목적이 아니어야 한다.

감별진단 및 동반이환장애

다양한 질환들과 관련이 있다. 특히 양극성장애, 주요우울장애, 조현병, 조현정동장애, 불안장애, 물질사용장애, 경계선성격장애, 반사회적성격장애, 식사장애, 적응장애 등과 관련이 있다.

치 료

정신치료와 약물치료를 병행한다. 동반질환에 따라 항우울제, 기분안정제, 항불안제, 항정신병약물 등을 사용한다.

경과 및 예후

자살시도자 중 약 25~30%는 또다시 자살 시도를 하게 된다. 만약 이전 자살 시도 후 24개월 이상 경과한 경우는 조기 완화(remission)로 간주한다. 그러나 자살시도한 지 24개월이 지나더라도 추후 자살의 위험성은 여전히 높다.

참고문헌

1) 강윤형. 김붕년. 학교폭력 청소년의 표준선도프로그램 효과성연구-신경심리학적, 뇌구조적 변화에 대한 연구. 서울대학교 박사학위논문집;2016.
2) 강제욱, 박은진, 김성찬, 신의진, 신윤미, 정재석 등. 주의력결핍 과잉행동장애에서 파탄적 행동장애의 공존과 약물치료. 소아청소년정신의학 2012; 23 Supple:S55-S65.
3) 김붕년, 권국주. 학교폭력 가해청소년을 위한 치료프로그램. 시그마프레스;2015.
4) 김붕년, 정광모, 조수철, 홍강의. 반항성 도정장애 아동과 연관된 공존증상 및 위험요인에관한 연구 -지역사회연구. 소아청소년정신의학 2005;16:79-89.
5) 김붕년, 최상철, 구훈정. 학교폭력 피해아동을 위한 치료프로그램. 시그마프레스;2016.
6) 김지훈, 서완석. 품행장애. 적대적 반항장애. 대한소아청소년정신의학회 저. 청소년정신의학. 서울: 시그마프레스;2012. p.134-142.
7) 김지훈, 양영희. 파탄적 행동장애. 충동조절장애. 품행장애. 홍강의 편저. 소아정신의학. 서울: 학지사;2014. p.383-390.
8) 조수철, 고복자, 김봉석, 김붕년, 김재원, 신민섭 등. 서울시 소아청소년 정신장애 유병률 조사. 서울: 서울시소아청소년 광역정신보건센터;2005.
9) 한국정보화진흥원. http://www.nia.or.kr, 2015.
10) American Psychiatric Association. Disruptive, impulse-control, and conduct disorders. In: American psychiatric association. Diagnostic and Statistical Maunal of Mental Disorders DSM-5 TM. Arlington: American Psychiatric Association;2014. p.461-466.
11) American Psychiatric Association. Diagnostic and Statistical Manual of Mental Disorders, Fifth edit. ed. Arlington, VA;2013.
12) Boney-McCoy S, Finkelhor D. Prior victimization: a risk factor for child sexual abuse and for PTSD-related symptomatology among sexually abused youth. Child Abus Negl 1995;19:1401-1421.
13) Burke JD, Loeber R, Birmaher B. Oppositional defiant disorder and conduct disorder: a review of the past 10 years, part II. J Am Acad Child Adolesc Psychiatry 2002;41:1275-1293.
14) Burke JD, Rowe R, Boylan K. Functional outcomes of child and adolescent oppositional defiant disorder symptoms in young adult men. J Child Psychol Psychiatry 2014;55:264-272.
15) Burke JD, Loeber R, Birmaher B. Oppositional Defiant Disorder and Conduct Disorder: A Review of the Past 10 Years, Part II. J Am Acad Child 2002;41:1275-1293.
16) Cappadocia MC, Desrocher M, Pepler D, Schroeder JH. Contextualizing the neurobiologyof conduct disorder in an emotion dysregulation framework. Clin Psychol Rev 2009;29:506-518.
17) Cicchetti D, Cohen D (Eds.). Manual of Developmental Psychopathology: Risk Disorder and Adaptation. Wiley, New York;1995. p.72-95.
18) Coccaro EF, Schmidt CA, Samuels JF, Nestadt G. Lifetime and 1-month prevalence rates of intermittent explosive disorder in a community sample. J Clin Psychiatry 2004.
19) Coccaro EF. Intermittent explosive disorder as a disorder of impulsive aggression for DSM-5. Am J Psychiatry 2012;169:577-588.
20) Connor DF. Disruptive Behavior Disorders. In: Sadock BJ, Sadock VA, Ruiz P. Kaplan & Sadock's comprehensive textbook of psychiatry. Philadelphia: Lippincott Williams & Wilkins; p.3580-3586.
21) DSM-5 American Psychiatric Association. Diagnostic and statistical manual of mental disorders. Arlington: American Psychiatric Publishing;2013.
22) Eckenrode J, Ganzel B, Henderson CR Jr, Smith E, Olds DL, Powers J, et al. Preventing child abuse and neglect with a program of nurse home visitation: the limiting effects of domestic violence. JAMA 2000;20;284(11): 1385-1391.
23) Fincham D, Grimsrud A, Corrigall J, Williams DR, Seedat S, Stein DJ, et al. Intermittent explosive disorder in south africa: Prevalence, correlates and the role of traumatic exposures. Psychopathology 2009;42:92-98.
24) Frick PJ, Nigg JT. Current issues in the diagnosis of attention deficit hy-

peractivity disorder, oppositional defiant disorder, and conduct disorder. Annu Rev Clin Psychol 2012;8:77-107.
25) Gaysina D, Fergusson DM, Leve LD, Horwood J. Maternal smoking during pregnancy and offspring conduct problems: evidence from 3 independent genetically sensitive research designs. JAMA psychiatry 2013;70:956-963.
26) Grant JE, Won Kim S. Clinical characteristics and psychiatric comorbidity of pyromania. J Clin Psychiatry 2007;68:1717-1722.
27) Greene RW, Biederman J, Zerwas S, Monuteaux MC, Goring JC, Faraone SV. Psychiatric comorbidity, family dysfunction, and social impairment in referred youth with oppositional defiant disorder. Am J Psychiatry 2002; 159:1214-1224.
28) Guttmann-Steinmetz S, Crowell JA. Attachment and externalizing disorders: a developmental psychopathology perspective. J Am Acad Child Adolesc Psychiatry 2006;45:440-451.
29) Han DH, Hwang JW, Renshaw PF. Bupropion sustained release treatment decreases craving for video games and cue-induced brain activity in patients with internet video game addiction. Exp Clin Psychopharmacol 2010;18: 297.
30) Han DH, Lee YS, Na C, Ahn JY, Chung US, Daniels MA, et al. The effect of methylphenidate on internet video game play in children with attention-deficit/hyperactivity disorder. Compr Psychiatry 2009;50:251-256.
31) Hollander E, Tracy KA, Swann AC, Coccaro EF, McElroy SL, Wozniak P, et al. Divalproex in the treatment of impulsive aggression: efficacy in cluster B personality disorders. Neuropsychopharmacology 2003;28:1186-1197.
32) Karnik NS, Steiner H. Disruptive Behavior disorders. In: Klykylo WM, Kay JL. Clinical child psychiatry. Chichester: John Wiley & Sons Ltd.; 2005. p.191-202.
33) Lavigne JV, Dahl KP, Gouze KR, LeBailly SA, Hopkins J. Multi-domain predictors of oppositional defiant disorder symptoms in preschool children: cross-informant differences. Child Psychiatry Hum Dev 2015;46: 308-319.
34) Lejoyeux M, Germain C. Pyromania: Phenomenology and epidemiology. The Oxford handbook of impulse control disorders;2011. p.135.
35) Mattes JA. Oxcarbazepine in patients with impulsive aggression: a double-blind, placebo-controlled trial. J Clin Psychopharmacol 2005;25:575-579.
36) McCloskey MS, Noblett KL, Deffenbacher JL, Gollan JKCoccaro EF. Cognitive-behavioral therapy for intermittent explosive disorder: A pilot randomized clinical trial. J Consult Clin Psychol 2008;76:876-886.
37) Pajer K, Gardner W. Decreased cortisol levels in adolescent girls with conduct disorder. Arch Gen Psychiatry 2009;58:297-302.
38) Raine A. Annotation: the role of prefrontal deficits, low autonomic arousal, and early health factors in the development of antisocial and aggressive behavior in children. J Child Psychol Psychiatry 2002;43:417-434.
39) Raine A. The Psychopathology of Crime: Criminal Behavior as a Clinical Disorder. Academic Press, Inc.: San Diego, CA, USA.
40) Rowe R, Costello EJ, Angold A, Copeland WE, Maughan B. Developmental pathways in oppositional defiant disorder and conduct disorder. J Abnorm Psychol 2010;119:726-738.
41) Slavkin ML. What every clinician needs to know about juvenile firesetters. Psychiatric Services 2002;53:1237-1238.
42) Steiner H, Remsing L. Practice parameter for the assessment and treatment of children and adolescents with oppositional defiant disorder. J Am Acad Child Adolesc Psychiatry 2007;46:126-141.
43) Thomas CR. Oppositional defiant disorder and conduct disorder. In: Dulcan MK. Dulcan's textbook of child and adolescent psychiatry. Arlington: American Psychiatric Publishing, Inc.;2010. p.223-228.
44) Zannas AS, Provencal N, Binder EB. Epigenetics of Posttraumatic Stress Disorder: Current Evidence, Challenges, and Future Directions. Biol Psychiatry 2015;78:327-335.

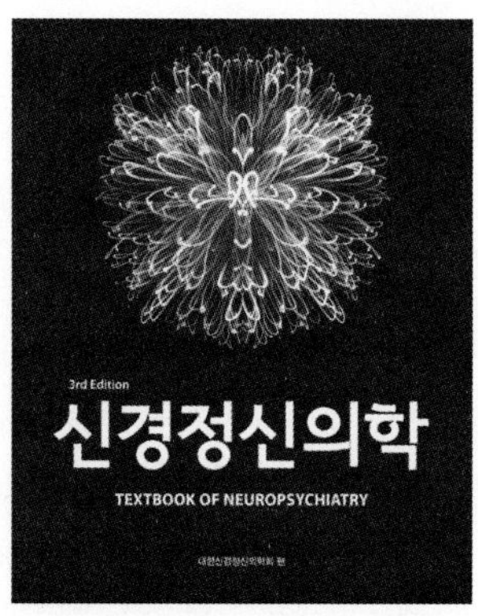
3rd Edition
신경정신의학
TEXTBOOK OF NEUROPSYCHIATRY

Chapter 22

물질 관련 및 중독성 장애

Substance-Related and Addictive Disorders

강웅구, 김성곤, 김양태, 신영철, 이상규

개념 및 분류

음주를 스스로 통제하지 못하는 행위는 오래 전부터 개인의 도덕적 일탈로 간주되어 왔다. 이런 음주 행태를 처음으로 의학적 문제로 본 사람은 미국의 정신과의사 벤자민 러시(Benjamin Rush, 1745~1813)였다. 그는 "조절의 상실"이 이 병의 기본 병리라 하였다. 그러나 미국 의학회에서 알코올리즘을 질병이라 선언한 것은 1956년이므로 중독성 질환은 다른 정신장애에 비해 훨씬 늦게 질병으로서의 지위를 인정 받았다고 할 수 있다. 오늘날까지도 상당수 사람들은 알코올중독이나 도박중독을 의지 박약이거나 도덕적 악행으로 보려 한다. 그러나 중독 환자가 중독된 대상을 추구하는 것은 자유의지라기보다는 내적인 강요에 의한 행위에 가깝다고 볼 수 있다. 이 점이 중독을 질병으로 볼 수 있는 근거가 된다.

분 류

임상 양상에 따른 분류

물질 관련장애는 크게 두 종류의 질환들을 포함한다. 한 가지는 특정 물질 사용 또는 사용하던 물질 중단에 따른 약리적 효과와 관계된 것으로서, 임상적으로 유의한 정신-행동적 변화가 나타나는 경우 정신의학적 관심의 대상이 된다. 이런 상태를 물질 유발장애(substance-induced disorder)라 한다. 유발장애는 다양한 상태에 대한 통칭일 뿐 진단명은 아니다. 예컨대 알코올 유발장애들 중에는 알코올 금단[alcohol withdrawal(F10.230)]이라는 진단명이 있다. 다른 한가지는 물질을 남용하는 행동 양상 자체의 병적인 측면이다. 그 물질을 사용하지 않는 것이 자신을 위해 더 좋다는 것을 알고 있음에도 불구하고 반복적으로 사용함으로써 신체-정신-사회적 안녕이 위협받게 되는 것이다. 이런 상태를 물질 사용장애(substance use disorder)라 한다. 정신장애진단통계편람 제5판(Diagnostic and Statistical Manual of Mental Disorders-5, DSM-5)에서는 물질 별로 사용장애라는 용어 자체가 진단명이 된다. 물질 유발장애의 배후에는 사용장애가 있는 경우가 많으므로 임상적 관심은 주로 사용장애에 초점 맞춰지지만, 각 물질들이 일으키는 유발장애에도 적절한 임상적 관심이 필요하다. 한편 물질 사용장애와 유사한 병적인 추구가 특정 행위(도박)에 대해서도 나타남을 고려해서, DSM-5는 과거 "다른데 분류되지 않은 충동조절장애"로 분류하던 병적 도박(pathologic gambling)을 도박장애[gambling disorder(F63.0)]라 새로 명명하고, 이들을 모아서 "물질 관련 및 중독성 장애"라는 새로운 장으로 묶었다. ICD-10-CM에서 물질 관련 장애에 해당하는 장은 "정신활성물질 사용에 의한 정신 및 행동장애(mental and behavioral disorders due to psychoactive substance use)"이며 병적 도박은 "충동장애(impulse disor-

표 22-1. 각 물질과 연관된 진단명

	중독 (intoxication)	금단 (withdrawal)	정신병적 장애 (psychotic disorders)	양극성 장애 (bipolar disorders)	우울장애 (depressive disorders)	불안장애 (anxiety disorders)	강박 및 관련장애 (O-C and related disorders)	수면장애 (sleep disorders)	성기능 장애 (sexual dysfunctions)	섬망 (delirium)	신경인지 장애 (neurocognitive disorders)
알코올(alcohol)	X	X	I/W	I/W	I/W	I/W		I/W	I/W	I/W	I/W/P
카페인(caffeine*)	X	X				I		I/W			
대마(cannabis)	X	X	I			I		I/W		I	
환각제(hallucinogen)											
펜사이클리딘 (phencyclidine)	X		I	I	I	I				I	
기타 환각제 (other hallucinogens)	X		I†	I	I	I				I	
흡입제(inhalants)	X		I		I	I				I	I/P
아편유사제(opioids)	X	X			I/W	W		I/W	I/W	I/W	
진정, 최면, 항불안제 (sedatives, hyptnotics or anxiolytics)	X	X	I/W	I/W	I/W	W		I/W	I/W	I/W	I/W/P
자극제(stimulants‡)	X	X	I	I/W	I/W	I/W	I/W	I/W	I	I	
담배(tobacco)		X						W			
기타(잘 모름) [other(or unknown)]	X	X	I/W	I/W	I/W	I/W	I/W	I/W	I/W	I/W	I/W/P

X: DSM-5 등재, I: "중독시 발생" 특정자 가능, W: "금단시 발생" 특정자 가능, I/W: "중독시 발생", "금단시 발생" 모두 가능, P: 지속적 장애. *카페인은 사용장애가 등재되지 않음, †환각제 지속적 지각장애(플래시백)를 포함, ‡암페타민류의 물질, 코카인 및 다른 특정되지 않은 자극제를 포함

ders)"로 분류되고 있다.

물질의 종류에 따른 분류

남용되는 물질은 매우 다양한데, 진단분류 체계들은 이들을 몇 가지로 구분하고 있다(표 22-1, 표 22-2). 이 구분은 기본적으로는 약리적 작용에 따른 것이나 사회문화적 요소들도 고려되어 있다. 이 물질들은 급성 사용, 만성적 사용, 만성적 사용후 중단 등의 조건에서 각 물질에 특이적인 유발장애를 일으키기도 하며, 일차적 정신장애들과 비슷한 정신과적 증후군들을 일으키기도 한다. 물질의 종류별로 잘 일으키는 증후군은 다르다(표 22-1). 이 물질들의 대부분은 사용장애도 정의되어 있지만, 물질군에 따라 사용장애를 일으키는 위험

표 22-2. ICD-10-CM 정신활성물질 사용에 의한 정신 및 행동장애의 진단코드

코드	진단명
F1x.yzz	정신활성물질 사용에 의한 정신 및 행동장애(mental and behavioral disorders due to psychoactive substance use)
F10.	알코올(alcohol)
F11.	아편유사제(opioid)
F12.	대마(cannabis)
F13.	진정, 최면, 항불안제(sedative, hypnotic, or anxiolytic)
F14.	코카인(cocaine)
F15.	기타 자극제(other stimulants) (암페타민류 및 카페인)
F16.	환각제(halluciongens)
F17.2zz*	니코틴(nicotine)
F18.	흡입제(inhallant)
F19.	기타 정신활성 물질(other psychoactive substances)
.1zz	남용(abuse) (dsm-5 진단 use disorder, mild)
.2zz	의존(dependence) (dsm-5 진단 use disorder, moderate-severe)
.9zz	물질 사용, 불특정(use, unspecified) (유발장애만 진단하는 경우)
.y0	유발장애 없음(uncomplicated) [남용(0.10) 또는 의존(0.20)만 있는 경우]
.21	관해상태(in remission) (의존의 경우에만 해당)
.y20	급성중독, 병발증 없음(intoxication, uncomplicated)
.y21	급성중독, 섬망 동반(intoxication deliriums)
.y22	급성중독, 지각장애 동반(intoxication, with perceptual disturbance)
.y29	급성중독, 불특정(intoxication, unspecified)
.y3	금단(withdrawal)
.y30	금단, 병발증 없음(withdrawal, uncomplicated)
.y31	금단, 섬망을 동반(withdrawal delirium)
.y32	금단, 지각장애 동반(withdrawal, with perceptual disturbance)
.y39	금단, 불특정(withdrawal, unspecified)
.y4	기분장애(mood disorder)
.y50	정신병적 장애, 망상 동반(psychotic disorder, with delusions)
.y51	정신병적 장애, 환각 동반(psychotic disorder, with hallucinations)
.y59	정신병적 장애, 불특정(psychotic disorder, unspecified)
.y6	지속적 기억장애(persisting amnestic disorder)
.y7	지속적 치매(persisting dementia)
.y80	불안장애(anxiety disorder)
.y81	성기능장애(sexual dysfunction)
.y82	수면장애(sleep disorder)
.y88	기타 유발장애(other-induced disorder)
.y9	특정되지 않은 유발장애(unspecified-induced disorder)

*니코틴은 의존만이 정의되어 있으며 세부 진단명 및 코드도 다른 물질의 경우와 다름

도는 많이 다르다. 그러나 사용장애의 증상인 행동 특성은 물질의 종류와 관계 없이 비슷하다.

진단명 및 코드

물질 관련장애의 진단명은 물질의 명칭(종류 보다 구체적 약물명)과 관계되는 증후군을 같이 표시한다. 예컨대 메스암페타민 유발 정신병적 장애[methamphetamine-induced psychotic disorder(F15.159)]식이다. ICD-10-CM에서 물질 관련장애는 F1x.yzz 코드를 갖는데, x는 물질의 종류, y는 사용장애의 종류, zz는 동반된 유발장애의 종류를 표시한다(표 22-2). 모든 조합이 진단명으로 가능한 것은 아니고 가능한 진단명은 매뉴얼에 명시되어 있다.

물질 유발장애

급성중독(intoxication)

최근 사용한 물질의 약리학적 작용에 의한 급성 가역성 정신 증후군으로, 증상은 물질 종류에 따라 다르다(표 22-3). 담배는 이 진단이 적용되지 않는다. 우리말 '중독(中毒)은' intoxication과 addiction 두 상태를 모두 지칭하므로 사용에 주의를 요한다.

금단(withdrawal) 및 내성(tolerance)

금단은 지속적으로 사용하던 물질을 급격하게 중단 또는 감량했을 때 나타나는 물질 특이적인 정신 및 신체 증후군이다(표 22-4). 환각제 및 흡입제는 금단이 정의되어 있지 않다. 금단은 지속적 사용, 즉 사용장애를 강력하게 시사하는 소견이며 사용장애 진단기준 항목 중 하나이다. 금단과 관계 깊은 생리적 변화로 내성이 있다. 내성은 반복해서 사용하다 보면 같은 용량의 약물 효과가 줄어들거나 같은 효과를 위한 약물 용량이 증가하는 현상이다. 내성은 사용장애 진단기준에 포함되지만 그 자체가 독립적인 진단명은 아니다.

기타 증후군들

섬망, 정신병, 기분장애, 불안장애, 강박장애, 수면장애, 성기능장애 및 신경인지장애 등 다양한 정신증후군이 물질의 급-만성 효과, 또는 금단시의 효과로 나타난다. 물질에 따라 잘 일으키는 증후군이 다르지만(표 22-1) 특정 증후군의 증상은 원인 물질에 관계없이 비슷하다. 또한 이런 질환들은 과거 개념으로 기질성(organic) 정신질환에 속하지만, 기능성(functional) 질환들과도 증상적으로 구분하기 어렵다. 따라서 진단을 위해서는 자세한 약물 사용력이 필수적이다. 이 증후군들은 원인 물질 중단 또는 금단 해소에 의해 대개 회복되지만, 신경인지장애는 물질이 유발한 비가역적인 뇌손상에 의한 것일 수도 있다.

물질 사용장애와 관련된 용어 및 진단명

역사적으로 물질 사용장애와 관련된 다양한 용어들이 사용되었고, 공식 진단명도 시기에 따라 변하고 있으므로, 몇 가지 용어를 구분해서 알아둘 필요가 있다.

중독(addiction)

오래전부터 일상적 용어 및 의학적 병명으로 사용되었지만, 일상 언어에서 중독자(addict)라는 용어가 갖는 부정적 이미지 때문에 1964년 WHO는 이 용어를 폐기하고 의존이라는 용어를 사용할 것을 권하였다. 이후 DSM-IV까지의 진단체

표 22-3. 물질 급성중독(intoxication)의 DSM-5 진단기준

A. 최근에 X를 사용
B. 사용 중 혹은 직후 나타난 임상적으로 유의한 문제행동이나 심리적 변화(행동목록 예시)
C. [X 특이적인 증상/징후 목록; 사용 후 발현 시간]
D. 이 증상/증후는 다른 의학적 조건에 기인하지 않으며, 다른 정신장애 및 물질 중독으로 더 잘 설명될 수 없음

〈Reprinted with permission from the Diagnostic and Statistical manual of Mental Disorders, Fifth Edition (Copyright 2013). American Psychiatric Association.〉

표 22-4. 물질 금단의 DSM-5 진단기준

A. 오랫동안 많이 사용하던 물질 X를 중단하거나 감량(아편유사제의 경우 길항제 투여도 포함)
B. [X 특이적인 증상/징후 목록; 기준 A 이후 발현시간]
C. B의 증상/징후가 임상적으로 유의한 고통을 주거나 사회-직업 및 기타 중요한 기능 장애를 일으킴
D. 이 증상/징후는 다른 의학적 조건에 기인하지 않으며, 다른 정신장애 및 물질 중독/금단으로 더 잘 설명될 수 없음

〈Reprinted with permission from the Diagnostic and Statistical manual of Mental Disorders, Fifth Edition (Copyright 2013). American Psychiatric Association.〉

계에서 중독이라는 용어는 사용되지 않다가 DSM-5에서 중독성(addictive)이라는 형용사가 다시 사용되고 있다. 이 장에서는 진단명을 지칭하는 것이 아닌 경우, 기술의 편의상 중독이라는 용어를 일부 사용할 것이다.

남용[abuse(DSM-IV)]

일상적 의미와 다르게, DSM-IV에서 남용은 불필요한 물질 사용과 관련해서 부적응적 행태가 나타나는 경우만을 일컫는다. 여기에는 신체-정신적 건강 문제뿐만 아니라 사회적-법적 부적응도 포함된다.

의존[dependence(DSM-IV)] 및 사용장애(use disorder (DSM-5)]

의존이란, 물질 때문에 생기는 문제에도 불구하고 지속적으로 사용하는 상태로 정의된다. 즉 사용을 조절하는 능력이 손상된 상태로서 인지-행동-생리적 증상들의 복합이다. 남용보다 심한 질환이지만 DSM-5에서는 이들을 통합해서 이전에 카테고리 명칭이었던 사용장애를 진단명으로 하고 있다. 사용장애 내에서의 심각도는 명시자(specifier)로서 구분한다(표 22-5). 다른 정신장애를 배제하는 기준이 없으므로, 다른 장애의 진단기준을 같이 만족하면 그 장애와 물질 사용장애 두 가지 다 진단하게 된다.

ICD-10 및 ICD-10-CM의 용어들

ICD-10에 정의된 해로운 사용(harmful use)은 DSM-IV의 남용보다는 범위가 좁아서 신체-정신적 건강 문제를 일으키는 경우를 말하며, 사회적 기능상의 문제만 발생하는 경우는 해당하지 않는다. 의존 증후군(dependence syndrome)은 관찰되는 행동 양상보다는 개인의 인지적 태도와 욕구의 측면을 강조하였다. 그러나 ICD-10-CM은 DSM-IV의 개념과 진단명을 받아들였다.

심리적 의존(psychological dependence)과 신체적 의존(physical dependence)

전자는 물질 추구행위에 대한 통제를 상실한 상태를 말하며 후자는 만성적인 사용의 결과 신체가 약물에 적응해서 내

표 22-5. 물질 사용장애의 DSM-5 진단기준

기준 A. 임상적으로 의미 있는 장해나 고통을 일으키는, 문제성 있는 물질 사용 패턴으로, 다음 중 최소 2가지가 12개월 기간 내에 일어남

1. 종종 의도하던 것보다 더 많이 또는 더 장기간 물질을 사용함
2. 물질 사용을 중단하거나 조절하려는 지속적인 욕구, 또는 노력해도 실패함
3. 물질 구하기, 사용하기, 효과에서 회복하기 위한 활동에 많은 시간을 소비함
4. 갈망, 물질을 사용하려는 강한 욕구와 충동
5. 물질을 거듭 사용한 결과 직장, 학교, 가정에서 중요한 역할임무를 완수하지 못함
6. 물질의 효과에 의해 지속적-반복적인 사회적-대인관계 문제가 일어나거나 악화됨에도 불구하고 계속 물질을 사용함
7. 중요한 사회, 직업 및 여가 활동이 물질 사용때문에 줄어들거나 중단됨
8. 신체적으로 위험한 상황에서도 거듭해서 물질을 사용함
9. 물질이 일으키거나 악화시켰을 것 같은 지속-반복적인 신체-정신적 문제가 있음을 알면서도 물질을 계속 사용함
10. 내성, 다음 중 하나로 정의됨
    (a) 중독 혹은 원하는 효과를 얻기 위한 훨씬 많은 양의 물질이 필요함
    (b) 같은 양의 물질을 계속 사용하는데 효과는 크게 감소함
11. 금단, 다음 중 하나로 나타남
    (a) 물질에 특징적인 금단증상
    (b) 금단증상을 줄이거나 피하기 위해 같은(또는 관계깊은) 물질을 사용

명시자:
초기 관해: 3~12개월간 항목 4를 제외한 어떤 증상도 없음
지속적 관해: 12개월 이상 항목 4를 제외한 어떤 증상도 없음
조절된 환경에 거주: 물질에 대한 접근이 제한되는 환경에서 살고 있음

심각도:
경도: 2~3 증상
중등도: 4~5 증상
고도: 6 증상 이상

성이나 금단이 생기는 상태를 말한다. 공식적 진단체계는 두 가지를 구분하지는 않으나 임상적으로는 유용한 구분이다. 물질 사용장애 진단기준은 두 영역의 증상을 모두 포함한다.

역학 및 공존병리

역 학

물질 관련장애는 어느 문화권에도 존재하지만, 한 사회에서 특정 물질 관련장애의 유병률은 그 물질의 물리적-심리적 접근성, 즉 사회문화적 영향을 많이 받는다. 대개의 사회에서 알코올 및 담배 사용장애가 가장 흔한 것은 이들의 약리학적 특징이라기보다는 높은 접근성에 기인한다. 18세 이상 74세 이하 남녀를 대상으로 조사한 정신질환 실태조사 자료에 의하면 우리나라에서 술과 담배 사용장애의 유병률은 표 22-6과 같이 2000년대 들어 뚜렷한 감소 추세가 보인다. 그러나 인터넷 과다 사용 등 과거에 없었던 행위중독 현상들이 증가하고 있다. 이러한 변화 추세는 사회문화적 영향을 보여주는 예이다.

표 22-6. 우리나라 알코올 및 담배 사용장애 유병률

A) 1년 유병률(%)			
조사 시점	2001	2006	2011
알코올사용장애			
남	11.0	8.7	6.6
여	2.6	2.5	2.1
전체	6.8	5.6	4.4
담배사용장애			
남	12.1	10.8	7.0
여	1.1	1.1	0.9
전체	6.7	6.0	4.0
B) 평생 유병률(%)			
조사 시점	2001	2006	2011
알코올사용장애			
남	25.2	25.5	20.7
여	6.3	6.9	6.1
전체	15.9	16.2	13.4
담배사용장애			
남	18.7	16.3	12.7
여	1.6	1.6	1.7
전체	10.3	9.0	7.2

공존 병리

반사회적 성격장애

물질 사용장애 환자의 반수에서 반사회적 성격장애의 진단이 가능하다고 보고된다. 물질 사용장애 환자의 유전적 특성으로 알려진 충동성은 두 질환간의 연결고리가 될 수 있다. 또한 사용이 범죄시 되는 불법 물질의 경우, 반사회적 성향을 가진 사람에게 접근성이 더 높을 것이다. 그러나 반사회적 특성이 사용장애 발생 이후에 나타나는 경우도 있으므로 물질 사용이 성격 변화를 일으킬 가능성도 있다.

우울증

물질 사용장애 환자에게 우울증상은 매우 흔하다. 알코올 사용장애 환자의 40%는 일생 중 주요우울장애의 진단기준을 만족시키는 상태를 겪는다. 우울상태에 대한 자가치료로서 물질이 추구되기도 하며, 만성적 물질 사용의 결과로 우울증이 발생할 수도 있다. 물질 사용 및 우울증과 관계깊은 또 하나의 병리 현상은 자살이다. 자살의 다수는 음주 상태에서 결행된다.

다른 물질 사용장애

한 물질 사용장애 환자는 다른 중독성 장애에도 취약하다. 알코올 사용장애 환자가 몇 가지 물질을 동시에 혹은 순차적으로 남용하는 경우가 많으며, 도박장애 환자도 물질 사용장애를 갖는 경우가 흔하다. 다양한 중독성 장애들의 병태생리에 공통적인 부분이 있음을 시사한다.

기 타

공황장애 등 불안장애와 알코올 사용장애가 공존하는 경우가 많다. 조현병이나 양극성장애 환자에서도 음주 및 다른 물질 사용장애가 일반인에 비해 더 많다고 알려져 있다.

물질 사용장애의 원인

다양한 요소들이 중독성 장애의 원인적 역할을 할 수 있다. 이 요소들은 중독 행위의 병태생리와 직접 관계된다기보다는 중독 발생에 대한 취약성이나 약물을 시작하게 되는 이유 등과 관계된다.

유 전

알코올중독의 유전성은 잘 알려져 있다. 다른 물질 사용장애 및 행위중독의 경우 그 자체로서 유전성에 대한 강력한 증거는 없지만, 다양한 중독성 장애 사이에 병발이 흔한 것을 생각하면 중독성 행위에 공통적인 취약성이 되는 요소가 있고, 이 요소는 유전적인 영향을 받을 가능성이 높다. 이런 취약성에 대한 지표로서 충동성, 욕구 충족이 지연되는 것을 못 참는 경향 등이 지목되기도 한다.

발달 과정의 문제

알코올중독의 대물림은 유전의 문제일 수도 있지만, 부모가 중독자라는 환경이 자녀에게 역할 모델을 제공해서 알코올에 대한 심리적 접근성을 높게 하거나, 자녀가 불안정한 발달 체험을 하게 해서 자가치료적 알코올 사용으로 이어지는 정신병리를 일으켜서 일 수도 있다. 성격은 유전적 요소도 있지만 결국 발달 과정에서 형성되는데, 반사회적 성격 등 중독의 위험요인도 발달 과정과 관계된다.

정신역동

역동심리학적 견해들은 약물 사용을 특정 욕구의 대체물로, 불안에 대한 방어로, 구강기 퇴행 행동으로, 또는 손상된 자아 기능의 반영으로 본다. 약물 사용의 자가투약 가설은 정신역동과 직접 관계된 것은 아니지만, 역시 심리적 필요에 의해 약물을 사용하는 것이라고 본다.

사회문화적 환경

취약한 개인과 약물이 접촉하는 기회를 제공하는 환경적 요소도 중요하다. 환경은 물리적 접근성뿐만 아니라 심리적 접근성과도 관계된다. 대중매체, 인터넷, 친구 그룹 등이 약물에 대한 정보를 교류하는 장이 되거나 약물을 구하는 수단이 되고, 사용행위를 격려하는 환경이 될 수 있다.

물질 사용장애의 신경생리 및 행동적 병리 기전

물질 사용장애에서 가장 기본적인 문제는 "물질을 획득하고 사용하려는 강력한 동기"이다. 개체의 생존에 필요한 대상에 대한 욕구가 생기고 그것을 추구하려는 적절한 동기를 갖는 것은 정상 반응이다. 그런데 개체의 생존 및 복지와 관계없는 중독 물질에 대해 이런 욕구가 발생하는 것은 대상이 선택되는 과정에 어떤 변화가 일어났음을 의미한다. 또한 불필요한 대상을 추구하려는 동기가 합리성에 의거한 자유의지의 수행으로 제어하기 어려울 정도로 강하다는 것도 병적인 변화라 할 수 있다. 이런 점들이 정상적인 대상 추구와 중독을 구분하는 요소라 할 수 있지만 두 가지의 기전이 완전히 다르다기보다는 중독 행위는 정상 대상추구 기전의 변이에 의한다고 보아야 할 것이다. 이와 관련된 몇 가지 기전을 설명한다.

항상성(homeostasis)

항상성이란 자동 온도조절 냉난방처럼, 시스템의 내적 환경을 모니터해서 안정되고 일정하게 생체 지표 값을 유지하는 기전을 말한다. 체온, 혈당 등이 항상성 조절을 받는다. 항상성은 자율신경계의 자동적-무의식적 반응이지만, 어떤 항상성 지표의 변화는 주관적인 욕구를 일으켜서 의도적 행위를 유발한다. 예컨대 혈당이 저하되면 개체는 배고픔을 느껴서 먹을 것을 찾게 된다. 이 행위는 자유의지에 의한 것이지만 신체적 욕구에 의해 강제되는(compelled) 성질을 갖는다. 그러다가 먹을 것을 구해서 먹게 되면 지표가 정상화되면서 욕구는 충족(감소)된다. 이때 동반되는 느낌이 생리적 쾌감으로, 이 쾌감은 항상성 회복의 부산물이다. 그런데 어떤 욕구가 항상성과 관계 없이 발생한다면, 대상을 찾아 소비하여도 회복되는 지표가 없으므로 욕구가 충족되지 않을 것이다. 이런 욕구는 생존 본능과 관계된 것이 아니라 후천적 학습에 의해 생긴다. 중독성 물질에 대한 욕구가 이런 특성을 갖는다.

욕망적(appetitive) 행위와 완료적(consummatory) 행위: 중뇌-피질-변연계(mesocoticolimbic) 도파민 시스템

욕구의 대상을 추구하는 행위는 두 단계로 나누어 볼 수 있다. 첫 단계는 욕구의 대상을 찾아다니고 획득하는 단계이다(욕망기 또는 준비기). 이를 통해서 대상을 얻게 되면 다음 단계로 그 대상을 소비함으로써 욕구가 충족된다(완료기). 보상을 찾아다니는 욕망적 행위는 의도적(intentional) 탐색인 반

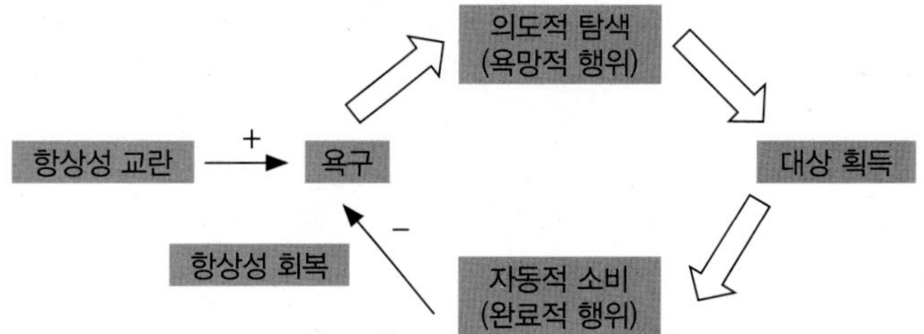

그림 22-1. 욕구에 의한 대상 추구와 항상성. 항상성이 교란되면 그것을 회복시킬 대상에 대한 욕구가 생긴다. 욕구는 대상을 탐색하는 욕망적 행위를 일으킨다. 욕망적 행위의 결과 대상을 획득하면 그 대상을 소비하게 되고, 그 결과 항상성이 회복되면 욕구는 사라진다.

면 획득한 보상을 소비하는 완료적 행위는 자동적(automatic) 반응에 가깝다. 욕구의 측면에서 보자면 욕구는 항상성의 파괴에 의해 증가하여 욕망적 행위를 일어나게 하며, 완료적 행위는 항상성을 회복시킴으로써 욕구를 감소시킨다(그림 22-1). 중독은 완료적 행위(약물 소비)보다는 욕망적 행위(약물 추구) 단계의 이상과 더 관계 깊은 질환이다. 욕망적 행위시에는 중뇌 도파민계 활성에 의해 각성 및 목표지향성 증가가 일어나지만 완료적 행위 뒤에는 도파민계 활성이 줄어들면서 각성은 감소하고, 포만감을 느끼며 졸린 상태가 된다.

이 도파민계는 중뇌 복측 피개(ventral tegmental area, VTA)에서 기시하여 안쪽 앞뇌 다발(medial forebrain bundle, MFB)을 통해 변연계 기저핵인 측좌핵(neucleus accumbens) 및 전전두엽으로 투사한다(그림 22-2). MFB에 전극을 부착하여 자극시 도파민을 방출하도록 하면, 실험동물은 열정적으로 자가자극(self-stimulation)을 하므로 중뇌피질변연계 도파민성 회로는 쾌감(완료적 행위의 결과)과 관계된다고 생각하였다. 그러나 최근에는 이 회로가 쾌감보다는 동기(욕망적 행위의 원인)와 더 관계 깊다고 보고 있다. 중뇌피질변연계는 다양한 신경전달물질계에서 입력을 받는다. 따라서 중독을 일으키는 약물들의 일차적 표적은 아편유사제, GABA, 세로토닌 수용체 및 도파민 운반체 등 다양하지만 궁극적으로는 중뇌피질변연계 도파민성 활성을 증가시키게 된다. 이에 따라 약물 자체가 약물 추구라는 욕망적 행위를 지속시키게 된다. 도박 등 중독성 행위는 상황이 항상 바뀌는 참신성(novelty)을 갖는 자극인데 참신성은 도파민 활성을 일으키는 주요 자극이다. 따라서 중뇌-변연계 도파민 활성에 의한 추구행위

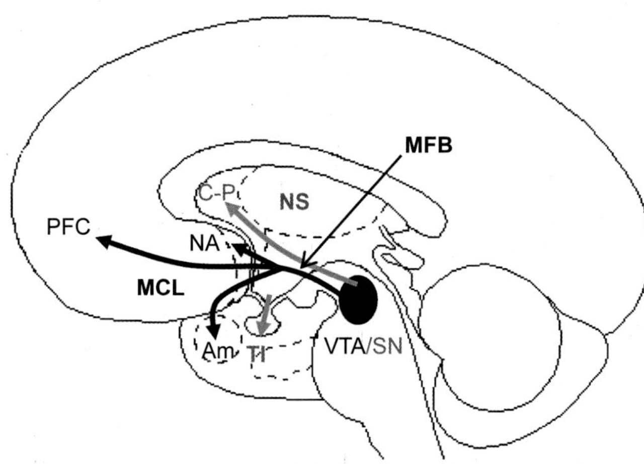

그림 22-2. 중추신경계 도파민성 회로. 주요 도파민성 회로중 중뇌피질변연계(mesocorticolimbic) 회로가 중독의 병태생리와 관계된다. Am: amygdala, C-P: caudate-putamen, MFB: medial forebrain bundle, NA: nucleus accumbens, SN: substantia nigra, PFC: prefrontal cortex, VTA: ventral tegmental area, MCL: mesocorticolimbic pathway, NS: nigrostriatal pathway, TI: Tuberoinfundibular pathway.

증가는 약물 및 행위를 막론하고 중독을 매개하는 주요 신경생리적 경로가 된다.

항상변이(allostasis)

항상성은 미리 설정된 범위 내에서 생체지표의 일시적 변화만을 담당하는 조절 기전이다. 그러나 환경의 변화가 지속되어 지표의 목표값을 유지하기 위한 피드백 시스템을 지속적으로 가동해야 하는 경우, 시스템의 목표값 자체를 변경시키는 쪽으로의 적응이 일어날 수 있다. 이런 상태를 항상변이라 한다. 이때 세포 수준에서는 약물의 작용을 상쇄하는 변화가 나타나는데, 글루타메이트 길항제인 에탄올을 장기 투여하는 경우 글루타메이트 수용체가 증가하는 식이다.

항상변이를 통해, 변화된 환경에서 최적의 항상성이 이루어지는 "겉보기 안정성"을 이룰 수 있다. 반복 사용에 따라 약물의 효과가 줄어드는 내성은 항상변이 현상으로 볼 수 있다. 내성이 발생한 뇌는 약물 존재하에 안정적으로 동작하는데, 약물을 중단하면 오히려 항상성 파괴가 일어나서 이를 회복하기 위한 강력한 욕구가 발생한다. 이때 동반되는 체험이 갈망 및 금단증상이다.

학 습

학습이란 두 자극 또는 행위-결과 사이의 연관성을 개체가 의식적-무의식적으로 알게 되는 과정이다. 학습이 이루어지면 같은 상황에서 개체의 행동 양상, 즉 특정 행위나 반응을 하는 확률이 변한다. 학습은 크게 고전적 조건화(classical conditioning) 및 조작적 조건화(operant conditioning)로 구분된다. 고전적 조건화란 시간적으로 선후관계인 두 자극(조건자극과 무조건자극)의 연관성에 대한 학습이다. 종소리를 들려주면 침을 흘리는 파블로프의 개처럼 개체는 조건자극이 주어지면 무조건자극을 떠올려 그에 대한 자동적 반응을 한다. 조작적 조건화는 실험동물이 어떤 행위를 하면 그에 따라서 보상을 줌으로써 개체가 향후 그 행위를 할 확률을 높이거나 낮추는 학습이다. 학습되는 것은 의도적 결정으로 수행되는 행위이다.

복합적인 학습도 있다. 원래는 중립적이었던 자극이 고전적 조건화를 통해 조건자극이 되면, 이 조건자극을 보상으로 하는 조작적 학습이 가능하다[(먹이가 아닌) 종소리를 듣기 위해 레버를 누른다]. 또한 조작적-의도적으로 보이는 행위가 조건화된 반응으로서 나타날 수도 있다[종소리를 들으면 (침을 흘리는 게 아니라) 레버를 누른다]. 중독에서의 약물 추구행위는 보상 자극과 관련된 이런 학습들의 조합으로 설명될

수 있다. 보상 가치가 없었던 것을 추구하게 되며 이 추구는 의도적 행위처럼 보이지만 실제로는 자동적 반응에 가깝게 된다.

민감화(sensitization)

대표적인 중독성 약물인 자극제(코카인, 암페타민)는 실험동물의 운동성을 증가시키는데, 반복 투여할수록 운동 활성은 더 커진다. 이 현상을 행동 민감화라 한다. 자극제뿐만 아니라 에탄올, 모르핀 등 다른 중독성 약물도 반복 투여시 행동 민감화를 일으킨다. 행동 민감화는 도파민계의 민감화와 관계된다. 민감화를 일으키는 중독성 약물들은 직간접적으로 도파민계에 작용한다. 과거에는 도파민계의 민감화가 쾌감을 증가시키는 것이 중독의 기전과 관계된다고 주장되었지만, 요사이의 이론은 도파민계 민감화가 약물 관련 자극의 현저성(salience) 증가와 관계된다고 본다. 현저성이란 그 자극이 다른 자극에 비해 더 우선해서 수용자에게 인식되도록 하는 자극의 속성으로서, 자극 수용자의 주관적 느낌인 쾌감과는 다르다. 민감화가 되면 그와 관계된 자극은 강력한 현저성을 갖게 된다. 따라서 우연히 접하게 되었을 때 도파민계활성이 나타나면서 그것을 추구하는 행위가 강력하게 나타난다. 첫 한잔이 폭음을 부르는 점화 효과(priming effect)는 쾌감이 아닌 현저성의 민감화로 설명하는 것이 더 적절하다.

학습의 소거와 재발

중독 환자가 금단상태에서 벗어나고 약물관련 자극에 장기간 노출되지 않으면 약물에 대한 욕구는 강하지 않다. 해독치료 후 회복된 상태로서, 행동적으로 보면 학습된 추구행위가 소거된 상태이다. 그러나 이 회복은 불안정하여 특정 자극이 주어지면 다시 강력한 욕구가 발생하고 재발에 이를 수 있다. 소거된 행위의 재학습은 처음 학습보다 훨씬 쉽게 일어난다. 재발을 잘 일으키는 자극으로는 1) 약물 사용 학습과 관계된 조건자극(큐; 과거 술친구의 전화), 2) 별 의도 없이 소량의 약물에 노출됨(점화 효과; 우연히 마신 한 잔) 등이다. 이 자극들은 중독 형성의 과정에서 강력한 현저성을 띠게 된 것들이다. 재발에 중요한 또다른 요소는 3) 스트레스이다. 스트레스는 중추신경계 반응을 통해 약물 관련 자극의 현저성을 증가시킨다.

물질 사용장애의 치료

역학 연구에 의하면 상당수의 알코올 사용장애 환자는 치료받음 없이 회복된다. 그러나 많은 환자들은 적극적인 치료적 개입을 필요로 한다. 다른 정신장애들과 마찬가지로 물질 사용장애에 대해서도 신체적 치료와 정신사회적 치료가 있다. 중독이 질병보다는 도덕 또는 영혼의 문제로 취급되어 왔었던 전통에 따라 영적(靈的) 치료도 사용되고 있다. 치료법들은 다양하게 조합되어 사용되는데, 어떤 치료법들을 사용할 것인지는 물질의 종류, 환자의 특성 및 치료가 이루어지는 환경 등에 따라 다르다. 환자가 치료받을 결심을 하기 전, 치료 개시 후, 관해 상태 유지 등의 단계에 따라서도 치료 전략이 달라진다.

영적 치료

영적 치료는 넓은 의미의 정신사회적 치료로 볼 수 있지만, 문제 행위를 없애는 것을 전략적 목표로 삼는 정신사회적 치료에 비해 영적 체험을 통한 인간성의 근본적 변화를 목표로 삼는다는 점에서 더 궁극적이라 할 수 있다. 그러나 중독을 의학적 질병으로 보는 모델과는 접근법이 다르다. 단주모임(alcoholic anonymous)은 알코올 사용장애의 의학적 개념이 확립되기 이전에 시작되어 아직까지도 전 세계적으로 알코올 사용장애 치료에서 큰 역할을 담당하고 있다. 도박 문제에 대해서도 비슷한 모델인 단도박모임(gamblers anonymous)이 활동하고 있다.

정신사회적 치료

알코올 사용장애는 중독성 질환들의 원형이다. 정신사회적 치료의 기법들도 알코올 사용장애에 대해서 먼저 개발된 뒤 다른 질환들에 대해 적용된다.

개인 정신치료(individual psychotherapy)

중독의 원인에 대해 정신역동적 이론이 제시됨에도 불구하고, 정신역동적 정신치료가 중독 치료에 효과적이라는 보고는 많지 않다. 그러나 정신치료적 접근은 모든 치료의 기본이 되는 것으로, 환자와 치료진 간 라포를 형성하게 해 주며, 환자의 자아를 강화시켜 치료받을 동기를 강화시켜 준다.

인지행동치료(cognitive-behavioral therapy, CBT)

알코올 사용장애에 적용되는 인지행동치료는 다양한 인지적 및 행동적 전략의 조합으로, 생활 방식 개선을 통해 실천에 옮겨진다. 중요한 전략은 약물 추구행위를 일으키는 자극에 노출되는 것을 피하는 것이다. 첫 잔을 거절하는 기술을 학습함으로써 첫 잔에 의한 점화 효과를 피하거나, 과거 음주와 관련된 장소 및 사람을 회피함으로써 환경 큐에 노출을 차단한다. 약물에 대한 집착을 벗어나 다른 긍정적 활동을 개발하는 것은 약물과 관련 없는 다른 자극에 현저성을 부여하는 전략이 된다. 스트레스 대처법을 개발하여 스트레스에 의한 재발 요인을 줄이고, 행동 통제에 도움을 줄 수 있는 사람과 접촉하는 경로를 확보함으로써 위기상황을 극복할 수 있다.

동기강화치료(motivational enhancement therapy, MET)

동기 인터뷰 및 이후 몇 번의 추적 면담으로 구성된 시간 제한적 치료기법이다. 동기 인터뷰는 환자 자신의 생각을 표현하게 하는 것으로 시작되며, 이를 분석하여 음주 문제에 대한 환자의 양가감정을 찾아내게 된다. 이 양가감정을 해결하면 환자에게서 변화를 위한 내적인 동기가 생기며, 환자는 스스로 치료의 목표를 설정하게 된다. 이 치료의 목표는 인생의 초점을 중독행위가 아닌 더 건전한 생활방식으로 돌리는 것이 될 것이다. 이 과정은 환자 중심으로 이루어지는 것으로, 치료자는 환자 스스로 목표를 찾도록 돕는 역할만을 한다.

약물치료

중독성 물질을 사용할 수밖에 없도록 만드는 신경생물학적 조건에 대해 약물치료를 할 수 있다. 물질 사용장애에 약물치료를 도입한 것은 중독이 의학적인 병으로 인정받는 데 중요한 역할을 하였다.

금단에 대한 치료

알코올 및 아편유사제의 금단증상은 매우 불쾌하거나 때로는 치명적인 것으로, 환자가 약물을 강력하게 추구하게 하는 동기가 된다. 금단은 신체적 의존, 즉 항상변이가 일어났다는 것을 의미한다. 약물을 중단한 상태에서 정상적 항상성이 이루어지려면 반대방향으로 또 한번의 항상변이가 필요한데, 이를 위한 치료를 해독치료(detoxification)라고 한다. 해독치료의 원칙은 사용하던 약물과 약리적 작용이 유사하면서(효현제, agonist) 더 안전한 약제, 약동학적으로는 작용시간이 긴 약제로 대체해서 서서히 용량을 줄여나가는 것이다. 항상변이가 다시 일어나기까지는 시간이 필요하므로 일정 기간 이상 약물을 사용해야 하지만, 해독치료를 위한 약제에 대한 의존이 생길 수 있으므로 적절한 시간 이후 중단하는 것이 원칙이다.

효현제 유지요법

해독치료에 사용되는 약제가 심리적 의존을 일으키지 않는다면 안정되게 이 약물을 지속함으로써 항상변이된 상태의 겉보기 안정성을 유지시킬 수 있다. 이렇게 함으로써 환자가 더 위험한 약물을 사용할 생리적인 동기는 사라지게 된다. 신체적 의존을 유지시키는 것이 중독에 대한 치료법이 될 수 있는지에 대해서는 비판이 있지만, 치료의 목표를 약물 중단 자체가 아니라 건강한 사회생활의 재건으로 본다면, 이 목표를 달성하기 위한 수단이 될 수 있다. 이 기법은 주로 아편유사제 약물인 헤로인 사용장애의 치료에 사용된다. 치료 프로그램에 등록한 환자는 헤로인 대체물인 메사돈을 투여받는데, 그렇게 함으로써 헤로인을 구하고 사용하기 위한 일탈 행동(범죄, 일상생활 포기) 및 위험성(주사를 통한 감염)에서 벗어나게 된다. 연장된 금단(protracted withdrawal)에 의한 알코올 갈망감을 줄여주는 아캄프로세이트 치료도 비슷한 기전이라 볼 수 있다. 그러나 자극제 등 안전한 대체약물이 없는 경우에는 이 방법을 사용할 수 없다.

길항제 유지요법

약물의 작용을 차단하는 길항제(antagonist)는 약물 자극의 현저성을 감소시킴으로써 추구행위를 감소시킨다. 날트렉손은 아편유사제 수용체 길항제로 알코올 사용장애 환자의 음주를 줄일 수 있다. 첫 잔이 일으키는 점화 효과를 차단하는 것으로 생각된다. 그러나 길항제가 금단을 촉발한다면 강력한 약물 추구행위를 일으키므로 치료적 효과를 기대할 수 없다. 따라서 헤로인 사용장애에서 날트렉손을 사용하기 전에는 반드시 해독치료를 하여야 한다. 그러나 알코올의 경우에는 항상변이가 아편유사제계와 관계된 것이 아니기 때문에 날트렉손이 금단을 일으키지 않고 현저성 시스템에 보다 선택적으로 작용하게 된다. 따라서 해독치료가 이루어지지 않은 경우에도 날트렉손 사용이 가능하다.

공존 장애에 대한 치료

물질 사용장애와 흔히 동반되는 정신장애에 대한 치료는 물질 사용장애 자체에 대한 치료만큼 중요하다. 특히 기분장애나 불안장애 등에서 자가투약으로서 시작된 물질 사용장애의 경우, 원 질환의 적절한 치료만으로도 물질 사용 자체를 조절할 수 있다. 그렇지 않은 경우에도 동반된 정신장애의 치료는 물질 사용과 관련된 문제를 더 쉽게 접근하도록 해 준다.

가족에 대한 접근

가족은 정신병리의 표출이 일어나는 공간이 되며, 질병의 경과 자체에 영향을 주는 요소가 되기도 한다. 아울러 가족 구성원들은 환자의 질병 때문에 고통을 받기도 하고, 환자와 같은 공간에서 생활을 영위하기 위한 대책을 필요로 한다.

중독 환자와 다른 가족 구성원들 간의 관계는 적대적인 경우가 흔하다. 환자가 중독 행위를 지속하는 것은 가족들을 좌절시키고 분노하게 한다. 이런 가족역동의 배후에는 중독 행위를 환자의 의지적 선택으로 보려는, 즉 질병임을 모르는 환자와 가족 구성원 모두의 관점이 있다. 따라서 가족들은 환자에게 치료를 권하기보다는 악행에 대해 비난만 하게 된다. 가족의 비난은 환자에게 스트레스로 작용하고, 문제를 부정하게 하며, 중독 행위를 중단할 동기를 떨어뜨린다. 또 다른 형태의 문제성 있는 가족관계는, 환자가 중독 상태를 유지하는 것이 가족 구성원들이 안정된 상태로 공존하게 하는 안전핀이 되는 경우이다. 공동의존(co-dependence)이라고 부르는 이런 상황에서 가족들은 암암리에 환자의 중독 행위를 조장하는 역할을 하게 된다. 적절한 치료를 위해서는 이러한 가족관계 문제에 대한 평가와 개입이 필요하다.

사회환경에 대한 접근

질병의 숙주-병인-환경 모델은 발병 과정에서 환경의 중요성을 강조한다. 환경이란 숙주와 병인이 접촉할 기회를 제공하는 조건으로, 지역사회 내 질병의 확산을 막기 위한 공중위생적 처치는 이 기회를 차단하는 데 초점을 맞춘다. 중독성 물질 및 행위에 대한 시민들의 접근성을 떨어뜨리는 것은 물질 관련장애의 유병률을 낮추기 위한 공중보건 정책의 핵심이 된다. 술 담배의 광고 및 판매 제한, 성년 인증, 높은 세금 부과, 불법 약물 및 도박에 대한 강력한 단속 등은 이러한 예방적 조처에 속한다.

재활 및 지지체계 재구축

중독으로 인해 발생하는 문제는 다양하다. 자신의 신체적-정신적 건강을 잃는 것이 일차적 결과이지만 더 심각한 것은 건강한 가족 구성원 및 사회인으로서의 역할을 하지 못하게 되는 것이다. 그 결과 노숙인이 되어 기본적인 생존 조건조차 위협받기도 한다. 이런 경우, 치료의 궁극적 목표는 잃어버린 사회적 기능을 회복시켜 주는 것이 되어야 한다. 안정적인 주거 환경 제공, 직업 재활, 사회관계 회복, 가족 시스템 재건 등이 치료의 목표가 되며 이는 임상의학의 범위를 넘어선 사회복지 체계의 과제가 된다. 그러므로 의료 시스템뿐만 아니라 다양한 사회적 자원이 모두 참여하는 통합적 접근법이 필요하다. 환자 자신뿐만 아니라 가족 구성원에 대한 지지적 접근도 필요한데, 알코올 사용장애 환자의 배우자를 위한 알아넌(Al-Anon) 등이 가족을 위한 지지체계의 예이다.

치료시 고려할 문제들

치료가 이루어지는 장소

알코올 사용장애의 해독치료는 대개 입원 상태에서 하게 되며, 불법 약물의 경우 형벌로서 수감된 상태에서 치료가 이루어지기도 한다. 입원 치료는 쉽고 안전하게 환자를 약물 관련 자극에서 차단할 수 있는 방법이 된다. 그러나 입원치료는 많은 자원을 소비하고 개인의 자유를 제한할 수 있으므로 최근에는 만성 질환 모델에 따른 외래 중심의 치료법도 사용되고 있다. 한편, 사회적 지지체계가 부족한 환자들은 입원치료 후에 대책 없이 퇴원하면 재발을 쉽게 일으키는 열악한 환경에 노출되는 문제를 갖는다. 이런 환자들은 퇴원 후 치료적 주거 공동체에서 감독하에 생활함으로써 재발 위험에서 보호받고 재활을 이룰 수 있다.

완전한 중단(abstinence) 또는 조절된 사용(controlled use)

중독의 병태생리는 상당부분 비가역적이기 때문에 어렵게 관해에 이른 환자도 한번만 재사용하면 급격하게 재발할 가능성이 있다. 따라서 기본적 치료 목표는 완전한 중단이었으며, 약물 사용행위를 단념하도록 하는 강력한 행동치료적 접근이 중요했다. 그러나 점화 효과에 대한 약리학적 조절이 가능해지면서 어떤 환자에서는 완전한 중단이 아닌 조절된 사용도 현실적인 치료법으로 대두되고 있다. 중독이 일으키는 다양한 문제들이 약물 중단만으로 해결되는 것이 아니므로 치료의 궁극적 목표는 환자의 생활을 재건해 주는 것이 되는데, 약물을 완전히 중단하지 않은 상태에서도 이 문제에 대한 접근이 가능하다고 보는 것이다. 헤로인 사용장애의 메타돈 유지치료도 조절된 사용을 통해 중독의 문제들을 해결하는 기법이라 할 수 있다.

낙인(烙印, stigma)에 대한 대책

중독을 "쾌락을 위해 자신의 의무를 저버린다" 또는 "의지력이 약해서 충동 조절을 못한다"는 도덕적 관점에서 본다면, 중독 환자는 도덕적으로 열등한 인간이 된다. 사회 구성원의 다수가 공유하는 이런 시각은 중독 질환에 대해 낙인을 찍으며, 환자는 자신의 병을 부정하는 방법으로 이에 대처하게 되어 치료의 기회를 잃는다. 이를 방지하기 위해서는 적절한 교육과 함께 환자-가족 체계와 치료진 간의 적절한 라포 및 신뢰 형성이 필요하다. 안정적 치료 환경에서 환자와 가족이 환자의 행위가 비난 받을 것이 아니라 치료 받아야 할 문제임을 알게 되고, 부정이라는 방어에서 벗어나 치료 받을 동기를 갖게 되는 것이 치료를 위한 첫걸음이 된다.

알코올관련장애(alcohol-related disorder)

개 념

알코올사용장애는 우리나라에서 중요한 정신 질환중의 하나이다. 평생 유병률이 13.4%로 우리나라 주요 정신질환 중 가장 높은 질환이며, 이로 인한 질병 치료비, 생산성 감소 및 사망에 따른 손실, 사고로 인한 재산 피해 등 사회 경제적 비용도 약 20조 원에 달하고 있다.

우리나라에서의 알코올사용장애에 대한 역사는 길지 않다. 1980년대 초 아일랜드 수도회의 지원으로 그리고 일부 의료진의 관심으로 이에 대한 치료가 시작되었는데, 1990년대에 들어서 독립된 병동과 특화된 프로그램들이 확대되기 시작하였고 대학병원 정신과에서도 관심을 가지기 시작하였다. 이후 2000년도부터 알코올상담센터의 등장으로 지역사회를 기반으로 하는 접근도 시작되었다.

의료진으로서는 신체적 질병, 불안, 우울, 자살과 같은 심리적 문제뿐만 아니라 가정폭력, 직업상 사고, 범죄 등과도 밀접한 관계가 있으므로 알코올사용장애에 대하여 잘 알고 있어야 하겠다. DSM-5에서의 가장 큰 변화는 기존의 알코올 남용과 의존의 개념이 없어지고 대신에 두 개념을 통합하여 알코올사용장애로 정의하면서 진단기준에 해당하는 증상의 개수에 따라 심각도를 경도, 중등도, 고도로 나누고 있다.

최근에는 알코올사용장애에 대한 심리 사회적 접근의 다양한 발전과 심각성에 따른 접근 방식의 선별적 시도 그리고 재발 방지를 위한 항갈망제 치료 약물 개발 등으로 알코올사용장애 치료에 밝은 전망을 갖게 되었다.

역 학

2011년 국내에서 실시한 전국정신질환실태역학조사의 결과에 의하면, 18세 이상 74세 이하 성인의 알코올사용장애의 평생 유병률은 전체 13.4%이었으며, 남자 20.7%, 여자 6.1%로 남자에서의 평생 유병률이 여자에 비하여 3.4배 높았다.

알코올사용장애의 일년 유병률은 4.4%로서 남자(6.6%)가 여자(2.1%)보다 3.1배 높았다. 따라서 추론한다면 지난 한 해 동안 알코올사용장애에 이환된 사람은 18세 이상 74세 이하의 일반인구 중 4.4%인 약 159만 명이다. 이 조사에 의하면, 알코올사용장애의 일년 유병률은 남녀 모두 미혼에서 높았고, 또한, 남자의 경우 도시보다 농촌에서 더 높았으며, 여자의 경우는 도시와 농촌 거주자가 비슷하였다. 여자는 가구별 월 소득수준이 낮을 경우 높았고, 남자는 가구별 월 소득수준이 높은 경우 높았다.

고위험 음주율은 2013년도 기준 15.9%로 남자 22.5%, 여자 7.4%였다. 2005년 기준으로 남자의 경우 23.2%였고 여자의 경우는 4.6%로서, 남자 고위험 음주율은 감소하고 있는 반면 여성의 경우는 크게 증가하고 있어 여성 알코올 관련 문제에 대한 관심이 더 필요하다.

알코올의 약리학적 효과

알코올의 약동학

에틸알코올(에탄올)의 화학 구조는 CH_3-CH_2-OH이다. 표준 음주량 한 잔이라고 하는 것은 보통 12 g의 에탄올을 포함하는 것으로 정의하는데, 3.6% 맥주 한 캔 정도에 해당한다. 이 정도로는 보통 성인에서 혈중 알코올 농도가 15~20 mg/dL 정도로 증가되며, 대사되는 데는 대략 한 시간 정도 걸린다.

흡 수

마신 알코올의 10%는 위장에서 흡수되고 나머지는 소장에서 흡수된다. 최대 혈중 농도는 위장 내의 음식 여부에 따라서 30~90분 사이에 도달하며, 보통 45~60분 사이이다. 그리고 빨리 마시면 단 시간 내에 최대 혈중 농도에 도달하며, 또한 흡수가 가장 빠른 술의 농도는 15~30% 사이의 술이다.

지나친 음주에 대해서 인체에서도 방어 기제가 작동하는데, 위장 내 알코올 농도가 높아지면, 점액이 분비되고 유문판막이 닫힌다. 이렇게 하여 흡수를 지연시키고, 소장으로 알코올이 넘어가는 것을 가능한 막는다. 소장에서는 흡수를 지연시킬 방법이 없기 때문이다. 만약 위장에서 수시간 이상 알코올이 흡수되지 않고 남아 있게 된다면, 유문연축으로 인하여 결국 오심, 구토 등을 초래한다.

알코올이 일단 혈액으로 흡수되면, 수용성으로서 인체 전체로 균등하게 퍼지게 된다. 알코올 흡수 속도가 취기 정도에 직접적으로 영향을 주는데, 즉 혈중 알코올 농도가 떨어질 때보다는 증가될 때 취기를 더 크게 느낀다.

대 사

흡수된 알코올의 90%는 간에서 산화작용에 의해 대사되고, 나머지 10%는 신장이나 폐를 통해 그대로 배설된다. 간에서의 산화작용의 속도는 시간당 15 mg/dL로 대사되며, 대개 시간당 10~34 mg/dL 범위 내에서 일정하다. 음주력이 있었던

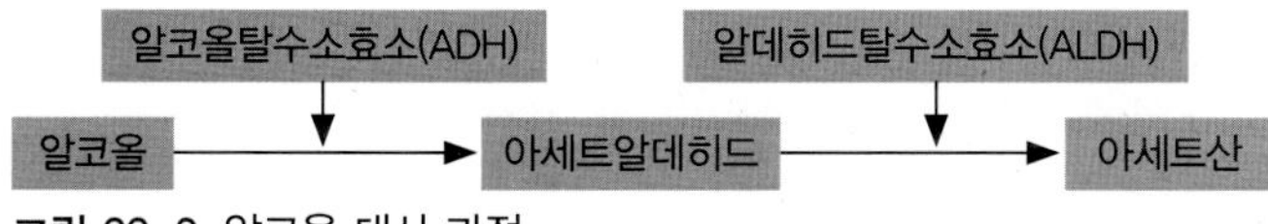

그림 22-3. 알코올 대사 과정.

사람은 효소가 상향 조정되어 있어 대사되는 속도가 더 빠를 수 있다.

알코올은 알코올탈수소효소(ADH)와 알데히드탈수소효소(ALDH)의 두 효소에 의해 대사되는데, ADH는 알코올에서 독성 물질인 아세트알데히드로 전환시키고, 아세트알데히드는 ALDH에 의해 아세트산으로 대사된다(그림 22-3). 디설피람(disulfiram)은 ALDH 효소를 억제하여 혈중 아세트알데히드 농도를 증가로 혐오반응을 유발을 통해 알코올 관련 질환의 치료에 사용되고 있다. 남성에 비해 여성에서 혈중 ADH가 낮아서, 같은 양을 마시더라도 남성에 비해 여성이 더 취하게 된다고 알려져 있다. 아시아인에서는 알코올 대사 효소의 기능이 떨어져 있는 경우가 있는데, 이 때문에 독성 증상이 더 쉽게 나타나거나 혹은 더 쉽게 취하게 된다.

그 외에도 미세소체 에탄올 산화계(microsomal ethanol oxidizing system, MEOS)에서 사이토크롬 P450 중 CYP2E1, 그리고 카탈라아제 같은 효소들도 알코올 대사에 일부 관여한다.

알코올의 약리학적 작용

생화학적 작용

펜사이클리딘(PCP)의 경우 NMDA 수용체에 작용하듯이 대부분의 의존성 물질은 작용하는 특정 수용체가 각자 있는데, 알코올의 경우는 이와 같이 작용하는 특정 수용체가 없다. 대신 알코올의 효과에 대해서 신경세포막에 작용하는 것으로 추정하고 있다. 단기간 음주하면 알코올에 의해 세포막의 유동성을 증가시키고, 장기간 음주를 하게 되면 세포막은 경직된다는 것이 현재까지의 가설이다. 이러한 세포막의 유연성은 여러 가지 수용체, 이온 통로, 세포막의 기능성 단백질들의 정상적인 기능에 핵심적이다. 결국 음주 행동을 유발하게 되는 가장 핵심 경로인 도파민 보상경로(dopaminergic reward circuitry)를 활성화시키며, 아울러 대뇌의 아편계 수용체도 활성화시킨다. 그리고 니코틴 아세틸콜린 수용체, 세로토닌 3형 수용체, $GABA_A$ 수용체의 이온 통로 활성도가 향상되고, 글루탐산염 수용체의 이온 통로 활성도와 전압작동칼슘통로의 활성도는 억제된다는 것도 밝혀졌다.

내 성

알코올은 벤조디아제핀과 마찬가지로 전체적으로 중추신경 억제제이며, 따라서 두 약물 간에 교차 내성 및 교차 의존이 있다.

반복적으로 알코올을 섭취하는 경우 같은 정도로 취하기 위해서 더 많은 양의 알코올을 섭취하여야 하는데 이를 내성(tolerance)이라고 한다. 행동적 내성(behavioral tolerance)은 음주 후 얼마나 그 과제를 잘 수행할 수 있느냐를 말하며, 약동학적 내성(pharmacokinetic tolerance)은 대사과정에서 체내의 알코올을 얼마나 빨리 대사시키는가를 의미하며, 약력학적 내성(pharmacodynamic tolerance)으로 혈중 알코올의 농도가 높더라도 신경시스템이 기능을 할 수 있는가이다.

약물 상호 작용

음주가 다른 물질과의 상호 작용으로 인하여 위험해 질 수 있다. 예를 들면, 알코올과 페노바르비탈 같은 물질들은 간으로 대사되는데 이를 장기간 사용하는 경우 대사가 촉진되게 된다. 이때 알코올 관련 장애 환자가 금주하는 경우 이렇게 촉진된 대사로 인하여 진정제 혹은 수면제 같은 약물들에 대해 심한 내성이 유발될 수 있다. 또 술을 마시게 되면 이러한 약물들이 같은 대사 경로에 있으므로 경쟁으로 인하여 모두 독성 농도까지 혈액에 축적될 수 있다.

알코올과 다른 중추 신경 억제제 효과는 서로 상승적이다. 때문에, 진정제나 수면제 그리고 통증, 멀미, 코감기, 알레르기 등을 완화시키는 약물을 알코올 의존 환자에게 투여할 때에는 주의하여야 한다. 진정-수면제의 용량을 올리는 경우에는 술과 함께 진정 효과에서부터 운동성 및 지적 능력 장애, 혼미, 혼수, 사망에 이르기까지 다양한 결과를 초래할 것이다. 진정제나 다른 향정신 약물들이 알코올의 효과를 증가시키기 때문에, 운전하거나 기계를 다루는 환자들에게 음주하였을 때 위험성에 대해 설명하여야 할 것이다. 마약제제로 대뇌피질의 감각성 영역을 억제하여 통증을 경감시키고 진정, 무감동, 졸음과 수면을 유발할 수 있으며, 고용량에서는 호흡부전, 사망까지 발생할 수 있다.

알코올 관련 문제

간

간 손상은 잘 알려져 있다. 가령 일주일 정도 술을 마셔도 지방과 단백질이 축적되어 지방간이 생기게 되며, 신체검사에서 간 비대 양상을 보이기도 한다. 간에서의 지방 침착과 심각한 간 손상과의 연관성은 아직 불분명하다. 그러나 음주는 알코올성 간염과 간경화를 발생시키고 이로 인해 식도정맥류, 복수, 간성뇌증 등과 같은 심각한 상태를 유발한다.

소화기

장기간의 과음은 식도염, 위염, 무위산증, 위궤양 등을 유발한다. 식도정맥류는 특히 과도한 알코올 남용으로 발생되는데, 식도정맥류의 파열은 내과적 응급이며 출혈로 인해 흔히 사망에 이른다. 췌장염, 췌장부전, 췌장암 등도 폭음과 연관이 있다. 급성 췌장염의 경우 복부응급질환 중 하나이며, 만성췌장염으로 이어질 수 있는데 이때 당대사장애, 소화효소장애 등이 영구적으로 동반된다.

과음은 음식 소화와 흡수의 정상적인 과정을 방해하는데 결국 음식을 충분히 소화시키지 못한다. 특히 비타민, 아미노산 등 다양한 영양분들의 장내 흡수 억제와 함께, 알코올 관련 장애 환자들이 식사를 잘 하지 않는다는 점으로 심각한 비타민 결핍, 특히 비타민 B의 결핍이 발생된다.

다른 장기

소뇌에 영향을 주어 불안정한 자세와 걸음걸이나 안구진탕 등이 생기며, 말초신경병도 초래하여 손발이 무디어지고 저린 느낌 등도 생긴다.

음주로 혈압도 올라가고, 지질단백질과 중성지방의 대사조절장애도 생기며, 심근 경색증과 뇌혈관질환의 위험성도 증가한다. 술에 취한 상태에서는 저혈당이 생기는데 이를 인지하지 못하는 경우 급사로 이어질 수도 있다. 술을 잘 마시지 않는 사람이 술을 마셨을 때 심장에 대한 영향으로, 안정기 심장박출량, 심장박동수, 심근 산소소모가 증가된다.

조혈계에도 부정적 영향을 끼치는데, 적혈구의 평균크기를 증가시키고, 백혈구 수치를 감소시키며, 혈소판의 생산과 기능도 저하시킨다.

또한, 특히 머리, 목, 식도, 위장, 간, 결장, 폐 등에서 암 발생도 증가시킨다. 최근에는 여성에서 음주로 에스트라디올 혈중 농도가 증가된다는 것이 밝혀졌는데, 결국 유방암 발생을 증가시킨다. 근 쇠약도 알코올중독의 또 다른 부작용이다.

표 22-7. 알코올사용장애의 DSM-5 진단기준

A. 임상적으로 현저한 손상이나 고통을 일으키는 문제성 알코올 사용 양상이 지난 12개월 사이에 다음의 항목 중 최소한 2개 이상으로 나타난다.

1. 알코올을 종종 의도했던 것보다 많은 양, 혹은 오랜 기간 동안 사용함
2. 알코올 사용을 줄이거나 조절하려는 지속적인 욕구가 있음, 혹은 사용을 줄이거나 조절하려고 노력했지만 실패한 경험들이 있음
3. 알코올을 구하거나, 사용하거나 그 효과에서 벗어나기 위한 활동에 많은 시간을 보냄
4. 알코올에 대한 갈망감, 혹은 강한 바람, 혹은 욕구
5. 반복적인 알코올 사용으로 인해 직장, 학교 혹은 가정에서의 주요한 역할 책임 수행에 실패함
6. 알코올의 영향으로 지속적으로, 혹은 반복적으로 사회적 혹은 대인관계 문제가 발생하거나 악화됨에도 불구하고 알코올 사용을 지속함
7. 알코올 사용으로 인해 중요한 사회적, 직업적 혹은 여가 활동을 포기하거나 줄임
8. 신체적으로 해가 되는 상황에서도 반복적으로 알코올을 사용함
9. 알코올 사용으로 인해 지속적으로, 혹은 반복적으로 신체적 · 심리적 문제가 유발되거나 악화될 가능성이 높다는 것을 알면서도 계속 알코올을 사용함.
10. 내성, 다음 중 하나로 정의됨
   a. 중독이나 원하는 효과를 얻기 위해 알코올 사용량의 뚜렷한 증가가 필요
   b. 동일한 용량의 알코올을 계속 사용할 경우 효과가 현저히 감소
11. 금단, 다음 중 하나로 나타남
   a. 알코올의 특징적인 금단 증후군(알코올 금단의 진단기준 A, B를 참조)
   b. 금단 증상을 완화하거나 피하기 위해 알코올(혹은 벤조디아제핀 같은 비슷한 관련 물질)을 사용

다음의 경우 명시할 것:

조기 관해 상태: 최소 3개월 이상 최대 12개월 이내의 기한

지속적 관해 상태: 12개월 또는 그 이상의 기간 동안

다음의 경우 명시할 것:

통제된 환경에 있음: 알코올에 대한 접근이 제한된 환경에 있을 때

현재의 심각도를 명시할 것:

경도: 2~3개의 증상이 있다.

중등도: 4~5개의 증상이 있다.

고도: 6개 혹은 그 이상의 증상이 있다.

수 면

저녁에 술을 마시면 잠들기 쉽다고 느껴 잠에 도움이 된다고 착각하기 쉽다. 술로써 수면 잠복기만 감소할 뿐, 실제로는 수면 구조에는 좋지 않다. 즉, 렘수면과 깊은 수면이 감소되고 수면 분절이 많아지고, 때문에 각성 삽화가 더 많고 길게 된다. 따라서 술이 잠에 도움이 된다는 것은 근거가 없다. 또한 인후근육을 이완시켜 코를 골게 하거나 수면 무호흡을 악화시킬 수 있다고 한다.

사회적 문제

음주는 여러 가지 사회적 문제도 유발한다. 특히 사고, 폭력, 자살의 위험성을 상당히 높인다. 우리나라에서 2010년의 강력범죄, 특히 살인의 39.1%, 강도의 15.9%, 강간의 30.3% 그리고 방화의 44.9%가 주취 상태에서 이루어졌으며, 자살의 경우도 사망자의 48.4%가 음주 상태였다고 보고되었다. 또 최근에는 가정폭력의 폭행동기로 음주와의 관련성이 점점 증가되고 있다는 결과가 있다.

결국 음주로 인한 사회경제적 비용이 2004년 기준 20조 원을 넘어섰으며 GDP 대비 2.9%로서 일본 등의 다른 선진국에 비해 높다.

진단(diagnosis)

알코올사용장애

알코올 섭취와 연관한 다양한 임상 상황을 알코올관련장애(alcohol-related disorders)로 구분하였으며 세부적으로 알코올사용장애, 알코올중독(intoxication), 알코올금단, 기타 알코올유발장애, 명시되지 않은 알코올관련장애로 구분하였다.

남용과 의존의 개념이 혼용되어 사용되던 것을 DSM-5에서는 알코올사용장애(alcohol use disorder)로 통합하였다. 알코올사용장애의 진단기준은 표 22-7과 같다. 매일 많은 양의 술을 마셔야 적절한 기능을 유지하는 경우, 주말마다 과음하는 경우, 어느 정도 금주하다가 수주 혹은 수개월 동안 폭음하는 경우들은 알코올 의존이나 남용일 가능성이 매우 높다. 그 외에 특이 사항으로, 술을 줄이거나 끊을 수 없거나; 과음으로부터 벗어나기 위해 절제하려고 반복해서 노력하거나; 폭음(결국 이틀 이상 종일 취해 있게 됨)이 있거나; 주취상태에서의 일시적기억상실(blackouts)이 있거나; 음주시 악화되는 심각한 신체질환이 있다는 것을 알고도 음주하거나; 연료 같은 마실 수 없는 알코올을 마시거나 하는 양상이다. 여기에 사회적, 직업적 기능에 장애도 있고(취중 폭력, 결근, 실직 등), 법적 문제(취중 행위로 구속, 음주운전 등)도 있으며, 지나친 음주로 가족이나 친구들과 다투거나 혹은 관계가 악화되는 양상 등도 있다.

선별검사

알코올사용장애의 선별 검사 도구로는 CAGE 검사, 알코올사용장애 선별검사(Alcohol Use Disorders Identification Test, AUDIT) 등이 있다. CAGE 검사는 4가지 문항으로 구성되어 있는데, 두 개 이상의 문항에서 긍정적인 대답이 나오면 알코올사용장애 여부에 대한 조사가 필요하게 된다(표 22-8). 또한 Michigan Alcohol Screening Test (MAST)를 국내용으로 개발한 한국형 국립서울정신병원 알코올중독 선별 검사(Alcohol Screening Test of National Seoul Mental Hospital, NAST)도 유용하다.

검사실 소견

알코올관련장애 환자에서 gamma-glutamyl transpeptidase (GGT), mean corpuscular volume(MCV), carbohydrate-deficient transferrin(CDT) 수치가 높으며, 그 외에도 요산, 중성지방, alanine aminotransferase(ALT), aspartate aminotransferase(AST) 등의 수치도 높다. 이런 결과들이 생물학적 표지자로 이용될 수 있는데, 특히 GGT와 CDT는 알코올관련장애 환자의 진단과 금주 여부 추적 관찰에 큰 도움이 된다.

아형(subtype)

현상학적 특성을 기준으로 알코올의존을 아형으로 분류하고자 시도하였다. 하지만 많은 노력에도 불구하고 알코올 의존의 원인과 경과가 복잡하고 다양하며 또한 환자 개개인의 성향과 기질도 모두 달라서 아직까지 완벽한 분류는 없는 것 같다.

한 분류에서는 A형과 B형 알코올의존으로 나누면서, A형 알코올 의존의 특징이 늦게(late) 발병하며, 아동기의 발병 위험 요인도 아주 적으며, 비교적 의존 정도가 경하고, 알코올

표 22-8. CAGE 검사

CAGE 검사 문항
Cut: 술 마시는 횟수나 양을 줄이거나 술을 끊으려고 생각한 적이 있습니까?
Annoyed: 술 마시는 것과 관련하여 주변에서 걱정하거나 나무라서 괴로웠던 적이 있습니까?
Guilty: 술 마시는 것과 관련하여 죄의식이 든 적이 있습니까?
Eye-opener: 술이 깰 때쯤 되어 괴로워서 해장술을 한 적이 있습니까?

표 22-9. 알코올중독(alcohol intoxication)의 DSM-5 진단기준

A. 최근의 알코올 섭취가 있다.
B. 알코올을 섭취하는 동안, 또는 그 직후에 임상적으로 심각한 문제적 행동 변화 및 심리적 변화가 발생한다(예: 부적절한 성적 또는 공격적 행동, 기분 가변성, 판단력 손상).
C. 알코올을 사용하는 동안 또는 그 직후에 다음 징후 혹은 증상 중 한 가지(혹은 그 이상)가 나타난다.
  1. 불분명한 언어
  2. 운동 실조
  3. 불안정한 보행
  4. 안구 진탕
  5. 집중력 또는 기억력 손상
  6. 혼미 또는 혼수
D. 징후 및 증상은 다른 의학적 상태로 인한 것이 아니며, 다른 물질 중독을 포함한 다른 정실질환으로 더 잘 설명되지 않는다.

표 22-10. 혈중 알코올 농도에 따른 장애

농 도	장 애
20~30 mg/dL	운동속도 감소와 사고능력 저하
30~80 mg/dL	운동과 인지 장애의 증가
80~200 mg/dL	협동장애와 판단 오류 증가 기분의 불안정 인지 황폐화
200~300 mg/dL	안구진탕, 발음의 불분명이 두드러짐, 알코올성 일과성 기억상실
>300 mg/dL	생명징후 장애와 사망 가능

관련 문제도 적고, 스트레스도 적으며 정신병리도 거의 없다는 점이라고 하였다. 이에 반해 B형 알코올 의존에는 아동기에 발병 위험 요인도 많으며, 의존 정도도 심각하고, 알코올 관련 문제들이 조기에 발병하며, 정신병리도 많이 존재하고, 강력한 가족력이 있으며, 복합 물질(polysubstance) 남용도 빈번하고, 알코올중독 치료력도 길며, 심각한 생활 스트레스도 많은 점이 특징이다. A형 알코올 의존의 경우 대인관계 정신치료(interactional psychotherapies)에 효과가 있으며, B형 알코올 의존의 경우는 대처 기술 훈련이 도움이 된다고 하였다.

어떤 연구자들은 감마(gamma) 알코올의존을 미국에서 흔한 형태로 단주 모임(alcoholics anonymous, AA)에서 활동하는 알코올 의존자들이 해당된다고 정하였다. 일단 술을 마시면 중단하기 어려운 음주조절문제가 핵심이며, 돈이 없든 건강이 나빠져서든 일단 끊으면 또 일정 기간 술을 끊을 수는 있다고 한다. 델타(delta) 알코올의존은 미국보다 유럽에서 흔한데, 매일 일정량 이상의 술을 마셔야만 하며, 그런데도 자신들이 알코올을 조절할 수 없다는 사실을 스스로 인지하지 못하고 있는 경우이다.

알코올중독(alcohol intoxication)

DSM-5에서의 알코올중독(alcohol intoxication) 진단 기준은, 최근 음주, 부적응적 행동, 중독과 관련된 징후 중 한 가지 이상(불분명한 언어, 운동 실조, 불안정한 보행, 안구 진탕, 집중력 또는 기억력 손상, 혼미 또는 혼수)이다(표 22-9).

혈중 알코올 농도에 따라 그 장애의 정도가 다른데(표 22-10), 20~30 mg/dL에서는 행동 변화가 생기고, 운동 수행도 느려지고, 명확한 사고 능력도 저하된다. 100~200 mg/dL에서는 조정의 심각한 장애(실조, ataxia), 감정의 불안정성 증가, 인지적 황폐의 점진적 악화 등이 나타난다. 혈중 알코올 농도가 200~300 mg/dL에서는 불분명한 언어가 더욱 심해지고, 기억장애(전향성 기억상실 혹은 알코올성 일과성기억상실)가 뚜렷해진다. 혈중 알코올 농도가 더 높아질 경우에는 마비가 발생될 수 있고, 내성이 없는 사람이 혈중 알코올 농도가 400 mg/dL에 도달할 경우 호흡부전, 혼수, 사망까지 가능하다.

우리나라에서는 도로교통법에 의거하여 혈중 알코올 농도가 0.05% 이상인 상태로 자동차 등을 운전한 경우에는 형사처분을 받게 되므로 음주운전은 하지 않도록 해야 한다.

알코올금단(alchohol withdrawal)

DSM-5에서 알코올금단을 진단하기 위해서는 특정 신체적 혹은 신경정신과적 증상이 있으면서, 아울러 과음을 지속하다가 음주를 중단하거나 음주량을 줄인 경우이다. 증상으로 불안, 초조, 과민성, 각성, 놀람 반응, 수면 장애, 오심 및 구토, 이상 피부 감각 등과 함께 빈맥, 발한, 안면 홍조, 혈압 상승 등이 있다(표 22-11). 이러한 증상들은 대뇌 GABA 신경계 활성도 감소와 글루탐산염 신경계 활성도 증가와 연관이 있다고 알려져 있다. 또, PET로 금단 시기 동안의 혈류를 조사하였을 때 다른 질병이 없는 알코올 의존 환자에서 전반적으

표 22-11. 알코올금단(alchohol withdrawal)의 DSM-5 진단기준

A. 알코올을 과도하게 장기적으로 사용하다가 중단(혹은 감량)한다.
B. 진단기준 A에서 기술된 것처럼 알코올을 사용하다가 중단(혹은 감량)한 지 수시간 혹은 수일 이내에 다음 항목 중 2가지(혹은 그 이상)가 나타난다.
  1. 자율신경계 항진(예: 발한, 또는 분당 100회 이상의 빈맥)
  2. 손 떨림 증가
  3. 불면
  4. 오심 또는 구토
  5. 일시적인 시각적, 촉각적, 청각적 환각이나 착각
  6. 정신운동 초조
  7. 불안
  8. 대발작
C. 진단기준 B의 징후 및 증상이 사회적, 직업적, 또는 다른 중요한 기능영역에서 임상적으로 현저한 고통이나 손상을 초래한다.
D. 징후 및 증상은 다른 의학적 상태로 인한 것이 아니며, 다른 물질 중독 및 금단을 포함한 다른 정신질환으로 더 잘 설명되지 않는다.
다음의 경우 명시할 것: 지각장애 동반

로 대사활동이 저하되어 있었으며, 특히 좌측 두정엽과 우측 전두엽이 저하되어 있었다. 진단 시에 명시할 것으로 "지각장애 동반"이 있다.

알코올금단 증상의 전형적인 징후는 떨림이지만, 망상이나 환각 같은 정신병적 증상과 지각 증상, 경련, 진전 섬망 증상 등도 생긴다. 떨림은 단주 후 6~8시간 후에 발생되고, 정신병적 증상과 지각 증상은 8~12시간 후에 시작되며, 경련은 12~24시간 사이에 발생된다. 진전 섬망 증상은 첫 48~72시간 동안 나타나지만 금단 첫 일주일은 진전 섬망 발생에 대해 주의 깊게 관찰해야 한다. 또, 때로는 금단 증상이 이러한 순서대로 발생하지 않는 경우도 있다. 금단 증상에 선행되어 증상을 악화시킬 수 있는 것으로는 피로, 영양실조, 신체 질환, 우울증 등이다.

금단경련(withdrawal seizures)

알코올 금단 경련은 상동적이며, 전신성 긴장간대발작이다. 첫 경련 발생 후 3~6시간 후 한 번 이상 다시 생길 수 있다. 간질지속증은 상대적으로 드물어서 3% 이내에서 발생된다. 처음 대면한 환자 같이 경련의 원인을 판단하기가 쉽지 않은 경우도 있으며, 또, 알코올 남용의 과거력이 있는 환자라도 두부외상, 중추신경계 감염이나 종양, 뇌혈관 질환 등의 경련의 다른 원인들과 감별해야 한다. 장기간의 알코올 남용으로 인해 저혈당증, 저나트륨혈증, 저마그네슘혈증 등도 생길 수 있으며, 이들도 경련과 관련이 있을 수 있다.

섬 망

진전 섬망(delirium tremens, DT)으로도 알려져 있는 알코올 금단 섬망은 사망률이 높은 의학적 응급 상태이다. 치료되지 않은 진전 섬망의 사망률은 20%이며, 흔히 폐렴, 신장 질환, 간 부전, 심부전 등의 병발한 질환에 의해 사망한다. 흔히 경련이 선행되지만, 예고 없이도 섬망이 나타날 수 있다. 중요한 증상은 음주량을 줄이거나 중단한 후 일주일 내에 발생되는 섬망으로, 이외에 빈맥, 발한, 발열, 불안, 불면, 고혈압 등의 자율신경계 항진 증상과, 환시 혹은 환촉 등의 지각 왜곡, 그리고 흥분성 항진에서 기면까지 이르는 정신운동활동의 변동 등이다. 섬망 상태의 환자는 자신뿐만 아니라 다른 사람에게도 위험한데, 행동 예측이 어렵기 때문이다. 공격적이 되거나 자살할 수도 있고, 자신이 실제로 위험에 처해 있다고 생각하고 환청이나 망상적 사고에 따라 행동할 수도 있다.

진전 섬망은 보통 5~15년 동안 과음한 이후인 30~40대에 나타나기 시작하는데, 알코올관련장애로 입원한 환자의 5%에서 진전 섬망이 있다. 입원 3일째에 흔히 발생하므로, 술과 관계없는 병으로 입원한 경우에 뜻하지 않게 섬망이 생기게 되면서, 이것이 알코올관련장애의 첫 징후가 되기도 한다.

알코올 금단이 있을 경우, 가장 심각한 금단 증상인 알코올 금단 섬망으로 이행되지 않도록 잘 관리하는 것이 중요하다. 따라서 진전섬망의 위험성을 높일 수 있는 상황을 잘 확인해야 한다. 간염이나 췌장염 같은 신체 질환이 소인이 되며, 금단 경련과 마찬가지로 이전 진전 섬망이나 금단 경련의 병력도 위험요인이 된다. 대개 신체적으로 문제가 없는 사람은 진전 섬망이 거의 발생하지 않는다.

기타 알코올유발장애(other alcohol-induced disorder)

그 외 알코올로 유발될 수 있는 질환으로서 각 해당 질환장의 '물질/약물치료로 유발된 정신질환'에서 설명하고 있다. 여기에는 알코올유발정신병적장애(조현병 스펙트럼 및 기타 정신병적 장애), 알코올로 유발된 양극성장애(양극성 및 관련 장애), 알코올로 유발된 우울장애(우울장애), 알코올로 유발된 불안장애(불안장애), 알코올로 유발된 수면장애(수면-각성장애), 알코올로 유발된 성기능부전(성기능부전), 알코올로 유발된 주요 또는 경도 신경인지장애(신경인지장애) 등이다.

알코올로 유발된 주요 또는 경도 신경인지장애
(alcohol-induced major or mild neurocognitive disorder)

과도하고 지속적인 음주가 대뇌 손상을 일으킨다는 것은 잘 알려져 있다. 그 이외에도 신경독성물질인 아세트알데히드의 생성, 티아민과 같은 영양소의 결핍 등과 같은 다양한 요인들이 복합하여 뇌손상 및 인지 기능 장애를 유발한다.

① 알코올유발지속치매(alcohol-induced persisting dementia)

알코올유발지속치매는 지적 기능, 인지 능력, 기억력 등의 전반적인 인지 기능 저하가 알코올중독의 경과 동안 발생되는 장기간 지속되는 질환이다. 최근 기억(recent memory) 장애가 전반적인 인지장애와 같이 존재하기 때문에 알코올 유발 지속성 기억상실장애와 감별된다.

이런 환자들의 50~70%에서 뇌실 크기가 증가되어 있고 대뇌구가 위축되어 있는데, 철저히 금주한다면 이러한 변화들이 금주 후 첫 1년 동안 가역적으로 일부분, 혹은 완전히 돌아 올 수 있다. 그런데 환자의 반 정도는 기억력과 사고력의 장기간 혹은 영구적인 장애가 남는다.

② 알코올유발지속기억상실장애(alcohol-induced persisting amnestic disorder)

알코올유발지속기억상실장애로 베르니케-코르사코프증후군(Wernicke-Korsakoff's Syndrome)과 일시적 기억상실(blackouts)이 있다. 지속적인 과음으로 인한 단기(short term) 기억의 장애를 보이며, 대개 수년 동안 과음한 후에 나타난다.

알코올유발지속기억상실장애의 기존 명칭으로, 급성 증상일 때는 베르니케뇌병(Wernicke's encephalopathy)이고 만성적 상태에서는 코르사코프증후군(Korsakoff's Syndrome)이다. 두 질환 모두 영양실조나 흡수장애로 인한 티아민 결핍이 원인이다. 티아민은 중요한 효소들의 보조인자로서 축삭전위의 전도와 시냅스 전달에 관여한다. 신경병리학적 병변은 유두체, 시상, 시상하부, 중뇌, 교뇌, 연수, 천장, 소뇌 등으로 뇌실결 영역이다.

베르니케뇌병은 급성 신경계 질환으로서 실조(ataxia), 혼동(confusion), 눈근육마비(ophthalmoplegia) 등이 특징적 증상이다. 수일에서 수주 이내 저절로 호전될 수 있지만, 코르사코프증후군으로 진행될 수 있다. 초기단계에 고용량의 티아민을 비경구로 투여하면 베르니케뇌병은 빠르게 반응하며 이로서 코르사코프증후군으로의 진행을 막는 데에도 효과적이다. 흔히 100 mg 티아민을 하루 2~3회 경구 투여하면서 시작하여 1~2주간 지속한다. 베르니케뇌병은 적절한 치료로 거의 회복된다.

코르사코프증후군의 주요한 특징은 최근(recent) 기억 장애와 전향기억상실이다. 흔히 보이는 작화증도 중요한 증상이다. 치료로 티아민 100 mg을 하루 2~3회 경구 투여로 3~12개월 동안 지속한다. 코르사코프증후군 환자 약 1/4에서는 티아민과 영양 공급으로 인지능력이 거의 회복되지만, 약 1/4에서는 전혀 개선되지 않는다.

일시적 기억상실은 알코올중독(alcohol intoxication) 상태에서 발생하는 전향기억상실의 불연속 삽화(discrete episode)이다. 일시적 기억상실 동안 먼 기억(remote memory)은 비교적 손상이 없지만, 5분 내지 10분 전에 일어났던 일을 회상하지 못하는 등의 단기(short-term) 기억 손상이 발생된다. 지적능력은 비교적 잘 보존되기 때문에 복잡한 업무도 잘 수행하기에 대충 보아서는 정상으로 보일 수 있지만, 본인은 취중에 자신도 모르게 다른 사람을 해치거나 무례하게 행동했을까봐 걱정하며 힘들어 할 수 있다. 분자 수준에서 기전이 밝혀졌는데, 새로운 기억이 오래된 기억으로 경화(consolidation)되는 것을 알코올이 차단하기 때문이다. 이러한 과정은 해마와 이와 관련 있는 측두엽 구조물이 관여하는 것으로 여겨진다.

알코올유발 정신병적장애
(alcohol-induced psychotic disorder)

알코올중독 환자의 약 3%에서 과음 혹은 금단을 배경으로 환청 혹은 편집망상을 경험한다. 환청에는 즐겁고 생활에 지장을 주지 않는 목소리도 있겠지만, 헐뜯고 비난하고 협박하는 내용이 특징적이며, 보통 체계적이지는 않다. 환청이 대개 1주 이내로 없어지지만, 있는 동안 흔히 현실 검증력에는 장애가 있으며, 지나고 나면, 대부분은 환각의 본질을 인지하게 된다. 알코올 금단으로 인한 환각은 의식이 명료하기 때문에 진전 섬망과 감별된다. 필요에 따라 벤조디아제핀, 적절한 영양, 수액, 항정신병약물 등을 투여한다.

알코올 금단 이후의 환각은 드물다. 대개는 오랫동안 알코올을 남용한 경우에 나타나며, 대개 일주일 내로 환각이 좋아진다. 환각이 길어진다면 다른 정신 장애와 감별해야 한다. 알코올 금단으로 인한 환각은 조현병의 환각과 감별되는데, 알코올 금단과 시간적으로 연관이 있고, 조현병의 전형적인 병력이 없으며, 일반적으로 지속 기간이 짧다.

알코올유발기분장애(alcohol-induced mood disorder)

수일 이상 과음하는 경우 주요우울장애에서 보이는 증상들이 다수 나타날 수 있다. 알코올중독 환자의 80%에서 극심한 우울감을 경험했다고 보고하였고, 30~40%에서는 2주 이상 우울했었다고 보고하였다. 하지만 과음을 하지 않더라도 주요우울장애의 진단 기준에 맞는 우울증을 경험한 경우도 알코올중독 환자의 10~15%였다.

물질유발우울증은 심각하더라도 단약만으로도 빠르게 회복되는 것 같다. 즉, 극심한 슬픔도 금주 이후 수일에서 한 달 이내 호전될 수 있다.

알코올유발불안장애(alcohol-induced anxiety disorder)

알코올 금단 시기에 알코올유발불안장애의 진단기준에 맞는 불안 증상은 흔하다. 급성 금단 동안 최소 한 번 이상 공황장애 수준의 공황발작을 경험한 경우가 알코올중독 환자의 80%였다. 마찬가지로 심각한 알코올 문제를 가진 사람들이 사회공포증과 광장공포증도 경험할 수 있다. 하지만 대부분의 경우 과음하거나 단주 후 첫 몇 주 동안만 관찰되므로 시간이 지나면 이러한 증상들은 줄어들고 없어진다.

명시되지 않은 알코올관련장애
(unspecified alcohol-related disorder)

명시되지 않은 알코올관련장애의 진단은 어떠한 다른 진단 기준에도 해당되지 않는 알코올관련장애에 적용된다.

특이체질알코올중독(idiosyncratic alcohol intoxication)

대부분의 사람에게는 행동학적으로 최소한의 영향만 있는 정도의 소량의 술을 마신 후에 혼란, 지남력 장애, 착각, 일시적인 망상, 환시, 극심한 정신운동활동성 증가와 충동적이고

표 22-12. 알코올사용장애로 유발되는 의학적 질환

알코올중독(alcohol intoxication)	심혈관 질환
급성 중독	심장성색전증과 뇌혈관질환 동반 가능한 심근병증
병적 중독(비정형, 합병, 특이)	뇌혈관 장애 유발 가능한 부정맥과 이상 혈압
알코올금단증후군	혈액 질환
떨림(오한 혹은 초조)	빈혈, 백혈구감소증, 혈소판감소증(출혈성 뇌혈관질환 유발 가능)
알코올성환각증(공포)	감염 질환, 특히 수막염(특히, 폐렴구균과 수막구균)
금단 경련(럼발작)	저체온과 고체온
진전 섬망(오한)	저혈압과 고혈압
알코올 남용에 속발된 신경계 영양 질환	호흡저하와 이와 연관된 저산소증
베르니케-코르사코프증후군	독성 뇌병증, 알코올 및 기타 물질 포함
소뇌변성	전해질불균형: 급성혼돈 상태 유발, 드물게 국소 신경학적 징후 및 증상 유발
말초신경병증	저혈당
시신경병증(담배-알코올중독약시)	고혈당
펠라그라	저나트륨혈증
불확실한 발병기전에 의한 알코올성 질환	고칼슘혈증
뇌교 중심부 수초용해증	저마그네슘혈증
마르키아파바-비냐미병	저인산혈증
태아알코올증후군	외상 발생률의 증가
근육병증	경막외, 경막하, 및 뇌내 혈종
알코올성 치매	척수손상
알코올성 뇌위축	외상후 발작장애
알코올로 인한 이차적인 신경학적 합병증이 동반될 수 있는 전신성 질환	압박신경병증과 팔신경얼기 손상(요골신경마비)
간질환	외상후 대증(symptomatic) 수두증(정상압 수두증)
간성뇌병증	근 압궤 손상(muscle crush injury)과 구획(compartmental) 증후군
후천성 만성 간뇌(hepatocerebral) 변성	
위장관 질환	
흡수장애증후군	
위절제후증후군	
췌장뇌병(pancreatic encephalopathy)	

공격적인 행동 등 심각한 행동들이 급격하게 발생되는 경우를 말한다. 다른 사람에게 위험할 수 있으며, 자살 사고와 함께 자살 시도도 할 수 있다. 이 질환을 가진 사람들 중 일부에서는 소량의 술을 마신 후에 뇌파에서 측두엽 극파를 보였다는 보고가 있다. 치료로는 자신에게 혹은 타인에게로의 위해로부터 환자를 보호하는 것이다. 음주가 법적 책임을 피할 수 있는 면책 사유가 되지 않기에, 이 진단이 법의학적 영역에서 중요하다.

기타 알코올 관련 신경계 및 내과 질환(other alcohol-related neurological and medical disorders)

알코올 사용과 관련된 질환을 표 22-12에 열거하였다.

태아알코올증후군(fetal alcohol syndrome)

임신이나 수유 중에 음주해서는 안 된다는 사실은 잘 알려져 있다. 태아알코올증후군이 미국에서는 정신지체의 주된 원인인데, 산모가 임신 중 음주하여 자궁 내에서 태아가 알코올에 노출됨으로써 발생된다. 알코올은 자궁 내 태아의 성장과 출산 후의 발달을 억제시킨다. 소두증, 두개안면기형, 그리고 사지와 심장 결손이 흔히 나타난다. 정확한 기전은 알려져 있지 않으며, 이런 결손이 있는 아이를 가질 확률은 알코올관련장애를 가진 여성들의 35%에 이른다.

동반이환 정신질환

가장 흔한 동반이환 질환은 다른 물질 관련 장애, 반사회적 성격장애, 기분장애, 불안장애 등이다.

반사회적 성격장애

반사회적 성격장애와 알코올관련장애와의 연관성은 자주 보고되는데, 특히 남자 알코올관련장애 환자에 많다. 알코올관련장애 발생 이전에 생길 수도 있고, 두 질환이 서로 별개라서 인과관계가 없다는 주장도 있다.

기분장애

알코올관련장애 환자의 30~40%에서 주요우울장애가 있다. 남자보다 여자 알코올관련장애 환자에서 우울증이 더 잘 생긴다. 이 두 질환이 공존하는 경우 자살 시도 가능성도 매우 높으며, 다른 물질 관련 장애가 같이 있을 가능성도 높다. 2~3주 정도 금주한 후에도 우울 증상이 있는 경우는 항우울제 투여가 필요할 것이다.

조증 삽화에 대한 자가 투약을 위해 음주할 수 있기 때문에, I형 조울병이 있는 경우에도 알코올관련장애가 생길 가능성이 높다.

불안장애

불안 경감의 목적으로 음주하므로, 알코올 관련 장애 환자의 25~50%에서 불안장애가 있는데, 특히 공포증과 공황장애가 동반 이환되는 경우가 많다. 광장공포 혹은 사회공포증의 경우에서 자가 투약 목적으로 음주하는 반면에, 공황 장애나 범불안장애에서는 알코올관련장애가 선행된다는 보고가 있다.

자 살

자살자의 상당수에서 음주가 연관되어 있고, 따라서 알코올관련장애 환자에서의 자살 가능성은 10~15%로 여겨진다. 알코올관련장애에서 자살률을 높이는 요인으로 주요 우울장애가 있는 경우, 심리사회적 지지체계가 약한 경우, 심각한 신체 질환이 공존하는 경우, 직업이 없는 경우, 그리고 혼자 살고 있는 경우이다.

원 인

유전적 요인과 환경적 요인 사이의 상호 작용들에 의하여 여러 가지 의학적 정신적 문제들이 발생되는데, 알코올중독(alcohol addiction)도 그러하다. 유전적 요인에서는 대다수의 질환들과 마찬가지로 질병 발생 위험도를 증가 혹은 감소시킬 수 있는 여러 가지 특성들의 유전적 소인들의 영향이 결합되어 알코올중독의 발생이 결정된다. 결국 이러한 유전적 요인은 알코올중독 발생 위험도의 60%를 차지하며, 나머지 40%는 환경적 요인이 차지하고 있다.

심리적 이론

음주 이유에 관한 이론으로, 긴장감 감소를 위해서, 기운 나기 위해서, 심리적 고통을 줄이기 위해서 등이다. 술을 마시면 신경질이 줄어들고 그날 스트레스를 해결하는 데 도움 된다는 환자들의 얘기와 사회생활 중 긴장될 때 혹은 힘든 하루 일과를 마친 후에 소량 음주할 경우 마음이 나아지고 대인관계도 편해졌다는 음주자들 얘기 때문이다. 하지만 술의 이러한 긴장 완화 효과는 소량 혹은 중등도의 음주 시에만 주로 나타나기 때문에 알코올중독으로 진행하는 데에 그렇게 큰 역할을 못하는 것으로 보아, 이 이론들을 아직까지는 명확히 말하기 어렵다.

정신역동적 이론

소량 음주하면 탈억제 혹은 불안 경감 효과가 있기 때문에 엄격하고도 자가 징벌적인 초자아를 가진 사람들이 이를 해결하고자, 그리고 무의식적인 스트레스를 줄이고자 음주할 수 있다.

정신분석 이론에서 어떤 알코올중독 환자는 발달학상 구강기에 고착되어 있으므로 음주시 결국 술을 입으로 섭취해야 하므로 자신들의 구강기 욕구좌절을 해소하려고 음주할 것이라고 추정하고 있다. 이러한 정신성적 발달상 정지된 시기에 관한 가설은 비록 경험적으로는 의미가 있을 수 있겠으나, 치료에서도 학문적 측면에서도 관심 받지 못하고 있다.

마찬가지로 흔히 환자에게서 관찰되는 물질이나 음식 등 다양한 영역에서 절제력이 없는 중독적 성격(addictive personality)에 대한 연구도 많이 진행되었음에도 불구하고 이러한 성격의 존재를 입증할 수 없었다. 다만 심각한 충동성은 반사회적 성격장애가 있는 남성 알코올 중독 환자의 15~20%에서 볼 수 있으며, 범죄성, 폭력성, 복합 물질 의존의 가능성도 매우 높다.

행동 이론

음주로 발생되는 보상(reward)에 대한 기대감, 자신이 저지른 행동에 대한 책임에 관한 인지적 태도, 음주 결과로 인한 강화(reinforcement) 등 이런 모든 요소들에 의하여, 처음 마신 이후에 다시 음주할 것인가 여부와 알코올 관련 문제가 있음에도 계속 음주할 것인가 여부가 결정된다. 이러한 요인들은 일반인의 음주 행동을 수정할 때도 중요하며, 알코올중독 환자의 재활에도 중요하다.

사회문화적 이론

사회문화적 요인을 포함하는 환경적 요인이 알코올중독 발생 위험의 40%까지 차지하고 있다. 실제로 연구하기가 쉽지는 않지만, 이러한 이유로 음주, 취기, 음주 문제에 대한 책임의식에 관한 그 사회의 문화적 태도가 알코올 관련 문제 발생에 중요한 역할을 한다고 여겨지고 있다. 음주 시작, 일시적인 알코올 관련 문제 유발 및 알코올중독 질환을 유발하는 요인들을 설명할 수 있는 장점 때문에, 결국 사회적 심리적 이론들이 상당히 타당한 면이 있다. 하지만 이런 이론을 지지하고 반박할 수 있는 근거 있는 자료들을 모으는 데는 제한점이 많다.

알코올중독 환자 비율이 높거나 낮은 사회적 집단들을 관찰함으로써 사회문화적 이론들을 추정해 볼 수도 있다. 예를 들어 알코올중독 발생이 낮은 유대 민족과 알코올중독 비율이 높은 아일랜드 남자들을 조사해 볼 수 있다. 하지만 이러한 가설에 예외가 많다는 데에서 이론의 한계가 드러난다.

아동기 이력

알코올중독 환자들의 아동기 이력을 조사하거나 혹은 알코올중독 고위험 군에 속한 아동(부모 중 한사람 이상이 알코올중독인 아동)들을 조사함으로써 몇 가지 요인들을 발견하였다. 신경인지검사에서 다양한 결함, 유발전위검사에서의 P300파 진폭 저하, 뇌파상 다양한 비정상 소견 등이 알코올 관련 장애의 고위험 아동에서 발견되었다. 고위험 20대를 대상으로 하는 연구에서도 부모가 알코올중독이 아닌 사람들에 비해 알코올 효과가 둔화되어 나타나는 양상을 보였다. 이런 결과들은 유전될 수 있는 생물학적 뇌 기능이 알코올 관련 장애의 소인이 될 수 있다는 것을 의미한다.

ADHD, 행동장애, 혹은 두 장애 모두 있는 경우도 성인 알코올 관련 장애가 발생할 수 있는 위험성을 증가시킨다. 성격장애, 앞서 언급했듯이 특히 반사회적 성격장애도 알코올 관련장애의 소인이 된다.

유전적 이론

알코올중독이 유전적 질환이라는 것은 4가지 축으로 증거가 있다. 첫째, 알코올중독 환자의 근친들은 심각한 알코올 관련 문제가 발생될 위험성이 3~4배 높다. 알코올 문제 발생 가능성은 알코올중독이 있는 친척의 수, 질병의 중증도, 유전적 근접성 등에 의해 증가된다. 두 번째로는 쌍둥이 연구인데, 가계 조사로는 유전적 요인과 환경적 요인을 구분할 수 없기 때문이다. 대다수 연구에서 심각한 알코올 관련 문제에 대한 일치율이 알코올중독 환자의 이란성 쌍둥이에 비해 일란성 쌍둥이에서 의미 있게 높았다. 셋째로, 모든 양자 연구에서 알코올 중독 환자의 자녀에서 위험성이 훨씬 높다는 것을 밝혀내었는데, 즉 태어나자 생물학적 부모로부터 헤어진 후 알코올 관련 문제가 없는 부모에게서 양육된 경우조차도 유전적 위험성이 있었다. 반면에, 알코올중독 부모의 집에서 양육되는 것만으로는 알코올과 관련되어 있는 심각한 문제에 대한 위험성이 더 높아지지 않았다. 넷째로, 동물 실험에서 음주에 대한 자유로운 선택, 취기의 정도, 관련 문제 등에 대해 아직까지는 밝혀지지 않은 다양한 유전자의 존재를 시사하고 있다.

치료와 재활(treatment and rehabilitation)

알코올사용장애의 진단이 내려지면, 치료는 일반적으로 개입(intervention), 해독(detoxification), 및 재활(rehabilitation)

등 세 단계를 거친다. 하지만 이러한 접근은 신체적 상태가 최적화된 후 그리고 만약 정신과적 응급이 있다면 치료에 최선을 다 한 후 실시한다. 예를 들면, 우울증상이 심해 자살사고가 있는 알코올중독 환자의 경우 자살사고가 사라질 때까지 최소 수일 이상 입원하여야 하고, 마찬가지로, 심근병, 간 장애, 소화기 출혈 등이 있으면 먼저 내과적 응급상황에 대한 적절한 치료가 우선 되어야 한다는 뜻이다.

그러고 나서 알코올 중독 환자에게 실제 질병의 문제점들을 면전에서 직면시켜야 하며(개입), 만약에 해독 과정이 필요하다면 이를 거친 후에, 이러한 재활을 시작한다. 별개의 정신 질환이 동반된 경우에도 없는 경우와 마찬가지로 이러한 필수적인 세 단계를 거쳐야 하는데, 다만 전자의 경우는 정신 질환이 최대한 안정화된 후에 세 단계 치료가 이루어져야 한다.

개입(intervention)

직면(confrontation)이라고도 불리는 개입 단계의 목적은, 부정의 방어벽을 허무는 것으로 치료하지 않을 경우 발생될 유해한 결과(adverse consequence)들을 지각할 수 있도록 돕는 것이다. 그리하여 치료를 받고자 하는 동기와 지속적으로 단주하고자 하는 동기를 최대화하는 데 목표를 두고 있다.

이 단계에는 흔히 술이 어떻게 자신의 삶에 들어와 문제를 일으켰는지를 상기시키고 또 자신들의 행동에 대해서는 스스로 책임지도록 납득시키는 과정이 있다. 이때 불면증, 성생활의 장애, 스트레스 때 참을 수 없는 것, 우울, 불안, 정신병적 증상 등 무엇이건 간에 환자가 호소한 주된 증상을 이용하는 것이 유용하다. 술이 문제들을 어떻게 일으키는지 설명하고, 단주함으로써 이런 문제들이 해소될 수 있다는 점을 확신시켜 준다.

의사는 알코올 관련 문제들이 발견될 때마다 비판적인 태도 없이(nonjudgmental) 끈기를 가지고 똑같은 방식으로 접근하는 것이 좋다. 결국 효과가 있는 것은 특별한 대인 기술이 아니라 끈기 있게 접근하는 태도이다. 대부분의 환자들은 자신들의 고비 때마다 술이 원인이었다는 것을 수차례 느낀 후에야 결국 단주를 결심하게 된다.

가족도 개입 과정에 큰 도움이 될 뿐만 아니라 중요하다. 가족들이 술 때문에 발생한 문제들을 덮거나 해결하는 등으로 환자를 보호하려는 행동을 하지 않도록 해야 한다. 그렇지 않으면 환자가 단주하기 위한 동기나 힘을 모을 수 없기 때문이다. 또, 개입 단계 동안 환자가 alcoholics anonymous(AA) 같은 곳에서 알코올 중독에서 회복 중인 사람들을 만나도록 가족들이 권유할 수 있고, 가족들도 Al-Anon과 같은 중독자 가족을 위한 모임에 나가서 대처 방안, 정서적 지지 등을 받을 수 있다.

해독(detoxification)

알코올 금단에 대한 해독 치료의 일차 목표는 신체와 정신 상태를 안정시키는 데 있고, 이차적으로는 재활과 같은 장기적이고 지속적인 재발 방지 치료로 잘 이행되도록 하는 데 있다.

따라서 해독의 첫 단계는 동반된 신체질환 여부를 확인하고 치료하는 것이다. 장기간 음주로 심장질환, 간질환, 췌장질환, 위장 출혈, 감염, 신경학적 손상 등을 유발할 수 있어 이에 대한 세심한 병력 청취와 신체검사, 검사실 검사가 필요하다. 대개는 신체적 혹은 정신과적 질환이나 다른 약물 남용이 없을 경우에는 심각한 수준의 알코올 금단 증상은 잘 생기지 않는다.

두 번째 단계는 휴식과 적절한 영양공급, 티아민을 포함한 비타민 공급, 치료 약물 투여 등이다. 또한 안심시키기, 차분하고 친근한 대화, 직면이나 논쟁의 회피 등 적절한 지지요법을 통해 안정을 제공하는 것도 장기적인 치료로 이행되는데 도움이 된다.

알코올 해독에 있어 훈련된 인력이 상주하는 병동이 가장 안전한 치료 환경이라 할 수 있다. 전문 병동 입원 상황에서 해독 치료가 완료된 후 장기적인 재활 치료로 자연스러운 연결이 가능하기 때문에 치료의 지속성 유지에 도움이 된다. 입원 치료를 선택하는 데에는, 추가적으로 심각한 신체적 혹은 정신과적 질환이 있거나, 인근에서 적절한 외래치료를 받을 수 없거나, 외래치료로 실패한 병력이 있는 경우들이다.

경도 혹은 중등도 금단(mild or moderate withdrawal)

대뇌가 생물학적으로 중추신경 억제제에 적응하고 있었기 때문에 억제제 없이는 제대로 기능할 수 없어서 금단 증상이 생기는 것이다. 알코올 금단 증상을 치료하기 위한 주된 약물은 대표적인 중추신경 억제제인 벤조디아제핀으로 알코올과 교차내성을 보이며, 금단으로 인한 GABA 신경전달물질 활성도의 급성 결핍을 경감시킨다. 이로서 심각한 금단 증상 발현 가능성도 낮아지게 된다.

벤조디아제핀을 충분한 용량 투여한 후 환자가 회복됨에 따라 5일 동안 용량을 점차 낮추어 간다. 환자가 충분히 진정되도록 충분한 용량을 사용해야 하지만 신경학적 검사 등 의학적 조처를 수행하지 못할 정도로 과도하게 진정시키는 것은 주의해야 한다. Clinical Institute Withdrawal Assessment for Alcohol-Revised(CIWA-Ar)는 알코올 금단 증상의 심각도를 평가하는 정량척도로서, 금단 증상 치료에 투약 여부나 약물 용량을 결정하는 데 유용하게 사용할 수 있다.

로라제팜 같은 단시간작용 약물이든 클로르디아제폭사이드 혹은 디아제팜 같은 장시간작용 약물이든 모두 사용할 수 있으며, 환자의 나이, 간 질환 여부, 남용의 가능성 등에 따라 선택한다. 벤조디아제핀을 이용한 알코올 금단의 해독치료 방법으로 세 가지 방법이 알려져 있다.

첫 번째 방법은 알코올 금단 증상의 정도에 따른 해독치료(symptom-triggered therapy, STT)로서 중등도의 금단 증상이 발생했을 때, 혹은 특정 척도의 기준 점수 이상으로 심한 금단증상을 보이는 때에만 정해진 용량의 약물을 투여하는 방법으로 환자의 상태에 따른 개인별 치료이다. 예를 들어 첫째 날 클로르디아제폭사이드 25 mg을 하루에 3~4회 경구로 투여하는데, 환자가 잠이 들거나 졸려하면 더 이상 투여하지 않고 생략할 수 있다. 대신에 첫 24시간 동안 만약 환자가 초조해하거나 떨림 혹은 자율신경계의 기능 이상 징후가 지속되면 추가로 클로르디아제폭사이드 25 mg을 한두 차례 더 투여할 수 있다. 첫 날 투여 용량에 상관없이 둘째 날부터는 4~5일에 걸쳐 매일 감량한다. 클로르디아제폭사이드 같은 장시간작용 약물을 투약할 때에는 과도한 용량으로 인하여 지나치게 졸리는 것이 생기지 않도록 하여야 하며, 환자가 만약 많이 졸려하면 그 다음 투약은 거르도록 한다. 한편, 로라제팜 같은 단기간작용 약물을 사용하는 경우에는 벤조디아제핀의 혈중 농도의 급격한 변화로 심각한 금단이 발생될 수 있기 때문에 투약이 빠지지 않도록 주의해야 한다.

두 번째 방법은 용량부하 요법으로 알코올 금단의 초기 시기에 고용량의 벤조디아제핀을 빠르게 투여하는 방법이다. 과거 혹은 현재 심한 알코올 금단 증상 및 섬망, 경련과 같은 금단 합병증이 있는 환자의 치료로서 적합한 방법이다. 세 번째는 정해진 계획대로 약물을 투여하는 전력으로 알코올 금단 치료를 위해서 고정된 용량 간격으로 벤조디아제핀을 투여한다. 이 치료 방법은 외래 및 입원 치료 상황에서 적절하게 사용할 수 있으나 벤조디아제핀 오남용을 막기 위해 약물의 용량을 철저하게 관찰 및 감독할 필요가 있으며 특히, 외래 치료 상황에서 환자가 계속하여 알코올 섭취하는 경우에 벤조디아제핀의 투약은 중단되어야 한다.

그 외 알코올 금단 증상 치료로 남용 가능성도 적고 중추신경 억제 효과도 적은 카바마제핀 일일 800 mg 투여도 가능하다. 자율신경 증상을 경감시킬 수 있는 β-아드레날린 수용체 길항제(propranolol)나 α-아드레날린 수용체 작용제(clonidine)를 추천하기도 하는데, 벤조디아제핀과 달리 경련 혹은 섬망 위험성을 억제하는 효과가 거의 없는 한계점이 있다.

중증 금단(severe withdrawal)

심각한 자율신경계의 기능 이상, 초조, 혼란 등을 동반하는 알코올 금단 섬망에 대한 최선의 치료 방법은 예방이며, 금단 증상이 생겼을 때 벤조디아제핀을 충분히 사용하여 진전 섬망으로의 진행을 억제하는 것이다.

그러나 섬망이 발생하면, 클로르디아제폭사이드를 4시간 간격으로 50~100 mg 경구 투여하여야 하며, 경구 투여가 불가능할 경우 로라제팜을 정맥내 투여한다. 첫째와 둘째 날에 행동 조절이 되도록 충분한 용량을 투여하고 이후 수일에 걸쳐 감량한다.

발한이나 발열로 유발되는 탈수는 수액으로 교정하며, 종합비타민제와 함께 고칼로리 고탄수화물 식이도 제공한다. 신체 구속(restraint)은 위험한데, 환자가 저항하다가 위험한 수준까지 탈진될 수 있기 때문이다. 환자가 난동을 피우거나 행동 조절이 되지 않을 경우는 격리실 사용이 좋다. 필요시 항정신병 약물을 투여하기도 하는데, 벤조디아제핀과 병용하는 것이 좋으며, 경련 역치에 영향이 적은 haloperidol 같은 약물을 선택한다. 진전 섬망 치료에 따뜻하고 지지적인 정신치료도 필수적인데, 환자들은 심각한 증상 때문에 종종 혼란스러워하고, 겁에 질려있고, 불안해하므로, 치료자의 능숙한 대화 기술이 필요하다.

또한 금단 증후군 발생 원인을 조사하는 것이 중요한데, 대개 즉각적으로 치료해야하는 동반 이환된 심각한 내과적 질환 때문일 경우가 흔하기 때문이다. 신경학적 국소 증상, 편측성 경련(lateralizing seizures), 두개내압항진, 혹은 두개골 골절이나 다른 중추신경계 질환의 징후 등이 있는 경우에는 신경계 질환에 대한 평가도 필요하다.

알코올중독 환자의 1%에서 대발작 경련을 한차례 할 수 있다. 대부분의 금단 경련은 일시적이며 보존적 치료로 충분하지만 드물게는 이차 경련 삽화를 보이며 금단 2일째에 최대 발생 빈도를 보인다. 따라서 추가적인 삽화를 예방하기 위해 디아제팜이나 로라제팜과 같은 벤조디아제핀의 투여가 필요하다.

알코올 의존 환자에서 일어나는 모든 경련이 금단에 의한 것만은 아니다. 금단과 상관없이 알코올 섭취량에 따라 경련의 위험성도 증가하기 때문이다. 따라서 경련을 일으킨 알코올중독 환자를 대상으로 알코올 섭취와 경련 발생 사이의 시간적 연관성에 대한 병력 조사가 이루어져야 한다. 금단 경련은 경련 발생 12~48시간 전에 음주량이 줄었거나 음주가 중단된 경우에 진단한다. 경련의 최초 삽화 시에는 신경학적 검사와 대뇌 영상과 같은 전체적인 평가가 필요하다.

지연 금단(protracted withdrawal)

급성 금단 증상이 사라진 이후에도 2~6개월 동안 불안, 불면, 경도의 자율신경계 항진 증상들이 지속되는 경우가 있는데, 이러한 지연 금단 증상으로 재발 가능성이 높아질 수 있다. 인지행동 요법으로도 좋아질 수 있다는 점을 환자에게 설명하면서 해결하고자 노력하는 것이 중요하며, 아캄프로세이트(acamprosate)가 도움이 될 수 있다.

재활(rehabilitation)

재활에는 세 가지 중요한 요소가 있다. 1) 금주 동기를 증대시키고 유지되도록 지속적으로 노력할 것, 2) 술 없는 생활에 재적응하도록 환자를 도울 것, 3) 재발을 방지할 것. 이를 통해 궁극적으로 해독 이후 금주를 유지하는 것이 목적이다.

생활 내의 큰 사건, 고통스러운 시간들이나 어떤 정신 질환 등과 같이 알코올중독을 일으킨다고 정할 수 있는 특정한 원인은 없다. 그러면서도 급성 금단이후에는 다양한 삶의 위기 속에서 혹은 지연 금단 증상 속에서 살아가기 때문에, 환자에게 단주가 얼마나 중요한지 다짐하도록, 매일매일 새로운 지지체계를 개발하고 대처 방법들을 발전시켜 나아갈 수 있도록, 스트레스를 이겨내고 스스로 변화할 수 있도록, 반복적이고 지속적인 도움을 제공하는 것이 필요하다.

일반적인 치료 방법은 입원 환경에서나 외래 환경에서나 동일하다. 공통되는 치료과정에는 개입과 신체적 및 정신적 기능의 최대화, 동기 강화, 가족과의 면담, 그리고 첫 2~4주 동안의 집중적인 치료 등이 도움이 된다. 이를 위해 개인 면담 및 집단 치료, 그리고 자조 모임 참여, 항갈망제 투여, 필요시 향정신성 약물 사용 등이 치료에 포함된다. 이후 최소 3~6개월간 외래 치료가 유지되어야 한다.

면담(counseling)

첫 수개월간의 면담은, 매일 발생하는 생활 속의 문제점에 초점을 맞추어, 단주 의지도 높은 수준으로 유지되도록, 그리고 환자들의 기능도 향상되도록 노력한다. 불안이 야기될 수 있는 또는 깊은 통찰을 필요로 하는 정신치료 기법은 회복기의 첫 수개월 동안에는 도움이 되지 않는데, 때로는 단주 노력에 지장을 주기도 한다. 개인 면담 혹은 집단 치료, 어느 구조든 관계없으며, 단순하게 현시점(here and now)에만 맞추어서 면담을 실시하거나 또는 형식이 있는 행동학적 혹은 정신치료적 접근을 실시한다.

동기를 최대화하기 위해서 음주의 결과를 조사하고, 알코올 관련 문제들에 대해 예측할 수 있는 가능성 높은 결과와 단주시 기대할 수 있는 확실한 개선점들에 대해 다룬다. 면담은 첫 2~4주간 동안 보통 주당 최소 3회 이상 실시하며 이후 3~6개월 동안에는 주 1회 정도 시행한다.

또 술 없이 어떻게 살아갈 것인가를 다루어야 한다. 술 마시지 않는 친구의 필요성, 술 없는 사회 활동 혹은 오락 활동에 대한 계획 세우기, 가족 구성원과 친구들과 소통을 재확립하기 위한 방법 등을 다룬다.

재발 방지를 위해서는 우선 재발 위험을 높이는 상황(고위험 상황)을 찾아낸다. 환자의 음주 갈망이 증가될 때 또는 어떤 사건이나 감정 상태로 인하여 다시 술 마실 것 같은 상황에 대비하여 사용할 수 있는 대처 방법을 세우고 실천하는데 도와주어야 한다. 실수(slip)에 대한 올바른 자세에 대하여 환자에게 상기시켜 주는 것도 중요한데, 회복은 시행착오의 과정으로서 실수를 통하여 고위험 상황을 파악하게 되고 더 적합한 대처 기술들을 개발하는 전화위복의 기회로 삼을 수 있도록 도와주어야 한다. 이 외에도 사회성훈련, 거절훈련, 분노조절, 이완훈련, 자기통제 기술 등 다양한 치료법들을 각 환자의 필요에 맞도록 적용한다.

가족 면담도 중요한데 알코올중독을 이해하고, 또 재활이란 6~12개월 이상 계속 진행하는 과정임을 이해하도록 도와주어야 한다. 그리고 음주 결과로부터 환자를 보호하지 않는 방법과 알코올중독 환자의 회복 프로그램에 최대한 지원할 수 있는 방법도 배울 수 있도록 도와줌으로써, 환자와 관계가 재확립될 수 있도록 도와준다.

단주 모임(alcoholics anonymous)

단주 모임의 장점으로, 단주 모임의 구성원들로부터 24시간 도움을 받을 수 있고, 술 마시지 않는 친한 동료들과 어울릴 수 있으며, 또한 술 없이 사회적 생활을 할 수 있다는 것을 느낄 수 있고, 모임에서 술 마시지 않는 구성원들의 성공을 봄으로써 회복의 모델을 제공받을 수 있다.

단주 모임 회원들이 환자에게 필요한 약을 끊으라고 요구할 경우도 있을 수 있다. 알코올사용장애 환자에게 특히 정신질환이 공존하는 경우에는 나름대로 이에 대한 대책을 세우는 것이 필요하다.

항갈망제(anti-craving medications)

① 날트렉손(naltrexone)

음주 갈망이라 함은 음주를 하고픈 주관적인 강렬한 욕구를 의미하며, 중독에서의 핵심 증상인 조절력 상실과 연관되어 있어서 결국 재발을 일으킨다. 음주 갈망은 술을 마심으로써 유발되기도 하지만, 환경적 요인이나 스트레스 등에 의해서도 유발된다. 이러한 음주갈망을 억제하는 치료 약물을 항갈망제라고 한다.

현재까지 국내에는 항갈망제로 두 가지 약물이 있다. 첫째가 아편유사제 길항제(opioid antagonist)인 날트렉손(naltrexone)이다. 에탄올은 아편계를 통하여 도파민 보상 회로를 활성화시키는데, 날트렉손은 이러한 아편계 신경계의 활성화를 차단함으로써 도파민 보상 회로의 활성도를 억제하여 음주로 얻을 수 있는 쾌감이나 긍정적 효과를 억제한다. 즉, 긍정적 강화를 억제함으로써 음주 갈망과 과음을 억제하고 결국 재발을 억제한다. 또한 고위험 상황에 노출될 때 이러한 신호인자에 의해 증가되는 아편계 신경계의 활성화도 날트렉손이 차단함으로써 이러한 상황에 노출되더라도 음주 갈망 유발이 억제되고 재발로의 이행도 억제된다.

날트렉손은 일반적으로 급성 알코올 금단 시기에서 벗어날 때까지 기다렸다가 투약을 시작하며, 하루 50 mg 복용을 권유하고 있다. 하지만 부작용을 최소화하기 위하여 초기에는 일일 25 mg으로 시작하여 수일 후 일일 50 mg으로 증량할 것을 권유한다. 날트렉손은 효과 면에서 용량-의존성이 있으므로 50 mg보다 더 높은 용량이 사용되기도 한다.

흔한 부작용으로는 오심, 구토, 두통, 피로감 등이 있는데 대부분 경한 정도이며 대개는 치료 초기에만 나타나고 저절로 호전되는 경우가 많다. 간독성에 대한 보고가 있어서 정기적인 간 기능 검사가 권유되고 있으나, 대부분 하루 100~300 mg의 고용량을 사용한 경우이며, 일일 50 mg을 투여하는 경우에는 심각한 간독성과 관련이 없다고 알려져 있다. 또한, 날트렉손이 아편유사제 길항제이므로 환자가 최근에 아편유사제를 사용하고 있다면 투여에 주의해야 한다.

날트렉손이 국내에는 구강용 정제밖에 없으나, 순응도를 높이기 위하여 데포 주사제제가 개발되어 미국에서는 이미 사용되고 있다.

② 아캄프로세이트(acamprosate)

두 번째 약물은 아캄프로세이트(acamprosate)이다. 알코올 의존 환자의 금단시기에는 대뇌 GABA 신경계의 활성도가 억제되어 있고 글루탐산염 신경계의 활성도가 증가되어 있는데, 이로 인하여 음주 갈망이 증가하게 된다. 아캄프로세이트의 작용 기전에 대해서는 아직 분명하지 않으나, 이때 아캄프로세이트를 투여하면, 글루탐산염 신경계 과활성을 억제하여 대뇌의 GABA/글루탐산염 부조화를 개선함으로써 음주 갈망을 억제되는 것으로 추정하고 있다. 따라서, 작용 기전으로 GABA 수용체 작용제와 함께 NMDA 수용체 부분작용제(partial agonist)로 글루탐산염 신경계 조정 작용이 있다고 생각된다. 이론적으로는 아캄프로세이트가 금단 시기에도 금단 증상 해소와 음주 갈망 억제에 도움이 될 것으로 생각된다.

작용 기전을 정리해보면, 긍정적 강화로서 작용하는 도파민이나 아편계의 reward drinking과는 날트렉손이 연관되어 있는 반면, 아캄프로세이트는 부정적 강화로 작용하는 글루탐산염 또는 GABA 신경계의 relief drinking과 연관되어 있는 것으로 생각된다.

구강용 일정당 아캄프로세이트 333 mg을 함유하고 있는데, 한 번에 두 정씩 하루 세 번 복용하도록 권유한다. 단, 체중이 60 kg 미만인 경우 두 정은 아침에, 나머지 한정씩은 점심 저녁에 각각 복용하는 것이 좋다.

아캄프로세이트의 경우 부작용 측면에서는 순응도에 거의 영향을 미치지 않을 정도로 경미한 것으로 알려져 있다. 대표적인 부작용으로는 설사, 복통, 변비, 구역질, 구토, 두통, 어지러움 등이다. 다만, 심각한 신기능 장애가 있는 경우에는 금기로 주의해야 한다.

③ 날미펜(nalmefene)

날미펜은 날트렉손과 구조적으로 유사한 아편계 길항제로 2013년 유럽에서 치료제로 승인 받았으나 아직 국내에서는 시판되지 않고 있다. 음주할 위험성이 예견되는 경우 음주량을 줄이는데 도움이 되는 것으로 알려져 있다.

기타 향정신성 약물(other psychotropic medications)

① 디설피람(disulfiram)

미국에서 알코올 의존 치료제로 1951년에 승인되어, 가장 오래된 역사를 가진 치료 약물인 디설피람은 현재 국내에서 이 약물을 생산하는 곳이 없어 더 이상 환자에게 처방할 수 없다는 점이 안타깝다.

간에서의 알코올 대사과정에서 디설피람은 ALDH의 활성도를 비가역적으로 억제함으로서 결국 체내에 알데히드가 축적되고 이로 인하여 음주시 혐오스러운 독성 반응들이 나타나게 된다. 이러한 반응으로 저혈압, 오심, 구토, 두통, 홍조 등의 불쾌한 증상들이 있다. 이러한 혐오 반응을 기억하게 함으로서 결국 음주를 단념하게 하는 약물이다. 그런데, 이러한 반응이 심할 경우 의식의 장애도 동반되고 생명이 위험한 상태가 되기도 하므로 주의해야 한다.

② 기타 약물

해독이 끝난 후, 환자가 기분장애, 조현병, 불안증 같은 별개의 정신과 질환이 있다면 적절한 향정신성 약물을 같이 투여할 것이다. 그런데, 알코올중독의 재발 예방을 목적으로 향정신성 약물이 시도되거나 연구되고 있다. 예로서, 토피라메이트(topiramate), 레베티라세탐(levetiracetam), 가바펜틴(gabapentin), 바클로펜(baclofen), 온단세트론(ondansetron), 미르타자핀(mirtazapine), 선택세로토닌재흡수억제제(selective serotonin reuptake inhibitors, ssris), 아리피프라졸(aripiprazole), 쿠에티아핀(quetiapine), 올란자핀(olanzapine), 바레니클라인(varenicline), 프라조신(prazosin), 부스피론(buspirone) 등으로 더 많은 치료제가 개발될 수 있을 것으로 기대된다.

예후(prognosis)

알코올 관련 문제가 있을 때 알코올 중독 환자의 10~40% 정도가 정식 치료 프로그램에서 치료를 받는다고 한다. 국내의 경우는 5~10%로 추정된다.

예후가 좋은 요인으로는 첫째, 반사회적 성격 장애가 없거나 다른 물질 사용 장애가 없는 경우이다. 둘째, 전반적으로 생활이 안정되어 있는 경우로, 예로서 직업을 가지고 있는 경우, 친밀한 가족 관계를 유지하는 경우, 심각한 법적 문제가 없는 경우이다. 셋째, 2~4주 이상 초기 재활 기간 동안 환자가 치료를 받았을 때이다. 세 가지 모두 만족하는 경우에는 1년 이상 금주할 가능성이 최소 60%이다. 예후에 관해 장기간 연구된 경우가 거의 없지만, 1년간 단주한다면 그 이상의 기간 동안 단주할 가능성이 높다는 것이 일반적인 견해이다. 만약 코카인 혹은 암페타민 정맥 주사 같은 심각한 약물 문제가 있거나 노숙인일 경우에는 1년 단주 가능성이 10~15%에 불과하다.

하지만, 금주를 잘 유지할 것인가를 정확하게 예측하기란 쉽지 않은데, 실제로는 금주 동기의 정도, 사회적 지지체계의 정도 등과 같은 측정하기 힘든 요인들이 임상 경과에 더 많은 영향을 주기 때문이다. 또, 반사회적 성격 장애, 조현병, 제 I 형 양극성장애 등의 주요 정신 질환을 별개로 가지고 있는 경우에는, 이러한 기저질환 자체의 경과가 알코올 문제의 예후와 밀접하게 연관되어 있다.

대마관련장애

개념(역사)

대마는 마(麻) 또는 삼이라 불리는 쐐기풀목 뽕나무과의 일년생 식물이다. 대마는 열대지방과 온대지방에서 주로 재배되지만, 기후나 풍토에 쉽게 적응하여 한대성 지방에서 열대성 지방에 이르기까지 세계 각지에 서식하고 있다. 대마줄기는 삼베를 짜거나 로프, 그물 등의 섬유를 만드는 데 사용되고, 열매는 향신료와 약재로, 씨는 기름을 생산할 수 있어서 인류가 재배한 가장 오래된 작물로도 알려져 있다. 기원전 2천 년경 중앙아시아에서 재배되기 시작했다고 하며, 중국의 목초서인 〈중국 의학개론〉에 인간이 대마초를 사용했다는 기록이 남아있고, 대마가 마취제 또는 의학제재로 사용된 기록으로는 기원전 1500년경 인도의 〈경전〉에도 대마초가 '행복의 근원', '웃음을 일으키는 식물'로 기록되어 있는데, 대마 사용자에게서 환각, 과도한 웃음 등의 증상이 흔하기 때문이다. 고대 이집트의 아라비아에서도 대마는 "천국의 안내자", "슬픔의 위안물"의 환각성 식물로 분류했으며 섬유 및 기름, 진통제, 마취제, 의약제제 등으로 사용되었던 것으로 알려져 있다. 마리화나(marijuana)라는 단어는 포르투갈어의 Mariguanago(취하게 만드는 것)라는 말에서 유래되었다고 하며, 흔히 marijuana, grass, pot, weed, tea, Mary Jane 등으로 불린다. 대마초는 잎과 꽃에 400여 종 이상의 화학물질이 함유되어 있고, 그 중에서도 대마초에만 함유되어 있는 카나비노이드는 60여 종이 있다. 이들 화학물질 중 가장 향정신성 활성 작용이 강한 것은 tetrahydrocannainol(THC)이다. THC는 환각물질로서, 환각작용과 신경억제작용을 지니고 있다. 대마초는 또한 진액 수지인 해시시, 대마오일 등으로 만들 수 있으며, 대마케이크, 대마버터 등으로 가공되기도 한다.

역 학

마리화나는 미국에서 가장 흔하게 사용되는 불법 약물이다. 18세 이상 성인 중 절반에 해당하는 약 9천만 명이 일생 동안 대마를 적어도 한 번 이상 사용하고, 이들 중 12세 전에 사용하기 시작한 사람이 2%, 12세부터 17세 사이가 53%라고 보고되었다. 또한 대마사용장애의 평생유병률은 약 5%로 추정하고 있다. 과거 1년과 현재 마리화나 사용률은 26세 이상에서 남자가 여성보다 두 배가 높지만, 어린나이일수록 성별에 따른 차이는 줄어든다. 인종과 민족 역시 관련이 있으나 연령에 따라 다양하다. 12~17세에는 백인이 흑인보다 비율이 높고, 17~34세 성인 중 백인이 흑인이나 히스패닉보다 비율이 높지만, 35세 이상에선 흑인과 백인이 같다고 보고되었다. 즉, 백인, 흑인, 히스패닉 순으로 평생 유병률이 높다고 알려져 있다.

우리나라 경우에는 월남전이 한창이던 1966년 이후 주한미군들과 인근 유흥업소 종사자, 약사, 가수들 사이에서 마리화나 사용이 증가함에 따라, 1971년에 습관성 약품관리법에 의해 대마 사용을 단속하기 시작하였고, 1976년 대마관리법이 습관성의약품관리법에서 분리되어 대마초 흡연사범에 대한 단속 활동을 강화하였다. 그러자 이듬해인 1977년에는 마약류사범 중 대마사범이 1,460명 발생하여 최초로 1,000명을 돌파하는 심각한 사회현상으로 대두되었고, 이는 이후 대마초에 대한 강력한 단속을 뒤따르게 하였다. 이후 대마사범은 2006년까지 감소하다가, 2007년부터 2010년까지 증가했고, 다시 2012년까지 소폭 감소하였다. 2013년의 경우 전년대비 12.9% 증가하는 등 변화가 있었다. 이러한 적발 증감 변화는 전반적으로 전체 마약사범의 변동과 유사하다. 대마를 비롯한 마약류범죄율은 마약사용자의 실제 증감을 나타내기보다는 수사기관에서 검거노력을 얼마나 기울이는지에 따라 검거율이 달라지게 되므로, 대마사범의 검거빈도로 대마나 마약사용이 증가 또는 감소하였다고 판단하기에는 미흡한 점이 많다.

임상양상

매우 다양한 방법으로 사용할 수 있지만, 일반적으로 가장 널리 사용되는 방법은 흡연이다. 간단히 담배 종이에 말아 이용하는 방법, 파이프를 사용하는 방법이 흔하다. 종이에 말아 담배처럼 피우는 대마초를 조인트(joint)라고 하는데, 한 대의 조인트에는 대략 20~25밀리그램의 THC가 포함되어 있다. 또한 대마잎을 씹거나, 가루를 코로 흡입하거나 물과 함께 타서 마실 수도 있으며, 대마초 과자와 대마캔디, 대마카라멜, 대마케이크, 대마버터 등 다양한 모습과 형태로 밀반입될 수 있기 때문에, 전세계적으로 쉽게 유통되어 남용되고 있는 추세이다. 대마는 사용 후 30분에서 1시간 이내에 나타나며 최대 4시간까지 지속된다. 이때 흥분작용과 억제작용, 환각증상이 동시에 나타나기 때문에 환각제로 분류한다. 대마 사용시에 보이는 흔한 신체적 변화로는 눈흰자위 충혈, 심장 박동수 증가, 기관지 자극에 의한 기침, 공복감, 나른함, 졸리움, 입과 목의 건조증, 체온 저하와 함께 혈압상승 등의 변화가 나타날 수 있다. 정신활성 작용에 의한 변화로는 저용량 사용시 술 취한 느낌의 꿈같은 상태에서 안락한 즐거움과 행복감, 긴장완화, 집중력 및 기억력 저하 등의 감정변화가 주로 나타나고, 고용량 사용시에는 자기 신체에 대한 왜곡된 느낌과 분노, 두려움, 근심, 각별한 감정 등의 변화와 함께 자신의 신체가 분리되는 환각증상이 나타나기도 한다.

대마사용에 따른 내성은 다른 마약류에 비해 발생이 적은 것으로 알려져 있다. 다만 고용량을 반복 투여할 경우에는 심리적, 인지적, 생리학적 반응효과가 점차 줄어드는 것으로 알려져 있다. 대마 제제 투여를 중지할 경우의 금단 증상은 불안, 신경과민, 불면, 발한, 설사, 식욕 부진, 메스꺼움, 짜증 등이 발생할 수 있다. 하지만 비교적 금단 증상은 적은 편이며, 있더라도 가벼운 증상이 하루에서 사흘 정도 나타났다가 사라지는 경우가 대부분이다. 지나치게 많은 양의 대마초를 단기 흡연할 경우에는 갑작스런 공포, 불안 반응이 나타나며 중독성으로 인해 정신이상 상태를 유발할 수 있다.

〈무동기 증후군: amotivational syndrome〉

"무동기 증후군"은 대마연관증후군 중의 하나이다. 이 증후군이 대마의 사용과 관련된 것인지, 아니면 대마를 사용하는 집단사람들의 성격적 특성을 반영하는 것인지는 아직도 논쟁 중이다. 일반적으로 무동기 증후군은 장기간에 걸쳐 고용량의 대마를 사용한 사람들에서 오랜시간의 주의와 끈기를 요구하는 학교생활이나 직장생활에 쉽게 적응하지 못하고 의욕이 없는 특성을 말하며, 이러한 사람들은 일반적으로 무관심하고 무기력하고, 해야 할 일을 미루고, 게으르고, 나태한 행동을 보인다.

진 단

대마관련장애(cannabis-related disorders)

대마사용장애

임상적으로 현저한 손상이나 고통을 일으키는 대마 사용에 따른 문제 양상 11가지 중 지난 12개월 사이에 최소한 2가지 이상 나타날 때 내려진다. 조절하려는 노력에도 지속 사용, 갈망, 주요한 역할 수행 실패, 내성, 금단 등이 해당된다.

대마 중독

대마를 섭취하는 동안이나 직후에 고양감, 부적절한 웃음, 다행감, 과대성, 진정, 기면, 판단력 기억 손상, 반응 시간, 지각, 운동 조합, 주의 등의 장애와 대마 사용 후 2시간 이내에 결막 충혈, 식욕 증가, 입마름, 빈맥의 증상 중 2가지 이상 나타날 때 진단한다.

대마 금단

많은 양의 대마를 장기적으로 사용하다가 중단 혹은 감량한 뒤 1주 이내에 피로, 하품, 집중력 저하, 식욕 저하, 불면 이후 반대로 식욕 증가, 과다 수면 등이 나타나며, 이러한 금단 증상들이 주요한 사회적, 직업적 기능에 손상을 초래할 때 진단할 수 있다.

기타 대마로 유발된 장애

대마 사용으로 유발된 정신병적장애, 불안장애, 수면장애 등이 여기에 속한다.

환각의 재현, 대마 사용 후 지속적인 지각 이상은 DSM-5서 공식적으로 분류되진 않았지만, 대마의 단기효과가 사라진 후 이러한 지각이상을 경험한 사례 보고가 있다.

감별진단과 동반이환장애

대마제제사용과 조현병의 연관성이 제시되면서, 임상적인 연구와 역학연구 결과 대마제제가 조현병의 발병을 촉진하고 증상을 악화시킬 수 있는 것으로 보고되었다. 이는 아마도 대마제제의 THC가 도파민 분비를 자극하기 때문일 것으로 추정된다. 실제로 급성 증상 중에는 망상과 환각, 불안 초조 반응, 착란 증상 등의 급성 정신증이 나타날 수 있다. 하지만 대개 급성 중독 시기가 지나면 정상화된다. 대마제제와 조현병의 연관성에 대해 대마제제가 조현병을 일으키는 역할을 한다는 설명 외에도 조현병 환자가 자가투약의 일환으로 대마제제를 사용하게 된다는 보고와 조현병 발병에 취약성을 지닌 개인이 대마제제를 복용했을 경우 조현병이 발병하게 된다는 설명도 제시되고 있다.

치 료

다른 물질남용의 치료와 동일한 원칙(사용중단과 지지)에 기반을 둔다. 대마사용장애의 치료는 외래치료가 일반적이나 급성중독증상이 심하면 입원치료가 필요할 수 있다. 치료자는 환자의 치료 목표를 명확히 해야 하고,동기강화 상담이 치료개입을 촉진하고 치료목표를 정하는 데 유용하다. 또한, 신체적 금단을 포함한 대마제제 중독성에 대해서 환자에게 교육해야 한다. 정신치료적 접근이 표준치료 방법이고, 성공률은 약 50% 미만이다. 동기강화, 개인 또는 집단인지행동치료, 12단계 촉진면담치료, 그리고 증상에 따른 약물학적 치료가 활용된다. 약물학적 치료는 아직 FDA 등에서 인정된 것은 없지만, 일부 환자들의 경우 항불안제가 금단증상의 단기 완화를 위해 유용할 수 있고 대마 사용이 기저의 우울장애와 관련이 있는 경우 항우울제가 도움이 될 수 있다. 그래서 치료자는 우울, 수면장해, 불안 등 공존질환의 증상을 잘 파악하고, 금단증상 시기에 이들 증상이 악화될 가능성을 미리 알고 있어야 한다. 다른 물질사용장애의 치료과정처럼 소변검사 등을 통한 모니터링이 치료의 효과를 높인다.

대마제제의 의학적 이용

대마제제는 수세기 동안 약초로 사용되어 왔고 19세기 말까지 불안, 우울, 소화기 장애의 치료제로 미국에서 이용되었다. 최근에는 대마초가 항암제 치료에 의한 오심, 다발성 경화증, 만성 통증, 후천성면역결핍증후군, 녹내장과 같은 다양한 질환의 치료제로 사용되기도 한다. THC의 합성 형태인 dronabinol과 nabilone은 항암치료 후 오심, 구토와 후천성면역결핍증 환자의 식욕저하 치료에 미국 FDA의 공인을 받았고, 영국, 캐나다, 유럽 몇 개국에서는 스프레이 형태의 nabiximols을 다발경화증 환자의 치료에 허가하였다. 몇 연구자들은 '환자를 위해 마리화나의 의학적 사용을 더욱 확대해야 하고 의사가 치료할 수 있는 환자를 정하도록 허용해야 한다'고 주장하고 있다.

환각제관련장애

개념(역사)

환각제란 독특한 의식의 변화를 유발하는 식물성, 동물성 추출물, 인공 합성 화합물을 총칭하는 것이다. 환각제는 흔히 사이키델릭(psychedelic)이라고도 하는데, 이는 영혼(psyche)이 보인다(Delos)라는 그리스 합성어로 마치 영혼이 보이는 듯한 환각을 의미한다. 즉, 이들 화합물은 지각, 감각, 사고, 자기인식, 감정 등에 영향을 미치고, 시간에 대한 감각의 변화, 망상과 함께 환시, 환청, 환촉, 환후 등의 환각 증상을 일으킨다. 여기에는 트립타민(tryptamine)계열의 엘에스디(lysergic acid diethylamide, LSD), 싸이로시빈(psilocybin), 디메틸트립타민(dimethyltryptamine, DMT), 펜에틸아민(phenethylamine)계의 메스카린(mescaline), 디메톡시메틸암페타민(dimethoxy-methylamphetamine, DOM), 메틸렌디옥시메쓰암페타민(methylenedioxymethamphetamine, Ecstasy), 해리성 마취제인 펜시클리딘(phencyclidine, PCP), 케타민(ketamine), 진해제인 demxtromethorphan(DXM), 기타 환각제 살비노린에이(salvinorin A), 스코폴아민(scopolamine) 등이 있다. 이 외에도 대마제제를 다량 사용 시 환각을 경험할 수 있다.

역 학

환각제사용장애는 다른 물질에 비해 흔하진 않다. 미국의 1년 유병률은 12세에서 17세가 0.5%, 18세 이상에서 0.1%로 추정된다. 인종에 따라서 평생유병률은 차이가 있는데, 미국 원주민 1.2%, 히스패닉 0.6%, 백인 0.6%, 아사아계 미국인 0.2%순이다. 2011년도 미국 약물 사용 국민조사에서 12세 이상 인구 중 백만 명 정도가 지난 한달 내에 환각제를 사용하였고, 소수에서는 정기적으로 사용하고 있음을 보고하였다. 펜시클리딘의 사용장애의 유병률은 명확하지 않으나, 전 인구의 약 2.5%가 펜시클리딘을 사용한 적이 있다고 보고되었고, 12세에서 17세의 0.3%, 18세에서 25세의 1.3%, 26세 이상에서 2.9%가 평생 1회 이상 사용한 적이 있다고 한다. LSD 등 기타 환각제는 다른 물질에 비해 유병률과 사망률이 낮고, 응급실을 방문하는 경우도 1.1% 정도로 낮은 편이다. 하지만, 과량투여 시에도 비교적 안전하여 대개의 경우 생명에 지장이 없는 LSD 계열과는 달리 PCP는 급성 중독 시 심각한 신체적 증상을 동반할 수 있다.

임상양상

환각제는 경구, 코로 흡입, 연기 또는 주사제로 사용한다. 작용시간과 강도는 어떠한 사용방법을 쓰느냐에 따라 달라진다. 흔히 사용되는 경구용량인 100~200 μg LSD는 1~2시간내에 최소 중등도 이상의 강한 효과가 나타나고, 대략 7~8시간 정도 지나서 효과가 사라지지만, 12시간 이상 잔존 증상이 남아있을 수 있다. 환각제는 지각, 인지, 정서 그리고 신체감각의 변화를 유발한다. 환각제라는 말이 시각, 청각 등의 환각을 일으킨다는 뜻이지만, 실제로는 뚜렷한 자극이 없는 진성환각은 드물고, 지각의 변화, 착각과 같은 양상이 더 흔하다. 지각의 변화는 시간, 장소일 수도 있어서, 시간이 극단적으로 느려지거나, 자신의 신체가 커지거나 작아지거나 하는 등의 독특하고 기이한 경험을 할 수도 있다. 주위 환경의 경계를 무너뜨리며 주위 사물의 색채와 소리가 변형되거나 강조되는 등의 새로운 경험을 할 수도 있다. 주로 다행감을 경험하지만 때때로 죽는다거나 새로 태어나는 경험을 할 수도 있다. 놀람, 기쁨, 공포, 슬픔 등의 강렬한 감정 변화를 느끼고, 현실, 자아, 영적의 새로운 경험을 할 수도 있다. 환각제에 의한 환각경험을 새롭고 즐거운 것, 혹은 치료적이거나 영적인 것으로 경험할 수 있는데 이러한 경험을 계속 하기 위해 LSD 계열 제제를 지속적으로 복용하는 경우가 있다. 대부분의 환각제가 금단 증상이 없기 때문에 환각제의 지속적인 사용을 금단 증상의 불쾌감을 해결하기 위한 것으로 해석하기는 어렵다. 환각제는 주로 콘서트, 영화, 춤 등의 유흥의 목적이나 즐거움을 위해 사용되는 경우가 흔하다.

파티약물(club drug)

다양한 환각제, 자극제, 진정제 등이 포함된다. 댄스장, 클럽, 술집, 야외 음악축제 등에서 유흥, 즐거움, 사교성의 증가, 다행감 등을 목적으로 사용되는 것을 뜻한다. 미국국립마약남용연구소(NIDA)에서는 LSD, 케타민(ketamine), 엑스터시(MDMA), 암페타민(methamphetamine, 필로폰), 감마하이드로부티레이트(gamma-hydroxybutyrate, GHB), 플루니트라제팜(flunitrazepam, rohypnol) 등을 club drug에 포함하고 있다.

진 단

환각제관련장애는 펜시클리딘(PCP) 사용장애, 기타환각제사용장애로 나누어 중독, 지속성 지각장애, 기타 유발된 장애 등으로 구분한다.

환각제 중독

펜시클리딘(PCP) 중독

펜시클리딘 과량복용의 경우 환자의 초기 증상이 급성 조현병 반응과 유사하기 때문에 진단이 어렵다. 하지만, 검사실 검사는 많은 양의 펜시클리딘을 사용하면 8일까지도 소변에서 검출될 수 있기 때문에 진단을 내리는 데 유용할 수 있다. 펜시클리딘의 과량복용은 혼수, 경련, 그리고 호흡 저하의 증상이 발현될 수 있으므로, 중환자실 치료를 포함하여 즉각적인 생명유지조치가 필요하다. 펜시클리딘에 대해 특효가 있는 해독제나 길항제는 없다. 소변을 산성화시키거나 위 세척을 하여 체내로부터 펜시클리딘의 배출이 잘 일어나게 유도해야 한다. 펜시클리딘의 과량복용으로 인한 사망은 인후 과분비, 고체온증, 호흡 억제, 심한 고혈압, 간질발작, 고혈압성 뇌증, 뇌내 출혈 등이 복합된 결과로 올 수 있다. 펜시클리딘의 사용과 연관된 급성 정신증은 환자가 자살하거나 타인에 대한 폭력 위험성이 높아지기 때문에 정신과적인 응급으로 생각해야 한다. 펜시클리딘 급성정신증에는 항정신병약물이 일차적 치료제이고, 항콜린성이 강한 약물은 사용해서는 안된다. 이는 펜시클리딘 자체의 항콜린성 독성을 강화시킬 수 있기 때문이다. 정신증적인 증상을 억제하기 위해 할로페리돌(5 mg)을 한 시간 간격으로 근주한다. 만성적인 펜시클리딘의 사용은 불면, 식욕부진, 심한 사회적 행동적 변화가 나타나며, 조현병과 비슷한 만성정신병양 증상을 유발할 수 있다.

기타 환각제 중독(LSD 중독)

LSD 사용과 관련하여 가장 흔하게 나타나는 의학적 응급은 공황발작이고 이것은 24시간 이상 지속될 수 있다. 이런 경우는 적은 용량의 항불안 약물과 지지적인 안심을 시킴으로써 증상을 경감시킬 수 있다. 만성적인 LSD의 사용은 조현병양 정신증의 위험성을 증가시키고 기억 기능, 문제해결, 추상적 사고의 혼란을 일으킬 수 있다.

감별진단과 동반이환장애

환각제 중독은 항콜린제, 암페타민 중독과 알코올 금단증상, 다른 원인의 급성정신증 상태 등과 감별해야 한다. 환각제지속성지각장애는 공황장애, 우울장애, 알코올사용장애와의 공존이 흔하므로, 감별진단과 감별에 따른 조기개입이 우선되어야 한다.

치 료

환각제중독의 치료는 우선 환자를 말로써 안심시키고, 지지적 접근을 하는 것이 중요하다. 조용하고 안전한 환경에서 차분히 대화하고, 안심시키면 시간이 지나면서 증상이 서서히 감소한다. 불안이 심할 때 벤조디아제핀계 항불안제를 경구 또는 혈관 내 투여한다. 지각장애가 심할 때 환자와 주변사람의 안전을 위해서 단기간의 강박도 할 수 있으나, 우선되지는 않는다. 환각제지속성지각장애는 반감기가 긴 벤조디아제핀인 클로나제팜(clonazepam)이 효과가 있고, 증상이 심하지 않다면 발프로산(valproic acid), 카르바마제핀(carbamazepine) 등의 항경련제가 유용하다. 항정신병 약물은 증상을 악화시킬 수 있으므로 진단과 평가가 명확하지 않다면 피해야 하나, 환각제지속성지각장애의 치료에는 사용되는 것이 적절하다. 환자가 다른 약물들, 카페인, 알코올 등을 섭취하지 말도록 하고, 특히 환각제와 대마를 모두 사용하는 것은 증상을 더욱 악화시킬 수 있음을 분명히 알려 주어야 한다.

경과 및 예후

장기간의 환각제 사용은 그리 흔하진 않다. 다만, 펜시클리딘의 장기간 사용자에서 소위 'crystallized' 증후군이라고 표현되는 둔마된 사고, 반사반응의 감소, 기억력 감퇴, 충동조절의 어려움, 우울, 무력감 그리고 집중력 저하의 증상들을 보일 수 있다.

흡입제관련장애

개념(역사)

흡입제란 접착제(본드 등), 부탄가스, 시너(thinner)와 같은 기체나 증기를 코나 입을 통하여 들이마심으로써 환각작용을 일으키는 각종 휘발성 물질들을 말한다. 20세기에는 가솔린과 접착제의 용매(소위 본드), 각종 도료의 용매(페인트, 락카, 니스), 시너(thinner) 등이 흔히 사용되었다. 2006년에 발표한 미국국립약물남용연구소(National Institute of Drug Abuse, NIDA)는 흡입제를 휘발성 용매(volatile solvents): 페인트 시너(paint thinner), 가솔린, 접착제(본드, glue 등), 유성매직펜 용매(felttip marker fluid): 교정액(correction fluids) 등, 에어로솔(aerosol): 스프레이페인트, 헤어스프레이, 탈취제 스프레이 등, 가스(gases): 라이터가스(butane lighter), 아산화질소 등, 질산염흡입제(nitrates): 비디오 헤드클리너, 가죽클리너, 방향제(odorizer) 등으로 구분하고 있다. 우리나라에서도 청소년의 본드 흡입, 부탄가스 등의 흡입, 남용 문제는 큰 사회적 문제가 되고 있다.

역 학

흡입제는 합법적으로, 저렴하게, 그리고 쉽게 구입이 가능해서 특히 청소년에게 흔히 남용된다. 미국 사람 중의 약 6%가 적어도 한 번 흡입제를 사용한 적이 있으며 1%가 현재 사용 중이다. 18세에서 25세는 11%가 적어도 한 번 흡입제를 사용한 적 있고, 12세에서 17세 사이의 사람들 중 7%가 적어도 한 번 사용한 적 있으며 2%가 현재 사용중이라는 보고처럼 청소년 또는 젊은 성인에서 흔하다. 백인이 흑인이나 히스패닉보다 더 흔하고 남자가 4배가 많다. 흡입제는 모든 물질 관련 사망 원인 중 1%를 차지하고 응급실 방문의 0.5%를 차지한다. 흡입제 사용으로 인한 응급실 방문의 약 20%는 18세 이하의 사람들이다. 청소년들 중에 흡입제 사용은 그들의 부모나 형제가 불법 물질을 사용하는 경우에 가장 흔하고 행동장애나 반사회적성격장애의 성향과 관련성이 있다. 우리나라의 경우, 2011년 여성가족부의 청소년 유해환경접촉 종합실태조사에 따르면 최근 1년 동안 흡입제 사용률이 1.7%, 평생동안 사용률이 2.3%라고 보고되었다.

임상양상

유입된 흡입제의 성분은 폐를 통하여 신속하게 흡수되고, 혈관뇌장벽을 빠르게 통과하여 뇌로 전달된다. 또한 간, 콩팥 등에도 빠른 시간 안에 전달된다. 흡입제는 대부분 지용성 물질로 금단증상은 약하지만 내성을 일으킨다. 흡입제는 중추신경계를 억제하는 작용을 한다. 약물 효과가 5분 이내에 나타나 30분 정도 지속되며, 중추신경계 장애 증상은 양에 따라 수분에서 수시간 지속된다. 흡입제의 20%는 변화되지 않은 채 폐를 통하여 배출되며, 나머지 80%는 간에서 대사된다. 소량 흡입하였을 경우 만취한 것처럼 감정이 고양되고, 다행감, 흥분감, 유쾌한 느낌 등을 경험하지만, 이후 두통, 초조, 충동조절의 어려움, 어지러움 등이 나타난다. 다량 흡입하였을 경우 지남력의 상실과 불안, 환각, 신체상의 왜곡, 공포, 착각 등을 경험한다. 신경증상으로는 어둔한 발음, 대화 속도 감소, 운동실조 등이 초래될 수 있다. 장기간 사용으로 나타날 수 있는 증상은 자극감수성, 정서불안정, 기억 장애 등이 있다. 혈액내의 흡입제들이 알코올과 병용시 간 대사 효소에 대한 경쟁 작용으로 혈액 농도가 증가하므로, 중독 증상이 더 빠르게 나타나며 위험할 수 있다. 흡입제는 사용 후 4~10시간 이내에 혈액에서 검출 가능하기 때문에 응급실에서 흡입제 사용이 의심이 될 경우 혈액검사를 통해서 확인해야 한다.

신체적 정신적 영향

흡입제는 활동량 증가, 근육조절 곤란, 오심, 구토, 안구의 무의식적 빠른 운동, 과다한 타액 분비, 재채기, 기침, 흉통, 불분명한 발음, 이중 시야, 이명, 경련, 혼수 등을 일으킨다. 흡입제는 중추신경계를 억제시켜 초기에는 정신이 몽롱하며 어지럽고 발음이 불분명하게 되고 동작이 둔하게 된다. 행복감을 느끼게 하기도 하고 혹은 불쾌감이나 우울감을 느끼게 하기도 하며 환각작용을 일으킨다. 흡입제는 뇌에 직접적인 손상을 입히며 이로 인해서 기억력 감퇴, 집중력 감소, 학습능력 저하, 정서적 불안, 판단장애들이 올 수 있다. 억제력이 결핍되고, 공격적이거나 충동적인 행동을 하거나 비행을 저지르기도 한다.

부작용

많은 심각한 부작용이 나타날 수 있으나, 특히 호흡 억제, 심부정맥 질식, 구토물의 흡입, 사고나 상해(특히흡입제 사용 중 흡연을 시도하다가 폭발사고 등)로 인한 사망이 발생할 수 있다. 흡입제를 장기간 사용하면 비가역적인 간, 신장손상과 횡문근융해증(rhabdomyolysis) 등의 부작용이 발생될 수 있는데, 이러한 부작용은 자칫 영구적인 손상으로 남을 수 있다. 유기용제와 고농도의 구리나 아연 등 중금속을 포함한 유기용매를 장기흡입하면 뇌 위축, 지능의 저하, 측두엽간질 및 다양한 뇌파 변화 등이 일어난다. 장기간 용제에 노출된 페인트공들과 공장 근로자들을 대상으로 한 연구에서 대뇌피질위축과 뇌혈류의 감소가 발견되었다. 이 외의 부작용들에는 심혈관과 폐 증상(예: 흉통, 기도경련), 위장관계 증상(예: 통증, 오심, 구토, 토혈)이 있고 그밖에 신경증적 징후 및 증상에는 말초신경염, 두통, 감각이상, 소뇌징후들, 납으로 인한 뇌질환 등 이 있다. 톨루엔(toluene) 사용자들에서의 뇌위축, 세뇨관성 산혈증, 장기간의 운동장애 등이 보고되었다. 흡입 물질에 노출된 임산부에서 태아 발달에 대한 부작용이 보고된 바도 있다.

진 단

흡입제사용장애

임상적으로 현저한 손상이나 고통을 일으키는 탄화수소류 흡입제 물질의 문제적 사용양상이 지난 12개월 사이에 10개의 진단항목 중 최소 2개 이상 나타난 경우에 진단을 내리며, 사용한 물질의 이름을 명시하도록 되어 있으나, 대개 여러 개의 물질이 섞여 있기 때문에 구분하기 어려운 경우 흡입제라는 일반적인 용어로 진단을 표기한다.

흡입제 중독

의도적이든 의도적이지 않든 최근 단기간, 고용량의 흡입제 물질에 노출되는 동안, 또는 그 직후에 심각한 문제적 행동변화 및 심리적 변화가 발생한 경우를 말한다. 중독 상태의 특징으로는 호전성, 공격성, 무감동, 판단력 손상 등이 있고, 중독은 대개 노출이 끝나고 수분에서 수시간 내에 호전되지만 종종 짧은 삽화로 반복해서 나타날수 있다. 진찰 중 독특한 호흡 시 냄새, 코와 입 주위의 발진, 얼굴, 손, 옷 등에 있는 흡입물질의 잔류물, 눈, 인후, 폐, 코 등의 자극손상흔적 등을 발견한다면, 의사는 최근의 흡입제사용을 의심해 보아야 하고 이를 확인해야 한다.

기타 흡입제로 유발된 장애

흡입제로 유발된 정신병적 장애, 우울장애, 불안장애, 주요 또는 경도 신경인지장애, 흡입제 중독에 의한 섬망 등이 포함된다.

감별진단과 동반이환장애

산업재해 또는 기타 사고로 인한(의도하지 않은) 흡입제 노출에 의한 경우를 감별해야 한다. 또한 알코올, 벤조디아제핀 등의 진정제 물질의 동반사용이 흔하며, 증상들이 유사하거나 겹칠 수가 있다. 증상의 양상을 구별하기 위해서는 특정 물질을 사용하지 않았던 기간에도 증상이 있었는지 확인해야 한다. 흡입제의 장기간 사용에 따른 악성빈혈, 아급성연합성 척수변성증, 인지장애, 뇌 위축, 백질뇌증 등 다른 신경계 장애가 나타날 수 있다. 성인 흡입제 사용은 자살 사고 및 자살 시도와도 강한 관련성을 가지고 있다.

치 료

흡인 중단과 의학적 합병증의 치료가 우선이다. 흡입 후 중독증상은 보통 특별한 내과적 치료 없이 저절로 좋아지지만 혼수상태, 기도 경련, 후두 경련, 부정맥, 상해나 화상 등은 치료를 필요로 한다. 특별한 치료가 필요한 경우가 아니면 우선 안심시키고, 차분하게 지지적 접근을 한다. 그리고 생명 징후나 의식 상태의 파악 등이 필요하다.

흡입제로 유발된 치매의 인지와 기억 증상에 대한 확립된 치료는 없다. 지역 연계의 광범위한 사회적 서비스 지원이 심각하게 악화된 흡입제 사용장애 환자에게 필요하고, 가족 내의 지지와 협조, 그리고 요양 시설이나 주택 간호가 필요하다.

흡입제로 유발된 정신병적 장애의 경과나 치료는 흡입제 중독과 같다. 증상은 아주 짧기도 하지만 중독 시간보다 수시간에서 수주간 더 지속될 수 있다. 호흡 정지나 심박동 정지 같은 생명을 위협할 수 있는 합병증에 대해서는 적극적인 치료가 중독 자체의 보존적 치료와 함께 제공되어야 한다. 의식장애, 공황, 그리고 정신병적 증상은 특별한 주의가 요구된다. 심각한 불안정 상태를 보이면 할로페리돌(haloperidol) 근주가 도움이 될 수 있다. 진정제는 정신증상을 더 악화시킬 수 있기 때문에 피해야 한다. 흡입제로 유발된 불안, 우울장애는 자살 사고의 위험이 높으므로, 자살가능성에 대해 주의 깊게 평가해야 한다. 항불안제와 항우울제는 장애의 급성기에는 사용되지 않고 불안증상과 우울장애가 공존하면 사용된다.

아편유사제관련장애

개념(역사)

아편은 양귀비 열매(앵속)를 채 익기 전에 특수한 칼로 상처를 낸 후, 밖으로 배어 나온 유액이 굳어져 만들어진 것이다. 기원전 5,000년경 메소포타미아 지방에 약품목록으로 아편에 관한 기록이 전해지고 있고, 이집트, 고대 그리스, 로마 등에서도 다양한 기록 및 양귀비 꽃 문양이 발견되어 아주 오래전부터 아편이 종교의식 또는 진통제 등의 의약품으로 쓰였던 것으로 추측된다. 중동지역에서 처음 재배된 양귀비는 점차 재배지역이 확대되어 아프리카와 유럽을 걸쳐 10세기경 중국에 전파되었다고 한다. 현재 주요 생산지로는 미얀마, 라오스, 태국의 국경지대, 즉 미얀마 동부 살윈강 동쪽 산악지대인 “황금의 삼각지대(Golden Triangle)”와 이란, 파키스탄, 아프가니스탄 국경 지역의 “황금의 초승달지대(Golden Crescent)” 및 콜롬비아, 멕시코, 베트남 등이다. 정제되지 않은 아편유사제는 대개 생아편(opium) 형태이거나 아편의 알코올 용액(opium tincture)의 형태이다. 생아편의 주성분은 아편 알칼로이드(alkaloid)인 모르핀(morphine)과 코데인(codein)이다. 모르핀(morphine)은 1806년에 처음으로 추출되었고 코데인(codeine)은 1832년에 추출되었다. 이외에도 생아편에는 파파베린, 나르코틴, 나르세인 등 약 20종 이상의 아편 알칼로이드가 함유되어 있다. 생아편을 원료로 하여 정제되거나 반합성된 아편유사제가 모르핀(morphine), 하이드로모르핀, 코데인(codein), 테바인(thebaine), 헤로인(heroin), 옥시코돈 등이고, 메페르디핀, 프로폭시펜, 디페녹시레이트, 부프레노르핀, 메사돈, 펜타조신 등은 합성 아편유사제이다.

역 학

우리나라에서 아편유사제사용장애의 12개월 유병률은 알코올, 대마 등 다른 물질에 비해서 낮은 편이다. 아편유사제 사용자는 보통 10대와 20대 초반에 이용하기 시작하여, 사용장애의 발병은 30대와 40대경 나타난다. 40대 이후에는 의존 경향은 줄어들기 시작하지만, 50세 이상까지 지속되는 경우도 드물지 않다. 미국에서도 아편유사제의 처음 사용경험은 10대 초반이 흔하지만, 1995년부터 2002년까지의 조사에서는 매년 18세 이상 성인 약 10만 명의 처음 사용자가 있다는 보고가 있었다. 미국의 12세 이상 인구의 5%에서 아편을 사용했으며, 1년 유병률이 약 2%라는 보고도 있다. 최근 미국의 12세부터 17세 사이 일년 유병률이 약 1%, 헤로인사용장애도 0.1%라는 보고도 있는데, 이는 처방된 아편유사제 진통제의 불법적 사용(가족 중 다른 사람이 사용하는 것 등)이 최근 더 큰 문제가 되고 있고, 약물남용 관련 사례들이 아편유사제 진통제 사용과 관련이 있기 때문이라는 추정도 제시되었다. 미국에서 헤로인 중독으로 입원치료하는 환자수는 1995년 228,000명, 2005년 254,000명으로 증가하였고, 모든 약물입원치료 환자 중 14~15%에 해당한다고 하였다. 여자보다 남자의 유병률이 약 2배(헤로인은 약 3배) 높다.

임상양상

아편유사제는 구강, 비강, 그리고 정맥 또는 피하로 섭취된다. 아편유사제는 특히 정맥으로 투여하는 경우 도취감을 느껴서 중독이 된다. 중독성 약물의 대명사인 헤로인의 경우, 일시에 정맥투여하는데, 약물이 뇌에 한꺼번에 도달할 때 느껴지는 쾌감("high")이 이 약물에 중독되도록 만든다. 또한 따뜻한 느낌, 팔다리가 무거운 느낌, 구강 건조, 얼굴 가려움, 그리고 안면 홍조 등을 경험한다. 초기의 도취감 후 진정 시기가 뒤따른다. 아편유사제 이용은 초보자에게는 불쾌감, 오심 그리고 구토를 유발할 수도 있다. 신체적 증상은 호흡 저하, 동공 수축, 평활근 수축, 변비, 그리고 혈압, 심박, 체온의 변화가 올 수 있다. 호흡 저하 효과는 뇌간의 수준에서 발생한다. 이러한 아편유사제는 일차적으로 아편유사물질 수용체를 통해 약리학적 효과가 나타난다. 지금까지 17가지 종류가 보고되었으며, 이들 중 약리학적으로 중요한 종류는 크게 μ(mu), δ(delta), κ(kappa) 수용체가 있다. μ-아편유사제 수용체는 진통, 호흡저하, 변비 그리고 의존의 매개와 조절에 관여한다. κ-아편유사제 수용체는 진통, 이뇨 그리고 진정 작용에, δ-아편유사제 수용체는 진통에 관여한다. 1974년에 인체 내부에서 생성되어 아편유사제 같은 작용을 하는 엔케팔린(encephalin)이 발견되었다. 이 발견을 시작으로 엔도르핀(endorphin)을 포함하여 뇌내의 3가지 계통의 아편유사제가 확인되었다. 엔도르핀(endorphin)은 신경 전달과 통증 억제에 관여된다. 다쳤을 때 부상 동안 통증을 느끼지 못하는 것도 엔도르핀의 효과이다. 아편유사제는 또한 도파민과 노르아드레날린 신경 전달 체계에 현저한 영향을 미친다. 아편유사제의 중독 특성은 대뇌 피질와 변연계까지 뻗은 복측피개영역(ventral tegmental area)의 도파민 신경세포를 통해 매개된다. 남용 및 중독 문제가 있는 아편유사제는 대개 μ-수용체 작용 때문이며, 모르핀과 유사한 약리학적 특성을 가진다. 이들은 μ1-수용체를 통해 진통 효과를 나타낸다. 신체적 의존성은 μ2-수용체와, 진정 및 척추 마취 효과는 κ-수용체와 관련이 있다.

아편유사제 과다복용

과용량 사용에 의한 사망은 대개 헤로인 과량 정맥투여로 발생하며, 헤로인의 호흡 억제 효과에 의한 호흡 정지에 기인한다. 과용량 사용의 증상은 반응의 현저한 감소, 혼수, 느린 호흡, 저체온, 저혈압 그리고 서맥 등이 있다. 혼수, 점상 동공 그리고 호흡 저하의 임상적 세 가지 특징적 징후가 보고되면 임상의는 우선 아편유사제 과다 복용을 의심해야 하고, 환자의 팔과 다리, 발목, 사타구니 심지어 남자 성기의 등부 정맥에서 주사 바늘 흔적을 조사해야 한다.

금단증상

헤로인 같은 대사가 빠른 약물이 오피오이드 수용체로부터 천천히 분리, 대사되는 부프레노르핀, 메사돈보다 더 심각한 금단증상을 유발하고, 단기 사용만으로도 발생할 수 있다. 일반적으로 2~3주 동안의 매일 사용으로도 금단증상이 생길 수 있으며, 예기 불안, 심리적인 상태, 개인 성격특성, 신체상태, 스트레스 수용능력 정도에 따라서 금단증상의 발생이 다양할 수 있다.

아편유사제 금단증상은 μ-수용체의 생물학적 반동 과각성으로 유발된다. 그래서 금단증상은 급성 중독 효과의 반대 증상들이다(예: 아편제는 급성기 동공 축소와 장운동 저하를 유발하고, 금단기에는 동공 확대와 설사를 일으킨다). 반감기가 짧은 헤로인의 금단증상은 마지막 사용 8~12시간에 시작되며, 강렬한 갈망, 불안이 기분저하, 초조와 같이 나타난다. 이후 발한, 하품, 눈물, 콧물, 좌불안석증과 불면이 발생하고, 털이 곤두서거나 닭살, 소름 등이 나타나는데, 이를 'quit cold turkey'라고 한다. 근육통, 근육 경축, 열감, 냉감, 뼈가 쑤시고 아픔, 오심, 구토, 설사, 복통, 동공산대, 체중감소(수분손실에 의한), 예민한 촉각, 미열 등이 2~3일에 절정을 이루다가 5일째부터는 감소한다. 메사돈 같은 반감기가 긴 약물은 마지막 사용 4~6일까지도 금단증상이 나타나지 않을 수 있는데, 2~3주경에 발생할 수 있으며, 증상은 덜 심하다. 급성기 금단증상 후에 예민하고 불쾌한 기분저하가 6~8개월까지 지속될 수 있어서 이러한 피로감, 기분저하, 예민성, 불면, 스트레스에 민감한 증상에 대해서 적절한 개입이 이루어지지 못하면 약물의 재사용 가능성을 높이게 된다.

부작용

가장 흔하고 심각한 것은 오염된 바늘의 공동 이용에 의한 간염과 HIV의 전염이다. 과민반응성 쇼크(anaphylactic shock), 폐 부종이 발생될 수 있으며, 적절한 응급 처치가 시행되지 못하면 사망에까지 이를 수 있다. 메페리딘(meperidine)과 단가아민산화억제제(MAOIs) 등을 같이 복용했을 때 약물 상호작용에 의해 자율 신경 불안정, 심한 정좌불능, 혼수, 간질 발작 그리고 사망에까지 이를 수 있다. 이런 이유로 아편유사제와 단가아민산화억제제(MAOIs)는 함께 투여해서는 안된다.

〈헤로인 행동 증후군: heroine behavior syndrome〉
불안 초조해 하면서 우울하고, 피학 공격성향의 충동성, 실패에 대한 과도한 두려움, 낮은 자존감, 즉각적 만족 추구 성향, 낮은 좌절감 역치, 친구와의 관계를 약물 사용의 공동 경험으로 유지, 무기력감의 대치를 위한 약물 사용 등의 일관된 행동 패턴이 헤로인사용장애 청소년에서 보일 때를 말한다.

진 단

아편유사제 관련장애는 아편유사제사용장애, 아편유사제중독, 아편유사제금단, 기타아편유사제로 유발된 장애 등으로 구분한다.

아편유사제 사용장애

적절한 의학적 용도가 아닌 경우, 혹은 의학적 용도라 하더라도 실제로 필요한 용량보다 과도하게 많은 용량을 사용하는 경우, 아편유사제를 강박적이고 지속적으로 자가투여하는 징후와 증상을 포함한다. 지난 12개월 사이에 아편유사제 사용이 생리적, 행동적, 인지적 증상을 유발하고, 사용에 따른 현저한 문제에도 불구하고 아편유사제를 반복적이고 지속적으로 사용하는 것 등 11개 항목 중 2개 이상인 경우 진단한다.

아편유사제 중독

아편유사제 사용 중 혹은 그 직후에 발생하는 임상적으로 심각한 부적응적 행동 변화 및 심리적 변화가 나타났을 때 해당한다. 아편유사제 금단은 과도하게 장기적으로 사용하던 아편유사제 사용을 중단(혹은 감량)한 후에 나타나는 특정적인 금단 증후군이 발현되었을 때 진단 내릴 수 있다.

기타 아편유사제로 유발된 장애

아편유사제로 유발된 우울장애, 아편계로 유발된 불안장애, 아편유사제로 유발된 수면장애, 아편유사제로 유발된 성기능부전, 아편유사제 중독, 섬망 등을 포함한다.

명시되지 않는 아편유사제 관련 장애

아편유사제 관련장애의 특징적인 증상들이 두드러지지만, 어떤 특정 아편유사제 관련장애 또는 물질관련 및 중독장애의 진단 부류에 속한 장애 중 어느 것에도 완전한 기준을 만족하지 않는 경우 진단할 수 있다.

감별진단과 동반이환장애

아편유사제 사용장애 의존 환자의 90%가 기타 정신질환을 갖고 있다. 가장 흔한 진단은 주요우울장애, 알코올사용장애, 반사회적성격장애, 불안장애 등이다. 성별에 따른 차이가 있는데, 여자의 경우 우울증, 불안장애가 남성보다 흔했고, 알코올사용장애, 대마사용장애, 반사회적성격장애는 남성에서 많았다. 한 환자에서의 다중 진단도 드물지 않다. 정신질환을 갖고 있는 환자의 경우 여러 물질의 문제적 사용을 경험한 경우가 많았고 약물 사용을 더 일찍 시작하는 경향이 있었다. 특히 반사회적성격장애가 있는 경우 위와 같은 특징이 두드러졌다. 신체적인 질환으로는 주로 정맥으로 투여되기 때문에, 오염된 주사바늘을 사용하는 데서 오는 B형, C형 간염, HIV 감염, 세균성 심내막염 등 감염성 염증 질환의 빈도가 높다. 또한, 불순물 첨가제에 의한 신경계 손상, 말초신경장애, 척수염, 뇌백질 질환, 시력장애 등의 문제 등도 장기간 사용시 발생할 수 있다.

치 료

급성중독의 치료

첫 번째 할 일은 적절한 기도 확보이다. 환자들은 아편유사제 길항제인 날록손이 주어질 때까지 기계 호흡을 해야만 할 수도 있다. 날록손은 처음에는 몸무게 70 kg에 0.8 mg의 느린 속도로 정맥으로 주어진다. 호흡수 증가, 동공 산대 등의 호전 지표 증상은 즉각적으로 나타난다. 하지만 너무 많은 날록손은 아편유사제 사용장애환자에서는 금단증상을 유발할 수 있다. 초기 용량에 아무 반응이 없으면 수분 간격으로 날록손 투약을 반복하기도 한다. 날록손의 작용 지속 시간이 많은 아편유사제에 비해 짧으므로 반복적인 투약이 아편유사제 독성의 재발 방지를 위해 필요하다.

금단과 해독

메사돈 유지치료

메사돈(methadone)은 합성 마약으로 헤로인을 대신하여 중독자에게 투약되었을 때 헤로인 사용을 줄이게하고, 금단 증상을 억제한다. 하루 120 mg까지 줄 수 있지만 환자를 안정시키는 데는 하루 20~80 mg으로 충분하다. 작용 지속 시간이 24시간을 넘으므로 하루 한 번 투약이 적당하다. 메사돈 유지는 환자가 투약을 중단할 수 있을 때까지 계속되어야 하는데 메사돈 자체도 의존성이 생길 수 있다. 메사돈을 중지해도 금단

증상이 생길 수 있지만 헤로인보다 미약하고, 금단증상 발생이 더디게 나타난다. 대개 해독 기간 동안 클로니딘(clonidine, 0.1~0.3 mg 하루 세 번)을 투여한다. 메사돈 유지는 여러 가지 이점이 있다. 첫째로는 아편유사제 중독이 있는 사람들을 주사제인 헤로인으로부터 벗어나게 하여 주사바늘에 의한 HIV 감염 기회를 줄인다. 둘째로는 최소한의 도취감을 주고 오래 복용해도 나른함과 우울감을 거의 야기하지 않는다. 셋째로는 범죄행위 대신 보람된 직업에 종사하는 것이 가능하게 한다. 그럼에도 불구하고 메사돈 유지치료는 메사돈 환자가 약물에 의존한 채로 남아 있다는 한계가 존재한다.

기타 약물치료

아편유사제 수용체 길항제는 아편유사제의 효과를 길항하거나 차단한다. 메사돈과 달리 향정신성 효과도 없고 중독을 야기하지도 않는다. 아편유사제수용체길항제에는 마약의 효과를 되돌림으로써 과다 복용에도 치료약으로 이용되는 날록손과 날트렉손이 포함된다. 길항제 치료 모델의 가장 큰 약점은 환자가 길항제를 꾸준히 복용해야 하는데, 동기가 부족한 경우가 많다는 점이다. 다른 치료 약물인 부프레노핀(buprenorphine)은 하루 8~10 mg의 용량으로 헤로인 이용을 줄이고, 아편유사제 수용체에서 천천히 분리되므로 주 3회로도 효과적이라고 알려져 있다. 기타 아편유사제사용장애 치료 약물인 레보아세틸메타돌(L-α-acetylmethadol, LAMM)은 메사돈보다 긴 작용 시간을 가지고 치료에 이용된다. 한 주에 30~80 mg으로 3회 투여가 가능한데, 낮은 재발율로 인해 다른 많은 프로그램에서도 레보아세틸메타돌(L-α-acetylmethadol, LAMM)을 이용하고 있다.

정신치료

모든 형태의 정신치료가 아편유사제 관련 장애의 치료에 적절하다. 개인정신치료, 행동치료, 인지행동치료, 가족치료, 지지치료, 그리고 사회기술훈련 모두 환자에게 효과적으로 적용할 수 있다.

치료 공동체

약물 중독의 문제를 가진 사람들로 구성된 치료적 환경의 주거지이다. 금단 증상이 있어야 들어갈 수 있고 모든 구성원은 높은 수준의 동기를 가지고 있어야 한다. 목표는 삶과 생활의 완전한 변화이다. 공동체 간부들은 이전에 약물 중독을 경험한 사람들로 엄격한 심사를 거쳐 후보자들이 선정된다. 전형적인 공동체는 피닉스 하우스(Phoenix house)인데 거주자들은 치료받는 동안 12~18개월의 긴 시간을 거주하게 된다. 그들은 공동체 안에서 맡은 바 책임을 잘 수행하고, 중독된 생활로부터 회복될 수 있다는 증명이 되면 옛 생활로의 복귀가 허용된다.

자 립

익명의 단약모임(narcotics anonymus)은 익명의 단주모임(alcoholics anonymus)의 12단계 원칙을 모델로 한 약물 중독자의 자조모임집단이다. 그러한 모임들이 현재 대부분의 도시지역에 있고 효과적이고, 유용한 지지를 제공한다.

교육과 주사바늘 바꾸기

정맥이나 피하로 아편유사제를 투여하는 사람들은 안전한 성행위에 대한 교육과 감염 위생에 대한 교육이 이루어져야만 한다. 용이한 주사바늘 교환 프로그램이 아편유사제사용장애가 있는 사람에게 감염 발생을 줄일 수 있다. 새 주사기 바늘을 법적인 문제나, 심한 약물 문제 그리고 정신 증상이 있어서 교환하기가 어려운 경우 안전하지 못한 주사바늘의 공동 이용이 발생하고, 이들은 HIV 등 여러 감염에 쉽게 노출된다.

진정제, 수면제, 또는 항불안제 관련 장애 (sedative–, hypnotic–, or anxiolytic–related disorders)

개념(역사)

진정 수면제 및 항불안제는 진정, 수면유도 효과가 있으며, 정신건강의학적 적응증 이외에도 항간질제, 근육이완제, 마취제 등으로 사용될 수 있다. 이 분류의 약과 알코올은 교차 내성을 가질 수 있으며, 같이 작용할 경우 상승효과를 나타낼 수 있다. 대표적인 약물로 바르비투르산염(barbiturates), 바르비투르산염 유사물질(barbiturate-like substances), 벤조디아제핀류(benzodiazpepines)가 있다. 벤조디아제핀류의 약물들은 각자 다양한 반감기를 나타낸다. 1960년대 미국에 도입된 이래로 빠른 속도로 그 사용량이 증가하였으며, 최근에는 벤조디아제핀류의 약물과 비슷한 임상효과를 나타내는 비벤조디아제핀류, 흔히 제트 약물(Z-drug)이라 부르는 졸피뎀(zolpidem), 잘레프론(zaleplon), 에스조피클론(eszopiclone) 또한 사용되고 있다. 바르비투르산염은 벤조디아제핀제가 도입되기 전에 흔히 사용되었으나 남용의 가능성이 높아 현재는 잘 쓰이지 않으며, 이 약물은 일반 용량의 10배를 복용할 경우 혼수, 사망에 이를 수 있어 매우 치명적이다. 바르비투르산염 유사물질의 대표적인 예로 메타콸론(methaqualone)이 있으며, 이 약은 미국에서 더 이상 생산되지 않는다. 메타콸론은 항불안제의 목적으로도 쓸 수 있으나 근이완제 효과가 더 뛰어나며, 알코올과 함께 섭취하는 경우 위장관계에 강한 독성을 나타낼 수 있다.

역 학

DSM-IV에 따른 진정제, 수면제, 항불안제 사용장애의 12개월 유병률은 12~17세에서는 0.3%, 18세 이상 성인에서는 0.2%로 추정된다. DSM-IV에 따른 진정제, 수면제, 항불안제 사용장애 유병률은 성인 여성보다는 성인 남성(0.3%)에서 약간 더 높지만, 12~17세에서는 여성의 유병률(0.4%)이 남성(0.2%)보다 높다. DSM-IV에 따른 진정제, 수면제, 항불안제 사용장애 12개월 유병률은 연령에 따라 감소하는데 18~29세에서 가장 높고(0.5%), 65세 이상에서 가장 낮다(0.04%).

임상양상

진정제의 효과는 클로라이드 이온통로인 $GABA_A$ 복합 수용체를 통해 나타나며, 벤조디아제핀과 바르비투르산염은 $GABA_A$ 복합 수용체의 각기 다른 부위에 결합한다. 이들은 결과적으로 염소(Cl^-) 이온통로를 열어 신경세포의 과분극을 유도함으로써 GABA의 억제성 효과를 강화하고, 진정 및 항불안효과를 유도하게 된다. 벤조디아제핀류를 4주 이상 장기 투약하면 GABA에 대한 반응성이 떨어져 세포 내 염소이온 유입이 줄어들 수 있는데, 이는 수용체의 수가 줄어들거나 수용체의 GABA 친화도가 감소하기보다는 수용체의 구조변화로 인한 것으로 약물에 대한 내성이 생기게 된다.

남용 형태(patterns of abuse)

대부분의 진정제는 경구투약이 가능하며, 주로 젊은 연령에서 긴장완화, 가벼운 행복감을 위해 사용하며 중년 연령에서 불면, 불안감을 해소하기 위해 복용하는 경우가 많다. 이 경우 남용자들 중 상당수가 여러 명의 의사로부터 중복처방을 받고 있어, 약물 남용으로 알아차리기 어렵다. 진정제를 정맥주사의 형태로 사용하는 경우 다른 불법 물질들과 함께 남용하는 경우가 많으며, 주로 젊은 성인층이 많다. 정맥 사용은 빠르고 심한 내성 및 의존을 나타내며, 심각한 금단증후군을 보인다.

과다복용(overdose)

벤조디아제핀류들은 바르비투르산염 및 바르비투르산염 유사물질에 비해 호흡억제 효과가 거의 없어 효용량의 200배 또는 그 이상 복용하여야 치명적일 수 있다. 심지어 자살 목적으로 과량(>2 g)을 한꺼번에 투약하여도 졸림, 무기력함, 운

표 22-13. 진정제, 수면제, 또는 항불안제 관련 장애의 DSM-5 진단기준

진정제, 수면제, 또는 항불안제 사용 장애(sedative-, hypnotic-, or anxiolytic use disorder)
진정제, 수면제, 또는 항불안제 중독(sedative-, hypnotic-, or anxiolytic intoxication),
진정제, 수면제, 또는 항불안제 금단(sedative-, hypnotic-, or anxiolytic withdrawal)
기타 진정제, 수면제, 또는 항불안제 유도성 장애(other sedative-, hypnotic-, or anxiolytic-induced disorders)
명시되지 않은 진정제, 수면제, 또는 항불안제 관련 장애(unspecified sedative-, hypnotic-, or anxiolytic-related disorder)

표 22-14. 진정제, 수면제, 또는 항불안제 중독의 DSM-5 진단기준

A. 진정제, 수면제, 항불안제를 최근에 사용함
B. 진정제, 수면제 또는 항불안제를 사용하는 동안, 또는 그 직후에 임상적으로 심각한 부적응적 행동 변화 및 심리적 변화가 발생한다(예: 부적절한 성적 또는 공격적 행동, 불안정한 기분, 판단력 손상).
C. 다음 항목 중 한 가지(또는 그 이상) 증상 및 징후들이 진정제, 수면제, 또는 항불안제 사용 즉시 또는 그 직후에 이후 발생하는 경우
  1. 불분명한 언어
  2. 운동 실조
  3. 불안정한 보행
  4. 안구진탕
  5. 인지 기능 손상(예: 집중력, 기억력)
  6. 혼미 또는 혼수
D. 증상 및 징후들은 다른 의학적 상태로 인한 것이 아니며, 다른 물질 중독을 포함한 다른 정신질환으로 더 잘 설명되지 않아야 한다.

동실조, 의식혼미, 약간의 활력징후 감소로 그치는 경우가 많다. 그러나 벤조디아제핀류를 다른 진정제의 효과(예: 알코올)를 나타나는 물질과 같이 복용하는 경우 소량으로도 치명적일 수 있어 유의해야 한다.

바르비투르산염의 경우 과량 복용하게 되면 호흡억제를 유도할 수 있어 매우 치명적인 것으로 알려져 있다. 바르비투르산염의 치사량은 투여경로, 투여기간에 따라 효용량의 3배에서 30배까지 다양할 수 있으며 알코올 및 진정제와 함께 복용할 경우 더욱 더 치명적일 수 있다. 중독시에는 혼수, 호흡정지, 심혈관계 정지, 사망을 야기할 수 있다. 바르비투르산염 유사물질인 메타콸론을 과용하는 경우 불안, 섬망, 근육수축, 간질발작을 일으킬 수 있으나 바르비투르산염과 달리 심혈관계 정지 및 호흡억제가 나타나는 경우는 드물다.

진 단

DSM-5는 진정제, 수면제, 또는 항불안제 관련 장애를 세부적으로 진정, 수면제, 또는 항불안제사용장애, 진정제, 수면제, 또는 항불안제 중독(intoxication), 진정제, 수면제, 또는 항불안제 금단, 기타 진정제, 수면제, 또는 항불안제 유도성 장애, 명시되지 않은 진정제, 수면제, 또는 항불안제 관련 장애로 구성하였다(표 22-13).

진정제, 수면제, 또는 항불안제 사용 장애 (sedative, hypnotic, or anxiolytic use disorder)

진정제, 수면제, 또는 항불안제 사용 장애는 DSM-5의 물질 사용 장애 기준으로 진단할 수 있다.

진정제, 수면제, 또는 항불안제 중독 (sedative-, hypnotic-, or anxiolytic intoxication)

이 종류의 물질중독 증후군은 공통적으로 협동운동실조, 구음장애, 안구진탕, 기억력장애, 혼미, 혼수, 사망에 이를 수 있으며, 중독의 진단은 혈중 물질 농도를 측정하는 것이 가장 좋은 방법일 수 있다. 벤조디아제핀류 중독은 행동의 탈 억제로 인해 적대적이고 공격적인 행동을 유발할 수 있는 것이 특징이다. 그러나 다른 물질에 비해 다행감을 덜 주어 남용 및 의존 가능성은 바르비투르산염에 비하여 적다(표 22-14).

진정제, 수면제, 또는 항불안제 금단

벤조디아제핀류를 복용중단하는 경우 본래의 불안증상이 다시 나타나거나, 이전보다 더 심한 불안증상, 금단증상이 나타날 수 있다.

금단 증상으로는 자율신경 과활성 증상(빈맥, 혈압상승), 손떨림, 불면, 오심 및 구토, 일시적인 환시, 환촉, 환청이나 착각, 정신운동성 초조, 불안, 전신성 대발작이 나타날 수 있다. 그 외에도 불쾌감이나 광과민성, 소음과민성, 근육경련을 보이기도 한다. 벤조디아제핀제의 복용을 중단할 경우 단기 작용성 약물은 2~3일, 장기 작용성 약물은 5~6일 후에 증상이 발현된다. 바르비투르산염은 복용량에 따라 금단 증상의 정도가 다르다. 페노바르비탈(phenobarbital) 400 mg/d의 용량으로 남용한 사람의 경우에는 불면, 발한, 불안, 무기력 등의 가벼운 증상을 보이는 반면, 800 mg/d 이상을 섭취해 온 경우 체위성 저혈압 등의 심혈관계 증상, 진전, 심한 불안감, 식욕부진, 섬망, 환각, 반복적인 간질발작을 경험할 수 있다. 바르비투르산염의 금단 증상은 통상 투약 중지 후 3일 정도에 나타나고, 대개의 경우 2~3일 정도 계속되나 2주까지 지속되는

표 22-15. 진정제, 수면제, 또는 항불안제 금단의 DSM-5 진단기준

A. 장기간으로 사용하였던 진정제, 수면제, 항불안제 사용을 중단(또는 감량)
B. 다음 항목 중 두 가지(또는 그 이상)이 진정제, 수면제, 항불안제 사용을 중단(또는 감량)하고 수 분에서 수일 내에 나타남
  1. 자율신경 과다 항진(예: 발한 또는 심박수가 100회/분 이상 증가)
  2. 손 떨림
  3. 불면
  4. 오심 또는 구토
  5. 일시적인 시각적, 촉각적, 또는 청각적 환각들 또는 착각들
  6. 정신운동 초조
  7. 불안
  8. 대발작
C. 진단기준 B에 해당하는 증상 및 징후가 사회적, 직업적, 또는 다른 중요한 기능 영역에서 임상적으로 현저한 고통이나 손상을 초래함
D. 증상 및 징후는 다른 의학적 상태로 인한 것이 아니며, 다른 물질 중독 및 금단을 포함한 다른 정신질환으로 더 잘 설명되지 않음

코카인은 일반적으로 눈(snow), 코크(coke), 소녀(girl), 숙녀(lady)라 불리며, 일반 인구에서 코카인은 메사돈(methadone) 유지 프로그램에 있는 사람들을 포함하여 헤로인과 동반 사용하는 경우가 많다. 정맥 코카인은 가끔 정맥 헤로인과 동시에 사용되는데 이와 같이 복합하여 사용할 경우 코카인 사용 후 나타나는 파멸감을 희석할 수 있고, 메사돈에 의해 차단되는 헤로인의 황홀감을 코카인이 유지할 수 있다. 코카인 제제 중 1980년대 중반부터 유행한 크랙(crack)은 흡연을 통한 투여가 가능하고, 효과가 강력하고 빠르면서도 가격이 기존의 10분의 1 정도밖에 되지 않아 코카인 대중화를 앞당겼다. 크랙은 흡연 시 뇌에 도달하는 시간이 매우 짧아 중독이 쉽게 되며, 황폐화 현상도 빠른 것으로 알려져 있다. 정신자극제는 정맥주사, 코를 통한 흡입, 경구, 흡연을 통해 투여할 수 있는데, 그 중 가장 많이 사용하는 방법은 코를 통한 흡입이다.

역 학

메스암페타민 의존으로 인한 입원율은 1995년에 비해 2012년에 미국에서 두 배 이상 증가하였으며, 다른 코카인, 헤로인과 같은 물질에 비해 훨씬 높은 수치를 기록했다. 조사에 따르면 미국의 절반에 가까운 도시에서 메스암페타민이 주된 물질 관련 문제였으며 그 다음으로 코카인, 마리화나, 헤로인 순이었다.

임상양상

급성 중독 증상

암페타민류

암페타민류는 경구투여 외에도 정맥주사, 흡입제의 형태로 사용될 수 있는데 대부분 투약 후 빠르게 흡수되어 1시간 이내로 효과를 나타낸다. 암페타민은 시냅스 전 신경 말단으로부터 도파민, 노르에피네프린, 세로토닌 등의 단가 아민 신경전달물질의 분비를 증가시킨다. 특히 복측 피개영역에서 대뇌피질, 변연계에 이르는 도파민 뉴런의 활성은 암페타민 중독의 주된 경로로 생각되며, 이를 "보상회로"라고 한다. 반면에 심혈관계에서 나타나는 효과는 노르에피네프린과 관련있다. 암페타민은 코카인과 달리 국소마취의 속성이 없고, 작용시간이 길며, 강력한 말초 교감신경자극 효과가 있다. 흡입, 정맥주사를 통해 메스암페타민 복용이 보고되어 왔지만 암페타민을 남용하는 사람들의 대부분은 경구로 복용한다. 암페타민 사용 장애가 있는 사람들은 이 약물을 사용함으로써 다행감을 느끼고 피로가 감소한다고 말한다. 메스암페타민 중독의 결과로 관찰된 신체 부작용에는 서맥 혹은 빈맥, 동공산대, 혈압증가 혹은 감소, 땀이나 오한, 오심과 구토, 체중감소, 정신운동성 초조 또는 지체, 근육약화, 흉통 등이 있다. 심각한 경우 고혈압, 부정맥, 심부전, 뇌 지주막하 출혈, 뇌 허혈, 뇌 내출혈, 경련, 의식혼수 등을 보일 수 있다. 메스암페타민 유도체인 엑스터시(ecstasy, MDMA, 3,4-methylenedioxymethamphetamine)는 기존 정신자극제와 비슷한 효과 외에도 생생한 환각과 감각왜곡을 유발할 수 있는데 이것은 LSD와 유사하며 세로토닌 분비 촉진과 관련이 있을 것으로 생각된다.

코카인

코카인 또한 암페타민과 유사하게 도파민 전달체(dopamine transporter, DAT)에 작용하여 시냅스 내 도파민 재흡수 기전을 방해하고, 결과적으로 시냅스 내의 도파민 분비를 증가시킨다. 그러나 암페타민류와 달리 단가 아민화 효소를 방해 하지 않으며, 직접적으로 신경전달 물질의 재흡수를 방해하지 않으므로 그 효과가 암페타민류에 비해 일시적이다. 그러므로 다행감은 빨리 나타났다가 빨리 사라지며, 뒤이어 우울감과 약물에 대한 갈망이 나타날 수 있다. 코카인과 같은 정신자극제를 장기간 투여할 경우 결국 신경 세포 신경전달물질이 고갈되게 되고, 이에 대한 보상으로 시냅스의 음성 되먹임 기전이 작동한다. 이로 인해 뇌의 보상 체계가 전반적으로 하향조절(down-regulation)되므로 정신자극제 만성중독자가 투약을 중단할 경우 장기간 무쾌감증을 보일 수 있다.

진 단

암페타민류와 코카인의 대사산물은 혈액, 타액 및 체모와 소변에서 추출할 수 있다. 혈액과 타액은 현재의 체내량을 평가하는 데 유용하며, 소변을 통해서는 며칠 내의 투여 여부를 확인할 수 있다(암페타민: 1~3일, 코카인: 2~5일). 수주 혹은 수개월 내의 투여 여부를 판단하는 데에 체모를 활용할 수 있지만, 실제 임상적 유용성은 크지 않다. 정신자극제를 장기간 사용할수록 신경심리 검사상 집중력과 기억력의 장애가 가장 두드러지게 나타나며, 이는 투여를 중단하고 시간

표 22-16. DSM-5 자극제 관련 장애

자극제 사용 장애(stimulant use disorder)
자극제 중독(stimulant intoxication)
자극제 금단(stimulant withdrawal)
기타 자극제 유도성 장애(other stimulant-induced disorders)
명시되지 않은 자극제 관련 장애(unspecified stimulant-related disorder)

이 지날수록 점차 회복하는 것으로 알려져 있다.

DSM-5는 자극제 관련 장애를 세부적으로 자극제 사용 장애, 자극제 중독(intoxication), 자극제 금단, 기타 자극제 유도성 장애, 명시되지 않은 자극제 관련 장애로 구성하였다(표 22-16).

자극제 사용장애(stimulant use disorder)

자극제 사용장애는 DSM-5의 다른 물질 사용장애(other substance use disorders)의 기준과 유사하다.

암페타민 의존은 개인의 일적, 사회적 능력을 빠르게 하락시킬 수 있으며, 이들은 약물을 사용하면서 느낀 고양감을 얻기 위해 더 많은 용량의 암페타민을 필요로 한다. 암페타민 사용의 신체적 사용 징후(예: 체중감소, 편집증적 사고)는 남용 기간 동안 거의 항상 지속된다.

증 례

H군은 25세 기혼 남성으로 폭력집단이 그를 죽이기 위해 감시하는 느낌이 들어 정신건강의학과에 방문하였다. 그는 그들이 왜 그를 죽이려고 하는지 설명하지 못했으나, 약물판매상들이 그를 죽여야만 한다고 하는 것을 들었다고 하였다. 그는 27세 때 친구의 설득에 못 이겨 약물을 사용하기 시작하였고, 20 mg 주사 후에 기분이 좋아지고 자신이 강해진 느낌이 들었으며 피곤함과 졸림이 사라졌다고 이야기하였다. 몇 번의 투약 후 그는 그가 약물사용을 멈출 수 없다는 것을 깨달았고, 어떻게 하면 약물을 얻을 수 있을지, 어떻게 하면 이전보다 더 많은 용량을 투약할지에 대해서만 생각하였다. 그가 메스암페타민을 얻을 수 없었을 때 무기력하고, 피곤함을 느꼈으며 점점 과민하고 불쾌하였다. 그는 동료가 해치려 하는 기분이 들어 반복적으로 동료에게 욕설을 하였고, 그로 인하여 2개월 전에 회사에서 해고당했다. 수입이 중단되자 메스암페타민을 마음대로 투약하기가 어려워졌고, 아내가 이혼하겠다고 협박하자 약물 사용을 중단하기로 마음먹었다. 그는 매우 피곤하고, 우울하였으며, 가장 좋아하는 의자에 앉아 하루 종일 아무것도 하지 않았다. 몇 주가 흘러 그는 아내에게 약물 판매자들이 거리에서 그에 대한 이야기를 하는 목소리가 들려 더 이상 이 집에서 살 수 없다고 하였다. 그는 모든 문과 모든 창문을 잠갔고, 음식에 독이 들어있다며 먹기를 거부하였다. 그는 고립되어 보였으며, 검사에도 짧은 대답만을 하였다. 그의 의식, 지남력, 인지기능은 정상으로 보였으며 신체적 신경학적 검사에서도 특별한 이상소견은 관찰되지 않았다. 팔에는 메스암페타민 주사 자국이 있었고, 뇌파 검사는 정상이었다.

임상적으로 코카인 사용장애는 설명되지 않는 갑작스러운 성격변화를 보일 때 의심해 볼 수 있다. 코카인 사용과 관련된 변화는 주로 과민함, 집중력 저하, 강박행동, 심각한 불면증, 체중감소 등이 있다.

표 22-17. 자극제 중독의 DSM-5 진단기준

A. 암페타민류, 코카인, 기타자극제를 최근에 반복적으로 사용함
B. 자극제를 사용하는 동안, 또는 그 직후에 임상적으로 심각한 부적응적 행동 변화 및 심리적 변화가 발생한다(예: 다행감 또는 정동 둔화, 사회성 변화, 과도한 경계, 대인관계 민감성, 불안, 긴장, 분노, 상동적 행동, 판단력 손상).
C. 다음 항목 중 두 가지(또는 그 이상) 증상 및 징후들이 진정제, 수면제, 또는 항불안제 사용 즉시 또는 그 직후에 발생하는 경우
  1. 빈맥 또는 서맥
  2. 동공 확장
  3. 혈압의 상승이나 저하
  4. 발한 또는 오한
  5. 오심 또는 구토
  6. 체중 감소
  7. 정신운동 초조 또는 지연
  8. 근육 약화, 호흡억제, 흉통, 심부정맥
  9. 혼돈, 발작, 운동이상, 근육긴장 이상, 혼수
D. 증상 및 징후들은 다른 의학적 상태로 인한 것이 아니며, 다른 물질 중독을 포함한 다른 정신질환으로 더 잘 설명되지 않아야 한다.
- 특정 중독물질을 명시할 것(예: 암페타민류 물질, 코카인, 기타 자극제)
- 다음의 경우 명시할 것
지각장애 동반: 현실 검증력이 보존되어 있는 상태에서 발생하는 환각이 있거나, 혹은 섬망이 없는 상태에서 청각적, 시각적, 촉각적 착각이 발생했을 때 적용한다.

〈Reprinted with permission from the Diagnostic and Statistical manual of Mental Disorders, Fifth Edition (Copyright 2013). American Psychiatric Association.〉

증 례

D씨는 45세 기혼 남성으로 코카인 사용 문제에 대한 평가와 치료를 위해서 내원하였다. D씨는 작년부터 때때로 코카인을 사용하였는데 그의 아내는 만약 코카인 사용문제에 대해서 치료받지 않으면, 그와 이혼하겠다고 하였다. D씨는 마지 못하여 치료받기로 하였으나, 여전히 그가 코카인을 사용한 것은 문제가 되지 않으며 그는 치료 프로그램을 통하지 않아도 언제든 마음먹으면 사용을 중단할 수 있다고 하였다. 첫 평가 인터뷰 동안 D씨는 최근에도 코카인을 사용하였다고 보고하였으며, 1년 6개월 동안 주로 비강 내 분무형으로, 일주일에 3~5일 사용하였다고 하였다.

평균적으로 그는 일주일에 1~2 g의 코카인을 사용하였다. 그는 주로 직장 사무실에서 또는 욕실에서 사용하였다. 그는 때때로 출근길 운전도중에도 코카인이 떠올랐고, 그의 사무실 책상에 앉으면 코카인 생각을 떨쳐낼 수 없었다. 그는 아무리 주의를 분산시키며 코카인 사용을 미루려 노력하였으나 회사에 도착하자마자 코카인을 찾기 시작했다. 그는 스트레스를 받거나 일이 잘 풀리지 않을 때는 하루 종일 사용할 코카인을 오전 내에 다 사용해 버리는 경우도 종종 있었다. 그는 그의 아내와 세 자녀가 있는 집에서는 절대로 코카인을 사용하지 않았다. 그는 알코올 및 다른 물질의 남용에 대해서는 부인하였고, 다른 감정적, 결혼문제는 없다고 하였다.

자극제 급성 중독(stimulant intoxication)

자극제 중독에 대한 DSM-5 진단 기준은 표 22-17과 같다.

자극제 중독의 진단기준은 행동적, 신체적 증상과 징후를 강조한다. 남용자들은 고양된 기분, 다행감, 의기양양함을 위해서 약물을 사용할 수 있으며, 더 높은 용량을 사용하게 되면 흥분, 과민함, 판단력 저하, 충동성, 위험한 성적인 행동, 공격성, 정신운동활동의 증가, 조증증상과 유사한 모습을 보일 수 있다. 신체적으로는 주로 빈맥, 고혈압, 동공산대가 나타난다.

증 례

T씨는 45세의 결혼한 직장인 여성으로 3개월 전부터 동업자를 의심하고, 다른 사람을 신뢰하지 못하는 모습을 보여 내원하였다. 그녀는 상대방의 말의 문맥을 파악하지 못하였고, 그들의 말을 비꼬거나, 부적절하게 적개심을 드러내는 등 비난하는 말을 서슴없이 쏟아냈다. 한 번은 T씨가 막대기로 동료를 공격하였고, 그녀는 남편과 동료들이 은밀하게 그녀를 죽일 계획을 세우고 있다며 원망하였다.

1년 전 T씨는 기면증으로 메틸페니데이트(methylphenidate)를 복용하였고, 이후 그녀의 기면증 증상은 호전되었다. 입원 5개월 전 부터 그녀는 늦은 밤까지 깨어있기 위해서 평소보다 메틸페니데이트를 더 많이 복용하였고, 약을 많이 먹으면 심장이 질주하는 것 같고, 가만히 앉아있기가 힘들었다.

자극제 금단(stimulant withdrawal)

자극제 금단에 대한 DSM-5 진단 기준은 표 22-18과 같다.

자극제의 금단증상은 기분저하와 더불어, 피로감, 생생하고 불쾌한 꿈, 불면 혹은 과수면, 식욕 증가, 정신운동성 지체 혹은 초조감 등이 동반될 수 있다. 암페타민류 금단 증상으로는 심한 발한, 근육 경련, 위경련, 만족되지 않는 식욕 증가가 동반되기도 하며, 금단 증상은 대개 2~4일에 최고조에 도달 후 1주일 이내에 사라진다. 가장 심각한 금단 증상은 갑작스러운 중독 후 우울증으로 파멸감(crash)이라 표현하기도 하는데, 이는 정신자극제에 대한 강렬한 갈망이 생기거나 자살의 위험이 높아질 수 있어 심각하다.

자극제 급성 중독 섬망(stimulant intoxication delirium) 및 자극제 유도성 정신 장애(stimulant induced psychotic disorder)

섬망은 자극제를 높은 용량으로 사용하거나, 지속적으로 사용할 경우, 그리고 수면박탈이 있는 경우에 쉽게 나타난다. 또한 다른 약과 함께 사용하거나, 기존의 뇌 병변을 가진 사용

표 22-18. 자극제 금단의 DSM-5 진단기준

A. 장기간으로 사용하였던 암페타민류, 코카인 또는 기타자극제 사용을 중단(또는 감량)
B. 다음 항목 중 두 가지(또는 그 이상)이 자극제 사용을 중단(또는 감량)하고 수 시간에서 수일 내에 나타남
  1. 피로
  2. 생생하고 불쾌한 꿈
  3. 불면 또는 과다수면
  4. 식욕 증가
  5. 정신운동 지연 또는 초조
C. 진단기준 B에 해당하는 증상 및 징후가 사회적, 직업적, 또는 다른 중요한 기능 영역에서 임상적으로 현저한 고통이나 손상을 초래함
D. 증상 및 징후는 다른 의학적 상태로 인한 것이 아니며, 다른 물질 중독 및 금단을 포함한 다른 정신질환으로 더 잘 설명되지 않음

자의 경우 더 쉽게 나타날 수 있다. 자극제 유도성 정신 장애는 편집 망상과 환각이 특징적으로 잘 나타나는데, 암페타민 유도성 정신 장애는 편집형 조현병과 구별이 어렵다. 그러나 약물로 인한 증상은 편집형 조현병과 비교하여 환청보다는 환시가 현저하고, 과다행동과 과다성욕, 혼미, 지리멸렬이 두드러지는 반면 비교적 적절한 정동을 유지하고, 연상이완과 같은 사고장애는 비교적 적은 편이다. 이러한 망상과 환각은 투약을 중단하고도 며칠간 지속될 수 있다.

코카인 유도성 정신장애도 암페타민의 경우와 유사하며, 편집망상과 환청, 환시, 환촉을 보일 수 있다. 특히, 벌레가 피부 위 혹은 바로 아래를 기어다니는 것 같은 환촉(코카인 벌레, cocaine bug), 혹은 의주감(formication)을 호소하는 경우가 많다.

자극제 중독(intoxication), 자극제 중독 섬망, 자극제 유도성 정신증의 경우 공통적으로 환각을 보이는데, 환각이 있더라도 인지기능 이상이 없고 병식이 있다면 중독으로, 병식은 없지만 인지기능이 어느 정도 유지되고 있다면 암페타민/코카인 유도성 정신 장애로 진단할 수 있으며, 인지기능이 악화되고 의식수준이 떨어져 기억력이나 지남력까지 저하되었다면 암페타민/코카인 중독섬망으로 진단한다. 암페타민 유도성 정신장애는 할로페리돌과 같은 항정신병약물을 단기간 사용해 볼 수 있다.

증 례

H군은 20세 대학생으로 기말고사 수주 전까지는 성실한 학생이었다. 그는 시험준비를 덜 한 것 같은 기분에 과량의 코카인을 사용하였고, 이후 경찰이 그를 따라다니며 감시하고 있고, 스파이가 있다는 망상적 믿음을 가지게 되었다. 그는 또한 그의 룸메이트가 그의 공부습관, 사회생활에 대한 보고서를 제출하고 있다고 믿었으며, 그는 그의 룸메이트에게 계속 보고서를 쓸 경우 해치겠다고 협박하여 응급실로 방문하였다.

병력 청취상 H는 수면을 거의 취하지 않았으며, 그의 룸메이트가 그를 모함하고 있다는 환청을 들었다. 그는 매우 불안해 보였고, 끊임없이 움직였다. 그는 입원하여 항정신병약물 및 수면제를 사용하였고, 3일만에 회복되었다.

기타 유도성 장애 및 후유증

정신자극제는 이 외에도 기분 장애, 불안 장애, 강박장애, 성기능 장애, 수면 장애를 유발할 수 있다. 암페타민을 고용량으로 쓰게 되면 뇌혈관, 심혈관, 위장관 질환을 유발할 수 있으며, 심한 경우 경련, 테타니(tetany), 혼수, 사망에 이를 수 있다. 코카인 흡입제를 장기 사용하면 비점막이 반복 자극되어 비강 내 충혈이 생긴다. 염증반응, 부종, 출혈, 궤양 소견을 보이다가 심하면 비중격 천공으로 이어진다. 또한 코카인을 장기간 사용할 경우 급성 근육긴장이상(dystonia), 틱, 편두통 증상을 보이기도 한다.

감별진단과 동반이환장애

감별진단

원발성 정신질환

자극제로 유발된 장애들은 원발성 정신질환(예: 주요 우울증)과 유사하다. 자극제 효과로 인한 정신질환들은 조현병, 우울 및 양극성 장애, 범불안 장애, 공황장애의 증상들과 구분해야 한다.

펜시클리딘 급성 중독

펜시클리딘 또는 메페드론과 같은 합성물질은 자극제 중독과 유사한 증상을 야기할 수 있어 대사물의 혈장이나 소변을 통한 검출로만 감별할 수 있다.

자극제 급성 중독 및 금단

자극제 중독 및 금단은 기타 자극제로 유발된 장애들(예: 중독 중 발병한 불안장애)과 구별해야 하는데 그 이유는 기타 자극제로 유발된 장애들은 임상 증상이 뚜렷하고 독립적인 임상적 관심을 가질 만큼 그 자체로 충분히 심각하기 때문이다.

동반이환장애

정신자극제 의존 환자들 중 상당수는 주요한 정신질환 진단을 함께 가지고 있는 경우가 흔하다. 정신질환 공존 여부가 정신자극제 의존에 어떻게 기여하는지 분명하지 않지만 불안장애, 반사회성 성격 장애, 주의력 결핍/과다행동장애가 물질사용 장애에 선행하는 경우가 많았다. 반면 기분장애, 알코올사용장애는 정신자극제 사용 후 나타나는 것으로 생각된다. 코카인 사용 장애의 경우 조현병 환자에게서 흔하게 보고되는데 조현병 환자의 경우 음성 증상의 감소와 항정신병 약물의 부작용의 감소를 위해 정신자극제를 사용한다는 보고도 있다. 품행 장애나 반사회성 성격 장애 환자의 경우 사회적인 관습을 무시하고 위험을 감수하는 행동을 하는 경향이 약물사용과 관련이 있으며, 성인 주의력결핍 장애 환자들이 증상완화를 위해 암페타민류의 약물을 사용하기도 한다. 특히 암페타민 사용자들 가운데 넓은 범위의 정신과적 질환 증상들이 보고되는데 대부분의 증상 정도는 약물 사용의 강도와 관련성이 있다.

자극제 관련 장애들은 종종 다른 물질 사용 장애와 동반되는데, 특히 불면과 예민함, 기타 불쾌한 부작용을 경감시키기 위해 같이 복용한다. 코카인 사용자들은 주로 알코올을, 암페타민류 자극제 사용자들은 종종 대마를 함께 사용한다.

원 인

기질적

동반되는 양극성 장애, 조현병, 반사회성 성격장애와 다른 물질 사용 장애들은 자극제 사용장애 발생의 위험요인이다. 또한 충동성과 유사한 성격 특질은 치료 결과에 영향을 미치는데 아동기 품행장애와 성인기 반사회성 성격장애는 나중에 자극제 관련 장애 발생과 관련이 있다.

환경적

10대의 코카인 사용 예측 요인들은 출생 시 코카인 노출, 출생 후 부모에 의한 코카인 사용, 아동기 동안의 지역사회 폭력 노출 등이다. 청소년기, 특히 여성에서 불안정적인 가정환경, 정신질환 상태, 마약 거래자나 사용자와 연관되어 사는 것 등이 위험 요인이다.

기타 정신사회적 요인

사회, 문화, 경제적인 요인은 물질 사용에 있어 처음에 노출될 때, 지속적으로 사용할 때, 그리고 재발할 때 강력한 영향을 미치는 인자들이다. 사회적으로 약물 사용이 허용될 때 그렇지 않을 때보다 남용 정도가 훨씬 높은 것을 보면 그 영향력을 쉽게 알 수 있다.

약물 사용과 경쟁할 수 있는 긍정적 강화 요인들의 부재도 약물 사용의 원인이 될 수 있다. 긍정적 강화 요인에는 물질적인 보상과 더불어 대인 관계에서 얻는 만족도와 사회적으로 인정받는 역할을 함으로써 얻는 자존감과 관련된 심리적인 보상도 포함된다. 정신자극제를 매번 사용할 때마다 경험하는 다행감과 기분의 고조는 약물 사용을 계속하도록 하는 행동을 강화시키는 요인이다. 또한 물질 사용과 연관되어 있는 환경적인 단서가 다행감과 연관될 경우 약물을 오랫동안 끊은 상태에서도 그 단서를 접했을 때 그 단서가 다행감에 대한 기억을 유도하고 정신자극제에 대한 갈망을 일으키게 한다. 다른 약물 사용으로 인해 정신자극제의 사용이 자극되기도 하는데, 예를 들어 정신자극제와 함께 사용한 술을 섭취할 경우 정신자극제를 끊을 수 있는 확률이 줄어드는데 이것은 알코올이 약물을 사용하고자 하는 단서를 제공함으로써 갈망을 자극하고 또 갈망이 생겼을 때 이를 다룰 수 있는 능력을 감소시키기 때문이다.

치 료

암페타민류

암페타민 관련 질환이나 코카인 관련 질환자들의 경우 약물에 대한 갈망이 매우 강력하기 때문에 약물을 사용하지 않은 절제 상태를 지속하기 어렵다. 그러므로 장기적으로 약물 사용을 절제하기 위해서는 입원 환경에서 다양한(개인, 가족, 그룹 정신치료) 치료적 접근이 필요하다. 암페타민 유도성 질환들(암페타민 유도성 정신질환, 암페타민 유도성 불안장애)의 경우 항정신병약물, 항불안제를 단기간 사용해 볼 수 있으며, 초기에는 항정신병 약물을 사용하고, 정신병적 증상이 사라진다면 다이아제팜(diazepam)과 같은 약물을 사용할 수 있다. 동반 이환 질환(예: 우울증, 성격장애)을 파악하여 치료해 볼 수 있으며, 우울증 같은 경우 부프로피온(bupropion)과 같은 항우울제를 사용해 볼 수 있다.

코카인

코카인 금단 증후군은 다른 물질의 금단과 달리 신체적인 불편감이 없어, 코카인 남용자들은 금단 증상 치료의 필요성에 대해서 잘 알지 못하는 경우가 많다. 또한 이 약물에 의한 긍정적 경험이 매우 강력하며, 약물에 대한 갈망 또한 매우 강하여 치료가 매우 어려울 수 있으므로 치료자들은 반드시 폭넓은 방법으로 치료를 시도해야 한다. 코카인 금단 상태의 환자들은 피로, 불쾌감, 수면장애, 약물에 대한 갈망, 우울감을 호소할 수 있는데 현재로서는 금단증상을 치료하기 위한 약물이 명확하게 결정된 것이 없으며, 다른 약물 관련 질환을 치료하기 위해 사용되는 약물들이 코카인 의존, 재발을 위해 연구되고 있다. 그러나 1~2주가 지나면 자연스럽게 금단증상이 사라질 수 있으며, 그보다 오랜 시간이 필요하더라도 수면장애, 기분증상, 인지기능은 완전히 회복될 수 있다.

경과 및 예후

자극제 사용장애는 정맥 내나 흡입을 통한 투여로 급속히 발전할 수 있는데 암페타민류 자극제 사용의 첫 입원 자료 조사에서 66%가 흡연, 18%가 주사, 10%는 코가 흡입경로인 것으로 드러났다. 자극제 흡연이나 정맥내 사용은 수주에서 수개월 내에 심각한 단계의 자극제 사용장애로 진행된다. 또한 투여경로에 따라서 다양한 의학적 상태로 이어질 수 있는데 비강내 사용은 부비동염, 자극, 코피, 비 중격 천공을 유발할 수 있다. 약물 흡연은 호흡기 문제(예: 기침, 기관지염, 폐렴)의 위험도를 높이며, 정맥 내 주사는 HIV 감염의 위험성을 높인다. 또한 다른 성병, 간염, 결핵, 기타 폐질환도 나타날 수 있으며, 체중감소, 영양결핍 또한 흔하게 볼 수 있다. 자극제의 사용은 젊은 청년, 성인에서 심근경색, 빈맥과 같은 부정맥, 뇌졸중을 일으킬 수도 있으며, 흡입된 연기를 더 잘 흡수시키기 위해 발살바(valsalva) 유사 행위를 함으로써 기흉도 발생할 수 있다. 임산부의 경우 코카인 사용은 태반의 혈류 이상, 태반 조기 박리, 조기 진통 및 조산과 연관이 있고, 초미숙아의 유병률을 증가시킨다.

담배 관련 장애

개념(역사)

담배는 최근 우리나라를 비롯하여 전 세계적으로 건강에 심각한 위해를 미치는 물질로 받아들여지고 있다. 그러나 그 동안 다른 물질남용에 비해 특별한 행동문제를 보이지 않아 흡연자들은 금연에 대한 치료의 필요성을 인지하지 못하였다. 최근 대규모 역학연구를 통해 흡연이 폐암뿐만 아니라 구강두 후두 및 식도 등 각종 암을 유발할 수 있다는 보고서들이 발표되면서 점차 금연에 대한 중요성이 사회적으로 인식되고 있다.

Columbus에 의해 처음으로 유럽에 소개된 담배는 기호품으로 큰 인기를 얻으며 전 세계로 급속하게 퍼져나갔고, 20세기 들어 담배가 현재의 형태로 만들어지게 되면서 흡연자의 수가 폭발적으로 증가하였다. 서양에서 담배는 상류층들이 즐기는 고급취미이기도 하였지만 의학적으로 말라리아, 파상풍의 치료 및 치질 치료용으로 사용되기도 하였다. 우리나라의 경우 임진왜란 직후인 16세기 말 일본을 통하여 담배가 도입되었다.

역 학

우리나라 성인 남성의 흡연율은 2015년에 39.3%로 OECD 국가 중에서 가장 높은 수준으로 2007년 이후 감소폭이 둔화되고 있다. 그러나 이는 전년의 43.1%보다 3.8%포인트 떨어진 것으로 금연구역의 확대, 담배값 인상 등으로 인한 효과일 것으로 추정된다. 성인 여성의 흡연율은 2015년에 5.5%로 1998년 이후 큰 변화가 없는 것으로 보고 되었으나 실제로 과소보고가 심하여 실제 흡연율은 2배 정도 될 것으로 예상된다. 흡연율은 남녀 모두 20~30대에서 가장 높게 보고되었으며, 60대 이상에서 낮아지는 양상을 보인다.

임상양상

흡연시 두뇌에 작용하는 신경전달물질은 니코틴이다. 니코틴은 아세틸콜린 수용체 중 니코틴 아형에 작용하여 아세틸콜린, 도파민, 노르에피네프린(norepinephrine), 세로토닌(serotonin), 감마아미노낙산(gamma-aminobutyric acid, GABA), 글루타메이트(glutamate) 등의 신경전달물질 분비에 영향을 미친다. 흡인된 니코틴의 약 25%가량이 혈액 내에 흡수되고 15초 이내에 뇌에 도달하는데, 니코틴의 반감기는 약 2시간 정도다. 뇌에 도달한 니코틴은 간접적으로 뇌 보상회로의 도파민 경로를 활성화시켜 긍정적 재강화를 일으키며 이로 인해 의존성을 가지게 한다. 또한 니코틴은 이 도파민 경로뿐 아니라 노르에피네프린, 에피네프린, 바소프레신, 엔돌핀, ACTH, 코티솔의 혈중 농도를 증가시켜 중추신경계를 각성시킨다. 이런 영향으로 흡연을 하게 되면 집중력, 학습효율, 반응시간, 문제해결능력이 향상될 수 있으며 기분이 좋아지고, 긴장이 풀어지며, 우울감이 덜해 질 수 있다. 그러나 연구에 따르면 단기간 니코틴을 사용한 경우 일시적으로 뇌의 혈류량이 증가되지만, 장기적으로 노출될 경우 뇌혈류를 반대로 감소시킬 수 있다고 보고되었다.

부작용

니코틴은 매우 독성이 높은 알칼로이드로, 60 mg 이상 사용하게 되면 호흡 정지가 생길 수 있다. 낮은 용량에서 나타나는 니코틴 독성증상으로는 구역, 구토, 타액 과다분비, 말초혈관 수축으로 인한 창백, 위약, 복부통증(증가된 연동운동), 설사, 어지러움, 두통, 혈압증가, 빈맥, 손떨림, 식은땀 등이 있다. 또한 주의집중의 어려움, 혼란, 감각이상 등도 동반될 수 있으며, 렘수면의 시간도 감소될 수 있다. 임산부가 흡연하는 경우, 저체중 출산율이 증가하며, 폐고혈압이 같이 동반될 수 있다.

표 22-19. DSM-5 담배 관련 장애

담배 사용 장애(tobacco use disorder)
담배 금단(tobacco withdrawal)
기타 담배 유도성 장애(other tobacco-induced disorders)
명시되지 않은 담배 관련 장애(unspecified tobacco-related disorder)

진 단

DSM-5는 담배 관련 장애를 세부적으로 담배 사용 장애, 담배 급성 중독(intoxication), 담배 금단, 기타 담배 유도성 장애, 명시되지 않은 담배 관련 장애로 구성하였다(표 22-19).

니코틴에 대한 의존도를 평가하기 위한 도구로는 Fagerstrom test(표 22-20)가 있으며, 점수가 더 높을수록 금단증상이 더 심하여 금연이 어려울 수 있고, 더 고용량의 니코틴 보충이 필요할 수 있다. 이 외에도 Heaviness of Somoking Index(HSI)는 Fagerstrom test보다 더 간편한 도구로, Fagerstrom test의 1번(아침 흡연 여부)문항과 4번 문항(하루 흡연량)을 평가한다. 합계가 4점 이상일 경우 니코틴 의존도가 높다고 판단할 수 있으며, 금연성공에 대한 예측도가 상당히 높은 것으로 알려져 있다.

금연성공 여부를 평가할 수 있는 도구로는 호기 중 일산화탄소측정과 소변 코티닌(cotinine)검사가 있다. 호기 중 일산화탄소 농도는 반감기가 4~5시간 정도로 짧아 최근 노출만을 반영할 수 있으나, 소변 코티닌(cotinine)의 경우 반감기가 20시간으로 약 일주일까지의 흡연상태를 파악 할 수 있다.

담배 사용 장애(tobacco use disorder)

DSM-5에서는 담배사용장애의 진단기준으로 갈망, 지속적 그리고 반복된 사용, 내성, 금연시 발생하는 금단증상을 포함하였다. 담배에 대한 의존성은 매우 빨리 생기며, 이것은 암페타민, 코카인과 마찬가지로 담배에 포함되어있는 니코틴이

표 22-20. Fagerstrom 검사

질 문	대 답	점 수
1. 아침에 일어나서 얼마 만에 첫 담배를 피우십니까?	5분 이내	3
	6~30분 사이	2
	31~60분 사이	1
	60분 이후	0
2. 지하철, 버스, 병원, 영화관 등과 같은 금연구역에서 흡연욕구를 참는 것이 어렵습니까?	예	1
	아니요	0
3. 가장 포기하기 싫은 담배, 다시 말해 가장 좋아하는 담배는 어떤 것입니까?	아침 첫 담배	1
	그 외의 담배	0
4. 하루에 담배를 몇 개비나 피우십니까?	10개비 이하	0
	11~20개비	1
	21~30개비	2
	31개비 이상	3
5. 깨어나서 처음 몇 시간 피우는 흡연량이 하루의 다른 때보다 더 많습니까?	예	1
	아니요	0
6. 아파서 거의 하루 종일 누워있거나, 감기나 독감에 걸려 호흡이 곤란할 때에도 담배를 피우십니까?	예	1
	아니요	0

0~3점: 의존도 낮은 상태, 4~6점: 의존도 중간 상태, 7~10점: 의존도 높은 상태

표 22-21. 담배 금단의 DSM-5 진단기준

A. 최소 수주 동안 매일 담배를 사용한다.

B. 갑작스러운 담배 사용 중단 혹은 담배 사용량의 감소 후 24시간 내에 다음 징후 및 증상 중 4가지(혹은 그 이상)가 나타난다.

1. 과민함, 좌절, 또는 화남
2. 불안
3. 주의집중 어려움
4. 식욕증가
5. 안절부절못함
6. 우울한 기분
7. 불면

C. 징후 및 증상은 다른 의학적 상태로 인한 것이 아니며, 다른 물질 중독 및 금단을 포함하는 다른 정신질환으로 더 잘 설명되지 않는다.

복측 피개영역의 도파민시스템을 활성화시키기 때문이다. 또한 흡연을 권유하는 사회적인 요인들, 그리고 담배회사의 광고 또한 이런 의존성을 더욱 더 강화시킨다.

담배 금단(tobacco withdrawal)

DSM-5에서는 담배 급성중독의 진단기준이 제외되는 대신 니코틴 금단증상에 대한 진단기준이 포함되었다. 금단증상은 담배를 피운지 2시간 안에 대개 나타나며, 24~48시간 내에 절정에 이르고 이 증상은 수주에서 수개월 지속될 수 있다. 흔하게 나타나나 금단증상에는 매우 강력한 담배에 대한 갈망, 긴장, 기분과민함, 집중력 저하, 졸림, 수면장애, 심박수 감소, 혈압 저하, 식욕증가, 체중 증가, 근육긴장도 증가가 있다(표 22-21).

감별진단과 동반이환장애

감별진단

담배 금단 증상은 다른 물질 금단 증후군(예: 알코올 금단, 진정제, 수면제 또는 항불안제 금단, 자극제 금단, 카페인 금단, 아편계 금단), 카페인 중독, 불안장애, 우울장애, 양극성 장애, 수면 장애, 약물치료로 유발된 정좌불능증의 증상과 겹친다. 흡연 금지 입원 병동이나 자발적인 흡연 중지는 다른 장애의 증상 혹은 정신질환 치료를 위해 사용되는 치료 약물의 부작용을 모방, 강화, 가장할 수 있다(예: 알코올 금단으로 생각되는 과민성이 담배 금단에 의한 것일 수 있다. 따라서 니코틴 치료약물을 사용하며 관련증상이 감소하면 이 진단을 확증할 수 있다).

동반이환장애

흡연을 하는 경우 심혈관계 질환, 만성 폐쇄성 폐질환, 그리고 암이 흔하게 동반될 수 있다. 임산부가 흡연할 경우 저체중아, 유산과 같은 주산기 문제를 야기할 수 있다. 가장 흔한 정신과적 동반이환 질환은 알코올/약물 장애, 우울장애, 양극성 장애, 불안장애, 성격장애, 주의력결핍 과잉행동장애다. 현재 담배 사용 장애가 있는 개인에게서 현재 알코올/물질장애, 우울장애, 양극성 장애, 불안장애, 성격 장애의 비율은 22%에서 32%다. 니코틴 의존 흡연자는 비의존 흡연자, 흡연 무경험자, 금연한 사람에 비해 이러한 장애를 가질 확률이 2.7~8.1배 가량 더 높다.

원 인

기질적

주의력결핍 과잉행동장애나 품행장애를 가진 아동 및 우울장애, 양극성 장애, 불안장애, 성격장애, 정신병적 장애 또는 기타 물질 사용 장애를 가진 성인은 흡연의 위험이 높다.

환경적

수입이 적고 학력이 낮은 계층에서 담배를 보다 쉽게 시작하고 끊기도 어렵다.

유전적, 생리적

유전적 요인이 흡연의 시작시점과 지속여부, 그리고 담배 사용 장애의 발생에 영향을 주는데 다른 물질 사용 장애에서 관찰되는 유전적 가능성(50%)에 상응하는 정도다. 이러한 위험의 일부는 담배에 국한되며, 몇몇 위험은 모든 물질 사용 장애 발생에 공통적인 취약점이다.

치 료

정신사회적 치료

니코틴 환자를 위한 집중적인 개입은 크게 비약물적인 정신사회적 치료와 약물치료로 나눌 수 있다. 비약물적 치료는 일반적으로 다양한 습관성 질환의 치료에 사용되는 동기강화 치료, 인지행동 치료 등이 활용되는데 임상 상황에 따라 개인 치료 혹은 집단치료의 다양한 형태로 적용할 수 있다.

금연치료의 정신사회적 치료는 단순히 주치의가 금연을 권하는 것부터 집중적으로 개입하는 치료까지 다양하다. 주치의가 단순히 금연을 권해도 금연 성공률이 10%정도 증가한다. 금연에 대한 단기개입은 금연에 대한 의지가 있는 환자나 의지가 없는 환자에게 모두 사용할 수 있다.

동기강화치료는 금연에 대한 흡연자의 동기수준을 고려하며, 변화의 단계별로 접근하는 금연치료이다. 인지행동치료는 금연을 위한 정신사회적 치료의 바탕을 이루는 치료로서, 자기모니터링, 대응기술훈련, 자극통제기법, 혐오기법, 재발방지훈련 등의 기법이 사용된다. 그 밖에도 집단정신치료 및 최면치료 등이 있다.

거의 모든 흡연자들은 갈망을 경험하게 된다. 따라서 인지행동치료에서는 환자들에게 금연을 하게 되면 갈망이 생길 것이라는 것을 인식시킨다. 또한 일부 환자들은 갈망을 느끼는 것을 그들이 금연을 잘하고 있지 못하거나 또는 금연에 실패한 것으로 생각할 수도 있기 때문에 갈망을 갈망 자체로 받아들이도록 하는 것이 중요하다. 많은 흡연자들은 금연을 시작하여 금단증상을 경험하게 되면 금연을 포기하고 다시 담배를 피우게 될 때까지 갈망이 끊이지 않을 것이라는 비합리적인 믿음을 가지게 되므로, 인지행동치료에서는 금연 환자들이 갈망은 시간 제한적이라는 것을 되새기도록 하며, 갈망은 일반적으로 수분이 지나면 사라진다는 것을 분명히 인지하도록 한다. 인지행동치료는 금연환자들이 금단증상과 계기유도갈망을 보다 효율적으로 대처할 수 있도록 한다. 가상현실에서 흡연에 대한 계기를 노출시키면 갈망이 증가하는데, 가상현실 환경에서의 계기노출 치료(cue exposure treatment in virtual environment)는 갈망을 감소시켰다.

정신약물학적 치료

니코틴 중독 치료를 위해 약물 사용이 필요한 이유는 니코틴이 헤로인이나 코카인만큼 중독성이 강한 물질이기 때문이며, 니코틴에 대한 정신적, 정서적 의존성은 금연 후에도 니코틴에 대한 욕구를 지속시킬 수 있기 때문이다. 약물치료를 통해 니코틴 의존성을 감소시킬 수 있으며, 금연치료의 1차 약물로는 니코틴 대체요법과 비니코틴 약물요법(바레니클린, 부프로피온)이 있다.

니코틴 대체 요법

니코틴 대체요법은 금단증상을 줄여주기 때문에 금연율이 매우 높은 편이며, 주로 6~12주 동안 유지용량으로 사용한 뒤 서서히 감량한다. 니코틴 대체 제제는 제형에 따라 다양한데 패치, 껌, 사탕, 비강 분무제, 흡입기 등이 있으며 국내에서는 껌과 패치, 사탕의 형태가 있다. 니코틴 대체요법을 사용하기 위해서는 반드시 금연한 상태이어야 하며, 니코틴이 과다하게 되면 사망에 이를 수 있기 때문에 반드시 과량사용에 주의를 기울여야 한다. 특히 중증심혈관질환자(최근 2주 이내의 심근경색, 불안정성 협심증, 심한 부정맥, 뇌졸중 등)의 경우 니코틴 보조제를 사용할 경우 심혈관계에 부담을 줄 수 있으므로 처방에 매우 주의하여야 한다. 또한 활동성 소화성 궤양환자의 경우 특히 니코틴 껌을 사용할 경우 위염, 소화불량, 소화성 궤양을 악화시킬 수 있으므로 처방에 주의하여야 한다.

비니코틴 약물요법

부프로피온(bupropion)은 항우울제로 1997년 FDA에 의해 금연치료제로서 최초로 승인된 비니코틴 약물이다. 부프로피온은 신경말단에서 도파민과 노르에피네프린의 재흡수를 차단시키고, 니코틴 아세틸콜린 수용체를 차단시킴으로써 금단증상을 줄여준다. 금연 1~2주 전부터 150 mg을 오전에 복용하기 시작하여, 투여 3일째부터는 300 mg으로 증량하여 복용하며, 7~12주간 복용한다. 부프로피온은 니코틴 패치와 함께 사용할 경우 금연에 더 효과적인 것으로 생각되며, 부작용으로는 불면(35~40%), 구강건조(10%) 등이 있을 수 있다. 부프로피온의 처방금기 환자군으로는 경련질환의 병력이 있거나 중추신경계 종양, 심각한 두부손상, 양극성장애(조울증), 거식증 또는 폭식증(섭식장애)의 병력, 심한 간기능 이상이 있다.

바레니클린(varenicline)은 뇌의 니코틴 수용체에 결합해 흡연 욕구를 감소시키는 것으로 알려져 있으며, 2006년부터 시판되었다. 이 약물은 복부피개부위(ventral tegmental area)의 $\alpha4\beta2$ 니코틴수용체에 선택적 부분효현제(selective partial agonist)로 작용하여 도파민을 분비시켜 금단증상을 완화시키고 금연욕구를 줄여준다. 금연시작 1주 전부터 0.5 mg씩 오전에 복용하고, 투여 4일째부터는 0.5 mg을 오전과 오후에 각각 복용한다. 8일째부터는 1 mg로 증량하여 오전과 오후에 각각 복용하며, 통상 12주 정도 유지한다. 니코틴 아세틸콜린 수용체(nicotinic acetylcholine receptors)에 대한 부분적 항진 및 억제 효과를 나타내며, 금단증상 및 흡연에 대한 갈망을 줄여준다.

그 밖에도 클로니딘(clonidine)은 청반(locus coeruleus)의 교감활성을 감소시켜, 금단증상을 줄여주는 것으로 알려져 있다.

경과 및 예후

일반적으로 담배 사용 장애 진단 기준 증상 중 몇몇은 담배사용을 시작한 직후에 일어난다. 담배를 사용하는 사람 중 80% 이상은 어느 시기에 끊기를 시도하지만, 60%가 1주일 이내에 다시 흡연을 시작하고 5% 미만이 평생 금연을 하게 된다. 그러나 대부분이 몇 차례의 금연 시도를 하고 그 중 절반 정도의 담배 사용자가 금연에 성공한다.

흡연으로 인한 건강상의 문제들은 대부분 40대가 되었을 때 시작되며 점차적으로 진행된다. 금연에 성공하지 못한 흡연자의 절반은 담배 관련 장애로 인해 일찍 사망하며, 이는 일산화탄소, 타르, 담배의 니코틴 외 성분들에 의한 것이다. 가역성의 예측인자는 흡연기간이며, 간접 흡연 또한 심장병과 암의 위험을 30%가량 증가시키는 것으로 알려져 있다.

기타 물질 관련 장애

프로포폴 남용(propofol abuse)

프로포폴(propofol)은 페놀계 화합물의 한 종류로 정맥주사용 수면 유도제, 수면마취제라고 불리는 정맥마취제이다. 프로포폴은 세계적으로 가장 많이 쓰이는 정맥마취제로 반응시간이 짧아 전신마취의 유도제 및 시술, 진정, 진통에도 많이 사용되고 있으며, 진정 후 회복이 빠르고 부작용이 적어 외래환자의 수술과 내시경 검사 등 간단한 시술에서 진정이 필요할 때 많이 사용된다. 국내에서는 1992년부터 사용이 허가된 후, 여러 카피폼의 약물들이 공급되어 있는데, 대두유 등과 함께 제조된 프로포폴 유탁액으로 사용되어 '하얀약, 우유주사'라는 별칭이 붙었다. 마이클잭슨의 죽음에도 관련되어 일반인들에게도 남용될 수 있다는 사실이 밝혀졌으며 이를 계기로 국내에서는 2011년 2월 전문의약품에서 마약류(향정신성의약품)로 지정, 관리하고 있다. 국내에서는 2000년 내시경 시술 중 부작용으로 사망한 사례가 처음 발생한 후, 사망사례가 계속 발생되고 있다.

프로포폴은 바르비투르산염, 벤조디아제핀등의 수면진정제 약물과 구조식에서는 차이가 있으나, $GABA_A$수용체에 작용하여 중추신경을 빠르게 억제함으로써 통증을 완화하고, $GABA_A$수용체를 활성화, NMDA수용체 활성을 억제, 칼슘이온통로를 통한 칼슘 유입을 조절 GABA기능이 높아지면서 뇌의 기능 저하 및 수면이 유도된다. 이 때 도파민 조절기능도 마비되면서 도파민이 과다하게 방출되게 되는데, 이로인해 프로포폴에 대한 중독증상이 나타난다. 특히 불면증치료, 피로회복 및 이상 황홀감, 스트레스 해소, 통증의 일시적 완화, 성적인 공상과 몽상, 각성시 성적 탈억제 등으로 오남용하고 상습적으로 투약하면서 정신적 의존성, 중독을 유발할 수 있으나 신체적 의존성은 드물다.

식품의약품안전처에서는 프로포폴의 안전한 사용 및 오남용, 중독을 예방하기 위하여 2013년 일반인들을 대상으로한 프로포폴 사용자이용가이드를 발간하였으며, 프로포폴 중독이 의심되는 경우 한국중독정신의학홈페이지를 통해 중독치료병원에 도움을 요청하도록 교육하고 있다. 의료종사자 또한 약물을 쉽게 획득할 수 있다는 '접근의 용이성'으로 프로포폴 오남용에 취약한군으로 의료종사자들에게도 경종을 울리고 있으며, 오남용 방지 대책 및 중독자 재활프로그램 등의 시급한 도입이 필요할 것으로 생각된다.

합성대사 남성화 스테로이드 남용 (anabolic-androgenic steroid abuse)

합성대사 남성화 스테로이드(anabolic-androgenic steroid, AAS)에는 종류가 다양하며, 일반적으로 알려져 있는 스테로이드(코티솔)와는 다르다. 코티솔(cortisol)의 경우 근육을 강화하는 기능이 없어 남용가능성이 떨어지는 반면 합성대사 남성화 스테로이드의 경우 근육을 강화시키므로 보디빌더, 운동선수 등에서 남용될 수 있다. 일반적으로 합성대사 남성화 호르몬은 생식선 기능 저하가 있는 남성이나 HIV 감염자 등 몇몇의 경우에 치료목적으로 사용한다. 그러나 대부분의 경우 불법적으로 사용되며, 특히 젊은 남성들이 근육량을 증가시켜 외형증진의 목적 또는 운동선수가 근력을 강화시키기 위해서 사용한다.

스테로이드를 사용하는 경우 처음에는 다행감, 과활동성을 보일 수 있으나 곧 분노, 각성, 과민함, 적개심, 불안, 신체화, 우울감(특히 스테로이드를 사용하지 않는 동안)이 증가될 수 있다. 많은 연구들에서 합성 대사 남성화 스테로이드 사용자들의 2~15% 정도에서 경조증, 조증을 보일 수 있다고 보고 되었으며, 드물지만 정신병적 증상들 또한 나타날 수 있다. 금단상태의 환자들은 반드시 지지치료를 하거나 모니터링할 필요가 있는데, 이는 금단시 우울감으로 인한 자살 위험성이 증가할 수 있기 때문이다. 따라서 자살사고가 심한 경우 입원하여 경과관찰할 필요가 있으며, 필요시 항우울제를 사용할 수 있다.

감마-하이드록시부티레이트(γ-hydroxybutyrate, GHB)

감마하이드록시부티레이트는 뇌에 실제 존재하는 신경전달물질로 수면조절과 관련이 있다. 감마하이드록시부티레이트는 뇌의 도파민분비를 증가시키므로, 최근 들어 아편(opioid) 사용 장애, 알코올사용장애, 기면증 치료약으로 고려되고 있다. 1990년대까지 보디빌더들은 스테로이드 제제를 대신해서 이것을 복용하기도 하였으며, 부작용으로는 구역, 구토, 호흡문제들, 경련, 혼수, 사망이 보고되었다.

비물질관련장애 (non-substance-related disorders)

도박장애(gambling disorder)

개 념

도박장애는 지속적이고 반복적인 도박으로 인해 심각한

손상이나 고통을 일으키는 행위로 개인은 물론이고 가족, 사회적, 그리고 직업적 측면에서 장애를 일으킨다. 도박장애는 1980년(DSM-III)에 병적도박(pathological gambling)이라는 공식적인 진단으로 인정되었는데, 개인적 통제를 넘어선 도박 충동이 주가 된다는 측면에서 충동조절장애의 일종으로 분류되었다. 그러나 DSM-5에서는 내성, 금단증상 및 도박에 대한 집착과 갈망, 조절력의 상실 등의 특징이 물질의존의 개념과 유사하다고 판단하여, 물질관련 및 중독장애로 재분류되었다.

역 학

도박장애의 유병률은 대략 일반 인구의 2~3% 정도로 알려져 있는데 국내에서 시행된 연구에서는 대개 4% 이상으로 높게 나타난다. 이는 영국, 프랑스 등, 서구에 비해 월등히 높은 수준으로 우리 사회가 그만큼 도박에 대해 허용적이고 도박에 대한 접근이 쉽다는 것을 반증하는 것으로 보인다. 또한 이와 같이 높은 유병률은 카지노, 경마, 경륜 등 합법적인 도박은 물론이고 불법적인 도박이 성행하고 있는 현실을 반영하는 것이라고 할 수 있다.

임상 양상

도박 중독자들은 도박에 대해 계속 집착하며 조절하는 능력을 상실한다. 내성이 생기면 흥분을 얻기 위해 액수를 늘리면서 도박을 하게 되고, 금단증상이 있어 도박을 줄이거나 중단하려는 노력은 반복적으로 실패하게 된다. 돈을 잃게 되면 판단력이 떨어지고 계속 집착하게 되어 결국 자포자기 상태로 도박에만 매달리게 된다. 이 상태가 되면 성격의 황폐화가 일어나 평소에 그렇지 않던 사람도 도박과 관련되어서는 흔하게 거짓말을 하고, 가족과 주변 사람들에게 도박 행위를 숨긴다. 또한 도박 자금을 마련하기 위해 불법행위를 하거나 가정적, 사회적으로 심각한 후유증이 있는데도 도박을 지속한다. 정서적으로는 짜증이 많아지고 심지어 난폭한 행동을 하기도 한다. 결국 대인관계와 가족 기능의 문제, 재정 문제, 고용의 어려움, 법적 문제 등에 직면하게 된다.

진 단

도박장애의 필수적인 특징은 개인, 가족, 그리고 직업적 장애를 유발하는 지속적이고 반복적인 부적응적 도박 행동이다. DSM-5의 진단기준은 표 22-22와 같다.

도박장애는 친구들과 모여 일정한 범위 내에서 도박을 즐기는 사교적 도박(social gambling)과는 구별해야 하지만 많

표 22-22. 도박장애의 DSM-5 진단기준

A. 지속적이고 반복적인 문제적 도박 행동이 임상적으로 현저한 손상이나 고통을 일으키고 지난 12개월 동안 다음의 항목 중 4개(또는 그 이상)가 나타난다.
  1. 원하는 흥분을 얻기 위해 액수를 늘리면서 도박하려는 욕구
  2. 도박을 줄이거나 중지시키려고 시도할 때 안절부절못하거나 과민해짐
  3. 도박을 조절하거나 줄이거나 중지시키려는 노력이 반복적으로 실패함
  4. 종종 도박에 집착함(예: 과거의 도박 경험을 되새기고, 다음 도박의 승산을 예견해보거나 계획하고, 도박으로 돈을 벌 수 있는 방법을 생각)
  5. 괴로움(예: 무기력감, 죄책감, 불안감, 우울감)을 느낄 때 도박함
  6. 도박으로 돈을 잃은 후, 흔히 만회하기 위해 다음날 다시 도박함(손실을 쫓아감)
  7. 도박에 관여된 정도를 숨기기 위해 거짓말을 함
  8. 도박으로 인해 중요한 관계, 일자리, 교육적 · 직업적 기회를 상실하거나 위험에 빠뜨림
  9. 도박으로 야기된 절망적인 경제 상태에서 벗어나기 위한 돈 조달을 남에게 의존함

B. 도박 행동이 조증 삽화로 더 잘 설명되지 않는다.

다음의 경우 명시할 것:

삽화성: 진단기준을 만족하는 것이 1회 이상이며, 도박장애 사이에 적어 수개월 동안 증상이 줄어든 시기가 있는 경우

지속성: 진단기준을 수년간 만족시키는 증상이 지속되는 경우

다음의 경우 명시할 것:

조기 관해 상태: 이전에 도박장애의 모든 진단기준을 만족했고, 최소 3개월 이상 12개월 이내의 기간 동안 진단 기준에 맞는 항목이 전혀 없는 경우

지속적 관해 상태: 이전에 도박장애의 모든 진단 기준을 만족했고, 12개월 이상의 기간 동안 진단 기준에 맞는 항목이 전혀 없는 경우

현재의 심각도를 명시할 것:

경도: 4~5개 진단기준을 만족한다.

중등도: 6~7개 진단기준을 만족한다.

고도: 8~9개 진단기준을 만족한다.

은 중독자들이 스스로 심각성을 인식하지 못하고 사교적 도박자라고 주장하는 경우가 많아 주의를 요한다. 따라서 도박으로 인해 문제가 생기고, 그럼에도 불구하고 도박 행위를 조절할 수 없다면 도박장애를 의심해야 한다.

감별진단과 동반이환장애

도박장애는 높은 공존 정신질환을 보이는데, 니코틴 의존, 알코올과 약물의존, 기분 장애, 불안장애 등이 흔하다. 또한 주의력 결핍/과잉행동장애의 병력이 있는 경우가 많다. 다른 물질의존이나 충동조절장애가 공존하는 경우도 많다. 특히 우울장애나 불안장애는 도박에 빠지는 원인이 되기도 하고 도박의 후유증으로 인해 발생할 수도 있다. 과도한 도박이 조증 삽화 기간 동안 나타날 수 있는데, 이 시기에 한정해서 도박 행위가 일어나는 경우는 진단에서 제외하도록 되어 있다. 성격장애 중에는 반사회적 성격장애가 가장 흔한 것으로 알려져 있다.

원 인

심리적, 행동적, 기질적 요인

정신분석적 견해로는 도박 행위를 피학적이고 강박적인 성격성향, 흥분의 추구, 권위에 대한 도전, 무의식적 죄의식의 완화, 우울감을 없애려는 노력 등으로 해석하기도 한다. 인지론자들은 스스로 도박의 확률을 조종할 수 있다는 잘못된 생각으로 인해 반복적으로 도박에 빠지는 것으로 설명하기도 한다. 또한 행동 이론가들은 도박 장애의 원인을 학습된 비적응적 행동으로 설명하고 있다.

유전적 요인

도박장애는 가족력이 있는 경우가 많다. 쌍생아 연구는 유전적 요인이 환경적 요인보다 도박장애의 발생 위험에 더 관여한다는 사실을 보여준다. 여러 연구 결과들을 종합해 볼 때 도박장애의 발생 원인으로 유전적 경향이 작용하는 것은 확실한 것으로 보이지만 대규모 연구가 부족한 실정이다.

신경생물학적 요인

① 세로토닌계 기전

도박장애 환자에서 세로토닌계의 이상이 보고되었고 충동성의 증가 및 자극 추구와 관련이 있다는 연구 결과도 있다. 선택적 세로토닌 재흡수 억제제(SSRIs)를 이용한 임상 약물 연구의 메타분석결과 효과성이 입증되어, 우울증 및 불안장애가 동반된 경우 우선적으로 사용가능할 것으로 생각된다.

② 도파민계 기전

도파민은 학습, 동기, 보상 과정 및 손실에 관여한다. 약물중독 환자들에 대한 연구는 인간의 보상체계(reward system)에 중피질 변연계(mesocorticolimbic) 도파민 회로가 주로 관여하는 것으로 알려져 있다. 중독성 행위는 중피질 변연계의 도파민 활성 증가에 따른 비정상적인 욕구와 이를 조절하는 전두엽의 조절 기능 저하에 따른 행동으로 볼 수 있다.

③ 노르아드레날린계 기전

노르아드레날린계는 각성과 흥분, 자극 추구하는 경향과 관련이 있는데 간접적으로 연관이 있다는 보고가 있다.

④ 오피오이드계 기전

내인성 오피오이드 시스템이 보상과 쾌락 그리고 고통과 관련된 욕구를 조절하는 것으로 알려져 있어 내인성 오피오이드가 도박장애의 발생과 지속에 관련되어 있다는 연구가 있다.

뇌 영상 연구

도박 장애자의 뇌를 기능적 MRI를 이용하여 촬영한 실험에서 중독자들은 충동조절과 선택 결정을 담당하는 복내측 전전두 피질(ventromedial prefrontal cortex)의 활성이 떨어지는 결과를 보였다. 또 다른 연구에서는 도박중독자들은 도박 이외의 자극에는 일반인들과 큰 차이가 없는 반응을 보였으나, 도박과 관련된 자극을 보여주면 처음부터 도박 욕구가 증가하는데 이는 충동 조절이 안 되는 것과 관련성이 있음을 시사하였다.

치 료

정신사회적 치료

① 인지행동치료

도박장애 환자들의 비합리적이고 왜곡된 인지체계로 인해 지속적으로 도박행동을 보인다는 이론을 바탕으로 다양한 형태의 인지행동치료가 시도되고 있다. 도박은 종류에 따라서는 자신의 기술이 다소 필요한 경우도 있지만 일종의 확률일 뿐인데 도박장애 환자들은 자신의 능력이나 기술로 이 확률을 조절할 수 있다는 확신을 가지고 있다. 돈을 잃으면 운이 나쁘다거나 재수가 없다고 생각하고 이길 경우 자신의 능력을 과대평가하는 경향이 있다(통제력의 착각). 또한 머리 속에는 늘 과거의 승리만을 기억하고 있기 때문에 반복적으로 도박을 하게 된다(회상의 편파성). 또한 미신적인 생각도 많은데 좋은 꿈을 꾸었을 때 복권을 사는 행동과 같이 특정한 상황이나 행동, 생각이 승패에 영향을 미친다고 믿고 집착하는 경향이 있다(미신적 사고). 이런 잘못된 생각과 믿음을 체계적으로 교정하여 도박 충동을 조절할 수 있게 하는 것이 인지행동치료의 기본이다.

임상에서 환자를 볼 때는 치료자의 태도가 중요하다. 치료자가 환자의 도박행동에 대해 절대 비난하지 말아야 한다. 환자는 이미 가족이나 주변 사람들의 비난에 익숙해져 있고 강력히 증상을 부인하거나 축소함으로써 자신을 방어하는 데 익숙해져 있다. 따라서 도박에 대한 비난이나 피해, 부정적 결과 등에 대해 먼저 언급할 경우 치료적 관계가 형성되기 어렵다. 초기에는 도박 자체보다는 치료자가 자신의 심리적 고통에 대해 관심을 가지고 있다는 사실을 전달하는 것이 치료적 관계 형성에 도움이 되고 동기 강화에 도움이 된다.

치료의 궁극적인 목표는 환자의 내적 통제력을 통해 도박 충동을 조절하고 더 나은 삶을 살도록 유도하는 것이지만 이를 위해서는 상당한 시간이 필요하다. 따라서 초기에는 반드시 환자가 도박을 할 수 없는 상황이 되도록 환경을 조성하는 것이 필요하다. 예를 들면 돈을 가지고 다니는 상황을 피하게 한다. 환자의 동의를 얻어 지갑에 돈과 신용카드가 어느 정도 있는지 검사하고 논의를 한다. 필요한 경우는 가족들로 하여금 환자가 은행 등에서 대출을 받거나 신용카드를 사용하지 못하도록 조치를 하게 하는데 이때도 어떤 식으로든지 환자의 동의를 받는 것이 좋다.

치료가 어느 정도 진행이 되어 일정기간 도박을 끊게 되면 긴장이 풀리고 환자는 어느 정도 스스로를 통제할 수 있다는 생각을 가지게 되는데 불행히도 이때 재발하는 경우가 많다. 치료자는 환자의 통제 능력을 인정하고 격려하되 동시에 고위험 상황을 계속 피하도록 격려하고 언제든지 재발의 위험성이 있다는 사실을 주지시켜야 하며 치료는 장기간에 걸쳐 진행이 되어야 함을 강조하는 것이 좋다.

② 자조 모임

상호 지지를 바탕으로 한 대중적인 자조 그룹은 익명의 도박중독자 모임(gambler's anonymous, GA, 단도박 모임)이다. 단도박 모임은 익명의 알코올 중독자 모임(alcohol anonymous, AA)처럼 12단계를 기반으로 한다.

단도박 모임은 도박의 치료는 물론이고 재활 및 재발방지에 중요한 역할을 한다. 국내에서는 1984년 결성되어 서울을 비롯하여 전국, 40군데 이상의 지역모임이 활성화되어 있다(www.dandobak.co.kr, www.dandobak.or.kr).

③ 단기 개입 및 동기화 면담

동기화 면담 개입은 변화에 대한 환자의 양가감정을 탐색하고 해결해주고, 문제 행동을 다루면서 자기 효능감(self-efficacy)과 내적 동기(intrinsic motivation)를 촉구한다. 동기화 개입은 특히 낙인, 수치, 금전적인 이유로 장기간의 치료를 주저하는 환자들에게 유용하게 이용될 수 있다.

④ 가족 치료

도박장애 환자의 가족들은 심각한 경제적, 신체적, 정서적 고통을 경험한다. 가족들은 이렇게 어려운 상황을 도피하고 싶은 마음과 동시에 병든 환자를 도와야 한다는 양가감정을 갖게 된다. 이러한 가족들의 문제를 발견하고 적절한 도움을 주는 것은 환자의 회복에도 중요하다.

가족 치료 시간에는 환자가 도박을 하는 것은 가족들의 잘못이 아니지만 가족들의 비난이나 집착, 과거 빚에 대한 잘못된 대처 행동 등이 환자의 도박행동을 더 강화시켜 준다는 사실을 교육해야 한다. 도박으로 인한 빚이 얼마나 있는지, 과거 빚은 누가 어떻게 갚았는지 등에 대해 토론하고 가족들이 더 이상 환자의 도박 행동에 대해 집착하지 않도록 하되 그 결과에 대해서도 반드시 환자 스스로 책임지도록 교육을 해야 한다.

약물치료

현재까지 도박장애에 승인된 약물은 없다. 그러나 여러 연구에서 오피오이드 길항제(naltrexone, nalmefene), 항우울제(선택적세로토닌제제), 기분안정제가 효과가 있는 것으로 나타났다. 약물 치료에서는 환자의 공존질환의 여부, 갈망 정도, 도박 관련 증상 등을 고려하여 약물을 선택하는 것이 바람직하다.

경과 및 예후

남성의 경우 청소년기 무렵부터 도박이 시작되는 경우가 많고 여성의 경우는 중년기 이후에 도박에 빠지는 경우가 많다. 여성들의 경우 정서나 관계 문제로 치료를 받고자 병원에 내원한다고 해도 도박습관에 관한 질문을 거의 받지 않기 때문에 적절한 치료시기를 놓치기도 한다. 일반적으로 도박장애는 적절한 치료적 개입이 없을 경우, 만성적인 경과를 보이는 경우가 많다. 문제는 대부분이 자신의 도박 문제를 부정하거나 부끄러워하고 스스로 문제를 해결하자고 하기 때문에 치료를 거부하는 경우가 많다.

추가 연구가 필요한 진단적 상태 (conditions for further study)

인터넷게임장애(internet gaming disorder)

개 념

인터넷게임장애는 게임을 하기 위해 지속적이고 반복적으로 인터넷을 사용하고 이로 인해 임상적으로 현저한 손상이나 고통을 일으키는 행위이다. 물질사용장애 증상과 유사하게 게임에 대한 집착, 통제력 상실, 내성 및 금단 증상 등이 나타나며, 이로 인한 학업 활동, 가족활동, 사회 활동 등에 문제가 나타난다.

역 학

DSM-5의 기준이 제시 되기 전까지 인터넷게임장애에 대한 표준적인 정의 및 체계적인 측정 도구, 확립된 진단 기준이 없었기 때문에 유병률에 대한 보고는 연구마다 매우 큰 차이를 보였다. 국내의 경우 인터넷 게임 중독이 최근 공공보건의 심각한 문제로 대두되면서 큰 임상적 관심의 대상이 되고 있다. 인터넷 보급률 및 게임의 사회적 수용성이 높을수록 게임 문제의 유병률이 높아지는데, 이는 유럽과 북미에 비해 우리나라를 비롯한 아시아 국가의 청소년에서 유병률이 높게 보고되는 것을 부분적으로 설명해준다.

임상양상

인터넷 게임 중독은 다양한 방식으로 분류되고 설명되는 행동문제이다. 인터넷 게임 중독 행위에 대해 물어보면 게이머의 상당수가 게임 행위를 조절하고 통제하는 것에 문제가 있다고 보고한다. 다른 중독성 질환과 같이 생물심리사회적(biopsychosocial) 상호 작용이 인터넷 게임 중독의 발생에 기여하는데, 게임과 관련되어 다음의 임상 양상이 관찰된다. 첫째, 게임에 몰두하는 행위가 두드러진다. 둘째, 게임을 이용하여 현실에서 벗어나거나 다행감을 느끼는 등 기분을 전환하기 위해 게임 행위를 한다. 셋째, 게임으로 인한 동일한 효과를 느끼기 위해 더 많은 시간이 필요하게 되는 내성이 발생한다. 넷째, 게임을 못하게 되면 불안, 우울, 짜증을 느끼는 등 금단 증상이 발생한다. 다섯째, 게임에 몰두하면서 발생하는 문제로 인해 대인관계 및 개인 내부의 갈등을 경험하게 된다. 마지막으로 게임 중단 후 게임을 재개하는 재발을 경험한다.

진 단

인터넷 게임 장애는 아직 DSM-5의 정식 진단 기준에는 포함되어 있지 않고, 추가 연구가 필요한 진단적 상태에 분류되었다. DSM-5에서 제안된 진단 기준은 도박장애와 가장 유사하다고 할 수 있다(표 22-23).

표 22-23. 인터넷게임장애의 DSM-5 진단기준

게임을 하기 위해, 그리고 흔히 다른 사용자들과 함께 게임을 하기 위해 지속적이고 반복적으로 인터넷을 사용하는 행동이 임상적으로 현저한 손상이나 고통을 일으키며, 다음 중 5가지(또는 그 이상) 증상이 12개월 동안 나타난다.

1. 인터넷 게임에 대한 몰두(이전 게임 내용을 생각하거나 다음 게임 실행에 대해 미리 예상함. 인터넷 게임이 하루 일과 중 가장 지배적인 활동이 됨)
   주의점: 이 장애는 도박장애 범주에 포함되는 인터넷 도박과 구분된다.
2. 인터넷 게임이 제지될 경우에 나타나는 금단 증상(이러한 증상은 전형적으로 과민성, 불안 또는 슬픔으로 나타나지만, 약리학적 금단 증상의 신체적 징후는 없음)
3. 내성- 더 오랜 시간 동안 인터넷 게임을 하려는 욕구
4. 인터넷 게임 참여를 통제하려는 시도에 실패함
5. 인터넷 게임을 제외하고 이전의 취미와 오락 활동에 대한 흥미가 감소함
6. 정신사회적 문제에 대해 알고 있음에도 불구하고 과도하게 인터넷 게임을 지속함
7. 가족, 치료자 또는 타인에게 인터넷 게임한 시간을 속임
8. 부정적인 기분에서 벗어나거나 이를 완화시키기 위해 인터넷 게임을 함(예: 무력감, 죄책감, 불안)
9. 인터넷 게임 참여로 인해 중요한 대인관계, 직업, 학업 또는 진료 기회를 위태롭게 하거나 상실함
   주의점: 이 장애의 진단은 도박이 아닌 인터넷 게임만 포함한다. 업무 및 직업상 요구되는 활동으로서 인터넷 사용은 포함하지 않으며, 그 외의 기분 전환이나 사회적 목적의 인터넷 사용 또한 포함하지 않는다. 마찬가지로 성적인 인터넷 사이트도 제외한다.

현재의 심각도를 명시할 것:

인터넷게임장애는 일상적 활동의 손상 정도에 따라 경도, 중등도, 고도로 나뉜다. 인터넷게임장애가 덜 심각한 사람은 증상이 더 적고 일상에서의 손상도 더 적을 것이다. 심각한 인터넷게임장애가 있는 사람은 컴퓨터 앞에서 더 많은 시간을 보내며, 대인관계 또는 진료 및 학업 기회에 있어서도 상실이 클 것이다.

감별 진단 및 동반 이환 장애

인터넷 게임 중독이 다른 정신 질환의 새로운 증상 표현으로 나타날 수 있으며, 기존의 정신 질환의 경과와 예후에 영향을 미치기도 한다. 인터넷 게임 중독과 우울증을 비롯한 기분장애, 범불안장애 및 사회불안장애, 주의력결핍과잉행동(attention deficit/hyperactivity disorder, ADHD) 등이 가장 흔한 공존 질환으로 보고되었다.

원 인

① 사회심리적 요인

학업 기능의 저하는 온라인 게임과 관련이 있다. 또한 우울한 기분, 외로움 등에서 게임 중독이 자주 나타난다. 게임 중독을 일으키는 정확한 사회심리적 기전은 잘 알려져 있지 않지만 대부분 연구자들은 보상 체계의 역할, 온라인 게임이 갖는 사회적 성격, 그리고 다양한 게임 동기(motivation) 등이 관여한다고 가정한다. 온라인 게임은 다양한 게임 동기를 충족시켜준다. 첫째, 게임에서 얻어지는 성취감이 높고 게임 커뮤니티에서의 명성과 존경은 게임을 계속하게 하는 중요한 요소이다. 둘째, 게임을 하면서 채팅과 새로운 친구를 사귀고 관계를 형성하거나 팀을 이루는 것은 중요한 사회적 요소이다. 셋째, 게임으로의 몰입은 숨겨진 게임 컨텐츠를 찾거나 아바타(avatar)를 통한 역할 놀이, 맞춤형 온라인 캐릭터 만들기나 현실 도피를 통해 이루어진다.

② 생물학적 특징

알코올이나 약물 중독에 관한 연구는 많으나 인터넷 게임 분야에서의 약물 유전학 연구는 매우 부족한 실정이다. 국내 연구자가 과도한 인터넷 게임 사용자를 대상으로 한 연구 등에서 도파민, 세로토닌 등의 신경전달물질이 연관되어 있다는 보고도 있으나 아직 연구가 많지 않은 실정이다.

중독과 관련되어 나타나는 뇌 활성 및 뇌 구조의 변화는 보상, 동기, 기억, 인지조절과 관련된 뇌 부위와 관련이 있다.

행동 수준 측면에서, 과도한 인터넷 게임은 충동 조절, 행동 억제, 집행기능, 주의력, 전반적인 인지 기능에서 문제를 초래한다.

치 료

현재까지 인터넷 게임 중독의 대부분의 치료는 체계적으로 검토되지 않았으며 치료 방법들을 경험적으로 입증한 연구는 많지 않다. 인터넷 게임 중독은 사회적 환경, 개인의 생물학적, 심리적 요인의 복합적인 영향으로 발생하므로, 치료적 개입도 통합적으로 이루어져야 한다. 중독 문제가 없는 게이머들은 온라인 게임을 통해 만족을 얻는 반면 게임 중독의 문제가 있는 게이머들은 현실의 불만을 회피하기 위해 게임에 몰두한다.

① 인지행동치료

인터넷 게임 장애에서 사용되는 주된 인지행동치료 전략은 게임의 선행요인과 유발요인을 분석하여 통제된 행동 기법을 개발하는 것이다. 자기 모니터링, 잘못된 신념에 대한 반박, 문제 해결 등의 인지치료도 흔하게 이용된다. 또한 대인관계와 의사소통 방법을 향상시키는 방법도 사용된다. 인지행동치료 초기에 대부분의 게임 중독자들은 회복의 시작이 게임 습관 밑에 숨어 있는 문제들을 찾는 것에서 시작한다는 것을 배운다. 게임 중독자들은 그들이 과도하게 게임을 하게 하는 감정적 동기들을 살펴보고 그것을 대체할 만한 방법들을 찾으려고 노력한다. 치료의 목적은 게임 중독자들이 게임 행위의 바탕에 있는 심리적인 문제들을 이해하고, 그것을 변화시키고 통제하는 것이다.

② 약물치료

현재까지 공인된 약물은 없고 근거도 부족하다. 임상양상, 동반질환 등에 따라 항갈망제(오피오이드 길항제), 항우울제, 주의력 결핍을 호전시키기 위한 약물 등을 사용하고 있다.

경과 및 예후

아직 장기적인 연구가 부족해 경과를 예측하기는 어렵다. 인터넷 게임 중독이 다른 정신 질환의 발생을 예측하거나 결과일 수 있는 점이 중요하기 때문에 향후 장기간의 연구가 필요할 것으로 보인다.

참고문헌

1) 경찰청. 경찰범죄통계: 범죄자 범행시 정신상태별 통계;1994-2010.
2) 권준수. 정신질환의 진단 및 통계 편람, 제5판. 서울: 학지사;2015.
3) 김성곤, 김양태, 김시경, 정우영. 물질중독, 알코올. 한국중독정신의학회 편저. 중독정신의학(출간 중).
4) 김성곤, 민성호. 알코올사용장애. 박원명, 김찬형 편저. 임상신경정신약물학. 서울: 시그마프레스;2014.
5) 대한신경정신의학회. 알코올 및 물질중독. 정도언 편저. 신경정신의학. 중앙문화사;2005. p.460-471.
6) 박서연, 강웅구. 중독이란 무엇인가 (I) -병태생리 및 치료적 함의-. 중독정신의학 2014;18:1-14.
7) 배성태. 마약류 실체, 조은, 서울;2011.
8) 보건복지부. 보건복지백서;2013.
9) 사행산업통합감독위원회, 한국도박문제관리센터. 2014년 사행사업 이용실태 조사;2014.
10) 서울대학교의과대학. 2011년도 정신질환실태 역학조사.
11) 식품안전관리처. 프로포폴 사용자가이드-일반인;2013.
12) 신영철. 병적도박의 약물 및 인지행동치료: 대한정신약물학회지 2001:287-293.
13) 여성가족부. 2013년 가정폭력 실태 조사.
14) 오동열. 알코올 및 물질 중독. 대한신경정신의학회 편. 신경정신의학. 서울: 중앙문화사;2005. p.451-472.
15) 이선미, 정우진, 김일순, 김한중, 조우현, 신의철 등. 음주로 인한 사회경제

적 비용. 가정의학회지 2008;29:201-212.
16) 이흥표. 도박의 심리. 학지사;2003.
17) 정신질환의 진단 및 통계 편람, 제5판. 집필 APA, 대표 역자 권준수. 학지사;2015.
18) 중독정신의학회. 중독정신의학. 엠엘커뮤니케이션;2009.
19) 질병관리본부. 2013 국민건강통계.
20) 최삼욱. 행위중독: NUNN;2014.
21) 최호선, 서중석, 표주연, 박윤희. 범의부검으로 확인된 자살례에 있어서 음주와의 상관관계에 관한 연구. 한국 법의학 2012;26:63-67.
22) 통계청. 2014 한국의 사회지표.
23) 한국중독정신의학회. 중독정신의학. 서울: 엠엘커뮤니케이션;2009.
24) American Psychiatric Association. Diagnostic and Statistical Manual of Mental Disorders (DSM-5). Arlington, VA: American Psychiatric Association;2013.
25) American Psychiatric Association. Diagnostic and Statistical Manual of Mental Disorders, 5th edition. Washington DC: American Psychiatric Publishing;2014.
26) Benjamin James Sadock, Virginia Alcott Sadock, Pedro Ruiz. Substance use and addictive disorders: Sedative-, Hypnotic-, or Anxiolytic-related disorders. Kaplan and Sadock's synopsis of psychiatry. Wolters Kluwer;2014. p.666-690.
27) Berridge KC, Robbins TE. What is the role of dopamine in reward: hedonic impact, reward learning or incentive salience. Brain Res Rev 1998;28:309-369.
28) Galanter M, Kleber HD, Brady KT, editors. Textbook of substance abuse treatment, 5th edition, American psychiatric publishing, Washington DC; 2015.
29) Gamblers Anonymous. [cited; Available from: http://www.dandobak.co.kr/www.dandobak.or.kr].
30) Hales RE, Yudofsky SC, Roberts LW. Textbook of Psychiatry. 6th ed. American Psychiatric Publishing;2014. p.744-761.
31) Hong SH. Propofol abuse among healthcare professionals; J Korean Med Assoc. 2013;56:771-777.
32) Kim MH, Min SH. Craving and treatment in smoking. J Korean Med Assoc 2011;54:401-408.
33) Koob GF, Le Moal M. Drug addiction, dysregulation of reward, and allostasis. Neuropsychopharmacology 2001;24:97-129.
34) Kupfer DJ, Regier DA. Diagnostic and statistical manual of mental disorders. 5th ed. Washington: APA;2013.
35) Linda Berman, Mary-Ellen Siegel. 도박에 빠진 가족 구하기(김한우 역): 시그마프레스;2011.
36) Mental Disorders (DSM-5): American Psychiatric Pub;2013.
37) Nahas GG, Suitin KM, Harvey DJ, Agurell S, editors. Marihuana and Medicine, Totowa NJ: Humana Press;1999.
38) NIH-NIDA. Prescription Drugs: Abuse and Addiction. NIDA Research Report Series, NIH Publication Number 05-4881;2005.
39) Panksepp J. Affective Neuroscience. Oxford: Oxford Univ Press;1998. p.144-163.
40) Ries RK, Fiellin DA, Miller SC, Saitz R, editors. Principles of addiction medicine, 5th edition, Wolter Kluwer;2014.
41) Sadock BJ, Sadock VA, Ruiz P. Synopsis of psychiatry. 11th ed. Philadelphia: Wolters Kluwer;2015. p.624-639.
42) Sadock BJ, Sadock VA, Ruiz P. Kaplan & Sadock's Synopsis of psychiatry: Behavioral Sciences, Clinical psychiatry. 11th ed. Wolters Kluwer;2015. p.644-666.
43) Schuckit MA. Alcohol-Related Disorders. In: Sadock, BJ, Sadock VA, Ruiz P, editors. Kaplan & sadock's comprehensive textbook of psychiatry, 9th ed. Philadelphia: Wolters Kluwer;2009. p.1268-1288.
44) Shin YC CS. Depression, anxiety and stress in pathological gambling. Anxiety and Mood 2006;2006:86-93.
45) Substance abuse and mental health services administration: National Survey on Drug Use and Health (NSDUH) Series;2013.
46) Substance abuse and mental health services administration: Results from the 2011 National Survey on Drug Use and Health: Summary of National Findings;2012.

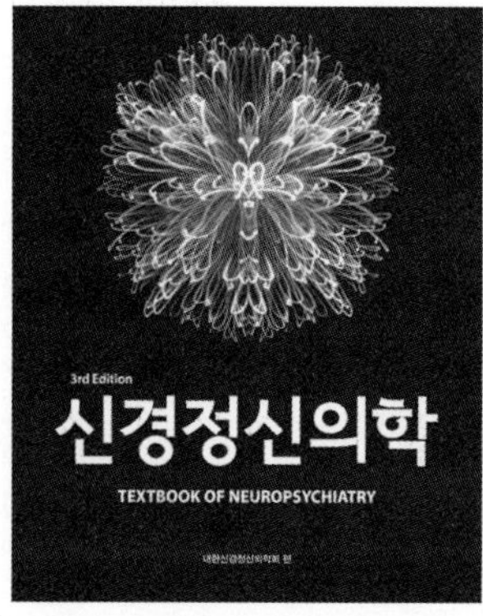
3rd Edition
신경정신의학
TEXTBOOK OF NEUROPSYCHIATRY

Chapter 23

신경인지장애

Neurocognitive Disorder

배재남, 유승호, 이동영, 한창수

범 론

신경인지장애는 기존에 획득된 인지 기능의 저하, 즉 선천적이거나 발달과정에서 나타나는 것이 아닌 후천적인 원인에 의해 발생된 인지기능 장해로 특징지어지는 질환군이다. 미국 정신장애의 진단 및 통계편람(Diagnostic and Statistical Manual of Mental Disorders, DSM) 5판에서는 6가지 영역으로 인지기능을 나누고 있으며, 이는 복합적 주의(complex attention), 집행기능(executive function), 학습과 기억(learning and memory), 언어(language), 지각-운동(perceptual-motor), 사회 인지(social cognition)이다. 신경인지장애는 하나 이상의 이러한 영역에 문제가 발생하고 빈번하게 행동증상이 동반되는 질환으로, 내과적이나 신경과적인 상태가 인지기능의 장애와 행동 증상을 일으킬 수 있다는 것을 보여준다. 과거에는 이러한 질환군을 구조적인 뇌 질환의 결과라는 의미로 '기질성(organic)' 정신장애로 분류하였고, 이에 반하는 정신장애를 '기능성(functional)'으로 이분법적으로 분류하였다. 그러나 신경과학의 괄목한 발전에 힘입어 모든 정신과적 질환은 생물학적 혹은 화학적인 기질적 영역을 갖고 있다는 재평가를 받으며,

DSM-IV에서는 기질성과 기능성이라는 용어가 더 이상 사용되지 않게 되었다. DSM-IV의 '인지장애(cognitive disorder)'는 DSM-5에 이르러 '신경인지장애(neurocognitive disorder)'로 명칭이 변경되었는데, 이는 인지기능의 저하가 조현병이나 기분장애 등 모든 정신 질환에 나타나는 양상인데 반해, 신경인지장애는 인지기능의 저하가 가장 우선적인 진단 기준이며, 알려진 구조적 혹은 대사성 뇌 질환의 영향으로 생긴다는 점에 주목한 것이다. 모든 정신과적 질환이 그러하다고 논쟁될 수 있지만 신경인지장애는 생물학적인 손상이 행동적인 증상론에 어떻게 영향을 미치는지 가장 잘 보여준다.

DSM-IV에서는 인지기능장애를 섬망(delirium), 치매(dementia), 기억상실 장애(amnestic disorder), 그리고 기타 인지장애로 분류한 것에 비해, DSM-5에서는 섬망, 주요신경인지장애(major neurocognitive disorder), 경도신경인지장애(mild neurocognitive disorder)로 분류한다. 기존 DSM-IV에서 치매를 기억장애를 포함하는 두 가지 이상 영역의 인지장해로 정의하고, 기억 장해 단독으로 있는 경우를 기억상실장애로 진단한 데 반해, DSM-5에서는 어떠한 영역이든 한 가지 영역 이상에 장해가 있을 경우 신경인지장애로 진단할 수 있다. 또한 DSM-IV-TR에서는 연구 기준으로 존재하던 경도신경인지장애가 정식 진단으로 포함되었다. 국제 질병 분류(international classification of diseases, ICD) 10판에서는 F0 코드로 기질성 정신장애라는 용어를 유지하고 있으며, 이에는 치매, 기억상실 증후군, 섬망, 뇌의 손상 및 기능장애 그리고 신체 질병으로 인한 기타 정신장애(예: 환각증, 망상장애, 기분장애, 불안장애, 해리장애 등) 및 성격/행태 장애를 두고 있다(표 23-1, 23-2).

신경인지장애는 특히 노인 인구에서 다중성, 공존질환, 불확실한 경계로 치료와 진단에 어려움이 있을 수 있다. 저평가되고 진단되지 않았던 치매가 섬망의 중요한 위험요소로 존재할 수 있다. 또한 루이소체성 치매나 말기의 알츠하이머병과 같은 치매들은 발생시점이나 확인할 만한 병의 원인 측면 이외에는 사실상 임상양상만으로 섬망과 구별이 어렵다. 치매의 아형간, 그리고 치매와 정상적인 노화의 경계가 불명확한 경우도 있다. 치매와 관련된 흔한 신경병리적 양상은 알츠하이머병, 혈관성 그리고 루이소체의 병리가 혼합된 것으로, 순수한 증후군은 상대적으로 적다.

이 장에서는 DSM-5의 기준에 의거하여 이러한 신경인지장애 각각에 대해 기술하고자 한다.

섬망(delirium)

개념과 역사

섬망은 신체 질환이나 약물의 중독, 금단과 같은 의학적 상태의 결과로 나타나는 뇌의 전반적인 기능장애로 인한 증후군이다. 의식 수준과 인지기능, 특히 주의력의 급격한 저하를 특징으로 하며, 지각의 장애, 비정상적인 정신운동 활성, 수면 각

표 23-1. DSM-5에서의 신경인지장애 분류

섬망(delirium)
달리 명시된 섬망(other specified delirium)
특정불능의 섬망(unspecified delirium)
주요 그리고 경도 신경인지장애(major and mild neurocognitive disorders)
알츠하이머병에 의한 주요/경도 신경인지장애(major or mild neurocognitive disorder due to Alzheimer's disease)
전측두엽 주요/경도 신경인지장애(major or mild frontotemporal neurocognitive disorder)
루이소체 주요/경도 신경인지장애(major or mild neurocognitive disorder with Lewy bodies)
혈관성 주요/경도 신경인지장애(major or mild vascular neurocognitive disorder)
외상성 뇌 손상에 의한 주요/경도 신경인지장애(major or mild neurocognitive disorder due to traumatic brain injury)
약물/물질에 의해 유도된 주요/경도 신경인지장애(substance/medication induced major or mild neurocognitive disorder)
인간면역결핍 바이러스 감염에 의한 주요/경도 신경인지장애(major or mild neurocognitive disorder due to HIV infection)
프리온병에 의한 주요/경도 신경인지장애(major or mild neurocognitive disorder due to Prion disease)
파킨슨병에 의한 주요/경도 신경인지장애(major or mild neurocognitive disorder due to Parkinson's disease)
헌팅턴무도병에 의한 주요/경도 신경인지장애(major or mild neurocognitive disorder due to Huntington's disease)
다른 의학적 상태에 의한 주요/경도 신경인지장애(major or mild neurocognitive disorder due to another medical condition)
여러 원인에 의한 주요/경도 신경인지장애(major or mild neurocognitive disorder due to multiple etiologies)
특정 불능의 신경인지장애(unspecified neurocognitive disorder)

표 23-2. ICD-10의 기질성 정신장애 분류

알츠하이머 병의 치매(dementia in Alzheimer's disease)
혈관성 치매(vascular dementia)
다른 곳에 분류된 질병의 치매(dementia in diseases classified elsewhere)
픽병의 치매(dementia in Pick's disease)
크로이츠펠트-야콥병의 치매(dementia in Creutzfeldt-Jakob disease)
헌팅턴병의 치매(dementia in Huntington's disease)
파킨슨병의 치매(dementia in Parkinson's disease)
인간면역결핍 바이러스(HIV) 병의 치매[dementia in human immunodeficiency virus (HIV) disease]
기타 다른 곳에 분류된 질병의 치매(dementia in other diseases classified elsewhere)
특정불능의 치매(unspecified dementia)
알콜 및 기타 정신활성물질로 유발되지 않은 기질성 기억상실증후군(organic amnesic syndrome, not induced by alcohol and other psychoactive substances)
알콜 및 기타 정신활성물질로 유발되지 않은 섬망(delirium, not induced by alcohol and other psychoactive substances)
뇌의 손상 및 기능장애 그리고 신체 질병으로 인한 기타 정신장애(other mental disorders, due to brain damage and dysfunction, and th physical disease)
뇌의 질병, 손상 및 기능부전으로 인한 성격 및 행태장애(personality and behavioral disorders due to brain disease, damage and dysfunction)
특정불능의 기질성 또는 증상성 정신장애(unspecified organic or symptomatic mental disorder)

성 주기의 문제가 동반되기도 한다. 섬망은 집중 치료실 정신병(intensive care unit psychosis), 급성 혼돈 상태(acute confusional state), 급성 뇌부전(acute brain failure), 뇌염(encephalitis), 뇌증(encephalopathy), 독성 대사성 상태(toxic metabolic state), 중추 신경계 독성(central nervous system toxicity), 부종양성 변연계 뇌염(paraneoplastic limbic encephalitis), 황혼증후군(sundowning), 뇌 기능저하증(cerebral insufficiency), 기질성 뇌 증후군(organic brain syndrome), 독성 정신병(toxic psychosis), 사고후 기억상실(posttraumatic amnesia) 등의 다양한 이름으로 불려 왔으며, 이러한 용어의 혼동된 사용이 문제점으로 지적되어 왔다.

섬망의 영문명인 delirium은 라틴어 '~의 밖(out of)'을 의미하는 'de'와 '밭고랑(furrow)'을 의미하는 'lira'에서 유래하였으며, 지금은 고어가 된 영단어인 'delire'는 '잘못 가다, 헛소리를 하다, 마음이 헤매다, 착란이 오거나 미치다' 등의 의미로 쓰였다. 섬망(delirium)이라는 용어는 1세기 셀수스(Celsus)의 기록에서 처음 발견되지만, 고열과 관련하여 생긴 급성의 정신질환 증후군에 대해서는 2500년 전 히포크라테스에 의해서도 관찰되었다. 인지와 행동 및 수면 장애가 열과 더불어 나타나 해열과 함께 호전이 되는 양상이었고, 히포크라테스는 이러한 증후군(섬망)과 이유를 알 수 없는 정신질환(치매)을 구분하였다. 특히 히포크라테스는 섬망을 급성 행동이상, 수면장애 및 인지장애를 보이는 '프레니티스(phrenitis)'와 무기력과 감각저하를 주로 보이는 '혼수(lethargus)'로 구분하고 두 상태가 서로 전환가능하다고 보았다. 프레니티스는 횡격막염이라는 의미로 당시 히포크라테스는 정신이 횡경막에 있다고 생각하였다.

섬망은 통상적으로 수시간에서 수일에 걸쳐 급격히 발생하며, 하루에도 심각도와 임상양상이 변동하는 경향을 보이고, 원인 요소가 제거되면 빠르게 호전되는 것이 특징이다. 그러나 이러한 임상 특성은 개인에 따라 다를 수 있다. 섬망은 높은 사망률과 입원 기간의 장기화, 장기 요양기관으로의 입소, 신체 질환의 호전율을 저하시키는 등 불량한 예후와 관련이 높고, 섬망으로 인한 의식 수준의 저하, 행동 장애로 인해 외상, 흡인성 폐렴, 욕창 등의 합병증이 발생할 수 있으므로, 치료진이 빠르게 섬망을 알아채고 그 기저 원인을 파악하여 치료하는 것이 중요하다.

역 학

섬망은 흔하며, 소아에서부터 젊은 성인, 노인까지 어느 연령에서나 나타날 수 있다. 전체 중환자실의 30%, 소아 중환자실의 13~28%의 환자에서 섬망이 나타난다. 특히 노인에서 그 유병률과 발생률이 높아 중환자실 환자의 70~87% 범위에 이르며, 지역사회에서 55세 이상인구의 1%에서 섬망이 나타나나, 85세 이상 인구에서는 13%, 알츠하이머병 환자에서 22%의 유병률을 보인다. 요양시설에 있는 노인에서는 60% 이상의 유병률을 보인다. 외과적 수술(특히, 개심 수술, 고관절 골절), 심각한 화상이나, 후천성 면역결핍증후군(acquired immune deficiency syndrome, AIDS), 말기 환자들에서도 섬망의 위험이 높다. 수술 후 섬망을 높이는 원인으로는 수술로 인한 스트레스, 수술 후 통증, 불면, 진통제, 전해질 불균형, 감염, 열, 실혈 등이 있다.

고령이 섬망 발생의 주요한 위험인자이며, 남성 성별도 독립적인 위험인자이다. 고령에서는 뇌의 노화로 인한 예비분(reserve)의 감소로 내적 또는 외적 손상을 다루지 못하고, 퇴행성 치매나 파킨슨양 증후군, 뇌졸중 등의 중추신경계 장애가 더욱 흔하여 섬망에 더욱 취약할 수 있다. 섬망은 불량한 예후의 징후로 3개월 후 사망률은 23~33%이며, 1년 사망률은 50% 가까이 된다.

임상양상

섬망의 주증상은 인지기능의 저하가 동반되는 의식의 장애이며, 기분, 지각, 행동의 장애도 흔히 나타나며 신경학적 증상이 동반될 수 있다. 인지기능 중 주의력의 저하는 섬망의 핵심 증상으로 주의력을 집중시키고, 유지하고, 주의를 옮기는 능력에 저하가 온다. 이와 더불어 주변환경에 대한 각성도(awareness)의 저하가 핵심증상으로, 과거에는 이를 의식의 혼탁(clouding of consciousness)이라고 기술하였다. 지남력 중 시간과 장소에서 특히 장애가 오며, 사람에 대한 지남력은 상대적으로 유지된다. 기억력은 즉각적인 회상이나 최근의 기억이 더욱 손상되며 원격 기억은 상대적으로 보존 된다. 시각 구성 능력, 실행 기능 영역에서의 장애가 나타나며, 유창성 실어증, 명칭 실어증과 같은 언어 장애가 나타날 수 있다.

사고 과정의 장애로 인해 두서없이 횡설수설하거나 엉뚱한 대답을 할 수 있으며, 의심이나 망상과 같은 사고 내용의 장애가 나타날 수 있다. 환각(hallucination), 착각(illusion), 착오(misidentification), 이인증(depersonalization), 비현실감(derealization)과 같은 지각의 장애가 동반될 수 있으며, 특히 환시나 시각적인 착각이 흔하나 환청이나 환촉 등 다른 감각기관에서도 나타날 수 있다. 약 반수의 환자에서 환각 또는 망상을 경험한다. 정신운동활성이 증가되거나 감소할 수 있으며, 이는 섬망의 아형을 분류하는 기준이 된다. 수면-각성 주기의 변화가 흔히 동반되며, 불면, 주간 졸음, 수면이 분절되는 양상을 보인다. 정동과 기분의 변화로 인해 우울, 다행감이나 고양감, 분노, 자극 과민 등의 감정이 과도하거나 부적절하게 나타나고, 기분이 쉽게 변하며, 기분과 정동이 불일치하는 양상으로 나타난다. 떨림(tremor), 자세고정불능증(asterixis), 안진(nystagmus), 조화운동 불능증(incoordination), 요실금과 변실금, 근간대경련성 반사(myoclonic jerking), 구음장애(dysarthria), 자율신경 항진 혹은 불안정(autonomic hyperactivity or instability) 등의 신경학적 기능 변동도 동반될 수 있다.

섬망의 증상은 수시간에서 수일에 걸쳐 급격하게 발생하며, 정상상태에서부터 심각한 인지기능의 저하와 와해, 환각에 이르기까지의 심각도와 증상의 양상이 하루에도 변동을 보인다. 특히 밤에 악화되는 양상을 보이나 예측하기 어렵다. 섬망의 기간은 주로 수일에서 수주로 짧은 편이지만 원인 질환의 지속기간에 따르며, 오래 지속되기도 한다.

섬망의 현상학적인 아형은 주로 정신운동성 활성의 수준에 의해 나뉘며, 과활동성(hyperactive), 저활동성(hypoactive), 혼재성(mixed)이 있다. 과활동성은 가장 드문 아형이지만 가장 흔하게 진단이 되고 있다. 환자는 증가된 교감신경 활성을 보여 빈맥, 발한, 동공산대, 안면 홍조, 혈압 상승 등의 증상을 보인다. 과활동성인 환자들은 다른 환자들의 소지품을 건드리거나 밤에 자지 않고 돌아다니고, 정맥삽관이나 카테터를 제거하고 병원을 나가려고 하기도 하며, 낮에도 쉬지 않아 다른 환자들로 하여금 함께 지내기 힘들다고 여겨지며, 또한 높은 낙상의 위험성을 지닌다. 약 1/3은 저활동성으로 과활동성 환자들처럼 치료진이나 주위 환자들에게 곤란을 유발하지 않아, 진단을 놓치게 되는 경우가 많다. 저활동성 섬망에서는 활동량 감소, 환경 파악의 명료도 저하(unawareness), 각성 수준 저하(decreased alertness), 졸음, 무기력이 나타나고, 허공을 주시하고 무관심하며 말수가 줄고 느린 억양을 보인다. 환자들은 식사를 잘 하지 못하고 식판 위로 구부정하게 숙인 채 음식을 입 밖으로 떨어뜨리거나 이야기를 하는 중간에 잠드는 모습을 보이기도 한다. 이러한 환자들에서 영양 부족이나 탈수, 욕창이 생기지 않도록 주의 관찰하여야 한다. 가장 흔한 아형은 혼재형으로 거의 반수를 차지하는데, 과활동성과 저활동성 사이에서 증상 변동을 보이며 주로 밤에 과활동의 양상을 보인다.

아증후군 섬망(subsyndromal delirium)은 하나 이상의 섬망 증상을 지니나 섬망의 진단기준은 만족하지 못하는 경우이다. 아증후군 섬망의 위험인자는 섬망과 동일하며 그 예후는 섬망을 진단 받지 않은 환자와 섬망으로 진단이 된 환자의 중간 정도일 것으로 예상된다. 이 상태는 섬망으로 발전하기 전이나, 섬망이 회복되는 과정의 상태일 수도 있고, 섬망으로 진행되지 않고 회복될 수도 있다. 이 상황에서의 조기발견이 섬망으로의 진행을 막을 수도 있으므로 임상적 주의가 요구된다.

증 례

78세 여성이 폐렴으로 입원하였다. 환자는 입원 수일 후부터 낮에는 깨워도 눈을 뜨지 못하고, 말수가 줄어들며, 묻는 말에도 웅얼거리며 대답하지 않거나 엉뚱한 대답을 하였다. 식사를 하다가도 잘 삼키지 못하고 식판으로 고꾸러지는 모습을 보이기도 하였다. 밤에는 침대에서 내려가려 하거나 수액 카테터를 뽑으려고 하고 난폭한 행동을 보여 낙상의 위험이 염려되었다. 밤에 잠을 자지 않으면서 허공에 손짓을 하거나 혼잣말을 중얼거리는 모습이 관찰되기도 하였다. 활력징후 검사상 혈압은 130/85, 맥박은 100회, 체온은 38도, 호흡수는 분당 30회였다. 신경학적 검사에서 국소 신경학적 징후는 관찰되지 않았다. 보호자 면담상 환자는 이전에 치매의 병력은 없으며, 비슷한 양상의 증상을 보인 적은 없다고 한다.

진 단

섬망의 진단을 위해 사용되는 진단 기준은 미국 정신장애 진단 편람(diagnostic and statistical manual of mental disorder, DSM) 5판과 국제 질병 분류(international classification of diseases, ICD) 10판이다. 미국 정신장애 진단 편람에서는 DSM-III(1980년)에 이르러 섬망이 독립적인 진단 기준을 가지게 되었다. 핵심 증상은 DSM-III에서 의식의 혼탁(clouding of consciousness), DSM-III-R(1987년)에서 주의력 장애, DSM-IV(1994년) 및 DSM-IV-TR(2000년)에서 주의력 장애와 의식 장애로 기술되어 왔다. DSM-5(2013)에서는 주의력 장애와 더불어 기존의 의식이라는 용어 대신 인식(awareness)이라는 용어를 사용하여 용어의 모호함을 개선하였다. DSM-5에 이르러 섬망의 아형과 기간을 세분화하였다(표 23-3).

DSM-5와 ICD-10 모두 급속한 발병과 하루 중에도 경과에 기복이 있다는 것을 특징하고 있다. 한편, DSM-5에서는 핵심 증상인 주의력과 인식의 장애, 추가적인 인지의 장애로 진단을 하는 것에 비해, ICD-10에서는 의식과 주의집중력 장애, 인지기능의 전반적인 장애(지각, 추상적 사고능력, 사고 내용과 과정, 기억력, 지남력), 정신운동장애, 수면 각성 주기의 장애, 정서 장애의 영역 모두에 해당하는 증상이 있을 때 진단을 내리며, 유병기간을 6개월 이내로 제한하여 섬망의 가역성을

표 23-3. 섬망의 DSM-5 진단기준

A. 주의력 장애(주의를 돌리고, 집중하고, 유지하고, 이동하는 능력의 감퇴)와 인식 장애(환경을 파악하는 능력의 감퇴)
B. 장애가 단기간 동안(대개 몇 시간에서 며칠) 발전되고, 기준 시점의 주의력과 의식으로부터 변화가 있으며, 하루 중에도 증상의 심한 정도가 변화하는 경향이 있다.
C. 추가적인 인지 장애(예: 기억력 장애, 지남력 장애, 언어 장애, 시공간 장애, 또는 지각 장애)
D. 진단기준 A와 C의 장애가 다른 이전의, 확정되거나 발생된 신경인지 장애로 더 잘 설명되지 않으며 각성 수준의 심각한 감퇴(예: 혼수) 상태에서 발생되지 않아야 한다.
E. 장애가 다른 의학적 상태, 물질 중독, 또는 금단(예: 약물 남용 또는 처방약물에 의한), 또는 독성의 노출, 또는 여러 원인들에 의한 직접적 생리적 결과라는 병력, 신체 검사 또는 검사실 검사 소견과 같은 증거가 있다.

세분할 것(원인):
물질 중독에 의한 섬망
물질 금단에 의한 섬망
약물 유발성 섬망
의학적 상태에 의한 섬망
복합적 원인에 의한 섬망

세분할 것(기간):
급성의(수시간에서 수일)
지속되는(수주에서 수개월)

세분할 것(아형):
과활동형
저활동형
혼합형(주의력과 인식의 장애가 있으나 정신운동 활성은 정상, 혹은 과활동성과 저활동성 사이에서 급격한 변동을 보이는 경우)

강조함으로써 DSM에 비해 제한적인 개념을 견지하고 있다.

섬망은 그 자체가 기저의 신체적 질병이나 약물의 독성 효과에 대한 유일한 징후일 수 있으며, 요양시설에의 입소나, 입원기간의 연장, 욕창, 흡인성 폐렴 등과 같은 공존질환과 사망률을 높이기 때문에 섬망의 발견과 진단이 중요하다. 그러나 섬망은 여러 이유로 진단을 놓치게 되며 2/3의 증례까지 의사나 간호진에 의해 발견되지 못한다는 보고가 있다. 진단을 놓치게 되는 원인으로는 환자의 증상 악화가 주로 밤에 나타나 관찰이 되지 않거나, 많은 환자들이 기존에 치매를 앓고 있어 환자의 섬망 증상을 치매 증상으로 여기거나, 치료진이 저활동성 섬망에 대한 인식이 부족하여, 과활동성 섬망에만 초점을 두는 점 등이 있다.

섬망은 자세한 병력 청취와 임상 특징에 대한 면밀한 관찰을 바탕으로 진단한다. 급성 발병이나 변동하는 경과를 파악하고, 환자의 신체 질환에 대한 병력과 병전 상태에 대한 과거력을 얻는 것이 중요하며 이전 진료 기록을 확인하여야 한다. 환자가 적절한 정보를 제공하기 어려운 경우가 많아 가까운 보호자를 통해 정보를 얻는 것이 중요하다. 병력 청취 시에는 최근에 새로 투약을 시작하거나 용량이 변경된 약은 없는지, 알코올이나 불법적인 물질의 사용 혹은 환자의 신체 상태에 변화는 없는지에 초점을 맞추어야 한다. 약국이나 편의점에서 처방전 없이 복용하는 약물도 영향을 줄 수 있으므로 모든 투약에 대해 조사해야 한다. 알려진 신체질환이나 두부 외상, 알코올이나 다른 물질의존의 병력은 섬망 진단의 가능성을 높인다.

평가 도구

간이정신상태검사(Mini Mental Stuatus Examination, MMSE), 신경학적 검사 등을 통해 모든 노인 입원 환자에서 기저의 인지기능을 평가해 두는 것이 유용하다. 주기적으로 반복 측정하여 섬망을 조기 발견하고, 변동하는 임상 양상을 파악하는데 도움이 될 수 있다. 섬망의 확인을 위해 간이 정신상태 검사 중 지남력만을 평가하기도 하는데, 이러한 경우 섬망을 놓칠 위험성이 높으며, 섬망에서는 주의력 장애가 핵심 증상이기 때문에 연속으로 7 빼기나 거꾸로 말하기 등의 주의력 검사가 감별에 더욱 적당하다. 그러나 기존에 치매가 있는 환자는 인지기능에 대한 평가만으로 섬망을 감별하는 데에는 어려움이 있다.

섬망의 진단과 평가를 위해 특이적으로 고안 된 침대 옆에서 시행할 수 있는 여러 검사들이 있으며, 그 중 가장 흔하게 쓰이는 진단 도구로는 혼돈평가도구(Confusion Assessment Method, CAM)가 있다(표 23-4). CAM은 비정신과의사나 훈련된 간호진도 사용할 수 있도록 고안되었으며 시행에 10~15분 정도가 걸린다. 섬망의 발견에 예민하고, 특이적이며 신뢰할 만한 것으로 알려져 왔다. 중환자실에서 좀 더 심각한 신체

표 23-4. 혼돈 평가 도구(confusion assessment method, CAM)

1. 급성 발병과 경과의 변동성 이 양상은 주로 가족이나 간호사에게 다음과 같은 질문을 물어 긍정적인 반응이 나타날 때 얻어진다. - 환자분의 정신상태가 평소와 다르게 급격하게 변화했다는 근거가 있나요? - 평소와 다른 행동이 하루에도 변동을 보이나요? 예를 들면 이상행동이 나타났다가 사라지거나, 정도가 심해지거나 덜해지나요?
2. 주의집중의 장애 이 양상은 다음과 같은 질문에 긍정적인 반응이 나타날 때 얻어진다. - 환자가 주의집중을 하는 데에 어려움이 있나요? 예를 들면 쉽게 산만해지거나 대화 내용을 지속적으로 따라가는 데 어려움을 겪지는 않나요?
3. 와해된 사고 환자의 생각이 와해되거나 지리멸렬한가요? 두서없거나, 대화에서 부적절하거나 엉뚱한 대답을 하거나, 생각의 흐름이 정확하지 않거나 비논리적이거나, 주제변경을 예측되지 않게 갑자기 하거나 하나요?
4. 의식 수준의 변화 이 양상은 다음 질문에 대한 답변 중 '각성' 이외의 답변이 나올 때 얻어진다. 환자의 의식수준에 대해 전반적으로 어떻게 평가하시나요? (1) 명료[alert(normal)] (2) 각성[vigilant(hyperalert)] (3) 기면[lethargic(졸려하나 쉽게 깨울 수 있는)] (4) 혼미[stupor(깨우기 어려운)] (5) 혼수[coma(깨어날 수 없는)]
1과 2의 양상을 보이면서 3 또는 4 중 하나 이상의 양상을 보일 때 섬망을 진단한다(1+2+3 또는 4).

질환의 경과에 있고, 때로는 인공호흡기를 하고 있는 환자들을 특화하여 평가하기 위한 혼돈평가도구-중환자실용 CAM-ICU도 개발되어 있으며, 이는 평가 항목은 CAM과 동일하지만 주의집중의 장해를 평가하기 위해 환자에게 특정 자극에서만 반응하도록 하거나(예: 10개의 글자들을 읽어주는 중 '아'가 나올 때만 치료자의 손을 잡으세요.), 비체계적인 사고를 평가하기 위해 질문 세트에 대해 예/아니오로 대답(예: 돌이 물에 뜰 수 있나요?)하고, 명령 수행을 하도록 하여 평가한다. 혼돈평가도구는 섬망의 선별검사도구로서 진단을 돕는 데 도움을 줄 수 있지만 섬망 증상의 중증도를 평가하지는 못한다.

섬망 평가 척도-수정판-98(delirium rating scale-revised-98, DRS-R-98)은 섬망의 경과 외에도 환각, 망상, 정신운동성 활동, 인지상태와 신체 질병, 수면-각성 주기의 장애와 기분의 변동성 등 보다 포괄적인 항목에 대해 0점에서부터 4점까지로 평가하여, 섬망의 심각도를 평가하는 데 사용될 수 있다.

이 외에도 섬망 평가 척도(delirium rating scale, DRS), 메모리얼 섬망 평가 척도(memorial delirium assessment scale, MDAS)가 섬망의 심각도를 평가하기 위해 사용된다.

신체 검사 및 검사실 검사

신체검사는 종종 섬망의 원인에 대한 단서를 제공한다. 환자의 혈압, 맥박, 체온, 호흡과 같은 활력 징후와 두부 외상이나 신경학적 감염의 증거, 유두부종이나 동공 확대, 건반사, 근력 및 감각 변화 등의 신경학적 및 전신적인 자세한 신체검사를 통하여 섬망의 원인에 대한 근거를 탐색하여야 한다. 실험실 검사는 일반혈액검사, 혈청 화학치 검사[알부민(albumin), 요소질소(blood urea ntrogen, BUN), 칼슘(calcium), 크레아티닌(creatinine), 전해질(electrolyte), 적혈구 침강속도(erythrocyte sedimentation rate, ESR)], 갑상선과 간 기능 검사, 소변검사, 심전도 검사와 흉부 방사선 검사를 포함한다. 리튬(lithium)이나 디곡신(digoxin)과 같이 혈청 농도가 중요한 약물을 복용하고 있을 경우 이러한 약물의 혈중 농도를 확인해야 한다. 자세한 병력청취와 이학적 검사상에서 의심되는 원인이 있을 경우 이에 해당하는 세부적인 검사가 필요하다. 중추신경계 이상이 의심될 경우에는 컴퓨터단층촬영(computed tomography, CT), 자기공명영상(Magnetic resonance imaging, MRI), 뇌척수액 검사와 뇌파 검사 등이 고려되어야 한다. 섬망에서 뇌파는 전반적 서파 활성을 보이며 뇌파의 변화 정도는 뇌증(encephalopathy)의 심각도와도 관련성을 보인다. 뇌파는 섬망을 우울증이나 정신증으로부터 감별하는 데 도움이 된다. 섬망 환자들의 뇌파는 때때로 특정 부위에서 과활동성을 보이기도 하며, 드물게는 뇌파로 간질로 인한 섬망과 다른 원인에 의한 섬망을 감별하는 것이 어렵기도 하다. 수면 진정제나 알코올의 금단으로 유발된 섬망의 경우는 저압의 속파(low-voltage fast activity)를 보일 수 있다.

감별진단과 동반이환장애

치 매

섬망과 치매의 주된 감별점은 증상이 발생하는 시간과 치매에서는 주의력의 변동이 적은 데 반해 섬망에서는 주의력 수준의 변동이 크다는 점이다. 섬망은 증상이 단기간에 발생하는 데 반해 치매는 뇌졸중으로 인한 혈관성 치매를 제외하고는 대체로 점진적으로 발생하여 만성적으로 진행하는 양상을 보인다. 두 가지 질환 모두 인지기능의 저하를 보이지만, 섬망은 하루에도 증상의 변동이 보이지만, 치매는 증상이 시간에 따라 비교적 변동이 적은 편이다. 치매 환자들은 대체로 의식이 명료하지만 섬망 환자들은 의식 수준의 저하를 보일 수 있다. 다만, 치매 중 루이소체성 치매(dementia with Lewy bodies, DLB)에서는 의식 수준의 변동이 나타난다. 또한 환각이나 망상이 알츠하이머성 치매나 혈관성 치매에 비해 섬망에서 더욱 흔한 데 반해, 루이소체성 치매에서도 환각이 흔하게 나타난다. 루이소체성 치매에서 흔히 동반되는 파킨슨 증상과 같은 임상 양상이 섬망과의 감별진단에 도움을 주지만, 기저질환이나 원인이 설명되지 않는 섬망을 보이는 노인환자의 경우는 루이소체성 치매를 의심해야 한다. 치매는 섬망 발생의 위험률을 높이고, 때때로 섬망은 치매가 있는 환자에게서 일어나 혼미 치매(beclouded dementia)라 불리기도 한다. 선행하는 치매의 명확한 병력이 있을 때 섬망의 중복진단이 가능하다. ICD-10에서는 섬망의 진단에서 치매가 중첩된 경우와 그렇지 않은 경우를 별도로 코딩하도록 하였다. 섬망과 치매가 동시에 발생한 경우 그 경계가 모호할 수 있으며, 치매의 후기단계에서는 만성적인 섬망 상태에 있을 수 있어 감별이 곤란한 경우도 흔하다. 섬망과 치매의 특징적인 임상 양상의 차이는 표 23-5와 같다.

조현병 혹은 기분장애

섬망은 조현병이나 기분장애와도 감별이 필요하다. 주로 조현병이나 조증 삽화와 같이 정신증적 질환이 있는 환자들에서 섬망과 감별이 어려운 극도의 혼란된 행동을 보이기도 한다. 일반적으로 조현병 환자의 환각과 망상은 섬망 환자에 비해 더 조직화되어 있고 일관적이다. 조현병 환자는 대체로

의식 수준이나 지남력에 변화가 없다. 저활동성 섬망의 경우에는 극심한 우울증과 같이 보일 수도 있으며, 뇌파 검사가 감별에 도움이 된다. 조증 삽화의 경우에도 과활동성 섬망으로 오인될 수 있다. 조증 환자에서 나타나는 좌불안석, 과민함, 초조, 망상과 환각, 언어 압박 등으로 인해 과활동성 섬망과의 감별이 어렵다. 조증 환자들은 섬망 환자에 비해 대체로 더 젊다. 기분장애와의 감별진단을 위해서는 주의 깊은 병력청취가 필요하다. 섬망보다는 기분장애에서 좀 더 단계적인 기분의 변화가 수일에서 수주에 걸쳐 나타나며, 이전의 기분장애 병력이 있다. 다른 정신과적 진단 중 섬망과 감별이 필요한 것으로는 단기 정신병적 장애, 정신분열형 장애, 해리장애가 있다. 인위성장애 환자는 섬망의 증상을 따라하려 할 수 있지만, 정신상태검사의 비일관성 등 증상적인 측면이나 뇌파검사를 통해 감별할 수 있다.

원 인

섬망은 기본적으로 신체상태에 의한 신경-정신의학적 상태로서 정신적, 신체적 취약성이 있는 환자에서 신체 질환이나 약물 중독 등이 병합되어 발생한다. 어떠한 심각한 신체 질병도 섬망을 유발할 수 있지만, 특히 노인환자에서는 단일 원인에 의한 섬망은 드물다. 25~45%의 노인 환자에서 두 가지 이상의 원인이 섬망 발생에 기여한다. 섬망의 흔한 원인으로는 간질과 같은 중추신경계 질환, 심부전 같은 전신성 질환, 전해질과 수액 불균형, 감염, 약물의 독성이나 중독, 금단, 대사 불균형과 감각과 환경의 문제가 있다. 섬망에 대한 위험 요인은 고령, 기존의 치매, 신체질환의 심각도, 대사성 및 전해질 불균형, 정신활성약물의 사용, 예전의 섬망, 남성 등이다. 치료 과정에서 섬망을 유발 혹은 악화 시킬 수 있는 요소로는 신체 강박, 영양 불균형, 세 가지 이상의 복합적인 약물사용, 소변줄의 사용이 있다(표 23-6).

섬망 환자를 평가할 때 환자가 복용하는 어떤 약이라도 섬망의 원인이 될 수 있다는 것을 고려해야 한다. 약물의 부작용이나 물질 중독, 금단은 섬망의 흔한 원인이며 가역적이다. 고령 환자는 대사와 배설과 같은 약동학적인 변화와 약의 효과에 더욱 민감해지는 약역학적인 변화가 나타나므로 동일한 용량의 약물에서도 섬망에 더욱 취약하며, 여러 약물을 동시

표 23-5. 섬망과 치매에서 각각 더욱 흔하게 나타나는 임상 양상

양 상	치 매	섬 망
발병	서서히	급격하게
기간	수개월에서 수년	수시간에서 수주
주의 집중	보존됨	변동하는 경향
기억력	장기 기억의 손상	단기 기억 및 즉각 기억의 손상
언어	단어를 찾는 데 어려움	지리멸렬하고 횡설수설함
수면-각성 주기	분절된 수면	낮 밤이 바뀌는 등의 수면 각성 주기의 붕괴
사고	빈곤	비체계적이고 와해됨
인식	변화 없음	감소됨
각성 수준	대체로 정상	과각성부터 저하된 각성수준까지 다양

표 23-6. 섬망의 흔한 원인

약제 부작용
물질 중독
물질 금단
감염
마취 후 혹은 수술 후 상태
대사성 이상(전해질 불균형, 탈수, 저혈당, 고혈당, 신부전, 간부전, 빈혈, 비타민 부족, 내분비증)
심혈관계 질환(울혈성 심부전, 심근경색, 부정맥, 쇼크, 폐색전)
중추신경계 질환(두부외상, 경련, 뇌졸중, 뇌 손상, 뇌수막염, 뇌염, 암이나 혈종 같은 공간을 차지하는 병변)
골절이나 다른 외상
저산소증이나 고탄산혈증
폐쇄성 수면무호흡증
수면 박탈
감각 박탈

에 복용하는 경향이 있어 약물 상호작용이 나타날 수 있으므로 더욱 주의해야 한다. 섬망의 발생 및 악화와 관련성이 높은 약물로는 마약성 진통제(narcortics), 벤조디아제핀(benzodiazepine), 항콜린성 약물, 메틸도파(methyldopa), 비스테로이드성 소염제(nonsteroidal antiinflammatory agents) 등이 포함된다. 삼환계 항우울제, 항정신병약물, 항히스타민성 약물, 항무스카린성 약물 등은 항콜린성 작용이 있으며, 디곡신(digoxin), 시메티딘(cimetidine), 퓨로세마이드(furosemide) 등은 혈청 항콜린 작용이 있어 주의하여야 한다.

일반적으로는 섬망의 원인 질환이 섬망 증상의 표현 양상에 영향을 주지는 않는다. 그러나 알코올이나 수면제, 진정제, 항불안제의 금단 시 나타나는 섬망에서는 불안, 불면, 떨림과 빈맥, 혈압상승, 식은땀, 감각기관의 과민성(sensory hyperacuity)과 같은 자율신경 항진을 보이고 심할 경우 대발작(grand mal seizure)을 보이기도 하며, 생생한 환시를 호소하기도 한다. 알코올 금단에서 저활동성 섬망을 보일 경우에는 잠재적인 경막 밑 혈종이나 폐렴 등을 의심해봐야 한다.

섬망의 구체적인 신경병태생리는 밝혀지지 않았다. 섬망과 관련이 있을 것으로 알려진 주요한 신경해부학적 위치는 망상체(reticular formation)이다. 망상체는 주의력과 각성을 조절하는 뇌간(brainstem)의 영역이다. 섬망에 주로 관여하는 신경 경로는 등쪽덮개경로(dorsal tegmental pathway)로 망상체에서 기시하여 덮개(tectum)와 시상(thalamus)으로 뻗는다. 신경전달물질과 글루코코티코이드(glucocorticoid), 시토카인(cytokine)이 세포적 수준에서 섬망의 병태생리와 관련이 있을 것으로 보인다. 그 중 주의력과 각성을 매개하는 아세틸콜린(acetylcholine)의 결핍이 가장 핵심적인 역할을 할 것이라는 것이 주요한 가설로, 항콜린성 약물에 의해 섬망이 흔히 나타나며, 콜린 분해효소 억제제가 섬망을 호전시킨다는 보고와 섬망 환자에서 혈청 항콜린 작용이 증가된다는 관찰이 근거가 되고 있다. 도파민도 섬망의 병태 생리와 관련이 있을 것으로 보고되고 있다. 도파민은 콜린성 활성을 조절하는 역할을 하며, 레보도파와 같은 약물이 섬망을 유발하고 할로페리돌(haloperidol)과 같은 항도파민성 약물이 섬망의 치료에 사용되고 있다. 그 외에 세로토닌(serotonin)과 글루타메이트(glutamate)도 관련이 있을 것으로 보인다. 신체질환이나 스트레스 상황에서 신체는 글루코코티코이드를 생산하여 방어를 한다. 그러나 코티솔의 과잉은 부적응적인 신체 반응으로 섬망 환자에서 고코티솔혈증이 관찰되고 덱사메타손 억제검사에서 억제가 되지 않는 결과가 나타나기도 한다. 시토카인은 당 대사나 대뇌 산소에 영향을 주고, 직접적으로 염증 및 스트레스 반응을 일으켜 신경전달물질에 영향을 줄 수 있다. 그러나 아직까지는 시토카인이 섬망에 기여하는 병태생리에 대해 정확한 기전은 밝혀지지 않았다. 알코올 금단 섬망은 청반핵(locus ceruleus)과 노르아드레날린(noradrenaline) 뉴런의 과활성이 관련이 있을 것으로 보인다.

치 료

병원에서는 섬망 발생 고위험군을 주의관찰하여 예방에 주력하고, 선별검사를 통해 발생 초기에 진단하며, 원인을 파악하여 가능한 원인들을 교정하고, 필요시 초조, 망상, 환각과 같은 행동 증상들을 치료하는 것이 중요하다.

나이가 많으면서 치매가 있거나 전신 상태가 좋지 않은 고위험군에서는 섬망의 예방을 위해 가장 적은 종류의 약을 최소 용량으로 투약하는 것이 좋다. 항콜린성 작용이 높은 삼환계항우울제 대신 선택적 세로토닌 재흡수 억제제(selective serotonin reuptake inhibitor)로 투약하거나 베타 차단제(beta blocker) 대신 앤지오텐신 전환효소 억제제(angiotensin-converting enzyme inhibitor, ACEi)로 투약하는 등의 약제 변경도 도움이 된다. 수술 환자에서는 주의 깊은 수술 전 평가를 통해 전신 상태를 교정하고 가능하다면 전신마취보다는 척수마취를 선택하는 것이 좋다. 수술 전후 저혈압을 교정하고, 수술 후 빈혈이나 요 저류, 폐렴과 같은 합병증을 평가하고 치료함으로써 섬망의 위험성을 줄일 수 있다. 환자의 저산소혈증을 교정하고 적절한 수분과 영양공급을 하는 것도 중요하다.

섬망의 발생을 줄이기 위한 비약물학적인 방법은 시계, 달력 등을 눈에 잘 보이게 하는 등 지남력을 확인시키고, 현 상태에 대한 설명을 하거나 글자 게임 등을 하며 인지적인 자극을 주는 활동을 하고, 이완 등을 통한 비약물적인 수면 유도 및 수면환경 개선과 조기의 보행시도나 침상 운동으로 활동량을 높여주는 것 등이다. 또한, 수술 후 섬망 발생의 위험이 높은 경우는 수술 전에 미리 환자 및 보호자에게 섬망에 대해 설명을 해 줌으로써 섬망 발생 시 환자와 보호자의 불안을 경감시키고, 섬망을 조기에 발견하여 빠르게 적절한 치료를 하도록 돕는 것이 필요하다.

섬망 치료의 일차 목표는 기저 신체질환이나 전신적 상태를 안정시키는 것이다. 기저 원인이 항콜린성 독성이라면 피소스티그민(physostigmine)을 사용하여야 하며, 심각한 통증이 원인일 경우에는 아편계 진통제(opioids)의 사용도 고려하여야 한다. 다른 중요한 치료 목표는 신체적, 감각적, 환경적 지지를 제공하는 것이다. 섬망 환자는 과도한 감각과 감각 박탈 모두를 피해야 하며, 친구나 친척이 함께 있거나 한 간병인이 지속적으로 있는 것이 도움이 된다. 익숙한 그림이나 장식, 시계나 달력을 두는 것이 좋고, 규칙적으로 사람, 장소, 시간에 대한 지남력을 제공해 주는 것이 환자를 편안하게 해 준다. 환자의 수면각성 주기를 유지할 수 있도록 돕는 것이 중요하며 햇빛에 노출될 수 있도록 창문이 있는 병실환경이 도움이 된다. 섬망은 종종 백내장 수술 후 안대를 하고 있는 노인환자들에게서 발생한다. 그러한 환자들에게서는 안대에 구멍을 내 주거나 회복기에 간헐적으로 안대를 한 개씩 제거해 주며 자극을 주는 것이 도움이 된다. 섬망에 필요한 간호적 중재와 지지는 다음 표 23-7과 같다.

약물 치료의 주요한 대상이 되는 섬망의 증상은 정신병적 증상과 불면이다. 정신병적 증상의 조절을 위해 흔히 사용되는 약은 정형 항정신병 약물인 할로페리돌(haloperidol)이다. 환자의 나이와 연령에 따라 용량을 주의 깊게 조절하여 사용하여야 하며, 초조 증상이 심할 경우 근주할 수 있으나, 환자가 안정되는대로 경구 투약으로 바꾸는 것이 좋다. 하루 2회 투약으로 충분하며, 2/3의 용량은 자기 전에 투약되어야 한다. 할로페리돌은 심전도상에서 QT 간격을 증가시킬 수 있으므로, 투약 전후로 심혈관 상태를 주의 관찰하고 심전도를 주기적으로 확인하여야 한다. 페노티아진(phenothiazine)은 항콜린성 작용과 관련이 높아 섬망이 있는 환자에서는 피해야 한다. 추체외로 증상과 같은 부작용에 대한 염려로 정형 항정신병약물 대신 리스페리돈(risperidone), 클로자핀(clozapine), 올란자핀(olanzapine), 쿠에티아핀(quetiapine)과 같은 2세대 항정신병 약물도 섬망의 치료에 사용되고 있다. 섬망에 대한 임상경험은 아직 제한적이지만, 리스페리돈이 이중맹검대조 연구에서 좋은 결과를 보이고 있다. 지프라시돈(ziprasidone)은 활성화시키는 효과(activating effect)가 있어 섬망의 치료에 적당하지 않을 것으로 여겨진다. 올란자핀은 근주제와 붕해형 경구제가 사용 가능하다.

불면증 치료를 위해 로라제팜(lorazepam)과 같은 작용시간이 비교적 짧고 활성 대사물이 없는 벤조디아제핀을 사용할 수 있다. 반감기가 긴 벤조디아제핀이나 바르비투르산염(barbiturate)은 알코올 금단과 같은 기저질환의 치료 일환으로서 필요한 것이 아닌 한 피하는 것이 좋다. 그러나 알코올과 연관되지 않은 섬망에서 벤조디아제핀의 사용이 효과적이라는 확정적 근거는 없으며, 섬망을 악화시키거나 탈억제와 같은 행동문제를 일으킬 수 있음을 염두에 두어야한다. 알파 2 수용체 효현제인 덱스메데토미딘(dexmedetomidine)은 최근의 연구들에서 중환자실에서 기계환기를 받는 섬망 환자들의 초조를 조절하는데 할로페리돌보다 좋은 효과를 보고하기도 하였다. 섬망의 병태생리가 콜린 활성의 저하와 관련된다는 것이 주요한 가설이기에 섬망의 치료에 아세틸콜린에스테르 분해효소 억제제(acetylcholine esterase inhibitor, AChEI)를 사용하는 것에 대해 연구되어 왔으나 아직까지는 충분한 근거가 부족하다. 저활동성 섬망에서의 정신자극제(psychostimulant) 사용이나 수면 각성주기의 조절을 위한 멜라토닌(melatonin) 관련 약제들도 섬망의 치료에 있어 관심을 받고 있지만 임상연구가 좀 더 필요하다. 치료가 어려운 신체 질환으로 인한 섬망에서 전기경련치료(electro-convulsive therapy, ECT)로 부분적 호전 및 관해가 되었다는 케이스 보고들이 있지만, 일반적으로 섬망치료를 위해 전기경련치료를 권고하지는 않는다.

파킨슨병 환자나 신체질환 말기환자와 같은 환자군에서는

표 23-7. 섬망 환자의 간호중재

환자를 조용하며 낮에는 불빛이 있는 방에 두고, 야간에는 야간조명을 켠다.
과도한 감각 자극은 피하되 조용한 음악이나 텔레비전 정도의 자극을 제공한다.
달력이나 시계가 잘 보이도록 하는 등 지남력에 대한 단서를 제공한다.
안경이나 보청기를 주어 감각 장애를 교정한다.
환자의 위치를 간호사 스테이션과 가깝게 두어 규칙적으로 환자 상태를 체크한다.
환자에게 안심을 시키고, 지남력을 제공하기 위해 가족들이 함께 있도록 권유한다.
가족사진과 같은 환자에게 친숙한 물건을 두도록 한다.
치료진의 중재에 대해 명확하고 확실하지만 친절하게 설명한다.
주의 깊게 환자의 수분과 식사 공급량을 확인하고, 적절하게 공급한다.
신체 움직임과 다른 사람들과의 활동을 격려한다.
수면 각성주기가 유지되도록 낮에 활동을 격려하고 저녁에 수면에 도움이 되는 지지를 제공한다.
환자의 자리 이동, 신체 강박, 카테터의 사용을 자제하고, 변비가 생기지 않게 주의한다. : 낙상의 위험이 높거나 환자가 카테터를 제거하는 등 행동조절이 되지 않음에도 적절한 주의감독이 어려운 경우에만 제한적으로 신체 강박을 사용하여야 하며, 이때에는 의무기록을 명확히 하고, 잦은 환자 상태 체크, 적절한 자세 변경을 시행해야 한다.

좀 더 주의 깊게 고려할 점이 있다. 레보도파나 항콜린성 약물 등의 항파킨슨 약물은 섬망을 유발하며, 치매가 공존할 경우 그 위험성이 더 높아진다. 그러나 항파킨슨 약물의 용량을 줄일 때는 운동증상의 악화를 고려하여 조심스러운 용량조절이 필요하다. 항파킨슨 약물의 용량 조정 후에도 섬망이 지속될 경우는 항정신병약물 중 클로자핀의 투약이 권고된다. 그러나 클로자핀의 부작용을 환자가 못 견디거나 규칙적 혈액검사가 불가능할 때는 쿠에티아핀을 고려할 수 있다. 섬망이 말기 환자에게서 발생하였을 때에는 환자 관리의 초점이 섬망의 원인에 대한 공격적인 탐색에서부터 고식적이고 편안하도록 도와주는 경우까지 있을 수 있다. 말기환자에서 섬망이 동반되면, 의사소통의 장애로 환자 본인이 치료와 관련된 의사결정을 하는 것이 어려울 수 있으므로, 사전 의사 결정권(advanced directives) 문제와 건강관리 대리 위임(health care proxy)의 존재여부는 중요한 문제가 된다. 환자가 임종 무렵 어느 범위까지 적극적인 진단적 검사를 진행할지에 대한 바람을 논의할 능력이 있는 조기에 사전 의사 결정을 마련해 놓는 것이 필요할 수 있다.

경과 및 예후

섬망의 발생은 대체로 급작스럽지만, 좌불안석이나 공포와 같은 전조증상이 본격적인 섬망 증상의 발생 수일 전에 나타날 수 있다. 섬망은 일반적으로 기저 원인이 존재하는 한 지속되며, 기저원인이 사라질 경우 지속기간은 1주 미만이다. 원인요소의 확인과 제거 후에 대체로 3~7일 정도에 걸쳐 호전이 되지만, 몇몇 증상은 완전히 회복되는데 2주가량 걸릴 수 있다. 환자의 나이가 많고, 섬망이 지속된 기간이 길수록 호전되는 시간이 오래 걸린다. 섬망에서 호전된 후에는 단지 부분적으로만 섬망 당시의 상황을 기억하며, 환자는 삽화에 대해 나쁜 꿈이나 악몽으로 언급하며 단지 모호하게 기억한다. 몇몇 환자들에서 섬망 이후에 우울증이나 외상후 스트레스증후군(posttraumatic stress disorder, PTSD)이 나타나기도 한다.

섬망의 발생은 더 긴 입원기간, 높은 사망률과 관련이 있다. 예정된 정형외과적 수술을 한 환자들 중 섬망이 나타난 환자들의 경우 수술 후 합병증이 더욱 흔하게 관찰되었다. 섬망 환자들은 요실금, 낙상, 욕창 등 입원 기간 중의 합병증도 더욱 높게 나타났다. 노인에서의 섬망 삽화는 장기적인 기능상태 저하와도 독립적인 연관을 보여 퇴원 후 장기요양시설에 입소할 가능성을 높인다. 아증후군 섬망도 증상이 없었던 환자군에 비해 더욱 긴 입원기간과 높은 사망률, 불량한 기능상태와 관련된다. 섬망이 치매로 발전을 하는지에 대한 주의 깊게 조절된 연구는 없지만, 많은 임상가들은 고령환자에서 섬망 이후 치매로 진행될 수 있다고 여긴다.

알츠하이머 치매

역 사

알츠하이머병(Alzheimer's disease)은 치매 상태를 유발하는 가장 흔한 퇴행성 신경정신질환이다. 1906년 독일 정신과 의사이자 신경병리학자인 알로이스 알츠하이머(Alois Alzheimer)가 51세 여자 환자인 아우구스테 데(Auguste D)의 증례를 최초 보고하였고, 이어 20세기 초 가장 영향력 있는 정신과 의사 중 한 사람이었던 에밀 크레펠린(Emil Kraepelin)이 1910년 독일어판 〈정신의학 교과서, 제10판(Handbook of Psychiatry, the 10th edition)〉에 "알츠하이머병"을 처음 언급함으로써 현재의 명칭으로 불리게 되었다. 현재 알츠하이머병은 노년기 치매의 대표적인 원인 질환으로 알려져 있다. 그러나 1970년대 이전까지만 해도 이 병은 노년기 질환이라기보다는 매우 드물게 발생하는 중년기 치매의 원인으로 생각되고 있었다. 1970년 후반에 이르러서야 노년기 치매의 원인 질환으로서 주목 받기 시작했고, 20세기말 전세계적인 고령화 추세와 함께 환자 수가 급격히 증가하면서 현재는 보건 의료 차원에서뿐만 아니라 사회적인 측면에서도 심각한 문제로 부각되고 있다. 이러한 추세와 더불어 지난 30여 년 동안 알츠하이머병에 대해 다양한 측면에서 많은 연구가 수행되었고 이를 기반으로 발병 기전에 대한 이해가 크게 높아지고 진단과 치료 측면에서 많은 변화와 발전이 있었다.

유병률

알츠하이머병은 가장 흔한 치매 원인 질환으로서, 전체 치매 원인의 약 55~70%를 차지한다. 대부분의 지역사회 기반 알츠하이머병 유병률 연구는 노인 인구를 대상으로 시행되었다. 국내의 대표적인 역학 연구들에서 65세 이상 노인의 전체 치매 유병률은 6.3~13.0%, 알츠하이머병 유병률은 4.2~5.7%로 나타났다. 65세 이전에 발생하는 조기발병(early-onset) 알츠하이머병의 유병률에 대한 연구는 매우 제한적이다. 일본에서 시행된 지역사회 기반 유병률 연구에서는 전체 65세 미만 인구에서 치매 유병률은 10만 명당 42.3명, 알츠하이머병 유병률은 10만 명당 10.6명으로 나타났다. 국내의 경우 조기발병 알츠하이머병에 대한 지역사회 기반 유병률 연구는 아직 없는 상태이다.

임상 양상

전반적 진행 경과

알츠하이머병은 기억력으로 대표되는 인지기능이 매우 서서히 시작하여 점진적으로 악화되는 경과를 특징적으로 보인다. 초기 단계에서는 경미한 최근 기억장애가 특징적이며, 이후 여러 가지 영역의 인지기능의 저하 및 정신행동증상을 보이다가 말기 단계에 이르면 대부분의 인지기능이 소실되고 신경학적 증상 및 기타 신체적 이상이 출현하게 된다. 전형적인 알츠하이머병의 진행 경과를 3단계로 요약해보면 다음 표 23-8과 같다. 알츠하이머병은 최초 증상 발현 이후 평균 10.3년 정도 생존하는 것으로 알려져 있으나 개인별로는 2년에서 20년의 분포를 보일 정도로 차이가 매우 크다.

증 례

72세 여자 환자가 기억력 장애와 주변 사람을 의심하는 증상을 주소로 가족들과 함께 내원하였다. 기억력 장애는 약 3~4년 전부터 서서히 시작되었고 점차 진행하는 양상이었다. 일상에서 며칠 전에 본인이 겪은 중요한 사건을 잊을 뿐만 아니라 오전에 있었던 대부분의 일을 오후에는 잊고 기억을 상기시켜 드려도 알지 못했다. 그러나 오래 전 과거의 일은 기억하고 있었다. 물건이나 사람의 이름을 대기 힘들어하고 대화 중 내용이 이해되지 않아 반복해서 물어보는 경우도 자주 있었다. 집안일을 도와 주려고 하지만 오히려 일을 엉망으로 만들어 가족들이 못하도록 말릴 때가 많았다. 최근 들어서는 본인의 물건이 없어졌다면서 주변 사람을 의심하고 짜증 내는 경우가 빈번해졌고, 본인 집에 있으면서도 자기 집이 아니라고 우겨서 가족들이 놀라 병원에 모시고 오게 되었다. 중졸 학력으로 과거 수술 등의 특별한 병력은 없으며, 고혈압, 고지혈증, 당뇨병 등의 만성질환 및 복용 약물도 없었다. 환자는 신체적 검진 및 신경학적 검진 상 이상 소견은 없었다. 아울러 외래에서 시행한 간이정신상태검사(Mini-Mental Status Examination, MMSE)는 16점이었다. 외래 진찰을 마친 후 시행한 자기공명영상 검사상 대뇌피질의 전반적 위축 소견 및 내측두엽 부위 위축소견 외 특이 소견은 관찰되지 않았다. 그 외 심전도, 흉부 X-선 검사, 채혈을 통해 확인한 갑상선 기능, 비타민 B12 및 엽산 농도, 매독검사, 간 기능, 신장기능, 콜레스테롤 등 지질농도 검사 소견 등은 모두 정상 범위에 속했다.

임상 증상

알츠하이머병에서 나타날 수 임상증상은 크게 인지장애증상, 정신행동증상, 그리고 신체증상으로 구분할 수 있다.

표 23-8. 알츠하이머병 진행단계와 특징적 증상

단 계	특징적인 증상
초 기	일상생활에 있어 약간의 주변 도움이 필요한 상태(minimally dependent) – 최근 기억(삽화기억) 저하, 먼 과거 기억(주로 의미기억)은 잘 유지 – 시간 지남력 장애, 공간 지남력은 대체로 유지 – 경미한 언어장애(단어찾기곤란) – 일상생활이나 사회활동으로부터의 회피반응 – 정신행동증상 중 기분 변화(우울증, 짜증, 무감동) 또는 의심
중 기	일상생활에 있어 상당한 정도의 도움이 필요한 상태(mild to moderately dependent) – 최근 기억은 금방 소실, 먼 과거 기억도 저하되기 시작 – 시간 및 공간 지남력 장애 – 언어 표현력 및 이해력의 저하가 나타나기 시작함 – 다양한 정신행동증상이 빈번하게 출현
말 기	거의 전적으로 주변의 도움에 의존하여 생활하는 상태(totally dependent) – 대부분의 기억 소실 – 사람 지남력 장애(가족이나 가까운 친지를 알아보지 못함) – 언어표현이나 이해력이 매우 제한됨(함구증을 보이기도 함) – 행동증상 빈번하나 중기에 비해 감소 경향 – 신체 및 운동증상 출현(대소변 실금, 보행장애, 경직 등이 출현하기 시작하여 결국에는 와상 상태; 폐렴, 요로 감염, 욕창 등이 빈번하게 출현)

인지장애 증상

① 기억장애

기억 장애는 알츠하이머병에서 가장 핵심적인 증상이다. 알츠하이머병은 보통 최근 기억(recent memory) 장애로 시작된다. 최근 기억이란 새로운 정보(최근 사건, 대화 내용, 약속, 물건 둔 곳, 새로 들은 사람 이름 등)를 저장하고 회상해 낼 수 있는 능력을 가리키는 것으로 새로운 정보가 시간과 공간의 맥락에서 기억된다는 점에서 삽화 기억(episodic memory)에 해당된다. 최근 기억에 비해 먼 과거 기억, 즉 오래된 정보에 대한 기억은 초기 단계에서 비교적 잘 보존되며 병이 진행하면서 점차 손상되는 경향을 보인다.

② 언어장애

언어 장애는 알츠하이머병에서 두 번째로 두드러진 인지장애 증상이다. 언어 장애는 보통 자발적으로 말하는 도중에 경험하는 단어찾기곤란(word finding difficulty)으로 시작되어 이름대기 곤란(명칭 실어증), 언어이해력 저하순으로 진행하는 경향을 보인다. 단어찾기곤란 증상과 관련해서 초기 알츠하이머병 환자들은 말할 때 적절한 단어가 잘 떠오르지 않는다는 호소를 자주 하며 떠오르지 않는 단어를 에둘러 설명하려고 애쓰는 에둘러말하기(circumlocution) 증상을 보이기도 한다. 병이 진행함에 따라 이름대기 곤란이 심해지며 구어 표현의 내용도 점차 빈약해지고 모호해진다. 구체적인 명사나 고유명사 대신 그, 그녀, 그것과 같은 대명사를 사용하는 빈도도 증가한다. 더 진행하면 언어 이해력의 손상이 나타나고, 말기에 이르면 언어로 인식될 수 없는 소리만 반복하거나 함구증 상태에 놓이게 된다.

③ 시공간 인식 및 구성능력 장애

알츠하이머병에서 기본적인 시각 기능은 말기 단계까지 잘 보존되는 반면 공간지남력을 포함한 시공간 인식과 구성능력의 손상이 초기 단계에서부터 나타날 수 있다. 이로 인해 익숙하지 않은 곳에서 길을 잃어버리거나 진행된 경우 집안에서 방이나 화장실을 찾지 못하게도 된다. 또한 진행된 단계에서는 적절한 시각 정보가 주어짐에도 불구하고 사물을 인식하지 못하는 시각 실인증(visual agnosia)을 보이며, 때로는 익숙한 사람의 얼굴을 알아보지 못하는 얼굴인식불능증(prosopagnosia)을 보이기도 한다. 이와 관련하여 거울에 비친 자신의 얼굴을 알아보지 못하는 거울 징후(mirror sign)가 나타나기도 한다.

④ 실행증

실행증(apraxia)은 초기 단계에서는 드물지만 중기 단계 이후 빈번하게 나타난다. 실행증이란 일차 운동 및 감각 기능의 손상이 없는데도 학습된 운동 동작을 수행하지 못하는 것이다. 중등도 내지 중증 알츠하이머병 환자는 커피를 타거나 편지지를 접어 봉투에 넣는 동작과 같이 복잡한 일련의 동작을 순서대로 시행하지 못하는 관념 실행증(ideational apraxia)을 자주 보인다. 일부 환자는 과제의 목적과 순서를 알지만 단순한 몸 동작(양치질, 망치질, 수저질, 촛불 끄기 등)에 대한 명령 또는 따라하기 요구를 제대로 시행하지 못하는 관념 운동 실행증(ideomotor apraxia)을 보이기도 한다.

⑤ 수행기능 장애

알츠하이머병 초기부터 경미한 수행기능 장애(executive dysfunction)가 동반될 수 있다. 수행기능은 뇌 전두엽 기능과 관계되며 계획수립, 목표지향적 행동, 추상적 사고, 판단 및 추론, 통찰 등의 고위 기능이 포함된다. 알츠하이머병 병리로 인해 전두엽 기능이 손상되면 문제해결능력이나 판단력, 복잡한 계산이나 재정관리능력 등에 문제가 생길 수 있고, 그 밖에도 자신의 인지 장애에 대한 통찰(insight) 부족, 작업 기억의 문제, 주의력의 문제, 자발적 활동이나 동기의 저하 등이 나타날 수 있다.

정신행동증상

알츠하이머병은 인지 기능의 저하뿐만 아니라 무감동, 정신병증상, 우울증, 불안, 초조 행동, 생장 증상들 등의 비인지 기능의 장애를 흔히 동반한다. 1999년 세계노인정신의학회(International Psychogeriatric Association, IPA)에서 이러한 비인지기능 장애 증상들을 포괄하는 용어로 '치매의 정신행동증상(behavioral and psychological symptoms of dementia, BPSD)'을 사용하기 시작하였고, 이후 관련 연구들이 보다 체계적으로 진행되고 있다. BPSD는 환자의 조기 시설입소, 삶의 질 저하, 보호자의 고통이나 의료비 증가 등을 유발하는 심각한 증상 영역이지만 인지장애에 비해 상대적으로 치료 효과가 좋은 편이라 조기에 발견하고 평가하여 적절한 치료를 제공하는 것이 임상적으로 매우 중요하다.

① 무감동

무감동은 기질적 원인에 의한 동기의 상실을 가리키는 것으로 초기부터 말기까지 높은 빈도로 나타난다. 임상적으로는 감정표현의 감소 또는 어리둥절한 표정, 자발성이나 주도성의 감소, 사회적 활동이나 관계의 위축, 새로운 사건에 대한 무관심 등으로 나타난다.

② 정신병 증상

알츠하이머병에서 정신병 증상(psychotic symptoms)은 초기에도 나타나기는 하지만 주로 중기 이후에 발현되는 경향을 보인다. 알츠하이머병에서 나타나는 정신병 증상은 크게 망상과 환각을 들 수 있다. 알츠하이머병에서는 상대방을 의심하는 망상이 많으며 구체적으로는 도둑망상(delusion of theft), 부정망상(delusion of infidelity), 유기망상(delusion of abandonment) 등이 흔하다. 알츠하이머병에서 나타나는 망상이나 환각은 조현병(schizophrenia)이나 루이소체 치매에서 나타나는 정신병 증상에 비해 덜 구조화된 경향을 보인다.

③ 우울증

우울 증상은 알츠하이머병 환자의 80% 이상에서 동반된다는 보고가 있을 정도로 매우 흔한 행동심리증상이다. 그러나 주요우울삽화에 해당될 정도로 심각한 우울증은 이보다는 낮은 빈도를 보이며 많은 경우 이보다 경한 우울 상태를 보인다. 또한 알츠하이머병에 동반된 우울 증상 중 일부, 즉 수면장애, 체중감소, 흥미저하, 피로, 정신운동지체 등의 증상은 우울증이 없는 알츠하이머병 환자에서도 신체 증상이나 무감동 증상의 일부로서 나타날 수 있기 때문에 감별에 주의가 필요하다.

④ 불안

불안은 다른 심리행동 증상과 연관되어 나타나거나 독립적으로 나타날 수도 있다. 불안한 환자들은 이전과 달리 자신의 재정, 건강, 미래 등에 대한 걱정을 표현하고, 집을 벗어나는 것과 같이 이전에는 전혀 스트레스가 되지 않았던 활동에 대한 두려움을 나타내기도 한다. 알츠하이머병에 동반되는 흔한 불안 발현 양상으로 '고도 증후군(Godot syndrome)'이 있다. 고도 증후군이란 향후 다가올 미래에 대해 불안해 하여 그것에 대해 반복적으로 질문을 하는 현상을 말한다. 이러한 현상은 인지기능 장애로 인해 상황 파악이나 대처 능력이 저하된 것과 관련될 수 있다. 또 다른 특징적 불안 증상으로 혼자 남겨지는 것에 대한 두려움이 있고, 사람들이 많은 곳, 여행, 어두움, 목욕과 같은 활동 등에 대해서도 공포 반응을 보일 수 있다.

⑤ 초조 행동

일반적인 의미에서 초조(agitation)란 내적인 심리적 긴장에 의해 조바심을 내거나 왔다갔다하는 등의 안절부절못하는 행동을 의미하는 것이지만, 알츠하이머병의 정신행동증상 기술에 사용되는 경우에는 다양한 종류의 부적절한 행동을 포괄하는 용어로 사용된다. 즉, 알츠하이머병의 초조행동에는 배회, 반복행동 또는 반복적인 질문, 신체적 또는 언어적 난폭행동, 도움에 대한 거부 또는 반항, 불평, 의미 없이 왔다갔다하는 행동, 쓰레기 등의 수집행동, 고함 지르기, 옷 벗기 등이 포함된다. 이러한 초조는 알츠하이머병에서 약 70% 이상의 환자에서 나타날 정도로 흔하다. 전반적으로 병이 진행함에 따라 초조행동의 빈도가 증가하는 양상을 보이지만 말기 단계에 이르면 빈도가 오히려 감소한다. 초조 증상의 발현과 관련되는 요인들로는 신체적 이상, 주변 환경(물리적 환경 및 주변 사람) 변화나 자극, 동반된 우울이나 정신병적 증상, 인지기능의 저하 등이 있으며, 알츠하이머병으로 인한 뇌 상태의 변화 역시 중요한 역할을 한다. 특히 초조행동이 갑작스럽게 출현하거나 악화되는 경우 통증이나 감염을 비롯한 신체 질환의 발생 또는 악화 때문인 경우가 흔하므로 주의를 요한다.

⑥ 수면, 식욕, 성적 행동 관련 증상

알츠하이머병에서 수면, 식욕, 성적 행동 등 생장 기능과 관련된 증상들도 약 50%에서 나타난다. 수면 변화로는 빈번한 야간 각성, 수면 분절, 서파 수면(3, 4단계 수면) 및 렘수면 감소, 렘수면잠복기 증가 등이 대표적이다. 일몰증후군(sundowning), 즉 야간 초조 행동 증가는 체온 주기의 위상 지연을 보이는 일주기리듬 이상과 연관될 수 있다. 알츠하이머병 경과 중 우울증 여부와 무관하게 식욕이 증가되거나 혹은 감소될 수 있다. 대부분의 환자들은 말기에 가면 결국 심각한 체중감소 상태에 이른다. 일부 환자들이 일시적으로 성욕이 증가되는 시기를 나타내기도 하고 부적절한 성적 행동을 보이기도 하지만 통상적인 경우 성적 활동은 감소된다.

신경학적 증상 및 기타 신체적 이상

초기 알츠하이머병 환자는 신경학적 검사상 대개 정상 소견을 보인다. 만일 초기 환자가 심각하거나 혹은 편측성 신경학적 이상을 보인다면 알츠하이머병 외 다른 질환의 가능성을 우선 고려하여야 한다. 추체외로징후(extrapyramidal signs)나 보행장애, 근간대경련(myoclonus) 등도 동반될 수 있지만 초기에는 드물고 말기에 가까워질수록 빈도가 증가한다. 알츠하이머병 말기에 가까워지면서 의사소통, 보행, 대소변 조절, 위생관리 등이 모두 불가능해져 전적으로 다른 사람에게 의존해야 하는 상태가 된다. 말기 단계 알츠하이머병 환자는 대개 와상 상태에 따른 합병증, 즉 흡인성 폐렴, 요도 감염, 패혈증, 폐색전증 등으로 사망하게 된다.

진 단

진단 기준

전통적으로 임상 진단기준에 근거하여 알츠하이머병을 진단한다는 것은 알츠하이머병에 의한 치매를 진단함을 의미한다. 즉, 먼저 치매 증후군에 해당하는지를 확인하고, 치매인 경우 원인이 알츠하이머병에 기인할 가능성을 뒷받침하는 임상적 증거를 확보함으로써 알츠하이머병에 의한 치매를 진단하는 것이다. ICD-10 진단지침이나 DSM-IV 진단기준에서는 이러한 기본 틀이 유지되었다. 그러나 최근 제안된 DSM-5 및 미국 국립노화연구소-알츠하이머 협회(National Institute on Aging-Alzheimer's Association, NIA-AA) 알츠하이머병 진단 체계에서는 알츠하이머병에 의한 치매뿐만 아니라 아직 치매가 아닌 단계, 즉 경도인지장애 단계 또는 전임상 단계에서도 알츠하이머병을 시사하는 증거가 있을 경우 알츠하이머병으로 진단을 내리는 것을 허용하고 있어 진단 패러다임에서 큰 변화가 일어나고 있는 상태이다.

표 23-9. 알츠하이머병으로 인한 신경인지장애의 DSM-5 진단기준

신경인지장애의 진단기준(공통)

I. 주요신경인지장애 기준

A. 다음에 근거하여 이전 수행수준으로부터 하나 또는 그 이상의 인지영역(복잡한 주의력, 실행기능, 학습과 기억, 언어, 지각-운동 또는 사회인지)에서 심각한 인지저하의 증거가 있음
   1. 심각한 인지저하가 있다고 본인, 정보제공자 또는 임상의사가 걱정
   2. 표준화된 신경심리검사상 이를 뒷받침하는 상당한 손상 소견을 보임(이러한 검사가 없으면 다른 정량화된 임상 평가도 가능)

B. 인지결손이 독립적인 일상생활 활동을 저해함(즉, 적어도 돈을 지불하거나 약을 관리하는 복잡한 도구적 일상 기능 수행에 도움이 필요해야 함)

C. 인지결손이 섬망의 경과 중에만 나타나지 않음

D. 인지결손이 다른 정신장애(예: 주요 우울장애, 조현병)로 더 잘 설명되지 않음

II. 경도신경인지장애 기준

A. 다음에 근거하여 이전 수행수준에 비해 하나 또는 그 이상의 인지영역(복잡한 주의력, 실행기능, 학습과 기억, 언어, 지각-운동 또는 사회인지)에서 경도 인지 저하의 증거가 있음
   1. 본인, 정보제공자 또는 임상의사가 인지기능의 경도 저하를 걱정
   2. 표준화된 신경심리검사 또는 다른 정량적인 임상평가에서 확인되는 인지기능의 경도 저하

B. 인지결손이 독립적인 일상생활 활동을 저해하지 않음(즉, 돈을 지불하거나 약을 관리하는 복잡한 도구적 일상 수행 기능은 보존되나 이를 위해서는 많은 노력이나 보상전략, 또는 적응이 필요할 수도 있음)

C. 인지결손이 섬망의 경과 중에만 나타나는 것은 아님

D. 인지결손이 다른 정신장애(예: 주요 우울장애, 조현병)로 더 잘 설명되지 않음

알츠하이머병으로 인한 주요 또는 경도 신경인지장애의 진단기준

A. 주요신경인지장애 또는 경도신경인지장애 진단기준을 충족

B. 1개 이상의 인지 영역에서 인지감퇴가 서서히 시작되고 점진적으로 진행하는 소견(주요신경인지장애인 경우 적어도 2개 이상의 인지 영역의 손상이 있어야 함)

C. 다음의 거의 확실한(probable) 알츠하이머병 또는 가능 알츠하이머병 진단기준을 만족:

알츠하이머병으로 인한 주요 신경인지장애의 경우:

거의 확실한 알츠하이머병은 아래 1, 2 중 하나 이상이 나타나면 진단 가능함

그렇지 않으면 **가능성 있는(possible) 알츠하이머병**으로 진단해야 함

1. 가족력 또는 유전자 검사상 원인적인 알츠하이머병 유전자 돌연변이의 증거
2. 다음 3가지 모두 충족
   a. 기억 및 학습, 그리고 적어도 하나 이상의 다른 인지영역 저하의 명백한 증거(자세한 병력 또는 반복적인 신경심리평가에 근거함)
   b. 지속적으로 진행하는 점진적인 인지기능 저하. 지속되는 정체기는 없어야 함.
   c. 혼재된 병인의 증거가 없음(즉, 인지저하에 기여할 것으로 보이는 다른 신경퇴행성 또는 뇌혈관 질환, 또는 다른 신경과, 정신과 장애, 전신 질환이나 상태가 없음).

알츠하이머병으로 인한 경도 신경인지장애의 경우:

거의 확실한 알츠하이머병은 가족력 또는 유전자 검사상 원인적인 알츠하이머병 유전자 돌연변이의 증거가 있으면 진단 가능하고, 원인적인 알츠하이머병 유전자 돌연변이의 증거가 없는 경우라면 아래 3가지를 모두 충족하면 **가능성 있는 알츠하이머병**으로 진단해야 함

1. 기억 및 학습 저하의 명백한 증거
2. 지속적으로 진행하는 점진적인 인지기능 저하. 지속되는 정체기는 없어야 함
3. 혼재된 병인의 증거가 없음(즉, 인지저하에 기여할 것으로 보이는 다른 신경퇴행성 또는 뇌혈관 질환, 또는 다른 신경과, 정신과 장애, 전신 질환이나 상태가 없음)

D. 인지장애가 뇌혈관질환, 다른 신경퇴행성질환, 물질 영향, 또는 다른 정신과, 신경과 장애 및 전신질환에 의해 더 잘 설명되지 않음

〈Reprinted with permission from the Diagnostic and Statistical manual of Mental Disorders, Fifth Edition (Copyright 2013). American Psychiatric Association.〉

DSM-5 알츠하이머병으로 인한 신경인지장애 진단기준

2013년 미국 정신의학회가 발간한 정신장애의 진단 및 통계 편람 제5판(Diagnostic and Statistical Manual of Mental Disorders, 5th edition, DSM-5)에서는 치매뿐만 아니라 보다 경한 인지장애 단계인 경도 신경인지장애(mild neurocognitive disorder) 상태에서도 임상적으로 알츠하이머병을 진단 내릴 수 있게 하였다. 아울러 치매의 명칭도 dementia 대신 주요 신경인지장애(major neurocognitive disorder)라는 용어를 사용했다. 그래서 DSM-5 기준에 따를 경우 알츠하이머병은 알츠하이머병으로 인한 주요 신경인지장애(major neurocognitive disorder due to Alzheimer's disease)또는 알츠하이머병으로 인한 경도 신경인지장애(mild neurocognitive disorder due to Alzheimer's disease)로 진단하게 된다. 자세한 진단 기준 내용은 표 23-9에 나와있다.

NIA-AA 알츠하이머병 진단 가이드라인

미국 국립노화연구소(National Institute of Aging, NIA)와 알츠하이머협회(Alzheimer Association, AA)의 후원을 받는 연구그룹은 2011년 NIA-AA 알츠하이머병 진단 가이드라인을 발표하였다. NIA-AA 진단 가이드라인은 알츠하이머병을 임상적 발현 수준에 따라 알츠하이머병 치매뿐만 아니라 알츠하이머병에 의한 경도인지장애, 전임상기 알츠하이머병을 각각 진단할 수 있도록 했다. 또한 임상 진단 시 필수적이지는 않지만 연구 차원에서 진단을 내릴 경우 바이오마커를 진단 기준에 반영하여 진단 정확도를 높일 수 있도록 한 것도 이 진단 가이드라인의 중요한 특징이다.

ICD-10 알츠하이머병의 치매 진단지침

국제질병분류 제10판(International Classification of Diseases, 10th revision, ICD-10)의 알츠하이머병의 치매(dementia in Alzheimer's disease)진단은 질병통계, 보험청구 등에서 주로 활용되고 있다. 여기서는 치매에 대한 진단 지침과 알츠하이머병의 치매 진단 지침의 단계적 구조를 가지고 있다. ICD-10 치매 진단 지침에서는 치매를 진단하기 위한 기능적 이상을 씻기, 옷입기, 식사, 개인위생, 대소변 활동 등 기본적 일상생활활동의 이상으로 정의하고 있어, 이 기준을 사용할 경우 도구적 일상생활활동 이상을 치매 진단의 역치로 하는 다른 진단 기준에 비해 보다 심각한 상태에 이르러야 치매로 진단하는 것이 가능하다. 또한 인지기능의 저하 및 이로 인한 장애가 최소 6개월 이상 지속되어야 한다는 점을 명시하고 있다는 점, 65세 이전에 발생하는 조발성 알츠하이머병의 치매와 65세 이후 발병하는 만발성 알츠하이머병의 치매 등을 아형으로 구분하고 있다는 점도 ICD-10 기준의 특징이다.

임상진행단계 평가

알츠하이머병의 임상진행단계를 평가를 하는 이유는 시기에 맞는 적절한 치료나 조호의 제공, 경과나 치료효과 판정, 예후 예측, 질병 통계 등 여러 측면에서 매우 중요하기 때문이다. 대부분의 임상진행단계평가는 환자 및 보호자 면담으로부터 얻어진 인지 또는 사회적 기능 저하 수준에 대한 정보를 기반으로 이루어진다. 가장 널리 사용되고 있는 임상진행단계평가 도구로는 임상치매평가척도(Clinical Dementia Rating, CDR)와 전반적 퇴화 척도(Global Deterioration Scale, GDS)가 있다.

진단 관련 바이오마커

알츠하이머병의 확진은 특징적으로 나타나는 뇌 조직병리 소견을 확인함으로써 가능하다. 그러나 살아있는 환자에서 뇌 조직병리를 확인하는 것은 매우 어려우므로 현재 임상 진료 상황에서는 병리소견의 확인을 통한 확진이 아닌 DSM-5, ICD-10 등의 진단기준에 따른 임상적인 진단이 사용되고 있다. 그러나 최근 알츠하이머병의 뇌 병리를 반영할 수 있는 바이오마커가 발전되어 살아있는 상태에서도 확진에 가까운 진단을 내릴 수 있는 가능성이 높아지고 있다. 현재도 뇌영상 바이오마커의 경우 초기 알츠하이머병의 진단 정확도 향상을 위해 활용되고 있다.

뇌영상 바이오마커

구조적 뇌영상, 특히 뇌 MRI상 대뇌 피질 위축 소견은 알츠하이머병과 관련된 국소 신경세포소실과 관련되며 임상적으로 알츠하이머병 진단 정확도를 높일 수 있는 뇌영상 바이오마커로 활용된다. 특히 해마(hippocampus)를 포함하는 내측두엽(medial temporal lobe)의 위축은 알츠하이머병 치매 초기 단계에서부터 나타나 조기 진단에 중요한 정보를 제공한다. 알츠하이머병이 더 심한 단계로 진행하게 되면 광범위한 대뇌 피질의 위축, 뇌실 확장 등의 변화가 구조적 뇌 영상에서 확인된다.

뇌 포도당 대사 정도를 정량화하여 신경세포의 기능상태 또는 시냅스 활성 정도를 영상화할 수 있는 [^{18}F]-fluorodeoxyglucose(FDG)-positron emission tomography(PET) 등의 기능적 뇌 영상기법도 알츠하이머병 조기 진단을 위해 활용된다. FDG-PET상 알츠하이머병의 특징적인 변화는 측두엽과 두정엽(temporo-parietal lobe) 대사저하 소견이다.

최근 알츠하이머병의 핵심 병리인 아밀로이드판 등 베타 아밀로이드 단백질(beta-amyloid protein, Aβ) 응집 상태 자체를 영상화할 수 있는 PET 리간드들도 개발되어 연구 분야에서 활발히 사용되고 있다. 이러한 리간드들을 이용한 아밀로이드 PET 영상은 살아있는 상태에서 확진 수준의 신경병리적 진단을 가능하게 하여 알츠하이머병 진단의 정확도를 높일 수 있을 뿐만 아니라 임상 증상이 발현되기 이전 단계로 알츠하이머병 진단 시기를 앞당기는 데 크게 기여할 것으로 보인다.

뇌척수액 바이오마커

뇌척수액 내 $A\beta_{1-42}$의 감소, 전체 타우(total tau) 및 인산화 타우(phospho-tau) 단백질의 증가 등이 알츠하이머병의 중요 바이오마커로 거론되고 있다. 그러나 많은 가능성에도 불구하고 뇌척수액 바이오마커는 뇌척수액 채취 과정의 침습성, 검사기관간 표준화의 부족 등의 한계를 안고 있어 널리 사용되지는 못하고 있다.

발병 위험 요인

많은 역학 연구를 통해 알츠하이머병 위험을 증가 혹은 감소시키는 다양한 요인이 알려졌다. 이러한 요인들은 크게 사회인구학적 위험요인, 유전적 요인, 질병 및 생활습관 요인으로 구분해볼 수 있다.

사회인구학적 요인

고 령

고령은 알츠하이머병의 가장 일관되고 강력한 위험인자이다. 알츠하이머병을 비롯한 치매 유병률은 연령증가에 따라 대체로 지수함수적인 증가를 나타내는데 대략 매 5년마다 두 배씩 늘어나는 경향을 보인다.

여 성

많은 유병률 연구에서 여성은 남성에 비해 높은 알츠하이머병 유병률을 보인다. 이러한 유병률의 차이는 상당 부분 여성이 남성보다 장수하기 때문이기도 하지만 생존기간의 차이를 보정한 이후에도 여성이 남성에 비해 높은 유병률을 보이는 것으로 확인되었다. 이는 생존 기간 이외 남녀 간 호르몬의 차이 등의 생물학적 차이가 부분적으로 알츠하이머병 유병률에 영향을 미치는 것으로 추정된다.

낮은 교육

저학력은 많은 연구에서 알츠하이머병을 비롯한 여러 치매의 발병위험을 증가시키는 것으로 나타났다. 학력이 높은 사람들은 생물학적인 혹은 행동적인 측면에서 인지적 예비력(cognitive reserve)이 많아 뇌기능의 손상에 보다 오랫동안 견딜 수 있다는 가설이 유력하다.

유전적 요인

APOE ε4 대립유전자

아포지단백 E(apolipoprotein E, APOE)는 중성지방의 대사와 체내 콜레스테롤 수치에 연관된 단백질로 중추신경계에서 수초와 축삭돌기 세포막의 복원, 성장, 유지에서 중요한 역할을 한다. APOE에 대한 대립유전자에는 ε2, ε3, ε4의 세 가지 유형이 존재한다. 알츠하이머병 발병과 관련하여 APOE 유전자형이 영향을 미치는데, ε4 대립유전자를 가진 사람은 그렇지 않은 경우에 비해 알츠하이머병의 발병 위험이 높다고 알려져 있다. ε4 대립유전자가 없는 군에 비해 ε4 대립유전자를 한 개 가진 군은 약 2~3배, 두 개를 가진 군은 15~17배의 상대위험도비를 보이는 것으로 보고되었다. APOE ε4 대립유전자는 알츠하이머병의 위험률을 증가시킬 뿐만 아니라 발병 연령도 낮추는 것으로 알려져 있다.

가족력

가족력은 여러 연구에서 일관되게 알츠하이머병의 위험요인으로 보고되었다. 알츠하이머병 환자의 가족에서 알츠하이머병의 위험이 증가되는 것은 APOE ε4 대립유전자만으로 설명되지 않으며 그 외의 다른 유전적 혹은 비유전적인 가족성 요인이 기여하는 것으로 보인다.

다운 증후군

다운 증후군(Down syndrome) 환자는 40세까지 생존할 경우 대부분 뇌에 알츠하이머병 특이 뇌 병변을 나타낸다.

질병 및 생활습관 요인

질병 및 생활습관 요인은 수정의 여지가 있으므로 사회인구학적 요인이나 유전적 요인에 비해 예방적인 관점에서 더욱 중요하다.

혈관성 위험요인

고혈압, 당뇨병, 심혈관질환이나 뇌혈관질환, 고콜레스테롤혈증, 비만 등과 같은 혈관성 위험요인은 혈관성 치매뿐만 아니라 알츠하이머병의 위험을 증가시킨다. 특히 중년기의 고혈압, 당뇨병, 비만, 고콜레스테롤혈증이 노년기 알츠하이머병의 위험을 증가시키는 것으로 알려져 있어 이러한 요인을 중년기부터 잘 관리하는 것이 알츠하이머병의 예방 측면에서 매우 중요하다.

흡 연

일부 연구에서 흡연이 알츠하이머병의 위험을 낮추는 것으로 보고되기도 했으나 이후 시행된 전향적 또는 메타 분석 연구들을 통해 흡연이 알츠하이머병 위험도 높이는 것으로 밝혀졌다. 흡연이 알츠하이머병 위험을 낮추는 것으로 잘못 보고된 것은 흡연군에서 암 등 신체 질환의 빈도가 높고 이로 인해 알츠하이머병 고위험군이 일찍 사망하여 발생된 선택치우침(selection bias) 때문이다.

음 주

중년기의 과도한 음주는 노년기의 치매 및 알츠하이머병 위험을 증가시킨다. 그러나 소량의 음주는 알츠하이머병의 위험을 낮추는 것으로 알려지고 있다. 따라서 음주와 치매 또는 알츠하이머병 사이에 J형 또는 U형의 관계가 있는 것으로 보인다.

우울증

이전의 우울증의 병력이 알츠하이머병의 위험을 다소 높이는 것으로 알려져 있다. 이를 설명하는 기전으로 우울증이나 스트레스가 해마의 위축을 유발하거나 혈관적인 병리를 증대시켜 알츠하이머병 병리에 대한 취약성을 증가시키는 것으로 보인다.

사회 활동, 신체활동 및 정신 활동

사회적 고립이 치매 위험을 증가시키는 반면, 중년 이후의 사회적 참여가 치매나 알츠하이머병의 위험 감소와 관련된다. 규칙적인 신체 활동도 알츠하이머병 위험을 낮추는 매우 중요한 요인인데 걷기와 같은 저강도 신체활동만으로도 치매나 인지기능저하위험을 낮추는 데 도움이 된다. 독서, 문화활동, 사회적 친목 활동, 악기연주, 댄스, 정원 가꾸기, 스포츠 활동, 라디오 청취 또는 TV 프로그램 시청 등 정신적인 노력이 동반되는 여러 가지 레저 활동들도 치매나 알츠하이머병에 대한 예방에 도움이 된다.

병태생리

신경병리

알츠하이머병 환자의 뇌는 육안 소견상 대뇌 위축이 두드러지며 이로 인해 뇌 이랑(gyrus)이 좁아지고 뇌 고랑(sulcus)은 넓어지는 양상을 보인다. 뇌 절단면상 뇌 실질이 위축되어 있고 이에 따라 이차적으로 뇌실(ventricle)이 팽창되는 소견이 관찰된다. 알츠하이머병 환자의 뇌에서 관찰되는 대표적인 현미경 소견은 아밀로이드판{amyloid plaque(=노인판, senile plaques) 또는 신경판(neuritic plaque)}과 신경원섬유매듭(neurofibrillary tangle)이며, 그 밖에 과립공포변성(granulovacuolar degeneration), 아밀로이드 혈관변성(amyloid vascular degeneration) 등도 관찰된다. 아밀로이드판은 신경세포 밖에서 관찰되는 병변으로 베타 아밀로이드(beta-amyloid, Aβ) 단백질 침착물과 이와 뒤섞여 나타나는 변성 상태의 축삭 및 수상 돌기(dystrophic neurite)들로 이루어져있다. 아밀로이드판은 주로 대뇌 피질의 표면에서 잘 관찰된다. 신경원섬유매듭(neurofibrillary tangle)은 신경세포 내 병변으로 비정상적으로 과인산화된 타우(hyperphosphorylated tau) 단백질이 덩어리를 이루면서 축적된 것이다. 전자현미경으로 보면 이 매듭은 쌍립나선형의 섬유(paired helical filament) 구조를 이루고 있다. 신경원섬유매듭은 대뇌피질, 특히 내후각뇌피질(entorhinal cortex), 해마(hippocampus), 편도(amygdala), 기저 전뇌(basal forebrain) 등에서 잘 관찰된다.

유전학

유전학적인 입장에서 알츠하이머병은 두 가지 군으로 구분된다. 첫 번째는 가족성 알츠하이머병으로 유전적인 영향이 매우 강한 군이다. 이들은 대개 60세 이전에 조기 발병하므로 '조기발병 가족성 알츠하이머병(early-onset familial Alzheimer's disease)'으로 분류되기도 한다. 이 조기발병 가족성 알츠하이머병을 일으키는 유전자 돌연변이는 amyloid precursor protein(APP) 유전자(염색체 21번에 위치)와 두 개의 presenilin 유전자(PSEN1, PSEN2: 각각 염색체 14번과 1 번에 위치)에 나타난다. 현재까지 알츠하이머병에 대한 많은 분자유전학적 이해는 상염색체 우성으로 유전되는 이들 유전자 돌연변이와 관련된 조기발병 가족형 알츠하이머병 연구에 기반을 두고 있다. 두 번째 군은 산발성 알츠하이머병으로 가족력이 뚜렷하지 않거나 없는 환자들이다. 이들은 대개 65세 이후에 늦게 발병하는 경향을 보여 '후기발병 알츠하이머병(late-onset Alzheimer's disease)'으로 불리기도 하며 전체 알츠하이머병 환자 중 90% 이상을 차지한다. 산발성 알츠하이머병의 경우에도 유전적 요인이 상당부분 기여할 것으로 추정된다. 앞서 언급된 APOE ε4 대립유전자만이 산발성 알츠하이머병의 확실한 유전적 위험요인으로 알려져 왔으나 최근 시행된 일련의 전장유전체 연관분석(genome-wide association study, GWAS) 연구를 통해 CLU, CR1, PCALM, BIN1 등도 위험 유전자로 알려지고 있다.

발병기전

알츠하이머병의 발병 기전과 원인에 대해서는 정확히 알려져 있지는 않다. 유전적 원인을 포함한 다양한 기여 요인에 의해 Aβ라는 독성을 가진 작은 단백질이 과도하게 만들어져 뇌에 침착되면서 뇌 세포에 유해한 영향을 주는 것이 발병의 핵심 기전으로 알려져 있으나, 그 외에도 뇌 세포의 골격 유지에 중요한 역할을 하는 타우 단백질(tau protein)의 과인산화, 염증반응, 산화적 손상, 콜레스테롤이나 인슐린 관련 이상, 그리고 미토콘드리아 기능 이상 등도 뇌 세포 손상에 기여하여 발병에 영향을 미치는 것으로 보인다.

베타 아밀로이드(β-amyloid, Aβ) 단백질 관련 기전

알츠하이머병 발병과 관련하여 아밀로이드판의 주요 구성물질이면서 세포 독성을 가지는 Aβ 단백질이 발병 기전에 있어 핵심적인 역할을 하는 것으로 알려져 있다. 알츠하이머병 환자 뇌 속에 이 Aβ 단백질의 양은 매우 증가되어 있는데 이는 과다한 생성과 함께 제거 실패가 기여한다. Aβ는 전구 단백질인 아밀로이드 전구 단백질(amyloid precursor protein, APP)로부터 만들어진다. APP의 대사과정(processing)은 아밀로이드 생성경로(amyloidogenic pathway)와 비아밀로이드 생성경로(non-amyloidogenic pathway)로 나누어 지는데, 여러 요인에 의해 아밀로이드 생성경로가 우세해질 때 Aβ의 양이 증가되어 문제가 발생한다. 아밀로이드 생성경로에서는 베타-세크레타제(β-secretase)와 감마-세크레타제(γ-secretase) 효소가 순차적으로 APP를 자르면서 Aβ가 생성된다. 반면, 비아밀로이드 생성경로에서는 알파-세크레타제(α-secretase)가 APP 서열 중 Aβ 부위의 내부를 자르게 됨으로써 Aβ 단백질과는 달리 독성을 나타내지 않는 단백질이 분비된다.

타우 단백질 관련 기전

알츠하이머병의 핵심 병리 중 하나인 신경원섬유매듭(neurofibrillary tangle)의 주요 성분은 비정상적으로 과인산화되고 응집된 타우(tau) 단백질이다. 타우 단백질은 뉴런에 정상적으로 존재하는 주요한 미세소관 연관 단백질(microtubule associated protein, MAP)이다. 정상적인 조건에서 타우 단백질은 튜블린(tubulin)과 결합하여 미세소관(microtubule)으로의 결합을 촉진하고, 그 구조를 안정화시키는 기능을 한다. 알츠하이머병 환자 뇌의 타우 단백질은 정상인 뇌의 타우 단백질에 비해 4~8배 이상 과인산화가 되면서 정상적인 기능을 상실하게 되고 결과적으로 미세관 조립이 억제된다. 뿐만 아니라 과인산화 타우 단백질은 다른 MAP에 결합해서 세포 골격을 더욱 손상시키고 신경세포 사멸을 유도하기도 한다.

신경염증반응

알츠하이머병 발병 기전에서 신경염증반응이 중요한 역할을 하는 것으로 알려지고 있다. 아밀로이드판 또는 Aβ 단백질에 의해 미세아교세포와 별아교세포가 활성화되면서 이 세포들로부터 여러 가지 염증 촉진 시토카인(proinflammtory cytokine)들이 과다하게 분비되어 염증 반응을 유발하고 결과적으로 신경세포 사멸에 기여한다.

산화 손상

산화 스트레스(oxidative stress)는 알츠하이머병을 비롯한 여러 신경계 질환이나 암 등의 주요 발병 기여요인으로 알려져 있다. 신체 여러 장기들 중에서 뇌가 가장 산화 스트레스에 취약한데 이는 1) 높은 산소 소비량, 2) 산화자유기(oxygen free radical)의 공격에 취약한 불포화지방산의 높은 비율, 3) 상대적으로 높은 산화환원 이행 금속 이온(redox transition metal ion)의 양, 그리고 4) 낮은 항산화제(anti-oxidant)의 양 등과 관련된다.

기타 발병기전 관여 요인들

콜레스테롤과 Aβ 단백질의 생성과 응집, 세포 생존과의 연관관계에 대해 많은 연구가 있다. 콜레스테롤은 신경세포 막의 필수성분이며 특히, 지질뗏목(lipid raft)이라 부르는 스핑고지질 섬(sphingolipid island) 내에 축적되어 있다. 막 콜레스테롤의 양은 지질뗏목을 포함해서 APP나 세크레타제가 위치하는 세포막의 안정화에 영향을 줌으로써 Aβ 단백질의 생성과 응집, 제거에 영향을 미치게 된다. 그 밖에도 Aβ 단백질나 타우 단백질 뇌세포 사멸을 일으키는 과정에 미토콘드리아 기능 이상이 매개되는 것으로 알려졌다.

치 료

알츠하이머병 치료 개관

현재 임상에서 사용되고 있는 알츠하이머병 치료는 주로 치매 단계에서 증상을 완화시키거나 또는 증상의 발현을 지연시키는 데 초점이 맞추어져 있다. 알츠하이머병 치료는 목표 증상 영역에 따라 인지장애증상의 치료와 정신행동증상의 치료로 크게 구분할 수 있고, 각각에 대해 약물치료와 비약물적 접근이 시도된다. 인지장애증상에 대해서는 아세틸콜린에스테르분해효소 억제제와 메만틴(memantine)으로 대표되는 약물치료가 우선적으로 권고되지만, 인지재활요법(cognitive rehabilitation therapy)이나 현실지남력훈련(reality orientation training)과 같이 손상되지 않은 인지기능을 자극하거나 저하된 인지영역을 훈련하는 방법도 시도된다. 그 외에도 작업 요법, 미술이나 음악 요법, 다양한 신체 활동 등이 도움이 될 수 있다. 다만, 이러한 비약물적인 치료적 활동은 단발성이 아닌 지속적으로 이루어져야 장기적인 효과를 기대할 수 있다. 또한 활동에서 다루어지는 과제가 너무 쉽거나 어려우면 곤란한데 너무 쉬운 경우 흥미를 유발하기 어렵고 지나치게 어려우면 스트레스와 좌절, 우울감을 유발해서 해가 되기도 한다.

알츠하이머병 치매에 동반된 정신행동증상의 치료는 다른 치매의 경우와 유사하다. 정신행동증상이 나타나는 경우 약물치료를 시도하기 전에 먼저 증상 유발 요인 파악을 포함한 비약물적 접근을 우선적으로 고려한다. 즉, 통증, 변비 등의 환자의 신체적 문제, 돌보는 가족의 우울증, 미숙한 간병 등 정신행동증상 악화에 기여할 수 있는 요인을 면밀히 검토하여 이를 교정해줌으로써 정신과적 약물사용 없이 정신행동증상을 호전시킬 수도 있다. 비약물적 접근만으로 해결이 어려운 경우 약물 치료를 병행하는데 증상의 종류나 양상에 따라 항정신병 약물, 항우울제, 항불안제, 기분안정제, 수면제, 정신자극제 등 다양한 정신과적 약물이 사용된다. 항콜린성 부작용이 있는 약물, 수면제, 벤조디아제핀(benzodiazepine) 계열의 약물은 인지 저하를 유발할 수 있고, 과도한 진정으로 인한 낙상 또는 쓰러지는 사고가 있을 수 있으므로 사용시 주의를 요한다.

현재 사용 중인 알츠하이머병 치료제

알츠하이머병에 동반된 정신행동증상의 치료에 사용될 수 있는 일반적인 정신과적 약물 치료에 대해서는 다른 장에서 자세히 다루어지므로 본 장에서는 인지기능증상에 영향을 주는 아세틸콜린분해효소억제제와 메만틴에 국한하여 기술한다.

아세틸콜린에스테르분해효소 억제제

대표적인 인지기능개선제로 아세틸콜린에스테르분해효소 억제제(acetylcholine esterase inhibitor, AChEI)가 널리 사용되고 있다. AChEI의 작용 기전은 알츠하이머병의 콜린성 가설과 관련이 있다. 콜린성 가설이란 아세틸콜린이 기억과 관련된 뇌 영역에서 중요한 신경전달물질로 작용하며 알츠하이머병에서는 신경세포 소실로 인해 이 신경세포 말단이 위치하고 있는 해마, 대뇌 피질 등의 뇌 영역들에서의 아세틸콜린 결핍이 나타나며 이 때문에 기억 저하가 생긴다는 것이다. AChEI는 아세틸콜린이 신경말단에서 시냅스 간극으로 유리된 후 아세틸콜린분해효소에 의해 빠르게 소멸되는 것을 막아 결핍된 아세틸콜린을 보존하는 기전의 약물이다. 미국 FDA 승인을 받은 AChEI 종류로는 타크린(tacrine, Cognex®), 도네페질(donepezil, Aricept®), 리바스티그민(rivastigmine, Exelon®), 갈란타민(galantamine, Reminyl®)이 있다. 1993년에 최초로 FDA에 승인된 tacrine은 인지기능에 효과를 보였으나 간 독성 문제로 현재는 거의 사용되지 않는다. AChEI는 인지기능개선제로 알려져 있으나 인지기능뿐만 아니라 일상생활기능이나 정신행동증상에도 도움이 되는 것으로 보고되고 있다. 이 약은 주로 경도 내지 중등도 알츠하이머병 치매에서 투여되지만 중증 치매의 경우에도 도움을 주는 것으로 보인다. 투여 초기에 오심, 설사, 불면, 근 경련, 피로, 식욕저하 등의 부작용이 있을 수 있으나 통상 경미한 편이고 일시적이다.

메만틴

메만틴(memantine)은 N-methyl D-aspartate(NMDA) 수용체 길항제(receptor antagonist)로 2001년 미국 FDA에 중등도에서 중증 알츠하이머병 환자 치료제로 승인을 받았다. 메만틴의 작용 기전은 신경 세포 밖의 글루타메이트 증가가 NMDA 수용체의 과도한 활성을 유발하고 이로 인해 세포 내 Ca^{2+} 농도가 급격히 증가되면서 일어나는 세포 독성으로 알츠하이머병의 신경 퇴행에 기여하는 병리 과정을 차단하는 것이다. 메만틴은 주로 중등도에서 중증의 알츠하이머병 치매에 대한 치료제로 사용되는데, 단독 혹은 AChEI와 병합 투여된다.

새로운 치료제 개발 현황 및 전망

AChEI와 같은 인지기능개선제의 치료적 한계를 넘어서는 보다 근본적인 알츠하이머병 치료제 개발의 요구가 지속적으로 있어왔다. 보다 근본적인 치료제란 앞서 제시되었던 알츠하이머병의 발병 기전의 여러 단계들 중 특정 부분에 직접적으로 개입하는 약들이다. 이는 증상 개선이나 지연을 넘어 질병 진행경과를 차단하거나 예방적 투여 시 발병 자체를 억제할 수 있는 약을 말하는 것으로 질병 수정 치료(disease-modifying therapy)라고도 불린다. 최근 임상시험이 시행되었거나 현재 진행 중인 치료제로는 Aβ 단백질의 과다한 생성이나 응집을 차단하는 약물들[알파-세크레타제 촉진제, 베타-세크레타제 억제제/조절제, 감마-세크레타제 억제제/조절제, 수동 또는 능동 면역요법(passive or active immunotherapy) 등], 타우 단백질의 과인산화 또는 응집을 차단하는 약물들[타우 인산화 효소 억제제(tau kinase inhibitor), 타우 응집 억제제 등], 항염증제제나 항산화제 등이 있다. 그러나 아직까지 임상 시험의 전 단계를 통과해 질병 수정 효과가 입증된 치료제는 없는 상태이다.

요 약

본 장에서는 알츠하이머병의 역사, 유병률, 임상양상, 발병 위험요인, 병태생리, 임상진단, 치료 등에 대해 다루었다. 알츠하이머병은 노년기 및 드물게는 중년기 성인에서 발생하는 치매의 가장 흔한 원인 질환으로 전세계적인 고령화와 함께 환자 수가 급격히 증가되면서 보건의료적인 문제를 넘어 사회적인 문제로 부각되고 있다. 알츠하이머병은 기억장애를 포함하여 여러 영역을 포함하는 진행성 인지기능장애를 특징적으로 보이면서, 경과 도중 무감동, 우울, 불안, 환각, 이상행동, 수면장애 등 다양한 정신행동증상을 나타내고, 말기에 가까워져서는 신경학적 이상과 신체적인 문제를 보이면서 사망에 이르게 되는 대표적인 퇴행성 신경정신 질환(degenerative neuropsychiatric illness)이다. 조현병, 양극성 장애, 강박증 등의 주요 정신 질환과는 달리 알츠하이머병은 아밀로이드 판이나 신경원섬유매듭 등 뇌 병리가 비교적 명확히 밝혀져 있어 증후군(syndrome) 수준을 넘어 질병(disease) 수준의 진단이 가능하다. 물론 아직 진료 상황에서는 특징적 임상 소견에 기반을 둔 진단 기준에 따라 임상적인 진단을 내리고 있으나 아밀로이드 PET 등 뇌 병리적 변화를 잘 반영할 수 있는 바이오마커의 발전에 힘입어 연구 차원에서는 살아있는 상태에서 병리적 수준의 진단을 내리는 것이 가능해지고 있다. 치료적인 측면에서 현재는 AChEI 등과 같이 증상 개선 및 지연을 기대하는 약물들이 적용되고 있으나, 발병 기전에 대한 이해가 급격히 늘어나면서 이를 기반으로 발병 기전의 각 단계에 개입하여 질병 경과 자체를 근본적으로 변화시킬 수 있는 신약 개발이 기대되고 있다.

혈관성 치매(vascular dementia)

개념(역사)

1970년대 이전까지만 해도, 뇌로 가는 혈액공급을 만성적으로 감소시키는 대뇌의 죽상 경화증(atherosclerosis)이 노년기 치매를 일으키는 가장 흔한 원인이라고 생각했고 알츠하이머병은 상대적으로 젊은 연령에서 존재하는 노년기의 드문 치매로 여겨졌다. 1979년에는 하친스키(Hachinski) 등이 다발성 경색치매(multi infarct dementia, MID)의 개념을 사용하기 시작했는데, 뇌혈관 질환으로 유발된 치매의 대부분이 대뇌 피질과 피질하의 큰 경색들에 의해 발생한 것이라고 주장했고 1990년 초반까지도 이러한 주장이 받아들여졌다.

그러나 뇌 자기공명영상 같은 뇌영상기법의 발달에 따라 큰 경색들뿐만 아니라 열공경색(lacunar infarct), 미세경색(micro infarct)과 같은 다양한 크기의 뇌경색들과 백질 병변(white matter lesion) 등에 의해서도 치매가 유발된다는 것이 확인되면서 이들을 포괄하는 혈관성 치매(vascular dementia)의 개념이 등장하게 되었다. 혈관성 치매는 단일 질환이라기보다는 피질과 피질하의 혈관성 질환들을 비롯한 다양한 뇌혈관질환들에 의해 유발되는 이질적인 질환들의 집합이라고 할 수 있다.

최근 알츠하이머병에서도 대뇌의 다양한 혈관성 병변이 동반되는 경우가 많고 혈관성 위험인자들이 알츠하이머병의 발병 또는 경과에 영향을 주는 것으로 알려지는 등, 인지기능에 영향을 미치는 뇌혈관질환의 중요성을 점차 인지하게 되면서 혈관성 인지장애(vascular cognitive impairment, VCI)의 개념도 사용하고 있다. 혈관성 인지장애에 대한 다양한 정의들이 있지만 대체로 초기의 인지 결손에서 중증의 치매까지 모든 단계의 인지저하를 포함하고 있고, 모든 혈관성 질환들이 인지저하의 원인이 될 수 있다는 개념을 포함하고 있다. 혈관성 인지장애는 아직 치매에 이를 정도로 진행되지는 않았으나 분명한 인지저하를 보여서 경도인지장애(mild cognitive impairment)로 진단될 수 있는 혈관성 경도인지장애(vascular mild cognitive impairment, vMCI) 또는 비치매 혈관성인지장애(vascular cognitive impairment no dementia, vCIND)부터 혈관성 치매, 알츠하이머병과 혈관성 치매의 혼합형 치매 또는 뇌혈관질환을 동반하고 있는 알츠하이머병까지 모두를 포함하는 포괄적인 개념이다.

역 학

혈관성 치매에 대한 역학 연구는 혈관성 치매의 진단기준과 진단방법, 연구지역, 인종에 따라 다양한 결과를 보여주고 있어 상대적으로 신뢰성이 높지 않다. 뇌영상촬영의 결과가 동반되지 않은 역학연구의 결과는 알츠하이머병에 비해 혈관성치매의 유병률을 낮게 보고할 가능성도 많다. 일반적으로 혈관성 치매는 알츠하이머병에 이어 2번째로 흔한 치매로 알려져 있다. 미국에서는 65~70세 사이의 지역사회 노인에서 0.2%, 80세 이상에서는 16%가 혈관성 치매로 평가되었고, 병리진단을 적용하였을 때 70세 노인에서 13%, 90세 이상에서는 44.6%인 것으로 보아 나이에 따라 유병률이 증가한다고 할 수 있다. 뇌졸중 후 3개월 내에 20~30% 정도가 혈관성 치매로 진단된다. 미국에서는 백인에 비해 흑인에서, 지역적으로는 일본, 중국을 비롯한 동아시아 지역에서 혈관성 치매의 유병률이 높고, 여자에 비해 상대적으로 남자에서 유병률이 높다. 우리나라의 경우, 치매 역학연구들을 메타분석하여 혼합 유병률(pooled prevalence)을 평가하였을 때, 알츠하이머병은 5.7%, 혈관성 치매는 2.1%였으며, 알츠하이머병과 혈관성치매 유병률의 비율 변화를 관찰했을 때, 1990년 초반에는 1.96:1이었지만 2010년대에는 4.13:1로 혈관성치매의 유병률이 상대적으로 낮아지게 되면서 외국의 비율과 거의 유사하게 되었다. 일반적으로 알츠하이머병에 비해 혈관성 치매의 사망률이 더 높은데 이는 동반된 관상동맥질환의 영향인 것으로 추정된다.

혈관성치매는 뇌혈관질환에 의해 유발되므로 뇌혈관질환의 위험인자를 우선 조절하는 것이 치매의 예방에 중요하다. 고혈압, 당뇨, 흡연, 비만, 높은 콜레스테롤 수치, 높은 호모시스테인수치, 죽상경화증, 세동맥경화증, 심방세동, 뇌색전증, 뇌아밀로이드혈관병증 등이 혈관성 치매의 중요한 위험인자이며 낮은 교육수준, 남자, 고령의 경우도 혈관성치매의 위험인자에 해당된다. 우울증이 뇌혈관질환, 뇌졸중의 발생에 미치는 연관성에 대해 연구되고 있는 것처럼 혈관성치매의 직접적인 위험인자로 규명될지는 향후 연구가 더 필요하다.

임상양상

혈관성 치매를 유발하는 뇌혈관질환들은 이질적이어서 환자의 특성, 병변의 위치, 다양한 기전의 특성 등에 따라 인지저하를 포함한 임상양상이 다르게 나타난다. 피질병변을 가진 경우 실어증(aphasia), 실행증(apraxia), 간질 증상 등을 보이고 뇌백질 병변을 포함하는 피질하 병변을 가진 경우는 서동증(bradykinesia), 집행기능장애(executive dysfunction), 보행장애, 요실금, 파킨슨증상이 나타날 수 있다. 따라서 혈관성 치매의 아형에 따라 임상양상을 분리해서 관찰할 필요가 있다. 혈관성 치매는 일반적으로 원인이 되는 뇌혈관질환의 종류에 따라 1) 피질 혈관성 치매(cortical vascular dementia) 또는 다발성경색치매 또는 뇌졸중후 치매(post stroke dementia), 2) 전략적 뇌경색 치매(strategic infarct dementia), 3) 피질하(허혈성) 혈관성 치매(subcortical (ischemic) vascular dementia, SIVD) 또는 소혈관치매(small vessel dementia), 4) 관류저하 치매(hypoperfusion dementia), 5) 출혈성 치매(hemorrhagic dementia), 6) 유전성 치매(hereditary dementia), 7) 뇌혈관질환을 동반한 알츠하이머병[Alzheimer's disease(AD) with cerebrovascular disease(CVD)] 등으로 분류된다.

피질 혈관성 치매는 큰 혈관에 위치한 폐쇄성 병소(large vessel disease)나 심장에서 발생한 색전증에 의해 주로 발생하는데 뇌졸중과 밀접하게 연관되어 있다. 병변은 대뇌의 주간동맥(large artery) 또는 분지 동맥(artery branch)의 폐쇄에 의해서 피질 경색과 분수계 경색(watershed infarction) 등으로 나타난다. 뇌경색이 1) 좌우 대뇌반구 모두에 발생하는 양측성(bilaterality)이거나, 2) 2회 이상 발생하는 다발성(multiplicity)이거나, 3) 우성대뇌반구(dominant hemisphere)에 위치하거나, 4) 이마피질하영역(frontosubcortical structure) 또는 변연계(limbic system)에 위치할수록 치매로 진행할 가능성이 높은 것으로 추정된다. 피질 혈관성 치매는 혈관성 치매의 고전적인 아형이라고 볼 수 있는데, 정확히 동일한 범주를 나타내는 것은 아니지만 다발성 혈관성 치매 또는 뇌졸중 후 치매로도 불려져 왔다. 알츠하이머병과는 뚜렷하게 다른 임상증상 및 경과를 보이는데 허혈성 뇌졸중과 관련되어 갑작스럽게 증상이 발생하고 계단식으로 악화되며 인지기능의 변동을 보이는 것이 전형적인 증상이다. 초기에 기억력감퇴가 올 수 있으나 대체로 경하며 실행증, 실어증, 실인증(agnosia), 시공간장애(visuospatial impairment) 또는 구성실행증(constructional apraxia) 등이 올 수 있다. 대부분의 환자에서 집행기능장애를 보이며 뇌경색이 여러 차례 반복되면서 시야결손, 안면근육 약화, 편측 감각 운동장애, 보행장애 등의 신경학적 장애들도 나타난다.

다발성 뇌경색치매와 달리, 크기가 작은 한 번의 국소적인 뇌경색이라도 인지기능에 중요한 기능을 담당하거나 이를 연결하는 전략적 중요부위에 위치한다면 치매가 발생할 수 있는데 이러한 경우를 전략적 뇌경색 치매라고 한다. 따라서 뇌경색의 위치가 증상의 발생에 가장 중요한 요인이 되며, 위치에 따라 다양한 임상경과와 양상을 나타내게 된다. 전략적 뇌경색치매를 일으키는 대뇌피질 부위는 해마체(hippocampal formation), 모이랑(angular gyrus), 띠이랑(cingulate gyrus) 등이며, 피질하 부위로는 시상(thalamus), 뇌활(fornix), 기저앞뇌(basal forebrain), 꼬리핵(caudate nucleus), 창백핵(globus pallidus), 속섬유막의 무릎 또는 앞다리(genu or anterior limb of the internal capsule)를 포함한다. 다발성 경색치매나 전략적 뇌경색치매는 뇌혈관질환의 발생과 인지기능 결손 간의 시간적 인과관계가 비교적 분명한 데 비해 소혈관질환에 의해 발생하는 허혈성 병변은 임상적으로 인과관계가 분명하지 않은 경우가 많다.

피질하혈관성 치매는 소혈관질환(small vessel disease)에 의해 유발된 열공 경색과 빈스방거병(Binswanger's disease)를 모두 포함하고 있는데 대뇌 피질하영역에서 열공경색, 국소 또는 미만성 허혈성 백질 병변, 불완전 허혈성 손상들이 특징적으로 나타난다. 뇌혈관질환의 발생과 인지저하증상 간의 시간적 인과관계를 증명하기 어려운 경우가 많으므로 이러한 변화들을 뇌자기공명영상에서 직접 확인하는 것이 진단적 과정에 매우 중요하다. 피질혈관성 치매와 달리 대체로 서서히 발병하고 천천히 진행하는 편이며 증상의 변동을 보이는 경우는 흔하지 않다. 초기에 정보처리 과정의 지연과 함께 집행기능의 장애가 나타나는 것이 특징적이고 경한 기억력 감퇴와 행동심리증상도 같이 동반된다. 기억력 감퇴는 알츠하이머병에 비해서 대체로 가벼운 편이고 회상(recall)은 손상이 되어 있는 반면 재인(recognition)은 상대적으로 보존되어 있다. 우울증, 성격변화, 불안정한 감정(emotional lability and incontinence), 감정 둔마(emotional bluntness), 정신운동 지체 등의 행동심리증상이 동반된다. 초기부터 비대칭적 반사(reflex asymmetry), 조화운동 불능(incoordination) 같은 가벼운 위운동신경세포징후(upper motor neuron sign)가 나타나거나 보행장애, 불균형 또는 낙상, 빈뇨, 요실금, 구음장애(dysarthria), 삼킴곤란(dysphagia), 경축(rigidity)과 운동감소증(hypokinesia) 같은 추체외로징후 등의 신경학적 증상 및 징후가 동반된다.

알츠하이머병에서 뇌혈관질환이 동반되어 있는 경우가 발견되어 왔는데 이러한 현상은 고령일수록 더 흔히 나타난다. 임상적으로는 알츠하이머병의 뇌영상에서 뇌혈관질환이 확인된 경우나 알츠하이머병과 혈관성 인지장애의 특성을 모두 가지고 있는 경우를 포함하고 있다. 뇌혈관질환을 동반한 알츠하이머병은 변동을 보이는 경과와 뇌졸중의 병력을 통해서 알츠하이머병과 임상적으로 일부 구별이 될 수 있고, 뇌혈관질환이 알츠하이머병의 임상증상 발현이나 중증도에 의미 있는 영향을 준다고 하지만 질환의 개념이나 진단기준에 아직까지 논란이 많다.

진 단

뇌혈관질환이 존재하며, 이러한 뇌혈관질환이 인지저하와 직접적인 인과관계가 있다는 증거를 확인하는 것이 혈관성 치매의 진단에 필수적인데, 이를 위해서는 병력에 대한 철저한 문진과 신체검사, 신경학적 검사, 신경심리검사, 뇌영상 등을 통한 포괄적인 평가가 필요하다. 특히 인지저하가 뇌혈관질환과 직접적인 인과관계가 있다는 증거를 어디까지 확대하느냐에 따라 혈관성 치매에 대한 다양한 진단기준들이 있다. 하친스키 허혈지수(Hachinski Ischemic Score), DSM-5 진단기준, 알츠하이머병 진단 및 치료기관 연합회(Alzheimer's Disease Diagnostic and Treatment Centers, ADDTC) 진단기준, 미국국립신경질환 및 뇌졸중협회와 국제신경과학연구 및 교육협회(National Institute of Neurological Disorders and Stoke-Association Internationale pour la Recherche et l'Enseignement en Neurosciences consensus criteria, NINDS-AIREN) 진단기준 등이 있다. 하친스키 허혈지수는 뇌영상기법이 없던 시절부터 다발성 경색치매(피질 혈관성 치매)와 알츠하이머병을 임상증상만으로 감별하기 위해 오랜 기간 사용되어 왔으나 피질하 혈관성치매의 진단에는 민감도가 크게 떨어지는 단점이 있다(표 23-10). NINDS-AIREN 진단기준은 첫째, 뇌혈관질환의 존재를 증명하기 위해 뇌졸중의 증거가 되는 신경학적 징후와 이를 뒷받침하는 뇌혈관질환의 뇌영상 소견이 모두 필요하며, 둘째, 뇌혈관질환과 인지저하의 직접적인 인과관계를 증명하기 위해 뇌졸중 발생 3개월 내에 치매가 발생하거나, 갑작스러운 인지기능 저하나 변동 또는 계단식 악화를 요구하는 기준을 모두 갖추고 있어 가장 엄격

표 23-10. 수정판 하친스키 허혈지수

증 상	점 수
1. 급작한 발병	2
2. 계단식 악화	1
3. 신체증상 호소	1
4. 감정실금	1
5. 고혈압 병력	1
6. 뇌졸중 병력	2
7. 국소 신경학적 증상	2
8. 국소 신경학적 징후*	2
총 점	/12

*편측운동약화, 편측감각저하 또는 소실, 시야 또는 뇌신경이상, 언어 결손, 사지 또는 체간의 운동실조, 바빈스키 반사 등

한 진단기준의 하나로 여겨지고 있으며 연구영역에서 많이 사용하고 있다.

DSM-5 진단기준에서는 치매라는 용어가 삭제되고 대신 주요 신경인지장애(major neurocognitive disorder)로 변경되었으므로, 혈관성 치매는 혈관성 주요 신경인지장애의 진단기준을 적용한다. 첫째, 뇌혈관질환의 존재를 입증하기 위해 신경인지결손과 시간적으로 관련되어 있는 뇌졸중의 병력을 확인하고 뇌졸중에 일치하는 신체징후[반신불완전마비(hemiparesis), 가성연수증후군(pseudobulbar syndrome), 시야 결손 등]를 확인하거나, 뇌영상을 통해 하나 이상의 뇌혈관질환[예: 하나 이상의 큰 뇌혈관 경색 또는 출혈, 전략적으로 위치한 단일 뇌경색 또는 출혈, 뇌간(brain stem) 외부에 위치한 2개 이상의 열공경색들, 범위가 넓고 합쳐진 백질 병변 등]을 확인하여야 한다. 따라서 뇌혈관질환의 존재를 확인하기 위해 반드시 뇌영상 결과를 요구하지는 않는다. 그리고 둘째, 인지 결손과 뇌혈관질환과의 직접적인 인과관계를 입증하기 위해 인지결손의 시작이 한 가지 이상의 뇌혈관 사건과 시간적으로 연관되어 있거나, 복합적 주의(complex attention)와 전두엽 집행기능의 현저한 저하를 나타내는 증거를 확인해야 한다. 뇌혈관질환과 인지결손의 시간적 인과관계가 분명하지 않은 피질하 혈관성 치매의 경우, 피질-피질하회로의 손상에 의해 정보처리속도를 포함하는 복합적 주의와 집행기능의 저하가 두드러지게 나타나는데, 이를 인과관계를 입증하는 증거의 하나로 반영하였다.

DSM-5에서는 거의 확실한(probable) 혈관성 신경인지장애와 가능성 있는(possible) 혈관성 신경인지장애로 다시 분류하였다. 거의 확실한 혈관성 신경인지장애는 다음의 기준 중 1개 이상을 충족하면 진단을 할 수 있지만 그렇지 않으면 가능성 있는 혈관성 신경인지장애로 진단하여야 한다. 첫째 뇌혈관질환으로 인해 현저한 뇌실질의 손상이 있다는 뇌영상의 증거가 있다. 둘째, 신경인지증후군이 하나 이상의 분명한 뇌혈관사건과 시간적으로 관련되어 있다. 셋째, 뇌혈관질환이 존재한다는 임상적 증거와 유전적증거가 모두 존재한다. 예를 들면 피질하경색과 백질뇌증이 있는 상염색체 우성 뇌동맥병증(cerebral autosomal dominant arteriopathy with subcortical infarcts and leukoencephalopathy, CADASIL)은 거의 확실한 혈관성 신경인지장애에 해당된다. 따라서 가능성 있는 혈관성 신경인지장애는 임상진단기준을 충족하나 뇌영상이 촬영되지 않았고 신경인지증후군이 하나 이상의 뇌혈관사건과 시간적으로 연관성이 확실하지 않는 경우에 진단내릴 수 있다(표 23-11).

감별진단과 동반이환질환

무증상 뇌경색이나 뇌백질 병변이 정상 노인에게서 흔히 발견되므로, 치매증상이 동반되면 혈관성 치매 외에 인지저하를 더 잘 설명할 수 있는 다른 원인들을 감별할 수 있어야 한다. 특히 뇌영상에서 국소병변이 없고 초기부터 기억력의 손상이 두드러지면서 기억력, 언어능력, 집행기능, 지각운동기능의 점진적인 악화를 보이면 알츠하이머병에 더 부합된다. 뇌아밀로이드영상과 뇌척수액 천자에서 알츠하이머병의 생체 표지자들을 확인하는 것도 감별진단에 도움이 된다. 임상적으로는 수정판 하친스키 허혈지수로 평가했을 때 4점 이상이면 알츠하이머병보다는 혈관성 치매(다발성경색치매)에 더 가까운 것으로 제안했으나 뇌영상 결과 없이는 감별에 한계가 있다. DSM-5에서는 알츠하이머병에 의한 신경인지장애와 혈관성 신경인지장애가 공존하는 경우, 동반질환으로

표 23-11. 주요 또는 경도 혈관성 신경인지장애(vascular neurocognitive disorder)의 DSM-5 진단기준

A. 주요 또는 경도 신경인지장애의 진단기준을 충족한다.
B. 임상적 특징은 다음 중 어느 하나가 제시하는 바와 같이 혈관성 병인과 일치한다.
  1. 인지결손의 시작이 하나 이상의 뇌혈관 사건과 시간적으로 연관됨
  2. 복합적 주의(complex attention, 처리속도 포함)와 전두엽 집행기능에서 저하의 증거가 뚜렷함
C. 병력, 신체검진 그리고/또는 뇌영상에서 신경인지 결손을 설명하기에 충분하다고 여겨지는 뇌혈관 질환이 존재한다는 증거가 있다.
D. 증상이 다른 뇌질환이나 전신장애로 더 잘 설명되지 않는다.

거의 확실한 혈관성 신경인지장애는 다음 중 하나가 존재하면 진단할 수 있다. 그렇지 않으면 가능성 있는 혈관성 신경인지장애로 진단해야 한다.
  1. (뇌영상으로 지지되는) 뇌혈관 질환으로 인해 현저한 뇌 실질 손상이 있다는 뇌영상 증거가 임상적 기준을 지지함
  2. 신경인지 증후군은 하나 이상의 분명한 뇌혈관 사건과 시간적으로 관련됨
  3. 뇌혈관 질환의 임상적 및 유전적(예: 피질하경색과 백질뇌증이 있는 상염색체 우성 뇌동맥병증) 증거가 2가지 모두 존재함

가능성 있는 혈관성 신경인지장애는 임상적 기준을 충족하지만 뇌영상을 이용할 수 없고, 신경인지 증후군이 하나 이상의 뇌혈관 사건과 시간적으로 연관성이 확실하지 않으면 진단한다.

같이 진단을 내린다.

치 료

혈관성 위험인자의 관리

혈관성 치매는 뇌혈관질환에 의해 발생하므로 뇌혈관질환의 위험인자를 조절하여 뇌혈관질환의 발병 또는 악화를 막는 것이 치매 예방에 매우 중요하다. 고혈압, 고지혈증, 비만, 흡연, 심방세동, 고호모시스테인혈증 등을 조절하고 관리하는 것이 뇌혈관질환의 예방 및 관리에 필수적이다.

뇌혈관질환의 재발 및 악화 방지

뇌혈관질환을 이미 경험한 환자에서 추가적인 뇌손상을 방지하기 위해 뇌혈관질환의 재발 또는 악화를 최소화하는 치료를 적극적으로 시행한다. 아스피린과 같은 항혈소판제제나 와파린 같은 항응고제를 선택하여 지속적으로 치료한다.

뇌혈관질환이 이미 발생한 환자에서 고혈압, 고지혈증, 당뇨, 심방세동 등과 같은 뇌혈관질환의 위험인자를 조절하는 것이 인지기능 악화를 최소화하여 혈관성 치매로 진행하는 것까지 직접적으로 예방할 수 있느냐에 대해 증거가 아직 부족하지만 특히, 조기에 고혈압을 조절하고 신체활동을 증가시키는 것은 혈관성 치매로 진행하는 것을 감소시킬 수 있다고 알려져 있다.

혈관성 치매의 치료

알츠하이머병의 치료에 사용되고 있는 도네페질, 리바스티그민, 갈란타민과 같은 아세틸콜린분해효소 억제제 및 메만틴 등이 혈관성 치매의 인지기능을 개선시키기 위해 사용될 수 있다. 특히 아세틸콜린분해효소 억제제는 콜린성 경로에 손상을 보이는 피질하 혈관성 치매나 알츠하이머병이 동반되어 있는 혼합형 치매에서 효과를 더 보이는 것으로 알려져 있다.

은행잎추출물(ginkgo biloba extract, Huperzine A), 엽산 등은 치료효과에 대해 향후 연구가 더 필요하다.

경과 및 예후

혈관성치매환자는 알츠하이머병에 비해 평균 생존기간이 짧은데 이는 심근경색이나 반복되는 뇌경색 등과 같은 동반된 혈관질환의 영향인 것으로 추정된다. 그러나 알츠하이머병에 비해 혈관성 치매에서는 인지기능이 더 천천히 악화된다. 혈관성 치매 중에서도 피질 혈관성치매는 뇌경색의 발생에 따라 계단식으로 악화되는 경과를 나타내나 피질하혈관성치매에서는 알츠하이머병과 유사하게 서서히 진행하는 경과를 보여준다.

혈관성 치매의 경과는 아형에 따라 다르게 나타나기도 하지만 뇌의 병전상태에 따라서도 달라진다. 허혈성 뇌경색이 반복됨에 따라 치매로 진행할 위험이 의미 있게 높아지는데 뇌경색 이전에 인지기능이 이미 저하된 상태였다면 뇌경색 직후에 더 심한 인지장애가 발생할 가능성이 높다. 논란은 있으나 혈관성 위험인자들과 대사성 스트레스가 동반되면 뇌졸중 후 인지기능이 더 나쁜 경과를 가질 것으로 추정된다. 알츠하이머병과 관련된 변화가 동반되면 인지장애가 더 심할 것이라는 보고도 있는데 특히 알츠하이머병의 전임상단계의 특징으로 알려진 내측 측두엽의 위축이 동반되면 예후가 나쁠 것으로 추정된다. 뇌졸중 후에 간질성 경련이 동반된다면 치매가 발생할 위험이 더 커지는 것으로 알려져 있다.

증 례

혼자 살고 있는 75세 할머니가 명절에 방문한 자식집에서 평소와 다른 행동을 보인다며 왔다. 금방 했던 말을 기억하지 못하고 같은 이야기를 반복했으며 손자들에게 줄 세뱃돈을 잘 세지 못하였고 익숙하지 않는 일에는 당황해 하는 모습을 보였다. 3년 전부터 조금씩 건망증이 있었고 깔끔하지는 못했지만 혼자서 지낼 수 있을 정도로 일상생활은 유지해 왔다. 작년부터 조금씩 게을러지고 의욕이 없어보였으며 말수도 줄고 집에 혼자 지내는 일이 많아졌다. 올해부터 자식집에 혼자 다니러 가는 것이 자신 없다고 해서 이번 명절에는 자식이 직접 모시고 왔다. 최근에는 생각과 동작이 점점 느려졌고 가끔씩 오줌실수를 한 적도 있었다. 20년 전부터 고혈압과 당뇨가 있어서 정기적으로 약을 복용해 왔다. 신경인지검사에서 주의력 및 기억력의 저하 그리고 집행기능의 뚜렷한 저하를 보였다. 뇌자기공명영상에서 광범위하게 퍼져있는 중등도이상의 피질하 허혈성 백질 병변과 열공경색들이 발견되었다.

전두측두엽 치매 (frontotemporal dementia)

개념(역사)

전두측두엽 치매(frontotemporal dementia, FTD)는 전두엽 또는 측두엽 부위에 국소적인 위축을 보이며 임상적으로는 사회, 행동, 언어 기능에 점진적인 퇴행 증상을 보이는 것이 특징이다. 1892년 아놀드 픽(Arnold Pick)에 의해 처음으로 증례가 보고되었고 픽병(Pick's disease) 등으로 불리며 알츠하이머병과는 다른 유형의 치매라고 알려져 왔으나, 병리조직의 변화에 다양한 유형의 임상증상들을 직접적으로 연관시키는 데 혼란이 있어 오랫동안 일관성 있게 정의되지 못했다. 이로 인해 흔히 알츠하이머병으로 오진되거나, 진단이 되더라도 진단시기가 지연되었고 진단을 놓친 경우도 많았다. 1992년 이후, 룬드 맨체스터 모임(Lund and Manchester group)에서 알츠하이머병과는 구별되는 임상양상들을 신뢰성 있게 정리하고 전두측두엽 치매의 임상 및 해부병리학적 진단기준을 제시했다. 행동장애(behavioral disorders), 정동증상, 언어장애가 잠행성으로 발병해서 점진적으로 진행하는 데에 비해, 공간지남력이 상대적으로 보존되어 있고 실행증(apraxia)이 거의 나타나지 않는 것이 전두측두엽 치매의 중요한 진단적 특징들인데 이는 대뇌의 앞영역(anterior part of brain) 장애에 의한 것이라고 제안했다. 이후 지속적인 연구와 수정이 진행되어, 전두측두엽 치매는 진행성 비유창실어증(progressive nonfluent aphasia)과 의미치매(semantic dementia)와 함께 전두측두엽 변성(frontotemporal lobar degeneration, FTLD)이 나타낼 수 있는 3가지 임상유형의 하나로 정리되었고, 전두측두엽 변성이 이들의 해부병리학적 특징을 모두 포함하는 일반적인 용어로 사용되었다. 그러나 해부병리학적인 용어보다 임상적 특징을 반영하는 용어를 사용하기 위해, 이전에 사용했던 전두측두엽 치매는 행동변형 전두측두엽 치매(behavioral variant FTD)로 용어가 변경되고 전두측두엽 치매는 전두측두엽 변성이 나타나낼 수 있는 3가지 임상유형 모두를 포함하는 포괄적인 용어로 재정의되어 사용되고 있다. 따라서 전두측두엽 치매는 행동변형 전두측두엽 치매, 진행성 비유창실어증, 의미치매의 3가지 아형들을 모두 포함하게 된다. 그리고 진행성 비유창실어증과 의미치매를 언어변형 전두측두엽 치매(language variants of FTD) 또는 원발성 진행 실어증(primary progressive aphasia)이라고도 한다. 아놀드 픽에 의해 첫 번째 발견된 증례의 경우를 현재의 기준으로 재진단한다면, 좌반구의 뇌위축을 동반한 의미치매에 해당이 되고 과거의 픽치매는 행동변형 전두측두엽 치매로 진단될 수 있다.

역 학

전두측두엽 치매는 50대와 60대에서 흔히 발병하므로 알츠하이머병에 비해 상대적으로 조기에 발병하는 치매이다. 65세 이전에 발병하는 퇴행성 치매로는 알츠하이머병, 루이소체 치매 다음으로 흔한 치매이지만 전두측두엽 치매의 20~25% 정도는 65세 이후에도 발병한다. 유병률에 대한 자료가 아직 많이 부족하지만, 전두측두엽 치매의 유병률은 인구 10만 명당 2~10명 정도로 알려졌으며, 사후부검을 한 연구에서는 모든 치매 중 5% 정도를 차지한다. 임상아형에 따라 평균발병연령을 비교했을 때, 진행성 비유창실어증이 63.0세로 행동변형 전두측두엽 치매의 57.5세, 의미치매의 59.3세에 비해 상대적으로 발병연령이 다소 높다. 전두측두엽 치매 전체에서 남녀 비율의 차이는 없지만 임상 아형으로 분석했을 때는 행동변형 전두측두엽 치매와 의미치매에서 남자의 비율이 높고 진행성 비유창실어증에서는 여자의 비율이 높다.

임상양상

행동변형 전두측두엽 치매

행동변형 전두측두엽 치매는 전두측두엽 치매의 가장 흔한 임상증후군으로, 내측전두엽(mesiofrontal), 안와 전두엽(orbitofrontal), 앞 섬피질(anterior insular cortex)의 현저한 위축이 성격변화와 행동장애를 점진적으로 일으킨다. 초기부터 탈억제, 무감동, 공감결여, 고집증(perseveration) 및 상동행동, 과탐식(hypreorality) 등과 같은 사회적 행동과 개인행동의 이상을 보인다.

행동 탈억제 또는 충동성은 행동변형 전두측두엽 치매의 가장 흔한 증상 중의 하나로 병리진단으로 확인된 증례의 76%에서 나타나는 증상이다. 사회적으로 통용되는 에티켓을 무시하고 상대방을 자극하는 농담이나 성적인 언급을 쉽게 하며 나이와 맞지 않는 유치한 행동을 한다. 낯선 사람에게 공격적인 태도로 접근하거나 반대로 부적절하게 스킨십을 하려는 모습도 보일 수 있다. 게임이나 도박에 빠지거나, 방문판매에 쉽게 넘어가기도 하고 사기를 당하는 등 충동적이거나 부주의한 판단을 하기도 한다.

병리진단으로 확인된 증례의 85% 이상에서 초기에 무감동증과 무기력증을 보인다. 이는 활동이나 취미생활을 유지하는 데 동기의 부족을 유발해서 일상 활동을 시작하거나 유지하는 데 보호자의 도움이 필요할 수 있다.

공감과 동정심의 결여로 인해 차갑고 무관심한 태도를 나타낼 수도 있다. 내측 전두엽의 앞영역 위축으로 인해 나타난 증상으로 추정된다.

몸을 긁거나 입맛을 다시는 행동, 박수치는 것 같은 반복적인 상동행동을 한다. 때로는 문구나 이야기 구절을 반복하는 경우도 있고 배회, 물건을 모으거나 수집하는 행동, 물건을 세는 것 같은 반복 행동을 한다. 안와전두엽과 앞쪽 띠다발피질(anterior cingulate cortex), 기저핵, 시상하부를 연결하는 회로의 이상과 연관 있는 증상으로 보인다.

단음식만 찾거나 한 가지 음식만 먹으려고 고집하는 등 음식에 대한 기호 이상을 보일 수 있다. 때로는 폭식을 하기도 하고 먹을 수 없는 음식을 먹으려하는 이상행동을 보이기도 한다. 안와전두엽과 섬피질, 줄무늬체(striatum), 시상하부를 연결하는 회로의 이상과 연관되어 설명된다.

초기에 행동변화가 나타나서 점점 진행하는 양상을 보여주는데, 병이 진행함에 따라 인지결손도 나타나게 된다. 기억력과 시공간능력은 상대적으로 보존되는 반면에 집행기능의 장애가 뚜렷하게 나타나는 것이 특징이다.

행동변형 전두측두엽 치매 환자는 자신의 행동이상에 대한 병식이 없다. 자신의 행동이상이 잘못된 행동이라고 인식하는 것처럼 이야기하지만 충동적으로 행동하는 것을 중단할 수 없고, 자신의 행동에 대해 후회한다는 말을 하더라도 후회하는 모습을 보이거나 행동으로 인한 결과에 대해 걱정하지 않는다.

의미치매

측두엽변형 전두측두엽 치매(temporal variant FTD)로 불리기도 한다. 앞쪽 및 아래쪽 측두엽의 심한 위축이 비대칭적으로 나타나는데 왼쪽 측두엽의 위축이 오른쪽 위축보다 더 흔하다. 왼쪽 측두엽의 위축이 두드러지면 언어장애가 주로 오고 오른쪽 측두엽의 위축이 두드러지면 얼굴인식불능증(prosopagnosia) 같은 실인증(agnosia)이 나타난다. 말을 유창하게 하지만 언어를 이해하고 표현하는 것에 영향을 주는 어휘력의 점진적인 손상이 특징적으로 나타난다. 명칭실어증(anomia), 단일 단어에 대한 이해력(single word comprehension) 장애, 의미적 지식의 손상을 보이는 반면, 음운(phonology), 구문(syntax), 시공간능력, 삽화기억력은 상대적으로 보존되어 있다. 언어를 이해하는 의미 표현의 손상으로 인해 이름대기 검사, 범주유창성 검사(category fluency test)에서 결손을 보인다. 의미 착어증(semantic paraphasia)이 나타나는데, 예를 들어 동물의 종류를 구별 못해서 '염소'를 다른 동물인 '개'라고 말하거나 '동물'이라고 전체로 통칭하거나 아예 '이것, 저것'이라고 지칭하기도 한다. 더 진행되면 철자가 복잡하고 잘 쓰지 않는 단어를 읽거나 쓰는 데에도 장애를 보인다.

병이 진행함에 따라 행동변형 전두측두엽 치매처럼 행동이상이 나타난다. 특히 오른쪽 측두엽의 두드러진 위축이 있는 경우는 언어장애보다는 성격변화 같은 행동이상이 첫 증상으로 나타난다. 왼쪽 또는 오른쪽 측두엽의 위축이 비대칭적으로 시작했다하더라도 병이 진행함에 따라 반대쪽 측두엽으로까지 위축이 진행하게 되므로 결국은 언어장애와 행동장애가 모두 나타나게 된다.

진행성 비유창실어증

좌측 실비우스 주변(perisylvian) 피질의 위축과 앞쪽 섬피질의 대사저하성이 동반되어 언어표현에 뚜렷한 장애를 보이고 함구증(mutism)으로까지 진행할 수 있는 데에 비해, 기억력이나 시공간기능, 일상생활 기능은 상대적으로 잘 보존되는 특징을 보인다. 초기에는 행동변화를 보이지 않으나 진행하여 말기가 되면 행동변형 전두측두엽 치매에서 보이는 행동이상이 나타날 수 있고 피질기저 변성(corticobasal degeneration)이나 진행핵상마비(progressive supranuclear palsy)가 동반되기도 한다. 대화 중 단어 찾기에 어려움이 많고 문법상실증(agrammatism)이 심해서 말이 유창하지 못하고 힘들게 말을 하게 되며 중간 중간 말이 끊기게 된다. 음소를 빠뜨리거나 더하거나 위치를 변경시키는 것 같은 음소착어증(phonemic paraphasia)이 흔히 나타나고 언어표현이 단순해진다. 대부분 환자에서 구강 실행증(oral apraxia)이 나타나나 구음장애(dysarthria)는 상대적으로 적게 나타난다. 의미치매와 달리 물건과 단일 단어의 의미에 대한 이해력은 보존되지만 복잡한 문장에 대한 이해에는 어려움이 있다. 행동변형 전두측두엽 치매와 달리, 대부분 환자에서 자신의 결손에 대한 병식이 있어 사회적인 에티켓을 적절히 지킬 수 있다.

진 단

DSM-5에서는 전두측두엽 신경인지장애(전두측두엽 치매)를 행동변형과 언어변형의 2가지 아형으로 나누었는데, 전두측두엽 신경인지장애를 진단하기 위해서는 행동 및 성격변화 또는 언어장애가 서서히 진행하는 경과를 가져야 하고 집행능력 또는 언어능력의 현저한 결손에 비해 학습과 기억력, 지각 운동기능은 상대적으로 보존되어 있어야 한다. 행동변형 전두측두엽 신경인지장애의 진단을 위해서는 1) 행동 탈억제, 2) 무감동 또는 무기력, 3) 동정 또는 공감의 상실, 4) 반복적, 상동적 또는 강박적/의례적 행동, 5) 과탐식과 식이 변화 등, 5가지 행동 증상들 중에서 적어도 3가지 이상의 증상들이 나타나야 하며, 사회적 인지 그리고/또는 집행능력에서 뚜렷한 저하를 보여야한다. 언어변형 전두측두엽 신경인지장애는 점진적으로 진행하는 원발성 진행 실어증으로 나타나는데 흔히 의미적 변형, 비어법적/비유창성 변형, 논리결핍적 변형(logopenic variant)의 3가지 아형이 존재한다. 언어생산, 물건이름대기, 문법 또는 단어 이해에서 언어능력의 뚜렷한 저하가 나타날 때 진단할 수 있다. 원인이 되는 유전적 요인의 존재[예:

미세관과 관련된 타우단백질(microtubule-associated protein tau, MAPT)을 부호화하는 유전자의 돌연변이]를 확인하거나, 구조적 또는 기능적 뇌영상에서 전두엽 또는 측두엽 부위에 뚜렷한 위축이나 활성 감소를 확인하게 되면 거의 확실한 전두측두엽 신경인지장애로 진단할 수 있다. 유전돌연변이의 증거가 없고 뇌영상도 촬영한 적이 없으면 가능성 있는 전두측두엽 신경인지장애로 진단해야 한다(표 23-12).

전두측두엽 신경인지장애의 40% 정도에서 조기발병 치매의 가족력을 가지고 있고 10% 정도에서는 상염색체 우성의 유전방식을 보여준다. 가족력을 가진 전두측두엽 신경인지장애에서 돌연변이의 유전자를 확인한다면 진단의 확진에 주요한 증거가 되어 거의 확실한 신경인지장애로 진단이 가능하다. 현재까지 확인된 유전돌연변이는 MAPT, granulin(GRN), C9ORF72, transactive response DNA-binding protein of 43 kDa(TDP-43), valosin-containing protein(VCP), chromatin modifying protein 2B(CHMP2B), fused in sarcoma protein (FUS)들을 부호화하는 유전자들이다.

임상증상에 따른 전두측두엽 치매의 분류와는 달리, 신경병리적 진단인 전두측두엽 변성 FTLD은 세포내포함체 단백질(intracellular inclusion protein)에 따라 크게 '타우(tau) 병리' 또는 '유비퀴틴(ubiquitin) 병리'로 나눌 수 있고, 이는 다시 타우 병리의 FTLD-tau, 유비퀴틴 병리의 FTLD-TDP, FTLD-FUS, FTLD-uibiquitin protease system(FTLD-UPS) 등, 총 4가지 아형으로 나눌 수 있다. 전두측두엽 변성의 40% 정도가 FTLD-tau, 50% 정도가 FTLD-TDP, 5~10% 정도가 FTLD-FUS이며 FTLD-UPS는 드문 아형으로 알려져 있다. 전두측두엽 치매의 임상증후군과 전두측두엽 변성의 신경병리학적 아형간의 연관성이 완전히 규명되지는 않았으나, 행동변형 전두측두엽 치매는 모든 아형의 신경병리를 다 가질 수 있어 신경병리학적으로는 가장 이질적인 임상 아형으로 여겨지지만 대체로 FTLD-tau와 FTLD-TDP의 아형을 나타내고 의미치매는 FTLD-TDP가 대부분이고 드물게 FTLD-tau를 가지며, 진행성 비유창실어증은 FTLD-tau가 다수이고 일부에서 FTLD-TDP의 아형을 보인다.

감별진단

사회적 행동의 변화 또는 언어장애가 초기부터 나타나서 점진적으로 악화되는 전두측두엽 치매와 달리, 알츠하이머병은 초기에 기억력 및 학습장애가 먼저 나타나고 병이 진행함에 따라 언어장애, 시공간장애가 나타나게 된다. 전두측두엽 치매에서는 공간지남력은 보존되어 있고 문제해결능력의 저하가 두드러지지만 알츠하이머병에서는 지남력장애와 실행증이 나타나게 된다. 전두측두엽 치매의 뇌영상을 보면 앞쪽 대뇌의 위축이 우선 나타나고 병이 진행함에 따라 뒤쪽 대뇌

표 23-12. 주요 또는 경도 전두측두엽 신경인지장애(frontotemporal neurocognitive disorder)의 DSM-5 진단기준

A. 주요 또는 경도 신경인지장애의 기준을 충족한다.
B. 장애는 서서히 시작되고 점진적으로 진행한다.
C. (1) 또는 (2)를 충족한다.
  1. 행동변형:
    a. 다음 행동 증상들 중 3가지 이상:
      i. 행동 탈억제
      ii. 무감동 또는 무기력
      iii. 동정 또는 공감의 상실
      iv. 반복적, 상동적 또는 강박적/의례적 행동
      v. 과탐식과 식이 변화
    b. 사회 인지 그리고/또는 집행 능력의 뚜렷한 저하
  2. 언어변형:
    a. 언어생산, 단어찾기, 물건이름대기, 문법 또는 단어 이해에서 언어 능력의 뚜렷한 저하
D. 학습, 기억 그리고 지각-운동기능의 상대적 보존
E. 장애는 뇌혈관질환, 다른 신경퇴행성질환, 물질의 효과, 또는 다른 정신 · 신경학적 · 전신 질환으로 더 잘 설명되지 않는다.

거의 확실한 전두측두엽 신경인지장애는 다음 둘 중 어느 하나라도 있는 경우에 진단한다. 그렇지 않으면 가능성 있는 전두측두엽 신경인지장애로 진단한다.
  1. 가족력 또는 유전자검사에서 전두측두엽 신경인지장애의 원인이 되는 유전적 돌연변이의 증거
  2. 뇌영상에서 전두엽 그리고/또는 측두엽에 치우쳐 침범된 병변의 증거

가능성 있는 전두측두엽 신경인지장애는 유전적 돌연변이의 증거가 없고 뇌영상이 수행되지 않았을 때 진단한다.

로도 위축이 진행할 수 있는데, 앞쪽 대뇌의 위축이 없이 뒤쪽 대뇌의 위축만 발견되면 전두측두엽 치매의 진단을 배제할 수 있다.

혈관성 치매 중에서 특히 피질하 혈관성 치매와 전두측두엽 치매를 임상증상만으로 감별하기는 쉽지 않으므로 뇌자기공명 영상을 통해 뇌혈관질환의 유무를 확인하는 것이 중요하다.

루이소체 치매에서 흔히 나타나는 인지증상의 변동과 환시, 렘수면행동장애는 전두측두엽 치매에서는 거의 나타나지 않는 증상이다.

전두측두엽 치매에서 나타나는 증상들이 치매보다는 우울증, 양극성 정동장애, 조현병, 강박신경증 등과 같은 다른 정신질환으로 오인되는 경우가 더 흔하지만, 특정한 정신질환의 진단기준을 모두 만족시킬 정도로 증상이 나타나는 경우는 드물다. 무감동증, 흥미감소, 식이 행동의 변화 등이 우울증으로 오인되는 경우가 흔하지만, 우울감이나 죄책감, 비관주의, 자살사고 등을 나타내지 않고 자신의 증상에 대해 걱정하는 경우가 없다. 강박행동과 함께 상동 행동을 보이나 강박신경증에서 나타나는 내적 긴장감, 불안, 우울감 등을 보이지 않는다. 탈억제, 과다행동을 보이지만 조증에서 보이는 과대사고, 들뜬 기분 등은 나타나지 않는다.

치 료

전두측두엽 치매는 알츠하이머병과는 달리 콜린계의 이상이 발견되지 않아서 아세틸콜린분해효소 억제제를 사용해도 인지기능이나 행동증상의 호전을 기대하기 어렵다. 아세틸콜린 분해효소 억제제와는 다른 기전을 가지고 있는 메만틴이 NMDA수용체 길항제로서 신경세포의 글루타민 매개 흥분성 독성 손상을 방지해주는 효과로 인해 전두측두엽 치매에서도 인지증상과 행동이상의 개선에 효과가 있을 것으로 기대했으나 임상 연구에서는 뚜렷한 호전을 보이지 않았다.

전두측두엽 치매에서 솔기핵(raphe nucleus)의 신경세포 소실과 세로토닌 수용체의 감소 등 세로토닌계의 이상이 발견되어 선택 세로토닌재흡수 억제제 SSRIs와 트라조돈 같은 세로토닌계 약물의 사용이 시도되어 왔다. 세로토닌계 약물이 행동장애 중에서 특히, 탈억제, 무감동증, 반복행동, 부적절한 성행동, 과탐식 등의 증상을 감소시키는 것에 효과가 있지만 인지증상의 호전에는 도움이 되지 않는다.

다양한 원인에 의한 탈억제, 초조, 공격적인 행동, 정신증 등과 같은 행동장애를 조절하기 위해 비정형 항정신병제가 사용되어 왔으나, 전두측두엽 치매에서 비정형 항정신병제를 사용했을 때의 효과나 부작용에 대한 연구가 거의 없으므로 사용에 많은 주의를 요한다.

전두측두엽 치매에 대한 효과적인 약물치료가 아직 없는 데에 비해, 행동장애로 인한 보호자의 스트레스 및 간병 부담이 크고 언어장애로 인한 환자의 불편이 심각하므로 약물치료의 시도만큼이나 비약물적인 치료도 중요하다. 가능하다면 정신건강의학과, 신경과 전문의, 신경심리학자, 사회사업가, 언어치료사, 작업치료사, 신경재활 전문가 등 다양한 분야의 전문가들로 구성된 다학제적인 접근이 필요하다. 언어치료는 소실된 언어기능의 회복을 목표로 하는 것이 아니라 의사소통을 위한 도구의 사용을 가르쳐서 의사소통기술을 가능한 오랫동안 최대화하기 위함이다. 간병하는 보호자에게 질환에 대한 적절한 정보를 제공할 수 있어야 하고 문제 상황에 대한 대처법을 교육하는 것이 필요하다. 그리고 보호자를 격려하고 지지하는 개인 상담 외에도 간병 부담을 덜어주기 위한 자조 모임이나 사회적 지원이 필요하다.

경과 및 예후

전두측두엽 치매는 일반적으로 알츠하이머병보다 인지기능 저하속도가 빠르고 생존기간이 더 짧은 것으로 알려지고 있지만, 첫 증상이 생기고 진단을 받기까지의 기간이 알츠하이머병보다 더 길기 때문에 실제 경과에 대해서는 좀 더 연구가 필요하다. 중앙 생존기간(median survival)으로 평가했을 때, 첫 증상이 생기고 6~11년 정도 생존하며 첫 진단을 받고 나서는 3~4년 정도 생존하는 것으로 추정된다. 의미치매가 행동변형 전두측두엽 치매와 진행성 비유창실어증에 비해 생존기간이 더 긴 것으로 추정된다. 사망의 주요 원인은 폐렴, 순환계 부전, 종말증(cachexia) 등이다. 운동신경질환(motor neuron disease)이 동반되면 더 빠르게 퇴행하는 경과를 보이므로 예후가 좋지 않다.

증 례

58세 남자가 상황에 맞지 않게 자주 화를 내고 다혈질적인 성격으로 변했다고 왔다. 3년 전 직장을 은퇴한 이후 성격이 점점 날카로워지고 말이 많아졌으며 이웃사람과 다투는 빈도가 높아졌다. 때로는 의미 없는 말을 혼자서 중얼거리기도 하고 사소한 일에 집착해서 고집을 부리기도 하였고 좋아하는 반찬 한 가지만 주로 먹는 행동을 보이기도 했으나 부인의 지적에 달라지는 것이 없었다. 며칠 전 주차문제로 이웃과 대화하는 중에 갑자기 차위에 올라가서 소리를 지르고 욕을 하면서 상황에 맞지 않는 흥분된 행동을 보이기도 했다. 정신상태검사에서 들뜬 기분이나 과대사고가 발견되지 않았고, 우울한 정동이나 내적인 긴장감도 확인되지 않았다. 신경인지검사에서 다른 기능에 비해 집행기능의 뚜렷한 저하소견을 보였고, 뇌자기공명영상에서 양쪽 전두엽과 측두엽의 뚜렷한 위축이 동반된 전반적인 대뇌위축소견을 보였다.

루이소체 치매(dementia with Lewy bodies)

개념 및 역사

루이소체 치매는 알츠하이머병 다음으로 흔하게 치매를 일으키는 신경퇴행성 질환으로 알려져 있지만 실제로 자세히 평가하지 않으면 임상적으로 알츠하이머병 등 다른 치매와 구별이 어려울 수 있고, 일반 임상의사들이 루이소체 치매에 대한 이해 및 관심이 부족해서 진단을 놓치는 경우가 많다. 루이소체 치매는 시누클레인병리(synucleinopathy)를 가진 대표적인 질환으로 알파시누클레인(α-synuclein)의 응집으로 인한 대뇌피질의 루이소체 병리를 특징으로 하고, 변동이 심한 인지기능 손상과 함께 환시 그리고 파킨슨증 양상의 운동장애를 특징적으로 보인다. 루이소체 치매는 일반적으로 알츠하이머병에 비해 비용 및 조호자 부담이 더욱 크다고 알려져 있기 때문에 병에 대해 잘 이해하여 보다 조기에 정확히 진단하고 적절히 치료적 개입을 하는 것이 필요하다.

루이소체 치매는 루이소체 병리와 관련 지어서 이전에 다양한 명칭으로 사용되었고 진단적 체계가 부족하였으나, 1995년 〈The consortium on dementia with Lewy bodies〉에서 '루이소체를 가진 치매(dementia with Lewy bodies)'로 명명하였고 현재 자세한 진단기준을 1999년과 2005년에 개정하여 사용하고 있다. 최근 치매를 일으키는 질환에 대한 접근은 치매 전단계인 경도인지장애나 인지증상이 나타나기 전인 전임상 상태까지 포함영역을 확대하는 추세고, DSM-5에서도 치매상태와 같은 주요 신경인지장애와 함께 경도 신경인지장애도 진단기준에 포함시켰기 때문에 루이소체 치매의 경우도 '루이소체 신경인지장애'의 개념으로 이해하고 개입하는 것이 적절할 것으로 보인다.

역 학

루이소체 치매의 유병률은 임상적 진단의 정확성 문제로 65세 이상의 치매환자에서 3~26.3%까지 다양하게 보고되고 있다. 국내에서 2008년에 보고된 치매 유병률 조사 연구에서 루이소체 치매는 파킨슨병 치매를 포함해서 1.4%였는데, 2012년 보고에서는 3.3%의 유병률을 보였다. 치매의 병리소견에 의한 진단에서 루이소체 치매는 알츠하이머병 다음으로 흔해서 약 25% 정도를 차지할 정도로 높은 비율을 보이기 때문에 임상실제에서는 과소 진단되는 것으로 보인다. 발생률은 최근 연구의 보고에 의하면 대략 10만 명당 3.5명이 발생하며 새롭게 진단된 치매에서는 3.8%의 발생률을 나타낸다. 루이소체 치매 역시 나이에 따라 증가하여 대부분 70대 중반에서 발병한다. 루이소체 치매의 위험요인은 알츠하이머병과 유사하게 나이, 고혈압, 고지혈증 및 아포지단백E의 e4 대립유전자(allele)의 존재여부다.

임상양상

루이소체 치매는 알츠하이머병과는 상당히 다른 임상양상을 보이고 다양한 증상이 질병의 진행기간 중 발생하지만, 자세한 관찰소견과 각각 증상에 대한 주의 깊은 병력조사가 미흡하면 진단을 놓칠 수 있다. 일단 대표적인 증상으로는 루이소체 치매도 신경인지장애이기 때문에 뚜렷한 인지기능의 손상이 있고 그 정도에 따라 일상생활기능과 사회적 그리고 직업적 활동에 장해를 보인다. 또한 특징적으로 파킨슨증과 같은 운동증상과 환시와 같은 신경정신의학적 증상이 있다. 그 외에도 수면의 문제, 신경이완제 과민성, 자율신경계의 이상 등 다양한 증상이 나타난다. 임상의사는 이러한 특징적인 임상양상과 질병의 경과를 잘 숙지해야 한다.

인지기능

알츠하이머병의 초기 인지기능손상은 단기기억의 저하가 특징적이지만 루이소체 치매에서는 시공간(visuospatial) 감각 및 주의력-집행기능의 손상이 초기에 두드러질 수 있다. 그리고 인지기능 손상의 정도가 수분, 수시간 혹은 수일에 걸쳐서 자주 변화하는 것이 특징이다. 이러한 인지기능의 변동성은 루이소체 치매 환자의 반 이상에서 발생하는 것으로 알려져 있는데, 상태에 따라 그 정도가 다양하여 환자와 지속적으로 접촉하고 있는 경우에 관찰이 가능하므로 환자를 실제로 조호하고 있는 보호자에게 자세하게 질문하지 않으면 알아내기 어렵다. 인지기능의 변동성을 평가할 수 있는 검사도구(척도)가 이러한 양상을 알아내고 루이소체 치매를 진단하는 데 도움이 될 수 있다.

신경정신의학적(neuropsychiatric) 증상(환시)

대부분의 치매는 정신행동증상, 즉 신경정신의학적 증상을 보이는데 루이소체 치매에서는 특징적으로 환시를 흔히 보인다. 환시는 루이소체 치매 환자의 약 70% 내외에서 발생하며 초기부터 나타날 수 있는데, 환청과 같은 다른 형태의 환각도 나타나거나 동반될 수 있다. 환시는 형태가 잘 갖추어지고 반복적인 것이 특징인데, 작은 아이들이나 사람, 동물 등의 양상으로 나타난다. 환시는 주로 야간에 발생하기 때문에 꿈이나 입면기 환각 등과 구별하기 어려울 수 있다. 편집망상이나 공격성을 보일 수 있고 불안이나 우울, 무감동 등 다른 신경정신의학적 증상도 나타날 수 있다.

운동증상(파킨슨증)

루이소체 치매에서 운동증상으로 파킨슨증이 흔히 발생한다. 파킨슨병에서와 달리 양측성으로 흔히 나타나고, 안정시 떨림(resting tremor)보다는 자세불안정 및 보행장애가 더 많다. 양측성으로 경축(rigidity) 및 운동완만증(bradykinesia)을 보이고 떨림은 역시 양측성으로 자세성떨림(postural tremor)을 보이는 경향이 있다. 보행은 파킨슨병과 유사하여 발을 끌며 걷고 느릿느릿 방향을 바꾸며 팔의 움직임이 감소하는 양상을 보인다. 이러한 보행장애로 인해 쉽게 넘어질 수 있는데 이는 인지기능저하, 자율신경계 이상 등으로 더욱 악화된다. 알츠하이머병과 달리 초기부터 흔히 나타나는 이러한 운동증상은 인지기능 손상에 더하여 환자의 전반적 기능수준이 더욱 떨어트려 환자를 돌보는 데 더욱 큰 부담으로 작용한다.

수면문제(렘수면행동장애)

루이소체 치매에서 특징적인 수면문제는 렘수면행동장애(REM sleep behavior disorder)이다. 이 증상은 루이소체 치매의 경과 중 흔히 발생하는데, 인지기능의 손상이나 운동증상이 나타나기 상당 기간 전부터 관찰할 수 있다. 렘수면의 이상으로 환자는 꿈에서 나타난 상황을 행동화하여 자신이나 같이 수면을 취하는 보호자에게 해를 입힐 수 있고 전반적인 수면의 질을 떨어트린다.

신경이완제 과민성

루이소체 치매에서 보이는 환시 등 신경정신의학적 증상을 치료하기 위해 항정신병약물(신경이완제)을 투여하는 경우 흔히 이 약물에 과민한 반응을 보이는데, 특히 기존의 전형적 항정신병약물을 투여하는 경우 더욱 흔하다. 이러한 신경이완제 과민성은 약 50% 정도에서 발생하는 것으로 보고되었다. 따라서 루이소체 치매에서 환각이나 다른 정신행동증상을 치료할 경우 새로운 비정형 항정신병약물을 투여하는 것이 좋지만, 리스페리돈(risperidone)과 같은 경우도 흔히 과민성을 일으키기 때문에 그 중에서 가능성이 적은 것으로 알려진 쿠에티아핀(quetiapine)이나 클로자핀(clozapine) 등이 선호된다. 신경이완제 과민성의 증상은 인지기능의 악화, 심한 진정효과, 파킨슨증의 악화 혹은 심한 발열, 근육경직과 파열 등 신경이완제악성증후군과 유사하다.

자율신경계 증상

루이소체 치매에서 자율신경계 증상이 나타나는데 기립성 저혈압, 변비, 요실금 등이 흔하고, 이러한 증상은 루이소체 치매 환자의 실제 기능수준에 부정적인 영향을 주어 전반적인 상태를 악화시킨다. 자율신경계 증상은 알츠하이머병이나 파킨슨병 치매에서도 발생할 수 있지만 루이소체 치매에서는 보다 가변적이고 심한 경향이 있다. 자율신경계 이상은 교감신경 및 심장의 미주신경 신경차단, 배뇨근 과활동, 지연된 위장관 운동 그리고 정서적 영향에 의한 비정상 발한 반응과 관련이 있다.

진 단

루이소체 치매의 진단을 위해서는 임상증상에 대한 자세한 병력조사가 필요한데 기본적으로 치매상태, 즉 인지기능의 손상이 진행된다는 점이 진단에 필수적이다. 루이소체 치매에 대한 꾸준한 연구로 진단기준이 개정되면서 현재는 기능적 영상검사와 같은 소견을 진단하는 데 기준으로 제시하고 있어 향후 루이소체 치매의 진단은 보다 세밀해질 것으로 보인다. 그러나 역시 진단에 있어 가장 중요한 부분은 알츠하이머병을 비롯한 다른 원인의 치매와는 차별화된 핵심증상의 존재를 확인하는 것이다. 이를 위해서는 병력조사와 함께 병력의 신뢰도를 높이는 평가도구의 사용이 도움이 될 수 있다. 진단기준에서 제시한 특징적 양상을 간과하는 경우 루이소체 치매의 진단을 놓치기 쉽다.

진단기준

2005년에 〈The consortium on dementia with Lewy bodies〉에서 제시한 진단기준에서 일상생활기능에 손상이 있는 치매라는 중심적 양상(central characteristic)이 기본적으로 있고 인지기능/주의력 및 각성 상태의 변동, 환시 그리고 파킨슨증 등 3가지를 핵심적 양상(core characteristics)으로 제시하였다. 그리고 루이소체 치매의 시사적(suggestive) 양상인 렘수면행동장애, 신경이완제 과민성, SPECT 혹은 PET 영상검사에서 기저핵(basal ganglia)의 저하된 도파민 활성이 있다. 중심적 양상에 더하여 핵심적 양상 3가지 중 2가지 이상 혹은 핵심적 양상 1가지와 시사적 양상이 1가지 이상이 있을 때 거의 확실한(probable) 루이소체 치매로 진단하고 중심적 양상에 핵심적 양상 1가지 혹은 1가지 이상의 시사적 양상이 있는 경우 가능성이 있는(possible) 루이소체 치매로 진단할 수 있다. 1가지 이상의 시사적 양상으로도 루이소체 치매의 진단이 가능하게 되어 진단율이 높아지게 되었다. 그 외 루이소체 치매를 의심할 수 있는 지지적(supportive) 양상으로 반복적인 낙상이나 실신, 의식의 일시적인 손상, 기립성 저혈압이나 요실금과 같은 자율신경계 이상, 환시가 아닌 환각, 체계적인 망상, 우울, 구조적 뇌영상검사에서 정상 내측 측두엽 소견, 기능적 뇌영상검사(SPECT 혹은 PET)에서 저하된 대사(특히 후두엽), 심근의 MIBG 섬광조형술(scintigraphy)의 이상소견, EEG에서 간헐적인 측두엽 예파를 동반한 전반적인 서파 소견 등이 있다. 이러한 지지적 양상들은 뚜렷한 치매가 발병하기 전부터 나타날 수 있다. 파킨슨증의 경우는 증상 발생의 시기에 대한 기준이 있어 치매증상과 동시에 발생하거나 나중에 나타났을 때 루이소체 치매를 진단할 수 있는 핵심적 양상으로 인정할 수 있다(표 23-13).

DSM 체계에서는 루이소체 치매에 특이한 진단기준이 없었으나 2014년 DSM-5가 새롭게 발표되면서 루이소체 치매에 대한 진단기준을 포함시켰다. DSM-5에서 제시한 진단기준에서는 루이소체 치매를 '루이소체 주요 또는 경도 신경인지장애(major or mild neurocognitive disorder with Lewy bodies)'로 기술하였다. 루이소체 치매는 '루이소체 주요 신경인지장애'에 해당하는데 인지기능장애의 진단 및 최근의 임상적 접근은 치매 이전 상태까지 고려해야 하므로 '루이소체 경도 신경인지장애'의 포함은 의학적으로 중요한 의미를 지닌다.

표 23-13. 루이소체 치매의 진단을 위한 증상

중심양상	일상기능의 손상을 동반한 치매(발병 시 기억력은 정상일 수 있음)
핵심양상	인지기능/주의력 및 각성의 변동 재발하는 환시 파킨슨증
시사양상	렘수면행동장애 신경이완제 과민성 SPECT or PET에 의한 기저핵의 저하된 도파민 활성
지지양상	반복되는 낙상 혹은 실신, 의식의 일시적인 손상, 자율신경계 기능부전(기립성 저혈압 혹은 요실금), 환각(환시 외), 체계적인 망상, 우울, 뇌영상 검사 상 정상적인 측두엽, SPECT 혹은 PET에서의 저하된 대사(특히 후두엽), 심근 MIBG 섬광조형술 상 이상소견, 간헐적인 측두엽 예파를 동반한 전반적 서파 양상의 EEG 소견

Adapted from the third International report of the DLB consortium (McKeith et al, 2005). REM: rapid eye movement, SPECT: single photon emission computed tomography, PET: positron emission tomography, EEG: electroencephalogram

표 23-14. 루이소체 주요 또는 경도 신경인지장애의 DSM-5 진단기준

A. 주요 또는 경도 신경인지장애의 기준을 충족한다.
B. 장애는 서서히 발병하고 점진적으로 진행한다.
C. 장애는 거의 확실한 또는 가능성이 있는 루이소체 신경인지장애의 핵심적 진단 특징과 시사적 진단 특징의 조합을 충족한다.

거의 확실한 루이소체가 있는 주요 또는 경도 신경인지장애의 경우, 2개의 핵심적 특징을 갖거나 한 개 이상의 핵심적 특징과 한 개의 시사적 특징을 갖는다.
가능성이 있는 루이소체가 있는 주요 또는 경도의 신경인지장애의 경우, 단 한 개의 핵심적 특징을 갖거나 한 개 이상의 시사적 특징을 갖는다.

1. 핵심적 진단 특징:
   a. 주의와 각성의 현저한 변화와 함께 변동하는 인지
   b. 잘 형성되고 상세한 환시의 반복
   c. 인지저하가 발생한 이후에 발병하는 자발성 파킨슨증
2. 시사적 진단 특징:
   a. REM수면 행동장애의 기준 충족
   b. 심각한 신경이완제 민감도

D. 장애는 뇌혈관 질환, 다른 신경퇴행성 질환, 물질의 효과, 또는 다른 정신 신경학적 전신 질환으로 더 잘 설명되지 않는다.

DSM-5의 진단기준은 2005년 개정된 루이소체 치매 컨소시엄의 임상적 진단기준을 반영한 것으로 보인다. 기본적으로 치매 상태의 주요 신경인지장애나 경도인지장애에 준하는 경도 신경인지장애의 상태가 있으면서 핵심적 진단 특징은 3가지가 같고, 시사적 진단 특징은 SPECT 혹은 PET 영상에서 기저핵의 도파민 활성 감소 소견을 제외한 나머지 두 가지를 포함한다. 지지적 양상은 DSM-5에서는 제시하지 않았다(표 23-14). ICD-10에서는 루이소체 치매를 '다른 곳에 분류된 기타 질병의 치매'로 진단할 수 있는데, 알츠하이머병이나 혈관성 질환 이외의 다른 원인에 기인하는 경우에 속한다. 이 경우 파킨슨병 치매는 이 항목에 특정화되어 있는 데 비해 루이소체 치매는 이 항목 내에서도 기타의 범주에 들어가서 루이소체 치매의 임상적 중요성이 반영되지 않은 것으로 보인다.

진단을 위한 검사

루이소체 치매의 진단은 진단기준에 따른 임상양상 및 검사소견을 근거로 내려지는데 자세한 병력조사 및 정신상태검사와 함께 신경심리검사, 구조적 그리고 기능적 뇌영상검사, 수면다원검사, 뇌파검사, 심장 MIBG 섬광조형술 등의 검사가 도움이 된다. 루이소체 치매를 진단하는 데 중요한 단서로 인지기능의 잦은 변동성이 있다. 이러한 인지기능의 변동성은 보호자로부터 병력조사를 통해 평가할 수 있는데 24시간 내의 인지기능의 변동을 확인하는 질문이 장기간의 변동보다 더 유용하다고 한다. 보다 체계적이고 구체적인 문항을 포함하는 One Day Fluctuation Assessment Scale, Mayo Fluctuations Composite Scale과 같은 검사도구의 사용이 이러한 양상을 파악하는 데 도움을 준다.

신경심리검사

루이소체 치매의 경우도 인지기능의 저하를 평가하기 위해 MMSE나 Montreal Cognitive Assessment(MOCA)와 같은 간단한 선별검사 도구를 사용할 수 있다. 그러나 루이소체 치매의 특징적인 인지기능손상을 측정하기 위해서는 자세한 신경심리검사가 필요할 수 있다. 신경심리검사에서 초기에는 기억력 저하가 뚜렷하지 않고 재인기억이 상대적으로 유지될 수 있지만, 결국 병이 진행함에 따라 기억저하 소견은 명백해진다. 초기에 특징적인 인지저하 소견은 주의력 및 집행기능 그리고 시공간 기능의 손상이다.

뇌영상검사

구조적 뇌영상검사로 MRI 혹은 CT 검사에서 루이소체 치매는 전반적인 뇌위축 소견을 보이지만, 알츠하이머병과는 다르게 해마 등 내측 측두엽의 위축소견은 덜하고 상대적으로 다른 부위의 위축소견이 뚜렷할 수 있다. 기능적 뇌영상검사 소견은 루이소체 치매를 진단하는 데 근거가 되는 기준(시사적 및 지지적 양상)에 포함되어 있으므로 가능한 한 이를 평가하는 것이 중요하다. 기저핵에서 도파민 활성의 저하를 PET이나 SPECT에서 특징적으로 관찰할 수 있고, PET에서는 후두엽 당대사의 저하와 SPECT에서는 후두엽 관류의 저하 소견을 보일 수 있어 기능적 뇌영상검사가 진단에 도움이 된다.

기타 검사실 검사

루이소체 치매를 시사하는 중요한 증상의 하나로 REM수면행동장애가 있고 기타 진단에 도움을 주는 지지적 양상으로 심근 섬광조형술에서 MIBG 흡수율이 감소되고 뇌파에서 간헐적인 측두엽 예파를 동반한 전반적인 서파 소견을 나타낼 수 있다. 따라서 루이소체 치매가 의심되는 경우 수면다원검사나 심근 섬광조형술 그리고 뇌파검사를 시행하는 것이 좋다.

감별진단

치매를 일으키는 다른 많은 신경퇴행성 질환이나 혈관성 신경인지장애와 구별이 필요한데 병인이나 임상적 공통점을 고려한다면 루이소체 치매와 감별해야 할 중요한 상태는 파킨슨병으로 인한 치매일 것이다. 그러나 실제로 가장 흔한 신경퇴행성 질환인 알츠하이머병을 가장 우선적으로 감별해야 할 경우가 많다.

임상적으로 루이소체 치매에서 보이는 다양한 특징들을 고려하면 알츠하이머병을 감별하기 쉬워 보이지만 인지기능의 저하의 진행과 정신행동증상의 존재, 그리고 노인에서 보이는 일반적 특징들로 인해서 감별이 어려울 수 있다. 또한 루이소체 치매는 알츠하이머병과 공통적인 병리소견을 보일 수 있어 질병이 진행되었을 경우 더욱 감별하기 어렵다. 임상양상으로 가장 중요한 감별점은 앞서 기술한 증상의 변동성, 특징적인 증상, 인지기능 손상의 프로파일과 뇌영상 검사의 차이다.

파킨슨병 치매와의 감별점은 파킨슨병과 치매증상이 발생하는 시간적 순서다. 파킨슨병 치매는 일단 먼저 파킨슨병의 증상이 분명히 선행하거나 앞서 진단되어야 한다. 소위 '1년 규칙'이 있는데 치매가 파킨슨증과 동시에 발생하거나 파킨슨증이 먼저 발생해도 1년 이내에 치매가 발생했다면 루이소체 치매일 가능성이 높다. 그러나 이러한 기준은 인지기능저하의 자연적 진행을 고려해서 임의로 정한 것이기 때문에 진단을 하는데 참고만 해야 한다. 피질하 뇌혈관 질환으로 인한 혈관성 치매는 정신운동 및 집행기능의 문제 등 파킨슨병 치매와 유사한 양상을 보일 수 있기 때문에 역시 루이소체 치매와 감별이 필요할 수 있다. 뇌영상검사를 통해 뇌혈관 질환의 발생과 인지기능 손상의 시간적 관련을 통한 감별이 필요하다.

원인 및 병리

세포내 루이소체는 알파-시누클레인의 비정상적인 축적으로 인해 세포골격의 변형을 초래하는 비정상적인 신경미세섬유 전달로 발생하는 것으로 보인다. 루이소체와 관련된 질환들은 알파-시누클레인 유전자 변이와 증식과 관련이 있다. 파킨슨병도 시누클레인병리를 보이는 병으로 루이소체가 흑질 혹은 뇌간에서 발견되는데 비해 루이소체 치매는 흑질, 뇌간, 변연계 및 피질 부위 등 피질하 그리고 피질 모두에 걸쳐 광범위하게 발견된다.

그런데 루이소체 치매는 베타아밀로이드 침착과 타우 신경섬유매듭 등 알츠하이머병의 병리적 소견을 일부 보일 수 있고, 알츠하이머병의 루이소체 변이 형태가 있어 임상양상이 복잡해 질 수 있다. 루이소체 치매는 도파민성 결핍에 더하여 알츠하이머병보다 더 심한 콜린성 결핍을 초래하는 것으로 보이는데 이는 루이소체 치매의 특징적인 임상양상과 관련이 있다.

치 료

루이소체 치매의 치료 역시 다른 치매의 치료와 크게 다르지 않다. 가능한 한 인지기능손상으로 인한 기능장해를 최소화하고 정신증상을 포함한 행동문제를 관리해야 한다. 기본적으로 인지증상 및 정신행동증상의 치료에 약물치료가 필요하지만 경과에 따라 비약물적인 개입 및 체계적인 관리가 필요하다. 비약물적 접근으로 알츠하이머병과 같은 치매에서 사용하는 다양한 방법을 시도할 수 있다. 그러나 치료과정에서 가장 중요한 것은 루이소체 치매의 특징적인 양상과 경과 등을 치료자가 제대로 이해하고 보호자에게 교육하는 것이다.

루이소체 치매의 치료에 FDA 승인을 받은 공식적인 치료약물은 없지만 루이소체 치매의 다양한 증상과 문제에 따라 여러 약물을 사용할 수 있다. 루이소체 치매의 치료에서 중요한 것은 어떤 약물을 사용하느냐가 아니라 약물을 어떻게 사용하느냐에 있다. 모든 약물은 낮은 용량에서 시작하고 서서히 증량해야 하며, 꼭 필요한 약물을 최소한의 효과적인 용량으로 유지하는 것이다. 문제증상이 나타날 때 약물을 계속 추가하는 것보다 기존에 사용하던 약물을 조정하는 것이 더 나을 수 있다. 삼환계 항우울제, 항콜린성 약물, 진경제 등과 같은 항콜린성 효과가 있는 약물은 중단해야 한다. 루이소체 치매에서 항콜린성 효과가 있는 약물은 인지기능의 손상과 정신병적 증상을 악화시키고 기립성 저혈압을 유발할 수 있기 때문이다. 약물치료의 주된 표적증상은 인지증상, 정신병적 증상, 파킨슨증 등이다. 알츠하이머병의 치료에 쓰이는 콜린에스테라아제 억제제나 메만틴과 같은 약물이 루이소체 치매 환자의 인지기능과 정신행동증상 개선에 도움이 되며, 일부 운동증상과 자율신경계 이상을 호전시킨다는 보고가 있다. 그러나 알츠하이머병과 마찬가지로 아직까지 루이소체 치매의 질병 경과를 변화시키는(disease-modifying) 약물은 없기 때문에 약물의 적용은 환자의 상태에 따라 개별화되어야 한다.

아세틸콜린에스테르분해효소 억제제인 도네페질(donepezil), 리바스티그민(rivastigmine), 갈란타민(galantamine)은 루이소체 치매의 인지기능 개선을 위한 치료로 그 효과에 대한 근거가 부족하지만 루이소체 치매에서 보이는 콜린성 결핍을 고려하면 이러한 약물의 사용은 적절한 것으로 보인다. 아세틸콜린에스테르분해효소 억제제 중 일부는 환시나 초조 등 정신행동증상에도 효과가 있어 보호자의 부담을 덜어주는 것으로 보고되었다. 메만틴의 경우도 역시 인지기능 호전에 대한 근거가 부족하지만 전반적인 상태의 호전에 효과적일 수 있다.

루이소체 치매에서 환시, 망상 등의 정신병적인 증상을 보이는 경우 항정신병약물의 투약은 신경이완제 과민성이나 파킨슨증의 악화로 인해 어려울 수 있어 그 사용이 제한적이다. 그러나 비정형 항정신병약물로 쿠에티아핀이나 클로자핀은 부작용이나 효과면에서 유용할 수 있다. 그러나 그 전에 정신병적 증상이 심한 경우는 유발 가능한 신체적 상태나 약물을 확인 후에 조정하고, 증상이 심하지 않은 경우는 비약물적 접근을 먼저 시도한다. 우울증상이나 불안 등 정서적으로 불안정한 경우는 SSRIs 투약이 효과적일 수 있다.

루이소체 치매의 운동증상, 즉 파킨슨증에 레보도파(levodopa)나 도파민 효현제(agonist)를 사용할 수 있지만 효과가 제한적일 수 있고 정신병적 증상이나 초조 등 정신행동증상을 악화시킬 수 있기 때문에 주의해야 한다. 렘수면행동장애에서는 클로나제팜(clonazepam)을 사용할 수 있고, 멜라토닌(melatonin)이 수면문제에 도움을 줄 수 있다. 자율신경계 이상으로 기립성 저혈압이 흔하고 심각한 문제를 초래할 수 있기 때문에 관리가 필요하다. 일단 기립성 저혈압을 일으킬 가능성이 있는 약물을 조정하고 수분공급, 염분섭취, 압박스타킹의 사용, 일어날 때 주의 등의 조치를 취한다.

경과 및 예후

루이소체 치매도 인지기능 손상이 시간경과에 따라 서서히 진행된다. 이러한 증상에 더하여 흔히 동반되는 환시 등 신경정신의학적 증상, 파킨슨증 및 자율신경계 증상 등의 복합적인 양상으로 인해 입원할 가능성과 사망 위험이 높을 것 같지만, 실제 여러 연구결과를 살펴보면 혈관성 치매나 알츠하이머병과 비교해서 경과 및 예후는 큰 차이가 없다고 한다.

파킨슨병 치매 (Parkinson's disease dementia)

개념(역사)

파킨슨병은 대표적인 '신경정신의학적(neuropsychiatric)' 질환이다. 떨림, 경축, 운동의 느림, 불균형 등 운동장애를 핵심증상으로 진단을 하지만, 우울증과 같은 정서증상 및 치매와 같은 인지기능 손상을 흔히 동반한다. 인지기능의 손상은 가벼운 인지기능의 저하부터 심한 치매와 같은 정도의 다양한 인지장애를 동반할 수 있다. 운동장애에 더하여 인지손상이나 치매가 있을 경우 기능의 장해는 더욱 심해지고 환자나 보호자의 부담이 증가한다.

역 학

파킨슨병은 흔한 신경퇴행성 장애로 나이가 증가함에 따라 유병률이 증가한다. 대략 65~69세에서는 0.5% 정도이지만 85세 이상에서 약 3%에 이른다. 파킨슨병에서 신경인지장애의 발생은 흔한데 파킨슨병으로 진단된 환자들을 장기간 추적관찰을 한 연구를 보면 20년 이상 경과한 후에 죽은 환자나 생존한 환자 모두에서 상당수 치매가 발생하였다. 따라서 연구방법, 적용 집단과 진단기준에 따라 다양한 유병률을 보일 수 있지만 파킨슨병에서의 치매의 발생은 필연적일 수 있다. 발생률의 경우 파킨슨병 환자들은 파킨슨병이 없는 환자들에 비해 치매가 발생할 가능성이 2.8~6배 높다고 한다. 파킨슨병 치매의 뚜렷한 위험인자는 고령, 심한 운동증상 및 경도인지장애다. 파킨슨증이 심한 경우와 경직, 보행 불안정 증상이 우세한 파킨슨병의 경우가 빠른 인지손상의 진행과 관련이 있고 불균형-보행 불안정성 아형이 떨림이 우세한 아형에 비해 치매가 발생할 위험이 높다.

임상양상

파킨슨병 치매의 중요한 임상양상은 운동증상과 함께 파킨슨병 발병 이후에 발생한 인지기능의 손상이다. 점진적인 인지기능의 저하와 함께 다양한 정신행동증상이 동반될 수 있

표 23-15. 파킨슨병 치매 진단을 위한 임상적 소견

핵심양상	• Queen Square Brain Bank Criteria에 따른 파킨슨병의 진단 • 병력조사, 임상양상 그리고 정신상태검사에 의해 확인된 서서히 시작되고 진행되는 치매 증후군(한가지 이상의 인지손상, 병전보다 떨어진 기능수준, 일상 기능의 결손)의 존재
관련양상	• 인지기능 양상 1. 주의력: 자발적 및 집중 주의력의 손상, 주의력을 요하는 수행능력의 감소, 일중 혹은 일간 주의력의 변동 2. 집행기능: 자발성, 계획성, 개념형성, 규칙 찾기, 세트 이동 혹은 유지의 손상, 정신운동속도의 감소 3. 시공간 기능: 시공간 지남력, 지각 혹은 구성능력의 손상 4. 기억: 자유연상 및 새로운 것의 학습의 손상, 재인은 상대적으로 유지 5. 언어: 핵심기능은 유지, 단어 찾기의 어려움, 복잡한 문장의 이해력 어려움
	• 행동 양상 1. 무감동: 자발성의 감소, 동기, 흥미 및 노력의 상실 2. 성격 및 기분의 변화: 우울 및 불안 3. 환각: 대부분 환시 4. 망상: 편집증적 망상 5. 수면: 과도한 낮시간의 졸음
• 파킨슨병 치매를 배제할 수 없지만 불확실하게 하는 양상 1. 인지기능의 손상을 일으킬 수 있는 다른 이상의 동반 2. 운동증상과 인지증상의 발달 사이의 시간간격에 대한 정보의 불확실	
• 파킨슨병 치매를 배제할 수 있는 양상 1. 인지 및 행동증상의 다른 명백한 단일 원인 2. 거의 확실한 혈관성 치매의 양상(NINDS-AIREN의 기준)	

다. 인지기능의 저하는 서서히 진행하는 양상을 보인다. 파킨슨병 치매에서 보이는 인지기능 손상의 특징은 루이소체 치매에서와 유사하게 주의력, 실행기능 그리고 시공간능력의 영역에서 주로 이상을 보이고 초기에는 덜 뚜렷하지만 기억력 및 언어기능 등에서도 문제를 보일 수 있다.

파킨슨병 치매에서 발생하는 정신행동증상은 다양하다. 무감동이 발생할 수 있는데 자발성, 동기, 흥미 및 노력의 감소로 나타난다. 정서적으로 불안과 우울도 흔히 발생한다. 환각이나 망상도 자주 발생하는데, 주로 환시와 피해망상의 양상으로 나타난다. 파킨슨병 치매에서는 수면장해로 주간의 과도한 졸림이 나타나는데 렘수면행동장애도 발생할 수 있다.

진 단

파킨슨병 치매는 기본적으로 파킨슨병이 있는 환자에서 다른 특별한 원인이 없이 점진적으로 치매가 나타나면 진단할 수 있다. 파킨슨병 자체로 기능의 저하를 일으키기 때문에 파킨슨병 이후에 발생하는 인지손상으로 인해 나타나는 기능저하와 구별해야 하고 파킨슨병 발병 이전부터 인지기능 손상이 시작되었는지에 대한 병력 조사가 필요하다. 따라서 파킨슨병 치매의 진단 역시 자세한 병력조사가 가장 중요한데 인지기능 손상에 대한 신경심리검사 소견과 뇌영상 검사 등도 정확한 진단을 내리는 데 도움을 준다.

이전에는 파킨슨병 치매와 관련된 자세한 진단기준이 없었으나 2007년도에 Movement Disorder Society의 전문위원회에서 파킨슨병 치매의 임상양상을 검토하고 진단기준을 제시하였다. 진단기준에서는 첫째, 핵심적 양상으로 Queen Square Brain Bank 진단기준에 의한 파킨슨병 진단과 함께 병력조사 및 정신상태검사를 통해 서서히 발생하고 점진적으로 진행하는 치매 증상을 제시하였다. 둘째, 두 가지의 관련(associated) 임상적 특징으로 표 23-15에서 제시된 특징적인 인지기능 손상의 양상과 행동문제를 제시하였다. 셋째로 파킨슨병 치매로 진단을 내리기에는 불확실한 상태를 제시하였는데, 이는 인지장애를 일으킬 만한 다른 원인이 있지만 전적인 원인으로 판단할 수 없는 경우와 운동증상과 인지증상의 발생사이의 시간관계를 알 수 없는 경우에 해당한다. 마지막은 배제기준으로 파킨슨병이 아닌 다른 원인이 확실한 경우로 전신 질환, 약물중독 혹은 주요 우울증과 같은 상태나 거의 확실한 혈관성 치매를 제시하였다. 이러한 특징에서 2개의 핵심양상이 있고, 관련 증상에서 언어능력을 제외한 4가지 인지영역 중 적어도 2개 이상의 손상과 적어도 1개의 행동문제가 있으며, 셋째 기준과 마지막 배제기준에 해당되지 않으면 '거의 확실한 파킨슨병 치매'로 진단할 수 있다. '가능성이 있는 파킨슨병 치매'는 2개의 핵심증상이 있으나 인지기능의 양상이 제시된 것과는 잘 맞지 않은 비전형적인 양상을 보이는 경우 그리고 행동증상은 없어도 되고, 셋째 기준이 하나 이상 있거나 배제기준에 해당하지 않는 경우에 진단이 가능하다(표 23-15).

DSM-5에서는 다른 치매의 진단기준에서와 같이 파킨슨병으로 인한 치매를 '파킨슨병으로 인한 주요 또는 경도 신경인지장애(major or mild neurocognitive disorder due to Parkinson's disease)'로 구분하였다. DSM-5 진단기준은 환자의 상태가 주요 또는 경도 신경인지장애의 기준을 만족하고, 이러한 신경인지장애(치매)가 파킨슨병의 진단 후에 발생하고 다른 원인 질환이 없다면 진단을 내리게 된다(표 23-16). ICD-10에서는 파킨슨병 치매가 '다른 곳에 분류된 기타 질병의 치매' 내에서 특정화되어 진단할 수 있다.

신경심리검사 소견

파킨슨병 치매에서의 인지기능 손상을 확인하기 위해 병력조사와 함께 객관적인 인지기능검사를 시행하는 데, 특히 초기의 인지손상을 파악하는 데 필요하다. 파킨슨병 치매에서의 인지기능손상의 양상은 알츠하이머병보다는 루이소체 치매

표 23-16. 파킨슨병으로 인한 주요 또는 경도 신경인지장애의 DSM-5 진단기준

A. 주요 또는 경도 신경인지장애의 기준을 충족한다.
B. 장해는 확증된 파킨슨병의 상태에서 발생한다.
C. 손상이 서서히 시작하고 점진적으로 진행한다.
D. 신경인지장애는 다른 의학적 상태로 인한 것이 아니며, 다른 정신질환으로 더 잘 설명되지 않는다.

파킨슨병으로 인한 거의 확실한 주요 또는 경도의 신경인지장애는 다음의 1과 2를 충족할 때 진단되어야 한다. **파킨슨병으로 인한 가능성이 있는 주요 또는 경도의 신경인지장애**는 1 또는 2를 충족할 때 진단되어야 한다.
1. 혼합성 병인의 증거가 없음(즉, 인지 저하의 원인이 될 만한 다른 신경퇴행성 · 뇌혈관 질환 또는 다른 신경학적 정신 · 전신 질환이나 상태가 없음)
2. 파킨슨병이 신경인지장애의 발병보다 분명히 선행함

에서 보이는 것과 유사하다. 주의력, 집행기능 그리고 시공간 기능 영역에서의 손상이 초기에 특징적이다. 기억력은 상대적으로 초기에 손상이 적은데, 특히 상대적으로 재인검사가 보존되며 언어능력도 파킨슨병 치매에서는 비교적 유지되지만 단어 찾기나 복잡한 문장에 대한 이해력이 떨어질 수 있다.

영상의학적 소견

구조적인 신경영상과 도파민 전달체 영상은 파킨슨병치매와 루이소체 치매 모두를 알츠하이머병과 감별하는 데 도움을 준다. 구조적 뇌영상검사에서 파킨슨병치매는 루이소체 치매와 유사한 정도의 내측 측두엽 위축을 보이고, 정상군에 비해 전두엽, 측두엽, 두정엽 및 후두엽 부위에서도 위축소견을 보인다. 도파민 전달체 SPECT와 도파민 PET에서 기저핵 도파민성 활성의 저하를 보인다. 또한 역시 PET와 SPECT 검사에서 정상인에 비해 전두엽, 측두엽, 두정엽, 후두엽 등에서 당대사와 관류가 저하된다고 한다.

감별진단

파킨슨병 치매와 우선적으로 감별해야 하는 경우는 역시 유사한 병리와 임상적 특징을 보이는 루이소체 치매인데, 흔한 퇴행성 신경질환인 알츠하이머병과의 감별이 필요하다. 알츠하이머병의 경우 파악하기 어려울 수도 있지만 운동증상의 발생시점 및 양상을 고려해서 감별할 수 있다. 피질하 혈관성 치매는 정신운동 및 집행기능의 문제 등 파킨슨병 치매와 유사한 양상을 보일 수 있기 때문에 뇌영상 검사 등 뇌혈관 질환의 연관성을 통한 감별이 필요하다. 항정신병약물로 유발된 파킨슨증, 진행성핵상마비, 피질기저핵변성, 다계통 위축증, 뇌수종, 뇌종양 등도 파킨슨증과 함께 인지기능의 손상이 동반될 수 있다.

원 인

파킨슨병이 시누클레인병리를 보이는 대표적인 질환이기 때문에 파킨슨병으로 인한 치매와 루이소체 치매의 병리소견은 비슷하다. 더욱이 파킨슨병 치매의 경우는 파킨슨병과 달리 루이소체가 흑질이나 뇌간 이외에 변연계 및 신피질의 광범위한 부위에서 관찰되기 때문에 루이소체 치매와 유사하다. 파킨슨병 치매에서도 알츠하이머병에서 볼 수 있는 아밀로이드병리를 관찰할 수 있는데 루이소체 치매의 경우보다는 덜하다.

치 료

파킨슨병 치매도 시간경과에 따라 질병이 진행되기 때문에 상태에 따라 개별화된 접근이 필요하다. 파킨슨증과 더불어 인지기능손상 그리고 정신행동증상에 대해 약물치료가 필요할 수 있다. 파킨슨병 치매의 경우 알츠하이머병이나 루이소체 치매와 같이 콜린성 결핍을 보이기 때문에 콜린에스테라아제 억제제가 유용할 것이다. 특히 리바스티그민이 효과적이라는 근거가 있으며 이 결과를 통해 파킨슨병 치매에 대한 치료제로 FDA 승인을 받았다. 다른 아세틸콜린에스테르분해효소 억제제도 효과적인 것으로 일부 연구에서 보고하였다. 메만틴도 치료약물로 시도할 수 있는데 루이소체 치매와 같이 전반적 상태의 호전에 효과가 있었다.

정신행동증상으로 환각이나 망상 같은 정신병적 증상이 나타나는 경우 일단 복용중인 파킨슨병 약물을 검토하고 조정해야 한다. 증상이 지속되는 경우에는 항정신병약물로 비전형적 약물이 유용한데 특히 쿠에티아핀이나 클로자핀이 부작용 측면에서 유용하다. 우울증이 동반된 경우 SSRIs가 도움이 될 수 있다. 운동증상의 치료를 위해서 투여하는 약제 중 어떤 약제는 정신병적 증상을 잘 유발하는데, 레보도파(levodopa)는 이러한 정신병적 증상의 발생빈도가 낮기 때문에 이를 투여하는 것이 좋다. 결국 전반적인 약물치료는 루이소체 치매에서와 비슷하다.

경과 및 예후

파킨슨병 치매의 예후는 파킨슨병의 경과와 관련이 있다. 파킨슨병은 개인에 따라 그 진행이나 장해 정도가 차이가 많다. 파킨슨병 자체가 다른 질병의 이환이나 사망에 직접적인 영향을 주진 않겠지만 운동증상은 다양한 신체적 문제를 일으킴으로써 치명적인 영향을 줄 수 있다. 파킨슨병 치매가 인지장애가 없는 파킨슨병에 비해 예후가 나쁘다. 또한 정서적인 문제와 다른 합병증에 노출될 가능성이 높고 이 경우 예상보다 조기에 사망할 가능성이 높아진다.

외상성 뇌손상으로 인한 치매 (dementia due to traumatic brain injury)

개 념

두부 외상은 신체적 손상에서 흔히 발생하며, 대뇌의 직접적 충격이나 후유병변으로 인해 인지기능의 손상, 정서적 문제 그리고 성격의 변화 등 신경정신의학적 증상이 손상의 정도 및 위치에 따라 다양한 양상으로 나타날 수 있다. 외상성 뇌손상으로 인한 인지기능의 손상은 가벼운 정도에서 일상생활을 포함하여 전반적인 기능의 손상을 초래하는 치매상태까지 발생할 수 있다. 이러한 두부 외상과 관련된 인지기능장애는 알츠하이머병과 같은 퇴행성 뇌질환의 주요 위험요인으로도 알려져 있다.

DSM 진단시스템의 경우 뇌손상의 직접적인 영향으로 인한 정신건강의학적 문제를 진단하고 기술할 수 있도록 기준을 제시하고 있다. 초기에는 인지기능의 손상과 관련된 부분에서 두부손상과 관련된 부분이 명백하지 않았으나 DSM-IV에서 '두부손상으로 인한 치매'라는 특정할 수 있는 진단기준을 제시하였고, DSM-5에서는 인지기능의 손상의 정도에 따라 '외상성 뇌손상으로 인한 경도 또는 주요 신경인지장애'를 제시하면서 보다 세밀하게 원인으로서 외상성 뇌손상이라는 용어와 기준을 사용하고 있다.

역 학

뇌손상은 흔하게 발생하고 이로 인해 치매와 같은 인지장애가 나타날 수 있지만, 유병률에 대한 자료는 부족하다. 뇌손상에서 인지기능의 문제는 높은 비율로 발생하지만 시간경과에 따라 상태가 지속되거나 호전되기도 하여 실제로 유병률을 추정하기는 어렵다. 그리고 대부분의 관련 연구들은 외상성 뇌손상의 직접적 결과로 인한 치매상태보다는 이러한 뇌손상이 향후 신경퇴행성 질환인 알츠하이머병과 같은 치매의 위험요인이라는 부분에 집중되고 있다.

임상양상 및 진단

외상성 뇌손상으로 인한 치매도 기본적으로 인지손상으로 인해 일상생활 등 기능의 문제를 보이는 경우에 진단한다. 이 경우 증상은 두부 손상의 부위나 후유잔존병변에 따라 다양하게 나타날 수 있다. 심한 외상성 뇌손상의 경우 보통 주의력, 반응속도, 삽화성 기억, 집행기능의 저하가 흔하고 언어, 행동수행(praxis), 시공간기능은 상대적으로 덜하다. 다른 치매에서와 마찬가지로 주된 행동문제는 망상, 환각, 기분의 문제, 정서적 불안정, 초조, 탈억제, 배회, 무감동, 수면 및 식이 문제 등이다. 가벼운 외상성 뇌손상의 경우도 우울, 과민성, 피로, 두통, 광과민성, 수면장해가 흔히 동반되는데 일반적으로 수주 내에 호전된다.

DSM-5에서는 자세하게 진단기준을 제시하였고, 이를 통해 비교적 분명한 진단이 가능하다. 일단 기본적으로 신경인지장애가 존재해야 한다. 그리고 이러한 신경인지장애는 '외상성 뇌손상'으로 발생하였다는 근거가 있어야 한다. 즉 명백한 외상성 뇌손상의 존재와 인지손상과의 시간적 관련성이 진단에 필수적이다. 외상성 뇌손상의 근거는 의식의 소실, 외상성 기억상실, 지남력 장애 및 혼란, 신경학적 징후나 뇌영상 검사 소견 등이다. 이러한 외상성 뇌손상 직후 혹은 의식의 회복 직후 그리고 급성 손상 시기를 지나서도 지속되는 신경인지장애가 있는 경우에 진단가능 하다(표 23-17).

표 23-17. 외상성 뇌손상으로 인한 주요 또는 경도 신경인지장애의 DSM-5 진단기준

A. 주요 또는 경도 신경인지장애의 기준을 충족한다.
B. 외상성 뇌손상의 증거가 있다. 즉, 두부에 대한 충격 또는 두개골 내에서 뇌를 급격히 움직이거나 전위시키는 다른 기전의 증거가 있고 다음 중 한 개 이상이 있다.
  1. 의식 상실
  2. 외상 후 기억상실
  3. 지남력 장애와 혼돈
  4. 신경학적 징후(예: 손상을 입증하는 뇌영상, 새로 발생한 발작, 기존하는 발작장애의 현저한 악화, 시야 결손, 후각상실증, 반신불완전마비)
C. 신경인지장애는 외상성 뇌손상 발생 직후 또는 의식 회복 직후에 나타나며, 손상 후 급성기가 지나서도 지속한다.

표 23-18. 외상성 뇌손상의 심한정도

기 준	경 도	중등도	중 증
의식 상실	<30분	30분~24시간	>24시간
외상 후 기억상실	<24시간	24시간~7일	>7일
초기평가 GCS 점수(지남력장애와 혼돈)	13~15	9~12	3~8
구조적 뇌영상	정상	정상 혹은 비정상	정상 혹은 비정상

GCS: Glasgow Coma Scale

원 인

일반적으로 신경인지장애의 정도는 초기 외상성 뇌손상의 심한 정도에 따라 결정되는데, 이러한 심한 정도가 추후 발생하는 신경인지장애의 심각도와 반드시 일치하지는 않는다. 치매 상태는 보통 중등도에서 중증 정도의 뇌손상으로 발생할 수 있다. 외상성 뇌손상을 평가하는 데는 의식 상실과 외상 후 기억상실의 기간, 뇌영상 검사 상 구조적 이상소견(출혈 등) 그리고 초기의 글래스고혼수척도(Glasgow Coma Scale Score) 등을 초기 뇌손상 정도의 지표로 사용한다(표 23-18).

치 료

외상성 뇌손상으로 인한 인지기능 손상의 회복은 초기 6개월 내에 대부분 발생할 가능성이 크다. 그러나 손상 후 5년까지도 호전이 지연될 수 있기 때문에 장기적인 관찰과 개입이 필요하다. 인지재활치료 및 개별적 문제에 따라 적합한 개입을 한다. 치매상태에서는 환자를 조호해야 하기 때문에 보호자에게 환자의 상태에 대해 설명하고 교육하는 것이 필요하다. 특히 질병의 경과 중에 정신사회적 요인들이 뇌손상의 호전 및 악화에 기여할 수 있기 때문에 이에 대해 다루어주어야 한다.

인지기능 손상에 투여할 수 있는 약물은 제한적이고 다른 치매 질환에 효과적으로 알려진 인지기능개선제의 사용은 근거가 부족하다. 인지기능 문제가 아닌 동반된 행동 및 정서증상에 대해서는 정신약물치료가 도움이 될 수 있다.

경과 및 예후

일반적으로 외상성 뇌손상으로 인한 치매의 경과는 초기손상의 심한 정도와 관련이 있지만 항상 적용되는 것은 아니다. 보통 알츠하이머병과 같은 비가역성 치매와 달리 뇌손상과 관련된 치매는 지속적으로 악화되지 않을 수 있다. 시간이 경과함에 따라 수개월 혹은 수년에 걸쳐 서서히 호전될 수도 있지만, 뇌손상은 알츠하이머병과 같은 신경퇴행성 질환의 위험요인이라는 것을 고려해야 한다.

기타 치매

치매와 같은 주요 신경인지장애부터 경도의 신경인지장애를 일으키는 원인은 앞서 기술한 치매 외에도 다양하다. 치매를 일으키는 드문 원인으로 신경퇴행성 질환인 헌팅턴병(Huntington's disease)과 감염성 질환으로 프라이온병(prion disease)과 사람면역결핍바이러스(human immunodeficiency virus, HIV) 감염이 있다. 그리고 물질과 관련된 치매가 있는데 임상적으로 고려해야 할 중요한 상태는 알코올관련 치매이다. 이러한 치매에 대한 진단 및 개입은 결국 원인질환의 개별적 특성 및 파생되는 문제에 따라 달라질 수 있고 예후 및 경과도 다양하다.

헌팅턴병은 행동증상과 무도증과 같은 운동장애를 보이는 상염색체 우성의 유전성 질환으로 치매와 같은 인지기능 손상은 병이 진행되면서 발생할 수 있는데, 초기에 기억이나 언어장애는 유지되지만 정신운동활동이 저하되고 복잡한 일의 수행이 어려워진다. 행동증상으로 우울증이나 정신병적 증상이 상대적으로 심한 것이 특징이다.

HIV 감염으로 인한 후천성 면역결핍증후군(acquired immune deficiency syndrome, AIDS)으로 치매와 같은 신경인지장애가 발생할 수 있다. 의식의 혼탁이 없는 상태에서도 인지기능장애가 뚜렷하고 운동이상 혹은 성격변화가 동반된다. 검사상 HIV 전신감염의 증거와 함께 인지기능손상을 일으킬 만한 다른 원인이 없어야 진단이 가능하다. 프라이온병 치매는 프라이온병에 의해 발생하는 인지기능장애로 크로이츠펠트 야콥병(Creutzfeldt-Jakob disease)이 대표적이다. 프라이온병에 의한 특징적인 운동증상과 간대성 근경련이나 운동실조와 같은 전형적인 운동장애를 보이며 서서히 발생하지만 일단 발병하면 급격히 진행한다. 진단을 위해서는 다양한 생물학적 표지자의 확인이 필요하다.

다양한 물질이나 약물의 사용이 정도의 차이는 있지만 신경인지장애를 유발하며 심한 경우 치매상태를 초래한다. 이 경우 물질이나 약물의 사용이 중독이나 금단에 의한 섬망과 같은 양상이 아니고, 치매를 유발할 정도로 충분한 기간을 만족해야 하고, 사용과 중단이 증상의 발생 및 경과와 명백한 시간적 연관성이 있어야 한다. 임상실제에서는 알코올관련 치매가 대표적인 경우다. 알코올로 인해서 기억장애나 다양한 인지손상이 발생할 수 있는데, 알코올사용장애 환자의 경우 알코올의 직접적인 영향뿐 아니라 잦은 두부 손상, 영양결핍, 다른 전신질환의 이환 및 치매를 일으키는 원인질환의 동반에 의해 증상이 다양할 뿐 아니라 진단도 복잡해 질 수 있다.

결국 수많은 원인들이 치매 질환 즉 신경인지장애를 유발할 수 있는데, 치매의 원인을 진단할 때 가장 우선적으로 고려해야 할 것은 가역성 치매, 즉 치유가 가능한 치매를 일으키는 원인들이다. 일반적으로 치매 증상이 발생하면 기저의 병리상태에 따라 초기에 적절히 개입함으로써 호전될 수 있는 치매의 원인을 밝혀야 하는데, 대략 15% 정도의 치매는 조기개입

표 23-19. 치매를 유발하는 치료가 가능한 원인

내과질환	뇌하수체 기능부전, 쿠싱증후군, 갑상샘저하증, 부갑상샘항진증, 반복되는 저혈당, 간성뇌병증, 요독증, 전해질 불균형, 탈수, 호흡성 산증, 포르피린증, 윌슨병
영양결핍	비타민 B1 결핍, 비타민 B12 결핍, 엽산 결핍, 니코틴산 결핍
감염	신경매독, 뇌염, 뇌막염, 뇌척수염
공간점유병소	정상압 뇌수종, 두개내 종양, 경막하 혈종, 림프종
약물	항콜린성 약물, 항고혈압제, 디지탈리스(digitalis), 스테로이드제, 항경련제, 바르비투르산염, 벤조디아제핀, 항우울제, 항정신병약물 등
물질	알코올, 일산화탄소, 유기인산염, 유기용매, 알루미늄, 납, 수은 등
기타	감각기능 저하, 대변막힘, 장기입원 등

으로 완치가 가능하다고 한다. 다양한 내과적, 신경과적 그리고 정신건강의학적 문제가 가역성 치매의 원인이 될 수 있으므로 치매의 평가에서는 자세한 병력조사, 진찰 및 검사실검사 등이 뇌영상검사와 함께 필수적이다. 노인에서는 우울증이나 다른 정신병적 상태도 치매로 오인될 수 있기 때문에 자세한 정신건강의학적 평가가 필요하며 인지기능저하를 일으키는 약물에 대한 복용력도 조사해야 한다. 증상이 갑자기 발생하거나 지속기간이 짧은 경우, 다른 신체적 질환이나 신경과적 질환이 동반된 경우, 많은 약물을 복용하고 있는 경우에 가역성으로 인지기능의 손상이 올 가능성이 높다(표 23-19).

참고문헌

1) 권준수. 정신질환의 진단 및 통계편람 제5판, 서울: 학지사;2015. p.670-674, p.677-680.
2) 김도관, 전홍진, 곽경필. 혈관성인지장애. 대한노인정신의학회편. 노인정신의학. 서울: 엠엘커뮤니케이션;2015. p.274-281.
3) 김범생, 김병채, 김상윤, 양동원, 이애영, 이재홍 등. 치매와 행동신경학. 대한신경과학회편. 신경학. 서울: 범문에듀케이션;2012. p.457-464.
4) 김정란. 섬망 및 기타 인지장애. 대한노인정신의학회 편저. 노인정신의학. 2판. 서울: 엠엘커뮤니케이션;2015. p.300-308.
5) 서국희, 정희연, 기백석, 유승호. 노인병약물요법. 서울: 중앙문화사;1996. p.36-65.
6) 신일선. 파킨슨증을 보이는 치매. 노인정신의학. 대한노인정신의학회. 서울: 엠엘커뮤니케이션;2015. p.282-291.
7) 우종인, 이동영 외. 치매 진단평가를 위한 한국판 CERAD 평가집(제2판). CERAD-K 임상평가집. 서울: 서울대학교 출판문화원;2015. p.58-59.
8) 이강준. 전두측두엽 치매. 대한노인정신의학회편. 노인정신의학. 서울: 엠엘커뮤니케이션;2015. p.292-299.
9) 이강준. 전두측두엽 치매의 임상양상과 치료적 접근. 노인정신의학 2012;16:67-74.
10) 이동영, 묵인희, 김지욱, 손성민. 알츠하이머병. 대한노인정신의학회 편저. 노인정신의학. 서울: 엠엘커뮤니케이션;2015. p.248-273.
11) 이동영, 우종인 외 편저. 알츠하이머병 가이드북, 서울: 도서출판 원;2013.
12) 이영민, 김어수, 박제민. 혈관성 치매. 노인정신의학 2012;16:82-88.
13) 이준홍, 김종헌. 혈관치매의 진단과 진단기준. 대한치매학회편. 치매 임상적 접근. 서울: 아카데미아;2011. p.411-439.
14) 정지향, 김은주. 전두측두엽치매. 대한치매학회편. 치매 임상적 접근. 서울: 아카데미아;2011. p.477-508.
15) American Psychiatric Association. Diagnostic and Statistical Manual of Mental Disorders: DSM-5. Washington, DC. American Psychiatric Publishing; p.591-643.
16) Ballard C, Kahn Z, Corbett A. Treatment of dementia with Lewy bodies and Parkinson's disease dementia. Drugs Aging 2011;10:769-777.
17) Docherty MJ, Burn DJ. Parkinson's disease dementia. Curr Neurol Neurosci Rep 2010;10:292-298.
18) Han CS, Kim YK. A double-blind trial of risperidone and haloperidol for the treatment of delirium. Psychosomatics 2004;45:297-301.
19) Hodges J. Pick's disease: its relationship to progressive aphasia, semantic dementia and frontotemporal dementia In: Ames D, Burns A, O'Brien J, editors. Dementia. London: Hodder Arnold;2010. p.647-658.
20) Jack CR Jr, Albert MS, Knopman DS, McKhann GM, Sperling RA, Carrillo MC, et al. Introduction to the recommendations from the National Institute on Aging-Alzheimer's Association workgroups on diagnostic guidelines for Alzheimer's disease. Alzheimer's & dementia: the journal of the Alzheimer's Association 2012;7:257-262.
21) Jenny H. Delirium. In: Robin J, Catherine O, Tom D, Alan T, editors. The Oxford textbook of old age psychiatry. 1st ed. New York: Oxford University press;2008. p.505-517.
22) Jucker M, Beyreuther K, Haass C, Nitsch R, Christen Y, editors. Alzheimer: 100 years and beyond. Berlin Heidelberg. Springer-Verlag;2006.
23) Karageorgiou E, Miller BL. Frontotemporal lobar degeneration: a clinical approach. Semin Neurol 2014;34:189-201.
24) Kim YJ, Han JW, So YS, Seo JY, Kim KY, Kim KW. Prevalence and trends of dementia in Korea: a systematic review and meta-analysis. J Korean Med Sci 2014;29:903-912.
25) Korczyn AD, Vakhapova V, Grinberg LT. Vascular dementia. J Neurol Sci 2012;322:2-10.
26) Mayo MC, Bordelon Y. Dementia with Lewy bodies. Semin Neurol 2014;34:182-188.
27) Misra S, Medhi B. Drug development status for Alzheimer's disease: present scenario. Neurological Sciences 2013;34:831-839.
28) Riedl L, Mackenzie IR, Förstl H, Kurz A, Deihl-Schmid J. Frontotemporal lobar degeneration: current perspectives. Neuropsychiatr Dis Treat 2014;10:297-310.
29) Rosen WG, Terry RD, Fuld PA, Katzman R, Peck A. Pathological verification of ischemic score in differentiation of dementias. Ann Neurol 1980;7:486-488.
30) Sachdev PS, Blacker D, Blazer DG, Ganguli M, Jeste DV, Paulsen JS, et al. Classifying neurocognitive disorders: the DSM-5 approach. Nat Rev Neurol 2014;10:634-642.
31) Sadock BJ, Sadock VA, Ruiz P. Synopsis of Psychiatry: Behavioral Sciences/Clinical psychiatry, 11th ed. Lippincott Williams and Wilkins, Philadelphia;2014.
32) Seltman RE, Matthews BR. Frontotemporal lobar degeneration: epidemiology, pathology, diagnosis, management. CNS Drugs 2012;26:841-870.
33) Shively S, Scher AI, Perl DP, Diaz-Arrastia R. Dementia resulting from traumatic brain injury: What is the pathology. Arch Neurol 2012;69:1245-1251.
34) Stewart R. Vascular and mixed dementias. In: Dening T, Thomas A. editors. Oxford textbook of old age psychiatry. Oxford: Oxford University Press; 2013. p.457-468.
35) Weiner MF, Lipton AM, editors. Textbook of Alzheimer disease and other dementias. Arlington: American Psychiatric Publishing, Inc.;2009.
36) World Health Organization. The ICD-10 classification of mental and behavioural disorders: clinical descriptions and diagnostic guidelines. Geneva: World Health Organization;1992.

Chapter 24

성격장애

Personality Disorder

석정호, 윤대현, 윤세창

범 론

개 념

사람들은 주위 환경과 자신에 대해 반응하는 독특한 특성들을 가지고 있으며, 이 특성은 잘 변하지 않고 지속되는 경향을 가지는데, 이 특성들의 합을 일컬어 성격(personality)이라 한다. 성격장애(personality disorder)는 이 성격으로 인해 사회생활에서 여러 종류의 문제가 지속적으로 나타나는 경우를 말하는데, 성격장애를 정의하거나 진단할 때는 지속성과 부적응이라는 두 가지 요소를 함께 고려해야 한다. 여기서 지속성은 문제되는 특성과 행동이 청소년기 또는 초기 성인기에 시작하여, 여러 상황에서 일관되게 나타나면서, 시간이 흘러도 잘 변하지 않고 유지되는 경향을 이야기한다. 부적응은 이 장애로 인한 특성이 고통과 손상을 초래하는 것을 의미하는데 직업적, 사회적 기능이 떨어지는 것이 손상의 예가 되겠다.

성격장애는 일반 대중의 10~20%에서 일어나는 흔한 문제이며, 수십 년 이상 지속되는 만성적인 경향을 갖는다. 정신과 질환을 가진 사람의 반수 정도에서 성격장애가 동반된다. 성격장애를 가진 환자의 경우 우울장애나 불안장애 또는 강박장애를 가진 환자의 경우보다 정신의학적 도움을 잘 요청하지 않는 특징을 가지며 자신의 증상을 부인하는 경향이 더 크다. 이것은 성격장애에서 보이는 증상이 자아동질적(ego-syntonic)이면서 환경변형적(alloplastic)인 특징을 일반적으로 갖기 때문이다. 그래서 성격장애 환자는 자신의 문제 행동에 대해 불안감과 고통을 느끼지 못하고 결국 치료에 대해서도 무관심한 태도를 보이는 경우가 흔하다(표 24-1).

분 류

미국정신의학분류인 DSM-5에서 정의하는 성격장애의 일반적인 기준은 표 24-2와 같다.

성격장애는 증상의 유사성에 따라 3가지 군으로 분류된다(표 24-3). A군에는 편집성 성격장애, 조현성 성격장애, 조현형 성격장애가 있다. 이들은 괴상하고 편벽된 특성을 보인다. B군에는 반사회성 성격장애, 경계성 성격장애, 연극성 성격장애, 자기애성 성격장애가 있다. 이들은 극적이고 감정적이며 변덕스러운 특성을 보인다. C군에는 회피성 성격장애, 의존성 성격장애, 강박성 성격장애가 있다. 이들은 불안하고 겁이 많은 특성을 보이는 집단이다. 흔하게 서로 다른 집단에 속하는 성격장애가 동반될 수 있는데 A군의 성격장애에서 다른 집단의 성격장애를 동반하는 경우가 5.7%, B군에서는 1.5%, C군에서는 6.0%이다. 각 성격장애에서 다른 성격장애를 동반하는 경우는 9.1%이다. 한 사람이 한 개 이상의 성격장애 진단기준을 만족시키는 경우 임상의는 각각에 대한 진단을 내려야 한다.

역 사

성격과 성격장애에 대한 개념은 역사가 깊다. 플라톤(Platon)은 5가지 성격유형을 분류했고, 아리스토텔레스(Aristoteles)는 성격의 정상과 비정상성에 대해서 병적인 성격특성은 타고난 결함일 수 있다고 했다. 성격장애를 보는 관점은 역사적으로 두 개념이 존재하는데 하나는 보통집단에서도 볼 수 있는 일반적 성격이 통계적으로 비정상적인 편향성을 보

표 24-1. 성격장애와 우울 불안 강박장애와의 비교

성격장애	우울 불안 강박장애
자아동질적(ego-syntonic)	자아이질적(ego-dystonic)
본인은 괴롭지 않은 경우가 많으며 불안감이 적고 직접 행동으로 나타나는 특성이 있다(경계성 성격장애에서는 심하게 자아이질적인 경우가 많다).	본인이 괴로워한다.
환경변형적(alloplastic)	자기변형적(autoplastic)
자신의 증상이 사회에 미치는 영향을 인식하지 못하며, 치료의 필요성을 못 느낀다.	치료를 희망하는 경우가 많다.
타인에게 피해를 많이 주는 편이다.	자신에게 피해가 많은 편이다.
대인관계, 사회관계 등의 성격의 광범위한 범위에서 나타난다.	성격의 일부분이 관여하여 대인 관계 양상이 성격장애에 비해 상대적으로 일과성이다.

표 24-2. 일반적 성격장애의 DSM-5 진단기준

A. 내적 경험과 행동의 지속적인 유형이 개인이 속한 문화에서 기대되는 바로부터 현저하게 편향되어 있다. 이러한 형태는 다음 중 2가지(또는 그 이상)에서 나타난다.
  1. 인지(자신과 다른 사람 및 사건을 지각하는 방법)
  2. 정동(감정반응의 범위, 불안정성, 적절성)
  3. 대인관계 기능
  4. 충동조절

B. 지속적인 유형이 개인이 사회 상황의 전 범위에서 경직되어 있고 전반적으로 나타난다.
C. 지속적인 유형이 사회적, 직업적, 또는 다른 중요한 기능 영역에서 임상적으로 현저한 고통이나 손상을 초래한다.
D. 유형은 안정적이고 오랜 기간 동안 있어 왔으며 최소한 청년기 혹은 성인기 초기부터 시작된다.
E. 지속적인 유형이 다른 정신질환의 현상이나 결과로 잘 설명되지 않는다.
F. 지속적인 유형이 물질(예: 남용약물, 치료약물)의 생리적 효과나 다른 의학적 상태(예: 두부 손상)로 인한 것이 아니다.

이는 것으로 규정하는 것이고 다른 하나는 자신이 속한 환경과 인생사에 적응해 살아가는 데 어려움을 주는 병적인 기질적 성격특성이 있다고 보는 것으로 나눌 수 있다. 정상심리의 관점에서 성격을 분류하는 것과 병리적 관점에서 성격을 분류하는 것은 주요한 논제 중 하나다. 정상 심리의 관점을 중심으로 보면 다양한 기질적 특성을 요인 분석을 통해 추출해 낼 수 있다. 병리적 관점에서 보는 성격은 차원적 측면에서 관찰할 수 있는데 지나치게 극단적인 성향을 보여서 병적인 수준이 되는 것이거나(강박성 성격), 정상 범주에서는 관찰하기 어려운 특이한 성격특성을 갖는 것(조현형 성격) 등을 볼 수 있다. 또 천성과 양육의 상관 관계와 같이, 타고난 생물학적 기질과 발달 과정의 경험과 환경이 성격형성에 미치는 영향에 대한 연구와 논쟁은 지속되고 있다.

한편 성격장애에 대한 정신분석적 이해와 이에 대한 치료적 접근법을 포괄한 개념적 이해는 프로이트(Freud)가 정신분석을 소개한 이후 지금까지 이어지고 있다. 정신분석적으로는 성격장애는 '정신내적, 혹은 대인관계 기능에 중요한 문제를 일으키기에 충분한 수준의 비정상적 혹은 병적인 성격특성의 집합'이라고 정의한다. 히스테리성 성격장애라 할 수 있는 여성환자 치료사례에서 프로이트는 그녀의 성격특성을 무의식적 정신적 외상경험이 억압되어 발생한 것으로 해석했다. 독일의 정신병리학자 쉬나이더(Schneider)는 첫 번째 포괄적인 성격장애분류로 우울성, 예민성 성격장애 등 10개를 소개했다. 이 분류 방법은 1962년 발간된 DSM-I에 반영되었으며 동시에 정신분석적 개념이 상당히 포함되어 있었다. 이 시기부터, 편집성, 분열성, 수동-공격성 같은 정신분석적 용어들이 성격장애 이름으로 사용되었다. 1980년 발간된 DSM-III 분류부터 성격장애는 다축진단체계 중 II축에 속하게 되었다. 이때부터 분열형, 경계성, 자기애성, 회피성, 의존성 성격장애가 포함되었다. 1994년 발간된 DSM-IV에서는 수동-공격성과 의존성 성격장애가 부록으로 이동하면서 현재의 10개의 성격장애 분류가 되었다. 이들은 모두 고유의 기준을 갖고 있으며, 서로 분리되어 있고, 기본적으로 범주모델에 기반한 것이다. 그러나 이 분류는 초기부터 비판을 받아왔는데 큰 변화는 이루어지지 않았다. 무엇보다 DSM 체제 내에서 성격장애의 이름은 정신분석적 개념에서 차용했음에도 불구하고, 그 분류체계는 공통적으로 몇 가지 핵심증을 제시하고 특징적 증상들을 나열한 후 증상 중 몇 개 이상 있을 때만 진단할 수 있는 역치를 제공하고 있다. 즉, 증상의 개수가 특정 개수 이상일 때 진단을 할 수 있는 구조다. 이런 DSM 진단분류 체계는 실제 임상에서 성격장애를 진단하는 데 있어 기술적 측면이나 실제 환자를 평가하는 데 있어 미흡하다는 주장이 있어왔다. 예를 들어 반복적이거나 치명적이지 않는 자해 행동을 하는 대부분의 환자가 경계성 성격장애로 일차 진단이 되는 일이 벌어질 위험이 있다. 실제로 DSM-IV의 분류체계로 진단을 하면 두 개 이상의 성격장애를 진단하게 되는 경우가 지나치게 많으며, 장기간 관찰한 결과 안정적으로 한 사람의 성격특성을 반영하고 있어야 할 II축 진단의 성격장애 진단 중 많은 수가 바뀌는 것을 관찰할 수 있었다. 또한 수십 년간 진행된 성격장애에 대한 생물학적 기반, 기질적 측면, 사회심리적 측면, 정신분석적 측면의 다양한 연구 결과를 반영할 필요가 대두되었고 이에 DSM-5 위원회에서 새로운 성격장애의 정의, 분류체계를 제시하였는데 이 성격장애의 진단모델은 범주와 차원 측면을 함께 통합한 하이브리드 모델이다. 기본적으로 성격기능의 핵심적 손상을 확인하는 것으로 성격장애를 진단하고, 여기에 병적인 기질을 특징적으로 갖고 있는 것을 포함시켰고 기능이상의 심각도를 평가하여 기술하도록 했다. 그러나 지나치게 혁신적인 측면에 대한 염려로 인해 이 새로운 진단 모델은 DSM-5에서 향후 진단과 관련되어 자세한 논의 및 연구가 필요한 분야에 소개되었고 실제 분류에는 DSM-IV-TR의 성격장애 분류체계가 변화 없이 DSM-5에 등재되었다. 다만 기존의 다축진단체계를 없애고 I, II, III축을 하나로 통합하여 I축 진단과 동일선상에 놓은 것은 반영되었다. 성격장애의 진단

표 24-3. DSM-5에 의한 성격장애의 분류

Cluster A: personality disorder with odd, aloof features 편집성 성격장애(paranoid personality disorder) 조현성 성격장애(schizoid personality disorder) 조현형 성격장애(schizotypal personality disorder)
Cluster B: personality disorder with dramatic, impulsive, erratic features 반사회성 성격장애(antisocial personality disorder) 경계성 성격장애(borderline personality disorder) 연극성 성격장애(histrionic personality disorder) 자기애성 성격장애(narcissistic personality disorder)
Cluster C: personality disorder with anxious and fearful features 회피성 성격장애(avoidant personality disorder) 의존성 성격장애(dependent personality disorder) 강박성 성격장애(obsessive–compulsive personality disorder)
기타 성격장애: other personality disorder 다른 의학적 상태로 인한 성격 변화(personality change due to another medical condition) 달리 명시된 성격장애(other specified personality disorder) 명시되지 않는 성격장애(unspecified personality disorder)

분류는 오랜 역사를 가지고 있지만 역설적으로 여전히 불안정하고 지속적인 진화에 대한 요구가 큰 분야이다.

원 인

유전적 요인

쌍생아 연구를 보면 일란성 쌍생아에서 이란성 쌍생아보다 성격장애 발생 일치율이 몇 배 높다. 더 나아가 한 연구에선, 각기 다른 환경에서 양육된 일란성 쌍생아와 같은 환경에서 양육된 일란성 쌍생아간 성격장애 발생 일치율이 거의 비슷했다.

A군 성격장애는 조현병 환자 친족에서 더 흔한데 편집성, 조현성 성격장애보다 조현형 성격장애에서 이 경향이 더 뚜렷하다. B군, C군 성격장애에도 유전적 요인의 영향이 보인다. 반사회성 성격장애는 알코올 사용 장애와 연관이 있다. 경계성 성격장애 환자의 친족에서 우울장애가 흔하고 경계성 성격장애에서 우울장애가 자주 동반된다. 연극성 성격장애는 신체화장애와 강력한 연관성이 있다. 회피성 성격장애에서도 높은 불안감이 자주 동반되는데 강박적 특징이 이란성 쌍생아보다 일란성 쌍생아에서 함께 보이는 경우가 더 흔하다. 강박성 성격장애 환자의 부모에서 우울장애와 연관된 징후가 관찰되는데, 예를 들면 급속안구운동의 단축, 비정상적인 덱사메타손 억제 테스트 반응이 있다.

치 료

많은 성격장애에서 환자가 스스로 자신의 증상만으로 정신건강의학과 의사에게 치료를 받기를 원하는 것은 드문 것으로 알려져 있으나, 경계성 성격장애 환자는 심하게 자아이질적인 경우가 있고 치료를 원할 때가 많은데 예를 들어 자살기도와 동반된 불안, 우울 등으로 병원을 찾는다. 조현형 성격장애나 경계성 성격장애의 경우에는 삽화적으로 정신병적 상태가 발생하기도 하며 이때 치료가 이루어지기도 한다.

성격장애 치료에 있어서의 의미 있는 발전이 이루어지고 있는데 다양한 형태의 치료 기법이 적용되고 있고, 치료 연구 결과를 기반으로 한 경험이 쌓이고 있고, 치료 효과에 대한 긍정적인 기대도 자라나고 있다. 그럼에도 성격장애는 치료가 어렵다는 비관론이 지배적이라 이것이 오히려 효과적인 치료가 꾸준히 환자에게 지속되는 것을 어렵게 하고 있다. 정신역동, 인지행동, 지지 정신치료를 포함한 다양한 형태의 정신치료 기법을 포괄하는 성격장애 치료 결과 연구들을 분석했을 때, 정신치료가 성격장애의 자연적 경과와 비교 시 빠른 회복률과의 연관성이 있다는 보고가 있다.

현재까지 성격장애 치료에 있어서 정신치료가 최선의 치료법이나, 성격장애의 정신병리에 대한 정신생물학적 영역에 대한 이해가 커지면서 약물치료도 다양하게 시도되고 있다. 예를 들어, 충동성과 공격성, 불안정한 기분 변화, 그리고 유사 정신병적 경험 등에 약물 치료가 활용되고 있다(표 24-4).

편집성 성격장애 (paranoid personality disorder)

개 념

편집성 성격장애는 DSM-I(1952)에서부터 진단명이 포함되어 DSM-5까지 진단명이 유지되고 있는 성격장애이다. 편집성 성격장애의 주요 특징은 타인에 대한 지속적인 의심과 불신이고 타인의 동기를 악의적으로 해석한다. 자신의 감정에 대해 책임지려 하지 않고 탓을 남에게 돌린다. 분노, 공격성을 흔히 보이기도 한다.

역 학

일반 인구에서 유병률은 2~4%이다. 스스로 병원을 찾는 경우는 거의 없다. 조현병 환자의 가족에서 편집성 성격장애의 발병률이 높고, 피해형 망상장애와 좀 더 특수한 가족관계를 보인다는 자료가 있다. 남자에게서 더 흔하게 진단된다.

표 24-4. 일반적인 성격장애 치료 지침

1. 의사의 중립적, 공감적 태도가 중요하다. 역전이를 조심해야 한다.
2. 환자 행동의 원인에 대한 설명보다 행동 자체에 초점을 맞추어야 한다.
3. 같은 불평을 반복해서 듣기보다는 불공평하다고 느끼는 사건들에 대처하는 방안을 논의한다.
4. 치료자와 환자와의 관계는 협력자로서의 관계를 맺어야 한다. 환자와 치료에 대한 계약을 맺지 말아야 하고, 치료에 대한 환상을 갖지 않게 하여야 하며, 선의라도 거짓말을 하지 않아야 한다.
5. 환자의 행동에 대해서 책임을 지는 태도를 갖고, 실제로 책임을 지는 것을 치료의 방향으로 정해야 한다. 환자의 행동에 대해서 화를 내지 말아야 한다. 또한 환자 행동의 결과를 보호하려고만 해서도 안 된다.

임상양상

편집성 성격장애의 주요 특징은 불신과 의심이어서 타인의 동기를 악의적으로 해석하는 것이다. 이런 양상은 성인기 초기에 시작해서 다양한 상황에서 나타난다. 환자들은 충분한 근거 없이 다른 사람이 자신을 착취하고 해를 끼치고 기만한다고 믿는다. 또한 근거가 희박함에도 불구하고 다른 사람들이 자신에 대해서 음모를 꾸미고, 갑자기 어느 때고 아무 이유 없이 자신을 공격할 것이라고 의심한다. 그들은 종종 충분한 근거 없이 다른 사람이 자신에게 돌이킬 수 없을 정도로 깊은 상처를 주었다고 느낀다.

친구들이나 동료들의 충정이나 신뢰에 대한 근거 없는 의심에 사로잡혀 있어서 그들의 행동을 미세하게 관찰하여 악의적 동기가 없는지를 살핀다. 충정이나 신뢰에 조금이라도 흔들림이 있다고 느끼면 그들은 이것을 자신의 믿음에 대한 근거로 사용한다. 친구나 동료들이 충정을 보여주면 너무 당황하고 그들을 신뢰하거나 믿지 못한다. 만약 자신들이 어려움에 처한다면 친구나 동료들이 자신을 공격하거나 무시할 것이라고 생각한다.

편집성 성격장애 환자는 어떤 정보가 자신에게 나쁘게 이용될 것이라는 두려움 때문에 다른 사람에게 비밀을 털어 놓거나 다른 사람들과 가까워지는 것을 꺼린다. 그들은 개인적인 질문에 대해서 "당신이 관여할 바가 아니다."라고 하면서 답하기를 거부한다.

보통 악의 없는 말이나 사건을 자신의 품위를 손상시키는 또는 위협적 의미가 있는 것으로 해석한다. 예를 들어, 편집성 성격장애 환자는 점원의 악의 없는 실수를 잔돈을 떼어먹기 위한 교묘한 술책이라고 생각하거나 동료의 일상적인 농담을 심각한 인신공격으로 받아들인다. 다른 사람들의 칭찬도 자주 오해한다(예: 새로운 물건에 대해서 칭찬을 하면 자신을 이기적이라고 비판하는 것으로 해석을 하고, 업적에 대해서 칭찬하면 자신을 더 착취하고 일을 더 잘하게 만들려는 수작이라고 해석한다). 그들은 다른 사람들이 도와주겠다는 호의를 베풀면 자신이 그 일을 충분히 못하고 있다고 비난 받는 것이라고 생각한다.

이 환자들은 지속적으로 다른 삶에 대해서 원한을 품고, 자신이 받았다고 생각하는 모욕, 상처 혹은 경멸에 대해서 용서하지 못한다. 사소한 경멸도 엄청난 적대감을 불러일으키고 적대적 감정은 오랫동안 지속된다. 그들은 끊임없이 다른 사람들의 악의적인 동기에 대해서 주의를 기울이기 때문에 자주 자신의 성격이나 명성이 공격을 당해 왔고 다른 여러 방법으로 경멸을 받아 왔다고 느낀다. 모욕을 받았다고 느끼면 그 즉시 반격을 하고 화를 낸다.

병적인 질투에 사로 잡히기도 하고 근거 없이 배우자나 애인의 정조에 대해 반복적으로 의심한다. 그들은 자신의 질투심에 대한 믿음을 뒷받침하는 사소하고 중요하지 않은 정보를 모은다. 배신당하지 않기 위해서 친밀한 관계를 완벽하게 통제하기를 원하고 끊임없이 배우자나 애인의 소재, 행동, 외도 그리고 정조에 대해서 질문하고 시험한다.

편집성 성격장애 환자들은 일반적으로 다른 사람들과 어울리는 것이 어렵고 친밀한 관계에 어려움을 겪는다. 그들의 지나친 의심과 적개심은 공개적인 언쟁으로 표현되기도 하고, 지속적으로 불편하고 혹은 조용하지만 분명한 적대적인 냉담함으로 표현되기도 한다. 그들은 가상의 위협에 대해서 과잉 긴장 상태이기 때문에 조심스럽고 비밀스럽고 모호하게 행동하고, 이 때문에 차가워 보이고 다정한 느낌이 없어 보인다. 비록 객관적이고 이성적이며 감정이 없는 듯 보이지만 그들은 자주 불안정한 범위의 정동을 적대적이고 완고하고 냉소적으로 드러낸다. 그들의 호전적이고 의심하는 특성은 다른 사람에게 적대적인 반응을 야기하고 이것은 또한 이들의 원래의 예상을 확인시켜 준다.

이들은 다른 사람을 믿지 못하기 때문에 자급자족을 지나치게 원한다. 또한 주위 사람들을 강하게 통제하기를 원하다. 자신들은 비판을 받아들이는 데 어려움을 겪으면서도, 타인에게 완고하고 비판적이고 협동하지를 못한다. 그들은 자신의 결점을 다른 사람의 탓으로 돌린다. 주위에서 감지한 위험에 대해서 재빨리 반격하기 때문에 그들은 툭하면 소송을 하고 자주 법적 분쟁에 관련된다. 편집성 성격장애 환자들은 그들이 만나는 사람이나 상황에 대해 가지고 있는 편견적이고 부정적인 관념이 사실임을 보여 주려고 하고 악의적인 동기들은 다른 사람들의 탓으로 돌리지만, 이것은 그들 자신의 공포를 다른 사람에 투사하는 것이다. 그들은 빈약하고 은밀하고 비현실적인 과대한 환상을 표현하기도 하는데 그 내용은 주로 권력, 서열과 같은 주제에 맞춰져 있고, 특히 자신이 속한 집단과는 이질적인 집단의 사람에 대해서 부정적 고정관념을 발전시키는 경향이 있다. 그들은 광신자로 인식되기도 하고 그들의 편집성 믿음 체계를 다른 사람들과 함께 공유하기도 한다(표 24-5).

증 례

49세 남자 A는 한 직장에서 20여 년을 근무하였으며 일을 잘하는 사람으로 인정받고 있다. 그러나 그의 동료들은 그를 편안해 보이지 않고 농담을 받아들이지 못하는 사람으로 평가한다.

표 24-5. 편집성 성격장애의 DSM-5 진단기준

A. 다른 사람의 동기를 악의가 있는 것으로 해석하는 등 타인에 대한 전반적인 불신과 의심이 있으며, 이는 성인기 초기에 시작되며 여러 상황에서 나타나고 다음 4가지(또는 그 이상)로 나타난다.
  1. 충분한 근거 없이, 다른 사람이 자신을 관찰하고 해를 끼치고 기만한다고 의심함
  2. 친구들이나 동료들의 충정이나 신뢰에 대한 근거 없는 의심에 사로 잡혀 있음
  3. 어떠한 정보가 자신에게 나쁘게 이용될 것이라는 잘못된 두려움 때문에 다른 사람에게 비밀을 털어놓기를 꺼림
  4. 보통 악의 없는 말이나 사건에 대해 자신의 품위를 손상하는 또는 위협적 의미가 있는 것으로 해석함
  5. 지속적으로 원한을 품음. 즉, 모욕이나 혹은 경멸을 용서하지 못함
  6. 다른 사람에겐 분명하지 않은 일에 대해 자신의 성격이나 평판에 대한 공격으로 지각하고 곧 화를 내고 반격함
  7. 정당한 이유 없이 애인이나 배우자의 정절에 대해 반복적으로 의심함

B. 단, 조현병, 정신병적 양상을 동반한 양극성 장애 또는 우울장애, 다른 정신병적 장애 혹은 자폐스펙트럼장애의 경과 중 발생한 것이 아니어야 하고, 다른 의학적 상태의 생리적 효과에 의한 것이 아니어야 한다.

주의점: 진단기준이 조현병의 발생에 앞서 만족했다면 '병전'을 추가해야 한다. 즉, '편집성 성격장애(병전)'

그는 회사에서 부하직원들이 자신이 보지 않는 사이에 자신의 눈을 피해 시간만 축내고 있다고 생각한다. 휴가 스케줄을 세우는 중 그는 자신보다 성과가 더 좋지 않은 동료가 더 좋은 휴가 스케줄을 가지게 되었다고 불공평하다며 언쟁을 벌였다.

그의 아내는 무역회사에서 근무하는데 그는 아내가 일 때문에 만난 사람에 대해서도 의심하고 추궁하는 일이 잦다. 그는 아내가 자신을 속이고 다른 남자를 만나고 있다고 믿고 있다. 아이를 낳지 않고 있는데, 아이들은 항상 요구만 하고 예측불허인데다가 원하는 것을 얻고 나면 사라져 버리기 때문에 아이를 갖지 않는다고 말한다.

감별진단

피해형 망상장애, 조현병, 그리고 정신병적 양상을 동반한 양극성 장애 또는 우울장애와의 감별이 필요한데 이러한 장애들은 모두 지속적인 정신병적 증상(예: 망상 및 환각)을 보인다. 편집성 성격장애를 추가적으로 진단하기 위해서는 성격장애가 정신병적 증상이 발현하기 전에 이미 나타나야 하고 정신병적 증상이 관해된 후에도 지속되어야 한다.

다른 성격장애에서 편집성 성격 특징이 보일 수 있어 감별이 필요한데, 조현형 성격장애는 의심을 하고 대인관계에 냉담한 공통점을 갖고 있지만 마술적 사고, 특이한 지각 경험 그리고 괴상한 사고와 언어를 보이는 점에서 차이가 있다. 조현성 성격장애는 생각이 한쪽으로 치우쳐 있고, 차갑고 냉담해 보이지만 두드러진 편집성 사고를 보이지 않는다. 사소한 자극에 대해 분노로 반응하는 특징이 경계성 또는 연극성 성격장애에서도 나타나나 만연한 의심이 꼭 나타나지 않고 이들에게서 보이는 과도하고 격정적인 대인 관계 특징이 편집성 성격장애에서는 거의 보이지 않는다. 회피성 성격장애도 다른 사람들에게 고백하기를 꺼리지만 이것은 당혹스러운 일을 당하거나 무능함이 드러날 것에 대한 두려움 때문이지 다른 사람들의 악의적인 동기에 대한 두려움 때문은 아니다. 편집성 성격장애 환자에서도 반사회적 행동이 보일 수 있지만 동기가 복수심이라는 점에서 개인적인 이익에 대한 욕구나 다른 사람들을 착취하고자 하는 것이 동기인 반사회성 성격장애와 차이가 있다. 자기애성 성격장애 환자에서도 종종 의심, 사회적 위축과 같은 특징을 보이지만 근본적으로 자신들의 불완전함이나 단점이 드러날 것에 대한 두려움에 의한 것이라는 점에서 차이가 있다.

원 인

원인은 뚜렷하게 밝혀져 있지 않다. 유전적인 경향성이 영향을 줄 수 있고, 신체적, 성적, 정서적 학대와 같은 부정적인 아동기 경험이 편집성 성격장애와 연관되어 있다는 보고가 있다. 방어기제는 투사와 부정이 과잉 발달하였고 억압을 완전하게 하지 못하는 상태이다. 수치심, 굴욕감을 느낄 상황에서 다른 사람의 부당함 등을 탓함으로써 수치심을 피하고 분노와 불안을 느끼는 기제를 가지고 있다. 수치심이나 자기 문제에 대한 합리화가 다른 사람에 대한 의심의 핵심이 된다.

치 료

정신치료가 최선의 치료법이다. 편집성 성격장애 정신치료에서는 치료자의 솔직함이 중요하게 요구되는데, 예를 들어 진료 시간에 늦은 경우 방어적 변명보단 솔직하게 사과를 하는 것이 좋다. 치료자는 이 환자들의 핵심적인 문제가 친밀한 관계를 유지하는 신뢰와 인내임을 잊지 말아야 한다. 개인정신치료 시 치료자가 전문적이면서 지나치게 따뜻하지 않은

적정 온도의 스타일을 유지하는 것이 요구된다. 치료자의 지나치게 열성적인 해석은 환자의 불신을 크게 증가시킬 수 있다. 그룹정신치료나 행동치료는 이 환자들에게 대체로 적합하지 않은데 사회기술훈련에 있어서는 사용될 수 있다.

약물치료로 불안과 초조를 다루는 데에는 항불안제가 효과적이다. 심각한 초조 불안이나 망상적 사고가 있는 경우 소량의 항정신병약물을 단기간 사용하는 것을 고려할 수 있다.

경과 및 예후

체계적인 장기 연구가 이루어지지 않았으나, 대체로 편집성 성격장애 환자는 타인과의 관계에서 평생 지속되는 문제를 보이는데, 직업 그리고 부부관계 문제가 흔하다.

조현성 성격장애 (schizoid personality disorder)

개 념

조현성 성격장애도 편집성 성격장애처럼 DSM-I(1952)에서부터 진단명이 포함되어 DSM-5까지 유지되고 있는 성격장애이다. 그러나 개정 시기마다 그 내용에 있어서는 유의미한 변화가 있었는데, DSM-I과 DSM-II에서는 포괄적으로 정의되다 DSM-III에서 조현성, 조현형, 회피성 성격장애로 나누어졌다.

여러 가지 사회 관계를 기피하고, 대인관계에서 감정표현이 제한적인 특성을 가진다. 친밀감, 새로운 경험 등 자신에게 즐거움을 주는 행동을 별로 하려 하지 않는다. 무관심하고 반응이 없어 매사에 수동적, 비자발적이며, 단조롭고 활력 없는 모습으로 보인다. 이들의 사고패턴은 단조로우며, 복잡하거나 다면적인 상황을 이해하지 못하고, 모호하게 이해하는 수준에서 그친다.

역 학

조현성 성격장애는 임상 상황에서는 흔하게 볼 수 없다. 일반 대중에서의 유병률은 대략 5% 정도로 추정된다. 남녀 비율은 2:1로 보고한 자료들이 있다. 사람들을 피할 목적에 혼자 하는 일을 선택하는 경향이 있고 낮보단 밤에 일하는 직업을 선호한다.

임상양상

조현성 성격장애의 주요한 특징은 다양한 형태의 사회적 유대로부터 반복적으로 유리되고 대인 관계에서 제한된 범위의 감정 표현이 전반적으로 나타난다는 점이다. 이러한 양상이 성인기 초기에 시작되어 여러 상황에서 나타난다.

친밀감에 대한 욕구가 부족하고 친밀한 관계를 만들 수 있는 기회에 대해 무관심하며 가족이나 다른 사회의 일원이 되는 것에서 오는 만족감을 느끼지 못한다. 그들은 다른 사람들과 같이 지내기보다는 혼자서 지내는 것을 더 좋아한다.

종종 사회적으로 고립되고 혼자 있기를 더 좋아하는 사람으로 보이며 항상 다른 사람들과 함께 하는 행동보다는 혼자서 하는 활동이나 취미를 선택한다. 수학적이거나 추상적인 업무를 더 선호하는데 예를 들어, 컴퓨터나 수학 게임을 좋아한다.

다른 사람의 성적 경험에 대해 관심이 거의 없고 즐기는 활동이 거의 없다. 감각적, 신체적, 대인관계 경험에서 즐거움을 누린 경험이 거의 없다. 이들은 일차 친족 이외의 친한 친구들이나 측근이 없다.

조현성 성격장애 환자는 종종 다른 사람의 칭찬이나 비난에 무관심한 듯이 보이고 그들이 자신에 대해서 어떻게 생각하는지에 대해서 신경 쓰지 않는다. 그들은 사회적 관계의 정상적인 미묘한 차이를 잘 알아차리지 못하고 사회적 신호에 적절하게 반응하지 못해서 사회적으로 서투르고 피상적이며 자신에게만 몰두하는 사람으로 보인다.

특징 없는 외모에 눈에 띄는 감정적 반응이나 상호 교환적인 몸짓이나 미소나 고개짓과 같은 얼굴 표현을 보이지 않는다. 그들은 좀처럼 분노나 기쁨의 강한 감정을 느끼지 않는다고 말한다. 제한된 정동을 표현하고 냉정하고 냉담하게 보인다. 그러나 매우 특별한 환경에서는 이들도 최소한 순간적으로나마 그들 자신을 드러내는 것에 편안함을 느끼고 사회적 관계와 관련된 고통스러운 감정을 인지하기도 한다.

조현성 성격장애 환자들은 분노를 잘 표현하지 못하고 심지어 직접적인 도발에도 표현하지 못하며 이러한 점이 마치 감정이 없는 사람처럼 보이게 한다. 그들의 삶은 방향성이 없는 것처럼 보이고 목적들 속에서 표류하는 것처럼 보이기도 한다. 불리한 상황에서 소극적으로 반응하고 중요한 인생의 사건에서 적절하게 반응하는 데 어려움을 겪는다. 사회 기술과 성적 경험에 대한 욕구가 부족하기 때문에 친구가 거의 없고 데이트도 거의 하지 않고 종종 결혼도 하지 않는다. 직업적 기능은 대인관계를 해야 하는 일의 경우에는 많은 어려움을 겪지만 사회적으로 고립되어서 혼자서 하는 일은 잘 해낸다.

여자의 경우엔 저돌적인 남자의 결혼 요구에 수동적으로 반응하여 결혼을 하기도 한다. 대체로 자신의 분노를 표현하는 데 지속적인 어려움을 보인다. 수학이나 컴퓨터 같은 비성격적인 영역엔 자신의 정서적 에너지를 투자하는 모습을 보이며, 애완동물에 깊이 빠지는 경우가 있다. 자신에게만 몰두하는 몽상가처럼 보이나 현실 검증력을 유지하고 있다(표 24-6).

증 례

32세의 남자 B는 수줍음이 많고 사교성이 부족한 것 같다는 말을 많이 듣는다. 가족들은 그가 어려서부터 친구가 없었다고 말하며 그의 사회성이 부족함에 대해 걱정을 한다. 실제로 그는 친구는 물론, 함께 살고 있는 가족 구성원들에게도 친밀감을 느끼지 않는다.

그는 회사에서도 다른 사람들과 어울리지 않고 조용히 지내며 끝나는 대로 곧장 집으로 돌아와 혼자 앉아서 TV를 보거나 컴퓨터 게임을 하면서 시간을 보낸다. 운전면허를 따고자 하는 생각도 없으며 밖에 나가서 사람들과 어울릴 마음도 없다. 그는 아직 미혼이며 과거에 여자를 사귀었던 경험도 전혀 없는데, 자신은 단지 다른 사람과 친밀한 관계를 맺고 싶은 생각이 별로 없기 때문이라고 한다.

감별진단

피해형 망상장애, 조현병, 그리고 정신병적 양상을 동반한 양극성 장애 또는 우울장애와의 감별이 필요한데 이러한 장애들은 모두 지속적인 정신병적 증상(예: 망상 및 환각)을 보인다. 조현성 성격장애를 추가적으로 진단하기 위해서는 성격장애가 정신병적 증상이 발현하기 전에 이미 나타나야 하고 정신병적 증상이 관해 된 후에도 지속되어야 한다.

경한 자폐스펙트럼장애와의 감별이 매우 어렵다. 자폐환자의 경우 사회적 사회작용이 더 심하게 손상되어 있고 상동적 행동과 흥미가 두드러진다는 점에서 차이를 보인다.

다른 성격장애와의 감별이 필요한데, 인지적, 지각적 왜곡이 없는 점이 조현형 성격장애와 차이가 있다. 회피성 성격장애의 사회적 고립은 자신의 무능함이 드러나거나 거절에 대한 과도한 걱정에 기인한 것이라면 조현성 성격장애는 좀 더 만연한 사회적 유리와 사회적 친밀감에 대한 아주 제한된 욕구만을 보인다. 강박성 성격장애 환자도 사회적 유리를 볼 수 있지만 친밀감을 형성할 기본적인 능력을 갖고 있다.

원 인

유전적 요인으로 정서나 활동성과 관련된 취약성이 언급되지만 분명하지 않다. 차갑고, 비공감적이고, 정서적으로 빈곤한 아동기가 중요한 심리적 요인으로 나타났다는 보고가 있다. 유전적 요인과 환경적 요인이 함께 작용하는 것으로 추정된다.

치 료

심리치료에 있어 고려할 점은 편집성 성격장애의 경우와 유사하다. 그런데 조현성 성격장애의 경우 자기 성찰의 경향이 있고 이 특징은 치료자의 기대와 일치하기에 환자들은 치료에 전념하는 모습을 보일 수 있다. 치료자와 환자 간 신뢰가 쌓이면서 치료자를 향한 자신의 의존성에 대한 두려움이 나타날 수 있다.

약물치료로 항정신병약물, 항우울제, 정신자극제 등을 일부에서 사용해 볼 수 있는데, 세로토닌제제는 거절에 대한 민감성을, 벤조디아제핀제제는 대인 관계의 불안을 줄이는 데 도움이 될 수 있다.

표 24-6. 조현성 성격장애의 DSM-5 진단기준

A. 다양한 형태의 사회적 유대로부터 반복적으로 유리되고, 대인관계에서 제한된 범위의 감정표현이 나타나며, 이러한 양상이 성인기 초기에 시작되며 여러 상황에서 나타나고 다음 중 4가지 이상에 해당될 때 조현성 성격장애로 진단한다.
  1. 가족과의 관계를 포함해서 친밀한 관계를 바라지 않고 즐기지도 않음
  2. 항상 혼자서 하는 행위를 선택함
  3. 다른 사람과의 성적 경험에 대한 관심이 거의 없음
  4. 거의 모든 분야에서 즐거움을 취하려 하지 않음
  5. 일차 가족 이외에 친한 친구가 없음
  6. 다른 사람의 칭찬이나 비난에 무관심함
  7. 감정적 냉담, 유리 혹은 단조로운 정동의 표현을 보임

B. 단, 조현병, 정신병적 양상을 동반한 양극성 장애 또는 우울장애, 다른 정신병적 장애 혹은 자폐스펙트럼장애의 경과 중 발생한 것은 조현성 성격장애로 진단하지 않으며, 다른 의학적 상태의 생리적 효과에 의한 것이 아니다.

주의점: 진단기준이 조현병의 발생에 앞서 만족했다면 '병전'을 추가해야 한다. 즉, '조현성 성격장애(병전)'

〈Reprinted with permission from the Diagnostic and Statistical manual of Mental Disorders, Fifth Edition (Copyright 2013). American Psychiatric Association.〉

예 후

초기 아동기에 시작되는데 외톨이, 원만하지 못한 또래 관계, 사회불안, 학습부진 등의 모습으로 나타난다. 이러한 아이들은 다르다고 낙인이 찍히고 쉽게 따돌림의 대상이 된다. 타 성격장애처럼 그 특성이 상당기간 유지되나 모두에게서 평생 그 특징이 유지되는 것은 아니다. 어느 정도에서 조현병이 발병하는지는 명확하지 않다.

조현형 성격장애 (schizotypal personality disorder)

개 념

조현형 성격장애는 DSM-III에서 조현성 성격장애와 분리되어 처음 진단명이 포함되었다. 조현병과 연관성이 깊은 성격장애로 조현병의 병전 성격으로 임상적으로 이해되고 있다. 조현형 성격장애 환자들은 친밀한 관계를 매우 불편해하며 관계 형성 능력이 부족한 특징을 가진다. 인지와 지각의 왜곡이 나타나며, 기이한 행동을 생활 전반에서 보인다.

역 학

일반 인구에서 조현형 성격장애의 유병률은 3% 정도이다. 남녀 비율은 알지 못하나 여린 X 증후군(fragile X syndrome)을 가진 여성에서 자주 진단된다. DSM-5에서는 남성에게서 약간 더 많음을 시사했다. 조현병 환자의 친척에서 흔히 관찰된다. 쌍생아 연구 결과를 보면 이란성 쌍둥이보다 일란성 쌍둥이에서 조현형 성격장애 발생 일치율이 높다(한 연구에서 4% vs. 33%).

임상양상

조현형 성격장애 환자들은 친분 관계를 급작스럽게 불편해하고 그럴 능력의 감퇴 및 인지 및 지각의 왜곡, 행동의 괴이성으로 구별되는 사회적 및 대인관계 결함의 광범위한 형태로, 이는 성인기 초기에 시작되며 여러 상황에서 나타난다.

조현형 성격장애 환자들은 종종 관계사고를 보인다(즉, 우연한 사고나 외부적 사건이 자신에게 특별하고 놀라운 의미가 있다고 잘못 해석한다). 이것은 관계망상과는 감별해야 하는데, 이 경우에는 망상적 확신으로 생각을 확고하게 믿는다.

이들은 미신적이거나 소문화권의 기준에 맞지 않는 초자연적 현상에 몰두한다. 그들은 미래의 일을 예지할 수 있고 다른 사람의 마음을 읽을 수 있는 특별한 능력이 있다고 믿는다. 또한 다른 사람들을 통제할 수 있는 마술적 힘을 가지고 있고 이 힘을 직접적으로 사용할 수도 있으며(예: 그들은 배우자가 개를 데리고 산책을 나가면, 이것이 이루어질 것이라고 1시간 전에 생각했기 때문이라고 여긴다), 혹은 마술적 의식을 수행하면 간접적으로 이루어진다고 믿는다(예: 어떤 해로운 결과를 피하기 위해서 특정 물체를 세 번 걸어서 지나가는 것).

지각의 변화도 나타난다. 예를 들어 다른 사람의 존재를 느끼고 자신의 이름을 중얼거리는 소리를 듣기도 한다. 그들의 언어는 일반적이지 않거나 특이한 문구와 구조를 보인다. 언어는 이완되고 우회적이고 모호하지만 실제적인 사고의 탈선이나 지리멸렬함은 관찰되지 않는다. 반응은 지나치게 무감각하거나 추상적이며 단어나 개념들을 흔치 않은 방법으로 적용한다.

조현형 성격장애 환자들은 의심을 하고 편집성 사고를 나타낸다. 예를 들어, 직장동료들이 상사와 함께 자신의 명성을 훼손시키려 한다고 믿는다. 그들은 모든 범위의 정동과 성공적인 관계를 위해 필요한 대인 관계의 신호를 다룰 줄 모르기 때문에 다른 사람들과 부적절하고 경직되고 제한된 방식으로 교류한다. 이 사람들은 특이한 기행증, 부적절한 옷차림, 통상적인 사회적 관습에 대한 부주의함 때문에 괴상하고 편벽한 사람이라고 여겨진다.

조현형 성격장애 환자들은 대인관계를 어렵다고 경험하고 다른 사람들과 교제하는 것을 불편해 한다. 비록 그들은 대인관계가 부족한 점에 대해 불행하다고 토로하지만 그들의 행동은 친밀한 접촉에 대한 욕구가 감쇠되어 있음을 보여준다. 그 결과, 그들은 일차 친족 이외에 친한 친구나 측근이 없다. 그들은 사회적 상황에서 불안해 하는데, 특히 친하지 않은 사람이 관여한 경우에 더 불안해 한다. 그들은 그렇게 해야만 하는 경우에만 다른 사람들과 교류를 하고 대개는 남과 어울리지 않는데, 이유는 자신은 남들과 다르고 그냥 어울리고 싶지 않기 때문이라고 느끼기 때문이다. 심지어 같은 환경에서 많은 시간을 보냈거나 다른 사람들과 좀 더 친해졌다고 하더라도 그들의 사회불안은 쉽게 완화되지 않는데, 이것은 그들의 불안은 다른 사람들의 동기에 대한 의심과 관련되어 있기 때문이다. 예를 들어 저녁 만찬에 참석하면 시간이 갈수록 편안해지기보다는 오히려 더 긴장하고 의심스러워 한다.

조현형 성격장애 환자들은 성격장애 특징 자체보다는 그로 인한 불안과 우울감 증상 때문에 도움을 구한다. 특히 스트레스를 받으면, 단기 정신병적 장애나 조현양상장애를 추가적으로 진단하기에는 시간이 짧지만 매우 단기간의 정신병적 삽화(수분에서 몇 시간 정도 지속됨)를 경험하기도 한다. 몇몇 경우에는 임상적으로 중요한 정신병적 증상이 발병해서 단기 정신병적 장애, 조현양상장애, 망상장애, 혹은 조현병의 진단기준을 충족하기도 한다. 환자의 절반 이상이 최소 1회 이상의 주요우울증 삽화를 경험한다. 입원하는 조현형 성격장애 환자의 30~50%는 주요우울장애를 동반한다. 흔하게 병발하는 성격장애는 조현성 성격장애, 편집성 성격장애, 회피성 성격장애, 경계성 성격장애이다(표 24-7). ICD-10 진단 분류에는 포함되어 있지 않다.

증 례

34세의 여자인 C는 미혼이며 부모와 함께 살고 있다. 그녀는 일정한 직장을 가지고 있지 않으며 카드점을 보거나 손금을 보는 일을 하면서 약간의 돈을 번다. 가족 이외에는 개인적인 관계를 맺는 사람이 없고 가까운 친구도 없으며 외출을 거의 하지 않는다.

그녀의 유일한 꿈은 위대한 점쟁이가 되는 것이며 그녀는 자신에게 특별한 능력이 있다고 믿고 있다. 또한 그녀는 자신이 텔레파시를 통해서 외계의 생명체와 의사소통을 할 수 있다고 생각한다. 그녀는 항상 기하학적인 무늬가 수놓인 발목까지 드리우는 긴 치마와 손등을 감싸는 하늘거리는 블라우스를 입고 별 모양의 커다란 목걸이를 한다. 그녀가 오랫동안 집을 비우는 유일한 때는 외계인과의 만남을 위한 모임을 할 때뿐이다. 이때 그녀는 언제나 버스나 기차, 비행기에서 자신의 생일과 동일한 숫자의 좌석에만 앉는다.

감별진단

피해형 망상장애, 조현병, 그리고 정신병적 양상을 동반한 양극성 장애 또는 우울장애와의 감별이 필요한데 이러한 장애들은 모두 지속적인 정신병적 증상(예: 망상 및 환각)을 보인다. 조현형 성격장애를 추가적으로 진단하기 위해서는 성격장애가 정신병적 증상이 발현하기 전에 이미 나타나야 하고 정신병적 증상이 관해된 후에도 지속되어야 한다.

이 장애의 경우 언어 문제가 가장 중요하고 심하다는 점과 특수화된 언어 평가에서 발견되는 특징적인 언어장애를 가진다는 점에서 의사소통장애와 구분된다. 경한 자폐스펙트럼장애 환자의 경우 사회적 이해 능력과 감정적 공유가 더 심하게 손상되어 있고 상동적 행동과 흥미를 보인다는 점에서 감별된다.

조현형 성격장애에서는 인지적 지각적 왜곡과 두드러진 편향성과 기괴함이 나타난다는 점에서 조현성, 편집성 성격장애와 구분된다. 친밀한 관계가 제한적이라는 점에서 조현형 성격장애와 회피성 성격장애는 공통되지만 회피성 성격장애 환자는 관계에 대한 적극적인 욕구가 있어도 거절에 대한 두려움 때문에 제약을 받는 반면 조현형 성격장애 환자는 관계에 대한 욕구가 부족하고 지속적으로 유리되어 있다. 자기애성 성격장애 환자들은 종종 의심, 사회적 위축, 혹은 소외 등과 같은 특징을 보이지만 이것은 근본적으로 자신들의 불완전함이나 단점이 드러날 것에 대한 두려움 때문이다. 경계성 성격장애 환자들도 일시적인 정신병적 유사 증상을 경험하기도 하지만 이것은 보통 스트레스에 대한 반응으로 나타나는 정동의 변화(예: 강렬한 분노, 불안, 실망감)와 관련이 있고 더 해리적

표 24-7. 조현형 성격장애의 DSM-5 진단기준

A. 친분 관계에서 보이는 급작스러운 불편감, 그 관계를 유지하는 능력 감퇴와 더불어 인지 및 지각의 왜곡, 행동의 괴이성으로 특징지어지는 사회적, 대인관계의 결함이 광범위한 형태로, 성인기 초기에 시작되어 여러 상황에서 나타나고 다음 중 5가지 이상에 해당될 때 진단한다.
1. 관계사고(심한 망상적인 관계망상은 제외)
2. 행동에 영향을 주며, 소문화권의 기준에 맞지 않는 이상한 믿음이나 마술적인 사고를 갖고 있음(예: 미신, 천리안, 텔레파시 또는 육감 등에 대한 믿음, 다른 사람들이 내 느낌을 알 수 있다고 함, 아동이나 청소년에서는 기이한 공상이나 생각에 몰두하는 것)
3. 신체적 착각을 포함한 이상한 지각 경험
4. 이상한 생각이나 말을 함(예: 모호하고, 은유적, 과장적으로 수식된, 또는 상동적인)
5. 의심하거나 편집성 사고
6. 부적절하고 제한된 정동
7. 기이하거나 편향되거나 괴이한 행동이나 외모
8. 일차 친족 이외에 친한 친구나 측근이 거의 없음
9. 친하다고 해서 불안이 감소하지 않으며 자신에 대한 부정적인 판단보다도 편집증적인 공포와 관계되어 있는 사회적 불안

B. 단, 조현병, 정신병적 양상을 동반한 양극성 장애 또는 우울장애, 다른 정신병적 장애 혹은 자폐스펙트럼장애의 경과 중 발생한 것은 여기에 포함시키지 않는다.

주의점: 진단기준이 조현병의 발생에 앞서 만족했다면 '병전'을 추가해야 한다. 즉, '조현형 성격장애(병전)'

(예: 비현실감, 이인증)이다. 반대로 조현형 성격장애 환자들도 지속적인 정신병적 유사증상을 경험하는데, 스트레스를 받으면 심해지지만 두드러진 정동 증상과 항상 연관되어 있을 가능성이 낮다. 사회적 고립이 경계성 성격장애 환자에서도 나타나지만, 이것은 분노폭발과 잦은 기분 변화로 인해 대인관계의 실패가 반복되면서 나타난 이차적 결과이며 사회적 교류나 친밀감에 대한 욕구 부족 때문에 나타난 것은 아니다. 그리고 조현형 성격장애에서는 경계성 성격장애에서 보이는 충동적이고 타인을 조종하려는 행동이 나타나지 않는다. 그러나 이 두 장애는 동시에 발병하는 경우가 많아서 그러한 감별점이 항상 설득력이 있다고는 할 수 없다.

원 인

조현형 성격장애는 가족 집적성을 보이고 일반 인구보다 환자들의 일차 친족들에서 조현병 환자가 많다. 가족연구, 쌍생아, 입양아 대상 연구에서 조현병 환자들과 유전적인 연관성이 있음이 확인되었다. 특히 정서적 증상을 동반하지 않은 음성 조현형 성격 특징에서 조현병과의 유전적 연관성이 뚜렷하다.

동물 실험에서 혈소판 단가아민 산화효소 수치감소는 활동성 및 사회성과 연관된 것으로 알려져 있는데 혈소판 단가아민 산화효소 수치가 일부 조현형 성격장애 환자에서 떨어진 것으로 보고되었다. 자존감이 저하된 또는 위축된 경향을 보이는 사람에서 나타나는 급격하게 움직이는 연성안구추적운동이 조현형 성격장애 환자에서도 관찰된다. 임상적인 의미는 없으나 유전 인자의 역할이 있음을 시사한다.

치 료

정신치료의 고려점은 조현성 성격장애와 다르지 않으나 더 세심한 접근이 필요하다. 환자들이 보이는 특이한 생각이나 활동 등에 대해 폄하하거나 판단하는 것을 하지 않아야 한다.

경 과

임상가들은 조현형 성격장애가 조현병 환자의 병전 성격이라고 여기는 경우가 많으나 상당수에서는 안정적으로 진단이 유지되고 소수의 비율에서만 조현병이나 다른 정신병적 장애로 진행한다. 조현형 성격장애는 아동기와 청소년기에는 외톨이, 원만하지 못한 또래 관계, 사회공포증, 학습부진, 과민성, 특이한 생각이나 언어, 기이한 환상 등을 표현하는 등의 모습으로 분명하게 드러난다. 이러한 아이들은 기이하고 편벽된 아이라고 생각되어 쉽게 따돌림의 대상이 된다. 조현형 성격장애에서 10%의 자살률을 보인다는 장기 연구 결과가 있다.

반사회성 성격장애 (antisocial personality disorder)

증 례

35세 남성 A씨는 마약류관리에 관한 법률위반 혐의로 구속되었다. 중학교 시절 학교에서 선생님을 폭행하고 동료학생을 협박하여 현금을 뺏는 일을 수차례 반복하다가 자퇴하였고 16세 무렵부터 폭력조직에 가입하여 행동대원으로 활동해오면서 폭력사건으로 두 차례 구속된 전과가 있다. 등 전체에 용문신을 하고 있으며 겉으로는 냉정하고 침착하고 예의바른 행동을 하는 듯 보이지만 상대에게 폭력을 행사할 때는 주저함이 전혀 없다고 한다. 이번에 구속되는 과정에서도 경찰에게 자상을 입혔고 자신은 이번 마약사건에 억울한 누명을 쓴 상황이라며 결백을 주장하고 있다.

개 념

반사회성 성격장애는 다양한 행동측면에서 청소년이나 성인에게 사회적으로 요구되는 규칙을 따르지 못하는 특징을 보이는 성격문제를 말한다. 다른 설명으로는 상대의 안전이나 권리를 인정해주지 않으면서 사회적 책임을 저버린 행동양상을 반복적이고 지속적으로 보이는 성격특성을 의미한다. 반사회성 성격장애를 가진 사람은 사회적으로 허용되기 힘든 범죄행동을 지속적으로 하는 특징이 있긴 하지만 모든 범죄자들을 반사회성 성격장애로 생각하거나 범죄와 반사회성성격장애를 동일시해서는 안된다.

역 학

DSM-5에 의한 반사회성 성격장애의 1년 유병률은 0.2%에서 3.3%로 보고되고 있다. 약물이나 알코올 의존으로 진단된 남성집단, 교도소를 비롯한 교정시설에 있는 인구집단 등에서는 70%까지 보고될 정도로 높은 유병률을 보일 수 있다. 여성보다는 남성에서 많이 관찰되며 가난과 같은 부정적 사회경제적 환경이나 이민과 같은 사회문화적 요인에 의해서도 유병률은 영향을 받을 수 있다. 이 성격장애는 주로 15세 이전에 시작되며 일반적으로 여성의 경우 사춘기 무렵에 시작되고 남성의 경우 좀 더 일찍 시작될 수 있다. 반사회성성격장애는 가족적인 경향을 보이는데 반사회성 성격장애 아버지의 일차 직계 가족에서 대조집단에 비해 높은 유병률을 보인다.

임상양상

반사회성 성격장애 환자는 얼핏 보기에는 정상적이고 차분하며 매력적이고 좋은 사람처럼 보일 수 있다. 하지만 그들의 삶을 전체적으로 살펴보면 여러 영역에서 거짓말, 무단결석, 가출, 사기, 절도, 폭행, 약물남용 등 사회적으로 불법적이고 무책임한 행동들이 반복되는 특징이 성인이 되기 전부터 시작되었음을 알 수 있다. 상대가 느끼는 감정에 대해 전혀 무감각하거나 관심이 없고 자신이 상대방에게 끼친 해로운 영향에 대한 반성이나 후회가 없는 것이 특징이다. 이들은 이성의 임상가(heterosexual clinician)에게는 매력적이고 유혹적이며 화려한 성격을 가진 사람처럼 인상을 심어줄 수 있으나 동성의 임상가들은 그것이 조작적이고 부담스러운 성격적 특성으로 느껴질 수 있다. 반사회성 성격장애 환자는 자살을 하겠다고 협박하거나 신체적 불편감을 많이 호소하면서도 그들의 전체적인 상황과 맞지 않게 우울이나 불안을 보고하지 않을 수 있다. 자신의 반사회적 행동에 대한 설명은 다른 사람들이 듣기에 이해하기 어려울 수 있으나 다른 측면에 대한 생각에서는 논리적 사고의 오류나 망상 같은 내용을 찾을 수 없다. 언어적 능력은 매우 좋은 것처럼 느껴질 수 있고 현실판단력도 온전한 것처럼 느껴질 수 있다.

이들은 상대를 쉽게 돈을 벌 수 있는 방법이 있다며 유인하거나 유명세 혹은 악명을 떨칠 수 있는 방법에 동참하도록 조종하는 데 능숙하여 사기꾼이라 불리우기 쉽다. 이러한 삶의 방식들은 결국에는 사회적 혹은 경제적인 파탄에 이르게 될 수 있다. 배우자로서의 결혼에 대한 충실성, 직장업무에 있어서의 정직성, 부모로서의 신뢰성 등 개인이 갖게 되는 여러가지 사회적 역할에 있어서의 무책임함은 외도, 가정폭력, 횡령 및 배임, 아동학대와 같은 다양한 행동문제와 범죄로 나타날 수 있다. 가장 주목할 만한 특징이라고 한다면 이러한 범죄행동이나 문제행동에 대한 죄책감이나 후회, 반성이 없다는 것이며 양심이 없는 것처럼 보여질 수 있다.

진 단

DSM-5에 의한 반사회성 성격장애의 진단기준은 DSM-IV에서와 큰 변화가 없으나 대안적 진단기준이 하나 더 제시되었다(표 24-8).

DSM-5에서는 성격장애 영역에서 대안적 성격장애 진단기준을 제시하였는데 제시된 전체적인 변경기조에 맞추어 특징적 성격양상의 나열을 성격기능의 결핍과 병적 성격특성들 두 가지로 크게 구분하여 기술하면서 반사회성 성격장애에 대한 그 동안의 연구내용을 추가하여 기술하였다(표 24-9).

감별진단과 동반이환장애

불법행동이나 범죄행위를 반사회성 성격장애와 구별하는 것은 중요하다. 공동체적 문화가 빈약한 도시의 낮은 경제적 환경에서 성장하면서 반사회적 행동을 생존전략으로 사용하게 되는 경우에 반사회성 성격장애 진단을 잘못 적용하게 될 수 있는데 이러한 상황에서의 성격장애 진단은 행동문제나 성격특성을 평가하는 데 있어 사회경제적 맥락을 충분히 고려하는 것이 필요하다. 이익 혹은 특정 목적을 위한 불법행위가 전반적인 측면에서의 일관적이고 비적응적인 성격적 특성에 동반되어 있는 것이 아니라면 그것은 성격장애라기보다는 범죄나 법을 어긴 행위에만 국한하여 그에 대한 반성과 교정의 기회를 갖도록 판정하는 것이 적절하다.

반사회성 성격성향을 보이는 사람들의 공감능력 결핍이나 사회적 책임감 결핍이 신경학적 질환이나 정신질환과 연관되어 있을 수 있기 때문에 이 부분에 대한 자세한 평가와 감별진단이 필요하다. 약물이나 물질 남용으로 인한 반사회적 행

표 24-8. 반사회성 성격장애의 DSM-5 진단기준 301.7 (F60.2)

A. 15세 이후에 시작되고 다음과 같은 다른 사람의 권리를 무시하는 행동 양상이 있고 다음 중 3가지(또는 그 이상)를 충족한다.
  1. 체포의 이유가 되는 행위를 반복하는 것과 같은 법적 행동에 관련된 사회적 규범에 맞추지 못함
  2. 반복적으로 거짓말을 함, 가짜 이름 사용, 자신의 이익이나 쾌락을 위해 타인을 속이는 사기성이 있음
  3. 충동적이거나 미리 계획을 세우지 못함
  4. 신체적 싸움이나 폭력 등이 반복됨으로써 나타나는 불안정성 및 공격성
  5. 자신이나 타인의 안전을 무시하는 무모성
  6. 일정한 직업을 갖지 못하거나 혹은 당연히 해야 할 재정적 의무를 책임감 있게 다하지 못하는 것 등의 지속적인 무책임성
  7. 다른 사람을 해하거나 학대하거나 다른 사람 것을 훔치는 것에 대해 아무렇지도 않게 느끼거나 이를 합리화하는 등 양심의 가책이 결여됨

B. 최소 18세 이상이어야 한다.
C. 15세 이전에 품행장애가 시작된 증거가 있다.
D. 반사회적 행동은 조현병이나 양극성 장애의 경과 중에만 발생되지는 않는다.

동을 반사회성 성격장애와 구별하는 것이 가장 어려운 일중의 하나다. 물질남용과 반사회적 행동이 아동기에 함께 시작되어 성인기까지 계속 이어졌다면 물질남용과 반사회성 성격장애 진단을 동시에 내릴 수 있다. 하지만 어린시절 물질이나 알코올 남용 문제만 뚜렷하게 선행되다가 이후 성인기에 반사회적 행동이 나타났다면 반사회성 성격장애 진단은 일반적으로 권장되지 않는다. 반사회성 성격장애는 사회경제적 환경, 문화적배경, 성별 등에 의한 왜곡현상을 반드시 고려해야 하며 지적장애, 조현병, 양극성장애의 조증삽화 등으로 설명되는 증상을 가지고 반사회성 성격장애로 진단해서는 안된다.

원 인

쌍생아 연구나 입양아 연구를 통해서 반사회성 성격장애의 발생에 유전적 요인이 연관될 가능성이 높은 것으로 알려져 있다. 하지만 유전적 요인이 얼마나 발병에 기여하는지와 어떤 유전적 특성이 특이적으로 반사회성 성격장애 발병에 연관되어 있는지는 분명하지 않다. 다만, 충동성이나 적개심과 같은 비특이적 특성이 관련되어 있을 것이라는 정도만 논의되고 있다. 어린시절의 품행장애, 자극추구성향, 정서적 냉혹함(emotional callousness) 등이 유전성향이 있는 반사회성 성격성향의 가능성으로 보고되고 있다.

여러 연구들을 통해 충동성이나 공격성과 같은 특징이 세로토닌수송체기능이상에 의해 매개되는 것으로 보고되고 있으나 다른 생물학적 특징과 연관성을 보고하는 경우도 있다. 공포반응의 조건화와 관련된 전두엽과 변연계 연결망의 기능이상이 반사회적 범죄 가해자의 뇌기능결핍과 연관된 것으로 보고한 연구도 있으며 반사회적 행동을 지속적으로 보이는 청소년집단에서 공간지각능력 및 기억력 저하와 같은 신경인지기능이상을 확인한 연구도 있다.

위에서 말한 유전적, 신경생물학적 요인과 더불어, 생애 초기의 적절한 양육환경의 부재, 비일관적이고 학대적인 양육환경은 심각한 성격발달의 결핍을 초래하는 환경적 요인이다. 사실 반사회성 성격장애 환자의 가족구성원 역시 약물남용이나 충동성, 공격성, 반사회성 성격장애 등의 정신병리를 갖고 있는 경우가 많은 것으로 알려져 있다. 최근의 행동유전학 연구에서는 유전적 요인과 환경적 요인의 상호작용으로 반사회성 성격발달을 설명하려는 노력들이 있다.

치 료

정신치료

반사회성 성격장애 환자는 일반적 정신의학적 치료로는 성

표 24-9. 반사회성 성격장애 **제안된 진단기준**

A. 성격 기능에서 중등도 또는 그 이상의 손상이 있다. 다음의 4가지 영역 중 2가지 또는 그 이상의 영역에서 특징적인 곤란을 보인다.
1. **정체성:** 자기중심성; 개인적 이익, 권력 또는 쾌락에서 파생된 자존심
2. **자기주도성:** 개인적 만족에 기반을 둔 목표 설정, 합법적이고 문화적으로 정상적인 윤리적 행동을 따르는 것의 실패와 연관된 친사회적인 내적 기준의 부재
3. **공감:** 타인의 감정, 필요, 고통에 대한 관심의 부족, 타인을 다치게 하거나 학대한 후에 생기는 후회의 결여
4. **친밀감:** 사기치고 강요하는 것을 포함하여 타인과 관계를 맺는 주된 방식이 착취이고, 타인을 통제하기 위해 지배하고 협박하기 때문에 상호적으로 친밀한 관계 형성이 불가능함

B. 7가지 병리적 성격 특질 중 6가지 또는 그 이상이 존재한다.
1. **조종(적대성**의 측면): 타인을 조종하기 위한 속임수의 빈번한 사용, 자신의 목표를 성취하기 위한 유혹, 매력, 언변, 아부의 사용
2. **냉담성(적대성**의 측면): 타인의 감정이나 문제에 대한 관심의 결여, 자신의 행동이 타인에게 미치는 부정적이거나 해로운 영향에 대한 죄책감 또는 후회의 결여, 공격성, 가학성
3. **기만(적대성**의 측면): 부정직 그리고 사기, 자신에 대한 허위 진술, 관련된 사건에 대한 윤색과 날조
4. **적개심(적대성**의 측면): 지속적이고 빈번한 분노 감정, 사소한 경멸이나 모욕에 대한 반응으로 분노, 짜증, 비열하고, 무례한 또는 복수심에 가득 찬 행동
5. **위험 감수(탈억제**의 측면): 불필요하게 그리고 결과를 고려하지 않은 채 안전하지 않고 위험한, 그리고 자신에게 손상을 줄 수 있는 활동에 참여함, 지루해하기 쉬움, 지루함을 없애기 위해 생각 없이 행동을 개시함. 개인의 한계에 대한 관심의 결여와 개인적으로 위험한 현실에 대한 부인
6. **충동성(탈억제**의 측면): 즉각적인 자극에 대한 반응에서 순간의 충동적인 행동, 계획이나 결과에 대한 고려 없이 순간적인 행동, 계획을 세우고 따르는 데 어려움
7. **무책임성(탈억제**의 측면): 경제적 그리고 다른 의무나 공약을 무시, 동의하고 약속한 것을 존중하고 따르는 능력의 결여

주의점: 개인은 최소 18세 이상이어야 한다.

다음의 경우 명시할 것:

정신병질적 양상 동반

공적인 결과를 보기가 힘든 것으로 알려져 있다. 반사회성 성격장애 환자가 교정시설이나 교정프로그램에 참여하게 되는 경우, 우울감을 느끼거나 자신을 돌아볼 수 있는 기회가 되면서 정신치료를 받아들일 수 있는 상태가 될 수 있다. 특히 자신이 비슷한 동료들과 함께 있는 상황에서 변화하고자 하는 동기가 없는 상태로 전환될 기회가 있다. 따라서 반사회성 성격장애로 인한 문제들을 약화시키기 위해서는 자조그룹 형태의 치료프로그램이 교정시설에서의 환경적 격리만 시행하는 것보다 유용할 수 있다.

그러나 치료를 시작하기 전에 가장 중요한 것이 엄격한 한계와 규칙 설정이 필수적이다. 치료자는 환자들의 자기파괴적 행동들을 다룰 수 있는 방법들을 찾아야 한다. 환자들이 치료자와 가까워지는 것을 두려워하는 것을 극복하도록 돕기 위해서 치료자는 솔직한 인간관계의 만남으로부터 도피하고 싶어하는 환자들의 잠재적 욕구를 좌절시킬 수 있어야 한다. 그렇게 함으로써, 치료자는 통제와 처벌을 구별할 수 있도록 시도하는 과정에 도달할 수 있고 도움과 직면이 사회적 격리와 복수와 다른 것임을 구별하도록 시도하는 과정에 이를 수 있다.

약물치료

약물치료는 불안, 분노, 우울, 신체화증상과 같이 환자의 생활에 방해가 되는 증상들을 줄여주는 데 도움이 될 수 있다. 하지만 약물남용의 성향이 높기 때문에 약물의존증상이 생기지 않도록 주의해서 처방해야 한다. 주의력결핍관련장애의 증상을 보일 경우, 정신자극제가 도움이 될 수 있다. 뇌파이상이 관찰될 경우 카바마제핀과 데파코트와 같은 항경련제는 충동성 조절과 정서조절에 도움이 될 수 있다. 베타아드레날린성 신경수용체 차단제는 반사회성 성격장애환자의 공격성 감소에 도움이 될 수 있다. 이 밖에도 우울, 불안, 정신병적 증상이 동반될 경우 해당 증상에 도움이 될 수 있는 항우울제와 항정신병약물 등을 증상이 있는 기간 동안 처방하는 것이 도움이 될 수 있다.

경과 및 예후

반사회성 성격장애는 후기 청소년기에 시작되어 지속되는 경과를 보이는 것으로 알려져 있다. 예후는 다양할 수 있는데, 나이가 들어감에 따라 반사회성 성격장애 환자에게 흔히 동반되는 불안장애, 우울장애, 알코올사용장애, 기타 물질사용장애에서 보이는 신체화증상 및 신체불편감을 비롯한 여러가지 증상들이 줄어든다고 보고되고 있다.

경우에 따라 정신치료자와 치료적 동맹을 형성할 수 있는 경우, 자신의 행동에 대한 결과를 예측할 능력을 키울 수 없다는 기존의 임상적 전통에 따른 기대와 다르게 좋은 예후를 보일 수 있다. 나이가 들어감에 따라 자신의 심각한 행동문제들이 사회적으로 부적응적임을 인식하게 되면서 반사회성성격장애의 유병률이 감소할 수 있다는 주장도 있다. 보다 기대되는 부분은 위험요인이 많은 아동-청소년을 대상으로 시행하는 예방적 개입과 노력들이 반사회성 성격장애의 유병률 감소에 기여할 수 있을 것이라는 점이다.

경계성 성격장애 (borderline personality disorder)

증 례

B씨는 25세 여성으로 자신의 손목을 자해하는 문제로 입원 중이다. 중 2때 잘 아는 사람에게 성폭행을 당한 후 학교에 가기 힘들어했고 친구들로부터 놀림과 따돌림을 심하게 당해 외국으로 유학을 떠났지만 적응하지 못해 6개월만에 다시 귀국했다. 부모님은 이혼하였고 만성적인 우울증과 자살시도로 5차례 정신과 입원경력이 있으며 사귀어본 남자친구는 여러 명이지만 상대와 헤어지는 것이 두려워 두 사람을 동시에 만난 적도 있다고 한다. 어린 시절 아버지는 거의 매일 술을 마셨고 집에 와서 어머니와 오빠를 폭행하는 일이 잦았으며 오빠는 여동생인 B씨를 자주 때렸다고 한다. 이번 입원 전에는 3개월 전에 만난 남자친구와 다투다가 남자친구가 화를 내고 떠난 후에 술을 마시고 자신도 정확이 기억하지 못하는 상황에서 손목에 자해를 했다고 한다.

개 념

경계성 성격장애의 뜻은 신경증과 정신증의 경계에 있다는 의미가 있으며 불안정한 정동과 정서 및 충동조절의 어려움, 만성적 공허감과 우울감, 반복적인 자살충동 및 자해기도, 불안정한 대인관계 등의 특징을 보인다. 이들은 자아상과 대인관계에 있어 극과 극을 오가는 심한 양가감정을 갖고 있으며 이분법적 사고의 특징을 보인다. 간헐적인 환각과 현실판단력 손상을 보이기 때문에 조현병, 양극성 장애, 해리장애 등 다른 진단이 주된 문제로 보여질 수 있어 as-if personality, pseudoneurotic schizophrenia, psychotic character disorder 등으로 불리기도 하였고 국제질병분류체계 10판(ICD-10)에서는 정서불안정 성격장애(emotionally unstable personality disorder)라는 용어를 사용하기도 했다. 이 성격장애는 임상가들로부터 치료가 어렵고 골치아픈 환자의 대명사라는 낙인을 오랜 기간 동안 갖고 있었는데 최근 뇌신경과학적 연구기법의 발전에 따라 사회인지기능관련 뇌 구조 및 기능의 이상과 병태생리가 밝혀지고 있으며 경계성 성격장애 치료를 위한 근거를 갖춘 새로운 정신치료법들이 소개되면서 경계성 성격장애에 대한 연구자의 관심은 늘고 임상가의 편견은 줄어가고 있다.

역 학

미국에서의 역학연구결과에서는 일반인구의 0.5%에서 5.9%까지 다양하게 보고되고 있으며, Torgensen 등에 의한 연구에서는 경계성 성격장애 유병률의 중앙값을 1.35%로 보고되었다. 정신과 환자집단에서는 경계성 성격장애는 가장 높은 유병률을 보이는 성격장애이며, 외래환자의 약 10%, 입원환자의 약 20% 전후의 유병률이 보고되고 있다. 남성보다는 여성에서 더 자주 관찰되며, 주요우울장애, 알코올사용장애, 약물사용장애 등이 경계성 성격장애의 직계가족에서 높은 유병률을 보이는 것으로 알려져 있다.

임상양상

경계성 성격장애환자들은 늘 위기상황에 처해있는 것 같은 모습으로 살아간다. 감정의 기복이 흔해서 순식간에 분노에 휩싸이며 논쟁적이 되고 다음 순간 심한 우울감을 보이기도 하다가 다시 심한 공허감과 무력감, 무감각상태에 빠져들어 가기도 한다. 일정기간 뚜렷하게 지속되는 정신병적 삽화보다는 일시적이고 순간적인 정신병적 삽화(micropsychotic episode라고 불리기도 함)를 보일 수 있으며, 이들의 정신병적 증상은 가변적이고 국한된 부분에서 약간은 애매한 형태로 나타날 수 있다. 이들의 행동양상은 예측이 불가능하게 급격히 변화하며 자신의 잠재적 능력을 충분히 발휘하지 못하고 살아가는 경우가 많다. 가장 안타까운 측면은 반복적인 자해와 자기파괴적 행동을 이어가는 삶의 모습이다. 상대의 도움을 요청하기 위해, 또는 상대에 대한 분노의 표현으로, 혹은 자신의 감정에 압도당하는 것을 피하기 위해 손목자해를 비롯한 반복적인 자해행동을 보인다.

대인관계의 양상도 기복이 심한 편이다. 상대가 나와 가까운 관계라고 느껴질 때는 자신의 감정을 억누르며 상대의 의견에 무조건적으로 따르는 의존적 양상을 보이다가 상대의 마음이 멀어져가고 헤어지게 될 것이라고 느껴지는 순간 매우 적대적인 공격성이나 분노를 보일 수도 있다. 혼자 남겨지는 것을 견뎌내기가 너무 힘들기 때문에 친밀한 관계를 유지하기 위해 자해나 폭력 등 무리한 시도를 하게 되고 이러한 행동이 상대를 더욱 부담스럽게 만들어 서로의 관계가 더욱 멀어지게 되는 악순환을 반복하는 경향이 있다. 자신에 대한 자아상과 정체성에 혼란이 심하며 만성적인 공허함과 무료함을 자주 표현한다. 질풍노도의 감정을 갖고 있으면서도 자극을 받거나 스트레스를 받은 상황에서는 자신은 항상 우울했다고 우울감으로 쉽게 빠져들어간다.

경계성 성격장애환자의 대표적 방어기제로 알려진 투사적 동일시(projective identification)는 Otto Kernberg에 의해 처음 기술되었다. 견뎌내기 힘든 자신에 대한 부정적 자아상을 상대에게로 투사하는 분위기에서 상대는 자신도 모르게 투사된 역할을 하는 대상이 되고 환자는 자기 자신이 피해를 입고 있다는 생각에 빠져들게 되면서 상대와의 관계를 파국으로 만들어 간다. 경계성 성격장애 환자의 회복을 돕는 치료자는 환자의 이러한 대인관계 특성이 치료의 장에서 나타나고 있을 때 치료자에게 느껴지는 역전이의 발생과정을 잘 인식해야만 환자에게 중립적 태도를 유지하며 치료자로서의 적절한 역할을 유지할 수 있다.

대부분의 경계성 성격장애환자는 지능검사와 같이 구조화된 심리검사에서는 정상적인 수행을 보이며 이상을 보이지 않지만 로샤검사와 같은 투사적 검사나 정서유발과제 등에서는 왜곡된 반응과 수행결과를 보일 수 있다.

경계성 성격장애환자의 대인관계는 자신이나 상대에 대해 전부 좋거나(all good) 아니면 전부 나쁜(all bad) 이분법적 극단적인 방식으로 평가하는 경향 때문에 왜곡되기 쉽고 불안정하다. 경계성 성격장애환자는 사람들을 따뜻한 엄마와 같은 대상 아니면 밉고, 의지하고 싶을 때마다 안전욕구를 박탈하고 자신을 저버리겠다고 위협하는 가학적인 대상으로 여기는 경향이 있다. 이러한 분리 경향의 방어기제의 결과로 좋은 상대는 이상화시키고 나쁜 상대는 평가절하시켜 버리는 태도를 보이게 된다. 한 사람이나 단체에게 열성적이고 충성적인 태도를 보이다가도 다른 사람이나 집단에게로 쉽게 이동하는 경향도 종종 보일 수 있다. 일부 임상가들은 전반적인 공포, 불안, 양가감정, 혼란스러운 성적관계와 같은 양상을 경계성 성격장애환자의 특징으로 언급하기도 한다.

진 단(표 24-10)

경계성 성격장애에 대한 DSM-5의 대안적 기준은 표 24-11과 같다.

감별진단과 동반이환장애

경계성 성격장애에서도 환각증상과 같은 정신병적 양상을 보일 수 있는데 조현병과의 감별점으로 중요한 부분은 상당한 기간 동안 정신병 증상이 지속되는 삽화를 보이지 않고 둔마된 정동이나 사고장애의 증상을 비롯한 기타 조현병에 특징적인 증상을 보이지 않는다는 점이다. 조현형 성격장애 환자와 경계성 성격장애 환자의 감별점은 조현형 성격장애 환자들이 더 엉뚱하거나 극단적인 생각과 행동을 보인다는 점이다. 편집성 성격장애 환자들은 경계성 성격장애환자에 비해 상대방에 대한 불신과 피해의식이 훨씬 더 강하고 극단적이다. 경계성 성격장애 환자는 만성적 우울감과 정서조절의 어려움을 갖고 있기 때문에 주요우울장애와 양극성 장애 등을 동반하는 경우가 많고 일과적이긴 하나 정신병적 양상을 보일 수 있으며 충동적이고 독특하고 불안정한 대인관계를 요구하기도 한다. 자신을 자해하기도 하고 상대의 마음을 움직이기 위해 자해나 자살기도를 하기도 한다.

원 인

정신역동이론과 정신분석학적 이론들에서는 생애초기 아동-양육자 사이의 관계가 경계성 성격장애발생에 중요하다고 강조되고 있다. 경계성 성격장애의 발생원인에 대한 가설은

표 24-10. 경계성 성격장애의 DSM-5 진단기준 301.83 (F60.3)

대인관계, 자아상 및 정동의 불안정성과 현저한 충동성의 광범위한 형태로 성인기 초기에 시작되며 여러 상황에서 나타나고, 다음 중 5가지(또는 그 이상)를 충족한다.

1. 실제 혹은 상상 속에서 버림받지 않기 위해 미친 듯이 노력함(**주의점**: 5번 진단기준에 있는 자살 행동이나 자해 행동은 포함하지 않음)
2. 과대이상화와 과소평가의 극단 사이를 반복하는 것을 특징으로 하는 불안정하고 격렬한 대인관계의 양상
3. 정체성 장애: 자기 이미지 또는 자신에 대한 느낌의 현저하고 지속적인 불안정성
4. 자신을 손상할 가능성이 있는 최소한 2가지 이상의 경우에서의 충동성(예: 소비, 물질 남용, 좀도둑질, 부주의한 운전, 과식 등) (**주의점**: 5번 진단기준에 있는 자살 행동이나 자해 행동은 포함하지 않음)
5. 반복적 자살 행동, 제스처, 위협 혹은 자해 행동
6. 현저한 기분의 반응성으로 인한 정동의 불안정(예: 강렬한 삽화적 불쾌감, 과민성 또는 불안이 보통 수시간 동안 지속되며 아주 드물게 수일간 지속됨)
7. 만성적인 공허감
8. 부적절하고 심하게 화를 내거나 화를 조절하지 못함(예: 자주 울화통을 터뜨리거나, 늘 화를 내거나, 자주 신체적 싸움을 함)
9. 일시적이고 스트레스와 연관된 피해적 사고 혹은 심한 해리 증상

표 24-11. 경계성 성격장애 **제안된 진단기준**

A. 성격 기능에서 중등도 또는 그 이상의 손상이 있다. 다음의 4가지 영역 중 2가지 또는 그 이상의 영역에서 특징적인 곤란을 보인다.
   1. **정체성:** 종종 극심한 자기비난과 연관되어 있는 현저하게 결핍되고 제대로 발달하지 못하고 불안정한 자기상; 만성적인 공허감; 스트레스 상황에서의 해리 상태
   2. **자기주도성:** 목표, 포부, 가치 또는 직업 계획에서 불안정성
   3. **공감:** 대인관계 과민성과 연관된 타인의 감정과 필요를 인식하는 능력의 손상(예: 경멸감 또는 모욕감을 느끼기 쉬움); 다른 사람에 대한 지각이 부정적인 속성이나 취약성 쪽으로 편향되어 있음
   4. **친밀감:** 불신, 의존, 그리고 실제 또는 상상된 유기에 대한 불안한 집착으로 특징지어지는 강렬하고 불안정하며 갈등적인 가까운 관계; 가까운 관계는 종종 극단적인 이상화와 평가절하 그리고 과도한 관여와 철회 사이를 오가는 것으로 보임

B. 7가지 병리적 성격 특질 중 4가지 또는 그 이상이 존재하며, 적어도 그 중 하나는 (5) 충동성, (6) 위험 감수 또는 (7) 적대성에 반드시 해당된다.
   1. **감정 가변성**(**부정적 정서성**의 측면): 불안정한 감정 경험과 빈번한 기분 변화, 사건과 환경에 비해 감정이 과도하게 쉽게 각성되고, 강렬함
   2. **불안성**(**부정적 정서성**의 측면): 대인관계 스트레스에 대한 반응으로 종종 초조, 긴장감, 또는 공황 같은 강렬한 감정을 보임, 과거의 불쾌한 경험의 부정적인 영향과 미래의 부정적인 가능성의 영향에 대한 걱정, 불확실성에 의한 공포, 염려 그리고 위협감, 통제력이 약화되거나 상실하는 것에 대한 공포
   3. **분리 불안**(**부정적 정서성**의 측면): 극단적인 의존성과 자율성의 완전한 상실에 대한 공포와 연관된 중요한 타인으로부터의 거절 그리고/또는 분리에 대한 공포심
   4. **우울성**(**부정적 정서성**의 측면): 가라앉고, 비참한 또는 절망적인 느낌이 빈번함, 이러한 기분으로부터 회복이 어려움, 미래에 대한 비관, 광범위한 수치심, 자기가치에 대한 열등감, 자살 사고 그리고 자살 시도 행동
   5. **충동성**(**탈억제**의 측면): 즉각적인 자극에 대한 반응에서 순간의 충동적인 행동, 계획이나 결과에 대한 고려 없이 순간적인 행동, 계획을 세우고 따르는 데 어려움, 정서적 스트레스하에서 급박감과 자해 행동
   6. **위험 감수**(**탈억제**의 측면): 불필요하게 그리고 결과를 고려하지 않은 채 안전하지 않고, 위험한, 자신에게 손상을 줄 수 있는 활동에 참여함, 개인의 한계에 대한 관심의 결여와 개인적으로 위험한 현실에 대한 부인
   7. **적개심**(**적대성**의 측면): 지속적이고 빈번한 분노 감정, 사소한 경멸이나 모욕에 대한 분노, 짜증

상호작용가설(transactional hypothesis)로 요약할 수 있다. 생물학적 취약성(예: 까다로운 기질, difficult temperament)을 가지고 태어난 아이가 사회환경적 위험요인(예: 부적절하고 일관성 없는 양육환경 등)과 상호작용하는 과정에서 악순환의 심리발달과정 고리를 벗어나지 못하게 되면서 경계성 성격을 형성하게 되는 것으로 추정하고 있다. 개인과 환경의 이러한 상호작용에는 다양한 요인들이 매우 복잡하게 관여되어 있기 때문에 아직까지 확정적 이론이 성립될 만한 충분한 연구가 이뤄지지 않았고 밝혀진 부분이 많지 않다. 다만, 어린 시절의 불안정 애착형성으로 인한 자아상의 불안정성과 애착체계의 과도한 활성화로 인하여 성인기의 대인관계도 불안정하고 정서조절의 어려움, 만성적 공허함과 자살충동 등의 성격특성을 보이게 되는 것으로 알려져 있다.

치 료

현재까지 가장 근거가 충분한 치료는 정신치료적 접근이다. 세계적으로 발표되고 있는 다양한 치료가이드라인에서도 가장 효과적인 치료는 정신치료라고 제시하고 있다. 약물치료는 동반된 증상조절을 위해 항정신병약물, 기분안정제, 항우울제, 벤조다이아제핀 등을 기능손상이 있을 만큼의 뚜렷한 증상을 보이는 기간 동안 사용할 것을 권장하고 있다. 최근 경계성 성격장애의 정신치료에 대한 연구가 더욱 활발하게 진행되고 있다. 현재까지는 자해행동을 비롯한 경계성 성격장애 환자의 충동적 행동을 조절하는 데 근거가 충분한 것으로 알려진 변증법적행동치료(dialectical behavior therapy)의 효과에 대하여 가장 많은 임상적 근거가 발표되었지만 애착이론에 기반하여 자신과 상대의 생각과 감정이 처리되는 과정을 이해하는 능력을 높여서 정서조절과 대인관계의 안정화를 돕는 마음헤아리기치료(mentalization-based treatment)도 좋은 임상연구결과들을 발표하면서 임상가들의 주목을 받고 있다. 이 밖에도 대상관계이론에 기반하여 정신역동적 정신치료기법을 적용한 전이초점정신치료(transference-focused psychotherapy)와 스키마치료(schema therapy) 등의 새로운 치료법들도 관심을 받고 있다. 정신치료자들은 환자의 충동과 분노조절, 그리고 비난이나 거절에 대한 과민함을 줄여주기 위해 행동치료기법을 유용하게 적용하여 왔으며 사회기술훈련 등을 통해 자신의 행동이 다른 사람들에게 어떠한 영향을 주게 되는지 알 수 있게 도와주면서 대인관계를 좋아지도록 돕는다. 하지만 경계성 성격장애환자들은 정신치료과정에서 쉽게 퇴행하고 충동적 행동을 보이기도 하며 긍정적 전이와 부정적 전이, 투사적 동일시 등의 방어기제를 사용하게 되는데, 이러한 환자의 행동과 태도는 치료자에게 역전이 반응을 일으키게 되고 치료자가 이를 인지하지 못할 경우, 효과적인 치료과정으로 진행되지 못할 수도 있다.

경과 및 예후

환자가 직장이나 결혼 등 인생주기에 따른 일반적 성격발달과제를 수행하는 과정에서 어려움을 겪게 되면서 40대가 되기 전에 처음 진단을 받게 되는 것이 일반적이다. 경계성 성격장애 환자의 경과는 크게 보면 주요우울장애 등의 정신질환에 비해 큰 변화를 보이지 않는 일정한 상태로 상당한 기간 유지되는 것으로 알려져 있지만 다른 성격장애들에 비해서는 변화가 있는 것으로 생각되고 있다. 장기추적 관찰연구에서는 조현병으로 진행하는 경우는 드물지만 주요우울장애는 매우 흔하게 관찰되며 높은 유병률을 보인다. 다른 성격장애에 비하여 관해율도 비교적 높게 보고 되고 있으며 주요우울삽화의 관해와는 독립적으로 성격장애의 관해가 이루어질 수 있다. 하지만 주요우울장애 환자의 경우 경계성 성격장애가 동반될 경우 주요우울장애 치료에 영향을 미쳐서 관해율이 크게 감소되는 것으로 알려져 있다.

연극성 성격장애 (histrionic personality disorder)

증 례

45세 여성인 C씨는 원인을 알 수 없는 신체통증과 우울증으로 1년째 상담치료를 받고 있다. 상담을 받으러 처음 내원한 날에는 긴 속눈썹을 붙이고 짙은 화장을 했으며 몸에 딱 달라붙는 블라우스와 짧은 스커트에 긴 파마머리를 한 모습이었다. 치료자를 향해 당신은 너무 귀엽고 매력적이라고 하면서 밖에서 저녁식사를 하면서 상담할 수는 없는지를 물었다. 남편은 이제 자신을 사랑하지 않는 것 같다면서 3년 전 자신에게 사랑한다고 고백했던 유부남과의 만남과 사랑이 너무 아름다웠고 잊을 수 없다고 말하고 있다. 그 남자를 만날 수 없는 지금의 상황이 숨이 막혀 죽어버릴 것 같다고 한다.

개 념

연극성 성격장애를 지닌 사람들은 쉽게 흥분하고 감정적이며 화려하고 극적이며 외향적인 방식으로 행동한다. 그러나 이들의 화려한 모습의 이면에는 깊고 오래 지속되는 애착을 유지하기 어려운 특성이 흔히 동반된다.

역 학

일반 인구를 대상으로 한 몇몇 연구들에 따르면 연극성 성격장애의 유병률은 1~3% 정도로 추정된다. 구조화된 평가도구를 사용했을 때, 정신보건서비스를 받는 외래 및 입원환자의 10~15% 정도가 연극성 성격장애에 해당하는 것으로 보고된다. 연극성 성격장애는 남성보다 여성에게 더 흔하게 진단된다. 몇몇 연구들에서는 연극성 성격장애와 신체화장애 및 알코올사용장애의 연관성이 보고되기도 했다.

임상양상

연극성 성격장애를 지닌 사람들은 주위 사람들에게 지나치게 관심을 끄는 행동을 한다. 이들은 자신의 사고나 감정을 과장하고, 대부분의 것을 실제보다 더 중요한 것처럼 말하는 경향이 있다. 이들은 자신이 주목을 받고 있지 않거나 칭찬이나 인정을 받지 못할 때면 분노폭발, 짜증, 눈물, 비난하는 말이나 행동을 보인다.

연극성 성격장애를 지닌 남녀 모두에게서 유혹적인 행동이 흔히 관찰된다. 이들은 자신과 관련된 사람에 대하여 성적 환상을 갖고 있는 경우가 일반적이지만, 말로 표현하는 환상적 내용과는 불일치를 보이며, 성적으로 적극적이라기보다는 수줍어하거나 교태를 부리는 편이다. 사실 연극성 성격장애 환자들은 심리성적으로 기능적 문제를 지니고 있을 수 있는데, 여성의 경우 불감증, 그리고 남성의 경우는 발기불능이 있을 수 있다. 이들이 상대로부터 바라는 확신과 안심에 대한 욕구는 끝을 찾기 힘들다. 그들은 자신이 이성에게 매력적으로 보인다는 사실을 반복적으로 확인받기 위해 자신의 성적 충동에 따라 행동할 수 있다. 그러나 그들의 관계는 피상적인 경향을 보이고, 허영심이 있고, 자기 자신에게만 몰두하며, 변덕스러울 수 있다. 이들의 강한 의존욕구는 자기자신을 상대를 너무 잘 믿고 잘 속아넘어가는 사람으로 만들기도 한다.

연극성 성격장애 환자들의 주요한 방어기제는 억압과 해리이다. 따라서 이 환자들은 자신들의 진정한 감정을 인식하지 못하고, 자신의 의도나 동기를 설명하지 못한다. 스트레스를 받는 상황에 놓일 경우, 이들은 흔히 현실검증력에 있어 일시적인 결함을 보인다.

진 단(표 24-12)

연극성 성격장애에 대한 대안적 진단기준은 DSM-5에서 제시되지 않았다.

감별진단과 동반이환장애

연극성 성격장애와 경계성 성격장애의 구별은 어렵지만, 경계성 성격장애에서 자살기도, 정체성 혼란, 단기 정신병적 삽화들이 더 흔하게 나타난다. 한 환자에게 두 가지 진단이 동시에 내려질 수 있으나, 임상가는 두 개를 구분해야 한다. 신체화장애(브리케증후군, Briquet's syndrome)는 연극성 성격장애와 함께 나타날 수 있다. 단기정신병적장애와 해리장애를 진단받은 환자들은 연극성 성격장애의 공존진단 유병률이 높을 가능성이 있다.

원 인

정서적 표현이 강한 경향과 정서적 불안정성(emotional lability)은 유전적 경향이 있는 기질로 제안하는 연구자들이 있다. 이러한 관점에서 연극성 성격장애는 성격을 구성하는 기질적 측면의 성향에서 극단적 변이를 보이는 특성들을 갖고 있는 장애일 것이라고 생각되고 있다. 한편 이러한 기질적 특성을 보이게 되는 데 관여하는 환경적 영향에 대해서는 좀 더 연구되어야 할 부분으로 남아있다.

표 24-12. 연극성 성격장애의 DSM-5 진단기준 301.50 (F60.4)

과도한 감정성과 주의를 끄는 광범위한 형태로 이는 성인기 초기에 시작되며 여러 상황에서 나타나고 다음 중 5가지(또는 그 이상)로 나타난다.

1. 자신이 관심의 중심에 있지 않는 상황을 불편해함
2. 다른 사람과의 관계 행동이 자주 외모나 행동에서 부적절하게 성적, 유혹적 내지 자극적인 것으로 특징지어짐
3. 감정이 빠른 속도로 변화하고 피상적으로 표현됨
4. 자신에게 관심을 집중시키기 위해 지속적으로 외모를 사용함
5. 지나치게 인상적이고 세밀함이 결여된 형태의 언어 사용
6. 자기극화, 연극성 그리고 과장된 감정의 표현을 보임
7. 피암시적임. 즉, 다른 사람이나 상황에 의해 쉽게 영향을 받음
8. 실제보다도 더 가까운 관계로 생각함

치 료

정신치료

연극성 성격장애 환자들은 자신의 진정한 감정을 알지 못하는 경우가 많다. 따라서 내면의 감정을 명료화하는 것은 치료적 과정에서 중요하다. 정신분석을 포함한 개인정신역동정신치료가 연극성 성격장애를 위한 대부분의 치료에 있어 주춧돌로 자리매김하고 있다. 연극성 성격장애의 정신역동 정신치료에서는 환자가 다음 두 가지 부분에 대한 성찰과 인식 수준을 높이도록 돕는 데 초점을 맞추고 있다. 첫째, 자신의 자존감을 결정하는 요인을 주목을 받을 수 있는 능력에 지나치게 집중하는 부적응적 요인으로 인해 다른 적응적 기술들을 발달시키지 못하고 있는 부분이고 둘째, 그들의 깊이가 없는 표면적 인간관계와 정서 표현 양상이 어떻게 현실적인 전념과 약속이행에 대한 무의식적 두려움을 반영하고 있는가에 대한 부분이다. 이러한 부분에 대한 자의식 수준의 향상은 과거 아동기의 경험의 재조합을 통하기보다는 지금 현재 상황에서의 치료자와 환자 사이의 관계를 분석함으로써 가능한 경우가 대부분이다. 치료자는 환자가 치료과정에서 보여주는 전형적인 이상화와 성적으로 자극하는 유형의 언행이 탐색해야 할 재료가 된다는 것을 알고 있어야 하고 역전이적 충족에 대해서도 충분히 인식하고 있어야 한다. 집단 정신역동 치료를 통해서도 연극성 성격장애의 이러한 특성들이 다루어질 수 있다.

약물치료

특정 증상이 치료 목표가 되었을 때 약물치료는 부수적으로 사용될 수 있다(예: 우울증 및 신체적 불편감에 대한 항우울제, 불안에 대한 항불안제, 비현실감 및 환각에 대한 항정신병약물의 사용 등).

경과 및 예후

나이가 들면서 연극성 성격장애를 지닌 사람들은 더 적은 증상들을 보인다. 그러나 이전 시기에 가졌던 에너지의 감소와 결핍으로 인해 겉으로 보여지는 증상 수의 차이는 실제보다 더 뚜렷해질 수 있다. 이 장애를 지닌 사람들은 감각적 삶을 추구하는 사람들이어서, 이들은 자주 법적인 문제, 물질남용, 문란한 행동과 같은 문제들에 얽히게 될 수 있다.

자기애성 성격장애 (narcissistic personality disorder)

증 례

D씨는 증권회사를 다니다가 그만두고 재택근무로 주식투자를 하며 살고 있는 45세 남성이다. 요즘 무엇을 해도 재밌거나 즐거운 게 없고 만성적으로 기분이 처진다. 만나는 친구들은 몇 명 있지만 속 깊은 얘기까지 나눌 수 있는 친구는 없다. 사람들이 하는 행동이나 생각이 너무 한심하게 느껴지고 자기밖에 모른다는 생각이 들어 화가 난다. 자신을 비난하거나 흉을 보는 사람에게는 참을 수 없는 분노를 느끼며 요즘 사람들 중에는 자신의 생각을 이해할 수 있거나 대화가 되는 사람이 없는 것 같다고 생각하며 산다. 사람들이 내가 똑똑하고 능력자란 사실을 이용만 해 먹고 결국 배신한다고 생각하고 있으며, 자신이 절교했거나 고소했던 여자 몇 명은 아직도 자신을 쫓아다니며 비난하고 있어서 진절머리 나게 싫다고 한다.

개 념

자기애성 성격장애를 지닌 사람들은 자신의 중요성에 대한 고조된 느낌, 감정이입의 부족, 독특함에 대한 거창한 느낌, 무한한 잠재력에 대한 환상, 숭배받고자 하는 욕구 등으로 특징지어진다. 그러나 내면의 그들의 자존감은 사소한 비판에도 손상되기 쉽고 취약하다.

역 학

DSM-5에 따르면, 자기애성 성격장애에 대한 유병률은 지역사회 표본에서 1% 미만에서 6% 사이로 추정된다. 남성에서 여성보다 좀 더 높은 유병률을 보이는 경향이 있다. 이 장애를 지닌 사람들은 자신의 자녀에게 전능감, 과대성, 아름다움, 재능에 대한 비현실적인 인식을 전해줄 수 있다. 따라서 이러한 부모의 자녀도 자기애성 성격장애로 발전될 위험이 일반적인 가정에서의 위험보다 더 높을 수 있다

임상양상

자기애성 성격장애를 지닌 사람들은 자신의 중요성에 대한 거창한 인식을 가지고 있다. 그들은 자기자신을 특별하다고 생각하고, 특별한 대우를 기대한다. 그들의 공식적 자격이나 권리에 대한 관심은 현저하다. 그들은 자신에 대한 비판에 잘 대처하지 못하고, 누군가 자신을 감히 비판한다고 느끼거나 자신의 이미지에 손상을 입혔다고 생각하면 격분하거나 또는 그러한 비판이나 공격에 대해 완전히 무관심한 듯한 태도를

보일 수 있다. 이 장애를 지닌 사람들은 자기만의 방식대로 하길 원하고 명성과 부를 얻는 것에 대해 야심을 갖고 있는 경우가 흔하다. 그들의 대인관계는 빈약하고 거리를 두고 지내면서도 자신의 대인관계는 만족스럽다는 착각을 유지하려고 한다. 이들은 관습적인 행동규칙을 따르기를 거부함으로써 다른 사람들을 화나게 만들 수 있다. 이들은 무의식적으로 자신의 목표만을 추구하기 때문에 상대와의 관계설정이 착취적인 경우가 흔하다. 그들은 상대의 마음에 공감하지 못하며, 오직 자신의 이기적인 목적을 이루기 위해 동정과 연민을 가장한다. 그들은 취약한 자존감 때문에 작은 비난이나 지적, 거절에도 자존심의 상처를 심하게 받거나 격노하면서 우울증에 빠지기 쉽고 주로 이러한 이유로 도움을 요청하게 된다. 덜 교만하며 주위사람의 반응에 민감하며 사회적으로 주목받는 모습의 자기애성 성격장애도 있는데 이들은 개인적 우월감에 대한 확신을 내성적 태도, 자기희생적인 모습, 심지어 겸손한 태도 등으로 위장하기도 한다. 대인관계의 어려움, 직업적 문제, 거절, 상실과 같은 스트레스들은 자기애성 성격장애 환자들이 보인 언행들로 인해 흔히 발생하게 되는 스트레스들이며, 이들은 이 스트레스들을 해결할 능력이 거의 없다.

진 단(표 24-13)

자기애성 성격장애에 대한 DSM-5의 대안적 기준은 표 24-14와 같다.

감별진단과 동반이환장애

경계성 성격장애, 연극성 성격장애, 반사회성 성격장애는 자기애성 성격장애와 자주 동반되기 때문에 감별진단이 어렵다. 자기애성 성격장애 환자들은 경계성 성격장애 환자들보다 불안감이 적다. 그들의 삶은 덜 혼란스러운 경향이 있고, 자살을 시도할 가능성이 적다. 반사회성 성격장애 환자들은 충동적 행동의 과거력이 있고 흔히 알코올 또는 다른 물질남용과 관련이 있어서, 이는 그들을 자주 법적 문제에 얽히게 한다.

표 24-13. 자기애성 성격장애의 DSM-5 진단기준 301.81 (F60.81)

과대성(공상 또는 행동상), 숭배에의 요구, 감정이입의 부족이 광범위한 양상으로 있고 이는 청년기에 시작되며 여러 상황에서 나타나고, 다음 중 5가지(또는 그 이상)로 나타난다.

1. 자신의 중요성에 대한 과대한 느낌을 가짐(예: 성취와 능력에 대해서 과장한다, 적절한 성취 없이 특별대우 받기를 기대한다)
2. 무한한 성공, 권력, 명석함, 아름다움, 이상적인 사랑과 같은 공상에 몰두함
3. 자신의 문제는 특별하고 특이해서 다른 특별한 높은 지위의 사람(또는 기관)만이 그것을 이해할 수 있고 또는 관련해야 한다는 믿음
4. 과도한 숭배를 요구함
5. 특별한 자격이 있는 것 같은 느낌을 가짐(즉, 특별히 호의적인 대우를 받기를, 자신의 기대에 대해 자동적으로 순응하기를 불합리하게 기대한다)
6. 대인관계에서 착취적임(즉, 자신의 목적을 달성하기 위해서 타인을 이용한다)
7. 감정이입의 결여: 타인의 느낌이나 요구를 인식하거나 확인하려 하지 않음
8. 다른 사람을 자주 부러워하거나 다른 사람이 자신을 시기하고 있다는 믿음
9. 오만하고 건방진 행동이나 태도

표 24-14. 자기애성 성격장애 제안된 진단기준

A. 성격 기능에서 중등도 또는 그 이상의 손상이 있다. 다음의 4가지 영역 중 2가지 또는 그 이상의 영역에서 특징적인 곤란을 보인다.
  1. **정체성:** 자기정의 그리고 자존감의 조절을 위해 타인을 지나치게 참조함, 과도하게 확장되거나 축소된 자기평가 또는 양극단 사이에서 흔들림, 정서 조절은 자존감에서의 변동을 반영한다.
  2. **자기주도성:** 다른 사람으로부터 인정을 받으려는 데 기반을 둔 목표 설정, 자신을 특별하게 보이기 위해 개인적 기준을 비합리적으로 높게 설정하거나, 특권의식에 기반하여 지나치게 낮게 설정함, 자신의 동기에 대해 자각하지 못하는 경우가 빈번하다.
  3. **공감:** 타인의 기분과 필요를 인식하거나 확인하는 능력의 손상, 오직 자신에게 관계가 있다고 지각될 때만 타인의 반응에 과도하게 맞춰져 있음, 타인에 대한 자신의 영향을 과장하거나 축소하여 평가한다.
  4. **친밀감:** 관계가 대부분 피상적이며 자존감 조절을 위해 존재함, 타인의 경험에 대한 진정한 흥미는 거의 없고, 개인적 이익에 대한 욕구가 우세하므로 제한된 상호성을 보인다.

B. 2가지 병리적 성격 특질에 모두 해당된다.
  1. **과대성(적대성**의 측면): 외현적 또는 내재적 특권의식, 자기중심성, 자신이 다른 사람보다 낫다는 분명한 믿음, 다른 사람에게 생색내는 태도
  2. **관심추구(적대성**의 측면): 다른 사람의 마음을 끌고 주의의 초점이 되기 위한 과도한 시도, 존경 추구

연극성 성격장애 환자들은 과시적인 특징과 대인관계에서의 조종을 보이는데, 이는 자기애성성격장애 환자들의 특징과 유사하다. 앞에서 언급한 것처럼 우울증에 이환되기 쉽다.

원 인

자기애성 성격장애의 발생에 관한 과학적 연구의 근거는 거의 없다. 개인 발달사와 정신치료 과정에서의 관찰내용을 근거로 재구성해보면 이 장애는 어린 시절 동안의 비난, 업신여김, 무시, 방임 등에 대한 두려움, 절망감, 패배감, 의존심 등을 갖게 된 사람들에서 발생한다. 이러한 경험들은 이들을 자기자신 혹은 상대방에게서 보이는 유사한 반응들에 대해 경멸하게 만들고 다른 사람들을 편안함과 지지를 제공해 줄 수 있는 원천으로 받아들이는 데 미숙하게 만든다. 그들은 강인하고 자기충만에 찬 모습을 보여가며 내면에 숨겨진 공허함을 감추고 깊은 감정을 느낄 능력을 발달시키지 못하게 된다.

치 료

정신치료

자기애성 성격장애의 치료에 있어서도 정신분석을 포함한 정신역동적 정신치료가 치료의 주춧돌이 된다. 하지만 환자들이 치료에서 진전을 보이기 위해서는 자신이 지니고 있는 자기애를 포기해야 하기 때문에, 자기애성 성격장애의 치료는 어렵고 수년간의 집중적인 정신치료가 필요하다. Otto Kernberg와 Heinz Kohut과 같은 정신과 의사들은 치료적 변화를 이끌어내기 위해 정신분석학적인 접근을 사용할 것을 주장했으나, 진단적 타당성을 입증하고 최선의 치료방법을 결정하기 위해서는 아직 더 많은 연구가 필요하다. 일부 임상가들은 환자들이 이상적인 환경 안에서 타인과 생각과 감정을 함께하는 방법을 배울 수 있도록 자신의 환자들에게 집단치료에 참여할 것을 권유하며, 이를 통해 타인에 대한 공감적인 반응을 발달시킬 수 있다고 주장한다.

약물치료

약물치료는 이 성격장애에서도 대증적 치료로 사용될 수 있다. 항불안제는 불안증상에 일시적인 정신병적 증상에는 항정신병약물 치료가 도움이 될 수 있다. 리튬은 감정기복과 같은 임상양상이 특징인 환자들에게 사용되어 왔다. 자기애성 성격장애 환자들은 거절을 잘 참지 못하고 우울증에 걸리기 쉽기 때문에, 이들에게 항우울제, 특히 세로토닌성 약물의 사용이 도움이 될 수 있다.

경과 및 예후

자기애성 성격장애는 만성적이고 치료하기 어렵다. 이 장애의 환자들은 그들 자신의 행동이나 삶의 경험으로부터 시작되는 자기애에 대한 공격을 끊임없이 해결해가야만 한다. 이들은 자신이 늙어가고 있다는 문제에 대해 잘 다루지 못한다. 자기애성성격장애 환자들은 아름다움, 힘, 젊음이 갖고 있는 특성을 가치 있게 여기며, 이것들에 부적절한 수준으로 집착한다. 이러한 배경에서 생각해볼 때 이들은 다른 사람들에 비해 중년의 위기에 더 취약할 수 있다.

회피성 성격장애 (avoidant personality disorder)

개 념

회피성 성격장애는 사회적으로 위축되고 부적절감을 느끼며 억제되어 있고 부정적 평가에 과민한 특징을 보이는 성격문제를 말한다. 거절과 배척에 대해 극도로 예민하며, 확고한 보장이 없는 한 대인관계를 회피하는 성격 특성이다.

역 학

DSM-5에서 제시한 미국에서의 역학연구 결과 회피성 성격장애의 유병률은 약 2.4%로 보고되고 있다. 여성에게서 호발하며 사회공포증을 동반하기도 한다.

임상양상

회피성 성격장애는 내적으로는 친밀한 관계를 원하면서도 타인이 자기를 거부하지 않을까에 대해 지나치게 민감하여, 조건 없는 확고한 보장이 없는 한 대인관계나 사회적 관계를 가지지 못하는 특징을 보인다. 스스로는 관계 형성을 적극적으로 원하지만 결국은 하지 못하고 자존심이 낮다. 이들은 타인이 자기를 거부할지도 모른다는 생각에 집착하여 타인이 자기를 싫어하는 눈치가 조금이라도 보이면 실망과 모욕감을 느껴서 사회 참여나 대인관계 형성의 기회를 놓친다. 대인관계 형성에 지나치게 소극적이며 내성적이어서 대인관계 상황에서 괴로워하고 쉽게 자존심이 상하며, 이에 대한 반응으로 우울, 불안, 분노 등이 나타날 수 있다. 따라서 사회 참여가 힘들고 직업에 실패하기도 쉬운데 특히 대인관계가 많이 요구되는 직업에는 더욱 종사하기 어렵다. 이러한 사회적 위축에도 불구하고 내적으로는 친밀한 관계를 원하는 특징이 있다. 이들은 암시나 지적에 취약하기 때문에 치료자의 명료화나 해석을 비판으로 오인하기 쉽다.

진 단

DSM-5에 의한 회피성 성격장애의 진단기준은 표 24-15와 같다.

DSM-5에서 제안한 성격장애에 대한 대안적 모델에서는 회피성 성격장애를 표 24-16과 같이 기술하고 있다.

감별진단과 동반이환장애

불안장애, 특히 사회불안장애(사회공포증)와의 감별이 어렵다. 두 가지 모두 사회적 상황에 대한 회피, 사회 불안과 관련되며 후기 아동기 이후 나타날 수 있지만, 일상 생활 기능 전체에서 광범위하게 영향을 받으며, 아동기 이후에 주로 발생하는 경향이면 회피성 성격장애로 진단하는 것이 적당하다. 많은 회피성 성격장애 환자들이 의존성 성격장애의 진단기준도 충족시킨다. 회피성 성격장애 환자들이 일단 관계가 형성되면 의존적인 태도로 관계에 매달리는 경우가 흔하다. 두 가지 모두 부적절감, 확신에 대한 요구, 비난이나 거절에 대한 과민성과 관련되지만, 의존성 성격장애는 빠르게 관계를 찾아 다니며 욕구를 지속적으로 표현한다는 점에서 다르다. 그 밖에 의학적 상태에 의한 성격 변화나 물질사용장애와의 감별이 필요하다.

원 인

내향성(introversion)과 신경증(neuroticism)이라는 기본적인 성격 특성의 극단적인 형태라고 할 수 있다. 내향성은 수동성적이고 사회적으로 위축과 억제되는 측면을 나타내고, 신경증은 시선을 의식하고 불안해하며 상처받기 쉬운 측면을 나타낸다. 내향성과 신경증이라는 성격 차원은 대를 물려 나타나는 경향이 있다. 어린 시절 신경증 성격 특성을 가진 아이는 스트레스에 취약하고 억제되어 있는 기질을 보인다. 여기에 과보호와 극단적인 조심성이 겹쳐 지나치게 수줍어하고 소심한 사람으로 자란다.

반사회성 성격장애가 행동억제 기능이 결여되어 있다면,

표 24-15. 회피성 성격장애의 DSM-5 진단기준 301.82(F60.6)

사회관계의 억제, 부적절감, 그리고 부정적 평가에 대한 예민함이 광범위한 양상으로 나타나고 이는 청년기에 시작되며 여러 상황에서 나타나고 다음 중 4가지(또는 그 이상)로 나타난다.
1. 비판이나 거절, 인정받지 못함 등 때문에 의미 있는 대인접촉이 관련되는 직업적 활동을 회피함
2. 자신을 좋아한다는 확신 없이는 사람들과 관계하는 것을 피함
3. 수치를 당하거나 놀림 받음에 대한 두려움 때문에 친근한 대인관계 이내로 자신을 제한함
4. 사회적 상황에서 비판의 대상이 되거나 거절되는 것에 대해 집착함
5. 부적절감으로 인해 새로운 대인관계 상황에서 제한됨
6. 자신을 사회적으로 부적절하게, 개인적으로 매력이 없는, 다른 사람에 비해 열등한 사람으로 바라봄
7. 당황스러움이 드러날까 염려하여 어떤 새로운 일에 관여하는 것, 혹은 개인적인 위험을 감수하는 것을 드물게 마지못해서 함

표 24-16. 회피성 성격장애 **제안된 진단기준**

A. 성격 기능에서 중등도 또는 그 이상의 손상이 있다. 다음의 4가지 영역 중 2가지 또는 그 이상의 영역에서 특징적인 곤란을 보인다.
1. **정체성:** 사회적으로 부적절하고 개인적으로 매력이 부족하거나 열등하다고 자기평가하는 것과 연관된 낮은 자존감; 과도한 수치심
2. **자기주도성:** 목표를 추구하고, 개인적 위험을 감수하거나 대인관계 접근을 포함하는 새로운 활동에 대해 망설이는 것과 관련되어 있는 행동에 대한 비현실적 기준
3. **공감:** 다른 사람의 관점을 부정적으로 왜곡하여 추론하는 것과 연관된 비판이나 거절에 대한 민감성과 집착
4. **친밀감:** 자신을 좋아한다는 확신 없이는 사람들과 어울리기를 망설임; 부끄러움 또는 조롱을 당할 것에 대한 공포 때문에 친밀한 관계 내에서 상호성이 감소된다.

B. 4가지 병리적 성격 특질 중 3가지 또는 그 이상이 존재하며, 그 중 (1) 불안성에 반드시 해당된다:
1. **불안성(부정적 정서성**의 측면): 사회적 상황에 대한 반응으로 강렬한 초조감, 긴장감 또는 공황을 보임; 과거의 불쾌한 경험 그리고 미래의 부정적인 가능성의 영향에 대한 걱정 걱정; 불확실성에 의한 공포, 염려 그리고 위협감. 당황하는 것에 대한 공포
2. **위축(애착상실**의 영역): 사회적 상황에서 침묵; 사회적 접촉과 활동의 회피; 사회적 접촉 시도의 시작 결여
3. **무쾌감증(애착상실**의 영역): 생활 경험에서 즐거움, 참여, 에너지의 결여; 흥미와 즐거움을 느끼는 능력의 결함
4. **친밀감회피(애착상실**의 영역): 친밀한 또는 낭만적인 관계, 대인관계 애착, 그리고 친밀한 성적 관계의 회피

회피성 성격장애에서 내향성은 행동억제 기능이 과도하게 작용하는 것으로 생각된다. 이런 기질적 특성과 주로 모욕, 당황, 가치절하의 아동기에 축적된 환경적 경험이 상호작용하는 것으로 보인다. 소심, 수줍음, 근심과 관련된 병리로 기저에 과도한 자의식, 부적절감이나 열등감이 있는 것으로 생각된다.

치 료

역동정신치료가 일부 회피성 성격장애 환자에게 유용하다. 이 경우 거절에 예민하기 때문에 치료 동맹을 효과적으로 형성하는데 노력이 필요하다. 그리고 자기주장훈련이나 일반적인 사회기술훈련이 도움이 되고, 집단치료를 통해서 거절에 대한 지나친 예민함을 감소시킬 수 있다. 약물치료는 불안과 우울증상에 대해 사용해볼 수 있는데 베타차단제는 자율신경계 항진을 줄여줄 수 있고, 선택적 세로토닌 재흡수 억제제와 같은 항우울제는 거절에 대한 민감성을 감소시키는 데 도움이 될 수 있다.

경과 및 예후

회피성 성격장애를 가진 사람은 아동기에는 수줍어하고, 소심하고 불안한 기질을 보인다. 많은 아이들이 사회 공포증으로 진단되기도 한다. 청소년기나 성인기 초기에는 친밀감 형성이라는 발달과제 때문에 더 큰 어려움을 겪게 된다. 친밀한 대인관계나 대중 앞에 서는 일이 아니라면 직업을 가지는데 문제가 없을 수도 있다. 중년 이후에는 회피성 성격 특성이 감소되는 경향을 보인다.

증 례

23세의 음대생 K는 청중 앞에서 연주하는 것에 불안을 가지고 있다. 연주에 대한 반응이 조금이라도 부정적으로 지각되면 그녀는 그 일로 크게 상처를 받는다. 그녀는 과사무실에 아르바이트로 학생을 가르치는 일이 공지되었을 때 아르바이트가 절실하게 필요한 상황이었지만 거절될 것이라는 불안감 때문에 선뜻 지원하지 못했다. 수업을 함께 듣는 사람이 사적인 이야기를 하며 친밀하게 다가왔을 때에도 그녀는 상대방이 자신에 호의를 가지고 있는 것에 대해 확실하지 않아 더 친밀한 관계를 회피한다. 그녀는 친밀한 대인관계를 갖고자 하는 바람은 있지만 자신이 입만 열면 바보 같은 말만하고 그러한 실수를 사람들이 비웃을 것이라고 생각하여 친밀한 관계를 갖지 못한다.

의존성 성격장애 (dependent personality disorder)

개 념

의존성 성격장애는 보살핌을 받으려는 과도한 욕구로 인해 순종적이고 매달리는 행동 양상을 특징으로 한다. 스스로 노력하지 않고 타인에게만 의존한다. 자신의 욕구를 타인의 욕구에 종속시키고 책임도 타인에게 넘기는 성격 특성을 보인다.

역 학

DSM-5에서 제시한 미국에서의 역학연구 결과 의존성 성격장애 유병률은 0.49~0.6%로 보고되어 있다. 여성에게서 호발한다.

임상양상

의존성 성격장애 환자의 기본적인 특징은 모든 면에서 타인의 도움과 보살핌에 의지하려는 욕구가 매우 강하고, 자신이 스스로 내려야 할 결정을 남에게 맡겨버리고 남이 시키는 대로 따라 하는 역할에 만족한다는 점이다. 자기 주장이 전혀 없고 상대방의 주장을 따르기만 하는데, 이것은 자기를 도와주는 사람과의 관계가 깨지지 않을까 두려워하기 때문이다. 이들은 자기 확신이 결여되어 있고, 자기 능력을 과소평가한다. 혼자 있거나 도와줄 사람이 없을 때를 가장 견디기 어려워하고, 이럴 때는 절망감에 사로 잡히거나 새로운 일을 찾아 나서기도 한다. 불안장애, 우울장애가 공존하는 경우가 많고, 판단과 적극성을 요하는 직업에는 실패하는 것이 통례이다. 대인관계도 자신을 도와주는 몇 사람들하고만 맺는다. 면담상황에서는 협조적이며 특별한 질문을 받기를 좋아하고 치료자의 지시를 원한다.

진 단(표 24-17)

감별진단과 동반이환장애

심각한 정신적, 신체적 장애로 인해 쇠약해지는 경우에는 지나친 의존이 나타나게 될 것이다. 이 경우 의존성 성격장애로 진단하려면 후기 아동기 이후로 의존성이 지속되어야 한다는 점에 주의해야 한다. 복종, 예의, 수동성에 관한 기준들은 문화적으로 큰 차이를 보이는 측면이기 때문에, 의존성 성격장애를 진단할 때는 이것이 부적응적이고 심각한 기능 손상을 가져온다는 것을 고려해야 한다. 많은 의존성 성격장애 환자들이 연극성 성격장애의 진단 기준도 만족시킨다. 안심, 주의, 인정에 대한 강한 욕구를 나타내는 것은 공통적이지만, 연극성 성격장애 환자들은 더 화려하고 주장적이고 자기중심적인 경향이 있고, 의존성 성격장애 환자들은 자신을 드러내지 않고, 유순하고, 이타적인 경향이 있다.

원 인

의존성 성격장애의 중심적인 원인과 병리는 불안정한 대인관계 애착(insecure interpersonal attachment)이다. 불안정한 애착은 부모-아동 관계로부터 형성된다. 정상적으로 분리독립이 일어나야 하는 발달단계에서 아이를 지속적으로 어린아이 취급하거나, 일관성 없고 과보호하는 부모와 아이의 불안-억제 기질의 상호작용에 의해서 의존성 성격이 형성된다.

치 료

치료장면에서 의존성 성격장애 환자들은 지나치다 싶을 만큼 잘 동의하고, 순종하고, 감사하며, 치료자에 대해서는 비현실적인 기대를 한다. 자신의 인생을 통제하게끔 하거나 무리한 요구를 하는 경우도 있다. 의존성 성격장애 환자의 대인관계에서는 현재의 불안정, 부적절감이 생기는 데 영향을 준 착취나 거부, 심하게는 학대 관계가 있었던 경우가 많다. 역동정신치료를 통해서 자신의 행동을 이해하고, 독립심을 키울 수 있으며, 인지행동치료, 사회기술 훈련, 집단치료도 의존성 성격장애 환자의 치료에 유용하다. 약물치료는 이별불안에 항우울제와 벤조디아제핀이 도움이 될 수 있다.

경과 및 예후

의존성 성격장애 환자들은 아동기와 청소년기에 지나치게 순종적인 경우가 많고, 만성적인 신체 질환이나 분리 불안 장애를 가진 경우가 많다. 자신과 정서적으로 애착되어 있은 사람으로부터의 관심과 보살핌, 지지를 받지 못할까봐 지나치게 두려워한다. 혼자 있는 것에 대한 두려움 때문에 믿을 수 없는 사람에게도 갑작스럽고 강하게 애착을 형성하는 경우가 많다. 독립적이고 자기 주도적인 것을 원하는 일에서는 직업적으로 성공하지 못한다. 의존성 성격장애 환자는 주요우울증이나 기분부전증과 같은 기분장애, 광장공포증이나 공황장애 같은 불안장애에 걸리기 쉽다.

증 례

36세 남자 B는 미혼이며 어머니가 그에 대한 모든 결정을 주도한다. 1년 전까지 그는 어머니와 함께 살았으며 어머니가 나가서 살라고 하자 마지못해 독립을 했다. 그는 어머니와 따로 살면서도 하루에 10여 번 가량 어머니에게 전화를 걸고 주말마다 어머니의 집에서 잔다. 그는 어머니가 마음에 들어 하는 여자를 만나지 못해 아직 결혼을 하지 않고 있다. 직장에서 점심 메뉴를 선택할 때에도 그는 스스로 의견을 내거나 결정을 하는 경우가 없으며 다른 사람의 의견을 무조건적으로 따른다. 그는 장염으로 고생을 하면서도 동료들이 부대찌개를 먹으러 가자고 할 때 함께 가서 식사를 한다. 일이 닥칠 때마다 그는 동료들이 해결하기를 기다리며 자신이 해결하려는 노력이 없다. 스스로 일을 결정하는 상황이 두려워서 승진의 기회도 포기했다.

강박성 성격장애(obsessive-compulsive personality disorder)

개 념

강박성 성격장애는 질서, 완벽성 그리고 통제에 집착하는 양상을 특징으로 한다. 고집이 세고 완고하며 융통성이 없이 세밀함에만 집착한다.

표 24-17. 의존성 성격장애의 DSM-5 진단기준 301.6 (F60.7)

돌봄을 받고자 하는 광범위하고 지나친 욕구가 복종적이고 매달리는 행동과 이별 공포를 초래하며, 이는 청년기에 시작되며 여러 상황에서 나타나고 다음 중 5가지(또는 그 이상)로 나타난다.

1. 타인으로부터의 과도히 많은 충고, 또는 확신 없이는 일상의 판단을 하는 데 어려움을 겪음
2. 자신의 생활 중 가장 중요한 부분에 대해 타인이 책임질 것을 요구함
3. 지지와 칭찬을 잃는 것에 대한 공포 때문에 타인과의 의견 불일치를 표현하는 데 어려움을 나타냄(주: 보복에 대한 현실적인 공포는 포함하지 않는다)
4. 계획을 시작하기 어렵거나 스스로 일을 하기가 힘들다(동기나 에너지의 결핍이라기보다는 판단이나 능력에 있어 자신감의 결여 때문임).
5. 타인의 돌봄과 지지를 지속하기 위해 불쾌한 일이라도 자원해서 함
6. 혼자서는 자신을 돌볼 수 없다는 심한 공포 때문에 불편함과 절망감을 느낌
7. 친밀한 관계가 끝나면 자신을 돌봐주고 지지해 줄 다른 관계를 시급히 찾음
8. 자신을 돌보기 위해 혼자 남는 데 대한 공포에 비현실적으로 집착함

역 학

강박성 성격장애는 일반인구에서 가장 흔한 형태의 성격장애로서 DSM-5에서 제시하는 유병률은 2.1~7.9%이다. 남자에게서 호발한다.

임상양상

강박성 성격장애는 인정이 없고, 질서, 규칙, 조직, 효율성, 정확성, 완벽함, 세밀함에만 집착해 있어서 전체적인 양상을 볼 능력이 결여된 성격 특성을 보인다. 결단력이 부족하고, 감정이 요구되지 않는 딱딱한 일에 몰두한다. 이들은 따뜻하고 부드러운 감정을 표시하는 데 인색하고, 매사가 합리적이고 형식적이고 메마르다. 너무 정확한 것을 추구하는 까닭에 사태의 전반을 보지 못하고 미세한 부분만 검토한다. 이들의 대인관계는 수평적이기보다는 지배와 복종적이어서, 아랫사람도 자기에게 복종하기를 강요한다. 대인관계나 자신의 기쁨과는 관계없이 일에만 열중하는데, 만일 즐거움 같은 감정이 느껴지면 그것을 말살하고 보다 계획적이고 능률적이어야 한다고 생각한다. 만사를 실수 없이 철저히 하려 하지만, 그렇기 때문에 오히려 결단을 못 내리고 망설이게 된다, 이들은 때로 지나치게 완벽을 추구하는 까닭에 융통성이 요구되는 직업에는 실패하는 수가 많은 반면 정확성과 반복행위가 요구되는 학자나 은행원으로서는 성공할 때가 있다. 면담 시 이들은 경직되고 공식적이며 융통성이 없는 태도를 보인다. 감정은 폭이 좁고, 질문에 대해 정확하고, 세부적인 것까지 신경 써서 대답한다.

진 단(표 24-18)

DSM-5에서 제안한 성격장애에 대한 대안적 모델에서는 강박성 성격장애를 표 24-19와 같이 기술하고 있다.

표 24-18. 강박성 성격장애의 DSM-5 진단기준 301.4 (F60.5)

융통성, 개방성, 효율성을 희생시키더라도 정돈, 완벽, 정신적 통제 및 대인관계의 통제에 지나치게 집착하는 광범위한 양상으로 이는 청년기에 시작되며 여러 상황에서 나타나고 다음 중 4가지(또는 그 이상)로 나타난다.

1. 내용의 세부, 규칙, 목록, 순서, 조직 혹은 스케줄에 집착되어 있어 활동의 중요한 부분을 놓침
2. 완벽함을 보이나 이것이 일의 완수를 방해함(예: 자신의 완벽한 기준을 만족하지 못해 계획을 완수할 수 없다)
3. 여가 활동이나 친구교제를 마다하고 일이나 성과에 지나치게 열중함(경제적으로 필요한 것이 명백히 아님)
4. 지나치게 양심적임, 소심함, 그리고 도덕 윤리 또는 가치관에 관하여 융통성이 없음(문화적 혹은 종교적 정체성으로 설명되지 않음)
5. 감정적인 가치가 없는데도 낡고 가치 없는 물건을 버리지 못함
6. 자신의 일하는 방법에 대해 정확하게 복종적이지 않으면 일을 위임하거나 함께 일하지 않으려 함
7. 자신과 타인에게 돈 쓰는 데 인색함. 돈을 미래의 재난에 대해 대비하는 것으로 인식함
8. 경직되고 완강함을 보임

〈Reprinted with permission from the Diagnostic and Statistical manual of Mental Disorders, Fifth Edition (Copyright 2013). American Psychiatric Association.〉

표 24-19. 강박성 성격장애 제안된 진단기준

A. 성격 기능에서 중등도 또는 그 이상의 손상이 있다. 다음의 4가지 영역 중 2가지 또는 그 이상의 영역에서 특징적인 곤란을 보인다.
1. **정체성:** 주로 업무 또는 생산성으로부터 유래된 자기감; 제한된 강렬한 감정 경험 및 표현
2. **자기주도성:** 행동에 대한 내적 기준이 경직되고 비합리적으로 높을 뿐 아니라 융통성이 부족하여 과제를 완료하고 현실적인 목표를 세우기가 어려움; 과도하게 성실하고 양심적인 태도
3. **공감:** 타인의 생각, 감정 그리고 행동을 이해하고 인식하는 것의 어려움
4. **친밀감:** 관계는 업무 그리고 생산성에 비해 이차적인 것으로 보임. 경직성과 완고함이 다른사람과의 관계에 부정적인 영향을 미친다.

B. 4가지 병리적 성격 특질 중 3가지 또는 그 이상이 존재하며, 그 중 하나는 반드시 (1) 경직된 완벽주의다:
1. **경직된 완벽주의**[극단적으로 양심적임의 측면(애착상실과 양극단에 있음)]: 자신 또는 다른 사람의 수행을 포함하여 모든 것이 결함 없이 완벽해야 하며, 오류나 잘못이 없어야 한다는 것에 대한 경직된 고집. 모든 세부 사항이 정확하다는 것을 확인하기 위해 적절한 시기를 놓침, 일을 하는 데 있어 하나의 옳은 방법만 존재한다는 믿음, 생각 그리고/또는 관점의 변화가 어려움, 세부 사항, 조직화 그리고 순서에 대한 집착
2. **고집증(부정적 정서성**의 측면): 행동이 기능적 또는 효과적이기 위해서 중단된 이후에도 오랫동안 과제를 지속함, 반복되는 실패에도 불구하고 동일한 행동을 지속한다.
3. **친밀감 회피(애착상실**의 측면): 친밀한 또는 낭만적인 관계, 대인관계 애착, 그리고 친밀한 성적 관계의 회피
4. **제한된 정서성(애착상실**의 측면): 정서적으로 각성되는 상황에서 거의 반응을 보이지 않음. 제한된 감정 경험 및 표현, 무관심 또는 냉담함

〈Reprinted with permission from the Diagnostic and Statistical manual of Mental Disorders, Fifth Edition (Copyright 2013). American Psychiatric Association.〉

감별진단과 동반이환장애

강박장애와 강박성 성격장애는 닮은 모습이지만, 어느 한 가지에서 다른 한 가지로 발달하는 것은 아니다. 강박장애는 강박사고, 의식행동과 연관된 장애이나, 강박성 성격장애는 경직된 행동 양식과 연관되고 더 자아동질적이다.

원 인

유전적인 요소로는 일반 성격 특질 중에서 억제나 양심적임과 관련된다고 다수의 연구에서 보고된다. 프로이트에 따르면 강박성 성격장애는 항문기와 관련되며, 권위 인물과의 반복되는 권력투쟁, 지배-복종 갈등, 정서적인 억제가 결과로 나타난다. 에릭슨에 의하면, 자율성 대 수치심/자기애의 발달 단계에서의 어려움이 강박성 성격장애로 되는 것에 영향을 준다고 하였다.

치 료

강박성 성격장애보다는 그에 부차적인 불안장애나 심장질환 등의 건강문제, 대인관계에서의 문제(결혼 가족 직업)로 치료를 받게 되는 경우가 많다. 대개는 자신을 완벽주의적이고 완고하며 경직된 것이 아니라, 주의 깊고, 의무감 있고, 도덕적이며, 책임감이 있다고 생각한다. 이들은 자신의 문제를 지식화하고 감정의 표현을 억압하고 있기 때문에 이들과 건조한 지적 토론에 말려들지 말아야 하여 가급적 환자가 억압하고 있는 감정을 표현할 수 있도록 도와주어야 한다. 인지치료와 집단치료 등이 도움이 될 수 있다. 약물 치료로는 클로미프라민, 세로토닌 재흡수 억제제 등 강박장애 치료에 사용되는 약물이 강박적 증상의 완화에 도움이 될 수 있다.

경과 및 예후

강박장애의 증상을 보인 사람의 72%에게서 강박성 성격장애의 특성이 보고되었다. 중년기 위기에는 우울증의 위험이 증가한다. 융통성이 요구되는 직업에는 적응에 실패하나, 반복행위나 규칙을 요구하는 직업에서는 성공할 수 있다.

증 례

39세 S의 아내는 남편이 정서적으로 멀게 느껴지고, 도전정신 부족하여 항상 늘 하는 일반 반복하려 한다고 불평한다. 그는 집에서 일이 계획된 대로 진행되지 않으면 화를 내고 자신의 계획이 유지되기를 고집한다. 아이들이 길에 쓰레기를 버리자 다시 돌아가서 주워오게 하고 한 시간 동안 훈계를 하였다. 그는 가족과 외식이나 나들이를 일절 하지 않으며 적금을 드는 것에 집착한다. 그는 회사에서 유능한 사원으로 인정 받지만, 정작 자신은 일을 완벽하게 해냈을 때는 두려움이 잠시 미뤄지는 것 뿐이며 일에 실패했을 때는 최악의 공포를 느낀다고 한다. 그는 모든 일을 세밀하게 점검하며 그가 하는 일들은 항상 정돈되어 있다. 그는 주말에도 집에서 하루 종일 회사 업무를 보고 있으며 이는 한 번 처리한 업무를 점검하는 일이다.

기타성격장애(other personality disorders)

DSM-5에서는 기타성격장애로서 다른 의학적 상태로 인한 성격변화(personality change due to another medical condition)와 구체적으로 명시되지 않은 성격장애로서 달리 명시된 성격장애(other specified personality disorder), 명시되지 않는 성격장애(unspecified personality disorder)의 범주를 제시하고 있다.

참고문헌

1) 권준수 편저. 정신질환 진단 및 통계 편람 5판. 서울: 학지사;2015.
2) 대한신경정신의학회. 신경정신의학. 서울: 중앙문화사;2005.
3) 이부영 편저. 국제질병분류 10판, 정신 및 행태장애 분류. 서울: 일조각; 1994.
4) Choi EK, Ha JH. Challenge for the entry of psychoanalytic concepts in personality disorders in DSM-5. Psychoanalysis 2013;24:102-110.
5) Hales RE, Yudofsky SC, Roberts LW editors. Textbook of psychiatry 6th ed. Washington DC: American Psychiatric Publishing;2014.
6) Leichsenring F, Leibing E, Kruse J, New AS, Leweke F. Borderline personality disorder. Lancet 2011;377:74-84.
7) Moffitt TE. The new look of behavioral genetics in developmental psychopathology: gene-environment interplay in antisocial behavior. Psychol Bull 2005;131:533-554.
8) Leichsenring F, Leibing E, Kruse J, New AS, Leweke F. Borderline personality disorder. Lancet 2011;377:74–84.

Chapter 25

신체질환에 동반되는 정신질환

Mental Disorders Due to Another Medical Condition

고영훈, 백종우

범 론

다른 의학적 상태로 인한 정신장애란 뇌의 손상 및 기능부전 그리고 신체질환으로 인한 정신질환을 의미한다. 즉 의학적 상태로 인한 직접적인 생리적 결과로 판단되는 정신증상이 특징이다. 기질성 장애와 기능성장애의 구별을 위하여 DSM-IV에서는 '일반 의학적 상태에 기인함(due to general medical condition)'이라는 용어를 도입하였다. DSM-5에서는 '다른 의학적 상태로 인한(due to another medical condition)'으로 변경되었다. 갑상선기능저하증 같은 신체질환이 불안장애와 같은 정신장애를 유발할 수 있다는 개념이지만 명확한 구분은 쉽지 않다. 신체질환의 진단은 그 자체로 스트레스가 되어 심리적 영향을 줄 수도 있기 때문이다.

의학적 상태로 인한 정신장애를 진단하려면 병력, 신체검진, 또는 검사소견에서 장애가 신체질환의 직접적인 생리적 결과라는 증거가 있어야 한다. 이는 일반 신체적 상태와 정신장애의 발병, 악화 또는 관해 사이에 시간적인 연관성이 있어야 한다는 것을 의미한다.

ICD-10에서는 신체질환으로 인한 우울장애, 즉 기질성 기분장애와 약물로 인한 우울장애로 구분하고 있다.

산업재해나 사고로 인한 신체질환인 경우 보험, 보상 등 법적 문제도 제기될 수 있으므로 초기부터 적절한 평가가 중요하다.

다른 의학적 상태로 인한 기분장애 (mood disorder due to another medical condition)

개 념

기분변화가 의학적 상태로 인한 직접적인 생리적 결과에 의하여 생기는 경우를 말한다. 이차성 기분장애로도 알려져 있다. 여러 일반적인 신체장애에서 수면 곤란, 식욕저하, 피로와 같은 우울증의 증상을 보인다.

원 인

여러 신체질환이 기분장애의 증상을 유발한다(표 25-1). 내분비질환, 뇌종양, 뇌막염, 간질 등의 신경과적 질환과 함께 뇌혈관 질환이 다른 의학적 상태로 인한 기분장애의 대표적인 원인이다.

뇌졸중 후 우울장애는 뇌혈관 손상 후 하루 또는 수일 내로 발병하는 급성경과를 보이지만 수개월 이후 발생하기도 한다. 좌측 전두엽 뇌졸중이 수일 내에 주요우울장애가 발병할 위험이 가장 높다.

표 25-1. 우울 또는 조증과 연관된 질환

신경학적 질환: 파킨슨병, 헌팅턴병, 외상성뇌손상, 뇌졸중, 치매, 다발성경화증
대사성 질환: 전해질이상, 신부전, 비타민 결핍, 윌슨병, 중금속
소화기질환: 과민성장증후군, 만성췌장염, 크론병, 간경화, 간성뇌증
내분비질환: 갑상샘기능저하 또는 항진, 쿠싱병, 애디슨병, 당뇨, 부갑상샘이상
심혈관질환: 심근경색, 협심증,심근병
폐질환: 만성폐쇄성폐렴, 수면무호흡증, 반응성기도질환
악성종양 및 혈액질환: 췌장암, 뇌종양, 폐암의 신생물딸림증후군, 빈혈
자가면역질환: 전신홍반성낭창, 섬유근육통, 류마티스성 관절염

진단 및 임상양상

우울증에서 발견되는 심리적 증상과 신체증상이 동반된다. 신체적 질환이 있는 환자에서 우울증이 아닌 신체질환 자체와 관련된 증상으로 진단에 어려움이 있을 수 있다. 피로, 식욕부진, 불면, 체중감소 등은 신체질환에 의해 야기될 수 있다. 따라서 이미 신체질환을 가진 환자의 우울증의 평가에서 신체적 증상들은 배제하고 지속되는 무쾌감, 절망, 슬픔, 죄책감, 낮은 자존감, 무가치감, 그리고 자살사고 등과 같은 기분과 사고 등을 주의깊게 평가하여야 한다.

흔히 우울증은 뇌졸중, 헌팅턴병, 파킨슨병 그리고 외상성 뇌손상과 분명한 관계가 있다. 신경내분비적으로는 쿠싱병과 갑상선 기능저하증이 대표적이다. 진단시 구체적인 진단명을 포함하여 갑상샘기능저하증으로 인한 우울장애 등으로 서술한다(표 25-2).

감별진단

주요우울장애를 유발할 수 있는 의학적 상태는 아직 모두 밝혀지지 않았으며 임상의의 적절한 판단이 진단에 있어 필수적이다. 이를 위한 필수적인 지침은 없지만 첫째, 일반적 의학적 상태와 기분장애의 발병, 악화, 관해 사이에 시간적 관련성이 존재한다. 원발성 기분장애의 비전형적인 양상(비전형적인 발병 연령, 경과, 또는 가족력의 부재) 등이 존재한다는 것을 고려할 수 있다.

약물치료로 인한 우울장애와 적응장애 등을 감별하여야 한다. 의학적 질환의 발생은 그 자체로 스트레스이므로 적응장애 또는 우울증을 유발할 수 있다.

치 료

이 질환의 치료는 원인을 밝히고 원인질환을 우선 치료하는 것이다. 자살사고와 정신병적 증상이 없다면 1~2주 관찰한 후 치료방침을 결정하는 것이 좋다. 우울증상에는 항우울

표 25-2. 다른 의학적 상태로 인한 우울장애의 DSM-5 진단기준

A. 현저하고 지속적인 우울 기분 또는 모든 활동이나 거의 모든 활동에서 현저하게 감소된 흥미나 즐거움이 임상 양상에서 우세하다.
B. 장애가 다른 의학적 상태의 직접적인 병태생리학적 결과임을 지지하는 병력, 신체검진 또는 검사 소견이 있다.
C. 장애가 다른 정신질환으로 더 잘 설명되지 않는다(예: 스트레스원이 심각한 의학적 상태인 우울 기분 동반 적응장애).
D. 장애가 섬망의 경과 중에만 발생되지는 않는다.
E. 장애가 사회적, 직업적, 또는 다른 중요한 기능 영역에서 임상적으로 현저한 고통이나 손상을 초래한다.

제가 효과적이다. 하지만 신체질환에서 약물의 약동학, 약력학, 환자의 신체적 이상, 약물상호작용 그리고 환자의 우울증의 주요증상을 고려하여 위험-치료효과를 평가한 후 항우울제를 선택하여야한다. 삼환계항우울제는 심혈관질환이 있는 경우 피해야 한다. 새로운 항우울제는 신체질환을 가진 경우에도 비교적 안전하게 처방될 수 있다. SSRI, bupropion, 그리고 venlafaxine 등이 선택될 수 있다. 하지만 fluoxetine과 paroxetine 등 SSRI는 약물상호작용에 유의하여야 하고 bupropion은 뇌전증 환자에서 사용을 피해야 한다. Venlafaxine은 혈압상승에 주의해야 한다. 내과 및 신경과적 질환이 동반된 환자에서 중추신경 자극제가 도움이 되기도 한다. 정신약물에 반응하지 않는 경우 전기경련요법이 사용될 수 있다.

신체질환이 있는 환자의 약물치료는 치료에 따른 부작용을 최소화하기 위해 초기용량을 감량하여 시작하고 보다 천천히 약물을 증량하며 투약하는 약물의 효과와 부작용을 주의깊게 관찰하여 용량을 조절할 필요성이 있다.

경과와 예후

신체적 원인에 따라 경과는 매우 다양하다. 항우울제 치료를 한 경우 급성기 우울증의 회복 이후에도 재발률을 감소시키기 위한 유지치료가 권유되고 있다.

다른 의학적 상태로 인한 정신병적 장애 (psychotic disorder due to another medical condition)

개 념

일반적으로 신체장애에 의해 인지기능 저하 없이 환각과 망상 등 정신병적 증상을 보이는 경우로 설명된다. 정신병적 장애를 가진 환자에 대한 평가에서 뇌종양, 물질 또는 코티졸과 같은 약물의 복용과 같은 의학적 상태가 정신병적 증상을 초래했을 가능성이 고려되어야 한다.

원인과 역학

기저질환이 너무 다양하여 역학연구를 통한 유병률의 추산이 어렵다. 흔히 치료되지 않은 내분비장애 및 대사장애, 자가면역장애(전신홍반성낭창), 측두엽 뇌전증 등이 관련된다. 후두엽이나 측두엽의 뇌종양이 환각을 유발할 수 있다. 시력과 청력의 상실 역시 환각 또는 망상적 지각을 초래할 수 있다. 측두엽 그리고 특히 뇌 우반구와 두정엽의 다른 부위에 관련된 병변은 망상과 연관된다.

임상양상

다른 의학적 상태로 인한 정신병적 장애의 필수특징은 다른 의학적 상태의 생리적 효과로 여겨지면서 다른 정신질환으로는 잘 설명되지 않는 뚜렷한 망상이나 환각이다.

환각은 어떤 감각양식에서든 일어날 수 있으며 환취는 측두엽 뇌전증과 같이 특정 질환이 특정 환각과 관련이 있을 수 있다. 환시는 녹내장으로 인한 시력상실에서 나타날 수 있다. 환각은 각성상태에서 지속적이거나 반복적으로 경험될 수 있으며 주요한 인지변화 없이 나타난다. 일부 환자의 경우는 환각에 의한 자타해의 위험이 있을 수 있어 주의가 필요하다.

망상은 흔히 각성상태에서 나타난다. 경도인지저하가 관찰되더라도 의식의 변화가 없다. 망상의 내용은 다양하며 체계적이거나 분절될 수도 있으나 피해망상이 가장 흔하다.

진 단

장애가 다른 의학적 상태의 직접적인 병태생리학적 결과라는 증거가 병력, 신체검진 또는 검사소견에 있어야 하며 흔히 의학적 상태와 정신병적 장애의 발병, 악화 혹은 관해 사이에 시간적 연관성이 존재한다. 진단은 망상을 동반한 뇌종양으로 인한 정신병적 장애(psychotic disorder due to a brain tumor, with delusion)와 같이 의학적 진단과 주요증상을 포함하여 기술한다. 섬망이나 치매 또는 다른 정신질환으로 더 잘 설명되지 않아야 한다.

감별진단

섬망, 물질/약물치료로 유발된 정신병적 장애나 다른 정신장애(조현병, 기분장애, 치매, 적응장애 등)와 구별되어야 한다.

치 료

기저질환의 진단과 치료와 행동조절이 가장 중요하다. 환자의 안전과 평가를 위해 입원이 필수적일 수 있다. 항정신병약물은 정신병적 장애의 증상 호전에 효과적이다. 초조와 불안에 벤조디아제핀 계열의 항불안제도 사용할 수 있다.

다른 의학적 상태로 인한 불안장애 (anxiety disorder due to another medical condition)

개 념

많은 의학적 질환이 불안과 관련되어 있다. 공황발작, 전반적 불안, 다른 스트레스 징후 등을 증상으로 하며 불안이 신체질환의 직접적 생리적 결과에 의해 발생하게 된다.

역 학

관련된 의학적 상태의 유병률은 다양하지만 의학적 상태로 인한 불안증상은 흔하게 나타난다.

원 인

많은 신체질환이 불안장애의 증상과 유사한 증상을 유발한다(표 25-3). 갑상선 기능항진증, 갑상선 기능저하증, 부갑상선 기능저하증, 비타민 B12 결핍증 등 내분비질환이 대표적이다. 저혈당증도 불안장애로 오인될 수 있다. 부정맥과 같은 심혈관질환, 호흡기질환, 신경학적 질환도 흔히 불안을 동반한다. 드물지만 갈색세포종에서는 고혈압과 함께 공황이 발생할 수 있다. 여러 신체질환이 불안장애의 증상을 일으키는 공통적인 기전은 노르에피네프린과 세로토닌계를 통하여 일어난다.

임상양상

공황장애와 유사한 증상이 가장 흔하며 공포증과 유사한 경우도 많다. 공황발작의 경우 심근병을 가진 환자에서 매우 높게 발생한다. 심장이식을 대기중인 심근병 환자의 83%가 공황증상을 보였다는 보고도 있다. 노르아드레날린의 증가는 공황발작을 유발할 수 있다. 파킨슨병과 만성폐쇄성폐질환을 가진 환자의 25% 정도가 공황장애 증상을 보인다. 만성통증, 간경화, 뇌전증에서도 공황장애와 유사한 증상이 나타날 수 있다.

전반적 불안은 쇠그렌증후군에서 매우 높게 보고된다. 그레이브스병과 같은 갑상선기능항진증의 경우 약 2/3의 환자가 범불안장애의 진단기족을 만족할 정도로 유병률이 높다. 반면 파킨슨병과 같은 질환에서는 사회공포증과 유사한 증상이 적지 않게 관찰되지만 공포증의 증상은 흔하지는 않다. 종종 낙상에 대한 공포가 있는 보행의 균형을 잡기 힘든 노인의 경우, 보행에 대한 회피나 불안으로 표현될 수 있다.

진 단

다른 의학적 상태로 인한 불안은 의학적 상태가 불안보다 선행하고 불안을 유발할 때 진단한다. 다른 의학적 상태로 인

표 25-3. 불안과 연관된 질환

불안과 연관된 질환
신경학적 질환
뇌종양
뇌외상과 뇌진탕후 증후군
뇌혈관질환
뇌전증
편두통
다발성 경화증
전신상태
저산소증
심혈관질환
심부정맥
폐부전
빈혈
내분비장애
갑상샘기능이상
뇌하수체이상
부갑상샘이상
부신기능부전
갈색세포종
염증성 질환
전신홍반성낭창
류마티스성 관절염
결절성 다발동맥염
결핍성 질환
비타민 B12 결핍
펠라그라(pellagra)
다양한 상황
저혈당
카르시노이드증후군
생리전증후군
열성 질환과 만성 염증
포르피린증
간염후유증
요독증
독성상태
알코올 또는 약물 금단
암페타민
교감신경흥분제
혈압상승제
술폰아미드
급성중독(수은, 비소, 인, 유기인제, 이황화탄소, 벤젠)

한 생리적 효과로 가장 잘 설명되는 현저한 불안증상이 특징이다. 증상이 의학적 상태로 인해 가장 잘 설명되는 병력, 신체검진, 검사소견이 있어야 한다. 당뇨, 부신종양, 갑상샘질환 또는 신경학적 질환에 대한 전반적인 의학적 검사가 필요할 수 있다. 예를 들어 복합성 부분 뇌전증 환자의 경우 간질발작만으로도 심한 불안이나 공포반응이 나타날 수 있다. 적응장애 환자는 의학적 상태의 의미나 결과에 대해 힘들어 한다. 반면 다른 의학적 상태로 인한 불안장애의 경우 종종 불안의 신체적 증상이 두드러진다.

감별진단

다른 정신질환에 동반된 불안을 감별하여야한다. 일반적으로 신체질환이 불안증상과 시간적 연관성이 있어야 하며, 발병연령(일차적 불안장애는 35세 이하에서 발생하는 경우가 많다), 불안장애와 관련된 의학적 상태의 가족력의 유무와 함께 관련된 의학적 상태에 대한 평가가 중요하다. 불안을 동반한 적응장애의 경우 역시 반드시 감별진단으로 고려해야 한다.

치 료

신체적 상태에 의한 불안장애의 일차적인 치료는 신체장애의 치료에 있다. 신체장애가 치료된 후에도 불안이 존재하면, 불안장애 치료지침을 따라야 한다. 행동수정기법, 항불안제, 세로토닌계 항우울제 등이 가장 효과적이다.

경과 및 예후

불안이 지속되는 경우에 사회적, 직업적, 그리고 정신적 기능을 포함한 생활의 모든 면에 장애를 일으킬 수 있다. 급속히 발병한 경우 서서히 발병한 경우에 비해 내과적 혹은 정신과적 도움을 보다 일찍 요구하게 된다. 갑상샘기능항진증과 같은 질환은 일차적 신체장애를 치료하게 되면 불안장애의 증상도 호전된다. 의학적 질환이 치료된 후에도 상당기간 불안증상이 존재하면, 불안에 대한 정신치료와 약물치료가 시행되어야 한다.

다른 의학적 상태로 인한 성격 변화 (personality change due to another medical condition)

개 념

'다른 의학적 상태로 인한 성격 변화'는 국제질병분류 제10판(International Statistical Classification of Diseases and Related Health Problems, ICD-10)의 '뇌의 손상 및 기능 부전 그리고 신체 질환으로 인한 성격 및 행동 장애'에 해당하며, 기질성성격장애, 뇌염후증후군, 뇌진탕후증후군 등이 포함된다. '다른 의학적 상태로 인한 성격 변화'는 이전과 확연히 비교되는 성격의 변화가 특징적이며, 진단을 위해서는 반드시 성격 변화 시점에서 선행되는 기질적인 원인이 확인되어야 한다.

임상 양상

행동 양식이나 성격 특성의 변화가 현저하며, 감정 및 충동 조절의 장해가 특징적이다. 다행감이나 무감동이 두드러질 수 있으나, 일반적으로 감정은 불안정하고 깊이가 얕다. 다행감의 경우 경조증과 유사하지만 고양되는 경우는 없으며, 환자는 행복하다고 느끼지 않을 수 있다. 전두엽 손상과 관련된 증상은 전두엽증후군으로 불리기도 하는데 무관심과 무감동이 현저하다. 분노 폭발은 자극과 관련 없이 나타날 수 있고, 특히 음주 후에 흔하며, 폭력 행동으로 이어질 수 있다. 충동성은 부적절한 농담이나 성적 행동, 반사회적 행동으로 나타날 수 있다. 반사회적 행동은 타인을 폭행하거나 성범죄, 절도 등의 범죄로 이어질 수 있다. 통찰력과 자신의 행동으로 인한 사회적, 법적 결과를 예측하는 능력이 감소한다. 측두엽 뇌전증 환자는 유머가 없어지고, 병적으로 글을 많이 쓰거나(hypergraphia) 병적으로 종교에 몰두하며(hyperreligiosity) 현저한 공격성을 보이기도 한다. 신체 질환에 의한 성격 변화를 가진 환자들은 지각에는 문제가 없으며, 인지 기능은 경한 장해가 있을 수 있으나, 지적 기능의 저하는 나타나지 않는다. 주의력이 손상될 수 있으며, 이는 최근 기억 장해에 관여한다. 따라서 불안정한 감정, 충동 조절의 장해 등과 같이 행동 또는 성격에서 현저한 변화를 보이거나, 정신 질환의 병력이 없던 환자에서 단기간 내에 급작스러운 성격 변화가 나타나는 경우에는 이 진단을 고려해야 한다.

진 단

진단의 필수적인 증상은 신체 질환의 직접적 영향으로 인한 지속적인 성격 장애이다. 개인의 병전 성격 양상이 변화되며, 소아에서는 정상적인 발달로부터 현저한 편차를 보이게 된다(진단 기준 A). 병력, 신체 검사, 검사실 검사에서 신체 질환의 직접적인 생리적 결과라는 증거가 있어야 한다(진단 기준 B). 장애가 섬망의 경과 중에만 발생하거나 증상이 치매의 진단 기준을 충족시킨다면 이 진단을 내려서는 안 된다(진단 기준 C). 또한, 사회적, 직업적, 또는 기타 중요한 영역에서 임

표 25-4. 다른 의학적 상태로 인한 성격변화의 DSM-5 진단기준

A. 병전의 특징적 성격 양상이 변화되었음을 나타내는 지속적인 성격 장애
주의: 아동에서는 장애가 적어도 1년 이상 지속되고, 정상적인 발달에서 현저히 이탈되거나 개인의 통상적인 행동 양상보다 심각한 변화가 있어야 한다.
B. 병력, 신체검진, 또는 검사 소견에서 장애가 다른 의학적 상태의 직접적인 병태생리적 결과라는 증거가 있다.
C. 장애가 다른 정신질환(다른 의학적 상태로 인한 다른 정신질환 포함)으로 잘 설명되지 않는다.
D. 장애가 섬망의 경과 중에만 발생되지는 않고, 치매의 진단 기준에도 맞지 않는다.
E. 장애가 사회적, 직업적, 또는 다른 중요한 기능 영역에서 임상적으로 현저한 고통이나 손상을 초래한다.
다음 중 하나를 명시할 것:
불안정형: 주요 특징이 정동 가변성인 경우
탈억제형: 주요 특징이 성적인 무분별함과 같은 불충분한 충동 조절인 경우
공격형: 주요 특징이 공격적인 행동인 경우
무감동형: 주요 특징이 심한 무감동과 무관심인 경우
편집형: 주요 특징이 의심이나 편집성 사고인 경우
기타형: 주요 특징이 위의 어느 아형에도 맞지 않는 경우
혼합형: 임상 상황에서 주요 특징이 하나 이상인 경우
명시되지 않는 유형

〈Reprinted with permission from the Diagnostic and Statistical manual of Mental Disorders, Fifth Edition (Copyright 2013), American Psychiatric Association.〉

상적으로 심각한 고통이나 장애를 일으켜야 한다(진단 기준 D). 성격 변화의 흔한 양상으로는 정서적 불안정, 충동 조절의 문제, 부적절한 공격성이나 분노, 무감동, 의심, 망상적 사고 등이 포함되며 이는 아형으로 표기한다(표 25-4).

감별진단

치매에서의 성격 변화는 인지 장애를 예고하는 것일 수 있으며, 인지 및 행동의 전반적인 장애를 보이는 반면, '신체 질환에 의한 성격 변화'는 특정 범주의 인지 장애를 보인다. 기억과 인지 영역 전반에서 의미 있는 결함이 나타나는 경우 진단은 신체 질환에 의한 치매로 진단이 바뀌어야 한다. 조현병, 망상장애, 기분장애, 충동조절장애에서도 성격변화가 나타날 수 있다. 이러한 질환과 '신체 질환으로 인한 성격 변화'를 감별하기 위해서는 원인이 되는 기질적 요인을 파악하는 것이 필요하다. 통증과 기능장애가 동반되는 만성 신체 질환의 경우 성격 변화가 나타날 수 있지만 직접적인 병태생리학적 기전이 확인되지 않으면 진단하지 않는다. 합성대사(anabolic) 스테로이드와 같이 장기간의 물질 사용도 성격 변화의 원인이 될 수 있지만 이 경우에는 '명시되지 않는 물질관련장애(unspecified substance related disorder)'로 진단하게 된다.

원 인

뇌의 구조적 손상은 성격 변화의 흔한 원인이며, 그 중 두부 외상이 가장 흔하다. 중추신경계의 종양 및 뇌혈관 질환 역시 흔한 원인이며, 특히 측두엽과 전두엽의 병변과 관련이 있다(표 25-5).

표 25-5. 성격 변화와 관련된 신체 질환

두부 외상
뇌혈관 질환
뇌종양
뇌전증(특히, 복합부분발작)
헌팅턴병
다발성경화증
내분비계 질환
중금속 중독(마그네슘, 수은)
신경매독
후천성면역결핍증후군(AIDS)

치 료

성격 변화의 치료는 기저의 기질적 원인을 치료하는 것이 원칙이다. 특정 증상에 따라 정신약물학적 치료가 필요한데, 우울증에 대해서는 이미프라민이나 플루옥세틴을 투약을 할 수 있다. 인지 기능이 심하게 저하되었거나 행동 조절에 장해를 보이는 경우에는 직장 또는 사회 생활에서 어려움을 겪지 않도록 상담이 필요할 수 있다. 환자 가족들에게는 정서적 지지는 물론 환자의 바람직하지 않은 행동을 최소화하는 방법에 대한 구체적 지침이 제공되어야 한다. 음주는 피하도록 하고, 극도의 공격적 성향을 보일 때에는 사회 활동을 제한해야 한다.

경과 및 예후

경과 및 예후는 성격 변화의 원인에 따라 달라진다. 뇌의 구조적 손상으로 인한 것이라면 지속되는 경향이 있다. 두부 외상이나 뇌혈관 질환으로 인한 혼수 상태나 섬망 이후에 나타나는 성격 변화는 영구적일 수 있다. 뇌종양, 다발성경화증, 헌팅턴병에서의 성격 변화는 치매로 이행될 수 있다. 만성 중독, 신체 질환 또는 약물 치료(파킨슨병에서의 레보도파)에 의해 발생된 성격 변화는 기저 원인이 치료되면 증상 호전이 가능하다.

뇌전증(epilepsy)

개 념

뇌전증은 일반 인구에서 가장 흔한 만성 신경학적 질환이다. 뇌전증의 진단은 신중하여야 하며, 진단 후의 정신사회학적 영향과 항경련제 투약에 따른 심리적, 인지적 영향도 고려해야 한다. 발작(seizure)은 뉴런이 자발적으로 과도하게 활성화되어, 급작스럽게 발생하는 일시적인 대뇌 기능의 장애이다. 발작을 유발할 수 있는 신체적 이상이 없음에도 만성적으로 발작이 나타나는 경우 뇌전증으로 진단을 하게 된다. Ictus 또는 ictal event는 발작을 의미하며 비발작 기간(nonictal period)은 발작 전(preictal), 발작 후(postictal), 그리고 발작 간(interictal)으로 구분된다. 발작 중의 증상은 발작이 기원하는 뇌 부위와 발작 활동의 뇌 전파 양식에 의해 결정된다. 발작 자체뿐 아니라 공존하는 신경정신의학적 질환, 정신사회적 스트레스 요인, 병전 성격 특성 등이 발작 간의 증상에 영향을 미치게 된다(표 25-6).

역 학

뇌전증의 발생률은 연구자 또는 지역에 따라서 인구 100,000명당 11명부터 230명까지 매우 다양하게 보고되고 있다. 후진국이나 개발도상국에서 보고된 발생률은 대부분 100,000명당 100명 이상으로 비교적 높은 반면, 선진국의 경우에는 40~70명 정도로 비교적 낮게 보고된다. 뇌전증 환자 중 30~50%는 우울, 불안, 정신병적 증상 등을 경험하게 되며, 가장 흔한 행동 증상은 성격의 변화이다. 반면 정신병적 증상과 폭력성은 상대적으로 빈도가 낮다.

분 류

뇌전증 발작의 분류는 국제뇌전증퇴치연맹(International League Against Epilepsy, ILAE)의 국제분류법(International Classification of Epileptic Seizures, ICES)이 현재 가장 널리 사용되고 있다. 여기서는 발작의 임상 증상과 뇌파 검사 결과를 연계시켜 크게 부분발작과 전신발작으로 분류하고 있다(표 25-7). 부분발작은 국소화된 뇌 부위의 과활성에 기인하며 전신발작은 뇌 전체가 관여한다.

전신발작(generalized seizure)

전신 긴장성-간대성 발작은 의식소실, 사지의 긴장성-간대성 움직임, 혀깨뭄, 요실금 등의 전형적인 증상을 보인다. 전신 긴장성-간대성 발작에서 회복 시간은 수분에서 수시간까지 다양하고, 임상으로는 점진적으로 호전되는 섬망과 비슷하다. 정신의학적으로는 환자가 만성 신경학적 질환 상태에 적응하도록 돕고 항경련제의 인지행동적 효과를 평가해야 한다. 소발작(petit mal)은 진단이 어려운 전신발작으로 뇌전

표 25-6. 뇌전증의 용어

1. 발작(seizure) 발작이라는 용어는 의학적으로 급작스럽게 발생하거나 종종 급변하는 임상 증상 혹은 사건을 지칭하는 데 쓰이고 있다. 발작을 뇌전증 발작 대신에 사용하는 경우가 흔히 있지만, 뇌전증 발작은 발작의 한 형태이다.
2. 뇌전증 발작(epileptic seizure) 중추신경계 뇌세포가 비정상적으로 과도하게 전기적으로 흥분하여 이에 뒤따르는 급격하고, 불수의적이며, 가역적인 신경 기능의 장애가 발생하는 경우 뇌전증 발작이라고 한다.
3. 뇌전증(epilepsy) 뇌전증 발작이 반복적이고, 만성적으로 나타나는 경우를 뇌전증이라고 한다. 기존에는 '간질'이라고 하였으나, '간질'이라는 병명에 대한 편견을 바로 잡기 위해서 뇌의 전기 흐름에 이상이 생기는 병이라는 의미로 '뇌전증'으로 용어가 바뀌었다.
4. 경련(convulsion) 경련이란 가역적이고, 불수의적이며, 급격한 운동 기능의 장애를 보이는 경우이며, 엄밀한 의미에서 뇌전증 발작의 한 형태에 해당된다. 그러나 대부분의 뇌전증 발작이 경련의 형태로 나타나기 때문에 경련이라는 말을 뇌전증 발작 대신에 사용하기도 한다.
5. 경련성 질환(convulsion disorder) 경련이 주요 증상으로 나타나는 질환을 경련성 질환이라고 한다.

증의 특징적인 운동 또는 감각 증상이 없거나 너무 가벼워서 인지되지 않을 수 있다. 결신발작은 보통 5~7세 사이에 시작되고 사춘기에 멈춘다. 삽화 동안 짧은 의식 장애가 특징이며, 의식 소실은 보이지 않고 경련 운동도 보이지 않는다. 뇌파검사(electroencephalogram, EEG)에서는 특징적인 초당 3회의 극서파(spike-and-wave) 양상을 보인다(그림 25-1). 드물게 성인기에 발병하기도 하며, 이 경우 반복적인 정신병적 삽화를 보이거나 섬망이 급작스럽게 발생하거나 사라지기도 하며, 실신의 병력이 확인되기도 한다.

부분발작(partial seizure)

부분발작은 단순(의식의 변화가 없음) 또는 복합(의식의 변화 있음)으로 분류할 수 있으며, 환자 반수 이상이 복합 부분발작을 보인다. 복합 부분 발작은 측두엽 뇌전증, 정신운동발작, 변연계 뇌전증으로 불리기도 한다. 복합 부분 발작은 성인에서 가장 흔한 형태의 뇌전증으로서, 약 1,000명당 3명에서 발병한다. 복합부분발작 환자의 약 30%에서 우울증과 같은

표 25-7. 뇌전증 발작의 국제분류법(ILAE, 1981)

1. 부분발작(partial seizures)
    1) 단순부분발작(simple partial seizures): 의식의 변화가 없음
        ① 운동성
        ② 감각성
        ③ 자율신경성
        ④ 정신성
    2) 복합부분발작(complex partial seizures): 의식의 변화가 있음
        ① 단순부분발작 후 진행된 의식 저하
            ⓐ 1)의 ①~④와 같은 증상 후에 초래된 의식 저하
            ⓑ 자동증이 없는 경우
        ② 의식 저하로 시작된 발작
            ⓐ 의식 저하만 있는 경우
            ⓑ 자동증이 있는 경우
    3) 부분발작으로 시작된 전신발작(secondarily generalized seizures)
        ① 단순부분발작 후 전신발작이 초래된 경우
        ② 복합부분발작 후 전신발작이 초래된 경우
        ③ 단순부분발작이 복합부분발작을 거쳐서 전신발작으로 이행된 경우
2. 전신발작(generalized seizures)
    1) 소발작(absence seizures)
        ① 정형의 소발작(typical absence)
        ② 비정형의 소발작(atypical absence)
    2) 근간대성 발작(myoclonic seizure)
    3) 간대성 발작(clonic seizure)
    4) 긴장성 발작(tonic seizure)
    5) 긴장성-간대성 발작(tonic-clonic seizure)
    6) 무긴장성 발작(atonic seizure)
3. 분류되지 않은 발작(unclassified epileptic seizures)

주요 정신질환이 나타난다.

임상 양상

복합부분발작의 발작 전 증상은 전조라고 하며, 자율신경 감각(복부 팽만감, 홍조, 호흡 변화), 인지 감각[기시감, 미시감, 몽롱상태(dreamy state), 강제사고(forced thinking)], 정서 변화(공포, 공황, 우울, 고양), 자동증(입맛 다시기, 입술 비비기, 씹기) 등으로 나타나게 된다.

발작 시에는 단순하고, 체계적이지 않으며, 탈억제 행동이 나타난다. 인지 증상으로는 발작 중의 기억 상실이 있으며, 발작 후에는 일정 기간 섬망이 발생하게 된다. 복합부분발작의 경우 25~50%는 EEG를 이용하여 발작 부위를 발견할 수 있다. 나비뼈(sphenoidal) 혹은 전측두엽 전극이나 수면박탈 EEG를 통해서 이상 뇌파를 확인할 수 있다. EEG에서 정상이라 하더라도 복합부분발작의 진단을 배제할 수 없으며, 복합부분발작 환자에서는 여러 번의 EEG를 시행하는 것이 바람직하다. 24시간에서 72시간의 장시간 뇌파 검사도 일부 환자에서 발작 부위를 확인하는 데 도움이 된다.

발작 간에는 성격 변화, 정신병적 증상, 폭력, 기분 증상 등을 경험하게 된다. 뇌전증 환자에서 가장 흔히 보고되는 정신의학적 이상은 성격장애이며, 특히 측두엽 뇌전증 환자에서 흔히 발생한다. 종교심취(religiosity), 점착성 성격(viscous personality), 성행동의 변화 등이 특징적인 성격 변화이다. 종교심취는 확연한 종교적 활동, 도덕적이고 윤리적인 주제에 대한 집착, 옳고 그름에 대한 집착, 과도한 철학적 관심이 특징적이다. 이러한 특성은 조현병의 전구기 증상과 유사하여 청소년이나 젊은 성인에서의 정신의학적 진단을 어렵게 만든다. 점착성 성격은 대화 중에 두드러지며, 제한된 주제를 요점이 없이 심각하고 현학적으로 반복하며, 우원증을 보이기도 한다. 이러한 대화 특성은 과도한 글쓰기(hypergraphia)로도 나타나며, 일부 임상가는 이를 복잡부분발작의 질병 특이증상으로 판단하기도 한다. 성행동의 변화는 성욕과다(hypersexuality)나 성욕저하(hyposexuality)로 나타나며, 성욕저하가 더 흔히 나타난다. 성욕과다는 의상도착증(transvestism)이나 물품음란증(fetishism)과 같이 성적 관심이 편향되어 나타나며, 성욕저하는 성적 주제에 대한 관심이나 성적 흥분의 저하로 나타난다.

발작 간 정신병적 증상은 발작 중 정신병적 증상보다는 흔하게 나타나며, 특히 측두엽이 병소가 되는 경우 조현병과 유사한 증상을 보이게 된다. 복합부분발작 환자의 10%에서 정신병적 증상이 발생한다. 여성, 왼손잡이, 사춘기의 발병, 좌

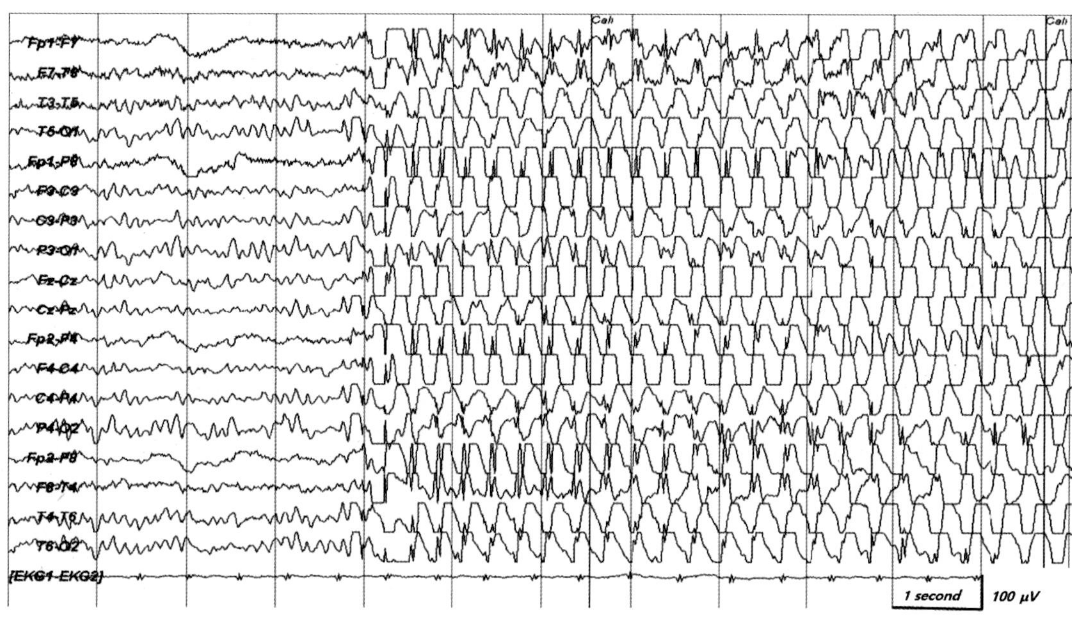

그림 25-1. 3 Hz의 극서파를 보이는 소발작.

측 병소 등이 위험 요인으로 알려져 있다. 전형적으로 정신병적 증상은 성격의 변화 후에 나타나며, 가장 흔한 증상은 환각과 편집망상이다. 조현병과는 달리 정서의 문제는 두드러지지 않으며, 사고장애도 조현병 환자에서 흔한 사고단절이나 사고이완보다는 개념화나 우원증이 주로 나타나게 된다.

삽화적인 폭력성은 특히 측두엽과 전두엽 뇌전증 환자에서 두드러진다. 폭력성이 발작 자체가 원인인지 발작 간 정신병리가 원인인지 명확하지는 않지만 발작 중 증상으로 폭력성을 보이는 경우는 극히 드물다. 우울증, 조증과 같은 기분 증상은 정신병적 증상보다는 드물지만 삽화적으로 나타나고 비우성 대뇌반구의 측두엽이 병소인 경우가 흔하다. 기분 증상은 뇌전증 환자의 자살시도를 높이기 때문에 주의 깊게 평가해야 한다.

표 25-8. 뇌전증 발작과 가성 발작에서 감별되는 특징

특 징	뇌전증 발작	가성 발작
임상적 특징		
야간 발작	흔함	흔하지 않음
상동적 전조	일반적	없음
발작 중 청색증	흔함	없음
자기 손상	흔함	드묾
요실금	흔함	드묾
발작 후 혼돈	있음	없음
신체 움직임	긴장성 또는 간대성 또는 둘 다	상동적이지 않으며 비대칭적
암시에 따른 영향	없음	있음
EEG 특징		
뇌파 이상	있음	없음
발작 후 느려짐	있음	없음
발작 간 이상	다양함	다양함

진 단

발작 중 그리고 발작 간에 의식과 인지 기능의 변화가 분명하지 않거나 정신의학적 증상이 두드러지는 경우 뇌전증의 진단이 어려울 수 있다. 따라서 신환을 평가하는 동안에는 전형적인 뇌전증의 징후와 증상을 확인할 수 없다 하더라도, 뇌전증의 가능성을 고려해야 한다. 또한 발작 증상을 흉내 내거나 의식적인 조절이 가능한 가성발작과도 감별해야 한다(표 25-8).

이전에 뇌전증 진단을 받은 환자에서 새로운 정신의학적 증상이 나타나면 악화 가능성을 고려해야 한다. 정신병적 증상, 기분장애 증상, 성격의 변화, 공황 증상과 같은 불안 증상이 나타나는 경우 뇌전증의 치료가 적절한지 혹은 뇌전증과 관계 없이 정신 질환이 발생하였는지 여부를 평가해야 한다. 따라서 한 차례 이상의 뇌파 검사를 실시하고 항경련제 복용 순응도를 평가하며, 정신의학적 증상이 항경련제 자체의 부작용이 아닌지도 고려해야 한다. 이전에 뇌전증 진단을 받은 적이 없는 환자에서 갑작스럽게 정신병적 증상이 발생하거나, 원인을 알 수 없는 섬망이 발생하는 경우, 갑작스러운 발병과 자발적인 회복을 보이는 여러 번의 유사 삽화들이 있는 경우, 그리고 설명할 수 없는 쓰러짐이나 실신의 병력이 있는 경우에는 뇌전증의 가능성을 타진해야 한다.

치 료

전신 긴장성-간대성 발작의 1차 약제는 발프로에이트(valproate)와 페니토인(phenytoin)이다. 부분발작의 1차 약제에는 카바마제핀(carbamazepine), 옥스카바제핀(oxcarbazepine), 페니토인이 포함된다. 에토숙시미드(ethosuximide)와 발프로에이트는 소발작의 1차 약제이다(표 25-9). 카바마제핀과 발프로에이트가 과민함과 공격성을 조절하는 데 도움이 될 수 있고, 항정신병 약물도 도움이 된다. 특히 항경련제는 인지 장해의 원인이 될 수 있으므로, 인지 장해가 주요한 문제가 되는 경우 약제의 용량 조절이나 약제 변경을 고려해야 한다. 정신치료, 가족 상담, 집단 치료가 뇌전증과 연관된 정신사회적 문제를 다루는 데 유용할 수 있다.

HIV 감염과 AIDS의 정신의학적 측면

개 념

사람면역결핍바이러스(human immunodeficiency virus, HIV)에 의한 후천성면역결핍증(Acquired Immune Deficiency Syndrome, AIDS)의 첫 증례는 1981년에 보고되었다. HIV에 감염되고 8~11년 후 AIDS가 발병한다고 알려져 있으나 이 기간은 조기 치료로 인하여 점차 연장되고 있다. HIV는 레트로바이러스이며 영장류를 포함한 포유류를 감염시킨다. 현재까지 HIV-1과 HIV-2 등 최소 두 종류 이상이 밝혀져 있으며, HIV-1은 HIV 관련 질환들의 주원인이 되는 바이러스이다. HIV-2는 아프리카에서 감염자 수가 점차 증가하고 있으며, HIV-O 등의 다른 아형도 존재한다. HIV는 감염자의 혈액, 정액, 자궁경부와 질 분비물에서 가장 농도가 높으며 타액, 눈물, 모유, 뇌척수액에서도 검출된다. HIV는 주로 성관계나 오염된 혈액의 수혈을 통해 전파된다. 항문 성교, 질 성교 등이 바이러스의 주 전파 경로이나 구강 성교 역시 원인이 될 수 있으며, 태반을 통하거나, 분만 중의 체액 접촉으로 태아 및 신생아 감염도 발생할 수 있다.

역 학

미국 질병예방본부(Centers for Disease Control and Prevention, CDC)는 2005년 미국에서 1981년 이후로 950,000명의 환자들이 AIDS로 진단받았으며, 사망자는 15,000명으로 보고하였다. 세계보건기구(World Health Organization, WHO)는 전세계적으로 2,500,000명의 성인과 1,000,000명의 아동들이 AIDS를 앓고 있으며, 30,000,000명의 환자들이 HIV에 감염되어 있다고 보고하였다. 동성애나 양성애 남성에서의 발생이 약 70%를 차지하고, 정맥주사를 통한 마약 남용자가 10%, 이성 간의 전파에 의한 발생이 약 5%를 차지한다. 환자의 남녀 성비는 10:1~15:1로 남성 감염자가 절대적으로 많으나, 여성 감염자의 수가 늘고 있는 실정이다. 국내에서는 1985년 환자가 처음으로 보고된 이래 2014년 현재 내국인 감염자는 9,615명으로, 성별로는 남자 92.4%(8,885명), 여자 7.6%(730명)이다.

진 단

HIV 감염 여부는 혈청 검사를 통해 체액 내의 HIV 항체를 검출하여 확인하는데, 항체의 존재는 감염에 대한 면역이 아니라 감염 그 자체를 의미한다. 항체 검사에서 양성 반응을

표 25-9. 흔히 사용되는 항경련제

약 제	적응증	유지용량(mg/day)
Carbamazepine	전신 긴장성-간대성 발작	600~1,200
Clonazepam	소발작, 비전형적 근간대성 발작	2~12
Ethosuximide	소발작	1,000~2,000
Gabapentin	복합부분발작(강화요법)	900~3,600
Lamotrigine	복합부분발작, 전신발작(강화요법)	300~500
Oxcarbazepine	부분발작	600~2,400
Phenobarbital	전신 긴장성-간대성 발작	100~200
Phenytoin	전신 긴장성-간대성 발작, 부분발작, 중첩발작(status epilepticus)	300~500
Primidone	부분발작	750~1,000
Tiagabine	전신발작	32~56
Topiramate	복합부분발작(강화요법)	200~400
Valproate	소발작, 근간대성발작, 전신 긴장성-간대성 발작, 무운동성발작, 부분발작	750~1,000
Zonisamide	전신발작	400~600

보인 대상자는 바이러스에 노출되어 바이러스를 보유하고 있으며, 타인에게 바이러스를 전염시킬 위험성이 있다. 일반적으로 항체 형성에는 감염 이후 6~12주가 소요되지만 드물게는 6~12개월이 걸릴 수도 있어 HIV 감염의 가능성이 있는 경우에는 재검사를 시행해야 한다. 조기 진단을 위해 HIV 바이러스의 핵산을 직접 검출하는 방법을 사용할 수도 있지만 이 역시 위양성(false positive)의 가능성이 있어 현재 표준으로 사용되는 확진 방법은 아니다.

혈청 분석 방법으로 enzyme-linked immunosorbent assay (ELISA)와 웨스턴블롯검사(Western blot test)가 사용된다. ELISA는 가격이 저렴하고 여러 명을 쉽게 검사할 수 있기 때문에 보건소, 병의원 등에서 선별 검사로 사용한다. 선별 검사 양성이 나오면 각 시도 보건환경연구원과 질병관리본부에서 웨스턴블롯검사로 확진한다.

임상 양상

HIV 감염자의 약 30%는 감염 후 3~6주 가량 감기 증상을 경험하며 대부분은 감염 직후 자각하지 못한다. 발열, 근육통, 두통, 피로, 소화기계 증상, 발진 등의 증상을 경험하며, 비장종대와 임파선염도 동반될 수 있다. 미국에서는 무증상기의 평균 기간이 10년으로 보고되었지만, 비특이적인 증상들(임파선염, 만성 설사, 체중 감소, 권태, 피로, 발열, 야간 발한)이 관찰될 수 있다. 그러나 무증상기에도 T4 세포는 정상 수준($>1,000/mm^3$)에서 비정상 수준($<200/mm^3$)으로 감소하게 된다.

HIV 감염자에게서 가장 흔한 감염은 쥐폐포자충(pneumocystis carinii) 폐렴으로 객담을 동반하지 않는 만성적인 기침, 호흡 곤란 등의 증상을 특징으로 하며, 저산소증을 동반할 수도 있다. 기관지경이나 폐포 세정을 통해 진단이 이루어지며 트라이메토프림/술파메톡사졸(trimethoprim/sulfamethoxazole), 펜타미딘 아이세티오네이트(pentamidine isethionate)로 치료한다. AIDS 발병 초기 발생하는 카포시육종(Kaposi sarcoma)은 피부에 검푸른 병변이 특징적이며, 최근에는 발생 빈도가 줄었다. 그 외 톡소포자충(toxoplasma gondii)과 같은 원생동물, 크립토코쿠스(cryptococcus)와 같은 균류, 마이코박테리움(mycobacterium)과 같은 세균류, 거대세포바이러스(cytomegalovirus), 헤르페스바이러스(herpes virus) 등의 바이러스 감염 등이 흔하다. 쥐폐포자충 폐렴으로 인한 저산소증 등과 같이 비신경학적, 비정신의학적 증상들도 뇌기능에 영향을 미치며 기분, 불안 등의 심리적인 증상을 유발할 수 있다. 또한 이들 질환의 치료 약물이 중추신경계에 미치는 부작용들에 대해서도 숙지하여야 한다.

중요한 신경정신의학적 질환으로는 HIV 경도신경인지장애와 HIV 치매가 있으며, HIV 치매는 감염자의 약 50%에서 발생한다. 치매가 의심되는 경우 중추신경계 감염, 중추신경계 신생물, 신체적 질환으로 인한 중추신경계 이상, 약물로 인한 중추신경계 부작용 등과 감별해야 한다. HIV 치매의 경우 기억과 정신운동 장애, 우울증, 운동장애 등의 전형적인 피질하 치매의 증상을 나타낸다. 초기에는 읽기, 이해하기, 기억, 수리력 등에서 문제를 유발하지만 증상이 경하여 간과되기 쉽다. 치매의 발병은 일반적으로 불량한 예후 인자이며 50~75%의 치매 환자들이 6개월 이내에 사망하게 된다. HIV 뇌증으로도 알려져 있는 HIV 경도인지장애는 직업과 사회적 기능을 저해하는 인지 기능의 장애와 정신 활동의 감소로 특징지어진다. 이 질환의 특이적인 검사 소견은 없으며 우울과 불안과는 별개로 발생한다. 대개 HIV 치매로 이환되지만 조기 치료로 예방할 수 있다. HIV 감염자에서 섬망의 발병 원인은 치매와 동일하며, 섬망이 발생하는 경우 새로운 병변이 중추신경계에 발생하였을 가능성을 염두에 두어야 한다.

HIV 감염은 불안장애를 동반할 수 있으며, 범불안장애, 외상후스트레스장애, 강박장애 등이 흔하다. 불안이나 우울을 동반한 적응장애는 HIV 감염자의 5~20%에게서 보고되고 있다. 군인이나 수형자 등의 집단에서보다 HIV 환자들에서 적응장애의 유병률이 더 높다고 알려져 있다. 우울증은 HIV와 AIDS에서 심각한 문제로 알려져 있다. HIV 감염자의 4~40%가 우울장애의 진단 기준에 부합하며, 여성에서 남성보다 더 흔하다. 유병률이 다양한 이유는 HIV 감염으로 인한 불면, 체중 감소 등이 우울 증상으로 오인될 수 있기 때문이다. 주요우울증은 약물남용, 자기파괴적 행동, 부적절한 파트너의 선택 등으로 HIV 감염 위험도 높이게 된다. 또한 감염자의 치료에도 영향을 미치게 되어 질환을 악화시키고 사망률도 높인다. HIV는 뇌의 피질하부에 직접적인 손상을 유발할 뿐 아니라 만성 스트레스, 사회적인 고립, 무기력 등의 요인을 통해서도 우울증을 유발하게 된다. 기존 양극성장애 환자에서는 HIV 감염 중 어느 시기에나 조증이 발생할 수 있다. AIDS 조증은 HIV 감염 후기에 흔히 나타나며, 인지 장애를 동반하게 된다. AIDS 조증은 양극성장애의 조증과는 임상적인 특징에서 차이를 보인다. 환자들은 인지 저하나 치매가 동반될 수 있고 다행감보다는 과민성이 더 흔하다. 경과는 더 심각하여 만성적이고, 자연적인 관해는 드물며, 치료 중단 시에 흔히 재발하게 된다. HIV 치료법을 발견했다거나 HIV가 치료되었다는 망상은 HIV 감염을 확산시킬 수 있어 주의를 요한다.

약물남용은 HIV의 주요 전파 경로이다. 정맥 약물 투여자와 그들의 섹스 파트너에서 주로 문제가 되지만 중독 상태에서 발생하는 무분별함이나 인지 장애, 약물남용으로 유발되는 충동적인 행동, 안전하지 못한 성생활도 관련된다. 만성적인 약물 남용은 면역력을 저하시키고 HIV 감염의 경과도 악화시킨다. 또한 약물남용은 항바이러스 약물의 순응도를 떨어뜨리고 치료에 대한 접근을 방해할 수 있다.

감염자에서 자살의 위험요인으로는 AIDS로 사망한 친구가 있거나 최근 HIV 양성 확진을 받은 경우, 재발한 경우, 동성애와 관련된 사회적 문제를 경험하는 경우, 사회적 지지나 재정적 지원이 낮은 경우, 치매와 섬망을 동반한 경우 등이 있다.

정신병적 증상은 보통 HIV 감염의 후기 합병증으로 나타난다. 이 경우 즉시 내과적, 신경과적 평가를 요하며 종종 항정신병약물 투약이 필요하다.

AIDS 고위험군에서는 혈청 검사에서 음성이거나 질환에 이환되지 않았어도 바이러스 감염을 걱정하는 건강염려증이 발생할 수 있다. 일부는 반복적인 혈청 검사를 통해 안심하기도 하지만 그렇지 못한 경우도 있다. 건강염려증은 범불안장애, 공황발작, 강박장애로 진행되기도 한다.

치 료

HIV 감염의 치료에서는 예방이 가장 우선시 되어야 한다. 일차 예방은 감염으로부터 보호하는 것이며, 이차 예방은 질병 경과를 변화시키는 것이다. HIV 감염 위험이 있는 사람들에게 성관계를 안전하게 하고 오염된 주사기를 돌려쓰지 않도록 계몽하여야 한다. HIV 감염자 치료 시에는 성생활 및 약물남용의 병력, 정신과적 병력, 지지 체계에 대해서도 평가하여야 한다.

약물치료

바이러스 복제를 억제하는 약물들이 늘어남에 따라 HIV를 영구적으로 억제하거나 체내에서 제거할 수 있을 것이라는 희망이 생기고 있다. 특히 다른 종류의 여러 약물을 병합하는 고활성 항바이러스 요법(highly active antiretroviral therapy, HAART)이 HIV 감염의 진행을 늦추고 생존 기간을 연장시키는 데에 획기적인 성과를 보이면서, AIDS는 조절 가능한 만성 질환으로 인식이 전환되고 있다. AIDS 치료 약물은 크게 5가지로 분류할 수 있다. 역전사효소 억제제(reverse transcriptase inhibitor, RTI)는 HIV의 번식에 중요한 역전사를 방해하는 역할을 하며 뉴클레오시드(nucleoside RTI, NRTI)와 비뉴클레오시드(non-neucleoside RTI, NNRTI)로 세분화된다. 단백분해효소 억제제(protease inhibitor)는 HIV 개체의 형성에 필요한 단백분해효소를 방해한다. 융합/침투 억제제(fusion/entry inhibitor)는 바이러스가 세포막에 융합하여 침투하는 과정을 방해한다. 통합효소 억제제(integrase inhibitor)는 바이러스가 숙주 세포로 유전자 물질을 통합시키는 효소를 방해한다. 항레트로바이러스 제제에서는 많은 부작용이 발생하며, 특히 단백효소 억제제는 시토크롬 P450에 의해 대사되어 부프로피온, 메페리딘, 벤조다이아제핀, SSRIs 등의 약물 농도를 증가시킬 수 있다.

정신치료

HIV 감염 환자에서 주된 정신역동적 주제는 자기 비난, 자존감, 죽음에 관한 문제다. 일부 환자들은 자신이 벌을 받고 있다고 느낄 수 있으며, 감염을 유발한 행동에 대해 느끼는 죄책감을 다루어 주어야 한다. 현실적인 주제들은 고용, 의료 혜택, 생명 보험, 직업 계획, 연애 및 성, 가족 및 친구와의 관계 등을 포함한다. 거의 모든 정신치료가 HIV 관련 질환 환자에게 도움이 되며, 개인과 집단 치료 모두 효과적일 수 있다. 개인 치료는 단기 내지는 장기적일 수 있으며, 지지치료, 인지치료, 행동치료 혹은 정신역동적치료가 사용될 수 있다. 집단 치료도 정신역동치료와 지지치료를 사용한다. 약물 남용과 그에 따른 부정적 영향에 대해서 다루어야 하며 필요하다면 적극적으로 치료해야 한다.

참고문헌

1) 신경정신의학(대한신경정신의학회 편). 서울; 하나의학사.
2) 이분희, 김용구. 신체질환을 동반한 환자에서의 우울증의 약물치료. 대한정신약물학회지 2005;16(6).
3) 정신신체의학(한국정신신체의학회 편). 서울,, 집문당.
4) Boutros N, Galderisi S, Pogarell O, Riggio S. Standard Electroencephalography in Clinical Psychiatry: A Practical Handbook. Oxford: Wiley-Blackwell;2011.
5) Davis KL, Charney D, Coyle JT, Nemeroff C. Neuropsychopharmacology: The Fifth Generation of Progress. Pennsylvania: LWW;2002.
6) Sadock BJ, Sadock VA, Ruiz P. Kaplan and Sadock's Synopsis of Psychiatry: Behavioral Sciences/Clinical Psychiatry 11th ed. New York: LWW;2014.
7) Silver JM, McAllister TW, Yudofsky SC. Textbook of Traumatic Brain Injury 2nd ed. Washington DC: American Psychiatric Publishing, Inc; 2011.
8) 연구윤리정보센터. 출판윤리란? http://www.cre.or.kr/article/thesis_articles/1382800, 2012.04.24.

Chapter 26

정신신체의학

Psychosomatic Medicine

이상열, 함봉진

범 론

정 의

정신신체의학(psychosomatic medicine)은 정신과 신체(mind and body) 혹은 양자 간의 상호작용을 다루는 학문이다. 이 용어는 그리스어 psyche(soul) 그리고 soma (body)에서 유래하였다. 역사적으로 정신신체의학은 의학적 탐구대상이었다기보다는 정신과 신체의 관계라고 하는 다소 철학적인 주제에서 출발하였다. 전통적 의미의 의학은 질병을 이해하는 데 초점이 맞추어져 있고 의료의 전문화와 관련 기술이 발달함에 따라 점차 의사는 질병 자체 혹은 병이 든 기관(organ)을 진료의 대상으로 보는 경향이 생겨났다. 정신신체의학은 중세 이후 의학의 물질적 환원론에 맞서 정신과 신체를 이분법적으로 보려는 관점을 수정하도록 촉구하였고 정신과 신체의 상호작용을 이해하는 데 기여하였다. 근세에 들어서 정신신체의학은 정신분석학, 정신생리학, 스트레스 이론 등과 맞물려 다중적인 의미를 띠게 되었고 한동안 정신신체의학의 의미가 다소 불분명하게 보이는 시기도 있었다. '정신신체적'이라는 용어는 1818년 하인로스

(Heinroth)가 처음 사용하였다. 개념적 변화를 반복하며 현재는 마음에 의해 몸이 병들었다는 심인성(psychogenic)이라는 의미보다는 신체에 끼치는 정신적 영향과 정신에 끼치는 신체의 영향을 모두 고려하는 전체적(holistic)이라는 의미가 보편적으로 받아들여지고 있다. 현대에 들어서는 의료 환경이 변화함에 따라 질병의 치료라는 기존의 목표뿐만 아니라 질병의 치료 과정, 질병으로 인한 스트레스의 완화, 사후 관리와 같은 의료 서비스적 측면 등 질병을 앓고 있는 사람이 겪는 문제들 및 삶의 질의 문제가 점점 중요하게 인식되고 있다. 의학의 전문화, 세분화가 대세처럼 진행되는 오늘날 정신신체의학의 역할은 매우 독특하게 인식되며 중요한 것으로 자리매김하고 있다.

역 사

정신의학의 오래된 역사를 통해서 정신신체의학에 대한 관심은 지속되어 왔지만 그 개념은 비교적 최근에 들어와 정립되었다. 히포크라테스(Hippocrates)는 심리적인 요인이 질병과 건강에 영향을 준다는 사실에 대해 체계적으로 접근한 최초의 의사라고 할 수 있다. 그리스, 로마 시대에 꽃을 피웠던 정신신체의학의 전통은 19세기 들어와서 무시되었다. 1800년대 이전의 의사들은 신체질환(somatic illness)과 심인성질환(psychogenic illness)을 구별할 수 없었다. 결과적으로 히스테리와 건강염려증은 환자가 호소하는 증상만으로 진단되어 오진의 가능성이 높았다.

정신분석을 체계화시킨 프로이트(Sigmund Freud)는 자유연상법을 개발하여 무의식적, 심리적 요인을 제거하면 증상이 치료된다는 질병의 심인론(psychogenesis)을 확인하였다. 20세기 초반 연구자들은 프로이트의 관점에서 정신과 신체의 상호 관계에 대한 이해의 영역을 넓혀가고자 했다. 20세기에 신체화증상은 대개 신경학에서 피로나 만성 통증 등의 증상으로 변화했다. 쇼터(Edward Shorter)는 1) 의료 진단 기술의 발전으로 신경학적 질환에서 신체적 원인을 확인할 수 있고, 2) 중추신경계 위주의 개념의 약화, 3) 사회적인 역할의 변화를 원인으로 제안했다.

알렉산더(Alexander)는 20세기 중반에 정신신체의학에 가장 많은 영향을 끼친 인물이다. 그는 7가지의 내과계 주요 질환에 주목하였는데 고혈압, 소화성궤양, 갑상샘항진, 궤양성대장염, 신경피부염, 류마티스관절염, 기관지천식 등을 대표적 정신신체질환으로 보았다. 또한 특정한 정신적 갈등이 신체 기관의 자율신경계를 억제하거나 과도한 활성을 초래하여 결국 질병으로 이행하게 된다는 특이성 이론(specificity theory)을 주장하였다. 비슷한 시기에 덴버(Denver)는 알렉산더와는 달리 정신신체질환들이 특별한 성격 양상과 연관된다는 정신신체질환의 특정 성격 이론(specific personality theory)을 제안하였다. 덴버의 의견은 이후 프리드만(Friedman)과 로젠만(Rosenman)에 의해 A형 성격(type A personality)으로 이어졌다. 셀리에는 동물이 독성 자극에 노출되면 일련의 생리학적 반응을 일으키는 현상을 관찰하고 이에 대한 체계적인 연구를 수행하였다. 셀리에의 스트레스 모형은 신체적 혹은 정신적 스트레스가 예측 가능한 신체 반응을 일으킨다는 가능성을 제시하였으며 이후 정신신체의학 영역에서 행동 심리학적 스트레스 연구가 활성화되는 기폭제 역할을 하였다.

해소되지 못한 오이디푸스이전기(pre-oedipal stage)의 충동이 신체기관(organ)에 영향을 미친다는 사실이 아브라함(Karl Abraham)에 의해 제안되었고, 페렌치(Sandor Ferenczi)는 자율 신경계의 조절하에 기관에 대한 전환 반응이 적용된다고 주장하였다. 또한 그로덱(Georg Groddeck)은 발열과 출혈에 상징적인 의미를 부여하였다.

정신생물학(psychobiology)의 주창자인 마이어(Meyer)는 생활표(life chart)를 도입해서 환자의 삶에서 일어나는 사건과 발병 간의 관계를 연구하였다. 홈즈(Thomas Holms)와 래히(Richard Rahe)는 생활사건(life event)의 심각도와 빈도를 측정하는 사회재적응 평가척도(social readjustment rating scale)를 고안하여 스트레스의 정량화 측정법을 주도하였다. 이 방법을 토대로 일정기간 내에 일어난 생활사건 점수의 총합과 질병 발병이나 부상 위험성의 연관성이 증명되었다. 에이더(Ader)는 정신신경면역학의 기본적 개념과 연구방법을 개발하였다. 시프네오스(Sifneos)와 네마이어(Nemiah)는 감정표현불능증(alexithymia)을 개념화하였고 이를 후에 스투드미르(Stoudemire)가 수정하여 신체감성증(somatothymia)으로 명명하였다. 또한 와이너(Weiner)는 생물정신사회적 접근에 덧붙여 유전자, 분자, 신경생리 수준에서의 이해를 주장하였다.

비록 히스테리성 신경학적 증상이 21세기에 상대적으로 덜 흔하지만, 만성 통증이나 피로에 대한 중추신경계 설명은 중요성을 얻고 있다. 예를 들어 기능적 뇌 연구에서는 섬유근육통과 만성 피로 증후군 환자에서 뇌의 기능부전과 가능한 유전적 영향을 설명해왔다. 신체화의 변형된 모습으로 생각되는 이러한 증후군들은 현재도 추가적인 의학적 진단으로 설정되어있다. 최근 환자-의사 관계가 뇌의 구조와 기능에 변화를 줄 수 있다는 소위 신경가소성(neuroplasticity)에 대한 논의, 예를 들면 정신치료가 뇌 구조에 영향을 줄 수 있다는 보고가 활발해지면서 현대 정신신체의학은 정신, 신체, 뇌 사이의 상호작용에 초점을 맞추는 학문으로 거듭나고 있다.

현재는 엥겔(Engel)의 생물심리사회적(biopsychosocial) 모델을 토대로 정신과 신체 혹은 마음과 뇌의 상호작용에 관한 많은 과학적 연구가 이루어지고 있으며, 정신과 신체 및 뇌의 상호작용에 관한 많은 연구들은 질병에 대한 생물정신사회적 모델의 타당성을 제시하고 있다. 그 결과 마음 혹은 정신이 기능적인 신경해부학과 정보전달 체계로서의 자율신경계, 신경내분비계, 면역체계와 연관성이 있으며, 정신사회적 변인들이 신체적 질병에 영향을 주고, 정신사회적 변인들의 치료가 신체적 질병에 긍정적 효과가 있음이 증명되고 있다(그림 26-1).

정신신체의학의 평가 과정

임상 실제에서 정신의학적 평가는 신체적 질환의 과거력 그리고 신체적 건강관리뿐만 아니라 표준화된 평가를 포함한다. 과거력, 가족력, 발달력에 관한 정신의학적 병력 청취에 더해서 신체적 질환의 병력이나 치료에 대한 숙고 및 평가가 시행되어야 한다. 인지기능을 포함하는 종합적인 정신 상태 검사(mental status examination)가 요구되며 신경학적, 신체적 평가 항목은 나타나는 증상에 따라 달라질 수 있다. 정신의학적 평가의 또 다른 중요한 목적은 질환에 대한 환자의 경험적 이해 정도를 확인하는 것이다. 중요한 역동적 갈등뿐만 아니라 환자의 발달과 개인력에 관해 충분히 파악하는 것은 환자의 질환에 대한 경험을 이해하는 데 도움이 될 수 있다. 이러한 평가는 스트레스, 성격 특성, 대응 전략, 방어 기제를 포함할 수 있다.

정신신체의학에서 사용되는 치료방법

정신의학적 약물을 추천할 때는 신체적 질환이나 치료에 대해 특별히 숙고해야 한다. 정신치료는 정신신체의학에서 중요한 역할을 하며 다른 치료들과 비교해서 치료 과정이나 결과가 매우 다양하게 나타난다. 정신약물학적 치료는 몇 가지 중요한 요인을 고려해야 한다. 환자의 주요 증상에 더해서 병력, 이전의 치료 그리고 특정 약물의 부작용 및, 환자의 질환과 치료에 관련된 다양한 요인도 고려되어야 한다. 약물을 사용할 때에는 약물 간의 상호 작용과 금기를 평가하는 것이 중요하다. 대부분의 정신약물이 간에서 대사되기 때문에 간 기능을 평가하는 것이 중요하며, 체중 증가, 당뇨, 심혈관계 질환 등의 일반적인 부작용도 약물 선택 시 고려해야만 한다. 신체적 질환에 정신사회적 개입을 응용하면 질환의 발병, 병인, 진행, 경과, 치료 그리고 환자의 대처 기술과 사회적 지지를 통합적으로 이해함으로써 환자에게서 나타나는 정신의학적 증상의 실체를 이해하는 데 도움이 될 수 있다.

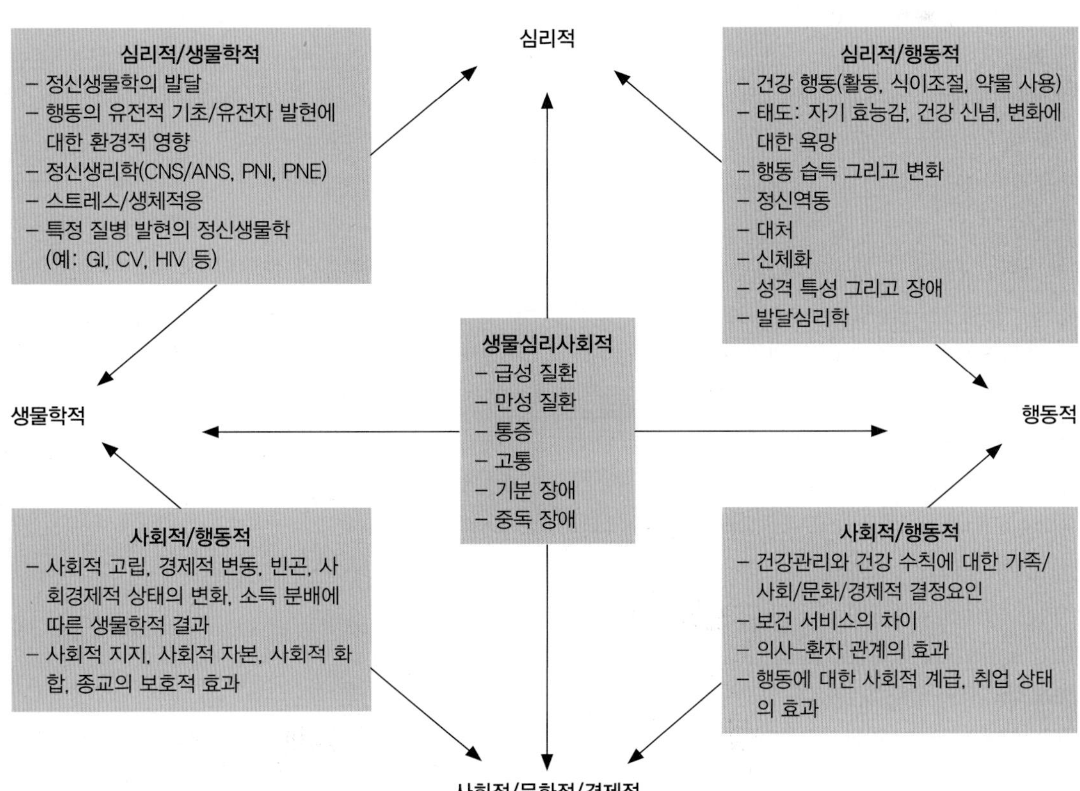

그림 26-1. 정신신체의학의 영역(Novack DH et al.) PNI: 정신신경면역학, PNE: 정신신경내분비학, GI: 위장관계, CV: 심혈관계.

스트레스 이론

스트레스는 사람의 정상적인 신체적 혹은 심리적 기능을 혼란시키는 상황이라고 할 수 있다. 신체는 스트레스원(stressor)을 피하고 항상성을 되찾는 방향으로 행동한다. 1920년대 캐넌은 처음으로 스트레스와 질환의 관련성에 대한 체계적인 연구를 시행했다. 그는 싸움이냐 도망이냐의 반응(fight-flight reaction)으로 초래된 개체의 생리적 흥분성이 이후의 질병 상태와 관련이 있고, 이때 정서적 스트레스가 중요한 역할을 한다고 보았다. 또한 개체가 스트레스에 대응하여 항상성(homeostasis)을 유지하려는 현상을 관찰하였고, 정서적 자극 후에 자율신경계가 어떠한 방식으로 생리적인 반응을 나타내고 조절하는지에 대해서도 연구하였다.

1950년대 울프(Harold Wolff)는 위장관계의 생리적 작용이 특정한 감정 상태와 관련된다는 것을 발견했다. 그는 스트레스에 대한 캐논의 연구를 생활스트레스 측면으로 확장하여, 질병이란 궁극적으로 생활스트레스에 적응하는 데 실패하거나 적응을 할 수 없는 상태가 된 것으로 보았다. 스트레스에 대한 반응이란 개인이 처해 있는 상황과 지각된 스트레스 사건의 평가에 따라 결정된다고 믿었으며, 따라서 스트레스에 대한 인간의 반응은 대체로 비특이적인 요소가 많다고 보았다.

셀리에는 동물이 독성 자극에 노출되면 일련의 생리학적 반응을 일으키는 현상을 관찰하고 이에 대한 체계적인 연구를 수행하였다. 이것은 3단계로 이루어진다: 1) 놀람 반응, 2) 적응이 이상적으로 이루어지는 저항의 단계, 그리고 3) 획득한 적응이나 저항을 잃는 탈진의 단계. 그에 의하면 스트레스란 비특이적인 것이며 고통스럽거나 즐거운 자극도 스트레스가 될 수 있다고 보았다. 셀리에의 스트레스 모형은 신체적 혹은 정신적 스트레스가 예측 가능한 신체적 반응을 일으킨다고 제안했으며 이후 정신신체의학 영역에서 행동심리학적 측면의 스트레스 연구가 활성화되는 데 큰 영향을 주었다.

라자루스(Richard Lazarus)는 스트레스에 대한 일반적인 반응보다 일반 개개인이 느끼는 개별적인 스트레스에 주목하면서 인지적(cognitive) 요인의 중요성을 강조하였다. 그는 스트레스 사건에 따른 개인의 반응은 인지적 평가와 대처양식에 따라 좌우될 수 있다고 가정하였다.

급성 스트레스에 대한 생리적인 반응은 많이 알려진 반면 만성 스트레스에 대한 연구는 매우 적다. 대부분의 스트레스원은 장기간 동안 발생하거나 오랜 시간 영향을 준다. 배우자의 상실은 수개월에서 수년 동안 외로움을 남기고, 성폭행의 경험은 수년간의 심적 고통을 가져온다. 신경 내분비와 면역 반응이 어떻게 스트레스가 유해한 효과를 나타낼 수 있는지를 설명할 수 있다.

신경전달물질(neurotransmitter)은 뇌세포와 뇌세포 사이에 신호를 전달하기 위한 물질로 스트레스 반응에 관여한다. 스트레스는 뇌, 특히 청반(locus ceruleus)에서의 노르아드레날린계를 활성화시키고 카테콜아민을 분비시킨다. 또한 스트레스는 뇌에서 세로토닌을 활성화시키며 중전두엽 회로에서 도파민의 신경전달을 증가시킨다. 아미노산과 펩티드성의 신경전달물질도 스트레스 반응에 복잡하게 관여한다. 부신겉질자극호르몬방출인자(corticotropin-releasing factor, CRF), 글루타메이트, 그리고 감마 아미노뷰틸릭산은 도파민성 그리고 노르아드레날린성 뇌 회로에서 스트레스 반응을 유발하거나 스트레스 반응 체계를 조절함으로써 중요한 역할을 한다. 정동, 각성 등에 관여하는 노르아드레날린은 혈압을 상승시키고, 혈관을 수축시키며, 심박동수를 증가 시킨다.

스트레스를 받으면 시상하부로부터 부신겉질자극호르몬 방출인자가 분비된다. CRF는 뇌하수체 전엽에 작용하여 부신겉질자극호르몬(adrenocorticotrophic hormone, ACTH)을 분비하도록 유도하며, ACTH는 부신 겉질에 작용하여 글루코코르티코이드의 합성 및 분비를 촉진시킨다. 글루코코르티코이드는 에너지 사용과 심혈관계를 활성화시키고 생식, 면역기능은 억제시킨다.

마음, 뇌, 면역계간의 상호작용을 다루는 분야가 정신신경면역학(psychoneuroimmunology)이다. 스트레스를 받으면 분비된 글루코코르티코이드에 의해 면역 기능이 저하된다. 반대로 스트레스는 다양한 과정을 통해서 면역기능을 활성화시키기도 한다. CRF는 노르에피네프린의 분비를 자극하고 중추와 말초 교감 신경계를 활성화 시키며 부신 속질에서 에피네프린의 분비를 증가시킨다. 인터루킨-1(interleukin-1, IL-1) 그리고 인터루킨-6(IL-6)과 같은 시토카인 분비를 통해 활성화되기도 한다. 사이토카인은 글루코코르티코이드 효과를 증가시키는 CRF를 분비하여 면역 활성화를 억제한다.

대표적인 정신신체 질환

심혈관계 질환

우울, 불안, A형 행동(조바심, 공격성, 강렬한 성취욕, 시간적 긴박감, 인정받고 싶은 욕구, 진보에 대한 강한 욕구가 특징), 적대감, 분노, 그리고 급성 스트레스는 심혈관 질환의 발현과 악화에 대한 위험 요인으로 알려져 있다. 쉽게 화를 내고, 조급하며, 공격적이고, 경쟁적인 성격은 심근경색의 발생과 심혈관 사망률을 거의 두 배 이상 증가시키는 것으로 나타났다. 또한 만성스트레스는 시상하부 뇌하수체 부신 축의 과잉자극이나 행동변화를 일으켜 심혈관질환을 유발하거나 악화시킨다.

심혈관 환자들은 일반인에 비해 주요우울증을 더 흔히 경험하며 관상동맥질환 환자에서 가장 흔한 정신질환은 우울증으로 유병률은 15~20%로 알려져있다. 관상동맥 질환 환자의 5~10%에서 불안 증상을 호소하며 확장성 심근병증 외래 환자의 불안 증상 또한 일반인에 비해 훨씬 더 높다. 우울과 심각한 불안 증상이 있는 환자에서 심근 경색이 발생한 이후 관상동맥 질환이 재발할 위험성이 2배 이상 증가하는 것으로 나타났다. 불안은 우울과 더불어 심질환자에게 흔하게 나타나는 건강문제로 심혈관 질환 후 발병한 불안은 신체증상, 기능상태 및 삶의 질을 저하시키는 것으로 알려져 있다. 심한 불안은 심장성 급사의 위험을 3배 이상 높인다. 이완 훈련, 스트레스 관리 등을 통한 정신 사회적 중재로 심혈관 질환의 재발을 방지할 수 있다.

심장 이식을 원하는 대기자들은 전형적인 적응 과정을 경험하는데 평가의 과정, 대기, 수술 전 관리, 수술 후 관리, 이식과 관련한 인생의 장기적 적응이다. 이 적응 과정은 전형적으로 불안, 우울, 의기양양, 슬픔에 대한 훈습(환자 본인의 문제 및 무의식을 계속하여 반복적으로 탐구해 나가는 과정)을 유발한다. 심장이식 환자에서는 장기간의 프레드니손 치료 때문에 기분장애가 흔하다.

본태성 고혈압 환자들에게 심리적 스트레스를 주면 정상혈압 대조군에 비해 혈관을 더 오래 수축시키고, 심박동수나 혈압반응도 더 크게 나타난다. 고혈압 환자는 분노나 적개심을 겉으로 잘 표현하지 못하고 억압하는 경향이 있어 예방과 치료에서 분노 대처 양식에 관심을 기울여야 한다. 바이오피드백이나 이완요법(relaxation therapy)이 혈압 강하에 도움이 된다.

혈관미주신경실신(vasovagal syncope)은 혈관확장반응에 의해 갑자기 의식을 잃는다. 교감 자율 신경의 활성이 억제되고, 부교감 미주신경의 활성이 강화되며, 이러한 결과로 심장유출이 감소하고, 혈관의 말초 저항이 감소하며 혈관확장, 그리고 서맥이 나타난다. 이러한 과정은 뇌로의 혈액 공급을 감소시켜 뇌 저산소증과 의식의 장애를 유발한다. 혈관운동성 실신 환자의 경우 낙상의 위험 때문에 바로 눕혀서 심박출량을 줄이면 호전될 수 있다. 환자의 다리를 올리는 것 또한 생리적 불균형을 조절하는데 도움이 된다. 실신이 정신 약물의 복용으로 인한 기립성 저혈압과 관련된다고 판단되면 환자에게 앉았다가 일어날 때 천천히 움직이도록 교육해야 한다(그림 26-2, 26-3).

호흡기계 질환

호흡의 장애는 정신적 안정을 방해할 수 있고 심한 호흡기 폐색이나 심각한 저산소증을 보이는 천식 환자에서 공포감 등이 나타날 수 있다. 천식은 기관과 기관지가 급격히 좁아지는 것을 특징으로 하는 만성 질환으로 기침, 천명, 흉부 긴장, 그리고 호흡곤란을 보인다. 환자는 과도한 의존 욕구를 나타낼 수 있다. 또한 천식환자의 30% 이상에서 공황장애나 광장공포증이 보고되며 우울증, 공황발작, 공포가 동반되면 천식의 증상도 심해진다. 국내 연구에서 천식환자 중 4.2%에서 우울증상을 나타냈으며 천식의 부적절한 치료는 우울의 위험성을 높이는 것으로 나타났다.

과호흡 증후군(hyperventilation syndrome)은 급성 스트레스, 불안, 공포, 통증 등으로 인해 스스로 수분 동안 깊고 빠르게 호흡을 함으로써 혈액의 PH가 변해서 발생하며 호흡곤란, 불안, 현기증, 심계항진, 사지의 감각이상, 심하면 실신이 일어날 수도 있다. 종이봉투 속 공기로만 호흡시키면 혈액 속의 이산화탄소가 증가하면서 증상이 호전된다. 또한 환자에게 1~2분 동안 과호흡을 하도록 한 뒤 발생하는 증상들을 설명해줌으로써 증상을 염려하는 환자를 안심시킬 수 있다.

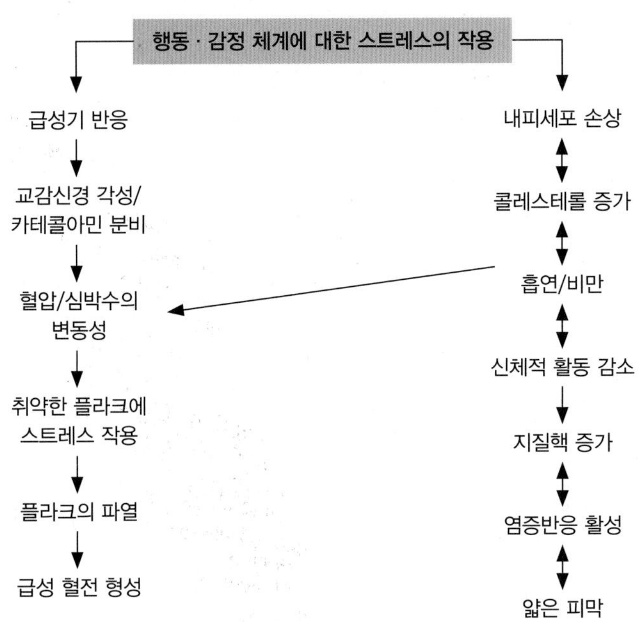

그림 26-2. 스트레스 반응에 따른 행동-감정 체계가 심혈관 질환에 미치는 영향.

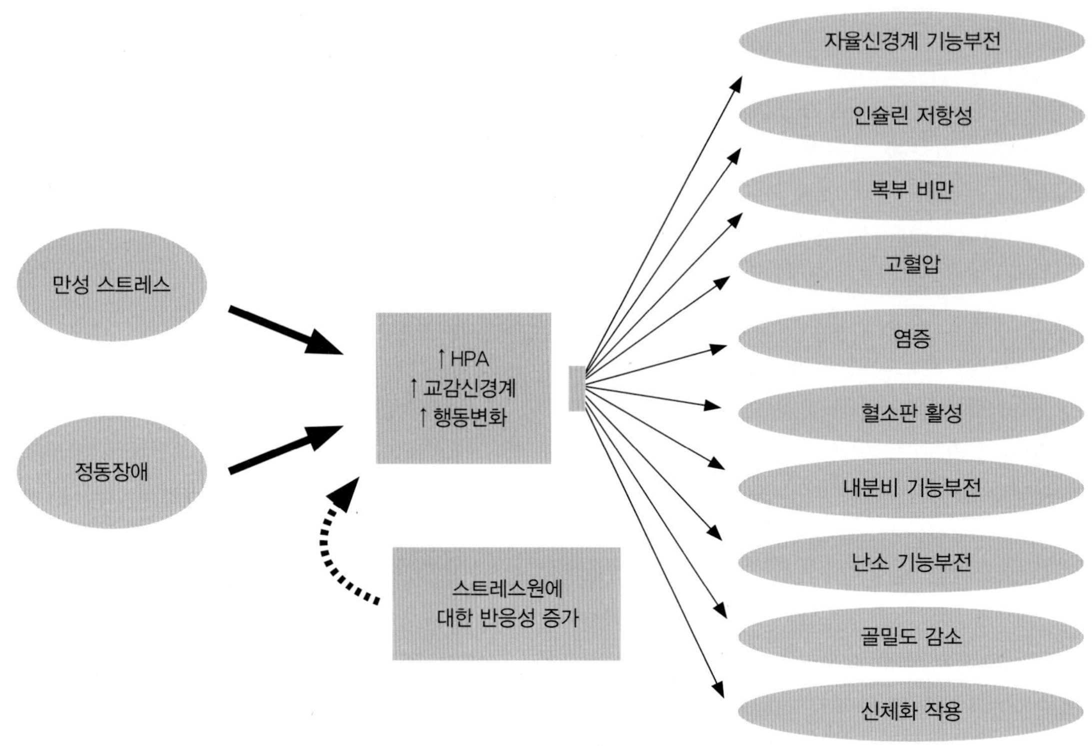

그림 26-3. 만성 스트레스와 정동 장애가 죽상경화증을 유발하는 병태생리적 과정(Rozanski A et al.) HPA: hypothalamic-pituitary-adrenal.

만성 폐쇄성 폐질환은 정신심리학적 요인이 영향을 준다. 혈중 가스 교환 장애로 인해 섬망과 같은 인지기능의 저하와 뇌 손상이 올 수 있다. 우울, 불안, 그리고 공황장애가 동반되는 경우가 많다. 국내 연구에서는 60세 이상의 만성 폐쇄성 폐질환 환자에서 우울의 유병률이 높은 것으로 보고되었다. 만성 폐쇄성 폐질환 환자는 흡인성 교감신경 작용제가 호흡곤란 증상의 치료에 효과적이지만 저칼륨혈증이나 진전, 불안, 수면장애 등의 부작용을 주의해야 한다. 호흡의 저하를 우려해 벤조디아제핀계 약물보다는 항우울제를 사용한다.

소화기계 질환

기능성 위장관 질환의 기저의 생의학적 모델에 대한 연구가 발전해 오면서 생의학적 요인과 심리사회적 요인의 연관성이 밝혀지게 되었다. 많은 연구에서 스트레스, 불안, 그리고 위장관계의 생리적 반응 간의 관계가 입증되었다. 불안은 위장관계에서 중추 제어 기전 혹은 카테콜아민의 분비와 같은 호르몬 효과에 의해 장애를 초래한다.

소화성 궤양 질환은 헬리코박터 파일로리(Helicobacter pylori)의 감염이 대부분 동반되며 오심, 구토, 소화불량, 토혈이나 혈변 등이 나타난다. 급성 스트레스는 면역 반응을 억제시켜서 H.pylori의 감염에 매우 취약한 결과를 초래한다. 또한 스트레스, 불안, 우울이 궤양의 회복을 느리게 한다. 따라서 치료에 잘 반응하지 않는 궤양 환자는 정신의학적 평가와 치료가 요구된다.

과민성 대장 증후군에서 불안, 우울, 신체화가 아주 흔히 나타나며 만성적 긴장, 최근의 스트레스, 비관적 태도가 과민성 대장 증후군의 발병과 연관이 있다. 국내 연구에서 과민성 대장 증후군 환자에서 우울과 불안은 각각 38.6%로 조사되었으며, 변비가 주 증상인 과민성 대장 증후군 환자에서 우울, 불안 그리고 수면장애의 위험성이 더 높다는 보고가 있었다. 항우울제나 인지행동치료가 도움이 된다. 궤양성 장염에서 심리적 요인이 증상에 영향을 주면 정신 치료가 도움이 될 수 있다.

염증성 장 질환에서 애착 및 스트레스와 질병 사이의 매개 역할이 강조되고 있다. 불안정한 애착은 정동의 외부적 조절 인자의 사용과 방어적 행동의 감소로 스트레스 조절 장애를 일으킨다.

정신과적 약물의 다양한 부작용들은 위장관 기능의 심각한 변화를 초래할 수 있다. 따라서 임상가는 위 장관 질환 환자를 진료할 때 특정 정신 약물의 부작용을 주의 깊게 살펴보아야 한다. 세로토닌은 장에서도 발견되므로 세로토닌 재흡수 억제제(selective serotonin reuptake inhibitor, SSRI)는 임상적으로 관심이 필요한 위장관 증상을 초래할 수 있으며 구토와 설사가 대표적 증상이다. 삼환계 항우울제(tricyclic antidepressant, TCAs) 복용 시 항콜린성 작용으로 인해 구갈이나 변비가 나타날 수 있다.

위장관계 질환의 치료에 쓰이는 약물이 정신증상을 일으키기도 한다. 메토클로프라미드(metoclopramide)는 오심이나 구토의 진정에 쓰이는데 우울증을 일으킬 수 있다. 시메티딘(cimetidine), 라니티딘(ranitidine)과 같이 궤양성질환에 흔히 쓰이는 히스타민 수용체 길항제가 섬망을 일으킬 수 있다.

정신치료는 과민성 장 증후군을 포함한 기타 기능성 장 질환의 치료에 대한 단계적 접근에서 중요하다. 정신치료의 다양한 모델이 사용되는데 단기역동개인정신치료, 지지정신치료, 최면치료, 이완요법, 인지치료 등이 포함된다.

근골격계 질환

류마티스 관절염은 관절의 염증으로 인해 만성적으로 근골격계에 통증이 발생하는 질환이다. 스트레스는 면역 기능을 억제시켜서 류마티스 관절염을 비롯한 기타 면역 질환을 유발할 수 있다. 류마티스 관절염 환자의 20%에서 우울증이 동반되었고, 우울증이 동반되지 않은 환자에 비해 기능장애, 통증 호소 병원 방문 횟수가 늘어난다. 국내 연구에서도 류마티스 관절염 환자에서 우울, 불안의 위험이 높고 삶의 질은 낮았다. 통증에 의한 수면 장애는 비스테로이드성 항염증 약물(non-steroidal anti inflammatory drugs, NSAIDs)과 트라조돈이나 미르타자핀의 병합이 도움이 될 수 있다. 삼환계 약물은 항우울 효과뿐만 아니라 경도의 항염증 효과도 있다.

전신홍반루푸스(systemic lupus erythematosus)은 결체조직 질환으로 피부, 관절, 신장, 혈관, 그리고 중추신경계를 포함한 다수의 장기에 반복적인 염증을 일으킨다. 경과의 예측이 어렵고 기능 장애가 심하게 올 수 있다. 정신증, 섬망, 경련, 전반적 인지기능장애가 나타날 수 있다. 지속적인 지지정신치료가 도움이 된다.

요통의 증상이나 징후는 환자마다 다르나 대부분은 극심한 통증, 운동 제한, 마비, 근력 약화나 감각이상 등을 호소하고 불안, 공포 또는 공황발작이 동반될 수 있다. 통증의 분포는 정상적인 신경해부학적 분포를 따르는 경우가 드물고 위치와 강도도 다양하다. 스트레스 후에 발병하는 수가 있고 요통이 있으면 불안, 우울해지기도 한다. 심리적 원인으로 온 요통을 긴장성 근막염 증후군(tension myositis syndrome)으로 부르는데, 스트레스나 무의식적 갈등이 자율신경계에 민감한 영향을 줘서 혈관 수축이 일어나 허혈이나 산소 결핍으로 인해 통증을 느낀다고 설명한다. 치료는 환자에게 생리적인 요소를 설명하고 특히 분노할 때 무의식적 정동에서 초래되는 무의식적 심성과 갈등의 작용을 이해할 수 있도록 도울 수 있다.

섬유근육통(fibromyalgia)은 근육, 인대, 건 같은 연부조직의 통증과 경직을 특징으로 하며 다수의 동통 유발점(trigger point)이 특징인데 통증의 결과로 불안, 피로, 수면장애가 나타날 수 있다. 종종 스트레스에 의해 악화되는데 국소적인 동맥 연축으로 해당 부위의 산소 공급이 장애를 받기 때문이다. 섬유근육통은 보통 만성 피로 증후군이나 우울증 환자에게서 나타난다. 국내 연구에서는 섬유근육통 환자의 삶의 질이 낮았으며 우울과의 연관성이 큰 것으로 보고되었다. 통증 조절을 위해 진통제를 사용하며 일부 환자는 비스테로이드성 항염증제에 반응한다. 이완요법이나 마사지를 사용할 수 있다. 설트랄린 같은 항우울제가 도움이 된다. 정신치료는 환자가 질환의 본질에 대해 이해할 수 있게 하며 정신심리적 스트레스 요인을 구별하고 다루는 데 도움을 줄 수 있다.

내분비계 질환

내분비계 질환은 광범위할 뿐만 아니라 정신의학적 질환과 혼동되는 증상이 나타날 수 있기 때문에 중요하다. 갑상샘항진증은 갑상샘에서 호르몬이 과다하게 분비된 결과로 빈맥, 부정맥, 고혈압, 떨림, 체중감소와 같은 신체증상 외에 불안, 초조, 우울, 불면, 불쾌감, 주의력 감소, 최근의 기억 장애, 놀람 반응이 나타난다. 인지적 증상으로 단기 집중 장애, 최근 기억의 손상, 과장된 놀람 반응 등이 있다. 심하면 정신 증상인 환시나 피해망상, 섬망 등이 나타날 수도 있다. 비록 갑상샘 항진증의 증상이 조증 삽화와 비슷하지만 갑상샘 항진증과 조증과의 관련은 아직 밝혀지지 않았다. 일반적으로 정신의학적 증상은 갑상샘항진증의 치료를 통해 호전되는 경우가 많다.

갑상샘저하증의 정신의학적 증상은 우울한 기분, 무기력, 기억력 장애, 인지 장애 등이 있다. 또한 갑상샘 저하증은 치료 저항성 우울증을 유발할 수 있다. 일부 환자에서 환청과 의심 등의 정신 증상이 나타날 수 있다. 정신증이나 자살사고를 동반한 우울증의 경우 신속한 정신의학적 치료가 필수적이다.

당뇨는 대사와 혈관의 장애로 인체의 포도당, 지질, 단백의 조절 장애로 나타난다. 당뇨는 유전이나 가족력이 중요하지만 갑작스럽게 발생한 경우 항상성평형을 방해하는 정신적 스트레스와 관련된다. 중요한 심리학적 요소는 좌절감, 외로움, 실망을 초래하는 감정들이다. 당뇨 환자는 식이 조절이 중요한데 우울하거나 낙담하면 스스로 파괴적으로 과식하거나 과음하여 혈당 조절이 어려워진다. 국내 연구에서는 당뇨 환자 중 20.4%가 주요 우울 장애 진단 기준을 만족하며 2형 당뇨 환자의 경우 거의 절반이 불면이나 수면 부족을 경험하는 것으로 나타났다. 당뇨 환자에서 우울은 수면장애나 HbAlc의 감소와 연관된다는 보고가 있다.

케톤산증(ketoacidosis)이나 당뇨병혼수(diabetic coma)에서 정신증상이 나타날 수 있어 주의를 기울여야 한다. 케토산증이 있는 환자들은 폭력이나 혼돈을 초래할 수 있다. 또한 저칼슘혈증이 나타난 경우 심각한 불안, 혼동, 행동 장애를 유발한다. 저혈당 상태에서는 불안, 혼돈, 행동이상이 나타나며 알코올이나 약물에 의한 경우와 감별이 필요하다. 인지행동치료, 이완 훈련, 대처기술 훈련이 도움이 되고 우울증이 있으면 항우울제를 써야 한다. 일부 항우울제는 혈당상승이나 저항을 일으킬 수 있으므로 조심해야 한다. 지지적 정신치료가 도움이 될 수 있는데 치료자는 환자가 안정된 일상생활을 통해 질환을 조절할 수 있다는 것을 깨닫도록 도와야 한다.

부신피질의 기능이 지나치게 항진되면 쿠싱증후군(Cushing's syndrome)이 된다. 고코티솔증(hypercortisolism) 환자는 피로를 경험하고 대략 75%에서 우울한 기분을 보고한다. 쿠싱증후군에서 우울증상은 남자 환자보다 여자 환자에서 더욱 흔하다. 정서적 불안정, 과민, 성욕의 감퇴, 불안, 그리고 자극에 대한 과민성이 흔하다. 편집증, 환각, 이인증 등의 정신증상과 집중과 기억장애 등의 인지적 변화가 흔하다. 코티솔 농도가 정상화된 후에는 증상의 호전을 나타내는 경우가 많다.

운동이나 정신적 스트레스가 프로락틴 농도를 증가시킬 수 있다. 도파민을 차단하는 약물은 프로락틴의 농도를 20배 이상으로 올린다. 클로자핀과 올란자핀을 제외한 모든 항정신병약물은 프로락틴 농도를 비슷하게 증가시킨다. 프로락틴의 농도를 증가시키는 다른 약물로는 경구 피임제, 에스트로겐, 삼환계 약물, 세로토닌성 항우울제, 그리고 프로프라놀롤이 있다. 부모와 헤어지거나 알코올 중독 아버지와 생활하는 등의 아동기 정신적 외상은 고프로락틴 혈증과 관련될 수 있다.

부갑상선항진증(hyperparathyroidism)의 신경정신증상은 졸림, 집중력 저하, 혼돈, 그리고 심하면 혼미나 혼수상태까지 올 수 있다. 혈중 칼슘치가 상승하면서 섬망, 정신증, 인지장애가 흔히 나타난다.

부갑상선저하증(hypoparathyroidism)에서 나타나는 신경정신증상은 경련, 뇌파 이상, 두개내 뇌압 상승, 그리고 추체외로 증상(extrapyramidal symptoms)이다. 칼슘과 비타민 D로 치료하며 혈중 칼슘치가 정상화되면 신경정신증상은 사라진다.

애디슨병(Addison's disease) 환자는 주요 우울증, 성격장애, 치매, 또는 신체형 장애로 오진될 확률이 높아 주의를 기울여야 한다.

신장질환

급성신부전(acute renal failure)의 신경정신증상은 졸림, 섬망, 자세고정불능(asterixia), 신경근 과민성(nueromuscular irritability), 경련 등이다. 정신상태의 이상은 혈청 크레아티닌치가 4.0 mg/dL 이상이 되면 나타나기 시작한다. 신부전의 원인을 치료하면 신경정신 증상은 호전되며 증상 완화를 위해 항경련제나 항정신병약물을 사용할 수 있다.

만성신부전(chronic renal failure)에서 요독증(uremia)은 뇌를 포함한 모든 장기에 영향을 준다. 신경정신증상으로는 과민성, 불면증, 졸림, 식욕부진, 경련, 하지불안증후군(restless legs syndrome)이 있다.

우울증은 투석을 받는 말기 신장질환 환자에게 가장 흔한 정신과적 문제이다. 우울증은 혈액투석을 받는 환자들에게 있어서 면역학적인 기능 및 영양 정도, 그리고 치료 순응도에 영향을 미치게 되고, 조기 사망의 위험성을 높이는 등 환자들에게 좋지 않은 결과를 유발한다. 또한 우울증은 요독증 증상이나 다른 내과질환과 감별이 쉽지 않다. 국내 연구에서는 혈액 투석 환자 중 32%가 주요 우울 장애의 진단기준을 만족하였고 당뇨나 고령이 우울의 위험인자로 보고되었다.

인지기능장애는 말기 신장질환 환자에서 매우 흔한데, 집중력 및 기억력장애, 정신각성상태의 감소, 피로 등의 증상이 나타날 수 있다. 말기 신장질환 환자에서 비교적 흔히 나타나는 치매로는 요독성 뇌병증(uremic encephalopathy)과 투석치매(dialysis dementia)가 있다. 신경정신증상은 신장이식을 받은 환자가 혈액투석을 지속하는 환자보다 훨씬 더 잘 호전된다. 투석 환자들의 비순응은 종종 불필요한 검사나 약 용량의 조절, 치료 계획의 변화, 응급실 방문, 병동 입원 등을 초래하고, 궁극적으로 의료비용의 증가를 가져온다. 치료 비순응은 만성신부전 환자에서 심각한 문제인데, 순응도가 낮으면 예후도 안 좋다. 신장이식 수술 전에 순응도가 낮은 환자들은 우울한 경향이 있다. 수면장애 중 특히 불면증, 하지불안증후군, 수면무호흡증은 투석 환자들에게 가장 흔한 문제이다. 국내 연구에서 혈액 투석 환자에서 수면을 유지하는 것이 어렵고 수면 중 호흡 장애의 빈도가 높았다. 혈액 투석 환자 28.0%에서 하지불안증후군이 나타났으며 혈중 BUN 농도가 하지불안증후군의 심각도와 연관되었다. 투석 환자들의 불면증에 대하여 점진적 근육 이완법(progressive muscle relaxation), 바이오피드백, 최면, 수면 위생의 개선 등과 같은 행동치료 요법이 도움을 주며, 종종 환자의 습관이나 수면 환경을 변화시키는 것만으로도 효과를 볼 수 있다.

혈액투석이 수많은 환자들을 돕고 있지만 쉬운 치료법도 아니고 여러 가지 신경정신과적 문제를 지니고 있다. 환자는 시간을 들여 병원에 와서 투석을 받아야 하고 대개 보호자와 같이 와야 한다. 먹고 마시는 것을 조절해야 하므로 항상 순응도가 문제가 된다. 투석 환자들과 의료진은 매우 밀접한 관계를 맺고 상호 의존적이어서 장기간의 치료 도중에 갈등을 겪기 쉽다. 따라서 환자들에게 적절히 대처하기 위해서는 환자를 대하는 일관된 지침이 필요하다.

면역질환

류마티스질환은 자가면역에 의해 연부조직과 장기에 만성 염증이 발생하는 질환군이다. 불안, 우울, 조증, 정신병적 증상, 섬망 등 정신과적 문제를 동반한다. 질환에 대한 심리적 반응, 증상으로 인한 고통, 염증의 중추신경계 침범, 스테로이드와 면역억제제의 부작용으로 정신과적 문제 위험이 높다. 정신과적 문제는 환자의 증상, 삶의 질, 치료 순응도에 부정적 영향을 미친다.

류마티스관절염

류마티스관절염의 유병률은 0.8%이고 여성에서 3배 더 많다. 관절 윤활막의 만성 염증이 특징으로 손, 발 등 작은 관절에 대칭적으로 발생하는 경우가 흔하고 재발과 관해가 반복되면서 최종적으로 관절변형과 기능장애가 나타난다. 식욕과 체중의 변화, 통증, 류마티스결절, 혈관염, 심막염, 흉수, 폐섬유화, 말초신경염, 허혈, 경색, 색전증 등 중추신경계 이상이 나타날 수 있다.

류마티스관절염 환자의 20%에서 정신 증상이 동반된다. 류마티스관절염이 없는 사람들에 비해 더 많은 스트레스를 경험하며 대처 능력은 저하되어 있고 사회적 지지도 적다. 우울증상이 있으면 신체증상 호소와 기능저하가 심해지고 치료 순응도는 저하된다. 여러 병원을 방문하는 비정상적 질병행동의 원인이 되며 환자의 삶의 질, 치료 성과, 비용에 영향을 미친다.

전신홍반루푸스

자가항체 등에 의해 신체조직이 손상되는 질환으로 초기부터 여러 장기를 침범한다. 피부병변, 전신증상, 관절통 및 관절염, 심막염, 흉막염, 신장질환, 신경정신증상, 혈액학적 질환이 나타난다.

뇌경색, 발작, 두통, 신경통, 횡단척수염, 운동장애, 인지기능저하, 우울증, 조증, 불안, 정신병, 섬망 등 다양한 신경정신증상이 나타난다. 인지기능장해가 79~80%, 주요우울장애 28~39%, 조증 또는 혼재성 삽화 3~4%, 불안 13~24%, 정신병적 증상 0~5%, 섬망 7%로 보고되고 있다. 신경정신증상이 전신홍반성낭창의 중추신경계 침범에 의한 것인지 스테로이드 부작용에 의한 것인지를 감별해야 한다.

기타 면역질환

베흐체트병, 쇠그렌증후군, 전신성경화증, 다발근육염, 측두동맥염, 결절다발동맥염, 베게너육아종증 등 다른 질환에서도 다양한 신경정신과적 문제가 발생한다.

피부질환

피부는 사회적, 심리적, 생물학적으로 환경과 접점을 이루는 기관이다. 감각을 전달하는 구심성 감각신경과 항상성 유지에 중요한 원심성 자율신경이 분포한다. 중추신경계와의 연결을 통해 불안 등의 정서 상태에 땀 분비, 홍조 등의 형태로 반응한다. 피부 외양의 변화는 신체상에 지대한 영향을 미친다. 급성 스트레스는 피부의 면역 반응을 증진시키고 만성 스트레스는 억제하는 경향이 있다. 피부질환은 정신적 요인과의 관계에 따라 기능성 피부질환, 심리적 요인에 영향을 받는 피부질환, 정신장애의 피부과적 표현으로 분류할 수 있다.

기능성 피부질환

정신적 문제가 피부증상으로 표현되는 경우이다.

점막피부 이상감각

의학적으로 설명되지 않는 통증이나 감각이상을 호소한다. 두피, 안면, 구강, 혀, 외음순, 음낭 등에 통증, 가려움, 화끈거림 등 신체증상을 호소하지만 객관적인 이상은 발견되지 않는다. 우울장애, 신체형장애, 외상후스트레스장애, 해리장애 등 동반된 정신장애의 치료와 삼환계항우울제가 도움이 된다.

특발성 가려움증

가려움-긁음-병변악화의 악순환으로 일반적 피부질환의 증상을 보인다. 밤에 심해지는 경향이 있어서 입면 장애가 발생한다. 정신질환이나 약물에 의해 발생할 수 있고 원인과 관계없이 심리적 요인의 영향을 받는다. 생활스트레스, 불안, 우울증상이 관련 있다.

동반 정신장애의 치료가 중요하고 항히스타민, 삼환계항우울제, 파록세틴, 오피오이드 수용체 길항제, 항경련제 등의 약물과 행동치료, 인지행동치료가 도움이 된다.

만성단순태선

피부를 습관적으로 긁어서 색소가 침착되고 태선 상태의 반이 생긴다. 여성은 목덜미, 후두부에 많이 발생하고 남성은 음낭과 항문 주변에 흔하다. 긁는 행동은 무의식적으로 시작해서 강박적 습관으로 된다. 정신사회적 스트레스, 강박장애, 우울증과 관련이 있다. 가려움과 긁는 행동의 순환을 차단해야 한다. 스트레스 관리와 항우울제가 도움이 된다.

심리적 요인의 영향을 받는 피부질환

기본적으로 피부질환이지만 증상의 발생, 악화, 완화에 정신적 요인이 영향을 주는 경우이다.

아토피 피부염

가려움과 염증이 특징인 만성 피부질환으로 유아기와 청소년기 사이에 시작된다. 유전적, 환경적 요인과 관련 있고 공기오염, 집먼지진드기, 식품첨가제 등으로 유병률이 증가하고 있다. 가려움-긁음-병변악화의 악순환이 이루어진다. 스트레스 사건 이후 발병하거나 악화되는 경우가 많아서 중추신경계와 면역계 사이의 상호작용이 영향을 주는 것으로 보인다.

아토피 환자는 디스트레스, 불안, 우울이 증가되어 있는데 이러한 정서 상태가 가려움을 증폭시키고 긁는 행동을 유발한다. 디스트레스는 피부의 항상성을 변화시켜 염증과 가려움을 초래한다. 아동에서는 행동문제 수준이 높다. 동반 정신증상과 디스트레스를 조절하면 삶의 질이 향상되고 가려움과 긁는 행동의 악순환이 차단된다. 이완요법, 인지행동치료, 정신약물치료가 도움이 된다.

건 선

선홍색 구진이 커지거나 합쳐져서 경계가 분명한 은백색 인설을 형성하는 만성 질환이다. 유전, 환경 요인이 관여하며 추운 기후, 외상, 감염, 스테로이드 중단, 베타 차단제, 리튬이 촉발할 수 있다.

건선은 심리적, 직업적, 사회적, 신체적 기능과 삶의 질에 부정적인 영향을 준다. 대인관계 어려움으로 스트레스가 높고 불안, 우울, 성격문제의 빈도가 높다. 디스트레스는 가려움에 대한 역치를 낮추고 건선을 악화시키며 상태를 실제보다 심각하게 인식하게 한다. 이완, 명상, 인지행동치료, 이미지훈련, 정신약물치료가 기능 향상에 도움이 된다.

원형탈모

원형 모양의 탈모가 발생하는 질환으로 머리카락 외에도 눈썹, 속눈썹, 턱수염, 체모에도 발생한다. 30% 정도는 완전히 회복되나 20~30%에서는 회복되지 않는다. 원인은 잘 모르지만 유전적 요인이 포함된다. 정신병리와 스트레스의 역할에 대해서는 논란이 있다. 우울증과 불안장애의 빈도가 높다.

두드러기와 맥관부종

수일에서 수주간 지속되는 급성과 6~8주 이상 지속되거나 반복되는 만성이 있다. 원인을 모르는 경우가 많고 일반적 치료에 반응이 좋지 않다. 삶의 질에 심각한 영향을 미친다.

급성 스트레스에 의한 아드레날린 증가가 원인이 되어 발생하는 아드레날린성 두드러기에는 베타 차단제가 효과적이다. 스트레스는 신경펩티드의 분비를 촉진하여 혈관확장과 두드러기를 발생시킨다. 심리치료와 항우울제가 효과적이다.

여드름

원인은 명확하지 않지만 스트레스가 병인에 포함된다. 여드름은 불안과 부정적인 자기상과 관련이 있다. 항우울제로 우울증을 치료한 다음 여드름도 호전되었다는 보고가 있다.

Isotretinoin 치료가 우울증, 자살사고, 자살시도, 공격성 등과 관련이 있다는 보고도 있고, 반대로 isotretinoin으로 여드름이 잘 치료되면 불안, 우울이 감소하고 자기상도 변한다는 보고도 있다.

피부증상으로 표현되는 정신장애

기본적으로 정신장애이지만 피부 관련 증상으로 표현되는 경우이다.

피부증상으로 나타나는 망상장애

망상성 기생충증이 대표적이다. 임상적으로 음성 소견임에도 기생충이나 벌레가 피부에 침입했다는 망상을 가진다. 벌레가 기어다니거나 쏘거나 무는 느낌을 호소한다. 망상을 주변 사람이 공유하는 folie a déux가 나타나기도 한다. 대부분 원발성 망상장애이지만 일부는 조현병, 강박장애, 정신병적 우울증, 뇌질환, 섬망, 치매, 갑상선 기능저하증, 비타민 B12 결핍, 신경병증, 요독증, 간성뇌병증, 암페타민이나 코카인 중독에서 나타난다. 옴이나 이에 실제 감염되었을 가능성도 배제해야 한다.

망상장애라고 인정하지 않기 때문에 정신과 진료를 원치 않는다. 항정신병약물에 반응을 보이고 강박성이 강한 경우

선택적 세로토닌 재흡수 억제제가 도움이 되지만 순응도 유지가 관건이다. 정신치료는 거의 도움이 되지 않고 치료관계 형성을 통해 약물치료의 순응도를 높이는 것이 중요하다. 망상보다는 고통에 대해 대화하고 살충제 사용 등 해로운 행동을 하지 않도록 예방한다.

몸에서 악취가 난다는 망상성 땀악취증, 몸의 형태에 결함이 있다는 망상성 신체추형증도 있다.

스스로 유발한 피부질환

인공적 피부염은 환자가 스스로 유발한 피부질환이다. 환자는 스스로 유발했다는 것을 부인한다. 양상은 다양한데 궤양과 박피가 흔하고, 손이 닿기 쉬운 얼굴, 눈 주위, 상완에 흔하다. 미숙한 대처방식의 성격장애, 지적 장애와 관련 될 수 있다. 기분장애, 불안장애, 정신병적 장애가 동반된다. 꾀병인 경우도 있다. 조기진단으로 불필요한 치료를 피하는 것이 중요하다. 정신과 진료는 거부하는데, 스스로 유발했다는 것을 지적하기보다 지지, 공감적 접근을 통한 치료적 관계 형성이 효과적이다. 이완요법이 도움이 되고 항우울제나 항불안제를 사용한다.

심인성 피부박피증은 가려움이나 피부의 이상감각, 여드름 등 피부의 매끈하지 못한 부분을 긁고 싶은 충동 때문에 가려움-긁음의 순환이 이루어지는 질환이다. 인공적 피부염과는 달리 스스로 유발했다는 것을 알고 있다. 손톱을 반복적으로 물어뜯는 손톱물어뜯기, 손톱과 주변 피부를 강박적으로 벗겨내는 손발톱뜯기강박도 유사한 양상을 보인다. 강박장애, 성격장애, 기분장애 등 정신장애가 동반된 경우가 있고 스트레스를 받은 후 시작되는 경우가 흔하다. 지지적, 공감적 접근이 효과적이고 항우울제와 항정신병약물이 도움이 된다.

털뽑기증은 머리카락을 스스로 뽑아 탈모가 발생하는 질환으로 눈썹 등 다른 부위의 털을 뽑기도 한다. 뽑은 털을 삼켜 장이 막히거나 췌장염이 발생하기도 한다. 털을 뽑는 행동으로 불안, 긴장, 지루함을 해소한다. 외상 병력, 지적장애, 식이장애와 관련되기도 한다. 습관 전환 치료, 항우울제 또는 항정신병약물이 사용된다.

감염성 질환

중추신경계 및 전신 감염은 다양한 신경정신증상을 유발한다. 국가 간의 이동 등으로 인해 특정 지역에 국한되어 있던 감염이 세계적으로 확대되고 있다. 환자의 면역상태, 거주지역, 여행지, 고위험 성적 행동, 직업, 여가 활동에 대한 정보가 중요하다.

세균성 감염

패혈증의 첫 증상으로 정신상태의 갑작스런 변화가 나타나기도 한다. 오한과 함께 정신상태가 갑자기 변할 경우 패혈증 고위험군으로 간주한다. 세균 독소, 사이토카인, 고열, 쇼크, 급성신부전, 폐부전, 응고장애, 혈관-뇌 장벽 변화, 중추신경계 침범으로 중추신경계 증상이 발생한다. 세균성 심내막염도 세균성 색전에 의한 대뇌 동맥 막힘, 뇌수막 감염이나 뇌농양을 통해 신경정신증상을 유발할 수 있다.

매독은 신경정신증상을 흔히 유발하는 만성 전신 질환으로 HIV 감염 확산과 더불어 유병률이 증가하고 있다. 2기 매독부터 중추신경계를 침범하며 3기 매독은 신경매독이 주 형태이다. 신경매독은 기억력과 성격 변화, 현기증, 일과성 허혈성 발작, 다발경색치매 등의 증상을 보인다. 후기 매독의 전신불완전마비(general paresis)는 발작과 성격황폐화를 동반하며 진행성 치매 양상이 특징이다.

결핵은 후천성면역결핍증후군에서 심각한 합병증이다. 결핵성 수막염은 치료 지연시 이환율과 사망률이 높아지기 때문에 조기 진단이 중요하다. 초기에는 미열, 전신 쇠약감, 피로, 가벼운 두통 등 비특이적 증상을 보이다가 일주일이 지나면서 고열, 심한 경부 경직, 혼돈, 섬망이 나타난다. HIV 감염자, 노인, 물질남용자, 면역기능 저하시 증상이 비특이적이어서 진단이 어렵다.

라임병(Lyme disease)은 Borrelia burgdorferi 감염으로 발생한다. 사슴진드기에 물려 발생하며 미국에서 많이 발생한다. 물린 부위 가운데 하얀 원형 반점이 발생하는 것이 특징적이다. 치료를 하지 않을 경우 뇌신경병증, 수막염, 신경근병이 나타날 수 있으며, 만성화될 경우 만성 신경보렐리아증으로 진행하여 신경병증, 집중력 기억력 장애, 피로, 주간 졸림, 이자극성, 우울증 등이 나타난다.

바이러스 감염

바이러스는 중추신경계 침범, 면역 활성 등을 통해 정신증상을 유발한다. 엡스타인바 바이러스 감염 전구 증상으로 피로가 흔하다. 급성 감염 이후 잠복기 형태로 있으면서 주기적으로 활성화될 수 있다. 따라서 만성피로 환자의 감별진단에서 고려해야 한다. 거대세포 바이러스는 면역저하 환자에서 우울증과 치매의 원인이 될 수 있다. 장기이식 후 수개월 동안 급성 발생의 우울증과 인지장애 감별에 고려해야 한다.

여러 바이러스가 뇌염과 수막염을 유발한다. 뇌수막염 급성기에 정신증상이 흔하다. 신경학적 증상 없이 정신병적 증상, 긴장증, 정신병적 우울증, 조증 등의 정신병리만을 보일 경우 적절한 치료를 받지 못할 수 있다. 바이러스성 뇌염 회복 수개월 후 우울증, 경조증, 이자극성, 분노, 공격성, 성적 충동, 정신병적 증상 등 정신 후유증이 흔하다. 단순헤르페스 바이러스는 정신장애처럼 보여지는 바이러스성 뇌염의 가장 흔한 원인이다. 성격변화, 환취, 정신병, 섬망, 경련 등 신경정신증상을 유발한다. 조기 진단과 치료가 예후에 중요하다.

바이러스성 간염은 피로, 식욕부진이 흔하여 우울증으로 오진되기도 한다. 또한 만성 간염에서 우울증이 흔히 동반되기 때문에 감별에 주의를 요한다. 인터페론 치료는 20~40%의 환자에서 우울증을 유발한다. 우울증은 간염에 의한 것이든 인터페론에 의한 것이든 치료가 가능하기 때문에 인터페론 치료를 지속해도 된다.

진균 감염

크립토코쿠스증과 같이 숙주의 면역력과 무관하게 병인체에 의한 감염과 아스페르길루스증, 캔디다증과 같이 면역기능 저하에 의한 기회감염이 있다. 고령화, 악성종양, 후천성면역결핍증후군, 면역억제제, 정맥카테터, 불법약물사용 등으로 진균 감염 위험이 높아지고 있다. 진균은 대뇌 순환으로 접근하여 지주막하공간을 감염시키거나 동맥을 막아 경색, 농양을 발생시키기도 한다. 호흡기 또는 신경학적 증상 외에 이자극성, 안절부절, 환각, 정신병, 의식수준 저하, 섬망 등 신경정신과적 증상을 유발한다.

기생충 감염

돼지 촌충에 의한 신경낭미충증 등 기생충 감염은 신경정신과적 증상을 흔히 유발한다. 경련, 뇌졸중, 수두증이 발생할 수 있고 우울증, 정신병적 증상 등 정신증상도 흔하다.

잠재 감염

발견되지 않은 감염에 의해서 정신증상이 나타날 수 있다. 부비동염, 만성 중이염, 농양, 기관지확장증, 심내막염, 담낭염, 기생충 감염, 비뇨기계 감염, 골반염증성 질환, 골수염, HIV나 결핵의 아임상적 감염 등이 발견되지 않은 상태에서 가벼운 인지장애와 이자극성 같은 기분변화가 흔하고 우울증, 정신병적 증상, 섬망이 나타날 수 있다.

감염 치료약물의 정신과적 부작용과 약물상호작용

감염 치료약물이 정신증상을 유발할 수 있고 일부는 정신과 약물과 상호작용을 한다. 시프로플록사신 등 퀴놀론 제제, 프로카인페니실린, 항말라리아 약물, 사이클로세린은 섬망 및 정신병적 증상과 관련 있다. 에리스로마이신과 키토코나졸은 항정신병약물이나 삼환계 항우울제와 함께 복용하면 QT 연장과 심실부정맥의 위험이 높아진다.

감염성 질환에 대한 두려움

감염성 질환은 개인과 집단에 두려움의 대상이다. 전염병 유행시 감염된 환자와 의료진은 질병에 대한 두려움과 함께 주변 사람들을 전염시킬 것에 대한 두려움을 겪는다. 격리된 환자는 외로움, 고립, 낙인의 고통을 겪는다. 감염의 두려움으로 인해 전환증상, 건강염려, 불필요한 회피행동이 나타나기도 한다.

수술과 이식

수술과 이식을 앞둔 환자들은 신체 손상과 죽음에 대한 두려움을 겪는다. 외과 의사의 설명과 지지 또는 정신과 의사의 자문이 불안 감소에 도움이 된다. 수술 부위와 질환에 따른 특수한 문제에 대한 고려가 필요하다.

수 술

수술 전 정신과적 문제

수술 전 환자의 30% 이상에서 임상적으로 의미 있는 불안이 있고 5%에서는 심한 불안을 보이거나 수술을 거부한다. 수술 전에 불안이 있을 경우 수술 후에도 불안이 생길 확률이 높다. 교육, 협진, 이완요법, 약물치료, 친숙한 사람의 돌봄 등으로 불안을 조절한다.

성격장애, 기분장애, 불안장애, 인지장애, 물질사용장애가 있는 경우 수술 후에 관련 합병증이 발생할 위험이 높다. 성격장애 환자는 수술결과에 대한 비현실적 기대, 의료진과의 갈등, 순응도 저하 등의 문제가 발생할 수 있다. 기분장애 환자는 정신과 약물을 중단하여 증상이 발생하거나, 스테로이드 같은 치료 부작용으로 악화될 수 있다. 불안장애 환자는 약을 중단하여 불안발작을 겪을 수 있다. 알코올이나 약물에 의존된 환자는 급성 금단증상을 겪을 수 있다. 정신과 약물의 지속과 중단에 따른 위험과 이득을 검토한다. 정신과 약물 중단에 따른 위험을 고려하면 대부분의 경우 수술 전까지 약물을 유지하고 수술 후에 약물 상호작용과 정신증상의 출현을 관찰할 것을 권장한다.

명백하게 필요한 시술임에도 불구하고 거부하는 경우 환자의 의사결정능력을 평가해야 한다. 응급 상황이거나 환자가 의사 표현을 못할 만큼 악화된 경우에는 법적 보호자의 개입이 필요하다. 법적 보호자가 없는 경우에는 관련 법에 근거하여 결정한다.

수술 후 정신과적 문제

수술 후에는 의학적 상태와 약물에 의한 정신장애가 흔하다. 섬망이 가장 흔하며 7~15%에서 발생한다. 알코올, 니코틴 등 물질의 금단도 흔하지만 진단받지 못하는 경향이 있다. 공격적 행동, 우울증, 조증, 불안, 정신병적 증상, 치료약물 중독, 외상후스트레스장애 등도 발생한다. 정신장애를 적절히 치료하지 않으면 입원기간이 길어지고 비용이 증가하고 이환율도 증가한다. 기존의 정신장애, 새로 발생한 정신과적 문제, 경구투여 가능 여부, 의학적 상태, 타 약물과의 상호작용 등을 고려하여 치료한다.

수술 후 통증 조절에도 협진이 필요하다. 통증은 환자가 주관적으로 경험하는 것이고 의사는 진통제, 특히 마약성 진통제에 대해서 중독에 대한 두려움이 있기 때문에 정신과적 평가와 중재가 필요한 경우가 있다. 환자가 통증 조절에 만족하지 못하거나, 정신과적 병력이나 약물남용이 의심될 때, 통증 조절에 비전형적으로 반응할 때 의뢰를 한다. 의사-환자 관계도 통증에 영향을 줄 수 있다. 정신과 의사는 정확한 평가와 중재를 통해 환자의 고통과 의사의 불안을 해소해 주어야 한다.

이 식

장기이식은 면역억제의 발전으로 말기 장기부전의 표준 치료가 되고 있다. 상당 수의 환자들이 이식 대기 중에 사망하고, 이식 후에도 이식장기의 수명이 다하면 이차 이식을 해야 한다. 이식 대기 환자, 이식 받은 환자, 그 보호자들은 심각한 디스트레스를 겪는다. 면역억제제의 신경정신과적 부작용, 이식 전후의 정신과적 문제, 면역억제제 순응도가 이식의 성공과 삶의 질에 중요하다. 생체 장기기증이 증가하면서 장기기증자에 대한 고려가 중요해졌다.

이식 전 정신과적 평가

이식후보자가 이식에 적합한지, 이식 결과에 영향을 줄 수 있는 정신과적, 행동적, 심리사회적 위험요인이 있는지 평가한다. 동반 정신장애, 술과 담배를 포함한 물질사용장애, 순응도를 포함한 건강행동, 이식과정을 이해하고 동의서를 작성할 수 있는 능력, 이식팀과 협력할 수 있는 능력, 대처 기술, 사회적 지지 등을 포괄적으로 평가한다. 알코올에 의한 간경화증 환자라면 알코올 중단과 치료 순응도에 대한 평가와 대책이 이식 그 자체보다 더 중요할 수 있다.

이식에서 정신과적 문제

이식 환자의 1/3 정도가 주요우울증, 불안장애, 외상후스트레스장애 등의 정신장애를 가진다. 이식 환자는 평가, 대기, 수술 전 준비, 수술 후 회복, 장기 적응으로 이어지는 과정에서 신체적, 사회적 기능을 상실하고 불안, 우울, 회피, 부정을 보일 수 있다. 이식 전 질병의 경과, 대처 전략과 성격 특성이 이식 후의 적응과 질병행동에 중요하다.

이식 후 순응도

이식 환자는 평생 면역억제가 필요하지만 비순응 비율이 25%에 이른다. 불안, 적개심, 지지 부족, 부적절한 대처 전략 등이 비순응의 위험요인이다. 불안장애, 약물남용병력, 특히 치료받지 않은 주요우울증이 비순응과 관련 있다.

면역억제제의 신경정신과적 부작용

면역억제제는 신경독성과 신경정신과적 부작용을 유발할 수 있다. 사이클로스포린의 부작용은 대개 경미해서 손떨림, 안절부절, 두통 등이지만 간혹 섬망, 정신병, 경련, 언어실행증, 피질맹, 혼수 등이 발생한다. 뇌영상에서 후방가역성뇌병증증후군 소견이 발생하기도 한다. 타크로리무스는 불면, 불안, 초조 같은 흔한 증상부터 인지장애, 섬망, 혼수, 경련, 구음장애 그리고 심각한 신경독성까지 유발할 수 있다. 마이코페놀레이트는 불안, 초조, 우울, 정신병, 섬망, 경련을 유발할 수 있다.

정신과 약물과 면역억제제의 약물 상호작용

대부분의 면역억제제는 3A4로 대사되기 때문에 3A4 억제 효과가 있는 정신과 약물 사용은 주의해야 한다. 플루복사민이 문제가 될 수 있고 설트랄린, 파록세틴, 벤라팍신 등 3A4 억제 효과가 적은 약이 보다 안전하다.

통 증

통증은 환자가 의사를 찾는 가장 흔한 원인으로, 실제 또는 가능한 조직 손상과 연관된 불쾌한 감각적 그리고 정서적 경험으로 정의한다. 통증은 정서적, 인지적, 행동적 요인들에 의해 영향을 받는 복잡한 경험이고 광범위한 신경생물학적인 배경을 갖는다.

통증의 종류

급성 통증

급성 통증은 수술, 손상, 만성질환의 악화 등에 의해 발생하며 이완, 고정, 진통제 등으로 대부분 조절된다. 조기에 적극적으로 치료해야 만성으로의 이행을 예방할 수 있다. 환자가 예상되는 것보다 더 많은 진통제를 요구하거나 약물남용의 병력이 있을 때 정신과 자문이 의뢰된다. 진통제, 특히 마약성 진통제는 통증 조절을 위해서만 사용해야 한다. 통증보다 불면과 불안을 해소하기 위해 진통제를 요구하는 경우도 있기 때문에 주의가 필요하다. 수면장애와 불안은 통증 감각을 증폭시키고 진통제 요구량을 높이기 때문에 불면과 불안을 조절해줌으로써 진통제 요구량을 줄일 수 있다.

만성 통증

대상포진후신경통은 대상포진 발생 후 3개월이 지난 뒤에도 그 부위에 통증이 지속되거나 반복되는 것으로 대상포진 환자의 10% 정도에서 발생한다. 암, 당뇨, 면역억제 환자에서 흔히 발생한다. 정신적 디스트레스도 위험요인이다. 삼환계 항우울제, 항경련제, 마약성 진통제가 효과적이고 예방 효과도 있다.

말초 신경병성 통증은 여러 가지 질병으로 인해 감각성 신경이 직접 또는 간접적으로 손상 받아서 발생한다. 당뇨환자의 25% 정도가 당뇨병성 신경병성 통증을 경험한다. 삼환계 항우울제, 둘록세틴, 항경련제가 사용된다.

파킨슨병에 의한 통증은 파킨슨병의 가장 흔한 감각성 증상 중의 하나로 절반 정도의 환자에서 보고한다. 허리와 사지에 발생하는데 근육 수축과는 관련이 없다. 레보도파 치료 후에 통증이 감소하는 경우가 많다.

중풍후 통증은 중풍 환자의 5% 정도에서 나타나는데 시상의 병변과 관련 있고 난치성이다. 케타민도 50% 미만의 환자에서만 효과가 있었다는 보고가 있다. 플루복사민이 중풍 후 1년 이내의 환자들에서 효과가 있었다는 보고가 있다.

요통은 가장 흔한 신체증상의 하나로 의료비용과 생산성 상실 부담이 가장 큰 질환이다. 디스트레스, 우울감, 신체화 등 심리적 요인들과 관련이 높다. 우울장애와 디스트레스가 요통을 포함한 만성 근골격계 통증 발생의 위험을 높인다. 만성 요통 환자에서 요통으로 인한 경제적, 사회적 이득이 우울 및 장애 수준과 관련이 있다. 허리 수술을 받은 환자에서 불안, 우울, 직업 관련 정신적 스트레스가 있으면 업무 복귀율이 낮다. 만성 요통 환자에게는 여러 진단이 붙고 복잡한 치료가 이루어진다. 증상 감소뿐 아니라 기능의 회복, 특히 업무복귀 측면을 고려해야 한다. 다학제적 재활 프로그램이 효과적이다.

복합부위통증증후군 환자들은 흔히 정서적 디스트레스와 심리적 기능장애를 보인다. 정신장애의 유병률이 18~64%에 이른다. 불안, 우울, 움직임에 대한 공포가 흔하고, 일부 환자들은 전환장애의 징후를 보인다. 성격검사에서 신체에 집착하고, 우울하고, 억압의 방어기제를 사용하는 특성이 있다. 기능 재활에 정신과적 상태의 치료가 중요하다.

공존 정신장애

상당수의 만성 통증 환자들은 정신과적 증상이나 장애를 가지고 있다. 불면, 불안, 우울, 외상후스트레스증상은 통증 증상을 증폭시키고, 통증에 내한 내성을 낮추고, 진통제의 효과를 떨어뜨린다.

만성 통증 환자의 33%에서 주요우울장애가 있다. 우울증은 통증을 증폭시키고, 치료 순응도를 낮추고, 통증 약물 남용의 위험을 높인다. 우울증상은 환자가 부정하거나 다른 증상에 가려져서 놓치는 경우가 흔하다. 수면장애, 주간 피로감, 우울감, 짜증, 기분기복 등의 증상이 있을 때 우울증을 고려해야 한다.

만성 통증 환자의 일부는 신체형 장애의 기준에 부합한다. 신체증상이 과장되고, 비합리적인 두려움을 갖고 있고, 신체질환에 대한 불안을 가진다. 만성 통증환자에서 신체형 장애를 감별하는 데 어려움이 있다. 일부 통증은 신체형 장애처럼 보인다. 아직 밝혀지지 않은 신체적 원인에 의한 증상이 정신과적 원인에 의한 통증으로 진단될 수도 있다. 통증이 의학적 상태에 비해 과도한지 여부가 중요한 기준인데 이를 판단하는 것이 불가능한 경우가 많다. 통증이 정신과 약물이나 심리적 기법으로 호전된 경우에도 이러한 반응이 정신 장애가 존재하기 때문이라고 단정할 수 없다. 정신병리와 통증 중에 어느 것이 선행했는지 여부도 중요한 기준이지만, 이를 판단하는 것도 만성 통증 환자에서는 불가능한 경우가 많다.

치 료

통합적인 접근이 필수적이다. 통증뿐 아니라 동반된 다른 신체증상과 정신증상에 대한 약물치료, 인지행동치료, 정신치료, 이완요법 등 다양한 전략이 필요하다. 완치보다는 통증을 조절하고 기능을 회복하는 데 초점을 두어야 할 경우가 많다. 수면장애, 불안, 우울 등 동반된 정신장애나 정신증상에 대한 평가와 적극적인 치료는 통증 치료에 매우 중요하다.

삼환계항우울제는 다양한 통증에 효과적이다. 우울하거나

불안한 통증 환자에서는 어떤 항우울제를 사용하더라도 우울이나 불안이 치료되면 통증도 좋아진다. 우울과 불안이 동반되지 않은 통증 환자에서는 선택적세로토닌재흡수억제제는 효과가 없고, 삼환계항우울제와 세로토닌노르에피네프린재흡수억제제가 효과적이다. 발프로산(valproic acid), 가바펜틴, 라모트리진 같은 항경련제나 클로나제팜도 효과적이다.

마약성 진통제는 비암성 만성 통증 환자에서는 다른 치료에 반응하지 않는 경우를 대비하여 보류한다. 약물 남용의 병력이나 성격장애가 있는 경우에는 처방된 마약성 진통제가 남용되지 않도록 주의한다. 정신자극제인 메틸페니데이트는 통증에도 효과가 있고 진통제의 부작용인 진정효과도 줄여주고 활동도 증가시켜주기 때문에 보조적으로 사용할 수 있다.

두 통

두통은 가장 흔한 통증으로 만성적인 일상 두통에서부터 의학적 응급상황의 일부 증상으로 나타날 수도 있기 때문에 원인 감별이 중요하다. 두통은 기분, 인지, 행동과 관련이 높기 때문에 이러한 요인들 간의 상호작용을 고려해야 한다.

두통의 종류

만성 일상 두통

긴장성 두통인 경우가 많고 인구의 5% 정도가 경험한다. 불안, 우울증, 지속적인 스트레스와 관련이 있다. 생물학적 요인, 심리적 과정, 행동반응 사이에 복잡한 상호작용이 있을 것으로 본다. 과거에 편두통을 앓았던 경우가 많고 장기간의 진통제 사용이 만성 일상 두통으로의 이행과 관련될 것으로 추정한다. 약을 과다하게 사용해서 반발성 두통(rebound headache)이 생기기도 한다. 동반 기분장애의 치료와 인지행동치료가 도움이 된다.

긴장성 두통

머리띠 같이 압박하는 듯한 양상이고 대개 경도에서 중등도 정도로 나타난다. 스트레스를 받은 후에 악화되는 경향이 있고, 다른 동반 증상은 거의 없다. 바이오피드백과 명상 등 이완요법이 도움이 된다.

편두통

머리 반쪽에 찌르는 듯한 박동성 두통으로 구역, 구토, 광공포증, 소리공포증 같은 증상들이 연관될 수 있다. 번쩍거림 같은 시각적 전구증상이나 뇌신경마비 같은 국소 신경학적 징후를 동반하기도 한다. 성격문제나 심리적 디스트레스가 많다는 것이 관찰되었지만 그러한 특성이 편두통의 원인인지 결과인지는 확실하지 않다. 우울증과 양극성 장애와의 연관에 대한 보고가 있다.

급성 두통의 감별

갑자기 발생한 극심하고 지속적인 두통은 동맥류 파열 등에 의한 지주막하출혈, 수막염, 중이염이나 부비동염, 편두통 등을 감별해야 한다. 지주막하출혈은 갑자기 발생하고 의식소실, 광공포증, 구토, 경부경직 등이 연관될 때 의심해야 한다. 편두통이 지주막하 출혈과 유사한 양상을 보일 수 있지만 전구증상과 점진적으로 전형적인 편측의 찌르는 듯한 양상으로 진행되는 것으로 감별할 수 있다. 수막염은 심한 두통이 시간 단위로 악화되고, 광공포증, 구역, 경부경직이 열 등 다른 감염 양상과 같이 나타날 때 의심한다.

뇌압상승에 의한 두통은 누우면 악화되고 일어서면 완화되는 양상을 보이고, 구역과 구토를 유발하고 의식저하가 진행될 수 있다. 뇌압저하에 의한 두통은 일어서면 악화되고 누우면 완화되는 양상을 보이고 척수천자 후에 발생할 수 있다.

정신종양학

암이 환자의 신체 건강뿐 아니라 정신 건강에도 심각한 영향을 미친다는 것을 인식하고 암의 심리적, 사회적, 행동적 측면에 대해 연구하는 종양학의 하위 전문분야를 정신종양학(psychooncology)이라고 한다. 정신종양학에서는 암과 그 치료로 인해 발생하는 정신과적 문제의 평가와 치료, 정신사회적 디스트레스가 암의 발생과 진행에 미치는 영향, 암환자에서 신체증상과 정신증상의 상호작용, 임종환자 관리, 암생존자 관리 등을 다룬다.

암환자의 정신과적 문제

암과 그 치료는 환자와 가족들에게 신체적, 정신적, 사회적, 영적 고통을 초래한다. 암 환자에서의 이러한 고통을 디스트레스(distress)라고 한다. 암환자의 1/3 정도가 임상적으로 도움이 필요한 정도의 디스트레스를 겪는다. 불안, 우울 등의 디스트레스는 삶의 질을 저하시킬 뿐 아니라 통증 역치 저하, 자살 위험 증가, 재활 및 사회복귀 지연, 치료순응도 저하, 치료

거부 행위 등으로 인해 의료진의 관리부담을 증가시키고 암 재발 및 생존율에 부정적인 영향을 미친다. 디스트레스는 암 또는 암 치료와 관련된 생물학적 그리고 심리사회적 요인에 의한 신경계, 내분비계, 면역계의 변화에 의해 발생한다.

우울증

암환자는 진단, 치료, 재발, 말기 등 질병의 경과에서 우울 증상을 경험한다. 치료가 필요한 정도의 우울증의 유병률은 25% 정도이다. 암환자에서 우울증의 빈도가 높고 그로 인한 고통이 심각함에도 불구하고 정신과 진료로 이어지지 않는 경우가 많다. 우울증이 암 치료에 미치는 영향에 대한 인식부족과 정신과 진료에 대한 심리적 부담 때문이다. 식욕부진, 피로 같은 우울증의 신체증상이 암이나 암 치료에 의한 신체증상과 구별이 어려운 경우가 있는데 우울감, 무가치감, 절망감, 자살사고 같은 우울증의 심리적 증상을 확인하면 감별에 도움이 된다.

자살 및 빠른 죽음에 대한 요구

암환자의 자살률은 일반 인구에 비해 두 배 가까이 높다. 정서적 디스트레스와 통증이 자살사고와 관련이 있다. 차라리 빨리 죽었으면 좋겠다 또는 빨리 죽게 해달라는 빠른 죽음에 대한 요구는 절망, 우울, 신체적 고통과 관련이 있다.

불 안

암 진단, 새로운 치료의 시작, 재발 등 위기 상황에서 불안을 경험한다. 정기 검사를 위해 병원을 방문하기 직전에 불안이 발생하기도 한다. 폐소공포증은 뇌영상검사, 방사선 치료, 격리실 사용 등에서 어려움을 초래한다. 주사바늘공포증 때문에 항암치료가 지연되기도 한다. 암 진단이나 고통스러운 치료가 외상이 되어 외상후스트레스장애를 경험하기도 한다.

항구토약물이나 항정신병약물을 사용하는 환자에서 발생하는 좌불안석증이 불안으로 오인될 수 있다. 갑자기 발생하는 불안과 호흡곤란은 폐색전증의 징후일 수 있다. 폐암과 관련된 저산소증도 불안을 유발할 수 있다. 조절되지 않는 간헐적인 심한 통증은 불안과 관련이 높다. 진통제가 통증뿐 아니라 불안도 감소시켜주기 때문에 통증보다 불안조절을 위해 진통제를 요구하는 경우도 있다.

섬 망

섬망의 유병률은 질병 상태에 따라 다양하다. 말기에 가면 85%에서 발생한다. 나이, 기존의 치매 등 소인과 감염, 약물 등 촉발요인에 의해 발생한다. 스테로이드, 마약성 진통제, 일부 항암제와 면역치료제, 항콜린성 약제 등 약물들이 섬망을 유발할 수 있다. 뼈전이 환자에서는 고칼슘혈증이 섬망을 유발한다. 뇌전이나 면역억제에 의한 기회감염 때문에 섬망이 발생하기도 한다. 드물지만 신생물딸림증후군에 의한 자가면역 뇌병증이 섬망으로 나타난다. 섬망은 이환율과 사망률 증가와 관련이 있고 간병 부담을 증가시킨다.

정신사회적 요인이 암의 발생과 진행에 미치는 영향

성격 특성, 스트레스, 우울증 등 정신사회적 요인들이 암의 발생, 진행, 생존에 미치는 영향에 대해서는 논란이 많다. 연관이 있다는 결과와 없다는 결과들이 혼재해 있고 연구방법상의 한계 때문에 해석에 주의가 필요하다. 우울증 및 스트레스가 자율신경계와 내분비기능 그리고 면역기능에 영향을 미치는 것으로 알려져 있기 때문에 이러한 관계가 암의 발생 및 진행에 영향을 미칠 수 있는 것이라는 가설을 가지고 역학연구와 더불어 정신신경면역학과 정신신경내분비학적 연구들이 진행되고 있다.

신체증상과 정신증상의 상호작용

통증, 피로, 식욕부진 등 암환자에서 흔하고 고통스러운 신체증상들은 불면, 불안, 우울 등 정신증상과 밀접하게 연관되어 있다. 통증은 수면장애를 초래하고 불안과 우울의 위험을 높인다. 불안이나 우울은 통증을 심하게 경험하게 하고 진통제에 대한 반응도 떨어뜨린다. 진통제에 대한 반응이 기대에 미치지 못하거나 불면, 불안, 우울 등의 증상이 동반된 경우에는 두 가지 문제를 같이 고려해야 만족스러운 결과를 얻을 수 있다.

피로와 식욕부진은 암과 그 치료과정에서 흔히 경험하는 증상인데 우울증의 주요 증상이기도 하다. 우울증이 동반된 피로와 식욕부진은 우울증 치료만으로도 상당한 효과를 거둘 수 있다. 항우울제의 특성을 잘 이용하면 우울증이 동반되지 않은 피로나 식욕부진에도 도움을 줄 수 있다. 멀타자핀 같은 항우울제는 식욕부진과 구역에 효과적이고, 메틸페니데이트 또는 부프로피온은 피로에 효과적이다.

암 치료의 정신과적 측면

항암제는 수면장애, 불안, 우울, 섬망 등 정신증상을 유발할 수 있다. 대부분의 항암제가 3A4로 대사되기 때문에 3A4를 유도하는 모다피닐은 항암제 효과를 떨어뜨릴 수 있고 3A4를 억제하는 플루옥세틴과 플루복사민은 항암제 독성을 증가시킬 수 있다. 암생존자들이 호소하는 인지장애, 일명 키모브레인(chemobrain)이 갖는 임상적 중요성이 증가하고 있다.

타목시펜은 에스트로젠 수용체 양성인 유방암 환자의 재발 방지용으로 사용되는데 열감, 수면장애, 우울증을 유발할 수 있다. 우울증상과 열감을 조절하기 위해 항우울제를 흔히 사용하는데 강력한 2D6 억제제인 플루옥세틴과 파록세틴은 피하고, 벤라팍신이나 시탈로프람을 사용해야 한다. 타목시펜의 2D6 대사체인 엔독시펜이 강력한 작용을 하기 때문이다.

방사선치료도 피로, 구역, 구토를 흔히 유발한다. 폐소공포증이나 심한 불안 때문에 방사선 치료를 받기 어려운 경우가 있는데 항불안제 등으로 조절하면 된다.

암환자의 정신과적 치료

정신치료

지지적 정신치료, 인지행동치료, 가족 및 부부치료, 지지적-표현적 정신치료, 의미중심정신치료 등의 정신치료적 방법들을 환자의 상황과 요구에 맞추어 적용하면 디스트레스 감소와 삶의 질 향상에 도움이 된다.

정신약물치료

암 또는 암치료와 관련된 정신증상과 신체증상을 조절하기 위해 사용한다. 불면, 불안, 우울, 인지장애, 섬망 같은 정신증상과 통증, 피로, 식욕부진, 구역, 구토 등 다양한 신체증상에 효과적이다. 암환자의 신체적 상태와 기존에 사용하고 있는 약물들과의 상호작용을 고려해야 하고 부작용에 취약하기 때문에 소량으로 시작하여 천천히 증량하면서 효과와 부작용을 세심하게 살펴야 한다. 또한 정신과적 진단과 임상양상 그리고 그 원인에 따라 사용하는 약물의 종류 및 용법이 달라지기 때문에 감별진단과 원인에 대한 추론이 중요하다.

자문조정 정신의학

자문조정 정신의학은 다양한 환자들, 특히 암, 장기이식, HIV 감염 같은 복잡한 질병을 가진 환자들의 진료에 참여한다. 동반된 정신과적 상태는 질병경과 악화, 삶의 질 저하, 입원 기간 연장, 의료비용 증가와 관련 있기 때문에 의학적 상황에서 정신과적 문제를 즉각 발견하고 평가하고 치료하는 것이 필수적이다.

자문조정 정신과의사는 1) 정신상태검사를 실시하고 뇌영상 같은 검사 결과와 연계하여 해석할 수 있고, 2) 자살, 공격성, 초조 행동의 발생을 예측할 수 있고, 3) 신체질환자의 정신과적 관리에서 의학적, 법적, 윤리적 원칙을 적용할 수 있고, 4) 타과 의사, 간호사, 가족 등과 의사소통할 수 있는 능력을 갖추어야 한다. 또한 신체질환 및 치료와 관련된 정신과적 표현과 약물 상호작용에 대한 지식을 갖추고, 의학적 상황에서 섬망, 치매, 우울, 불안, 독성효과 등을 진단하고 치료할 수 있는 전문성을 가져야 한다.

정신과 자문조정의 과정은 일반적으로 다음과 같다.

1) 자문 의뢰 의사와 직접 의사소통: 의뢰서 내용이 모호하고 정확하지 않은 경우에 의뢰 의사와 직접 대화를 하면서 전체 상황을 파악한다.
2) 기록 검토: 현재 및 과거 기록을 검토하여 환자의 신체적, 정신적, 사회적 병력을 확인한다.
3) 환자의 약물 검토: 현재 복용중인 약물뿐 아니라 평소 복용하던 약물, 입원 당시 복용하던 약물 등 여러 시점에서 복용 중인 약물 목록을 파악한다. 항우울제나 벤조다이아제핀 같은 정신과 약물과 스테로이드 같은 정신증상을 유발할 수 있는 약물에 대해 철저히 조사한다.
4) 가족이나 간병인으로부터 정보 획득: 환자의 의식이 저하되어 있거나 행동문제가 심할 경우 환자를 지켜본 주변 사람들로부터의 정보가 매우 유용하다.
5) 환자 면담 및 검진: 자문 상황에서는 환자가 정신과 진료에 대해 준비가 되어 있지 않고 안정된 면담을 하기 어려운 환경인 경우도 많다. 환자의 고통에 초점을 둔 공감적 대화로 시작하는 것이 치료적인 관계를 형성하고 면담을 원활히 진행하는 데 도움이 된다. 철저한 정신상태검사가 중요하고 신경학적 검사를 포함한 신체검사도 필요하다.
6) 진단 및 치료: 환자에 대한 검사 결과들을 검토하고 진단 및 감별진단에 필요한 추가 검사를 고려한다. 뇌영상, 뇌파, 뇌척수액 검사, 임상심리검사, 인지기능검사 등이 필요할 수 있다. 정신과적 진단뿐 아니라 신체질환 및 치료와의 관계에 대해 평가한다.
7) 회신하기
   - 진단과 치료에 초점을 두고 명료하고 간결하게 회신한다.
   - 정신역동적 이해가 도움이 될 수 있지만 자문기록에는 그러한 추정은 피하는 것이 좋다.
   - 타 의료진에 대한 지적이나 비판은 피한다.
   - 상황에 따라 치료 방침을 유연하게 적용한다.

- 병력, 이번 입원 이유, 자문 의뢰 이유, 입원경과를 포함한 현재 의학적 상태 등을 요약한다.
- 임상병리검사, 영상검사, 신체 및 신경학적 검사 결과도 요약한다.
- 감별진단 목록을 가능성 순서로 제시한다. 증상이 정신장애에 의한 것이 아니라면 그 사실을 명시한다.
- 중요한 순서로 추천사항을 정하고 계획을 기술한다. 진단을 명확히 하기 위한 방법과 치료에 대한 제안을 포함한다. 향후 발생할 수 있는 문제를 예상하고 그에 대비하는 것은 매우 중요하다. 섬망 환자라면 현재 차분하더라도 앞으로 나타날 수 있는 초조증상에 대한 약물을 추천한다. 약물을 추천할 경우 예상되는 부작용과 그에 대한 대책도 적어준다.
- 환자, 간병인, 의료진에게 필요한 주의사항을 기술한다. 자해 및 자살 위험, 낙상 위험 등 예상되는 문제를 대비할 수 있도록 구체적인 지침을 제시한다.
- 추적 자문이 필요한 경우 간격을 정해주고 자문의사의 연락처를 제공한다.

8) 자문 의뢰 의사와 직접 의사소통: 긴급한 제안이 필요한 경우 자문의뢰 의사와 직접 대화한다. 비밀유지가 필요하거나 예민한 정보나 권고는 기록하는 것보다 말로 전하는 것이 좋다. 의무기록은 환자를 포함하여 누군가 열람할 수 있다는 점을 고려한다.

9) 주기적 추적: 대부분의 자문이 한 번 방문으로 종결되지 않는다. 매 추적 방문에 대해서도 기록으로 남겨야 한다.

참고문헌

1) 이상열, 신성훈, 최석채. 기능성 상부 위장관 증상을 호소하는 환자의 스트레스, 불안 및 우울. 정신신체의학 1998;6:3-12.
2) 질병관리본부. 2012 건강행태 및 만성질환 통계;2014.
3) 박주언, 정경희. 심혈관질환약물과 항정신성약물의 약물상호작용. 정신신체의학 2011;19:57-65.
4) 한국정신신체의학회. 정신신체의학. 서울: 집문당;2012.
5) 함봉진. 정신종양학. 박재갑, 방영주, 하성환 편저. 종양학. 서울: 일조각; 2012.
6) Ahmedani BK, Peterson EL, Wells KE. Examining the relationship between depression and asthma exacerbations in a prospective follow-up study. Psychosom Med 2013;75:305-310.
7) Aiken C. Psychosomatics for all-past, present and future. Psychother Psychosom 1987;47:128-138.
8) Brey RL, Holliday SL, Saklad AR, Navarrete MG, Hermosillo-Romo D, Stallworth CL, et al. Neuropsychiatric syndromes in lupus: prevalence using standardized definitions. Neurology 2002;58:1214-1220.
9) Burmeister LA, Ganguli M, Dodge HH, Toczek T, DeKosky ST, Nebes RD. Hypothyroidism and cognition: preliminary evidence for a specific defect in memory. Thyroid 2001;11:1177-1185.
10) Cho EH, Lee HJ, Ryu OH, Choi MG, Kim SW. Sleep disturbances and glucoregulation in patients with type 2 diabetes. J Korean Med Sci 2014; 29:243-247.
11) Cho HS, Park JM, Lim CH, Cho YK, Lee IS, Kim SW, et al. Anxiety, depression and quality of life in patients with irritable bowel syndrome. Gut Liver 2011;5:29-36.
12) Cho JJ. Stress and cardiovascular disease. J Korean Med Assoc 2013;56: 462-470.
13) Cukor D, Coplan J, Brown C, Friedman S, Newville H, Safier M, Spielman LA, Peterson RA, Kimmel PL. Anxiety disorders in adults treated by hemodialysis: a single-center study. American J Kidney Disease 2008;52:128-36.
14) Dew MA, Dimartini AD, De Vito Dabbs A, Myaskovsky L, Steel J. Rates and risk factors for nonadherence to the medical regimen after adult solid organ transplantation. Transplantation 2007;83:858-873.
15) Forstein M, Cournos F, Douaihy A, Goodkin K, Wainberg ML, Wapenyi KH. Guideline watch: practice guideline for the treatment of patients with HIV/AIDS. Arlington, VA: American Psychiatric Publishing;2006.
16) Freeman AM, Westphal JR, Davis LL, Libb JW. The future of organ transplant psychiatry. Psychosomatics 1995;36:429-437.
17) Gitlin DF, Levenson JL, Lyketsos CG. Psychosomatic medicine: a new psychiatric subspecialty. Acad Psychiatry 2004;28:4-11.
18) Griffin KW, Friend R, Kaell AT, et al. Distress and disease status among patients with rheumatoid arthritis: roles of coping styles and perceived responds from support providers. Ann Behav Med 2001;23:133-138.
19) Gupta MA, Gupta AK. Psychodermatology: an update. J Am Acad Dermatol 1996;34:1030-1046.
20) Guthrie E, Barlow J, Fernandes L, et al. Changes in tolerance to rectal distension correlated with changes in psychological state in patients with severe irritable bowel syndrome. Psychosom med 2004;66:578-582.
21) Hackett RA, Lazzarino AI, Carvalho LA. Hostility and physiological responses to acute stress in people with type 2 diabetes. Psychosom Med 2015;77:458-466.
22) Hackett TP, Cassem NH, Stern TA, Murray GB, Fricchione GL, Kontos N. Beginnings: psychosomatic medicine and consultation psychiatry in the general hospital. In: Stern TA, Fricchione GL, Cassem NH, Jellinek M, Rosenbaum JF. Massachusetts General Hospital Handbook of general hospital psychiatry. 6th ed. Philadelphia, PA: Saunders;2010.
23) Han SH, Lee OY, Lee YS, Kim KB, Yoon BC, Choi HS. Anxiety, depression and sleep disturbance in female constipation predominant irritable bowel syndrome. Korean J Neurogastroenterol Motil 2005;11:66-71.
24) Holland JC. History of psychooncology: overcoming attitudinal and conceptual barriers. Psychosom Med 2002;64:206-221.
25) Joo HJ, Park JK, Lee SD, Oh YM. Comorbidities of chronic obstructive pulmonary disease in Koreans: A population-based study. J Korean Med Sci 2012;27:901-906.
26) Kim CG, Oh KT, Choe JY, Bae SC. Health-related quality of life in Korean patients with rheumatoid arthritis. J Korean Rheum Assoc 2002;9:S60-S72.
27) Kim JC, Jo ST, Yoon JY, Kim GH, Jeon RW, Kim HJ, et al. Depression in chronic hemodialysis patients: risk factors and effects on nutritional parameters. Korean J Med 2002;62:77-82.
28) Kim JM, Kwon HM, Lim CS, Kim YS, Lee SJ, Nam HW, et al. Restless legs syndrome in patients on hemodialysis: symptom severity and risk factors. J Clin Neurol 2008;4:153-157.
29) Kim SJ, Jung HH, Lee JH. Characteristics of sleep disturbances correlated with clinical parameters in hemodialysis patients with chronic renal failure. J Korean Neuropsychiatr Assoc 2005;44:489-496.
30) Kim SY, Lee JH, Kim HN, Kim DK, Kim GS, Kim MK, et al. Depression and self-care behavior in patients with diabetes mellitus. Korean Diabetes J 2009;33:432-438.
31) Kim YJ, Kim JE, Lee JS. Association between asthma and depression in Korean adults. Allergy Asthma Respir Dis 2015;3:173-179.
32) Lee JH, Oh KT, Bae SC. Health-related quality of life in Korean patients with fibromyalgia. J Korean Rheum Assoc 2002;9:S96-S105.
33) Lee YM, Lee HJ, Kwon EJ, Ha JY, Kim MK, Noh TW, et al. Association between blood sugar level, psychological impact, and emotional symptoms in patients newly diagnosed with diabetes. J Korean Diabetes 2013;14:46-53.
34) Lett HS, Blumenthal JA, Babyak MA, Sherwood A, Strauman T, Robins C, et al. Depression as a risk factor for coronary artery disease: evidence, mechanisms, and treatment. Psychosom Med 2004;66:305-315.
35) Levenson JL, editors. The American Psychiatric Press Textbook of psychosomatic medicine: psychiatric care of the medically ll. 2nd ed. Arlington, VA: American Psychiatric Publishing;2011.

36) Levenson JL, Hamer RM, Rossiter LF. Relation of psychopathology in general medical inpatients to use and cost of services. Am J Psychiatry 1990;147:1498-1503.
37) Lipowski ZJ. Psychosomatic medicine in the seventies: an overview. Am J Psychiarty 1997;134:233-244.
38) Lipsitt DR. Consultation-liaison psychiatry and psychosomatic medicine: The company they keep. Psychosom Med 2001;63:896-909.
39) Ljudmila S, Gisele ZG, Sanja P, Natasa S. Psychiatric manifestations in systemic lupus erythematosus. Autoimmunity Reviewers 2007;6:421-426.
40) Loghman-Adham M. Medication noncompliance in patients with chronic disease: Issues in dialysis and renal transplantation. American J Managed Care 2003;9:155-171.
41) Lustman PJ, Anderson RJ, Freedland KE, de Groot M, Carney RM, Clouse RE. Depression and poor glycemic control: a meta-analytic review of the literature. Diabetes Care 2000;23:934-942.
42) Maunder R, Hunter J, Vincent L, Bennett J, Peladeau N, Leszcz M, et al. The immediate psychological and occupational impact of the 2003 SARS outbreak in a teaching hospital. CMAJ 2003;168:1245-1251.
43) Meldrum ML. A capsule history of pain management. JAMA. 2003;290: 2470-2475.
44) Murphy S, Creed F, Jayson MI. Psychiatric disorder and illness behaviour in rheumatoid arthritis. Br J Rheumatol 1988;27:357-363.
45) Novack DH, Cameron O, Epel E, Ader K, Waldsteine SR, Levenstine S, Antoni MH, Wainer AR. Psychosomatic medicine: the scientific foundation of the biopsychosocial model. Acad Psychiatry 2007;31:388-401.
46) Novak M, Zsolt MM, Szeifert L. Depressive symptoms and mortality in patients after kidney transplantation: a prospective prevalent cohort study. Psychosom Med 2015;72:527-534.
47) Park EK, Jo EJ, Lee SE, Lee SG, Mok JH, Kim MH, et al. Characteristics of depression and anxiety in elderly asthmatics. Allergy Asthma Respir Dis 2014;2:194-199.
48) Ritz T, Steptoe A, DeWilde S, Costa M. Emotions and stress increase respiratory resistence in asthma. Psychosom Med 2000;62:401-142.
49) Roest AM, Martens EJ, Denollet J, Jonge P. Prognostic association of anxiety post myocardial infarction with mortality and new cardiac events: a meta-analysis. Psychosomatic Medicine 2010;7:563-569.
50) Stark D, Kiely M, Smith A, Velikova G, House A, Selby P. Anxiety disorders in cancer patients: their nature, associations, and relation to quality of life. J Clin Oncol 2002;20:3137-3148.
51) Lee KY, Wang SM, Kim YR, Lee HK, Lee KU, Lee CT, Kweon YS. The effect of resilience on depression and life satisfaction in patients with hemodialysis. J Korean Neuropsychiatr Assoc 2012;51:439-444.
52) Wise MG, Rundell JR, editors. The American Psychiatric Press Textbook of consultation liaison psychiatry. 2nd ed. Washington, DC: American Psychiatric Publishing;2002.
53) Zabora J, Brintzenhofeszoc K, Curbow B, Hooker C, Piantadosi S. The prevalence of psychological distress by cancer site. Psychooncology 2001; 10:19-28.

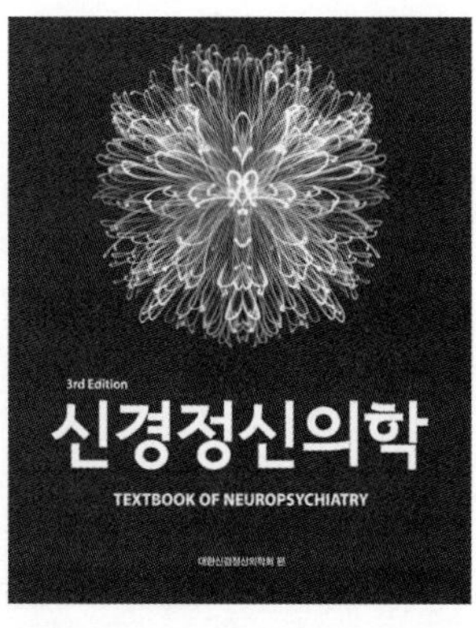
3rd Edition
신경정신의학
TEXTBOOK OF NEUROPSYCHIATRY

Chapter 27

소아청소년정신의학

Child and Adolescent Psychiatry

박태원, 이소영, 이영식, 황준원

소아정신장애의 개념과 관련 요인

아동기 정신건강과 정신병리

아동기 정신건강의 개념

프로이트(Freud)는 사람이 사랑할 수 있고, 놀이를 할 수 있고, 일할 수 있으면 정신이 건강하다고 하였다. 정신적으로 건강한 사람은 우선 자신에 대한 가치나 자신감이 있고, 자신의 충동을 조절할 줄 알며, 어떤 문제가 일어날 때 이를 해결할 수 있는 적응능력이 있고, 그가 처한 사회에서 효과적으로 자신의 역할을 수행하며 원하는 바를 성취하는 능력이 있는 상태라고 볼 수 있다. 이러한 건강한 정신상태는 공통적으로 만족과 즐거움과 행복감이 따르게 마련이다.

인간의 행동, 감정, 생각은 신체적인 기초, 생리적인 현상과 밀접하게 연관되며, 심리적인 구조는 주위 환경의 영향을 받아서 탄생되는데, 이 심리적 구조가 행동, 감정, 생각을 통제하기 때문에 정신건강을 논할 때에는 항상 신체적 요인, 심리적 요인, 사회적 요인을 같이 생각해야 한다. 또한 개인의 발달은 항상 그가 처하고 있는 환경, 즉, 사회에의 적응을 목적으로 하므로 신체적, 심리적, 사회적인 통합적 존재로서 이해해야 할 것이다.

아동의 정신건강과 정신병리

성인에서의 일반적인 정신건강의 개념은 아동에게 직접적으로 적용하기 어렵다. 특히 정신과 신체가 아직 미분화된 상태인 유아나 초기 아동의 경우 정신건강은 나이와 성별, 발달단계에 따라 달리 이해해야 한다. 그 발달단계에 맞는 발달을 하고 있는 아동은 정신적으로 건강하다고 할 수 있을 것이다. 즉, 신체적, 행동적, 정서적으로 자신이 처한 발달단계에 맞고 대부분의 또래가 보이는 행동을 하며, 또 계속적인 발달을 방해할 다른 요인이 없고 발달할 능력을 갖고 있다면 정신적으로 건강한 아동이라고 할 수 있다. 바꿔 말하면, 정신적으로 건강하지 못한 아동이란 그 나이와 성별, 발달단계에 맞지 않는 행동, 감정, 생각을 보이고, 그 단계에 적합한 발달과제를 성취하지 못하며, 발달이 정지 또는 지연되거나 왜곡되는 경우라고 할 수 있다.

정상과 비정상

일반적으로 정상이란 다음의 몇 가지 의미로 사용된다(Offer & Sabshin, 1974).

첫째, 질환이나 병적 상태가 없는 상태를 이야기한다. 비교적 소극적인 정의면서 비정상적 상태가 없는 상태를 이야기하므로 정상이 무엇이냐에 대해 적극적 대답을 주진 못한다.

둘째, 정상이란 가장 이상적인 상태를 말한다. 세계보건기구(World Health Organization, WHO)는 건강을 단순히 질병(disease) 또는 질환(infirmity)이 없는 상태가 아니고 인간의 신체적, 정신적, 사회적 안녕의 상태로 정의한 바 있다. 이를 발달과 관련지어 정의하면 모든 분야에서 발달이 골고루 잘 이루어지고 조화적이고 통합적인 발달과정을 밟고 있다면 정상이라고 할 것이다.

셋째, 통계학적인 정의로서 2 표준편차 이내의 행동이나 특성은 정상, 그 밖에 있는 것은 비정상으로 간주하는 것이다. 바꿔 말하면 해당 사회와 문화에서 받아들일 수 있는 보통 또는 표준 이내의 행동에 비해 질적, 양적으로 다른 행동을 비정상적이라고 할 수 있다. 그러나 정상이냐 비정상이냐를 사회문화적 개념으로만 정의한다면 자주 변하는 표준에 의한 타당성의 문제가 있다.

넷째, 발달학적 정의가 있다. 어떤 행동 자체로 정상, 비정상을 따지기보다 그것이 언제, 얼마나 나타나는지에 따라 정상이냐 비정상이냐를 결정할 수 있다는 것이다. 예를 들어 2~3세 유아가 가끔 생떼를 부리는 것은 이 시기 아동의 발달과 행동특성상 정상적이라고 할 수 있다. 그러나 이 유아에게 너무 자주 생떼가 나타나거나, 학령기 아동에게 자주 나타난다면 그것은 명백히 비정상적이라고 할 수 있다.

다섯째, 발달 자체가 정상인지 아닌지를 판단하는 것이다. 특정 발달단계의 잘 알려진 행동특성이 제때에 나타나면서 여러 영역의 발달이 조화롭고 통합적으로 잘 진행된다면 정상, 발달이 정상 궤도에서 벗어나 일탈이 이루어지거나 특정 발달단계에 고착되는 경우, 또는 특정 영역의 발달이 나타나지 않는 경우 이를 비정상발달로 보고 이로 인해 나타나는 행동은 비정상적 행동이라고 할 수 있다.

아동기 정신병리의 개념

발달하는 아동에게 한두 가지의 특정 증상은 자라나는 과정에서 일시적으로 나타날 수 있고 임상적으로 별 의미가 없는 경우가 많다. 그 아동의 나이, 발달단계, 처해 있는 환경을 고려하여 그것이 정상인지 또는 발달을 저해할 정도로 유의한 정신병리적 문제인지를 결정해야 한다.

어떤 행동이 정신병리적으로 비정상적인지에 대해 결정하기 위해 다음 사항을 고려해야 한다. 첫째, 그 행동이 나이와 성별에 적절한지, 둘째, 특정 행동이 얼마나 오래 지속되었는지, 셋째, 아동이 생애의 어느 시점에 있는지, 넷째, 생활변화 또는 스트레스로 인한 일시적 증상인지, 다섯째, 살고 있는 사회문화적 배경에 적절한 것인지, 여섯째, 문제의 빈도, 정도, 종류가 어떠한지, 일곱째, 그 행동이 본인이나 주위 사람에게 장해(impairment)를 끼치는지에 대한 여부와 정도, 여덟째, 그 행동이 어떤 의미와 기능을 하는지 등을 고려해야 한다.

발달단계에 따른 정신병리

태아기

유전적 이상

많은 수에서 유전상담(genetic counseling)은 산전 진단을 통해 이루어지며 양수천자(amniocentesis), 초음파 검사, X-ray 검사, 태아경검사(fetoscopy), 태아 혈액 및 피부 채취, 융모막 채취, α-fetoprotein 선별검사 등을 사용한다. 산전 진단 여성의 약 2%에서 양성반응이 나타나며, 성염색체 연관 장애, 신경관결손, 염색체 질환, 다양한 선천성 대사이상 등을 발견할 수 있다. 염색체 이상은 흔한 지적장애의 원인이며, 수적

이상 외에도 염색체의 일부 결실(deletion), 중복(duplication), 전좌(translocation), 역위(inversion) 등 구조의 이상은 모두 발달학적 이상을 초래할 수 있다. 염색체 내의 유전자에 문제가 있거나 특정 유전자가 결핍되어 문제를 일으키는 경우도 있는데, 예를 들어 페닐케톤뇨증(phenylketonuria)은 유전자의 이상으로 페닐알라닌 대사에 필요한 효소가 선천적으로 결핍되며 이로 인해 대사가 제대로 이루어지지 않아 생기는 물질인 페닐케톤(phenylketone)이 뇌의 발달을 방해하고 지적장애를 유발한다.

뇌손상과 기형

약물, 방사선 노출, 환경오염 등에 의해 신체적 기형, 뇌발달 미숙 또는 이상이 초래될 수 있다. 임신 중 알코올 사용은 아동에게 심각한 신체적, 정신적 결손을 유발할 수 있는데, 태아 알코올 증후군(fetal alcohol syndrome)은 전체 생존출생 중 0.5/1,000명, 알코올 중독 여성에게 태어난 전체 영아 중 1/3에서 발생하며, 산전 성장지연과 더불어 작은 안구(microphtalmia), 짧은 안검열(palpebral fissure), 안면 중앙부 형성저하증(hypoplasia), 짧은 인중, 얇은 윗입술 등의 미세 신체기형과 소뇌증(microcephaly), 성장 지연, 과잉행동, 주의력 결핍, 학습장애, 지적장애, 경련 등의 중추신경계 증상을 특징으로 한다. 임신 중 흡연은 조산, 평균 이하의 출생체중, 급성 영아사망증후군(sudden infant death syndrome, SIDS)과 관련된다.

출산 시 위험

출산과정이 오래 지속되면 저산소증으로 출생 직후 뇌손상을 입을 수 있다. 특히 운동신경에 영향을 주어 운동신경계의 발달에 지장이 초래되는 뇌성마비(cerebral palsy)의 경우 흔히 언어발달, 인지발달의 결손이 동반된다. 경한 산소결핍으로 눈에 띄는 신체적 마비나 기타 신경계 손상이 나타나지 않아도 일부 발육이 늦거나 미소뇌기능장애, 발달상의 지연 또는 여러 정서 및 행동 문제를 나타낼 위험성이 증가한다.

조산과 미숙아

심한 조산아는 생존하더라도 지적장애나 뇌손상, 정서 및 행동상의 문제 또는 학습의 문제를 가질 확률이 높은데, 이는 뇌의 손상 외에도 여러 의학적 문제로 모아의 접촉기회가 줄어들고 모아관계의 이상이 야기되는 것에서 기인한다. 조산아로 태어나더라도 충분한 자극과 적절한 양육, 철저한 건강관리를 받게 되면 지적으로 결손을 나타낼 확률이 훨씬 줄어든다.

영아기

사회성 결핍증후군(social deprivation syndrome)과 모성방임(maternal neglect)

Spitz(1945)는 어머니의 거절과 방임으로 심한 발달지연을 보이는 것을 기술한 바 있다. 영아 수에 비해 낮은 직원 비율 및 잦은 인력교체율을 나타내는 기관의 영아는 비록 적절한 신체적 관리와 감염 예방에도 불구하고 뚜렷한 발달지연을 나타낸다. 동일한 영아를 적절한 위탁양육 또는 입양하에 둘 경우 성장의 뚜렷한 증가를 나타낸다. 일반적으로 모성결핍의 결과로는 언어 · 신체 · 사회성 발달의 지연, 지능 저하, 성장중단(failure to thrive) 또는 왜소증(dwarfism), 청소년기의 비행(delinquency) 및 반사회적 성격(antisocial personality) 등이 있다.

모자관계의 이상

영아가 태어날 때부터 기르기 힘든 기질(difficult temperament), 신체적 결함 · 뇌손상 · 지적장애 등을 갖는 경우, 부모의 정서상태가 불안정하거나 정신질환을 갖는 경우, 과거 자녀를 잃었기 때문에 해당 아동에 대한 불안이 큰 경우, 부모가 미숙하여 부모 역할 및 양육에 대한 불안이 큰 경우, 결혼 관계의 불화가 많은 경우 등은 모자관계의 이상을 초래하는 흔한 요인이다. 이때, 영아가 신체질환이 없는데도 수유, 수면에 문제가 있거나 극심한 낯가림과 분리 불안 등으로 나타난다.

아동학대

부모에게 신생아에 대한 애착이 일어나지 않고 의식적, 무의식적으로 귀찮게 여겨 육아를 기피하거나 방임, 심지어 구타 · 학대하는 경우가 있다. 현 아동복지법에 의하면 아동학대는 보호자를 포함한 성인이 아동의 건강 또는 복지를 해치거나 정상발달을 저해할 수 있는 신체적, 정신적, 성적 폭력이나 가혹행위를 하는 것과 아동의 보호자가 아동을 유기하거나 방임하는 것으로 정의된다.

아동학대의 원인으로 가장 흔히 지목되는 것은 바로 부모 자신의 소아청소년기 학대이다. 어려서부터 학대를 받아 양육과 관련된 지식과 능력이 부족하며, 스트레스를 잘 받고 결혼관계 문제나 본인의 정서적 불안정, 의존욕구 등으로 인해 자녀를 도움이 필요한 존재로 보지 못하고 자신에게 귀찮은 존재로 생각하기 쉽다. DSM-5에서 반응성 애착장애(reactive attachment disorder)와 탈억제성 사회적 관계장애(disinhibited social engagement disorder)는 아동학대 또는 방임으로

화가 심하고, 슬프고, 외로우며, 우는 것을 조절할 수 없고, 쉽게 상처받고, 덜 자율적이고, 타인에게 의존하며, 자신의 신체에 대해 더 창피하다고 보고한 바 있다. 기분조절문제는 높은 수준의 부정적인 사건과 관련된다(Brooks-Gunn & Marren, 1989).

위험행동(risk-taking behavior)

음주, 흡연, 피임하지 않은 성관계, 무기 소지, 안전벨트 미착용, 음주운전 차에 동승 등 일부 주관적으로 경험되는 긍정적 결과는 있지만 상당한 부정적인 결과가 예상되는 행동에 참여하는 것으로 정의되는 위험행동은 이 시기 각종 사고 및 사망의 주요 원인이 된다. 위험행동에 대한 고위험군은 이런 위험행동이 조기에 시작되고, 부모의 돌봄이 결여되어 있고, 학대받은 경험이 있으며, 학교생활에 제대로 참여하지 않고, 또래의 영향에 취약하며, 이웃의 환경이 불량하고, 역할 모델이 없고, 우울증이 많이 동반되는 특성을 나타낸다(CDC, 2006). 위험행동을 흥분감의 추구를 위한 행동, 반항행동, 부주의의 결과로 오는 행동, 반사회적 위험행동 등 4가지 유형으로 구분하기도 하며(Gullone & Moore, 2000), 때로는 또래들로부터의 수용, 부모로부터의 독립성 확립, 관습적 권위의 부정, 불안이나 좌절의 해소, 성인에 가까운 상태로의 전환을 확인하는 등의 의미나 목적을 지니기도 한다(Jessor, 1992).

소아청소년기 이후의 발달과 정신병리

아동기의 경험과 심리적 상처는 청소년기, 성인기로 이어져 다음과 같이 지속적인 영향을 미칠 수 있다. 여기에는 첫째, 아동기의 성격이나 특정 행동방식이 성인기에 지속되는 경우(예: 아동기의 분노발작, 수줍음 등이 성인기 적응에 영향을 줌), 둘째, 아동기에 발현된 정신병리가 성인기에 지속되거나 다른 형태로 나타나는 경우(예: 아동기 불안, 공포가 성인기에 여러 형태의 정서장애로 지속됨), 셋째, 아동기의 경험이나 상처가 요인으로 작용하여 성인기에 발병되는 경우(예: 아동 학대), 넷째, 아동기에는 나타나지 않지만 어떤 형태의 전구증상이 있다가 성인기에 발병되는 경우(예: 조현병의 아동기 전구증상으로서 대인관계에서 특이한 행동, 신경발달학적 미성숙, 주의력결핍 등) 등이 있다.

아동발달과 환경, 경험적 요인

가 정

가정의 기능과 역할

가정은 단순히 몇 사람이 모인 집단이 아니고 하나의 체계적 집단으로 많은 학자는 이를 정신사회적 기본단위(psycho-social unit)로 보는데, 즉, 가족 구성원 중 한 명이 문제를 보이는 것이 가정 전체 문제의 표현일 수도 있다. 또, 가정의 문제 때문에 개인의 신체적, 정신적, 행동적 문제가 유발되는 경우도 흔하며, 이들을 돕는 데 있어서도 한 개인만을 도와서는 별 의미가 없는 경우가 흔하다.

가정의 주요 기능과 역할은 다음과 같다. 첫째, 애정의 주 공급처로 가족 구성원과의 친밀한 관계를 통해 각 구성원은 애정욕구를 충족한다. 둘째, 성적 욕구의 충족과 출산으로 생식을 통하여 2세를 생산하고 길러낸다. 셋째, 아동의 보호, 양육, 사회화로 비단 신체적 보살핌뿐 아니라 성인기를 위한 기초교육과 사회화 과정이 장기간에 걸쳐 서서히 일어난다. 넷째, 의식주와 기타 물질적 공급으로 자녀가 독립할 수 있을 때까지 사회생활에 필요한 능력과 자질을 배우는 데 전념하도록 경제적 지원을 담당한다. 다섯째, 휴식처이자 안전 기지로 언제나 가족구성원이 안심하고 필요한 휴식을 취하게 하며 스트레스에 대해 완충작용을 한다. 여섯째, 사회와 문화에의 적응과 문화의 전승 기능을 한다.

부모의 역할

부모는 아동에게 애착을 통해 정서적 유대관계를 맺고 애정을 주며, 안전기지로서 역할을 하여 아동이 새로운 상황이나 긴장된 상황에 불안을 덜고 안심할 수 있게 한다. 또, 동일시나 모방을 통해 아동이 행동과 태도를 학습하게 하며, 인지발달과 사회성의 근간이 되는 생활경험을 공급하는 역할도 한다. 부모는 가정에서 아동의 대화와 감정 표현방법, 효과적인 의사전달방법 등 의사소통을 학습시킨다. 아동의 특정 행동을 선택적으로 강화하거나 단념하게 함으로써 사회적으로 받아들일 만한 행동(prosocial behavior)을 조성(shaping)하는 훈육(discipline) 과정도 중요한 부모의 역할이다.

부모의 이혼

최근 우리나라는 인구 1천 명당 이혼 건수인 조이혼율이 2.3건으로 조사되는데, 이는 2000년대 초반의 3.4건에 비해 하향 감소 추세이며, 이혼 부부의 평균혼인지속기간은 14.3년으로 지속적인 증가 추세를 보이고 있다(통계청, 2015). 이혼이 아동에게 얼마나 영향을 미치는지에 대해서는 다음 요인이 관여한다. 첫째, 이혼 전 부모의 관계가 어떠하였는지, 어느 정도 갈등적이었는지, 어느 정도 싸움을 많이 하였는지, 둘째, 부모가 이혼에 대해 자녀를 얼마나 미리 준비시켰는지, 셋째, 이혼 후 부모 간의 관계와 의사소통방법이 어떠하였는지, 넷째, 양육권은 누가 갖고 있으며 충분한 부모 역할을 수행하였는지, 다섯째, 재정적으로 곤란한 정도는 어떠한지, 여섯째, 이혼 부모, 특히 양육하는 부모의 재혼 여부 등. 일반적으로 남아가 여아보다 이혼의 단기 또는 장기 후유증을 좀 더 많이 경험하며(Hetherington et al., 1982), 어린 나이에 부모가 이혼할수록 문제가 더 심각한 것으로 보인다.

발달시기별 차이는 다음과 같다. 영유아기 아동의 경우 이혼에 대해 전혀 이해하지 못하지만 부모의 반응 변화를 인지하고 식사 또는 수면 양상의 변화, 장 문제, 공포감 또는 불안감을 경험한다. 학령전기 아동의 경우는 무슨 일이 벌어지고 있는지를 잘 이해하지 못하거나 이해하더라도 이혼에 대해 '내가 말을 잘 안 들어서, 무슨 잘못을 해서 부모가 헤어졌다'라는 죄책감을 흔히 갖는데, 정신분석이론에 따르면 이 시기는 오이디푸스기이므로 자기의 비밀스러운 공상이나 바람 때문에 부모가 이혼하게 되지 않았는지에 대한 죄책감과 공포가 있을 수 있다. 학령기에는 상황을 많이 이해하게 되어 부모 중 어떤 부모와 같이 살지, 이별을 어떻게 받아들일지에 대해 걱정한다. 또한 부모가 다시 재결합할 것이라는 막연한 기대와 현실 부정적 공상을 자주 하거나 실제로 부모를 재결합시키려는 시도를 하기도 한다. 별거나 이혼 과정에서 경험하는 불안, 분노, 정서적 스트레스, 부모와의 갈등 등은 학업에 지장을 주기도 하며, 좀 더 나이가 든 초등학생은 부모에 대해 분노를 직접 표현하거나 각종 신체 증상, 훔치기, 거짓말하기, 가출 등의 행동문제를 보일 수 있다. 청소년기에는 인지적으로 어느 정도 이해를 하지만 정서적으로는 이 시기가 부모와의 아동기적 관계를 정리하는 단계에 있으므로 그 반응이 매우 격렬하게 나타나 심각한 우울이나 반항, 등교 거부, 자살 시도, 한쪽 또는 두 부모에 대한 심한 폭력적인 행동으로 표출될 수 있다. 아동초기에 부모가 이혼한 아동이 청소년기에 부모와의 관계 및 이혼에 대한 감정이 다시 살아날 경우 일반 청소년보다 더 갈등적이고 혼란스러우며 격렬한 행동문제를 보일 수 있다.

부모의 양육태도와 정신건강

부모가 자녀에 대해 애정을 느끼지 못하고 양육에 무관심하거나 소홀한 경우(neglecting parents), 영아기에는 신체적 발달뿐만 아니라 인지적 발달도 저하되고 감정적으로 분화가 이루어지지 않는 등 발달 전체에 부정적인 막대한 지장을 받는다. 시설과 인력이 부족한 고아원이나 수용소에서 자라난 아동은 성격적으로 메마르고 우울하며 대인관계에 많은 문제를 갖는 것을 흔히 볼 수 있다.

적극적으로 자녀를 미워하거나 거부하고 심지어 자녀가 태어나지 않았으면 하고 바라는 부모의 경우(rejecting parents), 자녀는 흔히 신체적 · 정서적 학대의 대상이 되기도 한다. 이러한 부모는 일반적으로 성격이 미숙하고 불안정하며 어린 시절 비슷한 학대 피해 경험을 보고하는 경우가 많다. 이런 부모에게 자란 아동은 자신감이 없고 우울한 성격적인 면과 동시에 이러한 부모에 대한 증오심과 적개심이 있으며 대인관계에 있어 남을 불신하고 공격적인 요소를 갖게 된다.

부모가 어느 정도 독립적인 행동을 할 나이가 되었음에도 행동의 제약이나 조절없이 원하는대로 유아처럼 자녀를 지속적으로 감싸고 보호해 주는 등 과잉보호할 경우(overprotecting parents), 아동은 필요한 자기억제와 충동조절을 배우지 못하여 자기중심적이 되며 버릇없고 자신의 행동의 한계선을 모르는 문제를 나타내게 된다. 또, 독립심과 자신감이 결여되고 부모와 공생적인 관계를 지속하여 정상적인 정서 및 행동의 발달을 수립할 수 없게 된다.

반대로 부모가 아동의 행동 하나하나를 통제하거나 자신이 원하는 방향으로만 이끄는 경우(overcontrolling parents), 아동은 우선은 요구와 통제에 응하므로 착한 아이, 말 잘 듣는 모범생으로 보이기 쉽지만 점차 생활과 공부에 흥미를 느끼지 못하고 활기가 사라지며 심층에 부모에 대한 분노와 적개심이 있어 나이가 들면 간접적이고 수동공격적인 방법 또는 직접적인 반항과 분노 등으로 이를 표출하기도 한다.

반대 성별의 자녀에게 자신과 비슷하게 동등한 입장에 선 어른으로 취급하거나 배우자로부터 받지 못하는 애정을 갈구하는 경우(seductive parents) 자녀는 심리적 불안과 죄책감을 경험하며 성인기에 히스테리성 행동과 성문제를 가질 가능성이 높다.

부모 자신이 어린애처럼 행동하거나 자녀와 형제처럼 싸우고 경쟁하는 등 성숙하지 못한 경우(immature parents), 자녀는 오히려 부모 역할을 대신하고 아동으로서의 즐거운 경험이나 자신의 의존욕구를 충족시키지 못하며 행동의 기준을 배우지 못해 사회성이 결여되어 대인관계에 문제를 가질 가능성이 높다.

또래관계

걸음마기의 유아의 경우에도 비록 평행놀이(parallel play) 형태로 같이 놀 줄은 모르고 그저 같이 있는 것을 즐기는 수준이지만 또래의 존재를 인식하고 관심을 보인다. 학령전기인 유치원 수준이 되면 서로 협동적으로 놀이를 할 수도 있고 같은 목적을 위한 활동에 참여하기도 한다. 또래와 싸우고 화해하고 양보하는 등 다양한 접촉경험을 통해 사회화가 일어나고 다른 사람의 의견을 존중해야 한다는 것을 익히면서 대인관계 기술과 능력이 발달한다(Hartup, 1989, 1996). 초등학교 초기만하더라도 자신에게 가장 중요한 사람으로 대개 부모나 가까운 가족의 이름을 대지만, 중기 이후부터는 갈수록 친구가 중요해지며, 친구를 사귀고 친구 사이에서 받아들여지는 것이 자신에 대한 평가와 자아상에 중요하다(Brownell, 1986). 따라서, 친구들로부터 소외되고 왕따당하는 것은 자신감 유지와 자아상 형성에 매우 부정적인 영향을 미치고 학교적응 실패의 주요 원인이 되기도 한다. 또래관계와 친구와의 사교성은 부모와의 관계의 질과 부모의 양육방식과 관련성이 높은 반면, 가정에서 애정이 부족하였던 아동일지라도 학교에서 친구, 교사와 친밀한 관계를 형성하고 집에서 배우지 못한 사회적 기술을 익히며 대인관계에서의 정을 느낄 때 이는 매우 중요한 교정적 경험이 될 것이다.

학 교

학령기 이상의 아동에게 학교는 우선 하루에 4~8시간가량을 지내야 하는 새로운 생활의 장이고, 가정을 벗어나 교사와 또래 학생과의 새로운 인간관계를 형성하는 공간이며, 또 물리적 환경과 다양한 활동으로 짜여진 하나의 적응과 발달의 도약을 요구하는 곳이기도 하다. 이 시기 아동은 왕성하게 자라는 지적 호기심을 충족하고 지식과 기술을 연마하면서 공부와 일에 대한 보람과 자신감, 올바른 태도와 근면성을 습득해야 한다. 또 친구관계 경험을 통해서 그 문화권에 적합한 사회화가 이루어지며 단체의 일원으로서 역할과 책무를 깨닫고 협조하는 태도를 갖게 된다.

학교를 잘 다닐 수 있기 위해서는 우선 부모에게서 떨어져 수시간을 독립적으로 보낼 수 있는 자아 기능이 개발되어야 하며, 부모 없이 학교생활을 해 나갈 수 있는 능력과 문제해결을 할 수 있는 자신감도 있어야 한다. 교사를 권위자로서 받아들이고 믿고 그 지시를 따르며 좋은 관계를 가지면 공부에 대한 동기가 높아지는데, 초기에는 집에서 부모에게 그랬던 것처럼 교사에게 잘 보이기 위해 열심히 공부하는 성향을 갖다가 고학년이 되면서 스스로의 지식적 충족과 경쟁적 요소 그리고 장래성취를 위한 근면성을 수립하면서 줄어든다.

사 회

개별 아동, 가정, 학교는 모두 더 큰 환경으로서의 사회, 더 나아가 문화라는 비물리적 환경에 속해 있으면서 영향을 주고받는 상호작용을 한다. 가정의 사회경제적 지위는 가족의 수입, 교육수준, 직업에 따라 결정되며 이에 의해 환경, 사회활동참여, 가치관, 직업, 사회진출 기회 등에서 큰 차이를 나타내게 된다.

빈곤은 가장 많이 연구된 구체적 사회환경 요소로, 빈곤층 아동은 여러 가지 불리한 상황에서 자라며 이로 인해 사회문화적 자극과 교육 기회가 결핍되어 결과적으로 부정적인 결과를 갖게 된다(McLoyd, 1998). 빈곤계층 아동은 신체적 질환에 잘 이환되며 유아 사망률 및 장애의 빈도가 높다. 빈곤계층의 부모는 아동을 보살피는 데 있어서도 부적절하거나 불충분한 경우가 많은데, 교육적 자극의 부족이나 훈육의 부적절성과 공격적인 훈육방법으로 인해 아동의 지능이 낮거나 공격적이고 반사회적인 행동 등 여러 행동문제를 나타내는 경향이 있다. 또, 빈곤계층 가정은 사회적으로 고립되기 쉽고 양육에 있어 도움을 받기 어려울 뿐만 아니라 정서적인 지지를 받을 만한 주위 이웃과 친족으로부터 단절되는 경향이 있다. 반면에 중산층 이상의 부모는 아동과 시간을 많이 보내며 대화를 많이 하고 아동의 의사를 존중하는 경향이 있어서 아동 자신의 자율성과 독립성 발달에 좋은 영향을 주고, 아동은 준법정신, 시민정신, 타인에 대한 배려 등을 습득할 기회를 더 많이 갖게 된다(Hart & Risley, 1992).

검사(examination)

병력 청취

아동의 정신건강의학적 평가를 위해서는 병력 청취 과정이 가장 중요하다. 여러 정보원으로부터 증상의 발현 양상, 유발요인, 경과 등에 대한 자세한 정보를 수집해야 하는데, 기본적으로 아동의 성격과 적응능력 그리고 학교와 가족 등의 환경에 대한 평가를 실시하여야 한다. 주문제나 현병력 외에 발달력을 포함한 과거력과 정신 질환에 대한 가족력에 대한 병력청취를 실시하도록 한다. 정신건강의학적 평가 과정에서 신체 각 계통과 신경계 질환에 대한 병력 청취를 하여 관련된 신체 질환들을 놓치지 않도록 유의해야 한다.

이렇듯 생물정신사회적 모델의 개념에 따라 상세하고 포괄적인 평가를 진행하는 과정은 치료자와의 관계를 형성하는데 도움이 되며 향후 치료 계획을 세우는 데 기초가 된다. 병력 청취 시 환자와 보호자가 편안한 상태에서 자유롭게 이야기하도록 하며, 특히 청소년과의 면담은 면담의 비밀을 지키는 것에 유의해야 한다. 병록지에는 의사가 추정하는 정신 병리가 아닌 환자의 표현 그 자체를 기록하는 것을 권장한다.

영유아

먼저 임신이나 출산 과정에서 문제가 있었는지, 출생 직후부터 신생아기 동안 아동의 건강상태가 어떠했는지 확인한다. 이 기간 동안의 기본적인 신체 및 운동 발달 외에 눈맞춤이나 사회적 미소, 낯선 사람에 대한 불안 등과 같은 애착 및 사회성 발달에 대해서도 알아본다.

학령전기

이 시기에는 대근육은 물론 소근육 발달과 대소변가리기 관련 내용들을 알아본다. 만 1세경 한 단어, 만 2세경 간단한 문장을 했는지와 그 이후의 전반적인 언어발달 과정에 대해 알아본다. 언어 능력 외에 아동의 전반적인 행동발달과 기억력 등을 문진하여 아동의 기본적인 인지 발달 정도를 유추한다. 또한, 분리불안을 포함한 정서 상태와 기질 그리고 조절능력에 대해서 알아보고, 그리고 또래와의 관계와 어린이집이나 유치원에서의 적응능력이나 교사의 평가에 대해서 알아본다.

학령기

읽기, 셈하기, 쓰기 영역의 학업 능력이나 성취도를 각각 확인한다. 아동이 규칙을 지키고 학교에서 단체 생활을 하는 데 어려움이 있는지 알아보고, 학년에 따른 교사들의 평가에 대해서도 물어본다. 또한 친구관계가 어떠한지, 소외나 괴롭힘 경험은 없었는지, 만약에 있었다면 그것을 아동이 어떻게 받아들였는지 알아본다.

청소년기

지적발달과 학업 및 학교생활에 대한 문진 외에 신체 발달과 동성 혹은 또래와의 관계, 그리고 이성에 대한 관심 등을 알아본다. 부모와의 관계, 의존과 독립 문제, 자존감, 정체성 등에 관하여 청소년과 직접 얘기하는 것이 필요하고, 이렇게 하기 위해서는 면담자와 신뢰로운 관계를 수립하는 것이 필요하다. 청소년의 양심이나 도덕성, 약물 사용이나 비행 등을 알기 위해서는 부모나 교사와의 면담이 도움이 된다.

가족면담

환아의 부모나 형제와의 관계, 부모의 부부관계나 가족 전체의 역동을 이해하는 데 개별 가족구성원들과의 면담이 도움이 된다. 부모 외 아동의 양육에 기여하는 사람들의 영향에 대해서도 알아본다. 유전질환이나 정신질환에 대한 가족력은 축소되거나 부인되는 경우가 있으므로 가급적 양쪽 부모 모두를 각각 만나 보다 구체적으로 문진하는 것이 좋다.

부모면담

부모면담은 아동에 대한 정확한 정보 수집을 위해서도 중요하지만, 향후 치료로 잘 연결되는지를 결정하는 데 영향을 미친다. 아동이 어린 경우 부모 면담을 먼저 실시하는데, 아동이 3세 이전이거나 분리가 어려우면 부모와 함께 진찰하면서 아동과 양육자와의 관계를 살펴보는 기회로 삼는다. 청소년의 경우는 환자부터 면담하는 것이 좋다. 이때 면담자가 비밀 준수 규칙을 설명해주는 것이 솔직한 면담을 위해 도움이 된다.

부모면담에서 구체적으로 알아보아야 하는 것들은 출산 전후 어머니의 건강 상태, 현재까지의 양육 형태, 주양육자의 성격, 신체건강, 정신건강 및 양육태도 등이다. 부모의 관계와 가족 환경에서 특기할 만한 생활사나 외상적 사건이 있었는지에 대해서도 문진한다.

교사면담

학령기 아동의 경우 문제가 만연한 것인지 혹은 상황에 따른 것인지를 알아보기 위해 교사와의 면담이 중요하다. 이를 위해 부모에게 설명을 하고 동의를 구한 후 교사 면담을 실시하도록 한다. 직접 면담이 어려운 경우 전화 면담을 실시하고 교사용 평가서나 생활기록부 등을 참조로 한다. 집이 아닌 학교나 집단 안에서의 아동의 문제나 기능, 또래관계 그리고 학업성취도를 알아보는 것은 아동의 평가에서 매우 유용하다.

이학적 평가

신장, 체중과 같은 신체 계측을 실시하고 영유아의 경우 두위도 측정하여 정상 발달 곡선에 기록한다. 기본적으로 얼굴이나 전신 외형에서 이형태(dysmorphism)가 있는지 확인한다. 진료실이나 놀이실 평가를 통해 기본적인 움직임이나 협응 능력을 관찰하고, 국소 및 편측화 징후를 확인한다. 필요하면 감각 및 반사 검사를 실시하고 그 외 신체 장기에 대한 이학적 검사를 실시한다.

정신상태검사

정신상태검사는 현재 나타나고 있는 정신병리에 대한 평가가 주를 이루나, 현 문제가 발생하기까지의 발달이나 성격적 특성을 파악하고 향후 치료에의 참여 등을 가늠할 수 있게 한다.

외모: 외형적 이상 유무, 발육 상태, 청결 상태, 표정
활동: 주의집중력, 협응능력, 활성도, 비정상적인 운동
관계: (개별면담을 위해) 부모와의 분리시 나타나는 감정과 행동, 면담자에 대한 반응과 태도
언어: 발음, 억양, 어휘나 문장의 이해와 발화
감정: 주 기분, 감정의 변화와 조절, 적절성
사고: 사고 발달의 수준, 내용, 과정, 소망, 공상
지각: 환청, 환시, 착각
지능: 운동기능, 기억력, 판단력, 문제해결능력
병식: 스스로의 문제점에 대한 이해, 통찰력

평가(assessment)

진단도구

다양한 장난감으로 구성된 놀이실로 꾸며진 진료 공간은 아동 면담을 촉진시키는 환경적 도구에 해당한다. 어린 아동의 경우 특정 진단보다는 발달과 관련된 평가를 필요로 하는 경우가 흔한데, 이때는 진단도구를 이용하기보다 자유 놀이를 통한 평가가 유용하다. 그림그리기도 유용한 수단적 도구에 해당하는데, 사람, 나무, 집, 가족 등을 그리거나 자유화를 그리게 한다.

진단을 위한 표준화된 면담 도구로는 국내에서 반구조화 면담인 Kiddie Schedule for Affective Disorders and Schizophrenia for School-age Children(K-SADS)이 있고 구조화 면담인 National Institute of Mental Health Interview Schedule for Children Version IV(DISC-IV)가 사용되고 있다.

임상척도

아동의 행동 특성에 대해 부모나 교사가 전반적인 문제 영역을 평가하도록 되어 있는 표준화된 척도들이 사용되고 있다. 6세 이상 아동을 위한 부모가 평정하도록 되어 있는 아동청소년행동평가척도(Child Behavior Checklist, CBCL), 11세 이상을 위한 청소년 자기행동평가척도(Youth Self-Report, YSR) 그리고 교사가 평정하도록 되어 있는 6세 이상을 위한 교사용 아동행동평가척도(Teacher's Report Form, TRF)가 대표적으로 사용되는 척도이다.

자기보고, 설문지

아동이 스스로의 우울감에 대해 평정하도록 되어 있는 소아우울척도(Children's Depression Inventory, CDI)와 스스로의 불안감에 대해 평정하도록 되어 있는 상태특성 불안 척도(Speilberger State-Trait Anxiety Inventory for Children, STAIC), 그 밖에 문장완성검사(Sentence Completion Test) 등이 쓰이고 있다.

심리검사(psychological testings)

병력청취, 면담, 관찰을 주축으로 하는 평가 과정에서 심리검사는 전체적인 평가에 보완이 되는 기능을 하며, 아동의 인지, 사고, 정서, 성격, 대인관계 등 여러 영역의 정보를 얻을 수 있다. 검사의 진행과 해석은 아동의 발달, 심리 및 정신병리에 대한 포괄적인 이해와 경험을 토대로 이루어져야 한다.

지능검사

표준화된 아동 청소년용 객관적 검사로 2세 6개월 이상의 아동을 위한 카우프만 지능검사(Kaufman Assessment Battery for Children, K-ABC)와 한국 웩슬러 유아지능검사(Korean-Wechsler Preschool and Primary Scale of Intelligence, K-WPPSI), 그리고 2세 이상의 아동을 위한 한국판 라이터 비언어성 지능검사(K-Leiter-R)가 있다. 6세 이상의 아동을 위한 웩슬러 아동용 지능검사(Korean Wechsler Intelligence Scale-IV, K-WISC-IV)와 16세 이상의 청소년과 성인용 지능검사(Korean Wechsler Adult Intelligence Scale-IV, K-WAIS-IV)가 있다. 이들 검사들은 기본적으로 인지기능을 평가하는 검사들이나 그밖에 추상적 사고력, 문제해결력 등 전반적인 뇌기능을 평가하는 데 도움이 된다.

발달검사

운동 발달, 사회성 발달, 적응 능력 등을 전반적으로 평가하는 8주부터 3.5세를 위한 Gessel Infant Scale, 8주부터 2.5세를 위한 Bayley Scales of Infant Development, 8주부터 6세를 위한 Denver Developmental Screening 등이 사용되고 있다.

적응행동검사

아동의 적응기능을 평가하기 위한 척도로 사회성숙도검사

(김승국, 1985)가 있는데 여기에는 자조, 이동, 작업, 의사소통, 자기관리, 사회화 등의 적응 행동들 중 각 연령에 맞는 문항들로 구성되어 있다.

투사적 검사

투사적 검사는 아동의 내적 갈등이나 욕구, 정서 상태와 성격 혹은 사고 장애를 알아내는 데 유용하다. 여기에는 로샤 검사(Rorschach Test), 아동용 주제 통각검사(Thematic Apperception Test), 집-나무-사람(House-Tree-Person Test), 운동성 가족화 검사(Kinetic Family Drawing), 운동성 학교화 검사(Kinetic School Drawing) 등이 있다. 그 외에 아동에게 세 가지 소원을 물어보거나 동물로 변한다면 어떤 동물이, 왜 되고자 하는지 등을 물어보는 것도 아이의 심리를 투사할 수 있는 간단한 질문으로 활용되고 있다. 다만 이들 검사들은 타당도가 충분히 입증되지 않았기 때문에 이 검사 결과에만 의존해서 섣불리 해석하지 않도록 유의해야 한다.

성격검사

아동의 성격, 정서, 동기, 병리 등을 검사하는 것으로 표준화되어 사용되고 있는 질문지형의 검사들이 여기에 포함되는데, 대표적인 기질 검사로 한국판 기질 및 성격 검사(Temperament and Character Inventory)가 유아용, 아동용, 청소년용으로 있다. 4세부터 15세를 위한 한국아동인성평정척도(Korean Personality Rating Scale for Children), 12세 이상을 위한 청소년 성격평가질문지(Adolescent Personality Assessment Inventory)와 14세 이상의 청소년들을 위한 청소년용 다면적 인성검사(Minnesota Multiphase Personality Inventory-Adolescent, MMPI-A)가 쓰이고 있다.

신경심리검사

2세 10개월 이상의 아동을 위한 시각-운동 통합발달검사(Development Test of Visual-Motor Integration), 5세 이상의 아동을 위한 벤더-게슈탈트 검사(Bender-Gestalt Test)가 흔히 쓰이고 있다. 종합 신경심리검사로는 5세부터 8세 아동을 위한 Reitan-Indiana Neuropsychological Test Battery for Children과 8세부터 12세 아동을 위한 Luria-Nebraska Neuropsychoclogical Battery Children's Revision이 있다. 주의력에 초점을 맞춘 검사로는 정밀주의력검사(Advanced Test of Attention)와 주의력, 억제지속주의력, 간섭선택주의력, 분할주의력, 작업기억력을 평가하는 종합주의력검사(Comprehensive Attention Test)가 널리 쓰이고 있다.

학업성취도검사

한국판 학습장애 평가척도(Learning Disability Evaluation Scale, K-LEDS)를 이용하여 부모나 교사가 아동이 학습 관련 문제를 선별해내고, 6세 이상의 초등학생을 위한 표준화된 기초학습기능검사를 이용하여 학업에 필요한 정보처리, 셈하기, 읽기, 쓰기 영역의 기초 능력을 직접 평가한다.

치료(treatment)

소아청소년의 특성

일반적인 고려사항

소아청소년을 이해하기 위해서는 정상발달에 대한 사전 이해가 필요하며, 발달학적 이해에 기반을 두고 진단적 면담과 치료를 진행해 나가야 한다. 이러한 발달은 또래 내에서도 서로 큰 차이를 보일 수 있다.

학교생활에 관한 정보도 필요한데, 학습능력, 학교에서의 행동, 또래관계 문제 등을 살펴봐야 한다. 경우에 따라 소아청소년의 성적과 출석에 관한 정보가 필요하며, 표준화된 체크리스트를 작성해 줄 것을 보호자를 통해 학교에 부탁할 수 있다.

치료 계획의 수립을 위해서는 정신과적 진단, 환자와 환자 가족의 장단점, 사회적인 지지망(학교, 지역사회, 종교단체 등)의 역할 등에 대한 평가가 필요하다.

치료를 시행하기 전에는 법적 보호자로부터 동의를 받아야 하며, 해당 환자의 동의도 필요하다. 치료 시작 전에 특정 치료 기법에 대한 일반적 내용 외에도 치료 효과, 대안적 치료법, 치료 부작용 등에 대해서 알려주고 이를 함께 논의한다.

성인과 마찬가지로 소아청소년의 정신과적 치료에서도 특정 진단에 따라 일률적으로 치료를 적용하기보다는 개개인을 생물학적-심리적-사회적 존재로 보고 맞춤식 치료를 진행하는 것이 원칙이다.

성인과 달리 소아청소년은 대개 부모를 비롯한 타인에 의해 치료에 의뢰된다는 점을 고려해야 하는데, 소아청소년이 치료적 상황에서 자기성장을 경험하고 치료에 참여하고 싶은 동기를 갖도록 치료자가 노력해야 할 것이다.

치료계획 수립 원칙

소아청소년 시기의 여러 정신의학적 문제에 대한 치료계획을 수립하기 위해서 몇 가지 원칙을 적용해 볼 수 있다.

우선, 소아를 생물학적-심리적-사회적 존재(bio-psycho-social being)로 이해하고 문제가 되는 장애의 원인을 살펴봐야 하며, 치료 계획을 수립할 때도 이러한 세 가지 요소를 포함한 전인적(hollistic)이고 포괄적인 접근을 실시한다.

둘째, 치료는 장애나 문제의 해결만을 목표로 삼는 것이 아니라 문제뿐만 아니라 대상 소아청소년을 전체로 이해하고 도와주는 것이다. 이를 위해서는 증상파악도 중요하지만, 소아청소년뿐만 아니라 가족이 지니는 강점과 자원을 파악하는 것이 중요하다.

셋째, 진단과정에서 DSM-5(2013)와 같은 공식적 진단체계를 이용해서 진단을 내리는 것도 중요하지만 해당 증상이나 문제가 대상 소아청소년의 발달단계와 발달과업 성취에 미치는 영향을 고려하여 평가하는 것이 보다 중요하다. 치료를 통해 아동이 이루지 못한 발달과업에 도달하고 최대한 정상적인 발달이 지속되도록 도와준다.

넷째, 소아청소년의 주요 문제는 그가 속한 사회적 체계의 문제점을 반영하는 경우가 많다. 예를 들어, 증상은 가족문제의 표현으로 등장할 수 있고, 가족 내 역기능의 표지자일 수도 있다. 아동에게 가장 중요한 환경이 가족이란 점을 고려할 때, 부모를 비롯한 가족구성원을 도와 가족 내의 부정적 상호작용을 해소하고, 좀 더 기능적이고 건강한 가정으로 이끌어주는 것이 필요하다. 이러한 과정에서 부모는 가장 중요한 치료교육자이자 치료 파트너이다.

다섯째, 문제행동의 원인이 다면적이고 복잡한 만큼 다양한 전문가에 의한 다학제적 팀접근(multidisciplinary team approach)이 필요하다. 이런 측면은 심각한 장애일수록 더 많이 요구되는데, 의사, 간호사, 심리학자, 사회복지사, 특수교육자 등 다양한 전문가가 관여해야 하는 경우가 많다. 해당 전문가 간의 솔직한 의견 교환, 상호협력적 태도, 효율적 역할분담 등이 중요하다.

여섯째, 유치원이나 학교는, 학습 외에도 또래관계, 단체생활, 단체운동, 교사의 행동지도 등을 통하여 사회생활의 기초를 닦는 곳이다. 따라서 많은 경우 상호협력이 중요한데, 특히 심각한 정서장애나 행동장애의 경우에는 교사와의 긴밀한 협조와 공동 노력이 필요하다.

마지막으로, 소아청소년과 가족이 속해있는 지역사회의 상호관계, 원인적으로 작용하는 요소, 치료서비스 자원 등을 평가하여 치료진-가정-학교-지역사회 연계를 적극적으로 활용한다.

치료 목표

소아청소년 치료의 목표는 진단에 맞는 치료를 제공하는 것뿐만 아니라 발달 정체, 이탈, 퇴행으로부터 정상적 발달궤도로 돌아올 수 있도록 돕는 것이며, 발달과정 중에 경험했어야 할 내용을 치료적 상황에서 제공하여 '교정적인 발달체험(corrective developmental experience)'을 할 수 있게 도와주는 것이다.

발달의 특성 및 관련 정신병리

정신병리의 원인과 치료방향 설정에 중요한 개념으로 발달정신병리(developmental psychopathology)를 요약하면 다음과 같다(Achenbach, 1982; Wenar, 1990).

1) 발달은 지속적인 분화-통합, 반복되는 동화와 조정의 과정이다.
2) 발달은 단계적으로 이루어지고 각 발달단계는 빼놓을 수 없으며 한 방향으로 진행된다. 각 발달단계에서는 질적으로 다른 행동 유형을 보이며, 한 단계에서 다음 단계로의 이행은 질적인 변모(transformation)를 의미한다.
3) 각 단계마다 소아가 이루어야 할 발달과업(developmental task)이 있고 이를 달성하기 위해서는 적절한 부모와 환경으로부터의 자극과 경험이 필요하다.
4) 한 단계의 발달과업이 성공적으로 이루어져야 다음 단계로 이행할 수 있다. 즉, 한 단계의 발달과업이 이루어지지 않으면 다음 단계로의 이행이 어려워질 뿐 아니라 다음 단계 발달과업의 성취에 지장을 초래하여 발달이상이나 정서 및 행동 문제가 나타나게 된다. 이것이 정신병리의 발생기전이라 할 수 있다.

즉, 발달학적 입장에서 소아의 정신병리는 소아가 특정한 발달단계에서 신체적 · 정신적 상처를 받아 그 단계의 발달과업을 성취하기가 곤란해져 성취가 지연, 정지 혹은 퇴행됨으로써 그 이후의 발달이 이뤄지지 않아 발생하는 것이다. 즉, 발달이 고착, 일탈, 퇴행될 때 정서와 행동 문제를 보인다고 할 수 있다. 이러한 정신병리와 정상발달 간에는 연속성이 있으며, 대부분의 경우 정신병리는 정상적 행동이나 정서와는 질적으로 다르다기보다는 양적으로 과잉 내지 과소한 상태라고 볼 수도 있다. 소아청소년이 어떤 발달단계에 있고, 어떤 발달과업이 무슨 이유에서 성취되지 못했는가를 찾아내는 것이 진단과정이다. 따라서 현재 시점에서 적절한 발달과업을 성취하려면 부모와 치료자가 함께 무엇을 해야 하는지를 알아내고 이를 수행하는 것이 치료적 개입이라고 할 수 있다.

각 발달단계의 발달과업, 발달과업 수행 실패 시 나타날 수 있는 문제와 정신병리를 요약하면 다음과 같다.

1) 영아기 발달과업(뇌신경계 성숙, 애착 형성, 기본적 신뢰) 실패와 관련된 발달문제: 수유장애, 수면장애, 발육부진, 소아 학대와 방임, 자폐스펙트럼장애, 지적장애, 뇌손상 등
2) 걸음마기 발달과업(공격성 통제, 분리-개별화, 자율성) 실패와 관련된 발달문제: 과잉보호/과잉통제, 이식증, 반추, 심한 분노발작이나 공격성, 적대적 반항장애, 반응성 애착장애, 전반적 발달지연, 언어발달 지연, 주의력결핍 과다활동장애
3) 유아기 발달과업(성역할, 사회적 역할, 문화적 가치관, 주도성) 실패와 관련된 발달문제: 분리불안, 공포증, 악몽, 야경증, 유뇨증, 유분증, 발달성 언어장애, 비사회화 공격성, 자위행위
4) 학령기 발달과업(또래관계, 효능감, 자존감, 생산성-근면성, 기초 학습능력) 실패와 관련된 발달문제: 열등의식, 학습부진, 불안장애, 우울장애, 신체화장애, 강박장애, 틱장애, 행실장애, 반항장애, 학교폭력, 등교거부증, 소아기 조현병

치료과정에서 고려사항

치료자는 치료과정에서 치료 방법과 기법을 신중하게 선택한다. 즉, 진단과 평가가 이루어지고 소아청소년의 핵심 문제와 원인적 요소가 무엇인지 파악된다면, 다음 단계는 어떠한 방법으로 도와줄 것인가를 결정하는 것이다.

우선 치료의 종류로는 1) 부모상담 및 부모치료, 가족치료, 2) 정신치료(놀이치료 포함), 3) 인지행동치료, 4) 특수교육, 5) 약물치료, 6) 입원치료, 7) 낮병원, 8) 장기 기숙치료 등을 들 수 있다.

해당 환자를 치료하는 의사는 위와 같은 다양한 치료방법의 장단점, 비용-효과적 측면, 경험적 근거나 문헌상 확인된 근거를 토대로 주의 깊게 선택한다.

대개 소아청소년이 경험하는 정신의학적 문제는 발달학적 관점으로 이해할 수 있으며, 생물-환경의 상호작용 문제로 발생하고, 가족의 적절한 도움이 제공되지 못할 때 계속되고, 학교와 지역사회 적응의 문제가 동반되는 경우가 대부분이다. 그러므로 치료적 개입은 다학제 치료팀이 발달학적-역동적-체계론적-생태학적 이론에 근거하여 시행하는 것이 가장 좋다. 치료자는 소아청소년이 최대한의 정상적 발달을 경험하여 자신의 잠재 가능성을 최대한 발휘할 수 있도록 조력자, 교육자, 진단자, 치료 교육의 기획자로서 항상 최상의 치료가 이루어질 수 있도록 노력해야 할 것이다.

개별 정신치료(individual psychotherapy)

소아청소년 환자의 개별 정신치료에서 가장 우선적인 목표는 환자-의사 간에 치료관계를 형성하는 것이다. 이를 위해서는 정상 발달에 대한 지식을 바탕으로 증상이 나타나게 된 맥락을 이해하는 것이 중요하다. 성공적인 치료를 위해서는 가족들의 참여가 필수적이며, 나이가 어린 아동일수록 보다 폭넓은 가족들의 개입이 필요하다. 소아청소년은 자신의 생각, 감정, 기분, 경험의 가장 정확한 정보원이긴 하지만, 외현화장애(externalizing disorder)에서와 같은 행동 문제에서는 종종 부모나 교사가 관찰한 것이 더 정확하다. 소아청소년의 개별 정신치료는 가족 치료, 집단 치료, 교육 및 정신약물학적인 개입과 함께 시행되곤 한다.

환자의 수준에 따라 정신분석, 정신역동적 정신치료, 지지정신치료, 단기정신치료 등의 여러 치료형태가 사용되는데 소아에서는 통상적으로 무의식을 심층 분석하는 방법을 잘 사용하지 않는다. 최근 강박장애, 불안장애, 우울장애 등을 포함한 광범위한 소아 정신 장애에 대한 인지행동치료의 효과가 여러 자료를 통해 입증되었다.

놀이정신치료(play psychotherapy)

놀이정신치료라는 용어는 놀이를 이용한 정신치료로서 다양한 치료적 모델이 있으며 이들 중 발달이론에 입각한 정신역동적 놀이정신치료(psychodynamic play psychotherapy)가 가장 일반적인 놀이정신치료 모델로 알려져 있다. 아동은 성인에 비해 인지와 감정 발달 수준이 미숙하므로 아동을 대상으로 하는 정신치료에서는 아동의 인지발달 수준 및 연령에 적합한 의사소통 방법을 선택해야 한다.

놀이의 기능에 대한 정신분석적 이론의 핵심은 프로이드(Freud)가 기술한 것으로, 놀이가 고통스럽고 충격적인 외상사건과 관련된 부정적인 감정을 정화시키고 정서발달에 중요한 역할을 한다고 보았다. 에릭슨(Erikson)은 프로이드의 개념을 확장하여 놀이의 가치는 정서적 갈등을 해결하고 재조정할 수 있도록 '자아(ego) 기능'을 강화시킨다고 기술하였다. 놀이는 다음과 같은 다양한 기능을 통해 아동의 발달을 촉진하는 역할을 하게 된다. 놀이정신치료에서 놀이는 치료관계 형성에 도움을 주며, 놀이를 관찰함으로써 발달 수준이나 아동이 겪고 있는 어려움을 이해할 수 있다. 아울러 의사소통을 증진시키는 도구로서의 역할을 하는데, 놀이를 통해 문제 해결을 위한 제안이나 해석이 가능하다. 어떤 행동을

놀이를 통해 가장하고 재현해 봄으로써, 그 결과에 대해 생각해 보게 되므로 자신을 돌아보는 기회를 갖게 한다. 또한 다양한 역할 놀이를 통해 공감능력을 키워 주며, 외상 사건과 관련된 부정적인 감정을 해소하고 극복할 수 있다. 이 외에도 놀이를 통해 아동은 자신의 환상과 갈등을 표현하게 되며, 사회적 기술을 배우고 문제해결 능력을 키우게 된다.

놀이정신치료의 목표는 아동이 연령에 맞는 정상 발달과정으로 돌아가도록 돕는 것으로, 내재화된 갈등을 가진 아동뿐만 아니라 발달과정에서 일어난 성격 문제, 환경적인 문제로 정서적 고통을 경험한 아동에게도 적용할 수 있다. 치료자와의 관계에서 놀이나 언어를 통해 자신의 심리적 갈등을 드러내고 자신에 대해서 돌아볼 수 있는 능력을 갖고 있는지, 부모가 치료를 지속적으로 지지해 줄 수 있는지에 대한 평가도 이뤄져야 할 것이다.

놀이치료실은 안전하고 아동의 비밀보장을 지켜줄 수 있는 공간이어야 한다. 그림 및 색칠 재료, 나무 블록 등 비구조화된 장난감, 인형, 장난감 자동차 등을 준비하도록 하며, 잠복기 아동을 위한 게임 도구 역시 유용하다. 장난감이 너무 많으면 자극이 많아 오히려 치료과정에 방해가 될 수 있으므로 적정한 수를 유지하도록 한다. 치료자는 중립적인 자세를 취하는 것이 기본이나 아동의 연령과 발달수준에 대한 고려가 선행되어야 하며 융통성 있는 태도의 변화가 필요하다. 일반적으로 소아청소년에서 치료자는 성인에서보다 더 지시적이고 적극적인 태도가 요구되는 경우가 많다.

치료 초기 단계의 주된 과제는 치료적 동맹(therapeutic alliance)을 맺어 아동이 놀이실 안에서 최대한 자유롭게 자신을 표현하도록 도와주고, 치료에 대한 아동의 감정이나 생각을 이야기할 수 있는 시간을 제공하는 것이다. 치료자는 놀이가 아동의 감정과 행동을 이해하는 데 필요함을 설명하여 치료 동기를 이끌어 낸다. 비밀 보장(confidentiality)에 대한 언급, 치료 상황에서 폭력적 행동의 제한, 종료시간 설정, 치료실에서 장난감을 가지고 나가면 안 되는 것 등 치료 상황에서 필요한 한계 설정(limit setting)을 설명한다.

치료 중기 단계에서 아동이 치료에 익숙해지면 좀 더 자연스럽고 다양한 방식으로 자신의 내적 갈등을 표현한다. 치료자는 아동의 놀이 외에도 행동, 이야기, 태도 등 전반적인 모습을 오랜 기간 관찰함으로써 이를 아동의 발달 수준에 맞게 해석해 줄 수 있다. 발달적으로 결핍된 부분을 아동에게 보충해주며, 과거 외상성 경험(traumatic experience)을 통합하고 훈습(working through)하는 과정을 거친다. 임상적으로 판단할 때 아동이 바람직한 수준의 치료 목표를 달성하였다고 평가될 경우 종결을 고려하는데, 아동, 부모, 치료자 간의 상호 동의에 따라 결정하며, 이를 위해 미리 충분한 시간을 두고 정하는 것이 좋다.

성인과 달리 아동의 정신치료에서는 치료과정 동안에 부모와의 면담이 필요하다. 아동의 발달에 가장 큰 영향을 주는 것은 부모이며, 부모-자녀 관계를 이해하는 것이 무엇보다 중요하다. 필요한 경우, 부모-자녀 관계의 역기능적 요소를 수정하는 것이 치료과정의 중요한 부분이 되기도 한다. 치료자는 부모가 경험하는 죄책감과 불안을 다뤄나가면서 부모가 치료의 중요한 파트너로서의 역할을 할 수 있도록 돕는다. 부모와의 면담을 통해 아동의 생활습관이나 학교, 가정에서 일어나는 일에 대한 정보를 얻을 수도 있다. 부모가 치료에 대한 참여의식을 가질 수 있도록 치료 진행 상황에 대해 간략하게 알려 주고, 아동의 변화에 대해 부모가 어떤 태도로 대해야 할지에 대해 조언해 준다. 부모면담 시간은 아동과의 치료 관계를 위해 가급적 아동과의 치료시간과 구분하여 갖는 것이 바람직하다.

인지행동치료(cognitive-behavioral therapy, CBT)

소아청소년을 대상으로 인지행동치료를 시행할 때에는 아동의 인지 발달 능력을 고려하여 치료 내용을 적절한 수준으로 조절할 필요가 있는데, 나이 어린 아동의 경우에는 인지적인 기법보다 행동적인 기법을 더 많이 사용하게 된다.

불안장애는 인지행동치료에 잘 반응하는 질환 중 하나로 점진적 노출(graded exposure)과 체계적 탈감작(systematic desensitization)이 사용된다. 강박장애에서 노출 및 반응방지(exposure & response prevention)는 가장 효과적인 치료 기법으로, 불안을 유발하는 상황에 노출시키면서 불안을 회피하기 위해 습관적으로 했던 이전 행동을 억제하는 것이다. 외상후 스트레스장애에서도 노출(exposure)을 사용하여 외상사건을 생생하게 회상시키고 인지기법을 병합한 치료가 사용된다. 우울증, 자살사고는 인지치료의 주요 대상이며, 이외에도 긍정적 및 부정적 강화에 의해 문제행동을 줄이고 적응행동을 증가시키는 조작적 조건기법, 사회학습이론에 근거하여 다른 사람의 행동을 관찰하고 모방함으로써 학습을 시키는 모델링, 사회기술훈련 등이 품행장애, 주의력결핍 과잉행동장애, 자폐스펙트럼장애, 지적장애 등에서 사용된다.

가족치료

소아청소년 환자에서 가족치료는 필수적이다. 아동과 청소년은 대부분 가족, 특히 부모와 함께 내원하며 가족 없이 아동과 청소년 환자를 정확히 평가하기 어렵다. 증상 발생과 유지에는 부모의 양육 방식이나 가족 내 의사소통 등 가족이 영향을 미치는 경우가 많으며, 치료의 진행에 있어서도 가족의 변화가 중요하다.

가족치료는 각 개인을 가족이라는 맥락 속에서 이해하며 문제를 순환적인 것으로 보고 가족체계 내의 상호작용을 개선하는 정신치료이다. 가족치료에서는 '환자'라는 표현을 사용하지 않고 '지목된 환자(identified patient, IP)'라 표현하며, 가족이 병들고 가족체계가 잘 기능하지 못할 때 가족 구성원 중의 한 사람이 증상을 드러내는 것으로 이해하기도 한다. 가족을 상호작용의 맥락 속에서 체계로서 이해하는 것은 모든 가족치료의 공통점이지만, 가족 상호작용을 어떻게 이해하며 어떤 치료방법을 사용하는지에 따라서 다양한 가족치료 모델이 존재한다. 아동의 현재의 증상과 관련지어 가족 내에 갈등을 초래하는 역기능적 관계나 의사소통에 결함을 보일 때 가족치료를 시행하는데, 유용한 초기 모델 중 하나로 Minuchin이 개발한 구조적 가족치료(structural family therapy)를 예로 들 수 있다. 이 치료기법에서는 역기능적인 가족의 구조때문에 문제가 생겨나고 유지된다고 보기 때문에 가족구조를 변화시키는 것을 목표로 한다. 가족구조가 변화되면 가족 구성원은 변화된 자신의 위치와 역할을 갖게 되고 가족 체계가 기능적으로 변화하면서 아동의 증상이 호전된다.

부모교육과 부모 상담

부모교육 혹은 부모 상담을 통해 부모는 자녀의 문제를 이해하며, 자녀와의 올바른 대화방법이나 양육방법을 배운다. 소아청소년 정신질환 중에는 반응성 애착장애, 우울증이나 도전적 반항장애와 같이 환경적 요인, 그 중에서도 부모와 관련된 요인이 핵심적인 원인으로 작용하는 질환이 많다. 따라서 양육에 대한 이해와 교육은 원인을 이해하고 소아청소년의 정신건강을 위한 예방적 측면에서 중요하다. 또한 부모와의 원활한 의사소통은 적절한 치료를 위해 꼭 필요한 요소이므로 체계적인 부모교육과 부모 상담은 반드시 필요하다.

부모교육과 부모 상담을 통해 부모는 자녀를 정확하고 객관적으로 이해할 수 있게 된다. 부모 자신에 대해서도 객관적인 관점을 갖게 하며 자녀를 양육하기 위해 필요한 정보를 습득하고 문제해결 능력을 키우는 것이 궁극적인 목표이다.

소아청소년 정신의학 영역에서는 행동문제가 있는 아동에게 효과적인 중재방법인 부모관리 훈련(parental management training), 부모와 자녀의 의사소통 기술을 향상시키고 가족의 응집력을 높이는 부모역할 훈련(parent effectiveness training, PET), 주의력결핍 과다활동장애 아동의 부모 교육 프로그램 등 다양한 부모교육 기법들이 있다.

집단 정신치료(group psychotherapy)

소아청소년 환자는 치료자보다는 또래에게 자신의 생각과 감정을 더 잘 표현하기 때문에 집단치료가 때로 유용하다. 초기 소아청소년 집단치료는 주로 아동센터나 지역사회 정신건강센터에서 행해졌고, 연령에 적절한 놀이가 발달과 정신건강에 도움을 준다는 관점에서 활동 중심의 집단이 주를 이루었다. 이후 행동수정, 사회기술 훈련이나 매뉴얼에 근거한 교육적인 치료가 활발하게 시행되어 왔다.

아동의 발달과 성장에서 또래집단은 매우 중요한 역할을 한다. 또래관계는 연령에 따라 발달을 하게 되는데, 3세경에 사회화가 시작되어 차례 지키기가 가능해지고, 4세가 되면 다른 또래와 어울려 상호 교환적인 상징놀이를 시작한다. 점차 다른 사람에게 관심을 기울이게 되며 다른 사람에게 이해받고자 하고 독립을 위한 노력의 하나로 부모보다는 또래에게 더 의지하게 된다. 또래 관계를 통해 자신의 경험이 적절한 것인가를 참고하고 확인하는 과정은 청소년기 자아 형성에 큰 영향을 미친다.

소아청소년의 집단치료는 정상발달에 대한 이해를 바탕으로 상호적 관계가 갖는 의의를 정신치료적 개입에 활용하는 치료형태이다. 치료과정 중 또래를 관찰할 수 있는 기회를 제공하고, 중요한 일상생활 기술을 경험하며, 우정이나 상호지지를 통해 사회성이 발달한다. 소아청소년은 자신이 속한 집단의 정체성이나 그 집단에 받아들여지는 데 관심이 크다. 자신의 문제가 나 혼자만의 것이 아니고 또래와 공유할 수 있는 것이라는 점을 배움으로써 서로에게 지지적인 역할을 한다.

외상 사건 경험이나 소외감 등을 경험하는 경우, 자기 자신에 대한 부정적인 평가 때문에 많은 어려움이 초래되는데, 자신과 비슷한 어려움이 있는 또래와 경험을 나누는 것은 서로에게 큰 도움이 된다. 기질적 요인, 사회적 상호 작용의 문제 등으로 치료자와 일대일의 치료적 관계 형성이 어려운 경우, 다수와의 대인관계에서 갈등이 많은 소아청소년의 경우 등도 집단치료의 좋은 적응증이다. 반대로 치료 진행을 심각하게 방해하거나, 다른 집단 구성원이나 치료자의 안전에 위협을 주는 경우, 지나치게 공격적이고 충동적이거나 위험한 행동을 자주 보이는 경우는 집단치료를 사용하기 어렵다.

집단 구성은 목적에 따라 같은 진단을 가진 아동들로 구성하거나, 진단적으로는 서로 다르지만 비슷한 심리적, 발달학적 문제(예: 사회기술의 부족)를 가진 아동과 청소년이 포함될 수도 있다. 일반적으로는 비슷한 연령, 같은 발달 단계에 있는 구성원을 포함한다. 집단 구성원과 치료자가 모두 편안하고 안전하게 느낄 수 있는 곳을 지정해놓고 시행하며, 치료시간은 어린 나이에서는 1시간, 후기 잠복기와 청소년기에서는 1시간 반 이상이 될 수 있다. 전체 치료기간은 치료 목표에 따라 미리 치료 횟수를 정해 놓고 시행하는 경우와 장기간의 치료로 진행하는 경우로 나뉜다. 어떤 시간 비율로 회기를 배분할 것인지, 회기의 구성방식 등을 서로 토의하여 정한다. 또한 다른 사람 말을 경청하기, 다른 사람을 만지지 않기 등 집단 구성원들이 지켜야 하는 규칙을 첫 시간에 알려준다. 이러한 규칙이 있어도 집단치료에서는 행동문제가 종종 발생하므로 적절한 행동조절의 원칙을 마련해야 한다.

학령 전기 아동 집단은 인형이나 예술 활동 위주의 작업을 주로 하게 된다. 허용적인 분위기의 놀이방 안에서 다른 아동이나 치료자와의 상호작용의 질에 중점을 두지만, 아동이 과도한 긴장상태를 겪을 때는 이를 통제한다. 아동은 놀이를 통해 공격적인 충동을 발산하고 가정에서 고통스러웠던 경험을 가져와 완화시킨다. 공포증, 수줍어하고 내성적인 아동, 파탄 행동 장애가 있는 아동들이 이러한 치료 집단에 포함될 수 있다. 집단은 다른 사람들도 유사한 문제들을 겪는 것을 알게 해줌으로써 아동의 고립감, 죄책감으로 인한 정서적인 긴장과 불안을 줄여주고, 사회기술의 발달을 돕는다.

학령기 아동은 활동집단치료(activity group therapy)의 대상이 되는데, 집단 안에서 다른 사람들이 어떻게 상호관계를 맺고 적응해 나가는지를 관찰하고 자신의 행동을 변화시킬 수 있기 때문이다. 이러한 활동집단치료는 치료적으로 조성된 환경 안에서 교정적인 경험이 적절한 사회적 상호작용을 증진시킨다는 개념에 근거한 것으로, 사회적 위축, 불안, 과잉보호, 경도의 이상행동 등이 주된 치료목표이다. 언어적 표현, 놀이, 다양한 작업 등을 이용해 의사소통을 증진시키는데, 개인의 정신역동보다는 집단을 통한 역동적 상호작용에 보다 중점을 둔다.

어린 아동 집단에서 사용되는 방식과 유사한 다소 변형된 집단치료 기법이 청소년에게 적용될 수 있다. 초기 청소년기 집단치료에서는 놀이, 그림 그리기, 심리극(psychodrama), 기타 비언어적인 의사소통 방식을 사용하는 경향이 있는데, 치료자는 적극적, 지시적인 태도를 취하기도 한다. 후기 청소년기는 종종 성인 집단에 포함되기도 하는데, 청소년들은 그들끼리 모였을 때 편안해 하며, 서로 상대방의 문제점을 지적하고 해석하는 데 치료자보다 더 활발한 경향이 있다.

입원치료, 낮병원, 쉼터

입원치료

소아청소년에서 정신과 입원의 흔한 원인으로는 자살사고나 자살시도, 공격적인 행동 등이 포함된다. 이 외에도 가출, 임신과 같은 위기 상황에 놓여 있거나, 치료에 심한 저항을 보일 때, 정확한 진단과 평가를 위해서, 주변 환경으로부터 아동이나 청소년을 격리시킬 필요가 있을 때 입원치료를 고려할 수 있다.

환자의 안전(safety)과 안정(stabilization), 효과적인 치료 개시가 입원의 주요 목표라고 할 수 있다. 입원 초기에는 환자가 병동 생활에 적응할 수 있도록 지지적으로 대하며 치료동맹(therapeutic alliance)을 형성하고 치료 동기를 부여한다. 환자가 병동 내 다른 환자들과 상호작용하면서 갈등을 일으키고 해결하는 모습을 관찰하면서, 치료자는 정확한 평가와 함께 치료 계획을 세울 수 있다. 입원환경에서는 보다 신속하고 안전하게 약물을 사용할 수 있으며, 외래에서는 시행하기 어려운 가족 상담을 통해 가족의 역동과 문제점을 다룰 수 있다는 장점도 있다. 의사, 간호사, 임상심리사, 사회복지사 등 각 분야별 전문 치료자들로 이루어진 팀에 의한 조직적이고 계획적인 치료가 시행된다.

낮병원

낮병원은 입원치료와 외래치료의 장점을 살려 낮에는 병원에서 다양한 치료적 활동에 참여하며 저녁에는 귀가하는 부분입원의 한 형태이다. 외래 진료에서는 제공하기 어려운 집중적이고 포괄적인 치료를 통해 사회복귀 및 직업재활을 도울 수 있으며, 입원 병동에서 생활 후 사회로 복귀하기 전 단계로도 활용할 수 있다.

입원치료에 비하여 상대적으로 비용이 저렴하고, 환자 개개인의 기능 수준에 맞춰 융통성 있는 접근이 가능하며 장기입원을 막고 빠른 사회복귀를 유도할 수 있다는 장점을 갖고 있다. 반면, 입원 환경에서처럼 치료진이 항시 관찰하고 위험한 상황에서 환자를 보호하는 데 어려움이 따를 수 있고, 치료 중간에 병원을 방문하지 않는다면 치료가 중단될 수 있다는 단점이 있어, 충동적 · 공격적인 환자나 자살 위험성이 있는 환자에게는 적합하지 않다.

쉼 터

가출, 학업중단, 폭력, 성매매와 같은 비행 및 범죄 등 심각한 문제 행동과 관련된 소아청소년을 위한 일시적 보호시설로서 상담이나 교육 등의 프로그램 통해 위기의 소아청소년을 돕는다. 의료, 법률적 지원 및 직업 훈련 등 다양한 지역사회 서비스와 연계 체제를 구축하고, 전문가의 참여가 더해진다면 보다 큰 도움이 된다.

생물학적 치료

약물치료

소아정신의학 영역에서 약물치료에 대한 신경생물학적 연구가 부족하며, 성인에 대한 연구를 연장해서 판단하는 경우가 많다. 미국식품의약국(FDA)의 승인을 받지 못했다고 해서 소아에서 사용하지 못하는 것은 아니지만 시판중인 정신과 약물의 80% 이상은 아직 미국 FDA에서 소아에 대한 사용을 승인하지 않았다. 아울러 성인에 비해 소아에서는 심리사회적인 환경의 영향이 상대적으로 크게 작용하는 데 반해 실제로 이에 대한 연구는 아직 부족한 실정이다.

이러한 제한점에도 불구하고, 약물치료는 과거에 비하여 다양한 소아 정신병리에서 시도되고 있을 뿐 아니라 새로운 약물을 이용한 임상약물학적 연구도 점차 활발해지고 있다. 소아정신의학에서는 그 진단이 질환의 원인론에 기초하기보다는 증상, 즉 현상학적인 정신병리에 근거를 두기 때문에 약물치료 또한 각 질환에서 나타나는 특이한 행동이나 정서적 증상군을 치료목표로 시행되고 있다.

약역학(pharmacokinetics) 및 약동학(pharmacodynamics)

① 약역학

소아청소년의 약물치료를 이해하기 위해서는 먼저 소아청소년의 약물학적 특성을 먼저 이해할 필요가 있다. 소아청소년의 약역학은 다음과 같은 특징을 보인다.

1) 소아는 연령에 따라 지방이 차지하는 비율이 다르다. 전체 체중에서 지방이 차지하는 비율은 영아기에 증가하다가 이후에 감소하게 되는데, 전체적으로는 성인에 비해 상대적으로 적은 편이다. 이러한 특성 때문에 소아를 대상으로 지용성(lipophilic) 약물을 사용할 때 성인에 비해 높은 효과나 부작용을 보일 수 있다.
2) 소아는 상대적으로 체내의 수분 함량이 많다. 따라서 리튬과 같은 수용성(hydrophilic) 약물을 사용하는 경우, 성인에 비해 높은 체중 대비 약물용량을 필요로 할 수 있다.
3) 소아는 소화기관 기능이 성인보다 많이 미숙한 상태로서 약물의 경구 흡수율이 안정적이지 못하고 변화가 심하다.
4) 약물대사와 관련되는 간의 효소는 유아기 동안에 점차 증가하는데, 성인에 비해 상대적으로 대사효소의 수준이 높은 상태로 유지되다가 사춘기에 들어서면서 점차 감소하여 성인수준에 도달한다.
5) 소아는 체중 대비 간의 크기가 성인보다 크다. 이를 liver mass effect라고 한다. 또한 영아기가 끝나면서 사구체의 투과율(glomerular filtration rate, GFR)은 성인수준이 이르게 된다. 게다가 소아기에서는 수분섭취가 많아 성인보다 빨리 신장에서 대사가 진행된다. 이러한 점을 고려할 때, 소아에서는 간과 신장에서 성인보다 상대적으로 빨리 대사가 이뤄지므로 체중 대비 약물 용량(weight-adjusted dosage)이 성인보다 많이 요구되며, 하루에 여러 번 분복하는 것이 유리하다.

② 약동학

소아청소년의 중추신경계는 계속 발달중이다. 신경전달물질의 전달체계도 지속적으로 발전하고 있는 중으로, 성인과는 다른 양상으로 약물이 작용할 수 있다. 예를 들어 삼환계 항우울제는 소아 우울증에서는 별다른 효과를 보이지 않는 것으로 알려져 있다. 벤조디아제핀 계열의 항불안제, 항히스타민 등을 진정제(sedative)로서 사용할 때, 성인과 달리 소아에서는 과잉행동, 초조, 공격 반응 등의 역설적 탈억제(paradoxical disinhibition) 현상을 보다 흔히 보일 수 있다.

소아청소년 약물치료의 특성

① 어떤 약물은 서로 다른 종류의 증상을 개선시킨다. 예를 들어, 이미프라민(imipramine)의 경우 불안장애, 우울장애, 주의력결핍 과다활동장애, 유뇨증의 치료제로서 사용된다. 아리피프라졸(aripiprazole)의 경우, 조현병, 양극성장애, 틱장애의 치료제로서 사용된다. 또한 퀘티아핀(quetiapine)은 조현병과 양극성장애 조증 삽화의 급성 치료제이다.

② 특정질환의 치료에 있어 체계적인 이중맹검 연구에서 충분히 효과가 입증된 약일지라도 실제 임상 상황에서는 그 치료반응이 만족스럽지 않거나 전혀 반응을 보이지 않을 수도 있다. 예를 들면, 주의력결핍 과다활동장애 환아의 70~80%는 중추신경자극제에 치료반응을 보이지만 나머지는 그 외의 약물, 즉 부프로피온(bupropion), 삼환계 항우울제, 항정신병 약제, α-작용제(α-agonist) 등에 반응을 보일 수 있다.

③ 소아청소년의 경우 병용치료를 이용한 사례보고가 많다. 병용치료는 통상적인 약물을 투여한 치료에 저항을 보이는 경우, 공존 질환이 있는 경우, 한 종류의 약물에 대한 치료반응이 만족스럽지 못한 경우, 부작용이 나타나 충분하게 증

량하지 못한 경우 등에서 사용된다. 최근 약물대사와 약물간의 상호작용에 관한 연구와 정보가 많아 이전에 비하여 보다 안전하게 병용약물을 투여할 수 있으며, 특정 약물을 더 적은 용량으로 투여할 수 있게 되어 공존 증상의 치료효과 외에 부작용을 감소시킬 수 있는 장점도 있다.

약물치료의 일반적 원칙

① 가장 선행되어야 할 사항은 약물치료보다 먼저 시도할 치료는 없는지를 살피는 것이다. 약물치료는 소아청소년에서 시도할 수 있는 여러 가지 치료 중 하나이기 때문이며, 소아에서는 흔히 약물치료가 아닌 심리사회적치료가 우선적으로 시도해야 하는 치료법으로 알려져 있다.

② 약물을 선택하고 사용함에 있어 대상 환자의 발달수준을 고려해야 한다. 발달수준에 따라 진단이 달라질 수 있고 약물에 대한 반응이 다르기 때문이다.

③ 소아청소년과 관련된 포괄적인 정보를 수집한다. 예를 들어 소아의 정리병리와 부작용의 선행요건이 될 수 있는 신체질환이 존재하는지를 살피고, 있는 안전하고 일관적인 약물치료 환경을 보호자가 제공할 능력이 있는지 등을 조사한다. 부모 외에도 교사, 또래 등 다양한 정보원으로부터 자료를 수집하는 것이 필요하다.

④ 소아의 경우에는 공존질환이 성인보다 흔하다. 이러한 공존질환에 따라 치료의 방식이 달라지고 약물선택의 차이를 보인다.

⑤ 치료자는 투약 전에 포괄적인 기초평가를 해두는 것이 좋다. 기초평가에는 행동평정척도, 자기보고척도, 임상가척도, 직접관찰 등이 포함된다. 이러한 평가는 투약에 대한 소아의 반응을 객관화하는 데 많은 도움이 된다.

⑥ 부작용에 대한 정보를 체계로 수집해야 한다. 소아의 경우는 성인과 달리 충분한 임상약물연구가 시행되지 못한 상태이므로 어떤 부작용이 나타날지 예측하기 어려운 경우가 많다. 따라서, 개방성 질문과 표준화된 척도를 사용하는 것이 도움이 된다. 개방성 질문은 일반적인 질문과 사용약물에 특이적인 질문으로 다시 구분된다.

⑦ 사용하는 약물이 환자와 보호자에게 어떤 의미인지 살핀다. 소아청소년은 약물에 대해서 어떻게 이해하고 부모를 비롯한 가족들은 어떻게 약물을 이해하는지 살펴볼 필요가 있다. 아울러 약물치료가 환자-의사관계에 끼치는 영향을 살핀다.

⑧ 소아에 관한 임상약물연구가 제한적이긴 하지만 충분한 근거가 있는 약물을 먼저 시도할 필요가 있다. 이를 위해서는 각 진단별로 우선적으로 시도하는 치료기법을 숙지할 필요가 있다. 예를 들어 주의력결핍 과다활동장애에서는 약물치료, 강박장애에서는 인지행동치료가 우선적인 치료로 알려져 있다.

⑨ 약물은 소량으로 시작하여 환자의 치료반응과 부작용을 살피면서 천천히 증량해야 한다.

비약물적 치료

성인에 비해 소아에서의 비약물적 치료에 대한 연구는 매우 부족한 실정이다. 전기충격치료(electroconvulsive therapy)는 거의 임상연구가 없는 편이며 부작용 등을 예측하기 어려워 소아에서는 금기시되어 왔다. 뇌전증을 비롯한 신경학적, 내외과적 주요질환에서는 전기충격치료를 시행하지 않는다. 사전에 부모와 소아의 동의를 얻어야 하며 시술 전에 인지기능 검사를 실시하여 치료 후에 어떤 변화를 보이는지 살펴볼 필요가 있다.

경두개자극술(TMS)의 경우에는 비교적 안전하게 사용될 수 있다는 장점이 있으나, 장단기적 부작용에 대해서 충분히 알려지지는 않았다. 틱장애를 비롯한 일부 소아 질환에서 사용되기는 하나 아직 임상적 경험이 충분하지 않은 실정이다.

뉴로피드백(neurofeedback)은 뇌파의 피드백을 이용하는 기법으로 주의력결핍 과다활동장애 등에서 사용해 오면서 일부 아동에서는 효과가 있다는 보고도 있으나 아직 체계적으로 진행된 연구는 부족한 실정이다.

청소년의 정신과적 치료

청소년 시기는 소아기 동안에 발생한 사고, 정서, 행동의 문제가 악화되거나 조현병, 우울장애, 양극성 장애 등이 흔히 시작하는 시기이다. 청소년 시기에 어느 정도의 스트레스는 보편적일 수 있지만, 대부분의 청소년은 이러한 환경적 요구에 잘 대처한다. 임상가와 보호자들은 청소년이 스스로를 어떻게 인식하는지에 대해서 민감해야 하는데, 같은 연령의 십대들이라도 정서적 성숙 정도가 매우 다양하기 때문이다.

청소년과의 면담

치료 상황이 허락된다면 청소년과 부모 모두를 면담해야 한다. 해당 청소년의 삶이나 현재 보이는 문제에 어느 정도 개입하고 있는지에 따라 부모 외에 다른 가족구성원도 포함될 수 있다. 환자를 먼저 만나고, 환자를 우선적으로 치료하는 것이 필요한데, 이를 통해 치료자가 부모의 대리인이라는 느낌을 어느 정도 피할 수 있다. 나이든 청소년의 정신 치료

시에 부모와는 처음 외에는 거의 접촉하지 않는 것이 필요할 수 있는데, 부모와 지속적으로 접촉하는 것은 청소년으로 하여금 치료 시간 중에 자신의 생각을 털어 놓고 싶은 의욕을 저해할 수 있기 때문이다. 청소년과의 면담이나 정신치료 시에는 다음의 내용을 참조한다.

1) 청소년은 많은 경우 치료자를 테스트하며 쉽게 신뢰하지 않는다.
2) 치료자는 치료동맹을 증진시키기 위해, 환자로부터 신뢰를 얻고, 치료자가 앞으로 도움이 될 수 있음을 확신시켜야 한다.
3) 치료자는 청소년이 스스로 자신의 얘기를 하도록 한다. 교정하려 드는 것은 불신하는 것으로 비춰질 수 있으므로, 차이를 따지거나 방해하지 않도록 한다.
4) 치료자는 환자에게 무슨 일이 일어났고, 왜 그런 행동이나 느낌이 일어나고, 어떤 변화가 언제 일어났는지 등에 대해서 환자의 설명과 의견을 얻어야 한다.
5) 청소년과의 면담 회기 구성은 성인의 정신치료와 유사하다.
6) 불법적인 물질사용과 자살 경향성 등에 대해 청소년 스스로 먼저 말하지 않아도 치료자의 질문에는 솔직히 대답하는 경향이 있다.
7) 성적인 과거력과 현재 성적인 활동 등에 대해 적절히 평가해야 한다. 청소년의 성적인 행동 특성은 종종 그들의 전체 성격구조와 자아 발달의 실태를 보여주곤 한다. 그러나 청소년이 성적인 행동에 대해 이야기하기까지는 많은 시간이 필요할 수 있다.

치료기법

치료기법을 선택하는 과정에서 중요한 사항은 우선 청소년, 가족, 사회적 구조의 특성에 가장 잘 맞는 것이 무엇인지를 파악하는 것이다. 정신역동치료, 인지행동치료, 동기강화치료, 집단정신치료 등 다양한 기법이 있으며, 이러한 정신치료와 약물치료를 병합해서 사용하는 것이 크게 도움이 되는 경우도 있다.

참조문헌

1) 문혜신. 아동청소년기의 심리평가. 김재환, 오상우, 홍창희, 김지혜, 황순택, 문혜신, 정승아, 이장한, 정은경. 임상심리검사의 이해. 서울: 학지사;2014. p.457-512.
2) 유희정. 청소년기의 심리발달. 대한소아청소년 정신의학회(편). 청소년정신의학. 서울: 시그마프레스;2012. p.3-15.
3) 홍강의. 발달과 정신병리의 환경 · 경험적 요인. 홍강의(편). 소아정신의학. 서울: 학지사;2014. p. 62-75.
4) 홍강의. 아동의 정신과적 진단과 평가. 대표저자 홍강의. 소아정신의학. 서울: 중앙문화사;2014. p.520-532.
5) 홍강의. 정상발달과 발달단계에 따른 정신병리. 홍강의(편) 소아정신의학. 서울: 학지사;2014. p.76-102.
6) American Academy of Child and Adolescent Psychiatry. Practice parameters for the psychiatric assessment of children and adolescents. J Am Acad Child Adolesc Psychiatry 1995;34:1386.
7) American Academy of Child and Adolescent Psychiatry. Practice parameters for the psychiatric assessment of infants and toddlers. J Am Acad Child Adolesc Psychiatry 1997;36(Suppl):21S.
8) Brooks-Gunn J, Warren M. Biological and social contributions to negative affect in young adolescent girls. Child Dev 1989;60:40-55.
9) Brownell CA. Convergent developments: cognitive-developmental correlates of growth in infant/toddler peer skills. Child Dev 1986;57:275-286.
10) Centers for Disease Control and Prevention (CDC). Youth risk behavior surveillance-United States. Morb Mortal Wkly Rep 2006;55(SS-5):1-108.
11) Gullone E, Moore S. Adolescent risk-taking and the five-factor model of personality. J of Adolescence 2000;23:393-407.
12) Hart B, Risley TR. American parenting of language-learning children: persisting differences in family-child interactions observed in natural home environment. Dev Psychopathol 1992;28:1096-1105.
13) Hartup WW. The company they keep: Friendships and their developmental significance. Child Dev 1996;67:1-13.
14) Hetherington EM, Cox M, Cox R. Effects of divorce on parents and children. In: Lamb ME editor. Nontraditional families: Parenting and child development. Hilsdale NJ: Erlbaum;1982. p.233-288.
15) Kaufman J, Birmaher B, Brent D, Rao U, Flynn C, Moreci P, Williamson D, Ryan N. Schedule for Affective Disorders and Schizophrenia for School-Age Children-Present and Lifetime Version (K-SADS-PL): initial reliability and validity data. J Am Acad Child Adolesc Psychiatry 1997;36:980-988.
16) King RA, Schwab-Stone ME, Peterson BS, Thies AP. Psychiatric Examination of the Infant, Child and Adolescent. In: Comprehensive Textbook of Psychiatry, 7th edition, Lippincott, Philadelphia: Williams & Wilkins; 2000.
17) McLoyd VC. Socioeconomic disadvantage and child development. Am Psychol 1998;53:185-204.
18) Offer D, Ostrov E, Howard KI, et al. The Teenage World: Adolescents' Self-Image in Ten Countries. New York: Plenum Medical;1988.
19) Offer D, Sabshin M. Normality: Theoretical and clinical concepts of mental health. New York: Basic Books;1974.
20) Offer D, Schonert-Reichl KA. Debunking the myths of adolescence: findings from recent research. J Am Acad Child Adolesc Psychiatry 1992;31:1003-1014.
21) Sadock BJ, Sadock VA, Ruiz P. Kaplan and Sadock's Synopsis of Psychiatry: Behavioral Sciences/Clinical Psychiatry. 11th edition. Philadelphia PA; Wolters Kluwer;2014.
22) Shaffer D, Fisher P, Lucas CP, Dulcan MK, Schwab-Stone ME. NIMH Diagnostic Interview Schedule for Children Version IV (NIMH DISC-IV): description, differences from previous versions, and reliability of some common diagnoses. J Am Acad Child Adolesc Psychiatry 2000;39:28-38.
23) Spitz RA. Hospitalisk: An inqury into the genesis of psychiatric conditions in early childhood. Psychoanal Stud Child 1945;1:53-74.

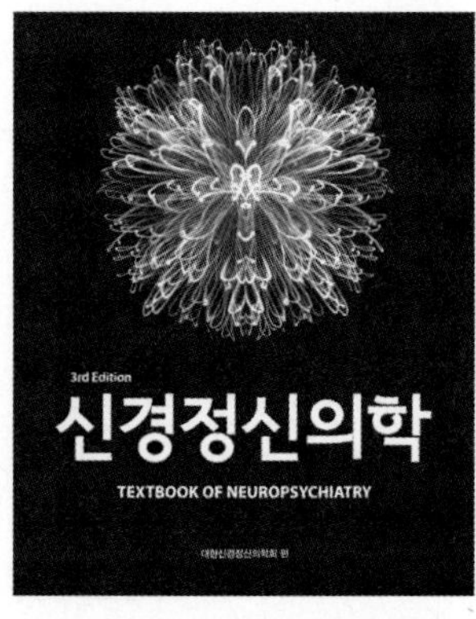
3rd Edition
신경정신의학
TEXTBOOK OF NEUROPSYCHIATRY

Chapter 28

노인정신의학

Geriatric Psychiatry

김봉조, 신일선, 이강준, 이창욱, 정한용

개 론

노인정신의학의 개념

일반적으로 노년기는 65세부터 시작된다고 간주된다. 노년기에는 여러 신체 기능이 감퇴하고 외향적인 모습에 변화가 나타나며 신체 질병이 자주 발생하기 때문에 건강유지가 주요 관심사항으로 부각된다. 이러한 변화에도 불구하고 이 시기는 적당한 즐거움의 원천이 되고 능숙한 감각의 전달을 가능하게 할 수 있는 장점도 가지고 있다. 그리고 규칙적인 운동, 건강한 식습관, 적당한 휴식 등이 노년기 건강을 유지시키는 데 많은 도움을 줄 수 있다. 인구가 고령화 될수록 노인들의 건강을 유지하기 위한 요구는 크게 증가하며, 정신건강의학과 의사와 노인전문 내과의사 등이 이러한 역할을 하는 데 있어서 중요한 부분을 차지한다.

인구 통계

65세가 넘는 사람들의 숫자는 빠르게 증가하고 있다. 미국의 경우, 65세 이상의 인구가 전체 인구의 4%였던 것이, 2012년에는 13.7%, 2050년에는 20%가 될 것으로 보인다. 또 1990년에서 2000년 사이에 미국 전체 인구는 3배 증가하였으나 노인인구는 10배 증가하였다고 한다. 우리나라의 경우 현재 평균수명은 선진국 수준인 80세를 넘어섰으며 노인 인구 비율 역시 급속하게 증가하고 있다. 현재와 같은 저출산 추세가 지속된다면 우리나라 노인 인구는 2014년 13%에서 2030년에는 24%, 2050년 38%가 되어 40여 년 후에는 세계에서 일본 다음으로 가장 노인 인구 비율이 높은 국가가 될 것이다.

출생 시 여성의 기대 수명은 2050년까지 남성들보다 7년 이상 많을 것으로 예상되며, 2050년에는 인구의 성과 나이에 대한 구성비가 지금과는 현저히 차이가 날 것으로 예측된다. 그러한 변화들은 수입과 결혼 통계, 독신노인이나 장기요양 시설 거주비율, 그리고 사회 연결망의 다른 측면들에 영향을 끼친다. 향후 예측의 정확성은 출생률이나 이민, 이주와 같은 다른 인자들에 대해서도 영향을 받을 것이다.

노 화

노화의 정의

노화는 배아의 발생에서부터 죽음에 이르기까지 나이가 들어가면서 나타나는 삶의 전체적인 변화라고 볼 수 있다. 나이가 들면 점진적으로 생리기능이 감퇴하고 생존능력이 떨어져 질병에 대한 감수성도 증가하게 된다. 노화가 되면 내부 요인에 의하여 신체 구조와 기능이 점차 나빠지는 현상이 일반적으로 나타나게 된다. 그러나 최근에는 노화가 반드시 나쁜 것은 아니라는 보고도 발표되고 있다. 암을 억제하는 내적 안전장치이며 조직 손상을 완화시키는 작용을 하기도 한다. 노화를 지연시키고 수명을 연장시킬 수 있는 방법도 활발하게 연구되고 있다.

노화의 생물학

노화 과정은 앞에서도 언급하였듯이 심혈관계, 호흡기계, 비뇨생식기계, 내분비계, 면역계 등 모든 신체 계통의 점진적인 기능 감소로 특징지어진다. 그러나 단순히 나이가 많다고 해서 정신적인 혹은 신체적인 병에 걸린다는 생각은 잘못된 것이라고 할 수 있다. 실제로 많은 노인들이 인지기능과 신체적인 건강을 잘 유지하고 있기 때문이다.

개개의 사람들은 한 가지 또는 그 이상의 유전적인 취약한 계통을 갖게 되거나, 과도한 자외선 노출이나 흡연, 음주 등의 환경 스트레스 인자들, 또는 의도적인 물질 남용과 오용 등으로 취약하게 된다.

노화는 전반적으로 세포의 노화를 의미한다. 가장 일반적으로 지지되는 이론은, 각각의 세포들이 유전적으로 결정된 생존 기간을 갖고 있으며, 죽기 전까지 제한된 횟수만 스스로 복제를 할 수 있다는 것이다. 나이가 들수록 세포들의 구조적인 변화가 일어나는데, 예를 들어 중추신경계에서 나이와 연관된 세포 변화가 뉴런에서 일어나는 것이 있으며, 이는 퇴행의 징후이기도 하다. 그리고 디옥시리보핵산(DNA) 및 리보핵산(RNA)의 구조적인 변화와 돌연변이를 노화중인 세포에서도 찾을 수 있다. 또 심각한 기억력 상실과 지적 기능의 상실을 보이는 알츠하이머형 치매에서 신경원섬유성 변성을 흔히 볼 수 있다.

위에서 기술한 노화는 단일 원인으로만 발생하지는 않으며, 신체의 모든 부분에 영향을 끼친다. 유전적인 요소들이 나이든 사람들에게 더 흔하게 나타나는 질환인 고혈압, 관상동맥질환, 동맥경화증, 암 등과 연관되어 있다. 가족 연구의 결과들은 유방암 및 위암, 대장용종, 노인의 특정 정신질환 등에 있어서 유전적 요소들을 시사하고 있다.

수 명

수명에 대한 연구는 우리 모두에게 있어서 가장 큰 관심 영역이다. 장수의 가족력이 장수의 가장 큰 예측인자라고 할 수 있으나, 그 이전에 우리는 수명을 단축시키는 많은 문제들을 효과적으로 차단할 수 있다. 그렇지만 유전은 우리의 조절능력을 벗어나는 단 한가지 인자이다. 수명을 조절할 수 있는 인자들로 정기적인 건강검진, 최소한의 카페인과 술의 섭취, 일에 대한 만족, 사회적으로 유용하다고 느끼는 스스로의 지각 등을 들 수 있다. 물론 건강식과 적절한 운동 역시 건강 및 장수와 연관되는 주요 인자이다. 노인에서 사망 원인으로 심장질환, 암, 뇌졸중 등을 들 수 있다. 65세 이상에서 사고도 중요한 사망 원인이며, 낙상, 보행자 사고, 화상 등을 들 수 있다. 낙상은 심장부정맥과 저혈압 때문에 가장 흔히 나타난다. 85세 이상에서의 사망은 심장, 동맥, 폐 등 장기의 감소된 탄성-물리적 성상에 의한 것이라고 생각된다. 노화 자체가 사망 원인으로 생각되고 있기도 하다. 평균적으로 여성이 남성보다 더 오래 살고, 혼자 사는 기간도 더 길다.

운동과 식사

식사와 운동은 노인에서 동맥경화증이나 고혈압 같은 만성질환을 예방하는 데 일정 역할을 한다. 고지질혈증은 관상동맥질환과 관련이 있으며 체중을 줄이고 포화지방과 콜레스테롤 섭취를 제한하면 조절이 가능할 수 있다. 일일 식이섬유섭취를 증가시키는 것은 혈장 지단백 농도를 감소시키는 데 도움을 줄 수 있다. 또한 콜레스테롤을 감소시키는 스타틴 약물은 식이-저항 혹은 운동-저항 고지질혈증을 가진 사람의 심혈관 질환을 감소시키는 데 효과적이다. 그리고 소금섭취를 적게 하면 고혈압의 위험성을 감소시킬 수 있다. 고혈압 노인 환자들은 약물의 추가 없이도 적절한 운동과 저염식으로 건강상태를 조절할 수 있다. 하루에 30분 정도의 적당한 운동은 심혈관 질환의 감소, 골다공증의 감소, 호흡기능의 향상, 이상적인 체중의 유지와도 연관된다. 운동은 매우 고령인 사람들에게서도 기능을 향상시키는 것으로 밝혀지고 있다. 많은 경우에서 내과, 외과적 개입 없이도 식이조절과 운동에 의해서 질병이 좋아질 수 있고 또 치료될 수 있다고 한다.

건강한 노후를 위한 과제

건강한 노후를 위해서는 먼저 병이 없어야 한다. 그러려면 신경인지기능 등 정신상태가 건강해야 하고 신체기능도 좋아야 한다. 일상생활이나 사회생활에도 적극적으로 잘 참여해야 한다. 당연한 내용이겠지만 식사, 운동, 수면의 질이 좋아야 하고 대사증후군을 예방해야 하는 등 좋은 생활습관을 가지고 있어야 한다.

정신적으로는 신경인지기능이 연령 수준에 맞게 유지되고 감정이나 정동의 변화도 크지 않고 안정적이어야 한다. 스트레스를 받아도 성숙하게 받아들이고 대처할 수 있는 기술이 있어야 한다. 예를 들어 고령이 될수록 다가오는 죽음에 대한 스트레스에 적절하게 대응하고 죽음에 대한 두려움을 수용하고 인정하는 것이 중요하다. 노인이 된다고 모든 것이 다 나빠지는 것은 아니다. 젊은 시절의 무거운 책임으로부터 해방되는 데서 얻어지는 행복은 또 다른 즐거움일 수 있다. 또 자존심을 유지하며 자신감을 갖는 것, 일하고 수입을 얻는 것, 봉사하고 종교 활동을 하는 것, 친구들과 교제하고 취미활동을 하는 것도 성공적인 노화에 많은 도움이 된다.

노인환자의 정신과적 평가

노인에서의 정신건강의학적 면담과 평가

노인 환자들과 성인 환자들의 면담과 평가가 크게 다르지는 않지만 몇 가지 주의해야 할 점들은 있다. 일반 성인 환자들과 마찬가지로 병력과 가족력 조사, 정신상태검사 등을 통하여 노인 환자들을 평가하지만 인지기능이 떨어져 정보를 신뢰할 수 없는 경우가 종종 발생하는데 그런 경우, 환자를 잘 파악할 수 있는 식구들이나 간병인 등 정보제공자의 객관적인 정보가 필요하다. 또 인지기능저하로 인해 판단력이 떨어지지 않는지에 대해서도 신중한 평가를 내려야한다. 우선 치매인지 단순한 건망증인지 감별하는 것이 중요하다. 치매가 의심되는 경우에는 주의력, 기억과 학습능력, 언어기능, 시공간기능, 실행기능 등에 대한 좀 더 자세한 검사를 시행하는 것이 바람직하다.

또 노인들은 우울, 불안, 외로움 등의 심리적인 고통을 잘 느낄 수 있기 때문에 주의 깊게 면담을 해야 한다. 외로움과 우울, 알코올 의존, 사별, 신체통증 등으로 인하여 자살을 시도하는 노인들이 많다. 우리나라의 경우에도 65세 이상 노인의 자살률이 심각하게 증가하고 있다. 통계청 자료(2014년 기준)에 따르면 우리나라 자살에 의한 사망률은 인구 10만 명당 27.3명인 데 반해, 65세 이상 노인 자살률은 인구 10만 명당 무려 55.5명에 이른다. 중요한 사회적 문제가 아닐 수 없다.

정신건강의학적인 면담 및 평가뿐만 아니라 노인에서 흔하게 나타나고 정신기능과 신체기능에 영향을 줄 수 있는 특정 질환이 없는지도 체계적으로 잘 평가하여야 한다. 노인들은 스스로의 문제점을 잘 표현하지 않기 때문에 의사가 놓치기 쉽다. 예를 들어 청력의 상실도 정상적인 노화 과정의 일부라고만 생각하고 치료하지 않아 더욱 악화되는 경우도 많다. 시력장애, 영양결핍, 체중감소, 요실금, 보행장애 및 낙상의 위험성에 대해서도 간과하지 말고 잘 평가하여야 한다.

면담의 시작은 환자와 단독으로 하는 것이 바람직하다. 의사-환자 관계 형성에 좋고, 환자에게 자신이 가장 중요한 사람이라는 느낌을 줄 수 있기 때문이다. 이어서 환자의 동의를 구하고 가족이나 중요한 지인들과의 면담을 진행하는 것이 좋다. 환자의 증상에 대해 질문하고 환자가 제공한 정보를 검증해야 한다.

노인을 면담하고 평가하는 데 필요한 시간을 줄일 수 있는 방법으로 진료 전 설문지 사용이 효과적일 수 있다. 이러한 설문지는 과거 의무기록, 약물 및 처방, 환자의 보호자 등을 포괄적으로 빠르게 파악할 수 있는 장점이 있다. 또 환자의 문제를 미리 파악할 수 있도록 간호사 혹은 임상심리사와의 면담도 고려할 수 있다.

정신과적 병력 청취

노인들의 정신과적 병력은 이름, 나이, 성별, 결혼 상태 등의 기본적인 정보와 주증상, 현병력, 개인의 과거병력, 개인력, 가족력 등을 포함한다. 현병력은 진단을 내리는 데 가장 중요한 요소이다. 언제 증상이 시작되었고 얼마나 오래 지속되고 있는지 등을 자세히 알아보고 파악해야 한다. 증상뿐만 아니라 일상생활 기능이나 사회적 기능도 확인하는 것이 필요하다. 정신과적인 과거 병력 역시 중요하다. 특정 증상과 그 증상의 발생 시기, 치료의 자세한 내용, 치료의 효과와 부작용 등을 자세히 기술한다. 또한 환자가 현재 복용 중이거나 과거에 복용한 약물의 조사도 중요하다. 노인 환자들은 다양한 신체적 질환을 갖고 있고 여러 약물을 복용하고 있을 가능성이 높다. 약물상호작용, 과량 혹은 과소 복용 등의 문제가 있을 수 있으므로 처방전이나 순응도에 대한 자세한 검토가 필요하다.

65세 이상의 환자는 사람 이름을 잊어버리거나, 물건을 잘 관리하지 못하는 등의 기억력 저하에 대해 종종 불평을 호소한다. 면담 상황에서 발생하는 불안 때문에 경도의 인지문제가 있을 수 있다. 그러나 이렇게 나이 들어 나타나는 단순한 건망증은 그렇게 중요한 증상은 아닌 경우가 많다.

환자의 어린 시절과 청소년기 병력은 개인의 성격 형성에 대한 정보와 스트레스 상황에서의 방어기제 및 대처 전략에 대한 중요한 단서를 제공한다. 학습 장애 또는 뇌기능 장애의 병력 역시 중요하다. 정신건강의학과 의사라면 친구, 스포츠, 취미, 사회 활동 및 직업에 대해서도 알아보아야 한다. 직업력은 직업에 대한 환자의 감정, 동료와의 관계, 권한에 따른 문제점 및 은퇴에 대한 태도를 포함해야 한다. 환자의 미래 계획 및 희망과 두려움도 질문하는 것이 좋다. 종교, 학력, 성적인 문제도 파악하도록 한다. 환자의 성적인 병력은 성적 활동, 성향, 성욕, 자위, 외도, 성적 증상(예: 발기 부전과 불감증) 등이 포함되어야 한다. 특히 젊은 의사들은 성적 병력을 청취할 때 편견을 극복해야 한다.

가족력은 환자가 진술하는 부모에 대한 태도와 부모의 노년기에 대한 적응, 그리고 가능하다면 부모의 죽음의 원인도 포함되어야 한다. 알츠하이머병은 알츠하이머병을 앓았던 부모의 자식의 10~30% 정도에서 상염색체 우성 형태로 유전된다. 우울증과 알코올 의존 역시 유전될 수 있다. 환자의 현재 상황 역시 평가되어야 한다. 누가 환자를 돌보고 있는지, 환자의 자식들이 있는지, 부모-자식 관계는 어떤지 알아보는 것도 필요하다. 가족들과의 면담도 중요한데, 실제로 환자를 돌보는 가족은 누구인지? 가족들이 환자에게 어떻게 해주고 있는지? 환자는 이에 대해 어떻게 생각하고 있는지? 가족들은 환자의 증상을 얼마나 잘 이해하고 받아들이고 있는지? 등이 중요하다. 그리고 환자의 경제 상태에 대한 정보는 정신건강의학과 의사가 현실적인 치료 권장 사항을 결정하는 데 도움이 된다.

배우자에 대해 면담을 하는 경우, 배우자와의 관계는 당연히 포함되어야 한다. 과부나 홀아비인 경우, 정신건강의학과 의사는 환자가 배우자를 상실하였을 때 슬픔을 극복한 방법에 대해서도 알아보아야 한다. 배우자의 죽음이 최근 몇 년 이내에 발생한 경우, 환자의 신체적 또는 심리적 증상이 나타날 위험이 높으므로 주의해야 한다.

정신상태검사

정신상태검사는 환자가 어떻게 생각하고 느끼고 행동하는지에 대한 단면적인 관점에서의 평가이다. 노인들을 진찰할 때, 정신건강의학과 의사는 진단을 파악하기 위해서 한 번의 검사에 의존할 수는 없다. 환자나 가족의 불확실한 정보 때문에 반복적인 정신상태검사가 필요할 수 있다. 또한 정신상태검사는 뇌기능을 평가하는 검사이기도 한데, 적절한 평가를 통해 검사자가 환자의 인지능력을 추측할 수 있다. 간이 정신상태검사나 블레스트 치매 척도 등의 일반적인 인지선별도구가 환자의 지적 장애를 평가하는 데 흔히 사용된다. 노인 환자들은 한 가지 척도로만 인지기능이 평가되지 않기 때문에 포괄적인 인지기능평가가 필요한 경우가 많다.

전반적인 기술

환자에 대한 전반적인 기술은 외모, 정신운동활동, 질문자에 대한 태도, 언어 등을 포함한다. 특히 노인의 경우 운동장애에 대해서 주목해야 한다(예: 걸음걸이, 자세, 진전 등). 입이나 혀의 불수의 운동은 약물의 부작용일 수 있다. 대부분의 우울증 환자는 말과 움직임에서 속도가 느리고 불안한 모습과 함께 손을 자주 움직이고 자세를 바꾸는 증상이 나타날 수 있다. 가면양얼굴은 보통 파킨슨 질환에서 나타난다.

질문자에 대한 환자의 태도(예: 협력적인, 의심하는, 방어적인 등)는 전이 반응에 대한 단서를 제공할 수 있다. 전이 때문에 노인들은 젊은 의사들이 그들의 부모인 것처럼 반응할 수 있다. 노인 환자들은 치료자에게 자신이 아이인 것처럼 반응하기도 하고, 동료나 형제자매처럼 반응하기도 한다. 반대로 치료자를 환자의 아이나 손자로 여길 수도 있다. 또한 성적인 전이도 자주 그리고 강렬하게 나타나는데, 치료자는 이러한 관계를 받아들이고 자신의 역전이 반응을 처리할 수 있어야 한다. 정신건강의학과 의사도 노화나 죽음에 대한 공포나 자신의 부모에 대한 부정적인 경험 때문에 노인 환자들에게 역전이가 발생할 수 있기 때문이다. 역전이 반응의 또 다른 근원은 노인 환자의 성문제일 것이다. 만약 치료자가 부모나 조부모와 나이가 유사한 사람들과 치료경험을 가지고 있지 않다면 자위나 성문제를 다루는데 당황하기 쉬울 것이다.

또 환자의 말이 불안하거나, 들뜨거나, 동요하진 않는지 잘 살펴보도록 한다. 눈물을 글썽거리거나 우는 것은 우울 및 인지장애에서 보일 수 있는데, 특히 환자가 질문자의 질문에 대답할 수 없는 것에 대해 좌절을 느낄 때 잘 나타난다. 함구증, 명칭실어증, 문법의 오류나 착어증 등은 진단을 내리는 데 중요한 증상이다. 환자가 보청기를 끼고 있거나, 청력 문제가 있을 때 차트에 잘 기록하는 것이 필요하다.

기분, 감정, 정동

노인들은 우울한 기분이나 슬픔을 신체적 증상으로 표현할 수 있다. 식욕과 체중의 변화, 불면, 피곤함 등을 잘 평가하도록 한다. 외로움, 무가치, 무력감과 절망의 감정 역시 우울증 증상이며, 이는 자살에 대한 위험성을 높이는 요인들이다. 외로움은 자살을 고려하는 노인들에게서 가장 일반적인 원인이기도 하다. 자살은 노인 사망의 주요 원인이며, 환자의 자살 충동에 대한 평가는 필수적이다. 모든 자살 피해자의 약 75%는 우울증, 알코올 남용, 또는 이 두 가지 모두로 고통 받고 있다. 질문자는 이에 대해서 구체적으로 질문하는 것이 좋다.

자살 사고가 있는 환자는 특히 주의 깊게 정신상태검사를 진행해야 한다. 환자가 더 이상 살 가치가 없다고 느끼는지, 자신이 죽는 것이 더 낫거나, 죽음으로써 다른 사람에게 더 이상 부담을 주지 않을 수 있다고 생각하는지가 중요하다. 특히 혼자 지내거나, 알코올 남용과 관련 있거나, 최근에 배우자와 사별했거나, 신체 질환 및 신체적 고통이 있는 경우에 높은 자살 위험을 나타낸다.

불안정한 기분 상태, 특히 우울증과 불안이 나타나는 경우 기억 기능이 저하될 수 있다. 확장된, 또는 기분 좋은 느낌은 조증 삽화를 암시하거나 치매의 신호일 수 있다. 전두엽 기능 장애는 종종 익살과 농담 이후 큰 소리로 웃는, witzelsucht의 증상을 나타내기도 한다.

환자의 흥미가 떨어지거나, 기분이 무디어지거나, 부적절하다면, 우울증, 조현병 또는 뇌기능 장애일 수 있다. 이들 양상은 특정 장애에 특징적인 소견은 아니지만, 중요한 비정상적인 소견이다. 우성반구장애에서 실음조나 말을 통해 정서적 감정을 표현하는 능력이 떨어지는 증상이 나타날 수 있다.

사 고

사고의 장애는 신어조작증(neologisms), 말비빔(word salad), 우원증(circumstantiality), 사고이탈(tangentiality), 연상이완(loosening of associations), 사고비약(flight of ideas), 음연상(clang associations), 사고중단(blocking) 등을 포함한다. 미묘한 의미의 차이(추상적 사고)를 인식할 수 있는 능력 상실은 치매의 초기 징후일 수 있다. 피해망상, 허무망상, 죄책망상, 신체망상, 과대망상 등의 사고 내용의 문제뿐만 아니라 보속증, 우원증 등의 사고과정의 장애도 확인해야 한다. 질문자는 망상이 존재하는지 여부와 망상이 환자의 삶에 어떤 영향을 미치는지에 대해서 확인해야 한다. 자해 또는 타해에 대해서도 논의하여야 한다. 청각장애가 있는 환자는 편집증 환자 또는 의심증 환자로 잘못 분류될 수 있으므로 주의해야 한다.

지 각

노인들에게서 나타나는 환각이나 착각은 일시적인 현상일 수 있다. 질문자는 환자가 환각증상을 경험하는 동안 시간이나 장소에 대해 혼란을 겪는지 주의 깊게 살펴보아야 한다. 혼란은 신체상태가 어떠한지를 알려주기도 한다. 또 왜곡된 신체 인식에 대해서 환자에게 질문하는 것이 중요하다. 환각은 뇌종양 등의 국소 병변에 의해서도 야기될 수 있기 때문에 진단적 절차가 필요하다.

뇌질환은 지각장애를 일으킨다. 감각을 인지하고 해석하는 능력이 없어지는 증상은 기저뇌질환과 연관된다. 질문하는 사람은 이러한 증상들을 기록해 두어야 한다. 즉 질병인식불능증(anosognosia), 위치감각결여(atopognosia), 시각실인증(visual agnosia), 얼굴인식불능증(prosopagnosia) 등을 파악해야 한다.

언어의 표현

언어도 정상노화과정이나 우울증, 치매 등에 의해서 영향을 받을 수 있다. 노인 정신상태검사의 언어표현범주는 실어증, 즉 뇌의 병변과 관련된 언어 표현 장애가 있는 부분을 주로 다룬다. 실어증은 다음과 같이 설명할 수 있다: 비유창(nonfluent) 또는 브로카 실어증, 유창(fluent) 또는 베르니케 실어증, 전체성 실어증(global aphasia) 등으로 나눌 수 있다. 브로카 실어증에서 환자의 이해력은 베르니케 실어증에 비해서 좀 더 낫게 유지되지만, 말할 수 있는 능력이 손상된다. 환자는 단어를 잘못 발음하고, 말하는 능력이 떨어져 있다. 베르니케 실어증에서는 이해력과 따라 말하기, 이름 대기의 능력이 손상되고 말하는 능력은 유지되지만 말의 의미나 목적이 불분명한 경우가 많다. 환자는 또한 열쇠와 성냥과 같은 간단한 물건의 사용법을 설명하지 못하는 관념실행증(ideomotor apraxia)을 보일 수도 있다. 특히 물건의 명칭을 대는 데 장애를 보이는 경우 치매와 연관이 깊다.

시공간 능력

시공간 능력의 저하 역시 노화에 따른 과정이다. 환자에게 보여준 그림을 똑같이 그리게 하는 것은 이러한 기능을 평가하는 데 도움이 될 수 있다. 시공간 기능이 명백하게 손상된 경우 신경 심리 평가가 수행되어야 한다.

인지기능

① 의식

뇌기능 장애의 민감한 지표는 환자가 깨어있지 않거나, 의식 수준의 변동을 보이거나, 또는 혼수상태와 같은 의식의 변화이다. 심각한 경우 환자는 졸리운(somnolescent) 또는 혼미한(stuporous) 상태를 보인다.

② 지남력

시간, 장소, 그리고 사람에 대한 지남력의 손상이 인지장애와 연관되어 있다. 인지장애는 종종 특히 심각한 스트레스의 기간 동안에 나타나기 쉬우며, 기분장애, 불안장애, 인위적인 장애, 전환장애, 성격장애에서도 관찰된다. 질문자는 환자가 자신의 현재 위치나 상황을 설명하도록 질문하여 지남력에 대해서 확인해야 한다. 사람에 대한 지남력은 환자가 자신의 이름을 알고 있는가? 간호사 및 의사 등을 구별할 수 있는가? 등을 통해 확인할 수 있다. 시간에 대한 지남력은 환자에게 년, 월, 일, 요일 등을 물어보고 평가한다. 또한 환자에게 올해의 어느 계절 동안, 병원에서 보낸 기간이 얼마나 되는지에 대해 질문하고, 이러한 사실을 알고 있는지 확인한다. 지남력에서 중요한 순서는 사람, 장소, 시간이다.

③ 기억

기억은 일반적으로, 즉시 기억, 최근 기억, 먼 기억으로 나누어 평가할 수 있다. 즉시 기억 및 회상은 환자에게 여섯 개의 숫자를 말해주고, 순서대로, 그리고 거꾸로 반복하도록 하여 평가한다. 질문자는 환자가 몇 개의 숫자까지 외우는지를 기록한다. 정상적인 기억력에서는 일반적으로 순서대로 여섯 자리, 거꾸로 다섯 자리를 기억할 수 있다. 평가자는 숫자외우기 검사(digit span test)가, 매우 불안해하는 환자에서 손상될 수 있다는 것을 알고 있어야 한다. 먼 기억은 환자가 태어난 장소 및 생년월일, 환자의 아이들의 이름과 생일 등을 질문하여 평가할 수 있다.

인지장애의 경우 일반적으로 최근 기억이 먼저 장애된다. 최근 기억의 평가는 여러 가지 방법으로 접근할 수 있다. 어떤 평가자는 환자에게 면담 초기에 세 가지 항목의 이름을 불러주고 나중에 회상하도록 요구한다. 또 다른 평가자는 간단한 이야기를 하고 환자에게 그대로 그것을 반복하도록 요청한다. 비교적 최근의 과거 기억은 병원에 온 방법 등을 물어보고 평가할 수 있다. 환자가 기억 상실을 나타낸다면, 역행성 기억 상실증 또는 진행성 기억 상실증 여부를 결정한다. 과거 기억에 대해서 간단한 이야기를 다시 말해보도록 하는 것으로 확인할 수 있다. 이야기하기를 좋아하는 환자는 이야기 중에 새로운 요소를 집어넣을 수도 있다.

판단

판단은 다양한 상황에서 적절하게 행동할 수 있는 능력이다. 환자가 부적절한 판단을 보이는지를 평가한다. 예를 들어 환자가 거리에서 우표가 붙어있는 주소 적힌 밀봉된 봉투를 발견하였을 때 어떻게 행동할 것인지로 평가할 수 있다. 또 극장에서 연기가 날 때 어떻게 행동할 것인지 등도 판단력을 알 수 있는 한 가지 방법이다.

신경인지기능평가

신경인지기능을 평가하는 사람은 환자의 현재 기능을 생각하면서 검사하고 평가해야 한다. 대부분의 치매 진단은 일차적으로 임상적인 증상을 기초로 한다. 알츠하이머병과 다른 치매들을 구분할 만한 명확한 실험실 검사가 없기 때문이다. 인지결손의 양상으로 전형적인 알츠하이머병과 국소적인 좌측 두정엽의 경색을 감별할 수 있다. 반복해서 강조하지만 신경정신과적 평가는 환자의 일상적인 기능 상태에 맞춰져야 한다. 현재 환자가 겪는 어려움을 설명하고 이해하는 데 도움될 수 있어야 한다. 예를 들어 신경정신과적 평가와 증상의 과거력이 잘 안 맞는 경우가 있다. 환자가 인지적으로는 정상인 것 같은데 집에서는 명백하게 기능이 떨어져 있다고 보고되는 경우가 그러한 경우이다. 이는 소위 실행기능부전 증후군일 수 있다.

노인이 되면서 발생하는 기억의 감퇴는 노화의 정상적인 과정일 수 있지만 올바른 평가를 내리지 못하면 인지 결손의 진단과 치료를 지연시켜 환자의 일상생활기능에 장애를 가져올 수 있다. 또한 노인들은 주의가 산만해지기 쉽고 주의력이 감소할 수 있다. 이런 변화가 나타나게 되면 기억이 감퇴되어 결국 학습능력에도 문제가 발생하게 된다. 실행기능이나 작업기억도 나이가 들수록 감퇴된다. 작업기억의 변화는 감소된 등록과 인출뿐만 아니라 실행능력의 장애 등에 의해 나타날 수 있다.

임상실제에서 살펴보면 치매 환자들뿐만 아니라 섬망 환자, 중환자실 환자, 그리고 수술 후 환자에서도 인지기능장애가 흔하다. 특히 섬망은 정신적인 원인뿐만 아니라 신체적인 기능저하로 인하여 발생하며 급격하게 인지기능의 악화가 나타나므로 내과적으로도 응급 질환이다.

신경인지기능평가 중 가장 널리 사용되고 있는 선별검사는 간이정신상태검사(MMSE)인데 지남력, 주의력 및 계산, 기억 등록과 회상, 언어기능, 시공간 구성 능력을 평가하는 검사이다. 원인을 알 수 있고 교정할 수 있는 질환일 경우 해당 분야 전문 의사와 함께 협진하여 적극적인 치료를 하도록 한다.

치매임상평가척도(Clinical Dementia Rating, CDR)도 널리 사용되고 있는 치매 척도인데 기억력, 지남력, 판단력과 문제해결능력, 사회활동, 집안생활과 취미, 위생과 몸치장의 6가지 영역에 대한 평가에 기초하여 치매의 임상단계를 평가한다. 이 척도를 통하여 환자 증상의 심각도를 판단하고 치료계획을 설정하며 치료에 따른 변화를 평가해 볼 수 있다.

전반적 퇴화척도(Global Deterioration Scale, GDS)는 치매가 의심되는 환자나 치매로 진단된 환자의 임상 양상 및 심각도를 7단계로 평가하도록 되어있다. 이를 통해 시간에 따른 환자의 변화를 파악할 수 있어서 치료의 경과나 예후를 평가하는 데 유용하게 사용할 수 있다.

행동증상의 평가도 중요하다. 우울이나 불안, 무감동, 공격성이나 탈억제 등은 치매 환자에서 매우 흔하게 관찰되는 이상 행동으로서 정신과 의사가 반드시 평가해야 하는 부분이다. 치매 환자들을 돌보는 가족이나 간병인은 환자의 인지기능감퇴보다 이러한 행동증상 때문에 더 심한 고통을 경험하게 되기 때문이다.

신경인지기능 중 대표적인 주의력, 기억력, 실행기능 등에서의 변화를 노인에서 알아보도록 하겠다.

주의력

주의력 평가는 다른 인지기능영역의 성공적인 수행의 전제조건이 되기 때문에 중요하다. 검사 과정 중에 환자가 피곤해 한다면 검사자는 주의력을 재평가할 필요가 있다. 주의력은 일원화된 현상이 아니며 다면적이고 복잡한 인지활동이다. 또한 주의력은 섬망이나 치매에서뿐만 아니라 우울증이나 국소적인 뇌병변 환자에서도 유의하게 장애될 수 있다.

기 억

기억력에 대한 평가는 정상 노화와 뇌장애를 구분해주며, 가성치매와 다양한 종류의 치매를 감별진단하는 데에도 도움을 준다. 예를 들어, 자유회상과 재인수행의 장애는 부호화와 저장기능부전을 보이는 순수한 기억상실로 분류될 수 있고, 이러한 형태의 기억상실은 내측-측두엽 손상과 연관되는 알츠하이머병의 특징이기도 하다. 상대적으로 보존된 재인수행을 보이는 자유회상의 장애는 전두엽-피질하 회로의 기능부전과 인출의 결손을 의미하며 피질하 치매의 특징이다. 그리고 언어기억은 좌측반구, 시공간 기억은 우측반구와 연관된다. 추상적 공간 정보를 학습하고 기억하는 환자의 평가도 중요한데 공간기억의 장애는 우측반구의 기능부전을 의미한다. 먼 기억은 노인환자의 젊은 시절 동안에 발생한 사건을 회상시킴으로써 평가할 수 있으며 유명한 사람의 얼굴이나 사건을 회상시키는 것도 한 가지 방법이다. 알츠하이머병과 같은 피질성 치매는 오래된 사건을 더 잘 기억하며 헌팅턴병과 같은 피질하 치매는 오래된 사건과 최근 사건 기억이 비교적 동등하게 장애되어 있다.

실행기능

기억과 마찬가지로 실행기능도 정상노화과정 중에 유의하게 감퇴한다. 전두엽 피질과 신경전달물질의 상실, 대사활성도 감퇴 등이 원인인 것 같다. 실행조절기능은 계획, 조직, 새로운 문제 해결, 실수를 모니터하는 능력 등을 포함하는 다구획적인 인지기능이다. 위스콘신 카드 검사나 선잇기 검사(Trail Making Test) 등을 통하여 평가할 수 있다.

정신운동

운동 속도와 조절이 정상 노화과정 중에 감소하기도 하며, 운동 과정의 장애는 기저의 신경병리를 나타내는 신호이다. 감소된 운동 속도는 뇌졸중, 종양, 전이와 같은 편측성 뇌병변을 의미하며 치매의 한 부분으로 발생할 수도 있다. 또 옷을 입거나 식사를 하는 복잡한 운동기능능력에 장애가 오는 실행증은 특정 뇌체계의 기능부전일 수 있다. 미세하고 복잡한 운동 기술의 장애는 정상노화와 치매 초기를 감별하는 데 도움을 주는 평가방법이다.

내과적 평가

노인들의 건강상태에 대한 내과적인 평가는 다면적이고 포괄적으로 이루어져야 한다. 질병으로 인한 증상들이 정상 노화과정으로 오인되지 않도록 잘 감별하여야 한다. 노인의 질병은 증상이 다양하고 발현이 전형적이지 않으며, 시력, 청력, 인지기능의 장애가 많아 정확한 평가가 어려운 경우가 많다. 시간과 노력을 들여 주의 깊게 관찰하고 자세하게 평가하는 것이 필요하다. 노인 환자의 내과적 평가는 병력청취, 신체검사, 실험실 검사, 영상의학적 검사, 기능적 평가, 그리고 약물 과거력에 대한 평가 등을 포함한다. 병력청취를 할 때는 조용한 곳에서 천천히 말하고, 노인들에게 대답하는 시간을 충분히 제공하여 의사소통이 원활하게 이루어지도록 노력한다. 또한 요실금이나 변실금, 낙상, 거동, 수면 등의 문제들을 파악하는 것도 중요하다. 과거의 수술 및 입원 여부, 현재 복용하고 있는 모든 약물과 부작용 여부도 파악하여야 한다. 노인들은 처방받은 약물뿐만 아니라 한약, 민간요법, 보조식품 등을 함께 복용하는 경우가 많기 때문이다.

실험실 검사 소견

노인정신장애의 원인으로 치매와 같은 정신의학적인 질환뿐만 아니라 대뇌기능에 영향을 미치는 신체질환도 많다. 의심이 되는 질환을 밝혀내기 위하여 철저하게 내과, 외과적 검사를 시행하는 것이 필요하다. 섬망의 경우, 전반적인 신체기능이 저하될 때 자주 발생하기 때문에 되도록 빨리 원인을 파악하고 교정시켜 주는 것이 좋다. 혈액검사 등을 통해 기질적인 원인을 찾아보고 간이나 신장의 장애 및 약물 부작용을 파악하는 것이 필요하다.

다중약물의 복용평가

노인 환자들은 대부분 여러 가지 약물들을 복용하고 있기 때문에 평소에 복용하고 있는 약물의 종류와 용량, 복용 이유 등을 파악하는 것이 중요하다. 당뇨병, 고혈압, 심장병, 불면증 등으로 인하여 여러 가지 약물을 장기간 사용하거나 남용하였을 가능성이 높다. 이러한 점이 의심되는 경우 처방약뿐 아니라 비처방약도 모두 포함하여 알아보아야 한다. 한약이나 건강보조식품 등을 중복하여 복용하는 경우도 많기 때문이다. 여러 약물들 사이의 상호작용을 알아보는 데 소프트웨어 프로그램을 사용하기도 한다. 최근에 개인적인 디지털 매체 및 약물상호작용의 정보를 제공하는 소프트웨어 프로그램들이 많이 도입되어 의사들은 처방한 약물들 사이의 상호작용을 쉽게 알아볼 수 있게 되었다.

신경학적 검사

노인들에서의 광범위하고 철저한 신경학적 검사는 환자의 증상에 대한 원인을 파악하는 데 많은 도움이 된다. 우선 노인 환자의 의식 수준을 평가하고 뇌신경기능, 운동기능, 감각기능 등을 평가한다. 뇌신경기능에는 후각신경검사, 시력 및 시야검사, 대광검사 및 안구운동검사, 안면감각검사와 안면신경, 전정와우신경, 설인신경 및 미주신경, 부신경, 설하신경 검사 등이 포함된다. 또한 운동계 검사를 통해 사지근육의 근용적, 근긴장도, 근력, 운동조절능력 등을 평가하고 감각계 검사를 통해 온도감각, 통각, 촉각 등을 평가한다. 심부건반사, 병적 반사 등의 반사기능검사도 필수적인 검사이며 신체의 평형을 담당하는 소뇌기능검사 역시 중요하다. 보행자세를 평가하는 것도 환자의 증상을 파악하고 진단을 내리는 데에 많은 도움이 된다. 위에서 기술한 신체검사 이외에 뇌영상의학적 검사, 근전도검사, 유발전위검사, 뇌파검사 등의 신경생리검사도 널리 시행되고 있다.

일상생활 기능평가

노인을 평가하는 데 있어서 기본적인 요소 중 하나가 일상생활의 기능평가이다. 기능상태의 측정은 치료에 대한 반응을 살펴보고 향후 계획을 수립하는 데에 유용한 정보를 제공해준다. 여기에는 기본적 일상생활수행능력과 도구적 일상생활수행능력이 있으며 각각에 적합한 척도를 선택하여 사용한다. 기본적 일상생활수행능력은 목욕하기, 옷입기, 대소변 가리기, 몸단장하기, 음식먹기, 이동하기 등과 같이 자신을 돌보는 기능들이고, 도구적 일상생활수행능력은 운전하기, 전화기 사용, 식사준비, 집안일하기, 세탁하기, 재정관리 등과 같은 독립적으로 좀 더 복잡한 일을 수행할 수 있는 능력을 말한다. 최근 들어 신경인지기능뿐만 아니라 일상생활기능의 평가도 점차 중요해져가고 있는데, 법적인 능력을 결정하는 데 중요한 역할을 할 수 있기 때문이다.

사회적 지지평가

노인들에게 사회적 지지를 평가하는 것도 중요하다. 사회적 지지의 정도에 따라 자가 치료 혹은 요양시설 등이 결정될 수 있기 때문이다. 그리고 노인이 질병에 걸렸을 때나 응급상황일 때 돌봐줄 수 있는 사람의 명단을 미리 마련하면 갑작스러운 기능장애나 질병이 생겼을 때 큰 도움이 된다. 환자뿐만 아니라 환자의 가족이나 간병인들도 스트레스나 우울증에 대한 검사를 받으면 평소에 도움을 받을 수 있다.

경제적 평가

환자들의 경제적인 상태를 파악하는 것이 어렵고 불편하더라도 확인해서 환자에게 적절한 도움을 주는 것이 필요하다. 환자나 보호자의 수입, 지역사회의 지원, 의료보호자격 등이 포함될 수 있다.

환경평가

집안 환경이 어떤지, 개인적이고 의학적인 서비스에 대한 접근이 어떤지 알아보고 평가하는 것이 필요하다. 일상생활

수행능력이 떨어지는 환자들은 은행이나 시장가는 것을 힘들어 하기 때문에 이러한 편의 시설들이 지리적으로 가까운 곳에 있는 것이 좋다.

노인의 심리사회적 특징

나이가 들면서 나타나는 노화과정은 생물학적 변화와 연관된다. 즉 노인이 되면 생물학적으로 뇌를 비롯한 신체기능이 전반적으로 퇴화되고, 심리적으로, 사회문화적으로도 변화가 나타나게 된다. 노인의 심리사회학적 이슈는 생리적, 기능적 감퇴와 연결된 사회적 관계와 역할의 변화, 그리고 상실을 다루는 대처 등을 포함한다. 나이가 들면서 증가하는 수많은 스트레스와 그에 따른 적응을 보이는 이 시기를 거치면서 노인들은 인생의 목적과 안녕을 유지하려고 노력한다.

노인이 된다고 해서 모두 부정적인 현상만 나타나는 것은 아니다. 나이가 들어가면서 생각이 깊어지고 경험과 깨달음이 많아져 성숙해지게 되며 마음도 편안해질 수 있다. 사회의 구성원들이 노인을 바라보는 관점에 따라 다를 수는 있지만 노인이 되어 사회문화적으로 존중받고 지위가 높아질 수 있다. 이 장에서는 노화가 되면서 나타나는 많은 심리사회적 변화와 적응을 주로 다루어보고자 한다.

노인의 심리적인 특성

노년기 성격

성격이란 어떤 개인의 사고, 정서, 행동적 측면에서 나타나는 각각의 고유한 특성을 의미한다. 또한 성격은 개인이 환경에 반응하는 독특한 양식으로 일관성 있고 안정적인 사고이며, 감정과 행동양식의 총체이기도 하다. 정신분석학자들은 성격의 구조가 생애 초기에 형성되어 거의 변화하지 않는다고 여겼다. 이에 따르면 한 개인의 성격특성은 전 생애를 통해 비교적 일정하게 유지되는 일관성과 규칙성을 가지는 것 같다.

그러나 에릭슨은 이러한 주장을 그대로 받아들이지 않고 성격은 전 인생을 통해서 발전하고 성장한다고 믿었다. 즉 인간의 발달은 여러 단계로 나눌 수 있으며, 그 시기에 적합한 과제를 성공적으로 수행하는지 여부에 따라 마음의 평화와 심리적 성숙이 결정되는 것이라고 하였다. 때때로 아동기의 갈등이 성인기까지 만족스럽게 해결되지 못할 수도 있다. 에릭슨에 의하면 인간의 심리발달을 정신사회적 측면에서 8단계로 구분할 수 있고, 각 단계는 정서적 갈등 중심으로 구성되어 있다고 하였다. 8단계는 사회적 관계에서 발생하는 각 단계별 고유한 어려움과 위기를 포함하고 있다. 각 단계에서 발생하는 특정한 정서적 위기에 자아가 기능적으로 갈등을 해결해 나가면 건강한 통합과정을 거치지만, 비기능적인 방식으로 접근하게 되면 위기가 지속되고 자아는 부정적 통합과정을 거치게 된다. 에릭슨은 심리사회적 발달의 마지막 단계에서 노인들은 '자아통합 대 절망'이라는 심리적 위기를 해결하고 지혜를 발달시켜야 한다고 주장하였다. 자신의 인생과 죽음을 잘 수용함으로써 자아통합이 이루어지지만, 자신의 인생을 실패했다고 여기거나 자신과 타인을 원망하며 죽음을 수용하지 못하는 경우 자기 인생을 되돌릴 수 없는 것에 대한 후회 등의 절망에 빠질 수 있다는 것이다. 자기 나름대로 인생의 의미를 찾고 보람을 느끼게 되면 인생에 대한 참다운 지혜를 획득하게 된다. 이러한 지혜를 통하여 보다 높은 차원으로 자아통합을 이루어나가는 것이다.

노년기 감정변화 및 심리변화

노년기가 되면 우울해지기가 쉽다. 아무래도 질병에 걸리게 되고 배우자가 사망하게 되고 고립감과 외로움 등이 커지기 때문이다. 그리고 노년기에는 의존성, 내향성, 수동성, 독단적 태도, 경직성, 조심성, 이기주의, 순응주의 양상이 뚜렷하게 나타난다. 신체적, 경제적 능력이 저하되기 때문에 누군가에게 의지하려는 경향이 나타나고, 활동이 감소되면서 행동반응도 자기 내부로 향하게 된다. 또 융통성이 없어져 고집을 부리며 자신에게 익숙한 과거의 방식으로만 일을 처리하려고 한다. 오래되고 친근한 사물에 대한 애착도 많아진다. 전반적인 감각기능의 저하로 조심성이 많아지고 다른 사람으로부터 무시당하지 않을까 두려워하기도 한다. 어떤 일을 결정하는 데 시간이 지연되고 위험을 피하려고 하며 성취욕이나 희망 등이 감소된다.

성역할에 대한 변화도 나타나는데 남자의 경우 위축되고 수동적인 면이 증가하며, 여자의 경우 능동적이고 공격적으로 되는 경향이 있다. 또 후세에 유산 등을 남기려는 경향, 자신이 살다간 흔적을 남기려는 성향이 커진다. 돈을 중시하는 모습도 나타나는데 나이가 들어서도 자신의 생활과 품위를 유지하고 질병에 걸렸을 때 치료비 등의 경제적 부담을 대비하려는 심리 때문일 수 있다. 성적인 능력이나 욕구가 감퇴되면서 먹는 것에서 즐거움을 찾는 경우도 흔하게 나타난다. 나이가 들어 발생하는 성기능 감퇴는 심리적으로 위축을 가져오지만, 실제로 많은 노인들은 젊은 성인처럼 성욕과 성반응을 느낄 수 있으며 이러한 성적인 문제에 많은 관심을 가지고 있다. 노인의 성문제에 편견을 가지지 말고 열린 자세로 적절한 면담을 통해 다루어주는 것이 필요하다.

성격적인 변화도 나타나는데, 대부분 평소 가지고 있던 성격이 더욱 강화된다. 예를 들어 강박적인 사람은 더욱 강박적이 되기 쉽다. 그리고 자기조절능력이 저하되어 억눌렸던 감정이 쉽게 밖으로 표출되기도 한다. 쉽게 서운해 하고 쉽게 노여워한다. 성숙된 방어기제 대신 부정, 투사, 위축 등 원시적인 기제가 나타나기 쉽다.

노인들의 정신의학적 문제들도 살펴보면, 노년기에서 발생하는 여러 가지 형태의 상실에도 불구하고 주요우울장애와 기분부전장애는 실제로 젊은 성인보다 적게 나타난다고 한다. 그리고 노인에서의 우울증은 신체적 증상과 함께 치매와 유사한 인지저하의 증상을 수반하여 나타난다. 노인에서의 자살 발생률은 높은데, 특히 고령의 백인에서 가장 높다고 알려져 있다. 한국 역시 고령자의 자살에 의한 사망률이 높은데, 남자가 여자보다 2.7배나 높다고 보고되고 있다. 노인들의 자살은 성별에 따라 생존해 있는 주변 친구와 가족에게 다르게 받아들여진다. 남성은 신체적인 질환 때문에, 여성은 정신적인 질환 때문에 자살하게 된 것이라고 여겨진다.

노년기 인지변화

일반적으로 노인들은 지능저하, 기억감퇴, 정보처리의 둔화, 사고의 경직이 증가하게 마련이다. 지능 중에서도 특히 논리적인 문제해결능력의 감퇴가 빠르며 시공간적, 동작성 지능도 보다 빠른 속도로 감소된다. 또 노인들은 속도보다는 정확성을 더 중요하게 생각하므로 결정하는 데 시간이 많이 걸린다. 지식을 기억하는 데 어려움이 있을 수 있지만, 반면 이미 가지고 있는 지식과 경험은 풍부하므로 활용능력은 뛰어날 수 있다.

또 노년기는 청년기와 비교하여 주관적인 기억력 저하를 호소하는 비율이 크게 증가한다. 65세 이상의 한국 노인들 중 반 이상이 자신의 기억이 이전과 비교해 감퇴하였으며, 동일 연령과 비교해도 자신의 기억력은 나쁘다고 생각하고 있다. 연령이 증가하면서 인지기능의 변화가 진행되는데 최근 연구자들은 특히 이 부분에 많은 관심을 쏟고 있다.

주의력

감각기관을 통해 입력되는 정보들에 대한 관심이며, 정보처리에 관여하는 과정적 속성에 따라 선택주의력, 분할주의력, 지속주의력으로 나눌 수 있다. 꼭 필요한 정보에 주의를 기울여 선택하는 능력은 선택주의력이라고 한다. 한편 주의를 적절하게 분산시켜 동시에 여러 가지 일을 할 때 분할주의력은 유용하게 사용된다. 한 가지 활동에 주의를 기울여 일정 시간 동안 지속적으로 유지할 수 있는 능력은 지속주의력이라고 한다. 선택주의력과 분할주의력은 노인들에서 낮아지며, 지속주의력은 상대적으로 연령과 연관이 적은 것으로 알려져 있다.

기억력

기억은 정보를 수집하고, 저장하며, 인출하는 능력을 말한다. 단기기억은 노화에 따라 지속적으로 감퇴하며, 장기기억은 삽화기억, 의미기억, 절차기억으로 나눌 수 있는데, 의미기억은 연령의 증가에 따라 상대적으로 기능의 감퇴가 적고, 절차기억은 거의 영향을 받지 않는다. 삽화기억은 시간과 기능에 따라 노화에 민감한 영역과 그렇지 않은 영역이 존재하는데, 특히 노인이 되면 최근 기억을 중심으로 사건과 일화에 대한 기억이 저하된다. 기억은 또한 서술기억(명시적 기억, explicit memory)과 비서술기억(암묵적 기억, implicit memory)으로 나눌 수 있는데, 서술기억이 연령에 따라 감퇴한다는 의견이 대부분이다.

실행기능

복잡한 목표행동을 계획하고 구성하며, 효율적으로 실행하는 데 필요한 인지기능을 말한다. 추상적 개념, 문제해결능력, 판단력 등이 포함되며, 이는 환경 적응을 하는 데 유용하다. 실행기능을 평가하는 색깔 스트룹 검사(Color Stroop Test)나 길 만들기 검사(Trail Making Test)에서 노인들의 수행능력은 떨어진다.

위에서 기술한 인지변화와 더불어 나이가 들면 감각기능의 변화도 나타난다. 노인이 되면 안구조절능력과 어두움에 대한 순응이 쇠퇴하고 렌즈의 투명도가 감소하기 때문에 교정용 안경을 사용하게 된다. 그리고 청력도 떨어져 고음 청취 능력이 급격히 저하된다. 미각과 촉각도 감퇴하고 체온조절능력도 떨어져 추위와 더위에 약해진다.

노인의 심리사회적 측면

사회경제적인 지위와 참여

노인이 되면 사회생활에 참여할 기회가 감소하게 되고 여성들도 가정주부로서의 책임이 줄어든다. 사회적 진출이 차단되고 과거의 권위나 권력, 재산 등을 잃게 되기 쉽다. 우리나라의 경우는 특히 단기간에 걸쳐 사회 구조가 급격하게 변화하고 산업화되었기 때문에 노인들에게 상당히 많은 당혹감과 좌절감을 안겨주고 있다. 평생을 열심히 살아온 노인들이 한순간에 낡고 쓸모없는 사람으로 취급받고 무능력하다고 생각되어 자존심에 큰 손상을 입게 된다. 노인의 경제적인 문제, 건강악화, 고독감 등은 우리가 사회적으로 해결해야 할 중요한 문제이다. 반대로 노인이 되면서 각종 부담과 책임으로부터 자유로워지는 긍정적인 측면도 있다. 현실을 잘 받아들이고 수용적이며 적극적이고 활동성이 강한 노인이 인생에 대한 만족감도 높다.

사회활동에 참여하는 것이 신체적, 감정적 안녕에 도움이 된다는 많은 증거가 있다. 사회활동을 통해 신체활동이 많아지면 만성질환을 예방해주고 치료나 관리를 용이하게 해주며 만나는 사람들로부터 유익한 정보와 지식을 얻을 수 있기 때문이다. 노인들이 노인뿐만 아니라 젊은 사람들에게 도움을 제공함으로써 자신이 유용하다는 느낌을 갖는 것은 자존심의 유지에도 기여한다. 노인이 사회활동을 하면서 얻는 이득은 젊은 연령에 비해 크다고 한다. 한편, 노년기의 기능감퇴로 인해 사회활동의 악순환을 가져오기도 한다. 신체기능이 감퇴하게 되면 외부활동을 두려워하게 되고 집에만 있게 되며 이렇게 되면 건강이 악화되어 더욱 활동이 제한되게 된다. 결국 누군가의 도움 없이는 기본적인 일상생활도 수행하지 못하게 되는데 이러한 이유 때문에 사회적인 지지와 도움이 필요한 것이기도 하다. 노인들은 신체적인 건강문제 이외에도 직업정년 때문에 사회에서 밀려나 위축된 생활을 하게 되는 경우가 많다. 성격도 점점 소극적이고 내향적으로 변하고, 외부세계에 대한 관심이 줄어들어 격리된 생활을 하게 된다. 심하면 사회적 철퇴로 외로운 독거노인이 된다. 우리 사회는 노인들에게 적절한 일자리를 제공하여 그들의 삶의 질이 향상되고 자존감이 향상될 수 있도록 도와주어야 할 것이다. 그리고 노인들이 사회문화적 공간을 형성할 수 있게 도움을 주고, 전 연령의 세대들이 서로 소통하고 어울릴 수 있도록 사회구성원들의 합의가 있어야할 것이다.

한편, 노인의 건강을 결정하는 요인으로 소득수준, 직업수준, 교육수준 등을 들 수 있다. 교육수준은 젊은 시절에 이미 결정되는 경우가 대부분이며, 직업수준 역시 은퇴한 노인 인구가 많으니 유용성이 줄어든다. 소득수준은 정부나 기관으로부터 받는 연금, 가족들의 지원, 현물지원 등 다양한 형태로 지원되므로 정확하게 파악하기가 쉽지 않다. 노인이 되면 은퇴로 인하여 소득이 줄어들고 신체적, 정신적 능력 상실로 인해 취업이 어려워지므로 노후에 대한 준비가 안 된 상태에서는 궁핍해질 수밖에 없다. 이러한 문제 등으로 사회 전체적으로 노인복지문제가 발생한다.

은 퇴

많은 노인들에게 은퇴라는 것은 여가를 추구하는 것과 이전에 가졌던 직업 책임으로부터 자유를 갖는 것을 의미한다. 그러나 어떤 의미에서는 스트레스가 되기도 한다. 특히 은퇴의 결과 경제적인 문제나 자존심의 저하가 나타나는 경우가 그렇다. 이상적으로 65세 이상에서 직업을 갖는 것은 선택의 문제이어야 한다. 그런데 한 보고에 의하면 외로움, 경제적인 문제 등 여러 가지 이유로 자발적으로 은퇴한 대부분의 사람들이 2년 안에 다시 일터로 돌아간다고 한다. 최근엔 은퇴 후의 기간이 직업을 갖고 일한 기간과 거의 동등하다는 것이 밝혀졌다. 그만큼 은퇴 후의 기간에 대한 사회적 대책 마련이 중요해지고 있다.

노인차별

노인에 대한 부정적인 고정관념이나 편견을 가지고 차별하는 태도를 극복해야 한다. 노인을 고독, 과민, 까다로움, 노쇠, 가난, 허약, 무능, 죽음 등과 연결시키는 고리를 끊어야 한다. 노인들은 스스로 자신들에게 분노하고 노화를 두려워하거나 다른 노인들을 싫어하고 차별할 수 있다. 성공적인 노화를 위해서는 노인 자신들이 노인에 대한 편견에서 벗어나야 한다.

노인들의 건강문제 때문에도 노인차별이 많이 발생하는데, 노인건강문제는 급성 상태보다는 만성적인 문제와 더 연관이 깊다. 65세 이상 노인들 중 80% 이상이 적어도 한 가지 이상의 만성적인 질환을 가지고 있다고 한다.

성적인 활동

앞부분의 노인의 심리적인 변화에서도 언급하였지만 성적인 활동은 나이가 들수록 줄어들게 마련이다. 성선기능의 위축에 따른 성호르몬 저하를 시작으로 신체적 위축뿐만 아니라 호르몬 부족에 의한 직접적 우울감 및 노화와 사회적 위축에 따른 심리적 위축이 동시에 진행되기 때문이다. 또 노년층 스스로나 기타 연령층이 노년의 성과 성생활에 대해 바라보는 시각 자체에 부정적인 선입견과 편견이 강하다. 노인의 성문제는 심신의 원인뿐 아니라 인식의 문제이기도 하므로, 소외된 노년의 각종 성문제에 대해 잘못된 인식을 개선하고 올바른 교육을 하는 것이 필수적이다.

나이에 따른 성적 활동의 수준을 결정하는 가장 중요한 요인들은 자신의 건강과 배우자의 생존, 그리고 과거 성적인 활동의 수준이다. 나이가 들어가면서 성적인 관심과 기능이 어느 정도 감퇴되는 것은 어쩔 수 없지만 노인도 성적으로 얼마든지 건강하고 활발할 수 있다.

또한 노년층에서 자주 발생하는 성기능장애, 예를 들어 발기부전, 성욕저하증, 성교통 등의 문제를 해결할 수 있도록 의료진이 개입하는 것이 필요하다.

우리나라의 경우, 노인 인구의 급증과 수명 연장으로 노년기가 길어지고 있으며, 노인들이 성에 대해 재발견하게 되면서 이혼과 재혼, 치매환자의 성문제, 성병, 성매매, 성폭력 등 성과 연관된 문제들이 점차 증가하고 있어 이에 대한 해결이 요구된다.

몇 가지 노년기 문제들

죽 음

노인들은 누구나 무의식적으로 죽음에 대한 불안과 두려움, 공포를 가지고 있다. 어떻게 보면 우리의 인생은 죽어가는 과정이기도 하지만, 많은 사람들은 이를 깊이 생각하거나 논의하는 것을 회피하려고 한다. 의식적으로 혹은 무의식적으로 자신의 죽음을 부정하려는 태도를 보이는 것이다. 이러한 죽음을 잘 이해하고 죽음에 대한 불안을 조절하는 것은 노년기 정신건강에 중요한 문제이다. 에릭슨은 죽음을 수용하고 대처하는 것이 인생의 최종단계를 위한 중요한 발달과제라고 보았고, 자신의 삶을 긍정적으로 수용하며 자아통합을 이루면 죽음에 대한 불안도 줄어든다고 하였다. 또한 퀴블러 로스는 죽음이 임박하면 충격과 부정, 분노, 타협, 우울, 수용의 단계를 거친다고 주장하였다. 죽음에 대한 불안을 증가시키는 요인들로 낮은 자아통합감, 우울감, 낮은 사회적 지지, 신체적 문제, 통제능력상실에 대한 불안과 두려움 등을 들 수 있겠다.

죽음을 준비하는 것은 각자에게 주어진 몫이며 많은 사람들은 가능한 한 의미 있는 죽음을 위하여 자신의 죽음을 통제하려고 노력한다. 삶의 목표를 다시 돌아보고, 하던 일을 잘 마무리하고, 이루지 못한 일을 나누어 맡기고, 성취와 실패를 받아들이고 삶의 기쁨과 슬픔을 인정하고, 이러한 내용들을 글이나 말, 행동으로 남기고 전하는 것 등이 죽음을 위한 준비가 될 수 있다. 좋은 죽음을 맞기 위한 조건은 개인의 가치관과 배경에 따라 다양할 것이다.

사망은 때로 해방으로 다가오기도 한다. 장기투병중인 환자의 경우, 긴 시간동안 사망을 준비할 수도 있다. 종종 사망이 안도처럼 느껴지기도 한다. 죽음이 예견된 노인의 사망은 때로 긍정적일 수도 있는데, 이러한 경우 애도의 감정을 불러일으킨다.

사별과 애도

노인의 심리를 다루는 데 있어 사별과 애도를 언급하지 않을 수 없다. 사별은 말 그대로 죽음에 의해 어떤 사람이 박탈된 상태를 의미한다. 특히 배우자와의 사별은 일생을 통해 경험하는 다양한 상실의 경험 중 가장 큰 스트레스를 유발한다. 여성보다 남성이 사별 후 적응이 더 어려운 경우가 많다고 한다. 애도는 사랑하는 사람의 상실을 겪고 남아 있는 사람의 주관적인 심리적 반응이다.

사별반응

상실에 따른 첫 번째 반응인 '항의'에 이어 더 긴 기간 동안 '탐색 행동'이 나타난다. 사라지는 애착 결합을 다시 세우려는 희망이 나타나는 중에, 탐색 행동이 절망과 헤어짐이라는 분리로 이어지고, 죽은 사람이 다시 돌아오지 않을 것이라는 인식을 하면서 살아남은 사람은 그들 자신을 재조직하게 된다. 사별을 겪은 사람은 궁극적으로 죽음의 실체를 받아들이지만 죽은 사람의 기억을 간직하려는 심리적, 상징적인 방법을 찾는다. 애도는 살아있는 사람이 죽은 사람과의 관계를 다시 정의하고, 새롭지만 영속적인 끈을 형성하게 해준다.

사별은 종종 우울증상을 유발하기 때문에, 정상적인 애도반응과 주요우울장애를 구분하는 것이 필요하다. 사별 후의 애도기간이 지속되는 경우를 만성적인 애도라고 하는데 생전에 무척 가깝고 의존적인 사이일 때, 혹은 사회적 지지가 부족하거나 슬픔을 공유할 친구나 친척이 없는 경우 잘 나타난다. 또 갑작스럽거나 예상하지 못한 죽음을 겪으면 사별에 대한 반응이 극단적으로 강하게 나타날 수 있다. 그렇게 되면 불안을 경감시키는 대처능력도 떨어지게 되고 철퇴 양상도 나타난다. 가족 중의 하나가 이러한 과도한 애도 반응을 경험하면 가족 전체의 안정성이 와해될 수 있다. 또 사별 후의 반응이 억제되어 지연된 애도가 나타날 수 있는데, 이 과정 중에 부정, 분노, 죄책감 등이 나타난다.

사별과 우울증

애도와 우울증의 증상이 중복될 수 있지만, 엄밀하게는 구분된다. 대부분의 사별한 사람들은 강한 슬픔을 경험하지만 주요우울장애의 진단기준을 다 충족시키지는 못한다. 애도는 긍정적인 감정이 부정적인 감정을 대치해나가는 복잡한 경험이라고 할 수 있다. 즉 감정적인 강렬함이 점차 약해지고 사별한 사람과의 긍정적이고 편안한 측면이 표면화된다. 애도는 개인적인 다양성 때문에 변동이 있게 되는데, 사망한 사람이 사별을 겪은 사람의 기억 속에서 편안한 장소에 자리 잡을 때까지 인지적이고 행동학적인 적응이 점차적으로 이루어지는 과정이다. 이와 대비되어, 사별 후 나타나는 주요우울장애는 치료받지 않으면 인지할 만한 뚜렷한 증상이 지속적으로 나타나며 일이나 사회적 기능이 떨어지게 된다. 또한 병리적인 정신신경면역 기능 및 다른 신경생물학적 변화도 나타난다.

애도는 수일에서 수주가 지나면 강도가 줄어들고, 공허함과 상실감, 고인에 대한 생각과 기억이 나타나는 반면에, 우울증은 우울감이 보다 지속적이며 행복이나 즐거움을 기대하지 못하고 자기비판적이고 비관적인 반추가 주된 내용이 된다.

사별과 외상후 스트레스 장애

자살, 타살, 혹은 테러에 의한 죽음과 같은 자연사가 아닌 폭력적인 죽음은 살아남은 사람에게 외상후 스트레스 장애를 일으키기 쉽다. 불신, 절망감, 불안증상, 사망한 사람과 연관된 몰두, 철퇴, 과각성, 불쾌감이 좀 더 강렬하고 길게 지속되며, 합병증이 발생할 위험도 높아진다. 갑작스러운 죽음에서 살아남은 사람들의 치료결과에 대한 연구는 거의 없지만 대부분의 전문가들은 초기에 외상적 고통에 초점을 두고 치료해야 한다는 점에 동의하고 있다. 약물치료, 정신치료, 자조적인 지지집단이 환자의 치료에 도움 된다.

사별과 연관된 내과적 혹은 정신과적 질병

내과적인 기저 질병이 악화될 수 있다. 건강에 대해 두려워하고 여러 의사들을 찾아다니기도 한다. 사별 직후에 허혈성 심장질환과 같은 질환 때문에 상대적으로 사망률의 위험성이 높게 나타난다. 특히, 65세 이하 남성에게 크게 영향을 미친다. 자살, 사고, 심혈관 질환, 감염 질환 등으로 여성보다 남성에서 더욱 사망률이 높다. 사별을 겪은 여성에서도 간경화와 자살의 위험성이 증가할 수 있다. 남녀 모두, 사별 후 알코올, 흡연, 일반의약품의 소비가 늘어 건강을 해치는 행위가 증가하는 것 같다. 정신과적인 합병증으로 주요우울장애, 불안, 공황, 외상후 스트레스 장애와 같은 증후군이 나타나고 알코올, 약물, 담배 소비가 증가하고 자살 위험성도 높아진다.

생물학적인 관점

애도는 생리학적이고 감정적인 반응이다. 애도의 기간 동안 사람들은 생물학적 리듬의 와해를 경험한다. 애도는 림프구 증식의 감소와 자연살해세포 기능의 장애와 같은 면역기능의 장애를 가져온다. 배우자가 사망한 경우 과부나 홀아비의 치사율은 일반 인구보다 더 높다. 홀아비가 과부보다 위험성이 더 오래 지속될 수 있다.

노인학대

노인 학대는 노인의 건강과 안녕을 해치거나 해할 위험이 있는 결과를 초래하는 행위나 태만을 저지른 행동이며 여기에는 신체적, 정서적 혹은 심리적, 언어적, 성적, 재정적 학대와 방임, 유기 등이 포함된다. 노인에게 욕을 하거나 협박을 하는 경우, 혹은 문자메시지나 전화를 통한 학대도 해당된다. 이로 인해 노인들은 신체적인 손상뿐만 아니라 우울증, 불안장애, 외상후 스트레스 장애와 같은 정신적인 후유증으로 고통 받는다. 가해자는 대부분 가족일 경우가 많고 가끔 간병인인 경우도 있다. 최근 노인학대가 매년 증가하고 있으며, 아들이나 며느리에 의한 폭력이 가장 많았다. 피해자는 남성보다 여성이 많았고, 연령별로는 75세 이상이 많았다.

노인 학대는 특히 노인이 고립되어 있을 때 발생하기 쉬우며, 가해자가 알코올 의존 등의 약물중독, 가정폭력의 과거력을 가지고 있는 사람이 많다. 노인학대는 가족기능과 가족역동을 악화시키고 공공보건에도 악영향을 끼치는 병적인 상태이다. 노인학대에 대한 보고나 신고가 잘 이루어지지 않기 때문에 정신건강의학과 의사는 피해자로 의심되는 사람들의 정신적, 신체적 문제를 확인, 평가하고 그들에게 폭력예방과 대처방법을 교육시켜야 한다.

성공적인 노화를 위한 심리사회적 요인들

성공적인 노화를 위해서는 기본적으로 질병이 없어야 하고 신체기능이 좋아야 하며 일상생활이나 사회생활에 적극적으로 참여해야 한다. 좋은 식사와 운동, 수면, 대사증후군의 예방 등이 중요하다. 노인의 행복은 신체적인 건강에만 있지 않다. 감정적으로, 인지적으로 건강해야 행복한 것이다. 그러기 위해서는 스트레스에 대한 대처기술도 잘 익히고 자신의 삶을 긍정적으로 잘 받아들이는 것이 중요하다. 다음은 성공적인 노화를 위한 몇 가지 요인들이다.

사회경제적 상태

성공적인 노화는 사회경제적 상태와도 연관이 깊은데, 특히 교육과 소득이 중요하다. 교육 수준이 높으면 더 건강하며 삶의 만족도가 증가한다. 교육을 잘 받은 사람은 문제해결을 잘하고 변화에도 잘 대처하기 때문이다. 높은 교육 수준은 좋은 직업을 가질 기회와 사회적 위치, 그리고 은퇴 후의 재정적 안정을 제공하는 것으로 밝혀졌다.

소득은 주관적인 안녕과 직접적인 관련을 가지고 있는 것으로 밝혀졌다. 은퇴 후에 적절한 소득을 가지고 있느냐에 따라 안녕이 영향을 받게 된다. 많은 노인들은 은퇴 후에 충분한 저축이 되어 있지 않으면 불안해한다. 소득은 생활 방식과 의학적 필요의 변화에 적응하는 능력을 제한한다. 은퇴 후에 재정이 충분하다면 다양한 기회와 활동에 접근할 수 있어 스트레스를 덜 받고 하고 싶은 일을 할 수 있게 된다. 일반적으로 한 개인의 소득 수준은 준거집단에 따라 상대적이다. 만약 한 개인의 소득이 준거 집단보다 높다면 더 큰 만족감을 느낄 것이며, 준거집단과 같다면 변화가 없을 것이고, 준거집단보다 적다면 만족스럽지 못할 것이기 때문이다. 이전의 재정 상태를 유지할 수 있는 적절한 저축과 수입이 중요하다.

사회적 관계

외로움이나 사회적 상호작용의 결핍은 주요 건강 위험요인으로 생각되고 있다. 최근 연구는 노인에서 신체적 쇠퇴의 위험에 영향을 미치는 사회적 결합 효과는 남성에서 더 크다고 제시되었다. 여성들은 우정을 발전시키는 데 투자하여 사회적 관계를 잘 만들고 이용하는 반면 남성들은 커리어에 더 투자하여 사회적 관계를 발전시키지 못한다고 한다. 신체적 장애가 있는 사람들은 그들의 한계에 대처하기 위해 우정과 네트워크를 발전시킬 필요가 더욱 커진다. 친구와 가족은 그들이 사회적 활동에 계속 참여하고 일상적인 생활을 할 수 있도록 도와준다. 사회적 관계와 지지체계는 많은 경우에 있어서 보호인자로서 도움을 준다. 자존심을 증가시켜 주고 격려해 주고 건강행동을 증진시켜준다. 아마도 사회적 지지의 가장 중요한 원천은 바로 가족일 것이다. 결론적으로 사회적 네트워크는 우울증이나 다른 심리적 문제와 연관된, 노인에서의 소외감을 방지해줄 수 있다.

종교적 믿음

많은 연구에서 종교적 믿음이 안녕, 삶의 만족도, 그리고 행복과 연관이 있었다. 종교는 노인들이 감정적, 신체적 문제를 좀 더 효과적으로 대처하고 극복할 수 있도록 도와주는 것 같다. 종교적 활동이 자살 시도를 감소시키는 것으로 알려져 있는데, 이는 종교적 믿음이 자살의 위험요인인 우울과 무가치함을 발생하지 않도록 하기 때문인 것 같다. 종교는 또한 감정적 지지와 격려를 이끄는 사회적 관계를 제공하여 스트레스를 완화시켜 주기도 한다. 사회적 관계는 노인들에게 건강을 유지할 수 있도록 긍정적인 영향을 미친다.

죽음에 대한 태도

노인들에게 가장 중요한 문제 중의 하나는 죽음에 대한 불안이다. 이러한 죽음에 대한 두려움과 공포가 큰 문제이기는 하지만 막상 죽음이 가까이 다가온 노인에게는 인지기능이나 자아기능이 손상되어 고통이 감소되기 때문에 불안, 공포보다 가족이나 의료진과의 갈등이 더 심각할 수 있다. 인생의 마지막에서 자신이 걸린 질병에 대처하는 용기, 주변 사람들과의 화해와 용서, 사랑하는 마음, 자신의 인생에 만족하고 감사하는 마음 등이 바람직한 죽음에의 대처방법이라고 말할 수 있을 것이다.

신체적, 심리적 변화를 받아들이고 생활방식이나 환경에 적응하는 능력은 성공적인 노화의 통합적인 부분이다. 매일매일의 일들을 수행하는 능력을 유지하는 것이 성공적인 노화에 반드시 필요한 것은 아니다. 성공적인 노화는 인지적, 성격적, 재정적, 사회적 자원과 연관된 기능을 유지하는 것이다. 노화에 따른 변화에 적응하려면 개인적인 기능을 최적화하기 위한 유연한 전략이 필요하다. 이 전략은 예를 들어 노화에 수반되는 변화에 대처하여 지팡이를 활용하는 능력뿐만 아니라 그들의 능력을 지각하는 것에 의해서도 좌우될 수 있다. 어떻게 하면 바람직하게 나이들 수 있느냐를 결정하는 변수는 수없이 많다. 한 가지 요인을 지적하는 것은 불가능하다. 성공적인 노화는 노화에 대한 태도에 의해 결정되는 것 같다. 만약 어떤 사람이 삶의 변화를 수용하고 변화에 도전한다면 노후를 더 잘 준비할 수 있을 것이다. 또한 인생을 통해 발전해온 관계와 신뢰는 노화에 대처하는 지지 자원으로서 중요하게 작용할 것이다. 변화와 적응과 성장, 그리고 인지 기능은 아동기처럼 노인에서도 중요하다.

노인이 되면 자기중심적으로 되기 쉬우며, 자존심이 손상되거나 의존적인 욕구가 좌절되면 자기애적 발달단계로 쉽게 퇴행된다. 따라서 노인이 되어 외로움을 느끼지 않도록 가족관계나 사회적 관계를 잘 유지하고 성숙한 방어기제를 사용하고 물질중독에 빠지지 않도록 조심해야 한다. 특히 우울증 같은 정신질환에 걸리지 않도록 자기 개념과 자기이미지를 안정적으로 유지하는 것이 중요하다. 자신의 인생에 대하여 긍정적으로 회고하는 노인이 자신의 인생에 만족할 수 있을 것이다. 덧붙여 의료진들은 노인에 대한 부정적인 고정관념을 주의해야 한다. 의사 자신이 노화를 두려워할 수도 있고, 자신의 과거 경험 때문에 역전이가 나타날 수 있는데, 이를 스스로 잘 인식해서 노인 환자들이 성공적인 노화를 이루어 가는 데 부정적인 영향을 끼치지 않도록 주의해야 한다.

노인의 생물학적 특징

노화에 따른 전반적인 신체의 생물학적 변화

노화의 정의

노화는 모든 신체계통에서 점진적인 기능의 쇠퇴를 야기하고 인체를 질병에 취약하게 만든다. 노화는 인류뿐만이 아니라 모든 생명체에서, 그리고 노년기에서만 일어나는 과정이 아니라 생명의 시작과 동시에 시작되어 죽음에 이르러서야 멈춰지는 과정이다.

노화에 대한 이론은 다양하며(표 28-1), 종(species)마다 각기 다른 수명을 갖고 있듯이 유전자에서 의해서 정해진다는 것과, 세포가 분열을 하면서 발생되는 유전자의 말단소체(telomere)의 손실, 산화성 스트레스(oxidative stress)로 인한 유전자 및 미토콘드리아를 비롯한 세포 구조물의 손상과 기능이상, 미토콘드리아의 기능저하로 인한 삼인산아데노신(adenosine triphosphate, ATP)의 감소와 이로 인한 칼슘의 능동수송 저하로 인한 세포손상 등이 관여하는 것으로 보고 있다.

노화의 원인에는 다양한 이론이 있으나, 분명한 것은 노화가 여러 신체계통, 장기, 세포, 유전자 및 분자 수준에서도 일어난다는 것이다. 노화에 의하여 발생되는 기능 감소는 질병에 대한 취약성을 증가시키고, 이러한 생리적 변화와 함께 외부 환경에 대한 적응과 대처능력도 감소시킨다. 노화로 인한 기능의 감소는 필연적일 수 있으나, 인지능력의 결함과 신체의 병약함이 모든 노인에서 천편일률적으로 발생하진 않는다. 기능 감퇴는 일어나지만 모든 장기에서 똑같은 속도로 진행되지 않으며, 개인별로 속도의 차이가 존재한다. 또한 많은 노인들이 인지 및 신체 능력에서 상당한 수준을 영위할 수 있다. 노화로 신체적 기능이 감소하고 질병 이환에 취약해지는 것은 사실이나 노화에 의한 기능의 저하와 질병에 의한 기능의 상실은 구분되어야 한다.

본 장에서는 노화로 인한 생물학적 변화를 다룰 것이다. 본 장의 목표는 각 신체계통과 뇌가 노화로 인하여 어떠한 변화가 발생되는지를 이해하는 것이다. 이를 통해서 정상적인 노화의 정도를 벗어나는 기능이상에 대해서 주의를 기울여서 질환들을 감별하고, 저하된 신체기능을 고려하여 약물치료에서 투여량 조정 등의 고려를 할 수 있어야 한다. 또한 노화를 통한 뇌 변화와 취약해지는 정신질환들에 대하여 이해하고, 정상노화와 치매와 같은 퇴행성 질환에서 뇌의 병리 및 인지기능의 기본적인 차이점을 파악할 수 있어야 한다.

계통별 신체적 주요 생물학적 변화

노화에 의해서 신체의 다양한 계통에서 변화가 나타난다. 중추신경계와 관련된 변화는 뒤의 '노화에 따른 뇌의 생물학적 변화'에서 자세히 다룰 것이며, 여기서는 다른 신체계통의 변화를 우선 다룰 것이다(표 28-2).

외형 및 근골격

노화에 따라 모발에서 탈모 및 멜라닌 감소로 흰머리가 증가하기도 한다. 피부에서는 탄력감소와 피하지방 감소 등으로 피부 주름이 늘어난다. 얇아진 피부는 미용적인 문제뿐만 아니라, 외부손상과 병원균 침입에도 더 취약하도록 작용한다. 또한, 지방 분비선의 활동이 감소하면서 피부가 거칠어지고 건조해진다.

노년에서는 체지방은 증가하는 반면에 근육량과 근력이 감소하여 관절의 퇴행, 인대 및 건의 약화와 함께 노년에서의 활동에 방해가 되는 요인으로 작용한다. 노년에서 골모세포 및 골세포는 감소하는 반면, 파골세포를 통한 골소실이 증가되어 골다공증 및 골절이 발생하기 쉽다. 이로 인하여, 척주뼈 높이 감소 등으로 70대에서는 20대에 비하여 약 5 cm 정도 키가 작아지게 된다.

감 각

먼저 시력의 변화로, 수정체가 경화되고 조절력(accommodation)이 감소하여 20대에서 10 cm의 근접 초점 거리가 60세에는 100 cm로 늘어난다. 즉, 근접 사물을 보기가 어려운 노안(presbyopia)이 발생하여 돋보기가 필요하게 된다. 수정체가 혼탁해지면서 빛 번짐 현상과 백내장이 호발한다. 노화에

표 28-1. 노화에 대한 이론

예정된 죽음(programmed cell death)
유전자의 변이/종말체의 손실
후성학적(epigenetic) 원인: DNA 메칠화(methylation) 및 히스톤의 탈아세틸(deacetylation)로 인한 유전자 표현의 변화
산소/질산화 라디칼에 의한 산화적 스트레스에 의한 손상
세포막/단백질/호르몬 등의 신호전달 기능 이상
미토콘드리아 기능/칼슘 조절 이상

표 28-2. 노화에 따른 신체의 계통 별 주요 생물학적 변화

뇌	감각기
뇌 무게 감소 이랑 위축(gyral atrophy) 뇌고랑(sulci) 넓어짐 뇌실(ventricle) 확장 뇌-혈관 장벽(BBB) 간 이동 증가 대뇌 혈류 및 산소 감소	조절능력 감소(노안) 안구렌즈 두꺼워지고 누래짐 암순응(light-dark adaptation) 감소 주변시력(peripheral vision) 감소 고주파 청력손실: 60세 25%; 80세 65%가 손실 미각, 후각, 촉각 감소
심혈관계	**피 부**
심장의 무게 및 크기 증가 심장질환 없으면 심장박출량은 비교적 유지 심장판막의 탄력 감소 및 석회화 부정맥 위험 증가 혈관의 콜라겐 증가 혈압 이상 증가	멜라닌 생성감소 (백발화) 피부주름 땀샘 활성 감소 피하지방 감소 손발톱 성장 감소
내분비계	**근골격계**
부신 안드로겐 감소 성장호르몬 감소 내당(glucose tolerance) 검사 결과 저하 삼요드티로닌(T3) 감소 티록신(T4), 갑상샘자극호르몬(TSH) 정상 남성: 테스토스테론 감소 여성: 에스트로겐 감소 & 폐경기 후 난포자극호르몬(FSH) 및 황체형성호르몬(LH) 증가	골다골증, 척추의 단축으로 인한 키 감소 근육량 및 근력 감소 체지방 증가 귀와 코가 길어짐 관절면의 퇴행으로 골관절염 증가 남성: 체중이 60세까지 증가 후 감소로 변환 여성: 체중이 70세까지 증가 후 감소로 변환
소화기계	**비뇨-생식계**
침분비 감소 위 및 간 혈류량 감소 소화기 흡수 변화 변비 위축성 위염, 식도열공탈장, 게실염 증가	신장 혈류량 감소 사구체 여과율 감소 요실금 발생 남성: 전립샘 비대, 발기 강직도 감소 여성: 질 윤활 감소
면역계	**호흡기계**
T림프구 감소 및 항원에 대한 반응 저하 자가면역 항체 기능증가 감염 및 악성 신생물 취약성 증가 적혈구침강속도 증가	폐활량 감소 기침반사(cough reflex) 약화 기관지 상피세포의 섬모운동 감소

따라 동공은 작아지는데, 두꺼워진 수정체와 함께 어두운 조도에서 시각능력의 저하를 일으킨다. 수청체의 두꺼워짐은 빛의 흡수에도 변화를 가져와서 보라색 파장에 대한 민감도와 청색과 녹색을 구분하는 능력이 감소한다. 망막에서는 노화에 따라 황반변성(macular degeneration)이 발생할 확률이 증가하며, 이는 서구에서 노년의 제일 흔한 실명의 원인이다.

청력기관의 경우, 중이에서 고막이 두꺼워지고 이소골의 퇴행성 변화가 일어난다. 내이에서는 와우신경(cochlear neuron)이 소실된다. 또한 나선기관(organ of corti), 혈관줄무늬(stria vascularis) 등이 퇴행되어 각각 고주파영역 및 모든 주파수에서의 청력감퇴를 일으킨다.

시각과 청각 외에 후각, 미각, 촉각도 노화에 따라 감소한다. 후각 수용기 숫자 감소로 냄새에 대한 민감도가 감소한다. 미각도 감퇴되나 복용약물 및 미네랄 결핍에 의한 변화 가능성도 염두에 두어야 한다. 손가락 끝의 촉각이 쇠퇴하여 점자를 사용하던 사람의 경우 점자 해독에 어려움이 발생될 수 있다.

순환기

심장의 노화로 인한 과도한 섬유화로 전도장애 및 심방세동 등의 부정맥의 발생 위험이 증가한다. 섬유화 및 석회화는 심장판막의 탄력 감소 및 판막질환의 발생을 증가시킨다. 혈관에선 콜라겐의 증가로 혈관이 경화되어, 혈관 탄성도가 감소하는 반면 저항은 증가하게 된다. 이러한 결과로 좌심실 비후가 이뤄지고, 좌심실의 산소 요구량과 심부전의 위험성도 커진다. 결과적으로 고혈압 발생 위험이 커진다. 반면에 저하된 압력수용기 반사(baroreceptor reflex)로 인하여 기립성 저혈압도 호발된다. 따라서 고혈압 치료 및 정신과적 약물 선택 시, 혈압조절력 약화로 인한 어지럼증, 낙상 등의 위험이 고려되어야 한다. 일반적으로 노년에서 혈중 노르에피네프린(norepinephrine) 증가 등의 교감신경의 항진을 보인다. 심장 및 혈관의 수용체들을 노르에피네프린이 미리 포화시킴으로써 베타 아드레날린에 대한 반응은 저하된다. 즉, 운동시 베타-아드레날린에 대한 심장반응 둔화로 최대 심박수 및 수축력의 저하가 나타난다.

성호르몬 및 내분비

내분비적으로는 성호르몬의 감소, 부신 생성 호르몬의 감소 그리고 성장호르몬 감소와 인슐린 저항성이 노화에 따라 나타난다. 내당검사결과에서 이상 소견을 보일 가능성이 높아지는데 이는 노인에 있어서 증가되는 체지방과 인슐린 저항성이 영향을 끼칠 수 있을 것이다.

노화에 따라 성호르몬의 감소가 남녀 모두에서 나타나서, 성욕과 생식능력의 저하가 초래된다. 테스토스테론의 감소는 성적인 영향 외에 골밀도, 근력에도 부정적인 영향을 미친다. 난소 섬유화 및 배란 중단으로 에스트로겐과 안드로겐 모두 감소하나 에스트로겐이 더 두드러지게 감소된다. 반대로 난포자극호르몬과 황체형성호르몬은 증가하며, 이는 폐경을 시사한다. 에스트로겐 감소는 질 위축과 윤활의 어려움, 그리고 성교통을 발생시키며, 성기능 외에도 여성들을 골다공증에 더 취약하게 만들고 저밀도 지질단백질(low density lipoprotein)이 증가는 심혈관질환의 위험을 증가시킨다. 이러한 위험을 감소시킬 목적으로 호르몬 보충요법이 시행되었지만, 대규모 추적 연구에서 호르몬 요법이 오히려 유방암, 관상동맥질환, 뇌졸중 및 폐 색전증의 위험을 높이는 것으로 나타났다.

부신 분비 호르몬의 변화로, 디히드로에피안드로스테론(dehydroepiandrosterone, DHEA)이 감소하며 골밀도에 악영향이 초래된다. 또한 스트레스 상황에서 코티솔(cortisol) 반응력도 약화된다. 레닌 및 알도스테론도 감소하는데, 알도스테론의 감소는 노화로 인하여 약화된 항이뇨호르몬 반응과 함께 노인을 탈수에 더욱 취약하게 만든다.

성장호르몬의 분비의 감소는 성장호르몬자극 호르몬의 감소와 성장호르몬억제인자(somatostatin)의 증가로 기인한다. 노화로 인한 성장호르몬 감소는 지방빼체중(lean body mass)과 골밀도의 감소를 초래한다. 성장호르몬은 간에 작용하여 인슐린 유사 성장인자-1(insulin-like growth factor-1, IGF-1)을 생산하므로, 이 또한 감소하며 노년에서 호발되는 내당장애에 기여할 수 있다.

갑상샘자극호르몬은 나이가 듦에 따라 증가하는 경향이 있긴 하나, 티록신과 함께 정상 범위를 유지한다. 그러나 말초에서 티록신이 삼요드티로닌으로 변하는 탈요오드화 작용은 감소하여 삼요드티로닌은 10~20% 감소를 보인다.

소화기

소화기계의 변화로 침분비가 감소되어, 항콜린성 약물을 사용시 구강건조가 더 심해질 수 있다. 침분비 저하는 잇몸 감소와 함께 충치를 잘 일으켜, 치아 손실 그리고 이로 인한 저작능력의 감퇴도 이어질 수 있다. 또한 근육층 신경절(myenteric ganglion)의 세포 소실로 연하능력의 저하 및 음식물 흡인의 위험이 증가한다. 위와 간으로의 혈류량은 감소되나, 위산 및 펩신의 분비 그리고 간 기능은 비교적 잘 보존된다. 간의 결합 단백질(binding-protein) 생산 또한 노화에 별 영향을 받지 않는다. 그러나 쇠약한 노인에서는 알부민 수치 및 비타민 K 의존성 응고인자의 생성이 감소할 수 있다. 담낭 및 췌장의 기능은 노화에 거의 영향을 받지 않으며, 대장의 운동 기능 또한 노화에 큰 영향을 받지 않는다. 그러나 소장의 흡수 능력 변화로, 비타민과 칼슘, 철분 등의 미네랄 그리고 유당(lactose)과 같은 당 흡수능력이 저하된다.

면 역

흉선의 감소와 함께 T 림프구의 숫자도 감소를 보이고 기억 T세포(memory T cell)의 활성화 능력도 떨어지게 된다. NK세포의 기능도 저하되어 세포독소(cytotoxin), 케모카인(chemokine) 및 시토카인(cytokine) 생성 능력도 감소한다. B 림프구의 생산도 저하되어 결과적으로 항체형성에 어려움을 보이게 된다. 이처럼 노화의 진행에 따라 세포매개면역 및 체액면역이 모두 저하된다.

호흡기

호흡기에서는 노화로 인하여 폐활량이 감소하는 변화를 보인다. 탄력의 감소로 인하여 기관지는 확장되는 반면 폐실질은 줄어들어 산소교환이 불리해진다. 흉곽 유연성 등의 변화로 호흡에 있어서 복식 호흡에 대한 의존도는 점점 증가한다. 구조적 변화뿐만 아니라, 산소 저하나 이산화탄소 증가에 대한 호흡반응 그리고 기침반사 또한 저하되는 경향을 보인다. 면역반응의 저하가 일어나는 노년층에서 기침반사의 저하는 기관지 상피세포의 섬모운동 감소와 함께 노인을 상기도 감염에 취약하게 만든다.

신 장

신장은 노화가 진행됨에 따라 사구체가 소실되고 섬유화가 일어나고 혈류량도 감소한다. 콩팥단위(nephron)는 매년 0.5~1%씩 감소하여 60세에는 사구체의 30~50%가 소실된다. 이러한 변화로 당장 전해질의 이상이 발생되지 않더라도 여과기능의 여력이 감소하여, 질환이나 약물 등의 요인에 의하여 신기능이상이나 신부전의 발생에 취약하게 된다. 이러한 구조적 변화 및 레닌-알도스테론 작용의 감소 등으로 소변량 및 산성도가 감소하면서 노년층은 요로감염에 더 취약해진다. 신장에서 적혈구형성인자(erythropoietin) 생산은 유지된다. 그러나 1-α-수산화효소의 활성 감소로 칼슘 흡수에 필요한 비타민 D가 부족해 질 수 있다. 노년에는 또한 배뇨근과다활동, 전립선비대증이 호발되며 야뇨증 및 요실금 등의 발생도 증가한다.

노인정신의학에서 노화에 따른 신체적 변화의 중요성

노화로 인한 각 신체계통의 변화는 질환 이환 취약성을 증가시킴과 함께, 외모 변화와 신체적 기능 저하 등으로 자신감을 저하시키며, 노년을 우울, 불안 등에도 취약하게 만들어 노년기 정신건강을 위협하는 요인이 된다. 만성 신체 질환으로 인한 정신건강 악화는 덴마크에서 10년간 65세 이상 노인 약 185만 명을 대상으로 조사한 결과에서도 잘 나타난다. 과거 3년간 암이나, 만성폐쇄성폐질환, 심장질환, 뇌혈관 질환, 관절염 등의 동반 신체 질환을 진단 받은 자에서 자살 위험이 증가되었다. 또한 정신건강의 악화는 노화 및 공존질환으로 인한 실제 영향보다 활동 및 기능을 더 저해시킬 수도 있어 주의를 기울여야 한다.

동반 질환의 증가는 복용 약물의 증가도 수반하게 된다. 약물 복용이 증가할수록 약물 간의 상호작용에 취약해지고 이로 인하여 독성, 낙상 등의 부작용도 증가될 수 있다. 또한, 질환과 별도로 약물 자체가 인지능력, 기분, 수면 등의 정신기능에 영향을 줄 수 있다.

노화에 의해서 다양한 계통의 신체적 기능이 떨어지는 것은 사실이다. 그러나 모든 기능 저하 및 이상을 단순히 노화에 의한 결과로 인식하고 비가역적인 것으로 취급하여 방치해선 안 된다. 예컨대, 노인이 수면장애를 보일 경우, 노년에서 수면의 질 저하가 발생될 수 있으므로 이를 당연한 것으로 취급해선 안 된다. 수면장애나 우울증 또는 불안장애 등의 정신질환이 기저에 작용하고 있는지 평가되어야 하며, 노년에서 취약한 요로감염이나 야뇨증, 폐 및 기타 만성질환 등이 원인으로 작용하는지에 대한 평가도 이루어져야 한다.

노년에서 동반 신체질환이 정신건강에 심대한 영향을 끼칠 수 있다는 점을 고려하고 가능한 적극적인 조치도 필요하다. 백내장 및 난청 등으로 인한 감각박탈(sensory deprivation)은 노인에서 낙상을 비롯한 각종 안전사고의 위험성을 증가시킬 뿐만 아니라 불안감, 의심, 인지기능저하 등을 초래한다. 당뇨, 빈혈, 심기능/신장기능 저하 또한 무기력감을 초래하고 우울감을 악화시킬 수 있다. 반대로 우울증이나 인지장애 등의 정신과적 질환으로 인하여, 건강관리가 소홀히 되거나 복약 오류로 혈압, 당뇨 등의 공존 질환 관리에서 문제가 발생할 수 있다. 즉, 신체질환의 정신건강에 대한 영향과 정신질환으로 인한 신체건강에 대한 영향이 동시에 고려되어야 한다.

앞서 언급했던 노화의 과정에서 저하될 수 있는 신체기능을 이해하고 시력, 청력, 골다공증 등의 교정할 수 있는 인자들을 최대한 교정해야 한다. 또한 기능저하로 인하여 취약해지는 신체 조건을 고려하여 절주, 금연 및 근력강화운동 등의 건강한 생활방식을 권장하고 위축될 수 있는 사회적 활동들에 대해서도 신체기능에 맞추어서 장려해야 한다. 동시에 노화로 인한 변화들에 대해서 수용을 돕고 지지를 제공할 필요가 있다.

노화에 따른 약물동력학과 약력학의 변화

약물동력학(pharmacokinetics)의 변화

약물동력학은 신체가 체내에 들어온 약을 어떻게 처리하는지에 대한 것으로, 주로 약의 흡수, 체내 분포, 대사, 배설의 과정을 다룬다. 노화로 인해 약물을 처리하는 신체능력에도 변화가 발생한다. 그러나 인종 · 성별 등의 생물학적 특성, 동반 신체질환, 약물 및 음식물 섭취 등의 환경적 요인들에 의해서도 약물동력학적 변화가 초래될 수 있어, 노인에서 약물 처리 능력의 변화나 이상소견을 노화에 의한 것으로 단정해서는 안 될 것이다.

노화로 인한 약물의 체내 흡수 변화를 살펴보면, 심박출량 및 내장 혈류량 감소, 장내 면역능력의 저하로 인한 세균증식, 장의 염증반응 등으로 약물 흡수가 저해될 수 있다. 그러나 위장간의 통과시간(gastrointestinal transit time)의 증가로 약물의 체내 흡수가 증가되어 앞선 감소요인들이 상쇄될 수도 있다. 따라서 약물 흡수는 일반적인 노화 영향보다는 위장관계의 암, 수술력, 염증성 장질환, 변비나 당뇨병성 장병증 등의 개별적인 요인들을 고려해야 한다.

일반적으로 약물은 장에서 흡수 후 간에서 대사를 거치게 된다. 노화과정에서 간의 크기 및 간 혈류량이 감소하고 시토크롬(cytochrome) P-450시스템에 의한 약물 산화능력도 감소하게 되지만, 일반적으로 간에서의 약물 대사는 노화에 의하여 큰 영향을 받지 않는다. 또한 간에서 접합(conjugation)을 통한 대사는 노화에 의한 영향이 거의 없다. 그러나 프로프라놀롤(propranolol)과 같이 간 처음통과효과(first-pass effect)가 큰 약물들은 생체이용률(bioavailability)이 크게 증가하여 부작용도 증가될 수 있다. 또한 노화로 인하여 물질대사를 위한 간의 예비력이 감소 및 간세포의 재생능력 저하되며 간의 공존 질환 및 간 대사에 영향을 주는 동반 복용 약물에 의한 영향이 커질 수 있다. 따라서 기저 간기능 및 약물 상호작용에 유의하여 약물의 용량을 조절하고 간 기능의 변화를 추적 모니터링할 필요가 발생할 수 있다.

노화로 근육량과 체내 수분량은 감소하는 반면 체지방의 비율은 증가한다. 이러한 신체의 구성변화는 분포용적(volume of distribution)에도 영향을 미친다. 친수성 물질에 대한 분포용적이 감소되기 때문에, 젊은 사람과 동일한 양의 알코올이나 젠타마이신(gentamicin)과 같은 약물을 복용해도 혈중 농도가 더 높아질 수 있으며, 마찬가지로 친수성인 리튬을 처방할 때도 이러한 분포용적 변화를 고려해야 한다. 반대로 친지질성 약물의 경우에는 녹아있을 수 있는 용적이 상대적으로 커져서, 아미트립틸린(amitryptiline)이나 다이아제팜(diazepam)과 같은 약물의 반감기가 노인에서 증가될 수 있다. 신체 구성비 변화 외에 결합 단백질도 분포용적에 영향을 주는데, 노화에 의하여 결합 단백질 생성에 큰 변화는 발생되지 않는다. 그러나 영양결핍이 있거나 많이 쇠약해진 노인에서는 알부민 수치가 감소되었을 수 있다. 알부민 감소는 이와 결합하는 와파린(warfarin)의 자유 농도를 증가시켜 출혈 등의 치명적인 결과가 초래될 수 있어 주의를 요한다.

콩팥 크기 및 혈류량 감소와 함께 콩팥단위의 소실이 노화에서 발생되기 때문에, 사구체 여과율(glomerular filtration rate)과 크레아티닌 청소(creatinine clearance)도 감소한다. 또한, 노년에서 고혈압 및 관절염 등의 치료를 위해 많이 사용되는 앤지오텐신전환효소억제제나 비스테로이드성 소염제의 사용도 신기능을 추가적으로 저하시킬 수 있다. 신기능 감소 시에는 신장을 통해 배출되는 약물들의 용량 조절이 필요해질 수 있다. 임상적으로 신기능 평가에 혈청 크레아티닌 농도가 많이 활용된다. 그러나 근육량이 감소한 노인에서 근육에서 대사되어 나온 크레아티닌의 혈중농도만으로 약물 용량을 결정하는 것이 적절하지 않을 수 있다. 따라서, 콕크로프트 가울트 방정식(Cockcroft-Gault Equation)과 같이 연령을 반영한 신기능 평가에 근거해서 알맞은 약물용량을 결정하는 것이 권장된다.

콕크로프트 가울트 방정식= [(140-나이)×체중(kg)]/(72×혈청 크레아틴 농도)×0.85(여성; 근육량이 적기 때문)

약력학(pharmacodynamics)의 변화

약력학은 약이 인체에 작용하는 효과에 관한 것으로, 약의 기전과 수용체의 민감성 등과 관련이 있다. 약물이 작용하는 수용체의 개수 및 친화도 등은 개인마다 다를 수 있어 약물 작용 정도 또한 차이가 존재하나, 일반적으로 노화되면 약물에 대한 민감도가 증가되는 경향이 있다.

노년에서 부정맥 위험성이 증가되므로 삼환계 항우울제의 사용도 주의를 요하며, 세로토닌 재흡수 억제제 또는 세로토닌/노르에피네프린 재흡수 억제제를 일차 약물로 우선 선택하는 것이 안전하다. 고혈압 및 전립선 비대증의 치료에 사용되는 알파-아드레날린 차단제는 혈압 조절능력이 저하된 노인에서는 기립성 저혈압 및 실신을 발생시킬 수 있어 주의가 필요하다. 또한, 알파-아드레날린 차단 작용이 강한 클로자핀(clozapine), 쿠에티아핀(quetiapine)과 같은 항정신병약물들(antipsychotics)을 노인에서 사용할 때에도 기립성 저혈압 및 낙상에 주의해야 한다.

한편 노인에서 항정신병약물 사용에 따른 추체외로증상(extra-pyramidal symptom)이 호발하는데 이는 도파민 수용체 민감성 증가에 기인하는 것으로 여겨진다. 특히, 기존에 추체외로증상들이 이미 존재하거나 치매가 동반된 경우에는 항정신병약물로 인한 운동장애 위험성이 더욱 증가된다. 추체외로 부작용을 조절하기 위해서 항콜린성 제재, 벤조디아제핀 제재, 항히스타민 제제, 베타차단제 등이 사용되기도 한다. 그러나 뇌의 예비력(brain reservoir)이 저하되는 노인에서 항콜린성 제재나 벤조디아제핀 제제의 사용은 인지기능을 저하시키거나 섬망 발생에 기여할 수 있다.

노인에서 약물 사용시의 주요 원칙

노인에서는 동반질환이 증가하고 복용약물 또한 증가한다. 여러 약물들의 복용은 약물 간 상호작용의 위험성을 증가시킨다. 약물 부작용 또는 상호작용을 잘 식별하지 않고, 원인 약물 감량보다 부작용 조절을 위한 약물만 추가처방하는 것에 주의하여야 한다. 또한, 약물의 임상시험들은 대체적으로 심각한 동반 질환이 있거나 고령자를 제외하고 진행되는 경우가 많아, 노년층에서 약물사용 정보가 상대적으로 부족하므로 약물 사용에 주의가 필요하다.

노년에서 증가될 수 있는 약물 반감기 등의 변화와 약력학적 변화를 동시에 고려하여 약물용량(dosage)을 결정해야 한다(표 28-3). 일반적인 원칙으로, 노인에서 약물을 사용할 때는 보다 적은 용량으로 시작을 하는 것과 좀 더 천천히 증량하는 것이 권장된다. 약물상호 작용 및 약력학적 변화 등으로 인한 부작용의 빈도도 높아질 수 있어, 부작용에 대한 주의 깊은 모니터링을 요하며, 효과를 보이는 최소한의 용량으로 약물을 처방하는 것이 권장된다. 그러나 치료효과가 불충분해도 약제의 사용을 제한해야 된다는 의미는 아니다.

노화에 따른 뇌의 생물학적 변화

인지기능의 변화

노화가 진행되면서 다양한 신체기관들의 기능저하가 일어나듯이, 인지기능도 저하가 나타난다. 많은 노인들이 실제로 기억력 저하를 호소하는데, 인지능력 저하는 기억력에서만 국한되지 않고 주의집중력, 실행능력, 언어능력, 시공간능력 등의 다양한 영역에서 발생될 수 있다(표 28-4).

그러나 모든 사람들이 동일한 속도로 동일한 영역에서 인지기능의 저하를 나타내지 않는다. 또한 상당수의 노인들이 노화에도 불구하고 기억력 장애를 보이지 않으며, 연령 증가와 함께 향상되는 인지능력도 존재한다. 카텔(Cattell)은 지능을 결정화 지능(crystallized intelligence)과 유동적 지능(fluid intelligence)으로 분류하였다. 결정화 지능은 노화가 이뤄져도 유지되거나 향상이 되기도 한다. 결정화 지능에는 어휘, 상식, 언어 이해력, 경험 등을 통해 습득 및 축적되는 일반적인 지식들이 있다. 유동적 지능은 결정화 지능과 달리 경험보다는 선천적인 것으로, 기본적인 정보를 처리하고 분석하는 속도, 작동기억(working memory) 역량에 의존하며 노화의 영향에 더 취약하다.

수면 및 하루주기리듬(circadian rhythm) 변화

노화가 진행되면서 하루주기리듬에도 변화가 발생하는데, 일찍 잠들고 일찍 깨는 경향이 발생한다. 일중 체온 및 멜라토닌 분비 등의 변화도 나타난다. 또한, 수면 관련 다양한 변화가 발생한다(표 28-5). 총 수면량이 감소할 뿐만 아니라, 수면 효율(침대에 누워있는 시간 중 실제로 잠든 시간)도 감소한

표 28-3. 노인에서 정신과적 약물 사용시 고려사항

약 물	관련 문제	비 고
삼환계 항우울제(TCA)	부정맥 유발	일차약제로 SSRI 및 SNRI를 우선 사용 사용 전후로 심전도 확인
아미트립틸린	체지방 증가로 인한 반감기 증가	약물농도가 증가될 수 있음을 고려
리튬	사구체 여과율 감소 마른 체중 감소로 인한 분포용적의 감소	부작용 위험성 증가
알파1 차단제 및 해당 작용이 큰 항정신병제제	기립성 저혈압	사용 전 환자 교육 필요 주의 깊은 사용 필요
베타 차단제	수용체 민감도 감소	더 높은 용량 필요할 수 있음
프로프라놀롤	간 초회통과효과 감소로 인한 생체이용률 증가	용량 조정 필요할 수 있음
벤조디아제핀	인지기능 저하 섬망 발생위험	사용 최소화
다이아제팜	체지방 증가로 인한 반감기 증가	
항콜린성제제	인지기능 저하 섬망 발생위험 배뇨곤란 위험	사용 최소화
항히스타민제제	배뇨곤란 위험 주간졸림	사용 최소화

표 28-4. 노화에 따른 인지기능 변화

인지영역	변 화	비 고
처리속도(processing speed)	↓	처리속도의 저하는 수행속도가 측정되는 신경심리학적 검사들에도 부정적 영향
주의집중력(attention)	(–)	단순 집중(simple span) 유지
	↓	복잡한 집중(complex attention)능력 저하
실행능력(executive function)	(–)	익숙한 것에 대한 추론, 유사성 능력 유지
	↓	반응억제(response inhibition) 저하, 정신적 유연성(mental flexibility) 감소하여 복잡한 추론 및 개념형성 능력 저하
기억력(memory)	(–)	비서술기억(non-declarative memory) 변화 없음, 의미기억(semantic memory)은 오래 유지 습득한 기억의 유지(retention)능력 보존
	↓	삽화성(episodic) 기억, 습득속도(acquisition rate), 기억회상(retrieval) 저하
언어능력(language)	(–)	언어능력 전반적으로 유지됨
	↑	어휘력(vocabulary) 증가
	↓	언어유창성(verbal fluency), 시각적 물체 이름대기(visual confrontation naming) 저하
시공간능력(visuospatial function)	(–)	대상(object) 및 공간(spatial) 인지(perception) 유지
	↓	시각 구성(visual construction) 능력 저하

표 28-5. 노화에서 발생되는 수면 변화

요 인	변 화
총 수면량(total sleep time)	↓
수면 효율(sleep efficiency)	↓
1 & 2 단계 (stage 1 &2) 수면	↑
렘(REM) 수면	↓
3 & 4 단계 (서파; slow-wave) 수면	↓
야간에 깨는 시간	↑
잠들고 깨는 시간	빨라짐(phase advance)
주간졸림	↑

다. 수면다원검사를 시행했을 시, 수면방추파(sleep spindle)의 양과 주파수 및 진폭의 감소가 뇌파에서 나타난다. 노인에서는 렘수면 및 서파수면은 감소하는 반면, 1 및 2 단계 수면은 증가하는 양상을 보인다. 즉, 수면시간뿐만 아니라 수면의 질 또한 노화에 의해서 부정적인 영향을 받게 된다. 이러한 변화들은 수면장애에 노인들을 취약하게 만들어, 연령증가에 따라 수면장애 유병률도 증가한다.

뇌 실질의 구조적, 병리학적 변화

뇌는 20대부터 무게가 감소하기 시작하는데, 20세에서 100세까지 약 20%의 무게 감소를 보이며, 노화에 따른 뇌의 용적 감소는 70대 이후부터 더 가속화된다. 정상적인 노화에서도 70대까지 비교적 잘 유지되던 인지능력이 감소하는 것은 가속화된 뇌 위축을 반영하는 것일 수 있다. 뇌의 용적감소는 회백질(grey matter)과 백질(white matter) 모두에서 일어난다.

회백질의 감소는 전두엽, 특히 전전두엽(prefrontal cortex)에서 두드러지며, 이는 노인에서 흔히 나타나는 작동기억의 장애와 관련될 수 있다. 전두엽외에 선조체(striatum)에서도 용적 감소가 두드러지며, 다음으로 두정엽 및 측두엽에서도 용적의 감소도 일어난다. 전두엽만큼의 변화가 있지는 않으나, 기억력에 중요한 해마(hippocampus)가 위치한 측두엽의 용적 감소는 노화과정에서 나타나는 기억력 저하와 관련될 것으로 추정된다. 반면, 후두엽 용적감소는 적은 것으로 보고된다. 이처럼 정상적인 노화과정에서도 피질의 용적감소가 나타나며 인지기능 저하와 연관을 보이나, 치매에서 발생되는 뇌 용적 감소와는 차이를 보인다.

정상적인 노화과정에서 발생하는 뇌 위축은 치매에서의 위축과는 양적으로 큰 차이를 보일 뿐만 아니라 부위별로 다른 특징을 나타낸다. 정상노화에서는 전두엽의 용적감소가 우세하며 후두엽은 큰 변화를 보이지 않는 반면, 알츠하이머 치매에선 해마와 두정엽의 위축이 뚜렷하고 전두엽, 측두엽 뿐만 아니라 후두엽까지도 광범위한 위축을 보인다. 특히, 다른 뇌 부위의 연합피질(association cortex)과 해마 간의 정보교환이 이뤄지는 내후각뇌피질(entorhinal cortex)은 치매 초기부터 감소되나, 정상노화군에서는 그렇지 않다.

내후각뇌피질과 관련있는 관통로(perforant pathway)에서의 병리학적 변화를 더 자세히 살펴보면, 관통로는 내후각뇌피질 제2 및 3층(II & III layer)의 피라미드세포(pyramidal cell)에서 기시하여 지지물(subiculum)을 관통하여 치아이랑(dentate gyrus)의 과립세포(granule cell)에 도달한다. 관통로는 내후각뇌피질로 모인 연합피질의 정보를 해마로 전달하는 데 중요한데, 알츠하이머 치매에서는 매우 조기부터 신경원섬유매듭(neurofibrillary tangle)에 의해 손상을 입는다. 50대 중반 이상의 정상노화에서도 내후각뇌피질 내 소수의 피라미드세포에서 신경원섬유매듭이 관찰될 수 있으나, 기억력 손실과 같은 증상을 나타내지 않았다. 또한, 정상노화군에서는 내후각뇌피질의 어떠한 층에서도 신경세포의 손실이 발생되지 않는 반면, 매우 경미한 알츠하이머 치매 환자에서도 절반에 가까운 신경세포의 광범위한 소실이 나타나며, 중증 알츠하이머 치매 환자에서는 약 90%의 신경세포의 소실을 보인다. 알츠하이머 치매는 측두엽 외의 다른 피질들에서 신경원섬유매듭이 광범위하게 관찰되는 점이 정상노화와 구분된다.

신경원섬유외에 노년판(senile plaque)도 알츠하이머 치매의 병리학적 특징이나, 노년판은 정상적인 노화에서도 나타날 수 있다. 노년판을 구성하는 베타아밀로이드는 정상군의 신피질에서도 20~30% 관찰된다. 알츠하이머 치매와 달리 정상 노화에서 발생된 노년판은 대부분 미만성으로 치밀하지 않고, 주위의 교세포 염증 반응도 약하다. 그러나 정상적인 노화에서도 소교세포(microglia)의 크기 및 활성화가 증가되고 소교세포에 의한 염증반응은 알츠하이머 치매의 병태생리에 중요하다고 여겨진다. 따라서, 베타아밀로이드가 정상노화군에서도 인지기능에 부정적 영향을 미칠 수 있다. 인지기능이 정상인군에서도 높은 베타아밀로이드 수치가 해마의 용적 및 삽화성 기억력의 감소와 연관되었다.

노화에 나타나는 기억 관련 변화는 장기강화작용(long-term potentiation)으로도 일부 설명될 수 있다. 장기강화작용은 시냅스에 일련의 자극이 가해지고 난 뒤, 다시 자극이 가해졌을 때 시냅스이후신경세포(post-synaptic neuron)에서 증가된 전위로 반응하는 현상이다. 즉, 시냅스의 전달효율이 커진 상태가 장시간에 유지되는 현상으로, 학습과 밀접한 관련이 있을 것으로 여겨지고 있다. 노화된 신경세포에서 장기강화작용의 유발은 문제가 없는 것으로 보고되었으나, 장기강화작용의 유지에는 어려움을 보였다. 즉, 노화된 신경세포에서 시냅스간 연결강도(synaptic strength)의 쇠퇴가 더 빨리 발생되는데, 특히 치아이랑에서 이러한 현상이 두드러진다. 장기강화작용에 중요한 NMDA 수용체(N-methyl-D-aspartate receptor)의 숫자가 해마 관통로가 도달하는 치아이랑에서 감소된 것인 노화된 원숭이에서 보고되었다. 이는 노화와 관련된 인지능력 변화가 신경세포 구성성분의 변화와도 관련되어 있음을 시사한다.

치매 등의 퇴행성 질환처럼 광범위한 뇌 위축은 없으나, 정상 노화에서도 이랑(gyrus)이 위축하고 고랑(sulcus)의 간격이 넓어진다. 이러한 뇌 위축 소견은 한때 신경세포의 광범위한 소실에 의한 것으로 여겨졌었고 노화로 인하여 25~50% 정도의 신경세포 소실이 뇌에서 발생되는 것으로 보고되었다. 그러나 이는 신경세포의 전체 숫자를 세기보다 신경세포의 밀도를 측정하는 과거연구들의 방법론적인 오류로 인하여 과대 추정된 것으로 여겨지고 있다. 근래에는 정상 노화과정에서 신경세포의 손실은 10% 미만으로 여겨지고 있으며, 노화에서 나타나는 인지기능의 저하는 이러한 신경세포 손실과는 직접적인 관련이 적다고 생각되고 있다. 따라서 노화로 인한 인지능력의 변화는 과거에 알려졌던 것처럼 신경세포 숫자의 손실보다 노화된 신경세포 자체의 기능적 이상이나, 신경세포 간의 연결성 저하와 더 관련성이 클 것으로 생각된다.

백질은 회백질의 신경세포 간을 연결하는 신경섬유가 주를 이루는데, 회백질보다 용적의 감소가 더 크게 나타난다. 70세 이상에서는 16~20% 정도의 백질 감소가 보고되었다. 해마곁이랑(parahippocampal gyrus)에서의 백질감소도 보고되었는데, 이는 노인의 기억력 저하와 관련될 수 있다. 노화는 백질의 양적인 변화뿐만 아니라 질적인 변화도 수반할 수 있는데, 백질변성(leukoaraiosis)이 자기공명영상에서 65세 이상 노인의 30~90%에서 관찰되며, 작은 뇌혈관의 병변으로 인한 만성적인 허혈이 원인으로 생각되고 있다. 고령과 고혈압이 백질변성의 주요 위험인자로 고혈압 치료가 백질변성 발생 위험을 낮출 수 있다. 백질변성이 더 많을수록, 인지기능의 저하가 심한데, 뇌의 뒤쪽보다는 앞쪽 및 가운데 부위의 백질변성이 더 낮은 인지기능을 보였다.

노인에서는 신경세포 간의 시냅스에서도 변화가 나타난다. 시냅스 숫자의 감소와 함께 시냅스의 구조상에서도 변화를 보인다. 노화된 축삭(axon)은 퇴행된 미토콘드리아와 글리코겐 함입체(glycogen inclusions) 등의 축적을 보이며 퇴행한다. 이러한 변화는 신경세포 사이의 연결성을 저하시킨다. 시냅스이후신경세포의 가지돌기에서 가지내기(dendritic arborization)와 가시(dendritic spine)가 감소된다. 시냅스들의 소실 및 밀도 감소는 회백질 용적 감소에도 기여한다.

뇌실, 뇌-혈관 장벽(brain-blood barrier, BBB) 등 관련 구조물들의 변화

뇌 실질 용적의 감소가 일어나면서 뇌실 및 거미막밑공간(subarachnoid space)의 확장이 나타난다. 남자는 40대, 여자는 50대부터 뇌실 확장이 본격적으로 나타나며 70대가 되면서 뇌실 확장이 가속화된다. 노화가 진행되면서 맥락얼기(choroid plexus) 상피세포가 위축하며 생성되는 뇌척수액(cerebrospinal fluid)도 감소한다. 그러나 뇌실 확장 및 뇌척수액 배출에 대한 저항 증가로 인하여 뇌척수액의 양은 증가한다.

뇌척수액 배출 저항의 증가는 거미막융모(arachnoid villi)의 경화 및 섬유화로 인하여 연질뇌척수막(leptomeninges)이 두꺼워지면서 위시상정맥굴(superior sagittal sinus)로의 뇌척수액 배출이 어려워져서 발생된다. 또한 혈관성질환에 의한 중심정맥압의 상승도 뇌척수액 배출 저항을 증가시킨다. 이러한 뇌척수액의 생성 감소 및 배출 저하로 인하여 하루에 3~4번 전환(turnover)이 되던 뇌척수액의 전환률은 감소한다. 이러한 변화로 인하여 정상적으로 뇌척수액과 함께 배출되던 알부민이나 면역글로불린 등의 농도가 증가한다. 또한 뇌척수액의 체류시간 증가로 포도당과의 접촉시간도 증가하여 당화단백질로의 변성 및 산화성 스트레스 작용도 증가된다. 베타아밀로이드 단백질은 뇌척수액의 배출을 통해서 주로 제거되나 알츠하이머 치매에서는 뇌척수액 제거율이 절반 정도로 감소되어 있어, 베타아밀로이드 단백질의 축적과 치매 발병에 이러한 인자가 기여할 것으로 여겨진다.

뇌-혈관 장벽은 중추신경계를 혈액으로부터 분리하여 독성 물질로부터 뇌를 보호하는 한편, 산소 및 영양분 등은 통과시키고 대사물질 및 약물은 배출하는 역할을 한다. 뇌-혈관 장벽은 치밀이음(tight junction)으로 연결된 혈관내피세포, 혈관주위세포(pericyte), 별아교세포(astrocyte)의 세포발(foot process) 등으로 이루어져있다. 뇌-혈관 장벽도 노화에 따른 변화들이 나타난다(표 28-6). 이러한 변화에도 건강한 노인의 뇌-혈관 장벽은 혈청 단백질들을 걸러내는 등의 기능을 유지된다. 그러나 알츠하이머 치매, 당뇨, 뇌졸중 등의 질환에서 뇌-혈관 장벽은 취약해지며, 이러한 뇌-혈관 장벽의 기능 저하로 평소 차단되었던 인자들 및 면역세포들이 중추신경계로 유입되면 추가적인 손상이 일어날 수 있다.

표 28-6. 노화에서 뇌-혈관 장벽의 변화

뇌-혈관 장벽 구성요소	변 화
혈관주위세포 숫자	↓
혈관내피세포 숫자	↓
혈관내피세포내의 미토콘드리아 숫자	↓
치밀이음	느슨해짐
포도당 전달체 활성도	↓
아미노산 전달체 활성도	↓
콜린 전달체 활성도	↓
유리지방산 투과	↑
할로페리돌 투과	↑

뇌-혈관 장벽을 통한 물질 투과에서도 변화가 나타난다. 뇌-혈관 장벽의 포도당 전달체(transporter)의 활성도가 노인에서 저하된다. 노화로 인하여 뇌에서의 산소 및 포도당 소비량이 10~30% 감소하긴 하나, 포도당 전달체의 활성저하로 포도당 이동의 Vmax가 약 75% 감소하여 저혈당에 더 취약해진다. 반복적인 저혈당의 발생은 치매의 위험인자로 알려져 있는 만큼 이러한 취약성이 노인의 당뇨 치료에서 고려되어야 한다. 아세틸콜린의 전구물질인 콜린(choline) 전달체도 활성이 저하되는데, Vmax가 95% 이상 감소하여 콜린의 생체이용률이 저하되고 인지기능 저하와 연관될 수 있다. 반면에 유리지방산(free fatty acid)과 할로페리돌(haloperidol)은 노화된 뇌-혈관 장벽에서 투과가 오히려 증가한다.

뇌 혈류(cerebral blood flow) 저하도 노화과정에서 일어난다. 정신활동으로 인한 국소적 뇌 혈류량 증가는 노인에서도 나타나지만, 젊은 사람들보다는 그 증가의 정도가 약해진다. 노년에서 고혈압 발생 위험이 높아지며, 이는 백질변성 및 혈관성 치매 등의 위험인자로, 과거 엄격한 혈압 조절이 강조되었다. 그러나 낮은 주간 수축기 혈압이 인지기능 악화의 가속화와 연관된다는 추적연구결과가 고혈압약을 복용하는 경도 인지장애 및 치매 환자들에서 보고되었다. 따라서 뇌 혈류량이 감소된 노인에서는 심혈관계 위험인자가 없을 시 지나친 혈압강하를 피하는 것이 인지기능 악화 방지에 유리하다.

노년기 정신장애

노인의 정신장애는 일반 성인 인구와 비교해 볼 때 유병률뿐 아니라 그 증상의 발현에도 차이를 보인다. 노인인구에서 정신장애의 유병률은 성인에 비해 높은 편이다. 2011년 실시된 정신질환실태 역학조사에서 알코올과 니코틴 사용 장애를 제외한 모든 정신장애의 일년 유병률은 40대까지 나이가 증가함에 따라 감소하다가 50대 이상에서는 다시 증가하는 경향을 보였다. 노년기에 흔한 정신장애로는 수면 장애, 불안 장애, 우울 장애가 가장 흔하며 그 외에도 알코올 관련 문제와 인지 장애가 흔히 나타나는 것으로 알려져 있다.

노인 정신장애는 가족이나 사회적 관계의 상실과 역할의 변화 등과 같은 사회적 변화뿐 아니라 신경전달물질의 변화, 뇌 위축이나 뇌혈관질환 등에 의해 영향을 받아 증상의 발현도 일반 성인과 다른 양상을 보인다. 노인들은 정신장애 자체의 특징에서 나타나는 차이 이외에도 신체 질병을 동반하는 경우가 많고, 이에 따라 여러 가지 약물을 복용하고 있을 가능성이 높다. 신체 질환을 가진 경우 정신장애의 유병률이 높을 뿐 아니라 약물에 의해 유발되는 정신장애의 가능성도 높아진다. 따라서 정신장애의 진단과 치료에서 신체 질환의 여부나 약물 치료 등에 의한 영향을 충분히 고려하는 것이 중요하며, 치료 과정에서도 신체적 상태의 변화를 고려해야 한다. 또한 노년기 정신장애는 소아기 또는 성인기에 발병하여 노년기까지 지속되는 정신장애와 후기발병 정신장애(late onset mental disorders)의 임상 특징의 차이를 구분할 수 있어야 한다.

신경인지장애

경도인지장애

일상생활의 기능에 장애가 없이 독립적인 생활이 가능하지만 하나 이상의 인지기능 영역의 손상을 보이는 노인들이 많다는 것이 대규모 역학연구에서 밝혀졌다. 경도인지장애(mild cognitive impairment, MCI)의 개념을 확립한 피터슨이 제시한 경도인지장애 임상진단기준(1999년)에 의하면 정보제공자에 의해 보고된 기억력 저하와 객관적인 기억력 저하가 있으나 전반적인 인지기능과 일상생활 기능은 보존되어야 하며 임상적으로 치매가 아니어야 한다. 경도인지장애의 유병률은 '2012년 치매 유병률 조사'에 따르면 65세 이상 노인에서 약 27.8%로 보고되었으며 국외 연구에서도 이와 유사한 결과를 보이고 있다. 2014년 개정된 DSM-5에서 제시한 경도 신경인지장애(mild neurocognitive disorder)의 진단 기준에 의하면 신경심리검사에서 명백한 인지기능 저하가 확인되지만 치매가 아닌 상태여야 하고 일반적으로 일상생활기능에 지장이 없어야 한다.

치료에서 현재 유의할 만한 결과를 보여주는 약물은 없으나, 비약물적 방법으로는 인지훈련 및 생활습관 개선 등이 경과에 영향을 미칠 수 있다는 보고가 있다. 일부 연구에서는 기억훈련(memory training), 회상 및 인지 자극, 레크리에이션(recreation), 사회적 상호작용 등의 내용으로 이루어진 장기적인 그룹치료가 6개월 동안 인지기능의 호전을 보인다는 결과가 나타났다. 또한 최근 국내 연구에 의하면 18개월 동안 460명의 노인들을 대상으로 인지 훈련 및 건강행위 증진요법을 시행한 결과 인지기능의 호전을 보였다. 하지만 아세틸콜린분해효소억제제를 포함하여 다양한 비타민(B6, B12, folate, E 등), 보충제(gingko biloba), 항염증 약물(NSAIDs) 등의 치매 치료제 및 보완적 약물 요법이 경도인지장애의 인지기능에 미치는 영향에 대해서는 일치된 결과를 보이지 않고 있다.

치 매

65세 이상 노인에서 관절염 다음으로 가장 흔한 장애의 원인이 치매이다. 치매로 인한 특징적인 변화는 인지, 기억력, 언어, 시공간기능을 포함하며, 초조, 안절부절못함(restlessness), 배회, 분노, 폭력, 고함, 사회적 및 성적 탈억제, 충동성, 수면장애, 망상 등과 같은 행동장애(behavioral disturbances) 또한 흔히 나타난다. 망상과 환각은 약 75% 환자에서 치매 경과 동안 나타난다.

알츠하이머병은 가장 흔한 치매의 원인 중 하나로, 전체 치매 원인의 약 55~70%를 차지한다. 아밀로이드판(amyloid plaque) 또는 노인판(senile plaques)과 신경원섬유매듭(neurofibrillary tangle)이 알츠하이머병의 특징적인 뇌 병변이며, 아포지단백질 E(apolipoprotein E, APOE) 유전자를 비롯한 유전적 영향과 함께 베타 아밀로이드(β-amyloid), 타우 단백질, 신경염증반응, 산화스트레스(oxidative stress), 미토콘드리아 이상 등이 발병에 관여하는 부분으로 알려져 있다.

알츠하이머병이 가장 일반적으로 고려되는 치매의 원인이지만, 다른 흔한 원인으로 뇌혈관 질환(cerebrovascular disease), 루이소체병(Lewy body disease), 전두 측두엽 변성(frontotemporal lobar degeneration, FTLD) 등이 있다. 덜 흔한 원인으로는 정상압수두증(normal-pressure hydrocephalus), 프리온 질환(prion diseases), 외상성 뇌손상(traumatic brain injury, TBI), 후천성 면역결핍 증후군(acquired immune deficiency syndrome, AIDS), 헌팅턴병(Huntington's disease), 진행성 실어증(primary progressive aphasia), 피질기저퇴행(corticobasal degeneration), 우울증으로 인한 치매(가성치매) 등이 있다.

섬 망

섬망은 다양한 인지기능 장애를 특징으로 하는 의식의 장애로서 정서 장애, 사고 장애, 신경학적 이상도 흔히 동반된다. 노인들에서는 여러 가지 원인들이 복합적으로 관여하는 경우가 많지만, 감염, 뇌졸중, 약물, 심장질환, 대사 장애, 골절 등이 특히 중요하다. 섬망의 진단을 위해서는 환자의 기저 인지기능의 수준을 확실히 평가하고, 섬망의 기간 동안 인지기능의 변화 경과를 파악하는 것이 중요하다. 일반적으로 섬망은 한 가지 요소에 의해서 생길 수도 있지만, 대개는 다인성(multifactorial)인 경우가 많다. 증상의 시작은 수시간 혹은 수일에 걸쳐서 급성으로 시작하고, 수시간 간격 혹은 밤낮으로 증상이 크게 변동하며, 적절한 원인 치료로서 짧은 기간 내에 병전 수준으로 회복하는 것이 특징이다. 그러나 노인들에서는 원인 치료가 빨리 시행되지 않으면 비가역성 인지기능 손상을 초래하거나 사망률이 높으므로 섬망의 예후는 매우 불량하다. 입원 중에 섬망을 경험했던 노인 환자들의 3개월 사망률이 23~33%, 1년 사망률이 50%에 이르렀다.

섬망의 치료에서는 비약물학적 접근이 가장 우선적으로 적용되는 것이 중요하다. 섬망의 약물 치료는 부작용을 최소화 하면서 증상을 효과적으로 조절하는 것이 중요하다. 할로페리돌(haloperidol)이 섬망에서 가장 널리 쓰이고, 잘 연구된 항정신병 약물이며 무작위 효능연구에서도 효과가 입증되었다. 할로페리돌 같은 고역가 항정신병 약물을 투여할 때 추체외로 부작용의 가능성이 증가하지만, 섬망에서 실제로 보고되는 추체외로 부작용의 발생률은 의외로 낮다.

기분장애

노년기(노인의) 우울장애

역 학

전 세계적으로 노인인구의 증가로 인해서 노년층의 기분장애 특히, 우울장애에 대한 관심이 증가하고 있다.

우울증은 노년기 정신과적 증상 중에서 가장 흔하다. 2011년 실시된 '한국의 정신질환 실태 역학조사'에 의하면 65세 이상의 노인에서 주요우울장애의 유병률은 1%이며 여성에서 1.4%, 남성에서는 0.4%로 추정된다. 노인인구의 약 2%가 기분부전장애를, 약 4%는 우울한 기분을 동반한 적응장애를 갖고 있으며, 약 15%는 주요우울삽화의 진단기준을 충족하지는 않지만 경도 또는 중등도의 우울증상을 보인다.

원 인

노년기 기분장애의 원인으로는 생물학적인 요인, 심리적인 요인, 사회적인 요인 등이 있으며 하나의 요인에 의해 발생하기보다는 다양한 원인이 작용한 결과로 장애가 발생한다(표 28-7). 노인 우울장애의 발생과 관련된 인구 · 사회적 요인으로는 여성, 이혼, 낮은 경제수준, 독거, 신체적 질병과 기능상실, 사별과 같은 생활사건, 불충분한 사회적 지지체계, 성격 특성 등이 있다. 신체질환으로 치료를 받고 있는 노인의 경우 불안, 불면, 우울한 기분 등을 호소하기도 하고 우울증이 신체질환의 치료와 경과에 악영향을 미치기도 한다.

노년기 우울장애의 생물학적 원인은 아직 명확하지 않지만 신경화학적, 신경내분비적 변화와 뇌구조와 기능의 변화가 관련되어 있을 것으로 추측된다. 최근에는 우울증과 피질하 구조물(subcortical structure)과 전두엽 투사(frontal projections) 이상 사이의 연관성이 대두되고 있다. 혈관성 질환이 우울증과 연관이 있는데 첫째, 혈관질환 환자들에서 우울증의 발병률이 높고 둘째, 뇌졸중, 고혈압, 당뇨병과 같이 혈관을 침범하는 질환에서는 대뇌백질 병변이 빈번하고 셋째, 대뇌의 피질하 부위를 침범하는 질병에서는 우울증의 발생률이 높고 넷째, 노인에서 초발하는 우울증은 청/장년층 우울증보다 혈관질환이 더 빈번했고 혈관성 위험 요인이 더 높았으며 대뇌 백질 병변도 더 흔하다.

임상양상

노년기 우울장애와 젊은 연령에서의 우울장애에서 나타나는 임상양상에는 차이가 없다. 다만 각각의 임상 증상의 빈도에는 차이가 있다. 노년기 우울장애의 경우 젊은 연령의 우울장애 환자에 비해서 멜랑콜리아성 우울증상이 흔하다. 또한 건강염려증적 호소와 잠들기 어려움, 초조, 식욕 부진 및 체중 감소 등의 증상과 함께 신체 증상에 대한 호소가 증가하지만 공허감이나 죄책감에 대한 호소는 적다. 지속적인 무감동(anhedonia)은 즐거운 자극에 대한 결여와 연관되어있고, 노년기 우울증(late-life depression)에서 흔한 핵심증상이다. 인지기능의 저하에 대한 호소는 환자의 나이와 상관없이 심한 우울증에서 흔히 동반된다.

노인의 경우 또한 젊은 사람들에 비해 우울 삽화 기간 동안

표 28-7. 노년기 우울장애의 위험요인

생물학적 위험요인(biological risk factor)	심리학적 위험요인(psychological risk factor)
여성	성격적 기여 인자(hopelessness, 양가감정)
유전적 요인(세로토닌 수용체 유전자의 이상)	신경증(neuroticism)
신경전달물질 이상(세로토닌계 신경전달의 활성 저하)	인지왜곡(cognitive distortion, 짧은 시간동안 혼자 남겨졌을 때 버림받은 것이라고 느낌)
내분비적 변화(코티솔의 혈중 농도 증가가 지속)	사회적 요인
혈관성 변화(피질하 혈관성 변화 이후의 혈관성 우울증)	스트레스성 생활사건(가까운 친구의 죽음, 거주지 변경)
내과적 질환(심혈관 질환)	만성적인 스트레스 또는 압박(안전하지 않은 이웃환경에서 거주하는 것)
다른 정신과적 질환(지속적인 불안장애)	낮은 사회경제적 상태

정신병적 증상이 흔히 동반된다. 정신병적 우울장애 환자들은 대개 망상을 가지며 환각은 드물다. 우울 장애 환자의 망상의 주된 내용은 죄책감, 건강염려증, 허무주의, 피해망상, 질투망상 등이다. 치매 환자의 망상은 우울장애의 망상에 비해서 덜 체계화되어 있고 기분의 상태와 일치하지 않는다. 우울장애 환자에서 정신병적 증상의 동반이 중요한 이유는 정신병적 우울장애는 항우울제 단독에는 거의 반응하지 않으며 항우울제와 항정신병약물의 병합이나 전기경련 요법 등의 치료가 필요하기 때문이다.

진 단

노인에서의 우울장애 진단기준은 ICD-10이나 DSM-5의 우울장애 진단 기준을 따른다. 하지만 노인 우울장애를 평가하고 진단할 때 고려해야 할 몇 가지 중요한 것들이 있다. 먼저 노년기 우울장애 환자의 경우 자신의 증상을 숨기거나 부정하는 경향이 높다. 따라서 정확한 평가를 위해서는 증상을 알아내기 위한 많은 노력이 필요하다. 두 번째는 노년기 우울장애 환자들은 기질적 원인을 가지고 있는 경우가 많기 때문에 내과적 및 신경과적 질환에 대한 검사가 필요하다. 마지막으로 노년기 우울장애는 다양한 질병상태이다. 노년기 우울장애 환자는 노년기에 처음으로 발병한 만발성 우울장애 환자와 젊은 시절부터 가지고 있던 우울장애가 노년기에 재발되어 나타난 조발성 우울장애 환자들로 나뉜다. 임상 증상은 조발성과 만발성 우울장애 간에 큰 차이가 없다. 하지만 만발성 우울장애에서는 신경인지 검사상 손상이 심하고 추적 관찰시 치매 발생이 많으며 뇌영상 검사상 심한 측뇌실 확장, 피질 위축, 피질하 고영상 등이 더 흔히 나타난다. 노인 우울 환자에서 나타나는 인지장애를 일컬어 우울 치매증후군(dementia syndrome of depression) 혹은 가성치매(pseudodementia)라고 하는데, 가성치매는 우울한 노인의 약 15% 정도에서 나타나고 치매와 감별하는 것은 매우 중요하다. 치매의 경우 인지기능의 수행이 지속적이며 일정한 양상을 보이고 인지기능 평가에 대해서 적극적이지만 오답을 제시하는 경우가 많다. 반면 우울장애에서 나타나는 인지기능의 손상은 우울증상의 악화와 호전에 따라 손상의 정도가 변하며 우울한 기분이 두드러진다. 인지 기능의 평가에 '나는 모른다'는 말을 반복하며 평가에 대해서 적극적이지 않으며 증상을 스스로 과도하게 걱정하며 도움을 요구한다.

치매 환자의 약 25~50%에서 우울증상을 보이며, 우울장애 환자에서 인지손상을 보이는 경우 가성 치매보다 치매와 우울장애가 동반된 경우가 더 흔히 나타난다. 가성 치매인 것으로 생각되던 많은 환자들이 우울증상이 호전된 후에도 인지 기능 손상이 지속되거나 치매로 발전하는 경우가 있다. 그러므로 노인 우울장애 환자에서 인지 손상을 보이는 경우 가성 치매의 가능성과 함께 향후 치매로의 발전 가능성을 고려하여 세심한 추적 관찰이 필요하다.

우울장애 진단에 합당하더라도 내과적 질환에 의한 사회 · 심리적 요인으로서의 우울장애, 신체적 증상으로 나타나는 우울장애, 그리고 신체적 질환이나 약물에 의해 유발된 우울장애 등을 구별하는 것도 필요하다.

그 외 노년기 조현병, 불안장애, 만성 통증, 신체화 장애, 수면장애, 알코올 의존 등을 감별 진단해야 한다.

치 료

노인 우울증의 치료는 약물 치료, 전기경련요법(electroconvulsive therapy, ECT), 정신치료, 가족치료 등이 있으며 대부분 약물 치료를 우선적으로 시행하고 있지만 다양한 치료법에 대해 설명하고 치료법의 선택에 환자 및 보호자의 참여를 유도하는 것이 바람직하다.

약물치료에서 항우울제의 종류에 따라 효능의 차이보다는 기전에 따른 부작용의 차이가 더 중요하므로 약물을 선택할 때는 약물 부작용의 발생 가능성을 반드시 검토하여야 한다. 노인들은 신체 질환을 흔히 동반하고 있고 이미 다양한 약물들을 복용하고 있을 가능성이 높으므로 약물 간 상호작용 또한 고려해야 한다.

노인에서 항우울제를 사용할 때는 성인 용량의 1/2의 저용량으로 시작해서 치료용량에 이를 때까지 서서히 증량시켜야 하며 충분한 용량을 충분한 기간 동안 사용 후 치료에 대한 반응을 결정해야 한다.

노인에서는 플루옥세틴(fluoxetine), 서트랄린(sertraline), 파록세틴(paroxetine), 시탈로프람(citalopram), 에스시탈로프람(escitalopram) 등의 선택적 세로토닌 재흡수 억제제(selective serotonin reuptake inhibitor, SSRI)를 우선 선택하고 젊은 성인에서보다 낮은 용량으로 시작해야 한다. 만약, SSRIs로 치료가 성공적이지 않다면, 두 번째 선택으로는 벤라팍신(venlafaxine), 둘록세틴(duloxetine)과 같은 세로토닌 노르에피네프린 재흡수 억제제(serotonin norepinephrine reuptake inhibitor, SNRI)가 주로 쓰인다(표 28-8).

노인에서 약물 치료의 반응을 예측하는 가장 의미 있는 요인은 치료 초기의 반응이다. 대체로 4주 이내에 증상의 호전을 보이지 않으면 그 이후의 추가적인 치료반응이나 관해를 기대하기 어렵다. 그 외 약물 치료에 반응하지 않을 것으로 예측되

표 28-8. 노인우울증의 약물학적 치료 및 용량

선택적 세로토닌 재흡수 억제제(selective serotonin reuptake inhibitor, SSRI) – 시탈로프람(citalopram) 10~40 mg/day – 에스시탈로프람(escitalopram) 10~20 mg/day – 플루옥세틴(fluoxetine) 5~20 mg/day – 파록세틴(paroxetine) 10~30 mg/day – 서트랄린(sertraline) 12.5~50 mg/day	세로토닌 노르에피네프린 재흡수 억제제(serotonin norepinephrine reuptake inhibitor, SNRI) – 둘록세틴(duloxetine) 30~60 mg/day – 벤라팍신(venlafaxine) 37.5~200 mg/day
삼환계 항우울제(tricyclic antidepressants,TCA) – 노르트리프틸린(nortriptyline) 25~50 mg at bedtime – 데시프라민(desipramine) 25 mg	기타 약제 – 미르타자핀(mirtazapine) 7.5~30 mg/day – 부프로피온(bupropion) 75~150 mg/day – 트라조돈(trazodone) 300 mg/day

는 요인으로는 스트레스가 높은 경우, 사회적 지지가 낮은 경우, 신체적 질병이 있는 경우, 인지장애가 동반된 경우, 중증 또는 만성 우울증, 피질하 허혈성 병변을 동반한 경우이다.

노년기 우울장애의 40~50% 정도만이 첫 번째 항우울제에 반응을 보인다. 약물에 대한 반응을 보이지 않는 경우 약물을 잘 복용하고 있는지, 진단이 적절한지, 적절한 용량을 사용하고 있는지, 치료 기간이 충분한지 등을 고려해야 한다. 만약 처음 치료에 반응하지 않을 때는 약물 교체나 병용요법, 부가요법(augmentation) 등의 적극적인 치료 전략을 시도해야 한다. 부분적인 치료반응을 보이는 경우 항우울제에 리튬(lithium), 갑상선 호르몬, 메틸페니데이트(methylphenidate), 비정형성 항정신병약물 등을 추가하는 다양한 증강요법을 시도할 수 있다.

전기경련요법(electroconvulsive therapy, ECT)은 이전에 전기경련요법에 효과가 있었던 사람이거나, 항우울제 치료에 반응이 없는 경우, 약물치료에 심각한 부작용을 경험한 경우, 정신병적 증상을 동반한 우울증의 경우 적용해 볼 수 있는 치료법이다. 전기경련요법은 다양한 신체 질환이 동반된 우울증의 치료에도 효과적이다. 특히 파킨슨병에 동반된 우울증에서 전기경련요법을 시행한 경우 우울증의 호전뿐만 아니라 파킨슨병의 운동 증상도 호전될 수 있다. 노인에서 전기경련요법이 다른 연령군에 비해서 더 높은 치료 관해율을 보인다. 하지만 치료 후 유지 치료를 하지 않으면 6개월 내에 80% 이상 재발하기 때문에 재발률을 낮추기 위해서는 약물 치료 또는 전기경련요법의 유지 치료가 계속되어야 한다.

경두개 자기 자극술(transcranial magnetic stimulation, TMS)은 약물 치료에 반응이 없는 우울증 치료에 적용해 볼 수 있는 비침습적인 치료법이다. 전기경련요법에 비해 마취가 필요 없고 상대적으로 경련을 유발시킬 가능성이 적으며 인지장애가 생기지 않는 장점이 있다.

노인 우울증에 대한 정신치료로는 대인관계정신치료(interpersonal psychotherapy, IPT)를 비롯한 인지 행동 치료가 효능이 있다는 연구결과가 보고되어 왔다. 인지행동치료(cognitive behavioral therapy, CBT)는 다양한 치료 환경에서 단기간 시행할 수 있다는 장점이 있는 반면에, 상당히 숙련된 치료자에 의해 적용되어야 한다는 제한점이 있다.

가족은 우울한 노인환자와 작업하는 치료자의 가장 중요한 협력자이다. 치료자는 가족치료를 통해 가족들에게 자살의 가능성과 같은 위험 신호에 대해 알려야 하며 가족들은 노인 우울환자가 사회적 활동에 다시 참여할 수 있는 체계를 제공해야 한다.

노인의 양극성장애

노인에서의 양극성 장애의 발생률은 명확하게 밝혀지지 않았으나 지역사회 인구를 대상으로 한 역학연구인 epidemiologic catchment area(ECA) 연구 결과, 양극성 장애의 1년 유병률이 18~44세에서 1.4%, 45~64세에서 0.4%였으며 65세 이상에서는 0.1%로 연령 증가에 따라 감소하는 것으로 나타났다. 양극성장애는 조증 삽화의 초발 연령을 기준으로 30세 이전과 40대 중반에 정점이 나타난 후 나이가 증가함에 따라 점진적으로 발병이 감소한다. 하지만 조증 삽화의 발병은 어느 연령에서든 가능하여 70~80대에 처음 나타날 수도 있다.

발병연령에 따른 아형을 '조발성(early onset)'과 '만발성(late onset)'으로 분류하고 현재까지 명확하게 합의된 기준은 없지만 최근 50세 이후 발병을 기준으로 만발성 양극성장애로 분류한다. 노년기 양극성장애 환자의 대부분은 젊은 성인기에 발병하여 노년기까지 지속되는 조발성 양극성장애이며 만발성 양극성장애는 전체 노년기 양극성장애의 6.1~11.0%

를 차지한다. 만발성 양극성장애는 조발성 양극성장애에 비해 신경학적 질병의 공존하는 경우가 많고 정신병적 증상과 혈관성 위험인자를 더 많이 동반하며 정신과적 가족력의 비율이 낮지만 예후에서는 차이가 없는 것으로 알려져 있다.

노년기 양극성장애의 약 50%는 우울삽화로 시작을 하며 첫 우울삽화 후 조증삽화가 나타나기까지 평균 15년의 긴 잠복기를 보인다. 노년기 양극성장애의 임상양상은 인지 손상을 더 많이 동반하는 것을 제외하면 다른 연령에 비해 큰 차이는 없지만 증상의 중증도 면에서는 차이가 있다. 만발성 양극성장애는 조발성 양극성 장애에 비해서 조증 증상과 조증과 관련된 정신병적 증상은 덜 나타나는 반면 우울증은 입원을 필요로 할 정도로 심각한 경우가 많고 우울증과 연관된 정신병적 증상을 더 많이 동반한다.

노인에서 조증 또는 조증 증상이 발생했을 때에는 양극성장애로 인한 일차성 조증인지 아니면 약물, 내과적 및 신경학적 질병에 의한 이차성 조증인지를 감별하는 것이 중요하며 약물사용, 신체 및 신경학적 검사, 뇌영상 및 실험실 검사 등 정밀한 평가를 수행하는 것이 필수적이다(표 28-9). 또한 노인 양극성장애의 진단에 있어 최초의 우울삽화 이후 노년기에 조증삽화가 나타나기까지 잠복기가 길기 때문에 과거 조증 삽화를 확인하기 위해 기분장애질문지(Mood Disorders Questionnaire, MDQ)와 같은 임상 척도가 도움이 된다.

현재까지 노년기 양극성장애 환자에 대한 표준화된 임상 치료지침은 없다. 노년기 양극성장애 치료를 위해서는 신경학적 공존질환의 유병률이 높기 때문에 신경학적 증상과 증후를 확인하고, 두부 손상이나 뇌혈관질환 및 관련된 위험 요인들을 먼저 확인해야 한다. 그리고 노화에 따른 약물역동 및 약물역학적 변화를 고려하여 약물 치료 시에는 낮은 용량에서 시작하여, 천천히 증량하는("start low and go slow") 기본 원칙을 유념해야 한다. 또한 기분안정제의 부작용과 흔히 동반되는 신체 질환의 치료제와 이들 약물 간의 상호작용을 고려해야 한다. 양극성장애의 약물치료에는 리튬, 발프로에이트, 라모트리진, 카바마제핀 등 항경련제, 항정신병약물, 항우울제 등이 사용된다. 최근 약물치료 경향은 리튬보다 내약성이 우수한 발프로에이트와 비정형 항정신병약물이 조증의 일차 선택제로 사용한다.

전기경련요법(ECT)의 경우 급성 조증 치료에 안전하고 효과적인 방법으로 알려져 있다. 특히 자살이나 타살의 위험이 높아 빠르고 확실한 치료 반응이 필요하거나 긴장증적 상태, 정신병적 증상 혹은 약물 복용이 어려운 노년기 양극성장애 환자 치료를 위해서 시행할 수 있는 치료이다.

노인의 불안장애

역 학

불안은 위험이 예견되는 상황에서 준비를 돕는 적응적인 기능을 가진다. 그러나 불안의 정도가 지나치고 실제 위험하지 않은 상황에서 나타나는 경우 병적일 수 있다. 노인에서 불안은 가장 흔한 정신과적 증상 중의 하나이다. 불안장애는 대개 성인기 초반 또는 중반 시기에 시작되고 60세 이후에 처음으

표 28-9. 이차성 조증을 유발하는 내과적 질환 및 약물

내과적 질환	신경학적 질환	약물
갑상선 기능 항진증	뇌졸중	암페타민 및 중추신경계 자극제
감염 후 상태	빈스방거병	항우울제
고압산소실 사용	후천성면역결핍증(HIV)	도파민 효현제(예: 브로모크립틴)
비타민 B12 결핍	Q열	코티코스테로이드
수술 후 상태	신경매독	단백동화스테로이드
요독증 및 투석	인플루엔자	이소니아지드
카시노이드 증후군	프리온병	코카인
	단순헤르페스 뇌염	레보도파/시네메트
	수막종	벤조디아제핀
	간뇌신경아교종	알코올
	두개인두종	바르비투르산염
	다발성 경화증	항콜린성약물
	간질	항간질약
	외상성 뇌 손상	
	헌팅턴병	

로 발생하는 경우가 드물어서 노년기의 발병빈도는 젊은 연령에 비해서 낮다. 진단체계 적용의 문제, 우울증과 같은 동반이환의 문제, 고령화에 따른 정신사회적 변화가 임상 양상에 미치는 영향 등으로 인해 노인에서 불안장애의 진단이 어려워 실제보다 낮은 유병률을 보일 가능성이 있다. Epidemiologic Catchment Area(ECA) 연구에 따르면, 65세 이상의 노인에서 불안장애의 1개월 발생률은 5.5%로 보고하였다. 가장 흔한 질환은 공포증(phobias)으로 4~8% 정도이고, 공황장애의 경우 1%이다.

임상양상 및 특징

노년기 불안장애는 신체질환의 동반이환율이 높고, 증상의 표현이 모호하고 다양한 기관의 증상을 호소하며 증상이 만성화되는 특징을 가지고 있다. 불안을 호소하는 노인의 경우 치매, 섬망, 우울증, 정신증과 같이 보다 심각한 다른 정신질환과의 감별이 필요하며 신체적인 질환과 복용중인 약물에 대한 평가가 필요하다. 질환별로는 범불안장애, 공포증, 공황장애, 강박장애가 흔한 것으로 알려져 있으며 그 중에서 범불안장애, 공포증이 가장 많다. 각 질환별 임상양상은 다음과 같다.

범불안장애(generalized anxiety disorder, GAD)

범불안장애는 연령에 관계없이 흔히 나타나며 주요우울증과 동반되는 경우가 많다. 범불안장애는 조절할 수 없는 과도한 걱정 또는 불안을 특징으로 하며, DSM-5 기준에 의하면 6개월 이상 지속적으로 불안감을 보이는 경우 범불안장애로 진단된다. 동반되는 임상양상으로는 떨림, 근육긴장, 통증, 안절부절못함, 피로감 등의 운동계 증상과 빈맥, 현훈, 구역, 설사, 화끈거림이나 오한, 빈뇨, 구갈 등의 자율신경계증상, 긴장감, 집중력 곤란, 불면, 흥분 등의 과각성 증상이 있다.

노년기 범불안장애의 경우 동반 질환이 없는 경우는 매우 적으며 특히 우울증과의 관련성이 높다. 따라서 노년기에서 범불안장애가 발생한 경우 복용 중인 약물과 신체질환에 대한 검사가 필요할 뿐만 아니라 우울증과의 연관성에 대한 자세한 병력청취와 검사가 필요하다. 치료에 있어서는 항우울제를 우선 선택하며 벤조디아제핀계 약물도 흔히 사용한다. 벤조디아제핀계 약물을 사용할 경우에는 반감기가 긴 약물은 축적효과가 있어서 노인에서는 반감기가 짧은 약물이 선호되며, 반감기가 짧은 약물 중에서 고역가 약물은 저역가 약물에 비해서 부작용이 더 많으므로 주의를 요한다.

공포증(phobia)

공포증은 특정한 상황이나 대상에 대해서 지속적이고 과도한 공포를 경험하고 이러한 상황이나 대상을 회피하게 될 경우 진단한다. 공포증은 가장 흔한 불안장애이며 일반적으로 사회 기능의 장애가 적지만 60세 이후에 발병한 광장공포증의 경우 중등도 이상의 사회 기능 장애를 유발한다. 광장공포증이 가장 흔하며, 특정공포증과 사회공포증은 대부분 유년기 혹은 청소년기부터 증상이 나타나서 지속되는 경우가 대부분이며 초발하는 경우는 드물다. 광장공포증은 노년기에 처음 나타날 수 있으며 대부분의 노년기 광장공포증은 공황발작의 병력 없이 나타나는 특징을 가진다. 노년기 광장공포증의 경우 신체질환, 범죄, 낙상과 같은 외상적 경험에 의해 갑자기 발생하는 경우가 많아서 광장공포의 원인이 되는 특정 대상에 대한 노출치료가 우선 선택된다.

공황장애(panic disorder)

대부분의 지역사회 연구에서 노인에서의 공황장애 유병률은 0.5~1%로 낮게 보고되었다. 노인에서 처음 공황장애 증상이 나타나는 경우가 매우 적으므로 공황장애와 우울증, 신체질환, 약물 등으로 인한 증상을 반드시 감별해야 한다. 노인에서 나타나는 공황장애의 임상 양상은 젊은 성인과 비슷하지만 증상의 수가 적고, 덜 심각하며 회피행동이 적은 특징이 있다. 하지만 노년기 공황장애의 경우 만성화하는 경우가 많고 재발이 흔하기 때문에 장기 치료가 필요하다. 치료에는 항우울제와 인지행동치료가 추천되며 벤조디아제핀계 약물도 사용할 수 있다.

강박장애(obsessive compulsive disorder, OCD)

강박장애는 대부분 노년기 이전에 발병하여 지속되는 경우이며 노년기에 처음 발병하는 경우는 드물다. 노년기에 발병하는 경우 대개는 젊었을 때부터 완벽주의적이거나, 융통성이 없고 경직되며 시간을 엄격히 지키는 병전 성격을 보이는 경우가 많다. 노년기 우울증 환자에서 반추가 흔히 나타나며 이는 강박적 사고로 보일 수 있으므로 우울증과 강박장애의 감별이 필요하다.

외상후스트레스장애(posttraumatic stress disorder, PTSD)

노인에서의 외상후스트레스장애에 대한 연구는 적으며 유병률 및 사망률은 명확히 알려져 있지 않다. 외상후스트레스장애는 DSM-5에서는 불안장애의 분류에 속하지 않고 외상 및 스트레스 관련 장애(trauma-and stress-related disorders)

중 하나로 분류된다. 노년기 외상후스트레스장애의 증상은 성인기의 증상과 유사하지만 과각성 증상이 재경험 증상보다 흔하며 치료는 항우울제가 효과적이다.

신체증상장애(somatic symptom disorder)

DSM-5에서는 DSM-IV에 있었던 신체형 장애 중 신체화 장애와 미분화형 신체형 장애를 병합하여 신체 증상 장애(somatic symptom disorders)로 통합되었다. 65세 이상의 노인 80% 이상에서 적어도 한 가지 이상의 만성질환(주로 관절염 및 심혈관 문제)을 가지고 있고, 75세 이상의 노인에서는 20%가 당뇨병과 평균 4개 정도의 진단 가능한 만성질환을 가지고 있다. 이처럼 노인의 경우 만성 질환을 많이 가지고 있을 뿐만 아니라 노인의 경우 정상노화와 관련된 통증 또는 피로감을 특정 신체증상으로 여길 수 있고 젊은 층에 비해 질병에 대한 걱정이 많기 때문에 신체증상장애는 노인에서 흔히 진단된다.

DSM-5에 따르면 노인에서는 신체증상과 이와 공존하는 내과적 질환이 흔하기 때문에 신체증상과 함께 이와 관련된 과도한 사고, 감정, 혹은 행동이 동반되어야 진단될 수 있다. 신체증상장애에서의 치료는 의사 한사람이 전담하는 것이 좋으며 일관성을 유지해야 한다. 초기에 철저한 내과적 검사를 시행하고 이후에는 과도한 검사들은 자제하는 것이 필요하다. 또한 신체증상과 관련된 심리적 요소 파악, 대처방법을 찾도록 도와주는 것이 필요하고 지지적인 정신치료 또한 도움이 되며, 기분장애나 불안장애가 동반되는 경우에는 항불안제, 항우울제가 도움이 된다.

노년기 정신병

후기발병 정신병(late onset psychosis)은 넓게는 노년기에 처음 발생한 망상이나 환각 등의 정신병적 증상을 가진 모든 환자들을 포함하기도 하고 좁게는 기질적인 원인 없이 발생한 노년기 조현병의 개념과 동일한 의미로 사용이 된다. 이 장에서는 넓은 의미보다는 좁은 의미의 후기발병 정신병인 후기발병 조현병과 망상장애에 대해서 설명하고자 한다.

노년기 조현병

만발성 조현병의 진단적 정의에 있어서는 아직 이견이 있지만, 일반적으로 40세 이상 60세 이하에 발병하는 경우를 후기발병(late onset)으로, 60세 이상에서 발병하는 경우를 매우 늦은 후기발병(very late-onset)으로 분류하고 있다. 조현병은 대개 후기 청소년기 혹은 초기 성인기(young adulthood)에 발생해서 생애 전반에 걸쳐 지속된다. 65세 이후에 진단되는 첫 삽화는 매우 드물지만, 45세 이후에 시작하는 만발성의 조현병(late-onset schizophrenia)에 대한 보고가 있어왔다. 특히 60대 이상에서 발병하는 경우, 남성보다 여성에서 더욱 흔히 나타나서 2~10배의 높은 비율을 보인다고 한다. 또한, 조발성 조현병(early onset SPR)에 비해 병전기능이 양호하고 편집망상과 환각증상이 흔하며 상대적으로 와해증상과 음성증상이 적으며 편집형 조현병의 비율이 더 높다.

조발성 조현병 환자의 정신병리는 환자가 나이 들어감에 따라 적어지게 되는데 65세경에는 약 20%에서 활성기 증상(active symptom)을 보이지 않는다. 조현병 환자의 30% 정도에서 잔류형 조현병(residual schizophrenia)으로 존재하며, 감정적 둔화(emotional blunting), 사회적 위축, 특이한 행동(eccentric behavior), 비논리적인 생각 등의 증상과 징후를 보인다. 잔류형 조현병 환자 대부분이 스스로 자가 관리(self care)를 할 수 없기 때문에 장기간 입원치료가 필요하다.

노년기에 나타나는 정신병적 증상은 후기발병 조현병 이외에도 여러 다른 질환들을 감별해야 한다(표 28-10). 노년기에 발생한 정신병적 증상은 환자의 과거력과 발병 양상을 자세히 조사해야 하며, 그밖에 인지기능의 결함, 성격의 변화, 정동장애의 유무도 평가해야 하며 혈액검사와 뇌영상 촬영 등의 추가적인 검사도 필요하다.

표 28-10. 노년기 정신병에서 감별하여야 하는 질환

초기 발병하여 노년까지 지속되는 질환
조현병
기분장애
노년기 발생
조현병
기분장애
망상장애
섬망
저인병적 증상을 동반한 치매
정신병적 증상을 동반한 신체질환
약물에 의한 정신병적 증상

표 28-11. 노인의 정신병적 증상의 약물치료

항정신병 약물	용 량
비정형 항정신병 약물	
리스페리돈(risperidone)	0.5~2 mg qd
올란자핀(olanzapine)	2.5~10 mg qd
쿠에티아핀(quetiapine)	100~300 mg qd
아리피프라졸(aripiprazole)	15~30 mg qd
정형 항정신병 약물	
할로페리돌(haloperidol)	0.5~2.0 mg tid

후기발병 조현병의 약물 치료 반응은 조기발병 조현병 환자들과 비슷하거나 좀 더 양호하다. 어떤 특정 약물이 더 효과적이라는 명백한 근거는 없으며 동반된 신체 및 정신질환, 약물의 부작용 등을 고려하여 선택한다(표 28-11). 일반적으로 비정형항정신병약물이 선호되며 젊은 성인에 비해서 상대적으로 낮은 용량으로 시작하여 천천히 용량을 증가시켜야 하며, 지연성 운동 이상증, 기립성 저혈압, 낙상, 항콜린성 부작용, 추체외로 부작용 등 과 같은 항정신병약물의 부작용에 대해 규칙적으로 평가해야 한다.

망상장애(delusional disorder)

망상장애의 발병 시기는 대개 40~55세이지만, 노년기 동안 언제든지 발병할 수 있다. 망상장애는 신체적 혹은 심리적인 스트레스 하에서 생길 수 있는데, 예를 들면 배우자의 사망, 실직 혹은 퇴직, 사회적 고립, 경제적 어려움, 신체적 질환 및 수술로 인한 쇠약, 시각 또는 청각 장애 등에 의해 유발될 수 있다. 후기발병 망상장애(late onset delusional disorder)는 paraphrenia로 불리기도 하며 조현병의 가족력이 있는 경우 발병률이 높다. 망상은 다양한 형태로 나타나는데, 가장 흔한 것은 자신이 감시당하거나 괴롭힘 당하리라는 피해망상이다. 자신이 치명적인 병을 앓고 있다고 믿는 신체 망상 또한 발생할 수 있다.

노년기에 나타나는 망상은 조기발병 조현병, 망상장애, 정신병적 증상을 수반하는 기분장애, 뇌혈관질환, 정신병적 증상을 수반한 알츠하이머병, 그 밖에 뇌감염, 종양, 파킨슨병, 두부외상 등을 감별해야 한다. 일반적인 치료원칙은 우선 안전한 환경을 만들어주고 치료적 관계를 맺는 것이다. 그리고 항정신병약물을 포함한 적절한 약물치료를 시작하고 급성 행동장애를 조절하는 것이 필요하다. 망상장애 환자의 치료에서 가장 큰 문제는 비순응이며 정신치료와 약물치료의 병용요법이 가장 효과적이다.

노인의 물질 사용 장애

알코올 사용 장애

알코올 의존을 보이는 노인은 대개 젊은 성인 또는 중년시기부터 과도한 음주 과거력을 가진다. 그들은 대부분 내과적 질환을 가지고 있으며(주로 간질환) 이혼 혹은 별거중이거나 미혼인 남성인 경우가 많다. 다수에서 베르니케 뇌병증(Wernicke's encephalopathy) 혹은 코르사코프 증후군(Korsakoff's syndrome)과 같은 알코올로 인한 만성치매를 가지고 있다. 요양원 입소 환자의 경우 약 20%에서 알코올 의존을 보인다.

전반적으로 알코올과 다른 약물 사용 장애는 정서적 문제를 가진 노인 전체의 10%를 차지한다. 수면제, 항불안제, 마약과 같은 물질에 대한 의존은 일반적으로 인식되는 것보다 노인에서 좀 더 흔하다. 노인에서 약물을 찾기 위한 범죄나 조작, 반사회성 행동은 젊은 사람에 비해 드물다. 만성적인 불안을 가라앉히기 위해서 혹은 수면을 위하여 항불안제에 의존하기도 한다. 마약 처방을 받는 만성 암 환자의 유지치료의 경우 의사에 의한 마약 의존이 생길 수는 있으나, 의존의 가능성보다 통증 완화의 필요성이 더 우선하므로 마약 처방이 정당하다고 여겨진다.

노인에서의 알코올 및 약물 사용 장애의 임상적 양상은 다양하며 혼돈(confusion), 자가 위생 불량, 우울, 영양실조, 노출과 낙상의 결과 등을 포함한다. 내과적 질환으로 인해 입원한 노인에서 갑자기 발생하는 섬망은 종종 알코올 금단에 의한 결과이다. 또한 만성 소화기 문제를 가진 노인에서 알코올 의존이 고려되어야 한다.

벤조디아제핀 사용 장애

노인인구에서 젊은 성인에 비해 더 오랜 기간 벤조디아제핀을 복용하는 것으로 임상 연구에서 밝혀졌다. 벤조디아제핀 의존의 위험요인으로는 치료기간, 고용량 및 짧은 반감기, 고역가 등의 약물학적 요인이 있으며, 또한 알코올이나 기타 진정제 약물사용의 경력, 만성적인 불면이 주증상인 경우, 만성적인 통증 또는 성격 장애의 동반도 위험요인이 된다. 벤조디아제핀을 장기간 사용 중 갑자기 중단할 경우 임상적으로 유의한 중단 증상(discontinuation symptoms)이 나타나기도 한다(표 28-12).

노인의 수면과 수면장애

고령은 수면장애의 증가하는 유병률과 관련된 가장 중요한 요소이다. 수면은 정상적인 노화 과정을 통해서 젊은 성인과

표 28-12. 벤조디아제핀 중단 시 증상

빈 도	증 상
자주 나타남 (frequent)	불안, 불면, 안절부절 못함, 초조, 과민성, 근육긴장
흔함 (common)	감기유사증상, 소리/접촉/빛에 대한 민감성, 통증, 시야흐림, 우울증, 악몽, 반사항진, 운동실조, 자율신경계 항진
흔하지 않음 (uncommon)	섬망, 경련, 지속적인 이명, 이인증, 비현실감, 편집망상, 환각, 정신증

는 다른 변화를 보인다. 전체적인 수면 시간이 줄어들고 수면 중 각성이 자주 생기며 1~2단계 수면이 증가하고 REM 수면이 감소하는 변화를 보인다. 이러한 변화로 인해서 불면문제, 주간 졸림(daytime sleepiness), 주간 낮잠이 많아지게 된다. 또 각종 수면장애의 이환율이 높아짐에 따라 수면제를 남용하는 경우가 많고, 주간 졸림으로 인해 개인적, 사회적 활동에 지장을 일으킨다. 임상적으로는 젊은 성인에 비해 노인에서 호흡 관련 수면장애와 약물로 인한 운동장애(medication-induced movement disorder)를 경험할 확률이 더 높다. 노인에서의 수면장애(sleep disturbance)는 조절 및 생리적 시스템의 변동과 더불어, 일차성 수면장애(primary sleep disorder), 다른 정신질환(mental disorders), 일반적 의학적 질환, 그리고 사회적 및 환경적 요소가 원인이 될 수 있다. 따라서 노년기 수면장애는 정상적인 노화현상, 은퇴와 같은 생활습관의 변화, 그리고 신체 및 정신질환이 복합적으로 작용하여 발생하기 때문에 진단과 치료에 있어서 다양한 요인을 고려하는 다차원적인 접근이 필요하다.

수면-각성장애 중에서는 불면장애(insomnia disorder)가 가장 흔하며, 그외 야간간대성근경련증(nocturnal myoclonus), 하지불안 증후군(restless legs syndrome), 수면 무호흡증 등이 흔히 나타난다. 사건수면(parasomnias) 중에서 렘수면 행동장애(REM sleep behavior disorder)는 노년기 남성에서 흔히 나타난다.

노인에서 흔히 수면을 방해하는 요인으로는 통증, 야간뇨(nocturia), 호흡곤란, 가슴통증 등이 포함된다. 부족한 daily structure와 사회, 직업적 책임의 부재는 poor sleep에 영향을 끼친다.

일중 수면-각성 리듬(daily sleep-wake cycle)의 길이 감소의 결과로 매일의 일상이 없는 노인, 특히 요양원의 환자의 경우, 일찍 잠자리에 들고 야간에는 깨어있는 수면위상 전진(advanced sleep phase)이 나타날 수 있다. 적당한 양의 알코올조차도 수면의 질을 떨어뜨리고, 수면분절(sleep fragmentation) 및 이른 아침에 깨어남(early morning awakening)의 원인이 될 수 있으며 수면 무호흡증을 악화시킬 수 있다. 대부분의 많은 노인이 알코올, 수면제, 다른 중추신경 억제제(CNS depressants)를 잠들기 위해 사용하지만 오히려 일찍 깨는 증상을 더 경험할 수 있다.

노인에서 진정-수면제(sedative-hypnotics)를 처방할 때 임상가는 전향기억상실(anterograde amnesia)과 같은 기억력 저하, 진정작용, 반동불면(rebound insomnia), 낮 동안의 금단(daytime withdrawal), 보행 장애 등과 같은 인지, 행동, 정신운동적 영향에 대해 주의 깊게 관찰해야 한다.

치료받지 않은 불면증은 삶의 질 저하와 morbidity와 유의한 연관성이 있으므로 노인에서의 수면장애 치료는 매우 중요하다. 치료로는 인지행동 치료와 약물 치료, 환경요법 등이 추천된다. 여러 가지 치료 방법 중 수면 위생에 대한 교육 및 개선이 가장 우선적으로 이루어져야 한다. 인지행동 치료에는 자극 조절(stimulus control), 수면시간 제한치료(sleep restriction therapy), 이완치료 등이 주로 사용되며, 그 외 탈감작 요법, 명상, 바이오피드백 등이 쓰인다.

수면제가 흔히 사용되고 있으나 불면증에서 약물학적 치료를 사용하는 것에 대해서는 아직 논란이 되고 있는데, 이는 장기 치료(long-term treatment)의 위험성 때문이다. 약물치료로는 선택적 벤조디아제핀 수용체 작용제로 국내에서는 졸피뎀과 졸피뎀 서방형이 널리 사용되며, 벤조디아제핀계의 수면유도제로는 플루라제팜, 트리아졸람, 에티졸람 등이 있으나 의존과 내성 등의 문제가 있다. 일반적으로 비교적 짧은 반감기를 가진 약물을 사용하여 낮 동안 졸림의 위험성을 최소화하는 가장 좋은 방법이다. 벤조디아제핀계 및 비-벤조디아제핀계 약물의 주된 부작용은 운동 및 인지장애이다. 운동장애(motor impairment)의 측면에서는, 벤조디아제핀, 비-벤조디아제핀계, 항콜린성 및 항아드레날린성 효과를 가진 약물이 낙상과 연관이 있다는 근거가 있지만, 치료되지 않은 불면증 또한 낙상의 위험을 증가시킨다는 연구 결과도 있다. 수면제를 3~4주 이상 사용할 경우 의존성이 생길 수 있으므로 가능한 소량으로 단기간 사용해야 한다.

노인의 자살

노인들에서는 그 어느 연령층에서보다 자살의 위험성이 높다. 65세 이상의 백인 남성의 자살률은 일반 인구집단(general population)보다 5배 더 높다. 통계청이 발표한 2011년 사망원인통계에 의하면, 65세 이상인 노인 10만 명당 79.7명이 자살로 세상을 떠났다. 80세 이상인 노인의 경우 10만 명당 116.9명이 자살로 생을 마감했다(그림 28-1).

우리나라 노인 자살률이 매우 높은 원인으로는 우리사회의 빠른 고령화 속도, 노인복지 인프라의 부족, 가족문화의 변화 등과 같은 사회경제적 원인이 있으며, 노년층의 빈곤 등도 중요한 문제로 여겨지고 있다.

노인들이 자살을 생각하는 가장 흔한 이유로는 고독, 재정적 문제, 건강, 우울증 등이 있다. 자살 유발 요인으로 가장 흔한 것은 젊은이들에서는 취업, 재정적 이유, 가족 간의 불화 등인데 이와는 달리 노인들에서는 신체적인 질병과 상실이다.

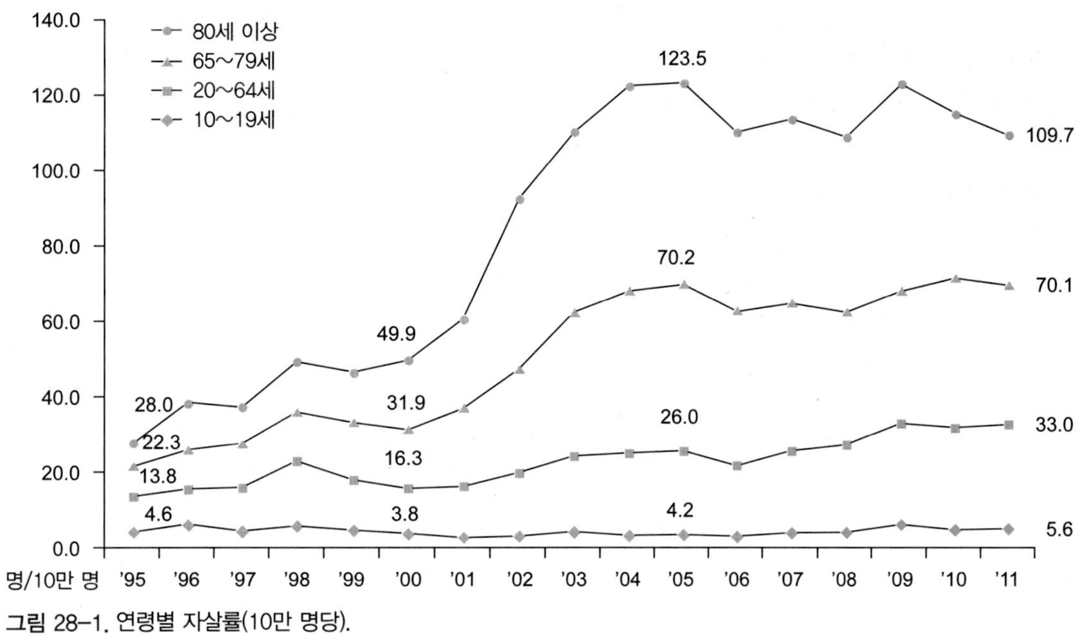

그림 28-1. 연령별 자살률(10만 명당).

노인 자살자들은 대부분 생전에 정신장애 특히 우울증을 앓았음에도 불구하고 의학적-정신의학적 도움을 제대로 받지 못한 경우가 흔하다. 그러므로 노인들에서 심각한 신체적 질병, 배우자 사망, 우울증 등, 자살의 위험 신호로 생각되는 일들이 일어나면 우울증과 자살 사고에 대해서 철저히 밝힐 필요가 있다.

자살을 시도한 사람과 자살 성공자(suicide victims)는 인구통계학적 차이를 보인다. 자살자의 60%는 남성이며, 자살 시도자의 75%는 여성이다. 자살자는 대체적으로 총이나 스스로 목을 매는 방법(hang themselves)을 쓰는 반면, 자살 시도자의 70%는 약물 과다복용, 20%는 손목 긋기와 같은 방법을 사용한다. 심리 부검(psychological autopsy) 연구에서 자살 노인들의 대부분이 정신과적 질환, 가장 흔히 주요우울증을 가지고 있음을 보고하였다. 폭력적인 자살 방법(violent)은 노인에서 더 흔하고, 알코올 문제, 정신과적 과거력은 덜 흔하게 나타난다.

주요한 신체적 질환을 가지고 있거나 최근에 상실을 경험한 노인 환자에서는 우울증상과 자살 사고 및 계획에 대해 평가해야 한다. 대부분의 노인 자살 성공자는 자살 전에 그들의 가족이나 친구에게 자신의 자살사고에 대해 알리며 자살에 관한 질문이 자살 행동의 가능성을 높인다는 근거는 없다. 그러므로 자살 위험이 높은 환자에게 자살에 관해 질문하는 것을 꺼리지 말아야 한다.

자살의 예방과 관련하여 충분한 근거가 축적되진 않았지만, 세계보건기구에 의하면, 현재까지 가장 효과적인 예방수단은 우울증 환자에 대한 항우울제 처방, 자살실행수단에 대한 접근성 감소 등이 제시되고 있다. 최근 1차 의료인을 통한 자살예방 교육이 자살률을 낮춘다는 보고가 있으며 실제 영국, 호주, 미국 등에서 자살예방 교육을 통해 우울증 환자를 선별하고 적절한 치료를 함으로써 자살예방에 효과가 있음이 증명되었다.

노인의 정신약물치료

노인 환자 약물치료의 주요 목표는 노인의 삶의 질을 향상시키고, 노인이 지역사회에서 거주하고, 요양원에 입소하는 것을 늦추거나 피하는 것이다. 노인에서 정신약물치료는 청장년 환자의 치료와 거의 유사하지만 노인 인구집단의 특성으로 인해 특별한 관심을 요한다. 인지기능개선제를 제외한 대부분의 약물들은 청장년 환자를 대상으로 효능과 안전성이 연구되었고, 노인 환자를 대상으로 잘 고안된 임상시험은 거의 없다. 따라서 노인의 약물동력학, 약력학, 효능, 적절한 용량, 안전성, 상호작용 등에 대해서는 젊은 인구집단의 연구결과에 근거하여 추정하게 된다.

노인은 노화과정으로 인해 약물동력학, 약력학의 변화를 보인다. 노화에 의한 생리적 변화는 개인 간에 다양한 차이를 보이며, 한 개인에서도 조직이나 장기에 따라 노화가 진행되는 정도가 다르다. 이처럼 노화는 개인 간 및 개인 내에서 이질성(heterogeneity)을 보이기 때문에, 치료자가 향정신약물을 사용할 때는 실제 나이도 고려해야 하지만, 그 외 환자의 철저한 병력청취, 신체 및 정신상태검사, 기능평가, 검사실 검사 등을 시행해야 한다. 노인의 정신질환에 대한 약물치료는 단순히 이루어져서는 안되며, 치료계획을 수립할 때에 다양한 요소들을 고려해야 한다.

노인은 나이가 들면서 약물복용이 늘어나고 처방 없이 판매하는 일반의약품(over-the-counter, OTC)과 한약 등을 복용하는 경우가 많다. 65세 이상 노인은 다른 나이 집단에 비해 가장 많은 수의 약물을 사용하며, 전체 처방의 25%를 차지한다. 약물로 유발된 유해한 약물반응으로 매년 미국에서 거의 25만 명이 입원한다. 향정신약물은 가장 흔하게 처방되는 약물 중의 하나로, 심혈관계 약물과 이뇨제들과 함께 처방된다. 매년 미국에서 모든 수면제는 40%가 75세 이상의 노인에게 조제되고, OTC는 젊은 성인에서 10%만 사용되지만 노인에서는 점차 증가하여 70%에서 사용된다.

약물치료지침

노인에서 약물치료와 관련하여 다음과 같은 지침을 따라야 한다. 약물치료를 시작하기 전에 OTC와 한약 등을 포함한 약물 복용에 대한 자세한 문진을 시행해야 한다. 복용 중인 약물을 모두 가져오게 하여 약물에 대한 특성과 부작용을 파악해야 한다. 약물처방 전에 심전도, 전혈검사, 간기능검사, 신장기능검사 등의 검사실 검사를 시행한다. 증상이 경하고 비특이적이거나 진단이 애매할 때는 약물 처방을 서두르지 말고, 진단이 확실해지면 약물치료를 시작한다.

정신장애 외에 다른 신체질환 때문에 여러 약물을 동시에 복용하는 일이 많으므로 불필요한 약물의 사용은 피해야 한다. 부작용을 피하기 위해서 성인 용량의 약 1/3에서 1/2로 시작하여 치료반응을 관찰하면서 치료효과가 나타날 때까지 서서히 증량한다. 하지만 노인은 연령이 비슷해도 신체적인 조건이 다르고, 약물에 대한 반응에 차이가 크기 때문에 약물 용량은 개개인에 맞게 조정되어야 한다. 약물효과를 보기 위한 최소 용량을 사용해야 하지만, 때에 따라서는 치료 목표에 도달하기 위해서 충분한 용량까지 증량해야 한다. 대부분의 향정신약물은 복용 후 혈중농도가 급격하게 증가하므로 1일 용량을 3~4회 나누어 복용하는 것이 안전하다.

임상가는 노인 환자를 주기적으로 재평가하여 약물이 효과적인지 부작용이 있는지를 확인하고, 약물의 용량 조정이나 교체가 필요한지 지속적으로 약물을 유지해야 하는지 등을 결정해야 한다. 평가시점에서 환자가 향정신약물들을 복용 중이라면 가능하면 이 약물들을 중단해야 하고, 휴약(washout) 기간이 지난 후에 약물을 복용하지 않는 기저 상태에서 재평가해야 한다. 약물이 더 이상 필요하지 않을 때에는 투약을 중단한다. 약물을 복용하는 동안에 혈압이나 맥박을 확인하고, 가능하다면 일정 간격으로 실험실 검사와 약물농도검사를 시행한다. 대부분의 새로운 약물은 노인을 대상으로 충분하게 평가되지 않았고, 위험과 이득 중 어느 것이 큰지가 잘 알려져 있지 않기 때문에 신약을 사용할 때는 특별히 주의해야 한다.

동반질병

노인은 동반되는 신체질환이 많기 때문에 약물동력학이 더욱 복잡해진다. 특히 간질환이나 신장질환은 여러 가지 약물의 대사나 배출에 직접적인 영향을 미칠 수 있다. 동반질병이 많아지면 복용 약물이 많아지게 되고 약물 간 상호작용이 문제될 수 있다. 노인에서 신체질환이 있는 경우 부작용에 대한 내성이 적어지거나 치료반응이 미흡할 수 있다. 동반된 신체질병이 있는 경우에는 부작용을 피하기 위한 약물 사용의 제약으로 인해 최적이하(suboptimal)의 치료반응을 보이거나, 약물 적정(titration)하는 기간이 길어지면 치료반응까지 소요되는 시간이 더 길어질 수 있다.

다중약물요법

노인 질환은 다양한 증상이 만성적으로 진행되는 경우가 많기 때문에 여러 가지 약물을 복용하는 경우가 많다. 또한, 여러 신체질환에 대해 비슷하게 작용하는 약물을 중복해서 복용하는 경우도 있다. 복용하는 약물의 종류와 수가 많아질수록 동반된 신체질환이나 노화와 관련된 약물동력학이나 약력학과 같은 생리적 변화에 부정적인 영향을 주어서 약물의 부작용이 증가하고, 부정적인 약물 상호작용의 가능성도 증가하게 된다.

약물 상호작용

노인은 다양한 신체질환과 정신질환이 동반되며, 이와 관련된 많은 종류의 약물을 복용하게 된다. 약물 간 상호작용에 관심을 갖는 것은 약물의 효과를 극대화하고 부작용을 최소화하는 최적의 치료를 위해 중요하다. 많은 향정신약물이 CPY 450효소군에 의해 대사된다. 노인에서 여러 가지 약물을 복용하는 경우에 약물들 사이에 경쟁적 또는 비경쟁적으로 약물 상호작용이 일어날 수 있으며, 임상적으로 유의한 상호작용에 대해서는 잘 숙지해야 한다. 약물상호작용으로 인한 부작용이나 독성이 나타나면 해당 약물의 용량을 줄여야 한다. 또한, 기존에 사용하던 약물들에 새로운 약물을 추가할 때는 약물 상호작용이 나타날 가능성에 주의해야 한다.

약물 순응도

약물에 대한 순응도는 환자에 따라 다르지만, 일반적으로 노인에서 여러 가지 이유로 약물 순응도가 떨어질 수 있다. 첫째, 노인의 기억력 감퇴, 시력이나 청력의 저하, 신체적인 불편함 등이 약물복용을 어렵게 만든다. 둘째, 약물의 종류가 많고, 자주 복용하고, 복용법이 복잡할수록 혼동을 유발하여 처방된 약물보다 더 적거나 반대로 더 많은 약물을 복용하게 된다. 셋째, 약물에 관한 잘못된 정보로 인해 약물을 제때에 복용하지 않을 수 있다. 넷째, 약물 부작용을 지나치게 걱정하여 처방된 약물을 제대로 복용하지 않게 된다. 노인 환자의 약물 순응도를 높이기 위해서는 처방을 가능하면 단순화시키고, 약물 복용의 필요성과 부작용에 대해 잘 설명해야 한다. 또한 약물치료 과정에 노인을 참여시키고 좋은 치료관계를 유지하는 것도 중요하다. 액상 제형은 알약을 삼킬 수 없거나 삼키지 않으려고 하는 노인 환자에게 유용하다. 약물의 가격은 수입이 적은 노인에게 경제적인 부담이 될 수 있다. 치료자는 처방하는 약물의 가격을 파악하고, 약값이 부담되는 경우에는 효과가 비슷한 보다 저렴한 약물로 처방해야 한다.

주의해야 할 부작용

노인은 청장년층에 비해 향정신약물 부작용의 빈도가 매우 높고 때로는 심각한 결과를 초래할 수 있다. 삼환계 항우울제와 같은 항콜린성 효과가 있는 약물은 구갈, 시야 흐림, 변비, 빈맥, 요정체(urinary retention) 등의 부작용을 유발할 수 있다. 특히 노인의 경우 항콜린성 효과는 인지기능을 저하시키고 섬망의 위험을 높인다. 벤조디아제핀계 약물의 사용은 혼동, 지남력 저하, 기억력장애 등의 인지기능의 저하를 유발할 수 있고, 낙상의 위험을 증가시킨다. 리튬은 치료지수(therapeutic index)가 좁아 부작용에 민감하고, 치료적 혈중농도 이하에서도 섬망이 발생될 수 있다. 노인에서 전형적인 항정신병약물은 지연성 운동장애와 같은 추체외로 증상의 위험을 높이고, 클로자핀은 젊은 사람에 비해 무과립구증의 위험을 높이므로 사용시 주의해야 한다.

노인의 정신치료

노인 정신치료의 중요한 목표는 상실이나 은퇴에 잘 적응하고, 삶을 잘 마무리하고 죽음을 무리 없이 받아들이도록 도와주는 것이다. 정신치료는 노인의 대인관계를 개선시키고, 자존감과 자신감을 고양시키고 무력감이나 분노 감정을 완화시키고, 삶의 질을 향상시킨다. 치료에서 나이와 연관된 이슈로는 빈발하는 다양한 상실에 적응해야 하는 요구(예: 친구와 사랑하는 사람의 죽음), 새로운 역할을 맡아야 하는 요구(예: 은퇴에 대한 적응과 이전의 역할에서 이탈), 죽음을 수용해야 하는 요구가 있다. 정신치료는 노인들이 이러한 이슈들과 자신을 둘러싸고 있는 정서적인 문제를 다루는 데 도움이 되고, 자신의 행동을 이해하고 자신의 행동이 다른 사람들에 미치는 영향을 이해하는 데 도움을 준다.

정신치료는 생물학적이고 문화적인 근원의 긴장을 완화하는 데 도움을 주고, 노인이 사회에서 과거의 훈련, 활동, 자기개념(self-concept)에 따라 결정된 자신의 한계 내에서 일하고 즐기게 도와준다. 인지기능장애가 있는 환자들에서 정신치료는 신체적 및 정신증상 모두에서 현저한 이득을 얻을 수 있게 한다. 노인 가정에서 시행된 한 연구에서, 정신치료를 받은 환자의 43%에서 정신치료를 받기 전에 비해서 요실금이 덜하고, 걸음걸이가 개선되고, 정신이 훨씬 명료해지고, 기억력이 개선되고, 청력이 더 좋아졌다.

치료자는 노화에 대한 전문적인 지식과 경험을 갖추어야 한다. 치료자는 어린 시절의 조부모에 대한 경험이나 노인에 대한 편견이나 선입견으로 인해 역전이가 생길 수 있다. 치료자는 노화에 대한 자신의 감정과 무의식을 통찰하고 환자를 있는 그대로 볼 수 있어야 한다. 치료자는 노인에서 사용할 수 있는 정신치료기법, 적응증과 치료효과를 잘 숙지하고 있어야 한다. 치료자는 젊은 성인보다 노인과 치료를 시행할 때 보다 적극적이고, 지지적이고 또한 융통성이 있어야 한다. 치료자는 내과 전문의와 같은 다른 의사의 적극적인 개입이 필요하거나 가족 구성원의 도움이 필요할 때에는 단호하게 행동할 준비가 되어 있어야 한다.

노인은 보통 치료자의 무조건적이고 무한한 지지, 안심, 칭찬을 원한다. 환자는 전능하고, 모든 것을 알고, 마술적 치유를 해주는 치료자를 자주 기대한다. 대부분의 환자는 결국에는 치료자가 인간이고, 그들이 공동으로 노력한다는 것을 알게 된다. 그러나 환자가 효과적으로 현실을 검증할 수 없거나 현실검증을 꺼릴 때에는 치료자가 이상화된 역할을 맡아야 할 수도 있다. 환자는 치료자의 도움으로 전에 회피하던 문제를 다루게 된다. 치료자가 직접적인 격려, 안심시키기, 충고를 제공하면서, 환자의 갈등이 해소되고 자신감이 증가한다.

노인을 위한 치료 기법은 지지정신치료, 역동정신치료, 인지행동치료, 대인관계치료, 회상치료, 가족치료 등으로 매우 다양하며, 노인 환자나 그 가족에게 제공할 수 있다. 노인 정신치료의 적응증으로 약물치료의 대안으로 환자가 선호하는 경우(예: 불안장애의 치료), 향정신약물의 효과를 촉진하고자 하는 경우(예: 우울장애의 치료), 약물치료의 잠재적인 부작용을 피하고자 하는 경우(예: 치매의 행동증상의 치료), 고통받는 간병인을 돕고자 하는 경우(예: 우울과 불안증상을 경험하는 치매 간병인의 치료), 노화와 관련된 심리적인 문제를 완화하고자 하는 경우, 환자의 문제를 정신역동적으로 이해하고자 하는 경우 등이 있다.

역동정신치료

지그문트 프로이트(Sigmund Freud)에 따르면 50세가 넘는 사람은 정신작용의 유연성이 부족하기 때문에 정신분석에 적합하지 않다고 하였다. 그러나 프로이트를 따르는 많은 분석가의 관점에서 정신분석은 50세 이후에도 가능하다. 고령은 확실히 성격의 유연성을 제한하지만, 오토 페니켈(Otto Fenichel)은 각기 다른 나이에서도 그 정도가 다양해서 일반적인 규칙을 적용할 수 없다고 하였다. 칼 아브라함(Karl Abraham)은 환자의 나이보다 신경증의 나이, 신경증이 얼마나 오래되었는가가 더 중요하다고 하였다. 칼 구스타프 융(Carl Gustav Jung)은 정신분석의 개념을 확장시켜 성격의 발달이 전 생애에 걸쳐 일어난다고 주장하였다. 융은 중년기 이후의 발달을 강조하였으며, 중년 이후의 인생에 대해 더욱 주의 깊게 고찰하였다. 역동정신치료는 노인에서도 특정 증상을 제거하는 데 도움이 되고, 노인으로 하여금 자신의 삶과 경험에 의미와 가치를 부여할 수 있도록 도와줄 수 있다. 그러나 역동정신치료가 환자의 인생이 실패했고 이를 보상할 기회가 없다는 통찰만을 가져온다면 금기이다. 노인 역동정신치료에서 흔히 관심을 두지 않는 대상이 치매환자이지만, 환자가 경험하는 고통, 걱정 등을 다루는 데 정신치료적 접근이 필요하다. 치매치료약물의 도입이 오히려 역설적으로 정신치료의 필요성을 더욱 증가시킬 수 있다. 인지기능이 감퇴되어도 감정이 없어지는 것은 아니며, 정서적 기억이나 관계를 유지하는 능력은 유지된다.

인지행동치료

인지행동치료는 노인의 왜곡되고 부정적인 사고, 믿음과 행동을 밝혀내어 치료적 변화를 유도하는 것이다. 노인은 과거 세월 동안 기능을 다해왔던 자신의 믿음을 가지고 있다가 노년기에 부정적인 생활사건이나 빈곤한 사회적 상황에 직면하면서 이런 믿음이 문제를 일으키게 된다. 예를 들면, '내 자리는 가족 안에 있다'는 믿음을 가진 노부인이 오랫동안 만족스러웠지만, 노년기에 자녀와 손자들이 떠나고 혼자 남게 되자 우울하게 되었다. 노인이 가진 어떤 믿음은 개인보다는 사회나 그 세대에 의해 영향을 받을 수 있다. 전형적으로 이런 믿음은 어린 시절에 시작되어 나이가 들면서 강화된다. 예를 들면 '늙는 것은 약해지는 것이다' 또는 '노인은 가족의 짐이 되어서는 안된다'와 같은 노화에 대한 부정적인 태도와 '우울증은 수치스럽다'라는 질병에 대한 잘못된 생각이 이러한 믿음에 해당한다.

대인관계치료

노인은 배우자나 친척 혹은 친구의 사망을 경험하게 되므로, 대인관계 상실과 이에 수반되는 애도 감정을 겪게 된다. 또한 이미 존재하던 사회적 관계가 상실되면서, 노인은 고갈된 사회적 네트워크를 재건해야 하는 과제에 직면한다. 이것은 필요한 사회적 기술이나 대인관계 기술을 갖지 못한 노인에게는 심각한 도전이 될 수 있다. 대인관계치료는 노인의 대인관계와 상호작용에 중점을 두어서, 노인의 의사소통 기술을 향상시키고 감정을 표현하고 재조정된 역할관계를 지원하여 증상을 완화하고 기능을 개선시킨다. 대인관계치료의 초점은 노인의 애도와 상실, 대인관계의 역할갈등, 역할전환, 대인관계 결핍 또는 민감성의 4가지이다.

회상치료(reminiscence therapy)

과거를 되돌아보고 회상하는 것은 인간의 공통된 심성이다. 회상치료는 환자의 과거 사건, 활동이나 경험에 대해 토의하며, 자신이 살아온 지난 날들을 돌아봄으로써 통합된 느낌을 가질 수 있도록 한다. 과거의 기억을 돕기 위해 환자의 자서전적인 기록, 사진, 평소에 잘 사용하던 물건, 친숙한 사물이나 음악, 또는 옛 친구와의 상봉과 같은 방법을 이용할 수 있다. 회상치료 중에 노인 환자는 과거를 회상하고, 자신의 인생에서 의미를 추구하며, 과거 대인관계의 갈등이나 개인적인 갈등을 해소하려고 노력한다. 회상치료는 치매환자에서 인지기능에 대한 효과는 불충분하지만 우울증상을 개선시키는 데 효과가 있었다.

가족치료

노인환자를 진료하는 의사는 대부분 환자와 함께 가족을 만나게 되고 치료 과정에 가족을 참여시키게 된다. 가족과의 면담은 노인환자를 정확히 평가하는 데 필수적이라고 할 수 있다. 가족치료는 노인의 치료에도 효과적이며, 배우자와의 문제, 자녀와의 문제, 이웃 간의 문제 등을 다루기 위해서도 필요하다. 가족치료의 목적은 첫째, 가족에게 노인의 심리, 생리, 정신장애의 특성을 교육하여 환자의 치료에 도움을 받고, 둘째, 노인 정신장애 환자를 간병하는 가족의 고통을 이해하고, 환자를 둘러싼 가족 간의 갈등을 해결하고 가족을 지지하는 데 있다.

참고문헌

1) 노인정신의학회. 노인정신의학. 서울: 중앙문화사;2004.
2) 대한노인병학회. 노인병학, 개정3판. 서울: 범문에듀케이션;2015.
3) 대한노인정신의학회. 노인정신의학. 개정2판. 서울: 엠엘커뮤니케이션;2015.
4) 대한신경정신의학회. 신경정신의학. 제2판. 서울: 중앙문화사;2005.
5) 박원명, 김찬영 편저. 임상신경정신약물학. 2판. 서울: 시그마프레스;2014.
6) 민성길. 최신정신의학, 개정 6판. 서울: 일조각;2015.
7) 이정균, 김용식. 정신의학, 제4판. 서울: 일조각;2000.
8) 조맹제. 정신질환실태 역학조사. 보건복지부;2012.
9) Bao Q, Pan J, Qi H, Wang L, Qian H, Jiang F, Shao Z, Xu F, Tao Z, Ma Q, Nelson P, Hu X. Aging and age-related diseases--from endocrine therapy to target therapy. Mol Cell Endocrinol 2014;394:115-118.
10) Beck L. 생애발달. 시그마프레스;2009.
11) Caligiuri MR, Jeste DV, Lacro JP. Antipsychotic-Induced movement disorders in the elderly: epidemiology and treatment recommendations. Drugs Aging 2000;17:363-384.
12) Damkier HH, Brown PD, Praetorius J. Cerebrospinal fluid secretion by the choroid plexus. Physiol Rev 2013;93:1847-1892.
13) Gomes OA, de Souza RR, Liberti EA. A preliminary investigation of the effects of aging on the nerve cell number in the myenteric ganglia of the human colon. Gerontology 1997;43:210-217.
14) Hale RE, Yudofsky SC, Roberts LW. The American Psychiatric Publishing Textbook of Psychiatry. 6th ed. American Psychiatric Publishing;2015.
15) Hales RE, Yudofsky SC, Roberts. The American Psychiatric Publishing Textbook of Psychiatry. 6th ed. Washington DC: American Psychiatric Publishing;2014.
16) Jacoby R, Oppenheimer C, Dening T, Thomas A. Oxford Textbook of Old Age Psychiatry. Oxford University Press;2008.
17) James PA, Oparil S, Carter BL, et al. 2014 evidence-based guideline for the management of high blood pressure in adults: report from the panel members appointed to the eighth joint national committee (jnc 8). JAMA 2014; 311:507-520.
18) Kaiser RM. Physiological and clinical considerations of geriatric patient care. In: Steffens DC, Blazer DG, Thakur ME, editors. Textbook of geriatric psychiatry 5th Ed, American Psychiatric Publishing;2015.
19) Lunenfeld B, Gooren L, Morales A, Morley JE, editors. Textbook of Men's Health and Aging 2nd Ed, Informa healthcare;2007.
20) Morrison JH, Hof PR. Life and death of neurons in the aging brain. Science 1997;278:412-419.
21) Mossello E, Pieraccioli M, Nesti N, Bulgaresi M, Lorenzi C, Caleri V, Tonon E, Cavallini MC, Baroncini C, Di Bari M, Baldasseroni S, Cantini C, Biagini CA, Marchionni N, Ungar A. Effects of low blood pressure in cognitively impaired elderly patients treated with antihypertensive drugs. JAMA Intern Med 2015;175:578-585.
22) Novak V, Hajjar I. The relationship between blood pressure and cognitive function. Nat Rev Cardiol 2010;7:686-698.
23) Ruiz P, Sadock VA, Sadock BJ. Synopsis of Psychiatry: Behavioral Sciences/Clinical Psychiatry. 11th ed. New York: Lippincott Williams & Wilkins; 2014.
24) Sadock BJ, Sadock VA, Ruiz P. Kaplan & Sadock's Synopsis of Psychiatry Behavioral Sciences/Clnical Psyhiatry. 11th ed. Wolters Kluwer;2015.
25) Steffens DC, Dan G, Blazer DG, Thakur ME. The American Psychiatric Publishing Textbook of Geriatric Psychiatry. 4th ed. Washington DC: American Psychiatric Publishing;2015.
26) Svennerholm L, Bostrom K, Jungbjer B. Changes in weight and compositions of major membrane components of human brain during the span of adult human life of Swedes. Acta Neuropathol 1997;94:345-352.

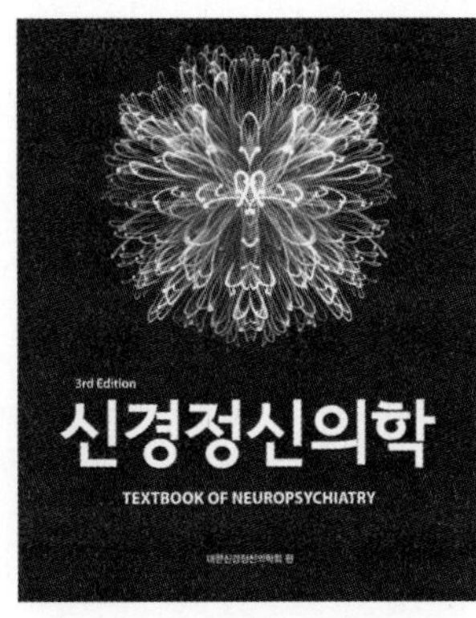
3rd Edition
신경정신의학
TEXTBOOK OF NEUROPSYCHIATRY

Chapter 29

정신과적 응급

Psychiatric Emergency

박종익, 안용민, 한창환

자살(suicide)

자살은 전 세계 모든 나라에서 가장 심각한 공중보건 문제 중의 하나이다. 자살 문제의 심각성은 세계보건기구(World Health Organization, WHO)의 통계에서도 잘 드러나고 있는데, 전 세계적으로 해마다 약 800,000명 이상이 자살한다고 한다. 자살은 일생에 걸쳐 발생하며 2012년도에는 전세계적으로 15~29세 사망 원인 중 두 번째로 높은 비율을 차지했다. 자살은 선진국에서만 일어나는 것이 아니고, 어떤 지역에서도 일어날 수 있는 전세계적 현상이며, 2012년도 전세계 자살의 75%는 후진국과 개발도상국에서 일어났다.

역 학

자살률

자살은 인간의 10대 사망 원인의 하나로서 지구상에서 매일 2,000명씩 자살하여,

연(年) 80만 명이 자살로 삶을 마감한다.

OECD 소속 국가를 대상으로 한 조사에서 한국의 경우는 2003년을 기준으로 11년째 자살률 1위라는 불명예를 유지하고 있다. 한국은 자살 고위험도 국가에 속한다. '고위험도 국가'란 인구 10만 명당 25명이 넘는 자살률을 보이는 나라를 뜻하는데 리투아니아, 스리랑카, 러시아, 벨라루스, 가이아나 등이 이에 속한다. '저위험도 국가'란 인구 10만 명당 자살자가 10명 이하를 보이는 나라를 뜻하는데 포르투갈, 네덜란드, 오스트레일리아, 스페인, 남아프리카공화국, 이탈리아, 이집트 등이 이에 속한다.

한국의 자살자는 통계청 자료에 따르면 2013년에 14,427명으로 전년대비 267명(1.9%) 증가했다. 인구 10만 명당 자살자 수는 2012년 28.1명에서 28.5명으로 전년대비 0.4명 (1.5%) 증가했다. 남성의 자살률은 전년대비 4.2% 증가했고, 여성의 자살률은 전년대비 4.2% 감소했다. 성별에 따른 10만 명당 자살자 수는 남성이 39.8명으로 여성의 17.3명보다 2.3배 높았다. 연령에 따른 10만 명당 자살자 수는 30대에서 50대 연령층은 증가했고, 이외 연령층은 감소했다. 자살자 수가 가장 많은 지역은 강원(39.5명)이었고, 자살자 수가 가장 적은 지역은 세종(19.7명)이었다.

자살 방법

자살 방법으로 1960년대에는 양잿물, 퀴닌(quinine)계 약물 복용이 많았으나 1980년대에는 수면제, 향정신성 약물, 농약, 쥐약 등의 복용이 많았다. 현재 전세계적으로 약 30%는 농약 음독으로 자살을 하는데, 이것의 대부분은 후진국과 개발도상국의 농경 지역에서 일어난다. 미국에서는 2013년도에는 총기 발사가 51.4%로 가장 많았고, 음독(16.1%), 목맴(24.5%) 순으로 나타났다.

한국의 경우 2013년 자살 수단별 현황을 살펴보면, 목맴이 전체 비율에서 51.9%를 차지하고 있으며 빈도 역시 7,483건으로 가장 높은 것으로 나타났다. 목맴 이외에 높은 비율을 보인 자살 수단은 투신(15.1%), 가스음독(12.8%), 농약음독(10.0%) 순으로 나타났다. 성별에 따라서도 남성과 여성 모두 목맴에 의한 자살이 가장 많은 것으로 나타났다. 다음으로 높은 비율을 보인 것은 남성의 경우 가스음독이었고, 여성의 경우는 투신으로 성별에 따른 차이가 나타났다. 연령에 따른 자살 수단별 현황으로는, 대부분의 연령대에서 목맴으로 인한 자살이 가장 많은 것으로 나타났다. 단 10대 이하의 경우 투신이 가장 많았으며, 그 다음으로 목맴이 가장 많았다. 20대와 50대의 경우는 목맴 다음으로 투신이 가장 많았으며, 30대와 40대의 경우는 목맴 다음으로 가스음독이 가장 높았고, 60대 이후 연령에서는 목맴 다음으로 농약음독이 가장 많은 수단으로 나타났다. 따라서 연령별로 자살 수단에 대한 예방책이 달라져야 함을 알 수 있다. 한편 2009년부터 2013년까지 자살 수단별 현황의 변화를 보면, 2009년부터 2013년까지 목맴으로 인한 자살률이 가장 높은 것으로 나타났으며 그 다음으로는 투신으로 인한 자살률이 높게 나타났다. 농약음독의 경우 2012년들어 투신보다 적은 비율로 떨어졌고 2013년에는 가스음독보다 적은 비율로 떨어진 것이 특징이다.

> 자살 수단으로 농약음독의 감소는 농약규제 정책과 관련이 있는 것으로 생각되는데 2012년부터 자살농약으로 불리던 '그라목손(Gramoxone, 정식 명칭: Paraquat)'의 판매가 중단된 영향에 대해 고려해야 할 것이다. 투신의 경우 한강에서의 투신을 막기 위해 자살방지 문구를 제공하는 생명의 다리 등을 설치하였지만 전체적인 투신자살을 억제하기 위해서는 추가적인 방안이 필요할 것으로 사료된다. 생명의 다리 중 마포대교의 경우 그 효과성에 대해서 논란이 있으나, 마포대교 주변의 CCTV 및 순찰, 신고인식의 증대로 투신 시도자 수는 증가하였으나 발견 및 구조의 비율이 더 높아져 결과적으로 자살로 인한 사망은 감소한 것으로 나타났다(서울시재난대응과, 2014). 가스음독의 경우 2009년부터 증가하기 시작하여 2013년에는 2009년도에 비해 2배 이상으로 급증했다. 이는 2009년 9월 유명 연예인의 자살 이후 자살방법이 미디어를 통해 많이 노출된 영향으로 사료된다.

자살과 문화

연령대별 사망 원인에 있어서 자살의 순위는, 연령대에 따라 다르다. 한국의 경우 10~30대에서 가장 높으며, 40~50대에서 두 번째로 높다. 자살률은 결혼 상태에 따라서도 다르다. 미혼자, 기혼자, 이혼남녀, 배우자 사별인 중 기혼자가 가장 낮으며 결혼했다가 혼자된 사람이 가장 높은데 특히 홀아비가 과부보다 세 배 이상 높다. 자살률은 직업 유무에 따라 다르다. 일반적으로 직업이 있는 사람이 무직자보다 자살률이 낮다. 또한 자살률은 계절에 따라서도 달라져서, 봄, 여름이 가을, 겨울보다 다소 높다.

질병의 증상으로 본 자살 행위

자살은 신체적 질병과 매우 밀접한 관계가 있다. 자살한 사람들의 약 1/3이 죽기 전 6개월 내에 각종 신체적 질병으로 인해 치료를 받았으며, 약 반수에서 중요한 기여 인자로 판단되었다. 국내의 한 보고에서는, 자살자의 자살 전, 특히 자살 3개월 전의 의료 행태를 보았을 때 남성은 정신과적 질환과 상해, 여성은 정신과적 질환과 소화기계 질환, 상해의 증가가 두드러진 것을 확인할 수 있었다.

자살의 요인들을 정신적인 측면에서 살펴볼 때 물질 남용, 우울장애, 조현병, 기타 정신장애들이 원인이 될 수 있다. 자살을 시행한 사람의 거의 95%가 실행 당시 정신장애가 있었던 것으로 진단했다는 보고가 있다. 그 중 우울장애가 80%, 조현병이 10%, 치매나 섬망이 5%이다. 정신 질환을 가진 모든 사람들 중에서, 25%는 또한 알코올 의존을 가지고 있다. 성적 부진이나 사업 실패, 빚 독촉에 시달림 자체만으로 직접 자살한다기보다는 이러한 스트레스로 심하게 고통 받으며 우울장애가 생겨 충동적으로 자살을 실행하는 수가 많다. 급성 우울장애를 포함하여 정신과 질병이 있는 사람들이 자살할 소지는 그렇지 않은 사람들에 비해 3~12배 많다.

기분 장애는 자살과 가장 관련이 깊은 질환으로, 자살한 사람 중의 약 60~70%가 자살 당시 심각한 우울증을 겪은 것으로 확인되었다. 양극성 장애를 가진 환자들 중에서는 자살로 인한 사망의 평생 위험도가 약 15~20%이고, 자살은 조증 상태보다는 우울증 상태 동안에 더 많이 발생한다. 우울장애에서 자살은 우울장애 말기보다 주로 초기에 나타난다. 심하게 우울한 당시보다는 우울 삽화로부터 회복기에 더 많이 자살하며 대개 충동성과 관련된다. 여자보다는 남자가, 가정을 이룬 사람보다는 독신이 더 많이 자살하며, 청소년기나 장년기보다는 중년기나 노년기에 자살이 더 많이 일어난다.

조현병 환자들도 전체 환자 중 10%가 자살로 생을 마감한다. 자살하는 조현병 환자들은 주로 청소년기나 초기 성인기에 속하며, 발병 후 수년 내에 자살하므로 나이도 비교적 젊은 편이다. 입원치료를 받은 바 있는 조현병 환자의 경우, 절반이 퇴원 후 수주에서 수개월 내에 자살하며 소수만이 입원 기간 중에 자살한다.

알코올 관련 장애 환자의 15%가 자살한다. 이 중 약 80%가 남자로, 대부분 기분장애, 특히 우울장애를 동반한다. 심리사회적인 지지 체계가 약하거나 내과적 질병이 심하거나 실직 상태에 있거나 혼자 사는 경우에 자살률이 높다. 물질 남용 환자도 자살할 위험률이 높아, 헤로인 의존 환자의 경우 자살률이 일반인의 20배나 높다. 성격장애 환자들도 자살률이 높아 일례로 반사회적 성격장애 환자의 자살률은 약 5%에 이른다.

원 인

자살의 생물학적 원인

자살의 생물학적 원인에는 신경전달물질 중에 특히 세로토닌과의 관계가 가장 많이 언급되고 있다. 특히 뇌척수액 연구를 통해 세로토닌의 대사체인 5-hydroxyindoleacetic acid(5-HIAA)의 낮은 농도가 자살 행위와 관련이 있다는 것이 여러 차례 보고되었다. 또한 신경화학적 연구를 통해 자살한 사람의 뇌간과 전두엽피질에서 세로토닌(serotonin)과 5-HIAA가 줄어든 것이 보고 되었고, 수용체 연구를 통해 시냅스 전과 후의 세로토닌 결합 부위의 유의한 변화도 보고되었다. 그리고 자살 전에도 뇌척수액에서 5-HIAA가 감소된다. 여러 연구에서 중추 세로토닌 체계가 결핍된 것과 충동 조절이 미흡한 것이 상호 관련된다는 보고가 있었으며, 많은 학자들이 자살을 충동적 행동의 한 형태라고도 생각한다.

자살 행위에 유전적인 요인이 있음을 시사하는 가계 연구나 쌍생아 연구 보고들이 있다. 자살의 유전적 요인은 자살이 흔히 수반되는 양극성 장애, 조현병, 그리고 알코올 의존과 같은 정신장애 환자들의 유전과 관련되는 것으로 보인다. 정신건강의학과 환자들에서 자살의 가족력은 대부분의 질환에서 자살 기도와 자살의 위험성을 증가시킨다.

스트레스-취약성 모형

'스트레스-취약성 모형'이란 '위험 요인(risk factor)'과 '방어 요인(protective factor)'이 균형을 이루지 못하여 자살을 실행한다는 모형이다. '위험 요인'은 사람을 자살하는 방향으로 이끄는 요인으로서, '자살 성향', '스트레스', '급성 방아쇠 인자'가 이에 속한다. 즉 자살 행위를 하게 만드는 '급성 방아쇠(acute trigger) 인자'에는 이별, 상실, 갈등, 경제적 문제, 고민, 부정적인 생활사건, 충격적인 생활사건, 질병의 악화, 자기애적 상처 같은 인자들이 있는데, 이들 인자가 순간적으로 자살 행위를 유발할 수 있다.

'방어 요인'은 자살을 막는 방향으로 작용하는 인자로서 방어 요인에는 다음과 같은 것이 있다. 첫째, 삶을 긍정적으로 바라본다. 삶의 목적과 방향이 확고히 서 있으며 인생관이 건실하다. 물질에 연연하기보다는 문화적인 가치를 중시한다. 둘째, 가정이 화목하고 인간관계가 원만하며 의사소통이 원활하다. 따뜻한 사랑과 큰 관심으로 자신을 돌보는 부모와 자신을 전폭적으로 지지하는 가족이 있다. 교우 관계 등 대인 관계가 폭넓고 원만하여, 어려움을 당하거나 중요 사안을 결정할 때 남에게 지원이나 조언을 요청할 태세를 취한다. 셋째,

매사에 적극성을 띤다. 생활에 부족함이 없는 안정된 직업이 있고 몰두할 취미가 있으며 어려울 때 의지할 종교가 있다. 늘 자신감에 차 있으며 어떤 일이든 열심히 배워보려는 의욕도 있다. 넷째, 생활 습관이 바람직하다. 규칙적으로 생활하고 수면, 식사, 운동을 충분히 하며, 흡연을 삼간다. 이러한 조건들이 모두 자살을 보호하는 장치이다. 이들 장치가 약하면 방어기능 역시 취약하게 되는 것으로 알려져 있다.

위험요인

자살 기도

이전의 자살 기도는 자살의 위험이 증가했다는 것을 알려주는 아마도 가장 좋은 지표이다. 자살하는 우울증 환자들의 약 40%는 이전에도 자살 기도를 한 적이 있다. 두 번째 자살 기도의 위험은 첫 번째 자살 기도 후 3개월 내에 가장 높다. 한국의 경우, 두 번째 자살 기도로 사망한 남자의 50%는 처음 자살 기도 후 3개월 내였으며, 여자의 경우는 9개월 내로 보고되었다.

미국의 경우 질병예방센터가 자살로 이어지지 않은 자해 행동에 대한 자료를 병원으로부터 수집한다. 2013년도 통계에 의하면 자살로 이어지지 않은 자해가 자살보다 약 12배 더 많았다. 자살 기도는 여자가 남자에 비해 3배 더 많으나, 자살은 오히려 남자가 여자보다 4배 더 많았다. 또한 유소년에서는 자살 기도가 자살에 비해 약 25배 더 많으나, 노인에서는 약 4배 더 많은 것에 불과하였다.

한국인의 자살자와 자살 기도자 사이에 비교되는 특징은 다음 표 29-1과 같다.

2013년 국내 자살 실태 조사

2013년 5월에서 12월까지 전국 17개 병원 응급실에 자살 기도로 내원한 1,359명을 대상으로 정신건강의학과 의사가 심층 대면조사 및 자살 심각도와 자살 의도 척도를 작성하였다. 응급실 퇴원 시 최종 진단은, 우울장애(63.7%), 적응장애(9.9%), 양극성장애(8.4%), 조현병(4.7%) 순이었다. 남자의 경우 42.8%에서, 여자의 경우 54.2%에서 이전에 정신건강의학과 진료를 받은 적이 있었다. 현재에도 정신건강의학과 치료를 받는 비율이 전체의 64.2%로 가장 높았고, 치료 중단(23.1%), 치료 받은 적 없음(10.4%) 순이었고, 역시 현재 정신건강의학과 약제 투약 중인 비율이 전체의 58.9%로 가장 높았고, 투약 중단(24.6%), 투약한 적 없음(5.4%) 순이었다. 자살 기도 방법은 남자의 경우에는 약물음독(42.8%), 농약음독(18.6%), 가스음독(13.9%), 자상(11.9%), 교상(6.1%), 투신(3.2%), 익수 및 기타(2.2%) 순이었고, 여자의 경우에는 약물음독(63.8%), 자상(15.2%), 농약음독(7.6%), 교상(4.4%), 가스음독(4.1%), 투신(2.9%), 익수 및 기타(1.1%) 순으로 나타났다. 자살 기도 당시 음주 여부로는 비음주자(56%)가 음주자(44%)보다 많았고, 남자의 경우에는 비음주자와 음주자 모두 50%로 동일했고, 여자의 경우에는 비음주자(60%)가 음주자(40%)보다 많았다. 한편 2007년 1월부터 2011년 2월까지 전국 16개 병원 응급실에 자살 기도를 주소로 내원한 8,848명 중 2012년 12월 31일 기준 통계청 자료상 사망자는 622명(7.1%)이었고, 이 중 자살로 인한 사망자는 236명으로 전체 사망자의 37.9%, 전체 자살 기도자의 2.7%로 나타났다. 한편 자살 기도자가 자살 재시도로 인한 자살 사망률은 인구 10만 명당 900명으로 일반 인구 집단에서 자살 사망률 28.1명에 비해 약 25배 더 높았다.

자 해

'자해(self-mutilation)'는 자살에 가까운, 자기 파괴의 한 형태이며, 자신 또는 내면화된 대상을 벌하고자 하는 무의식적인

표 29-1. 자살자와 자살 시도자의 특징 비교

	자살자	자살 시도자
성	남자	여자
연령	30~40대>50~60대	30~40대>10~20대
직업	정신노동자	육체노동자, 주부
자살 이유	질병	가정불화, 경제 위기
당시의 진단	우울장애>알코올 의존>조현병	성격장애>적응장애
자살 계획	신중히 계획함	계획 없이 충동적임
암시 및 유서	암시한 적이 있음	유서 있음
과거 시도한 경험	두 번 이상, 또는 없음	없음
위험도(방법)	높음(목맴, 투신)	낮음(음독, 예기 손상)
구조 가능도	낮음(요청 없음 등)	높음(즉각 요청함 등)

욕구에서 생긴 공격적 충동 때문에 일어난다. '자해'의 용어는 영어로는 'self-injury'를 쓰다가 최근에는 'parasuicidal behavior'를 사용한다. 이 용어는 겉으로는 '자해'라는 행위를 보이기는 하나 속으로는 죽음을 원하지 않는 환자를 가리키는 말로 도입되었다.

정신건강의학과에 입원한 환자의 약 4%가 자해한 경험이 있는데, 연령별로는 20대에 많고 성별로는 여자와 남자의 비율이 3:1로 여자가 많다. 정신건강의학과 환자가 자해하는 빈도는 일반인의 약 50배나 높다. 또한 구강으로 물질 남용을 하는 환자들의 약 30%, 정맥 내 주사로 물질 남용을 해서 이에 대한 치료를 위해 입원한 환자들의 약 10%가 자해한 경험이 있다.

자해 환자들은 보통 20대이고, 미혼과 기혼 모두 가능하다. 대부분은 다른 사람이 없는 곳에서, 예리한 면도날, 칼, 유리 조각으로 자신의 손목, 팔, 허벅지, 다리 등을 조악하지 않고 섬세하게 긋는다. 얼굴, 복부, 유방을 긋는 일은 드물다. 이때 그들의 대다수는 동통을 느끼지 않는다고 한다. 대체로 자신이나 타인을 향한 분노와 죽고 싶은 마음에 휩싸여 아픔이 끼어들 틈이 없기 때문이다. 긴장의 완화도 한 몫을 차지한다고 한다.

그들의 대다수는 성격장애자로 진단되는데 보통 사람들에 비해 유의하게 내성적이고 신경증적이며 적대감이 많다. 알코올이나 물질을 남용하는 경우가 흔하고, 대부분은 자살을 시도한 적이 있다. 정신역동학적으로는 이런 현상을 자신이나 함입된 대상을 처벌하고자 하는 무의식적인 욕구에서 생긴 공격적인 충동을 잘못 다룸으로써 나타난 국소화된 자기 파괴로 본다.

우울증

우울증은 자살과 심각한 자살 기도 모두와 관련이 있다. 죽으려는 의도의 심각성과 가장 자주 관련되어 있는 임상 특징은 우울 장애의 진단이다. 죽으려는 의도의 정도는 높은 자살 위험도와 우울 증상의 수와 심각도 모두와 유의하게 관련이 있다. 자살 의도가 높은 환자들은 남성, 고령, 독신 또는 별거 중이거나, 독거 중인 경우가 더 많다. 다시 말하면, 심각하게 자살을 기도하는 우울 장애 환자들은 자살 기도자보다는 자살자와 더 유사한 특징을 보인다.

자살성(suicidality)

자살성에는 자살 실행, 자살 기도, 자살 사고, 자살 반추가 있다. '자살 반추(suicidal rumination)'란 자살 사고가 반복적으로 일어나는 것을 의미한다. 자살성은 관찰할 수 있는 행동과 관찰할 수 없는 행동으로 나뉘는데, 관찰할 수 있는 행동에는 자살 수행, 자살 기도 일부 및 자살 표현(suicidal communication)이 있고, 관찰할 수 없는 행동에는 자살 생각, 자살 의도 및 죽는 게 소원(death wish) 등이 있다. 관찰할 수 없는 행동의 경우 정확히 평가하거나 파악하기 어렵다는 문제가 있다.

자살 위험 요인

자살은 그 자체가 질환(illness)은 아니다. 자살은 하나의 행동으로, 대부분 심한 정신건강의학과 질환의 경과로 일어난다. 그러나 자살 위험도 평가는 질환 진단 과정과 유사하여 병력을 청취하고 정신상태를 검사해야 한다. 모든 임상 의사들은 정신건강의학과 질환이 있는 어떠한 경우든, 슬픔, 죄책감, 절망, 초조를 심하게 보일 경우에 자살할 소지가 있음을 각별히 유념해야 한다.

자살 위험도가 높은 요인들은 다음과 같다.

1) 나이가 45세 이상임
2) 알코올에 의존하는 상황임
3) 격한 분노나 흥분을 잘하며 폭력을 자주 행사함
4) 자살을 기도한 경험이 있음
5) 남자임
6) 어려울 때 남의 도움을 받기를 원치 않음
7) 장기간 지속되는 우울증이 있음
8) 정신과 입원 치료를 받은 적이 있음
9) 최근에 물질적으로 큰 손해를 보거나 중요한 사람과 이별한 일이 있음
10) 우울증이 있음
11) 신체적 질병(특히 신부전증, 폐기종)이 있음
12) 실직하거나 직장에서 은퇴함
13) 배우자와 사별하거나 이혼함 또는 독신임

평 가

일반적인 평가: 자살 생각 평가

일반적으로 의사는 정신상태를 검사할 때 환자가 우울 증상을 보이면 항상 자살 의도나 사고에 관하여 치료적 관계를 잘 갖추어 가면서 물어 보아야 한다. 환자에게 직접적으로 "죽고 싶은 심정인가?", "죽기를 원하느냐?", "자살하려고 하거나 또는 자살을 시도하려고 했느냐?" 등을 물어 보아야 한다. 자살하고 싶은 생각이 있는지에 대해 묻는다고 해서 자살

의 가능성이 높아지는 것은 아니다. 오히려 환자로서는, 자신이 한동안 가지고 있었던 자살 사고에 대해 처음으로 다른 사람에게 이야기할 수 있는 기회가 될 수 있다.

자살할 소지가 어느 정도 있는지를 평가하려면 정신의학적 병력(病歷) 청취와 정신상태 검사를 철저히 하고, 우울 증상은 있는지, 자살 의도나 계획은 없는지, 또 기도할 것인지, 자살 기도를 되풀이할 것인지 등에 관하여 물어야 한다. 자살과 관계 깊은 정보에 관심을 쏟거나, 장래 계획이 없다고 말하거나, 개인 소유물을 남에게 주거나, 유언을 하거나, 최근에 물질적으로 큰 손해를 보았거나 중요한 사람을 잃었다면 더욱 주의 깊게 경청해야 한다.

자살 위험도 평가

'자살 위험도 평가'란 자살 예방에 필요한 점검 수단이지만 실제 임상적으로 자살을 예측하기는 매우 힘들다. 자살을 실행한 사람들의 특징이 자살을 실행하지 않은 사람들의 집단과 차이는 있지만, 한 개인을 두고 앞으로 자살할 것이라는 예측은 여러 위험도를 활용한다 해도 어렵다는 것이다. 즉 이 사람이 곧 자살을 실행할 사람이냐 아니냐를 나누어 정확히 예측할 수 있는 인자는 없다(표 29-2, 29-3).

표 29-2. 자살 위험도가 높은 요인들과 낮은 요인들 비교

요 인	높은 위험도	낮은 위험도
인구학적 자료		
연령	45세 이후	44세 이하
성	남자	여자
결혼 상태	이혼, 배우자 사별	기혼
직업	무직	고용
대인 관계	대립적	안정적
가족 배경	혼란스럽거나 대립적	안정적
심리 사회적 요인		
대인 관계	갈등이 큼	안정
가족 환경	가정이 불화하거나 파탄함	안정
자원, 능력		
개인적 요인	성취도나 통찰력이 낮음 정서가 불안정하고 통제력이 부족함	성취도와 통찰력이 높음 정서가 안정되고 통제력이 적절함
사회적 요인	인간관계가 불안정하고 사회적으로 고립됨 가족이 무관심하게 대함	인간관계가 원만하고 사회적 통합을 이룸 가족이 관심을 기울임
건강		
신체적 상태	만성질환, 건강염려증이 있음 물질 사용이 과다함	건강함, 지각이 건전함 물질 사용이 적음
정신적 상태	우울증이 심함 정신증 성격장애가 심함 물질, 알코올을 남용함 희망이 없음	우울증이 가벼움 신경증 성격이 정상적임 음주가 친교 모임에 그침 낙관주의적임
자살 행동		
자살 사고	사고가 잦고, 지속적이며 정도가 심함	사고가 드물고, 일시적이며 가벼움
자살 기도	시도가 반복적이고 계획적임 구출도가 낮음 죽으려는 의지가 있음 의사소통이 소극적임(자기를 비하함) 방법이 치명적이고 쉽게 접근 가능함	첫 시도이며 충동적임 구출도가 높음 변화하고자 소망함 의사소통이 외향적임(분노를 터뜨림) 방법의 치명성이 낮거나 쉽게 접근할 수 없음

표 29-3. 자살 행동 평가 도구

도 구	일반 분류	구 성	점수 특징
벡 절망 척도	자기 보고	20개 항목, 참/거짓	총 심각도 점수
잠재 자살 척도	자기 보고	50개 항목, 5점 심각도 척도	총점 및 6가지 하위점수
삶의 이유 척도	자기 보고	6개 요인	총점
자살 의도 척도	자기 보고	15개 항목, 3점 범주형 척도	총점
컬럼비아 대학 자살 심각성 평가 척도	임상가 평가	4개 영역	4개 영역별 평가

예방 및 처치

예 방

평가나 치료가 제대로 이루어지지 않은 경우가 자살과 종종 관련이 있다는 연구 결과가 있기 때문에, 대부분의 정신건강의학과 환자들의 자살은 예방할 수 있다. 그러나 어떤 환자들은 고통이 엄청나고 지속적인 데다가 치료가 아무런 도움이 되지 않기 때문에 결국에는 어쩔 수 없이 자살을 택하게 된다. 하지만 그러한 환자들은 상대적으로 드물다.

환자의 자살성이 높은 경우 정신건강의학과 보호병동에 입원시켜야 한다. 심한 경우에는 본인의 의지와 관계 없이 입원시켜야 한다. 입원시킬 것인지의 여부는 진단, 우울증의 정도, 자살 사고의 정도, 환자와 가족의 대처 능력, 환자의 생활환경, 사회적 지지 정도, 자살의 위험 인자의 유무에 따라 결정한다.

결국 자살로 생명을 끊는 사람들 열 명 중 여덟 명은 어떤 식으로든 자살할 뜻이 있음을 미리 밝히며, 이들 중 절반은 죽고 싶다고 분명하게 말한다. 만약 환자가 자살할 계획을 하고 있다면 특별히 위험한 징후이다. 자살하겠다고 위협하던 환자가 전에 없이 조용해지고 침착해지는 것 역시 드물지 않은 징후이다.

한국의 자살예방사업

한국의 경우 현재 수행되고 있는 자살예방사업은 정부의 제2차 자살예방종합대책(2009~2013)에 기반하고 있으며, 정부는 제2차 자살예방종합대책에서 자살예방을 위한 10대 과제를 선정하였다. 이를 통하여 보건복지부, 여성가족부, 교육부 등 총 14개 부처가 5개년 동안 함께 과제별 세부과제를 수행하는 것을 계획하고 진행하였다. 특히 2012년 「자살예방 및 생명존중문화 조성을 위한 법률」이 시행되면서 「자살예방 및 생명 존중 문화 조성을 위한 법률」 제13조에 의해 보건복지부 장관은 중앙자살예방센터를 설치 및 운영하게 되었다. 이에 중앙자살예방센터는 보건복지부의 자살예방사업을 지원하고, 지방자치단체의 자살예방사업을 전문적으로 지원하며, 종교계와 의료계 등 사회각계 민관협력기관과 네트워크를 구축함으로써 민 · 관 · 정의 자살예방사업 협력활동을 지원한다. 중앙자살예방센터는 이와 같은 역할을 수행하기 위해 「자살예방 및 생명존중문화 조성을 위한 법률」 제15조 '생명 존중문화 조성', 제16조'자살예방의 날', 제17조 '자살예방 상담 · 교육', 제18조 '자살예방을 위한 홍보', 제19조 '자살유해정보 예방 체계의 구축'에 의거해 사업을 수행하고 있다. 법률에 기반한 사업은 자살 관련 통계분석, 보건복지부 자살예방 정책 사업 지원, 자살예방 교육, 자살예방 홍보, 자살유해정보 및 미디어 모니터링이다.

자살 예방 계약

의사와 환자 사이에 자살 예방 계약을 체결하는 것은, 환자가 자살 사고나 충동을 행동화하기보다는 도움을 요청할 것이라는 생각을 불러일으키려는 시도이다. 이러한 계약은 법적 권위는 없다. 이러한 계약이 치료적 동맹을 강화하는 데에 도움이 될 수는 있지만, 계약을 함으로써 정신건강의학과 의사가 잘못해서 안심을 하는 일이 생길 수 있다. 정신건강의학과 의사와 환자 간에 자살 예방 동의를 한다고 해서 자살에 대한 적절한 평가를 간과해서는 안 된다.

정신건강의학과 자문

응급실, 또는 내과나 외과에서 외래 진료를 할 때, 혹은 입원하여 치료 중인 환자가 자살할 낌새를 조금이라도 내비치면 지체 없이 정신건강의학과적인 조언을 들어 환자의 심적 상태를 평가하고 그 결과에 따라 대처하여야 한다. 특히 환자나 가족들이 정신역동상 치료를 통해 변화되기를 내심 바라지 않는 경우가 많기 때문에, 초기에 면담하는 의사의 태도와 역할이 중요하다.

정신건강의학과 치료

자살 사고가 있는 환자를 입원시킬지를 결정하는 것이 가장 중요한 문제인데, 환자에 따라 외래에서 치료할 수도 있고 입원시켜 치료할 수도 있기 때문이다. 강력한 사회적 지지체계가 없거나, 과거에 충동적으로 행동한 적이 있거나, 자살하려는 계획을 하고 있는 환자라면 입원시켜야 한다. 자살할 소지가 클 경우에는 응급 입원을 시켜야 한다. 외래 치료가 가능한지를 결정하기 위해 의사들은 임상적으로 단도직입적인 접근을 해야 한다. 즉, 자살 가능성이 있는 환자에게 스스로가 자살 충동을 조절할 능력에 대한 확신이 없을 때 전화로 도움을 구하는 것에 동의하는지를 물어보아야 한다. 이에 동의하는 환자들은 자살 충동을 조절하고 도움을 구할 능력이 충분히 있다고 볼 수 있다. 따라서 환자가 그러한 약속을 한다면, 의사들도 24시간 환자에게 연락이 닿을 수 있어야 한다. 만약 심각한 정도로 자살 가능성이 있는 환자가 약속을 지키지 못한다면, 즉시 응급입원을 시켜야 하므로, 환자와 가족에게 이를 알려야 한다. 만약 입원하지 못하고 통원 치료를 받아야 할 경우에는 위급할 때 연락할 수 있는 사무실이나 집의 전화번호 또는 휴대전화의 번호를 알고 있어야 한다.

의사는 자살 기도자가 자살하지 않도록 하기 위해 다음과 같은 실제적인 예방법을 숙지하고 있어야 한다. 첫째, 배우자, 고용주, 친구들의 도움을 얻어 환경을 바꾸거나 다른 방법으로 환자의 심리적인 고통을 덜어 준다. 둘째, 환자의 주장이 정당하다는 것을 인정하고 실질적인 도움을 줄 수 있어야 한다. 셋째, 고통을 잊기 위한 방법으로 자살이 아닌 다른 방법도 있음을 알려 준다.

많은 수의 정신건강의학과 의사들이 자살을 기도한 환자는 자살 방법의 치명성에 상관 없이 입원시켜야 한다고 믿고 있다. 환자들 대부분이 자발적으로 병원에 입원하는 것은 사실이지만, 자해의 위험은 비자발적 입원의 적응증 중의 하나에 해당한다. 입원한 환자에게는 상태에 따라 항우울제나 항정신병약물을 투여하여 개인 정신치료, 집단 정신치료, 가족치료 등을 받게 한다. 입원 환자들이 병원으로부터 지지를 받는다고 생각하면 안정감을 느끼게 된다.

비록 급성으로 자살 가능성이 있다고 생각되는 환자들의 예후는 양호하긴 하지만, 만성적으로 자살 가능성이 있는 환자들은 치료하기가 어렵고 보호자들 역시 지친 상태가 된다. 만약 환자의 자살 결심이 확고하다면, 전문 간호사가 지속적으로 관찰을 하거나 격리, 강박을 사용한다고 해도 자살을 막을 수는 없다. 심각한 우울증을 겪는 환자들의 일부에서는 전기경련 요법(electroconvulsive therapy)을 해야 할 수도 있다.

자살할 우려가 있는 입원 환자는 자살에 이용될 수 있는 위험한 소지품은 없는지 검사하되, 자살할 생각이 뚜렷이 보일 때마다 되풀이하여 소지품을 검사하는 게 좋다. 자살할 우려가 있는 환자의 경우 간호사실 앞에 안전유리로 된 창문이 있는 폐쇄된 병실에 두고 관찰하는 것이 이상적이다. 치료진은 환자의 상태를 얼마나 제한해야 할지, 그리고 환자의 상태를 특정 시점마다 주기적으로 확인할지 아니면 지속적으로 확인할지를 결정해야 한다.

기저 질환에 따라 항우울제나 항정신병제를 가지고 적극적으로 치료를 시작해야 한다. 리스페리돈(risperidone)과 같은 일부 약제들은 항정신병과 항우울증 효과를 동시에 가지고 있어서 환자가 정신증과 우울증 증상과 징후를 모두 보일 때 유용하게 쓸 수 있다. 이때 정신건강의학과 의사가 지지정신치료를 하면 환자에 대해 신경을 쓰고 있다는 것을 보여주게 되고 환자의 심한 고통을 일부 경감시킬 수 있다. 일부 환자는 자신이 어떤 질병을 앓고 있고 그 질병으로부터 완전히 회복될 것이라는 생각을 받아들일 수도 있다. 자살 가능성이 있는 우울증이 있는 동안에 인생의 중요한 결정을 내릴 경우, 그러한 결정이 병적 상태에 영향을 받고 나중에 바꿀 수도 없는 경우가 종종 있기 때문에, 일단은 연기하도록 해야 한다. 클로자핀(clozapine)을 대상으로 메타 분석을 시행한 연구에서 클로자핀이 다른 치료법에 비해 자살행동은 3.3배, 자살은 2.9배 유의하게 감소시키는 것으로 확인되었다.

자살 가능성이 있는 우울장애 환자들은 특히 회복기에 자살할 우려가 있다. 우울장애가 회복되면 환자들은 활기를 띠게 되므로 그들의 자살 계획을 행동으로 옮길 수 있다. 게다가 세로토닌 작동성(serotonergic)의 약들의 활성 효과는 더 문제를 일으키기도 한다. 때로 우울장애 환자들은 치료 여부에 관계 없이 자살해야겠다는 결심을 굳히게 되면 별안간 평화스럽게 보인다. 의사들은 그러한 갑작스러운 임상적 변화에 특히 조심하여야 한다. 드물긴 하지만, 일부 환자들은 정신건강의학과 의사들에게 자살 의도에 대해 거짓말을 하기도 한다.

환자는 입원해 있는 동안에도 자살을 할 수 있다. 자살의 1%는 병원에 입원해서 치료 받고 있는 환자들에서 발생하지만, 정신건강의학과 병원 내에서의 연간 자살률은 0.003%에 불과하다.

격리 및 강박

격리와 강박은 자살에 대한 위험성이 높다고 평가된 환자들의 자해를 예방하기 위해 필요할 수 있다. 격리와 강박하에 있는 자살 가능성 있는 환자의 경우, 법과 병원 방침에 따라 치료진이 직접적으로 관찰하는 것이 필요하다.

폭력(violence)

폭력의 정의

폭력(violence)이란 어떤 사람이 자기의 욕구나 의사를 상대에게 강요하기 위해서 억압하고 구속하는 행위를 말한다. 폭력적인 행위는 신체에 가해지는 물리적인 폭력은 물론이고, 언어적인 폭력, 심리 · 정서적인 폭력, 성적폭력, 유기와 방임, 태만 등 다양한 양상을 포함한다. 따라서 응급정신의학 영역에서는 정신질환자의 난폭한 행동뿐만 아니라 가정폭력, 아동학대, 노인학대, 학교폭력, 성폭력 등 지역사회 공동체에서 발생할 수 있는 전반적인 폭력 문제에 대한 이해와 접근이 요구될 것이다.

폭력의 분류와 특징

정신질환자의 난폭 행동

정신질환자들은 많은 이유로 폭력적일 수 있다. 폭력의 대상은 주로 가족과 친구 등 환자를 가까이에서 돌보는 사람에게 향하는 경향이 있다. 하지만 정신질환이 있는 모든 환자에서 난폭한 행동 문제가 발생하는 것은 아니다. 비록 정신질환자들이 피해망상이나 명령 환청 같은 정신병적 증상의 영향 혹은 대인관계상 정서적 갈등 후 발생하는 감정변화, 분노감, 적대감, 복수심 등에 기인해서 폭력적 사고를 할 수 있으나, 아무리 흥분된 상태라고 하더라도 통제력을 잃지 않으면 실제로 폭력이 행동화되지 않는다. 그러나 정신질환자들 역시 가정을 비롯한 사회적 안전망으로부터 보호받지 못하는 취약한 위치에 놓일 수 있기에 폭력의 희생자가 될 수도 있다. 따라서 임상현장에서 정신과 의사는 난폭한 행동 문제가 있는 환자에 대해 가능성 있는 위험 요인을 평가하고 감별진단을 통해서 예방적으로 치료적 개입을 수행해야 하며 적절한 예방 대책을 확립할 수 있어야 한다.

가정폭력

가정폭력이란 가족구성원 사이의 신체적, 정신적 또는 재산상의 피해를 수반하는 행위이다. 부부 사이의 폭력, 나이 어린 자녀에 대한 부모의 폭력, 노부모에 대한 장성한 자녀의 폭력 등이 모두 가정폭력에 해당된다. 폭력의 피해 대상은 주로 아내, 자녀, 노인 등 사회경제적으로 불평등한 위치에 있는 약자인 경우가 대부분이다. 가정 폭력은 모욕, 무시, 폭언 등 심리 · 정서적 학대 행위가 점차 신체적 학대로 발전하는 경우가 많고 학대가 반복, 심화되면서 자살, 살해 등 극단적인 결과를 낳기도 한다. 가정 폭력의 전반적인 양상은 주로 은밀하게 상습적, 지속적, 주기적으로 반복되기 때문에 시간이 갈수록 폭력이 심화되는 특징이 있다. 가해자는 자신을 정당화하면서 상대를 비난하게 되며 긴장이 고조된 상태에서 분노 표출이 한계점에 이르면 통제력을 상실하면서 폭력을 행사한다. 피해자는 가해자와의 갈등으로 항상 불안하고 긴장된 상태에서 지내다가 폭력을 당하면 무기력해지며 반복되는 폭력의 위협으로 인해 공포를 경험한다. 따라서 정신과 의사는 가정 폭력에 반복적으로 노출될 경우 바람직한 가정을 유지하기 어렵다는 현실을 직시할 수 있도록 가해자 및 피해자 모두에게 적절한 도움을 받도록 충고해야 한다. 또한 가정폭력은 구조적으로 은폐되기 쉬운 성격을 갖고 있기 때문에 사회적 · 법적 시스템을 통한 접근도 같이 검토해야 한다.

아동학대 및 노인학대

아동학대와 노인학대는 넓은 범주에서 가정 폭력에 해당한다. 그러나 두 가지 모두 피해 대상이 사회적 · 법적으로 보호받을 권리가 있는 취약한 집단에 속하지만 오히려 쉽게 폭력에 노출될 수 있다는 점에서 더욱 중요한 문제가 될 수 있다. 아동학대는 보호자를 포함한 성인에 의해서 아동의 건강과 복지를 해치거나 정상적 발달을 저해할 수 있는 신체적, 정서적, 성적폭력 등 가혹행위와 양육을 담당하고 있는 보호자의 유기와 방임을 포함한다. 아동학대의 경우 아이들의 정상적이고 건강한 발달을 방해하며 이후 다양한 후유증이나 문제행동을 초래하는 경우가 많다. 부적절한 아동양육은 고의적이고 계획적인 행위이기보다는 신체적 · 정신적 장애, 사회 · 경제적 결핍, 지지체계 및 자원의 부족 등으로부터 비롯된다. 따라서 학대 아동의 권익과 안전을 추구하면서 동시에 부적절한 가족기능을 회복하기 위한 노력이 병행돼야 한다. 마찬가지로 노인학대란 노인의 건강과 안녕을 해칠 위험이 있는 결과를 초래하는 행위 혹은 노인의 안전과 보호에 태만을 저지른 행동이다. 여기에는 무력으로 상해를 초래하는 신체적 학대, 언어적 · 비언어적 수단으로 모욕, 위협, 괴로움을 초래하는 심리 · 정서적 학대, 재정적 지원의 의도적 착취 등이 포함될 것이다. 노인의 경우 거동이 불편하거나 인지기능의 저하가 동반될 가능성이 높기 때문에 학대에 대한 반응과 대처가 더욱 제한적일 수 있다. 따라서 정신과 의사는 아동 및 노인학대가 의심되는 경우 피해자의 정신 · 신체적인 취약함을 고려하여 주의 깊고 세밀한 임상적 평가를 해야 한다. 또한 가족 구성원을 통한 지원이 불충분할 경우 법제도적 틀 안에 마련된 지역사회의 지원과 체계적 관리를 통해 피해자를 안전하게 보호할 수 있는 대안까지 고려해야 한다.

학교폭력

학교폭력은 좁은 의미로는 학교에서 발생하는 폭력을 지칭하지만, 넓은 의미에서는 학교라는 장소를 벗어난 모든 장소에서 발생하는 학교 구성원 간 충돌을 말한다. 여기에는 학생 간, 혹은 교사와 학생 간, 드물게는 교사와 학부모 간 발생하는 모든 폭력이 해당되는데 이 중 가장 대표적이며 문제되는 것은 학생 간의 폭력이다. 학교폭력은 폭행, 상해, 감금, 협박 · 공갈 및 약취, 명예훼손 · 모욕, 성폭력, 따돌림 등 다양한 양상으로 나타나며 피해 학생에게 신체, 정신, 재산상 피해를 주게 된다. 학교폭력은 가해자와 피해자를 간단히 나누기 어려울 수도 있다. 또한 가해, 피해학생 등 당사자뿐만 아니라 집단 심리에 영향을 받는 주변 학생, 나아가 학생의 가족들에게까지 영향을 미쳐 이차적인 문제를 일으킬 수 있다. 따라서 정신과 의사는 학교폭력에 대해 심각한 문제인식을 갖고 이를 예방하기 위해서 지속적인 관심과 노력을 기울여야 할 것이다. 또한 임상현장에서 학교폭력 대상자를 접할 경우 적절한 정신의학적 평가와 개입을 통해서 치료적 체계로 유도해야겠다.

성폭력

성폭력은 성희롱이나 성추행, 성폭행 등을 모두 포괄하는 개념으로 성을 매개로 하여 상대방의 의사에 반해 이뤄지는 모든 가해행위를 말한다. 성폭력 피해자는 거의 대부분 여성이며 성인의 피해건수가 현저하게 높지만 청소년 및 어린이가 피해자인 경우도 있다. 피해자와 가해자는 서로 알고 있는 경우가 대다수를 차지한다. 피해유형으로는 성추행, 강간, 성희롱 순이다. 성폭력이 심리 · 정서적 측면에서 유발하는 부정적인 결과는 공포와 불안을 넘어 수치심, 죄책감 혹은 손상감과 불신감 등 다양한 형태로 나타날 수 있으며 피해자의 심리 · 사회적 적응을 방해하게 된다. 특히 자존감과 대인관계 신뢰감, 정서조절 혹은 성정체감이나 가치관 문제 등 지속적인 파급효과를 가져올 위험이 크다. 따라서 성폭력의 경우 사건발생 직후에 적절한 의학적 · 사법적 대응을 신속하게 해야 하며 피해자에게 발생할 수 있는 장기적인 후유증을 예방하는 것이 매우 중요하다.

역 학

세계보건기구(WHO)의 발표(2008년)에 따르면 모든 폭력 행동의 연간 발생률은 7.3% 정도로 추정되며 전 세계에서 1년에 약 1,430,000명이 폭력에 의해 목숨을 잃었다고 한다. 일반 인구에서 남성의 폭력적인 행동이 여성의 10배에 달하며, 18세 이후 남성의 경우 약 1/4에서, 여성의 경우 거의 절반이 생애 한 번 이상 폭력 행동을 경험했다고 한다. 일란성 쌍생아 연구에서 공격성, 특히 과민하고 충동적인 성향의 44~72%는 유전적 요인에서 기인했다. 하지만 현재까지 다양한 연구 결과를 종합하면, 반사회성 행동 등을 포함한 폭력 행동의 발생을 유전적 요인만으로 설명할 수는 없고 생물학적 요인 및 사회 · 경제적 요인 등 환경적 요인이 복합적으로 작용하는 것으로 설명했다.

난폭한 행동을 유발할 수 있는 정신질환은 매우 다양하기 때문에 모든 질환에 대해서 정확하게 폭력의 발생률이 조사된 적은 없지만, 정신질환자에서 폭력 행동은 남녀 차이가 뚜렷하지 않다. 하지만 일부 연구에서 반사회성 성격장애의 경우 남성은 47%, 여성은 21%에서 폭력 행동을 보였다.

가정폭력에 대한 국가통계자료에 따르면 2012년 8천 762건, 2013년 1만 6천 785건, 2014년 1만 7천 557건으로 매년 지속해서 증가하고 있는 추세이다. 기혼여성을 대상으로 한 설문조사에서 약 48%가 결혼생활 중 1회 이상의 가정폭력을 경험했다. 여성가족부에서 실시한 가정폭력실태조사(2013년)에서 부부 간 폭력이 발생했을 때 대처방안에 대해 절반 이상 응답자가 '아무런 대응을 하지 않는다.'고 응답했다.

아동학대의 발생빈도에 대한 연구(2000년)에 따르면 우리나라 전체 가구의 약 43.7%에서 아동에 대한 부당한 취급이 일어났다고 한다. 이 중 신체학대가 23.5%, 방임이 20.2%, 정서학대가 19.0%로 조사되었다. 또 다른 아동학대 현황연구(2011년)에서는 아동학대 발생률을 25.3%로 보고했다. 피해 아동의 성별을 살펴보면 남아 37.0%, 여아 63.0%로 여아의 수가 많았고, 연령은 10~15세 아동이 전체 피해 아동의 50%를 넘었다. 가해자는 부모에 의한 경우가 83.9%로 가장 많았다.

노인학대에 대해서 조사한 연구에서는 65세 이상 노인 중 3%가 학대를 당했다고 보고했으나 실제로는 미보고 사례가 상당할 것으로 추정되는 바, 노인학대가 과소평가되었을 가능성이 있다.

학교폭력에 대한 피해 유병률 조사(양 등, 2004년)에서 가해자는 12.0%, 피해자는 5.3%, 가해 · 피해자는 7.2%에 해당했고 남자가 더 유의하게 가해자 및 가해 · 피해자가 되었다. 또 다른 연구(김 등, 2000년)에서는 전체 학생 중 40%가 학교폭력에 관여되었는데, 피해자 14%, 가해자 17%, 가해 · 피해자는 9%였으며, 학교폭력 피해는 소외 23%, 언어적 폭력 22%, 신체적 폭력 16%, 강요 20% 등으로 나타났다.

성폭력에 대해서 여성가족부 및 경찰청 등의 실태조사 자료(2010년)에 따르면, 우리나라에서는 하루 평균 49.2건, 30분마다 1건씩 성폭력이 사건이 발생했다. 성폭력으로 정신적 외상을 받은 사람은 하루 평균 48명에 이르며 연간 18,000명에 해당한다. 성폭력 피해자는 대부분 여성으로 96.9%를 차지하며, 성인 피해자가 66.9%로 가장 많았으나 최근에는 아동성폭력이 증가하는 추세로 청소년은 16.2%, 어린이 12.2%로 미성년자의 피해 사례도 상당부분을 차지하고 있다.

원 인

폭력적인 행동을 일으키는 원인은 다양하다.

생물학적 요인으로는 남성호르몬인 테스토스테론의 증가와 세로토닌 결핍에 기인한 충동성과 공격성의 증가, 낮은 지능에 따른 자기 조절 능력의 저하와 문제파악 및 해결능력의 저하 등이 원인이 될 수 있다.

유전적 요인으로 성염색체 이상, 특히 XYY 염색체 이상이 공격성과 연관성이 있다고 알려져 있고, 쌍생아 연구에서도 공격성 발현에 유전적 원인이 있음이 보고되었다. 일부에서는 정신질환의 가족력을 가진 사람에게서 공격적인 행동이 더 많이 나타난다고 하였다.

신경해부학적 요인으로는 대뇌 부위의 변연계와 전두엽이 중요한 기능을 담당하고 있다고 알려져 있다. 인간은 외부 자극이나 위협 등 스트레스 상황에 대한 대처 방법 중의 하나로 분노와 투쟁 반응을 보일 수 있는데, 변연계 중 특히 편도와 시상하부에서 이를 조절하는 역할을 담당하고 있다. 또한 뇌의 복잡한 연결 회로를 거쳐 전두엽에서는 충동적 행동발현 등에 대한 억제를 담당하고 있다. 따라서 뇌의 기질적 손상이 발생한다면 분노와 투쟁반응에 기인한 공격성이 쉽게 통제되지 않는 상태에 놓이게 되면서 폭력적인 행동으로 표출될 수 있다.

발달적 요인으로는 일관성이 없거나 혹독한 처벌 위주의 양육으로 자란 아동 혹은 아동학대나 방임과 같은 가정폭력을 경험한 아동은 성인이 됐을 때 폭력적 행동을 보일 가능성이 그렇지 않은 경우보다 더 큰 것으로 알려져 있다. 즉 양육방식에 문제가 있는 부모에게서 자란 아동은 성장과정 중 신체적 학대나 언어적 멸시 등 폭력에 직 · 간접적으로 노출될 위험이 많아지면서 폭력에 대해 둔감하고, 허용적인 태도를 가지게 되고 나중에는 문제해결방식으로 폭력을 흔히 사용하게 되기 때문이다. 또한 부모가 물질남용, 반사회성 성격장애, 충동조절장애, 우울증, 피해 망상적 사고 등 정신 병리를 가진 경우 위험요인이 될 수 있는데 특히 우리나라의 경우 알코올중독자 아버지의 가정 내 폭력이 가장 흔한 위험 요인이다.

사회 · 경제적 수준이 낮은 계층에서 폭력적인 행동을 하는 빈도가 높은 것은 사실이다. 실직 등을 이유로 낮은 사회 · 경제적 수준이 된 가족들은 구성원 간 불화와 갈등이 잦아질 수 있고, 심한 경우 가정이 해체되는 상황까지 초래될 수 있다. 따라서 부정적 정서경험에 기인한 상대적 박탈감이나 좌절감 등이 증폭되면서 반사회적이고 폭력적인 행동을 할 가능성이 더욱 높아질 수 있다.

그 밖에 학령기 아동의 경우 학교생활에서 따돌림이나 거부 경험, 비행청소년과 어울림, 학업실패 등의 요인에 의해 폭력적인 성향이 높아질 수 있으며 사회 · 환경요인으로 잔인하고 선정적인 내용이 포함된 TV 프로그램이나 영화, 또는 인터넷 게임 등에 노출되는 빈도가 늘어난다면 자극에 둔감해지면서 실제로 폭력적인 행동을 모방할 수도 있다. 또한 현대사회적 분위기에 만연한 태도로 성과 우선의 무한경쟁주의, 자기중심적인 개인주의, 물질만능주의 등도 개개인에게 공격적이고 파괴적인 충동을 증가시킬 수 있다.

위험요인

폭력과 인구사회학적 요인

폭력의 위험성에 대한 가장 높은 예측 인자는 과거에 폭력행위가 있었던 경우이다. 그 밖에 폭력의 가능성이 높다고 알려진 인구사회학적 요인으로는 연령이 10대 후반에서 20대 초반 젊은 연령, 정신질환에 이환되지 않은 일반 남성, 낮은 사회경제적 계층, 낮은 지적 수준과 교육 수준, 거주와 직업의 불안정, 주변 이웃 등 사회적 관계망의 빈곤, 인구가 과밀한 도시 지역, 음주력, 아동기에 학대받은 경험 등이 있다.

폭력과 정신질환

다양한 정신질환에서 난폭한 행동 문제를 보일 수 있는데 파탄적 행동장애, 충동조절장애, 품행장애, 주의력결핍과잉행동장애, 폭행을 경험한 외상후 스트레스장애, 조현병 등 정신병증, 양극성장애 중 현 조증상태, 치매 등 신경인지장애, 알코올과 암페타민, 코카인, 환각제 및 안정제 등에 의한 물질사용 장애, 뇌 기질성 장애, 반사회성 성격장애, 간헐적 충동장애 등이 해당된다.

정신질환이 동반된 환자에서 폭력 행동을 예측 요인으로 최근의 현저한 스트레스 경험(이혼, 실직, 등), 충동조절능력이 약할 때, 언어 · 행동적 위협 등 적대적 행동을 보일 때, 무기로 이용될 수 있는 물건의 휴대, 정신운동의 항진이 지속적

표 29-4. 폭력 행위를 평가하고 예측하기

1. 폭력의 임박 징후
① 기물을 부수는 폭력을 포함하는 아주 최근의 폭력 행위
② 언어나 물리적 위협
③ 무기를 들거나 또는 무기로 이용될 수 있는 다른 물건의 소지
④ 진행성의 정신행동적 초조
⑤ 알코올이나 마약 중독
⑥ 정신질환자에게 나타나는 편집증적 특징
⑦ 명령적인 폭력 성향의 환청을 가진 일부 환자
⑧ 뇌 전체 또는 전두엽의 문제로 인한 기질적 정신 장애
⑨ 긴장성 흥분을 가진 일부 환자
⑩ 조증을 가진 일부 환자
⑪ 초조성 우울증을 가진 일부 환자
⑫ 분노나 폭력, 또는 충동을 조절하기 어려운 성격 장애 환자
2. 폭력의 위험성 평가
① 폭력에 대한 사고, 희망, 의도, 계획, 수단의 유용성, 계획의 실행, 도움을 요청을 고려
② 인구 사회학적 통계 자료의 고려: 성(남자), 나이(15~24세) 등
③ 과거력[폭력, 비폭력적이나 반사회적인 행동, 충동 조절 불가(예: 도박, 약물 남용, 자살 또는 자해, 정신병)]을 고려
④ 명시적 스트레스 요인을 고려(예: 이혼, 실직 등)

으로 있을 때, 술, 약물 등 물질사용장애가 동반될 때, 정신병 환자의 편집적 양상, 공격을 지시하는 내용의 환청 등이다.

특히 폭력적인 환자에 있어서 가장 일반적인 정신병적 증상은 소위 급성 정신병의 양성증상이다. 사회적 철퇴와 고립, 무쾌감증과 같은 음성증상은 오히려 폭력 위험을 감소시키는 경향이 있다. 그 밖에 전반적 또는 전두엽의 기능장애, 일부 성격장애, 양극성 장애 중 현 조증상태, 긴장성 흥분상태 등도 가능성이 있다. 정신질환이 있는 환자가 비순응적인 태도를 보여 정신치료나 약물치료를 받지 않고 있을 때 폭력위험이 높다. 비록 일반적인 인구사회학적 요소에서 남자는 여자보다 더 폭력 위험이 높다고 알려져 있으나 급성기 정신질환에서는 성별에 따른 구별은 명확하지 않다.

평 가

응급실이나 정신과 폐쇄병동 등 병원 내 급성기 치료 시설에서 폭력을 예방하는 최선의 방법은 폭력에 대한 위험 인자를 사전에 인식하는 것이며, 공격적인 행동에 대한 환자의 잠재성을 이해하는 데 바탕을 둔 치료계획을 수립하는 것이다.

표 29-4는 폭력을 평가하고 예측하는 데 있어 가장 중요한 몇 가지 요인을 열거하고 있다. 폭력 행동의 위험성을 평가할 때는 인구 사회학적 요인과 같은 교정할 수 없는 위험요인과 현재 정신질환의 이환, 위험한 무기 소지 등 교정할 수 있는 위험요인을 구분할 필요가 있다. 표 29-5는 폭력의 특수한 경우 중 하나로 신체적 상처가 없을 때 아동학대를 의심할 수 있는 상황들이다. 끝으로 표 29-6은 응급 환자 평가에 필요한 일반적 전략을 요약하였다.

표 29-5. 아동학대를 의심할 수 있는 상황

① 아동의 위생상태가 불량하고 영양실조 등으로 수척함
② 부모의 부부관계의 문제가 많고 결혼 상태가 불안정함
③ 아동의 언어 및 사회성 발달이 지체됨
④ 아동이 대인관계에서 쉽게 위축되고 불안해함
⑤ 아동이 지나치게 공격적이고 파괴적인 행동 보임
⑥ 아동이 극도로 순종적인 태도를 보이거나 수치심을 표현
⑦ 아이의 상태에 대한 부모의 설명이 일치되지 않고 모순됨
⑧ 부모가 너무 늦게 병원에 데려와서 치료시기를 지연시킨다든지, 입원이나 치료를 거부함
⑨ 아동이 대인관계에서 피해의식이 많으며 뭔가 숨기는 태도를 보임

폭력이 임박하였음을 알려주는 신체 징후로는 현재 불안, 빈호흡, 빈맥 등 증가된 자율신경계 증상이 있다. 또한 평소 폭력성의 수준을 예측하는 척도(예: 한국어판 사회적 바람직성척도, SDS-17 등)나 외상 및 스트레스와 관련된 장애와 증상에 대한 평가척도 등이 개발되어 있어 폭력의 위험성을 사전에 예측할 수 있으며, 사후에는 문제의 심각도를 평가하고 관리하는 데 지침으로 활용할 수 있다.

예방 및 치료

정신질환자의 폭력 행동에 대한 치료는 대부분 급성기 응급 상황에서 진행된다. 정신질환자의 폭력은 상당히 위험한

표 29-6. 응급 환자 평가에 필요한 일반적 전략

1. 자기보호
   1) 환자를 만나지 전에 환자에 대해 많은 정보를 얻음
   2) 환자와 치료 동맹을 발전시키는 데에 익숙해야 함(예: 편집성 정신병 환자는 맞부딪치거나 위협하지 말 것)
   3) 있을지도 모를 폭력에 경각심을 갖고 대비함
   4) 주위 환경이 안전한지 확인함(예: 출입구의 위치 확인, 방안의 위험한 물건 유무 확인)
   5) 응급실이나 면담실에 비상벨, 비상전화를 둠
   6) 필요하다면 평가할 때 다른 사람도 함께 있도록 함
   7) 신체 억제가 필요한 경우 환자를 다루는 데 숙달된 사람들에게 실행을 맡김
2. 위험 예방
   1) 환자를 평가하는 동안 나타날지도 모르는 자해 행위를 예방하기 위한 필요한 조치함
   2) 환자가 남에게 폭력을 행사할 위험도가 높을 때에는 다음의 방법으로 이를 예방함
      ① 폭력이 용납되지 않는다는 점을 환자에게 알림
      ② 비위협적인 방법으로 환자에게 접근함
      ③ 현실 검증을 돕거나 환자를 안심시키고 조용하게 함
      ④ 경우에 따라서는 움직이지 못하도록 환자를 억누르거나 격리실에 떼어 놓을 수도 있다는 점을 환자에게 알림
      ⑤ 신체 억제 팀을 미리 준비함
      ⑥ 일단 환자가 누그러지면, 항상 그들을 면밀히 관찰하고 활력 징후(vital sign)를 점검함. 누그러진 환자가 흥분하는 일이 없도록 자극에서부터 떼어 놓은 뒤, 즉시 앞으로 치료할 계획을 세움. 약물 투여, 안심시키기, 내과적 진단 등의 조치함
      ⑦ 환자의 상태를 파악하여 약물 치료 방법을 선택하였다면 바로 투여
3. 내과질환 때문에 유발되는 인지 장애의 유무를 감별
4. 가능한 한 정신병적 장애의 유무를 감별

상황을 야기할 수 있는데, 정신과 의사를 비롯한 의료진은 가장 큰 위험에 노출될 수 있기 때문에 보다 주의 깊고 신중한 접근이 필요하다.

난폭 행동 중에 있는 환자는 의료진의 논리적 중재에 귀를 기울이지 않는 경향을 보일 수 있다. 만일 환자가 무장하고 있다면 특히 더 위험하다. 난폭한 환자는 훈련된 보조 요원의 도움을 받아 가능한 환자를 다치지 않게 하면서 무장해제를 시켜야 한다. 무장하지 않았다면 환자가 대항하지 못할 정도로 주위 사람들의 도움이 충분하거나 또는 환자를 압도할 만한 위엄이 있을 경우에 환자에게 접근해야 한다.

무엇보다도 중요한 것은 환자를 안전한 환경에서 보호하는 것이다. 성급하게 약물을 사용하기보다는 우선 환자 스스로가 행동을 조절하게 하는 일이 필요하다. 또한 원인이 밝혀지기 전까지는 가능한 약물 투여를 늦추어야 한다. 두부 손상으로 갑자기 흥분된 환자에서는 약물 투여가 임상적 양상을 혼동시킬 우려가 있기 때문에 특히 조심해야 한다.

일반적으로 할로페리돌(haloperidol) 근육주사는 난폭한 정신병 환자에게 가장 유용한 응급치료 방법 중 하나이다. 난폭하고 공격적인 환자들은 적절한 항불안제나 항정신병약물로 대부분 가라앉는다. 디아제팜(diazepam, 5~10 mg)이나 로라제팜(lorazepam, 2~4 mg)을 2분에 걸쳐 서서히 정맥주사할 수 있지만, 호흡 정지가 일어나지 않도록 각별히 주의해야 한다. 근육주사를 할 경우 보통 할로페리돌 5~10 mg으로 진정시킬 수 있다.

그 밖에 가정폭력, 아동학대 및 노인학대, 학교폭력, 성폭력 환자의 경우 예방과 치료에 있어서 의료진이 추가적으로 고려해야 할 사항이 있다. 아동학대에 관한 신고는 아동복지법에 명시되어 있다. 따라서 학대가 의심되는 아동을 발견 혹은 진료하게 된 의료진은 아동학대예방센터(전화번호: 1391)에 신고해야 할 의무가 있으며 해당 센터에서는 피해아동의 구제를 위한 격리보호 및 가정 복귀 등 사후관리를 담당하게 된다. 아동학대에 대한 정신의학적 평가를 위해서는 아동의 정신적 문제에 대해 포괄적인 접근이 필요하다. 여기에는 아동의 진술능력에 대한 신빙성의 평가와 함께 현재 가족들의 대처 방법에 대한 평가가 뒷받침되어야 한다. 무엇보다 중요한 것은 아동과 아동을 돌볼 능력이 있는 가족들과 치료적 유대관계를 맺는 것이다. 아동학대의 치료를 위해서 정신과 의사는 먼저 학대 피해 아동과 가족 및 가해자가 가진 신체적 · 정신적 후유증이나 문제에 대해 직접 개입해야 한다. 여기에는 놀이정신치료, 약물치료 등의 방법이 있다. 그리고 학대의 재발 방지와 후유증을 최소화하고 예방적 차원에서 지역사회 계몽교육이나 가정방문 등 다양한 자원을 활용하는 방법을

논의해야 한다. 노인학대 환자를 진료할 경우, 정신과의사는 학대당한 노인의 신체 · 정신적 문제를 돕기 위한 심리적 치료 및 약물치료를 병행해야 한다. 다만 노인학대의 경우 특별히 고려해야 할 측면이 있는데, 만일 학대노인이 인지기능저하 등이 의심될 경우, 진술에 대한 신뢰성을 반드시 확인하기 위해서 정신과 의사는 보다 세밀하고 정확한 임상 심리 평가를 의뢰해야 한다. 또한 필요한 경우 민법상 법적 후견인 제도의 활용을 통한 지원체계에 대해 숙지할 필요가 있다.

학교폭력법의 제정 이후 국가 및 지방자치단체는 학교 폭력을 근절하기 위한 실질적인 예방활동이나 사업이 일선 학교에서 이루어질 수 있도록 관리 감독하는 책무를 갖게 되었다. 이에 근거하여 학교 현장에서는 자치위원회를 두고 있으며 피해학생의 보호 및 가해학생에 대한 조치를 수행하고 있다. 피해학생에 대한 보호조치로서 심리상담 및 조언, 일시보호, 치료 및 치료를 위한 요양, 학급 교체 및 그 밖의 구제조치를 시행하고 있다. 가해학생에 대한 조치로는 피해학생에 대한 서면사과, 피해학생 및 신고 · 고발 학생에 대한 접촉, 협박 및 보복행위의 금지, 학교에서의 봉사, 사회봉사, 학내외 전문가에 의한 특수교육이수 또는 심리치료, 출석정지, 학급교체, 전학, 퇴학처분 등을 시행하고 있다. 따라서 정신과 의사는 학교 폭력에 대응하기 위한 일반적 절차에 대해 숙지하고 있어야 하며 적절한 자문 역할을 수행해야 한다. 현재 우리나라에서는 성폭력 방지 및 피해자 보호 등에 관한 법률에 근거하여 국가와 지방자치단체는 성폭력피해자통합지원센터를 운영하면서 가정폭력, 성폭력 등에 대하여 365일 24시간 상담, 의료, 법률, 수사, 심리지원을 원스톱으로 제공하고 있다. 성폭력 피해자는 직접 여성 긴급전화(전화번호: 1366)를 통해 해당 센터에 문의 상담을 받을 수 있다. 만일 정신과 의사를 포함한 의료진이 환자를 진료하는 중 성폭력 피해사실을 알았을 때는 경찰(112) 혹은 해바라기센터(통합 전 원-스톱 지원센터)에 해당 사실을 신고할 의무가 있다. 성폭력 상담소, 해바라기센터 등에서는 환자에게 의료비 지원 및 무료 법률 지원서비스를 제공해주고 있다. 성폭력 피해자에게 접근할 때 의료진이 주의해야 할 사항이 있다. 성폭력에 대한 초기 진료는 응급상황이고 위기개입임을 명심해야 하고, 진료는 피해자를 안전하게 보호할 수 있는 환경 아래에서 지지적인 태도로 진행해야 한다. 또한 비밀유지의무를 포함한 의료진의 의무에 대해서도 각별히 신중을 기해야 한다. 특히, 성폭력 피해자 진료에서 가장 존중되어야 할 것은 피해자와 가족의 결정이다. 정신과 의사가 우선적으로 할 일은 피해자가 안정화되고 통제감을 회복하도록 돕는 것이다. 구체적인 치료 방법으로는 외상 후 스트레스장애의 치료에 준하여 외상초점인지행동치료와 같은 심리치료나 항우울제 및 항불안제를 사용한 약물치료 등을 시도할 수 있다. 그밖에 대처기술 및 이완훈련, 지지적 상담을 제공할 수 있으며, 정신치료의 경우 개별화된 개인치료 및 집단치료 방식으로 적용해볼 수 있다.

면 담

폭력적인 환자와의 면담은 항상 사려 깊은 접근을 필요로 한다. 병원 응급실에서 의료진이 도착했을 때 환자는 이미 통제되지 않는 경우가 많으며 여러 사람에 의해 강제로 억제될 수도 있다. 이러한 경우 정신과 의료진은 대개 진정을 목적으로 항정신병제제를 주사하면서 급성기 위기개입을 하게 되며 환자는 차츰 자신의 공격적 충동에 대한 통제력을 되찾을 수 있게 된다. 폭력적인 환자들은 경험 많은 의사들이 갖고 있는 자신감을 드러내 보여줄 때 안도감을 느끼게 된다. 또한 이들은 의사가 속으로는 두려우면서도 겉으로는 아닌 척하며 자신감을 드러내는 것을 금세 알아차리며, 이러한 의사의 두려움에 대해 공격적인 행동으로 반응을 한다. 경험이 부족한 의사가 만약 환자로부터 계속 두려움을 느낄 때에는 면담을 보다 편안하게 수행하기 위하여 추가로 약물 투여를 고려하거나 환자를 통제할 수 있는 보조 요원을 동원해야 한다.

격리 및 강박

격 리

격리란 입원한 환자의 상태가 자해, 타해 또는 병실 환경에 심한 손상을 초래할 수 있는 상황(이하 응급상황)으로 진행되는 것을 방지하기 위해 치료를 하거나, 임상적인 상태를 조절하기 위해(환자가 받는 과도한 자극을 줄여줄 필요가 있을 때, 또는 환자가 스스로 충동을 조절할 수 없다고 느껴 격리 또는 강박을 요구할 때 등) 제한된 공간에서 일정 시간 동안 환자의 행동을 제한하는 것을 말한다.

강 박

강박은 환자가 자신에게나 다른 사람들에게 너무 위험스러워서 어떠한 방법으로도 통제할 수 없는 위협이 될 때 사용된다. 환자는 약물 치료를 받을 때 일시적으로 또는 오랫동안 약물을 사용할 수 없다면 강박될 수 있다. 보통 환자들은 강박을 통해 제지된 후에 평정을 되찾는다. 표 29-7은 강박할 때의 일반적인 지침을 기술하였고, 표 29-8은 격리와 강박의 절차에 대해 제시하였다.

표 29-7. 강박할 때 지침

1) 강박 시행
① 강박 시행팀은 5명으로 구성하고 보조 인력을 최소한 2명 정도 둠
② 강박대(억제대)는 가능한 한 가죽으로 된 것을 사용하여 안전성을 높임
③ 환자의 다리를 벌려서 억제하고, 한 팔은 한쪽 면에 고정하며, 다른 한 팔은 머리 위로 올려 억제함
④ 필요하다면 수액을 줄 수 있는 위치로 억제해야 함
⑤ 혈액순환이 원활하게 되도록 하며, 머리는 질식하지 않도록 약간 올림
2) 환자 조치
① 치료진은 억제되어 있는 환자가 항상 볼 수 있는 위치에 있어야 함
② 환자를 계속해서 안심시켜 주어야 함. 안심시키는 방법은 무력감, 무기력, 조절 상실에서 오는 두려움을 줄이는 데에 있음
③ 안전과 편안함을 유지하도록 환자의 상태를 정기적으로 점검함
3) 치료 과정
① 억제되어야 하는 이유를 환자에게 설명함
② 환자가 억제된 후 치료자는 언어적 개입을 사용하여 치료를 시작함
③ 필요한 경우 항정신병약물이나 항불안제를 투여함
④ 의사는 억제하는 이유, 치료하는 과정 그리고 억제되는 동안의 환자의 치료 반응을 항상 병록지에 기록함
4) 강박 해제
① 환자가 안정되어 위험성이 없어지면 간호사는 즉시 주치의에게 보고하여 해제 여부를 결정함
② 환자가 조절되어 억제를 풀 경우 한 번에 끝내지 말고, 시간을 두고 단계적으로 조절해가면서 풀어줌

표 29-8. 보건복지부 지침에서 정한 격리와 강박 절차

주치의 또는 당직의사의 지시에 따라 시행하고 해제해야 한다.
격리 또는 강박 시행 전과 시행 후에 그 이유를 환자 또는 보호자나 그 가족에게 설명한다.
환자는 타인에게 성격이 보호되는 장소로 외부 창을 통해 관찰이 가능한 조용하고 안전한 환경에서 실시한다.
치료진이나 병동의 편의 및 처벌을 목적으로 격리나 강박을 시행해서는 안 된다.
치료자가 단독으로 격리나 강박을 시행하려고 해서는 안 되며, 안전을 위해 적절한 수의 치료진 2~3명이 있어야 한다.
격리 또는 강박 후, 간호사는 자주 환자의 상태를 확인해야 하며, 간호일지에 강박 또는 격리를 시행한 이유, 당시의 환자상태, 방법(보호복, 억제대 2point, 4point, 보호조끼)에 대해 자세히 기록한다. 환자상태에 이상이 있을 시 즉시 주치의 또는 당직의에 보고한다.
강박 조치한 환자는 1시간마다 vital sign(호흡, 혈압, 맥박 등)을 점검하고, 최소 2시간마다 팔다리를 움직여주어야 한다.
수시로 혈액순환, 심한 발한(땀흘림)을 확인하며, 자세변동을 시행하며, 대 · 소변을 보게 하고, 적절하게 음료수를 공급해야 한다.
환자상태가 안정되어 위험성이 없어졌다고 판단되면, 간호사는 즉시 주치의(또는 당직의사)에게 보고하고 그 지시에 따라 강박 또는 격리를 해제하고 신체의 불편유무를 확인한다.
양 팔목과 발목에 강박대를 착용시킬 때는 혈액이 원활하게 순환될 수 있도록 손가락 하나 정도의 공간을 확보하며, 가슴벨트는 등 뒤에서부터 양 겨드랑이 사이로 빼서 고정시키고 불편하지 않는가 확인하고 관찰한다.

기타 정신과적 응급

응급상황이란 응급실에 내원한 환자, 병동에 입원한 환자의 긴급 상황, 타과에 입원 중 자문의 응급, 외래진료 중의 환자의 응급들을 말하며, 지역사회 정신건강센터 응급 역시 포함될 것이다. 특히 자신 또는 타인을 해칠 우려가 있는 상황에서 정신과적 접근을 긴급히 필요로 하는 경우를 포함한다.

치료환경

목 적

안전성과 보안 분위기를 갖춤으로써 최적의 치료환경하에 정신 증상으로 고통을 받는 긴박한 환자들에게 안정된 진단 과정과 치료 개입을 도모하고자 함이다.

치료 환경 여건

대부분의 정신과적 응급은 병원 응급실에서 정신건강의학과 의사가 아닌 비전문의에 의해 시술되고 있음이 문제점이다. 그러나 점차 정신과 서비스 여건이 갖추진 곳이 늘어나고

있어 다행이다. 서비스 여건이란 안전성과 보안을 갖춘 분위기를 말하며, 정신건강의학과 의사, 정신간호사, 정신사회복지사, 보조인력(안전요원) 등 팀 형성으로 항시 대기하여 진료할 수 있음을 말한다. 자살기도를 포함하여 '정신과적 응급' 처방 시 억제대 시술을 안전하게 시행할 수 있고 격리나 억제대 시행 시에는 간호사실에서 밀착 관찰할 수 있는 여건을 필요로 한다. 특히 소아 청소년은 소아 응급실 공간이 마련된다면 더욱 좋다. 그렇지 않으면 행동문제를 야기하기도 하고 치료 제안에 반하여 귀가하기 쉽기 때문이다. 여러 신체증상과 함께 종종 정신증상을 호소하므로 적합하게 평가되고 전문적으로 외래 진료 연결될 수 있는 과정이 중요하다.

평 가

정신과적 응급 대상을 다음 6범주로 나눔은 진단을 위한 것이기도 하지만 치료 개입과 치료 범위를 적절히 설명하여 순응도를 높이게 하고자 함이 목적이다.

평가란 다음 6가지로 나누어 접근할 수 있다. 첫째, 신체질병(신체질병뿐이거나 신체질병에 동반 증상(기질성우울장애, 섬망 등) 범주이며, 둘째, 약물이나 물질에 대한 독성이나 부작용 영역, 셋째, 스트레스(적응장애, 외상후스트레스장애, 과호흡, 불면증 등) 영역, 넷째, 갈등(부부갈등, 고부갈등, 화병 등) 영역으로 나누고, 다섯째, 급성정신병(조현병, 조울병 등 뇌 관련 정신병, 약물 관련 정신병 상태) 범주와 여섯째, 생물심리사회적 영적인 웰빙 영역(우울병, 공황장애, 알콜의존, 도박중독 등)으로 나누어 접근하며 평가할 수 있다.

신체질병 범주

정신건강의학과 해당이냐 아니냐가 중점인 것처럼 보이지만 이분법 접근은 아니다. 예를 들어 신체질환이 없어야 정신질환이라는 개념은 구식방식이거나 흑백논리 수준의 이분법 수준이다. 이제는 신체질환과 정신질환이 함께 더불어 동반질환으로서 가능하다는 가능성을 늘 가지고 접근해야 할 것이다.

반대로 마비증상을 보일 때, '현재 응급 검사상 이상이 없어 신체질환이 없으므로 전환장애 같다' 이러한 접근으로 단순히 전환장애를 생각해본다면 곤란하다. 임상적으로 응급 평가에서는 신체질환이 현재 응급 검사 소견상 배제되었으니 전환장애를 우선 진단으로 생각하라는 경우가 종종 있다. 그러나 이는 소극적 접근이며 부적절하다. 둘 다 있을 수 있기 때문이다. 적극적인 접근으로, 정신병리학적 관점으로 갈등, 분리, 전환 기전, 증상 무관심(la belle indifference), 동일시 등 기전을 찾아 만족하면 진단하며, 부족하다면 정보 수집을 더 하여야 할 것이다.

따라서 자세한 병력청위와 신체검사, 신경학적 검사, 정신상태 검사 모두 필요하며, 그 다음 진단의학 검사, 영상의학검사, 즉 갑상선기능검사, MRI 등 구체적인 응급 검사들이 필요하다. 단 CT나 MRI가 응급으로 되지 않을 경우, 보완접근으로 뇌 X선 검사(Skull AP & Lat)를 먼저 응급으로 하여 1차적 스크린을 함이 옳다.

약물이나 물질 범주

응급실 분위기 여건과 충분히 안정된 공간하에서 병력청취가 중요하다. 약물이나 물질들의 내용은 잊거나 잘 모르거나 방어하기 쉽고, 가족의 약을 먹고 응급실에 오기도 하는 경우도 있어 병력청취가 쉽지 않다.

간략한 면담 후 약물 부작용으로 확정적인 설명은 오해를 낳고 분쟁하기 쉽기 때문에 기질 성격 취약성의 빠른 파악이 중요하다. 이를테면 항결핵제 혹은 살 빼는 약물에 의한 급성정신병 증상은 약이 빠짐으로써 대부분 회복되지만, 일부 정신병 취약성이 있는 경우, 발병한 정신병이 오래 지속됨이 있어 그 가능성에 유의하여 평가하고 설명하여야 한다.

스트레스 영역

적응장애는 물론, 학대 폭력의 희생자, 집단 따돌림, 성폭력 희생자 등 급성 스트레스 장애들이 스트레스 영역이다.

스트레스 사건이 있어야 하고 평가, 역량(자산), 대처전략, 대처과정, 사회적지지 등이 문제가 되는 경우 적응장애를 추정하여야 하고, 심각한 생명의 위협이나 심각한 모멸감을 받았던 외상(trauma)이 되는 사건이 있었는지에 따라 급성 스트레스 장애, 외상후스트레스장애를 감별하여야 한다.

환자가 호소하고 전해주는 말만 들으면 실제 임상 치료에서는 부적응과 고통의 근본 모두를 놓치는 우를 범할 수 있다는 점을 명심하여야 한다. 흔히 일의 능률이 저하되면서 직무스트레스가 너무 심하여 갑자기 잠을 전혀 이루지 못하고 불안함을 호소하는 경우, 받아 적고 그렇게 진단하고 약을 주고 진단서를 발행한다면 잘못이다.

갈등 영역

갈등이 노출되고 표현되는 과정에서 심한 행동의 문제를 가져올 수 있다. 갈등 영역은 물론 무의식 영역의 갈등과 불안, 방어기제, 증상형성 등 역동에 맞아들어야 진단을 하게 된다.

갈등과 심한 증상 사이에는 급성 발병의 뇌질환이나 신체

질환, 약물 영향, 자살 사고, 충동성, 자살 위험도 등이 있을 수 있음을 간과해서는 안 된다. 해주는 말만 들으면 실제로 불편하게 된 모든 요인들을 놓칠 수 있다는 점을 명심하여야 한다. 반드시 가족이나 보호자와의 면담이 필요하다. 안전한 분위기에서 공감하면서 개별적인 면담을 통하여 전반적인 병력과 상황 파악을 세심하게 경청해야 한다. 혹 과학적, 논리적 설명에 일치하지 않을지라도 설명, 의견, 요청을 간과하거나 무시해서는 안 되며, 성격이나 관계 등 배경과 상황이해를 함이 필요하다.

급성 정신병 범주

현실검증력을 상실하거나 환각이나 망상 같은 상태를 급성기로서 동반하는 경우를 칭한다. 급성 정신병이나 급성기의 조증을 말하며, 약물이나 물질로 인한 급성기 역시 같은 범주라고 본다.

그러나 '환각이란 증상을 보이면 조현병이다'라는 추정 진단은 금물이다. 비온(Bion)의 설명에 의하면, 인간은 뇌 구조상 환각을 가질 수 있지만 억제되어 지내다가 상태에 따라 탈억제로서 환각을 나타낼 수 있다. 조현병은 물론이고, 생활하다가 너무 피곤하다든지, 잠들려 할 때, 잠에서 깨어날 때라든지, 잠을 못자서 수면 박탈되었을 경우, 심한 금식상태, 영양실조 상태, 알코올 영향, 마약 중독 상태, 심한 우울상태에서 각각 탈억제되어 환시, 환청이 발생할 수 때문이다.

현실검증력이 저조한 경우, 자신이나 타인을 해할 우려가 있는 상태에서, 환자는 물론이고 처음 접하는 가족들조차 당황하며 치료 순응도가 낮음에 유의하여 충분한 공감을 하면서 접근하여야 할 것이다, 특히 과거 치료 경험이 나쁘게 남아 있거나 불만족으로 기억되는 환자나 가족들은 잠재적으로 비순응이며 적대감이 높음에 유의해야 한다.

생물심리사회적-영적인 웰빙

환자를 통합적으로 다루어야 하며, 질병론 중에서 생물심리사회적-영적인 모델을 갖고 인간을 만나자는 개념이다. 응급상태에서는 나타내는 증상을 중심으로 우선적으로 평가할 수 있으나 지속적인 진단과 치료를 필요로 할 경우 이들 전체의 틀을 가지고 평가 접근하자는 설명이다. 종교 행위와 관련된 마음 상태를 간과해서는 곤란하다.

응급실에 내원한 환자 중에 종종 공황발작이나 공황장애 진단 평가에 실패하는 경우가 있다. 종종 응급실만 수차례 방문하고 몇 개월씩 진단 과정이 지연되면서 치료 역시 늦어지는 경우이다. 아울러 약만 주겠다는 접근 역시 제고하여야 할 것이다. 뇌의 기전을 포함하여 인지적 요소를 깊이 다루고 인간의 고통을 다루는 접근이 필요하기 때문이다.

특수 상황별 처치

환자를 개별적으로 만나 병력청취를 하고 정신상태 검사를 충분히 한다. 그리고 가족이나 보호자들을 반드시 만나서 더 많은 정보를 얻음이 중요하다. 응급일수록 전체적인 삶과 인간을 이해하기 위하여 병력청취와 가족력은 물론이고, 기질, 성격, 가족관계, 대인관계, 소통 정도 등 객관적인 정보 중 핵심 요소들을 아주 짧은 시간 안에 얻어야 할 것이다.

응급 경우 주로 발생하는 주 증상을 중심으로 임상적 접근 처치를 요약하고자 한다. 불안, 우울, 섬망, 불면, 정신증상, 뇌손상으로 나누어 유의사항과 함께 설명하고자 한다.

불안, 좌불안석, 과호흡 증상

협심증, 심근경색, 갑상선 장애, 과호흡, 공황장애, 벤조디아제핀 의존 및 금단, 카페인 의존 및 금단, 니코틴 금단, 약물 관련 추체외로 증상 등 다양하다. 종종 두 진단을 가지는 경우도 있다.

특히 공황장애 증상들도 잘 표현하지 못하는 경우가 종종 있고 곧 회복되므로 간과하기 쉽다. 벤조디아제핀 중독과 금단 경우는 현병력과 상태를 감추거나 소홀히 하는 경우가 종종 있어 건강보험 전산망을 통한 의약품 안심 서비스(Drug Utilization Review, DUR) 점검도 필요하다.

환자가 인터넷 검색을 하고 진단명으로 호소하는 경우들 역시 많다. 무시하지 말고 경청하여야 한다. 그리고 그 호소 이외의 많은 증상들을 더 찾아 병력 청취를 충분히 하여야 하며, 전체적인 정신상태 점검을 하여야 한다.

우울, 감정기복, 기분항진 증상

기질성 우울병, 주요우울장애, 자살사고를 동반하는 심한 우울병, 정신증상을 동반하는 우울병, 조증으로 이행하는 상태, 산후우울병, 그리고 양극성 우울, 조증 등 감별이 매우 중요하며, 치료동기나 순응도를 높임으로써 다음 진료 연결이 중요하다.

신체질환에 동반하는 경우, 약물에 의한 경우도 매우 많다. 각각 50여 가지 이상 질병들을 교과서급 책에 제시하고 있으므로 표를 찾아봄도 지혜롭다.

뇌를 다치거나 뇌질환이 있는 경우 기질성 우울병이 종종 발생한다. 대개 2, 3개월이면 회복되지만 계속 진행된다면 심리사회적 요인들이 함께 작용하면서 주요우울장애(단극성 우울병)로 진행되는지 감별할 필요가 있다.

초기 우울병 발병 시기에 자살사고 역시 면담되고 다루어야 한다. 자살기도를 하여 내원하였다면 자살 위험도, 살아야 하는 이유 탐색은 물론이고 표준화되지는 않았지만 위험도-구출도-비율(risk-resque-ratio, RRR)을 계산하면 설명하기 쉽다. 입원치료에 반하여 귀가한다면 다음 3가지에 다짐을 받아야 한다. 주변의 칼 같은 위험한 물건들을 모두 치움, 항상 24시간 함께 있어야 한다는 다짐과 실천, 다시 자살 의지와 자살 사고가 있으면 급히 병원에 내원한다는 점을 서약한 후 귀가시킴이 필요하다.

섬 망

신체질병, 급성 불안정한 신체상태, 졸피뎀, 시메티딘 등 약물, 알콜의존 및 알콜금단, 뇌손상, 기저질환의 악화, 수술 후 섬망 등 매우 많은 상황에서 섬망이 발생하며, 노인 환자의 경우 매우 미미한 신체 상태 변화에 따라 종종 섬망이 발생한다. 해당 과에서 우선 진료함이 원칙이다.

섬망은 가역성 섬망(reversible delirium)과 치료가능한 섬망(treatable delirium, 옛 구분은 비가역성 섬망)을 잘 구분하여야 한다. 그리고 응급 조치와 치료로 섬망 상태가 회복되면서 기저의 상태가 드러나는 경우가 종종 있어 추가 진단을 미리 예측하고 평가함이 중요하다.

급성 정신병 상태

약물 부작용, 약물유발 정신병, 저혈당, 수면박탈 관련 정신병, 종교 관련 급성 상태, 조증 삽화, 조현병 초기, 측두엽성 전간, 치매, 뇌질환, 전신질환 등 매우 다양하다. 정신병과 약물유발 정신병과 뇌질환이 겹쳐서 동반하기도 하므로 어느 진단 하나만을 선택해서는 곤란하다. 종종 동반질환의 두 질병이 있을 수 있다.

약물이나 물질유발 정신병은 정보에 제한이 많아 진단과 원인을 제대로 할 수 없는 경우가 있음을 인식하고 가족이나 보호자면담이 필요함을 주지시켜야 한다.

불면 증상

응급실 내원의 많은 환자들은 불면증 호소가 의외로 많다,

그 대상 질환은 일차성 수면장애, 수면 무호흡증, 기면병 등 수면장애, 수면제 의존 및 금단, 항불안제 금단, 습관적 알코올 음주, 우울병, 조현병 등 다양하다.

응급상황에서의 모든 평가와 조치는 쉽지 않으므로 지속적인 진료를 권해야 한다. 1주일 미만의 일과성 불면증은 약물 사용을 않음이 원칙이기 때문에 수면 습관을 파악하고 수면 위생을 다루면 좋다. 수면제가 오남용되거나 만성적으로 습관화되는 것을 예방함도 응급 처치에서 중요하지만 간과되기 쉽다. 필요한 경우는 단기간의 수면제 등 처방이 필요하다.

뇌손상

뇌손상의 응급실 진료는 잘 이루어진다. 뇌손상 장애에 더불어 동반질환으로 급성스트레스장애 뇌손상으로 인한 성격장애, 뇌진탕후증후군 등의 출현 가능성, 별도의 기저질환의 악화 등을 고려하여 응급상황에서도 가족이나 보호자에게 미리 대비함도 필요하며 매우 중요하다. 감별진단을 위한 많은 정보와 손상 이전의 상황이나 질병 유무, 성격 파악이 필요하다.

응급 면담

응급실 면담 역시 편안한 분위기 속에 공감이 중요하며 생의학적 면담이 필요하다. 그러나 정신과 팀이 있다면 정신과적 면담 기법을 추후 시행하여야 하며, 환자를 개별적으로 면담하고 후에 가족면담은 동의를 받아 따로 면담함이 원칙이다.

환자로부터 나온 정보들은 비밀 엄수에 따라 지켜져야 한다. 단 자신이나 타인을 해칠 위험이 있는 사항들은 가족과도 면담을 알리고 같이 다루어야 한다.

생의학적 면담(bio-medical interview)

의사들의 면담, 이를 테면 국가고시 평가 중 CPX 방식이다. 의식상태, 언어, 행위, 정동, 사고의 흐름, 기억 등 파악할 수 있으나 지각이상, 기분, 정동의 적합성, 사고내용, 자살사고 등은 제한 받을 수 있다는 점이 한계이다.

정신과적 면담(psychiatric interview)

정신병리학을 이해하고 하는 면담, 학생들의 정신과 외래 예비 진료인 경우, 생물심리사회적 영적 접근을 하는 경우를 칭하며 생의학적 면담 내용에 추가로 지각이상, 기분, 정동의 적합성, 사고내용, 자살 사고 등을 탐색할 수 있으며 정신상태를 통합할 수 있다.

환자는 일상의 대화법을 쓸 것이다. 일상적인 대화는 한 문장 안에서 형식적일 수 있고 어떤 것을 감출 수도, 드러낼 수도 있다. 일상의 대화는 오히려 분명한 것을 애매하게 만들거나 표현할 것은 감추고, 감출 것은 표현하는 등의 이율배반성을 가질 수 있다. 의사는 환자의 대화 속에 숨어있는 의

미를 이해할 수 있어야 하고 또 환자의 말을 듣는 것이 아니라 그 환자의 마음을 들을 수 있어야 한다.

응급 약물치료

모든 응급 약물치료는 병동 입원환자나 외래환자 진료와 동일하다.

전체적인 완전한 진단이 이루어지기 전에 조치를 하는 경우와 처음 투여되는 경우가 있으므로 유의하여야 할 점 역시 동일하다. 약물치료에서는 신체질환 상태를 고려한 적응증, 약물상호작용, 연령제한, 임신제한 등 DUR을 한 번 더 꼼꼼하게 점검함이 중요하다.

응급조치 후 어느 과로 입원하는지가 중요하며, 귀가 시에는 일단 단기간 2~3일 이내 처방이 필요하며, 상태가 급히 악화되거나 변화한다면, 부작용이 발생하면 곧 병원에 내원할 것을 강조하여야 한다.

기 록

마음을 다루고 스트레스와 갈등이 있으므로 비밀엄수와 프라이버시를 존중하는 면담 분위기와 기록이 필요하다.

전문 용어나 설명은 물론이고 구체적 면담 내용도 서술이 필요하다. 실재적인 언어나 행동, 구체적인 환각내용, 사고내용, 망상내용이 필요하다. 특히 원인과 결과로 호소하는 관련 사항이나 가족관계에서는 실재와 다른, 주관적 내용일 수도 있으므로 주의한다. 인과관계는 정신병리학적 인과관계를 중심으로 기록함이 중요하며 미확인에서는 증상이나 표현내용을 시간 순서로 나열함이 필요하다.

자신이나 타인을 해칠 상태에 대해서는 상세하고 구체적인 파악이 필요하며 환자나 보호자에게 제공한 조치들에 대해서 구체적인 사항을 상세히 기록함이 중요하다. 환자와 가족들의 협조나 거부 거절도 그 과정을 있는 그대로 파악할 수 있도록 기록함이 원칙이다. 거부한 내용 모두를 기록에서 생략하고 제외시킴은 옳지 않으며 주요 핵심은 모두 기록해야 한다.

응급 상황에서의 평가 진단 조치 기록들은 경우에 따라 이해관련이 있어서 법적 도덕적 문제를 야기할 수 있으므로 유의하여야 한다.

법적 관점

적절한 진단과정, 조치, 치료과정, 특히 중독 경우 치료원칙, 억제대 시술, 자의입원, 비자의입원 등을 제대로 이해하고 설명하고 동의 받아 시행하여야 한다. 만일 거부한다면 그 상황을 적으면 좋다. 부적절한 정보는 물론 드물지만 거짓 허위정보도 있으므로 유의하여야 한다.

도덕적 관점

개인 프라이버시, 면담 분위기, 공감, 비밀엄수, 인권, 환자의 권리 및 의무 준수, 도덕적 해이, 건강보험 제한 등 많은 사항들을 숙지하고 시행하며 또한 기록하여야 한다.

참고문헌

1) 대한병원협회. 성폭력 피해 치료 가이드라인-아동에서 성인까지-. 서울: 여성가족부;2011.
2) 대한소아청소년정신의학회 학교건강위원회. 학교폭력 진료 가이드라인. 서울: 대한신경정신의학회;2014.
3) 대한신경정신의학회 편저. 신경정신의학 2판. 서울: 중앙문화사;2005. p.404-410.
4) 대한신경정신의학회. 자살 및 난폭 행동. 신경정신의학. 서울: 중앙문화사; 1987. p.394-409.
5) 대한의사협회. 아동학대예방 및 치료 지침서. 서울: 대한의사협회;2006.
6) 민성길 외 공저. 최신정신의학 제6판. 서울: 일조각;2015. p.764-777.
7) 박성근, 정인과 공역. 임상실제에서의 정신과 면담 제2판. 서울: 하나의학사; 2012. p.505-506.
8) 박종구 역. 정신분석 작업의 신비. 융과 비온의 만남. 서울 nun;2014.
9) 보건복지부, 중앙자살예방센터. 2015 자살예방백서. 서울: 중앙자살예방센터; 2015.
10) 석재호 외. 자살기도자에 관한 연구. 신경정신의학 1980;19:288-293.
11) 석재호. 자살. 인간과학 1988;12:776-781.
12) 신승철 외. 한국인의 자살. 신경정신의학 1990;29:923-932.
13) 신현호. 정신과영역에서의 의료과실 판례: 의료와 법률 1988;5:56.
14) 식품의약품안전처 한국의약품안전관리원. 노인에 대한 의약품 적정사용 정보집;2015.
15) 안용민 외. 보건복지부 연구용역사업 보고서, 2013년 자살실태조사. 서울; 2014.
16) 유순형, 김일순. 한국도서지방(강화군)과 자살에 대한 역학 및 정신의학적 연구. 신경정신의학 1981;20:266-273.
17) 이무석 역. 환자와의 대화. 서울 도서출판 이유;2008. p.35-80.
18) 이부영 편저. ICD-10 정신 및 행태장애. 서울: 일조각;1998.
19) 최인근, 석재호. 자살 수행자 및 기도자에 관한 비교연구. 신경정신의학 1984;23:87-95.
20) 한창환. 어려운 환자. 한국의과대학 의학전문대학원장협회. 대한의료커뮤니케이션학회. 의료커뮤니케이션. 서울: 학지사;2012.
21) 홍강의 외 공저. DSM-5에 준하여 새롭게 쓴 소아정신의학. 서울: 학지사; 2015. p.412-425, p.426-437, p.462-471.
22) 홍영수, 이정균. 응급실을 통해본 자살기도자의 정신의학적 연구. 신경정신의학 1984;19:204-212.
23) American Psychiatric Publishing. Diagnostic and Statistical Manual of Mental Disorders. 5th ed. Arlington:American Psychiatric Publishing; 2013.
24) Baron DA, Dubin WR, Ning A. Other Psychiatric Emergencies. In: Sadock BJ, Sadock VA, eds. Kaplan & Sadock's Comprehensive Textbook of Psychiatry. 9th ed. Vol. 2. Philadelphia: Lippincott Williams & Wilkins;2009. p.2717-2745.
25) Barraclough B, Bunch J, Nelson B, et al. Asests. Br J Psychiatry 1974;125: 355-373.
26) Bassuk EL, Birk AW. Emergency Psychiatry: Concepts, Methods, and Practices. New York, Plenum.
27) Bellack L, Siegel H. The Handbook of Intensive Brief and Emergency Psychiatry. Larchmont, NY: CRS;1984.
28) Brown GL, Linnoila MI. CSF serotonin metabolite (5-HIAA) studies in depression, impulsivity, and violence. J Clin Psychiatry 1990;51:31.
29) Durkheim E. Suicide. Glencoe, Free Press;1951.
30) Glick RL, Berlin JS, Fishkind AB, Zeller SL. Emergency psychiatry principles and practice. Philadelphia: Lippincott W&W;2008. p.117-124, p.125-136, p.467-471.
31) Hales R, Frances A(eds). American Psychiatric Association Annual Re-

view 6. Washington, DC. 16. American Psychiatric Press;1987.
32) Hales RE, Robert E, Hales MD, et al. The American Psychiatric Publishing Textbook of Psychiatry. 6th Arlington, American Psychiatric Publishing; 2014.
33) Hawton K. Psch MRC. Suicide in adolescents. In: Suicide. Ed by Roy A, Baltimore, Williams & Wilkins;1986. p.135-150.
34) Hillard JR. Manual of Clinical Emergency Psychiatry, Washington DC: American Psychiatric Press;1990.
35) Kaplan HI, Sadock BJ. Comprehensive Textbook of Psychiatry. 7th Baltimore, Williams & Wilkins;2000. p.2013-2039.
36) Larry J. Siever. Neurobiology of aggression and violence. Am J Psychiatry 2008;165:429-442.
37) Myung W, Won H, Fava M, Mischoulon D, Yeung A, Lee D et al. Celebrity suicides and their differential influence on suicides in the general population: a national population-based study in Korea. Psychiatric investigation 2015;12:204-211.
38) Patterson WM, Dohn HH, Bird J, et al. Evaluation of suicidal patients: the SAD PERSONS scale. Psychosomatics 1983;24:343-349.
39) Sadock BJ, Sadock VA, et Ruiz Pedro. Kaplan and Sadock's Synopsis of Psychiatry: Behavioral Sciences/Clinical Psychiatry. 11th Baltimore: Williams & Wilkins;2014. p.763-774.
40) Sadock BJ, Sadock VA, Ruiz P. Kaplan & Sadock's Synopsis of Psychiatry. 11th ed. Philadelphia: Lippincott W&W;2014. p.774-784, p.785-790.
41) Sadock BJ, Sadock VA. Kaplan & Sadock's Synopsis of Psychiatry. Behavioral Sciences Clinical Psychiatry. 11th ed. Philadelphia: Lippincott Williams & Wilkins;2015. p.763-790.
42) Sainsburg. The epidemiology of suicide. In: suicide. Ed by Roy A, Baltimore: Williams & Wilkins;1986. p.17-40.

Chapter 30

정신사회적 치료

Psychosocial Treatment

박상학, 박용천, 유재학, 이상혁, 임원정, 한상우

도 입

정신사회적 치료란 생물학적인 치료와 대비되는 용어로 생물학적이 아닌 정신적 또는 사회적 방법을 사용하는 치료를 말한다. 여기에는 전통적으로 대화를 통한 정신치료와 그 외의 사회적인 방법을 사용하는 사회적 치료가 있다. 그 중 정신치료(psychotherapy)란 문자 그대로 마음을 치료하는 것인데, 대개의 경우 환자와 의사 사이에서 주로 대화를 통하여 의사전달을 하는데 치료자는 환자가 자기 자신을 이해하도록 도우며, 나아가 자기 자신의 감정, 생각, 행동을 교정하도록 돕는 역할을 한다. 의사와 환자는 미리 상호 의견조율을 하여 시간표에 따라 계획적인 면담을 한다. 정신치료적인 대화는 치료여야 하고, 훈련된 전문가가 실시하여야 하고, 설정된 틀 안에 있어야 하고, 환자의 정신적, 감정적 건강을 증진시키기 위한 것이어야 한다. 정신치료의 종류는 현재 알려진 것만 해도 500여 가지가 넘는다. 과거에 의학이 현대적으로 발달하지 않았던 시절의 문헌 중 삼국사기에 나오는 녹진(祿眞)의 지언고론(至言高論)까지 정신치료에 포함시킨다면 그 숫자는 헤아리기 어렵다. 과학적인 형태를 갖춘 정신치료는 Sigmund

Freud의 정신분석에서 출발하였다고 보는 것이 보편적이다.

우리나라에는 1930년대에 정신분석이 소개되었고, 일제강점기 때 일본에서 정신분석을 받은 한국인 정신과 의사가 있었다. 1950년 한국전쟁 후 미국의학이 소개되면서 미국에서 수련 받은 정신과의사들과 서양의 서적을 통해 공부한 의사들이 한국에서 서양의 정신치료를 시행하였다. 초기에는 서양의 정신치료를 한국인에게 직접 적용했는데 성공적이지 못한 경우가 많았다. 일부에서는 이런 실패의 원인이 동양적인 전통 때문이라고 지적하면서도 동양의 정신적인 풍토가 서양사상에서 우러나온 정신치료의 결함에 보탬이 될 가능성도 많다고 하였다. 실패한 경우들을 돌이켜보면 우리문화에 대한 이해가 부족한 상태에서 서양정신치료의 기술적인 부분만 공부하여 그대로 적용하였기 때문이라고 판단된다. 서양의 정신치료를 성공적으로 한국에 적용하려면 우선 서양의 문화와 그것을 뒷받침하는 서양철학에 대한 이해가 선행되어야 한다. 그래야 서양의 문화에서 출발한 서양의 정신치료를 온전히 이해할 수 있기 때문이다. 그 다음에 한국인에게 그것을 적용하려면 한국의 문화에 대한 이해가 필요한데 이를 위해서는 한국의 전통과 철학에 대한 이해가 선행되어야 한다. 이러한 조건들을 고려해 보았을 때 서양에서 출발한 정신치료일지라도 서양의 문화와 철학과 전통을 제대로 이해한 후 동양의 문화와 전통과 철학을 이해한 상태에서 한국인에게 적용하는 것이 중요한데, 실제로 이러한 과정을 거친 후 한국문화가 정신치료에 적합하다고 주장하며 성공적인 치료 결과를 발표한 경우도 있었다. 현재는 한국의 많은 정신과의사들이 서양의 정신치료를 한국인에게 잘 적용하고 있다.

교육을 위한 입장에서 수많은 종류의 정신치료를 편의상 구분한다면 감정을 다루는 역동정신치료, 생각을 다루는 인지치료, 행동을 다루는 행동치료 등 크게 세 부분으로 나누어 생각해볼 수 있다. 감정, 생각, 행동이 서로 영향을 주고받기 때문에 이 세 가지 영역을 모두 이해할 필요가 있고, 실제 치료에 있어서는 어떤 이름을 가진 치료라도 정도의 차이가 있을 뿐 세 가지 요소가 모두 활용된다. 외국에서는 각 학파나 개인의 취향에 따라, 또는 각 질환의 적응증에 따라 수많은 새로운 치료법이 소개되고 있는 중이다. 예를 들어, 우리나라에서는 우리의 전통문화인 도를 바탕으로 서양의 정신치료와 융합한 도 정신치료(道精神治療)가 탄생되었다. 도 정신치료의 세 가지 키워드는 핵심감정(核心感情), 정심(淨心, 핵심감정의 제거), 자비심(慈悲心, 공감)인데 여기에서 말하는 도는 도교의 도가 아니라 유교, 불교, 노자, 장자에서 말하는 도이며 기독교의 신의 은총, 불교의 자비, 유교의 인 등에 해당하는데 우리나라의 전통인 홍익인간 사상과 맥을 같이한다. 도 정신치료에서 치료자의 성격으로 환자를 치료한다고 주장하는 점은 서양의 정신치료에서 주장하는 것과 일맥상통하며 치료에 있어서는 치료자의 성격적 성숙을 요구한다.

정신치료의 교육에는 전통적으로 정신분석 연구소의 교육체계를 따르는데 교육 목적의 분석인 개인분석, 문헌에 대한 교육, 슈퍼비전에 해당하는 감독 분석 등이 필요하다. 유능한 정신치료자가 되려면 10년이 필요하다는 주장도 있다. 정신치료 중에는 인지행동치료 등의 경우 교범화되어 있어 따라하기 쉬워 보이지만 정신역동에 대한 이해가 없으면 환자에게 해를 끼칠 수 있다. 즉, 의료의 기본인 "가장 먼저, 해를 입히지 말라(primum non nocere: first, do no harm)"는 의료인의 준수사항을 위배하는 것이다. 우리나라에서는 각 학파에 대한 교육을 전파하는 연구학회가 대한신경정신의학회 산하에 가입이 되어있는데 1974년 가장 먼저 창립된 한국정신치료학회는 '동양의 도'와 '서양의 정신치료'를 융합하는 것을 목표로 한 '도 정신치료'를 연마하고 있고, 1978년 창립된 한국분석심리학회는 융 학파의 분석심리학을 도입하였다. 이 학회는 한국전통사상의 분석심리학적 특성을 지닌 연구를 하고 있으며, 현재 한국에서 자체적으로 국제분석심리학회 공인분석가를 배출하고 있다. 1980년 창립된 한국정신분석학회 또한 국제정신분석가를 확보하였고, 정신분석가 수련과정을 실시하고 있다. 그 외에 전문학회로 등록되지 않았지만 수련을 받을 수 있는 단체들이 많이 있다. 현재 한국의 정신치료는 모든 학파의 학설이 개방되고 자유로운 선택과 토론이 이루어지는 방향으로 가고 있다.

그동안 가설을 기반으로 출발한 정신역동적 이론이나 설명들이 최근에는 신경과학적으로 설명되기 시작하였다. 20세기 중반을 넘어서면서 유전학, 분자생물학, 신경과학 및 정신약물학, 컴퓨터를 이용한 영상화 기술 등이 급속히 발전하였다. 과거에 신경발생(neurogenesis)은 불가능한 것으로 알려져 왔다. 그러나 현재는 일생동안 신경발생이 가능할 뿐더러 뇌에서 신경세포형성이 가능하다고 알려져 있다. 즉 뇌의 회로는 발달, 손상, 학습, 기억 등의 환경적 변화에 따라 조절된다. 경험을 통해서 신경세포 연결이 조절되고 이는 장기 강화작용을 통해 뇌의 가변성을 일으킨다. 특히 감정 기억과 관련된 뇌의 구조인 전전두엽, 편도, 해마 등은 가변성이 뛰어난 기관이다. 즉 정신치료는 학습을 통해서 이루어지는데 생물학적으로 우리 뇌의 변화를 일으켜 치료효과를 보여준다. 행동치료 등의 정신치료는 편도와 전전두엽 영역을 통한 암묵기억 학습을 조절함으로써 치료 효과를 나타낸다. 역동정신치료에서 상징적 요소에 대해 다루는 것 역시 측두엽과 신피질을 통해 편도의 활성도를 조절하는 것이라 할 수 있다. 그런데 피질에서 편도로의 회로는 편도에서 피질로의 회로보다 약하다. 이는 피질에서 편도로의 새로운 연결형성에 많은 시간이 소요되는 이유이며, 곧 역동정신치료 과정에 장시간이 필요한 근거가 된다. 정신치료는 외현기억에 대한 의도적 기억을 다루기도 하며, 또한 자유연상을 통해 암묵기억을 촉진시킨다. 환자에게 자유연상을 시키면 편도는 활성화된다. 따라서 정신치료를 통해 원래 외상과 관련된 감정적, 인지적 연상을 치료할 수 있게 된다. 이처럼 정신치료는 더 이상 경험에 의한, 설명할 수 없는 영역에서 벗어나 신경과학적으로 설명가능하고 연구할 수 있는 분야가 되었다.

본 장에서는 먼저 정신치료의 가장 기본이 되는 정신분석 및 정신분석적(또는 정신역동적) 정신치료 등이 소개된다. 정신분석 자체는 최근 임상에서 사용하기보다는 교육이나 연구에 주로 활용된다. 임상현장에서는 대부분 정신분석적 정신치료를 사용하는데 정신역동적 정신치료, 통찰지향적 정신치료, 분석적 정신치료, 표현적 정신치료라는 용어 등이 비슷한 의미로 통용된다. 분석적 기법의 적용 정도에 따라 지지-표현의 연속선상에서 보면 지지적 관계-카운슬링-지지적 정신치료-지지적, 표현적 정신치료-표현적, 지지적 정신치료-정신분석이라는 순서로 분류할 수 있다. 한때 상대적으로 평가절하되었던 지지적 방법이 지지적 정신치료라는 이름으로 실제 임상가들이 가장 많이 사용한다는 현재의 상황을 반영하여 과거에 비해 대폭 보충되었다. 이와 맞물려 최근 장기정신치료보다 선호되는 단기정신치료도 다양한 형태로 진화하는 중요한 치료법으로 등장하였다. 한편 정신분석에서 유래된 인지치료는 행동치료와 결합하여 인지행동치료라는 모습으로 이미 많은 정신장애에 필수적인 치료방법으로 자리매김하였는데 최근에는 동양의 사상을 이용하여 더욱 변화하며 발전하는 모습을 보인다. 그 외에 집단치료나 가족치료가 지속적으로 해당 분야의 환자를 대상으로 사용되고 있으며 시간이 지남에 따라 다양한 새로운 치료법들이 속속 등장하고 있다.

정신분석(psychoanalysis)

개관(introduction)

19세기 말 오스트리아의 비엔나에서는 프로이트(Sigmund Freud)의 신경증(neurosis)에 대한 치료법에 많은 사람들의 관심이 집중되었다. 프로이트는 정신과 환자들을 접하며 특히 신경증의 원인은 환자가 의식적으로는 받아들일 수 없는 무의식적인 마음에 의해서 생긴다는 생각을 가지게 되었다. 프로이트는 환자를 하루에 한 시간씩 매일 카우치(소파 같은 긴 의자)에 눕게 하고 환자의 마음 속에 떠오르는 이야기를 아무 여과 없이 얘기하도록 독려하였다. 프로이트는 이러한 자유로운 연상에 의해서 환자가 느끼고 기억하는 어린 시절의 정신적 충격이 현재 환자가 겪고 있는 신경증과 관련되어 있다고 생각하였다.

이렇게 19세기 말 프로이트에 의해 개발된 정신분석은 지난 백여 년 동안 정신과적 치료방법으로서뿐 아니라, 인간의 마음이 어떻게 작동하고 있나를 연구하는 학문으로서의 정신분석으로 발전하고 있다. 프로이트는 전 생애를 통해 정신분석의 이론에 대해 많은 수정을 하였고, 프로이트의 사후에도 정신분석의 다양한 이론이 주장되고 있고 또한 개정되고 있다.

정신분석의 이론을 접하는 데 중요한 것은 이 이론이 환자의 관찰 및 치료를 통해 수립되게 되었다는 사실이며, 이 이론으로 환자를 이해하고 이를 바탕으로 환자의 치료에 도움이 되기 위한 것이어야 한다는 것이다. 이러한 견지에서 정신분석이론은 철학적, 종교적 이론이 아니다. 또한, 정신분석이론이 만고의 진리와 같이 여겨져서 환자를 대할 때 환자를 이론에 끼워 맞추는 접근은 위험할 수 있다. 정신분석이론은 환자를 이해하기 위한 이론이며, 이 이론에 맞지 않는 환자도 있을 수 있다는 유연한 생각이 필요하다.

정신분석의 역사 및 정신분석의 기본 이론들 (history and basic theories of psychoanalysis)

전술하였듯이 정신분석이론에 많은 개정이 있었는데, 이러한 다양한 이론을 간단하게 소개하려 한다. 프로이트와 여러 분석가들은 과거의 정신분석이론으로 설명되지 않는 임상적 현상에 대한 설명을 위해 이론을 변경해 나갔으며, 이러한 변경의 이유를 이해하는 것이 정신분석 자체를 이해하는 데 중요하다.

라파포트(Rapaport)는 편의상 정신분석의 역사를 네 시기로 구분하였다. 제1기는 프로이트가 프랑스의 샬코(Charcot)를 방문하고 돌아온 1886년부터 시작하여 1897년 신경증의 외상이론(trauma theory)을 포기하기까지이고, 제2기는 1897년부터 1923년까지 사반세기 동안 지속되는 시기로 이 시기에서는 지형학적이론(topographical theory)이 주류를 이루며, 제3기는 프로이트의 저서인 〈자아와 이드(the Ego and Id)〉의 출간이 이루어진 1923년부터 시작하여 프로이트가 사망한 1939년까지로 이 시기에서는 구조이론(structural theory)이 주류를 이룬다. 제4기는 프로이트 사망 후 현재까지의 시기로 미국을 중심으로 한 자아심리학(ego psychology), 영국을 중심으로 한 대상관계이론(object relations theory), 미국 시카고를 중심으로 한 자기심리학(self psychology), 및 발달이론을 통한 정신분석의 이해(developmental psychoanalysts), 프랑스 라깡의 정신분석(Lacanian psychoanalysis), 그리고 미국 태평양 연안의 도시를 중심으로 발달한 주체간 정신분석(inter-subjectivity theory) 등의 이론들이 주류를 이루고 있다.

여러 가지의 정신분석이론이 필요한 이유는 첫째, 정신분석이론을 적용시킬 수 있는 환자의 군이 다양하기 때문이며, 둘째, 분석가마다 혹은 학파에 따라 강조점 및 논점이 다를 수 있기 때문이기도 하며, 셋째, 최근에 분석치료에 오는 환자들이 주로 신경증 환자에서 성격장애 환자로 바뀌는 추세인데 이러한 성격장애 환자들의 이해를 위해 다양한 이론이 필요하기 때문이기도 하다. 최근의 분석이론은 어떤 한 이론이 다른 이론에 비해 더 맞는다고 주장되기보다는 여러 가지 이론들이 그 장점과 단점을 가지고 있고, 모든 이론이 수용될 수 있다는 다원주의(pluralism)가 대세이다.

제1기: 외상이론의 태동(first phase: birth of trauma theory)

프로이트는 1885년 프랑스 살페트리에(Salpetriere)에서 유학 중, 샤코(Charcot)에 의해 영향을 받게 된다. 샤코가 신경증 환자들로 추측되는 환자들을 암시와 최면에 의해 치료하는 것을 관찰한 프로이트는 두 가지 중요한 발견을 하게 된다. 이것은 첫째, 샤코의 환자들이 보이는 최면에 의한 정신의 분리현상(dissociation)과 프로이트 자신이 경험한 히스테리성 증상을 가진 환자들이 보이는 정신의 해리현상에 공통점이 있다는 것과 둘째, 이들 환자들은 거의 모두 과거에 중요한 성적인 문제들을 보고하고 있다는 것이었다. 이 발견으로 인하여 프로이트는 그 후 정신의 구조가 의식적인 것과는 상이한 무의식적인 부분을 포함할 것이라는 이론[무의식의 이론(theory of unconscious mind)]과 정신질환의 기원으로 성적인 문제가 중요하다는 이론[정신성 발달(psychosexual development)]을 세우게 된다.

비엔나로 돌아온 프로이트는 브로이어(Breuer)와 협력하여 환자를 보는데, 유명한 한 환자[안나 오(Anna O)]를 경험하게 된다. 이 환자는 최면하에서 자유롭게 이야기를 하게 하면 히스테리성 증상이 소멸되는 것을 보였는데, 이 경험으로 프로이트는 정신현상은 의식과 무의식의 정신현상으로 나누어 진다는 정신의 분리를 확신하기에 이르렀으며, 이러한 구분은 환자뿐 아니라 인간 누구에게나 해당한다고 확신하였다.

그리고 프로이트는 신경증적 증상이 환자의 어린 시절 실제로 일어난 정신적 외상(주로 아동기에 받았던 부모로부터의 성적 유혹의 경험)으로 인한 감정적 에너지의 양이 너무 커서 정상적인 방법(의식)으로 표출되지 못하고, 의식으로부터 밀려나와 무의식에 억압되고, 억압된 무의식의 내용물이 비정상적인 방법으로 표현되는 것이라고 하였다. 이것이 프로이트의 외상이론(trauma theory) 혹은 감정-외상 이론(affect-trauma theory)인데 외상으로 인한 감정적인 면이 증상을 만든다는 이론이다.

제2기: 지형학적이론과 무의식 이론의 확립 (second phase: establishment of topographical theory and theory of unconscious mind)

1897년 프로이트에게 중요한 이론의 변화가 일어난다. 프로이트는 정신과적 환자들의 치료 및 자기 분석을 계속하였는데, 환자들이 기억하는 심리적인 외상을 일으켰던 사건들 및 자기분석에 의한 본인의 아동기의 사건들이 사실상 전혀 일어나지 않았다는 사실을 깨닫게 된다. 프로이트는 이러한 발견을 그의 친구인 플리스(Fliss)에게 보낸 편지에 썼다.

> 증 례
>
> 나는 나의 환자 치료에 치명적인 결과를 가져온 나의 오류를 언급해야겠다. 대부분의 환자는 아동기에 그들이 어른들로부터 성적으로 유혹 받은 장면을 기억하였다. 나는 이러한 이야기를 믿었고, 결과적으로 아동기에 성적유혹의 경험에서 차후에 신경증의 뿌리가 되는 요인을 발견했다고 생각했었다. 그러나 나는 결국 이러한 성적 유혹의 장면이 결코 일어나지 않았고, 환자가 만들었거나 혹은 나 자신이 아마도 그들에게 강요한 환상에 불과하다는 것을 인정하지 않을 수 없게 되었다. 그러나 나는 나의 발견으로부터 올바른 결론을 이끌어 낼 수 있었다. 즉 신경증의 증상이라는 것이 실제 사건과 관련 있는 것이 아니라, 신경증 환자들의 소망과 관련이 있다는 것이다.

즉, 프로이트는 신경증 증상의 원인으로서 심리적인 외상에 의한 외부적 사건이 아니라 환자의 내부에서 일어나는 무의식적 소망(wish), 자극(prompting) 및 욕동(drive)으로 그 중요성을 옮겨가게 된다. 이것은 프로이트가 신경증의 원인이 외부요인(또한 프로이트는 이 이전에는 만족스럽지 않은 부적절한 성생활에서 오는 어떤 유해물질, 즉 외부요인이 신경쇠약 등의 신경증을 가져온다고 보았다)에서 온다는 의학적 모델(medical model)을 포기하고, 신경증의 원인이 환자

내부의 마음에서 온다는 심리학적 모델(psychological model)로 옮겨가게 된 것이다. 이렇게 됨으로써 이제 정신분석은 문자 그대로 인간의 마음의 내부를 연구하는 것으로 되었다.

프로이트는 억압되었던 아동기의 소망, 즉 무의식적 내용은 어떠한 형태로든지 표출된다는(discharge) 이론을 세웠는데, 무의식적 내용이 표출되는 것들의 증거로서 아동기의 백일몽(daydream)뿐 아니라 아동기 이후의 꿈, 실수(slips), 예술적 작품 등을 이야기하였다. 또한 프로이트는 이러한 무의식적 내용은 주로 유아기 및 성인기의 본능적인 성적 소망들이어서, 이 내용이 의식으로 표출되면 위협적이고 불쾌한 느낌을 일으키게 되며, 이런 연유에서 성적 소망들이 의식에서 받아들여 질 정도로 왜곡되는 것들이 또한 정신과적 증상으로 나타나는 것으로 이해하였다. 즉 프로이트는 무의식적 내용이 표출되려는 힘과 이것을 막으려 하는 힘이 환자의 내부에서 갈등을 일으키고 있다는 가설에 도달하게 된다[욕동이론(drive theory) 및 갈등이론(conflict theory)].

이 시기에 프로이트는 인간의 마음을, 지형도에 층이 있는 것과 같이, 마음의 표면(의식할 수 있는 것)으로부터의 깊이에 따라 의식계(system conscious), 전의식계(system preconscious), 무의식계(system unconscious)로 나누어 진다는 지형학적 이론을 확립하였다. 무의식계는 본능적인 욕망과 소망들로 구성되어있고, 전의식계는 의식하지는 못하나 무의식계의 내용과 같이 억압되어 있지는 않아서 어느 정도의 노력으로 의식화될 수 있는 내용들로 구성되어 있다고 이해하였다. 무의식계에서는 일차과정(primary process)에 의해 마음이 작동하는데, 무의식적이고 본능적인 것들이 자유롭게 움직이며(freely mobile), 쾌락원칙(pleasure principle)에 의해 움직인다. 이러한 과정은 논리적인 연결이 없고, 모순이 같이 존재하고, 시간적인 연결이 없고, 부정도 없으며, 정확하지 않은 표상의 연결이 있을 뿐이다. 이와 반대로 전의식계와 의식계에서는 이차과정(secondary process)에 의해 마음이 작동하는데, 본능적인 것들이라도 제한되고 묶여 있으며(bound), 현실원칙(reality principle)에 의해 움직인다. 이러한 과정은 현실에 맞게 조율하고, 논리적인 사고가 가능하며, 만족의 지연과 조절을 하고, 문제의 해결이 가능한 특징이 있다.

무의식의 이론과 정신결정론(psychic determinism)

정신결정론은 모든 인간의 행동, 주관적인 사고 및 감정, 그 이외의 모든 정신적인 기능이 우연히 일어나는 것이 아니라 그 사람이 겪었던 선행하는 경험에 의해 결정된다는 이론으로, 어떤 시점에서의 인간의 행동, 사고, 감정 등은 과거에 있었던 경험으로 이해되고 추측이 가능해 질 수 있다.

무의식의 이론이란 인간의 마음의 매우 큰 부분(프로이트는 빙산의 수면 위 부분을 의식에 비유하였고, 육안으로는 볼 수 없는 빙산의 수면 밑 부분을 무의식에 비유하였다)은 실지로 의식되어지지 못하는 부분이라는 것으로서, 각성할 수 있는 의식되는 마음의 부분은 인간 전체의 마음 중 매우 적은 부분을 차지하고 있을 것이라는 이론이다. 마음의 내용뿐 아니라 마음이 작동하는 원리도 의식되지 못한 채 무의식적으로 작동하고 있다.

정신결정론과 무의식의 이론은 서로 분리하여 이해될 수 없는 이론으로서, 과거의 한 인간의 마음의 무의식적 내용 및 작동원리의 많은 부분을 알 수 있다면, 현재의 한 인간의 행동, 사고, 감정 등이 어떻게 오게 되었나를 용이하게 설명할 수 있다는 것이다. 프로이트의 시대 및 그 이후 정신분석의 이론이 많은 개정이 이루어 지고 있지만, 무의식의 이론 및 정신결정론의 이론은 변함없이 정신분석의 가장 근간이 되는 이론으로 받아들여지고 있다.

증 례

한 남자 환자는 본인의 결혼식 날 일어난 실수에 대해 이야기 하였다. 그는 본인이 차를 직접 몰고 예식장으로 가고 있었는데, 한 신호등에서 멈추어 섰다. 신호등이 바뀌고 출발하려는 순간 본인은 실은 본인이 빨간불에 멈춘 것이 아니라 파란불의 신호에 멈추어 섰던 것을 발견하게 된다. 환자의 이러한 실수는 그가 생각하는 결혼이 마음이 내키지 않는 것이어서 결혼식장에 가지 않으려는 무의식적인 의도가 있을 것으로 생각된다.

환자의 마음의 무의식적인 내용이 부모로 향한 성적인 혹은 공격적인 욕망이어서 이것이 의식으로 표출되면 매우 위협적이고 불쾌하기 때문에 왜곡되어 표출되는 것 중에 하나가 정신과적 증상이라는 프로이트의 견해는 이러한 무의식의 내용을 의식화함으로써 증상의 소실이 올 것이라는 치료법을 고안해 내게 했다. 프로이트는 실지로 환자의 치료방법으로 무의식의 내용을 알게 하기 위해 여러 가지 방법을 동원하였다. 그 중 중요한 것이 꿈분석(dream analysis)이었는데, 프로이트는 꿈의 분석이 무의식으로 가는 왕도라고 표현하였다. 프로이트는 환자로 하여금 환자가 기억하는 꿈의 내용들을 이야기하게 하고, 꿈의 내용들에 대해 자유연상을 하게 하여, 꿈의 무의식적인 의미를 이해하도록 하였다.

꿈분석(dream analysis)

프로이트는 꿈을 꾸는 목적이 무의식적 소망을 충족(wish fulfillment)하는 것이라고 했다. 꿈의 다른 목적으로는 과거 혹은 현재 일어나고 있는 심리적으로 충격적인 경험을 해결하기 위하여, 혹은 꿈을 꾸고 있는 사람의 감정적인 문제를 해결하기 위하여 라는 이론이 있다.

꿈에 영향을 줄 수 있는 요인들로는 첫째, 수면 시에 듣는 소리나 다른 감각적인 자극 및 수면 시의 배고픔과 같은 신체 상태, 둘째, 꿈꾸는 날 혹은 며칠 전에 경험한 일(day residue), 셋째, 과거 어린 시절로부터 온 욕구 및 욕구의 좌절된 경험 등이다. 수면시의 상태 및 하루 동안에 경험했던 일 중에 어떤 부분이 과거의 어린 시절의 경험 및 욕구를 다시 꺼내오는 계기가 된다는 것을 아는 것이 중요하다.

꿈을 꾸는 사람이 기억하는 꿈의 내용들은 발현몽(manifest dream)이라고 하는데, 이것은 과거의 욕구가 의식화되면 꿈을 꾸는 사람이 불유쾌하거나 위협적으로 느껴지기 때문에 꿈작업(dream work)을 통해 꿈의 무의식적인 의미인 잠재몽(latent dream)이 적당한 변형이 일어나는 것이라 이해 된다. 이 과정에서 일어나는 방어기제로는 여러 가지 내용이 몇 가지로 압축(condensation)되고, 대상의 전치(displacement) 및 대치(substitution)가 일어나며, 사고가 감각적인 상으로 변형되는 상징화(symbolization)가 있다. 또한 꿈에 따라서는 꿈을 꾼 사람이 꿈의 내용을 잘 기억하기 위해 이야기를 만드는 격의 이차의 수정(secondary revision)을 하기도 한다. 때에 따라서는 매우 원색적이고, 이해할 수 없는, 연결되지 않는 꿈을 꾸게 되는데, 이러한 경우 이차의 수정이 일어나지 않는 결과로도 이해할 수 있지만, 일부의 분석가들은 이러한 난해한 꿈을 영유아기의 무의식적 공상(unconscious phantasy)의 증거로서 이해하고 있다.

꿈분석이란 것은 꿈작업을 역행하는 과정으로 환자로 하여금 발현몽으로부터 환자의 연상을 통해서 꿈의 무의식적 의미 즉 잠재몽을 찾아가는 과정이다. 꿈의 상징성을 강조한 나머지, 뱀은 성적인 의미가 있다고 하거나, 시가(cigar)는 남성의 성기를 의미한다고 하는 등의 해석은 최근의 정신분석에서는 이용되지 않는 방법으로 철저하게 환자의 발현몽에 대한 연상으로부터의 시작하는 꿈해석이 타당하다.

제3기: 구조이론으로의 발전
(third phase: development of structural theory)

제2기에 프로이트는 무의식적 내용이 표출되려는 힘과 이것을 막으려 하는 힘이 환자의 내부에서 갈등(conflict)을 일으키고 있다는 이론을 세웠고 이를 계속 연구하였다. 프로이트는 갈등을 느끼는 주체로서 자아(ego)의 존재를 언급하였는데 처음에는 이 자아가 의식적인 것으로 생각하였다. 그러나 프로이트는 점차 자아의 기능이 꼭 의식적인 것이 아니라는 관찰을 하게 된다. 즉 인간의 마음을 의식 및 무의식으로 나누는 지형학적 이론으로는 이 억압하고 방어하는 작용을 마음의 어느 부분으로 구분하여야 하는지를 설명할 수 없었다.

또 프로이트는 여러 가지 정신과적 증상들 중 과거의 지형학적 이론(무의식의 쾌락원칙)으로는 설명하기 어려운 현상들, 예를 들면 죄책감(guilt), 자기애(narcissism), 편집(paranoia), 건강염려증(hypochondriasis) 등의 증상의 설명을 위해 새 이론을 도입하게 된다. 특히 우울증에서 오는 자기 혐오(self-reproach), 즉 자아의 한 부분이 다른 자아의 부분을 공격하는 현상을 설명하기 위해서 자아의 기능을 분리해서 자아와는 다른 기능을 수행하는 초자아(superego)의 이론을 만들었다.

이제 인간의 정신구조는 이드(id), 자아, 초자아의 세가지 구조로 구성되었다는 이론을 세우는데, 이것이 구조 이론이다. 이드는 지형학적 이론의 무의식에 해당하는 부분으로 대치된다. 이 부분은 본능적 욕망을 포함하는 부위로서 유전적이고 체질적인 요소도 포함시켰다. 이 부분은 쾌락원칙에 의해 작동된다고 하였다. 또한 공격적인 본능(aggressive drive)이 성적인 본능(libidinal drive, sexual drive)에 추가되어 두 가지의 본능 이론(dual instinct theory)을 확립하였다. 자아는 외부세계와 한 인간의 상호작용의 영향으로 이드에서 분화해서 발달하는데, 자기를 보존하는 기능은 물론, 이드의 압력, 외부세계의 압력, 그리고 초자아의 압력에 동시에 적응하기 위한 방법을 찾아나가는 것이 그 주된 기능이라고 생각하였다. 이러한 적응을 위해서 수행하는 자아의 기능으로서 방어기제를 생각하였다. 이 부분은 현실원칙에 의해서 작동된다고 하였다. 초자아는 아동기의 부모와의 오이디푸스 갈등(oedipus complex)을 겪으면서 형성되는데, 양심(conscience)과 이상(ego ideal)으로 구성된다.

프로이트는 자아와 초자아의 대부분, 그리고 이드의 거의 전부가 무의식적으로 작동한다고 생각하였다. 불안에 대해서 프로이트는 위협적인 본능적 소망의 분출이 잘 이루어지지 않은 채 쌓여 있는 상태가 될 때 나타나는 반응이라는 이해(제1기 및 제2기)에서, 이시기에는 이드의 욕망들이 표면화되려고 할 때, 자기의 통합성과 안전을 지키기 위해 자아의 적응 및 방어를 이끌어 올 수 있도록 하는 신호(signal)로 이해하였다.

이제 관심은 제2기의 현상학적인 의식과 무의식의 구분에서 자아가 이드, 초자아, 그리고 외부세계의 요구에 갈등을 어떻게 일으키게 되고, 이러한 갈등을 중재자 또는 해결자(problem solver)로서 어떻게 적응하고 있는가에 대한 관심으로 옮겨가게 되었다. 갈등은 자아의 기능으로 어떤 형태로든 복잡한 타협형성(compromise formation)을 하는데, 이것이 정신과적 증상이나 이상성격으로 나타날 수도 있고, 정상적인 생활을 영위할 수도 있게 된다고 생각하였다. 즉 자아가 이드, 초자아, 외부세계의 요구로 인한 갈등과 이를 해결하려는 자아의 타협이 모든 인간의 행동을 좌우하게 된다는 것이다. 이로 말미암아 정신분석적 치료도 무의식을 의식화하는 작업보다는 이드가 있는 곳에 자아가 있게 하라는 식으로 자아의 기능을 알고, 자아의 기능을 강화하는 것이 된다. 그러므로 자아의 기능 중의 하나인 방어기제의 해석이 정신분석치료에 중요하게 되었다.

제4기: 다양한 정신분석이론
(fourth phase: various psychoanalytic theories)

프로이트 사후 미국을 중심으로 제3기의 구조이론은 정신분석의 근간이 된다. 이는 욕동, 무의식, 그리고 갈등에 초점을 맞추는 이드심리학(id psychology)과 대비되어, 주로 자아의 기능 즉, 성격(personality), 방어(defense), 자기(self)의 개념에 초점을 맞추는 자아심리학(ego psychology)으로 불리게 된다. 영국의 안나 프로이트(Anna Freud)의 방어기제(defense mechanism)에 대한 연구와 미국의 하트만(Hartmann)의 자아의 적응적인 측면에 대한 연구가 자아심리학을 더욱 발전시키는 데 기여하였다. 프로이트 자신은 자아의 기능 중 억제(repression) 이외의 방어기제가 존재함을 알고 있었으나 다른 방어기제에 대해서는 많은 관심을 기울이지 않았으며, 안나 프로이트의 방어기제에 대한 연구로 정신분석가들은 치료실제에서 이제 이드로부터 나오는 욕망을 충족하는 소원을 밝히는 작업뿐 아니라, 자아의 기능(적응적인 면과 치료를 방해하는 방어적인 면을 포함)에 관심을 기울이게 되었다. 하트만은 자아의 기능으로서 이드와의 갈등을 방어하는 면만 있는 것이 아니라, 자율적인 갈등과 무관한 자아의 기능(autonomous conflict-free ego)이 생의 초기부터 있다고 하였다. 이것들은 사고, 학습, 지각, 운동 통제, 언어 등인데, 처음에는 본능적 욕망에 대한 방어의 결과로 시작되지만 성적 욕망과 공격적 욕망 사이의 중화과정(neutralization)이 일어나면, 본능적 욕망과 관계없는 자동적인 자아의 기능으로 전환되는 것들이라고 하였다. 요약하면 자아심리학은 자아의 기능으로 현실적응, 욕망의 조정, 대상관계, 사고과정, 방어기능, 자율기능(autonomous function), 종합하는 능력(organizing function)으로 설정하고, 이러한 자아의 기능, 발달, 손상, 강화 등이 정신분석치료의 대상임을 확실히 하였다.

구조이론의 등장으로 외부세계와 자아 간의 갈등을 지적하면서 외부세계의 중요성이 부각되었고 이 기운은 자아심리학에도 이어졌으나 여전히 주된 관심은 욕망으로 인한 심리의 내부적 갈등(intra-psychic conflict)이었으며 욕망이 표현되는 상대로서의 대상(object)에 관한 연구는 부수적인 관심으로 남아있었다. 즉 유아의 가장 큰 목표는 욕망의 압력 하에 이것을 표출하는 것이었다. 그러나 프로이트의 사망 후 대상관계이론(object relations theory)이 등장하는데 이것은 대상과의 상호관계 자체에서 욕망이 비롯된다는 이론이다. 이 이론은 우리의 정신체계가 우리의 내부에서 오는 욕망뿐 아니라, 다른 사람과의 관계에 의해 좌우될 수 있다는 이론이다. 다시 말하면, 생의 초기부터 이루어지는 중요한 대상과의 경험에서 대상에 대한 내재화(internalization)가 이루어지며, 내재화된 정신적 표상(mental representation)이 그 이후의 인간의 정신활동에 지대한 영향을 미친다는 것이다. 훼어베인(Fairbairn)은 욕망은 표출되어야 하는 것이 아니라 대상을 찾는 행동에 근본적으로 연결되며, 발달이 진행되며 이루어지는 것은 대상 자체에 대한 내재화가 아니라, 대상과의 관계 자체가 내재화되는 것이라고 하였다. 대상관계이론을 대할 때 중요한 점은 대상 자체 또는 대상과의 관계에 대한 경험을 바탕으로 인간의 내적 세계가 구성된다는 것을 이해하는 것으로, 치료의 대상은 실질적인 대상이 아니라 대상과의 관계에서 이루어진 환자 자신의 내적 세계라는 사실이다. 대상관계이론은 전통적인 신경증 환자들에게보다는 성격장애를 가진 환자들에게 잘 적용된다. 대상관계이론의 분석가들은 한 인간의 완전한 이해를 위해서는 욕동, 자아, 초자아, 및 외부세계 간의 갈등을 이해하는 갈등이론뿐 아니라 특히 발달 초기의 적절한 대인관계의 결핍 상태를 이해하는 결핍이론(deficit theory)이 중요하다고 생각한다. 치료에서도 분석가의 역할은 이러한 갈등의 해석 이외에 결핍된 내적 구조를 채워줄 수 있는 새롭고 실질적인 대상(new and real object)으로서의 역할을 하게 된다고도 하였다.

대상관계이론이 아직 대상과의 관계로 인한 환자의 마음의 내부에 있는 내재화된 관계에 초점을 맞추고 있다면, 코후트(Kohut)의 자기심리학(self psychology)은 외부로부터 오는 실질적인 대상과의 관계에 초점을 맞추고 있다. 그는 많은 자기애적 환자를 보며 자신감(self-esteem), 자기결합(self-cohesion) 등 자기안녕감(sense of well-being)을 보전하게 하기 위해서는 외부 대상으로부터의 실질적인 도움이 필요하다고 역설하였다. 분석가는 공감(empathy)으로 환자를 이해하며, 환자가 이해 받았다는 느낌을 얻을 때 형성되는 새로운 분석가와의 관계로 비로소 정체되었던 발달이 재개된다고 하였다.

자기심리학이 분석가가 하는 환자의 주관적인 경험의 이해를 위해 분석가의 환자에 대한 정서적인 조율(emotional attunement)을 강조한다면 주체 간 정신분석(intersubjectivity psychoanalysis)은 환자와 분석가 간에 벌어지는 상호관계 자체에 더 주안점을 두고 환자를 치료하는 것이 다르다고 할 수 있다. 환자의 정서적 발달은 새로운 정서적인 두 사람에게는 주관적인 것들에 대한 상호 경험을 통해서 이루어지게 되므로 정신분석에 의해 이루어지는 새로운 환자-분석가 간의 정서적 관계가 중요한 치료요인이 된다.

정신분석의 치료요인 (therapeutic factors in psychoanalysis)

정신분석의 역사에서도 언급되었지만, 간단히 정신분석의 치료요인을 역사적으로 살펴보면 다음과 같다. 프로이트 등은 성적인 자극을 적절히 분출하지 못하여 형성된 신경쇠약의 증상으로 대표되는 실제신경증(actual neurosis)은 정상적인 성관계로 치료될 수 있다고 하였다. 프로이트의 외상이론 혹은 감정-외상이론에 입각한 신경증은 주로 부모의 아이에 대한 과도한 성적인 자극이 아이에게 외상으로 작용하게 되어 발생하는데, 치료시간에 그 외상을 기억하고 이 외상과 관계된 감정을 표현하게 하는 제반응(abreaction)이 치료방법이 된다. 지형학적이론에서는 신경증의 치료로서 환자가 모르는 무의식적인 성적 혹은 공격적 욕동을 의식적으로 알게 하는 것이 중요한 치료요인이었다. 즉 무의식적인 욕망이 의식적으로 받아들이기에는 너무나 부담스러운 것이어서 이것을 모르는 채, 왜곡해서 의식에서 받아들일 만한 정도로 표현되는 것들이 신경증의 증상이라고 생각한 프로이트 등은 무의식을 정확히 알게 된다면 왜곡할 필요도 없어지며 이로 인하여 신경증의 증상도 없어질 것이라고 생각하였다. 구조이론에서는 자아로 하여금 이드의 성적 혹은 공격적인 무의식적 욕동들이 적절히 표출되도록 혹은 표출되지 않도록 조절하는 것이 가장 중요한 치료요인이 되는데 프로이트의 "이드가 있는 곳에 자아가 있게 하라"가 바로 이드를 조절하는 자아의 중요성을 이야기하고 있다. 이러한 자아의 중요성은 자아심리학에서 더욱 강조되는데, 무의식적으로 행해지고 있는 자아가 하는 일을 의식적인 수준에서 알 수 있도록 분석가가 해석을 해주어 얻게 되는 통찰이 치료요인으로서 중요하다. 동시에 자아심리학에서는 자아 자체의 기능의 발달이 중요한 치료요인이 되는데, 다시 말하면, 환자의 갈등 자체가 변하는 것이라기보다는 환자의 갈등을 받아들이는 이해의 폭이 넓어지고 유연해 지는 것이 이루어진다. 만성적인 신경증이나 성격문제를 가지고 있는 환자들은 한두 번의 해석으로 반응을 하지 않으며, 수많은 전이와 저항의 해석과 이로 인한 진정한 변화인 훈습(정신분석에서 일어나는 과정 및 기법 참조)이 치료요인이 된다고 보았다. 대상관계이론은 초기 모자관계 그리고 이러한 모자관계가 전이에서 나타나는 바를 해석하는 것이 치료요인임은 물론 분석가가 환자가 지금까지 경험해 보지 못한 새롭고 실질적인 대상이 되는 것도 치료요인으로 보고 있다. 이것은 자기심리학에서도 비슷한데, 어떠한 원인이 되었건 환자의 자기의 발달이 멈춘 것이 여러 가지 정신병리를 형성하는데 분석가의 공감으로 인하여 멈추어진 자기의 발달이 재개되는 것이 치료요인이 된다.

이러한 치료요인을 정리하면 크게는 두 가지로 나눌 수 있는데, 그 하나는 환자 자신의 마음 내부의(intra-psychic) 무의식적인 부분에 대한 이해(이것이 외상이론, 지형학적이론, 구조이론, 대상관계이론에서 오는 것이든 상관 없이)를 더해가는 해석을 통한 통찰(insight)과 이 통찰로 인한 행동의 변화이며, 다른 하나는 모자관계에서 어떤 상호작용이 발생하는 것과 같이 환자-분석가 사이에 치료가 계속됨으로 인해서 생기는 상호작용에 의한(inter-personal) 변화이다. 과거의 분석이론은 바람직한 환자-분석가 관계가 해석을 통한 통찰을 얻기 위한 전초 작업(prerequisite condition)이 된다고 하였지만, 최근의 분석이론은 치료인자로 이 두 가지를 모두 인정하고 있다.

통찰은 과거에는 몰랐던 환자 자신의 무의식적 세계에 대한 환자의 의식적인 지식의 확장이라고 할 수 있는데, 구체적으로는 1) 다양한 성적 공격적 욕동, 소망이 계속되고 있는 것, 2) 이러한 욕동 혹은 소망을 충족시키기 위해 자아는 어린 시절로부터 다양한 방법으로 욕동, 소망을 변형, 왜곡, 변화시키는 것, 3) 욕동, 소망이 표출되면서 경험되는 실제적인 혹은 상상으로 느끼는 위험, 4) 이러한 실제적인 혹은 상상으로 느끼는 위험을 피하기 위하여 환자의 자아가 욕동, 소망, 도덕적인 면을 모두 아우르는 타협형성을 만들어 나가는 것 등을 아는 것이다. 통찰은 분석가의 해석 혹은 환자 자신의 발견(self-discovery) 혹은 양쪽 다에서 올 수 있으며, 지식적으로 아는 것보다는 환자가 감정적으로 받아들여야 한다. 특히 전이관계에서 느끼는 환자의 분석가에 대한 강력한 감정을 인식하고, 이것이 환자의 갈등, 그리고 갈등과 연관된 대상에 연결되어 있다는 것을 아는 통찰이 중요하다.

치료요인으로서 상호작용이 중요하다는 이야기는 다음과 같다. 첫째, 정신분석치료는 환자-분석가 간에 꽤 길고, 강렬하며, 감정적인 경험을 많이 하게 하는 치료로서 환자의 심리에 영향을 끼치는 것은 당연하다고 할 수 있다. 구체적으로는 정신분석치료에서 분석가는 환자가 지금까지 어떤 연유로건 볼 수 없었고, 느낄 수 없었던 환자의 사고, 감정, 욕동, 행동의 이유를 이해하고, 이를 환자에게 돌려줌으로써 환자를 돕고 있다. 이런 분석가의 역할은 일상적인 좋은 관계에서 환자에게 잘 대해주는 치료자(benevolent therapist)와는 다른, 환자에게는 매우 특이한 경험이라 할 수 있는데, 다시 말하면 분석가의 환자에 대한 정확하고, 진실한, 진정성 있는 이야기들은 환자의 마음을 아프게 할지라도 환자에게 도움이 된다는 것을 환자가 경험하게 된다. 이러한 분석가의 역할은 환자의 마음에 깊고, 영구적인 영향을 준다. 이러한 환자의 경험은 분석가의 자아기능을 동일시해서 오는 환자의 자아기능의 발달이라고 생각할 수 있다. 치료인자로서 환자-분석가의 상호작용이 중요하다는 두 번째의 관점은 환자를 보면서 느껴지는 분석가의 역전이 감정이 환자의 영향에 의한 것일 수 있다고 생각하는, 분석가 자신의 상호작용에 대한 태도의 변화, 즉 분석가가 상호작용의 한쪽 참여자라는 인식으로부터 온다. 이러한 인식은 분석가에게 중립성을 지키는 관찰자의 시각에서뿐만 아니라, 상호작용의 한 쪽 참여자로서의 시각을 분석가에게 줌으로써 분석가가 행하는 해석의 효과를 배가시킨다. 치료요인으로서 환자-분석가의 상호작용이 중요하다는 세 번째의 관점은 환자와 분석가가 맺는 실질적인 상호관계로 인하여 환자에게 지금까지는 부족했던 대상관계의 능력을 배가시킬 수 있다는 점이다. 이것은 최근 정신분석의 환자로서 많이 보게 되는 성격장애환자들의 경우 더욱 그러한데, 실질적인 환자-분석가의 관계에 대한 고찰 및 해석이 성격장애환자들이 이해할 수 있는 본인의 대상관계에 대한 유일한 이해의 틀이 되기 때문이다. 다시 말하면 이러한 이해의 틀을 제공하는 환자-분석가 관계의 설명으로 환자는 본인의 대인관계를 이해해 나간다.

두 가지 치료요인은 정신분석과정이 잘 발달해 가면서 치료시간 내에 환자가 어떤 때는 자신의 내부에서 일어나는 사고, 감정, 지각 등에 대해 주의를 기울이고, 어떤 때는 대인관계적인 전이의 측면에서 자신의 외부에 있는 분석가를 경험하는 데 주의를 집중하는 현상과도 밀접한 관련이 있는데, 말하자면 내적인 자기성찰과 외적인 전이경험을 왔다 갔다 반복하게 된다.

정신분석 치료환경: 자유연상과 분석적 중립성 (psychoanalytic situation: free association and analytic neutrality)

정신분석치료환경의 기본적인 두 가지는 첫째, 환자가 행하는 자유연상이며, 둘째, 분석가가 행하는 분석적 중립성이다. 이러한 두 가지가 있으면 환자의 마음에 대한 연구가 가능한데, 이것은 이 두 가지가 공동으로 환자의 마음의 평형상태(equilibrium)를 불안정하게 하는 것과 관련이 있다. 즉 분석치료환경에서는 얼굴과 얼굴을 마주하고 하는 정신치료에서 벌어지는 환자가 분석가의 칭찬 혹은 승인을 받으려는 행위가 금지되면서 현실적인 그리고 지지적인 환자-분석가의 관계가 적어지는데, 이것과 더불어 환자의 자유로운 연상으로 인하여 환자의 무의식적 내용이 더 많아진다. 이렇게 되면 분석과정(analytic process)이 진행되는데, 분석과정의 발달은 특별한 치료적 관계인 전이관계를 가져오게 되며, 이러한 결과로 환자는 자기 자신에 대해 알게 되고, 스스로 표현하며, 개인적인 통합(integration)을 이루고 분석가는 환자에 대한 이해와 분석을 하게 된다. 이때 또 하나 중요한 것은 이러한 환자의 무의식적인 과정이 분석가가 있는 곳에서 발생한다는 사실이다. 즉 환자는 본인의 깊은 감정이 개입되는 경험 혹은 이야기를 분석가가 있는 곳에서 찬찬히 생각해 보는(introspection) 기회를 갖게 된다. 요약하면 정신분석치료환경은 분석가가 존재하는 가운데 자기성찰의 기회를 환자에게 제공한다.

자유연상에서 자유라고 하는 것은 의식적인 통제를 중지하는 것을 의미한다. 자유연상은 환자가 자발적으로 떠오르는 모든 생각, 느낌, 소망, 감각, 이미지, 기억 등을 제한(reservation) 없이 말로 표현하도록 하며, 이때 환자는 의식적인 부끄러움, 두려움, 수치, 죄책감 등을 극복하고 제한 없이 말로 표현할 수 있게 된다. 보통 혼자 있을 때는 본인의 이야기를 독백처럼 할 수 있지만, 다른 사람 앞에서 본인의 이야기를 표현하는 것이 부끄럽고, 때에 따라서는 두려운 일이며, 어리석은 일이라고도 여겨지는 것이 인간의 본성이라고 생각되므로 이러한 자유연상은 힘들다. 즉 환자는 분석가 앞에서 본인의 두려움, 소망, 판타지 등을 이야기하기를 꺼려하게 되는데, 특히 분석가에 대한 환자의 느낌, 즉 전이감정을 이야기하는 것이 의식적으로는 어렵고, 무의식적으로는 위험하게 여겨진다는 것을 이해하는 것이 중요하다. 자유연상은 특히 정신분석의 초기에 힘이 드는데, 그래서 환자는 자유연상이 주로 된 치료시간보다는 환자가 본인에 대한 생각을 미리 생각하고 정리해오는 준비된 치료시간(prepared sessions)을 갖기도 하는데, 점차적으로 정신분석과정이 진행되며 환자와 분석가가 같이 노력하여 자유연상이 주로 된 치료시간을 늘려나가게 된다.

분석가의 분석적 중립성은 과거에 프로이트가 이야기한 환자의 마음을 그대로 반영하는 분석가로서의 기능인 빈 스크린(blank screen) 혹은 거울 비추기(mirroring)의 개념이라기보다는, 분석가가 환자와의 상호작용에 한 축으로 참여하여 환자를 이해하는 것을 이야기한다. 분석적 중립성은 환자의 정신적인 실제(psychic reality)를 이해하기 위해 필요하며, 이러한 이해에 분석가와의 상호작용을 이해하는 것이 필수적이라 할 수 있다. 분석적 중립성이란 정신분석과정이 촉진되도록 하는 것으로, 환자의 내적 생활과 내적 경험에 대하여 듣는 매우 복잡한 치료자의 태도, 방법을 말한다.

안나 프로이트는 구조이론의 입장에서 분석적 중립성에 대하여 말하였는데, 환자의 이드, 자아, 초자아의 요구에 등거리를 유지하는 분석가의 자세라고 하였다. 어떤 환자는 다른 사람에 비해 성적인 이드의 요구가 커서 색정전이를 좀 더 강하게 보일 수도 있고, 다른 환자는 다른 사람에 비해 초자아의 요구가 커서 매우 양심적인 모습으로 보일 수도 있으며, 또 다른 환자는 다른 사람에 비해 자아가 비교적 덜 발달되어 있어서 대인관계의 어려움을 겪을 수도 있다. 다시 말하면, 분석가는 이러한 다양한 환자들에 대해 차별하지 않으면서, 어떤 환자가 어떤 환자보다 낫다든지 못하다든지 하는 판단을 배제하고 환자를 보는 것이 중요하다는 것이 분석적 중립성의 의미에 포함된다.

분석가가 실제 정신분석치료를 하며 가장 기본으로 삼아야 하는 분석적 중립성 세 가지는 다음과 같다. 첫째, 분석가 본인의 역전이를 언제나 견제해서, 역전이가 정신분석과정을 방해하지 않도록 주의하여야 한다는 것이며, 둘째, 분석가의 가치 혹은 기준을 환자에게 부과하지(impose) 않아야 한다는 것이며, 셋째, 치료자의 희망(desire)보다는 환자의 능력(capacity)을 받아들여 환자를 치료하여야 한다는 것이다.

중립성 이외에도 분석가는 정신분석치료에서 절제와 익명성의 규칙(rule of abstinence and anonymity)을 지킨다. 절제의 규칙이란 환자의 본능적이고 유아기적인 욕망을 만족시키지 않고, 이를 직면하도록 도와주는 역할을 한다는 뜻이다. 예를 들면 환자의 질문에 대해 그 질문이 환자의 유아기적 욕동 및 소망을 만족시키려는 환자의 무의식적 의도로 판단되면 대답해 주지 않을 수도 있다는 것이다. 또한 분석가는 환자가 전이현상을 쉽게 발달하게 하려고 분석가 자신에 대해서 거의 정보를 주지 않는 익명성의 규칙을 지킨다. 정신분석치료를 처음 시작하는 환자들에게는 이러한 규칙을 알기 쉽게 그리고 정신분석치료과정을 위해서라는 것을 설명해 주어야 할 필요가 있다.

정신분석에서 일어나는 과정 및 기법 (psychoanalytic process and techniques)

과정이라 함은 어떤 목적을 향한 일련의 계속되는 현상, 추이 등을 이르는 것으로 정신분석 동안에 일어나는 과정에 대해 살펴봄으로써 치료법으로서의 정신분석을 이해하는 데 도움을 주고자 한다. 또한 정신분석치료에서 이러한 정신분석과정이 일어나도록 하는 분석가의 작업을 정신분석의 기법이라고 한다.

전이(transference)

전이는 정신분석치료의 실제에서 가장 중요한 개념 중의 하나로서, 정신분석적 치료가 다른 치료와 다른 점으로 전이 및 저항을 다룬다는 것이 널리 알려져 있다.

어린 시절 중요한 사람과의 관계(중요한 사람이라 함은 가장 흔하게는 부모가 되겠지만 부모 이외에도 형제, 조부모, 선생님, 의사 혹은 어려서 꿈꾸었던 영웅도 포함한다)에서 나타냈던 행동양식, 태도, 감정들을 정신분석치료 동안 분석가와의 관계로 전이되어(transfer) 재현되는 것을 전이라고 한다. 과거 유아기의 정신구조가 어른이 되어서도 계속적으로 반복되어 나타난다는 사실(반복-강박)로도 전이현상을 설명할 수 있다. 다시 말하면, 환자가 전이현상에 의해 느끼는 분석가에 대한 태도나 감정의 기원을 환자는 과거 중요한 사람과의 관계를 기억해 내는 대신, 현재의 분석가와의 관계를 만들어 내는 행동화(enactment)를 한다고 할 수 있다. 이런 견지에서 전이현상의 이해는 환자의 과거에 대한 이해를 하는 데 결정적인 역할을 한다.

환자와 분석가 사이의 관계를 언제나 전이현상으로 이해하여야 한다는 분석가가 주류를 이루고 있는 것이 사실이지만, 환자가 분석가에게 보이는 관계는 전이현상과 실제 관계(real relationship)의 혼합물임을 이해하는 것이 중요하다고 하는 의견도 많다. 이것은 전이를 환자의 내부에서 일어나는 현상으로 보아야 하는지 혹은 환자-분석가 사이의 상호작용으로 보아야 할 것인지의 이론과 맥을 같이 하는데, 전이도 두 현상의 혼합으로 이해하는 것이 타당하다.

환자와 분석가 간의 관계가 발달함에 따라 분석가에 향한 전이감정이 깊어지면서, 전이현상도 습관적인 대인관계방법(habitual mode of relating)으로 분석가를 대하는 것이 점차적으로 현재의 중요한 대상(예: 남편)에 대한 감정의 전이(transference of present important object), 과거의 중요한 대상(예: 아버지나 오빠)에 대한 감정의 전이(transference of past important object), 그리고 환자의 모든 일상생활이 분석가에 대한 사고와 느낌으로 채워지는 전이신경증(transference neurosis)으로 발전하게 된다. 과거부터 전이신경증의 발달과 이의 적절한 해소가 정신분석치료의 근간을 이룬다는 의견이 있어왔고, 특히 신경증적 정신구조를 가지고 있는 환자들에게 전이신경증의 발달과 해소는 치료과정 자체가 되기 때문에 매우 중요하다.

전이현상의 근본은 분석가에 대한 전이 감정인데, 이러한 분석가에 대한 감정은 사랑하는 감정과 미워하는 감정 등이 한데 섞인 양가적인 감정일 수 있으며, 과거의 중요한 대상들에 대한 환자의 다양한 감정들이 분석가를 통해서 역동적으로(시시각각으로) 나타나고, 사라지며, 강화되고, 약화되기도 한다. 중요한 것은 환자의 분석가에 대한 전이감정이 발달하면 이 감정이 최고조의 상태가 되기까지는 증대되는 경과를 밟으며, 최고조의 감정상태 이후에 해소가 될 수 있다는 것을 아는 것이다. 환자의 분석가에 대한 긍정적 전이와 부정적 전이를 구분하기도 하는데, 분석가를 좋게 생각하는 긍정적 전이뿐 아니라 분석가를 좋지 않게 생각하는, 그래서 다루기 힘든 부정적 전이를 분석치료시간에 다루는 것이 중요하다.

증 례

한 30대 여자 환자의 주 문제점은 남편과 시어머니에 대한 미움, 분노, 억울함이었다. 환자는 치료의 첫 시간에 "선생님은 잘 생기셨으니, 저에 대한 치료도 잘 해주실 것 같다"면서 분석가를 칭찬하였다(습관적인 대인관계방법). 성격장애의 진단하에 주 2회의 정신치료가 권고되었고 환자는 이에 따라 정신치료를 받기 위해 정기적으로 분석가를 방문하였다. 치료가 진행되며, 환자는 남편과 싸운 후에 가진 시간에 분석가에 화를 내게 되는 것에 대해 "아마 실은 남편에 대한 감정이 선생님에게 전파된 것 같다"고 하였다(현재의 중요한 대상에 대한 전이). 시간이 지나며 환자는 또한 분석가가 "옛날에 제가 살던 동네의 오빠와 같이 느껴진다"고 하기도 하고, "제 이야기를 잘 들어주는 선생님은 과거에는 경험해본 적이 없다"고 이야기하며 분석가가 환자가 생각하는 이상적인 아버지의 모습이라고 이야기하였다(과거의 중요한 대상에 대한 전이). 1년여 치료 후 어떤 날, 환자는 치료 시간에 와서 이제 그만 치료를 받아야겠다고 선언하였다. 분석가는 이에 대해 어떤 이유에서 그렇게 생각하게 되었냐고 물었고, 환자는 마지못한 듯이 이야기를 하였다. "선생님, 저는 선생님에 대한 감정에 대해 생각해 보았는데, 실은 제가 선생님을 정말 좋아하게 되었다는 것을 알게 되었어요. 이런 감정으로 선생님을 대한다는 것이 우선 겁이 나고요, 왜냐하면 저는 한번 생각을 하면 그것이 현실로 옮겨져야 직성이 풀리는 스타일인데, 정말 괴로워요. 이런 감정을 의사에게 느끼는 것이 아주 부도덕하다고도 생각돼요. 저는 저의 가정 생활을 유지하기 위해 이 치료를 받고 있는데, 제가요 선생님에 대한 이런 생각을 하면서 저의 남편과의 관계가 더욱 소원해지고 있어요. 차라리 선생님을 보지 않으면 이런 감정은 잠재워 버릴 수 있으니까요. 차라리 치료를 그만두는 편이 훨씬 낫겠어요(전이신경증의 발달)."

해석(interpretation)

정신분석의 가장 강력하고 효과적인 치료기법으로 해석을 꼽고 있다. 좁은 의미의 해석의 뜻은 무의식을 의식화시키는 것이라 알려져 있고, 넓은 의미의 해석의 뜻은 환자에게 지속적인 변화를 가져오기 위해 시도되는 분석가의 모든 중재, 개입(intervention)으로 여겨진다. 치료 실제에서의 해석은 정신분석치료의 치료과정 중에 분석가가 행하는 언어적인 치료적 행위로서, 분석가가 환자의 정신적인 생활에 관해 충분히 이해하게 되면, 이를 말로 표현하여 환자에게 되돌려 주는 것이라고 할 수 있다. 분석가는 첫째, 환자가 이야기하는 과거의 기억, 백일몽(fantasy), 소원, 두려움, 그리고 환자가 겪고 있는 갈등의 여러 요소들을 바탕으로, 둘째, 환자가 분석가와의 관계를 맺는 패턴 등을 관찰함으로써 환자의 정신적인 생활을 이해하게 된다. 처음에는 환자의 이야기나 환자가 보이는 분석가와의 관계의 진정한(무의식적) 의미를(증상의 호전이 있다 하더라도) 환자는 물론 분석가도 모르는 경우가 많다. 또한 환자가 알고 있다고 하더라도 불충분하고, 부정확하며, 왜곡하여 알고 있는데, 이러한 것이 시간을 두고 행해지는 분석가의 해석으로 인하여 환자는 의식적으로 정확한 환자 자신의 이해를 하게 된다. 정신분석치료의 근간의 하나는 환자의 행동, 상호관계 등 여러 가지 무의식적인 면을 언어화하는 것인데, 이러한 것은 환자의 무의식적인 일차과정을 의식적인 이차과정으로 바꾸는 것이라고 여겨지기도 한다. 환자는 언어화 과정을 통해서 혹은 이차과정을 통해서 본인의 행동, 감정, 사고 등의 뜻을 이해해 나간다. 또한 분석가의 역할은 해석을 하는 데 있어서 점성가, 마술사, 도인처럼 환자의 무의식의 내용을 알아내고 이를 환자에게 강요하는 것이 아니라, 치료과정에서 일어나는 무의식적 과정을 관찰하고, 이 과정을 이해하고, 가능하다면 환자로 하여금 스스로 깨닫게 하는 데 도움을 줄 수 있는 것을 이해하는 것이 중요하다.

역전이(countertransference)

환자가 과거의 중요한 인물과의 관계를 분석가와 재현하는 것을 전이라고 했는데, 역전이는 이와 반대로 분석가가 자신의 과거의 중요한 인물을 대하듯 환자를 경험하는 환자에 대한 느낌과 태도를 말한다. 환자에 대한 분석가의 감정이 없을 수는 없는데, 이러한 감정을 분석가가 의식적으로 안다면, 이러한 감정은 역전이라고 할 수는 없다. 말하자면 역전이 현상이란 분석가의 환자에 대한 감정이 깊어지면서 분석가의 무의식적 요소가 치료장면에 포괄적으로 개입되고, 이렇게 됨으로써 분석가의 환자에 대한 이해와 분석과정에 영향을 주게 될 때를 이야기한다.

분석가 쪽 이유에서 오는 역전이(좁은 의미의 역전이)와 환자 쪽 이유에서 오는 역전이(넓은 의미의 역전이)를 구별할 필요가 있다. 과거의 정신분석이론에 의하면 역전이 현상은 모두 분석가 자신의 해결되지 않은 갈등으로 인해 오는 현상이며, 이로 인해 분석가가 환자를 객관적으로 볼 수 없는 요소로 생각되어 철저히 막아져야 하는 현상으로 이해되었고, 분석가는 이 역전이 현상을 보이지 않기 위해서 철저한 개인분석작업을 통하여 본인의 무의식을 정확히 알고 있어야 한다고 하였다. 그러나 이러한 역전이에 대한 이해는 분석이론의 발달과 함께 상당한 수정을 겪는데, 최근에는 역전이 현상을 환자 쪽에서 무의식적으로 분석가에게 느끼게 하는 현상으로서 이해하는 것이 바로 그것이다. 즉 환자는 무의식적으로 분석가에게 환자의 무의식적 소망, 욕동을 투사하고, 이 투사와 과거에 분석가 본인이 겪었던 경험에 의해 분석가 자신이 의식하지 못하는 가운데 환자에 대한 생각, 느낌을 가지게 되는데 이것이 역전이 현상이다. 그리고 이것은 분석가 내부의 문제라기보다는 환자-분석가의 관계가 심화되면 생기는 상호작용의 결과의 하나라고 이해하고 있다. 즉 분석가는 본인이 환자에게서 받는 느낌의 이해를 통해서, 환자가 분석가에게 투사하는 것이 무엇인가를 이해하며, 이로 인하여 환자를 더욱 잘 이해할 수 있게 된다. 그러므로 분석가는 치료시간에 느껴지는 환자에 대한 감정이 분석가 본인 쪽에서 오는 것인지, 환자 쪽에서 오는 것인지 구별하는 것이 중요한 것이 되는데, 이 구별을 위하여 분석가는 본인이 환자에게 보이는(감정을 포함한) 반응이 본인이 어떤 특정한 환자에게 보이는 반응인지, 본인이 환자에 관계 없이 모든 환자에게 보이는 반응인지를 관찰하여야 한다.

대상관계이론가들은 이러한 환자에게서 오는 역전이 현상은 환자의 투사적 동일시(projective identification)의 방법에 의한다고 하였다. 투사적 동일시는 처음에는 환자의 무의식 내부에서 작동하는 일종의 원시적인 방어기제로 생각되었다. 즉 환자는 본인이 가지고 있는 좋지 않은 감정을 본인에게서 떼어내어 이 부분을 분석가에게 투사하고, 그 투사된 것을 본인의 것이 아니라 치료자의 것으로 인식하는(identify) 것으로 이해하였다. 그러나 투사적 동일시의 개념이 발달하며, 이 현상은 상호작용을 반영하는 현상으로 생각되었다. 즉 투사적 동일시는 환자가 분석가를 포함한 대상을 파괴하거나 통제하려는 의도를 가지고 있으며, 또한 분석가와 소통하려는(communicate) 중요한 의미가 있다는 것을 발견하였다. 치료실제에서 투사적 동일시의 대상인 분석가는 매우 강력한 환자에 대한 느낌이 자신의 내부에서 휘저어짐을 느끼며, 이러한 강력한 느낌의 인식이 분석가 쪽에서 있어야 이러한 과정의 해석이 가능하다. 현재는 투사적 동일시를 환자가 필요에 의해 분석가를 상호작용에 동원하는 과정으로 생각되는데, 다시 말하자면 환자가 경험하는 강력한 감정적 경험을 환자가 소화해내지 못할 때, 소화가 되지 못한 부분을 분석가에게 투사하고, 이것을 분석가가 받아서 본인의 내부에서 뜻을 찾게 될 정도로 정리가 되면, 분석가는 다시 환자가 받아들일 수 있을 정도로 전달하여 환자로 하여금 처음에는 무엇인지 모르던 감정적 경험의 의미를 알게 한다. 자아심리학에서도 투사적 동일시와 비슷한 역전이로 인한 행동화(countertransference enactment)라는 개념에서 환자-분석가의 상호작용에 의해 분석가가 환자에 대해 무의식적인 태도 및 행동을 하게 된다고 하였는데, 이것과 비슷하게 환자-분석가의 상호작용이, 분석가가 환자가(무의식적으로) 원하는 대상의 역할을 받아들여, 그렇게 하게 되는 의미가 있다는 역할 반응성(role responsiveness)이란 개념도 있다.

역전이 현상은 임상실제에서 치료시간에 치료자가 느끼는 환자에 대한 지나친 감정, 짜증, 졸음, 심심함 등의 형태로 나타나게 되는데, 치료시간 외에 치료자가 환자에 대해 자주 생각하게 되거나 우울함을 느끼는 것, 혹은 환자에 대한 꿈이나 환자에 대한 지나친 상상 등 미묘하게 나타나기도 한다. 또한 환자와의 약속을 잊거나, 환자와의 약속에 늦고, 다른 사람에게 환자에 대한 이야기를 장황하게 하는 등의 좀더 감지하기 힘든 형태로 나타나기도 한다.

역전이 현상을 처리함에 있어서 분석가는 환자에 대한 본인의 반응에 대해 객관적으로 보려고 하는 태도가 중요하며, 치료시간에 환자에 대한 본인의 느낌이 변해가는 것을 인지하는 것이 중요하다. 또한 환자에 영향을 받는 것 같은 치료자의 행동을 발견해 낼 수 있는 힘이 있어야 하겠다. 분석가는 이러한 역전이의 문제를 본인 자신을 분석하는 자기분석(self-analysis)의 방법으로 해결하려 하는 방법뿐 아니라, 경험이 많은 분석가에게 지도감독(supervision)을 받거나 동료들과의 협의를 통하여 본인의 어려움을 나누는 과정이 필요하다.

저항(resistance)

환자들은 의식적으로는 본인들이 가지고 있는 신경증 등의 증상의 원인 및 이유를 찾고, 증상의 치유 및 완화를 위해 분석치료에 오지만, 역설적으로 이러한 환자들이 의식적으로 가지고 있는 생각에 반대되는 여러 가지 방법을 분석치료의 기간 동안 무의식적으로 치료과정에 동원하게 된다.

초기의 프로이트는 어떤 것이든 치료의 진행을 방해하는 것이 저항이라고 생각했는데, 이러한 환자들은 반항적 의도를 가진 어려운 환자로 인식하여 분석가의 권위와 설득 혹은 긍정적 전이현상으로 빨리 해결해야 하는 것으로 생각하였다. 그러나 후기의 프로이트와 그를 계승한 자아심리학자들은 자아가 신호불안으로 방어기제를 만들어 내는 것과 마찬가지로, 저항을 자아가 불안에 반응하는 방어적 노력의 특별한 형태로 생각하였다. 즉, 환자가 정신분석을 받게 되면 퇴행이 조장되고 이러한 퇴행에 의하여 본인이 받아들일 수 없는 과거 어린 시절의 소망, 욕동 등에 대해 알게 되는데, 이 과정에서 환자는 가슴 아픈 감정을 가져오게 된다. 그러므로 환자는 현 상태를 유지하면서, 환자에 대해서 알려고 하고 변화시키려고 하는 분석가의 태도와 맞서게 되는 것이 저항의 형태로 나타나게 된다. 환자는 이러한 저항 동안 자신을 객관적으로 관찰하는 능력을 무의식적으로 상실하게 된다.

다시 말하면 분석치료의 과정에서 저항을 없애는 것이 목적이 아니며, 아무리 병적인 것이라 할지라도 환자들이 지금까지 지켜온 정신상태의 평형이 깨지면 이것을 두려운 것으로 생각하고 나타나는 현상이 저항이며, 이것을 찾아내어 환자가 두려워하는 것, 보고 싶지 않은 내용과 함께 겪게 되는 힘든 감정을 이해하고 환자에게 보여주는 것이 분석가가 해야 할 중요한 저항의 분석과정이다. 저항의 과정은 무의식적으로 시작되나 저항의 존재가 의식화된 후에도 매우 오래 치료시간에 존재할 가능성이 많다.

저항은 치료실제에서 나타나는 현상으로 매우 여러 가지 형태로 나타난다. 환자마다 다르기도 하며, 같은 환자에서도 각각의 시간에 따라 다른 저항이 나타나기도 한다. 저항은 치료시간에 늦거나, 의사가 준 약을 거부하거나, 정신분석가의 해석을 잊어버리거나, 치료시간에 침묵하거나, 치료시간에 중요하지 않은 이야기로 시간을 보내거나, 치료비의 지불을 잊어버리거나, 정당하지 않은 이유로 치료시간을 연기하거나 하는 것처럼 눈에 띄는 두드러지는 태도, 행동, 언어적 표현도 있으나, 때에 따라서는 분석가가 무조건 맞다고 하거나, 모순되는 이야기를 하거나, 언제나 정확하게 치료시간에 오거나 하는 것처럼 두드러지지 않는 현상으로 오기도 한다. 상기에 기술한 환자의 특별한 행동이나 태도 자체 혹은 언어가 저항 자체는 아니고, 이러한 현상의 뜻을 찾으려는 노력을 무의식적으로 하지 않을 때 저항이라고 할 수 있다는 의견도 있다.

저항은 여러 가지 유쾌하지 않은 감정, 즉 미움, 슬픔, 불안, 죄책감, 시기, 사랑(특히 사랑은 현실적으로 금지되어 있는 정신분석가를 사랑하는 감정이 전이현상에 의해 나타나는데 이때 사랑의 감정은 유쾌하지 않은 감정이 된다) 등을 피하기 위한 것이라는 특징이 있으며, 이러한 감정이 정신분석치료로 의식화되는 것을 막기 위한 환자의 무의식적 과정이라고 할 수 있다.

저항의 원인에 대하여 탐색하는 것이 중요하다. 즉 환자의 유쾌하지 않은 감정이 환자의 무의식적 충동 및 이와 관련된 기억이 의식으로 되려는 순간 발생하는 것인지(repression and id resistance), 분석가에 대한 전이현상에 대한 감정 때문인지(transference resistance), 무의식적 욕망이 실현되는 것에 대한 죄의식 때문인지(superego resistance), 또는 증상 자체를 유지함으로써 얻어지는 이차적 이득(secondary gain)을 얻기 위한 무의식적 노력인지를 이해하는 것이 중요하다.

치료적 동맹(therapeutic alliance)

치료적 동맹이란 성공적인 치료과정을 위해서 참여하는 환자 및 분석가의 현실적인 협력이다. 다분히 의식적인 치료적 동맹이 무의식적인 전이현상의 하나라는 의견에는 논란의 여지가 있다.

프로이트는 분석가에 대한 긍정적인 전이가 지속되게 하는 것이 치료적 동맹에 필요하다고 하였고, 다른 분석가들의 견해로도 환자는 과거의 유아기에 겪었던 중요한 대상과의 믿음, 협력 등의 결과로 치료적 동맹을 만든다라는 의견이 주류이다.

정신분석의 실제(psychoanalysis in practice)

적응증(indications)

정신과적 진단명으로 불안장애, 강박장애, 공포증, 신경성 우울 등의 신경증과 대부분의 성격장애 환자들이 정신분석의 대상이 되고 있다.

정신분석의 치료방법으로 도움을 받을 수 있는 환자들은

정신과적 진단의 범주 이외에 다음과 같은 특징을 가지고 있어야 한다. 첫째, 본인의 문제를 정신분석의 방법으로 해결하겠다는 의지를 강하게 가지고 있는 환자, 둘째, 본인의 문제가 본인의 과거 및 현재의 경험에 의해 형성되었을 것이라고 생각할 수 있는 능력 즉, 본인의 문제가 심인성이라는 것을 인식하고, 문제의 핵심이 본인에게 있다는 것을 알고 있는 환자, 셋째, 과거사를 검토해 볼 때, 여러 가지 어려운 상황에도 불구하고 비교적 정상적인 활동을 해 온 사람으로서, 정신분석 치료의 과정 동안 나타나는 어려움에도 불구하고 분석작업을 계속할 수 있는 기본적인 소양을 갖춘 사람이라고 판단되는 환자, 넷째, 환상과 현실을 구별하고, 어느 정도의 불안을 이겨낼 수 있고, 불안이나 우울 등의 정서를 신호로 받아들여 이용할 수 있는 등의 소위 자아의 기능이 어느 정도 좋은 것으로 판단되는 환자, 또한 초자아의 기능이 어느 정도 발달하여 분석가와의 약속을 지켜낼 수 있는 환자, 다섯째, 효과적인 정신분석치료를 위해 소요되는 시간과 경비를 감당할 수 있는 환자로, 지리적으로 분석가에게 가까운 환자가 정신분석치료로 도움을 받을 수 있다.

실제의 분석치료 진행(practical rules for psychoanalysis)

전통적인 정신분석에서는 일상적인 정신과 면담환경과는 다른 환경에서 진행되는데, 일반적으로 환자는 카우치에 눕고 정신분석가는 환자가 볼 수 없도록 환자 머리 뒤편의 의자에 앉아서 치료를 시행한다. 치료실은 조용한 편이면 되겠으나 모든 소리가 차단될 정도로 조용할 필요는 없다.

환자를 눕게 만들고 분석가는 환자가 보이지 않는 곳에서 작업하는 매우 색다른 정신분석의 치료환경은 실제로는 프로이트의 경험에서 나온 것으로 어떤 특별한 이론적 배경이 있는 것은 아니고 이렇게 했을 때 환자의 치료가 잘된 것 같다는 경험에서이다. 카우치에 누우면 퇴행을 더 잘 할 수 있고, 분석가가 보이지 않는 상황에서 더욱 자유스럽게 이야기 할 수 있으며, 분석가의 입장에서도 환자의 얼굴을 대면하지 않는 것이 분석가 자신에게 떠오르는 생각(자유로운 주의력)에 더 집중할 수 있어서 치료과정에 도움이 된다.

치료시간은 전통적으로 45분 내지 50분이며, 일주일에 4회 내지 5회 치료하는 것을 원칙으로 한다. 치료의 빈도가 주 4회 내지 5회로 많은 것도 역시 이러한 방법을 취했을 때 가장 환자에게 도움이 되더라는 경험에서 나온 것인데, 이러한 방법이 무의식을 탐구하는 정신분석치료 분위기의 연속성(continuity)을 유지하여 더욱 깊은 치료로 이어질 수 있다.

치료기간은 적어도 3년 이상이며, 치료기간을 정해놓는 것은 환자로 하여금 무의식적으로 그 기간에 해결할 수 있는 갈등만을 치료 시간에 가지고 오게 만들어서 부분적인 정신분석을 하게 되는 오류가 있을 수 있다. 10년 이상을 치료하는 경우도 종종 있는데, 너무 긴 정신분석치료는 환자를 분석가에게 더욱 의존하게(transference addict) 만든다는 의견도 있다. 치료비는 원칙적으로 환자와 분석가의 계약에 의하는데, 분석가의 입장에서는 환자에게 치료비를 받아서 본인이 생각하는 생활의 수준을 유지할 수 있을 정도가 되어야 하고, 환자의 입장에서는 어느 정도 부담을 느낄 수준에서 결정된다.

훈습과정(working through)

정신분석치료가 진행되면 환자는 필연적으로 전이현상을 겪게 되는데, 이러한 환자의 전이현상에 대한 올바른 이해, 즉 분석가에 대한 환자의 반응은 현실적인 관계에서 오는 것이 아닌 환자의 과거의 경험에 의한 현상이라는 것을 이해하는 것이 정신분석치료의 중요한 관건이 된다. 분석가는 반복적인 전이현상에 대한 해석 및 전이현상과 환자의 과거의 경험과의 연관성을 해석한다. 이미 지적한 대로 전이신경증이 나타나기도 한다.

때때로 환자는 분석가의 해석을 받아들여 자신의 갈등과 그로 인한 증상을 이해하는 진정한 의미의 통찰을 갖기도 하는데, 실질적인 환자 자신의 변화는 수반하지 않는 경우가 많고, 이러한 진정한 변화를 수반하기까지 환자가 해석을 반복적으로 받아들이는 과정을 훈습과정이라고 한다. 정신분석치료가 몇 년이나 걸리는 어려운 과정이란 것은 바로 이 훈습과정에 시간이 걸리기 때문이다.

정신분석적 정신치료 (psychoanalytic psychotherapy)

정의 및 개관(definition and introduction)

정신분석적 정신치료는 정신분석의 이론에 기초한 것으로 그 치료법의 실제에 있어서도 정신분석과 대동소이하다고 하겠다. 정신분석에서와는 달리 정신분석적 정신치료에서는 자유연상을 사용하지 않는다는 일부의 분석가도 있지만 저자의 생각으로는 정신분석적 정신치료에서도 자유연상을 치료규칙의 근간으로 사용할 수 있으며, 전이와 저항을 다루는 것을 치료 이론의 근간으로 한다는 것은 정신분석 및 정신분석적 정신치료가 공유하고 있는 점이다.

다만 정신분석적 정신치료는 좀더 심한 정신병리를 가지

고 있는 환자를 대상으로, 현재 환자가 가지고 있는 대인관계에 대한 문제를 유아기의 욕망에 연유한 갈등에 관한 문제보다 더 많이 다루는 것이라 할 수 있겠다. 또한 정신분석적 정신치료는 주당 2회 내지 4회를 치료하며, 전통적 정신분석 치료에 쓰이는 카우치도 사용하지 않는다.

정신분석과 정신분석적 정신치료의 차이점 (differences between psychoanalysis and psychoanalytic psychotherapy)

정신분석과 정신분석적 정신치료의 차이점을 해석, 전이해석, 중립성의 세 가지의 관점에서 비교해 볼 수 있다.

첫째, 정신분석은 유아기의 욕망과 이로 인한 갈등에 초점을 맞추는 과거 문제에 대한 해석(there and then)이 많은 부분을 차지하는 데 반하여, 정신분석적 정신치료는 환자가 보이고 있는 현재의 대인관계 문제를 전이현상을 통하여 해석하는 현재 문제에 대한 해석(here and now)이 많은 부분을 차지한다.

또한 정신분석적 정신치료에서는 환자의 의식적 혹은 전의식적인 경험을 말로 표현하는 데 도움을 주는 명료화(clarification) 및 환자의 주관적인 경험과 연관된 환자의 표현이나 비언어적 행동의 의식적 혹은 무의식적 의미를 지적하는 직면(confrontation) 등의 방법이 정신분석의 경우보다 많이 쓰인다.

둘째, 좀더 심한 정신병리를 다루는 정신분석적 정신치료에서는 분열(splitting)과 같은 원초적인 방어기제들이 현재 환자의 일상생활의 대인관계 사이에 어떻게 전이현상으로 연결되는가를 해석하는 데 주력한다. 이는 전이현상을 과거의 중요한 인물과의 관계로 해석하는 정신분석과 대별되는 점이다.

셋째, 정신분석에서는 중립성이 비교적 잘 지켜지는데 반해, 정신분석적 정신치료의 중립성은 심한 정신병리를 가진 환자들이 나타내는 행동화(acting out) 때문에 필요한 한계설정(limit setting)에 의해 많이 파괴되는 것이 통례인데, 이러한 중립성의 파괴를 회복시키는 과정에서 일어나는 여러 가지 일들을 다루는 것이 정신분석적 정신치료에서 매우 중요하게 생각된다.

또한 정신분석적 정신치료의 목표는 제한적이어서, 정신분석에서와 같은 중요한 갈등의 완전한 해결보다는 좀더 심한 방어기제와 성격의 부분적인 변형을 그 목표로 한다.

지지적 정신치료 (supportive psychotherapy)

지지적 정신치료의 진화

지지적 정신치료는 개인정신치료의 형태를 갖추고 있으면서 가장 광범위하게 사용되는 접근법이다. 임상적으로 넓은 적용 범위를 가졌고 표현적(정신분석적) 정신치료만큼 효과가 있다. 20세기 초반에는 표현적(정신분석적) 정신치료보다 제한된 범위의 대상으로부터 출발하였다. 지지적 정신치료의 목표는 성격의 변화가 아니라 증상에 대처하도록 환자를 돕고, 심각한 정신질환의 재발을 방지하는 것이고, 건강한 사람의 경우에는 위기상황이나 일시적인 문제를 다루도록 도움을 주는 것이었다. 지지적 정신치료는 정신역동적 이해를 바탕으로 출발하였고 정신적으로 심하게 손상된 환자에게 사용하는 칭찬, 조언, 감탄, 격려 등의 기법을 말하는 것이었다. 그래서 초기에는 정신분석을 "순금"에 비유하고, 지지적 정신치료는 직접적인 암시만 하는 "구리"라고 비하했었다. 오늘날 지지적 정신치료는 1) 증상을 완화시키고, 2) a) 자기 존중감, b) 자아 기능, c) 적응적 기술을 유지, 회복, 개선시키기 위하여 직접적인 수단을 사용하는 두 사람 간의 치료법을 말한다. 이를 위하여 현실적 또는 전이적 관계에 대한 조사가 필요하고, 과거에 있었던 감정적 반응이나 행동을 알아야 하고, 이것이 현재에는 어떻게 변화되어 나타나는가 하는 패턴에 대한 조사 등이 필요하다. 자기 존중감이란 환자의 효능감, 확신, 희망, 자존심 등을 포함한다. 자아 기능이란 현실과의 관계, 사고, 방어, 대상관계, 감정조절, 합성적 기능 등을 포함한다. 적응적 기술은 다양한 영역에서 효과적인 행동들을 말한다. 자아기능과 적응적 기술 간의 경계는 불분명할 때가 있는데 어떠한 사건에 대한 평가는 자아기능이고, 그 평가에 따른 반응으로 취하는 행동은 적응적 기술이다.

지지적 정신치료의 이론

지지적 정신치료의 이론은 개인치료를 하는 치료자들에 의해 통합된 다양한 이론을 바탕으로 한다. 지지적 정신치료의 바탕은 정신분석적 이론인데 여기에는 자아심리학과 발달이론 및 대상관계이론, 자기심리학 문제, 대인관계 등이 포함되어 있다. 표현적 정신치료가 과거에 초점을 맞추거나 갈등이나 본능의 문제에 대해 작업을 하는 것과는 반대로 지지적 정신치료가 강조하는 것은 관계나 대인 간의 문제, 그리고 일상생활을 하는 현실 안의 자기에 초점을 맞추는 것이다. 지지적인 의사와 환자의 관계는 환자가 고통스러운 경험과 믿음에 접근하고 그 사실을 알게 될 때 안전을 제공해준다. 치료자는 환자에게 안전한 기지(secure base)를 제공해주는 애착의 대상 역할을 한다.

지지적 정신치료에서는 인지행동치료에서 유래된 아이디어와 기법도 이용한다. 인지행동기법은 지지적 정신치료에서 필수불가결한 부분이고 공황장애, 우울증, 공포증, 강박증상 등의 증상을 목표로 사용될 수 있다. 학습이론 역시 지지적 정신치료의 기법에 기여하는데 아직 체계적으로 통합되지는 않았다. 지지적 정신치료의 많은 부분은 지식을 덧붙이는 과정인 교육의 형태로 개념화될 수 있다. 일반적으로 학습이란 기술이나 지식을 얻는 인지적 과정이고, 기억이란 학습된 정보를 보유하는 것이다. 따라서 정신치료란 기술과 지식의 조합을 획득한 학습의 조절된 형태로 여겨질 수 있다. 정신치료시간 동안에는 적극적인 처리과정이 요구되는데 이때 새로운 정보를 개인이 이미 알고 있는 것과 연관시킴으로써 학습한 것이 저장된다.

정신병리–정신치료 연속체

정신치료는 환자가 갖고 있는 정신병리의 심각도에 따라 1) 지지적 정신치료, 2) 지지적-표현적 정신치료, 3) 표현적-지지적 정신치료, 4) 표현적 정신치료라는 정신치료 방법의 연속체에서 환자의 정신병리에 알맞은 정도의 정신치료를 선택할 수 있다. 지지적 정신치료는 인지행동 개입, 심리적 구조의 구축, 안정성, 자기감각 등을 포함한 지지적 접근법을 사용한다. 표현적 정신치료는 비교적 안정된 심리구조를 가진 환자에게 적용된다. 표현적 정신치료는 관계와 갈등 문제, 그리고 치료자와 환자의 관계 분석을 통하거나, 이전에 인지할 수 없었던 감정, 생각, 요구에 대한 통찰의 발달을 통하여 성격의 변화를 모색한다. 실제 치료에서 대부분의 환자는 심리 내부적인 측면에서 보는 갈등과 심리 외부적인 측면에서 보는 구조적 문제라는 연속선상의 영역에서 어느 한쪽에 극단적으로 치우치기보다는 양쪽의 특성을 모두 갖고 있다. 많은 환자들은 양쪽 영역의 작업을 모두 필요로 하는데, 처음에는 겉으로 드러나는 관계와 구조 구축의 문제로 시작하여 점차 심리 내부적인 갈등 문제를 다루게 된다. 그러므로 정신치료적 접근은 흔히 연합된 표현적-지지적 정신치료가 된다. 그리고 가장 표현적인 형태의 치료도 어느 정도의 지지적 요소와 경험을 포함하고, 지지적인 형태의 정신치료도 환자 자신의 정신적 처리 과정의 인식에 대한 확장을 포함하고 표현적 기법의 요소를 포함한다. 그래서 대부분 환자들의 경우 어느 정도 표현적 요소가 조리있게 통합된 양상으로 사용되는 지지적 정신치료를 사용한다. 가장 장애가 심한 환자의 경우에는, 자아 기능, 일상생활의 대처, 자기 존중감 등을 개선시켜주는 것을 목표로 하는 직접적인 개입이 필요하다. 일상생활에서 기능을 잘하고 좋은 관계를 가진 가벼운 장애가 있는 환자는 전통적으로 표현적 정신치료로 치료해왔는데 최근의 연구 결과에 의하면 환자들은 표현적 정신치료와 지지적 정신치료에 비슷하게 반응한다고 한다. 그래서 다른 접근법에 적합한 긍정적인 적응점이 있을 때에만 좀 더 표현적인 기법으로 옮겨가야 한다는 주장도 있다.

적응증

과거에는 자료의 부족으로 인해 지지적 정신치료는 표현적 정신치료에 적합하지 않은 환자에 대한 치료방법이라고 알려졌다. 그러나 최근의 연구결과는 더 높은 기능을 하는 환자가 표현적 정신치료만큼 지지적 정신치료에 잘 반응한다는 것이다. 그래서 지지적 정신치료는 광범위한 문제가 있는 경우는 물론 더 나은 기능을 하는 환자에게도 사용할 수 있다. 고전적으로 다음과 같은 경우 지지적 정신치료의 적응증으로 알려져 왔다. 1) 불량한 현실 검증력, 2) 원시적이고 미성숙한 방어기제, 3) 대상관계, 대인관계의 심각한 손상, 4) 부적절한 감정관리, 5) 불량한 충동조절, 6) 압도적인 불안 등이다. 그리고 7) 비교적 건강한 사람이 심각하고 압도적인 외상적 사건으로 인하여 증상이 나타났을 때 지지적 정신치료의 대상이 되는데, 비교적 건강한 이들은 표현적 정신치료를 받을 수도 있다. 위기상황에서도 급성적이고 삽화적인 경우에는 지지적 정신치료를 적용할 수 있다. 그 외에 의학적 질환, 물질사용 장애, 급성 사별, 감정표현 불능증 등의 경우에도 지지적 정신치료 적용 대상이 된다. 지지적 정신치료가 금기인 경우는 거의 없는데 정신치료 자체가 금기일 경우는 해당된다. 예를 들면 섬망, 중독상태(intoxication), 말기 치매, 꾀병, 반사회적 성격장애, 도움을 거절하는 사람들의 경우이다. 공황장애, 강박장애, 대식증, 외상후 스트레스 장애 등의 경우에는 인지행동치료가 지지적 정신치료보다 더 효과적이라고 알려져 있다. 그러나 지지적 정신치료가 많은 인지행동치료의 기법을 사용하기 때문에 두 가지 접근법은 성공적으로 통합될 수 있다.

전 략

전통적 정신분석적 정신치료에서는 증상이나 성격의 문제를 일으켰던 무의식적인 갈등이 의식화되고, 탐색되고, 훈습된다. 그 결과 더 이상 심리적으로 증상이 필요하지 않게 되고, 성격이 원만해지기 때문에 이러한 문제들이 개선된다. 훈습과정에는 문제의 기원에 대해 이해하기 위하여 환자의 과거력, 특히 어린 시절의 관계를 탐색하는 것이 포함된다. 그런데 지지적 정신치료에서도 치료자는 환자의 역동적 문제와 무의식적 갈등에 대해 많이 이해하고 있어야 한다. 그러나 자아기능이 약한 환자에서는 갈등은 탐색하지 않는다. 왜냐하면 이들 환자들은 감정이나 충동을 수용하거나 탐색할 수 없어서 불안에 압도될 수도 있기 때문이다. 대신 환자의 실생활에서 나타나는 의식적인 문제나 갈등을 다룬다.

방 어

정신분석이론의 관점에서 볼 때 지지적 정신치료는 방어를 지지하는 것이다. 표현적 정신치료의 경우에는 방어를 다룰 때 기저의 갈등, 소망, 감정 등을 탐색하여 방어되었던 것들이 탐색되고 해소되게끔 한다. 한편 지지적 정신치료에서는 방어가 적응부전적이고 기능에 방해가 될 때만 의문을 제시하고 직면시킨다. 그러나 실제로는 방어를 직접적으로 다루지는 않고 방어가 표현되는 태도나 행동에 대해 치료 작업을 하게 된다. 예를 들면, 환자가 적개심을 자기의 상사나 동료에게 투사하여 다툰다면 투사라는 방어는 환자에게 해가 된다. 치료 작업에서는 이러한 문제되는 행동이 다루어져 환자가 직장을 잃지 않도록 도와준다.

치료적 관계

환자와 치료자와의 관계는 전문적인 영역인데 치료자가 환자의 요구에 대하여 도움을 제공하는 것이다. 치료자는 어떤 형태의 정신치료일지라도 반드시 적절한 치료자-환자 경계선을 유지해야 한다. 환자는 애정이나 우정을 요구할 수 있으나 치료자가 연인이나 친구가 될 수는 없다. 치료자가 환자에게 어디에 돈을 투자하고 누구에게 투표하고 어디로 휴가를 가라고 할 수는 없는 노릇이다. 이런 것들이야말로 환자의 사생활이고 전문가적인 의견은 아니다. 한편, 전통적인 정신분석적 정신치료에서 치료자는 탐색과정을 촉진시키기 위해 중립성과 절제를 유지한다. 그렇게 하여 환자가 치료자에 대한 자신의 지각이나 감정을 이야기할 때 이것들이 환자가 과거나 현재에 자신에게 중요했던 인물에 대한 감정을 치료자에게 투사하는 산물로서 나타나는 것임을 깨닫게 하고 이것이 분석될 수 있다. 치료자에 대한 이러한 투사를 전이라고 한다. 반면, 지지적 정신치료에서는 치료자가 능동적이고 대화를 주도하며 일정한 위치를 유지하고 질문에 대답하고 자신을 드러낸다. 환자의 안전과 안정이 제공되면서 치료자와 환자의 관계는 지지적이 된다. 치료자는 투사의 대상이라기보다는 좀 더 단순하게 동일시의 모델로서의 역할을 하게 된다. 그래서 절제가 환자에게 가져다 줄 쌀쌀맞은 느낌을 피한다. 긍정적인 환자-치료자 관계는 치료자에 의해 늘 적극적으로 강화되어야 하고, 혹시 잘못된 관계가 발생하면 그것을 다루고 교정한다.

자기를 드러냄(self-disclosure)

치료자가 자신을 드러낼 때에는 치료적으로 타당성이 있어야 한다. 즉, 환자의 이익을 위한 것이라야 한다. 만약 자기 드러냄이 치료자의 이익을 위한 것이고, 자랑하거나, 불평하거나, 유혹하는 형태라면 그것은 경계선 위반이고 착취가 된다. 치료가의 자기 드러냄에 대한 판단은 치료적인 본보이기(modeling), 교육, 치료적 관계의 촉진, 현실검증, 환자의 자율성 촉진 등과 관련되어 있다. 그러한 드러냄은 자아가 부족한 환자에게 자기와 타인에 대하여 좀 더 안정되고 응집력 있는 감각을 구축하게 해준다. 환자가 치료자에게 개인적인 질문을 할 때 치료자가 곧이곧대로 대답하는 경우는 출신 대학이나 자격증 등 환자가 알아야 할 필요가 있는 적절한 사회적 관습 내에서만 가능하다. 자기 드러냄은 전이적인 의미를 지니고 있지만 치료자가 이것을 환자에게 언급할 필요는 없다.

자기 존중감(self-esteem)

자기 존중감의 증진은 지지적 정신치료의 중요한 목표가 된다. 치료자의 긍정적 존중, 용납, 수용, 관심, 진실됨, 칭송 등은 환자의 자기 존중감을 강화시켜준다. 다른 사람과 관계를 형성할 수 없는 환자는 치료자에게서 자기를 수용해주고 관심을 가져주는 한 사람을 발견하게 된다. 치료자는 환자와의 대화를 기억하고, 환자가 좋아하는 것, 싫어하는 것, 태도, 전반적인 감수성 등에 대해 파악하고 있다는 것을 명백히 말함으로써 환자에 대한 치료자의 관심을 전달해야 한다. 논쟁이나 비하하거나 비판하는 상호관계, 치료자의 방어 등을 피하면 치료자가 환자를 수용한다는 것이 환자에게 전달된다.

평가와 사례 공식화 (assessment and case formulation)

평가와 사례 공식화의 과정은 모든 정신치료적 접근의 필수요소이다. 평가 과정의 중심적인 목표는 환자의 질환을 진단하고 문제점을 기술함으로써 환자를 적절히 치료할 수 있게 하는 것이다. 평가 과정의 다른 주요한 목표는 치료적 관계를 수립하여 정신치료에 대한 환자의 흥미와 집중을 심화시키는 것이다. 전반적인 평가를 하는 것은 치료자가 적절한 치료적 접근을 선택하는 데 단연코 도움이 된다. 치료계획은 각 환자의 요구와 목표에 맞게 개별화해야만 한다. 각 환자에 대한 치료적 접근을 구조화할 때에는 평가와 사례 공식화에서 부각되는 중심적 문제를 바탕으로 해야만 한다. 치료자가 환자를 처음 만날 때 치료자는 보통 환자의 손상, 정신병리, 자아강점이 어느 정도인지 알지 못한다. 그래서 첫 면담에서는 환자가 왜 치료받으러 왔는가를 이해하려고 노력하는 것으로 시작해야만 한다. 모든 환자에게 현재의 문제점과 과거의 병력에 대하여 전반적인 평가를 해야 한다. 평가가 끝날 때에 치료자는 환자의 문제점, 대인관계, 일상적인 기능, 그리고 심리적 실행적 구조에 대하여 이해해야만 한다. 평가는 단순히 질문과 대답으로만 이루어지면 안 되고, 환자의 생활에 대한 탐색을 한층 더 많이 해야 한다. 면담은 치료적이어야 하고 환자가 치료에 동기부여를 갖도록 도와야 하며, 치료협력 관계를 증진시켜야 한다. 평가는 지지적 정신치료의 목표를 증진시키는 것이어야 하는데, 예를 들면 증상을 완화시키고 자기 존중감, 자아 기능, 적응적 기술을 유지하고 회복시키고 개선시키는 것이다. 지지적 접근에서 평가를 치료적으로 만들려면 일반적으로 지지적인 정신치료적 개입을 해야 하는데 예를 들면 칭찬, 안심시키기, 격려, 명료화, 직면 등이 있다. 사례 공식화의 성패는 환자에 대하여 얼마나 정확하고 전체적으로 보았는지에 달려있다. 사례 공식화란 환자의 증상과 심리적 기능을 설명하는 것이다. 치료자가 시행하는 공식화는 치료자의 개입방법과 환자의 생활에서 어떤 문제가 관심의 영역으로 선택되었는지에 따라 좌우된다. 치료의 시작부터 환자가 기저에 가지고 있는 문제에 대한 감각을 치료자가 갖는다면 치료자는 공감적으로 반응하는 능력을 강화시킬 수 있다. 동시에 환자에 대한 공감은 치료자가 치료를 효과적으로 안내하고 계획하는 데 도움을 준다. 초기의 공식화는 임시적인 것이고, 정신치료를 해 나가면서 환자에 대해 더 많이 알게 됨에 따라 수정되어야 한다. DSM 진단이 사례 공식화에 중요한 부분이긴 하지만 절대로 전체적인 이야기는 될 수 없다. 그것은 개인의 적응적이거나 부적응적인 특성을 제대로 조명해주지 못하고 개인의 독특한 인생사를 설명해주지 못한다. 사례 공식화의 방법은 정신분석적 또는 인지행동적 접근법에서 유래될 수 있는데, 모든 요소들이 사용될 수 있으나 어떻게 사용되는지의 용도는 서로 다르다.

개 입

지지적 정신치료는 환자의 자기 존중감, 자아 기능, 환경에 대한 적응 등을 유지하거나 개선하는 목표를 이루기 위하여 명확히 정의된 기법을 사용하는 것이다. 지지적 치료의 목표는 불안의 감소, 안정성의 촉진과 증상의 해소에 있다. 이러한 목표들은 과거보다는 지금, 여기에 맞추어 작업을 함으로써 이루어진다. 치료적 관계는 전이적인 관습과 반대로 현실적인 것에 초점을 맞춘다. 일반적으로 저항은 다루어지지 않고, 적응적인 방어가 강화되고 지지된다.

대화 방식으로 하는 의사소통

지지적 정신치료에서 의사소통의 방식은 표현적 정신치료의 경우보다 더욱 대화적이다. 침묵은 환자의 불안수준을 높일 수 있기 때문에 피한다. 주고받는 상호교환이 있고 도전적인 질문은 하지 않는다. 서양에서는 "왜"로 시작하는 질문이 불안을 높이고 자기 존중감을 위협할 수 있기 때문에 피하라고 하는데 우리 문화의 표현에서는 추궁하는 것이 아니라 부드럽게 환자를 이해하려는 궁금증을 갖고 "왜"라는 말로 물어보는 것이 오히려 좋다. 환자가 양심의 가책을 느끼거나 자기 혼자만 그러리라고 생각하며 힘들게 얘기를 꺼낼 때 치료자는 "대부분 그렇죠.", "그런 경우가 많죠.", "원래 그런 거죠.", "그래서 옛말에 그런 말이 있었죠." 등의 반응을 하여 환자를 편하게 해준다.

지지정신치료의 기본적 기법: 칭찬, 안심시키기, 격려

칭찬, 안심시키기, 격려 등은 특히 치료자가 이런 기법을 진실한 마음을 갖고 사용한다면 환자의 자기 존중감을 촉진시키기에 유용한 기법이 된다. 환자들은 가르치려 들거나 쓸 데 없는 언급에 대해서는 빨리 알아채고 이럴 경우 이해받지 못한다는 느낌을 갖게 된다. 칭찬을 할 때는 현실을 바탕으로 해야 하고 적응적인 행동을 지지해야 한다. 칭찬의 예로는 "다른 사람들을 배려할 수 있는 것은 좋습니다." 또는 "그런 강연에 가게 되었다니 끔찍하군요." 등이 있다. 또는 환자의 설명을 들은 후 "그 일을 깔끔하게 처리할 수 있었네요.", "다른 사람에게 사려 깊었던 것은 좋아요."라며 적극적으로 반응을 보여주는 것이다. 가장 좋은 칭찬은 목표를 향한 환자의 진전을 강화 시키는 것인데 환자가 "지난주에는 약을 매일 먹었어요."라고 했을 때 그저 "잘했어요."보다는 "좋아요, 하나도 안 빼먹고 해냈네요. 어떻게 생각하세요?" 하며 통제력과 훈련을 강화하고 환자가 계속 그런 행동을 하는 것을 추구한다. 건강한 환자일수록 칭찬은 덜 필요로 한다. 환자를 안심시키려고 하는 말이 공허하거나 근거가 없으면 안 된다. 환자가 자세한 부분에 의심을 갖기 전에 해주는 것이 효과적이다. 환자는 그런 안심시키기가 자신의 독특한 상황에 대한 이해를 바탕으로 했다고 믿을 수 있어야 한다. 더 나아가 치료자는 안심시키기를 시행할 때 자신의 전문적인 지식이나 상식적인 정보의 영역으로 제한해야 한다. 많은 환자들은 치료자에게 자신들이 나아질 수 있는지 물어본다. "네, 당신은 나아질 거예요."라는 반응은 잘못되거나 틀릴 수 있다. "당신과 같은 상태에 있는 대부분 환자들은 좋아집니다."가 보다 더 적절한 반응이 될 것이다. 이외에 일반화도 안심시키기의 한 형태인데 예를 들면 "할머니가 돌아가셨는데 슬프지 않았어요, 양심에 가책이 돼요."라고 환자가 말하였을 때 치료자는 "그런 경우들이 꽤 있죠, 어린아이들은 아주 가까운 사이가 아니면 조부모의 죽음을 일상적인 일로 받아들이죠."라고 그것이 환자 혼자만의 일이 아니라고 안심시킬 수 있다. 격려는 일반 의학이나 재활에서 중요한 역할을 한다. 만성 조현병, 우울증, 수동의존적인 환자들은 정신적, 육체적으로 비활동적이다. 정신과 의사는 환자들의 위생 상태를 유지시키도록 하고, 운동을 하고, 다른 사람과 어울리고, 좀 더 독립적이 되고, 다른 사람의 보호나 관심을 받아들이라고 격려한다. 격려를 할 때는 환자들이 다른 행동이나 활동에 참여하게끔 지도하는 형태라고 생각하는 것이 유용하다. 예를 들어 환자는 직업지원서의 표지를 쓸 수 없기 때문에 서투르다고 불평한다. 치료자는 "시작해 볼 필요가 있어요. 당신이 시작을 하기에 도움이 되려면 우리가 무엇을 할 수 있을지 알아봅시다."라고 말할 수 있다.

조 언

조언은 지지적 정신치료의 중요한 전략이며 치료자의 지식과 정신과 영역의 전문성을 기반으로 하여야 한다. 표현적 정신치료에서 사용하는 절제적인 치료적 입장과는 대조적으로 지지적 정신치료를 시행하는 치료자는 직접적이고, 환자와 함께 적극적인 역할을 한다. 교육과 조언은 일반적으로 같이 진행된다. 지지적 정신치료 문헌에서 자아를 빌려준다는 용어는 치료자가 교육시키는 것 이외에도 합리적이고 통제된 행동의 모범을 보인다는 것으로 사용된다. 치료자는 다음의 예와 같이 지지적 정신치료의 목적이 자아기능과 적응적기술을 개선시키는 것이라는 것에 대해 조언을 하거나 교육한다. "당신을 기다리게 하는 친구에 대해 당신이 꾹 참고 있는 것처럼, 당신은 화가 날 때까지 일을 덮어두는 경향이 있어요. 그렇게 되면 결국에는 이성을 잃고 사람들에게 소리를 지르게 되지요.", "화가 심하게 치밀어 오르기 전에 문제들을 다루는 것이 일반적으로 더 나은 방법입니다." 아주 작은 스트레스에 대해 혼란이 온 환자가 치료자에게 급히 전화를 한다면 치료자는 그 환자에게, 먼저 옷을 입고, 아침을 먹고, 집안을 정리하라고 이야기한다. 여기에서 치료자는 조언을 하는 것이 아니라 일상적인 일에 대해 도움을 제공하고 전체적인 틀을 마련하는 것을 도와주고, 강박적인 방어를 격려하는 것이다. 또한 일반 의학 모델에서 "인후염인데, 1주일 정도 항생제를 사용합니다."라고 하듯이 "그런 증상을 우울증이라고 합니다. 약을 복용하면 잠을 잘 수 있고 치료를 계속하면 회복될 수 있습니다."라며 문제에 대하여 이름을 붙여주고 설명하고 조언을 해줄 수 있다. 또한, "배신감을 느끼셨겠네요."처럼 화난 감정에 이름을 붙여줄 수 있고, "화병이군요"라며 진단을 해주는 것만으로도 환자는 안심을 한다. "외로우셨겠네요.", "정이 많이 들었었나보네요." 등의 간단한 언급도 크게 공감적으로 작용한다. 한국 환자라면 한국문화에 정통한 지혜를 갖고 있는 치료자가 더욱 효과적일 것이다. 일반인들도 해당하는 경우이지만 어떤 환자들은 모임에 참가하는 것을 부담스러워할 때가 있다. 이런 경우 "남들이 당신을 어떻게 볼지 부담되지요? 부정적으로 볼까봐 두려워하는 경우가 많습니다. 남들이 나를 어떻게 볼까 하는 생각이 들기 전에 우선 거기에 온 사람들을 관찰해보세요. 상대방을 알고 싸워야 이긴다는 말이 있죠? 거기에 온 사람들이 어떤 사람들인지 파악하려고 노력하세요. 그렇게 시야를 외부로 집중해야 남들이 나를 어떻게 볼까하는 부담을 느낄 시간이 없어져요.". 환자들은 "선생님의 그 한 마디를 들으려고 6시간 기차를 타고 왔어요."하는 경우가 꽤 있다.

합리화와 재구성화(rationalizing and reframing)

합리화와 재구성화는 환자에게 과거에는 고통스럽거나 부정적이었던 사건에 대해 다른 시각으로 보는 방식을 제공한다. 합리화와 재구성화를 사용할 때 주의해야 할 점은 어리석어 보이거나 환자와 다투거나 반박하는 일을 피하는 것이다. 예를 들면 젊은 엄마는 아이가 자기를 피해서 도망간다고 불평을 하고, 아이가 이제는 엄마에 대해 관심이 없어졌다고 말한다. 치료자는 "이제는 아이가 당신과 있는 것이 안전하다고 충분히 느꼈기 때문에 바깥 세상을 보고 싶어하는군요."라고 말하며 고통스럽고 부정적인 지각을 재구성화할 수 있다. 훈습과정 중 환자가 "또 문제를 일으켰어요. 습관이 고쳐지지 않아요."라며 좌절하는 경우도 치료 중 흔히 발생한다. 이때 치료자는 "전에는 문제가 생겨도 문제인줄 몰랐는데 이제는 문제가 뭔지 알 정도가 됐으니 그것만으로도 진전"이라며 새로운 시각을 제시해 줄 수 있다.

예행연습 또는 예상 안내(rehearsal or anticipatory guidance)

예행연습 또는 예상안내는 인지행동치료의 경우처럼 지지적 정신치료에서도 유용한 기법이다. 예상안내는 문제가 있어 보이는 미래의 상황을 맞이할 때 준비하도록 돕는 유용한 기법이다. 어려운 사건에 대해 준비하는 것은 시험 준비를 하거나 공연의 예행연습을 하는 것과 비슷할 수 있다. 목표는 장차 벌어질 일에서 무엇이 장애가 될지 미리 고려하여 그것을 다룰 전략을 준비하는 것이다. 예상되는 상황을 잘 다룰 수 있게 되면 불안이 감소되고, 자기 존중감이 강화될 것이다. 예상 안내의 예는 장래의 고용주에게 환자로 하여금 먼저 전화를 걸게 해보는 것이다. 예행연습에서 환자에게 몇 가지 시나리오와 응답을 제공하여 환자가 전화를 하였을 때 생기는 불안에 대해 준비시키고, 준비된 예상 답변의 목록을 갖게 하는 것이다. 사회생활이 미숙한 환자가 처음 직장생활을 시작할 때 상사나 동료에게 먼저 인사하고, 음료수 등을 건네는 연습을 시킬 수 있다.

직면, 명료화, 해석 등은 표현적 정신치료에서 주로 사용하는 것이지만 지지적 정신치료에서도 사용할 수 있다.

치료적 관계

치료적 관계의 요소는 1) 전이-역전이 형태, 2) 현실적인 관계, 3)치료적 동맹으로 알려졌다. 이러한 세 가지 요소는 밀접하게 관련되어 있고 전체적인 응집을 형성하지만 각각의 요소를 분리하여 논의하는 것이 좀 더 명확함을 제공한다. 전이와 현실적인 관계 문제는 치료 관계 내의 모든 상호작용에서 작동을 한다. 어떤 특정 시기에는 전이적인 측면이 더 중요할 때도 있고, 반면에 다른 때에는 현실적인 관계문제가 중요할 때도 있다. 이런 관점에서 보면 정신치료에서 지지적-표현적 정신치료의 연속체가 있는 것처럼 전이 문제와 현실적인 문제 사이에도 연속체가 존재한다. 지지적 정신치료가 현실적인 관계에 좀 더 초점을 맞추는 반면, 표현적 정신치료는 전이에 더욱 초점을 맞춘다.

전이와 현실적인 관계

고전적으로 전이란 환자의 과거에 중요했던 인물과 관계되었던 행동, 생각, 감정, 소망, 태도 등이 치료자에게 향하는 특별한 종류의 대상관계라고 알려졌다. 가장 흔하게 치료자에게 이동되는 것은 부모, 형제, 조부모, 교사 등 중요한 인물에 대하여 갖고 있던 태도이다. 근본적으로 과거가 현재에 부활하는 것이다. 현실적인 관계는 모든 정신치료의 밑바탕에 깔려 있다. 그것이 지금 시점에서 치료자와 환자 사이의 치료적 상호관계에 존재한다. 이때에는 전이의 특징인 왜곡이 없이 순수하고, 신뢰하고, 현실적인, 진실한 상호 간의 호감이 포함되어 있다. 현실적인 관계에는 도움, 보호, 이해, 사랑 그리고 개인 간의 사회적 수준에서 발생하는 일상 생활의 상호작용 등에 대한 환자의 희망과 열망이 포함되어 있다. 정신치료 연속체의 지지적인 면의 끝에 있는 지지적 정신치료에서 전이는 치료적 개입을 안내하는 데 사용될 수 있다. 그러나 부정적 전이가 치료관계를 망가뜨릴 정도의 위협이 되지 않는 한 일반적으로 전이는 논의되지 않는다. 긍정적인 전이 반응은 일반적으로 탐색되지 않고 단순히 수용된다. 그러나 부정적 전이는 그것들이 치료를 손상시킬 수도 있기 때문에 항상 조사해야 한다. 다음 사례는 긍정적 전이 반응을 다루는 데에 사용되는 전략을 보여준다.

증 례

54세의 김 씨는 치료를 시작한 후 자기 부인과의 관계가 얼마나 개선되었는지 치료자에게 말하였다. 환자는 이것을 환자에 대한 치료자의 관심 때문이라고 하였다. 지지적 정신치료에서는 치료자가 이것을 탐색하지는 않는다. 그러나 환자가 고마워하는 것을 수용하고 김 씨의 말을 현실적인 관계의 반향으로 개념화한다. 그리고 “당신에게 도움이 되어 기쁩니다.”라고 말한다. 이에 치료자가 “우리의 치료가 공동 노력이었습니다. 그래서 당신도 일정부분 역할을 했습니다.”라는 말을 추가하여 이러한 기회를 환자가 자기 존중감을 고양시키도록 사용할 수 있다.

역전이

고전적으로 역전이는 환자에 대한 치료자의 전이로, 여기에서는 치료자의 과거에서 유래되어 환자에게 옮겨진 행동, 사고, 소망, 태도, 갈등 등을 말한다. 좀 더 넓게 정의하면 치료적 관계의 매 순간 상호작용에서 결정되는데, 대부분의 일반 사람들이 환자에 대해 갖게 되는 반응을 비롯하여 현실적인 관계를 포함한다. 그런데 이것은 치료자가 그 상황에 반응하여 일으키는 것과 환자가 투사하는 것에 영향을 받는 상호관계적인 구조로 이루어 진다. 치료자의 역전이 반응은 환자에 대해 오해하도록 할 수 있고, 환자에 대해 부적당한 행동을 하게 할 수 있다. 그러한 반면, 치료적 상황에서 역전이 반응은 환자를 이해하고 공감하는 강력한 도구로 사용될 수 있다. 이러한 목적을 이루기 위하여 치료자는 환자의 내적 세계와 무의식에 접근하는 데 도움이 되도록 환자에 대한 치료자 자신의 감정을 늘 자각하고 있어야 한다. 공감의 사용은 역전이 인식을 촉진하고, 저지하고, 교정하는 면에 있어서 중요하다.

공감은 다른 사람이나 사물에 자신을 대입시켜 느끼는 것을 말한다. 그러므로 공감은 다른 사람의 정신적인 삶에 대한 자료를 얻는 수단이다. 사람이 무엇을 경험하는지 정확하게 알아차리고 이해하는 공감적 능력은 치료자로 하여금 역전이 반응에 주목할 수 있게 해준다. 다음은 지지적 정신치료에서 역전이의 사용에 대한 사례이다.

증 례

중년의 남성은 자기가 친근하게 대함에도 불구하고 남들이 직장에서 자신을 어떻게 회피하는지 말하기 시작했다. 치료자는 "힘들었겠네요."라며 공감적으로 반응하며 말하였다. 그 말에 환자는 화를 내는 식으로 반응하였다. 치료자는 다음과 같이 반응하였다. "당신이 나에 대해 비판하니 기분이 좋지 않군요", "당신이 동료들에게도 이런 기분을 느끼게 하지 않았나 생각하지 않을 수 없네요.", "그러나 나는 당신의 친구들이 하는 방식으로 내 느낌을 행동으로 나타내지는 않을 겁니다. 나는 계속 이렇게 앉아서 당신과 얘기할 것입니다. 나는 어떤 핑계를 대고 떠나지는 않을 겁니다." 대인 간 의사소통의 관점에서 보면, 공상을 비유적으로 드러낸다는 원칙을 적용하기 위하여 역전이 감정을 효과적으로 피드백해주는 것은 환자의 행동에 대해 직접적인 감정이나 경향을 드러내는 것보다 훨씬 덜 위협적이다. 이런 원칙은 지지적인 정신치료적 접근과 상당히 일치한다. 예를 들면 "나는 당신에 대해 매우 화가 났어요."보다는 "기분이 좋지 않네요."라고 말하는 것이 좀 더 안전하고 존중해주며 치료적 동맹을 보호하는 것이다. 치료자의 조절된 역전이 감정의 표현은 환자의 비적응적 구성 양식에 대한 부당성을 증명하는 것뿐만 아니라 성숙한 자제와 포용, 감정을 부정하지 않는 방식이라는 어른으로서의 모델을 제공한다. 환자의 적개심에 대하여 적대적인 양식으로 대응하는 치료자는 논쟁을 하자는 것일 뿐이다. 논쟁은 좋지 않은 기법이며 불량한 결과의 예측인자이기도 하다.

치료적 동맹

치료적 동맹은 현실적인 관계의 요소이며, 모든 정신치료를 굳게 지키는 기반이다. 치료적 동맹은 이의 없는 긍정적 전이로서 정신치료 성공의 필수적 요인이다. 동맹을 형성할 수 있는 능력은 생애 초기에 겪는 양육자와의 경험에 바탕을 두고 있다. 이러한 능력이 결핍되었을 때 치료 초기에 치료자가 해야 할 일은 치료적 관계를 발달시키기 위해 지지적인 관계를 제공하는 것이다. 동맹의 협동적인 본질은 환자와 치료자가 치료적 변화를 촉진하도록 협동하여 작업하는 것이다. 치료동맹은 환자와 치료자 사이에 벌어지는 역동적 상호작용 과정의 결과에 따른 발전과 변화라고 개념화할 수 있다. 정신치료의 결과에 대한 연구에 의하면 치료동맹의 질이 치료결과의 최대 예측인자이다. 단기 지지적 정신치료와 지지적-표현적 정신치료에서 초기의 강한 치료적 동맹이 긍정적인 치료결과를 예측한다. 치료적 동맹은 표현적 정신치료에서 사용되는 변화의 도구라고 말하기보다는 지지적 정신치료에서 변화를 위한 치료적 기초라고 보는 것이 더 타당하다. 그러므로 치료자는 관용적이고 비판단적인 사람이 됨으로써 좋은 부모역할 모델을 하는 등 적극적인 방법을 통하여 치료적 동맹을 강화시킨다. 환자의 자기 존중감을 직접적으로 지지하는 방법이 치료동맹을 지지해준다. 치료동맹을 이루기 위해서는 환자보다 치료자가 먼저 움직여야 한다. 그렇게 하려면 환자에게 공감, 관심, 이해를 전달해주어야 한다. 치료자가 자기는 이해했지만 그것을 환자에게 전달하지 않으면 환자는 치료자가 자신을 이해하지 못한다고 오해를 하여 치료자가 돌부처 같다든지, 목석 같다고 비난할 수 있다. 이 상황에서 치료자가 반드시 피드백해 주어야 할 반응은 언어적, 비언어적으로 표현될 수 있는데 예를 들면 "그랬어요!", "저런", "아이구!" 등 간단한 표현도 치료자가 환자의 상황을 이해했다는 것을 충분히 전달한다. 즉, 환자의 입장에서는 "치료자가 나를 이해했구나."라고 느낄 수 있어야 한다.

특별한 집단

지지적 정신치료의 적응증이 되는 정신병리 연속체의 병적인 영역은 조현병, 양극성장애, 심한 성격장애, 물질 사용 장애, 정신질환과 물질 사용 장애가 동반하는 경우 등이다. 이러한 모든 장애는 인지행동기법과 결합된 지지적 정신치료로 특별히 통합된 접근법을 사용하여 혜택을 볼 수 있다. 예를 들어 조현병 환자와 같이 심한 손상이 있는 환자에게는 사회적 기술훈련과 정신건강교육 같은 광범위한 접근법이 적용되어야 한다. 이런 접근법을 지지적 정신치료와 결합시키면 질병에 대한 교육을 제공하고, 현실 검증력을 촉진시키고, 약물 순응도를 증진시키고, 문제 해결을 돕고, 칭찬을 곁들여서 적응적 행동을 강화시킬 수 있다. 이에 추가로 치료자는 행동 목표 설정, 격려, 본보이기, 대인관계 기술 교육을 위한 칭찬 등 지지적 기법을 사용한다. 이러한 개입은 사회적응력을 증진시킨다.

물질 사용 장애 환자는 지지적 정신치료로 혜택을 볼 수 있는데, 물질 사용을 통제하거나 줄이기 위한 대처전략을 개발하고, 불안과 불쾌감을 감소시킬 수 있다. 치료자는 반드시 긍정적인 치료적 동맹을 유지하게 적극적으로 노력해서 환자로 하여금 계속 치료를 받게 하고, 치료 작업에 적극적으로 기여하도록 해야 한다.

위기 개입

위기 개입 접근법은 제2차 세계대전 때 시작되었는데, 그 당시 외상적 스트레스 장애가 발생한 군인을 전방에서 위기 개입 기법으로 치료하여 빨리 자대복귀시켰다. 또한 큰 화재 사고의 생존자들이 급성 애도반응을 겪고 사별을 대처할 수 없었던 경우, 생존자들과 가족들은 애도의 과정과 상실의 경험을 끝까지 해나가게끔 필요한 도움을 받을 수 있었다. 위기는 안정된 상태가 고장난 것인데 지진, 화재, 전쟁, 테러와 같은 재난 또는 관계의 파열, 상실, 강간, 학대 등 위험한 사건이나 스트레스에 의해 촉발된다. 위기는 하나의 큰 사건뿐만 아니라 어려운 사건이나 불운이 연속적으로 일어날 때 발생할 수도 있다. 위기 기간 동안 피해자들은 그들의 생명, 요구, 안전, 관계, 안녕감 등이 위기에 처했다고 받아들인다. 스트레스에 대한 피해자들의 반응은 나이, 건강상태, 개인적 문제, 스트레스 사건과 관련된 이전의 경험, 지지와 신념체계, 기저의 생물학적, 유전적 취약성 등 여러 가지 요인의 결과로 발생한다. 위기는 시간제한적일 수 있으며 보통 몇 달 이상 지속되지는 않는다. 그 지속 기간은 스트레스 요인과 그것에 대한 피해자의 지각과 반응에 따라 다르다. 위기 개입은 항상성의 균형을 회복하는 것과 스트레스 요인에 대한 취약성을 감소시키는 것을 목표로 한 치료적 과정이다. 항상성은 치료자가 피해자의 능력과 사회적 연결망을 작동시키고 평형의 재설정에 대한 적응적 대처기전을 촉진하려는 노력에 의해 이루어진다. 위기개입은 즉각적인 문제해결에 초점을 맞춘 단기간의 접근법이고, 여기에는 피해자들이 도전과 압도하는 스트레스의 위협을 다루도록 돕는 전체적인 치료적 목록이 포함되어 있다. 위기 개입과 정신치료의 경계는 가끔 모호할 때가 있다. 왜냐하면 두 가지 접근법은 기법과 치료 기간이 겹치는 경우가 많기 때문이다. 위기 개입은 보통 1~3회의 치료시간을 갖는 반면 단기정신치료는 수회에서 20회, 또는 그 이상으로 치료시간의 횟수가 연장될 수도 있다. 그런데 1990년대 이후 위기 개입은 간단한 몇 회에서 그 이상으로 횟수가 늘어나기 시작하였다. 위기에 처한 환자에게 자아 평가를 포함한 전반적인 평가는 필수적이다. 평가에는 스트레스를 다루고, 자아 구조와 평형을 유지하고, 현실 검증을 다루는 능력과 환자의 문제해결 능력, 대처 능력 등을 평가하는 것을 포함한다. 평가를 위한 치료시간은 진단적이어야 함은 물론 치료적이어야 한다. 왜냐하면 환자는 위기에 처해있고 고통으로부터 안전을 찾기 때문이다. 자살 사고와 행동은 위기에 처한 환자에게 흔한데 그래서 환자에게 자살에 대한 생각이나 기도(attempt)에 대해 물어보는 것은 필수적이다. 자살하려는 환자에 대하여 주의 깊게 그리고 전반적으로 평가하는 것은 진단과 적절한 치료적 접근을 결정하는 데 있어서 매우 중요하다. 위기개입 접근법은 일반적으로 약물사용을 병행하는데, 자살하려는 환자에 대한 치료에서 중요한 역할을 할 때가 종종 있다. 위기 개입에서 사용되는 치료적 접근법은 각 환자의 요구에 따라 다른데 일반적으로 지지적인 개입, 노출치료, 인지적 재구성 등이 있다. 치료자는 특히 긍정적인 치료적 동맹을 수립하고 유지하는 데에 반드시 주의를 기울여야 한다.

교 육

임상정신과 의사에게 지지적 정신치료의 실용적인 지식은 필수적인데 왜냐하면 이것이 가장 흔히 사용되는 정신치료이기 때문이다. 외래환자, 입원환자, 자문정신의학, 약물관리 등 모든 형태의 정신과 진료에 있어서 지지적 정신치료의 전략과 기법은 매우 귀중하다. 모든 정신과 의사는 전체적인 환자에 대한 평가와 진단적인 면담을 수행할 수 있어야 하고, 정신약물학적, 정신사회적 치료 등 포괄적인 치료를 공식화할 수 있어야 한다. 추가로 정신과 의사는 반드시 치료적 관계에 대해 그리고 어떻게 치료적 동맹을 수립하는지에 대해 이해를 해야 한다. 전이, 역전이, 방어, 적응 양식, 자기 존중감 문제 같은 개념에 대해서는 전부 이해해야 하고 효과적인 방법으로 다룰 수 있어야 한다. 주로 정신약물로 치료하는 정신과 의사들도 반드시 지지적 정신치료에 대한 실용적인 지식을 가져야 한다. 왜냐하면 이것이 대부분의 환자에게 효과적인 접근법이고, 정신건강교육에 중요한 방식으로 사용되기 때문이다. 정신건강교육에는 환자에게 정신장애, 약물의 작용과 부작용, 대인관계 및 가족 간의 문제, 일상생활의 문제 등에 대해 환자와 주고받는 방식으로 정보를 전달해주는 것이 포함되어 있다.

결 론

지지적 정신치료는 많은 다양한 유형의 환자와 정신과적 장애에 효과적인 광범위한 기반의 치료법이다. 가장 널리 사용되는 정신치료임에도 불구하고 아직 평가절하되어 있고 체계적인 방식의 교육이 이루어지지 않았다. 앞으로 지지적 정신치료에 대한 연구가 더 진행되면 어떤 유형의 환자에게 어떤 전략과 기법들이 사용될지 정의되고 구별될 것이다. 더 나아가 지지적 정신치료에 있어서 변화의 기전에 대한 더 진전된 이해가 개발될 것이고, 보다 포괄적이고 통합된 이론적 기반이 제공될 것이다.

요 약

- 지지적 정신치료는 1) 증상을 개선하고 2) a) 자기 존중감, b) 자아기능, c) 적응적 기술을 유지하고, 회복하고 개선하는 데 있어서 직접적인 방법을 사용하는 치료법이라고 정의할 수 있다.
- 정신분석적 이론이 인지이론, 학습이론과 더불어 지지적 정신치료의 기본이다.
- 정신치료기법을 환자의 정신병리 연속체의 해당 상황에 맞추는 것은 매우 중요하다.
- 지지적 정신치료가 금기되는 환경은 거의 없다. 일반적으로, 지지적 정신치료가 금기가 되는 경우는 섬망, 중독상태(intoxication), 치매말기, 꾀병, 반사회적성격장애 등 정신치료 자체가 금기가 되는 경우만 해당된다.
- 중요한 지지적 정신치료의 전략은 방어의 강화, 치료동맹의 유지와 회복, 자기 존중감의 강화 등을 포함하는데, 치료적인 본보이기와 자기 드러냄을 사용한다.
- 중요한 지지적 정신치료의 개입은 대화적 의사소통, 칭찬, 안심시키기, 조언, 합리화, 재구성, 예행연습, 명료화, 직면, 해석 등을 사용한다.
- 지지적 정신치료는 현실적인 관계에 초점을 맞추고 전이에는 덜 맞춘다.
- 임상적 적용에서 지지적 정신치료는 많은 정신과적 장애에 효과적임을 보여주었다.

단기 정신치료(brief psychotherapies)

단기 정신치료란 치료자의 적극적이고 집중적인 개입과 환자 참여도를 높임으로써, 질병 치료를 가속화하는 방법을 말한다. 가장 큰 특징은 치료 기간을 단기간 동안 시행하는 것으로 보통 6개월 미만 또는 30회 미만으로 시간제한을 두는 치료이다. 보통 치료기간은 치료자에 따라 임의적으로 설계된다. 지난 몇 십 년 동안 1회 치료나 수회의 계획적인 치료에서부터, 30회를 넘는 단기 정신역동적 방법까지 다양한 방법으로 발전하여 왔다. 엄격히 실행된 단기정신치료의 효과 연구에서 이미 환자들에게 효과적임이 충분히 증명되었다. 치료대상은 심각한 중증의 환자부터 경증의 환자까지 다양한 범위의 환자에게 적용될 수 있다. 이 치료방법의 제한점은 환자나 치료자의 특성에 따라 치료효과의 편차가 크다는 것이다.

역사 및 이론적 배경

프로이드는 〈히스테리(hysteria)〉 논문에서 각각 9주, 7주, 1회의 치료를 받은 환자 3명의 사례를 발표하여 최초로 단기치료를 한 기록을 남겼지만, 단기 정신치료의 시초는 Alexander와 French의 논문인 〈정신분석치료의 원칙과 적용〉에서부터 시작되었다. 그들은 환자에게 일어나는 치료 효과는 통찰 때문이기보다는 치료적 경험 때문이라고 주장하였다. 효과적인 치료자의 역할은 '환자의 행동을 교정할 수 있는 치료자와의 감정적 경험들'을 촉진하는 것이라고 하였다. 이것은 환자의 과거 해결되지 못한 갈등을 치료자와 해결하는 새로운 경험을 통해 긍정적 경험으로 바꿔준다. 이러한 새로운 개념은 치료자를 고전적 역할, 즉 중립적이고 비침습적인 역할에서 벗어나 환자와의 관계 속에서 환자에게 필요한 경험들을 촉진시키는 적극적인 역할을 하는 사람으로 바꾸어 놓았다. 또한 이러한 치료법의 효과를 입증하는 연구를 통해 단기 정신치료가 정신분석치료의 한 부분으로 받아들여지게 되었다. 단기 정신치료의 좋은 치료 결과는 특별한 개입보다 정신치료에 공통적으로 사용되는 구성 요소들이 중요하게 작용한다. 장단기 정신치료 모두에서 효과적인 공통 구성요소는 첫째, 환자 치료자 관계의 질, 둘째, 환자의 기대나 변화에 대한 준비 정도, 셋째, 치료를 따라오는 환자의 능력, 넷째, 환자를 잘 끌고 가는 치료자의 능력이다. 치료시작 첫 시간에서 치료 효과를 본 환자는 치료가 끝날 때와 이후 추적관찰 기간에 좋은 예후를 보일 가능성이 높다. 이것은 치료 과정과 치료 결과가 본격적인 치료가 시작되기 전에 이미 결정된다는 것을 암시한다. 다시 말하면 단기 정신치료 중에 치료에 집중하게 하고, 환자에게 새로운 경험을 하게 하는 치료자의 능력이 치료자가 사용하는 전이해석과 같은 기술적 방법보다 더 중요하다. 실제로 여러 종류의 장단기 정신치료에 치료자를 할당하였을 때 환자와의 지지적 치료동맹 형성을 통해 환자에게 감정적 변화와 새로운 경험을 만들어 줄 수 있는 능숙한 치료자들은 능숙하지 못한 치료자들에 비해 치료 방법에 상관없이 더 좋은 치료결과를 보인다.

적응증

환자 선택 기준

단기 정신치료자들은 이 치료가 모든 환자와 질병에 적절한 치료법은 아니라는 것을 인정한다. 감정적인 어려움을 겪고 있고, 심리적 변화에 대한 동기를 가지고 있으며 신뢰적 관계를 맺을 준비가 되어 있고, 강렬한 감정을 견디고 작업

할 수 있는 능력이 있는 환자들로서 적응장애, 신경증적 특징을 가진 성격장애 등이 치료에 적합하다.

증상의 기간

증상이 갑자기 나타나거나 증상의 기간이 짧을수록 치료효과가 좋다. 만성적으로 지속되는 감정이나 행동은 장기간의 치료기간이 필요하다.

대인관계 형성 능력

모든 정신치료에서 환자의 변화를 이끌어 내기 위해 치료동맹을 형성하는 것이 중요하다. 대인관계 형성능력이 낮고 관계를 유지하는 데 어려움이 많은 사람은 신뢰할 만한 관계를 만들기 위해 보다 긴 치료 기간이 필요하다.

현재 증상의 심각도

성격 및 대인관계 문제가 너무 심한 경우 대부분은 단기간의 치료로는 좋은 결과를 얻지 못한다. 성격 및 대인관계에서 갈등이 심각할수록 이에 동반되는 불안, 우울 증상으로 인해 환자가 단기간 동안 집중해야 하는 치료 방법에 몰입하는 것이 어렵다. 따라서 성격 및 대인관계 문제가 심각하지 않은 경우가 단기 정신치료에 보다 적합하다.

현재 증상의 복잡도

공포증 같은 문제들은 증상이 한정된 상황에서 증상이 표현되기 때문에 상대적으로 치료가 간단하다. 하지만 식사장애같이 기분의 급격한 변화, 대인관계 문제, 자아기능의 문제 등이 공존하는 경우는 증상이 매우 복잡한 경우에 해당한다. 따라서 덜 복잡한 문제일수록 치료 결과가 좋고, 섭식장애나 물질남용같이 복잡한 문제들은 장기간의 치료가 필요하다.

변화의 필요성에 대한 이해

치료를 충분히 이해하고 자신들의 문제를 받아들이며 변화의 필요성을 느끼는 환자들은 단기적이고 집중적인 치료 방식을 잘 받아들인다. 변화의 필요성을 못 느끼는 환자들은 변화를 스스로 느끼고 목표를 설정하는 것에도 많은 기간이 필요하므로 단기치료에 적합하지 않다.

사회적 지지

가까운 가족과의 충분한 사회적 지지는 환자가 치료에서 느끼는 어려움을 극복하게 도와준다. 환자에게 사회적 지지가 약하거나 없을 경우 환자들은 제한된 치료시간을 상실이나 거절로 받아들이게 되므로 좀 더 긴 치료기간이 필요하다.

이러한 기준은 초기 면담에서 단기간의 정신치료로 변화를 이끌어 낼 수 있을지 판단하는 데 유용하다. 증상이 최근 발생하였고 심각하지 않으며 단순한 양상을 보이는 환자들 보다 증상이 만성적이고, 심각하며, 복잡한 양상을 가진 환자들은 더 긴 시간동안 치료가 필요하다. 그러므로 단기 치료는 변화에 대해 충분한 준비가 되어있고, 재발의 위험도가 낮은 환자에서 적절한 치료법이다(표 30-1).

배제기준

치료자와 정서적 교류가 어려운 환자, 매우 경직된 방어를 사용하는 환자, 심리적 변화에 대한 동기가 결여되어 있는 환자, 입원치료가 필요한 환자, 정신병적 증상을 가진 환자, 반사회적 성격장애, 약물 남용과 같은 의존적 요인이 존재하는 환자는 단기 정신치료에 적합하지 않다.

단기 정신치료의 개요

단기 정신치료에서는 환자가 가진 현재의 문제들이 어릴적 중요한 대상관계에서 비롯된 갈등의 내재화로 발생한다고 생각한다. 이러한 갈등에서 유발된 불안은 여러 가지 심리적 방어기제를 통해 조절된다. 대상관계의 문제들은 성인기 동안 비슷한 불안이나 갈등을 경험할 때마다 의식의 수면 위로 떠오르게 되고, 이것은 오래된 방식의 방어기제를 재사용하게 만든다. 환자의 현실에서 일생 동안 계속 반복되는 대인관계 갈등은 이러한 심리적 방어들이 성인기 때 대인관계 양식에는 더 이상 적합하지 않기 때문이다. 전통적 역동 정신치료는 현재의 갈등 문제에서 시작하여 내재되어 있는 갈등으로 탐색해 들어간다. 이러한 과정에서 중요한 치료전략은 해석이고, 치료자는 환자의 방어와 대인관계 갈등에 대해 환자의 통찰력을 증진시킨다. 환자의 방어와 저항은 치료자와의 전이 관계로 재현되며 치료자와의 치료적 관계는 통찰력의 훈련장이 된다. 치료 중에 환자들이 부적응적 방어와 대인관계 투쟁을 재현하면, 역동 정신치료자들은 환자가 자신에게 무

표 30-1. 단기 정신치료에 적합한 환자 선택 기준

기준
증상의 기간: 짧음
대인관계 형성 능력: 빠르게 신뢰관계를 형성할 수 있는 능력
현재 증상의 심각도: 경도 혹은 중등도 이하
현재 증상의 복잡도: 문제의 범위가 제한적이고 재발의 가능성이 낮음
변화의 필요성에 대한 이해: 변화를 위해 노력하고 싶은 동기를 가지고 있음
사회적 지지 : 충분하고 쉽게 접근 가능함

엇이 왜 일어나고 있는지를 이해하는 데 도움을 주기 위해 치료적 관계를 맺기 시작한다. 이것은 스스로를 관찰하려고 노력하는 환자와 치료자 간의 성숙한 동맹이다. 치료자가 안전하게 돕는 치료적 관계 안에서 환자의 반복되는 갈등과 갈등의 파생물에 대한 통찰을 얻게 되면 환자들은 대인관계 갈등을 해결하는 방법을 찾기 시작하는 것이다. 역동적 정신치료는 몇 년의 분석이 필요하다. 단기 정신치료는 반복되는 부정적 대인관계 갈등에 초점을 맞춘다. 과거 대상관계에 대한 이해는 단기 정신치료의 주된 초점이 아니다. 단기 정신치료는 반복되는 갈등이 많이 드러나는 지금 현재에 치료의 초점을 맞춘다.

중요 치료기법으로는 첫째, 치료자와의 관계 속에서 긍정적 관계 경험의 제공이다. 단기 정신치료자들은 해석을 환자를 변화시키는 주된 치료 요소로 생각하지 않는다. 치료적 변화는 환자의 핵심 관계 양상에 대해 환자가 예측하는 반응과 다른 반응을 제공하여 반복의 악순환을 깨는 치료자의 역할로 촉진된다. 뿐만 아니라, 역전이는 치료자가 환자들의 감정적 공격을 감지하고 대응할 수 있게 하는 필연적이고 유용한 치료 요소이다. 둘째, 환자의 변화를 위해 감정에 직면시키는 방법으로 환자의 불안을 자극하여 환자의 방어와 저항에 정면으로 도전함으로써 변화를 추구한다. 치료 상황에서 이런 감정적 경험을 지속적으로 겪으면서 환자들은 부정적 대인관계 갈등과 연관된 기억, 충동, 감정에 더 쉽게 접근할 수 있다.

즉, 단기 정신치료는 전통적 역동 정신치료와는 다르게 치료자가 치료 과정에서 활발한 역할을 맡아서 치료 목적에 맞춰서 환자를 치료하고, 부적절한 방어기제를 교정하며, 적절한 관계를 경험할 수 있도록 해준다. 비록 단기 정신치료는 보통 20번 혹은 그 이상의 기간이 필요하지만 역동적 정신치료에 비하여 치료 기간을 짧게 단축시켜주는 치료법이다(표 30-2).

단기 정신치료의 특징

제한된 시간

치료 횟수는 융통성 있게 10~30회 정도로 한다. 제한된 치료 기간은 원하는 목표를 달성하기 위해 환자를 더욱 집중하게 만들어 주며 치료적인 관계 내에서 분리와 상실을 잘 탐색할 수 있게 해준다.

표 30-2. 단기 정신치료와 역동적 정신치료의 차이점

	단기 정신치료	역동적 정신치료
치료의 초점	반복적인 대인 관계의 양식	성격의 변화
치료자의 역할	적극적인 중요한 인물	빈 스크린
변화의 기전	올바른 관계의 재 경험	병식의 획득
저항에 접근하는 방법	도전과 직면	해석

초점 유지

치료 목표를 정하고 집중하면, 부수적인 문제로 빠져드는 것을 최소화할 수 있다. 치료자는 환자가 치료 목표에서 벗어나려 할 때 목표에 집중하게 돕는다. 반면에 환자는 고통스러운 감정과 기억을 피하려는 방어 행동이 더 두드러지는 것이 특징이다. 치료자는 자신의 행동 양식을 이해하고 어떤 방식으로 고통스러운 주제를 피하려 하는지 이해하도록 도와준다. Davanloo는 치료에 저항하는 환자에게 치료자가 강력하게 집중하도록 하는 방법을 "붙잡아 두기(holding)"라 하였다.

적극적인 치료자

치료자는 시간 제약 때문에 환자의 문제가 드러날 때까지 수동적으로 기다릴 수 없다. 치료자는 환자의 수준에 맞추어 다음과 같은 두 가지 방법으로 개입을 해야 한다

표현적 기법

기저의 소망, 욕구, 감정을 드러내도록 개입한다. 사용되는 기법은 방어에 대한 직면, 명료화, 자동적 사고 다루기, 해석 등이다.

지지적 기법

불안을 줄이고, 자존감을 높이고 적응력을 향상시키기 위한 목적으로 개입한다. 사용되는 기법은 충고, 칭찬, 예행연습, 재구성 등이다.

명확한 목표

환자의 초기 평가에서 치료 목표를 정하는 것이 필수적 요소이다. 초기 1~2회기 내에 치료 목표를 환자와 상의해서 정해야 한다. 시간적 제약 때문에 치료자는 즉각적인 목표와 장기적인 목표를 잘 인식하고 있어야 한다. 예를 들어 즉각적인 목표는 입사 면접에 대해 준비하는 것이고 장기적인 목표는 직업의 안정성을 증진시키는 것이다. 명확한 목표는 환자에게 치료 동기를 부여하고 환자와 치료자가 함께 가는 치료동맹을 증진시킨다. 원칙적으로 치료 목표는 환자의 목표여야 한다. 만약 환자와 치료자의 목표가 일치하지 않는다면 치료동맹이 약화된다. 따라서 현실적인 치료 목표를 정하는 것이 중요하다.

환자의 동기

치료에 대한 동기가 큰 환자는 일반적으로 저항이 덜하고 치료동맹이 잘 형성되며, 성공적인 치료결과를 가져다준다. 그래서 환자의 동기를 평가하는 기준이 필요하다. 첫째, 자신의 증상이 정신적인 것이라는 것을 인식하는 능력, 둘째, 정서적인 어려움에 대해 정직하고 신뢰할 수 있는 설명을 하는 능력, 셋째, 치료에 적극적으로 참여하고 탐색하는 능력, 넷째, 자신을 이해하고자 하는 호기심을 가지고 치료에 기대를 가지는 것 등이다.

단기 정신치료의 치료과정

단기 정신치료는 장기간 시행되는 역동적 정신치료의 축약형이 아니다. 역동적 정신치료는 수백 시간의 여유가 있으나 단기 정신치료는 그 10분의 1 정도의 시간밖에 없으므로 정신분석의 기법을 그대로 적용할 수 없고, 수십 시간 내에 치료를 종결하도록 치료기법을 변화시켜야 한다. 즉 치료자는 수동적이기보다 능동적이어야 하고, 필요시에는 말을 많이 할 수도 있으며, 치료에 도움이 된다면 중립을 지키기보다 자기의 의견을 개진할 수도 있다. 단기 정신치료에서는 전이신경증의 발달을 기다릴 시간이 없으므로 매 시간 나타나는 전이를 치료에 유용하게 사용하여야 한다. 장기 정신치료에서는 자유연상을 적극 장려하고 치료자는 수동적 자세를 취할 여유가 있으나, 단기 정신치료에서는 문제를 중심으로 한 자유 연상을 권장하고 치료자는 이를 능동적으로 다루어야 한다. 단기 정신치료의 핵심은 치료 시작 시 이미 종결시점이 결정되어 있다는 것과 중심주제 또는 핵심주제에 집중한다는 점이다.

시작단계

이 시기에 환자와 긍정적 치료관계를 형성한다. 환자에 대한 자세한 평가와 치료를 위한 정신 역동 가설을 수립한다. 치료의 구체적 목표를 설정한다. 적절한 치료개입을 포함하는 통합적인 접근방법을 환자에게 적용한다. 증상에 대한 탐색을 하여 증상의 기원과 심리적 의미를 파악한다. 환자가 가지는 강점과 약점 등을 파악한다.

중간단계

치료의 큰 틀을 세우고 이끌어나간다. 환자가 가진 주요 문제를 해결해준다.

환자의 핵심 갈등에 대한 훈습 과정을 반복한다. 환자 자신의 내면의 심리상태를 이해하여 대인관계에서 나타나는 자신의 정서적 반응을 이해하는 연습을 한다.

훈습(working through)

훈습 시기에는 환자의 근원적 감정을 불러일으키는 것이 중요하다. 환자가 근원적인 감정을 실제로 경험하는 것을 통해 무의식적 치료동맹이 작동하는지 알 수 있고 진정한 치료과정이 진행되는지 알 수 있다. 매 치료시간마다 성격적 방어와 저항을 뚫고 들어가 전이 감정을 통해 원초적 분노가 실제로 경험되어야 하고, 그에 따르는 죄책감과 비탄에 잠긴 무의식적 감정이 나타나야 한다. 죄책감과 고통스런 감정을 경험하면서 환자의 무의식에 있는 병적 갈등이 탐색되고 해소되는 것이다. 전이를 통해 치료자를 향한 감정이 과거의 중요한 인물인 아버지, 어머니에 대한 감정을 떠올리는 것으로 연결되어야 한다. 환자가 실제로 원초적 분노와 죄책감을 경험해야 성격의 구조적 변화가 올 수 있고, 무의식 속에 있는 병적 갈등이 완전히 해소될 때까지 무의식적 감정 경험이 반복되어야 한다. 치료기간은 저항의 강도와 무의식에 있는 병적 구조의 복잡성에 좌우되는데, 저항이 심한 환자일수록 30회 이상의 치료시간이 필요하게 된다.

종결 단계

전체 치료는 환자의 저항 정도에 따라 1~30회의 치료시간이 소요된다. 환자들은 대략 5회 정도의 치료시간이 지나면 증상이 개선되고, 사람들과의 관계에서 달라진 점을 보인다. 치료자는 치료 종결에 대처하는 환자의 특징적인 방어를 확인하고 다루어야 한다. 환자의 행동과 치료자에 대한 감정을 연결하는 것뿐만 아니라 환자의 행동과 환자 삶의 중요한 사람들에 대한 감정을 서로 연결 짓는 것이 필요하다. 환자의 증상이 완전히 없어지고 다면적인 성격 구조의 변화가 보여 무의식의 병적 구조가 제거되었다고 생각되면 종결을 고려한다. 치료자에 대한 의존성은 이 치료에서 문제가 되지 않는다.

인지행동치료 (cognitive behavioral therapy)

개념 및 이론적 배경

인지치료(cognitive therapy)

인지치료의 핵심 특징은 사람들이 인지적 3요소인 자기 자신, 자신의 삶을 둘러싼 세상, 그리고 미래에 관하여 믿고 있는 인지의 중요성을 강조하는 데 있다. 사람들이 과도하고 부적응적인 감정적 고통을 경험할 때, 그것은 자기 자신, 세상,

그리고 미래에 관하여 그들이 편향되고 부정적인 해석을 하는 것과 관련된다. 예를 들어, 우울한 환자는 스스로에 대해 무능하다 여기고 주변 세상에 대해서도 비판적으로 보거나, 미래에 대해서 암울하고 절망적일 것으로 믿는 경향이 있다. 불안한 환자는 스스로를 취약한 존재로 생각하고, 미래를 재앙화하여 생각하는 특성이 있다.

인지는 전통적으로 감정과 행동의 결정 인자로 알려져 있다. 한 개인의 인지 구조는 대개 체질적으로 그리고 과거 경험에 의해 형성된다. 사람은 인지과정을 통해 현실을 정확히 지각해야 정상적 반응을 할 수 있다. 인지치료는 환자들의 왜곡된 사고와 비논리적 추론을 스스로 발견하고 수정하도록 가르치고 돕는 치료법이며, 환자와 치료자 간의 협조를 통해 현재의 문제와 해결점에 집중하여 치료적 목표를 달성할 수 있게 한다.

기본 개념은 Ellis의 합리적 정서치료(rational emotive therapy)에서 찾을 수 있으며, 1960년대 Aaron Beck이 우울증을 치료하기 위해 개발한 방식이 널리 응용되고 있다.

행동치료(behavior therapy)

행동주의적 관점에서 볼 때, 정신질환이란 사고, 감정 및 행동이 잘못 학습된 결과라고 본다. 행동치료는 환자들의 잘못 학습된 행동을 학습이론(learning theory)에 따라 변화시키고 다시 체계적으로 학습시켜서 기능 저하를 줄이고, 삶의 질을 향상시키는 것을 목표로 한다. 여기서의 행동이란 개인에게서 객관적으로 관찰할 수 있는 행동과 반응을 말하며, 정신역동적 인과론에 의한 무의식적 갈등의 규명 등은 배제된다. 현재의 문제를 중심으로 명료하게 파악하고 해결하는 것을 중시하며, 관찰 가능한 구체적 행동에 대하여 현실적으로 성취할 수 있는 치료 목표를 설정하고, 치료 사이 기간에 환자가 할 수 있는 과제를 부여하며, 증상을 주기적으로 정량 평가한다. 치료자는 환자가 자기 행동을 관찰하고 분석하여 문제 행동을 보다 효율적인 다른 행동으로 스스로 바꿔나가는 것을 지속하도록 돕는 따뜻하면서도 엄격한 교사 역할을 한다. 면담 중 치료자는 적극적으로 개입하며 직설법으로 의사 소통을 명료하게 한다. 임상적으로 흔히 응용되는 학습이론은 고전적 조건화(classical conditioning), 조작적 조건화(operant conditioning), 사회-인지 학습(social-cognitive learning) 등이다.

최근에는 행동치료가 인지치료와 결합하는 경향이 증가하고 있으며 이러한 인지행동치료에 약물치료를 병용하는 경우도 임상에서 흔히 이용된다.

인지행동치료(cognitive behavioral therapy)

인지행동치료는 정신장애가 인지-행동의 장애라는 정신병리학에 근거한다. 치료의 원리는 왜곡된 부적응적인(maladaptive) 인지와 관련된 행동의 문제를 경험적으로 교정하여 보다 나은 인지 행동의 기술을 습득함으로써 이후 재발을 방지하는 것이다. 치료적 개입은 대개 문제 중심적이다. 이 치료의 이론에는 정신분석 이론과 학습 이론도 통합되어 있다.

인지행동치료에서의 작업 모델은 자극-반응 패러다임에 기반한다. 어떠한 사건(event)은 인지적 평가(cognitive appraisal)를 하게 하고, 이에 따라 감정(emotion) 반응이 나타나고 행동(behavior) 반응으로 이어지는데, 이는 다시 사건을 발생시킨다. 이 순환 중에 감정은 인지적 평가에 영향을 주고, 행동 반응도 인지적 평가에 영향을 미친다. 인지행동치료는 이 모델에서 인지와 행동에 대해 작업하여 효과를 얻는다.

인지행동치료는 왜곡된 감정이나 비적응적 행동은 이성적 생각만으로 통제되지는 않는다고 보고, 다양한 목표 지향적(goal-oriented), 명시적(explicit), 체계적(systematic)인 방식(procedures)을 사용하여 행동을 통해 이를 교정하고자 한다. 인지행동치료는 '지금 그리고 여기(here and now)'의 특정 문제에 초점을 두고 구조화된 정신치료 세션을 통해 현재의 문제 해결에 대한 특정 전략을 선택하도록 인도하는 치료 기법으로서 증상 완화 및 환자의 취약성을 감소시키는 것을 목표로 한다.

적응증 및 금기

인지치료가 일차적으로 추천되는 경우는 정신병적 증상이 없는 단극성 우울증, 여러 불안장애, 식사장애, 정신신체장애 등이다. 그 외 효과가 있다고 알려져 있는 것은 성격장애와 물질남용이다. 정신병적 주요우울장애, 양극성장애, 조현병의 경우에는 약물 치료 등과 병행하여 시행할 수 있다. 신체질환으로 인한 정신질환과 심한 성격장애 등은 효과가 적으며, 심한 우울증에서는 자살 가능성을 주의해야 한다(표 30-3).

행동치료를 임상적으로 적용해 볼 수 있는 경우는 특정 공포증과 광장공포증을 포함한 불안장애, 알코올 의존, 식사장애, 성장애, 조현병 등이다.

인지치료와 행동치료를 결합한 인지행동치료는 경도 또는 중등도의 비정신병적 우울증에 주로 사용되어 왔으며, 기타 범불안장애, 강박증, 공황장애, 편집성 성격장애, 신체형 장애에도 사용된다. 기타 경조증, 전환장애, 자살행동, 식사장애, 건강염려증에도 사용될 수 있으며 질환별 특정 프로그램이 개발되어 왔다.

치료기법

인지치료(cognitive therapy)

설명적 기법(didactic techniques)

인지치료는 기본적으로 환자가 현재의 문제를 교정하기 위해 새로운 사고와 행동 방식을 배우는 것이다. 치료자가 환자에게 인지치료 이론에서 말하는 기본 개념, 치료의 진행 방식, 인지의 3요소와 인지왜곡의 종류, 스키마(schema) 등을 설명한다. 치료자는 환자와 함께 가설을 설정하면서 치료 경과 동안 이를 검증할 것이라는 설명을 하고, 인지치료의 요소 및 생각, 감정, 행동 사이 관계에 대한 교육을 시행한다. 이는 제한적인 설명이 요구되는 정신분석 등의 치료와는 대비되는 방식이다. 필요하면 자조(self-help) 방법[숙제(homework) 주기, 특정 프로그램 책자, 컴퓨터 이용하기 등] 도 병용한다.

표 30-3. 인지치료의 적응증

단일 인지치료 적응증
두 가지 항우울제에 반응이 없는 경우
항우울제에 부분 반응이 있는 경우
다른 정신 치료에 부분 반응만 있거나 치료 실패인 경우
기분저하증이 진단된 경우
환경적 요인에 다양한 기분 변화가 있을 때
부정적 인식에 따른 기분 변화가 있을 때
경증 신체화 장애(수면, 식용, 체중, 성욕)
적절한 현실 지각 가능, 집중력 유지, 기억력 유지
약물 효과가 없거나, 약물치료에 따른 큰 부작용이 있을 때
단일 인지치료의 적응증이 아닌 경우
조현병, 치매, 물질 관련 장애, 정신 지체가 동반된 경우
내과적 질환이 있거나 우울증을 유발하는 약제를 복용하는 경우
분명한 기억력 장애가 있거나 현실 지각이 안 되는 경우(환청, 망상)
조증 에피소드가 있는 경우(제1형 양극성 장애)
항우울제에 반응이 있는 가족력이 있을 때
제1형 양극성 장애의 가족력이 있을 때
환경적 스트레스에 악화가 되지 않을 때
인지적 왜곡이 없을 때
중증 신체화 장애가 있을 때(통증 장애)
약물치료와 인지치료 병합 치료의 적응증
단일 인지치료에 부분반응이 있거나 반응이 없을 때
약물 치료에 부분 반응이 있지만 불완전할 때
약물 치료에 순응도가 떨어질 때
만성 비순응성의 우울증의 과거력이 있을 때
중증 신체화 장애와 뚜렷한 인지 왜곡이 있을 때
기억력과 집중력 손상과 뚜렷한 정신운동의 어려움이 있을 때
자살 위험성이 있는 주요 우울증
항우울제에 반응이 있는 직계 가족력이 있을 때
환자나 친척에서 조증 삽화가 있을 때

(Adapted from Beck AT, Rush AJ, Shaw BF, Emery G. Cognitive Therapy of Depression. New York: Guilford; 1979:42)

인지적 기법(cognitive techniques)

인지왜곡(cognitive distortion)과 자동사고(automatic thoughts)를 인지하고 이를 교정한다(표 30-4). 예를 들어, 누군가 인사를 하지 않고 지나쳤을 때, 자동적으로 "그는 나를 좋아하지 않아."라고 생각하게 되는 것을, "나를 보지 못한 것 같다."라는 생각으로 바꾸려는 시도이다. 환자에게 자신이 부정적으로 인지한다는 것을 깨닫도록 그 부정적 인지에 대한 근거를 검증하게 하고, 더 융통성 있는 다른 관점의 인지를 발전시키고, 새로운 인지반응과 행동 반응을 연습시킴으로써 정신 증상을 경감시킨다. 1) 부정적인 인지왜곡이나 자신의 약점, 실패에 대한 자동적 사고(automatic thought)를 가려내고, 2) 그 사고가 맞는지 검정하거나, 이를 버리거나 다른 설명을 하게 하며, 3) 이러한 자동적 사고들을 종합하면 하나의 양상이 드러나는데, 그 내용이 부적응적인 가정(maladaptive assumption)임을 확인하고(예: 행복하려면 완벽해야 한다는 가정), 그 부적응적 가정의 타당성을 검증하는 것이다.

행동적 기법(behavioral techniques)

행동적 기법이 인지적 기법과 함께 진행된다. 행동 기법은 부적응적이고 부정확한 인지를 검토하고 변화하는 데 이용된다. 환자가 그들의 인지적 가정이 부정확함을 이해하고 자신의 이슈에 관하여 새로운 전략을 세워볼 수 있게 한다. 구체적 기법은 앞서 말한 행동치료 기법이 모두 다 사용될 수 있지만, 현재 상황에서 특정 문제를 해결하는 데 집중한다. 무원감, 무망감, 회피 등을 반전시키기 위한 행동 계획을 세우고, 과거보다 현재의 사건에 대한 인지 자료를 모으고 확인한다(현재를 이해하면 과거도 잘 이해될 수 있다). 현재에 집중하기 위해 치료 관계에서의 의존과 퇴행을 방지한다. 치료적 기법들을 치료 세션 밖에서 스스로 해 보도록 일정하게 숙제로서 처방하기도 한다.

행동적 기법에는 문제 발견하기, 자기점검(self-monitoring), 활동 스케줄 구성하기, 노출과 반응차단(exposure and response prevention), 수행 성공과 기쁨 평가하기, 쉬운 것부터 어려운 것으로 점차 수행해 나가기(graded task assignment), 여러 단계의 도전을 이기는 상상을 하고 실제로 해 보기(cognitive rehearsal), 자기주장훈련, 사회기술훈련, 간단한 일을 완수하게 하는 자신감 훈련(self-reliance training), 역할

표 30-4. 인지왜곡

인지왜곡	논리적 오류	개 입
과잉 일반화(overgeneralization)	한 가지 경우에서 진실인 경우, 그것을 약간 유사한 경우에도 모두 적용하여 생각한다.	잘못된 논리를 드러나게 하고, 구체적으로 무엇이 어느 정도 비슷한지 기준을 설정하게 한다.
선택적 추출(selective abstraction)	실패나 좌절한 것만을 선택적으로 중요하게 생각한다. 오류와 약점만으로 자신을 평가한다.	환자가 잊고 있는 성공의 경험을 발견할 수 있도록 기록을 사용한다.
과도한 책임감[excessive responsibility (assuming personal causality)]	모든 나쁜 일들, 실패에 대하여 자신이 책임이 있다고 생각한다.	자신의 책임 외에 원인이 될 수 있는 다양한 요인에 대하여 생각해 보고 객관적인 귀인을 할 수 있도록 한다.
인과성의 영속성 가정[assuming temporal causality(predicting without sufficient evidence)]	과거에 사실이었다면 이후로도 항상 사실이라고 믿는다.	잘못된 논리를 드러나게 하고, 과거의 사건 외에 결과에 영향을 줄 수 있는 요인을 구체화해 본다.
자기 참조(self-references)	특히 좋지 않은 성과에 대하여 모든 사람의 관심이 자신에게 쏠려 있다. 불행한 상황의 원인이 자신이라고 생각한다.	환자가 관심의 중심에 있다고 여길 때가 언제인지 기준을 설정하고 나쁜 일의 원인이 될 수 있는 개연성 있는 요소들을 알아본다.
재앙화(catastrophizing)	최악의 상황만을 생각한다. 그리고 그러한 상황이 거의 대부분 자신에게 일어날 것이라고 여긴다.	실제적 확률을 계산해 본다. 최악의 상황이 일어나지 않을 근거에 집중해 본다.
이분법적 사고(dichotomous thinking)	모든 일이 어떤 극단일 것으로 믿는다(흑과 백, 선과 악).	연속선상에서 평가될 수 있는 일들을 설명해 본다.

해보기(role playing), 신체운동, 사교 활동, 시각적 상상, 이완 훈련, 호흡 조절 등 다양한 방법이 포함된다.

실제로 인지치료를 할 때 무엇보다도 환자에게 자신이 겪는 불안이나 공포를 모니터해서 이를 기록하도록 해 보는 것이 도움이 된다. 이에는 일기쓰기, 자서전(autobiography) 쓰기도 포함된다. 특히 노출 요법을 병행하여 환자가 공포 상황에 노출될 때 겪는 불안이나 공포의 느낌과 사고 내용을 객관적인 자세로 인식해서 기술하게 한다. 기록한 내용을 후에 분석해 보면 자기 스스로의 인지 과정에서 자신이 얼마나 부적응적이고 부정적인 사고를 갖게 되었는지를 알 수 있고, 또 이 같은 잘못된 인지적 해석이 불안의 과정을 더욱 악화시킨다는 사실을 알게 된다. 또한 사실을 자기에게 불리하게 과장해서 생각할 때도 있음을 인식할 수 있다.

마인드풀니스(mindfulness) 기반 인지치료 (mindfulness-based cognitive therapy, MBCT)

전통적 인지행동치료기법에 mindfulness 명상의 개념을 결합한 것이다. Mindfulness 명상을 통해, 자신의 생각과 느낌을 알아차리고(aware) 이전처럼 자동적으로 반응하는 대신, 판단 없이 관찰하고 그대로 받아들이도록 하는 훈련을 하게 된다. 부정적인 생각과 감정들을 비판단적인 방식으로 관찰함으로써 그러한 생각과 감정에 자동적으로 반응하지 않고 궁극적으로는 그것들로부터 벗어나는 것도 가능해진다.

MBCT는 우울증 환자들의 재발 방지를 위한 프로그램으로서 2002년 Segal 등에 의해 개발되었다. MBCT에서 중요한 요소는 환자 스스로 사건들을 인지하고 이해하는 방식들을 잘 관찰하는 것이다. 환자가 경험하는 사건들에 대해서 어떻게 느끼고 어떤 반응을 하게 되는지 결정하는 요소라는 점에서 스스로가 가진 방식들을 관찰하는 것은 매우 중요하다. Mindfulness는 스스로의 마음속에 일어나고 있는 생각과 감정들을 있는 그대로 판단 없이 바라볼 수 있게 되는 상태로서 이를 통해 자동적인 반응에서 벗어나게 되고 부정적인 경험들에 대해서 이전과는 다른 관계를 맺을 수 있게 한다. 이러한 원리는 다양한 치료들에 적용되고 있으며 우울증 재발 방지 외에도 범불안장애, 공황장애 및 물질사용장애 등에 효과가 보고되고 있다.

행동치료(behavior therapy)

행동치료의 기법들은 바람직한 행동은 증가시키고 그렇지 못한 행동들은 줄이며 부족한 행동을 교육하기 위하여 고안되었다. 어떤 기법을 적용하는가는 문제 행동이 어떻게 습득되고 유지되어 왔는지, 치료동기는 무엇인지 등 환자의 조건이 어떠한가에 따라 달라지게 된다.

체계적 탈감작법(systematic desensitization)

상반된 반응을 일으키는 자극을 동시에 제시하면 각각의 반응이 상쇄되는 현상[상호억제(reciprocal inhibition), 또는 역조건(counterconditioning)]을 이용한 치료 프로그램이다. 크게 세 부분으로 구성되는데, 우선 환자에게 치료법을 설명한 뒤 증상을 일으키는 자극이나 상황을 모두 파악하여 속성별로 분류하고 같은 종류의 자극들을 가장 경한 것부터 심한 것 순서로 배열하며 이것을 위계 작성(hierarchy construction)이라 한다. 예를 들면 고소공포증의 경우 고층건물 1층에서부터 옥상까지 각 층에서 내려다본 사진을 준비한다. 영상자료 대신 상상을 이용할 수도 있다. 그리고 이완 훈련(relaxation training)을 한다. 이완 훈련 대신 환자가 가장 편하게 생각하는 장면을 상상하게 하거나 항불안제를 사용할 수도 있다. 충분히 이완된 상태에서 가장 공포를 적게 일으키는 장면을 20~30초간 보여주고 이 과정을 반복하여 한 장면에 공포를 거의 느끼지 않게 되면 좀 더 두려운 장면으로 넘어가고, 공포가 줄어들지 않으면 이전 장면으로 다시 돌아간다.

혐오요법(aversion therapy)

문제 행동을 줄이기 위하여 불쾌한 혐오자극(aversive stimulus)을 문제 행동에 짝짓는다. 예를 들면 알코올 의존증에 디설피람(disulfiram)을 투여하고 술을 마시게 하여 심계항진과 구토를 경험하게 하거나, 성도착증 환자에게 충동을 유발하는 상상을 하게 하고 전기 자극을 주는 방법이다. 이 방법은 환자에게 불편하고 치료 후 재발이 잦아 유의해서 사용해야 한다.

긍정강화와 부정강화(positive and negative reinforcement)

강화란 어떤 행동의 빈도를 증가시키는 조작적 조건화를 말하는데, 두 가지 방법이 있다. 긍정강화는 치료 목표로 삼은 행동을 했을 때 보상(reward)을 주는 방법이고, 부정강화는 치료 목표 행동을 했을 때 환자가 겪고 있는 불편함이나 불쾌감을 덜어주는 방법이다. 환자가 치료를 잘 따를 때 치료자가 관심을 보이고 칭찬하는 것은 모든 형태의 치료에서 볼 수 있는 긍정강화의 예이다. 주사 맞는 것을 싫어하는 신경성 식욕부진증 환자가 목표량 이상의 식사를 한 날은 수액 주사 처방을 하지 않는 방법은 부정강화의 예가 될 수 있다.

소거(extinction)

긍정강화로 증가되었던 행동이 보상을 철회하면 점차 감소하는 현상을 말한다. 문제 행동을 소거하려면 잘 드러나지 않는 강화 요인까지 모두 찾아 제거하는 것이 중요하며 보상을 철회하면 일시적으로 문제 행동이 증가할 수 있으므로 가족의 이해와 협조가 필요하다. 예를 들면 아이가 떼를 쓰면 엄마가 꾸중하는데, 엄마의 꾸중이 아이에게는 자기에 대한 관심의 표현으로 해석될 수 있다. 이럴 때 엄마가 모른 척 하면 처음에는 아이가 떼를 더 많이 쓰겠지만 결국 점차 줄어든다.

처벌(punishment)

문제 행동의 빈도를 줄이기 위하여 그 행동을 실제로 했을 때 혐오 자극을 주는 방법이다. 학습 효과가 빨리 나타나지만 환자가 이 치료법에 동의하지 않을 수 있다. 그럴 경우 발각되지 않는 상황에서는 문제 행동이 증가하거나, 오히려 적대감을 학습하거나, 윤리적으로 문제가 될 수 있다. 따라서 환자나 다른 사람에게 위험한 행동이 다른 방법으로 치료되지 않을 때 한하여 신중하게 사용하여야 한다. 격리(time-out)는 교실에서 떠드는 학생이나 정신과 병동에서 난폭한 행동을 하는 환자를 특정 장소에 일정 시간 혼자 두는 것을 말하는데, 이 역시 처벌의 일종으로 신중하게 사용되어야 한다.

행동수정기법(behavior modification techniques)

재강화를 통해 원하는 행동을 만들어내거나(shaping), 원치 않는 행동을 제거하거나, 또는 다른 건강한 행동이나 습관으로 대치하는 기법이다. 조작적 조건화 이론에 의하면 인간의 행동은 상벌(reward and punishment)의 균형에 따라 학습되거나 소멸된다. 보수나 칭찬 같은 긍정강화는 학습된 행동을 더욱 증가시키고, 무시당하는 것과 같은 부정강화는 행동을 약화 또는 사라지게 하여 소거시킨다. 치료 프로그램은 환자에 따라 다양하게 계획되며, 부정강화보다는 긍정강화의 효과가 더 크다. 긍정강화가 정기적으로 주어지는 것보다는 예측할 수 없게 불규칙한 것이 더욱 효과적이다. 이 기법은 알코올 의존, 약물 남용, 식사장애 및 충동조절장애 등에 효과가 있는 것으로 보고되고 있다.

학습원리를 이용한 토큰활용법(token economy)도 만성 정신질환 환자의 재활치료에 흔히 사용된다. 예를 들어 학업 능률이 저하된 문제 소년을 대상으로 행동조절계획표를 함께 작성하여 바람직한 행동을 하면 작은 토큰 하나를 주고 이 토큰들이 일정 수 이상 모이면 큰 상을 주는 방식이다.

노출치료(exposure therapy)

노출치료는 공포장애 환자가 스스로 공포 속에 오래(대개 1~1.5시간) 머무르게 함으로써 공포 유발 자극에 둔감하게 만드는 치료법이다. 여기에는 두 가지 기전이 관여한다. 하나는 신경계가 한 종류의 강한 자극에 오래 노출되면 반응이 무디어지는 현상[습관화(habituation)]이며, 다른 하나는 환자에게 공포 유발 자극이 더 이상 위험한 것이 아니라는 새로운 경험을 하게 함으로써 회피 반응을 소거하려는 것이다. 탈감작법과 유사하나 노출치료는 실제 상황에서 실시하며 이완 훈련이 포함되지 않는다.

노출 방법은 환자의 조건에 따라 조절한다. 처음부터 가장 심한 공포를 유발하는 상황에 노출시키는 것을 홍수법(flooding)이라고 하며, 효과가 빨리 나타나지만 치료 탈락률이 높다. 그래서 중등도 공포를 느끼는 자극부터 시작해서 점차 강한 자극에 노출하는 방법을 많이 사용하며 이것을 점진적 노출법(graded exposure)이라고 한다. 또한 환자가 두려워하는 실물이나 실제 상황에 노출하는 것이 치료 효과가 우수하지만, 외상후 스트레스 장애처럼 공포 반응이 극심하거나 다른 사람을 해치는 내용의 강박 사고와 같이 실제로 노출하기가 현실적으로 어려울 때에는 상상노출법(imaginal exposure)을 이용하기도 한다.

반응차단(response prevention)은 환자가 불안이나 충동을 줄이기 위해 하는 행동을 못하게 함으로써 노출 효과를 극대화시키고 부정 강화를 차단하는 기법이다. 예를 들면 오염을 두려워하는 강박장애 환자에게 쓰레기통을 만지고 나서 손을 씻지 않게 한다. 폭식증의 경우에는 음식을 앞에 두고 먹지는 못하게 하거나, 먹고 나서 토하지 못하게 한다. 알코올 의존 장애의 경우에는 술잔을 만지거나 술 냄새를 맡게 하여 음주 욕구를 유발시키되 음주는 금하는 방법이 사용될 수 있다.

모형화(modeling)

모형화는 다른 사람의 반응을 관찰하는 것만으로 그 반응을 학습하는 것인데, 조건화나 강화가 필요 없다는 점이 독특하다. 부모의 공포 증상이나 강박 증상이 자녀에게 전염되는 것을 모형화로 설명하기도 한다. 치료적으로 광범위하게 이용되며 흔히 노출치료나 사회기술훈련 프로그램에 포함된다. 학습 효과를 높이기 위하여 치료자가 시범을 보여준 뒤 환자로 하여금 따라 해보게 할 수 있는데, 이처럼 모형화와 모방 학습을 결합한 치료 프로그램을 참여모델링(participant modeling)이라고 한다.

자기주장훈련(assertiveness training)

개인으로 하여금 자신의 이익에 가장 잘 맞다고 보는 행동을 하게 하고, 불안함 없이 스스로 하게 하고, 편안하게 자신의 감정을 표현하게 하고, 다른 사람의 권리를 부정함이 없이 자신의 권리를 행사하도록 훈련시키는 것이다. 예를 들면 친구가 무리한 부탁을 했을 때 정중히 거절하는 법을 가르친다. 사회불안장애 치료나 조현병 재활 프로그램에 자주 포함된다.

사회기술훈련(social skills training)

환자가 자신의 판단을 신뢰하고 자신감을 갖도록 하여 사회적 상황에 적절히 반응하고, 자신의 의견을 사회에서 용납되는 방법으로 표시하여 목적을 달성할 수 있도록 지도 훈련하는 것이다. 예를 들어, 대화, 갈등관리, 부끄러움 이기기, 자기주장, 공동체 생활, 친구 사귀기, 데이트하기, 일과 직장 가지기, 약물복용 관리, 구체적으로 요구를 하거나 요구를 거절하기, 항의하기, 항의에 대응하기, 불편한 느낌이나 두려움을 표현하기, 정보를 요구하기, 사과하기 등의 기술을 훈련하며 각각은 구체화된 단계를 포함한다. 사회적 재활을 위해서 역할 닮기(role modeling), 탈감작법, 긍정강화의 기법 등을 통합적으로 이용한다. 최근에는 환자의 효율적인 대화를 위해 사회적 지각기술(social perception skill)을 훈련하는 것이 강조되고 있다.

생체되먹임(biofeedback)

생체되먹임은 환자가 관찰하기 어려운 생리적 상태를 전자장치를 이용하여 빛이나 소리 등 관찰할 수 있는 신호로 바꾸어 환자에게 알려줌으로써, 자율신경계를 조작적 조건화하거나 환자로 하여금 이완 등의 방법으로 생리 기능을 조절하도록 하는 방법이다. 이완 상태에서는 근육긴장도와 피부전도가 저하되고 뇌파에 알파파가 출현하며, 긴장 상태에서는 이와 반대되는 현상과 함께 혈관 수축으로 체온이 저하된다. 이러한 지표가 정상 범위를 벗어나면 장치에서 소리가 나거나 램프에 불이 들어오게 설정한다. 긴장성 두통이나 본태성 고혈압 등의 다양한 정신신체질환, 불안이나 스트레스 관리, 신경질환 재활치료 등에 적용된다. 질환의 병리에 따라 다양하게 근육긴장도, 혈압, 맥박, 체온, 뇌파 등을 모니터하는 방법을 사용한다.

치료과정 및 실제

치료는 대개 단기간이며, 주 1회 면담하며, 평균 12~25주 정도 진행된다. 효과가 없으면 진단이 잘못 되었는지 살펴보아야 하며, 급성기 치료를 끝낸 후, 재발을 막기 위해 추가치료시간(booster session)을 가지기도 한다. 유지 치료는 수년간 진행할 수 있으며, 개인치료 및 집단치료의 형태 모두 가능하다. 약물치료와 병행하는 경우도 많다.

인지행동치료는 결국 정신병리 형성과정을 역순으로 풀어가는 과정이다. 즉 표층의 감정 변화로부터 자동사고를 찾아 수정하고, 반복되는 자동사고로부터 비기능적 특이 믿음을 찾아 교정한다.

인지행동치료 면담은 치료자가 적극적으로 개입하며, 환자 상태에 따라 융통성이 있으나 대체로 각 면담마다 다룰 내용이 잘 짜여져 있다. 우선 환자에게 치료 원리와 방법을 설명하고 치료 목표를 정한다. 과제가 있으면 환자와 같이 검토하고 환자와 의논하여 그 날의 면담 주제를 정한다. 치료자는 면담 도중 환자의 말을 정리해서 들려주고 적절한 시기에 비판적이지 않으면서 함축적인 질문을 함으로써 환자가 자동사고와 인지왜곡을 깨닫고 합리적 대안을 찾도록 돕는다. 환자는 주로 생각과 감정의 연관성을 기록하고 검증하며, 다음 면담 때까지 과제를 정하여 실생활에서 연습한다.

자동사고의 식별

자동사고는 어떤 상황에서 슬픔, 불안, 화 등의 감정을 느끼기 직전에 아주 짧은 순간 떠올랐던 생각이나 장면을 말하는데, 비기능적 믿음을 반영하므로 이것을 식별하는 것이 중요하다.

자동사고를 식별하기 위하여 가장 흔히 사용하는 방법은 "그때 무엇이 마음속에 스쳐 갔나?"로 시작되는 일련의 소크라테스적 질문(Socratic questioning)이다. 사고기록(thought recording)은 환자가 일상 생활에서 자동사고를 식별하는 훈련을 하기 위하여 감정의 변화를 경험했을 때 사건-생각-감정을 기록하는 방법이다. 그 외 감정변화를 경험한 상황을 상상하거나 역할 연기를 하거나 실제 그 상황에 가 보는 방법도 있다.

자동사고의 수정

자동사고가 발견되면 그것이 타당한가를 검토한다. 그러기 위해서 "자동사고에 따르지 않았더라면 어떻게 되었을 것 같은가?", "그렇게 생각하는 근거는 무엇인가?", "전에도 그런 적이 있었던 것 같은데, 그래서 정말 큰일이 났었는가(decatastrophizing)?", "우울하지 않았다면 어떻게 생각했을까(reattribution)?" 등의 질문을 한다.

사고기록은 자동사고 식별 때 사용한 사건-생각-감정에 '합리적 사고'와 '결과'를 추가한다. 예를 들면 '오늘 또 옆 차가 끼어들었다-나를 무시하나?-화가 나려고 한다-정확한 이유는 모르지, 바빴을지도 모른다-화 안내고 잘 넘겼다'는 식으로 구성할 수 있다.

인지적 예행연습(cognitive rehearsal)은 앞으로 일어날 수 있으나 현재는 숨겨진 자동사고를 찾아내어 합리적 사고로 바꾸기 위하여 사용되는데, 문제 상황을 상상하거나 역할 연기를 한다.

심층인지구조의 식별과 수정

자동사고가 같은 양상으로 반복될 때 그 근저에 심층인지구조가 있으리라 짐작할 수 있다. 예를 들어 애가 감기를 앓거나 차가 고장나는 등의 사소한 일이 있을 때마다 우울해지는 환자의 심층인지구조는 "내가 행복하려면 나쁜 일이 하나라도 일어나서는 안 된다."는 것이다. 심층인지구조를 식별하고 수정하는 것은 자동사고를 다루는 것보다 더 어려우며 핵심 믿음과 자동사고의 연관성을 지속적으로 관찰하고 있어야 한다.

행동기법

인지행동치료는 인지치료에 행동기법을 포함한 것으로, 일반적으로 증상이 심할수록 치료 초기에 행동기법을 적용한다. 인지치료의 기법은 환자가 어느 정도 논리적 생각과 토론을 할 수 있어야 가능하기 때문이다. 우울증의 경우 하루 일과를 시간대별로 짜고 그대로 했을 때의 성취감과 만족을 평가하게 한다. 불안장애의 경우에는 주의 분산, 이완, 호흡 조절 등을 사용해 볼 수 있다. 새로운 행동을 해 봄으로써 지금까지와는 다른 감정과 생각을 느껴 보거나, 새로 배운 합리적 사고를 행동으로 옮기도록 하기 위해서는 자기주장, 사회기술훈련, 모형화, 행동시연 등을 사용한다(표 30-5).

다른 치료와 차이점

인지행동치료에서 치료자는 환자와 함께 가설을 설정하면서 치료 경과 동안 함께 검증해 나가며, 치료의 요소 및 생각, 감정, 행동 사이 관계에 대한 설명과 교육을 적극적으로 시행한다. 이는 적극적인 설명이 제한되는 정신분석 등의 치료와는 대비되는 방식이다. 인지행동치료에서의 치료적 관계는 협력(collaboration)이므로 공동의 팀워크가 중요하다. 다른 정신치료에 비해 치료자가 보다 적극적이며 지도적이고 구조화된 접근을 한다. 치료에 있어 상호 되먹임(feedback)을 하도록 권장된다. 면담을 시작할 때마다 치료진행표를 작성하고 그에 따라 면담 사이 기간 동안 집에서 할 숙제도 주며 새 기술도 교육한다. 장기간 치료에 전이가 생길 수 있지만, 이 역시 인지행동치료 내에서의 기법으로 대처한다.

또한 행동 기법은 다양한 질환에 성공적으로 사용되고 쉽게 배울 수 있고, 다른 치료법에 비해 시간과 돈이 덜 든다. 하지만 전반적인 분야의 기능부전(neurotic conflicts, personality disorder)보다는 제한적인 행동 증상에만 유용하다. 행동주의자들과 정신분석학자들 사이의 논란은 지속되고 있는데, 학습이론에서는 신경증적 증상을 단순하게 학습된 습관이라고 여겨서 신경증의 근본적인 원인을 파악하지 못하기 때문에, 행

표 30-5. 자동사고 기록 예시

날짜/시간	상 황	자동적 사고	감 정	대안적 반응	결 과
당신의 기분이 나빠진다는 것을 알아차리게 되면 스스로에게 질문합니다. "지금 이 순간 내 마음에 어떤 것이 지나가고 있지?" 가능한 빨리 떠오르는 생각이나 정신적 이미지를 자동사고 기록지에 적어 봅니다.					
	1. 불쾌한 감정을 일으키게 한 일이나 상상, 또는 기억은 무엇이었습니까? 2. (혹시 있었다면) 어떤 불쾌한 신체적 감각을 느꼈습니까?	1. 어떤 생각(그리고/또는) 이미지가 마음에 지나갑니까? 2. 그것들을 각각 얼마나 믿었습니까?	1. 해당 상황에서 어떤 감정을(슬픔, 불안, 분노 등) 느꼈습니까? 2. 그 감정의 강도 (0~100%)는 어느 정도입니까?	1. (선택적) 어떤 인지왜곡이 있었습니까? 2. 자동사고에 대한 대안적 반응을 구성하기 위하여 기록지 아래 쪽에 쓰여 있는 질문들을 사용하십시오. 3. 각각의 반응들을 얼마나 믿습니까?	1. 이제 각각의 자동적 사고들을 얼마나 믿고 있습니까(1~100%)? 2. 지금 어떤 감정(슬픔, 불안, 분노 등)을 느끼며 그 감정의 강도 (0~100%)는 어느 정도입니까? 3. 이제 어떻게 할 것입니까?
금요일 저녁 7시 30분	나는 이전에 은경이와 약속했던 대로 함께 외출하자고 전화를 걸었다. 하지만 은경이 대신 자동응답기가 전화를 받았다. 기분이 가라앉는 느낌이 들었다.	1) 사람들이 나를 잊어버리고 다들 외출을 가버렸다. 그것은 내가 그들에게 더 이상 중요한 사람이 아니기 때문이다 (90% 믿음). 2) 나는 또 다시 무시당했다(90% 믿음). 3) 나는 이후의 금요일 밤에도 혼자 지내게 될 것이다(100% 믿음). 4) 나는 이 세상 어디에도 잘 맞지 않는 것 같다 (70% 믿음).	1) 분노(60% 강도) 2) 외로움(95% 강도) 3) 우울함(95% 강도)	임의적 추론, 과잉 일반화, 개인화, 재앙화 1) 단지 은경이의 악의 없는 실수로 내가 오해한 것일 수 있다(40% 믿음). 2) 은경이나 다른 사람들과 함께 많은 시간을 보내왔다. 그리고 그 사람들이 나를 좋아한다는 것을 알고 있다(60% 믿음). 3) 집에 혼자 있는 것이 세상이 끝나는 것은 아니다(50% 믿음).	1) 30% 2) 10% 3) 50% 4) 0% 분노(5%) 외로움(40%) 우울함(20%) 차분함(70%) 만약 한 시간 내로 은경이가 연락이 없으면 다시 전화를 해 봐야 겠다.
대안적 반응을 구성하는 데 도움이 되는 질문들: 1) 자동적 사고가 사실이라는 근거가 무엇인가? 2) 대안적으로 설명할 방법이 있는가? 3) 일어날 수 있는 최악의 상황이 무엇인가? 내가 이겨낼 수 있는가? 일어날 수 있는 최상의 상황은 무엇인가? 가장 현실적인 결과는 무엇인가? 4) 자동사고에 대한 나의 믿음이 주는 영향은 무엇인가? 나의 생각을 바꾸면 어떤 효과가 있을 수 있는가? 5) 나는 이것에 대해 어떻게 해야 하는가? 6) 만약 내 친구가 이 상황에 있고, 이러한 생각을 한다면, 나는 그 친구에게 뭐라고 말할 것인가?					

동치료가 단순한 증상 제거에 불과하며, 한 증상의 제거는 다른 증상으로 대치될 뿐이라고 비판받기도 한다.

집단 정신치료

이론적 근거 및 역사

집단 정신치료는 특정 집단을 대상으로 하는 정신 치료 기법이다. 치료자의 치료적 중재에 더하여 자신들이 치료 대상이며 동시에 서로 긍정적 변화를 주는 도구가 된다. 개인치료에 비해 집단구성원들로부터 즉각적인 피드백의 기회가 있고, 여러 사람들에 대한 심리적, 정서적, 그리고 행동반응들을 환자와 치료자가 함께 관찰할 수 있는 이점이 있다.

집단 정신치료의 목적은 환자의 정신적 고통을 덜어주고, 내재한 갈등을 집단 내의 대인관계 속에서 표현하게 하여 그에 대한 새로운 행동변화가 일어나게 하고, 그 과정에서 통찰을 얻어 사회생활이나 다양한 대인 관계의 긍정적 개선을 도모하는 데 있다.

집단에서 구성원들 사이에서 발생하는 역동적 문제를 다루기도 하나 집단치료의 특성은 개인 정신치료에 비해 분석보다는 상대적으로 지지적이고 재교육적인 경향이 더 강하다.

집단 정신치료는 1905년경 미국의 내과의사 J. H. Pratt이 결핵환자들을 대상으로 처음 시작했다. 실망하고 우울한 환자들에게 병의 특성과 치유방법에 대한 교육을 하면서 집단

구성원들이 서로 친절한 도움을 주며 위로 받고 사기가 높아져 적극적으로 치료에 임하게 되는 데서 착안했다.

집단 정신치료란 말은 정신연극(psychodrama)의 창시자인 J. L. Moreno가 1931년 처음 사용했다. 그 후 개인 정신분석 이론을 집단에 적용시킨 Schilder, Slavson 및 Bion 등의 집단 정신분석 요법과 집단의 결합을 중시한 K. Lewin의 집단 역동 이론이 소개되고 또 1930년 전후 알코올 중독경험이 있는 사람들이 모여 만든 익명의 금주동맹(alcholic anonymous, AA)이라는 자조 모임, 정신병원에서 퇴원한 환자들의 모임인 회복 동지회, 그리고 A. A. Low와 M. Jones가 정신과 병동 내의 환자를 포함한 구성원 모두가 치료자적 입장이 되어야 한다는 치료적 공동사회 등이 집단 정신치료적 활동을 하는 실제 예들이다.

적응증 및 금기

일반적으로 신체적 질병, 물질 남용, 조현병이나 주요정동장애 같은 만성적이거나 지속적인 심한 정신과적 상태들이 적응증에 속한다. 특히 권위자에 대한 불안이 심해 변화하고자 하는 의지는 있으나 개인으로 만날 때보다 집단 속에서 자신을 잘 표현하는 사람이 선택된다. 그러나 심한 우울증 환자가 자살하려하는 경우 등에서는 집단치료 단독보다는 개인치료를 함께 해야 한다. 치료대상은 성격구조, 변화 가능성, 치료에 임하는 동기를 평가하는 것이 중요하지만 절대적 금기 질환은 거의 없다.

집단의 환경을 견디지 못하거나 피해망상이 심해서 다른 구성원과 치료집단을 가해 집단으로 믿는 경우, 조절할 수 없는 공격적 충동이 있으면 다른 구성원에게 피해를 줄 수 있으므로 제외해야 한다.

집단정신치료는 정신과 이외의 영역에서 신체적 질환을 가진 환자들의 치료효과를 높이는 보조적 방법으로도 사용되고 기업체의 전문가 양성과정, 감수성 훈련 그리고 역할극 등 교육영역에도 적용되고 있다.

치료 기법

치료집단의 구성, 목표를 설정하여 치료방안을 만드는 것과 치료적 환경을 조성 유지하는 것이 치료자가 할 일이다. 치료자는 기본적으로 촉진자의 역할을 하고 집단 구성원 자신들이 치유와 변화의 일차적 근원이 되는 것이 바람직하다.

치료기법의 종류는 표현적 집단 치료, 분석적 집단치료, 집단분석, 지지적 집단치료, 실존주의적 집단치료, 상호작용 집단치료, 지시적 집단치료, 자조 집단, 교육적 집단치료, 행동집단치료, 게슈탈트 집단치료, 내담자 중심 집단치료, 정신연극 등이 있다.

치료과정 및 실제

환자 선택(구성)

치료자는 예비면담에서 정신의학적 과거력, 역동, 행동, 진단적 정보를 얻기 위한 정신 상태 검사를 반드시 해야 한다.

권위자에 대한 불안이 심한 환자들이 일대일의 면담보다 집단의 상황이 더 안정적일 수 있어서 일차적 대상이 될 수 있다. 집단의 구성에서 치료자의 주된 관심은 결속력을 갖는 집단을 만드는 데 있다. 집단의 치료과정에 기여하고 도중에 이탈하지 않을 대상을 모아야 하는데, 집단을 위해 환자를 선택하기보다 집단치료의 성공을 위해 어려운 대상을 배재하는 것이다.

집단을 위한 기초 작업

집단 구성원 수는 3~15명 정도가 가능하지만 원활한 상호작용을 위해서 8~10명이 적당하다. 모임의 빈도는 대부분 일주일에 한 번 정도 하는 것이 보통이나 문제와 치료법에 따라 날마다, 한 달에 한 번 혹은 1년에 한 번 정도까지 다양하다.

한 번 만날 때 시간은 일반적으로 1~2시간 정도가 적당하다. 한 번 결정하면 시간은 항상 일정해야 한다. 처음에는 준비시간과 모임의 주요 주제를 다루는 시간을, 그리고 끝에는 논평을 하는 시간을 배정한다.

집중하는 기능이 낮은 집단은 45~60분, 높은 경우 90분 이상 치료한다. 1970년대에 마라톤 집단은 12시간에서 72시간 계속하기도 했으나 최근은 그리 많이 사용하지 않는다. 너무 긴 시간은 조현병이나 경계성 성격장애 환자처럼 자아의 강도가 약한 사람에게는 위험할 수 있다.

동질성 혹은 이질성 집단

집단구성은 성별, 연령, 교육, 경제수준 및 증상이 비슷한 동질성 집단과 상이한 이질적 집단으로 대별된다. 치료자의 경험과 목적에 따라 이를 적절히 안배하지만 이질적 집단은 서로 다른 상황에서 평소 극복할 수 없을 듯한 대인관계의 어려움을 수정하고 해결하는 기회를 얻게 된다.

개방 혹은 폐쇄 집단

입원환자처럼 일부 구성원이 떠나면 새로운 대상으로 채워진다면 개방집단이라 하고 치료과정 내내 같은 구성원으로 유지하는 경우를 폐쇄집단이라고 한다.

집단치료의 중요한 치료인자

개인치료와 다르게 집단 내에서 평소의 적응능력에 영향을 미치는 익숙한 전형적인 방어기제를 사용하며 관계를 맺기 때문에 자신의 성격기능을 성찰할 기회를 갖는다. 치료자는 집단구성원의 동질화 현상과 상호작용과정을 거쳐서 반응에 대한 역동적 이해와 각 개인이 병식이 생기도록 이끈다. 집단정신치료가 효과적인 까닭은 집단이 환자에게 현실검증능력을 제공하고, 다양한 형태의 전이현상을 경험하고, 이를 통찰할 기회를 주기 때문이다. 그 밖의 치유인자들로 치료자나 다른 환자들과의 동일시를 통해 바람직하게 변화하고 자기와 같은 문제를 가진 이가 많다는 것을 인식하는 일반화, 집단구성원 간의 소속감과 일체감의 응집력, 다른 사람에게 받아들여진다는 느낌, 공감, 이타주의(altruism), 다른 이들의 공통된 개념과 자신의 개념을 비교하여 수정하는 일(consensual validation), 자신의 행동을 수정하라는 집단의 압력, 문제를 이해하는 지식화, 교정적 가족체험, 사회성 기술의 학습, 자신의 문제를 말로 표현하는 환기 혹은 정화 그리고 감정의 제반응(abreaction)들이 작용한다. 이 이점은 개인치료를 체계적으로 병행하여 더욱 촉진시킬 수 있다.

집단은 관심을 얻기 위한 경쟁, 권력과 지위에 대한 갈등, 성적 긴장, 배경과 가치에 대한 고정관념적인 왜곡과 같은 여러 대인관계 문제가 일어나는 하나의 작은 사회이다.

상호작용들이 교정적 감정경험으로 옮겨지기 위해서 집단은 감정표현을 위해 충분히 안전하고 지지적이어야 한다. 또 효율적인 현실 검증이 가능하도록 충분한 피드백과 정직한 표현이 있어야 한다.

외래환자 집단은 대인관계 학습, 감정정화, 자기 이해를 강조한다. 입원환자 집단은 희망의 고취, 책임이라는 실존적 요소를, 그리고 자조집단은 보편성, 이타심, 지지 결속력을 강조한다. 이처럼 치료인자는 집단의 형태나 치료시기 그리고 환자들의 개인차에 따라 달라진다.

집단 정신치료의 기술

"지금–여기"(hear–now)

치료자는 집단모임의 현재 치료 상황에서 일어나고 있는 일에 집중하여 구성원들이 '지금-여기'의 현상에 적극 참여하도록 한다. 그래서 집단의 힘(영향력)과 효율을 극대화한다. 먼저 집단 안에서 상호작용을 통해 자신의 감정을 충분히 표현하는 '감정-환기'를, 다음에는 집단 안에서 자신의 경험을 조사하고 해석하게 하는 '감정 탐색'을 시도한다. 즉 감정적 요소와 인지적 요소가 포함되어야 집단의 경험이 효율적이 된다.

치료자에 대한 환자들의 비현실적이거나 상투적인 반응을 치료자가 직접 반응하지 않아도 다른 환자들에 의해 분명하고 투명하게 조사되고 평가될 수 있고, 집단에서 일어나는 현상과 변화 내용을 비디오 등 보조도구를 이용해 녹화해 보여주거나 이를 이용해서 치료적 교정을 시도해 볼 수 있다.

입원환자 집단과 외래환자 집단

입원환자 집단도 급성환자 집단과 만성입원환자 집단으로 나눌 수 있다. 진단과 환자의 기능수준에 상관없이 모든 환자를 한 팀으로 하거나 환자들의 기능수준에 따라 나누는 경우가 있다. 공통의 목적은 다른 사람들과 상호작용을 통해 스스로를 더 잘 인식하고 대인관계 기술과 사회기술을 향상 시키며 입원 병실 환경에 적응하고 환자와 직원 간의 의사소통도 효율적으로 발전시키는 데 있다.

외래환자 집단은 임상적 상황과 목표나 치료기술의 사용에 있어서도 구성이 훨씬 더 다양하다. 상대적으로 구성원이 안정되고 대상이 잘 선택되어 변화에 대한 동기가 강하고 자아기능 수준도 동질한 사람들로, 치료 목표가 고통 제거에서 끝나지 않고 성장 지향이며, 충분히 오랜 기간 외부의 영향을 덜 받고 치료를 진행할 수 있다.

집단저항

집단에서도 치료과정을 방해하는 저항이 있을 수 있다. 몇 사람이 패거리 짓기, 서로 싸우다가 퇴장하기, 치료자 흉내 내기, 남의 말 가로채기, 혼자 떠들기, 자기주장을 지식화하기로 나타난다. 치료자는 이를 잘 해결하고 효과적 치료인자를 촉진하고 강화하여 긍정적으로 치료를 이끌어나가야 한다.

정신연극(psychodrama)

비엔나 출생의 Jacob Levy Moreno가 개발한 특수형태의 집단정신치료이다.

환자의 성격구조, 대인관계, 갈등, 감정문제 및 정신적 증상과 관련된 문제를 연극을 통해 치료한다. 몇 명의 환자와 치료자가 특별히 준비된 각본 없이 무대에서 연극적 표현방법으로 상황을 연출하여 치료효과를 얻는다.

자발적인 표현능력을 가진 환자를 주인공(protagonist)으로, 자신의 갈등이나 문제를 상황으로 선택한다. 연극할 상황 내에서 다른 인물로 주인공의 상대역인 보조자아(auxiliary ego)를 두는데 다른 환자 혹은 치료 팀의 보조자가 그 역할을 한다.

감독(director)은 강력한 지도자로서 환자들이 자발적으로 참여하여 자연스럽게 자신을 표현하도록 격려하는 촉매자이며 전체 연극의 방향을 이끌어가는 연출자이다. 참여한 다른 환자들이 관객이면서 일부는 직접 연극에 참여하기도 한다.

행동으로 표출하려는 강한 충동을 내향화라는 구조적인 경로를 통해 통찰로 이끄는 방법이다. 어떤 개인이 단순한 자신의 갈등상황에 대해 스스로 말하기보다는 그 상황을 연기함으로써 자신이 가지고 있는 문제의 심리적 차원을 탐구하도록 돕는 방법이다.

궁극적인 목적은 통찰을 얻는 것이지만 참여자들은 연극을 통해 일어나는 사건과 동일시함으로써 그 순간의 생각과 감정을 경험하고 그 감정에 대해 진지하게 대화함으로써 치료효과를 얻는다. 연극으로 표현할 상황은 가정생활, 사회 및 직장생활 혹은 꿈 등 특정 기능적 상황들이다. 이때 그 상징적 역할을 무의식적 태도 혹은 상상해보는 미래 상황 등에 초점을 두거나 망상이나 환각도 연기 될 수 있다. 연극이 끝나면 환자들인 청중과 함께 토론을 하게 된다.

주 적응증은 가족 내 갈등, 회복기 조현병, 행동장애, 어린이 및 문제 청소년 등과 자녀교육, 공감교육, 대인관계 감수성 훈련 등에도 적용한다. 주요 기법으로 독백, 역할 바꾸기, 몇 사람의 보조자아가 환자가 행한 다른 상태를 행동하는 이중 혹은 다중역할, 보조자아가 환자를 모방하여 대변해주는 투영기술(거울 기법) 등이 이용된다.

자조 집단

특정 위기 혹은 특정 문제를 가진 동질성 집단으로 구성한다. 상대적으로 개인의 정신역동을 깊게 탐구하지 않고 무의식의 발견이나 성격의 성숙보다는 감정적 건강과 안녕(well being)을 추구한다. 자조 집단은 마음의 표현을 서로 받아주고 지지하여 경험을 나누면서 배우고 힘을 얻어 소외된 어려움에서 벗어나게 한다. 이 과정에서 구성원 사이에 결속력이 강화된다. 잘 알려진 대표적 예로 익명의 금주동맹(AA), 단도박모임(gamblers anonymous, GA), 과식자 동맹(overeaters anonymous, OA), 호전된 심장질환 환자모임, 사별한 배우자 모임 등이 있으며 점차 다양해지고 있다.

다른 치료와 차이점

개인치료에 비해 집단정신치료는 한 치료자가 동시에 많은 환자를 치료할 수 있어 시간과 경제적 측면에서 유리하다. 집단구성원들로부터 즉각적인 피드백을 받고 여러 사람에 대한 심리, 정서 그리고 행동적 반응을 환자와 치료자가 동시에 관찰할 수 있다. 개인 심층의 심리나 역동적 관점을 보는 데는 개인 정신치료에 비해 다소 불리한 점이 있다.

가족치료(family therapy)

역사 및 이론적 배경

가족치료는 가족을 한 단위로 하여 한 명 혹은 그 이상의 치료자가 함께 치료하는 집단치료의 한 특수한 형태이다.

가족은 그 자체에서 균형 잡힌 상호작용을 하며 상당한 대가를 치르더라도 그 균형을 유지하려는 하나의 체계(system)로 가족체계라고도 한다. 한 사람을 보기보다 가족 전체를 하나의 환자, 즉 치료 단위로 본다. 부부는 가족체계를 형성하는 가장 기본적인 단위로 이를 대상으로 하는 정신치료를 부부치료라고 한다.

가족치료는 가족 내의 심리적 균형을 유지하는 감추어진 병적 행동양식을 인식하고 통찰하게 한다. 병적 행동양식의 의미와 목표를 이해하고 나아가 병적인 가족 환경을 개선시킨다. 가족구성원 사이의 감정적 욕구를 알고, 갈등과 불안을 해소하며, 상호작용을 개선하여 가족 내외의 파괴적 요소들에 개인들이 더 잘 대응하게 한다.

병적인 가족은 가족 중에 한 사람이 문제를 가졌다고 비난하며 치료를 받아야 할 환자로 지목한다. 지목이 된 환자를 치료하기 위해서 가족치료가 요청된다. 치료 목표는 그 환자의 증상이 가족 균형이나 가족 내 평화를 유지하기 위해 치르는 대가임을 가족들이 이해하고, 그를 가정의 균형을 위해 희생되는 입장에서 벗어나게 해주고, 궁극적으로 전체 가족이 함께 건강을 유지하고 성장하게 하며, 전체 사회체계내로 통합시키는 것이다.

적응증 및 금기

가족치료의 대상은 모든 정신질환자의 가족이 해당되고 특히 소아 청소년의 공격적 과격행위, 부모와 자녀 간의 갈등이나 부부 간의 불화에 의해 일어나는 정신적 문제들이 치료 대상이다.

치료 대상으로 부적합한 경우는 단기 반응성 정신병, 부모 중 한쪽이 편집증이 있거나 위협적인 가족의 비밀이 있을 때, 문화적 혹은 종교적 편견이 있어 거부할 때, 또 이미 회복할 수 없어 보이는 파괴 상태에 놓인 가족관계 혹은 부부관계이다.

치료기법

중요 개입 모형(models of intervention)

정신역동적 경험적 모형들

가족체계의 장 안에서 개별적인 성숙을 강조하고 과거에 뿌리를 둔 무의식적인 불안과 투사로부터 자유롭게 되는 것을 강조한다.

치료자는 가족 구성원 각자와 친밀한 유대관계를 갖고, 치료를 진행하는 동안 구성원과 치료자 간의 의견교환과 구성원과 다른 구성원 간의 의견교환을 교대로 진행한다. 의사소통을 분명하게 하고 느낌을 솔직하게 인정하는 것을 최우선으로 한다. 이를 위해 가족들이 자리를 바꿔보고 서로 몸을 닿게 하거나 눈을 마주치도록 격려한다. 그들이 사용하는 은유나 몸짓언어 그리고 실착행위(동작착오)들이 가족관계들의 무의식적 패턴을 밝히는 데 도움이 된다.

치료자는 가족의 조형화(family sculpting)도 이용할 수 있는데, 가족구성원들이 과거 혹은 현재의 관계를 그들의 개인적인 관점에 따라 물리적으로 그려 배치한다. 치료자는 현존하는 조형과 제시되는 새로운 관계 안에서 수정되는 양쪽을 해석한다. 덧붙여서 가족에 대한 치료자의 주관적 반응들이 큰 영향을 준다. 적절한 시기에 치료자가 이 반응들을 표현하는 것은 가족에게 자기관찰과 변화의 또 다른 되먹임회로(feed back loop)를 형성한다.

Bowen 모형(Bowen model)

Murray Bowen은 자신의 모델을 가족체계(family systems)라고 칭했으나 가족치료 영역에서 그의 이름으로 Bowen model로 부른다. Bowen은 몇 세대를 거슬러 가족의 역사를 알아보는 가계도(genogram)를 고안하기도 하였다.

이 모델의 특징은 근원인 가족으로부터 독립된 인간의 분화이다. 즉 애정이나 사회적 위치를 상실할 위협이 되는 가족이나 다른 압력에 직면하여 진정한 자기 자신이 될 수 있는 능력이다.

문제 가족들은 두 가지 수준에서 평가한다. 즉, 1) 가족 간에 과다하게 엉켜있는 정도, 2) 도움을 청하는 문제 안에서 정서적 삼각관계의 분화와 분석 능력의 정도로 평가한다.

정서적 삼각관계의 대부분은 가족 내에서 존재할 수 있는 다음 세 가지 경우로 나타난다. 사랑하거나 혹은 반복적인 갈등을 일으키는 둘이 연합하여 제3의 한 사람을 따돌린다. 소외된 제3자는 다른 파의 사람과 가까이 하려 하거나 파벌이 조성되어 있는 사람이 배제된 사람 쪽으로 옮겨가려고 할 경우 정서적 역류(emotional cross currents)가 활성화된다.

이 모형에서 치료자의 역할은 현재 증상과 관련이 있는 삼각관계를 옮겨주거나 안정화시키는 것이고, 문제가 되는 삼각관계가 재발하지 않도록 모든 심리적 방법을 동원해서 가족구성원과 공동 작업을 하여 개인적인 성장 분화가 충분히 이루어지게 한다. 이때 치료자가 중립을 지키기 위해서 각 가족 구성원과 정서적 접촉을 최소화한다.

범체계모형(general system model)

범체계모형에서는 가족은 하나의 체계로 그 안에서 일어나는 모든 일들은 구성원들에게 반응을 일으킨다. 구성원 각자는 대변인, 박해자, 희생자, 구조자, 증상을 떠 맡는 자 혹은 배려자 중의 한 역할을 한다고 가정할 수 있고 비교적 안정되어 있지만 때로는 역할을 담당하는 사람이 바뀔 수도 있다. 가족 중에 인지된 환자(identified patient)가 가족 전체의 문제를 책임지는 희생양(scapegoat)이 되는 경우가 있는데 그 환자가 호전되면 다른 가족이 희생양이 되어 새로 인지된 환자가 되는 수가 있다. 가족은 외부와의 경계와 내부적인 규칙이 있다고 규정한다.

치료과정 및 실제

첫 면담(initial consultation)

가족구성원 간의 갈등이 심해서 가족치료를 요청하지만 초기 호소 문제가 구성원 중 한 개인에 관한 것이면 치료 전 작업이 필요할 수도 있다.

가족 접근을 두려워하는 전형적인 경우들은 1) 아이들의 문제가 부모 탓일 것이라는 두려움, 2) 가족 전체의 병이 드러날까 두려워하거나, 3) 배우자의 반감을 사면 어쩌나, 4) 한 아이의 비행에 대한 공개토론이 다른 형제들에게 나쁜 영향을 끼칠 것이라는 두려움 등이다.

면접기법

Varginia Satir는 가족 치료 중에 첫 두 시간 정도는 가족-생활 연대기(family-life chronology)를 알아보라고 권유한다.

가족치료과정에 기억할 것은 그 가족의 역사와 그에 따른 역동은 이미 치료를 받으러 올 때 확고하게 자리잡혀 있다는 것과 이 가족 구성원은 함께 살며 신체적, 정서적 안녕을 위해 앞으로도 어느 정도 상호 의존한다는 것이다. 가족 치료자가 중요하게 생각하는 임상적 문제는 증상들보다 고정된 그 가족 집단의 특성이다.

치료시간에 일어나는 상황은 어느 것이나 가족 모두가 알게 되므로 면담 중에 치료자는 적정한 조절자이며 지도자의 역할을 잘 해나가야 한다. 예를 들어 한 가족이 분노를 표현한다면 그 통로를 조심스럽게 터주기도 하지만 그 대상이 되는 다른 가족을 동시에 배려하여 관계가 단절되거나 악화되어 치료를 중단하는 일이 없도록 조절해야 한다.

치료 빈도 및 길이

치료시간은 한 번에 2시간 정도, 일주일에 1회 정도로 배정하고 그 전체기간은 가족이 가진 문제의 성질과 심각한 정도, 지향하는 치료모형에 따라서 다르다. 문제해결 모형을 사용한다면 몇 차례의 회기로 목표에 달성하기도 하나 성장 지향모델을 이용하는 치료는 수년간 치료를 계속할 수도 있다.

가족 집단치료

비슷한 문제를 가진 여러 가족을 한 집단으로 함께 치료한다. 집단 내에서 자기 가족의 상호작용과 다른 가족의 상호관계를 비교하는 경험을 할 수 있다. 조현병이나 파괴적 행동을 하는 소아처럼 같은 장애를 가진 자녀를 둔 부모가 유사한 상황의 가족끼리 모여 도움을 얻을 수 있다.

사회 안전망 치료

환자가 일상생활에서 만나는 사회 안전 조직망에 속한 사람들이 함께 모여 집단치료 시간에 환자와 만난다. 직계 가족, 친구, 친척, 동료, 교사, 사회복지기관 직원과 정신건강증진센터 등 종사자들이 포함된다.

가족치료의 목표

대인관계의 토대에서 병적인 갈등과 불안을 해결하거나 감소시키고 가족 구성원 상호 간에 정서적 요구에 대한 지각과 성취를 향상시킨다.

남녀 간 혹은 세대 간의 적절한 역할 관계를 증진시키고 가족 내외의 파괴적 힘에 대처할 수 있도록 가족 각자와 전체의 능력을 강화하고 구성원의 건강과 성장을 지향할 수 있는 방향으로 가족의 주체성과 가치에 영향을 주는 것이다.

또 다른 목표는 확대 가족뿐 아니라 학교, 의료기관, 복지기관 등 사회의 여러 단체를 포함하는 사회체계와 통합해서 가족이 고립되지 않도록 하는 것이다.

부부치료

부부치료는 결혼한 두 사람이 정서적, 성적, 사회적 또는 경제적 갈등이 있는 경우에 병적 상호관계를 심리적으로 수정하기 위해 고안된 집단 정신치료 혹은 가족치료의 한 특별한 형태이다.

부부치료를 담당하는 치료자는 환자 부부와 치료적 계약을 맺고 의사소통의 일정한 형태를 통하여 문제를 경감시키고, 부적응적 행동패턴을 개선하고, 나아가 성격의 성숙과 발달을 격려, 고무시킨다.

부부치료는 부부 간의 상호관계를 재구성하는 데 중점을 두고 때로는 각 배우자의 정신역동을 탐색하기도 한다.

부부치료나 부부 상담 모두 배우자들의 문제를 효과적으로 대처하도록 돕는 것을 강조한다. 가장 중요한 것은 치료의 목표를 확실하게 하는 것인데, 부부결합의 광범위한 재구성이나 문제해결 접근법 또는 이 양자를 포함하는 적절하고 현실적인 목표를 확정하는 것이다. 경우에 따라서는 별거나 이혼이 치료과정에 포함되기도 한다.

치료 유형

개인치료

배우자 각자가 서로 다른 치료자에게 치료를 받고 치료자들이 따로 서로 만나 의논을 하지 않을 수 있고, 또 아예 서로 모르는 경우도 있다. 치료 목표는 배우자 각자의 적응 능력을 강화하는 것이다. 배우자 중 한 사람만 치료를 받을 수 있는데, 이때 다른 배우자도 환자에 대한 정보를 주고 자신의 불안도 치료받아서 부부치료에 도움이 된다.

개별 부부치료

개별 부부치료는 부부 각자가 치료를 받는데 한 치료자가 두 사람을 치료하는 동시치료(concurrence)와 부부가 서로 다른 치료자를 만나는 공동치료(collaborative therapy)가 있다.

합동치료(conjoint therapy)

남녀 두 사람의 치료자가 부부를 함께 참석시켜서 치료하는 방법으로 부부치료에서 가장 흔히 이용되는 방법이다. 이성의 배우자와 치료자가 두 사람이 합세하여 자신을 공격한다고 하는 느낌을 막기 위함이다.

이밖에 배우자 각자가 다른 치료자와 개별 치료를 받으면서 규칙적으로 네 사람이 동시에 만나는 4자 면담(four way session)은 성치료에서 흔히 사용한다. 여러 부부가 함께 참석하여 치료하는 집단 부부 정신치료가 있고, 이들 여러 치료 유형을 병합하거나 동시에 실시하는 병합치료(combined therapy)가 있다.

부부치료의 적응증

개인치료에서 부부 문제 해결이 실패한 경우, 한쪽 혹은 양쪽의 고통이 부부생활사와 분명하게 관계되었을 때, 갈등이 있는 부부가 부부치료를 요청한 경우 등 부부 사이의 의사소통의 문제가 일차적 적응증이다. 예를 들면 한 배우자가 상대로부터 위협을 받거나 자신의 느낌과 생각을 상대에게 말하려면 불안해 지는 경우나 자신의 무의식적 기대를 상대에게 투사하는 경우들이다. 성생활의 갈등, 만족스럽지 못한 사회경제적 역할, 정서적 역할 또는 부모역할에서의 어려움 등이 적응증이 될 수 있다. 치료 전에 먼저 부부관계의 여러 면을 다각적으로 평가해야하는데 보이는 문제가 광범위한 부부 장애의 한 가지 증상일 수 있다.

치료는 각자가 배우자를 현실적으로 볼 수 있도록 돕는다.

금 기

한쪽이 심한 정신병, 특히 망상적 요소가 있거나 가정의 항상성 기전이 정신병에 대한 보호 기능인 경우, 부부 중 한쪽 또는 양쪽 모두 실제적으로 이혼을 원하는 경우(때로 자신은 이혼을 원한다고 말하나 속마음은 반대인 경우도 있어 의식과 무의식 모두를 봐야 한다), 배우자 한 명이 불안이나 공포 때문에 참가를 거부하는 경우는 부부치료의 금기에 속한다.

부부치료의 목표

한쪽 혹은 부부 양쪽의 정서적 고통을 덜어주고 능력저하는 최소화하고 안녕 수준을 증진시키는 것이다. 일반적으로 치료자는 부부 간의 문제 해결능력을 강화하고 병적 방어 대신에 적절한 조정력과 건전한 방어기제로 대치한다. 정서적 혼란에 대한 면역성과 부부관계의 상호 보완성을 항진시키고 각 배우자 개인 그리고 부부관계를 성장, 증진시킴을 목표로 한다.

치료 과정에서 부부 각자 성격의 정신 역동적 구조를 이해하고, 자신의 행동이 자기와 배우자나 주변사람들의 생활에 미치는 영향에 대한 책임이 강조된다. 이를 통해 부부 간의 불화를 일으키는 문제에 대한 깊은 이해를 가져온다.

부부치료가 항상 결혼관계를 유지할 것을 보장하거나 강요하는 것은 아니다. 서로를 위해 결혼을 유지하기보다 헤어져야 하는 경우도 있다. 이때에도 이혼에 따른 어려움을 극복하는 데 치료자가 도움을 줄 수 있다. 이것을 이혼치료라고 부르는 사람도 있다. 결혼은 실패했더라도 이혼의 결정이나 과정이 또 실패해서는 안 되기 때문이다.

기타 정신사회적 치료

정신의학적 재활

정신의학적 재활은 정신질환에 의한 장애를 갖고 있는 환자들이 성인으로서 역할을 하고 사회생활로 복귀할 수 있도록 도움을 주는 다양한 종류의 치료적 개입이다. 성인으로서의 역할을 할 수 있다는 것은 독립적으로 생활하고, 학업이나 직업 활동이 가능하며, 가족이나 친구들과 관계 맺을 수 있고, 친밀한 대인관계가 가능한 것을 의미한다. 즉 정신장애를 갖고 있더라도 전문가에게 의존하지 않고 독립적인 생활을 하며, 정신질환자들끼리의 시설이 아닌 지역사회에 통합되어 생활하고, 스스로의 삶의 목표를 가지는 것을 강조하는 것이다.

정신의학적 재활치료는 심각한 정신질환자, 만성 정신질환자, 조현병, 정동장애, 성격장애, 불안장애, 정신병적 증상이 있는 환자들에게 모두 적용되는데, 특히 만성적이면서 잦은 재발로 인해 사회생활에서 부적응 양상이 심한 환자들에게 필요하다.

직업재활

정신장애는 실직과 연관이 되며, 미국 통계에 의하면 정신질환자들의 취업률은 48%로, 다른 장애자들의 75%에 비해 현저히 낮고, 특히 조현병을 포함하는 심각한 정신질환자가 직업을 갖는 것이 전체 환자의 15% 미만이라고 하였다. 그러나 주요정신장애 환자들의 50%에서 75%는 직업을 갖기 원하기 때문에, 정신의학적 재활에서 직업 재활은 매우 중요하다. 직업 재활은 환자들이 사회를 향해 나아가며 자존감을 향상시키고 삶의 질을 높이는 데 도움이 된다.

작업치료(occupational therapy)

작업치료사들은 환자 개개인의 기능, 환경 및 대인관계까지 고려한 평가를 한 뒤, 그들이 어떤 직업적 역할을 할 수 있을지 개입을 한다. 그들은 환자들이 월급을 받거나 혹은 무료로 하는 직업적 체험을 하도록 도우며 직업에 필요한 교육, 기술훈련뿐 아니라 자조적인 생활을 할 수 있도록 지지하고 자원봉사역할, 가정관리 및 부모역할까지 수행할 수 있도록 지원한다.

작업치료 시 환자들의 정신과 치료에 대해서도 면밀한 모니터링이 이루어지며, 경우에 따라 사회기술훈련이나 인지 재활치료도 병행하도록 돕는다.

작업치료 시 직업재활은 매우 중요하므로, 정신병리가 덜 심각한 환자들에게는 적극적으로 취업준비를 하도록 독려하고 이력서를 작성하거나 취업면접을 하도록 돕는다. 임시직을 얻더라도 환자들에게 직업 환경에서의 다양한 기술을 연마하도록 하고 차츰 경쟁력 있는 직장을 구하도록 돕는다. 현재 가장 좋은 직업재활 모델은 지지적 고용(supportive employment, SE) 프로그램으로, 환자들이 스스로의 선택에 의해 직업을 갖게 된 뒤 가능한 모든 지원을 한다는 개념이다(표 30-6).

클럽하우스(Clubhouse)

1950년대 정신과 약물들이 개발되며 정신질환을 가진 환자들의 탈수용화가 일어나면서, 이들이 지역사회 내에서 함께 생활하면서 적절한 치료와 동시에 재활서비스를 받을 수 있도록 지원하는 지역사회 정신보건 프로그램들이 개발되기 시작하였다. 클럽하우스(Clubhouse)는 정신병원에서 퇴원한 환자들이 스스로 돕고 서로 의지하며 자신의 능력을 회복, 발전시키는 개념으로, 최초의 클럽하우스인 뉴욕의 파운틴 하우스(Fountain House)에서 시행하였던 전통적인 심리사회재활 프로그램과 지역사회 지지 서비스를 통합한 프로그램에 근간을 두고 1948년에 시작되었다. 우리나라에서는 정신질환자의 사회복귀를 위해 뉴욕 파운틴 하우스(Fountain House)의 모델을 이어받은 태화 샘솟는 집이 1986년 4월 7일 개관되었고, 국내 9곳의 기관이 세계 클럽하우스 주소록에 등재되어 있다.

클럽하우스는 치료보다 재활이 목적이며, 클럽하우스에서 정신장애인들은 더 이상 환자가 아니며, 회원으로서 책임과 의무를 공유한다. 1998년 국제 클럽하우스개발센터(International Center for Clubhouse Development, ICCD)는 '클럽하우스는 공동체에서 상호지지를 통해 회원들의 달란트가 사용되도록 하는 가운데, 회원들에게 생활하고, 일하고, 배울 수 있는 기회를 제공함으로써 정신질환을 가진 사람들이 회복하도록 하는 데에 사명을 둔다.'고 명문화하였다. 클럽하우스의 공동체에서 회원과 직원들은 동등하며 상호 존중해야 하고, 책임감을 갖게 되며, 회원들은 직원과 함께 일시적인 운영뿐 아니라 관리, 행정적인 업무 등 클럽하우스 운영에 관련된 모든 일에 함께 참여한다. 또한 회원들의 장점, 흥미, 적성에 초점을 맞추어 도와야 한다. 클럽은 취업을 통해 급여를 받을 수 있도록 지원하며, 사회보장, 권리보호, 주거문제도 도우며, 저녁과 주말에 여가 프로그램을 제공한다.

사회기술재활(social skills rehabilitation)

정신장애를 가진 환자들, 특히 조현병 환자들은 직장인, 배우자, 친구 등과 같은 대인관계에서 적절한 역할을 하는 데 어려움을 겪으며, 협상이나 요구 등과 같이 사회적 상호작용이 필요한 경우 제대로 대처하기 어려워한다. 사회적 능력은 크게 3가지 요소로 구성되어 있는데, 사회적 지각 혹은 수용하는 기술, 사회적 인지 혹은 정보처리기술, 행동반응 혹은 표현기술이다. 사회적 지각은 사회적 입력(input)을 읽고 해석하는 능력으로, 예를 들면 얼굴표정이나 어투, 몸짓 등에서 정서적 단서를 찾아내는 것이다. 사회적 인지는 사회적 자극을 효과적으로 분석하여 기존 정보들과 통합한 뒤 적절한 반응을

표 30-6. 작업치료의 일반적 전략들과 예시

치료전략	예시
치료 외적인 환경	
중요한 다른 사람들과 연관되어 훈련하기	가족 구성원 중 누군가가 셀프케어 기술(self-care skill)을 재강화
친구 관계	친구들이 환자를 데리고 오락에 참여하게 함
일반적인 생활환경에서 긍정적인 행동의 재강화	가족 중 누군가가 식사에 대해 중요하게 생각하고 있다면 환자 스스로 식사준비하는 것을 가르침
환경에서의 훈련	
생활환경에서의 훈련	환자의 집에 가서 식사 준비를 훈련시킴
숙제 배정	훈련을 한 뒤 취업 면접에 참여함
다양한 상황에서의 훈련	여러 사회적 환경에서 질문하는 것을 연습
시간관리	활동 일기 작성하기
치료 방식	
환자와 협력	환자와 같이 문제를 평가하고 토의하기
치료 외적인 상황에서 즉각적인 재강화	치료자는 환자에게 전화로 그들의 실행 정도에 대해 평가하고 칭찬
자기경영	스스로의 복장에 대한 체크리스트를 만들기
직업탐색	자신의 적성과 성격에 대해 탐색하고, 이력서를 작성해 보기, 직장 알아보기

준비하는 것으로 사회적 문제 해결능력을 의미하기도 한다. 행동반응은 적당한 시기에 적절하게 내용을 말하거나 눈을 맞추고 말하기 등을 포함한다.

치료적 환경에서 사회기술훈련(social skill training)의 목표는 크게 4가지가 있는데, 특정 상황에서 사회기술 향상, 유사한 상황에서 이미 습득한 기술을 응용하여 사용, 사회적 기술과 대화방법을 익히고 연습, 사회적 상황에서 불안의 감소 등이다.

가상 상황에서 치료자 혹은 훈련의 책임자가 먼저 어떻게 말하고 어떻게 행동할지를 먼저 모범을 보이고, 따라하게 하고 피드백과 재강화를 해주는 역할하기(role play)가 있다. 적절한 반응이 나올 때까지 피드백과 재강화를 반복해준다. 주로 6명에서 8명으로 이루어진 소그룹의 환자들에게 실시한다.

최근에는 정서적 단서나 사회적 단서를 지각하는 기술을 훈련시키기도 하는데, 조현병 환자들과 같은 만성적인 정신증적 상태에서는 대화 시 결정적일 수 있는 미묘한 정서적 자극을 인지하는 능력이 저하되어 있기 때문이다.

증 례

현구 씨는 35세의 조현병 환자이다. 그는 모 대학교 공대에 3학년에 재학 중이던 22세에 첫 발병을 하였고, 이후 15년간 8차례 병원에 입원하였다. 입 · 퇴원을 반복하면서 10년 만에 대학을 졸업하였으나, 직장을 구하거나 여자 친구를 사귀는 일은 불가능하였다. 그가 성인으로서의 발달에 중요한 시기에 입 · 퇴원을 반복하면서, 여자 친구를 사귀며 데이트를 하거나, 직업을 구하고 직장에 다니는 데 필요한 사회 기술을 배울 기회를 놓쳤기 때문이었다. 그는 비교적 깔끔한 복장이었고, 자신이 환자임을 굳이 드러내려고 하지는 않았으나, 눈을 맞추지 않고 바닥만 쳐다보면서 이야기하였고, 대화를 먼저 시작하는 일이 드물었으며, 단답식으로만 답하였다.

현구 씨는 6명의 환자로 이루어진 사회기술훈련 그룹에 3개월간 참여하게 되었다. 그 그룹은 취업기술에 초점을 맞춘 그룹이었다. 참여자들은 취업 면접이나 자신의 상사에게 일과 관련하여 필요한 도움을 요청하는 법 따위의 직업을 찾고 유지하는 데 필수적인 사회적 기술들을 배웠다. 병원 예약 때문에 직장에 늦게 되거나 교통이 막혀 지각을 할 경우 상사에게 어떻게 설명할지, 일과 연관된 문제가 생겼을 때 어떤 요청을 하고 어떻게 설명해야 하는지, 다른 동료들과는 어떤 방법으로 대인관계를 하는 게 좋을지 등에 대한 것도 배웠다. 또한 현구 씨는 supportive employment(SE) 프로그램에도 참여하게 되었고, 사례관리자와 함께 컴퓨터 관련 직종의 일을 찾아보게 되었다. 그는 주 24시간 근무하는 작은 회사에 취업하였고, 계속해서 사회기술훈련 프로그램에 참여하였다. 그룹에 와서 자신이 직장에서 대화한 내용을 말하기도 하였고, 다른 사람들이 무리한 요청을 하였을 경우 어떻게 처신해야 할지에 대해 토의하였다.

취업과 연관된 사회기술훈련 프로그램을 마친 뒤, 현구 씨는 여자 친구 사귀는 것과 연관된 그룹에 참여하게 되었다. 현구 씨를 포함하여 7명의 남성과 한 명의 여성으로 이루어진 그룹으로, 이들은 모두 비슷한 문제 때문에 고민하고 있었다. 이들은 데이트 상대를 찾는 방법, 데이트 신청을 적절하게 하는 법, 데이트 예절, 안전한 성 관계 등에 대해 초점을 맞추어 훈련하였다. 역할연습과 토론이 끝난 뒤, 그룹의 참여자들은 데이트 상대를 찾고 데이트하는 법에 대한 아이디어를 모두 공유하였다. 모든 치료에 잘 참여한 현구 씨는 6개월 뒤 교회에서 데이트 상대를 만나게 되었다. 저녁에는 야간 대학에서 수강하기도 하였다.

환경치료(milieu therapy)

환경은 살아가고 있으며 배우고 일하는 장소를 의미한다. 환경치료는 치료를 제공하는 팀을 활용하여 환자들이 주어진 환경 내에서 가용할 수 있는 시간이 있는 것으로 특징지을 수 있다. 환경치료는 집단과 사회의 상호작용을 강조하여, 환자들은 모두 책임을 지닌 인간으로 받아들여지고, 환자들은 자유롭게 목표를 세우고 치료진들과 편안한 관계로 대하면서 동료들의 압력을 통해 규칙과 기대한 바를 이루어 나간다.

인지재활(cognitive rehabilitation)

신경인지결손이 있는 치매, 뇌손상 환자에 대한 비약물적 치료법으로 만성 조현병 환자들에게도 시행할 수 있다.

만성 조현병 환자에서 비정형 항정신병 약물이 신경인지 손상을 경감시킨다고 알려져 있으나, 그 효과는 미미하다는 보고들이 있어서, 인지재활치료로 신경인지 결손을 감소시키는 인지재활 치료법이 개발되고 있다. 이 치료는 정신증 증상을 완화시키고자 시도하는 인지치료나 인지행동치료와는 다른 치료기법이다.

최면요법(hypnosis)

Hypnosis라는 용어는 그리스어에서 수면을 의미하는 hypnos에서 유래되었지만, 실제로 최면상태는 수면상태와는 다르며, 주의와 각성이 국소적으로 고양된 복잡한 과정이라고 볼 수 있다. 최면상태인 사람들에게 뇌파를 측정했을 때 각성상태의 뇌파가 나오며 좌측 전두엽 부위에서 알파파와 세타파의 활동이 증가되어 있기도 하다. 사람들은 흔히 치료자가 환자에게 최면을 걸어 영향을 준다고 착각하지만, 실제로 최면은 환자의 최면능력에 달려 있으며, 치료자는 단지 환자가 최면상태에 빠지고 그 상태를 효과적으로 사용하여 상상(imagination), 심상(imagery), 주의(attention) 등의 내재적 능력을 유도할 수 있도록 통로를 열어줄 뿐이다.

최면상태는 정상적 정신 상태로서 비판적 판단이나 말초 지각은 저하되고 국소적으로 주의 집중이 고양된 상태이다. 각 개인의 피최면성(hypnotizability)은 일생을 통해 큰 변화 없이 지속되는 고유한 특성이며 측정가능하다. 피최면성이 강한 환자들은 저절로 몰아 상태에 빠지기도 하며, 적절한 비판의식 없이 새로운 생각이나 감정에 영향 받을 수 있다. 망상형 성격장애 환자나 섭식장애 환자는 피최면성이 낮은 반면 연극성 성격장애 환자나 해리성 정체성 장애 환자에서는 높다.

피최면성은 말초감각은 줄이고 특정한 국소적인 것이 주의를 집중할 수 있는 몰두(absorption), 자신의 정체성, 지각, 기억 및 운동 반응까지 의식에서 분리되어 최면상태를 더 깊게 만드는 해리(dissociation), 최면상태인 사람이 정상적인 비판이나 판단은 유보한 채 신호나 정보를 받아들이는 피암시성(suggestibility)의 세 요소의 합동으로 나타난다.

최면 치료자는 단순반복현상에 주의를 집중하게 하는 유도과정을 사용하여 환자가 최면 혹은 몰아 상태에 빠지게 유도한다. 최면상태에서 치료자는 환자에게 특정 행동이나 새로운 생각 혹은 특정 감각을 느끼도록 지시하고, 환자는 최면에서 깬 후에 따르게 된다. 최면요법 시 매우 강한 전이 현상이 생길 수 있다는 것을 고려하고 적절히 다루어주어야 한다. 현실감각에 문제가 있거나 정서적으로 취약한 환자, 신뢰형성에 어려움이 있는 환자 등은 최면요법에 적합하지 않다. 가정에서 환자들 스스로 오디오 테이프나 CD 등을 이용하여 최면요법을 시행할 수도 있다.

안구운동탈민감재처리(eye movement desensitization and reprocessing, EMDR)

1990년대 중반에 Francine Shapiro가 개발한 치료법으로, 정신적 외상과 연관된 기억에서부터 정서적 에너지를 분리해내는 8단계로 구성된 방법이다. 치료의 근거로 정신적 외상과 관련된 증상들은 괴로운 기억들과 연관되는데, 외상을 입은 개개인들은 외상에 대해 생각하거나 유사한 경험을 하는 것을 피하므로 기억과 연관된 자극이 부적절하게 처리되어 고립된 상태로 보존되어 있는데, 이러한 고립된 상태의 기억회로를 리듬이 있는 수평적인 안구 운동을 통해 재처리 할 수 있다는 것이다. 외상후스트레스장애 환자에서 과거의 정신적 외상을 회상하면서 안구의 진동운동을 포함한 안구운동탈민감재처리 치료 시 불안이 경감되고 과거의 외상들이나 침습적 사고들이 약화되는 치료 효과가 보고되고 있다. 연구자들은 치료 기전은 행동치료 중 하나인 노출요법과는 다른 기전이며 오히려 정서 처리 과정과 연관된다고 주장하고 있다. 또한 성폭력 피해자들을 대상으로 안구운동탈민감재처리를 실시한 연구들은 대부분의 환자들이 치료되었고 효과가 빠르다고 보고하고 있으나, 장기적 치료 효과 및 치료기전에 대한 추후의 연구들이 필요한 실정이다.

음향치료 및 음악치료(sound therapy and music therapy)

음향치료는 고대부터 이루어졌는데, 구호(chant), 벨소리, 북소리 등은 진동을 만들어 치유력을 가짐으로써 이완된 느낌을 일으킨다고 믿어져왔다.

음악치료는 악기를 사용하여 비슷한 치료결과를 갖게 하는 것으로, 성경에도 다비드가 하프 연주로 사울왕의 우울증을 고쳤다고 적혀 있다.

음향이나 음악의 정신 생리적 효과에 대해서는 아직 확실하게 밝혀진 바는 없다.

무용치료(dance therapy)

무용치료는 워싱턴의 성 엘리자베스 병원에 무용치료자인 Marian Chace(1896~1970)가 고용되어 일하기 시작하면서 태동되게 된다. 미국무용치료협회는 "무용치료란 신체적 움직임을 정신치료적으로 이용하여 그 개인의 정서와 신체적인 통합을 일으키는"이라고 정의하고 있다. 통상적으로 무용치료는 4가지 기본적 치료 목표를 갖는다. 신체 자각의 발달; 감정의 표현; 상호관계와 의사소통 촉진; 신체적, 정서적, 사회적 경험을 통합을 통해 자기 확신감의 증가

컬러테라피(color therapy)

컬러테라피에서는 여러 가지 색상들이 정서에 영향을 준다고 알려져 있으며, 예로써 푸른색은 진정효과가 있고 붉은색은 흥분을 야기한다고 생각된다. 스위스의 심리학자인 Max Luscher의 연구에 의하면 붉은색은 교감신경계 항진 효과가 있어 혈압, 심박수 및 호흡수를 증가시켰다. 푸른색은 부교감신경계 항진효과로 반대 결과를 일으켰다.

참고문헌

1) 김성희 교수 기념사업회. 김성희 교수의 생애와 사상. 서울: 이유;2004.
2) 노경선, 김창기 역. 장기 역동정신치료의 이해. 서울: 학지사;2007.

3) 대한신경정신의학회. 신경정신의학 2편. 서울: 중앙문화사;2005.
4) 민성길. 최신정신의학 제6판. 서울: 일조각;2015.
5) 박민철 역. 지지 정신치료. 서울: 하나의학사;1997.
6) 박용천, 박성호 공역. 정신치료 시작을 위한 입문서. 서울: 중앙문화사; 2009.
7) 박용천, 오대영 공역. 정신역동적 정신치료–임상매뉴얼. 서울: 학지사; 2015.
8) 오현영, 박용천. 정신치료와 신경생물학적 연구결과의 관계. 생물정신의학 2012;19:1-8.
9) 유재학, 박민철, 박제민. 정신사회심리학적 치료. 대한신경정신의학회 편저. 신경정신의학 2판. 서울: 중앙문화사;2005. p.597-634.
10) 이동식. 도정신치료 입문. 서울: 도서출판 한강수;2008.
11) 이무석. 정신분석으로의 초대. 서울: 이유;2006.
12) 이부영. 분석심리학 제 3판. 서울: 일조각;2011.
13) 이정균. 정신의학 제4판. 서울: 일조각;2000.
14) 이 희. 정신요법. 서울: 일조각;1995.
15) 한동세. 정신과학. 서울: 일조각;1977.
16) Brenner C. An Elementary Textbook of Psychoanalysis: Revised and Expanded Edition. New York: Doubleday Anchor Books;1974.
17) Carljung.or.kr [homepage on the Internet]. Seoul: Korean Society for Analytical Psychology [cited 2017 Jan 31]. Available from: http://www.carljung.or.kr.
18) Davanloo H. Short-Term Dynamic Psychotherapy. New York: Jason Aronson; 1980.
19) Dewald PA. Principles of supportive psychotherapy. Am J Psychother 1994; 48:505-518.
20) Dewan MJ, Steenbarger BN, Greenberg RP. The Art and Science of Brief Psychotherapies: An Illustrated Guide- Second Edition. Washington DC: American Psychiatric Publishing;2012.
21) Fine R. A history of psychoanalysis. New York: Columbia University Press; 1979.
22) Freud.or.kr [homepage on the Internet]. Seoul: Korean Association of Psychoanalytic Study Group and allied Center of the IPA [cited 2017 Jan 31]. Available from: http://www.freud.or.kr.
23) Gabbard GO. A contemporary psychoanalytic model of countertransference. J Clin Psychol 2001;57:983-991.
24) Davanloo H. Basic Principles and Technique of Short Term Dynamic Psychotherapy. New York: Spectrum;1978.
25) Book HE. How to Practice Brief Psychodynamic Psychotherapy. Washington, DC: American Psyhological Association;2003.
26) Kris AO. Free Association: Method and Process. New Haven and London: Yale University Press;1982.
27) Malan DH. The Frontier of Brief Psychotherapy. New York: Plenum;1976.
28) Mann J. Time-Limited Psychotherapy. Cambridge, MA: Harvard University Press;1973.
29) Moore BE, Fine BD. Psychoanalytic Terms and Concepts. New Haven and London: The American Psychoanalytic Association and Yale University Press;1990.
30) Sandler J, Holder A, Dare C, Dreher AU. Freud's Models of the Mind: An Introduction London: Karnac Books;1997.
31) Sifneos PE. Short-Term Psychotherapy and Emotional Crisis. Cambridge, MA: Harvard University Press;1972.
32) Taopsychotherapy.org [homepage on the Internet]. Seoul: Korean Academy of Psychotherapists [cited 2017 Jan 31]. Available from: http://www.taopsychotherapy.org.
33) Trujillo SR. Intensive short-term dynamic psychotherapy. In: Sadock BJ SV, Ruiz P, ed. Kaplan & Sadock's Comprehensive Textbook of Psychiatry. 9th ed. Vol. 2. Philadelphia: Lippincott Williams & Wilkins;2009. p.2893.
34) Winston A, Lujack AM. Chapter 92. Supportive psychotherapy. In: Tasman. A Kay J, Lieberman JA, First MF, Riba MB, editors. Psychiatry fourth edition. West Sussex, England: John Wiley & Sons;2015. p.1871-1881.
35) Winston A, Rosenthal RN, Pinsker H. Learning Supportive Psychotherapy: An Illustrated Guide. Washington, DC: American Psychiatric Publishing;2012.
36) Winston A. Chapter 33. Supportive psychotherapy. In: Hales RE, Yudofsky SC, Roberts LW, editors. Textbook of Psychiatry sixth edition. Washington, DC: American Psychiatric Publishing;2014. p.1161-1186.
37) Yu J, Ha JH. Interpretative Intervention in Psychoanalytic Treatment. Psychoanalysis 2006;17:219-228.
38) Yu J, Ha JH. Psychoanalytic situation: free association and analytic neutrality. J Korean Neuropsychiatr Assoc 2009;48:130-142.

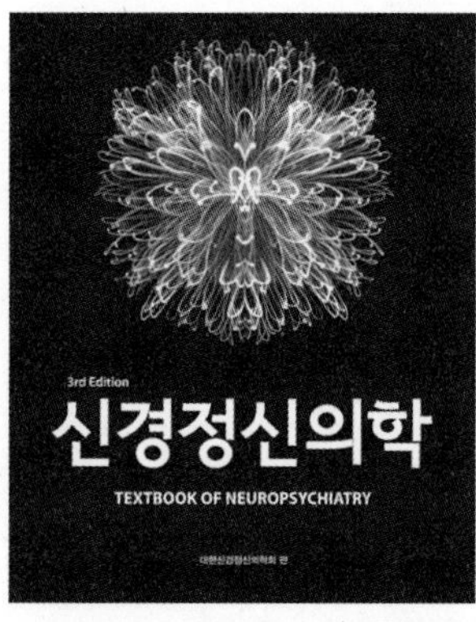
3rd Edition
신경정신의학
TEXTBOOK OF NEUROPSYCHIATRY

Chapter 31

약물치료 및 물리적 치료법

Pharmacological and Physical Treatments

김창윤, 김희철, 배치운, 윤진상, 이광헌, 이정구, 이중선

개 요

정신질환의 치료는 정신사회학적(psychosocial) 및 생물학적(biological) 방법으로 대별할 수 있다. 정신치료가 전자의 대표적 방법이라면, 후자는 정신약물치료가 그 요체를 이룬다. 이 외에도 전기경련요법, 경두개자기자극술, 광치료, 수면박탈, 미주신경자극술, 정신외과수술 등이 일부 정신질환에서 시술되고 있지만, 정신약물치료만큼 확고하고 보편적인 치료방법은 아니다.

정신약물학(psychopharmacology)은 약물이 사고, 기분, 감각 등의 정신기능 및 행동에 미치는 효과를 과학적으로 탐구하는 학문으로서, 정신질환의 치료제 개발과 동시에 정신질환의 생물학적 원인을 규명하는 데에도 중요한 역할을 한다.

향정신성(psychotropic) 약물은 기본적으로 뇌에 작용하여 정신기능 및 행동에 변화를 주는 모든 천연 및 합성 물질을 의미한다. 그 종류는 알코올, 카페인, 니코틴 같이 사회적으로 허용하는 약물, 쾌락을 목적으로 불법적으로 사용하는 환각제 및 정신질환 치료제에 이르기까지 다양하다. 본 장에서는 현재 임상에서 정신질환의 치료제로서 널리

를 통해서도 대사되기 때문이다. 임상에서 약동학적 상호작용으로 위험한 경우는 치료지수가 낮으면서 대사를 특정한 CYP 효소에 전적으로 의존하는 약물이다. 따라서 다중약물치료를 할 때는 치료지수가 높아 처방용량의 범위가 넓고, 체내에서 약물을 제거하는 경로가 다양한 약물을 선택하는 것이 바람직하다. 표 31-1은 임상에서 중요한 CYP 효소 유도제와 억제제 및 기질약물을 제시하고 있다. 한편 CYP 효소의 활성도는 나이, 식이, 질병상태 등과 같은 요인 외에도 유전적 다형성(genetic polymorphism)으로 인해 개인 및 인종적 차이를 보일 수 있다. CYP2D6의 경우, 백인은 7~10%(동양인 1~5%)가 낮은 활성(poor metabolizer)을 보이고, 1~5%(동양인 1~20%)가 높은 활성(ultrarapid metabolizer)을 보인다.

배 설

배설은 체내의 약물이 체외로 빠져나가는 과정이다. 대부분의 약물은 혈중농도에 비례해서 배설되고, 대략 4~5회의 반감기가 지나면 혈중 약물이 대부분 제거된다. 배설은 다양한 기관을 이용하지만 가장 중요한 기관은 간과 신장이다. 따라서 약물의 선택과 용량은 이들 기관의 기능을 고려한다. 특히 신장을 통해서만 배설되는 약물은 주의를 요한다. 정신과 약물로는 리튬이 대표적이다. 신장기능이 저하된 질환이나 일부 비스테로이드 소염제와 항고혈압제와 같이 신혈류를 저하시키는 약물들은 사구체 여과율을 낮추어 리튬 독성을 야기할 수 있다.

표 31-1. 임상적으로 중요한 상호작용을 하는 대표적인 정신과 약물

시토크롬 P450 대사효소						
1A2	2C9	2C19	2D6		3A4,5,7	
기질약물						
아미트리프틸린	아미트리프틸린	아미트리프틸린	아미트리프틸린	할로페리돌	알프라졸람	할로페리돌
카페인	플루옥세틴	시탈로프람	암페타민	이미프라민	아리피프라졸	미다졸람
클로미프라민	발프로산	클로미프라민	아리피프라졸	노르트립틸린	부스피론	쿼티아핀
클로자핀		디아제팜	코데인	파록세틴	카바마제핀	리스페리돈
둘록세틴		페니토인	도네페질	리스페리돈	코카인	지프라시돈
할로페리돌		프리미돈	둘록세틴	벤라팍신	디아제팜	졸피뎀
올란자핀			플루옥세틴			
억제제						
플루보사민*	플루코나졸*		부프로피온*	둘록세틴†	인디나비어*	아프레피탄드†
시프로플록사신*	아미오다론†		시나칼세트*	서트랄린†	넬피나비어*	에리트로마이신†
시메티딘‡			플루옥세틴*	테르비나핀†	리토나비어*	플루코나졸†
			파록세틴*	아미오다론‡	클래리트로마이신*	자몽주스†
			퀴니딘*	시메티딘‡	이트라코나졸*	베라파밀†
					케토코나졸*	딜티아젬†
					네파조돈*	시메티딘‡
					세퀴나비어*	
					서복손*	
					텔리트로마이신*	
유도제						
카바마제핀	카바마제핀	카바마제핀	덱사메타손		바르비투르산염	리팜핀
인슐린	페노바르비탈	에파비렌즈	리팜핀		카바마제핀	서양고추나물
나프실린	리팜핀	프레드니손			글루코코티코이드	
오메프라졸	서양고추나물	리팜핀			옥스카르바제핀	
리팜핀		리토나비어			페노바르비탈	
담배		서양고추나물			페니토인	

*강력한 억제제, †중등도 억제제, ‡약한 억제제(Flockhart D. CYP450 Online interaction table. Available at http://medicine.iupui.edu/clinpharm/ddis/main-table)

약력학

약력학은 약물이 작용부위(수용체)에 도달한 이후부터 최종적인 효과를 나타내기까지의 과정을 연구한다. 정신과 약물은 신경세포의 여러 가지 수용체 즉 세포막의 전위에 영향을 주는 ionotropic 수용체, 세포내 이차전달자를 생성 및 조절하는 metabotropic 수용체, 전사인자 및 유전자발현에 영향 미치는 genotropic 수용체 등에 작용한다. 이후 일련의 과정을 거쳐 신경세포의 활성이 변화되면, 일단의 신경세포로 구성된 신경회로에도 변화가 일어나고, 이는 뇌의 특정 장소에서의 변화로 이어지고 결국 특정한 정신기능과 행동의 변화라는 효과로 나타난다.

특정 약물을 약력학적 차원에서 이해하기 위해서는, 약물이 작용하는 수용체의 기능, 작용제(agonist)와 길항제(antagonist), 약물의 효력(potency), 효능(efficacy), 용량-반응 곡선, 치료지수, 내성(tolerance)과 의존성(dependency) 등을 기본적으로 잘 알아야 한다. 임상적 차원에서 약물의 효과는 원하는 효과와 그렇지 않은 효과로 대별하는데, 전자를 보통 치료효과(therapeutic effect), 후자를 독작용(toxic effect)이라고 부른다. 하지만 전자와 관련한 표현으로서 유효성(efficacy, 잘 통제된 임상시험에서의 유익한 효과)과 유용성(effectiveness, 실제 임상에서의 유익한 효과)이라는 용어가, 후자와 관련해서는 부작용(side effect), 이상반응(adverse effect) 및 내약성(tolerability)이라는 용어가 흔히 등장한다.

약력학적 상호작용

유사한 효과를 내는 약물을 병용하면 효과가 강화되어 치료효과가 커질 수도 있지만 부작용이 심해질 수 있다. 반면에 서로 반대 효과의 약물을 병용하면 각 약물의 효과가 약화된다. 임상에서 약물의 병용은 심장병처럼 생리적 기능이 이미 손상된 환자나 노인에서 특히 주의를 요한다. 예컨대 약물의 항콜린성 작용은 기본적으로 인지기능을 저하 및 손상시키는 효과가 있는데, 삼환계 항우울제, 페노티아진(phenothiazine)계의 항정신병약물, 항콜린성 항파킨슨약물 등과 같이 항콜린성 작용이 높은 약물들을 병용하면, 특히 노인이나 알츠하이머치매 환자에서는 심한 섬망을 야기할 수 있다.

한편 임상에서는 치료 효과를 높이거나 약물 부작용을 없애기 위해서 작용기전이 서로 다른 약물을 의도적으로 병용하는 경우도 흔하다. 예컨대, 심한 통증으로 아편제제를 복용중인 암환자에서 메틸페니데이트 같은 정신자극제를 병용하면, 아편제제의 진정효과를 감소시키고 진통효과를 증강시킬 수 있다.

약물의 상호작용을 편리상 약동학과 약력학 차원으로 구분하여 기술했지만, 실제 임상에서는 이 두 가지 차원을 함께 고려해야 한다. 물론 약물 유전학적 관점에서도 약동학과 약력학을 함께 고려한다. 예컨대, 약동학적 차원에서 CYP2D6의 활성이 낮고 약력학적 차원에서 도파민 D_2수용체의 예민도가 높은 조현병 환자에서는 리스페리돈(주로 CYP2D6를 통해 대사되고, D_2수용체에 길항제로 작용)이 상용량보다 적은 용량에서도 치료효과를 보일 수 있는 반면에 상용량에서도 신경학적 부작용이 매우 심하게 나타날 수 있다.

항정신병 약물

항정신병 약물(antipsychotic drug)은 환각, 망상, 사고장애와 같은 다양한 정신병 증상에 효과가 있어 주로 조현병의 주된 치료제로 사용되나 최근에는 기분 증상에도 효과가 있다고 알려져 기분장애, 기질성 정신장애 등 사용 범위가 넓어지고 있다.

항정신병 약물의 분류

항정신병 약물은 작용 기전이나 개발된 시기에 따라 정형 항정신병 약물(typical antipsychotics, conventional antipsychotics, 제1세대 항정신병 약물)과 비정형 항정신병 약물(atypical antipsychotics, 제2세대 항정신병 약물)로 나눌 수 있다. 정형 항정신병 약물에 클로르프로마진(chlorpromazine)이나 할로페리돌(haloperidol)이 있으며 비정형 항정신병 약물에 클로자핀(clozapine), 리스페리돈(risperidone), 올란자핀(olanzapine), 쿼티아핀(quetiapine), 아미설프라이드(amisulpride), 아리피프라졸(aripiprazole), 지프라시돈(ziprasidone), 팔리페리돈(paliperidone), 아세나핀(asenapine), 루라시돈(lurasidone), 일로페리돈(iloperidone) 등이 포함된다. 정형 항정신병 약물은 화학구조에 따라 페노티아진(phenothiazine), 부티로페논(butyrophenone) 등의 몇 가지 계열로 분류할 수 있다(표 31-2). 정형 항정신병 약물의 치료 효과와 부작용은 주로 도파민-2 수용체의 차단과 관련이 있다고 알려져 있다. 정형 항정신병 약물은 할로페리돌과 같은 고역가 약물과 클로르프로마진과 같은 저역가 약물로 나눌 수도 있는데 약물의 치료 효과 차이가 크지 않지만 부작용 특성은 서로 다르다. 고역가 약물의 경우 추체외로 부작용이 주로 나타나는 반면 저역가 약물은 진정작용, 항콜린성 부작용이 많이 나타난다.

비정형 항정신병 약물의 치료 효과는 정형 항정신병 약물과

표 31-2. 경구 항정신병 약물의 종류 및 등가용량

이 름	등가용량 (클로르프로마진 100 mg 기준)	반감기 (시간)	주요 간 대사 효소 (cytochrome enzyme)
정형 항정신병 약물			
페노티아진			
클로르프로마진	100	30	2D6
티오리다진	90~100	21~24	2D6
페르페나진	8~10	8~12	2D6
플루페나진	2	15	2D6
부티로페논			
할로페리돌	2~3	14~26	1A2, 2D6, 3A4
록사핀	15~20	4	1A2, 2D6, 3A4
피모자이드	1~2	55	1A2, 2D6, 3A4
비정형 항정신병 약물			
클로자핀	50	8	1A2, 3A4
아세나핀	20	24	1A2
일로페리돈	6	18	2D6, 3A4
팔리페리돈	1.5	23	
루라시돈	20	18	3A4
리스페리돈	2	20~24	2D6
올란자핀	5	21~54	1A2
쿼티아핀(속효성)	75	6	3A4
지프라시돈	60	8	3A4
아리피프라졸	7.5	75	2D6, 3A4

달리 도파민-2 외에 세로토닌-2와 N-Methyl-D-aspartate (NMDA) 등 여러 수용체와 관련이 있다. 비정형 항정신병 약물은 제각기 독특한 화학구조를 가지고 있으나 이 중 쿼티아핀과 올란자핀은 클로자핀에서 유도된 화학구조를 가지고 있고 약리학적 특성도 유사하다(그림 31-2). 클로자핀, 올란자핀, 쿼티아핀, 리스페리돈은 도파민-2 수용체 차단에 비해 세로토닌-2A 수용체 차단 작용이 강하여 세로토닌-도파민 수용체 차단제(serotonin-dopamine receptor antagonist, SDA)라고도 불리며 뇌피질 세로토닌-2A 수용체의 80% 이상을 점유하는 것으로 알려져 있다. 이와 같이 세로토닌-도파민 수용체 차단제는 다양한 수용체에 작용하기 때문에 정신병적 증상뿐만 아니라 음성 증상 및 인지 기능 저하에도 부분적으로 효과가 있다.

작용기전

정형 항정신병 약물은 도파민 수용체를 차단하는 작용이 있고 할로페리돌의 도파민-2 수용체 결합 정도가 임상적으로 관찰되는 항정신병 효과와 비례하는 것으로 보아 초기에는 항정신병 약물의 도파민-2 수용체 차단이 치료 기전과 관련 있을 것으로 생각하였다. 이에 기초하여 1960년대 들어서 도파민 활성 과다가 조현병 원인이라는 도파민 가설이 제기되었다.

뇌에는 중변연계(mesolimbic), 중피질계(mesocortical), 흑질선조체(nigro-striatal), 결절 누두체(tubero-infundibular) 도파민 경로가 있는데 항정신병 약물은 이런 도파민 경로의 도파민-2 수용체를 비선택적으로 차단한다. 항정신병 약물 투여 초반에는 시냅스 후 도파민 수용체 차단에 대한 보상작용으로 시냅스 전 도파민 신경세포의 점화율(firing rate)과 도파민 분비가 증가하나 장기 투여시에 이러한 보상 작용이 감소하게 된다. 이러한 현상을 탈분극 차단(depolarization block) 또는 탈분극 비활성화(depolarization inactivation)라 하는데 이때 비로소 약물에 따른 도파민 신경전달 작용의 감소 효과가 나타나게 된다. 탈분극 차단은 항정신병 약물에 의한 도파민 수용체 차단은 신속히 일어나지만 치료 효과는 수주 이상 뒤늦게 나타나는 기전을 일부 설명해준다. 치료 효과는 중변연계에 대한 차단 작용으로 생기며 부작용 중 추체외로 부작용은 흑질선조체의 도파민 차단으로 발생한다. 결절 누두체 경로에 대한 차단 작용으로 프로락틴 호르몬 분

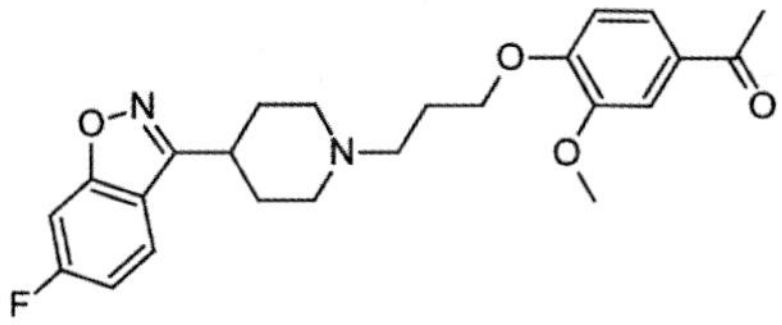

일로페리돈 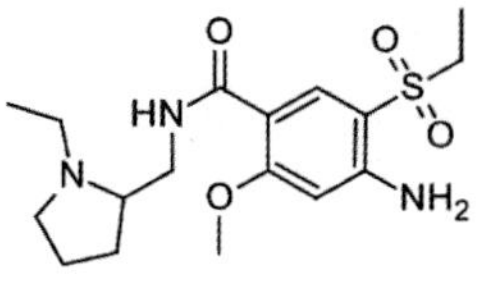 아미설프라이드 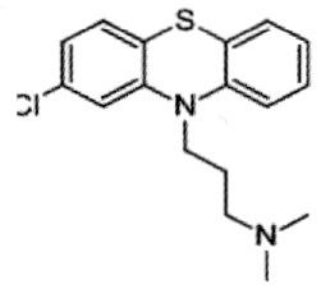 클로르프로마진

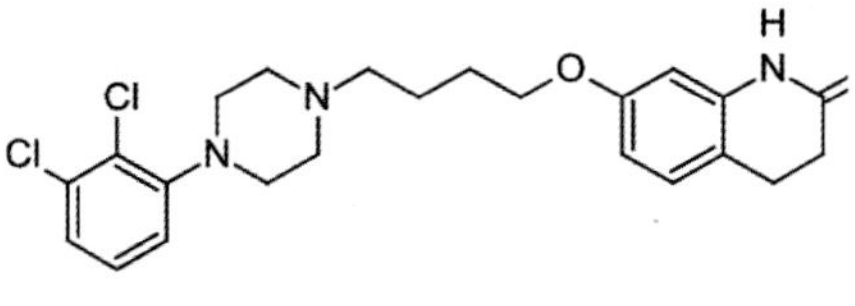

아리피프라졸 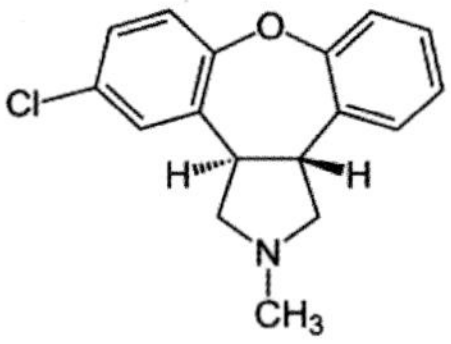 아세나핀 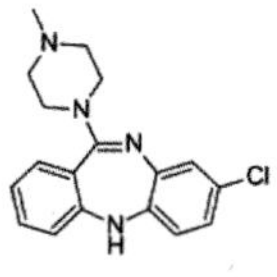 클로자핀

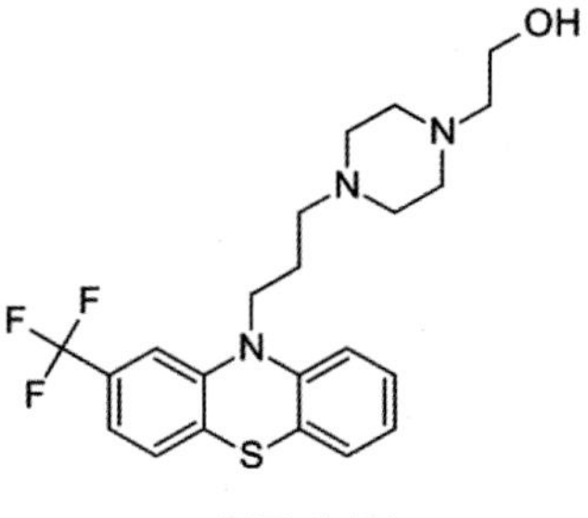

플루페나진 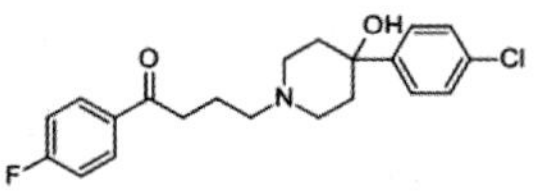 할로페리돌 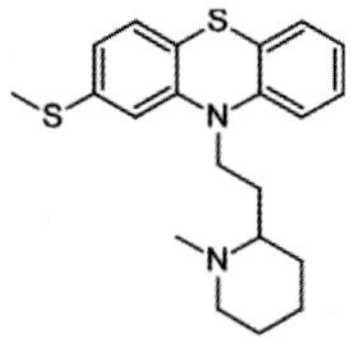 티오리다진

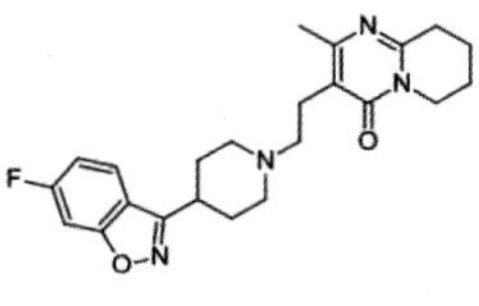

리스페리돈 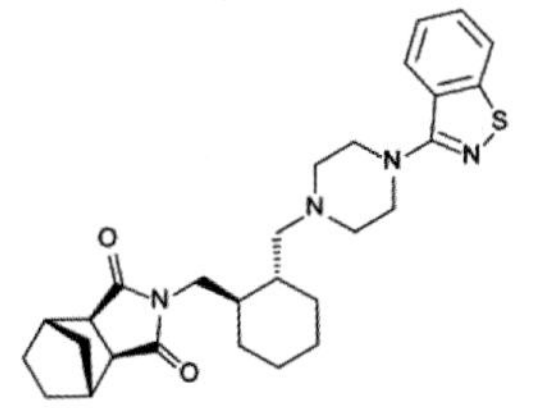 루라시돈 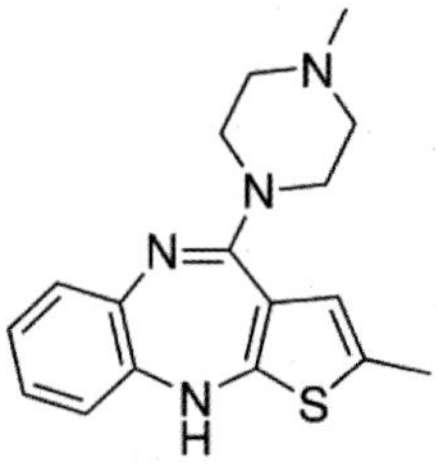 올란자핀

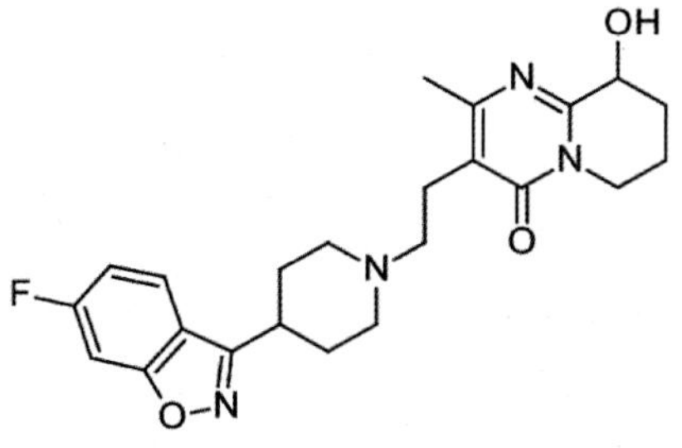

팔리페리돈 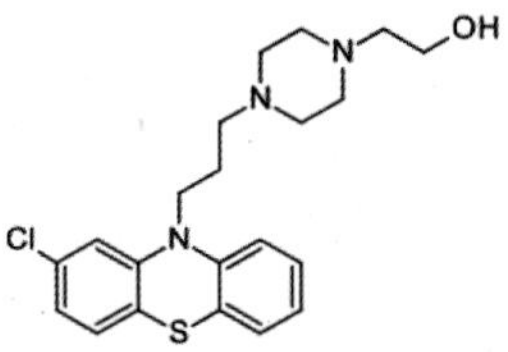 페르페나진 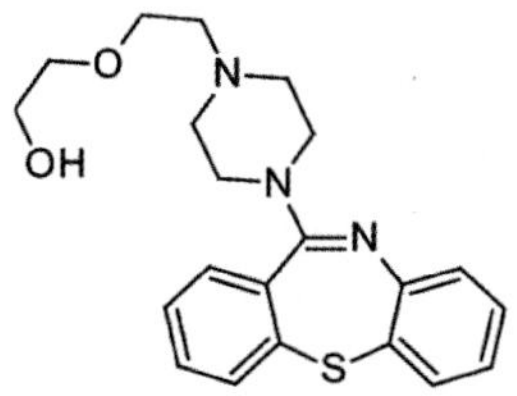 쿼티아핀

그림 31-2. 항정신병 약물의 구조.

비가 증가하여 무월경 등의 부작용이 발생한다. 중피질계의 도파민 활성 저하는 음성 증상의 악화 또는 인지 기능의 장애를 유발할 수 있다. 항정신병 약물의 종류에 따라 도파민-2 수용체 결합 정도가 다르며 이로 인해 약물마다 치료 효과와 부작용이 다르게 나타난다. 할로페리돌은 도파민-2 수용체에 매우 강하게 결합하는 데 비해 클로자핀과 쿼티아핀은 매우 약하게 결합하고 리스페리돈과 올란자핀은 중등도로 결합한다(표 31-3).

항정신병 약물의 치료 효과는 도파민-2 수용체 차단 작용만으로 설명하기 어렵다. 클로자핀은 할로페리돌에 비해 도파민-2 수용체 점유율은 낮지만 선조체에 비해 변연계와 대뇌피질에 많이 분포되어 있는 도파민-3, 도파민-4 수용체 점유

표 31-3. 치료 용량에서 항정신병 약물의 상대적 수용체 결합 비교

약물 이름	D_1	D_2	D_3	D_4	$5\text{-}HT_{2a}$	A_1	H_1	M_1
아미설프라이드	−	++++	++	−	−	−	−	−
아리피프라졸	−	++++	++	+	+++	+	+	−
클로자핀	+	+	+	++	+++	+++	+++	+++
할로페리돌	+	+++	+++	+++	+	+++	+	−
올란자핀	++	++	++	++	+++	++	+++	+++
리스페리돈	+	+++	+++	+++	++++	+++	++	−
서틴돌	++	+++	++	+	++++	++	+	−
쿼티아핀	−	+	+	−	+	++	+++	+
지프라시돈	+	+++	+++	++	++++	++	++	−
조테핀	+	++	++	+	+++	++	++	+

D: dopamine receptor, 5-HT: serotonin receptor, A: adrenergic receptor, H: histamine receptor, M: muscarinic receptor

율이 상대적으로 높고 세로토닌 수용체 차단 및 항콜린성 작용이 강하다. 따라서 클로자핀이 치료효과가 우수하고 추체외로 부작용이 적은 이유가 이 약물이 도파민-3, 도파민-4 수용체에 작용하는 것과 관련 있다는 가설이 제기되었다. 또한 일부 비정형 항정신병 약물은 단순히 도파민을 차단하는 것이 아니라 오히려 도파민 기능을 항진시킨다. 예를 들어 아미설프라이드는 고용량에서는 도파민-2 수용체에 길항제로 작용하나 저용량에서는 시냅스 전 도파민-2 자가수용체(presynaptic D_2 autoreceptor)에 길항작용을 하여 도파민 분비를 증가시키는 이중 작용이 있다. 아리피프라졸은 도파민 수용체에 대해 부분 효현제(partial agonist)로 작용하여 도파민 기능이 저하되어 있을 때는 이를 증가시키고, 항진되었을 때는 이를 저하시키는 작용을 하는 것으로 알려져 있다.

세로토닌-2 수용체는 도파민과 함께 항정신병 약물의 치료에 관여하는 중요한 수용체로 알려져 있다. 일반적으로 세로토닌-2 수용체는 지각, 감정 및 운동 조절에 관여하는데 세로토닌-2 수용체가 차단되면 도파민 분비가 감소하여 정신병적 증상이 감소한다. 뇌피질의 세로토닌-2A 수용체 차단 작용이 강한 약물에는 클로자핀, 리스페리돈, 올란자핀, 지프라시돈이 포함된다. 세로토닌-2A 수용체 차단작용이 강하거나 도파민-2 수용체 차단에 대한 세로토닌-2A 수용체 차단의 비율이 높은 것이 비정형 항정신병 약물의 특징으로 거론되기도 한다.

도파민과 세로토닌 이외에 글루탐산염(glutamate), 시그마(sigma) 결합부위, 기타 신경전달물질 및 수용체에 대한 작용도 항정신병 약물의 작용 기전으로 거론된다. 항정신병 약물은 수용체에 작용할 뿐만 아니라 직간접적으로 세포내 신호전달체계에 작용하여 궁극적으로는 신경 가소성(neural plasticity)과 관련된 유전자 발현을 조절함으로써 장기적 치료 효과 또는 부작용을 낳게 하는 것으로 추정된다.

약력학

대부분의 항정신병 약물은 경구 복용시 위장관을 통해 양호하게 흡수되나 개인마다 흡수율이나 혈중 농도는 차이가 크다. 대부분 경구 투여 후 1~4시간 이내 최고 혈중 농도에 도달한다. 클로르프로마진이나 할로페리돌을 근육 주사할 경우 1차 통과를 거치지 않아 15분경부터 효과가 나타나 30~60분에 최고 혈중 농도에 도달한다. 또한 경구 투여 시보다 혈중 농도가 4~10배까지 높아져 3~4배 높은 임상 효과를 보인다.

이들 약물은 지방친화성이 강해 대부분 혈장단백과 결합형으로 존재하기 때문에 과량 복용 시 투석으로 제거하기 어렵다. 혈액-뇌장벽과 태반을 쉽게 통과하며 뇌 및 기타 조직에 축적되어 약물 중단 후에도 수일에서 수주에 걸쳐 생물학적 효과가 지속될 수 있다.

약물은 주로 간의 약물대사효소(cytochrome P450)계에 의해 산화되고 글루쿠론산(glucuronic acid)으로 결합되어 소변으로 배설된다. 개인과 약물에 따라 차이는 있으나 혈장 반감기는 대부분 10~40시간으로 길고 일부 항정신병 약물은 활성 대사산물이 생성된다. 하루 1~2회 투여할 경우 2~5일 후면 항정상태에 도달하고 이후에는 일일 취침 전 투여가 가능하다(표 31-2).

용 법

적응증

항정신병 약물은 조현병, 단기 반응성 또는 기타 정신병, 망상장애, 조현정동장애, 조증, 정신병적 증상을 동반한 우울증을 비롯하여 지나친 흥분, 초조, 망상, 환각 등의 증상을 보이는 기질성 정신병 등 대부분 정신병에 사용될 수 있다. 틱 장애와 같은 운동장애에서도 사용되며, 잘 멎지 않는 딸꾹질, 구토증 등에도 간혹 사용된다. 특히 비정형 항정신병 약물은 부작용이 적어 조현병뿐 아니라 조증, 정신병적 증상을 동반한 우울증, 뚜렛 장애 등 적응증이 점차 확대되는 추세이다. 일부 항정신병 약물의 경우 섬망 등에서 행동, 수면 조절 목적으로 사용되기도 한다.

효 능

항정신병 약물을 복용하면 먼저 진정 작용이 나타나고 흥분, 초조, 불안, 불면 등의 증상은 1주 이내에 대부분 호전된다. 망상이나 환청과 같은 정신병적 증상은 보통 2주부터 의미 있는 호전을 보이며 4~6주에 걸쳐 50% 이상의 증상 호전을 기대할 수 있다. 따라서 일반적으로 4~6주 후에도 증상의 변화가 거의 없는 경우에는 약물 교체를 고려해 볼 수 있다. 그러나 항정신병 약물의 치료 효과가 기존에 알려진 것보다 일찍 나타나며 약물의 치료 초기 반응이 향후 치료 효과와 관련이 있기 때문에 효과가 없는 경우 조기에 약물 변경 등이 필요하다는 주장도 있다. 일부 만성 환자의 경우 정신병적 증상이 3개월 내지 6개월에 걸쳐 서서히 호전되기도 하여 치료 반응 여부를 좀더 시간을 두고 판단해야 하는 경우도 있다. 클로자핀은 치료 반응이 다른 약물에 비해 늦게 나타나는 경우가 있어 최소 12주 후에 치료 반응 여부를 평가하는 것이 적절하다.

항정신병 약물이 조현병의 급성 증상인 양성 증상에 효과가 있다는 것은 여러 임상 연구를 통해 입증되었다. 호전을 보이는 환자의 비율은 연구나 환자의 상태에 따라 조금 다르긴 하나 초발 조현병의 경우 60~70%로 다른 환자군보다 높다. 또한 항정신병 약물은 재발 방지에도 효과가 있어 2.5~5배 정도 재발 위험을 낮추어 준다. 하지만 치료를 중단할 경우 1년 내 40~60%, 5년 내 70~82%의 환자가 재발한다. 따라서 항정신병 약물의 유지 여부가 재발에 영향을 주는 가장 중요한 요인이다.

항정신병 약물의 음성 증상 치료 효과에 대해서는 논란이 많다. 정형 항정신병 약물의 경우 음성 증상에 효과적이지 않고 신경학적 부작용 등으로 오히려 음성 증상을 악화시킬 수도 있다. 이에 비해 비정형 항정신병 약물은 정형 항정신병 약물에 비해 대체로 신경학적 부작용이 적고 음성 증상에 좀더 효과적이라는 연구가 있다. 하지만 음성 증상을 다른 우울 증상이나 추체외로 부작용과 구별하는 것이 어렵고 연구마다 사용된 음성 증상의 개념이나 평가 척도가 다르기 때문에 비정형 항정신병 약물의 음성 증상 치료 효과에 대한 연구 결과는 주의 깊게 해석해야 한다.

약의 선택

항정신병 약물을 선택할 때는 과거 약물에 대한 효과, 부작용에 대한 민감도, 약물에 대한 순응도, 동반된 내과적 질환, 약물 비용 및 환자가 선호하는 약물의 제형 등을 고려해야 한다. 초조, 불안, 불면증 등의 증상으로 강한 진정작용이 필요할 때는 저역가 약물을 선택할 수 있으며 지나친 진정작용이나 심혈관계 부작용 또는 항콜린성 부작용이 문제될 경우에는 고역가 약물을 선택하게 된다. 정형 항정신병 약물에 비해 비정형 항정신병약물이 효과면에서 더 우수한지는 명확하지 않다. 그러나 추체외로 부작용이 현저히 적다는 점과 음성 증상 및 우울 증상에 대해 좀 더 나은 효과를 기대할 수 있는 점, 인지기능 부작용이 적을 가능성 및 약에 대한 환자들의 높은 만족도 및 순응도 등으로 비정형 항정신병 약물이 일차 약물로 권장된다.

용법 및 용량

항정신병 약물의 치료 용량은 효과와 부작용을 모두 고려해서 결정된다. 약물의 효과와 부작용의 발생 여부는 양전자 방출 단층 촬영(positron emission tomography, PET) 등으로 측정한 도파민-2 수용체 점유율을 통해 제한적이지만 미리 예측할 수 있다. 점유율이 80%를 넘어가면 추체외로 부작용이 현저해지기 때문에 할로페리돌의 경우 2~4 mg, 리스페리돈의 경우 3~4 mg이 적정 용량으로 생각된다. 그러나 정신병적 증상이 심한 경우에는 할로페리돌 12~15 mg, 리스페리돈 6~8 mg, 때로는 그 이상의 용량을 사용하기도 한다. 추체외로 부작용에 민감한 노인 또는 기질성 뇌질환 환자는 조현병 치료 용량의 1/4~1/2을 사용하는 것이 좋다.

조현병 급성기의 권장 시작 용량은 클로르프로마진의 경우 하루 25~100 mg, 할로페리돌은 2~5 mg, 리스페리돈은 1~2 mg, 올란자핀은 5~10 mg으로 흥분 또는 초조 증상 조절을 목표로 1주일 이내 적정 용량으로 증량한다. 클로자핀은 하루 25~50 mg부터 시작하여 2주에 걸쳐 서서히 증량한다. 정신병적 증상은 4~6주에 걸쳐 서서히 호전되기 때문에 적어도 이 기간 동안은 충분한 치료 용량을 유지해야 한다. 급성기 권장 치료 용량은 할로페리돌 5~15 mg, 클로르프로마진 300~1,000 mg, 리스페리돈 2~8 mg, 올란자핀은 10~30 mg, 쿼티아핀 300~800 mg, 아미설프라이드 400~800 mg, 아리피프라졸 10~30 mg, 지프라시돈 120~160 mg이지만 환자의 개별적 상태 및 치료 반응에 따라 허가 용량 이상을 사용하기도 한다. 2010년에 전세계 18개 나라 43명의 경험 많은 정신과 전문의에게 설문 조사를 통해 조사한 각 항정신병 약물의 시작, 권장 용량은 표 31-4와 같다.

조현병 급성기 증상이 호전되어도 안정기(약 6개월) 동안에는 치료 용량을 유지하는 것이 좋다. 이후 환자가 유지기에 들어섰다고 판단되면 재발을 예방하면서 부작용 발생을 최소화하기 위해 급성기보다 낮은 용량으로 치료를 계속하는 것이 좋다. 조현병의 유지 치료 기간에 대해 미국의 조현병 치료 지침은 초발 환자의 경우 최소 1~2년, 재발 환자는 최소 5년 이상의 치료를 권장하고 있는데, 일부에서는 초발임에도 지속적인 치료를 권장하는 의견도 있다. 항정신병 약물의 부작용에 대한 부담이 적다면 유지 치료 기간을 최대로 하는 것이 바람직하다. 만약 환자 상태가 안정되어 약물을 중단하기로 결정했다면 한 달에 10%씩 용량을 서서히 줄이는 것이 좋다.

급속 정온화 및 주사제 사용

급속 정온화 요법은 급성기 정신병적 증상을 신속히 조절하기 위해 항정신병 약물을 급속하게 증량하여 고용량으로 치료하는 방법이다. 응급 상황이나 심한 급성기 증상으로 급속 정온화가 필요한 경우에는 경구 또는 근육 주사로 할로페리돌 5~10 mg을 30분 내지 1시간 간격으로 증상이 호전되어 진정되거나 부작용이 나타날 때까지 반복 투여할 수 있다. 또한 이때 항정신병 작용은 없으나 비교적 안전하고 진정 작용이 강한 로라제팜(lorazepam) 1~2 mg을 정맥 또는 근육주사로 항정신병 약물과 병용 투여할 수도 있다. 그러나 최근에는 할로페리돌 고용량을 급속하게 증량시키는 것이 하루10~15 mg을 사용하는 것보다 효과적이지 않고 부작용이 발생할 수 있어 정형 항정신병 약물을 이용한 급속 정온화는 가급적 사용하지 않도록 권장되고 있다. 부작용이 적은 비정형 항정신병 약물(올란자핀, 지프라시돈)을 이용한 급속 정온화가 효과적이었다는 연구 결과도 있다.

표 31-4. 항정신병 약물의 권장 치료 시작, 목표 및 최대 용량

	시작용량(mg)	목표용량(mg)	최대용량(mg)
아미설프라이드	100	400~800	1000
아리피프라졸	10	15~30	30
클로르프로마진	100	300~600	800
클로자핀	25	200~500	800
플루페나진	3	5~15	20
할로페리돌	3	5~15	20
록사핀	17.5	20~100	200
올란자핀	5	10~20	30
팔리페리돈	3	6~9	12
페르페나진	8	12~24	42
쿼티아핀	100	400~800	1000
리스페리돈	2	4~6	8.5
설피리드	100	300~600	1000
지프라시돈	40	120~160	200
조테핀	50	100~300	400

장기 지속형 주사제

약물 순응도가 낮은 환자의 경우 재발 방지를 위해 장기 지속형 주사제(depot)를 사용할 수 있다. 경구용 항정신병 약물에 비해 장기 지속형 주사제는 순응도를 증가시키고 재발률을 감소시킬 수 있을 것으로 생각된다. 또한 환자의 약물 비순응 사실을 명확하게 알 수 있기 때문에 증상이 재발한 경우 약물의 순응도 문제인지, 약물의 유효성 문제인지를 판단하는 데 도움이 된다. 장기 지속형 주사제 중에서 정형 항정신병 약물은 플루페나진 데카노에이트, 할로페리돌 데카노에이트가 있으며 4주 간격으로 투여한다. 약물 중단 시 체내에서 제거되는 데 시간이 오래 걸려 부작용이 발생할 경우 대처가 쉽지 않은 단점이 있고, 경구용 약물로 안정화된 이후에 지속형 주사제로 전환해야 하기 때문에 급성기 치료에 적합하지 않다.

비정형 항정신병 약물의 장기 지속형 주사제로는 리스페리돈, 팔리페리돈, 올란자핀, 아리피프라졸이 있다. 리스페리돈 장기 지속형 주사제는 경구 약제에 비해 약의 혈중 농도의 기복이 적으면서 부작용도 적고 재발 방지에 효과적이다. 대개 2주 간격으로 25~50 mg씩 투여하며 항정상태에 도달할 때까지 처음 2주간은 경구 약제와 함께 투여해야 한다. 팔리페리돈 장기 지속형 주사제는 경구 약물에서 바로 주사제로 전환 가능하며 두 번째 주사는 1주일 뒤에 투여하고 이후부터는 4주에 한 번 투여한다. 리스페리돈 장기 지속형 주사제와 비교하여 경구 약물에서 전환이 용이하고 4주에 한 번 투여해도 되는 장점이 있다.

최근 3개월용 팔리페리돈 장기 지속형 주사제가 국내에 도입되었다. 아직 충분한 임상 결과가 축적되지 않았으나 초기 연구에 의하면 위약에 비해 유의한 재발 방지 효과가 있으며, 1개월짜리 팔리페리돈 장기 지속형 주사제와 비교하여 재발 방지 효과가 열등하지 않았고 부작용 측면 역시 두 약물 간에 유의한 차이가 없었다.

장기 지속형 주사제가 경구약보다 증상 개선이나 재발 방지에 더 효과가 있는지에 대해서는 아직 논란이 있으며 추가적인 연구가 필요하다. 그러나 투약 순응도가 급성기 치료 및 재

발 방지에 중요하기 때문에 투약 순응도가 낮거나 그럴 것으로 예상되는 환자에게 장기 지속형 주사제 사용이 권장된다.

치료 저항성 환자

조현병 치료에 중요한 문제 중 하나는 약물 치료를 받아도 증상이 충분히 호전되지 않는 환자가 적지 않다는 점이다. 이 중에는 약물 용량이 부족했거나 약을 복용하지 않아 치료 효과가 부족한 환자도 있다. 하지만 제대로 치료를 받았음에도 불구하고 증상이 충분히 호전되지 않는 경우가 있는데 이를 치료 저항성(treatment-resistant)이라 부르며 복수의 항정신병 약물(두 종류 이상)을 적절한 기간(6주 이상) 동안 적정 용량을 사용해도 증상의 호전이 없거나 미미한 경우로 정의할 수 있다.

조현병 환자의 15~40%가 치료저항성을 보이는 것으로 알려져 있다. 치료저항성을 보이는 경우 클로자핀이 가장 효과적이라고 알려져 있다. 리스페리돈과 올란자핀도 효과적이라는 연구 결과도 있지만 클로자핀만큼 일관된 것은 아니다.

부작용과 독성

부작용 양상은 약물이 신경전달물질 등에 다르게 작용하기 때문에 약물마다 다르다(표 31-3). 항정신병 약물의 도파민 수용체에 대한 작용으로 추체외로 부작용(흑질선조체 경로), 프로락틴 호르몬 증가 및 무월경(결절 누두체 경로), 음성 증상의 악화 및 인지 기능의 저하(중피질계 경로)가 발생하는 것으로 알려져 있다. 그리고 항정신병 약물은 아세틸콜린 수용체에 작용하여 구갈, 배뇨곤란, 시력 흐림을 유발하고 알파-아드레날린 수용체에 작용하여 기립성 저혈압, 히스타민 수용체에 작용하여 졸음, 체중 증가 등의 부작용을 일으킨다. 일반적으로 항정신병 약물은 환자에게 다행감을 유발하지 않고 약에 대한 갈망이 없어 남용과 의존 가능성이 낮다. 또한 대부분 치료지수(therapeutic index, LD50/ED50)가 높아 과량 복용해도 치사 가능성이 낮다. 다만 티오리다진을 과량 사용할 경우 항콜린 부작용과 심장 독성으로 위험해질 수 있다.

부작용은 크게 신경학적 부작용과 비신경학적 부작용으로 나누어 볼 수 있는데 정형 항정신병 약물은 고역가일수록 신경학적 부작용이 심하고 심혈관계 및 항콜린성 부작용과 진정 작용은 상대적으로 적다. 비정형 항정신병 약물은 정형 항정신병 약물에 비해 신경학적 부작용이 현저히 적지만 비만이나 당뇨와 같은 대사 질환의 비율이 높은 경향이 있다.

급성 추체외로 증상으로 파킨슨 증후군과 급성 근육긴장이상증, 급성 좌불안석증 등이 나타날 수 있으며 지연성 증후군으로 지연성 이상운동, 지연성 근육긴장이상증, 지연성 좌불안석증이 발생할 수 있다. 추체외로 부작용은 흑질선조체 도파민 경로의 도파민-2 수용체에 대한 길항작용 때문에 나타나는 것으로 알려져 있다. 특히 도파민-2 수용체 점유율이 80% 이상일 때 추체외로 부작용이 나타나는데 용량이 높거나, 고역가 정형 항정신병 약물을 사용할수록 잘 발생한다. 도파민은 시냅스 후 흑질선조체 콜린성 신경의 아세틸콜린 분비를 억제한다. 항정신병 약물로 인해 도파민 수용체가 차단되면 아세틸콜린 분비가 증가하게 되고, 흑질선조체 콜린성 신경의 무스카린 1 아형 수용체(muscarinic 1 receptor)의 과활성으로 추체외로 부작용이 나타난다. 항정신병 약물 사용 시 항콜린성 약물(anticholinergic drug)을 추가하거나 항콜린성 작용이 큰 항정신병 약물을 사용하면 추체외로 부작용을 줄일 수 있다.

파킨슨 증후군

유병률은 정형 항정신병 약물 사용 시 20% 정도이며 위험인자는 노년 여성, 두부 외상이나 뇌졸중과 같은 신경학적 손상이 있는 경우, 고역가, 고용량의 정형 항정신병 약물 사용 등이다. 주로 항정신병 약물 시작 또는 증량 후 수일에서 수주 후 발생한다. 약물 부작용으로 발생한 파킨슨 증상은 진전(tremor), 근육강직(rigidity), 운동완만(bradykinesia), 안면 무표정(masked face), 침흘림(drooling), 가속보행(festinating gait) 등으로 나타나며 일차성 파킨슨 질환의 증상과 유사하다. 느린 동작과 무표정은 조현병의 음성 증상 또는 우울증에서도 관찰되므로 감별이 필요하다. 치료를 위해서는 약의 용량을 줄이거나 추체외로 부작용이 적은 비정형 항정신병 약물로 교체하는 것이 좋다. 항파킨슨 약물을 병용해서 사용할 수 있는데 트리헥실페니딜(trihexyphenidyl) 5~15 mg, 벤즈트로핀(benztropine) 1~6 mg 같은 항콜린성 약제가 흔히 사용되며 기저신경절에서 도파민 분비를 증가시키는 아만타딘(amantadine) 100~300 mg이나 도파민 효현제인 브로모크립틴(bromocriptine) 5~25 mg이 사용되기도 한다(표 31-5).

좌불안석증(akathisia)

급성 추체외로 증상의 하나로 주로 약물 치료 시작 후 수 시간에서 수일 이내 나타나며, 유병률은 정형 항정신병 약물 사용 시 25% 정도이며 비정형 항정신병 약물 사용 시에는 그 빈도가 더 낮다. 하지만 추체외로 부작용이 적은 올란자핀 등의 약제에서도 용량을 높이는 경우 나타날 수 있다. 좌불안석증이 있는 환자는 움직이고자하는 강한 욕구 또는 충동으로 인

표 31-5. 항추체외로증상 약물 및 용량

항추체외로 증상 약물	종류	초기 복용량	일일 복용량
벤즈트로핀	항콜린제	1 mg bid	2~6 mg
트리헥시페니딜	항콜린제	2 mg bid	4~12 mg
프로시클리딘	항콜린제	2 mg bid	5~20 mg
디펜히드라민	항콜린제	25 mg bid	50~200 mg
비페리덴(biperiden)	항콜린제	1 mg bid	2~24 mg
아만타딘	도파민작용제	50 mg bid	100~300 mg
로라제팜	벤조다이아제핀	0.5~1mg tid	1~8 mg

한국형정신분열병 약물치료 지침서, 2006

한 내적인 불편감을 느끼고 주관적인 불쾌감을 호소한다. 발을 구르거나, 양 다리를 꼬았다 폈다 하는 등 가만히 있기 힘들어 하기도 한다. 경미한 환자들은 객관적으로 관찰되는 증상 없이 주관적인 증상만 호소하기도 한다. 좌불안석증은 내성이 생기지 않아 약물을 계속 복용해도 지속되는 경향이 있으며 약의 순응도를 감소시키는 주요 원인 중 하나이다.

항정신병 약물을 감량 또는 변경하거나 프로프라놀롤(propranolol) 같은 β-아드레날린 수용체 차단제나 벤조다이아제핀(benzodiazepine) 약물 등의 병용 투여가 치료에 도움이 될 수 있다. 또한 세로토닌-2 길항제인 미르타자핀(mirtazapine), 트라조돈(trazodone), 미안세린(mianserine), 사이프로헵타딘(cyproheptadine)을 사용해 볼 수 있고 효과가 없는 경우 α_2 효현제인 클로니딘(clonidine)을 사용하기도 한다. 항콜린성 약물은 좌불안석증에는 그리 도움이 되지 않는 것으로 알려져 있으나 다른 추체외로 증상이 동반된 경우 사용해볼 수 있다.

급성 근육긴장이상증(acute dystonia)

정형 항정신병 약물 투약 후 약 10% 정도에서 발생한다. 약물 투여 후 머리, 목, 입술, 혀, 몸통, 팔다리 등 일부 신체 근육의 긴장도가 갑자기 간헐적 또는 지속적으로 증가되어 발생하는 부작용이다. 갑자기 목이 굳어지면서 돌아가거나(사경증, torticollis), 팔다리가 뒤틀리는 경우, 혀가 굳어져 입 밖으로 내밀게 되거나 몸통을 뒤로 젖히게 되는 등의 현상이 나타난다. 안구가 위로 올라가 눈을 위로 치켜뜨게 되는 안구운동발작(oculogyric crisis)도 급성 근육긴장이상증의 하나이며, 드물게 치명적일 수도 있는 연하곤란이 나타날 수도 있다. 위험 인자는 아동, 젊은 남자, 고역가, 고용량 정형 항정신병 약물을 근육 주사한 경우, 과거 급성 근육긴장이상증 병력, 그리고 저칼슘혈증 등이다. 급성 근육긴장이상증은 경구 항정신병 약물 투약 후 수시간 내에, 근육 및 정맥 주사 시 수분 내에 나타날 수 있으며 지연성 근긴장증(tardive dystonia)은 수개월에서 수년 뒤에 나타나기도 한다.

치료는 벤조다이아제핀[로라제팜 1~2 mg 정맥 또는 근육주사, 또는 다이아제팜(diazepam) 5 mg 정맥 주사]을 주사하거나 벤즈트로핀(1~2 mg 근육주사, 경구투여)과 같은 항콜린성 약물이나 디펜히드라민(diphenhydramine 25 mg 근육주사) 같은 항히스타민제를 근육 주사 또는 경구 투여하는 것이다. 항정신병 약물을 처음 사용하는 경우 항콜린성 약물을 예방 목적으로 병용 투여하기도 한다. 급성 근육긴장이상증은 대부분 수일에서 수주 이내 내성이 생기므로 약물 투여를 중단할 필요는 없다.

지연성 이상운동(tardive dyskinesia)

항정신병 약물을 장기간 사용할 때 나타나는 비정상적인 불수의적 과잉 운동 장애를 지연성 이상운동이라고 부른다. 기전은 명확히 알려져 있지 않으나 도파민-2 수용체가 지나치게 민감(supersensitive)해지거나 상향 조절(upregulation)되는 것과 관련 있을 것으로 생각된다. 기저핵 부위에서 항정신병 약물 투여로 카테콜아민(catecholamine) 대사가 증가하여 자유 라디칼(free radical) 생성이 많아지는데 이것이 신경독성을 나타내어 지연성 이상운동이 발생한다는 주장도 있다. 유병률은 15~30% 정도로 정형 항정신병 약물 사용시 매년 5% 정도의 환자에서 나타나는 것으로 알려져 있다. 혀가 벌레같이 움직이는 현상, 혀를 전후방 또는 좌우로 움직이기, 반복해서 볼을 부풀리거나 입술 오므리기, 입맛을 다시거나 껌을 씹는 듯한 저작 행동, 턱을 좌우로 움직이기와 같은 입, 혀, 턱 주위의 불수의적 운동이 가장 흔히 나타나는 증상이다. 그 외에도 눈을 발작적으로 깜박이거나 얼굴을 찡그리기도 하고, 손발을 갑자기 움직이는 등 무도성 운동 증상(choreic movement)이 나타나거나 알약 돌리는 운동(pill-rolling)이나 피아노(piano playing)를 치는 것 같은 손 동작, 몸을 흔들거나 발을 반복적으로 두드리는 동작, 사지나 몸이 뒤틀리는 증상을 보이기도 한다. 수면 시 또는 해당 근육의 수의적 운동 시에는 감소하거나 사라지고 긴장하거나 다른 근육을 사용할 때 악화되는 경향이 있다. 일시적으로는 의지에 따라 부분적으로 증상 조절이 가능하다.

지연성 이상운동이 발생하면 비가역적이라고 알려져 있지만 발생 초기에 적절한 조치를 하면 호전될 수 있다. 증상이 경한 경우 약물을 중단하면 1~2년 내 회복이 되며 약 50% 정도에서 증상이 완화된다. 약물의 갑작스런 중단이나 항파킨슨 약물 투여는 오히려 증상을 악화시킬 수 있다. 노인, 여성, 뇌손상 환자, 추체외로 증상의 존재, 당뇨, 기분장애, 항정신병약물의 장기간 사용과 고용량이 위험 요인으로 생각된다. 예방이 중요하기 때문에 우선 항정신병 약물을 장기간 투여할 필요가 있는지 신중히 검토한 다음 사용해야 한다. 가능한 최소량을 사용하고 사용 전에 발생 가능성을 설명해 주어야 한다. 6개월 간격으로 지연성 이상운동이 있는지 평가하는 것이 좋다. 현재까지 뚜렷한 치료 방법이 없어 일단 발견되면 약물 감량이나 중단을 고려하는 것이 좋다. 정형 항정신병 약물을 사용 중이라면 감량하거나 중단하고 비정형 항정신병 약물로 교체하는 것이 좋다. 클로자핀은 지연성 운동이상을 보이는 환자에게 비교적 안전하게 사용될 수 있고 쿼티아핀도 유용할 것으로 생각된다. 이 외에도 항정신병 약물과 함께 벤조다이아제핀, 프로프라놀롤, 테트라베나진(tetrabenazine), 멜라토닌(melatonin), 비타민 E나 은행나무잎 추출액과 같은 추가 약제가 효과 있다는 보고도 있다.

항정신병 약물 악성증후군 (neuroleptic malignant syndrome, NMS)

흔히 발생하지는 않지만 치명적일 수 있어 응급을 요하는 부작용으로 항정신병 약물 치료 중 용량이나 시기와 상관 없이 어느 약물에서나 발생할 수 있다. 발생률은 정형 항정신병 약물 사용 환자의 1% 미만이지만 사망률은 5~20% 정도이다. 지프라시돈, 아리피프라졸, 팔리페리돈, 아세나핀, 리스페리돈과 같은 비정형 항정신병 약물에서도 발생 가능하며 장기 지속형 주사에서도 증례 보고가 있다. 항정신병 약물 이외에 리튬(lithium), 선택적 세로토닌재흡수억제제(selective serotonin reuptake inhibitor), 아세틸콜린에스테르분해효소 억제제(cholinesterase inhibitor) 등을 사용한 경우에도 NMS 발생 위험이 올라간다. 도파민과 관련이 없는 약물에서도 NMS가 발생하고 증상이 세로토닌증후군(serotonin syndrome)과 비슷하다는 점을 고려할 때 NMS와 세로토닌증후군이 병태생리 기전을 공유할 가능성이 있다. 주된 증상은 고열, 심한 근육강직, 자율신경계 이상(불안정한 혈압, 발한, 빈맥 등) 또는 의식 수준의 변화이다. 심한 구음장애, 운동불능증(akinesia), 함구증, 초조, 섬망, 혼수상태, 호흡곤란, 빈호흡, 흡인성 폐렴, 폐색전증을 동반할 수 있다. 검사상 백혈구수 증가(>15,000/mm^3)와 크레아틴인산활성효소(creatine phosphokinase) 상승(>300 U/mL) 및 미오글로빈뇨(myoglobinuria)가 관찰되며 급성 신부전이 발생할 수도 있다. 대개 약물 치료 시작 후 10일 이내 발생하지만 그 후에도 생길 수 있다. 고역가 정형 항정신병 약물을 사용하는 경우, 빠른 약물 증량, 항콜린성 약물의 갑작스런 중단, 정신증, 기질성 뇌질환, 알코올 오남용, 파킨슨병, 갑상선 항진증, 정신운동 초조, 정신 지체, 탈수 등이 NMS 발생 위험 인자로 알려져 있다.

NMS는 추체외로 부작용이나 근 긴장 이상 증상과 비슷하기 때문에 발견하기 어렵고 치료 시기를 놓치는 경우가 많다. 일단 증상이 나타나면 항정신병 약물을 중단하고 생체 징후를 관찰하며 수액을 공급하고 및 체온을 내리는 대증적 치료를 하는 것이 원칙이다. 치료 약물로는 근육이완제인 단트롤렌(dantrolene), 도파민 수용체 효현제인 브로모크립틴 등을 사용해 볼 수 있다. NMS가 호전된 경우 항정신병 약물을 다시 사용할 수 있지만 생체 징후를 면밀히 관찰하면서 소량부터 시작하여 천천히 증량해야 한다. 항정신병 약물을 도파민 수용체 점유도(affinity)가 낮은 쿼티아핀이나 클로자핀 등으로 교체하는 것이 좋고 아리피프라졸을 사용하기도 한다. 가급적 장기 지속형 주사제 및 고역가 정형 항정신병 약물 사용은 피하는 것이 바람직하다.

진정작용

가장 초기에 흔히 나타나는 부작용이다. 진정 효과는 대개 저역가 약물이나 클로자핀, 쿼티아핀을 사용하는 경우 잘 발생한다. 환자를 안정시키고, 수면을 돕는 이점도 있으나 아침 기상을 어렵게 하고 주간 졸음을 야기하고 미미한 수준이긴 하나 정신운동 기능을 감퇴시켜 약에 대한 순응도를 저하시키는 원인이 된다. 주로 히스타민 수용체가 차단되어 발생하며 아드레날린, 도파민 수용체 차단도 진정 작용 발생에 영향을 준다.

항콜린 부작용(anticholinergic side effects)

추체외로 부작용과 함께 항정신병 약물 사용 시 자주 나타나는 부작용으로 대뇌 피질과 소화기, 눈물샘 등에 분포한 콜린 수용체 중 무스카린 수용체(muscarinic receptor)가 차단되어 발생한다. 주로 입이 마르고, 물체가 선명하지 않게 보이며, 배뇨 장애, 변비, 발한 감소, 기관지 분비물 감소, 빈맥, 그리고 드물게 마비성 장폐쇄증, 녹내장 악화 등이 나타난다. 심하면 혼돈상태, 환각, 빈맥, 고열 및 혼수와 같은 항콜린 독성(anticholinergic toxicity)이 나타날 수 있다. 이 항콜린 부작용은 항콜린성 항파킨슨 약물 병용으로 악화될 수 있다.

기립성 저혈압

기립성 저혈압은 환자가 누웠다 앉거나 또는 앉았다 일어날 때 발생하는 일시적인 혈압 저하로 수축기 혈압이 20 mm Hg, 이완기 혈압이 10 mm Hg 이상 저하되는 경우로 정의된다. 알파-아드레날린 수용체 차단작용으로 발생하며 저역가 약물과 클로자핀, 쿼티아핀에서 흔히 나타난다. 주로 약물 사용 초기 수일 이내에 나타나기 때문에 기립성 저혈압이 우려되는 환자, 특히 노인의 경우 소량의 약을 먼저 투여한 뒤 서서히 증량하는 것이 바람직하다. 체위변동을 천천히 하도록 교육하고, 고역가 정형 항정신병 약물이나 기립성 저혈압 부작용이 적은 비정형 항정신병 약물을 사용하는 것이 도움이 된다.

혈액 부작용

클로자핀을 복용하는 환자 중 백혈구 감소증(leukopenia, WBC ≤3,000/mm^3)의 유병률은 2.7%, 무과립구증[백혈구 과립구(granulocyte) ≤500/mm^3]의 유병률은 0.8%이다. 클로자핀에 의한 백혈구 감소 현상은 주로 약물 투여 초기인 8~12주 이내에 나타나기 때문에 발열, 인후통 등의 감염 증상을 주의 깊게 관찰하면서 정기적으로 혈액 검사를 해야 한다. 미국 식약청(Food and Drug Administration)은 2015년에 기존의 클로자핀 치료 지침을 변경하여 일반 사람과 benign ethnic neutropenia를 가진 사람에 따라 각기 다른 클로자핀 치료 지침을 발표하였다. 새로운 지침에서는 더 이상 백혈구 수치를 고려하지 않고 오로지 절대 호중구 수치(absolute neutrophils count)를 고려하여 치료 방침을 결정한다. 또한 특정 인종에서 절대 호중구 수치가 정상보다 낮게 관찰되는 benign ethnic

표 31-6. 백혈구 감소증에 대한 검사 및 치료 지침

ANC 수치	치료 지침	ANC 검사 지침
정상(ANC≥1,500/μL)	치료 시작 치료 중단 기간 <30일 이전 검사 패턴 유지 치료 중단 기간 ≥30일 신규 환자 검사지침대로 실시	첫 6개월: 매주 6~12개월: 격주 12개월 이후: 매월
경도 중성구감소증* (1,000~1,499/μL)	치료 지속 [치료 지속]	ANC ≥1,500/μL이 될 때까지 주당 3회 검사 1,500/μL 이상이 되면 마지막 정상 수치 지침에 따라 검사 [정상수치 지침에 따라 검사]
중등도 중성구감소증* (500~999 /μL)	혈액내과 자문 클로자핀 중단 1,000/μL 이상이 되면 클로자핀 다시 시작 [혈액내과 자문 클로자핀 치료 유지]	ANC ≥1,000/μL 될 때까지 매일 검사 ANC ≥1,500/μL 될 때까지 주당 3회 ANC ≥1,500/μL가 되면 4주 동안 매주 검사 이후 마지막 정상 수치 지침에 따라 검사 [ANC ≥1,000/μL 또는 환자의 기저수치가 될때까지 주당 3회 검사 ANC ≥1,000/μL 또는 환자의 기저수치 이상이 되면 4주 동안 매주 검사. 이후 마지막 정상 수치 지침에 따라 검사]
중증 중성구감소증* (~500 /μL)	혈액내과 의뢰 클로자핀 중단 클로자핀의 위험성보다 필요성이 뚜렷하지 않은 경우 재시도 금지 [혈액 내과 의뢰 클로자핀 중단 클로자핀의 위험성보다 필요성이 뚜렷하지 않은 경우 재시도 금지]	ANC ≥1,000/μL될 때까지 매일 검사 ANC ≥1,500/μL될 때까지 주당 3회 클로자핀 재시도시 새로운 환자로 간주하고 정상 수치 지침에 따라 검사 [ANC ≥500/μL 될 때까지 매일 검사 ANC가 환자의 기저수치에 도달할 때까지 주당 3회 검사 클로자핀 재시도 시 새로운 환자로 간주하고 정상 수치 지침에 따라 검사]

*ANC가 1,500/μL(BEN의 경우 1,000)으로 나오면 24시간 이내 재확인. 대괄호([]) 내용은 BEN 환자에 대한 지침. ANC: absolute neutrophil count, BEN: benign ethnic neutropenia

neutropenia가 비교적 흔하게 관찰되는데, 이런 사람은 클로자핀에 의한 중성구 감소증(neutropenia) 발생 가능성이 높은 것은 아니며 정상인과 다른 기준을 적용해야 한다(표 31-6). 클로자핀에 의한 백혈구 감소 기전은 명확하지 않으나, 면역매개 반응 또는 직접적인 세포독성 반응으로 골수 억제(bone marrow suppression)가 되어 발생한다는 주장과 클로자핀이 세포 독성을 가진 자유라디칼로 대사되어 백혈구를 감소시킨다는 설명이 있다.

무과립구증으로 사망에 이르는 경우는 10,000명 중의 1명 정도이다. 중성구 감소증의 위험 요소는 젊은 나이, 아프리카-카리브해 인종(Afro-Caribbean), 기저 백혈구 수치가 낮은 경우로 알려져 있다. 무과립구증은 고령, 여성, 아시아 기원 인구에서 나타난다. 클로자핀을 일로페리돈 계통의 정형 항정신병 약물이나 카바마제핀(carbamazepine) 등의 약물을 같이 사용한 경우 잘 발생한다.

고프로락틴혈증(hyperprolactinemia)

고프로락틴혈증은 항정신병 약물에 의해 결절 누두체 경로의 도파민-2 수용체가 차단되면서 혈중 프로락틴 농도가 상승하여 발생한다. 증상이 잘 나타나지 않거나 증상이 있어도 환자나 보호자가 보고하지 않는 경우가 많다. 지속적인 혈중 프로락틴 상승은 내분비, 성기능 이상을 초래하여 유방 크기 변화, 유즙 분비 증가, 무월경과 같은 생리 불순을 야기할 수 있고 폐경 후 여성에서는 골다공증도 유발할 수 있다. 대부분의 항정신병 약물은 용량을 올리면 혈중 프로락틴 농도를 상승시키는 것으로 알려져 있다. 클로자핀, 올란자핀, 쿼티아핀, 아리피프라졸, 지프라시돈과 같은 약물들은 혈중 프로락틴 농도를 거의 변화시키지 않거나 정상 범위 내에서 약간 상승시키는 것으로 알려져 있다.

고프로락틴혈증이 확인될 경우 프로락틴 상승 작용이 낮은 항정신병 약물로 교체를 고려할 수 있다. 또한 도파민 수용체 효현제인 아만타딘, 카버고린(cabergoline), 브로모크립틴 등을 추가할 수 있으나 정신 증상 악화 가능성이 있어 주의를 요한다.

대사장애 및 체중 증가

체중 증가는 항정신병 약물로 인한 세로토닌-2C 수용체 길항 작용, 히스타민-1 수용체 길항 작용, 고프로락틴혈증, 혈중 렙틴(leptin) 증가 등으로 발생하며 환자의 생활 습관도 체중 증가에 영향을 준다. 체중 증가는 당뇨병, 고지혈증, 고혈압, 허혈성 심혈관 질환을 유발하고 자존감의 저하, 우울, 수면장애를 일으킬 수 있다. 이로 인해 약물에 대한 순응도가 감소하고 삶의 질이 저하될 수 있다. 체중 증가는 주로 약물 치료 초기(주로 6개월 이내)에 나타나지만 이후에도 계속될 수 있어 지속적인 체중관리가 필요하다.

조현병 환자는 체중 증가, 당뇨병뿐만 아니라 다른 대사장애 질환인 고혈압, 고지혈증 등도 많이 가지고 있다. 조현병 환자의 대사장애 유병률은 30~40%로 클로자핀, 올란자핀이 고위험 약물이다. 대사 장애 위험도가 중간인 약물로는 리스페리돈, 팔리페리돈, 쿼티아핀 등이 있고 대사 장애 위험도가 낮은 대표적 약물로는 지프라시돈, 아리피프라졸을 들 수 있다.

심혈관 질환

항정신병 약물에 의한 부정맥은 주로 심장 내 포타슘 통로가 차단되어 QT_c 간격(corrected Q-T interval)이 증가되어 발생한다. 심한 경우 급성 심장사(sudden cardiac death)가 발생할 수 있다. 그러나 실제 통상적인 치료 용량에서 부정맥 발생률은 매우 낮으며 주로 티오리다진, 서틴돌, 피모자이드 약물에서 발생한다. 약물 용량과 부정맥 발생이 서로 관계가 있는 것으로 보고되고 있다.

심근염(myocarditis) 또는 심장병증(cardiopathy)은 주로 클로자핀 치료 초기에 나타나며 환자는 빈맥, 고열, 독감 증상, 피로, 호흡 곤란, 흉통 등을 호소한다. 검사 징후로는 심전도의 ST 저하, 흉부 X선 검사나 심초음파 검사에서 심장 크기 증가, 호산구증가증 등이 나타난다. 이 증상들은 심근염과 관계없이 나타나기도 해서 감별에 주의가 필요하다. 심근염이 의심되는 경우에는 클로자핀을 즉시 중단해야 한다.

항정신병 약물 금단 증상(antipsychotic withdrawal symptoms)

항정신병 약물을 갑자기 중단하면 수시간 또는 수일 내 금단 증상이 생길 수 있는데 대부분 콜린계 반동(cholinergic rebound)으로 인한 불면, 초조, 불안, 두통, 오심, 구토, 설사, 복통 등이며 그 외 어지럼, 진전(tremor), 발한, 빈맥 등이 나타날 수 있다. 보통 1~2주 내에 호전되는데 벤즈트로핀, 트리헥실페니딜 등 항콜린제를 사용하면 도움이 된다. 드물지만 운동 장애로 이상운동, 운동불능증 등이 나타날 수 있고 과민성 반동(rebound hypersensitivity)으로 정신 증상 악화가 나타날 수 있다. 특히 클로자핀 중단 시 다른 약에 비해 정신병 재발이 빨리 발생하고 그 정도도 심할 수 있어 약물 중단 시 서서히 감량하는 것이 바람직하다.

기타 부작용

클로르프로마진 복용 시 피부가 햇빛에 예민해지고, 발진 및 피부변색, 색소침착 등이 나타날 수 있어 장기간 햇빛 노출을 피해야 한다. 티오리다진은 색소성 망막염 발생으로 실명에 이를 수 있어 800 mg 이상 투여는 금기로 되어 있다.

클로르프로마진 투여 초기 과민성 반응으로 담즙 정체성 황달(cholestatic jaundice)이 나타나기도 한다. 비정형 항정신병 약물사용 시 드물게 간 독성이 나타나는 경우가 있는데 약을 중단하면 대부분 호전된다.

저역가 약물의 경우 0.5~1.2%로 드물지만 고용량 복용 시 경련 역치를 낮추어 경련을 유발시킬 위험성이 있다. 특히 클로자핀의 경우 하루 300 mg 이하에서는 1%, 600 mg 이상에서는 4.4%까지 용량이 증가함에 따라 경련 위험성이 증가하기 때문에 고용량 사용 시 주의해야 한다.

항정신병 약물과 기형아 출산과의 관련성에 대해서는 명확히 알려져 있지 않다. 임신/수유 기간 동안은 가능한 사용하지 않는 것이 좋으며 첫 삼분기에는 사용을 피하는 것이 바람직하다.

항정신병 약물을 복용하는 환자 중 일부에서 성기능 저하를 호소하는 경우가 있다. 성기능 저하는 심리적 원인과 환자의 전반적인 신체 건강 등 다양한 원인에 의해 발생하며 항정신병 약물에 의한 도파민 전달 감소, 프로락틴 증가, 세로토닌, 항콜린 작용도 영향을 준다. 남성은 주로 욕구 감소, 발기부전, 조루, 사정지연, 음경지속발기증 등을, 여성은 성적 흥미 감소를 호소한다.

항정신병 약물의 약물 상호작용

대부분 항정신병 약물은 주로 간의 약물대사효소(cytochrome P450)에 의해 대사가 된다. 항정신병 약물은 간 대사에 영향을 주는 다른 약과 같이 사용할 경우 치료 지수(therapeutic index)가 높아 치명적인 경우는 드물지만 부작용이 좀 더 많이 발생할 수 있다. CYP 2D6 억제제인 파록세틴(paroxetine), 플루옥세틴(fluoxetine)은 항정신병 약물의 혈중 농도를 증가시켜 추체외로 증상을 악화시킬 수 있다. 삼환계 항우울제 및 시메티딘(cimetidine)도 항정신병 약물에 의해 혈중 농도가 증가할 수 있다. 페니토인(phenytoin), 바르비투르산염(barbiturate)은, 약물대사효소를 유도하여 항정신병 약물의 혈중 농도를 감소시킨다.

제산제와 시메티딘, 활성탄은 약의 위장관 흡수를 저해하며 항콜린성 항파킨슨 제제는 장의 운동을 저하시켜 다른 약제의 흡수를 증가시킬 수 있다. 항정신병 약물과 항콜린성약제를 같이 복용할 경우 항콜린성 부작용이 증가하고, 술이나 항불안제 등을 같이 복용할 경우 진정 작용이 심하게 나타날 수 있어 주의가 필요하다.

기분안정제

양극성 장애는 조증 및 우울증의 삽화 혹은 혼재성 삽화가 발생할 수 있으며 심한 경우에는 조현증과 유사한 심한 정신병 증상을 보일 수 있다. 다른 주요 정신과적 장애와 마찬가지로 재발을 매우 잘하며 만성적 경과를 보여 개인적 사회적 생산능이 현저히 저하되는 정신장애이다. 이 질환의 약물 치료로는 전통적으로 사용되고 있는 기분안정제인 리튬(lithium) 및 항경련제인 발프로에이트(valproate)와 카르바마제핀(carbamazepine) 등을 들 수 있으며 최근에는 새로운 기분안정제들이 개발되어 사용되고 있다. 기분안정제로의 정의는 현재까지도 정확히 수립되어 있지 않으나 급성 조증, 급성 우울증의 치료에 효과가 있어야 하고 조증과 우울증의 재발과 발생을 예방할 수 있어야 한다. 조증의 경우에는 기분안정제를 사용하는 부분에 있어 논란의 여지가 없으나 양극성 우울증의 치료 효과에 대한 부분은 논란이 있었다. 그러나 기분안정제는 양극성 장애 환자의 재발 방지를 효과적으로 할 수 있고, 양극성 우울증의 급성기 치료시에 단일 요법시에도 30~50%의 치료 반응을 보이는 점, 그리고 조증 혹은 급속 순환성 삽화 유발 가능성이 적은 점 등 여러 장점으로 인하여 양극성 우울증의 치료에 있어서도 매우 중요한 역할을 수행한다.

약물의 분류

기분안정제의 경우 약물의 종류도 적지만 구조적 그리고 약물학적 성상에 따른 분류는 항정신병약물이나 항우울제와 달리 어렵다. 일반적으로 전통적인 기분안정제 이외에도 다른 정신작용약물들이 매우 다양하게 쓰이는 특징적이다. 전통적인 기분안정제인 리튬을 위시하여 다양한 다른 약제들이 양극성장애의 치료에 이용되고 있는데, 오늘날에는 리튬 이외에도 항경련제 및 비전형 항정신병약물 들도 임상적 효과에 의하여 넓게 기분안정제의 범주로 분류하고 있다(그림 31-3).

작용기전

리 튬

단가이온으로 신호전달체계에 대한 작용을 비롯하여 다양

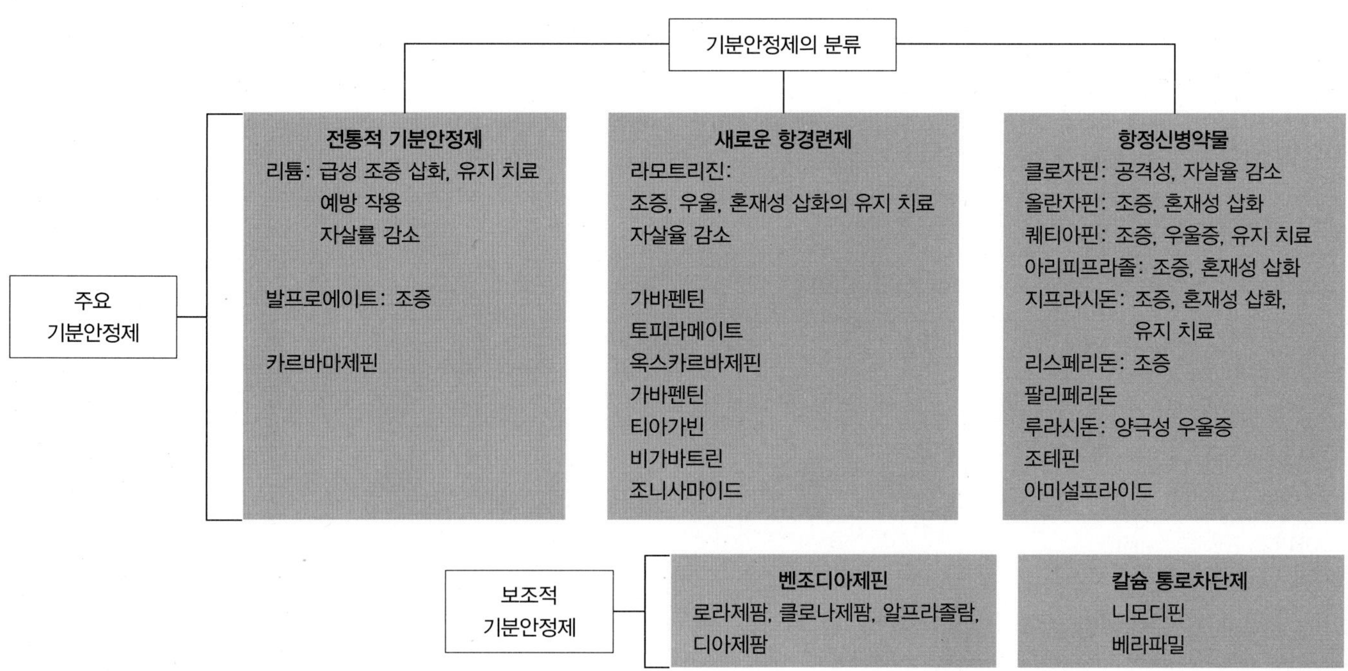

그림 31-3. 기분안정제의 분류.

한 생화학적 작용을 일으켜 기분 조절로서의 치료적 효과를 보이는 것으로 알려져 있으나 아직 정확한 기전은 밝혀져 있지 않다. 세포막의 나트륨 수송체 변화 유도, 회백질량(gray matter) 증가, 신경원 촉진, 세로토닌 등 주요 신경전달물질의 변화 유발, 세포보호성 단백질의 증가, 세포 성장인자 촉진, 이노시톨 일인산(inositol monophosphate)을 억제하여 이노시톨의 고갈 초래, 이노시톨 삼인산염(inositol triphosphate)의 감소 유발, 단백질 키나제 C의 활성 저하, 아데닐산고리화효소(adenyl cyclase)의 활성 저하 등 다양한 작용 기전이 제시되고 있다.

항경련제

발프로에이트

발프로에이트는 원래 복합 부분 혹은 결신 발작 증상의 치료로 이용되던 항경련제였으나 기분 안정 효과가 알려지면서 양극성장애의 치료제로 사용되기 시작하였다. 기분안정제로서의 정확한 작용 기전은 알려져 있지 않으나 리튬과 유사한 성상으로 항킨들링효과와 신경세포보호 작용을 통하여 기분을 조절하는 것으로 여겨 진다.

카르바마제핀

근간대성 발작과 복합 부분 발작의 치료에 주로 사용되었으며 삼환계 항우울제 중 하나인 이미프라민과 구조적으로 유사하다. 기분안정제로서의 정확한 작용 기전은 알려져 있지 않으나 반복적인 활동 전위를 억제하여 연접부와 후연접부에 신경전달을 저지하는 작용이 있다. 전압민감 나트륨/칼륨 통로를 차단하는 작용도 있다. 이러한 작용들은 궁극적으로 아데노신, 도파민, 노르에피네프린, 글루탐산, 아스파트산, 아세틸콜린, 세로토닌, 감마아미노부티르산(GABA) 및 물질 P(Substance P) 등에 의한 신경전달을 억제하게 된다.

라모트리진(lamotrigine)

기분안정제로서의 정확한 작용 기전은 알려져 있지 않으나 전압민감 나트륨통로를 차단함으로써 신경세포막을 안정화하고 글루탐산이나 아스파트산등과 같은 흥분성 아미노산의 방출을 억제한다.

토피라메이트(topiramate)

강직간대발작 및 부분 발작의 치료에 이용되는 항경련제로 기분안정제로서의 정확한 작용 기전은 알려져 있지 않다. 활동 전위의 차단, 전압민감 나트륨통로 차단, 감마아미노부티르산의 방출, 감마아미노부티르산 유도성 염소이온의 유입 증가, 글루탐산수용체 차단 및 탄산탈수효소(carbonic anhydrase) 억제작용 등이 있다.

옥스카르바제핀(oxcarbazepine)

전압민감 나트륨통로 차단, 세포막의 안정화, 반복적인 신경원 발화 및 연접부 자극 전달 감소 등의 작용이 있다. 칼륨 전도의 증가 및 고전압칼슘 통로 차단 효과도 있다.

가바펜틴(gabapentin)

α2δ 소단위 전압민감 나트륨통로를 차단하며, 칼슘 통로를 차단하여 과도한 신경활동과 신경전달을 억제하나 감마아미노부티르산 수용체에 대한 작용은 알려져 있지 않다.

티아가빈(tiagabin)

감마아미노부티르산 수송체를 차단하여 감마아미노부티르산 재흡수를 억제한다.

비가바트린(vigabatrin)

감마아미노부티르산 분해를 억제하여 중추신경계에서 흥분성 아미노산 방출을 억제하며 전압민감 나트륨통로를 차단하여 신경원 발화를 억제하는 작용도 있다.

조니사마이드(zonisamaide)

전압민감 나트륨통로를 차단하여 신경원 발화를 억제하는 작용과 T형 칼슘 통로를 차단하는 효과도 지닌다. 도파민과 세로토닌의 방출을 증가시키고 탄산탈수효소의 억제작용이 있다.

비전형/전형 항정신병약물

할로페리돌, 올란자핀, 리스페리돈, 지프라시돈, 클로자핀, 퀘티아핀, 아리피프라졸 등 다양한 항정신병 약물들이 최근에는 기분안정제로 흔히 사용되고 있다. 기분안정제로서의 작용 기전은 정확하게 밝혀지지 않았으나 도파민, 세로토닌, 노르에피네프린, 아세틸콜린 등 다양한 신경전달 물질의 방출과 차단을 제어하는 것이 기분안정제로서의 주된 기전으로 알려지고 있다. 이외에도 신경세포의 보호 및 세포보호성 단백질들을 증가시키는 작용도 있다.

벤조디아제핀

감마아미노부티르산 A 리간드성 염소 이온 통로에서 벤조디아제핀 수용체에 결합한다. 감마아미노부티르산의 억제 작용 강화, 염소 이온 전달의 강화, 전두엽 활동 저하 및 신경원 활동 저하 등의 작용 등이 기분 안정에 효과가 있는 것으로 알려져 있다.

칼슘 통로 차단제: 니모디핀(nimodipine), 베라파밀(verapamil)

L형 칼슘 통로를 차단하여 과도한 신경활동과 신경전달을 억제한다.

약동학

리 튬

리튬은 단가의 양이온으로 경구투여 후 매우 빨리 흡수되기 시작하여 약 8시간 정도에 완전 흡수된다. 혈중농도는 투여 후 2~4시간에 최고에 도달한다. 혈액-뇌 장벽을 빨리 통과하지 않기 때문에 과량 복용 시에도 빨리 처치하면 별 문제가 되지 않으나 독성이 일단 나타나면 회복하는 데 시간이 오래 걸린다. 혈장단백질과 결합하지 않고, 간에서 대사되지 않으며, 체액에 균등하게 분포한다. 신장으로 대부분이 배설되는데, 24시간 이내에 50~75%가 소변으로 배설된다. 리튬의 혈중농도와 조직농도의 역학적 평형이 이루어지는 것은 투여 후 8~10시간 이내이며, 반복 투여 시 5~7일에 흡수와 배설의 평형 상태에 도달한다. 장기 투여 시 혈청 내 반감기는 성인에서 약 18~30시간이다.

항경련제

발프로에이트

발프로에이트는 경구 섭취 후 위에서 빠르게 발프로에이트산으로 변환되고, 위장관에서 거의 대부분이 흡수된다. 음식은 이 약물의 흡수를 지연시키나 흡수되는 총 양에는 영향을 주지 않는다. 최고 농도는 1~4시간 내에 나타나며 혈장단백결합능은 약 90%로 매우 높다. 반감기는 9~16시간이므로 대개 하루 2~3차례 복용하고 서방정의 경우에는 하루 한 번 복용할 수 있다. 간에서 대사가 주로 이루어진다. 간효소에 영향을 미치므로 주기적인 간기능 평가가 필요하다.

카르바마제핀

카르바마제핀은 주로 위장관에서 흡수되는데 식사와 같이 복용했을 때 흡수가 증가된다. 최고 혈장농도는 복용 후 2~8시간에 도달하고, 혈중 항정상태는 2~4일 후 도달한다. 치료 초기 카르바마제핀의 반감기는 18~54시간으로 다양한데, 장기 복용 후 12~17시간으로 감소한다. 이는 CYP450 효소의 자가 유도작용 때문에 발생하며 치료 시작 한 달 후에 최고에 이른다. 따라서 정기적인 혈중 농도 측정을 통하여 적절한 농도를 유지하여야 원하는 효능과 안전성을 얻을 수 있다.

라모트리진

이 약제는 위장관에서 완전히 흡수되며 음식에 의하여 영향을 받지 않는다. 단백 결합능은 55%이다. 반감기는 약 25~33시간이지만 발프로에이트와 병용 투여시 약 59시간으로 증가한다. 따라서 발프로에이트와 병용 투여시에는 라모트리진의 용량을 감소하여야 한다. 자가 효소 유도성 항경련제인 카르바마제핀, 페니토인, 페노바르비탈 등과 병용 투여시에는 반감기가 약 14시간으로 감소하므로, 이들 약물들과 병용시에는 라모트리진의 용량을 증가하여 투여하여야 한다. 주로 간에서 대사되며 CYP 450 효소계는 관여하지 않는다. 거의 대부분이 소변으로 배설된다. 라모트리진은 엽산의 농도를 감소시킨다.

토피라메이트

반감기는 약 21시간이며 5% 이하만이 간에서 대사되고 70%는 대사되지 않고 신장에서 배설된다.

옥스카르바제핀

간에서 CYP 450 효소계에 의하여 대사되고 신장으로 배설된다. CYP450 2C19 효소를 억제하고 CYP450 3A4는 유도하는 작용이 있다. 활성화 대사산물을 만든다. 이 약물의 반감기는 약 2시간이나, 활성화 대사산물의 반감기는 약 9시간 정도이다.

가바펜틴

가바펜틴은 대사되지 않고 신장으로 배설된다. 혈장 단백질과 결합하지 않는다. 반감기는 약 5~7시간 정도이다.

티아가빈

주로 간에서 대사가 이루어지며 CYP450 3A4 효소에 의존한다. 항정상태 농도는 오전보다는 오후에 낮은 상태를 유지한다. 반감기는 약 7~9시간 정도이다. 거의 신장을 통하여 배설된다.

비가바트린

음식물은 이 약물의 흡수에 영향을 미치지 않고 혈장 단백과 결합하지 않는다. 투여 후 약 1시간 이내에 최고 농도에 도달한다. 주로 신장을 통하여 배설된다. 반감기는 약 11시간이다. CYP450 2C9 효소를 유도하는 작용이 있으나 다른 효소들을 억제하지는 않는다.

조니사마이드

음식물은 이 약물의 생체 이용률에 영향을 미치지 않는다. 혈장단백 결합능은 약 40% 정도이다. 투여 후 약 2~6시간 이내에 최고 농도에 도달한다. 항정상태는 약 14일 이내에 이루어 진다. 주로 신장을 통하여 배설된다. 반감기는 약 63시간이다.

비전형/전형 항정신병약물

대부분 간에서 CYP 450 효소계에 의하여 대사된다. 제형의 종류에 따라 차이가 있지만 대부분 하루 1~2회 복용하게 된다. 소아 및 노인의 경우 흡수, 분포, 배설 등이 상당한 영향을 받으므로 용량의 적정이 요구된다. 자세한 내용은 '항정신병약물' 장에서 다루었으므로 이 부분을 참조한다.

벤조디아제핀

다양한 약물들이 있으나 일반적으로 대사 기전 및 반감기 범위가 서로 유사하다. 이들 약물들은 소변으로 배설되기 위해서 수용성 글루쿠로나이드(glucuronide) 대사물로 결합(conjugation)되어야 한다. 로라제팜과 같은 벤조디아제핀은 바로 결합되어 소변으로 배설된다. 일부 다른 벤조디아제핀계 약물들은 결합되기 전에 반감기가 긴 활성 3-OH 유도체로 대사된다. CYP 450 효소계가 대사에 관여한다. CYP2C19는 디아제팜의 대사에 관여하고, CYP3A3/4는 알프라졸람, 클로나제팜, 디아제팜, 트리아졸람 등의 대사에 관여한다.

칼슘 통로 차단제

니모디핀은 주로 간에서 CYP450 효소계에 의하여 대사된다. 반감기는 약 8~9시간이며, 투약 후 혈중 최고 농도에는 약 1시간 이내에 다다른다. 혈중단백 결합능은 약 95%이며 생체 이용률은 약 13% 정도가 된다. 베라파밀은 약 90% 이상 흡수되지만 실제 생체이용률은 10~35% 정도다. 간에서 주로 대사되고 혈중단백 결합능은 약 90%이다. 반감기는 약 5~12시간 정도이다.

적응증, 효능, 용량, 용법 및 약의 선택

리 튬

양극성 장애의 조증/우울 삽화의 치료와 예방에 효과적이다. 조현병 및 우울증의 부가요법으로도 사용되며 혈관성 두통의 치료에도 이용된다. 급성 조증의 경우 리튬의 치료효과가 나타나기까지 약 1~3주 정도의 시간이 걸리므로 빠른 증상 호전을 위하여서는 다른 정신작용약물들이 필요하다. 이 기간 동안 항정신병약물이나 벤조디아제핀 등을 병용한다. 최근 연구에 따르면 항정신병약물 단일 요법으로만도 급성기 치료가 있으므로 리튬을 사용하지 않는 경우도 있다. 리튬은 급속순환형 양극성 장애나 혼재성 삽화 및 정신병적 양상이 동반되는 경우들의 치료에 있어서는 치료 반응률이 떨어지는 편이다. 리튬은 조현병 환자에게 항정신병약물에 부가하여 투여하였을 때 약 20~50% 정도에서 증상의 호전을 보이게 한다. 또한 공격성 및 정신지체 환자들에서 보이는 충동성 및 난폭성, 식이장애, 경계성 성격장애 등의 치료에도 다소 효과적이다. 오랜 기간 투약하여도 의존성은 발생하지 않는다.

리튬을 투여하는 목적은 급성기 증상들의 완화 및 완전한 관해를 목표로 한다. 따라서 급성기 증상이 호전되었다고 해서 투여를 바로 중단하여서는 안되며 재발 방지를 위하여 유지기 치료를 반드시 시행하여야 한다. 만약 충분한 기간 동안 적절한 용량으로 투여하였으나 치료 반응이 없으면 약물 농도를 반드시 측정하여 용량을 적정하도록 한다. 또한 진단적 평가를 다시 시행하여 양극성 장애가 확실한지를 확인하여야 하고 다른 약물로의 치환 혹은 다른 약물들과 병합/부가 요법도 고려하여야 한다. 이 경우 발프로에이트, 라모트리진 혹은 항정신병약물들과 흔히 병용 투여되며 약물 상호작용에 유의하며 사용한다.

성인의 경우 대개 300 mg씩 하루 2~3회 투여하기 시작하여 급성기에는 일일 용량으로 900~1,800 mg까지, 그리고 유지기에는 900~1,200 mg까지 투여한다. 그러나 리튬의 경우 치료 용량과 독성 용량 사이의 범위가 매우 좁으므로, 혈중 약물 농도를 반드시 모니터링하고 용량을 조절하여 독성 작용을 방지하여야 한다. 적절한 혈중농도는 급성기에는 1.0~1.5 mEq/L이고, 유지기에는 0.6~1.2 mEq/L이다. 가급적이면 최소 유효 용량으로 치료하는 것이 추천된다. 일부 환자들의 경우 일일 용량 600 mg에도 효과적이다. 혈중 농도로는 0.5 mEq/L도 효과적임이 보고되기도 하였다. 노인들의 경우 리튬의 혈중농도를 0.6 mEq/L 이하로 유지하는 것이 추천된다. 혈중농도는 통상 최종 투여 12시간이 지나 측정하며, 혈중농도가 항정 상태에 이르는 데까지는 5일 정도가 소요 된다. 리튬의 갑작스런 투여 중단은 증상의 악화 및 재발을 초래하므로 약 3개월에 걸쳐서 점진적으로 감량하는 것이 좋다.

항경련제

발프로에이트

양극성 장애에서 급성 조증의 치료 및 예방에 효과적인데, 급속 순환성, 불쾌성 혹은 혼합형 조증, 정신병 증상을 동반하는 경우, 그리고 일반적 신체적 질환에 의한 조증, 리튬 치료에 반응이 없는 조증에 효과적이다. 그러나 양극성 장애 급성기 우울형에 발프로에이트를 단독 사용하는 것은 리튬 치료에 비하여 효과적이지 못한 것으로 알려져 있다. 일반적으로 양극성 장애의 치료에 단독 요법보다는 병용 요법이 더욱 효과적인 경우가 많다.

급성기 조증의 치료에 리튬이나 항정신병약물과 병합하여 많이 사용된다. 라모트리진과도 효과적으로 사용될 수 있으나 라모트리진의 혈중 농도를 증가시켜 박리성 피부염의 위험성을 증가시킬 수 있으므로 라모트리진의 용량을 상용량의 절반 정도로 감량하여 병용 투여 하여야 한다. 조현병의 치료에도 이용이 된다. 또한 치매나 뇌손상에 의한 공격성과 충동성의 조절에 효과적이다. 그 외에도 분열정동장애, 외상후 스트레스 장애, 식이장애, 편두통 등에 효과적일 수 있다.

투약 전에 미리 전혈 검사와 간효소 검사가 선행되어야 한다. 간효소 수치는 첫 6주간은 자주(1~4주마다) 측정해야 하며 그 이후에는 매 6~24개월마다 측정한다. 보통 일일 용량 750 mg으로 시작하여 3일마다 250 mg씩 증량한다. 반감기를 고려하면 일일 2회 분복 투여가 가장 적절하다. 혈장 농도는 2~4일 후에 측정하여 구할 수 있다. 최소 유효 치료 농도는 45 μg/mL 이상이다. 보통 혈장 농도를 기준으로 하여 50~100 μg/mL에 맞추어 용량을 조절한다. 서방형을 사용하면 위장관 장애를 감소시킬 수 있다. 그러나 서방형은 즉시형(immediate release)보다 10~20% 정도 혈중 농도가 낮으므로 투여 용량이 높게 만들어져 있다. 장기간 투여시에도 의존성은 없다.

카르바마제핀

카르바마제핀은 전통적으로 급성 조증 치료에 리튬과 발프로에이트를 사용하여도 효과가 없는 경우에 주로 사용된다. 양극성 장애의 유지 및 예방 치료에도 도움이 된다. 항우울 효과는 항조증 효과에 비해 떨어지는 것으로 생각된다. 조증 치료를 위하여 투여된 경우 치료 반응이 나타나는데 보통 약 일주일이 소요된다. 이 약물은 전형적인 조증보다는 급속순환성, 불쾌성 조증 환자에서 좀 더 효과적일 수 있다. 또한, 리튬에 충분한 반응을 보이지 않는 양극성 장애 환자에서 카르바마제핀을 병용 투여하면 재발 방지 효과를 크게 높일 수도 있다. 카르바마제핀은 초기에 200 mg을 하루 두 차례 투여하며 혈중농도가 8~10 mEq/L가 될 때까지 3~5일 간격으로 일일 200 mg씩 증량한다. 보통 일일 최대 투여량은 1,200 mg까지 권장되고 있으나 혈중 농도나 임상적 반응을 평가하여 그 이상 투여할 수도 있다. 또한, 이 약물은 자가 효소 유도성 대사작용이 있으므로 반드시 적절한 혈중 치료농도를 유지하기 위해서는 처음 투여 후 수주 혹은 수개월간에 걸쳐 용량조절이 필요하다. 최근 카르바마제핀의 서방형 제제가 개발되어 양극성 조증, 혼재성 삽화에 단독치료에 대한 승인을 받았다.

라모트리진

라모트리진은 양극성 장애 유지기 치료에서 우울증 삽화의 재발 예방에 효과적임이 최초로 입증된 약물이다. 양극성 장애의 유지기 치료에 아주 효과적이다. 연구 결과들에 따르면 라모트리진의 단독 요법만으로도 양극성 우울증 삽화의 재발을 지연시키는 데 효과적이다. 또한, 양극성 우울증의 치료와 급속 순환형 양극성 장애의 치료에도 효과적이다. 그러나 조증에 대한 급성기 치료 및 조증 재발 방지 효과는 다른 기분안정제들에 비하여 미약하다.

양극성 장애의 치료의 단독요법으로는 일일 용량 100~200 mg이 사용된다. 발프로에이트의 병용요법으로 사용되면 100 mg, 카르바마제핀 등과 같이 자가 효소 유도성 대사 작용이 있는 기분안정제와 병용 투여시에는 400 mg이 추천된다. 발진의 위험성이 있으므로 단독요법으로 첫 투여시 최대한 저용량에서 시작하여 천천히 시행한다. 첫 2주 동안 일일 용량 25 mg으로 시작하여 3주가 되면 50 mg으로 증량하고 5주차에 100 mg, 6주차에 200 mg을 투여하도록 한다. 라모트리진을 투여하고 첫 3개월 이내에는 발진의 위험성을 감소시키기 위하여 처음 복용하게 되는 다른 약물/음식/기능성건강제품 등의 사용은 피하도록 환자 교육을 반드시 시행하여야 한다. 라모트리진은 백신 접종/바이러스성 감염/발진 등의 발생이 있은 후 2주가 지난 후부터 투여될 수 있다. 일반적으로 최대 용량은 하루 200 mg이 추천된다.

토피라메이트

경련장애와 편두통의 치료에 공인되어 있으며 양극성 장애의 치료 약물로는 공인되어 있지는 않다. 조증 삽화에서 효과적이라는 일부 연구들이 있었으나 이중맹검연구에서는 위약과 분명한 차이를 보이지는 못하였다. 사회 불안장애, 강박장애 및 외상후스트레스장애 등 불안장애에서의 효과들이 보고되기도 한다. 알코올 의존 환자에게 투여한 결과 음주량이 감소하고 재음주까지의 기간이 연장되는 효과가 보고된 바 있다. 일일 용량으로 25~400 mg까지 사용될 수 있다.

옥스카르바제핀

경련 장애의 치료에 공인되었으나 양극성 장애의 치료에는 현재까지 공인되지는 않았다. 양극성 장애의 조증 삽화에 효과적일 수 있다는 결과들이 보고된 바 있으나 아직까지 분명한 증거는 없다. 일반적으로 카르바마제핀의 내약성보다 우수하므로 양극성 장애 환자들 중 카르바마제핀 내약성에 문제가 있는 경우 대체용으로 사용될 수 있다.

가바펜틴

헤르페스성 신경통 및 경련 장애의 치료에 공인되어 있으며 양극성 장애의 치료에는 현재까지 공인되지는 않았다. 양극성 장애의 치료에는 일부 효과적일 수 있으나 조현병의 치료에는 효과가 없다. 섬유근육통의 치료에 일부 효과가 있다.

티아가빈

부분 발작의 치료에 부가 요법으로 공인되어 있으나 양극성 장애의 치료에는 현재까지 공인되지는 않았다. 불안 증상의 치료에 일부 효과가 있으나 양극성 장애의 치료에 이어 효능은 입증되지 못하였다.

비가바트린

치료 불응성 복합 부분 발작 및 유아 연축의 치료에 공인되어 있으나 양극성 장애의 치료에는 현재까지 공인되지는 않았다.

조니사마이드

부분 발작 치료에 공인되어 있으나 양극성 장애의 치료에는 현재까지 공인되지는 않았다. 그러나 양극성 장애, 만성 동통, 편두통, 파킨슨병, 섭식장애 및 정신작용약물 유도성 체중 증가의 치료에 일부 효과가 있다.

전형/비전형 항정신병약물

항정신병약물은 리튬을 사용하기 이전부터 오랫동안 양극성 장애 환자에게 사용되어 왔다. 양극성 장애 환자에게 항정신병약물을 쓰는 가장 큰 이유는 기분안정제의 투여 후 치료 반응이 나타나는 데 소요되는 기간이 약 2주 정도이므로 이 기간 동안 공격성, 난폭성, 예민성, 정신병 증상, 흥분, 초조 등 본인 및 타인에게 매우 위험할 수 있는 증상들이 흔하기 때문이다.

전형적 항정신병약물은 급성 조증의 치료에 효과적이나, 양극성 장애 환자에 투여시 정신분열병 환자에서보다 지연성 운동장애, 추체외로 증상의 위험이 더 높은 것으로 알려져 있다. 더군다나 전형적 항정신병약물은 우울증을 유발하기도 하고, 순환을 악화시키며, 조증의 전반적 경과를 악화시킬 위험성이 높기 때문에 조증 환자에게 전형적 항정신병약물을 사용하는 경우 주의를 기울여야 한다. 반면 비정형 항정신병약물들은 양극성 장애의 조증뿐만 아니라 우울증 삽화의 치료에도 일부 효능이 있는 것으로 보고되고 있다. 따라서 최근에는 항정신병 효과를 넘어 기분안정제로서 사용되는 추세이다. 양극성 장애 치료에서는 조현병에서 사용되는 개별 항정신병약물들의 일일 용량보다 다소 낮게 혹은 동일하게 투여한다.

벤조디아제핀

벤조디아제핀 계열 중 클로나제팜과 로라제팜이 조증의 치료에 효과가 있다고 알려져 있는데, 특히 급성기 조증 환자에서 나타나는 초조, 불안, 불면, 난폭성 및 공격성을 감소시키기 위하여 보조적으로 투여된다. 그러나 약물 남용, 탈억제 등의 위험으로 제한적 사용이 추천된다.

칼슘 통로 차단제

양극성 장애의 치료에는 현재까지 공인되지는 않았다. 기분안정제의 단독 요법 혹은 병합 요법이 실패하는 경우 대체 약물로 추천된다.

부작용

리 튬

첫 투여 후 약 1시간 이내에도 부작용이 발생할 수 있다. 혈액검사, 소변검사, 전해질검사 등과 신기능 검사 BUN/creatinine을 측정하여야 하며, 일반적으로 50세 이상의 환자들에게 투여 시에는 투여 전 심전도검사, 신장 및 갑상선기능검사를 반드시 시행하여야 한다. 청소년들에게 투여는 매우 신중하여야 한다.

신장기능에 이상이 있는 경우 일차적으로 리튬 사용이 제한되어야 하며, 갑상선기능에 장애가 있는 환자는 적합한 갑상선 치료와 주기적인 검사가 필요하다. 동기능 부전 증후군 환자에게는 투여가 금지되어야 한다. 임신 위험성 관련 분류상 D에 해당한다. 특히 임신 초기 3개월에는 태아의 심혈관계 발달(예: 엡스타인 기형)에 중대한 결함을 초래할 수 있으므로 투여가 금기이며 그 후 임신 유지기간 중에도 산모에게 반드시 필요하지 않은 한 리튬의 투여는 제한하여야 한다.

임신 기간 중 복용하였으면 분만 24~48시간 이전에 복용을 중단하여야 한다. 임신 기간 동안 복용을 중단하였던 환자들은 분만 후 즉시부터 재투여하고 수유는 금지한다. 가임 혹은 임신을 계획하고 있는 여성에서 리튬을 사용하기 위해서는 충분한 설명과 임상관찰, 아울러 임신에 대한 확인이 반드시 필요하다. 이외에도 탈수, 나트륨 결핍, 리튬 알러지가 있으면 투여를 금하는 것이 안전하다. 그러나 간기능 장애가 있는 경우에는 특별한 위험성이 보고되지 않았다.

일반적으로 리튬 관련 부작용들은 용량에 비례하는 특징이 있다. 리튬 투여 시 가장 흔히 나타나는 부작용은 위장장애와 진전이다. 그 외 체중 증가, 구갈, 피로감, 다뇨, 다음, 기억력 장애, 진정, 조혈 기관 장애(백혈구 증가), 피부 문제(건선 악화, 발진, 여드름) 등 다양한 부작용들이 나타난다. 오심, 설사 등 위장장애는 치료용량에서도 나타날 수 있는데 용량을 감량하거나 서방형의 투여로 증상이 호전된다.

진 전

손을 뻗었을 때 주로 손가락 부분에서 가장 특징적으로 나타난다. 약물의 혈중 농도와 진전의 심한 정도가 관련된다. 치료로는 약을 분할 투여하거나 취침 전에 일 회 복용하게 하고, 베타 차단제(예: 프로프라노놀 20~30 mg)를 소량 분할 투여하면 효과가 있다.

신기능 장애

리튬으로 인한 신기능 장애는 대부분이 가역적이다. 리튬은 신장 세관에서 항이뇨 호르몬에 대한 억제작용을 하여 수분의 재흡수를 방해하므로 환자의 60% 이상에서 소변량이 증가된다. 때로 바소프레신 저항성 신성 요붕증이 나타나서 소변의 뇨농축 능력이 저하되므로 다뇨증이 생기게 된다. 심한 소변량의 증가는 탈수 및 전해질 균형장애를 초래하여 리튬 독성을 일으킬 수 있으므로 수분섭취를 증가시키고, 혈중농도를 최소 유효 치료용량(0.6~0.8 mEq/L)으로 유지시키며, 일일 일회 투여로 바꾼다. 또한 장기간 리튬을 투여 받은 환자에서 만성 간질성 신염이 발생될 수 있다. 이뇨제를 투여하고 리튬의 용량을 절반으로 감량하면 혈중 농도를 측정하면서 투여하면 다음 및 다뇨를 줄일 수 있다. 안정적인 리튬의 혈중농도를 유지하기 위한 지침은 표 31-7에 요약되어 있다.

갑상선 및 부갑상선 기능장애

갑상선에 미치는 영향은 일반적으로 경하고 일시적인데,

표 31-7. 리튬의 혈중 농도에 관련된 임상적 요인 및 관리

리튬의 혈중 농도에 영향을 미치는 요인들	리튬의 혈중 농도의 적절한 관리
– 비스테로이드성 항염증약물의 과도한 복용	– 용량 적정을 치료 가이드라인에 따라 시행
– 이뇨제의 남용	– 분할 투여
– 신기능 저하	– 서방형 제재의 사용
– 용량의 적정 실패	– 약물 순응도의 관리
– 나트륨 감소	– 부작용에 관한 환자 교육
– 탈수	– 과도한 운동 혹은 위장 장애 시 수분의 즉시 보충
– 발한	– 적절한 양의 나트륨/수분 섭취
– 설사	– 정기적인 혈중 농도의 측정
– 발열	– 약물 복용 시간을 규칙적으로 시행: 미복용한 후 두 배 용량을 복용하면 위험성 증가; 일반적으로 2시간이 경과하면 미복용분은 생략하여야 함
– 구토	
– 내과적 동반 질환	
– 외과적 수술	
– 불규칙적인 약물 복용	

약 5%에서 갑상선 종대가 나타나고, 약 20%에서 가역적인 갑상선 기능저하증이 나타난다. 리튬 투여 후 4주 이내에 약 50%에서 칼슘과 부갑상선 호르몬이 증가될 수 있다. 부갑상선 호르몬 증가는 신경학적 증상을 일으킬 수 있으며 계속적인 자극은 부갑상선 종양의 원인이 될 수 있다.

심장 및 기타 장애

심전도상 T파의 편평화 또는 역전을 유발할 수 있으나 대개 특별한 문제가 없고 가역적이다.

과량 복용 시 중독

리튬에 의한 신경 독성은 영구적인 손상을 일으킬 수 있고 사망을 초래하기 때문에 응급 상황이다. 충분한 수분을 섭취하지 못하거나 심한 발한으로 인한 수분 손실은 리튬 신경 독성 작용을 초래하는 흔한 원인이 된다. 신경 독성 증상은 혈중 농도가 높을수록, 높은 상태가 오래갈수록 더욱 심해진다. 리튬 신경 독성 증상에 대한 해독제는 없으며 리튬의 빠른 배설/전해질 교정 등 대증적으로 치료한다. 증상에 따라 혈액투석도 고려해야 한다. 리튬의 혈중농도에 따른 신경 독성 증상은 그림 31-4에 요약되어 있다.

고도(>2.5 mEq/L)
전신발작, 소변 감소, 신장부전, 사망

중증도(2.0~2.5 mEq/L)
거식, 지속적인 구역과 구토, 시력 혼탁, 이명, 근육 뭉침, 근긴장성 운동, 병적 과반사, 무도느림비틀림운동(choreoathetosis), 경련, 섬망, 현기, 심전도 변화, 의식혼탁, 혼수

경증(1.5~2.0 mEq/L)
구역, 구토, 복통, 구갈, 운동 실조, 어지러움, 안구진탕, 흥분, 초조, 늘어짐, 근육 이완

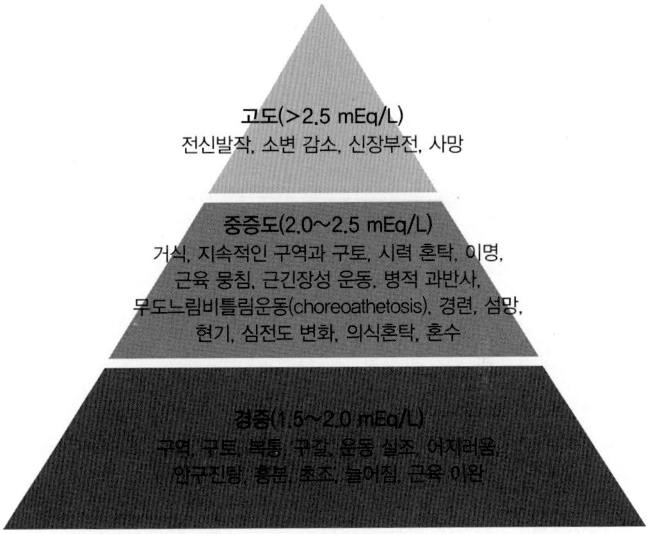

그림 31-4. 리튬의 혈중 농도에 따른 독성 작용.

항경련제

발프로에이트

흔히 보고되는 부작용은 구역, 식욕의 감소, 구토, 설사 등의 위장관계 증상, 간효소 증가, 진전, 진정, 체중증가 등이 있다. 좀 더 드문 부작용으로는 탈모, 다낭성 난소, 발진과 혈소판 감소증 등 혈액학적 이상이 있다. 특히 탈모를 예방하기 위하여 아연이나 셀레늄을 처방하면 효과를 볼 수도 있다. 간효소 증가는 40% 이상의 환자들에서 발생할 수 있고 용량 의존적이며, 대개 저절로 소실되지만 드물게 치명적인 간부전도 발생할 수 있다. 일반적으로 조증 삽화의 환자들이 우울 삽화의 환자들보다 부작용에 덜 민감하다. 임신 첫 삼분기에 발프로에이트를 사용하였을 경우 신경관 결손이 발생한다는 보고가 있으므로 임신한 여성에서는 사용이 권장되지 않는다. 약물 임신 위험성 관련 분류상 D에 해당한다.

카르바마제핀

활성 대사산물인 carbamazepine-10, 11 epoxide가 부작용을 초래하는 주요 원인으로 꼽힌다. 약하지만 항콜린성 작용

도 있어 진정과 복시 등을 초래한다. 어지러움, 운동실조증 같은 신경학적 증상이 용량 의존적으로 나타날 수 있으며, 위장관계 부작용도 흔하나 음식과 같이 복용하면 발생을 줄일 수 있다. 이러한 증상의 대부분은 용량을 천천히 증량함으로써 피할 수 있다.

투약 전에 환자들의 전혈검사 및 심전도검사가 선행되어야 한다. 치료 첫 2개월 동안 매 2주 간격으로 혈액검사를 시행하며 그 후 연 4회 시행한다.

소량의 백혈구 감소는 일부 환자에서는 지속될 수 있으나, 이것이 약물 중단의 원인이 되지는 않는다. 재생불량성빈혈/무과립구 혈증도 드물게 일어날 수 있다. 카르바마제핀 투여 후 발열, 감염, 점상출혈, 무력증, 창백 등이 나타나거나 총 백혈구 수가 3,000개/mm^3(혹은 호중구 수가 1,500개/mm^3)이하일 경우 즉시 투여를 중지하고 내과의사와의 협진을 고려해야 한다. 혈액 부작용을 유발할 수 있는 항정신병약물인 클로자핀의 병용 투여는 매우 주의하여야 한다.

투여 수주 후에 과민성 간염이 발생하기도 한다. 간염은 약물을 재투약했을 때 재발할 수도 있고 치명적일 수도 있다. 저나트륨혈증을 동반한 항이뇨호르몬부적절분비증후군이 약 10% 정도 발생하기도 한다. 과량 복용시 치명적일 수 있으며 구역, 구토, 혼돈, 불수의적인 운동, 호흡 곤란, 심장전도 이상, 뇨저류, 혼수 등이 발생한다. 어른의 경우 약 3.2 g 이상을 복용하면 독성 작용이 발생할 수 있다.

임신 복용을 하면 안면두개 이상과 이분척추 등의 태아 기형을 초래하므로 임신한 여성에서는 투여를 금한다. 모유 수유 또한 하지 말아야 한다. 약물 임신 위험성 관련 분류상 D에 해당한다.

라모트리진

가장 흔한 부작용은 두통이며 이외 구역, 발진, 어지러움 등이 보고된다. 특히 피부 발진이 가장 임상적 관심의 대상이 되는데, 약 0.3% 정도로 드물지만 박리성 피부염과 같은 심각한 부작용이 나타날 수 있기 때문이다. 라모트리진 투여와 관련된 발진은 투약 후 첫 6주 이내에 흔히 생기고, 고용량 사용, 빠른 증량, 또는 발프로에이트와 병용 투여 시 위험성이 증가한다. 국내 연구 결과에 의하면 양극성 장애로 라모트리진을 투여 받은 환자들 중 약 12%에서 발진이 발생하였으나 박리성 피부염과 같은 심각한 피부 부작용은 관찰되지 않았다. 멜라닌 관련 조직에 결합하는 성상이 있어서 장기간 사용시에는 안과적 검사도 요구된다. 약물 임신 위험성 관련 분류상 C에 해당한다.

토피라메이트

감각 이상, 두통, 체중 감소, 피로감, 식욕 저하 등이 흔하게 관찰되는 부작용들이다. 신장 결석의 발생의 위험성도 있다. 약물 임신 위험성 관련 분류상 C에 해당한다.

옥스카르바제핀

흔한 부작용으로 피로감, 두통, 현기증, 운동 실조, 복시 등으로 카르바마제핀에서 발생하는 부작용들과 유사하지만 그 정도는 다소 가볍다. 약물 임신 위험성 관련 분류상 C에 해당한다.

가바펜틴

일반적으로 안전하고 내약성이 우수한 편이다. 대부분의 부작용은 용량을 감소하면 사라진다. 흔한 부작용으로는 어지러움, 운동실조증, 피곤감, 안구진탕 및 복시 등이다. 약물 임신 위험성 관련 분류상 C에 해당한다.

티아가빈

흔한 부작용으로는 위장관 증상, 어지러움, 집중력 감소, 초조, 졸리움, 쇠약감 및 진전 등이다. 드물지만 심각한 부작용으로 백혈구 감소, 저칼륨혈증, 시야 결손, 혼수, 난청 등이 발생하기도 한다. 약물 임신 위험성 관련 분류상 C에 해당한다.

비가바트린

매우 흔하게 졸리움이 발생한다. 언어장애, 두통, 어지러움, 지각이상, 주의력 저하, 기억력 저하, 정신장애(사고장애), 진전 등도 자주 발생한다. 드물지만 조화운동불능, 근긴장이상, 운동이상증, 근긴장항진증을 포함한 운동장애 등이 나타날 수 있다. 약물 임신 위험성 관련 분류상 C에 해당한다.

조니사마이드

주요 부작용으로 졸음이 약 10% 정도로 가장 흔하게 발생한다. 식욕부진, 간효소 증가, 동기 저하, 자발성 감소, 운동실조, 구역과 구토, 피로감과 쇠약, 집중력 저하 등이 발생한다. 약물 임신 위험성 관련 분류상 C에 해당한다.

비전형/전형 항정신병약물

최근에는 전형 항정신병약물은 추체외로 증상, 호르몬 이상 등 다양한 부작용들의 빈도가 높아서 거의 사용하지 않는다. 그러나 비전형 항정신병 약물의 경우에도 추체외로 증상, 지연성 운동장애, 신경악성 증후군 등이 발생할 수 있으므로 유의하여야 한다. 약물들 간 약역학/약동학적인 특성에 따라서 다소 차이가 있다. 일반적으로 리스페리돈의 경우 혈중 프로락틴 증가 및 추체외로 증상, 올란자핀/퀘티아핀/클로자핀의 경우 체중 증가와 과도한 진정작용, 클로자핀의 경우 무과립구혈증(주기적인 백혈구 측정이 요구), 지프라시돈의 경우 Q-T 기간 지연(심장 병력환자에게는 처방하지 않아야 함) 등이 특징적이다. 상대적으로 아리피프라졸과 지프라시돈 등은 체중 증가와 진정 효과가 덜하다.

벤조디아제핀

가벼운 현기증, 졸리움, 진정 또는 어지럼증, 혼란감, 균형잡기가 힘들거나 넘어질 것 같은 느낌, 기억력 이상 등이 흔하게 나타날 수 있다. 다른 중추신경억제들과 과량 병용 투여시 과도한 진정 등의 발생 등 일부 문제가 될 수 있으나 상용량에서는 일반적으로 안전하다.

칼슘 통로 차단제

일반적으로 홍조, 두통 등 혈관 확장 작용 등과 관련된 부작용들이 주로 발생한다. 체위성 부종도 흔하게 보일 수 있다.

약물의 상호작용

일반적으로 약물을 대사시키는 세 가지 주된 CYP450 효소계는 CYP1A2, CYP2D6, CYP3A3/4 등으로 개별 약물들은 CYP450 효소들에 각기 다른 친화력을 가지므로 특정한 CYP450 효소를 유도하거나 억제할 수 있다. 효소를 유도할 경우에 약물은 그 효소의 생산을 증가시킨다. 결과로 이 효소에 의하여 대사되는 다른 약물의 대사 속도가 증가되게 되며, 그 약물의 농도가 감소되게 된다. 따라서 이러한 특징들은 약물 상호작용에 있어서 매우 중요하므로 임상에서 약물을 처방하는 경우에 항상 고려하여야 한다. 기분안정제들도 마찬가지로 CYP450 효소계와 밀접한 관련이 있다.

리 튬

리튬의 배설을 촉진시켜 혈중농도를 감소시키는 약물로는 아세타졸아미드, 아미노필린, 유레아, 만니톨 등이 있다. 이뇨제(예: 티아자이드)와 비스테로이드성 소염제(예: 이부프로펜)는 리튬의 혈중농도를 증가시킨다. 안지오텐신 전환효소억제제(angiotensin converting enzyme inhibitor)와의 병용 투여는 리튬의 혈중 농도를 증가시킨다. 일반적으로 전형 항정신병약물/칼슘통로억제제들과 병용 투여 시 신경학적 부작용이 증가한다. 리튬을 선택적 세로토닌 재흡수 억제제들과 병용 투여시 혼돈, 진전, 설사, 초조, 어지러움 등 세로토닌 증가와 관련된 증상 발생의 위험성이 증가한다. 리튬은 비전형 항정신병약물/다른 기분안정제들과의 약물 상호작용은 적은 편이다.

항경련제

발프로에이트

발프로에이트는 라모트리진과 병용 투여시에는 라모트리진의 대사를 방해하여 혈중 농도를 증가시키므로 용량을 50% 정도로 감량하여 투여하지 않으면 라모트리진의 독성 작용(예: 발진→스티븐 존슨 증후군)이 증가한다. 효소 유도성 항경련제인 카르바마제핀, 페니토인, 페노바르비탈 등과 병용 투여시 발프로에이트의 혈중 농도는 감소하게 된다. 아스피린은 발프로에이트의 혈중 농도를 증가시킨다. 제산제, 플루오세틴, 토피라메이트는 발프로에이트의 혈중 농도를 증가시킨다. 발프로에이트는 페니토인, 페노바르비탈의 혈중 농도를 증가시킨다. 비전형 항정신병 약물과 리튬과의 병용 투여시 약물 상호작용은 적은 편이나 과도한 진정 작용 등에 유의해야 한다.

카르바마제핀

카르바마제핀은 자가 효소 유도성 항경련제로 장기간 사용하게 되면 혈중 농도가 감소하게 되므로 정기적으로 혈중 농도를 측정하여야 한다. CYP450 3A4 효소 유도제 등과의 병용투여는 이 약물의 혈중 농도를 저하시킨다. 반대로 CYP450 3A4 효소 억제제들(예: 플루오세틴, 플루복사민)과 병용 투여는 이 약물의 혈중 농도를 증가시킨다. 카르바마제핀은 항정신병약물, 벤조디아제핀, 발프로에이트, 티아가빈, 토피라메이트의 혈중 농도를 감소시킨다. 리튬과의 병용 투여는 신경독성 작용의 위험성을 증가시키며 다른 항경련제들과 병용시에는 갑상선 기능의 변화를 초래할 수 있다.

라모트리진

발프로에이트는 라모트리진의 혈중 농도를 증가시키고 또한 발진 등의 발생이 증가한다. 효소 유도성 항경련제들과 병용 투여시 라모트리진의 혈중 농도가 감소한다. 리튬, 옥스카르바제핀, 비전형 항정신병약물 및 항우울제들과 병용 투여시에는 약물 상호작용의 위험성은 적다.

토피라메이트

효소 유도성 항경련제와 병용 투여시 토피라메이트의 혈중 농도가 감소한다. 토피라메이트는 페니토인과 발프로에이트의 대사를 촉진한다. 토피라메이트와 발프로에이트의 병용 투여시 고암모니아혈증 발생 사례가 있다. 토피라메이트는 항당뇨병약물인 메트포르민(metformin)의 혈중 농도를 증가시킨다. 탄산탈수효소억제제와 상호작용이 있어 신장 결석 발생의 위험성이 증가한다. 토피라메이트는 경구 피임약의 효과를 억제한다.

옥스카르바제핀

알코홀 등 중추신경억제제와의 병용 투여는 과도한 진정을 초래할 수 있다. 카르바마제핀 및 페노바비탈 등 CYP450 효소계 유도제들과 칼슘 통로 차단제들은 이 약물의 혈중 농도를 감소시킨다. 이 약물은 경구 피임약의 효과를 반감할 수 있으며 1,200 mg 이상을 투여하는 경우 페니토인의 혈중 농도를 증가시키기도 한다.

가바펜틴

제산제들은 가바펜틴의 생체이용률을 감소시키므로 제산제 복용 전 2시간 이전에 투여하도록 한다. 마약성 진통제들은 가바펜틴의 흡수를 촉진시킨다.

티아가빈

발프로에이트, 가바펜틴 혹은 라모트리진과 같은 항경련제와 병용 투여하는 경우엔 티아가빈의 용량을 감량하여야 한다. CYP450 3A4 유도제인 카르바마제핀은 티아가빈의 혈중 농도를 감소시키고 CYP450 3A4 효소 억제 작용이 있는 플루오세틴과 같은 선택적 세로토닌 재흡수 억제제들은 티아가빈의 혈중 농도를 증가시킨다. 벤조디아제핀과의 약물 상호작용은 거의 없는 편이다.

비가바트린

비가바트린은 카르바마제핀의 혈중 농도를 감소 혹은 증가시키는 반면 페니토인의 혈중 농도는 저하시킨다. 비가바트린과 항경련제 이외의 약물들과의 상호작용은 현재까지 잘 알려져 있지 않다.

조니사마이드

네파조돈 및 플루오세틴과 같은 CYP450 3A4 효소 억제들은 조니사마이드의 혈중 농도를 증가시키지만 카르바마제핀과 같은 CYP450 3A4 유도제들은 반대로 이 약물의 혈중 농도를 감소시킨다. 탄산탈수효소억제제와는 상호 작용하여 신장 결석의 위험성을 증대시킨다.

비전형/전형 항정신병약물

항정신병 약물은 몇가지 종류의 약물과 상호작용을 보일 수 있다. 약동학적 상호작용과 약력학적 상호작용 모두가 가능하지만, 항정신병 약물의 치료 계수(therapeutic index)가 매우 넓기 때문에 대부분의 약물 상호작용은 생명에 위협적이지 않다.

항정신병약물들은 주로 CYP450 2D6 효소에 의하여 대사되므로 이들 CYP450 2D6 효소 억제제들과 병용 투여시 항정신병약물의 혈중 농도가 증가하게 되는 반면 CYP450 2D6 효소 유도제들과 병용 투여시에는 혈중 농도가 감소하게 되므로 주의한다. 즉 삼환계 항우울제 및 선택적 세로토닌 재흡수 억제제들 중 CYP450 2D6 억제 작용이 있는 항우울제들은 항정신병약물의 혈중 농도를 증가시키므로 부작용 발생이 증가할 수 있다. 제산제는 항정신병 약물의 혈중 농도를 증가시킨다. 효소 유도성 항경련제들인 바르비투르산염, 페니토인, 카르바마제핀 등은 CYP450 효소들을 활성화하여 항정신병약물들의 혈중 농도를 감소시킨다. 특히 카르바마제핀은 할로페리돌의 혈중 농도를 절반 이하로 감소키므로 매우 유의하여야 한다.

벤조디아제핀

일반적으로 진정 작용이 매우 강한 약물들이므로 중추신경계 억제 작용이 있는 약물들과 병용 투여시 매우 유의하여야 한다. 또한 CYP450 효소계 억제 및 유도성 작용이 있는 약물들과 병용 투여시 벤조디아제핀의 혈중 농도가 변화하므로 염두에 두어야 한다.

칼슘 통로 차단제

베라파밀은 디곡신(digoxin), 벤조디아제핀, 알코홀, 부스피론(buspirone), 이미프라민(imipramine), 카르바마제핀 등의 혈중 농도를 증가시킨다. 또한 리튬의 혈중 농도를 감소키고 독성 작용을 강화하는 작용이 있다.

항우울제

약물의 분류

주요 우울장애의 치료는 크게 생물학적 그리고 심리적 치료로 나누어 볼 수 있는데, 최근에는 뇌신경과학/분자신경생물학 등 정신의학적 질환의 병인론을 탐구하는 학문들의 현저한 발달로 인하여 새로운 약물들의 개발이 용이해 졌다. 실제 임상 영역에서는 바쁜 진료 환경 및 빠른 증상호전을 기대하므로 일차적으로 생물학적 치료에 의존하게 되는데 가장 중요한 일차 치료 약물이 항우울제이다. 간단하게 일반적 기전을 보면 대부분의 항우울제는 신경원의 연접부위에서 세로토닌, 노르에피네프린 및 도파민 수송체의 재흡수를 차단하는 기전을 통하여 항우울 효과를 나타내게 되므로, 이들 신경전달물질에 대한 항우울제의 작용 기전에 따라 항우울제의 계열을 분류한다(그림 31-5). 그러나 이들 작용 기전에 따라 항우울제 간 효능의 차이는 미미한 것으로 여겨지지만 약리적 특성에 따라 우울증의 일부 증상이나 이상반응에 있어서는 다양한 특성을 보일 수 있다.

약리학적 특성에 따라 항우울제는 삼환계 항우울제(tricyclic antidepressants), 단가아민 산화효소 억제제(monoamine oxidase inhibitors), 선택적 세로토닌 재흡수 억제제(selective serotonin reuptake inhibitors), 세로토닌 길항제 및 재흡수 억제제(serotonin antagonist/reuptake inhibitor), 노르에피네프린-도파민 재흡수 억제제(norepinephrine and dopamine reuptake inhibitor), 세로토닌-노르에피네프린 재흡수 억제제(serotonin-norepinephrine reuptake inhibitors), 노르아드레

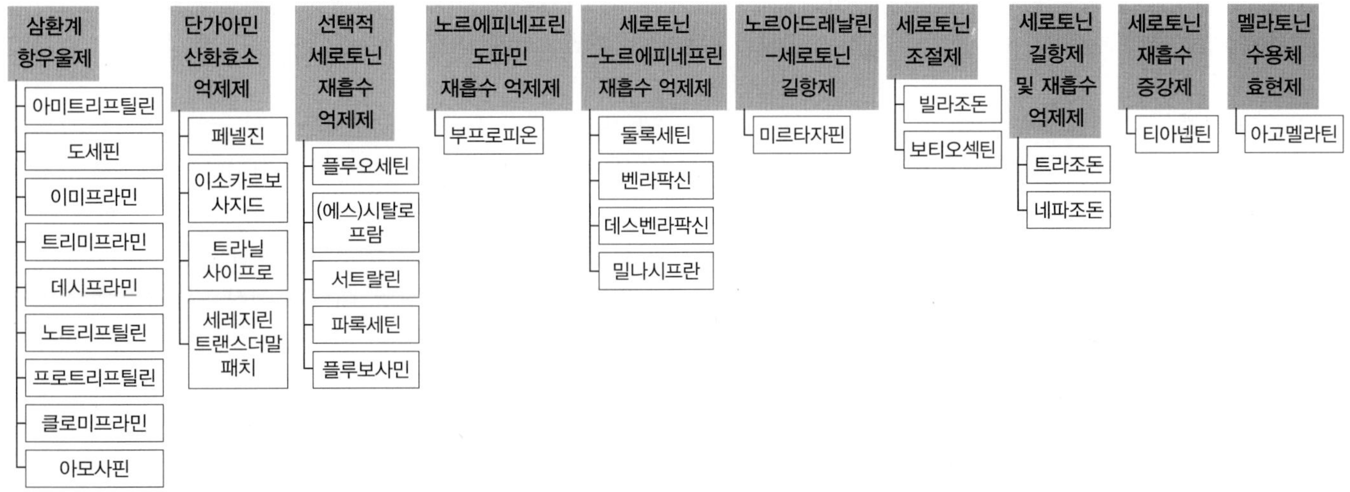

그림 31-5. 항우울제의 기전에 따른 분류.

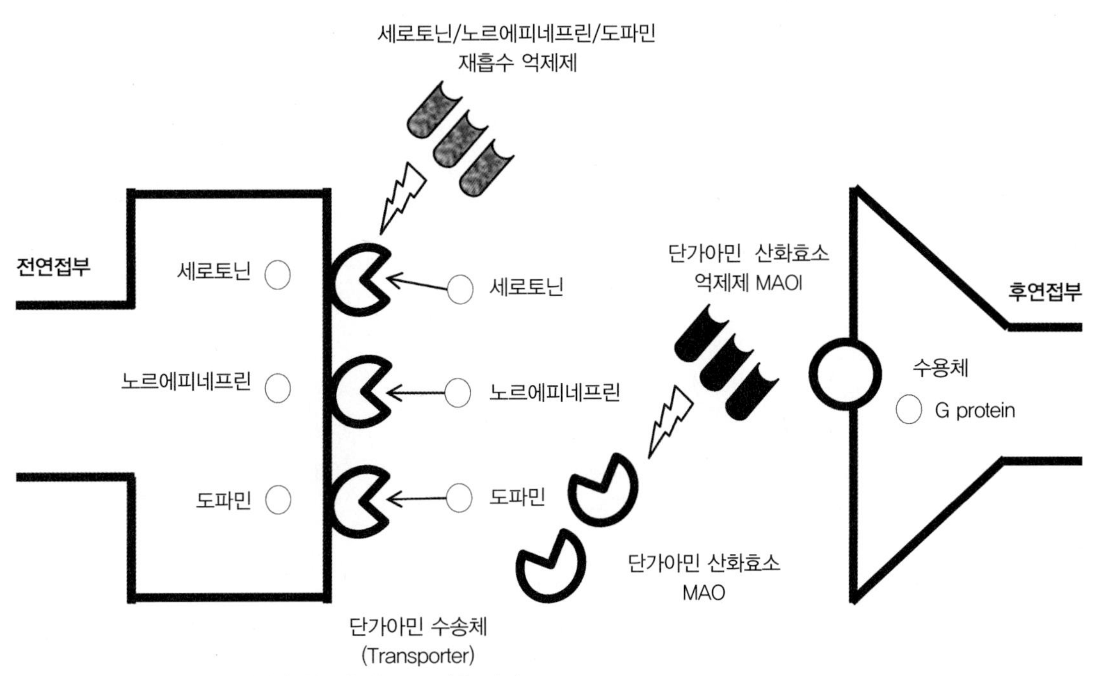

그림 31-6. 단가아민의 대사와 항우울제 주요 작용 기전.

날린-세로토닌 길항제(noradrenergic and specific serotonin antagonist), 세로토닌 재흡수 증강제(serotonin reuptake enhancer), 멜라토닌 수용체 효현제(melatonin agonist) 및 세로토닌 조절제(serotonin modulator) 등으로 분류할 수 있다(그림 31-6).

작용기전

다양한 항우울제들이 개발되어 사용되고 있지만 기본적인 항우울제의 작용 기전은 세로토닌, 노르에피네프린, 그리고 도파민 신경전달을 조절함에 있다. 실제 주요 우울장애의 발병 원인 중의 하나로 알려진 단가아민 이상설에 근거하여 주요 항우울제들이 현재까지 개발되어 왔으므로 이들 항우울제들의 작용 기전으로 볼 수 있는 약역학을 알기 위하여는 각 단가아민들의 이상과 관련된 임상적 증상들을 이해하는 것이 매우 중요하다.

단가아민 이상설은 주요 우울장애의 병인을 연접부의 세로토닌 등 주요 신경전달물질이 줄어들어 우울증상을 유발하는 것으로 설명하는데 이 경우 후연접부의 신경전달물질 수용체들의 상향 조절이 우울증상의 발현과 관련성을 가지게 되는 것으로 알려지고 있다. 따라서 선택적 세로토닌 재흡수 억제제 등의 항우울제를 투여하게 되면 전연접부에 위치한 세로토닌 수송체에서 연접부의 세로토닌 재흡수를 억제하게 된다. 동시에 전연접부의 세로토닌 자가수용체와도 상호작용을 하여 세로토닌 신경원의 발화율을 회복시킨다. 결과적으로 연접부에서 세로토닌의 증가를 유발하게 되므로 세로토닌 신경전달을 정상적으로 회복시키는 작용을 하게 된다. 일반적으로 선택적 세로토닌 재흡수 억제제가 세로토닌 수송체의 80%를 점유하여 재흡수를 억제하면 항우울 효과를 보이는 것으로 알려져 있다.

노르아드레너직 신경전달 통로로 중요한 뇌부위는 전두엽, 변연계, 청반, 소뇌 등이다. 전두엽 부위의 β-아드레너직 수용체는 우울감, α_2 아드레너직 수용체는 주의 집중력, 변연계는 활력, 초조 및 정서 등의 조절 관련 역할과 관련이 있다. 소뇌부의 경우에는 진전(tremor), 뇌간의 경우에는 혈압과 관련이 있다.

세로토닌 신경원들은 전두엽, 기저핵, 변연계, 시상하부, 뇌간, 그리고 봉선핵 등에 분포한다. 전연접부에 분포하는 세로토닌 수용체는 5HT1A와 5HT1D가 있는데 이들은 후연접부의 세로토닌 신경전달 피드백에 따라 세로토닌 신경원의 활성을 제어하는 역할을 수행한다. 반면 후연접부에 분포하는 세로토닌 수용체들은 5HT1A, 5HT2A, 5HT2C, 5HT3, 5HT4, 5HT6 및 5HT7 등으로 이들 수용체에 직접 작용하여 세로토닌 신경전달을 활성화한다. 세로토닌 신경전달계에 조절 이상이 생기면 우울감, 초조, 불안, 강박증상, 식욕이상, 구역/구토, 불면 및 성기능 장애 등이 발생한다. 주요 우울장애의 발생에 관여하는 주요 신경전달 물질인 세로토닌과 노르에피네프린의 경우 각각 개별적으로 주요 우울장애의 병인에 관여하는 것이 아니라 서로 가까운 신경원에 위치하여 밀접한 상호작용을 한다. 예를 들면, 세로토닌 신경말단에 α_2 이성수용체가 위치하게 되는데 이 수용체가 차단되면 세로토닌 방출을 증가시킨다. 한편, 노르에피네프린 신경말단의 α_2 자가수용체를 차단하면 노르에피네프린의 점화율이 증가되고 동시에 인접 세로토닌 신경원에 존재하는 α_1 수용체를 자극하여 세로토닌 분비를 증가시키는 것을 들 수 있다.

도파민의 경우에도 대뇌에서 다양한 신경전달 경로를 지니고 있으면서 노르에피네프린 및 세로토닌 신경전달에 상호작용을 하여 주요 우울장애의 발병에 기여한다. 도파민 신경전달에 이상이 생기면 우울감, 쾌감 결여, 흥미 감소, 활력 감소, 자신감의 결여 및 각성도 감소 등이 발현하게 된다. 도파민 신경원들은 기저핵, 전대상엽, 대뇌섬, 시상, 수관주위회색질 및 시상하부 등이다. 대표적인 신경 전달 경로로는 중변연계경로, 중피질경로, 흑질선조체경로, 시상부경로 및 결절누두신경결로 등을 들 수 있다. 이들 경로 중 주요 우울장애와 관련성이 높은 것은 중변연계(감정 표현) 및 중피질(인지 기능) 경로를 들 수 있다.

1세대 항우울제

단가아민 산화효소 억제제인 이프로니아지드(iproniazid)의 항우울 효과가 발견된 후 단가아민 산화효소 억제제가 초기 항우울제로서의 지위를 확립하였고 이후 세로토닌 및 노르에피네프린의 재흡수를 차단하는 기전을 가진 삼환계 항우울제가 개발되어 주요 주울장애의 주된 치료제로 사용되었다. 따라서 단가아민 산화효소 억제제와 삼환계 항우울제를 1세대 항우울제로 볼 수 있다.

삼환계 항우울제는 세로토닌과 노르에피네프린의 재흡수를 연접부에서 차단하여 항우울효과를 보이지만 이외에 히스타민, 무스카린, 아세틸콜린 수용체에도 차단 효과를 나타낸다. 또한 α_1 아드레너직 수용체 차단 작용이 있다. 대표적인 항우울제로 이미프라민, 아미트리프티린, 클로미프라민 등이 있다. 클로미프라민의 경우 삼환계 항우울제 중 가장 세로토닌과 노르에피네프린 재흡수 억제 작용이 가장 강력하여 세로토닌-노르에피네프린 재흡수 억제제의 성상을 닮았다.

단가아민 산화효소 억제제는 세로토닌, 노르에피네프린, 도파민, 티라민 등과 같은 생체아민의 분해를 차단하여 항우울 효과를 나타낸다. 단가아민 산화효소는 A형과 B형이 있으며, 이 중 A형이 세로토닌과 노르에피네프린에 선택적으로 작용한다. 따라서 단가아민 산화효소-A 억제제가 주된 항우울 효과를 보인다. 대표적인 단가아민 산화효소 억제제로 페넬진(phenelzine), 세레질린(selegiline), 트라닐사이프로민(tranylcypromine) 및 이소카르보사지드(isocarboxazid) 등이 있다(그림 31-5).

선택적 세로토닌 재흡수 억제제

대표적인 항우울제로 플루오세틴(fluoxetine), 서트랄린(sertraline), (에스)시탈로프람[(es)citalopram], 파록세틴(paroxetine) 및 플루보사민(fluvoxamine) 등이 있다. 선택적 세로토닌 재흡수 억제제는 노르에피네프린과도파민의 재흡수에는 비교적 영향을 주지 않고, 선택적으로 세로토닌 수송체의 재흡수과정을 차단하여 항우울 효과를 나타내게 된다(그림 31-6). 세로토닌 수송체에 대한 친화성은 약물별로 선택성이 다른데, 에스시탈로프람과 서트랄린이 상대적으로 다른 항우울제들에 비하여 세로토닌 수송체에 선택적 친화성이 높은 것으로 알려져 있다. 그리고 이들 약물들은 무스카린성, 히스타민 및 α_1 아드레너직 수용체들에는 거의 차단 작용이 없는 것으로 알려져 있다.

노르에피네프린-도파민 재흡수 억제제

노르에피네프린과 도파민의 재흡수를 연접부에서 차단하는 약물로 대표적인 항우울제로 부프로피온(bupropion)이 있다. 이 항우울제는 주로 노르아드레날린 재흡수억제작용을 통하여 항우울 효과를 나타내며, 도파민 재흡수억제작용은 중추신경계자극효과와 미미한 항우울효과를 나타낸다는 보고도 있다.

세로토닌 길항제 및 재흡수 억제제

강력한 세로토닌-2 수용체 차단작용과 세로토닌 재흡수 차단작용을 가지고 있다. 대표적인 항우울제로는 트라조돈(trazodone)과 네파조돈(nefazodone)이 있다. 그러나 세로토닌 재흡수 차단작용은 삼환계 항우울제나 선택적 세로토닌 재흡수 억제제보다 매우 약하다.

세로토닌-노르에피네프린 재흡수 억제제

신경 연접부에서 주로 세로토닌과 노르에피네프린의 재흡수를 차단하여 항우울 효과를 나타낸다. 대표적인 항우울제로 벤라팍신(venlafaxine), 데스벤라팍신(desvenlafaxine), 둘록세틴(duloxetine), 밀나시프란(milnacipran) 등이 있다. 일부에서는 고용량에서는 도파민의 재흡수도 차단하는 작용도 있다. 또한, 용량에 따라 소량에서는 세로토닌, 중등도 용량에서는 노르에피네프린, 그리고 고용량에서는 도파민 재흡수를 억제한다고 알려져 있다. 세로토닌 재흡수 억제작용에 노르에피네프린 재흡수 억제작용이 부가된 것이므로 선택적 세로토닌 재흡수 억제제에 비하여 효능이 더 뛰어날 것으로 생각되지만 비교우위는 아직까지 불확실하다.

노르아드레날린-세로토닌 길항제

미르타자핀(mirtazapine)이 대표적인 항우울제이다. 세로토닌 신경말단의 α_2 이성수용체를 차단함으로써 세로토닌 방출을 증가시키고, 노르에피네프린 신경말단의 자가수용체를 차단함으로써 노르에피네프린의 방출을 증가시킨다. 동시에 노르에피네프린 신경원의 세포체에 존재하는 α_2 자가수용체를 차단하면 노르에피네프린 신경원의 발화율이 증가되고 이로 인해 세로토닌 세포체의 α_1 아드레날린수용체를 자극하게 됨에 따라 세로토닌 신경원의 발화율 증가를 초래하여 궁극적으로 세로토닌 신경전달을 촉진하게 된다.

세로토닌 재흡수 증강제

대표적인 항우울제로 티아넵틴(tianeptine)이 있다. 선택적 세로토닌 재흡수 억제제와는 다른 작용 기전을 가지면서 항우울효과를 보이는 것으로 알려져 있다. 해마와 대뇌피질의 신경시냅스에서 세로토닌 재흡수를 촉진시키며 시냅스 후 수용체에는 거의 작용이 없다. 이 약물은 스트레스에 대한 시상하부-뇌하수체-부신축의 반응을 감소시키며 글루타메이트와 같은 신경흥분 물질의 분비를 조절하는 작용도 있는 것으로 알려져 있다.

멜라토닌 수용체 효현제

대표적인 항우울제로 아고멜라틴(agomelatine)이 있다. 비교적 최근에 항우울제로 공인된 약물이다. 세로토닌-2C 수용체 길항작용과 멜라토닌 1/2 수용체에 대한 효현 작용으로 항우울 효과를 보이는 것으로 알려져 있다. 다른 항우울제들과 비교하면 세로토닌, 노르에피네프린 및 도파민 재흡수에는 관여하지 않으므로 매우 독특한 작용 기전을 가진 것으로 생각된다. 활동일주기(circardian rhythm)의 재동조를 촉진하여 수면 장애의 개선에 효과가 있다. 전두부에서 도파민 및 노르에피네프린의 분비를 촉진하지만 세로토닌성 신경전달에는 작용이 없다. 또한, α/β 아드레너직 수용체, 히스타민 수용체, 콜린성 수용체 및 벤조디아제핀 수용체 등에는 친화성이 없는 것으로 알려져 있다.

세로토닌 조절제

대표적인 항우울제로 빌라조돈(vilazodone) 및 보티옥세틴(vortioxetine)이 있다. 신경 연접부에서 세로토닌 수송체의 작용을 억제하여 세로토닌의 재흡수를 억제하고 5HT1A 혹은 5HT7 등 다양한 세로토닌 수용체를 동시에 차단하거나 자극하여 항우울 효과를 나타내게 된다. 노르에피네프린 및 도파민 재흡수에는 관여하지 않는 것으로 알려져 있다.

약동학

1세대 항우울제

삼환계항우울제는 주로 위장관에서 흡수되며 2~4시간에 혈중 최고 농도에 달하고 단백질과 쉽게 결합한다(90~95%). 반감기가 상대적으로 길어서 약 30~50시간 정도가 되어 일일 1회 복용이 가능하다. 대사는 주로 간에서 이루어지며 활성 산물을 지닌다. 삼환계항우울제의 경우 CYP450효소계에 의하여 비활성화되는 과정을 거친다. 약물을 투여 후 항정 상태에는 약 일주일 이내에 도달하는 것으로 알려져 있다. 과량 복용을 하게 되면 독성작용이 매우 강하므로 치사율이 높다.

단가아민 산화효소 억제제들의 경우 대부분 아세틸화과정을 거쳐서 간에서 대사가 이루어지며 신장으로 배출되고 활성 산물들이 없다. 단가아민 산화효소-A의 경우 뇌나 간, 장관계와 교감신경계에 분포하고 단가아민 산화효소-B는 주로 뇌나 간 혈소판에서 발견된다. 단가아민 산화효소 억제 작용은 단가아민 산화효소 억제제가 투여 중지가 되고 혈액 속에서 발견되지 않아도 일정기간 동안 지속적으로 이루어지게 된다. 따라서 일반적으로 단가아민 산화효소 억제제들의 약물 용량과 약동학적 상관성은 예측이 어렵다. 일반적으로 볼 때 이들 약물들을 투여 중단한 후에도 약물 효과는 적어도 7일에서 약 2주간 지속된다고 생각해야 한다. 단가아민 산화효소 억제제의 MAO 차단 효과는 비가역적이므로 이 약물을 투여할 때 티라민 함유 음식물과 같이 섭취할 때 발생하는 고혈압 때문에 가역적 단가아민 산화효소-A 차단제인 모클로베마이드(moclobemide)가 개발되기도 하였다.

선택적 세로토닌 재흡수 억제제

선택적 세로토닌 재흡수 억제제들은 약동학적 특성도 약물에 따라 다양한 양상을 보인다. 일부 선택적 세로토닌 재흡수 억제제들은 용량 의존적 선형 약동학적 성상을 보이지 않는 반면, 일부에서는 용량에 비례하는 혈중 농도를 보이기도 한다. 대부분 간에서 대사가 되며 CYP450 효소계에 의하여 비활성화된다. 선택적 세로토닌 재흡수 억제제와 관련된 CYP450 효소계는 매우 다양한데, 1A2, 2C9, 2C19, 2E1, 3A 및 2B6 등이 대표적이다. 이 중 정신작용약물들의 대사에 있어서 가장 중요한 효소는 2D6이다. CYP2D6를 억제하는 작용을 가진 대표적인 선택적 세로토닌 재흡수 억제제로 파록세틴과 플루오세틴을 들 수 있는데 이들 약물의 경우 CYP450 2D6 효소에 의하여 대사되는 약물과 동시에 투여 되는 경우 상대 약물의 혈중 농도를 상승시킬 수 있으므로 매우 주의하여야 한다. 서트랄린의 경우에도 중등도로 2D6 효소를 억제한다. 일반적으로 단백질 결합능은 약 50~98%에 이르며 대부분 활성 대사 산물을 지닌다. 반감기도 다양한데 플루오세틴의 경우 가장 긴 반감기를 지녀서 활성 대사 산물의 경우 약 16일에 이른다. 투여 후 혈중 최고 농도에 이르는 시간도 다양한데 시탈로프람의 경우 약 2~4시간이면 최고 농도를 보일 수 있다.

노르에피네프린-도파민 재흡수 억제제

부프로피온은 간에서 광범위하게 대사가 되며 반감기는 약 20시간 정도이다. 활성 대사 산물을 보이며 주로 CYP 2B6 효소에 의하여 대사가 된다. 중등도로 2D6 효소를 억제하므로 이 효소에 의하여 대사되는 약물과 병용 투여시에 유의하여야 한다.

세로토닌 길항제 및 재흡수 억제제

트라조돈의 경우 매우 빠른 흡수율을 보이며 간에서 광범위하게 대사가 이루어지고 약 4시간 정도의 반감기를 지닌다. 네파조돈 역시 매우 빠른 흡수율을 보이고 간에서 광범위하게 대사가 되므로 약 20% 정도의 생체 이용률을 보인다. 혈중 최고 농도는 약 1시간 후에 다다르며 반감기는 2~4시간 정도이다. 단백 결합능은 약 99%이다. 음식물은 네파조돈의 흡수를 방해한다.

세로토닌-노르에피네프린 재흡수 억제제

벤라팍신은 간에서 광범위하게 대사가 이루어지며 흡수율도 약 90%에 이른다. 활성 대사 산물을 보이며 신장을 통하여 배설이 이루어진다. 단백 결합능은 약 30% 정도이다. 항정 상태는 투여 후 약 3일 정도에 이루어지며 반감기는 약 5~10시간이다. CYP450 2D6 억제 작용은 미약하다. 둘록세틴의 경우 간에서 대사되며 CYP450 1A2와 CYP450 2D6에 의하여 주로 비활성화된다. 항정 상태는 투여 후 약 3일 정도에 이루어지며 반감기는 약 8~17시간이다. 중등도로 CYP450 2D6 효소를 억제하므로 약물 상호작용에 유의하여야 한다. 밀나시프란은 경구 투여시 빠르게 흡수되고 생체이용률은 약 90% 정도이다. 항정 상태는 투여 후 약 2일 정도에 이루어지며 반감기는 약 6~8시간이다. CYP450 2D6 효소 억제 작용이 없으므로 약물 상호작용 측면에서 안정적이다.

노르아드레날린-세로토닌 길항제

미르타자핀은 경구 투여로 매우 빠르게 흡수되며 최고 혈중농도는 투여 후 약 2시간 이내에 다다르게 된다. 항정 상태는 투여 후 약 5일 정도에 이루어지며 반감기는 약 20~40시간이다. CYP450 2D6, 3A와 1A2에 의하여 주로 대사가 이루어지며 CYP450 2D6 효소 억제 작용이 없으므로 약물 상호작용 측면에서 유리하다. 음식물은 미르타자핀의 흡수에 미치는 영향이 미약하다.

세로토닌 재흡수 증강제

티아넵틴은 경구 투여로 매우 빠르게 흡수되며 생체 이용률은 약 70% 이상이다. 경구 투여 후 최고 혈중 농도에 약 1시간이 지나면 다다르게 된다. 단백 결합능은 약 90%에 이른다. 반감기는 약 3시간 정도이다.

멜라토닌 수용체 효현제

아고멜라틴은 매우 빠르게 흡수되며 생체 이용률은 낮다. 단백 결합능은 약 95%이며 반감기는 약 2~3시간이다. 약 90% 이상에서 CYP450 1A2와 2C9에 의하여 대사된다. CYP450 효소계를 억제하지 않으므로 약물 상호작용면에서 유리하다. 그러나 CYP450 1A2/2C9 억제제들과 병합 투여시 아고멜라틴의 혈중 농도가 상승할 수 있으므로 유의해야 한다. 활성 대사 산물이 없으며 소변으로 배설된다.

세로토닌 조절제

빌라조돈의 생체이용율은 약 70%이다. 경구 투여 후 약 4~5시간이 지나면 최고 농도에 다다른다. 항정 상태는 투여 후 약 3일 정도에 이루어지며 반감기는 약 25시간이다. CYP450 3A4에 의하여 주로 대사가 이루어 지며 CYP450 2C19와 2D6에 의하여도 대사된다. CYP450 2D6 효소 억제 작용은 미약하다. 보티옥세틴의 경우 경구 투여 후 약 7~11시간이 지나면 최고 농도에 이르며 항정 상태는 약 2주 정도에 다다르게 된다. 반감기는 약 66시간이다. 생체 이용률은 약 75%이다. 보티옥세틴은 간에서 광범위하게 대사가 되며 CYP450 2D6, CYP3A4/5, CYP2C19, CYP2C9, CYP2A6, CYP2C8과 CYP2B6들이 주요한 효소계이다. CYP450 2D6 효소 억제 작용이 미약하므로 약물 상호작용 측면에 유리하다.

적응증, 효능, 용량, 용법 및 약의 선택

항우울제의 일반적인 치료 반응은 6~8주간 약물 치료 후 50~70%정도 이며 관해율은 약 30% 정도인 것으로 알려져 있다. 또한, 항우울제의 치료 반응율 및 관해율의 경우 우울 삽화를 거듭 할수록 현저하게 떨어지는 경향을 보인다. 일반적으로 항우울제 투여에 따른 치료 반응은 투여 직후가 아닌, 약 2주가 경과한 이후에 관찰되는 것으로 알려져 있으며 이유는 명확하게 밝혀지지 않았으나 항우울제 작용 기전과 관련된 신경전달계의 화학적 변화 등으로 생각되고 있다.

일반적으로 항우울제는 약 2~3주간 최소 유효 용량에서 투여를 시작한 후 증상의 호전이 관찰되지 않으면 환자의 개별 임상적 반응 및 내약성에 근거하여 서서히 증량한다. 충분한 기간 동안(예: 6~8주) 치료 유효 용량을 투여하여도 효과가 없거나 적은 경우에는 먼저 약물 순응도/용량/치료 기간을 확인하여야 한다. 만약 약물 순응도에 문제가 있으면 환자 교육을 통하여 약물을 잘 복용하도록 한 후 다시 치료 반응도를 확인하여야 한다. 항우울제 용량 및 치료 기간이 부족하였으면 다시 용량을 적정하고 충분한 기간 동안 재투여해야 한다. 또한, 치료 반응이 내외과적인 동반 질환의 유무, 최근의 스트레스 유무 및 환경 변화 등에 대한 확인도 필요하다.

치료 저항성 우울장애의 정의는 확립되어 있지 않으나 대체적으로 두 종류 이상의 항우울제로 6~8주간 적극적인 치료에도 치료 반응을 보이지 않는 경우에는 임상적으로 치료 저항성으로 생각할 수 있다. 만약 치료 저항성으로 판단되면 동일한 항우울제의 용량 및 치료기간을 증가, 항우울제가 아닌 다른 정신용제의 부가요법(예: 리튬, 갑상선 호르몬, 중추신경자극제, 항정신병약물 등), 다른 항우울제로의 치환 혹은 다른 계열의 항우울제 병용 요법을 시도할 수 있다.

실제 환자를 치료하는 경우에 있어서 어떤 항우울제를 선택할 것인가는 매우 어려운 문제이다. 일반적으로 주요 우울장애의 치료에 공인된 모든 항우울제들은 효능면에서 큰 차이를 보이지 않는 것으로 보고되고 있다.

하지만 항우울제 간 약물학적 성상의 차이에 따른 특정 증상들에 대한 효능의 차이 및 이상 반응에 대한 차이가 일부 있을 수 있다. 최근의 연구 결과들에 따르면 서트랄린과 에스시탈로프람이 효능 및 안전성 부분을 모두 고려할 때 다른 개별 항우울제에 비하여 비교적 우수함이 제시되었다. 일부 우울장애의 아형에 따른 항우울제 종류에 따른 효능의 차이는 비교적 잘 알려져 있다. 비정형 우울증상을 동반하는 경우에는 단가아민 산화효소 억제제가 삼환계 항우울제에 비하여 효과가 우수하고, 정신병적인 증상을 동반하는 경우에는 항우울제를 단독으로 사용하는 것에 비하여 항정신병약물을 병용하는 것이 보다 치료 반응이 좋은 것으로 알려져 있다. 다른 우울장애의 아형군에 대한 항우울제의 효능의 차이는 아직 확립되지 못하였다.

결론적으로 개별 항우울제 간 주요 우울장애의 치료에 대한 전반 효능의 차이는 없으며 약물학적 특성에 따른 일부 증상들에 대한 효과와 이상반응 발현에 따른 차이가 있다고 볼 수 있다. 따라서 항우울제의 일차 선택시 목표 증상, 약물의 부작용, 임상의의 경험, 과거 약물 치료 반응도, 가족의 약물 치료 반응도, 환자의 경제적인 상태, 공존하는 내외과적인 질환 등을 고려하여 가장 적절한 약물을 선택하여야 한다.

1세대 항우울제

삼환계 항우울제 및 단가아민 산화효소 억제제들은 주요 우울장애의 치료에 공인되어 있다. 실제 임상에서는 삼환계 항우울제의 경우 주요 우울장애 이외에도 다양한 신체 증상 특히 통증을 동반하는 질환의 치료에도 효과적인 것으로 알려져 있는데, 고용량보다는 저용량에서 특히 효과적인 것으로 보고되고 있다.

단가아민 산화효소 억제제들은 비정형 우울장애의 치료에 있어서 삼환계 항우울제보다 효과적인 것으로 보고되기도 한다. 선택적 세로토닌 재흡수 억제제와 효능 비교시 비슷한 것으로 임상 연구 결과들에서 보고되고 있으며 약 70~80%의 환자들에서 치료 반응을 보이는 것으로 알려져 있다. 이미프라민의 경우 야뇨증, 클로미프라민의 경우 강박 증상의 치료에 더욱 효과적이라는 보고들도 있다.

선택적 세로토닌 재흡수 억제제

플루오세틴은 선택적 세로토닌 재흡수 억제제 중 가장 처음으로 개발된 약물이다. 우울장애, 강박장애, 섭식장애 및 공황장애의 치료에 공인되어 있다. 일일 용량으로 20~80 mg이 주로 사용된다. 반감기가 선택적 세로토닌 재흡수 억제제 중 가장 길어서 약물 중단에 따른 이상 반응이 적으므로 타 항우울제로 치환 시 이점이 있다. 플루오세틴은 에너지 증가 효과와 식욕 저하 및 항거식 작용이 있으므로 젊은 연령층에 유리한 점이 있다. 서트랄린은 우울장애, 강박장애, 공황장애, 외상후 스트레스장애, 월경전불쾌장애, 사회불안장애의 치료에 공인되어 있다. 용량은 질환에 따라 차이가 있으며 일일 용량으로 50~200 mg이 주로 사용된다. 이 약물은 진정 작용이 적다. 또한 내과적 동반 질환(예: 심장 질환)들이 동반된 환자들에게 안전한 약물로 추천되며 고령의 환자들에게 적합하다. 파록세틴은 불안 증상을 가진 환자에 선호되는 항우울제이다. 이에 따라 불안장애 환자 치료에서도 많이 이용되고 있다. 파록세틴은 우울장애, 강박장애, 공황장애, 사회불안장애, 외상후 스트레스장애, 범불안장애의 치료에 공인되어 있다. 용량은 질환에 따라 차이가 있으며 일일 용량으로 20~60 mg이 주로 사용된다. 플루보사민은 우울장애와 강박장애의 치료에 이용된다. 일일 용량으로 50~100 mg이 주로 사용된다. 시탈로프람은 우울장애의 치료에만 공인되어 있다. 일일 용량으로 20~60 mg이 주로 사용된다. 최근에는 에스시탈로프람의 개발로 임상에서 사용은 줄어들고 있다. 에스시탈로프람은 우울장애와 범불안장애의 치료에 공인되어 있다. 일일 용량으로 10~20 mg이 주로 사용된다. 이 약물은 선택적 세로토닌 재흡수 억제제 중 가장 세로토닌 수송체에 선택적 작용을 하며 약물 순응도 및 약물 상호작용 면에서 유리하다.

노르에피네프린-도파민 재흡수 억제제

부프로피온은 우울장애와 계절성 우울장애의 치료에 공인되어 있다. 일일 용량으로 300 mg이 주로 사용된다. 이 약물은 주로 CYP450 2B6 효소에 의하여 대사되고 약물 상호작용이 적다. 중추신경계자극효과가 있어 정신운동지체, 피곤, 집중력 저하 등의 증상을 동반한 우울장애 환자에게 도움이 될 수 있다. 상대적으로 조증 유발이 적은 편이므로 양극성 우울장애의 치료에 유리할 수 있다.

세로토닌 길항제 및 재흡수 억제제

트라조돈은 세로토닌-2 수용체 차단 작용이 강력하여 강한 진정 작용이 있어서 최근에는 우울 증상의 치료보다는 불면증의 치료에 오히려 많이 사용된다. 단가아민 산화효소 억제제와의 병용은 금기이며 혈압 강하제와의 병용 사용 또한 매우 유의하여야 한다. 현재 네파조돈은 간독성의 영향으로 시판이 중단되었다.

세로토닌-노르에피네프린 재흡수 억제제

벤라팍신은 우울장애, 공황장애, 사회불안장애, 범불안장애의 치료에 공인되어 있다. 일일 용량으로 75~375 mg이 주로 사용된다. 최소 유효 치료용량은 150 mg 정도이다. 반감기가 짧으므로 일일 2회 복용하며 서방정을 사용하면 일일 1회 복용이 가능하다. 이론적으로 세로토닌 재흡수 억제작용에 노르에피네프린 재흡수 억제작용이 부가되었지만 선택적 세로토닌 재흡수 억제제에 비해서 효능이 더 우수한지는 불분명하다. 일부 연구 결과에 따르면 치료 저항성우울장애 및 심한 우울장애에 효과적인 약물로 알려져 있다. 새로 개발된 데스벤라팍신은 벤라팍신의 활성 대사산물로 기존 약물의 성상을 보완하여 후속 약물로 개발되었다. 이 약물은 서방정의 형태로 개발되어 복용시 빠르게 뇌신경계에 작용한다. 다른 항우울제들과는 달리 CYP450 효소계를 통하여 대사되지 않고 억제 작용이 없어 미약한 약물 상호작용을 보인다. 주요 우울장애의 치료에 공인되어 있고, 일일 용량 50~400 mg을 사용한다. 일반적으로 추천되는 용량은 50 mg이다. 둘록세틴은 우울장애, 범불안장애, 당뇨성말초신경병증 및 섬유근통증후군의 치료에 공인되어 있다. 일일 용량으로 30~120 mg이 주로 사용된다. 밀나시프란의 경우 주요 우울장애와 섬유근통증후군의 치료에 공인되어 있다. 일일 용량으로 50~100 mg이 주로 사용된다.

노르아드레날린-세로토닌 길항제

미르타자핀은 주요 우울장애의 치료에 공인되어 있다. 일일 용량으로 15~45 mg이 주로 사용된다. 세로토닌 수용체들에 대한 차단작용으로 불안, 불면증, 정좌불능, 성기능 장애 및 오심, 구토 등 소화기계 부작용이 적은 장점이 있다. 그러나 강력한 항히스타민 작용을 나타내어 체중 증가나 진정 작용이 있음에 주의하여야 한다.

세로토닌 재흡수 증강제

티아넵틴은 주요 우울장애의 치료에 공인되어 있다. 일일 용량으로 25~50 mg이 주로 사용된다. 노인의 경우 용량을 50% 정도 감량한다. 기존의 항우울제와 비슷한 항우울 효과를 나타낸다. 노인성 우울장애, 인지 기능장애가 동반된 경우 그리고 알코올 금단 후의 우울장애에 효과적이라는 보고도 있다.

멜라토닌 수용체 효현제

아고멜라틴은 주요 우울장애의 치료에 공인되어 있다. 일일 용량으로 25~50 mg이 추천된다. 수면장애는 주요 우울장애를 비롯한 우울증에 공통적으로 발현되는 증상으로 매우 흔하다. 이 약물은 멜라토닌 수용체 1/2 효현제이므로 일주기리듬을 재동기화하므로 수면 장애가 동반된 우울 증상의 치료에 보다 효과적일 수 있다. 또한, 5HTC 수용체에 대한 길항작용이 있으므로 불안 증상의 치료에도 효과가 있다. 성기능장애 부작용이 거의 없는 것으로 알려져 있다.

세로토닌 조절제

빌라조돈은 주요 우울장애의 치료에 공인되었다. 하루 일회 복용하며 일일 용량으로 40 mg이 이용된다. 세로토닌 재흡수를 억제하며 5-HT1A 수용체에 부분적인 효현 효과를 나타낸다. 노르에피네프린 수송체의 억제 작용은 없다. 보티옥세틴은 주요 우울장애의 치료에 공인되어 있다. 하루 1회 복용하며 일일 용량으로 10~20 mg이 추천된다. 기존 항우울제들에서 흔히 관찰되던 체중증가, 불면, 성기능 장애 등이 적은 것으로 알려져 있다. 또한 5-HT7 길항 작용 등으로 인지기능의 개선에 효과적이라는 보고도 있다. 약물 중단에 따른 금단 증상도 미약한 것으로 알려져 있다.

상기 항우울제들의 적응증, 상용량 및 임상적 특징들이 표 31-8에 정리되어 있다.

부작용

1세대 항우울제

삼환계 항우울제는 세로토닌 및 노르에피네프린 재흡수 차단 효과 외에도 항히스타민 및 항콜린성 작용을 보이므로 과다한 진정, 식욕 증가, 체중 증가, 구갈, 변비, 배뇨곤란, 시력장애, 발기부전 등의 부작용이 흔하다. 또한 α_1 아드레너직 수용체 차단으로 인한 심혈관계 부작용의 위험도 높다. 과량 투여 및 복용시에는 부정맥으로 심한 경우 사망에 이를 수도 있다. 따라서 노인 환자나 자살 사고 혹은 자살 과거력이 있는 환자들의 경우에는 피하는 것이 추천된다. 양극성 우울증 환자에 투여되는 경우에는 조증 및 경조증을 쉽게 유발할 수도 있다.

단가아민 산화효소 차단제를 투여시 티라민을 함유한 치즈, 와인과 같은 음식물을 같이 섭취할 때는 고혈압의 위험이 높으므로 이들 음식을 반드시 피하여야 한다. 항히스타민 및 항콜린성 부작용은 거의 없으나 α_1 아드레너직 수용체 차단으로 인한 기립성 저혈압의 위험도 있다. 일반적인 부작용으로는 진정, 구갈, 불면, 체중 증가, 부종, 성기능 저하 등이 있

표 31-8. 항우울제들의 적응증, 상용량 및 임상적 특징

항우울제	적응증	일일 용량	임상적 특징
삼환계 항우울제			
3차 아미트리프틸린	우울장애	150~300 mg	저용량에서 통증에 효과
클로미프라민	우울장애, 강박증	100~250 mg	강박증상에 효과
도세핀	우울장애, 불안신경증	150~300 mg	
이미프라민	우울장애, 소아 야뇨증	150~300 mg	야간 뇨 감소
트리미프라민	우울장애	150~300 mg	
아모사핀	우울장애	200~300 mg	도파민 차단
2차 노트리프틸린	우울장애	50~150 mg	
데시프라민	우울장애	150~300 mg	
프로트리프틸린	우울장애	15~60 mg	
단가아민 산화효소 억제제			
페넬진	우울장애	45~90 mg	
이소카르보사지드	우울장애	20~60 mg	
트라닐 사이프로민	우울장애	20~60 mg	
세레지린 트랜스더말 패치	우울장애	6~12 mg	고전적 단가아민 산화효소 억제제와 달리 피부 패치제로 발매, 타이라민 포함된 치즈와 같은 음식물 제한 없음, 고혈압 위기 위험성 저하
선택적 세로토닌 재흡수 억제제			
플루오세틴	우울장애, 강박장애, 섭식장애 및 공황장애	20~80 mg	활성화 효과, 체중 증가 적음, 약물 상호작용 주의
서트랄린	우울장애, 강박장애, 공황장애, 외상후 스트레스장애, 월경전불쾌장애, 사회불안장애	50~200 mg	불안, 강박 증상에 효과적, 약물 상호작용 적음
(에스)시탈로프람	우울장애	10~60 mg/ 10~20 mg	가장 세로토닌에 선택적, 약물 상호작용 적음
플루보사민	우울장애, 강박장애	50~100 mg	강박 증상에 효과적
파록세틴	우울장애, 강박장애, 공황장애, 사회불안장애, 범불안장애, 외상후 스트레스장애	20~60 mg	가장 강력한 세로토닌 친화성, 약물 상호작용 주의, 짧은 반감기, 급작스런 중단시 다양한 부작용, 불안 증상에 효과
도파민 노르에피네프린 재흡수 억제제			
부프로피온	우울장애와 계절성 우울장애	150~300 mg	성기능 장애 감소, 체중 증가 적음, 약물 상호작용 적음, 양극성 우울증에 비교적 안전
세로토닌 노르에피네프린 재흡수 억제제			
벤라팍신	우울장애, 공황장애, 사회불안장애, 범불안장애	75~375 mg	짧은 반감기, 세로토닌>노르에피네프린 친화성
데스벤라팍신	우울장애	50 mg	위장관부작용 감소
둘록세틴	우울장애, 범불안장애, 당뇨성말초신경병증, 섬유근통증후군	30~120 mg	세로토닌<노르에피네프린 친화성
밀나시프란	우울장애, 섬유근통증후군	50~100 mg	세로토닌<노르에피네프린 친화성, 가장 균형적인 세로토닌 노르에피네프린 재흡수 억제 작용

표 31-8. 항우울제들의 적응증, 상용량 및 임상적 특징 (계속)

항우울제	적응증	일일 용량	임상적 특징
세로토닌 길항제 및 재흡수 억제제			
트라조돈	우울장애	150~300 mg	불면증에 효과적, 지속 발기증
네파조돈	우울장애	300~500 mg	간부전, 시판 중지
노르아드레날린 세로토닌 수용체 길항제			
미르타자핀	우울장애	15~45 mg	강력한 진정 작용, 불면에 효과, 위장관 장애 감소
세로토닌 재흡수 증강제			
티아넵틴	우울장애	25~50 mg	노인성 우울증, 약물 상호작용에 비교적 안전
멜라토닌 수용체 효현제			
아고멜라틴	우울장애	25~50 mg	약물 상호작용에 비교적 안전
세로토닌 조절제			
빌라조돈	우울장애	40 mg	체중 증가와 성기능 장애 발생 빈도 적음, 약물 상호작용에 비교적 안전
보티옥세틴	우울장애	10~20 mg	다양한 세로토닌 수용체를 조절, 체중 증가 적음, 인지기능 보존/향상 효과 심한 불안에 더욱 효과, 약물 상호작용에 비교적 안전

다. 모든 선택적 세로토닌 재흡수 억제제는 단가아민 산화효소 억제제와 같이 사용될 경우 위험성을 내포하고 있으므로 가급적 병용 투여하지 말아야 하며, 세로토닌 증후군도 발생할 수 있다. 단가아민 산화효소 억제제 사용 전 플루오세틴은 5주, 다른 선택적 세로토닌 재흡수 억제제는 2주 전에 사용을 중지하여야 한다. 그와 반대로 선택적 세로토닌 재흡수 억제제를 사용시에는 적어도 2주 전에 단가아민 산화효소 억제제를 중단해야 한다.

선택적 세로토닌 재흡수 억제제

약물들의 성상에 따라 부작용들이 다소 차이가 있을 수 있으나 대개 비슷한 양상의 부작용들을 발현한다. 공통적인 부작용들로는 위장관계 부작용들이 가장 흔하며 대개 약물을 투여하고 치료 초반 일주일 이내에 가장 많이 발생하지만 시간이 경과하면 자연적으로 소실된다. 이외에도 두통, 불면, 체중 증가, 발한, 신경과민, 불안, 초조, 혈액 응고시간 지연, 근긴장도 증가, 졸림, 꿈, 피부 발진 등을 들 수 있다. 대부분의 항우울제들의 경우 일정기간 사용하다가 갑자기 중단하는 경우 약물 중단과 관련한 여러 불편한 이상 반응들이 약 20% 정도의 환자들에서 발생할 수 있다. 우울증상의 악화, 신체적 증상(예: 발한, 감각 이상, 두통, 불면, 진전, 근긴장, 현훈 등)들이 발생할 수 있다. 특히 항우울제의 투여 기간에 비례하여 발생하고 반감기가 짧은 항우울제들의 경우(예: 파록세틴) 이러한 증상들이 심하게 나타난다. 일반적으로는 약한 정도로 약 1~2주 정도까지 지속될 수 있다. 기존의 항우울제를 재사용하면 하루 이내에 대부분 회복이 된다. 항우울제의 중단 이유는 대부분 약물 부작용, 약물 치료에 대한 거부감, 자연적인 증상 호전에 대한 기대감, 약물 의존에 대한 두려움, 증상의 악화, 항우울제 치료에 대한 부정적인 인식, 항우울제 치료에 대한 잘못된 정보, 치료적 동맹의 결여 등을 들 수 있는데 미리 환자들에게 사전 교육을 통하여 약물 순응도를 높여야 한다. 두 가지 이상의 세로토닌성 항우울제를 병용 투여하는 경우에는 세로토닌 증후군이 발생할 수도 있다. 세로토닌 증후군은 세로토닌 신경전달을 증강시키는 두 가지 약물들을 병용하거나 과용시 주로 발생한다. 발현 증상들로는 고열, 발한, 빈맥, 정신 착란, 초조, 불안, 근육경련, 발목 간대경련, 반사항진, 횡문근융해, 파종성 혈관내 응고 등을 들 수 있다. 특정한 치료 방법은 없으며 대증적 치료를 하여야 한다.

플루오세틴의 흔한 부작용은 구역, 설사, 식욕감소, 구갈, 소화장애 등이 있다. 타 선택적 세로토닌 재흡수 억제제들에 비하여 체중 증가가 덜하고 피로감이 덜 할 수 있다. 서트랄린의 흔한 부작용은 구역, 구갈, 설사, 현훈, 불면 등이다. 파록세틴은 선택적 세로토닌 재흡수 억제제 중 항콜린성 및 항히스타민성 작용을 가지고 있어 상대적으로 진정 효과가 크다. 반감기가 짧으므로 갑작스러운 투약 중단은 금단 증상이 발생할 수 있고 흔한 부작용은 구역, 졸리움, 사정 장애, 초조, 피로 등이다. 플루복사민의 흔한 부작용은 졸리움, 불면, 두통, 초조, 구역, 소화장애 등이다. 시탈로프람 및 에스시탈로프람의 흔한 부작용은 구역, 사정장애, 설사, 구갈, 졸리움, 불면, 어지러움, 발한 등이다.

노르에피네프린-도파민 재흡수 억제제

부프로피온은 항콜린성 부작용이 없고 심혈관계에 작용도 적은 편이며 성기능장애의 방생 위험도 매우 낮다. 따라서 다른 항우울제로 치료 도중 성기능 장애가 나타나는 경우 유용하게 사용할 수 있는 항우울제이다. 그러나 고용량에서는 경련이 발생할 수 있으므로 유의하여야 한다. 또한, 투약 후 초기에 일시적인 정신증 증상이 발현하기도 한다. 흔한 부작용은 불면, 불안, 초조, 두통, 구갈, 구역, 변비, 설사, 복통 등이다.

세로토닌 길항제 및 재흡수 억제제

트라조돈은 α_1 수용체와 히스타민수용체를 차단하여 기립성 저혈압과 진정작용을 나타낸다. 항콜린성 작용이 없다. 일부에서는 지속 발기증이 보고되기도 하였다. 네파조돈은 항히스타민 작용이 약하여 상대적으로 진정 등의 부작용이 적다. 또한 세로토닌-2 수용체 차단작용을 통해 불면증, 성기능장애 등을 방지하는 장점이 있다. 흔한 부작용으로 구갈, 기면, 어지러움, 구역, 변비 등이 있으며 심각한 이상 반응으로 간독성 발생이 보고되었다.

세로토닌-노르에피네프린 재흡수 억제제

벤라팍신은 항콜린성 부작용이 매우 적으며 심장 독성이 미미하지만 구역, 변비, 불안, 불면증, 성기능 장애, 고혈압, 빈맥, 발한 등의 부작용을 자주 보인다. 선택적 세로토닌 재흡수 억제제와 비교시 불안이나 성기능 장애의 빈도가 다소 적다. 주의할 부작용으로는 고혈압의 발현이 있으므로 정기적인 혈압 검사가 필요하며 이전 고혈압 병력이 있거나 현증이 있는 경우 유의한다. 반감기가 짧으므로 갑작스런 투여 중단은 금단 증상을 초래하거나 우울 증상을 악화시킬 수 있음에 유의하여야 한다. 둘록세틴의 흔한 부작용으로는 구역, 졸리움, 두통, 구갈, 어지러움 등이다. 둘록세틴의 경우 혈압 상승은 없는 것으로 알려져 있으나 벤라팍신에 비하여 위장관계 부작용은 좀 더 흔하다. 벤라팍신과 마찬가지로 투여 중단시에는 금단 증상을 피하기 위하여 서서히 감량 중단하여야 한다. 밀나시프란의 흔한 부작용으로는 구역, 두통, 변비, 불면, 어지러움, 홍조 등이 있다. 마찬가지로 투여 중단시에는 서서히 감량하여 중단하여야 금단 증상을 피할 수 있다.

노르아드레날린-세로토닌 길항제

미르타자핀은 상대적으로 불안, 불면증, 정좌불능, 성기능장애 등의 부작용이 적으며, 구역, 구토 등 소화기계 부작용이 적은 장점이 있다. 그러나 강한 항히스타민작용으로 체중 증가와 과도한 진정 작용이 있다. 변비, 구갈, 졸리움, 현훈, 꿈, 식욕 증가, 부종 등이 흔하게 발생한다. 대사이상의 발생도 보고된다.

세로토닌 재흡수 증강제

티아넵틴은 부작용 측면에서 선택적 세로토닌 재흡수 억제제 등 타 항우울제들에 비하여 약한 측면이 있다. 성기능 장애 및 체중 증가 발생이 적으며 구갈, 불면 두통 등이 흔하게 보일 수 있다. 따라서 고령의 환자들에게 상대적으로 사용하기에 용이하다.

멜라토닌 수용체 효현제

아고멜라틴은 어지러움, 간기능 이상, 위장관장애 등이 흔하게 보고되며 구역, 설사, 꿈, 불안, 졸리움, 피곤, 발한 등의 부작용들도 보고되고 있다. 성기능 장애가 거의 없으며 체중 증가나 과도한 진정도 드물다.

세로토닌 조절제

빌라조돈의 흔한 부작용은 설사, 구역, 구토 및 불면 등이다. 구갈, 위장관 장애, 현훈, 불면, 피곤 등도 보고된다. 그러나 체중 증가와 성기능 장애 발생의 빈도는 적은 편이다. 갑작스런 투여 중단에 따른 금단 증상의 빈도는 적은 편이다. 보티옥세틴의 흔한 부작용은 구역, 변비, 구토 등이다. 구역은 대부분 복용 후 일주일 이내에 나타나며 강도는 경도에서 중등도이며 발생 빈도는 여성이 남성보다 많다. 이외에도 설사, 구갈, 변비, 어지러움, 꿈, 가려움증 등도 보고되고 있다. 성기능 장애와 체중 증가의 빈도는 적은 편이다. 갑작스런 투여 중단에 따른 금단 증상의 빈도는 적은 편이다.

약물 상호작용

약물상호작용이란 한 약물의 효능 혹은 독성이 다른 약물이나 음식, 음료, 환경화학물질 등에 의해 변화될 때 일어나는 현상이다. 경우에 따라 약물상호작용은 유용할 수도 있고 해로울 수도 있다. 약물선택에 있어 가급적 약물상호작용이 큰 약물의 병용은 피하여야 하지만 경우에 따라서는 임상적 추적과 약물적정을 신중히 하면서 이들을 사용할 수도 있다. 즉, 두 가지 약물을 병용 투여해야만 하는 경우에는 혈중 농도를 개별 약물로 측정하여 모니터링하면서 해로운 약물 상호작용을 최소화하고 이로운 약물 상호작용을 최대한으로 유도하여 임상적인 이득을 취할 수도 있다. 대부분의 약물상호작용은 단일기전에 의해서 일어나는 것이 아니고 대개는 둘 이상의 복합적 기전에 의해 일어난다.

항우울제들의 대사는 대부분 간 산화 효소계 CYP450에 의하여 이루어지며 이 효소계에는 많은 아형들이 존재한다. 특히 1A2, 2C9, 19, 2D6, 3A3, 4 등이 약물상호작용에 있어 매우 중요한 역할을 한다. CYP450 효소계는 알코올, 바르비투르산염, 항경련제 및 흡연 등에 의하여 유도되어 다른 약물들의 대사를 촉진시킨다. CYP450 2D6 효소계는 인종 간 매우 다른 유전적 배경을 지닌다. CYP450 2D6 유전자다형성을 예로 들면, 인종 간 매우 다양한 분포를 보여 인종 간 동일 약물의 대사에 있어서도 서로 다른 양상을 보인다. 따라서 동일 약물에 대한 인종 간 효능 및 부작용 발생의 차이를 보일 수 있다. 이러한 유전적/개인별 차이는 항우울제 효능, 이상반응 및 약물 간 상호작용에 영향을 미치게 된다.

CYP450 2D6 효소의 발현이 적은 환자들의 경우 선택적 세로토닌 재흡수 억제제 등이 잘 대사되지 않아 소량에서도 농도가 급상승하므로 조심스럽게 사용하거나, 같은 CYP450 2D6에 의해 대사되는 삼환계 항우울제 혹은 새로운 항우울제들과의 병용을 피해야 한다. 즉 특정 CYP450 효소를 억제하는 A 약물을 사용하면 이 효소로 대사가 되는 B 약물을 병용했을 때 B 약물의 농도가 증가하여 심각한 독성 및 이상반응을 보여 안전성 문제를 야기할 수 있다.

약물 간 상호작용을 피하기 위하여 가장 중요한 것은 사전 지식을 습득하여 최대한 발생하지 않게 조심해야 하는 것이다. 약물을 최소 유효 용량으로 조절하고, 대체 약물을 사용하거나, 용량 적정시 최소 용량으로 시작하여 천천히 증량 한다. 또한, 투약 후 환자의 임상적 반응을 면밀히 관찰하고 필요시 약물 농도를 측정하여 모니터링한다. 환자에게 사전 교육을 시행하고 가능하면 적응증 이외에는 약물을 사용하지 말고 약물 상호작용이 의심되면 가능한 모든 약물의 투여를 중단해야 한다. 마지막으로 치료 용량도 최소한으로 유지하는 것이 좋으며 유지 치료가 필요한 경우 치료 용량에서 유지 용량으로 감량하도록 한다.

1세대 항우울제

삼환계 항우울제들의 경우 선택적 세로토닌 재흡수 억제제에 비하여는 CYP450 효소계 관련한 약물 상호작용에 대한 위험성은 상대적으로 적은 편이다. 그러나 CYP450 효소계 억제 작용이 있으므로 유의하여야 한다. 데시프라민(desipramine)과 노트리프티린(nortriptyline)이 삼환계 항우울제 중에서는 CYP450 2D6 억제 작용이 약하여 가장 안전한 편이라고 볼 수 있다.

삼환계 항우울제와 단가아민 산화효소 억제제를 같이 투여할 때는 매우 위험한 약물 상호작용이 발생 가능하다. 이들 약물들의 병용 투여 시에는 고혈압으로 인하여 뇌졸중이 발생할 수도 있으며, 세로토닌 증후군이 발생할 수 있으므로 가급적 병용 투여는 피하도록 한다. 하지만 이러한 문제는 국내에서는 단가아민 산화효소 억제제를 사용하지 않고 있어 실제 위험성은 적다. 삼환계 항우울제 등과 같은 대부분의 항우울제들의 경우 항응고제의 생체 이용률을 증가시키므로 주의가 필요하다. 항고혈압제와 삼환계 항우울제를 병용 투여하는 것도 되도록 피하여야 한다. 시메티딘은 삼환계 항우울제의 대사를 방해하여, 혈중 농도가 증가되므로 용량 적정이 필요하다.

선택적 세로토닌 재흡수 억제제

선택적 세로토닌 재흡수 억제제도 CYP450 2D6의 작용을 억제하므로 약물 상호작용에 있어 문제가 된다. 그러나 개별 선택적 세로토닌 재흡수 억제제에 따른 차이가 있으므로 이를 숙지하는 것이 필요하다. 선택적 세로토닌 재흡수 억제제 중 약물 상호작용에 있어서 위험성을 가진 약물은 플루오세틴, 플루복사민, 파록세틴을 들 수 있으며 (에스)시탈로프람과 서트랄린은 상대적으로 위험성이 덜하다.

플루오세틴은 CYP450 2D6와 CYP450 3A4 억제 작용을 가지고 있어 다양한 약물과 약물 상호작용의 가능성이 있으므로 주의하여야 한다. 서트랄린은 CYP450 2D6와 CYP450 2B6에 미약한 억제 작용을 가지고 있어 다른 선택적 세로토닌 재흡수 억제제에 비하여 상대적으로 약물 상호작용이 적은 편이다. 파록세틴은 강력한 CYP450 2D6 억제 작용을 가지므로 약물 상호작용에 유의해야 한다. 플루오세틴과 파록세틴의 경우 유방암 치료제 타목시펜을 병용 투여시 이 약물의 혈중 농도를 낮추는 작용이 있으므로 주의하여야 한다. 플루보사민의 경우 CYP450 1A2 억제 작용이 있어 다른 약물과 상호작용이 있으므로 유의하여야 한다. (에스)시탈로프람은 최소의 CYP2D6 억제 작용을 지녀 약물 상호작용이 적어 다처방 약물을 복용하고 있는 노인 우울장애 혹은 공존 내외과적 질환이 있는 환자에게 유리하다. 선택적 세로토닌 재흡수 억제제의 다른 약물과의 상호작용은 세로토닌 상승효과에 특히 주의하여야 한다. 많은 약물들이 세로토닌의 분비를 자극하거나, 세로토닌의 재흡수를 억제한다. 이런 성상의 약물들을 선택적 세로토닌 재흡수 억제제와 병용 투여시 세로토닌의 축적과 상승으로 세로토닌 증후군을 발생시킬 수 있다. 또한 단가아민 산화효소 억제제와의 병용 투여시에도 세로토닌 증후군이 발생할 수 있다. 선택적 세로토닌 재흡수 억제제들은 항응고제의 생체 이용률을 증가시키므로 주의가 필요하다. 또한 베타 차단제의 혈중 농도를 증가시키다. 순환기 치료약물(예: 칼슘 통로 차단제 등)의 병용 투여시 이들 약물의 감량이 요구된다. 선택적 세로토닌 재흡수 억제제들은 진통제의 항통증 효과를 강화시킨다. 시메티딘은 CYP450 2D6를 억제하여 선택적 세로토닌 재흡수 억제제의 혈중 농도를 증가시킨다.

노르에피네프린-도파민 재흡수 억제제

부프로피온은 주로 CYP450 2B6에 의하여 대사가 되며 CYP450 2D6 억제 작용은 거의 없으므로 약물 상호작용 측면에서 유리하다.

세로토닌 길항제 및 재흡수 억제제

트라조돈은 CYP450 3A4에 의하여 대사가 된다. 네파조돈은 CYP450 3A4에 대하여 강력한 억제 작용을 지니므로 CYP450 3A4에 의하여 대사되는 알프라졸람 및 트리아졸람과 같은 약물과 병용 투여 시에는 이들 약물의 혈중 농도를 증가시킨다.

세로토닌-노르에피네프린 재흡수 억제제

벤라팍신은 CYP450 2D6 억제 작용이 미미하여 약물 상호작용이 적고, 둘록세틴에 비하여 다른 약물과 병행 투여시 이점이 있다. 시메티딘은 벤락팍신의 대사를 억제할 수 있다고 알려져 있다. 데스벤라팍신은 다른 항우울제들과는 달리 CYP450 효소계를 통하여 대사되지 않고 억제 작용이 없어 약물 상호작용의 위험성이 매우 적다. 둘록세틴은 CYP450 1A2와 2D6에 의하여 대사되고 CYP450 2D6 억제작용이 있으므로 다른 약물과 상호작용이 벤라팍신에 비하여는 높다. 밀나시프란 CYP450 효소계를 통하여 대사되지 않고, 이 효소계에 대한 억제 작용이 없어 약물 상호작용의 위험성이 적다.

노르아드레날린-세로토닌 길항제

미르타자핀은 CYP450 1A1, CYP450 2C19, CYP450 2D6와 CYP450 3A4에 의하여 대사되고 임상적으로 약물상호작용의 문제는 거의 일으키지 않는 것으로 보인다.

세로토닌 재흡수 증강제

티아넵틴은 다른 약물과는 달리 CYP450 효소계에 의하여 대사되지 않으며 억제 작용 또한 없으므로 약물 상호 작용 측면에서 유리하다.

멜라토닌 수용체 효현제

아고멜라틴은 주로 CYP450 1A2에 의하여 대사되고 CYP450 2D6 억제 작용이 없으므로 약물 상호작용면에서 위험성이 적다.

세로토닌 조절제

빌라조돈은 주로 CYP450 3A4에 의하여 대사되고 CYP450 2D6 억제 작용이 없으므로 약물 상호작용면에서 위험성이 적다. 그러나 단가아민 산화효소 억제제와의 병용 투여는 세로토닌 증후군을 발생시킬 수 있으므로 유의하여야 한다. 보티옥세틴은 CYP450 3A4/5, CYP450 2D6, CYP450 2C19, CYP450 2C9, CYP450 2A6, CYP450 2C8, CYP450 2B6에 의하여 주로 대사된다. CYP450 2D6 억제 작용이 없으므로 약물 상호작용면에서 위험성이 적다.

항불안제와 수면제

불안과 불면은 여러 원인에 의해 흔히 나타나는 증상이다. 19세기 후반까지만 해도 불안과 불면을 조절하기 위한 약물치료로 알코올, 브로마이드(bromide), 아편 제제 등이 이용되어 왔으나 20세기에 들어서 바르비투르산염(barbiturate) 제제가 개발되면서 불안과 불면에 대한 약물치료가 시작이 되었다. 바르비투르산염은 이전의 약물들에 비해서 불안 증상을 매우 효과적으로 감소시키지만 의존성이 발생하고 과량을 복용하였을 때 생명을 위협할 수 있어서 안정성 문제가 있었다. 이후에 메프로바메이트(meprobamate)와 항히스타민제제가 항불안제로 이용되었지만 역시 효과와 안전성 측면에서 만족할 만한 수준은 아니었다. 그리하여 삼환계 항우울제(tricyclic antidepressants, TCAs)와 단가아민 산화효소 억제제(mo-moamine oxidase inhibitor, MAOIs)가 항불안제로 사용되었다. 이후 불안증상을 보다 빠르고 안전하게 개선시키는 새로운 항불안제로 벤조디아제핀(benzodiazepine) 제제가 1950년대에 개발되면서 불안과 불면의 약물치료에 있어서 전환점을 맞게 되었다. 최초의 벤조디아제핀 제제로 클로르디아제폭사이드(chlrodiazepoxide)가 소개된 이후, 디아제팜(diazepam)을 비롯한 여러 약물들이 지금까지 불안과 불면을 조절하기 위해서 사용되고 있으며, 알코올 금단증상과 뇌전증(seizure) 등에도 폭넓게 사용되고 있다. 하지만 벤조디아제핀 제제들도 여전히 남용 및 의존의 위험성이 있으며 이런 단점을 보완한 새로운 약물들이 개발 중에 있다. 새로운 약물들 중에서 아자스피론(azaspirone) 제제들은 벤조디아제핀과는 전혀 다른 작용기전을 가진 약물로 범불안장애(generalized anxiety disorder)의 치료에 이용되고 있지만 그 밖의 다른 불안장애의 치료에는 별다른 장점을 지니지 못하는 것으로 알려져 있다. 최근에는 선택적 세로토닌 재흡수 억제제(selective serotonin reuptake inhibi-tors, SSRIs)와 선택적 세로토닌-노르에피네프린 재흡수 억제제(selective serotonin-norepinephrine reuptake inhibitors, SNRIs)들이 임상적으로 불안을 효과적으로 감소시키고 장기적으로는 재발을 감소시킨다는 보고들이 있다. 그 밖에도 CRF 길항제(corticotrophin-releasing factor antagonist), 뉴로키닌 길항제(neurokinin antagonist) 등이 새로운 항불안제로 개발될 가능성이 있다. 벤조디아제핀이 소개되면서 불면을 조절하는 것이 이전보다 많이 수월해졌지만 내성과 금단 문제가 있어서 이러한 단점을 완화시킨 비벤조디아제핀 Z-약물(Z-drugs) 수면제로 졸피뎀(zolpidem), 조피클론(zopiclone) 그리고 잘레플론(zaleplon) 등이 임상에서 사용되고 있으며 최근에는 멜라토닌(melatonin) 제제 수면제도 개발이 되었다.

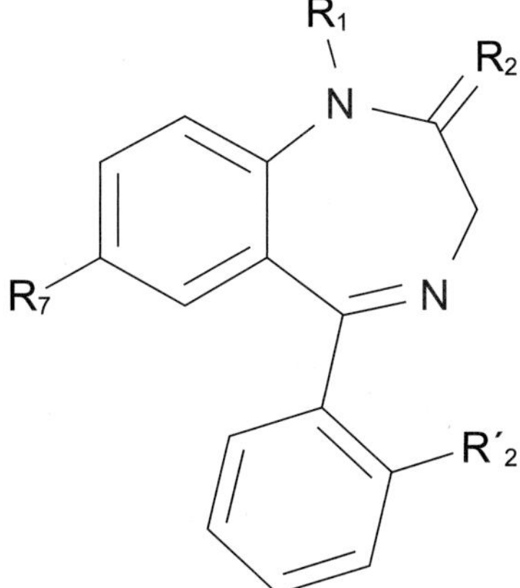

그림 31-7. 벤조디아제핀의 화학 구조. R은 곁사슬(side chain)이 결합하는 부위임.

벤조디아제핀

벤조디아제핀은 일반적으로 항불안제 혹은 진정-수면제로 분류가 되고 정신건강의학과 영역은 물론 다른 내과 영역의 질환에도 흔히 처방이 된다. 벤조디아제핀은 급성 불안과 흥분상태를 조절하기 위한 일차 선택 약물로 널리 사용되고 있으며, 경구투여뿐만 아니라 근육내 또는 정맥내 주사로 신속한 항불안 효과를 나타낼 수 있다. 트리아졸로-벤조디아제핀(triazolo-benzodiazepine) 제제인 알프라졸람은 대표적인 항불안제로, 공황장애 치료 약물로 승인을 받아서 사용되고 있다. 알프라졸람을 비롯한 벤조디아제핀 제제들은 정신과 약물 중에서 가장 빈번하게 임상에서 사용되고 있지만 심리적 의존성(psychological dependence)과 신체적 의존(physical dependence)의 위험성이 있으므로 장기간 사용에 대해서는 신중하게 고려하여야 한다.

벤조디아제핀의 분류

벤조디아제핀 약물의 기본 구조는 2-아미노벤조디아제핀 4-산화염물(4-2-amino-benzodiazepine 4-oxidates) (그림 31-7)로 구성되어 있으며 현재 임상에서 흔히 쓰이고 있는 벤조디아제핀 약물의 종류는 표 31-9에 나와 있다.

작용기전

벤조디아제핀의 작용기전은 GABA(gamma aminobutyric acid)와 밀접한 관계가 있다. GABA 신경계는 중추신경계에서 주요한 억제성 신경경로(major inhibitory neural circuit)를 구성하고 있으며 뇌피질(cortex)과 시상(thalamus)에 있는 신경세포(neuron)의 약 30%를 차지하고 있다. GABA의 주요 작용은 GABA-벤조디아제핀 수용체 복합체(GABA-benzodiazepine receptor complex)와 결합하여 클로라이드 이온통로(chloride ionophore)를 활성화시켜 신경세포의 흥분을 감소

표 31-9. 벤조디아제핀 수용체에 작용하는 약물들

약물명	등가 용량	반감기(시간)
디아제팜	5	>20시간
클로나제팜	0.25	대사산물, >20시간
로라제팜	1	6~20시간
알프라졸람	0.5	6~20시간
클로르디아제폭사이드	25	6~20시간
플루라제팜	15	<6시간
트리아졸람	0.125	<6시간
졸피뎀	10	<6시간
플루마제닐	0.05	길항제, <6시간

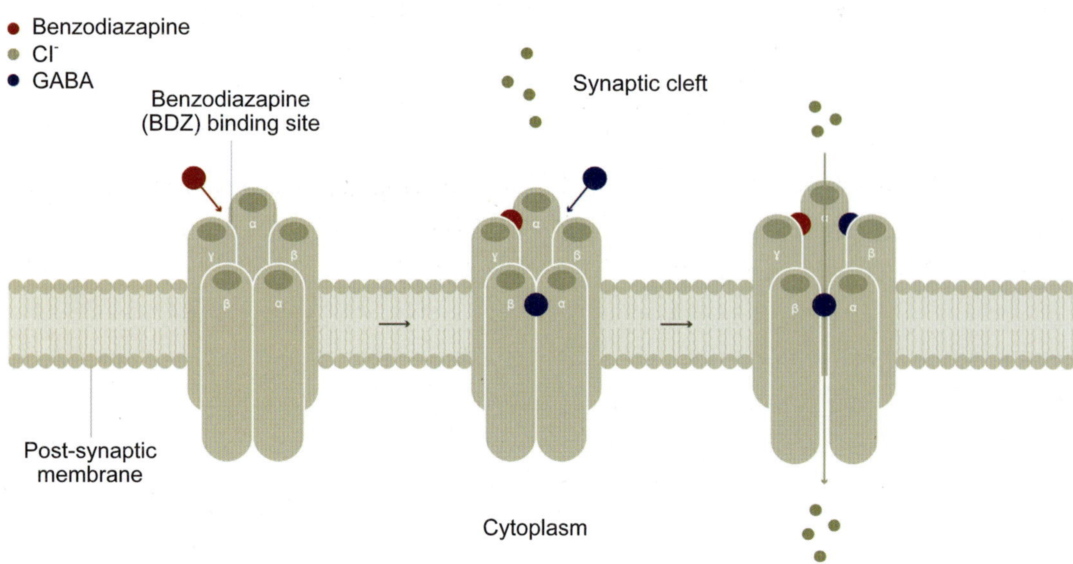

그림 31-8. GABA-벤조디아제핀 수용체 복합체.

시키는 역할을 하는 것이다(그림 31-8). 벤조디아제핀은 직접적으로 GABA 수용체나 클로라이드 이온통로에 영향을 미치지는 않지만 벤조디아제핀 수용체에 결합을 하여 GABA의 클로라이드 이온통로의 개방시간과 활성 빈도를 증가시킨다. 따라서 벤조디아제핀의 약리작용은 GABA의 중추신경 억제성 기능을 강화시켜 항불안효과, 항경련효과, 그리고 근이완 효과 등을 나타낸다.

약동학

대부분의 벤조디아제핀 약물은 경구로 복용하였을 때 위장관으로 신속하게 흡수되어서 30분~8시간이 경과한 후에 혈중 최고 농도에 도달한다. 벤조디아제핀 제제는 지방친화성이 높고 빠르게 혈액-뇌-장벽(blood-brain barrier, BBB)을 통과하여 중추신경계에 작용하게 된다. 로라제팜과 미다졸람의 경우에는 근육주사제로 사용되고 있다. 벤조디아제핀 제제는 주로 간에 의해 대사가 되는데 디아제팜, 클로르디아제폭사이드, 플루라제팜과 같은 약물은 1단계 산화반응(phase I oxidation)과 2단계 포합반응(phase II glucuronidination)의 과정을 같이 거치게 되어, 간기능이 저하되어 있는 환자, 노인 환자, 주정의존 환자들에게는 2단계 포합반응으로만 대사가 되는 로라제팜, 옥사제팜, 테마제팜과 같은 약물들이 비교적 안전하게 사용될 수 있다. 벤조디아제핀의 작용시간은 약물과 그 대사산물의 반감기가 길수록 오랜 시간 동안 지속되며 표 31-9에서 제시한 바와 같다. 예를 들면 공황장애 환자에게 흔히 처방이 되는 알프라졸람과 같이 반감기가 짧은 약물은 하루에 2~3회 투여하기도 한다.

용법과 용량

벤조디아제핀은 일반적으로 반감기, 효과가 나타나는 시점, 대사과정, 역가의 차이를 고려하여 선택하게 된다. 벤조디아제핀의 약역학은 약물의 반감기와 벤조디아제핀 수용체에 대한 약물의 친화력, 그리고 지용성(lipid solubility)을 포함하여 여러 요소에 의해서 좌우된다. 예를 들면 로라제팜은 디아제팜보다 벤조디아제핀 수용체에 더 강한 친화력을 갖고 있으며 더 오랜 시간 결합을 한다. 지용성은 약역학적 효과를 결정하는 중요한 요소이다. 지용성이 높은 약물은 뇌를 포함한 중추신경계의 지방조직에 빠르게 퍼져 신속한 효과를 나타내지만 지용성이 낮은 약물은 중추신경계에 서서히 작용을 하여 더 오랜시간 동안 효과를 나타낸다. 따라서 지용성이 높은 디아제팜이 지용성이 낮은 로라제팜보다 좀 더 빠르게 효과가 나타나지만 치료효과가 로라제팜만큼 오래 지속되지는 않는다. 즉 로라제팜의 대사산물의 반감기가 디아제팜의 대산산물의 반감기보다 짧음에도 불구하고 치료효과가 더 오래 지속될 수 있다. 벤조디아제핀의 대사 경로도 치료 약물을 선택하고자 할 때 중요한 요소로 작용을 한다. 디아제팜은 간에서 긴 반감기를 가진 데스메틸디아제팜(desmethyldiazepam)으로 대사가 되지만 로라제팜과 옥사제팜은 간기능에 크게 의존하지 않는 2단계 포합반응 경로로 대사가 된다. 따라서 간기능이 좋지 않은 불안 증상을 호소하는 환자에게는 로라제팜이나 옥사제팜을 사용하는 것이 바람직하다. 뇌질환을 가진 환자나 고령의 환자에서는 작용시간이 짧고 활성화된 대사 산물이 적은 벤조디아제핀을 선택하는 것이 바람직하다.

적응증

불안장애

범불안장애, 불안이 수반된 적응장애, 또는 그 밖의 불안상태에 벤조디아제핀 약물들이 주로 처방되며 치료자의 치료계획에 따라 사용하는 것이 바람직하다. 만성적인 경과를 보이는 범불안장애 환자들의 경우 최근에는 벤조디아제핀 약물의 남용과 의존성의 발생을 줄이기 위해서 부스피론, 선택적 세로토닌 재흡수 억제제, 벤라팍신-XR 등이 사용되기도 하지만, 치료 초기에 불안증상을 빠르게 감소시키기 위해서 벤조디아제핀 약물을 사용하는 경우도 있다.

공황장애

알프라졸람, 클로나제팜과 같은 고역가의 벤조디아제핀 약물이 주로 사용된다. 공황장애의 치료 약물로 알려진 파록세틴, 서트랄린과 같은 선택적 세로토닌 재흡수 억제제의 효과가 나타나기까지 2~4주의 시간이 소요된다. 그러므로 공황장애의 치료초기에는 선택적 세로토닌 재흡수 억제제와 함께 벤조디아제핀 약물을 투여하게 되며 공황장애 증상이 어느 정도 안정화가 되면 서서히 감량하는 것이 권장된다.

강박장애와 외상 후 스트레스장애

클로나제팜이 강박장애의 약물치료제로 사용되는 클로미프라민 혹은 선택적 세로토닌 재흡수 억제제의 보조치료제로 이용되지만 단독으로 사용되는 경우는 드물다. 외상후 스트레스장애의 과각성상태(hyperarousal state)를 경감시키기 위해서 벤조디아제핀 약물이 유용하게 이용된다.

기분장애

벤조디아제핀 약물 중에는 알프라졸람이 항우울효과가 있는 것으로 알려져 있다. 하지만 우울증상이 심한 환자에게서는 알프라졸람은 효과적이지 못하며 고용량을 투여 받은 환자들에게는 금단증상이 나타날 수 있기 때문에 감량할 때는 주의해야 한다. 또한 양극성장애 환자들에게서는 조증삽화를 조절하기 위해서 클로나제팜이 리튬이 보조치료제로 이용될 수 있으며 조증삽화기간도 줄일 수 있다고 한다.

정좌불능증

항정신병약물로 유발되는 정좌불능증(akathisia)의 일차치료선택 약물은 프로프라놀롤과 같은 베타 차단제(ß-blocker)이다. 하지만 빠르게 정좌불능증의 증상을 개선하기 위해 벤조디아제핀 제제들도 경구 혹은 근육주사 투여로 자주 이용되고 있다.

불면증

불면증의 장기적인 행동치료는 행동수정(behavioral modification), 이완요법(relaxation technique) 그리고 불면증상이 나타날 수 있는 우울증이나 불안장애와 같은 기저의 원인질환을 치료하는 것이 중요하다. 하지만 단기간의 수면조절을 위한 가장 흔하게 사용되는 방법은 벤조디아제핀 약물치료이다. 플루라제팜, 테마제팜, 쿠아제팜, 에스타졸람 그리고 트리아졸람 등이 수면제로 사용 가능하다. 벤조디아제핀 계열의 수면제들은 반감기에 따라 다양한 특성을 보이는데 플루라제팜이 가장 길고 트리아졸람이 가장 짧다. 반감기가 긴 수면제는 낮 시간에도 졸리움을 유발하는 단점이 있으며 반감기가 짧은 트리아졸람은 갑자기 복용이나 사용을 줄였을 때 반동불안(rebound anxiety)을 초래하기가 쉽다. 대부분의 벤조디아제핀은 REM 수면(rapid eye movement sleep)과 3~4단계 수면을 감소시키지만 REM 반동(REM rebound)은 적은 편이다. 그러나 수면제로 벤조디아제핀 약물을 장기간 사용하는 것은 심리적 의존 및 신체적 의존을 초래할 가능성이 많아서 유의해야 한다.

기타 질환

알코올과 바르비투르산염 약물은 부분적으로 $GABA_A$ 수용체 매개 클로라이드 이온통로($GABA_A$ receptor-mediated chloride ion channel)에 작용을 하기 때문에, 벤조디아제핀은 알코올이나 바르비투르산염 약물과 교차내성(cross-tolerance)을 가진다. 그러므로 알코올 혹은 바르비투르산염 약물의 금단증상조절과 해독(detoxification)에 벤조디아제핀이 유용하다. 또한 벤조디아제핀은 경련성 질환의 조절을 위해서도 사용되는데 디아제팜 또는 로라제팜을 정맥주사로 투여하면 경련중첩증(status epilepticus)에 빠른 효과를 나타내며, 클로나제팜은 단독 또는 다른 항경련제와 병합을 하여 주면 소발작(absence seizure), 간대성근 경련(myoclonic seizure) 그리고 무긴장성 경련(atonic seizure)의 치료에 효과를 나타낸다. 클로랄제페이트는 대발작 경련(grand mal seizure)과 다른 경련성 장애의 보조치료제로 이용되고 있다.

부작용

진정작용과 수행기능의 저하

벤조디아제핀 약물을 복용하고 나서 발생한 진정작용은 치료적 효과라고도 생각할 수 있지만 부작용으로 생각할 수도 있다. 낮 시간 동안의 졸리움은 약물의 반감기와 용량에 따라 결정이 되며 반감기가 긴 플루라제팜과 쿠아제팜을 복용하게 되면 잠에서 깨고 나서도 졸린 느낌이 남아 있는 경우가 흔하다. 다른 벤조디아제핀 약물들도 그 작용시간이 짧거나 긴 것에 관계없이 야간에 많은 용량을 복용한 경우에는 주간에도 졸리움이 나타난다. 벤조디아제핀을 복용한 후에 신경인지심리검사를 시행하면 수행능력(performance ability)이 떨어져 있는 것이 관찰된다. 따라서 벤조디아제핀 복용 초기에는 운전을 하거나 위험한 신체적 활동, 혹은 위험한 기계를 다루는 일은 가급적 피하는 것을 권장한다.

남용, 의존 그리고 금단 증상

벤조디아제핀 남용에 의한 신체적 및 정신적 의존성의 발생가능성은 과거 바르비투르산염 제제를 사용할 때보다 적기는 하지만 여전히 위험성은 있다. 알프라졸람과 트리아졸람과 같은 단기작용(short-acting) 벤조디아제핀 약물은 장기작용(long-acting) 벤조디아제핀보다 남용의 가능성이 높으며 일반적인 치료 용량보다 높은 용량을 복용하거나 장기간 복용할 때 신체적 의존성이 나타날 수 있다. 장기간 벤조디아제핀을 고용량으로 복용하던 중 갑자기 투여를 중단하면 심각한 신체적 및 심리적 금단 증상들이 나타날 수 있다. 금단 증상 및 징후로는 빈맥, 혈압상승, 근경련, 불안, 불면, 공황발작, 기억력과 집중력의 저하, 현실감 상실, 환각, 그리고 정신병적 증상들이 나타날 수 있고 심한 경우에는 사망에 이르게 될 수도 있다(표 31-10). 이러한 금단 증상들은 투약을 중지하자마자 곧 나타나며 수주에서 수개월 동안 지속될 수 있다. 금단증상들은 특히 반감기가 짧은 벤조디아제핀 약물을 복용하던 경우에 좀 더 빠르고 심하게 나타난다. 금단증상들은 벤조디아제핀 약물을 다시 복용하면 회복이 될 수 있다. 일반적으로 대부분의 벤조디아제핀계 약물들은 상호 교차 내성이 있는 것으로 여겨지며 같은 벤조디아제핀 약물이 아니더라도 벤조디아제핀 약물을 다시 투여하면 금단증상들은 사라지게 된다. 반동불안(rebound anxiety)은 벤조디아제핀 복용을 중단하였을 때, 치료시작 전보다 더 강렬하게 나타나는 불안 증상과 징후를 말한다. 트리아졸람과 같이 반감기가 짧은 약을 갑자기 끊으면 반동불면(rebound insomnia) 증상이 출현하기 쉬우며, 공황장애로 알프라졸람을 복용하던 환자가 갑자기 약물 복용을 중단하면 다시 공황발작과 같은 공황장애 증상이 재발할 수 있다. 이러한 금단증상들을 방지하면서 약물을 감량하고자 할 때, 일반적으로 2~3개월 정도 벤조디아제핀 약물을 복용을 하였던 경우라면 매주 10% 정도씩 용량을 감량하는 것이 추천된다. 하지만 경우에 따라서는 반감기가 짧은 벤조디아제핀 약물을 반감기가 긴 벤조디아제핀 약물로 교체하면서 감량하는 방법이 도움이 될 수 있으며 인지행동치료와 정신치료를 병행하는 것이 바람직하다.

표 31-10. 벤조디아제핀 약물의 금단증상

불안
과민성
불면
피로감
두통
근육경련 또는 통증
진전, 동요
발한
어지럼증
집중 곤란
오심, 식욕저하
우울증상
이인증, 비현실감
감각 항진(후각, 시각, 미각, 촉각)
지각 이상 또는 움직이는 느낌

기억장애 및 탈억제 작용

정맥주사로 벤조디아제핀 약물을 투여하였을 때 전향성 기억상실(anterograde amnesia)을 초래할 수 있으며, 이러한 현상을 임상적으로 이용하여 수술환자에게 혹은 내시경 검사와 같은 침습적인 검사를 받을 때 미다졸람, 디아제팜 그리고 로라제팜을 이용할 수 있다. 그러나 불면증이나 불안증세를 조절하기 위해서 사용하는 경우는 이러한 기억력의 장애를 심각한 부작용으로 고려해야 하며 경구 투여에 의해서도 나타날 수 있다. 어떤 경우에는 벤조디아제핀 약물이 진정작용을 일으키는 것이 아니라 오히려 행동의 탈억제(disinhibition)를 초래하여 공격적인 행동을 유발하는 경우가 있다. 노인환자, 뇌손상 환자, 혹은 반사회적이나 경계성 성격장애 환자에게서 이러한 탈억제 반응이 나타날 수 있으므로 처방에 주의를 기울여야 한다.

과량복용

벤조디아제핀 약물은 단독으로 과량복용하는 경우에도 비교적 안전하다는 것이 장점이다. 그러나 여러 종류의 진정제를 함께 복용했을 때, 특히 알코올을 과량으로 함께 복용하는 경우에는 사망에 이를 수도 있다. 이는 클로라이드 이온 통로(chloride ion channel)에 대한 상승효과(synergic effect)와 그로 인한 세포막 과분극(membrane hyperpolarization) 때문이다.

임 신

다른 약제들처럼 항불안제 복용은 임신과 수유 기간 중에는 피해야 한다. 임신 기간 중에 벤조디아제핀 약물을 복용하면 구개열(cleft palate)의 발생빈도가 증가할 수 있으며, 출산 전 장기간 벤조디아제핀에 노출이 된 태아는 출생 후 금단증상을 보일 수 있다.

약물상호작용

마약(narcotics)이나 알코올을 포함하여 대부분의 진정효과를 유발하는 약물들은 벤조디아제핀 약물의 약리작용을 강화시킨다. 특히 CYP 3A3/4 효소의 작용을 방해하는 약물들은 클로나제팜, 알프라졸람, 미다졸람, 트리아졸람의 혈중 농도를 상승시켜서 부작용을 증가시킨다. 로라제팜, 옥사제팜, 테마제팜은 대사과정에서 간효소에 의존하는 정도가 비교적 적기 때문에 간질환이나 간 효소 억제에 의한 영향을 덜 받는 것으로 알려져 있다.

바르비투르산염

19세기 말 독일에서 바르비투르산염이 최초로 개발된 이후, 그때까지 사용되었던 브로마이드, 알코올 그리고 아편제제 약물들보다는 우수한 진정-수면작용을 보여서 광범위하게 사용되었다. 하지만 벤조디아제핀 약물이 개발되면서 바르비투르산염의 사용은 급격하게 감소하였다. 이렇게 된 가장 큰 이유는 바르비투르산염의 경우 처방되는 용량보다 단지 몇 배의 용량을 복용하여도 사망에 이르게 하는 치명적인 단점을 지니고 있기 때문이었다. 또한 쉽게 의존성과 금단증상을 초래하고 간의 산화효소를 촉진시킨다는 단점도 있었다. 현재에는 바르비투르산염을 항불안제 또는 진정-수면제로는 거의 사용하지 않으며 마취과 영역, 항경련제, 그리고 WADA검사[뇌언어기능의 편측화(lateralization)를 조사하는 검사]를 비롯한 진단적 검사들에서 제한적으로 이용되고 있다.

클로랄 하이드레이트

클로랄 하이드레이트는 19세기 중반에 개발되어 주로 마취제로 이용되었으며 점차 수면제로도 이용되었다. 벤조디아제핀 약물이 개발되면서 현재는 소아청소년과 영역의 처치, 치과치료 또는 통증을 유발하는 침습적 검사를 시행하기 전 불안증상을 감소시키거나 진정을 유발하는 제한된 목적으로만 주로 사용된다. 클로랄 하이드레이트는 소아에게는 경구 또는 직장(rectum) 안으로 25~100 mg/kg 정도의 용량을 투여하여 진정-수면 효과를 얻을 수 있다. 주 대사 산물인 트리클로로에탄올(trichloroethanol)이 벤조디아제핀 약물과 유사한 약리작용을 갖는 것으로 추측되며 GABA의 작용을 강화하여 클로라이드 이온(chloride ion)의 유입을 증가시키고 신경세포의 흥분성을 낮추는 것으로 여겨 진다.

항히스타민제

1930년대에 개발되어 정신과 영역에서 항정신병 약물에 의한 파킨슨 증상, 항정신병 약물로 유발된 급성 근강직의 치료, 수면제 및 항불안제로 사용되고 있다. 대표적인 항히스타민 약물로는 디펜하이드라민, 하이드록시진, 하이드로클로라이드 등이 있으며, 시프로헵타딘은 신경성 식욕 부진(anorexia nervosa)과 세로토닌계에 작용하는 약물에 의한 성기능 장애의 치료 등에 이용되기도 한다. 시프로헵타딘을 제외한 모든 1세대 항히스타민 약물들은 간으로 대사가 되기 때문에 간경화나 간기능이 저하되어 있는 환자에게 장기간 투여할 경우 혈중 농도의 상승에 주의해야 한다. 항히스타민 약물에 의한 H_1 수용체의 차단이 진정작용을 유발시키며, 이런 효과를 이용하여 항히스타민 약물을 수면제나 항불안제로 사용할 수 있다. 하지만 항히스타민 약물은 벤조디아제핀 약물에 비해 안정성이나 유효성 측면에서 장점이 없으며 장기적으로 복용할 경우 항불안효과는 지속되지 않는 것으로 알려져 있다.

부스피론

부스피론은 아자스피론 계열의 약물로 벤조디아제핀, 바비튜레이트와는 전혀 다른 화학구조와 약리작용을 가지고 있다. 특징적으로 부스피론은 뇌 이외에 다른 신체부위에서 작용하지 않는 것으로 알려져 있다. 벤조디아제핀계 약물과는 달리 진정, 수면유도, 근이완, 항경련 효과가 없으며 남용의 위험성이 적고 금단증상이나 인지증상의 장애를 일으키지 않는 것으로 알려져 있다. 부스피론을 경구 투여한 경우에는 소화관에서 빠르게 흡수되어서 60~90분 후에 최고 혈중농도에 도달하며 반감기가 2~11시간 정도로 짧아서 하루 2~3회 복용이 필요하다. 또한 부스피론은 5-HT1A 수용체의 효현제(agonist) 또는 부분 효현제로 작용하여 치료효과를 나타내는 것으로 보인다. 그리고 다른 항불안제와는 달리 부스피론은 복용후 2~3주 정도 경과해야 효과가 나타난다. 장기적인 치료가 필요한 범불안장애가 부스피론의 금단증상이나, 남용의 위험이 현저하게 적다는 점에서 가장 좋은 적응증이 된다. 다만 즉각적인 효과가 필요한 경우라면 부스피론과 벤조디아제핀을 함께 투여하기 시작하여 부스피론의 효과가 나타나기 시작하면 벤조디아제핀을 감량한 뒤에 끊을 수 있다. 부스피론은 공황장애나 사회공포증에 대한 치료 효과는 없으나 외상후스트레스장애에서는 과각성 상태를 줄여 줄 수 있다. 또한 일반적으로 약물치료에 잘 반응을 하지 않는 치료 저항성 우울증 환자에서 항우울제와 함께 부스피론을 치료강화제(augmentation agent)로 투여하기도 한다. 부스피론의 가장 흔한 부작용은 두통, 오심, 어지럼증이 있으나 진정작용은 없는 것으로 알려져 있다. 약물상호작용의 문제로 모노아민 산화 효소억제제와 함께 투여하는 것은 바람직하지 않다.

항불안효과를 보이는 항우울제들

선택적 세로토닌 재흡수 억제제

플루옥세틴, 파록세틴, 서트랄린 등 대부분의 선택적 세로토닌 재흡수 억제제가 강박장애의 약물치료에 효과적으로 사용된다. 일반적으로 강박장애의 치료에는 우울증의 치료에 사용되는 용량보다 고용량의 선택적 세로토닌 재흡수 억제제가 필요하다. 또한 선택적 세로토닌 재흡수 억제제는 공황장애의 치료에도 효과적이며, 알프라졸람이나 클로나제팜과 같은 벤조디아제핀 약물에 비해서 효과는 느리게 나타나지만 장기적으로 투여할 경우에는 내성이 적게 나타나고 의존의 위험성도 적다는 장점이 있다. 그 밖에도 사회공포증, 외상후스트레스장애, 공포증, 범불안장애, 분리불안에도 유용하게 사용될 수 있다.

벤라팍신

노르에피네프린 세로토린 재흡수 억제제인 벤라팍신도 범불안장애의 치료에 효과적인 것으로 알려져 있다. 75~225 mg/day 정도의 투여 용량이 범불안장애와 연관된 수면장애, 집중곤란, 안절부절못함, 과민성, 과도한 근긴장 등의 증상 조절에 효과적이다. 또한 강박장애, 공황장애, 광장공포증, 사회공포증에도 사용된다.

삼환계 항우울제

이미프라민을 비롯한 삼환계 항우울제가 광장공포증을 동반한 공황장애의 증상 개선에 효과적이다. 특히 클로미프라민은 강박장애 증상 개선도 효과가 있는 것으로 알려져 있다.

단가아민 산화효소 억제제

단가아민 산화효소 억제제는 광장공포증을 동반한 공황장애, 외상후 스트레스장애, 사회공포증 등 여러 불안장애에 효과적이라고 알려졌지만 국내에서는 자주 사용되지 않고 있다.

클로니딘

클로니딘은 시냅스 연접전 알파-2 아드레날린성 수용체(pre-synaptic alpha-2 adrenaline receptor)의 효현제이며, 이 수용체가 자극되면 노르아드레날린성 신경세포의 신호전달이 감소한다. 주의력 결핍 과잉 행동장애, 마약 금단증상, 뚜렛 장애, 외상후 스트레스장애 등에서 사용될 수 있다. 하지만 대부분의 경우 일반적인 약물치료로 충분한 효과를 보지 못한 경우에만 한정적으로 사용되며 내성이 생길 수 있어서 장기간은 사용하지 않는다.

베타 아드레날린성 수용체 길항제

베타 아드레날린성 수용체 길항제는 고혈압, 협심증, 부정맥 등의 내과질환에서 널리 사용되고 있다. 특히 수행불안(performance anxiety)이 심한 사회공포증(social phobia)에 효과가 있다고 알려져 있으며, 공황장애, 외상후 스트레스장애, 범불안장애와 같은 불안장애에서도 사용된다. 또한 편두통(migraine), 리튬 복용 후 발생한 진전(tremor), 항정신병약물에 의한 급성 정좌불능증을 조절하는 데 이용되기도 한다. 하지만 천식, 인슐린의존성 당뇨, 울혈성 심부전, 심한 혈관질환, 협심증, 갑상선 기능 항진증이 있는 환자에게는 사용 금기이며, 가장 흔한 부작용은 저혈압과 서맥(bradykineisa)의 발생이다.

기타 수면제

앞서 언급한 대부분의 항불안제들이 진정효과를 가지며, 진정효과가 큰 약물들은 수면제로 사용될 수 있다. 이상적인 수면제는 복용 후 다음날 오전에 숙취(hangover)가 없어야 하고, 수면구조(sleep architecture)에 미치는 영향이 적어야 하며 내성과 의존성이 생기지 않아야 한다. 최근까지 가장 흔히 처방되는 수면제는 벤조디아제핀 약물이지만 대부분 다음날에 숙취가 있으며, 수면 구조상 REM 수면을 억제하는 효과를 가지고 있고, 장기 사용시 내성과 의존성의 문제를 일으킨다. 최근에는 이러한 부작용을 개선을 시킨 졸피뎀, 조피클론 같은 비벤조디아제핀계 수면제가 비교적 널리 사용되고 있으며, 멜라토닌(melatonin) 계열 수면 유도제도 개발되어 사용되고 있다.

졸피뎀

이미다조피리딘(imidazopyridine) 계열의 약물인 졸피뎀은 현재 수면제로만 사용되고 있다. 중추신경계의 $GABA_A$ 수용체의 알파-1 서브유닛(alpha-1 subunit)에 선택적으로 작용한다고 알려져 있으며 벤조디아제핀 약물과는 달리 항불안작용, 근이완작용, 그리고 항경련작용이 없다. 경구로 투여하였을 때 비교적 신속하게 흡수가 되며 2~3시간에 혈중 최고농도에 도달하고 반감기는 2.5시간으로 짧은 편이며 활성 대사산물은 없다. 대부분의 수면제들에게서 나타나는 반동불면증이 비교적 적게 나타나고 수면구조에 미치는 영향이 적은 편이지만, 벤조디아제핀과 유사하게 내성과 의존이 생길 위험성은 있다.

조피클론

시크로피롤론(cyclopyrrolone)계 약물로서 벤조디아제핀 수용체 인접 부위에 결합하여 GABA의 기능을 항진시킨다. 반감기는 졸피뎀에 비하여 다소 길어서 3.5~6.5시간 정도이다. 졸피뎀과 마찬가지로 기존의 벤조디아제핀 수면제에 비하여 수면구조에 미치는 영향이 적고, 내성과 의존성도 적은 편이다.

기타 수면제

멜라토닌 수용체에 효현제로 작용을 하는 라멜테온은 미국 FDA에서 수면제로 승인을 받았으며 서방형 멜레토닌 약물도 개발되어 사용되고 있다.

정신자극제(stimulants)

정신자극제는 의욕, 기분, 에너지, 각성상태를 증가시키며, 에피네프린(epinephrine)의 생리적 효과와 비슷한 작용을 한다. 그래서 교감신경흥분제(sympathomimetics)라고 부르기도 한다.

역사적으로 1880년대 바이에른 군인들이 전투 중 각성상태를 유지하고, 에너지와 자신감을 가지기 위해 암페타민(amphetamine)을 사용한 후로 많은 전쟁에서 정신자극제가 사용되었다. 1930년대에는 코막힘 증상 치료를 위해 비강흡입제로 벤제드린(benzedrine)을 사용했다. 이후 정신자극제의 내성, 의존성, 오남용의 위험성 때문에 관리약물로 분류되었다.

정신자극제는 중추신경계(central nervous system, CNS) 자극효과를 가지며 자극정도와 효과가 나타나는 시간에 따라 자극제와 비자극제로 구분된다. 자극제로는 메틸페니데이트, 암페타민제들(암페타민염, 덱스트로암페타민), 암페타민 전구약물(prodrug)인 리스덱사암페타민(lisdexamphetamine)이 있고, 비자극제로는 아토목세틴(atomoxetine, NRI), α_2 효현제인 클로니딘(clonidine)과 구안파신(guanfacine), 모다피닐(modafinil), 아르모다피닐(armodafinil)이 있으며, 비자극제는 자극제에 비해 오남용이 비교적 적다.

전전두엽의 노르에피네프린과 도파민이 주의력과 행동을 조절하는데, 주의력결핍 과잉행동장애 환자는 이것이 손상되어 있다. 전전두엽 시냅스의 카테콜아민 농도는 노르에페네프린 재흡수차단(암페타민제들, 메틸페니데이트, 아토목세틴)과 도파민의 재흡수차단(암페타민제들, 메틸페니데이트)과 같은 기전에 의해 증가된다.

치료적응증

주의력결핍 과잉행동장애 (attention deficit hyperactivity disorder, ADHD)

정신자극제는 주의력결핍 과잉행동장애 치료의 일차선택약물로 약 75%에서 효과를 나타낸다. 메틸페니데이트와 덱스트로암페타민은 15분에서 30분 내에 효과를 보이며, 과다행동, 주의력결핍, 충동성을 호전시킨다. 또한 동반된 적대적 행동과 교사, 가족이나 동료들과의 사회적 관계 개선에도 효과가 있다. 약물 복용은 학창시절과 그 후에도 이어질 수 있고, 약물에 효과를 보이는 환자에게는 약물 복용 여부가 성공적인 학창시절을 보내는 가장 중요한 요소가 될 수 있다.

기면병(narcolepsy)과 과다수면(hypersomnolence)

정신자극제는 기면병 환자의 수면발작 및 다른 과다수면 상태를 호전시킨다. 모다피닐은 기면병 환자, 주야간순환근무자, 폐쇄성수면무호흡증 환자의 주간졸림 증상 개선에 사용된다. 다른 정신자극제들도 조종사나 군인들의 각성상태 유지나 행동 조작의 정확성 확보에 도움이 된다. 주의력결핍

과잉행동장애 환자에서와 달리 기면병 환자의 치료에서는 정신자극제에 대한 내성이 생길 수 있다.

우울장애

정신자극제는 치료저항성 우울증 치료 시 항우울제와 병합요법으로 사용할 수 있다. 우울증 치료에 정신자극제를 단독으로 사용하는 경우는 항우울제 치료에 심한 부작용을 호소하는 노인환자, 후천성면역결핍증후군과 같은 내과적 질환을 가진 환자, 아편계 약물의 장기사용으로 의식장애가 동반된 환자, 빠른 효과가 필요하지만 전기경련요법을 사용할 수 없는 환자 등이 있다. 무의욕증(abulia)이나 무기력증(anergia)이 특징인 우울증에도 도움이 된다. 덱스트로암페타민은 치매와 가성치매의 구별에 도움이 되며, 5 mg을 사용하면 각성상태와 인지능력이 개선된다. 정신자극제는 내성이 빨리 생기므로 2~4주 정도의 단기간의 항우울효과만을 기대할 수 있으나, 일부 환자들에게 장기적인 효과가 있었다는 보고도 있다.

두부외상으로 인한 뇌병증(encephalopathy)

정신자극제는 외상, 종양, 뇌졸중, 발작, 만성 감염으로 인한 신경학적 장애를 지닌 환자들의 인지능력, 동기, 운동능력, 각성도를 개선시키고, 재활프로그램의 효과를 더 빠르고 크게 한다. 또한 장기간 사용 시 뇌졸중 후 무기력(ethargy)과 무감동증에도 효과가 있었다는 보고가 있다.

비 만

정신자극제는 식욕부진 효과 때문에 비만 치료에도 사용된다. 그러나 사용 후 첫 수주간만 효과가 있고, 내성이 쉽게 생기며, 오남용의 위험성이 높아 제한된 범위에서만 사용되며, 펜터민(phentermine)이 가장 흔히 사용된다.

피로(fatigue)

다발성 경화증 환자의 70~90%가 피로감을 경험한다. 모다피닐, 아르모다피닐, 암페타민, 메틸페니데이트, 아만타딘이 이런 환자에게 효과적인 경우가 있고, 만성피로증후군 환자에게 효과를 보이는 경우도 있다.

부작용

암페타민계 약물의 부작용들로는 복통, 불안, 좌불안석증, 빈맥, 부정맥, 불쾌감 등이 있다. 주의력결핍 과잉행동장애 환자에게 정신자극제를 사용하였을 때 흔히 나타날 수 있는 부작용은 식욕부진, 구역, 체중감소, 불면, 악몽, 어지럼, 반동증상, 자극과민성, 불쾌감, 변덕스러움(moodiness), 초조 등이 있다. 식욕부진, 구역, 체중감소에 대해서는 약물을 음식과 같이 복용시키거나, 식사를 잘 하도록 지도하고, 고칼로리 음식을 제공한다. 불면, 악몽이 나타나면 아침 일찍 약물을 복용시키고, 반감기가 짧은 약물로 대체하거나, 오후/저녁시간의 약물투여를 중단하고, 항히스타민제, 클로니딘, 항우울제의 보조적 사용을 검토한다. 어지럼을 호소하면 혈압을 측정하고, 물을 많이 마시게 하며, 장기지속형 약물로의 교체를 검토한다. 반동증상에는 정신자극제의 용량 조절, 장기지속형 약물로의 교체, 장기지속형 약물과 단기지속형 약물을 같이 사용 또는 클로니딘, 항우울제로의 교체나 보조적인 사용을 검토한다. 자극과민성(irritability)에 대해서는 약물복용 후 언제 증상이 나타나는지 관찰하고, 동반증상을 평가하며, 용량 감량 또는 리튬, 항우울제, 항전간제로의 교체나 보조적 사용을 검토한다. 불쾌감, 변덕스러움, 흥분에 대해서는 병발질환 검토, 용량 감량, 장기지속형 약물로의 교체, 리튬, 항우울제, 항전간제로의 교체나 보조적 사용을 검토한다.

자극제들

모든 자극제들은 주의력결핍 과잉행동장애 치료의 일차선택약물로, 소아청소년 주의력결핍 과잉행동장애 치료에 단기지속형 혹은 장기지속형 자극제들이 효과적이라는 강력한 근거를 가진 메타분석이 있다. 그러나 기면병 치료에는 4~10시간 정도 효과가 지속되는 단기지속형 혹은 중간시간지속형 약물들만 사용할 수 있다.

단기지속형 약물은 4~6시간 정도의 지속시간 때문에 학교나 직장에서 치료효과를 유지하기 위해 하루 2~3차례의 약물복용이 필요하다. 여러 차례 약물복용이 필요한 경우 발생 가능한 문제점은 복용 시의 번거로움, 약물로 인한 낙인, 약물의 오용, 치료 효과의 공백으로 인한 환자의 집중력 장애 등이 있다.

장기지속형 약물은 서서히 분해되거나 두 번에 걸쳐 분해되는 방식, 피부로 흡수되는 방식, 전구약물로부터 활성약물(active drug)이 대사되는 방식 등이 있다. 서서히 분해되는 약물은 치료효과는 길지만, 효과 발현이 늦다. 이 경우 즉각적인 효과를 나타내는 약물을 추가하면 효과 발현을 앞당길 수 있다. 두 번에 걸쳐 분해되는 약물은 바깥쪽의 빠른 효과 발현을 위한 일차약물과 안쪽의 캡슐로 싸인 이차약물로 구성되어, 약물이 지속적인 효과를 낼 수 있게 한다. 하루 한 번 사용하는 장기지속형 약물은 복용이 더 편리하고, 일정한 혈중 농도를 유지해주며, 약물 순응도를 높이고, 오남용의 가능성을 낮춘다.

미국에서는 장기지속형 패치제형의 메틸페니데이트 사용이 가능하다. 패치를 9시간 붙이고 있으면 12시간 효과가 지속되지만, 빨리 제거하면 효과 지속 시간이 달라진다. 메틸페니데이트 패치와 콘서타(Concerta osmotic release oral methyphenidate)를 위약대조하여 비교했을 때 치료효과는 비슷했으나, 패치제제 사용 시 틱과 식욕부진 등의 부작용 발현율이 높았다.

리스덱사암페타민은 혈액 속에서 효소에 의해 분해되어 덱스트로암페타민이 된다. 리스덱사암페타민은 구강으로 섭취하여 덱스트로암페타민으로 대사되기 때문에 발현시간이 1.5~2시간으로 늦고, 작용시간은 13~14시간으로 길다.

자극제의 흔한 부작용으로는 불면, 두통, 신경과민, 사회적 위축 등의 중추신경계 부작용과 복통, 식욕부진 등의 위장관계 부작용이 있다. 마지막 복용약물의 혈중농도 감소에 따라 반동성 과잉행동과 자극과민성도 나타날 수 있다. 부작용은 대개 경미해서 약물을 지속적으로 사용하거나, 용량, 복용 시간 등을 조절하면 호전될 수 있다. 과량 복용 시 빈맥, 고혈압, 저혈압, 부정맥 등을 일으킬 수는 있으나, 대규모 후향적 연구에 따르면 약물을 복용한 소아나 성인에서 심장 관련 위험성의 증가는 관찰되지 않았다. 자극제는 음성틱, 행동틱 또는 정신병적 증상의 악화를 일으킬 수 있으며, 작용시간이 짧은 제제 또는 과용량 사용시 증가한다.

모든 자극제는 교감신경제제들과 셀레길린(selegiline) 같은 단가아민 산화효소 억제제와 상호작용하여, 두통, 부정맥, 고혈압, 고열을 일으킬 수 있어, 단가아민 산화효소 억제제와 동시에 투여하지 않고, 단가아민 산화효소 억제제 중단 후에도 14일 이내에는 투여하지 않는다. 메틸페니데이트를 삼환계 항우울제와 같이 사용하면 불안감, 자극과민성, 좌불안석증, 공격성 증상을 유발할 수 있다. 고용량 사용 시 혈압조절제의 효과를 떨어뜨리고, β 차단제와 동시에 사용하면 지나친 α 아드레너직 효과가 유발되어 서맥, 심장차단이 생길 수 있다.

비자극제들

아토목세틴

아토목세틴은 주의력결핍 과잉행동장애 치료제이나, 일반적으로 메틸페니데이트와 비교 시 효과는 떨어진다. 자극제가 몇 시간 내 빠른 효과 발현을 보이는 데 비해 아토목세틴의 효과는 수주에 걸쳐 서서히 나타난다.

부작용으로는 구역, 식욕부진, 피로, 복통, 심박수와 혈압 증가, 불면, 좌불안석증, 배뇨지연 등이 있다. 구역은 약물을 하루에 한 번 투여할 때가 두 번 투여할 때보다 더 심하게 나타난다. 아토목세틴이 자살경향성을 증가시킨다는 보고가 있으므로, 치료 중 환자의 기분상태나 행동변화를 잘 관찰해야 한다. 과량 사용시 빈맥, 위장관계 증상, 좌불안석증, QT 증가, 혈압증가, 졸림, 어지럼, 진전, 입마름 등이 나타날 수 있고, 이에 대해 일차적으로 대증적 치료를 시행한다.

아토목세틴은 교감신경제제들과 셀레길린 같은 단가아민 산화효소 억제제와 상호작용하여 고열, 경직, 근경련, 자율신경불안증, 좌불안석증과 같은 증상을 일으킬 수 있으므로, 단가아민 산화효소 억제제와 동시에 투여하지 않고, 단가아민 산화효소 억제제 중단 후에도 14일 이내에는 투여하지 않는다. 아토목세틴은 CYP2D6에 의해 대사되는 경한 CYP2D6 억제제이다. 파록세틴, 퀴니딘과 같은 강력한 CYP2D6 억제제들은 아토목세틴의 혈장농도를 증가시켜, 독성반응을 일으킬 수도 있다. 아토목세틴은 치료 용량의 허용 범위가 좁아, CYP2D6에 의해 대사되는 약물과의 상호작용에 의해 독성작용이 나타날 수 있다.

클로니딘과 구안파신

클로니딘과 구안파신은 전전두엽을 자극하는 시냅스후 α_2 아드레너직 수용체(α_2 adrenergic receptor)를 직접 자극하여 주의력결핍 과잉행동장애 증상을 경감시킨다. 클로니딘과 구안파신 장기분해제제는 주의력결핍 과잉행동장애 치료에 단독 혹은 보조치료로 사용되며, 수주에 걸쳐 서서히 효과를 나타낸다. 그러나 클로니딘과 구안파신 급속분해제제와 클로니딘 일주 패치제제는 고혈압치료에만 효과가 있으며, 주의력결핍 과잉행동장애 치료에는 효과가 없다.

주의력결핍 과잉행동장애 치료에서 클로니딘과 구안파신의 효과는 자극제에 비해 약하지만, 자극제에 의해 악화되는 틱 증상에 대해서는 효과적이다. 자극제 단독 치료에 부분적인 반응을 나타내는 환자에게 부가적으로 사용하면, 자극제 단독 사용과 비교하여 효과면에서 유의한 차이를 보인다.

구안파신의 부작용으로는 용량의존적인 졸림, 두통, 피로, 상복부 통증, 저혈압, 어지럼 등이 있고, 클로니딘의 부작용으로는 졸림, 상기도 감염, 피로, 자극과민성, 불면, 악몽, 저혈압, 감정조절장애 등이 있으며, 대증적인 방법으로 치료한다. 이 두 약물은 과량사용 시 고혈압 후 저혈압, 서맥, 호흡곤란, 저체온증, 무기력, 의식장애를 일으킬 수 있고, 심각한 과량사용 시 심장전도장애, 부정맥, 무호흡, 혼수, 발작 등이 일어날 수 있다. 또한 다른 약물로 인한 저혈압이나 서맥을 악화시키므로, 디지탈리스나 칼슘채널 차단제, β 차단제와 같은 심혈관계 약물을 사용 중인 환자에게는 특히 주의해야 하고, 치료 시 혈압과 심박수를 측정해야 한다.

모다피닐과 아르모다피닐

모다피닐과 아르모다피닐은 도파민 재흡수 운송자(dopamine reuptake transporter)를 억제하나, 메틸페니데이트나 암페타민제들과는 다른 방식으로 작용하여, 더 경미한 정신자극 효과를 나타낸다. 기면병, 교대근무로 인한 수면장애, 폐쇄성 수면 무호흡 등의 치료에 사용된다. 두 약물의 효과는 유사하나, 아르모다피닐이 대사가 더 천천히 일어나서 작용시간이 더 길다.

부작용은 두통, 구역, 불안, 어지럼, 불면과 비염 등이 있고, 심각한 피부발진과 스티븐스-존슨 증후군(Stevens-Johnson syndrome)은 모다피닐 사용 환자에서 관찰되었지만, 아르모다피닐에서도 나타날 수 있다. 두 약물의 과량사용으로 인한 사망 증례 보고는 없었다.

이들은 중등도 CYP3A4 유도자 및 중등도 CYP2C19 억제자로 작용한다. 의미있는 약물상호작용은 CYP3A4 대사작용을 거치는 사이클로스포린(cyclosporine), 에틸에스트라디올(ethylestradiol), 트리아졸람(triazolam) 등의 혈중 농도를 현저히 감소시키는 것이다. 또한 단가아민 산화효소 억제제와 동시 투여하지 않고, 단가아민 산화효소 억제제 중단 후에도 14일 이내에는 투여하지 않는다.

전기경련요법 (electroconvulsive therapy, ECT)

최초의 뇌 자극치료법인 전기경련요법은 전기 자극을 통해 인위적으로 긴장간대발작(tonic clonic seizure)을 유발한다. 환자의 두피에 전극을 부착한 후 치료 효과를 얻을 수 있을 정도의 충분한 교류전류를 흘린다. 전극은 양측 전두, 측두를 통해 자극하는 양극성 전극을 사용하거나 인지적인 부작용을 줄이기 위해 단극성 전극을 사용한다. 신체적 부작용을 막기 위해 전신마취하에서 시행하는 경우도 많다. 발작을 이용한 다른 치료들과 같이 목표는 발작을 유발하는 것이며, 발작을 일으키지 못하는 자극은 비효과적이다. 발작 유발이 필수적이긴 하나 발작만으로 임상적 효과가 나타나는 것은 아니다.

다양한 정신과적 혹은 신경과적 장애에서 전기경련요법이 사용되나, 대부분 우울증, 양극성 장애와 같은 기분장애들에 사용된다. 특히, 증상이 심하거나 정신병적 증상을 동반한 우울증에 효과적이다. 이외에도 조증, 조현정동장애, 긴장형 조현병, 항정신병약물 악성 증후군(neuroleptic malignant syndrome), 파킨슨증, 조절되지 않는 간질 환자들에게 효과가 있다. 조현병 환자에게도 전기경련요법을 사용하지만, 기분장애와 비교해서는 효과가 좋지 못하고, 일시적인 효과만 보이는 경우가 많다. 실제 임상에서 전기경련요법의 치료반응률은 문헌상 보고된 60~80%보다는 낮은 40~60% 정도로 보고된다. 전기경련요법은 단기 혹은 장기 기억장애를 동반하며, 사회적인 편견으로 인해 비교적 이용률이 낮다.

전기경련요법은 주당 2~3회씩 총 8~12회를 시행하는 경우가 가장 흔하고, 입원이나 외래치료 환경 모두에서 가능하다. 치료를 마친 후에는 약물이나 간헐적 추적 전기경련요법을 시행한다. 전통적인 전기경련요법에서 사용되는 넓은 펄스폭에 비해 좁은 펄스폭을 사용하여 치료하면 부작용을 줄인다는 보고가 있다. Sackheim(2008년) 등은 전기경련요법의 가장 효과적인 펄스폭이 0.25 ms라고 보고하였고, 이를 초단펄스폭(ultrabrief pulse width)이라 하였다. 인지적인 장애를 개선하면서 비슷한 치료 효과를 얻기 위해서는 우측 편도 초단펄스폭 전기경련요법이 가장 흔하게 사용되며, 발작 외에도 전극의 위치, 펄스폭, 역치하자극의 정도 등이 복합적으로 임상적 효과를 결정한다.

전기경련요법은 우울증 치료에 가장 효과적인 치료 방법 중 하나이지만, 전기경련요법에 호전을 보이거나 완치되었던 환자들도 6개월 추적조사에서 많은 수가 재발하였다. 한 연구에서 전기경련요법을 통해 완치된 환자를 대상으로 위약, 노르트립틸린, 노르트립틸린과 리튬을 같이 투여한 3군으로 나누어 6개월 간 추적 치료하였고, 각각 84%, 60%, 39%의 재발률을 보였다. 일부 정신과 의사들이 재발방지를 위해 3~5주 간격으로 유지 전기경련요법을 시행하였으나, 효과에 대한 결론은 없으며, 일부는 전기경련요법 후 지속적인 자극 치료로 미주신경자극술(vagus nerve stimulation)과 같은 방법을 사용하기도 한다.

전통적인 전기경련요법은 교류전류를 사용하지만, 단극성 펄스만 일으켜 국소적인 발작을 유발하는 전기경련요법(focal electrically administered seizure therapy, FEAST)도 개발되었다. 전전두엽의 국소적인 발작만을 유발하여 우울증 치료 효과가 나타나지만, 기억력장애를 초래하는 내측 측두엽 발작을 일으키지 않아 기억력 장애는 경미하고, 2차적 전신발작도 일으키지 않는다. FEAST는 초단펄스폭 전기경련요법과 비교 시 최소한 비슷한 정도의 효과를 기대할 수 있는 반면에 인지장애는 적은 것으로 알려져 있고, 이에 대한 연구는 현재 진행 중이다.

기타 생물학적 치료

경두개 자기자극술 (transcranial magnetic stimulation, TMS)

경두개 자기자극술은 두피에 코일(coil)을 대고 강한 자기 펄스를 발생시킨다. 대뇌피질 표층에 재빨리 작동하는 자기장을 위치하여 eddy 전류라고 하는 적은 양의 전류를 일으켜, 전극 없이 전기적 자극을 일으킨다. 자기장은 두피나 두개골의 전기저항에 영향을 받지 않기 때문에 뇌에 직접적인 전기적 자극을 주는 전기경련요법, 두개전기자극술(cranial electrical stimulation), 경두개직류자극술(transcranial direct current stimulation)과 달리 뇌의 국소적인 부분만 자극할 수 있다. 따라서 마취가 필요 없고, 뇌의 일정부분을 비침습적으로 자극하여 치료할 수 있다.

작용기전

대뇌피질의 일차운동피질(motor strip)에 코일을 위치하여 반복적인 펄스를 일으키면, 자극부위 아래로 전류가 흐르고 일차운동중추(M1)에 활동전위가 유발된다. 이 활동전위는 피질척수로(corticospinal tract)를 통해 반대쪽 손 근육에 수축을 일으킨다. 코일을 대뇌피질을 따라 이동시키면서 자극하면 단일 펄스가 이웃한 근육집단을 자극하는 것을 관찰할 수 있고, 상응하는 피질척수로의 자극도 알 수 있다. 일차시각중추(V1)를 자극하면, 시각의 일시적인 기능 소실이 유발되어 암점 현상이 일어날 수 있다. 경두개 자기자극술에 의한 신경재분극에 따른 작용기전을 살펴보면, 단기적인 작용으로는 신경회로의 활성화가 이루어지고, 이에 따라 근육의 수축과 같은 운동반응이 관찰되며, 말이 나오지 않는 것과 같은 일시적인 마비나 반응 시간의 단축과 같은 진행 중인 과정을 촉진하는 반응이 나타날 수 있다. 장기적인 작용기전으로는 장기적 상승작용이나 장기적 저하와 같은 신경연접 효율의 변화가 일어날 수 있고, 신경 활성인자의 변화, 대뇌피질 활성도의 변화, 기능적 연결의 변화가 일어날 수 있다.

부작용, 약물과의 상호작용, 다른 위험요소

전문가가 환자를 잘 평가한 후 시행하면 비교적 안전한 치료 방법이나 부작용이 전혀 없는 것은 아니다. 가장 심한 부작용은 발작이다. 발작의 위험성은 단일펄스 경두개 자기자극술보다 반복적 경두개 자기자극술(repeated transcranial magnetic stimulatioin, rTMS)에서 더 크며, 빈도, 강도, 기간과 간극도 발작에 영향을 미친다. 단일펄스 경두개 자기자극술과는 달리 반복적 경두개 자기자극술은 특별한 위험 요인이 없는 경우에도 높은 강도로 시행하면 발작의 위험이 있다. 환자 요인으로는 간질, 대뇌질환과 같은 신경학적 이상, 간질을 유발할 수 있는 약물 사용 등이 있다.

환자 선택

한 가지 이상의 항우울제 치료에 실패한 경우나 약물사용에 부작용을 나타내는 경우에 경두개 자기자극술이 효과적일 수 있다. 경두개 자기자극술에 효과가 없거나, 응급상황, 혹은 어떠한 치료에도 효과가 없는 경우라면 전기경련요법이 더 효과적이다.

경두개 자기자극술은 자극이 국소적이고 비침습적이어서 정신과 영역에서 많은 역할을 기대할 수 있으나, 경두개 자기자극술의 치료효과를 기대하기 어려운 환자의 특성, 약물 병용 여부, 치료 후 재발방지 효과, 뇌의 더 깊은 부위 자극방법 등에 대한 향후 연구결과들이 필요한 실정이다.

경두개직류자극술 (transcranial direct current stimulation, tDCS)

경두개직류자극술은 1~3 mA의 약한 직류전류를 두피에 흐르게 하는 비침습적인 치료로, 기존 직류 전지 사용이 가능한 간편한 기구를 사용한다. 자극부위의 피부자극 외에는 특별한 문제가 없을 정도로 부작용이 경미하다. 작용기전은 뉴런막의 전기전하를 분극하여 나타나는 것으로 생각되지만, 정확한 기전은 알려져 있지 않다. 임상적으로 뇌졸중이나 치매 치료에 초점이 맞추어져 있고, 다른 정신질환에 대한 효과는 확실치 않다.

두개전기자극술(cranial electrical stimulation, CES)

두개전기자극술은 1~4 mA의 약한 교류전류를 사용하며, 생리식염수에 적신 전극을 귓불에 끼워 사용한다. 정확한 기전은 모르나, 미세한 전류가 시상과 시상하부에 작용하여 신경전달물질들을 분비하는 것으로 알려져 있고, 신호전달체계에도 작용하여 칼슘 채널이나 아데노신 일인산(adenosine monophosphate) 등에 영향을 미치고, 혈장이나 뇌척수액의 세로토닌, 노르에피네프린, 도파민, 단가아민 산화효소(monoamine oxidase B)를 높여준다는 보고가 있다. 피부자극, 어지럼 등의 가벼운 부작용만 보고되었고, 심각한 부작용은 없었으나, 임부나 혈압이 낮은 사람, 부정맥, 인공 심박조율기를 사용중인 사람에게는 사용하지 않도록 권고한다. 우울증, 불안, 약물중독, 불면, 두통, 통증에 사용하였을 때 플라시보[placebo(sham)]에 비해 효과적이었으나, 아직 더 많은 연구가 필요하다.

자기발작치료(magnetic seizure therapy)

자기발작치료는 자기장을 이용하여 전기경련요법보다 제한된 범위의 전류를 대뇌피질에 흘려 발작을 유발하여 치료한다. 전신마취 하에서 근이완제로 전처치를 시행하며, 통상적인 경두개 자기자극술에서 나오는 것보다 더 강력한 자기장을 유발하는 변형된 기구를 사용하고, 전기경련요법보다 더 좁은 범위의 발작을 일으키는 특성이 있다. 마취, 발작과 관련된 부작용이 있을 수 있고, 특히 자기코일의 작동소리가 시끄러워 청력장애를 유발할 수 있으므로 환자와 치료팀 구성원 모두 귀마개를 사용한다. 기억력장애는 전기경련요법보다는 적지만 나타날 수 있다. 확실한 효과는 검증되지 않았으나, 전기경련요법 시행 전에 먼저 시도해 볼 수 있다.

미주신경자극술(vagus nerve stimulation)

미주신경자극술은 왼쪽 가슴에 펄스발생기를 심어 왼쪽 미주신경을 자극한다. 이를 만성적으로 자극하면 뇌간의 고립로(tractus solitarius)나 솔기핵(raphe nucleus)의 변화를 일으켜 대뇌피질이나 변연계의 세로토닌과 노르에피네프린의 활성도를 높인다. 비교적 안전한 치료 방법이지만, 목소리의 변화, 호흡곤란, 목의 통증 등을 유발할 수 있고, 수술 전후 감염과 관련된 부작용도 유의해야 한다.

표 31-11. 인지기능개선제의 분류

분류
콜린성 약물
아세틸콜린 전구물질
콜린
레시틴
아세틸-엘-카르니틴
콜린알포세레이트
콜린분해효소억제제
도네페질
리바스티그민
갈란타민
비콜린성 약물
NMDA 수용체 길항제: 메만틴
기타 약제
항산화제
항소염제
지질 저하제
에스트로겐

Implanted cortical stimulation

전극을 대뇌피질의 표층에 심어 전기적인 자극을 시도하는 새로운 신경외과적인 치료법이다. 이 치료법은 뇌졸중, 이명, 치료저항성 우울증의 치료에 시도 중이다.

인지기능개선제(cognitive enhancers)

기억을 비롯한 인지기능을 개선시키는 약물에 대한 연구가 활발히 진행되고 있으나 아직까지는 임상적으로 특별한 효과를 나타내는 것은 아니다. 현재 진행되고 있는 약물 연구는 대부분 알츠하이머병에 관한 것들이다. 알츠하이머병 치료의 궁극적 목표는 병 자체를 되돌려서 완치시키고 치매에 의하여 나타나는 인지장애, 정신장애, 이상행동 등을 줄이고 없애는 것이다. 지금까지 개발되고 있는 약물들을 포함해서 현재 사용되고 있는 약물들은 알츠하이머병의 진행을 약간 늦출 수 있거나 알츠하이머병에 의해 동반되는 증상들을 치료하기 위해 개발된 것이다. 최근 20여 년 동안 인지기능, 특히 병의 초기와 중기에 해당하는 환자들에서 나타나는 인지기능을 향상시킬 수 있는 약물들이 다수 개발되었다. 이러한 약물들이 현재 알츠하이머병을 가진 환자들의 일차적 치료 약물로 사용되고 있다. 그렇지만 최근에는 이러한 약물들이 혈관성 치매에도 효과가 있다는 연구 결과들이 나오면서 혈관성 치매에서 일부 효능을 인정받아 사용되고 있다.

인지기능개선제는 크게 콜린성 약물과 비콜린성 약물로 분류할 수 있다(표 31-11). 아세틸콜린에 직접 작용하는 콜린성 약물은 인지기능개선의 효과 측면에서 제한점이 있어 최근에는 비콜린성 신경전달과정이나 기타 작용기전을 통해 인지기능을 개선시키고자 하는 약물들의 개발되고 있지만 아직은 그 임상효능에 있어 근거가 부족한 상황이다.

콜린성 약물(cholinergic drugs)

신경전달물질의 약 90%를 차지하는 아세틸콜린은 기억과 학습에 중추적인 역할을 한다. 알츠하이머병 환자는 뇌내 아세틸콜린과 아세틸콜린 합성효소인 콜린아세틸전환효소(choline acetyltransferase)가 감소하고, 중격(septum)과 전뇌기저부(basal forebrain)의 메이너트 기저핵(nucleus basalis of

Meynert)의 콜린성 세포의 수도 줄어들며, 이런 중추 콜린성 신경전달의 장해가 인지 감퇴의 심각도와 관련이 있다. 따라서 알츠하이머병 환자의 인지 기능 개선을 위해 콜린성 신경전달을 증가시키기 위한 다양한 접근들이 시도되었다. 뇌에서 아세틸콜린을 증가시키는 방법에는 여러 가지가 있다. 아세틸콜린이 합성되기 전단계 물질인 아세틸콜린 전구물질을 사용하는 방법, 신경세포에 저장되어 있는 아세틸콜린의 분비를 촉진시키는 방법, 일단 합성된 아세틸콜린이 활동성이 없는 물질로 분해되는 것을 막는 방법, 아세틸콜린 작용부위인 아세틸콜린 무스카린 수용체를 대신 자극하는 방법 등이 있다.

아세틸콜린 전구물질(acetylcholine precursors)

아세틸콜린 전구물질로는 콜린(choline), 레시틴(lecithin), 아세틸-엘-카르니틴(acetyl-l-carnitine), 콜린알포세레이트(choline alphoscerate) 등이 있으며 이들 물질들이 치매 환자의 콜린성 기능부전과 인지기능 감소의 치료를 위해 처방되기도 했으나 체내에서 이들 물질들이 쉽게 분해되면서 콜린성 신경전달을 회복시킬 수 있는지에 대한 의심과 함께 확실한 치료효능이 입증되지 않았다. 아세틸-엘-카르니틴의 경우에는 신경세포 보호효과도 동시에 지니고 있고 알츠하이머병의 진행을 지연시킨다는 연구 결과도 있었지만, 12개월간의 다기관 위약-대조군 연구에서 알츠하이머병에 대한 치료효과는 확인되지 않았다. 콜린알포세레이트는 레시틴의 준합성 유도체로서 경구로 복용하면 콜린의 대사적 활성체인 포스포릴콜린(phosphorylcholine)으로 전환되기 때문에 신경말단까지 도달할 수 있어 아세틸콜린의 합성을 증가시킨다. 최근 연구에 의하면, 콜린알포세레이트를 아세틸콜린에스테르분해효소 억제제(cholinesterase inhibitor)와 같이 투여하면 콜린분해효소억제제의 장기 투여시 나타나는 효과 저하를 막을 수 있을 것이라고 제시되었다.

콜린분해효소억제제

콜린분해효소인 아세틸콜린에스테르분해효소(acetylcholinesterase, AChE)를 억제하는 약물들은 알츠하이머병으로 저하된 시냅스 간극의 콜린 농도를 증가시켜 환자의 인지기능을 향상시킬 수 있다. 이 계통의 약물들은 병의 진행을 막을 수는 없으나 그 경과를 약 6개월에서 2년 정도 늦출 수 있으며 효과는 병의 초기와 중기에 큰 것으로 알려져 있다. 미국 FDA가 알츠하이머병의 치료제로 인정한 약물로는 타그린(tacrine), 도네페질(donepezil), 리바스티그민(rivastigmine), 갈란타민(galantamine) 등이 있다. 가장 먼저 개발된 타그린은 반감기가 짧아 하루에 네 번 복용해야 하고 간독성을 일으키는 것이 보고되어 현재는 사용되지 않는다. 도네페질, 리바스티그민, 갈란타민 등은 간독성, 심한 천식 등 심각한 부작용이 드물어 비교적 안심하고 쓸 수 있으며 이들 간의 인지기능 개선효과는 대체로 큰 차이를 보이지 않는다. 최근에는 이들 콜린성 제재가 초기 혹은 중기 알츠하이머병뿐만 아니라 중증 알츠하이머병 및 혈관성치매에도 효과가 있다는 보고들이 늘어나고 있다.

이들 약물들은 모두 경도-중등도의 치매에 효과가 있다. 그러나 이러한 임상적 효과도 전뇌 기저부에 콜린성 뉴런이 충분히 보전되어 있어야만 가능하다. 즉 경도-중등도 치매 환자들에서 콜린성 뉴런의 생산 능력이 어느 정도 남아 있어야만 콜린분해효소억제제의 투여로 인해 신경세포 간 콜린성 신경전달기능을 보충 내지 강화할 수 있기 때문이다.

도네페질

① 작용기전

도네페질은 콜린분해효소인 AChE와 가역적으로 결합하여 아세틸콜린의 가수분해를 저해하는 것으로 알려져 있다. 결과적으로 콜린성 시냅스의 아세틸콜린 농도를 상승시켜 콜린성 신경전달을 증가시킨다. 콜린분해효소인 AChE와 부티릴콜린에스테르분해효소(butyrylcholinesterase, BChE)는 뇌와 말초에 존재하지만 AChE는 일차적으로 뇌의 AChE 대사에 관여하고, BChE는 말초에서 주로 작용을 나타낸다. 도네페질은 AChE에 선택적으로 작용하고 반응은 가역적이다.

② 약력학

도네페질의 약물 흡수율은 음식에 영향을 받지 않는다. 소화기에서 잘 흡수되어 복용 후 3~4시간에 최고 혈중 농도에 도달하며 간에서 대사되어 주로 신장으로 배설된다. 혈장 단백질과 강하게 결합하며 간에서 CYP2D6와 CYP3A4에 의해 대사되며 소변으로 배출된다. 반감기는 노인의 경우 약 70시간이므로 하루 1회 복용이 가능하다. 항정 상태는 투여 2주만에 도달한다. 추천되는 초기 용량은 취침 전 5 mg이며 10 mg까지 증량할 수 있다. 이 약은 항콜린성 작용이 있는 다른 약물에 저해작용을 나타내고 석시닐콜린(succinylcholine)과 다른 신경근육 차단제 또는 콜린성 약물과 병용해서 투여 시 상승작용을 일으킬 수 있다.

③ 임상사용

도네페질은 콜린분해효소억제제로 경도와 중등도의 알츠하이머병의 치료에 사용되며 1996년에 미국 FDA의 승인을 받았다. 최근에는 중증의 알츠하이머병 치료에도 사용이 되고 있다. 이 약물은 반감기가 길어 하루 한 번 복용하며, 위장관 부작용이 적고, 간 독성이 없다. 처음에는 하루 5 mg짜리 한 알을 복용하고 효과가 없으면 4~8주 후에 하루 10 mg짜리 한 알을 사용한다. 이 약물은 인지기능만 호전시키는 것이 아니라 일상생활 수행능력을 비롯한 전반적인 기능을 향상시킨다고 알려져 있다. 이 약은 치매가 아닌 정상인의 기억력 증진을 목적으로 사용하는 경우에는 적절하지 않다. 최근에는 도네페질이 레비소체치매(dementia with Lewy body)나 뇌손상 후 인지기능 감퇴 등에도 효과가 있다는 보고가 있다.

④ 부작용

도네페질은 비교적 잘 감내되는 약물이지만, 가장 흔한 부작용은 오심, 구토, 설사 등의 콜린성 이상반응과 관련된 소화기계 증상이다. 심장에 문제가 있는 환자에서는 맥박이 느려질 수 있다. 간독성은 거의 없으며 소수에서 근육통, 피로, 불면, 식욕부진 등이 나타난다. 불면증이 있으면 약물을 오전에 투여한다. 주의를 기울여야 할 이상반응은 체중감소, 현훈, 드물게 발생하는 실신 및 경련이다. 약물 투여 6개월 이후에 체중감소와 식욕부진이 심각할 정도이면 약물투여를 중단하거나 다른 약물로 교체할 필요가 있다.

⑤ 약물상호작용

도네페질은 CYP2D6와 CYP3A4에 의해 대사되는 다른 약물들(카바마제핀, 페니토인, 리팜피신 등)의 혈중 농도를 높이므로 주의를 요한다. 콜린성 약물들(석시닐콜린, 베타네콜)과의 병용 시에는 상승효과를 일으킬 수 있으며, 항콜린성 약물(벤즈트로핀)과의 병용 시에는 본제의 효과를 감소시킬 수 있다. 또한 콜린분해효소억제제는 항정신병 약물과 관련된 추체외로 부작용을 증가시킬 위험성이 있으며, 신경근 차단제의 효과를 감소시킬 수 있다.

리바스티그민

① 작용기전

리바스티그민은 AChE뿐만 아니라 BChE를 동시에 억제하는 것으로 알려져 있다. 리바스티그민은 해마와 대뇌 신피질에만 선택적으로 작용하는 것으로 알려져 있으며, 이론적으로 알츠하이머병의 후기에 BChE가 아세틸콜린의 분해에 관여한다고 알려지면서 비교적 후기 치매에 더 효과가 있을 것으로 기대되었으나 중증 치매에서의 효과는 검증되지 않았다.

② 약력학

리바스티그민을 경구 투여하면 위장관에서 흡수가 잘 되지만 음식물과 함께 이 약을 복용하면 음식물이 이 약의 흡수를 방해한다. 경구 투여한 리바스티그민은 빠르고 완전하게(96% 이상) 흡수되나 강력한 처음통과효과(first-pass effect)로 생체이용률은 약 35%이다. 경구 투여 후 최고 혈장 농도는 0.8~1.2시간 후에 나타나며 AChE 저해 효과는 10시간 동안 지속된다. 혈장 단백질 결합률은 40%이며 혈중 반감기는 1~1.5시간이다. 약물의 반감기는 짧지만 약물이 콜린에스테르분해효소에 결합된 상태로 남아 있어 효과는 10시간 유지되며 따라서 1일 2회 투여한다. 리바스티그민은 콜린에스테르분해효소에 의해 빠르게 가수분해되며 간 효소는 크게 관계되지 않아서 CYP450 효소 시스템에 의해 대사되는 다른 약물과의 상호작용이 없다. 약물 대사체는 24시간 내에 완전하고 빠르게 신장을 통해 배설된다. 대변으로의 배설은 투여 용량의 1% 이하이다.

③ 임상사용

리바스티그민은 경도 내지 중등도의 알츠하이머병에서 사용되며 2000년도에 FDA 승인을 받았다. 첫 투여 용량은 1일 1.5 mg 2회 투여로 시작하며, 2주부터 2주 간격으로 하루 6 mg씩 증량해서 최대 1일 12 mg까지 투여한다. 약물 투여에 의한 소화기계 부작용을 줄이기 위해서는 음식과 함께 복용하는 것이 좋다.

④ 부작용

리바스티그민은 중추신경계 AChE 선택성이 높아 부작용 발현율이 적었으며 임상 시험을 행한 대다수의 환자에서 좋은 내약성을 보였다. 리바스티그민 투여 후의 부작용은 대체로 경미하며 약물 사용을 중단할 경우 곧 회복되었다. 가장 흔한 부작용은 주로 부교감 신경 활성으로 인한 오심, 구토, 복통, 설사, 소화불량, 식욕부진, 어지러움, 초조, 우울, 두통, 불면, 혼동, 마비, 발한, 진전, 권태, 상부 호흡기와 생식기계 감염 등이다.

⑤ 약물상호작용

리바스티그민의 약물대사에 간 효소는 크게 관여하지 않고 단백결합률도 적으므로 다른 약물과의 상호작용은 비교적 적다. 리바스티그민이 석시닐콜린 계열의 근이완제 효과를 증가시킬 수 있다.

갈란타민

① 작용기전

갈란타민은 아세틸콜린분해효소 억제제로서 시냅스의 효소를 억제하는 한편 전시냅스(presynapse)의 신경세포막에 위치한 아세틸콜린의 니코틴 수용체를 직접 자극하는 알로스테리 조절(allosteric modulation) 기능을 가지고 있다고 보고되었다. 이 약물은 니코틴 수용체의 비경쟁적 길항제 작용

부위에 결합하여 니코틴 수용체의 아세틸콜린에 대한 반응을 조절하는 것으로 밝혀졌다. 이는 다른 알츠하이머병 치료제와는 달리 니코틴 수용체를 조절하는 화합물이 아세틸콜린을 비롯하여 다른 신경전달물질을 증가시킬 뿐만 아니라 아세틸콜린분해효소를 차단하여 알츠하이머병의 병태생리에 기여하는 특징을 갖고 있다.

② 약력학

갈란타민은 경구 복용 후 1시간 만에 혈중 최고농도에 도달하지만 음식과 함께 복용을 하면 흡수가 지연되어 혈중 최고농도에 도달하는 데 90분이 걸린다. 생체이용률은 80~100%이며 반감기는 약 7시간이다. 혈장 단백질 결합률은 약 18%로 비교적 낮다. 약물의 약 75%는 간에서 대사가 되며 CYP2D6와 CYP3A4가 관여한다.

③ 임상사용

갈란타민은 경도, 중등도의 알츠하이머병에서 사용되며 2001년도에 FDA 승인을 받았다. 성인에게는 1일 2회 아침, 저녁 식사와 함께 투여한다. 초기 투여용량은 첫 4주 동안은 1일 2회, 1회 4 mg을 투여한다. 유지 용량으로는 4주 이후에 1일 2회, 1회 8 mg으로 조정하며 임상적 효과와 내약성 등을 고려하여 최대 투여용량으로 1일 2회, 1회 12 mg까지 증량할 수 있다. 확산형 제제에는 하루 한 번 복용이 가능하다. 1일 24 mg으로 투여해서 내약성이 좋지 않고 임상적 효과가 나타나지 않을 경우에는 1일 16 mg으로 감량을 고려해야 한다.

④ 부작용

갈란타민의 부작용은 다른 콜린분해효소억제제들에서 나타나는 부작용과 유사하다. 가장 흔한 부작용은 오심, 구토, 설사, 복통, 소화불량, 식욕부진 등 소화기계 증상이다. 그 외 나타날 수 있는 부작용은 근육경련, 불면, 착란, 졸도 등이다. 이러한 부작용은 대부분이 용량과 관련되기 때문에 부작용이 나타나면 약물의 용량을 줄이도록 한다.

⑤ 약물상호작용

갈란타민의 항콜린성 약물의 효과를 저해시킨다. 이 약물의 콜린성 작용기전으로 인해 다른 콜린성 약물과 병용하여 투여해서는 안 된다. 콜린성 약물에서 예상되는 바와 같이 심박동수를 유의하게 저하시키는 약물(예: 디곡신, 프로프라놀롤)과는 병용 투여를 금한다. 또한 마취 시에는 석시닐콜린 계열의 근육이완제의 효과를 증가시킬 수 있다.

비콜린성 약물(non-cholinergic drugs)

NMDA 수용체 길항제(NMDA receptor antagonist)

작용기전

글루타메이트(glutamate)는 흥분성 신경전달물질로서 N-methyl-D-aspartate(NMDA) 수용체를 활성화시키며, 과도하게 자극될 경우 뇌 신경세포 내에 지나친 칼슘 유입을 통해 세포를 파괴한다고 알려져 있다. 알츠하이머병의 발병에 글루타메이트 신경전달의 이상이 관여한다는 보고들이 있으며, 메만틴(memantine)은 비경쟁적 NMDA 수용체 길항제로서 글루타메이트에 의한 세포 독성을 막아줄 수 있는 것으로 보인다.

약력학

메만틴은 경구 투여시 위장관으로 빠르게 흡수되며 생체이용률은 거의 100%에 해당한다. 최고 혈중농도에 도달하는 시간은 6~8시간이며 항정 상태에 도달하는 시간은 12시간이다. 반감기는 약 60~80시간이다. 혈장 단백질 결합률은 약 45%이며 뇌와 척수액에도 분포한다. 메만틴의 대부분은 신장을 통해 제거되는데 대부분(75~90%)이 대사가 되지 않은 채 소변으로 배설된다. 메만틴은 간 효소인 CYP450에는 거의 영향을 미치지 않는다.

임상사용

메만틴은 처음 독일에서 개발되어 1980년대부터 파킨슨병을 포함한 여러 가지 대뇌질환에 대한 치료제로 사용해 왔고, 이후 중등도와 중증 단계의 알츠하이머병 환자에 대한 임상시험을 거쳐서 2003년에 미국 FDA에서, 그리고 2004년에는 우리나라 식품의약품안전처에서 알츠하이머병의 치료제로 공인되었다. 메만틴이 초기 알츠하이머병의 치료에 효과가 있는지에 대한 증거는 충분하지 않기 때문에 이 약물은 중등도 혹은 중증 알츠하이머병에서 단독으로 사용하거나 콜린분해효소억제제와 병용하여 사용하는 것이 권장된다. 메만틴을 단독 투여하는 경우보다 콜린분해효소억제제와 병행 투여하는 경우에 부가적인 인지기능 개선효과를 얻을 수 있다는 보고들이 있다. 혈관성 치매 환자에서 메만틴의 치료 효과를 검증하려는 시도 역시 이루어지고 있으나 아직까지는 매우 제한적인 상태이고 일부 연구에서 경도 또는 중등도의 혈관성 치매 환자에게 28주 이상 메만틴을 투여하였을 때 위약군에 비해 인지기능의 유의미한 향상을 보였다고 보고된 바 있다.

성인의 경우 보통 첫 주는 1일 10 mg으로 시작하여 1주 간격으로 10 mg씩 증량하여 유지량이 1일 20~30 mg이 되도록 균등하게 분할 투여한다. 고령이나 부작용에 예민한 경우에는 1일 5 mg으로 시작하여 1주 간격으로 5 mg씩 증량한다.

부작용

중추신경계에서 나타나는 주된 부작용은 현기증, 졸음, 불면증, 두통, 근무력증, 구토, 과잉흥분, 착란 등이다. 심한 간질 환자나 과도한 착란 상태의 환자, 임부나 수유부에게는 투여를 금해야 하며, 운전을 하거나 기계를 작동하는 등의 집중력이 요구되는 활동에는 주의하여야 한다.

약물상호작용

메만틴이 바비탈(barbital) 유도체와 항정신병약물의 효과를 떨어뜨릴 수 있고 도파민성 약물과 항콜린성 약물의 효과는 상승시킬 수 있다. 근육이완제인 단트롤렌과 바클로펜이 메만틴과 동시에 투여되면 그 약제의 효과에 변화가 초래될 수 있으므로 용량조정이 필요하다.

기타 약제

항산화제(anti-oxidants)

산화대사과정에서 발생하는 신경독성 유리산소가 알츠하이머병의 신경변성의 원인이 된다는 학설에 근거하여 비타민 E와 은행잎 추출물과 같은 항산화 작용을 가진 약물들이 사용되고 있으며, 단독 요법 혹은 콜린분해효소억제제와의 병합 요법으로 치매의 진행을 늦추는 효과가 있다는 보고들이 있다. 항산화제로 현재 임상적으로 많이 사용되는 약물은 비타민 E인데 알츠하이머병 환자에게 비타민 E를 매일 2,000 IU씩 투여하면 인지기능 악화로 인해 요양소에 입원하는 기간을 6개월 연장시킨다고 알려져 있다. 미국의 캐시 카운티(Cache county) 연구에서 비타민 E와 비타민 C의 병용투여를 연구한 결과 알츠하이머병의 유병률과 발생률을 줄이는 것으로 밝혀졌다.

은행잎 추출물은 항산화 효과가 있는 플라보노이드와 테르페노이드, 혈소판 억제효과가 있는 징코빌로바 B를 함유하고 있다. 알츠하이머병 치료제로서 은행잎 추출물의 효과는 아직 미지수이다. 경도 내지 중등도 알츠하이머병 환자들을 대상으로 은행잎의 부분 추출물인 EGb 761(타나민)을 하루 40 mg 투여하면 인지기능이 콜린분해효소억제제와 비슷한 수준으로 개선되었다는 보고도 있었지만 최근의 대규모 환자들을 대상으로 시행한 여러 연구들에서는 알츠하이머병 환자들에서 인지기능 개선 효과를 확인하지 못하였다.

항소염제(anti-inflammatory drugs)

알츠하이머병의 발병이나 진행에도 염증 반응이 관여된다는 것을 시사하는 증거들이 많다. 알츠하이머병 환자에서 급성 염증반응물질인 사이토카인과 인터루킨이 증가하고 세포성 염증반응이 증가하는 소견을 보여 항소염제의 치료 효과에 대한 임상연구가 진행되어 왔다. 최근 알츠하이머병은 뇌의 염증 반응으로 인한 신경 퇴행성 질환이라는 가설이 제기되고 있으며, 수많은 연구들에 의하면 류마티스 관절염이 알츠하이머병의 발병 위험을 감소시킨다고 보고하였다. 이러한 류마티스 관절염 환자에게서 알츠하이머병의 발병 위험을 감소시키는 보호효과 기전은 아직 밝혀지지 않았다. 알츠하이머병 환자를 대상으로 비스테로이드성 항염증제를 투여한 임상 시험에서 이 약물의 효과는 예상과 달리 입증되지 못하였다.

지질 저하제(lipid-lowering drugs)

알츠하이머병 환자들의 뇌 속에 노인반이 증가되면서 기억력이 상실되고 또한 뇌 속에 콜레스테롤이 증가되어 독성물질의 생성이 촉진되는 것으로 알려져 있다. 일부 연구에서 콜레스테롤 저하제인 스타틴이 알츠하이머병의 진행을 억제한다고 발표되기도 하였다. 고지질혈증이 있는 경우 콜레스테롤이 세포막에 축적됨으로써 세포막의 이동성을 떨어뜨려 아밀로이드 전구단백질이 β-secretase와 γ-secretase에 의해 많이 절단되게 함으로써 베타아밀로이드의 형성이 많아지고 이것이 나쁜 영향을 끼친다고 알려졌다. 역학 연구에서 HMG CoA reductase inhibitor를 복용하는 경우 60~73%까지 치매 유병률을 낮춘다고 알려져 왔다. 하지만 노인들을 대상으로 시행된 심바스타틴 임상연구인 the Heart Protection Study (HPS)와 프라바스타틴 전향적 연구인 the Prospective Study of Pravastatin in the Elderly at Risk(PROSPER) 연구에서는 두 약제 모두 5년 동안 인지기능의 저하를 늦추지 못하는 것으로 밝혀졌다.

에스트로겐(estrogen)

알츠하이머병의 유병률은 여성에서 남성에 비해 더 높고, 알츠하이머병 환자의 신경세포에 고친화성 에스트로겐 수용체가 존재하며, 에스트로겐이 아세틸콜린의 생산을 촉진시키고 뇌혈류를 증가시키는 역할을 한다는 등의 보고가 있어 에스트로겐이 알츠하이머병의 치료제로 사용될 가능성이 제기되었다. 에스트로겐은 동물 연구에서 신경발생(neurogenesis)을 유도하고 뇌경색 후에도 신경세포를 보호해주는 것으로 알려지면서 알츠하이머병에서의 예방 효과가 꾸준히 연구 되었다. 그러나 최근 Women's Health Initiative Memory Study (WHIMS)에서 호르몬대체요법이 오히려 치매 발병위험을 증가시켰고 다른 연구에서도 인지장애의 위험을 증가시키는 것으로 확인되어 폐경기 여성에서 치매 예방을 위한 호르몬대체요법을 시행하는 것은 근거가 없으며, 오히려 다른 목적으로 호르몬대체요법을 시행하고 있는 경우에는 인지 기능에 대한 정기적 평가가 필요하다.

참고문헌

1) 대한노인정신의학회 편저. 노인정신의학 개정판. 서울: 중앙문화사;2004. p.313-319.
2) 대한신경정신의학회. 신경정신의학 2판. 서울: 중앙문화사;2005. p.654-669.
3) 민성길. 임상정신약리학 개정판. 서울: 중앙문화사;2003. p.402-413.
4) 박원명, 김찬형. 임상신경정신약물학. 제2판. 서울: 시그마프레스;2014.
5) 박원명, 배치운. 양극성 우울증의 치료: 새로운 항경련제의 도입. 대한정신약물학회지 2001;12:106-114.
6) 배치운, 임동석. 임상약동학. 박원명, 김찬형 편저. 임상신경정신약물학 2판. 서울: 시그마프레스;2014. p.56-71.
7) 배치운, 전덕인. 생물학적 치료: 약물학적 치료. 박원명, 민경준 편저. 우울증. 서울: 시그마프레스;2012. p.162-199.
8) 백인호, 배치운. 우울증의 약물치료. 대한의사협회지 2003;46:800-807.
9) 우영섭, 박원명. 정신과적 질환에 대한 새로운 약물요법. 대한의사협회지 2011;54:1061-1069.
10) 이민수. 항우울제와 연관약물의 약물상호작용. 생물정신의학 2000;7:21-33.
11) 이정구, 김영훈. 약물상호작용: 기분안정제와 항불안제. 생물정신의학 2000;7:34-45.
12) 최희연, 이수영, 서호석, 정종현, 임원정. 임신을 계획하는 여성의 정신약물치료 전략. 대한정신약물학회지 2013;24:85-101.
13) 한국형 정신분열병 약물치료 알고리듬실무위원회. 한국형 정신분열병 치료 지침서;2006.
14) 함병주, 정인과. 우울증의 최신 약물요법. 대한의사협회지 2009;52:518-524.
15) American Psychiatric Association (APA). Practice guideline for the treatment of patients with Alzheimer's disease and other dementias 2nd Edition. Am J Psychiatry 2007;12 Suppl:1-86.
16) American Psychiatric Association. Textbook of Psychopharmacology 4th edition. edited by Schatzberg AF and Nemeroff CB. Washington DC: American Psychiatric Publishing;2009.
17) Anne W Schmidt, Lorraine A Lebel, Harry R Howard Jr, Stevein H Zorn. Ziprasidone: a novel antipsychotic agent with a unique human receptor binding profile. Eur J Pharmacology 2001;425:197-201.
18) Arnsten AFT. Stimulants: therapeutic actions in ADHD. Neuropsychopharmacology 2006;31:2376-2383.
19) Berridge CW, Shumsky JS, Andrzejewski ME, McGaughy JA, Spencer RC, Devilbiss DM, et al. Differential sensitivity to psychostimulants across prefrontal cognitive tasks: differential involvement of noradrenergic a1- and a2-receptors. Biological Psychiatry 2012;71:467-473.
20) Burns A, O'Brien J. BAP Dementia Consensus group, Auriacombe S, Ballard C, Broich K, Bullock R, Feldman H, Ford G, et al; British Association for Psychopharmacology. Clinical practice with anti-dementia drugs: a consensus statement from British Association for Psychopharmacology. J Psychopharmacol 2006;20:732-755.
21) California Workgroup on Guidelines for Alzheimer's Disease Management. Guideline for Alzheimer's Disease Management. Final Report;2008.
22) Caroff SN, Davis VG, Miller DD, Davis SM, Rosenheck RA, McEvoy JP, et al. Treatment outcomes of patients with tardive dyskinesia and chronic schizophrenia. J Clin Psychiatry 2001;72:295-303.
23) David Coghill, Lily Hechtman, Monica Shaw, Paul Hodgkins. Amfetamine and methylphenidate medications for attention-deficit/hyperactivity disorder: complementary treatment options. Eur Child Adolesc Psychiatry 2012;21:477-492.
24) Fakra E, Azorin JM. Clozapine for the treatment of schizophrenia. Expert Opinion on Pharmacotherapy 2012;13:1923-1935.
25) Ferrando SJ, Owen JA, Levenson JL. Psychopharmacology. In: Hales RE, Yudofsky SC, Roberts LW, editors. The American Psychiatric Publishing Textbook of Psychiatry. 6th ed. Arlington: American Psychiatric Publishing;2014. p.929-935.
26) Fillit HM, Doody RS, Binaso K, Crooks GM, Ferris SH, Farlow MR, et al. Recommendations for best practices in the treatment of Alzheimer's disease in managed care. Am J Geriatr Pharmacother 2006;4(S):9-24.
27) Flicker L. Acetylcholinesterase inhibitor for Alzheimer's disease. BMJ 1999;318:615-616.
28) Flockhart D. CYP450 Online interaction table. Indianapolis: Indiana University;2015. Available from: http://medicine.iupui.edu/clinpharm/ddis/main-table.
29) Gardner DM, Murphy AL, O apos Donnell H, Centorrino F, Baldessarini RJ. International consensus study of antipsychotic dosing. Presented at the The American Journal of Psychiatry, American Psychiatric Association 2012;167:686-693.
30) Habel LA, Cooper WO, Sox CM. ADHD medications and risk of serious cardiovascular events in young and middle aged adults. JAMA 2011;306:2673-2683.
31) Hales RE, Yudofsky SC, Roberts LW. The American Psychiatric Publishing Textbook of Psychiatry. 6th ed. Washington DC: American Psychiatric Publishing, Inc.;2014.
32) Hales RE, Yudofsky SC, Gabbard GO. Textbook of Psychiatry (5 ed.);2008.
33) Han C, Wang SM, Kato M, Lee SJ, Patkar AA, Pae CU. Second-generation antipsychotics in the treatment of major depressive disorder: current evidence. Expert Rev Neurother 2013;13:851-70.
34) Healy D. A century of psychiatry. London: Harcourt Publishers;1999.
35) Kalachnik JE, Hanzel TE, Sevenich R, Harder SR. Benzodiazepine behavioral side effects: review and implications for individuals with mental retardation. Am J Ment Retard 2002;107:376-410.
36) Kane JM, Marder SR, Schooler NR, Wirshing WC, Umbricht D, Baker RW, et al. Clozapine and haloperidol in moderately refractory schizophrenia: a 6-month randomized and double-blind comparison. Archives of General Psychiatry 2001;58:965-972.
37) Kim KW. Cognitive enhancers. In: Korean Association for Geriatric Psychiatry. Geriatric Psychiatry, 2nd ed. 2004, Jungangmunwha Co., Seoul, Korea.
38) Kuriyama A, Honda M, Hayashino Y. Ramelteon for the treatment of insomnia in adults: a systematic review and meta-analysis. Sleep Med 2014;15:385-392.
39) Lader M. Benzodiazepine harm: how can it be reduced? Br J Clin Pharmacol 2014;77:295-301.
40) Lehman AF, Lieberman JA, Dixon LB, McGlashan TH, Miller AL, Perkins DO, et al. Practice guideline for the treatment of patients with schizophrenia, second edition. 2004;161(2 Suppl):1-56.
41) Leucht S, Busch R, Hamann J, Kissling W, Kane JM. Early-onset hypothesis of antipsychotic drug action: a hypothesis tested, confirmed and extended. Biol Psychiatry 2005.
42) Lewis SW, Barnes TRE, Davies L, Murray RM, Dunn G, Hayhurst KP, et al. Randomized controlled trial of effect of prescription of clozapine versus other second-generation antipsychotic drugs in resistant schizophrenia. Schizophrenia Bulletin 2006;32:715-723.
43) Lieberman JA, Koreen AR, Chakos M, Sheitman B, Woerner M, Alvir JM, Bilder R. Factors influencing treatment response and outcome of first-episode schizophrenia: implications for understanding the pathophysiology of schizophrenia. J Clin Psychiatry 1996;57(Suppl 9):5-9.
44) MacFarlane J, Morin CM, Montplaisir J. Hypnotics in insomnia: the experience of zolpidem. Clin Ther 2014;36:1676-1701.
45) Maelicke A, Samochocki M, Jostock R, Fehrenbacher A, Ludwig J, Albuquerque EX, et al. Allosteric sensitization of nicotinic receptors by galantamine, a new treatment strategy for Alzheimer's disease. Biol Psychiatry 2001;49:279-288.
46) Mandrioli R, Mercolini L, Raggi MA. Benzodiazepine metabolism: an analytical perspective. Curr Drug Metab 2008;9:827-844.

47) McEvoy JP, Lieberman JA, Stroup TS, Davis SM, Meltzer HY, Rosenheck RA, et al. Effectiveness of clozapine versus olanzapine, quetiapine, and risperidone in patients with chronic schizophrenia who did not respond to prior atypical antipsychotic treatment. The American Journal of Psychiatry 2006;163:600-610.
48) McIntyre RS, Mancini DA, Basile VS. Mechanisms of antipsychotic-induced weight gain. J Clin Psychiatry 2001;62(Suppl 23):23-29.
49) Miyamoto S, Duncan GE, Marx CE, Lieberman JA. Treatments for schizophrenia: a critical review of pharmacology and mechanisms of action of antipsychotic drugs. Mol Psychiatry 2004;10(1):79-104.
50) Otto MW, Bruce SE, Deckersbach T. Benzodiazepine use, cognitive impairment, and cognitive-behavioral therapy for anxiety disorders: issues in the treatment of a patient in need. J Clin Psychiatry 2005;66:34-38.
51) Pae CU, Marks DM, Shah M, Han C, Ham BJ, Patkar AA, et al. Milnacipran: beyond a role of antidepressant. Clin Neuropharmacol 2009;32:355-363.
52) Pae CU, Wang SM, Han C, Lee SJ, Patkar AA, Masand PS, et al. Vortioxetine: a meta-analysis of 12 short-term, randomized, placebo-controlled clinical trials for the treatment of major depressive disorder. J Psychiatry Neurosci 2015;40:174-186.
53) Pae CU. Desvenlafaxine in the treatment of major depressive disorder. Expert Opin Pharmacother 2011;12:2923-2928.
54) Polinsky RJ. Clinial pharmacology of rivastigmine: a new-generation acetylcholinesterase inhibitor for the treatment of Alzheimer's disease. Clin Ther 1998;20:634-647.
55) Powney MJ, Adams CE, Jones H. Haloperidol for psychosis-induced aggression or agitation (rapid tranquillisation). Cochrane Database of Systematic Reviews (Online), 11, CD009377;2012.
56) Sadock BJ, Sacock VA, Ruiz P. Comprehensive Textbook of Psychiatry. 9th ed. Philadelphia: Wiliams & Wilkins;2009.
57) Sadock BJ, Sacock VA. Synopsis of Psychiatry. 11th ed. Philadelphia: Wiliams & Wilkins;2014.
58) Sadock BJ, Sadock VA, Ruiz P. Kaplan and Sadock's Synopsis of Psychiatry: Behavioral Sciences/Clinical Psychiatry. 11th ed. Philadelphia: Wolters Kluwer Health;2014. p.910-923.
59) Sadock BJ, Sadock VA. Kaplan and Sadock's Synopsis of Psychiatry: Behavioral Sciences/Clinical Psychiatry 11th edition; 2015.
60) Sadock BJ, Sadock VA. Synopsis of Psychiatry (10 ed.);2007.
61) Savitz AJ, Xu H, Gopal S, Nuamah I, Ravenstijn P, Janik A, Schotte A, Hough D, Fleischhacker WW. Efficacy and Safety of Paliperidone Palmitate 3-Month Formulation for Patients with Schizophrenia: A Randomized, Multicenter, Double-Blind, Noninferiority Study. International Journal of Neuropsychopharmacology 2016, Advane online publication, doi:10.1093/ijnp/pyw018.
62) Shorter E. A history of psychiatry: from the era of the asylum to the age of Prozac. New York: John Wiley & Sons;1997.
63) Sirdifield C, Anthierens S, Creupelandt H, Chipchase SY, Christiaens T, Siriwardena AN. General practitioners' experiences and perceptions of benzodiazepine prescribing: systematic review and meta-synthesis. BMC Fam Pract 2013;13;14:191.
64) Stahl SM. Essential psychopharmacology 4th edition. Cambridge University Press;2014.
65) Stahl SM. Essential Psychopharmacology. 4th ed. New York: Cambridge University Press;2013.
66) Stahl SM. Stahl's essential psychopharmacology: the prescriber's guide 5th edition. Cambridge University Press;2014.
67) Swanson J, Baler RD, Volkow ND. Understanding the effects of stimulant medications on cognition in individuals with attention-deficit hyperactivity disorder: a decade of progress. Neuropsychopharmacology 2011;36: 207-226.
68) Takeuchi H, Suzuki T, Uchida H, Watanabe K, Mimura M. Antipsychotic treatment for schizophrenia in the maintenance phase: a systematic review of the guidelines and algorithms. Schizophrenia Research 2012;134: 219-225.
69) Voshaar RC, Couvée JE, van Balkom AJ, Mulder PG, Zitman FG. Strategies for discontinuing long-term benzodiazepine use: meta-analysis. Br J Psychiatry 2006;189:213-220.
70) Wang SM, Han C, Lee SJ, Patkar AA, Masand PS, Pae CU. Vilazodone for the treatment of major depressive disorder: focusing on its clinical studies and mechanism of action. Psychiatry Investig 2015;12:155-163.
71) Wang SM, Han C, Pae CU. Criticisms of drugs in early development for the treatment of depression: what can be improved? Expert Opin Investig Drugs 2015;24:445-453.
72) Weiden PJ, Olfson M. Cost of relapse in schizophrenia. Schizophrenia Bulletin 1995;21:419-429.
73) Woods SW, Morgenstern H, Saksa JR, Walsh BC, Sullivan MC, Money R, et al. Incidence of tardive dyskinesia with atypical versus conventional antipsychotic medications: a prospective cohort study. J Clin Psychiatry 2010;71:463-474.
74) Yoon JS. Measuring ethnic differences in response to psychotropic drugs. In: Hindmarch I, Stonier PD, editors. Human Psychopharmacology: Measures and Methods, vol 5. Chichester: John Wiley & Sons Ltd; 1995;3:31-51.

Chapter 32

정신과 영역에서의 법적인 문제들

Forensic Psychiatry and Ethics in Psychiatry

박기창, 안동현

본 장에서는 정신과 영역에서 법과 의료윤리와 관계되는 문제들을 다룰 것이다.

법의학(forensic medicine)이란 법률상 문제가 되는 의학적 사실에 관해 연구하고 새로운 의학지식을 응용함으로써 법률상의 문제해결과 그 대책에 관여하여 법의 적정한 운용에 기여하고자 하는 학문이다.

사법 정신의학(forensic psychiatry)은 정신의학과 법이 수렴되는 부분을 다루는 정신의학의 한 분야이다. 사법이란 법정 또는 재판을 의미한다. 정신건강의학과 의사는 환자에 대한 전문가적, 윤리적, 법적 의무가 있다. 정신질환과 범죄와의 관련성을 이해하여야 하며, 정신질환으로 인한 형사책임능력, 민법상의 책임 능력을 평가하도록 법원으로부터 의뢰받아 정신감정을 시행하고 증언해야 할 때가 있다. 또한 손해배상을 위해 신체감정을 하기도 한다. 정신건강의학과 의사는 정신보건법, 정신감정 및 책임능력과 관련된 형법 및 민법의 조항들, 인신보호법, 치료감호법, 보호관찰법, 민법상의 성년후견조항, 마약류 관리법, 아동복지관련법, 성폭력관련법, 가정폭력관련법, 노인복지법 등에 관하여 알고 있어야 한다.

정신의학 분야에서의 윤리문제에는 법적 책임이 부과되는 경우도 있다. 정신과 진료에서 특별히 더 중요한 비밀보장, 의료과실을 다루며, 연구 윤리와 저술윤리를 이 장에서 다룰 것이다.

정신질환과 범죄

정신질환자들의 범죄율이 일반인들이나 대중매체에서 집중보도하는 것처럼 매우 높은 것이 아니라는 견해가 많다. 그들의 범죄원인으로는 인과관계의 면에서 2가지 가설이 있다. 그 중 하나는 사회이탈과 경제상태의 추락 때문으로 보는 견해이다. 노숙, 빈곤, 사회적 철수 등은 일반 주민들 또는 공권력과의 갈등을 증가시킨다. 대인관계에서 스트레스가 생길 때 알코올이나 약물을 복용하는 경우가 많다. 폭력이 증가된 이유는 생활방식의 와해 때문으로 생각된다.

또 하나의 가설은 질병, 특히 망상으로 인하여 폭력이 발생한다고 본다. 정신질환 범죄자 거의 대부분에서 범죄 당시 증상이 있었다. 환각증상보다는 망상이 더 중요하며, 특히 자신이 위험 속에 있다는 망상이나 자신이 누군가에 의해 조종되고 있다고 생각하는 망상 시 위험하다. 정신질환자들에서 폭력의 가능성이 높은 집단은 폭력의 과거력, 약물치료 비순응, 물질남용의 공존 등의 소견을 가진 사람들이다.

대검찰청의 2013년 범죄분석 자료에 의하면 주요범죄항목에서 총 범죄에 대한 정신질환자들의 범죄건수는 다음과 같다. 살인 66/966, 상해 415/56,653, 폭행 525/126,520, 성폭력 383/26,918, 방화 123/1,744, 강도 32/2,013, 절도 1,560/290,841이었다. 여기에서 보는 바와 같이 정신질환자의 범죄로 입증된 흉악범죄가 그렇게 흔한 것은 아니라고 볼 수 있다. 물론 우리나라에서도 통계수치가 의미하는 바를 정확히 분석하여 정신질환자에 의한 범죄를 예방하여야 한다.

끔직한 인면수심의 흉악범죄 발생 시, 정신병자의 소행일 것이라고 언론 매체에서 예상하고 추측 기사화되는 경우가 흔하다. 올바른 정신을 가진 사람이 그러한 범죄를 일으킬 수 없다는 인식 때문이다. 사실, 그러한 흉악범죄는 도덕감이나 윤리감이 없는 소위 정신병질자(psychopath, 사이코패스)로 분류되는 성격파괴자에게서 일어난다. 이들은 일반적으로 말하는 정신질환자, 정신병자와는 엄연히 구별된다. 어떠한 상태를 질병 혹은 정신질환이라고 하는가에 대한 해답은 철학적이고 사회학적인 측면에서 논의되는 문제이지만, 법률적인 조처로 그 상태를 조절하고 있는 현재, 정신병질자는 아직은 정신건강의학과 의사가 치료 가능한 정신질환은 아니다. 이러한 부류의 상태는 조현병이나 양극성장애를 포함하는 일반적인 정신질환과는 분명히 다른 카테고리이다.

외국의 법정신의학자들의 연구를 종합하여 보면, 정신질환자들의 범죄가 일반인들에 비해 실제로 낮다고 주장하는 경우도 있으나 정신질환은 일반인구집단에서 폭력과 상관관계가 있으며, 지역사회에서 폭력의 위험이 있으나 매우 큰 정도는 아니다. 정신질환자에 의한 폭력의 절대 위험은 작으나 심한 정신질환과 물질남용이 공존하는 경우 폭력의 위험은 매우 높아진다. 그러나 정신질환에 의한 리스크가 사회경제적 상태나 폭력전과, 범죄성향만큼의 위험인자는 되지 못한다. 정신질환 자체보다는 활동성 증상의 유무가 더 중요한 위험인자이다. 정신질환자, 특히 조현병 환자들의 급성기치료 및 유지치료가 정신질환자들의 범죄를 예방하는 데 매우 중요하며, 알코올 남용을 예방하는 것이 중요하다.

형법상 범죄 성립요건

정신병자는 병을 앓고 있는 것 자체가 충분한 벌(신의 형벌)을 받고 있다는 믿음이 오래전부터 있어 왔다. 고대 히브리법에는 백치(idiot), 광인(lunatics), 그리고 아이들은 선악과 옳고 그름을 구별하지 못하기 때문에 범죄에 대한 책임을 물을 수 없다고 하였다. 영미법에서는 법체계가 갖추어지기 시작한 13세기 중엽부터 정신병자의 형을 경감시키거나 면제시켜 왔다. 정신병자를 마음과 이성이 결여된 짐승의 수준으로 보았기 때문이다.

16~17세기 영국에서는 정신이상(insanity)을 판단하는 데 지적능력검사를 이용하기도 하였는데, 20펜스까지 셀 수 없거나 14세 아이가 가진 정도의 이해력에 못 미치는 경우 해당이 되었다. 도덕적 결함이 아닌 이성(reason)과 이해(understanding)를 강조하였다. 그러나 19세기 초 정신질환에 대한 과학적 이해가 생겨나면서부터 도덕적 측면이 중요하게 되어, 선악과 옳고 그름을 판단할 수 있느냐가 중요한 잣대가 되었다. 피고의 범죄행위가 유죄로 되기 위해서는 불법적인 행위(actus reus)와 동시에 범의(mens rea)를 가지고 그 행위를 해야 한다.

맥노튼 법칙(M'Naughten Rules)

1843년부터 영국에서 적용되어 온 법칙이다. 당시 수상이 자신을 해하려고 한다는 피해망상에 시달리던 맥노튼은 수상으로 오인한 수상의 비서를 총으로 저격하여 살해하였다. 살인죄로 기소되었지만, 그는 정신이상 상태로 인하여 무죄판결을 받았으며, 맥노튼 법칙이 생겼다. 범행당시 정신질환으로 인하여 이성 결핍-자신의 행위의 본질(nature)과 성질

(quality)을 모른다면, 또는 안다하여도 그 행위가 나쁜 것(법적으로의 뜻)이란 사실을 모른다면 죄를 물을 수 없다는 것이다. 여기에서 본질과 성질이란 행위의 물리적 본질과 결과를 의미한다. 즉 사람을 칼로 찌르면 죽음이라는 결과가 나타남을 알아야한다는 것이다. 이는 원칙적으로 인지(cognition) 능력을 판단하는 것이다. 선악판단능력검사(right-wrong test)라고도 한다.

억제불능충동판단기준(irresistible impulse test)

맥노튼 법칙을 확장하여, 범죄행위의 옳고 그름을 알고 있었다고 하더라도, 정신질환으로 인하여 자신의 불법적인 행위를 조절할 수 있는 능력이 없을 경우 즉, 의사결정능력이 없는 경우에도 형사책임능력이 없다고 하는 법이다. 경찰이 옆에 있음에도 불구하고 충동조절곤란으로 범죄행위를 했을 것이라는 가정으로 'policemen-at-the-elbow law'라는 별칭으로 불린다.

미국모범형법전
(American Law Institute Model Penal Code, ALI)

범행 당시 정신질환이나 정신적 결함의 결과로서 자신의 행위에 대한 위법성을 판단할 수 있는 실질적 능력이 결여되었거나 자신의 행위를 법의 요구에 따르게 하는 실질적인 능력을 결여하였다면 면책된다는 법칙이다. 그러나 정신질환 또는 정신적 결함에 반복적으로 범죄행위나 반사회적행위를 행하는 비정상성은 포함시키지 않는다고 하고 있다. 맥노튼 법의 인지적 요소(right-wrong test)와 억제불능충동판단기준의 의지적 요소를 적용하는 법칙이다. 1980년대 이전까지 미국의 대다수의 주에서 이를 채택하여 정신이상항변(insanity defense)에 적용하여 왔다.

그러나 정신질환으로 인한 무죄판결(not guilty by reason of insanity, NGRI)에는 많은 비판이 있어 왔다. 흉악범죄에 대한 재판에서조차 무분별하게 사용되고 있으며, 이의 평결로 무죄가 된 사람은 쉽게 풀려나지만 정신질환 때문에 위험할 것이라는 이유에서였다.

미국에서는 레이건 대통령을 암살하려 했던 John Hinckley 재판 이후 정신이상항변이 남용된다는 여론이 높게 되었다. 1995년 미국에서 조현병을 앓고 있던 대학생이 불특정 행인 2명을 살해한 사건이 발생하였다. 그는 재판에서 배심원들로부터 정신이상을 이유로 무죄평결을 받았으나 NGRI를 폐지하고 유죄이나 정신질환 있음(guilty but mentally ill, GBMI)을 적용해야 한다는 여론이 형성되었다. GBMI는 정신이상항변이 아니라 유죄평결을 의미하며, 죄에 대한 형량처분과 동시에 정신과 치료도 해야 한다는 개념이다.

한국의 형법상 책임능력

한국의 형법 10조에서는 심신장애로 인하여 심신상실상태에서 한 범죄의 경우 무죄를, 심신미약상태에서 한 범죄의 경우 형을 경감하도록 한다. 우리나라 형법에서는 14세 미만의 행위는 벌하지 아니하며, 농아자의 행위는 형을 감경한다고 되어있다. 우리나라의 정신질환 범죄자에 대한 형법은 맥노튼 법칙의 인지능력결여자와 억제불능충동판단기준의 의사결정능력이 없는 자를 면책해주며, 이러한 능력이 부족한 자는 형을 경감하여 미국의 모범형법전과 유사하다. 그러나 심신장애의 정의, 질병의 심각도 판단 및 범행당시의 실질적인 정신상태의 판단기준에 대한 정의 등의 면에서 보완이 필요하다.

형법10조

1항 심신장애로 인하여 사물을 변별할 능력이 없거나 의사를 결정할 능력이 없는 자의 행위는 벌하지 아니한다.
2항 심신장애로 인하여 전항의 능력이 미약한 자의 행위는 형을 감경한다.
3항 위험의 발생을 예견하고 자의로 심신장애를 야기한 자의 행위에는 전 2항의 규정을 적용하지 아니한다.

형법상의 심신장애는 정신질환을 의미한다고 볼 수 있으며 우리나라의 판례에서는 국제질병분류기준(International Classification of Disease, ICD)과 미국정신의학회 진단통계편람(Diagnostic and Statistical Manual of Mental Disorder, DSM)에서 규정한 정신질환의 용어와 판단기준을 이용한다. 형법에는 정신질환에 대한 정의가 없지만 정신보건법에서 정신질환자를 기질성 정신병을 포함하는 정신병, 성격장애, 알코올 및 약물중독 기타 비정신병적 정신질환을 가진 자라고 정의하고 있다.

정신감정

정신감정은 법원의 법률적 판단에 앞서서 피고인의 정신상태와 책임요건에 대하여 평가하여 증언하는 것이다. 감정인은 증인이며 법정 보조자로 볼 수 있다. 보통 피감정인의 정신질환 유무, 범행당시의 심신장애의 유무 및 그 정도, 기타 참고사항을 요구한다. 감정인은 책임능력과 관련되어 나름대로 의견을 제시할 수 있지만 심신상실 상태(책임능력) 여부는 법관의 법률적 · 규범적 판단에 의한다.

우리나라에서 형사정신감정은 대부분 치료감호소에서 이루어지고 있다. 일부 국립정신병원과 대형정신병원, 대학병원에서 이루어지고 있으나, 피고인의 계호, 비용 그리고 감정의 정확성, 객관성, 공정성에 대한 신뢰가 높아 치료감호소의 정신감정이 선호된다.

정신감정기간은 1개월 정도이며, 감정방법은 면밀한 정신의학적 개인면담, 신경기능, 방사선, 임상심리, 임상병리 등의 각종 검사 등으로, 정신질환의 유무와 정신질환의 진단, 범행 시 심신상실 여부 등에 대한 평가를 하게 된다.

정신감정보고서는 피검자의 임상상태와 사실들을 요약하여 의학-법적이슈에 대한 의견을 제시하는 것으로 소제목을 붙여서 간결한 문장으로 작성하며 일반인이 알 수 있는 쉬운 용어로 기술하고, 애매한 용어나 복잡한 단어는 사용하지 않고 시제를 정확하게 사용해야 한다(표 32-1).

정신질환 범죄자의 치료

영국과 미국, 독일, 일본 등의 대부분의 국가에서 정신질환 범죄자에 대하여 치료를 하도록 법제화하고 있다. 우리나라에서는 치료감호법상의 치료감호제도에 의해서 시행된다. 그러나 우리나라의 치료감호시설은 900병상의 국립법무병원 공주치료감호소와 국립부곡병원의 사법병동뿐이어서 이들을 치료할 수 있는 시설의 확충이 시급하다. 또한 정신보건법상의 외래치료명령제도나 보호관찰제도를 통하여 지역사회에 거주하면서 치료를 받게 하고 있다.

표 32-1. 정신감정 보고서식

1. 서론(감정경위)
   감정대상자 신원
   감정의뢰기관
   현재의 이슈(감정의 이유)
   감정의 목적
2. 감정의 방법 및 자료의 출처: 제출자료, 면담, 병실관찰 등
3. 과거력
   1) 발달사
   2) 정신과병력
   3) 신체질병력
4. 현재의 질병상태(자각 및 타각증상)
   1) 신체상태
      - 일상생활능력
   2) 정신상태검사
   3) 검사소견
   4) 병실생활에서 본 정신능력
      가. 의사소통능력
      나. 사회행동(인간관계)능력
      다. 판단 능력(옳고 그름, 주변상황, 자신에게 위해가 되는 것)
      라. 감정 또는 충동조절능력
5. 요약 및 질병의 진단명, 향후 치료(처치)에 관한 의견
6. 결론: 감정주문사항에 대한 답변 및 환자의 정신능력에 관한 종합의견

치료감호법

치료감호법은 심신장애 상태, 마약류 · 알코올 및 기타 약물 중독 상태, 정신 성적장애가 있는 상태 등에서 범죄행위를 한 자로서 재범의 위험성이 있고 특수한 교육 · 개선 및 치료가 필요하다고 인정되는 자에 대하여 적절한 보호와 치료를 함으로써 재범을 방지하고 사회복귀를 촉진하고자 제정된 법이다.

치료감호대상자는 형법 10조 제1항에 따라 벌할 수 없거나 같은 조 제2항에 따라 형이 감경되는 심신장애인으로서 금고 이상의 형에 해당되는 죄를 지은 자와 마약 · 향정신성의약품 · 대마 · 알코올 중독된 자로서 금고 이상을 받은 자, 소아성애증, 가학증 등 성적 성벽이 있는 정신성 성적 장애가 있는 자로서 금고 이상의 형에 해당하는 성폭력범죄를 지은 자이다. 치료감호를 받을 필요가 있는 경우 검사가 정신건강의학과 전문의의 진단이나 감정을 참고하여 관할법원에 청구한다. 치료감호시설에 수용하는 기간은 심신장애자와 정신성 성적 장애인의 경우 15년을 초과할 수 없고, 마약 · 향정신성의약품 · 대마 · 알코올 중독자의 경우 2년을 초과할 수 없도록 하고 있다. 심신미약으로 유죄판결과 치료감호 판결이 병과되는 경우 치료감호를 먼저 집행 후 잔여형기를 복역한다. 치료감호소와 법무부장관이 국립정신의료기관을 지정법무병원으로 지정하여 치료감호시설로 이용할 수 있다.

보호관찰

피치료감호자에 대한 치료감호가 가종료되었을 때 피치료감호자가 치료감호시설 외에서 치료받도록 법정대리인 등에게 위탁되었을 때 보호관찰이 시작되며 그 기간은 3년이다. 보호관찰기간이 끝나거나, 보호관찰기간이 끝나기 전 치료감호 심의위원회의 치료감호의 종료결정이 있을 때나, 피보호관찰자가 다시 치료감호집행을 받게 되어 재수용되거나 새로운 범죄로 금고이상의 형의 집행을 받게 되었을 때 보호관찰이 종료된다.

피보호관찰자는 출소 후 주거, 직업, 치료를 받는 병원, 등록한 정신건강증진 센터 등을 보호관찰관에게 신고하여야 한다. 치료감호소 출소자들은 정신건강증진센터에 등록하여 상담, 사회복귀훈련 등 정신보건 서비스를 받을 수 있다.

치료감호제도는 보안처분제도의 하나로, 우리나라의 1980년 구 사회보호법의 발효로 시작되었다. 구 사회보호법은 자유박

탈적인 보안처분으로 보호감호, 개선처분으로서 치료감호, 사회 내 처우의 일종인 보호관찰 등 세 종류의 보안처분을 규정했다. 그러나 청송보호감호소는 제5공화국의 인권탄압의 상징으로 여겨져 왔고 결국 2005년 폐지되었으며, 이중처벌의 위험이 없는 치료감호처분과 그에 따른 보호관찰 처분은 새로 제정된 치료감호법(2005)에 의해 유지되었다.

우리나라의 치료감호소는 1987년 500병상 규모로 개소하였고 2004년 약물중독 재활센터를 개관하였으며, 2006년부터 병원명칭을 국립법무병원으로 개칭하였다. 2009년 성폭력치료센터(인성치료 재활센터)를 운영하기 시작하였다.

2011년의 치료감호소의 통계에 의하면 일반병동 800병상, 약물중독센터 96병상, 성폭력치료센터 100병상의 총 996병상이 운영되고 있다. 수용대상자의 죄명별 분포는 살인 299명(31.4%), 강간 159명(16.7%), 폭력 139명(14.6%), 마약 97명(10.2%), 절도 80명(8.4%), 방화 59명(6.2%), 강도 49명(5.1%), 상해 · 폭행치사 33명(3.3%), 기타 37명(3.9%)으로 강력범죄를 저지른 정신질환자들의 비율이 높다. 수용자들의 병명별 분포는 조현병이 391명(41.1%)으로 가장 높고, 알코올 중독 110명(11.6%), 정신지체 90명(9.5%), 약물중독 84명(8.8%), 양극성장애 50명(5.3%), 망상장애 45명(4.7%), 성격장애 36명(3.8%), 뇌전증 26명(2.7%), 기타 120명(12.6%)순이다. 남자가 825명(88.8%), 여자가 107명(11.2%)으로 남자 수용자가 많고, 중졸이하의 저학력자의 비율이 51.7%로 높다.

치료감호소 수용자들은 치료계획에 따라, 정신치료, 약물치료, 행동치료 등을 받으며, 컴퓨터정비, 건축도장, 도배, 조적, 타일 등의 직업재활 훈련을 받기도 한다. 약물중독사범이나 성폭력 범죄자들에 대한 치료도 각각에 맞는 치료프로그램을 개발하여 시행하고 있다. 출소자들은 출소 후 5년(5년 연장 가능)까지 무료외래진료를 받을 수 있다.

민법상 책임능력(성년후견제도)

책임능력(competence)이란 법에 의하여 보장된 자신의 권리를 행사할 수 있는 능력을 말한다. 몇 가지 옵션 중에서 자신에게 유리한 또는 올바른 것을 선택할 수(이해하고 결정할 수) 있는 능력을 말하는 법적 용어이다. 정신질환 또는 치매로 인하여 인지, 판단 또는 정동의 장애로 인하여 자신의 권리를 사용할 수 없는 경우를 책임무능력(incompetence)이라고 한다. 과거 우리나라 민법에서의 금치산자와 한정치산자에 해당한다.

재판을 받을 수 있는 능력(competency to stand trial)이란 피고인이 자신에게 행해지고 있는 재판절차의 성격을 이해하고 자기를 방어하기 위해 자신의 변호사를 조력할 수 있는 능력이다.

환자가 진단을 위한 검사 및 수술, 기타 시술 등의 진료, 임상실험 시 약물투여나 검사에 대하여 동의할 수 있는가의 평가를 위한 책임능력은 1) 자신의 선택에 관하여 의사소통 가능, 2) 합당한 정보들에 관하여 이해가능, 3) 상황과 결과를 파악가능, 4) 정보의 적절한 활용 가능 여부에 따른다.

우리나라는 2013년 개정 민법에서 성년후견제도를 도입하였다. 구 민법에서는 정신적 제약을 가진 사람을 돕기 위하여 행위능력 및 후견제도에 관한 규정을 두고 있으나, 금치산 · 한정치산 등이 부정적인 용어이며, 본인의 의사나 장애 정도에 대한 고려 없이 행위능력을 획일적으로 제한하므로 복리에 관하여 다양하고 실질적인 도움을 줄 수 없었다. 그래서 현재 정신적 제약을 가지고 있는 사람뿐 아니라 향후 정신적 능력이 약해지는 상황에 대비하여 후견제도를 이용하고자 하는 사람이 재산행위뿐 아니라 치료 · 요양 등 복리에 관하여 폭넓은 도움을 받게 하고자 확대 개편하였다.

성년후견제도는 피성년후견인의 행위능력을 제한하기 위한 것이 아니라 법률행위 능력을 성년후견인이 보충함으로서, 고령자, 장애인, 정신적 판단능력이 결여된 자 등을 보호하고, 고령자의 자기결정권을 존중하여 잔존능력을 활용하려는데 그 목적이 있다.

구 민법은 한정치산 또는 금치산선고를 받게 되면 금치산자의 경우 모든 법률행위의 행사가 불가능하고, 한정치산의 경우 후견인의 동의를 얻어야 유효한 법률행위를 할 수 있고, 동의가 없는 경우 취소할 수 있었다. 또 법률행위를 취소하는 경우에도 본인의 의사를 묻지 않고 법정대리인의 일방적 의사로 가능하였다.

개정 민법의 성년후견제도의 특징은 1) 피성년후견인의 자기결정을 존중하기 위하여 성년후견과 한정후견에서 본인의 의사를 고려하도록 하였으며, 특정후견에서는 본인의 의사에 반하여 이를 개시할 수 없도록 하였다. 즉, 잔존능력의 존중 및 활용을 위하여 정신적 제약 등으로 판단능력이 불충분한 사람이라도 잔존능력을 최대한 존중하고 활용하도록 하고 있다. 특정후견이란 능력의 제한을 수반하지 않고 일시적인 원조가 가능하도록 하는 제도인데, 가정법원은 질병, 노령 기타의 사유로 인하여 정신적 제약으로 일시적 또는 특정한 사무에 관하여 후원이 필요한 사람을 위하여 특정후견을 할 수 있다.

2) 본인의 자기결정권을 존중하기 위하여 성년후견과 한정

후견 각각 본인의 의사를 고려하도록 하며, 특정후견에서는 본인의 의사에 반하여 이를 개시할 수 없다.

3) 법정후견인의 순위를 폐지하고, 복수 후견인 및 법인 후견인 제도의 도입, 후견인의 대리권 및 한정후견인의 동의가 필요한 행위의 범위에 관하여 가정법원의 결정에 의하도록 하였다.

4) 구민법의 친족회를 폐지하고 미성년자 후견 감독인, 성년후견 감독인, 한정후견 감독인, 특정후견 감독인 제도를 신설하였다.

5) 피후견인의 복리, 치료행위, 주거의 자유 등에 관한 신상보호규정을 두었다. 피후견인의 신상에 관한 결정은 피후견인 자신에게 있으며 따라서 후견인은 피후견인의 의사를 존중할 의무가 있다. 장애인도 일반인과 같은 법적능력을 가지며 모든 서비스는 개인의 선택과 동의를 기초로 제공되어야 하며, 의료의 경우 자유로운 고지에 따른 동의에 의해서 행해지도록 하였다. 강제적 시설에 수용, 정신병원에 감금, 강제적인 정신건강의 치료, 장애인에게 제공되는 서비스에서의 복지훈련 및 유사한 강제는 금지되도록 하였다.

6) 후견을 받을 사람 자신이 질병, 노령 기타의 사유로 정신적 제약을 받음으로써 사무를 처리할 능력이 낮아지는 경우를 대비하여 자신의 재산관리와 신상보호에 관한 사무의 전부 또는 일부를 평소 자신이 신뢰할 수 있다고 평가하였던 사람에게 위탁하고 이를 위한 대리권수여의 내용을 정한 후에 후견계약을 체결하고 공증증서로 작성한 경우, 후견사유가 발생했을 때 법원은 후견감독인을 선임할 때 피후견인이 지정한 후견감독인을 선임하도록 후견계약제도를 신설하였다.

개정민법에서 가정법원은 질병, 장애, 노령, 그 밖의 사유로 인한 정신적 제약으로 사무를 처리할 능력이 지속적으로 결여된 사람에 대하여 본인, 배우자, 4촌 이내의 친족, 미성년후견인, 미성년후견 감독인, 한정후견인, 한정후견 감독인, 특정후견인, 특정후견 감독인, 검사 또는 지방자치단체의 자의 청구에 의하여 성년후견개시의 심판을 할 수 있다고 하였다.

의료행위에 대한 동의의 경우, 성년후견인의 신체를 침해하는 의료행위에 대하여 피성년후견인이 동의할 수 없는 경우 성년후견인이 대신하여 동의할 수 있다.

이 경우 피성년후견인이 의료행위의 직접적인 결과로 사망하거나 상당한 장애를 입을 위험이 있는 때는 가정법원의 허가를 얻어야 한다. 그러나 허가 절차로 인하여 지체되어 피성년후견인의 생명의 위험 또는 심신상의 중대한 장애를 초래하는 경우에는 사후에 허가를 청구할 수 있다.

성년후견 결정유무는 법원에서 책임능력의 유무에 대한 정신건강의학과 전문의의 증언에 따라 판사가 결정한다.

민법 10조에 의하면 피성년후견인의 법률행위는 취소할 수 있으며 가정법원은 취소할 수 없는 피성년후견인의 법률행위의 범위를 정할 수 있으며, 일용품의 구입 등 일상생활에 필요하고 그 대가가 과도하지 아니한 법률행위는 성년후견인이 취소할 수 없도록 하고 있다.

민법상 피성년후견인은 부모나 성년후견인의 동의를 받아 약혼할 수 있으며, 약혼 후 성년후견개시나 한정후견개시의 심판을 받은 경우, 또는 성병, 불치의 정신병, 그 밖의 불치의 병질(病疾)이 있는 경우에는 약혼을 취소할 수 있다. 혼인 또한 피성년후견인은 부모나 성년후견인의 동의를 받아 혼인할 수 있으며, 혼인 당시 당사자 일방에 부부생활을 계속할 수 없는 악질 기타 중대사유 있음을 알지 못한 때 혼인을 취소할 수 있다고 하며, 상대방이 그 사유 있음을 안 날로부터 6월을 경과한 때에는 그 취소를 청구하지 못한다고 하고 있다.

민법상, 만 17세에 달하지 못한 자는 유언을 하지 못하며, 피성년후견인은 의사능력이 회복된 때에만 유언을 할 수 있으며, 의사가 심신 회복의 상태를 유언서에 부기하고 서명날인 하여야 한다고 하고 있다. 유언을 할 수 있는 능력이란, 자신이 유언하고 있으며 이의 법적 효력이 있음을 알고 있고, 자신에게 속한 재산의 내용과 범위를 알아야 하며, 자연적이며, 법적인 상속 대상자들을 알고 있어야 한다.

정신건강의학과의 신체감정

정신건강의학과 의사들은 법원, 손해보험사, 근로복지공단 등으로부터 신경정신분야의 질병 여부와 근로능력 평가 등을 요구받고 신체감정이나 후유장애 진단서를 작성해야 한다. 두부외상 후 그리고 스트레스에 의한 신체능력평가를 해야 한다(표 32-2).

정신 및 행동의 후유장애의 평가 시 유의사항은 다음과 같다.

1) 정신 및 행동에 관한 후유장애의 평가는 정신건강의학과 전문의가 평가해야 한다.

2) 신경정신계통의 장애가 발생한 경우 장애평가는 환자의 증상이 고정되었다고 판단되는 시점, 일반적으로 두부외상 후에는 18개월이 경과한 후에 판정함을 원칙으로 한다. 더욱이 신경정신계통의 장애가 발생한 경우, 장애 판정을 받기 전까지 충분하고 성실하게 신경정신과 전문적 치료를 받아야 한다. 만일 18개월 이전에 전문적 치료 없이 장애 판정을 해야 할 경우, 전문적 치료 후의 호전될 상태를 감안하여 장애를 판

표 32-2. 법원에서 요구하는 일반적인 감정사항

피 감정인이 모월 모일 발생한 ○○○○로 입은 상해에 관하여,
1. 현재 피 감정인의 신체 · 정신장애의 부위 및 정도
(위 일자 이전의 다른 사고로 신체 · 정신장애가 존재하는 경우 이를 포함)
2. 위 제1항의 장해 또는 부상 중 위 일자의 사고로 인한 부분은 무엇인지
3. 그 동안의 치료내용 및 경과
4. 현재의 자각적 증상의 유무 및 그 내용과 정도
5. 현재의 타각적 증상에 관하여
가. 어떠한 증상이 있는지, 있다면 그 내용과 정도
나. 그와 같이 판단하는 근거
6. 위 병적 증상의 원인이 되는 기왕증이 있는지 여부, 있다면 그 내용 및 정도(기여비율을 %로 표시)
7. 향후 치료에 관하여
가. 치료가 종결되었는지 여부
나. 향후 치료가 필요하다면 그 치료의 내용과 치료기간, 치료시기 및 기간, 소요치료비 예상액(치료시기 및 치료비의 지출시점을 가능한 한 구체적인 일자로 특정)
8. 치료종결 후 피감정인에게 남게 될 신체 · 정신장애에 관하여
가. 신체 · 정신장애가 남게 되는지 여부
나. 남게 된다면 어떠한 후유증이 신체 · 정신장애로 남게 되는지(구체적으로 기재)
다. 신체 · 정신장애가 영구적인 것인지 아니면 개선 가능한 한시적인 것인지, 한시적인 경우 그 기간이 언제부터, 몇 년 정도인지(예: 사고일로부터 3년, 감정일로부터 5년)
라. 위 신체 · 정신장애가 맥브라이드 노동능력상실평가표와 국가배상법시행령 별표2 노동능력상실표의 각 어느 항목에 해당하는지
마. 특히, 만일 적절한 항목이 없을 경우 준용할 만한 항목은 있는지, 또는 준용할 정도는 아니더라도 어느 항목의 몇 % 정도를 준용할 수 있는 것으로 봄이 상당한지를 표시
바. 피감정인이 일반 도시 또는 농촌 일용노동자로 종사하는 경우 그 노동능력의 상실 정도(%로 표시하고, 적용한 직업계수를 기재)
9. 개호인
가. 필요한지 여부
(개호는 향후 개호와 기왕의 개호로 구별되는 바, 특히 후자의 경우에는 기왕의 수술 기타 치료를 위한 입원기간 동안에는 통상 병원 간호사에 의한 간호가 행하여졌을 것이므로, 그것만으로는 부족하여 별도로 개호인이 더 필요하였는지 여부 및 필요하다면 실제로 간호사 이외의 사람이 개호를 하였는지 여부)
나. 필요하다면 그 내용(음식물 섭취, 옷 갈아입기, 대소변, 체위 변경 등)
다. 그 내용에 비추어 의료전문가의 개호가 필요한지, 아니면 보통성인남녀의 개호로 족한지 여부
라. 개호가 필요한 시간과 필요한 개호인의 수
10. 보조구
가. 피감정인에게 휠체어, 의족 등 보조구나 의치, 의안 등이 필요한지 여부
나. 필요하다면 그 종류, 필요기간, 소요개수, 개당가격, 수명 등
다. 보조금의 사용으로 개선될 수 있는 거동의 정도 및 착용훈련이 필요한 경우에는 그 훈련기간
11. 위 후유증이 피 감정인의 평균여명에 영향이 있는지, 있다면 그 단축되는 정도 및 그 근거자료
12. 기타 참고사항

정하는 것이 바람직하다. 3) 평가의 객관적 근거를 제시하여야 한다. ① 신경정신의학적 상태에 대한 충분한 병력 청취 및 관찰, 적절한 검사 및 진단적 과정에 기초한 의학적 평가가 이루어져야 한다. ② 기질적병변 및 기능장애를 입증하기 위해서는 MRI나 CT 등의 두부영상검사, 뇌파 등의 뇌생리검사, 임상(신경)심리검사 등의 결과를 참고하여 제시하여야 한다. ③ 임상(신경)심리검사는 정신 및 행동후유장해평가에 관한 적절한 교육과 훈련을 받은 임상심리사에 의해 시행되어야 하며, 사고와 관련된 내용이 객관성 있게 명시되어야 한다. ④ 사고이전의 적응상태, 성격, 인지기능, 가족력, 과거병력, 치료의 성실도 및 사고 상황 등에 대한 객관적 자료(학교생활기록부 등)를 이용하기를 권고하며, 그 참조 여부를 장애진단서에 명시하여야 한다. ⑤ 장애 평가를 위해서는 입원하여 관찰을 하는 것이 좋다. 4) 국제질병분류표(ICD-10)에 근거한 진단명을 기재하여야 하며, 장애평가기준은 맥브라이드(McBride)장애평가표, 산업재해 보상법의 신체장해 등급표, 국가배상법의 장애등급표, 손해보험사 · 생명보험사 공통 후유장해분류표 등을 사용한다. 맥브라이드 기준은 60여 년 전 작성

되어 현실에 맞지 않는 부분이 있으므로 이를 고려하여 적용시켜야 한다. 5) 후유 장애로 인정되는 정신 및 행동 장애란 사고와 인과관계가 입증된 경우에 한한다. 6) 장애 인정 기간으로 영구장애 및 한시장애를 적용할 수 있다. 여기에서 한시장애란 치료 및 일정기간 경과 후 상당한 정도의 증상의 개선이 예상되는 경우를 말한다. 7) 노동능력 상실률의 평가는 일상생활 기능, 사회적 기능, 직업적 기능을 사고 전의 능력과 비교하여 평가한다. 8) 맥브라이드는 노동능력 상실률의 적용 시 직업을 고려하여 결정하도록 하였는데 일반적으로 맥브라이드 기준을 적용 시 적용되는 직업계수는 농촌근로자(직업계수 '5'), 도시근로자(옥내근로자 직업계수 '5', 옥외근로자 직업계수 '6')이다. 실제 직업을 직접 적용하거나 그와 유사한 직업을 맥브라이드 책자에서 찾아 적용시킬 수가 있다. 9) 향후 치료비는 일반적으로 치료를 하지 않으면 생명에 지장이 있을 경우에 인정을 해주는 경향인데, 치료를 하지 않으면 증상이 악화되어 장애가 현저히 증가될 경우, 불가피하게 조기감정을 해야 할 경우에 인정을 해주는 경향이다. 영구장애일지라도 증상 악화의 방지를 목적으로 일정기간 치료를 인정할 수 있다. 치료기간 및 치료비 산정은 합리적인 의학적 판단에 의하여 해야 한다. 10) 현 사고와의 인과관계 및 기여도는 기왕증, 사고이전의 적응상태, 성격, 인지기능, 가족력, 과거병력, 치료의 성실도 및 사고 상황, 특정한 갈등 상황 등에 대한 객관적 자료를 참고하여 산출하여야 한다. 사고의 기여도는 0, 25, 50, 75, 100%로 구분할 수 있다. 11) 개호는 일상생활 및 기본적 사회생활이 심하게 제한되는 경우인 생명 유지 · 위생관리 및 건강유지, 자해 및 타해, 사고의 방지 등을 위한 타인의 도움이 필요한 경우에 적용이 될 수 있다. 더욱이 어린이나 노인의 경우, 그 연령에 필요한 통상적인 도움은 제외한다. 개호가 필요한 경우에는 의학적 판단에 따라 개호의 이유, 내용, 기간 및 정도(항시 또는 수시 개호 등)를 명시하여야 한다. 개호의 기간은 영구, 한시로 나누되 한시는 그 기간을 명시한다. 개호여부의 판단은 의학적인 근거를 기준으로 해야 하며, 그 근거를 기술해야 한다. 12) 여명은 생명표를 이용하여 어떤 연령의 사람이 앞으로 평균 몇 년이나 살 수 있을지를 산출한 기댓값, 곧 평균여명을 말한다. 여명단축은 의학적 이유가 있어야 하고 여명 동안 의학적 이유가 지속되어야 한다. 참고 자료를 인용해주는 것이 좋다(표 32-3).

표 32-3. 재판의 증인으로서 신체감정 의사가 가져야 할 자세

1) 정직할 것
2) 일관성이 있을 것, 즉 가해자 측이나 피해자 측에 섰을 때 똑같은 판정을 내릴 수 있을 것
3) 독단주의에 빠지지 말 것
4) 객관적으로 입증이 불가능한 진술은 피할 것
5) 질문 시 대답을 모르면 "모른다"라고 할 것
6) 전문영역을 침해당하지 말 것
7) 법정에서 당황하거나 화내지 말 것
8) 사소한 문제에 매달리지 말 것
9) 변호자로서보다는 교육자가 될 것 등이다.

정신보건법(정신건강증진 및 정신질환자 복지서비스 지원에 관한 법률)

원시시대부터 정신질환자들은 귀신에 씌어 정신이상 상태가 되었다든지 신의 형벌에 의한 질병이라든지 정신질환자들은 위험하다는 편견에 시달려왔다. 정신질환의 특징상 병식이 없으며, 심한 상태에서는 자살과 타해의 위험이 있는 것 또한 사실이며, 심한 정신질환의 경우 만성화 되고 지적, 정서적, 사회적 기능의 황폐화로 인하여 사회의 빈곤층으로 전락하게 된다.

정신질환자들의 권익을 위해서, 그리고 자살 및 타해의 위험으로부터 환자 자신과 사회를 보호하기 위하여 서구에서는 19세기부터 이러한 법들이 제정되기 시작하였고 20세기 중반 현대적인 정신보건법들이 각국에서 제정되었다. 우리나라에서는 1995년 정신보건법이 발효되어 그동안 수차례 개정되었으며, 2016년 전부 개정되어 2017년 5월 30일부터 시행될 예정이다.

정신보건법의 핵심내용은 첫째, 정신질환자들의 권익 보호 및 양질의 치료를 받도록 하기 위함, 둘째, 자살 및 타해의 위험이 있는 정신 질환자들의 강제 입원에 대한 규정이다. 특히, 헌법상 보장되는 인간의 자율권을 제한하고 강제입원시키는 법적조항이 인권침해 여부로 논란이 많았다.

우리나라 정신보건법의 목적은 정신질환의 예방과 정신질환자의 의료 및 사회복지에 관하여 필요한 사항을 규정함으로써 국민의 정신건강증진 및 정신질환자의 인간다운 삶을 영위하는 데 이바지함이다. 기본이념은 다음과 같다. 1) 모든 국민은 정신질환으로부터 보호받을 권리를 가진다. 2) 모든 정신질환자는 인간으로서의 존엄과 가치를 보장받고, 최적의 치료를 받을 권리를 가진다. 3) 모든 정신질환자는 정신질환이 있다는 이유로 부당한 차별대우를 받지 아니한다. 4) 미성년자인 정신질환자는 특별히 치료, 보호 및 교육을 받을 권리를 가진다. 5) 정신질환자에 대해서는 입원 등이 최소화되도

록 지역 사회 중심의 치료가 우선적으로 고려되어야 하며, 정신건강증진시설에 자신의 의지에 따른 자의입원 등이 권장되어야 한다. 6) 정신건강증진시설에 입원 등을 하고 있는 모든 사람은 가능한 한 자유로운 환경을 누릴 권리와 다른 사람들과 자유로이 의견교환을 할 수 있는 권리를 가진다. 7) 정신질환자는 원칙적으로 자신의 신체와 재산에 관한 사항에 대하여 스스로 판단하고 결정할 권리를 가진다. 특히 주거지, 의료행위에 대한 동의나 거부, 타인과의 교류, 복지서비스의 이용 여부와 복지서비스 종류의 선택 등을 스스로 결정할 수 있도록 자기결정권을 존중받는다. 8) 정신질환자는 자신에게 법률적 · 사실적 영향을 미치는 사안에 대하여 스스로 이해하여 자신의 자유로운 의사를 표현할 수 있도록 필요한 도움을 받을 권리를 가진다. 9) 정신질환자는 자신과 관련된 정책의 결정과정에 참여할 권리를 가진다.

새로 개정된 정신보건법에서는 정신질환자의 정의를 "기질성 정신병을 포함하는 정신병, 성격장애, 알코올 및 약물중독, 기타 비정신병적 정신장애를 가진 자"로 포괄적으로 정의하던 것을 "망상, 환각, 사고(思考)나 기분의 장애 등으로 인하여 독립적으로 일상생활을 영위하는 데 중대한 제약이 있는 사람"으로 하였다.

또한 학교나 300명 이상의 사업체는 정신건강증진사업을 실시하도록 노력하여야 한다고 하였으며, 매년 10월 10일을 정신건강의 날로 지정하였다.

정신질환자의 보호의무자란 민법상의 부양의무자 또는 후견인이다.

비자의 입원요건이 강화되어 입원필요성 또는 자 · 타해 위험의 조건에서 입원필요성 및 자 · 타해 위험의 두 가지 조건에 맞을 때 강제입원이 된다. 또한 2주간 진단입원 제도를 신설하여 소속을 달리하는 2명 이상의 정신과 전문의들의 일치된 소견으로 치료입원을 결정하도록 하였다. 그리고 국립병원 등에 설치된 입원적합성심사위원회가 최초 입원 후 1개월 내에 입원의 적합성을 심사하도록 하고 있다.

입원방법

① 자의입원(제41조): 퇴원 신청 시 지체 없이 퇴원시켜야 하며, 입원한 날부터 2개월마다 퇴원 의사가 있는지를 확인하여야 한다.

② 동의입원(제42조): 정신질환자는 보호의무자의 동의를 받아 정신의료기관 등에 입원할 수 있다. 퇴원 신청한 경우에는 지체 없이 퇴원을 시켜야 하며 보호의무자의 동의를 받지 아니한 경우 정신건강의학과전문의 진단 결과 환자의 치료와 보호 필요성이 있다고 인정되는 경우에 한정하여 퇴원 신청을 받은 때부터 72시간까지 퇴원을 거부할 수 있고, 그 기간 동안 제43조 또는 제44조에 따른 입원으로 전환할 수 있다.

③ 보호의무자에 의한 입원(제43조): 보호의무자 2명 이상(보호의무자가 1명만 있는 경우에는 1명)이 신청한 경우로서 정신건강의학과전문의가 입원이 필요하다고 진단한 경우에만[정신질환자가 입원치료 또는 요양을 받을 만한 정도의 정신질환을 앓고 있으며, 정신질환자 자신의 건강 또는 안전이나 다른 사람에게 해를 끼칠 위험(보건복지부령으로 정하는 기준에 해당하는 위험을 말함)이 있는 경우] 입원시킬 수 있다. 또한 정신질환자에 대하여 계속 입원이 필요하다는 서로 다른 정신의료기관에 소속된 2명 이상의 정신건강의학과전문의(제21조 또는 제22조에 따른 국립 · 공립의 정신의료기관 등 또는 보건복지부장관이 지정하는 정신의료기관 등에 소속된 정신건강의학과 전문의가 1명 이상 포함되어야 한다)의 일치된 소견이 있는 경우에만 입원을 하게 할 수 있다. 입원기간은 최초로 입원한 날부터 3개월 이내로 하며, 3개월 이후의 1차 입원 기간 연장은 3개월 이내이며 1차 입원기간 연장 이후의 입원연장은 6개월 이내로 한다. 입원연장 또한 서로 다른 정신의료기관 등에 소속된 2명 이상의 정신건강의학과전문의가 입원 기간을 연장하여 치료할 필요가 있다고 일치된 진단을 하는 경우이다.

④ 특별자치시장 · 특별자치도지사 · 시장 · 군수 · 구청장(이하 자치단체장)에 의한 입원(제44조): 정신건강의학과 전문의 또는 정신건강전문요원은 정신질환으로 자신의 건강 또는 안전이나 다른 사람에게 해를 끼칠 위험이 있다고 의심되는 사람을 발견하였을 때에는 자치단체장에게 신청하여 정신건강의학과전문의가 자신의 건강 또는 안전이나 다른 사람에게 해를 끼칠 위험이 있어 그 증상의 정확한 진단이 필요하다고 인정한 경우에 지정정신의료기관에 2주의 범위에서 기간을 정하여 입원하게 할 수 있다. 2명 이상의 정신건강의학과전문의가 계속 입원할 필요가 있다는 일치된 소견이 있는 경우에만 그 정신질환자에 대하여 지정정신의료기관에 치료를 위한 입원을 의뢰할 수 있다.

⑤ 응급입원(제50조): 정신질환자로 추정되는 사람으로서 자신의 건강 또는 안전이나 다른 사람에게 해를 끼칠 위험이 큰 사람을 발견한 사람은 그 상황이 매우 급박하여 제41조부터 제44조까지의 규정에 따른 입원 등을 시킬 시간적 여유가 없을 때에는 의사와 경찰관의 동의를 받아 정신의료기관에 그 사람에 대한 3일 이내의 응급입원을 의뢰할 수 있다. 정신건강의학과 전문의의 진단 결과에 따라 위의 규정에 따라 계

속 입원시키거나 퇴원을 시켜야 한다.

입원적합성심사위원회

국립정신병원 등 대통령령으로 정하는 기관 안에 입원적합성심사위원회를 설치하며, 제43조 및 제44조에 따른 입원 등에 대한 적합성 여부를 심사하여야 한다. 국립정신병원장 등의 위원장을 포함하여 10명 이상 30명 이내의 위원으로 구성된다.

정신건강심의위원회

정신건강증진시설에 대한 감독, 재심사의 청구 등을 위하여 광역정신보건심의위원회를 두며, 입원 등 기간 연장, 퇴원 등 또는 처우개선의 심사 청구, 외래치료 명령 등을 위하여 기초정신건강심의위원회를 둔다.

이 법에서는 정신질환자의 권익보호 조항에서 누구든지 정신질환자이거나 정신질환자였다는 이유로 그 사람에 대하여 교육, 고용, 시설이용의 기회를 제한 또는 박탈하거나 그 밖의 불공평한 대우를 하여서는 아니 되고, 누구든지 정신질환자, 그 보호의무자 또는 보호를 하고 있는 사람의 동의를 받지 아니하고 정신질환자에 대하여 녹음 · 녹화 또는 촬영하여서는 아니 되며, 정신질환자에게 정신건강의학과전문의의 지시에 따른 치료 또는 재활의 목적이 아닌 노동을 강요하여서는 아니 된다고 하고 있다. 또한 인권교육, 비밀누설의 금지, 수용 및 가혹행위 등의 금지, 특수치료의 제한, 통신과 면회의 자유 제한의 금지, 격리 등 제한의 금지 등을 규정하고 있으며, 정신질환자에게 직업훈련, 치료비지원 등을 할 수 있도록 규정하였다.

기타 정신건강의학과 및 정신건강전문가가 알아야 할 법률

인신보호법

위법한 행정처분 또는 사인에 의한 시설에의 수용으로 인하여 부당하게 인신의 자유를 제한당하고 있는 개인에게 헌법이 보장하는 국민의 기본권을 보호하고자 하는 목적의 법률이다. 자유로운 의사에 반하여 국가, 지방자치단체, 공법인 또는 개인, 민간단체 등이 운영하는 의료시설, 복지시설, 수용시설, 보호시설에 수용, 보호 또는 감금되어 있는 자는 수용이 위법하게 개시되거나 적법하게 수용된 후 그 사유가 소멸되었음에도 불구하고 계속 수용되어 있는 때에는 피수용자, 그 법정대리인, 후견인, 배우자, 직계혈족, 동거인, 고용주 또는 수용시설의 종사자는 법원에 구제청구를 할 수 있다.

아동 · 청소년의 성보호에 관한 법률 (약칭: 청소년성보호법)

이 법은 19세 미만의 아동 · 청소년 대상 성범죄의 처벌과 절차에 관한 특례를 규정하고 피해아동 · 청소년을 위한 구제 및 지원 절차를 마련하며 아동 · 청소년 대상 성 범죄자를 체계적으로 관리함으로써 아동 · 청소년을 성범죄로부터 보호하고 아동 · 청소년이 건강한 사회구성원으로 성장할 수 있도록 함을 목적으로 하여 이를 어기는 경우 중벌에 처하고 있다. 특별히 신고의무자의 성범죄에 대하여 자기의 보호 · 감독 또는 진료를 받는 아동 · 청소년을 대상으로 성범죄를 범한 경우에는 그 죄에 정한 형의 2분의 1까지 가중 처벌한다. 또한 음주 또는 약물로 인한 심신장애 상태에서 아동 · 청소년 대상 성폭력범죄를 범한 때에는 형법상 감경규정에 관한 특례를 적용하지 않으며, 공소시효 또한 해당 성범죄로 피해를 당한 아동 · 청소년이 성년에 달한 날부터 진행하는 등 공소시효가 사항에 따라 연장된다.

그밖에 해체되어가는 가정을 보호하기 위하여 가정 관련 법률이 한층 강화되었다. 가정폭력방지 및 피해자보호 등에 관한 법률(약칭: 가정폭력방지법) 및 가정폭력범죄의 처벌 등에 관한 특례법(약칭: 가정폭력처벌법)에서는 아동, 노인, 장애인들을 보호하거나 교육 또는 치료하는 사람이 직무를 수행하면서 직무를 수행하면서 가정폭력범죄를 알게 된 경우에는 정당한 사유가 없으면 즉시 수사기관에 신고하여야 한다.

성폭력방지 및 피해자보호 등에 관한 법률(약칭: 성폭력방지법)에서는 19세 미만의 미성년자를 보호하거나 교육 또는 치료하는 시설의 장 및 관련 종사자는 자기의 보호 · 지원을 받는 자가 성폭력범죄의 피해자인 사실을 알게 된 때에는 즉시 수사기관에 신고하여야 한다. 또한 마약류관리에 관련된 법률에 관해서도 충분히 이해하고 정신건강전문가로서 이를 준수해야 한다.

비밀보장

모든 국민은 헌법(제17조, 모든 국민의 사생활의 자유와 비밀을 침해받지 아니한다), 개인정보보호법(2011년) 등에 의해 사생활의 비밀보장에 대해 법률로 보호받고 있다. 의사는 환자를 진료하는 과정에서 개인과 관련한 예민한 정보를 많이 알게 된다. 환자는 의사가 자신의 사생활을 지켜줄 것이라는 믿음에 근거하여 의사에게 자신에 대한 건강정보를 밝히게 된다. 비밀보장(confidentiality)이란 "의사가 환자에 관한 정보를 그 어떤 누구와도 논의하거나 누설하지 않는 전문가의 행위"를 말한다. 의사의 경우는 이 법률 외에도 의료법 제19조(비밀누설금지), 제21조(기록열람 등)에서 엄격하게 비밀보장에 대한 의무를 부여받고 있다. 이와 함께 의사는 비밀보장과 관련하여 일반인과는 다른 특권(privilege)을 가지는 것으로 인정받아 왔다. 여기서 특권이란 비밀보장과 혼동하여 사용되는 수가 많은데, 일반적으로 재판에서 증언하지 않을 수 있도록 보호받을 수 있는 특별한 관계를 일컫는 말이다. 전통적으로 의사-환자관계 외에도 변호사-변호의뢰인, 성직자-신도, 남편-아내 등에서 인정받는다.

개인정보의 이용

비밀보장에 있어 몇 가지 딜레마가 발생하기도 한다. 예를 들면 다른 의사와의 논의 혹은 자문, 수퍼비전, 사례회의 발표, 가족 혹은 보험회사, 사법기관 등의 요구, 강의 및 연구 자료의 활용, 행정업무 처리과정 등 다양하게 발생할 수 있다.

Gutheil & Appelbaum(2000)은 비밀보장과 관련하여 "비밀보장의 원(The circle of confidentiality)"이라는 개념을 고안하였다. 여기서 원 안에 있는 사람들 내에서는 환자의 동의 없이 환자에 대한 정보를 공유할 수 있다. 예를 들면 환자가 입원한 경우, 담당 전공의, 담당교수(수퍼바이저), 담당직원들, 필수적인 자문의사는 이 원내에 위치한다. 하지만 환자의 가족, 변호사, 담당하지 않은 의사들, 과거 치료자, 경찰 등은 원 바깥에 위치한다.

사 례

- 질문: 전화로 병원에 입원하고 있는지 여부를 문의받을 경우 알려줘도 되나요?
- 답변: 환자의 입원정보는 개인정보로서 환자의 동의 없이 알려주는 것은 허용되지 않습니다. —— 환자 본인이나 보호자와 직접 연락할 수 있도록 조치를 취해 주시는 것이 바람직합니다.

[출처: 보건복지부, 안전행정부. 개인정보보호 가이드라인(의료기관 편), 2015]

사례와 같이 가족이라고 하며 입원 여부를 문의해 오는 경우가 적지 않다. 답변과 같이 '확인해 줄 수 없다'고 대답한 후 '문의하신 분께서 직접 그 분이나 다른 가족에게 확인하십시오'라고 조치하여야 한다.

비밀보장 및 특권의 제한

비밀보장과 특권에 대해 제한(limitations)과 예외(exceptions)가 제기되고 있다. 여기에 몇 가지가 있다.

1) 환자 자신에 의하거나 혹은 합당한 동의를 구한 경우: 자신에 관한 기록이지만, 환자가 원한다고 하여 모든 기록을 내어줄 것인지 여부에 대해서는 논란이 있을 수 있다. 하지만 일반적으로 그가 원한다면 제공을 하는 것을 원칙으로 한다. 또한 환자 자신이 보험회사와 합의를 위해서 혹은 다른 의사에게로 이행하기 위해 자신에 관한 기록 등을 공개할 것을 요구하는 수가 있는데, 이때는 문서로 된 동의서 작성 절차가 반드시 필요하다.

2) 법원의 명령 및 소송: 전문가로 법정증언(expert witness)을 하게 될 때, 혹은 법률자문을 할 때 비밀보장에 제한을 받게 된다. 환자의 심신상태에 대한 평가(stand to trial), 양육권 결정에서 부모의 적합성 판정 등 다양한 경우가 있을 수 있다. 환자를 상대로 소송을 제기하거나, 혹은 제3자를 상대로 환자가 소송을 제기할 때 비밀보장이 제한을 받을 수 밖에 없다.

3) 공익과 관련한 경우: 가장 중요한 것이 아동학대 및 방임에 관한 보고의무사항이다. 이것은 '자의 복리(best interest of the child)'가 우선하기 때문에 비밀보장 원리에 앞서 제한을 받는다. 따라서 의사는 진료 중에 이러한 사항을 알게 되면 "의사는 이 사안에 대해 보고할 의무가 있습니다"라고 한 후 신고를 하여야만 한다. 그 외에 환자가 불법행위와 연관이 되어 있을 때 어떻게 할 것인가? 하는 문제가 제기될 수 있다. 예로 성범죄 행위, 불법약물의 사용 등이 있을 수 있는데, 이것을 의무적으로 보고해야 하는 강제규정은 아직 없다. 상담 중에 HIV에 걸린 환자가 배우자 혹은 성 파트너에게 감염 사실을 숨기려고 할 때 환자와 상의한 후 스스로 조치를 취하는 것을 거부한다면 감염 사실을 밝히는 일은 정당하다고 할 수 있다. 일부 전염병의 경우와 같이 법률로 신고의무가 부과되어 있는 경우에도, 먼저 환자와 상의하여 조치하도록 하는 것이 바람직하다.

4) 위험한 환자와 경고 · 보호의 의무: 역사상 매우 유명한 사례가 있다. 소위 "타라소프 사례(Tarasoff vs. Board of Regents of the University of California, 1976)"로 알려졌는데, 이 사례의 개요는 다음과 같다.

증 례

1969년, 해양건축학(naval architecture)으로 미국 버클리대학에 유학하던 인도 유학생 프로젠위트 포달(Projenjit Poddar)은 자신이 타티아나 타라소프(Tatiana Tarasoff)라는 여성을 죽이려고 계획하고 있음을 학생건강진료소에서 근무하던 심리치료사(psychologist)인 무어박사(Dr. Moore)에게 고백하였다. 상담사와 학생건강진료소의 상사는 포달이 강제 수용되어야 한다고 결정하고, 교내 경찰에게 그를 체포할 것을 요청하였다. 경찰이 그를 체포하였지만, 경찰은 그가 논리정연하고, 위험을 구체적으로 보이지 않았고, 타라소프 양으로부터 떨어져 있겠다는 약속을 하여 곧 석방하였다. 그 사건 이후 더 이상 상담은 지속되지 않았고, 2개월 후 포달은 타라소프의 집으로 가, 그녀를 칼로 살해하였다.

그녀의 부모는 주립대학 당국, 상담사, 교내 경찰이 위험한 환자를 구속하지 못한 것과 희생자 혹은 관련자들에게 위험에 대해 경고하지 않은 것에 대해 소송을 제기하였다. 캘리포니아 법원은 정부의 면책특권을 이유로 소송을 기각하였으나 두 번째 소송에서, 법원은 환자가 "타인에 대해 심각한 폭력의 위험이 있음"을 결정하거나 혹은 결정해야만 하는 상담사는 "환자의 질병에서 유래하는 위험으로부터 타인을 보호하는 데 합당한 조치를 해야만 하는 의무"를 갖는다고 판결하였다. 법원은 가능성이 있는 희생자에게 경고하는 데 그치는 것이 아니라, 그를 보호할 의무가 있다고 판결하였다. 법원은 피고들이 희생자인 타라소프를 돌볼 의무를 가지고 있지 않다는 것, 정신질환자에 의한 폭력을 예측하는 것은 본래 정확하지 않다는 것, 비밀유지가 정신치료에 필수적이라는 피고들의 주장은 모두 기각하였다 (Tarasoff vs. Board of Regents, 1976).

법원은 환자와 의사 혹은 정신치료자는 특별한 관계이기 때문에 "제삼자의 이익에 대한 의무"도 지우는 것이 마땅하다고 하였다. 여기서 중요한 것으로 정신치료에서 비밀보장이란 타인에 대한 위험을 피할 필요가 있다면 이 둘을 저울질해야만 한다. 즉, "보호하기 위한 특권은 대중의 위험이 시작하면 끝난다(The protective privilege ends where the public peril begins)"고 판결은 적고 있다.

의사의 환자 사생활에 대한 비밀보장은 법령에 근거한 실천의무도 있지만, 정신건강의학 영역에서 매우 중요한 의사-환자의 치료적 관계를 수립하는 데 있어 필수적이다. 환자는 의사가 자신의 사생활과 상담, 진료 내용을 지켜줄 것이라는 비밀보장을 신뢰하지 못한다면 개인정보를 드러내려 하지 않을 것이고 치료를 온전하게 해 나갈 수 없게 될 것이다. 물론 예외적으로 비밀보장을 할 수 없는 경우가 있을 수 있는데 그 한계와 예외사항을 잘 알고 있어야 하며, 그런 상황이 발생하게 되면 환자와 먼저 충분한 상의를 하는 것이 필요하다.

의료과실

의사는 진료를 하는 과정 중에 크고 작은 의료사고(medical accident)를 겪을 수 있다. 의료사고란 "환자가 의료인한테 의료서비스를 제공 받음으로써 생긴 예상하지 못한 나쁜 결과" 혹은 "본래의 의료행위가 개시되어 종료되기까지의 과정이나 종료 후에 당해 의료행위로 인해 뜻밖에 일어난 원치 않았던 불상사"로 정의될 수 있다(이윤성, 2014). 이에 반해 의료과실 혹은 의료과오(malpractice)는 "의사가 진료행위를 함에 있어서 당시의 의료수준에 비추어 일반적인 의사에게 요구되는 주의의무를 위반한 것을 말한다." 의료과실 혹은 의료과오는 법률적으로도 그리고 실제 현장에서도 혼용하는 수가 많아 그 엄격한 구분은 어렵다. 의료사고란 의료행위와 관련한 일체의 인신사고라고 한다면 의료과실은 의료행위와 관련한 의료인의 법적 책임을 지는 것을 말하는 것이다. 따라서 의료분쟁(medical dispute)은 "의료사고를 주된 원인으로 한 의료 측과 환자 측의 다툼"이라고 할 수 있다. 환자 측은 의료 측의 과실(혹은 과오)에 의해 의료사고가 발생했다고 주장하고, 의료 측은 의료행위에 잘못이 없다거나 혹은 있더라도 환자 측의 주장과 다르거나 적다고 주장하면서 생긴다. 의료분쟁 과정에서 과거에는 환자 측과 의료 측이 물리적 충돌을 빚기도 했었다. 최근에는 이러한 것을 점차 줄어들고 사법적 혹은 비사법적 해결 방법을 통해 보다 성숙하게 처리해 나가고 있는 추세이다.

이윤성(2014)은 의료를 위험내재성, 예측곤란성, 불회피성, 감행성, 이율배반성, 자유재량성의 특성을 갖는 독특한 행위라고 하였다. 이러한 의료의 특성과 함께 의료행위의 증가, 전통적 온정주의에서 환자주권주의로의 변화, 의료의 탈인격화(deindividualization)로 인해 의료사고가 증가하고, 의료사고가 쉽게 의료분쟁으로 발전한다고 주장하였다. 먼저 의료사고에서 단순히 환자 확인이 잘못되었거나 수술 부위를 잘못 확인해서 엉뚱한 수술을 시행했다거나 하는 단순 과실은 너무도 명백하기 때문에 판단하기가 쉽다. 하지만 의료사고의 대부분은 이것이 과실에 의한 것인지 여부를 증명하거나 판단하기가 쉽지 않다. 의료과실을 판단하는 데 있어 가장 중요한 기준이 "주의의무 위반"이다. 두 번째로 중요한 것이 "의학상식"으로 의료행위를 할 당시 의료기관 등 임상의학 분야에서 실천되고 있는 의료행위의 수준으로, 통상의 의사에게 일반적으로 알려져 있고, 또 시인되고 있는 것을 말한다.

사례 1: 알코올의존증 환자 치료에서 의료진의 환자에 대한 주의 의무의 정도 및 책임 범위

A정신병원 폐쇄병동에 알코올 중독증세를 치료하기 위해 입원한 B씨는 입원 다음날 새벽 두 차례에 걸쳐 알코올 금단증상에 따른 간질 발작을 하면서 넘어져 두개골 골절 및 외상성 뇌출혈을 일으켰으나, 단순히 금단증상으로만 판단하여 간호사를 통하여 혈압강하제만 투여하였을 뿐 아니라, 의사가 직접 진찰하는 등의 조치를 취하지 않다가, 두 번째 충격 이후 4시간이 지나서 회진을 하면서 비로소 주치의가 혼수상태에 빠진 환자의 증상을 발견하여 뇌출혈임을 확인하고 전원시켰으나 수술 이후 계속 혼수상태에 있다가 결국 사망하였다. 법원은 폐쇄병동에서 금단증상에 따른 외상의 가능성을 주의깊게 관찰, 감독해야 할 주의의무가 있는데도 불구하고 이를 게을리한 것과 B씨가 넘어진 이후 뇌손상의 가능성을 배제할 수 없는 증상을 보이고 그 증상이 호전되지 않음에도 불구하고 의사의 진찰과 치료를 받지 못하고 방치된 점에 대해 의료과실로 인정하였다.

로앤비(LAWnB). 부산고등법원 2007.05.31.
(선고 2006나9200 판결)

사례 2: 병용금기 약품 반복 투여, 심정지 사망과 상당인과관계 인정

2008년 C씨는 알코올의존증 치료를 위해 D병원에서 외래치료 중, 집을 나가 2주 가량 지속적 음주를 하다 D병원에 입원하였다. 의료진은 금단증상 치료를 위해 아티반 4 mg, 할로페리돌 5 mg을 혼합해 정맥주사하였고, 수시간이 지나 혈압이 저하되어 승압제로 에피네프린을 3회 투여했으나, 얼마 지나지 않아 사망하였다. 이에 대해 서울고법재판부는 할로페리돌 약품설명서에 정맥주사가 아닌 분할 근육주사를 명시하고 있고, 할로페리돌의 반감기 범위 내에 병용금기인 에피네프린을 반복투여한 것은 의료진의 과실로 인정하였다. 하지만 할로페리돌 정맥주사는 임상치료 현실에서 오랫동안 관행적으로 이뤄져 비난 가능성이 높다고 볼 수 없다며 책임 비율을 30%로 제한하였다.

의사가 약품설명서 기재 주의사항 안 따랐다면 의료과실.
법률신문(2012.03.27)

사례 1에서 알코올 의존증 환자를 치료하는 병원에서 이들 환자의 뇌손상을 예측하고 이에 대한 적절한 조치를 취할 주의의무를 소홀히 한 점과 간질 발작에 의해 뇌손상의 가능성을 예측하고 빠른 시간 내에 의사의 직접적 진찰과 치료가 이루어지지 않은 점을 의료과실로 인정하고 있다. 사례 2에서는 약품설명서에 분할 근육주사를 명시하고 있음에도 불구하고 정맥주사한 점과 병용금기를 무시하고 약품을 사용한 것에 대해 의료과실을 인정하였다. 하지만 "의학상식"에서 할로페리돌이 표준적으로 근육주사를 권고하고 있지만, 알코올 금단증상을 치료하는 임상진료현장에서 종종 정맥주사를 하고 있는 현실적 상황을 인정하여 그 책임을 일부만 과실로 인정하였다. 하지만 할로페리돌 정맥주사 행위 자체가 전적으로 타당하다고 인정된 것은 아니다.

세 번째로 중요한 사항이 "설명의무"이다. 의사가 의료행위를 하는 데 있어 환자와 의사는 치료적 관계를 설정한다. 이때 필요한 것이 바로 충분한 설명을 듣고 자유로운 선택을 하는 동의["충분한 설명에 의한 동의(informed consent)"] 절차가 필요하다. 신체를 침습하는 행위를 하는 경우에는 특히 더 중요하여, 정신과 영역에서 전기충격치료와 같은 행위에서는 반드시 필요하다. 충분한 설명에 의한 동의가 타당하기 위해서는 1) 정보제공과 설명, 2) 정보와 설명에 대한 이해, 3) 외부의 강제나 부당한 영향의 부재, 4) 의사결정능력이 요구된다(유상호, 2014). 즉, 환자에게 의료행위를 시작할지 여부에 대해서 합리적인 결정을 내릴 수 있도록 하기 위해 합당한 정보를 공개하는 것이다. 이때 의사는 적절하고 타당한 정보를 환자의 수준에 맞도록 충분하게 정보를 제공하여야 한다. 그리고 결정을 내리는 데 있어서 외부의 압력이나 강요가 전혀 배제된 자유로운 상태에서 선택할 수 있도록 하는 자유의지에 의한 동의라는 점이다. 따라서 결정을 내리는 데 있어 아무런 압력이나 강요를 행사해서는 안 된다. 그리고 환자는 이렇게 제공된 정보를 충분히 이해하고, 자유의지에 의한 결정을 내릴 수 있는 유능성을 갖추어야 한다. 특히 정신과 진료영역에서는 때때로 환자들의 의사결정능력이 저하되기 때문에 동의 절차에 어려움을 겪는 수가 많다. 입원 과정에서부터 자의에 의한 입원보다 강제입원 혹은 강제치료, 격리 및 강박 등 다양한 형태의 사항이 있기 때문에 특히 이 부분이 의료과실 여부를 판단하는 데 종종 쟁점이 된다.

의료과실과 관련한 의사의 법적 책임은 민사책임, 형사책임, 행정적 책임으로 구분할 수 있다. 물론 법적인 것 외에도 의사는 도의적, 윤리적 책임도 있다. 민사책임과 관련해서는 〈소비자기본법〉에 의한 〈한국소비자원〉의 조정 절차, 〈의료사고 피해구제 및 의료분쟁 조정 등에 관한 법률(이하, 의료분쟁조정법)〉에 의한 〈의료분쟁조정중재원〉의 조정 절차, 그리고 〈민법 제750의 불법행위책임〉에 근거한 법원을 통한 민사소송 등의 형태로 진행된다. 먼저 소비자기본법에 근거하

여 소비자원에 설치된 소비자분쟁조정위원회의 합의권고와 조정위원회의 심의를 통한 분쟁조정 절차가 있다. 이는 피해자가 가장 적은 비용을 들여 이용할 수 있는 방법으로, 상대방이 조정에 응하지 않더라도 강제조정을 할 수 있기 때문에 환자 측에서 많이 이용하는 경향이 있다. 두 번째로 의료분쟁조정법에 근거한 한국의료분쟁조정위원회(이하, 조정중재원)를 통한 해결방법이 있다. 이때 소비자원의 조정 절차와 달리 양 당사자 중 어느 한쪽이라도 조정중재 절차 개시에 대하여 동의하지 않을 경우, 절차는 시작하지 않는다. 단, 사망 또는 중상해 의료사고('1개월 이상의 의식불명, 장애인복지법상 장애등급 1급 중 대통령령으로 정하는 경우')의 경우 의료분쟁 조정이 자동개시된다. 또한 임의적 조정전치주의를 취하고 있어 조정절차가 진행 중이거나, 결정이 내려진 경우에도 이에 불복하여 소송을 제기할 수 있다. 물론 절차를 거쳐 성립된 조정 및 중재 판정에 대해서는 재판상 화해 및 확정판결과 같은 법적 효력을 지니게 된다. 세 번째는 소송을 통한 해결 방법이다. 이미 앞에서 논의하였지만 소송에서 의료과실의 판단기준으로 "일반적으로 실천되고 있는 의료수준"을 기준으로 하는데, 만일 자신의 능력부족이나 의학지식을 습득하려는 노력이 부족하여 보편적인 수준의 의료기술을 갖추지 못하고 있다면, 그에 대한 책임을 져야한다고 보고 있다. 비슷한 맥락에서 인턴, 전공의, 전문의 등으로 구분되는 특수성에서 의사의 자격을 지니는 이상 이들의 주의의무의 기준은 원칙적으로 동일하다고 하였다(유화진, 2013). 그동안 민사소송에서 불법행위책임을 묻는 경우, 피해자(주로 환자)가 가해자(의사)의 과실을 입증할 책임이 있었다. 하지만 고도의 전문적 행위로 간주되는 의료소송에 있어서 일반인이 이러한 것을 입증하기가 어려워 최근에는 '일반인의 상식에 바탕을 둔 의료상의 과실 있는 행위'를 입증할 것을 요구하고 있어 입증의 정도를 완화하고 있다. 이에 반해 형사책임에서는 입증책임의 원칙을 준수하여 엄격한 입증책임을 요구하고 있다(유화진, 2013).

그 외에 의료사고에 대해서는 형사책임 혹은 행정적 책임이 있다. 예를 들면 의료법, 정신보건법, 보건범죄 단속에 관한 특별조치법, 마약류 관리에 관한 법률 등 다양한 관련 법률이 있다. 그 외에도 국민건강보험법, 생명윤리 및 안전에 관한 법률, 약사법, 의료기기법 등 많은 관련 법령뿐 아니라, 의사들이 잘 알지 못하는 아동복지법, 심지어 폐기물관련법, 건축관련법, 노동 관련법 등 아주 다양하다. 최근 대면진료, 리베이트, 무면허의료행위, 프로포폴 투여, 공중보건의사의 불법근무 등이 자주 등장하는 형사책임과 관련한 문제들로 참고할 필요가 있다(이경환과 최파라, 2013).

> 사례: 전화진찰을 하고도 내원진찰을 한 것처럼 요양급여비용을 청구하면 사기죄
>
> 정신과 의사가 전화진찰을 하였음에도 내원진찰한 것처럼 요양급여비용을 청구한 사안에서 대법원은 의사가 전화통화를 통하여 환자를 진료한 뒤 처방전을 발급했음에도 환자가 직접 내원해 진찰한 것처럼 요양급여비용을 청구한 것은 사기죄에 해당한다고 판시하였다.
>
> 대법원 2013.04.26., 선고2011도10797 판결

이경환과 최파라(2013)는 "법률의 무지는 용서받을 수 없다(ignorance of law excuses no one)"는 법언과 같이 법을 몰랐다는 사실만으로 형사책임을 피할 수 없다고 하였다. 따라서 의사는 전문가로서 관련 법규를 잘 숙지해서 억울하거나 부당하게 형사책임 혹은 행정처분을 받는 일이 없도록 해야만 한다. 또한 지속적으로 변화하는 의료지식과 기술을 끊임없이 습득하여 항상 보편적인 수준의 의료기술을 갖추도록 하여야 한다. 그래야만 본의 아니게 발생할 수 있는 의료과실을 줄여, 의료사고를 방지할 수 있고, 불필요한 의료분쟁에 휘말리지 않을 수 있다.

연구윤리

의학이 과학적 토대를 갖추고 발전하기 위해서는 끊임없이 좋은 연구가 수행되어야 한다. 그러기 위해 많은 의사와 의학자들은 인간대상연구는 물론 실험실연구, 동물연구, 관찰연구, 문헌연구 등 다양한 형태의 연구를 수행한다. 연구윤리가 주목받고 그 중요성이 인정되기 시작한 것은 제2차 세계대전이 끝난 후 나치 독일에 협력했던 의사 및 과학자들의 인체실험에 대한 뉘렌베르크 전범재판을 통해서이다. 이때의 교훈을 바탕으로 뉘른베르크 강령(Nuremberg Code)은 최초의 국제적 연구윤리 강령으로, 인체대상연구는 합리적으로 적절히 한정된 범위 안에서 실시할 때에만 시행되어야 함을 강조하였다. 특히 실험 대상이 되는 사람의 자발적인 동의(voluntary consent)는 절대 필수적이며, 관련 당사자는 동의할 수 있는 법적 능력이 있어야 하고, 강압, 사기, 기망, 강박, 기만, 기타 이면의 강제나 강압의 개입 없이 자유로이 선택권을 행사할 수 있는 상황에서 관련 사안의 주된 요소를 충분히 숙지하고 이해하여 이에 근거한 사리에 합당한 결정을 할 수 있어야 하

는 점은 바로 '충분한 설명에 의한 동의(informed consent)'가 바로 이 점을 이야기한다.

이 강령이 선포되었음에도 불구하고 인류 역사상 부끄러운 여러 반윤리적 연구가 지속되었다. 일본의 731부대에 의한 반인륜적 연구들, 미국 뉴욕대학의 Dr. Saul Krugman에 의해 1954년에 수행된 Willowbrook 간염 연구, 미국 보건성의 Tuskegee 매독연구(1932~1972년), 1960년대까지 시행된 수많은 정신수술(psychosurgery)에 대한 연구들, 소위 "Tearoom Trade"로 알려진 Laud Humphrey의 동성애자들의 성행위에 대한 속임수 연구 등이 널리 알려진 것들이다.

1964년 세계의사협회 총회에서 채택된 헬싱키 선언(Declaration of Helsinki)에서는 아동과 같이 스스로 동의하거나 거부할 수 없는 사람과 강요나 부당한 영향을 받을 수 있는 사람, 즉, 취약하여 특별한 보호가 필요한 일부 연구 대상 집단으로 분류하여 특별한 보호가 필요함을 강조하였다. 미국 의회에 보고된 벨몬트 보고서[Belmont Report (US DHHS, 1979; Code of Federal Regulation-45 CFR 46, 1981, 1983)]는 인간 대상 연구에서 윤리적 원칙과 가이드라인을 제시한 것으로 진료와 연구 간의 경계를 정의하고, 인간에 대한 존중 · 선행(beneficence) · 정의(justice) 등 3원칙을 천명하였다. 벨몬트 보고서를 기초로 2009년까지 수정되어 온 미국 연방규정 Title 45 공공복지 Part 46(45 CFR 46) 인간 대상의 보호는 미국 보건복지부(Department of Health and Human Service)에서 규정한 것으로, 임상시험위원회(Institutional Review Boards, IRB) 관련사항, 임산부 · 인간 태아 · 신생아, 수감자, 아동에 대한 부가적 보호사항이 기술되어 있다. 그 외에 중요한 발전으로(The Council for International Organization of Medical Science, CIOMS)에서는 역학연구 및 인간 대상의 생의학연구와 관련된 국제적 윤리 가이드라인(The International Guidelines for Ethical Review of Epidemiological Studies, CIOMS, 1991; The International Ethical Guidelines for Biomedical Research Involving Human Subjects, CIOMS, 1993)이 발표되어 왔다.

주요 개념들

최소한의 위험(minimal risk)

위험이 없거나 거의 없는 연구 외에도 일상생활에서 만나게 되는 위험과 같은 정도의 위험에 노출되는 연구를 최소위험 연구라고 지칭한다. 미국의 45 CFR 46에서는 최소위험을 '건강한 어린이들이 일상적인 삶이나 일반적인 의학 또는 심리검사에서 직면할 수 있는 물리적 또는 심리적 위해와 같은 정도 및 가능성을 가진 위험'으로 정의하고 있다. 구체적으로 여기에 해당하는 것으로 국내의 〈생명윤리 및 안전에 관한 법률〉 시행규칙 제13조 제1항에서는 "일반 대중에게 공개된 정보를 이용하는 연구 또는 개인식별정보를 수집 · 기록하지 않는 연구로 약물투여 · 혈액채취 등 침습적 행위를 하지 않는 연구, 신체적 변화가 따르지 않는 단순 접촉 측정장비 또는 관찰장비만을 사용하는 연구, 식품 또는 식품첨가물을 이용하여 맛이나 질을 평가하는 연구, 화장품의 사용감 또는 만족도를 조사하는 연구, 연구대상자 등을 직접 대면하더라도 연구대상자 등이 특정되지 않고 개인정보보호법 제23조에 따른 민감 정보를 수집하거나 기록하지 않는 연구, 연구대상자 등에 대한 기존의 자료나 문서를 이용하는 연구 등"의 경우 기관위원회의 심의를 면제할 수 있음을 명시하고 있다.

아동의 동의/승낙(assent)

국내에서는 약사법 시행규칙 제32조 제4호에 의해, 시험담당자는 피험자가 동의능력이 없는 경우에는 법정대리인의 동의를 받아 시험을 수행할 수 있도록 하고 있다. 비록 한국의 법률에서는 연령에 의해 책임능력 유무를 판단하는 방법을 취하지 않고, 나이보다는 행위자 개인의 구체적인 정신능력을 감안하여 책임능력 유무를 판단하지만, 미성년자의 책임능력을 판단함에 있어 연령은 무시할 수 없다는 점에서 학설과 판례에 의해 일반적으로 만 12세 미만자는 책임무능력자로 판단한다. 현재 한국의 실정법에 의하면 피험자가 될 자가 동의능력이 없는 경우에도 법정대리인의 동의에 의해 '치료적 임상시험'뿐만 아니라, '비치료적 임상시험(non-therapeutic trial)'이 가능하다. 연구윤리상 아동의 연령이나 발달 상태를 고려하여 6세 혹은 7세 이상부터는 아동 피험자에게도 이해할 수 있는 언어와 용어로 짧은 문장의 설명문을 제공하여 승낙을 받는 것을 권장하며 12세 이상의 아동 피험자에게도 동의서를 제공하여 부모나 법적 대리인과 함께 동의를 받는 등의 적절한 보호 장치가 구비되어 있는지를 검토하여야 한다. 동의서에는 연구의 목적, 위험성 및 유익성이 지적 연령에 적절한 수준으로 설명되어야 한다.

사전동의(informed consent)

사전동의는 의료현장에서 인간 존엄성 사상에 근거하여 환자의 자기 결정권과 알 권리를 존중하는 환자의 권리이며 진실의 제시, 충분한 이해, 자발성 등 3대 주요 구성조건을 갖는다. 사전동의는 환자에게 문장화하여 충분히 이해하도록 설명을 하고, 자발적 의지에 의해 동의를 얻은 후 다음 의료행위 또는 연구를 하는 것을 의미한다. 즉, 충분히 설명을 들은 후 아동이나 보호자가 동의한 것으로 통고보다 서로 합의하였다는 의미를 강조하는 것이라고 할 수 있다(유상호, 2014).

연구 유형(치료적 연구 대 비치료적 연구, 관찰/ 비치료적 처치)

인간대상연구는 피험자의 행동 등을 관찰, 기록, 분석하는 관찰연구, 피험자 또는 피험자 집단에 대해서 설문조사나 면담 등을 통하여 특정한 정보를 이끌어 내는 조사연구, 특정한 가설을 증명하거나 새로운 정보를 얻기 위하여 피험자에게 실험적 처치를 하거나, 환경 조건을 의도적으로 변화시킨 후 그 결과를 관찰하는 실험연구 등으로 구분할 수 있다. 의학적 목적으로 이용되는 실험연구에는 새로운 치료법을 발명하여 환자에게 적용해 보는 치료적 연구와, 치료의 성격 없이 학술적 목적을 위해 수행하는 비치료적 연구가 있다. 이 외에도 인간으로부터 조직, 세포, 혈액 등을 획득하여 이를 이용하는 인체 유래물을 대상으로 하는 연구가 있다.

연구심의위원회(IRB), 독립윤리위원회(IEC), 임상시험 심사위원회

연구심의위원회(Institutional Review Board, IRB)는 피험자의 권리와 복지 보호의 보증을 위해 인간 피험자가 참여하는 생물의학 연구에 대해 검토하고 시작을 승인하고 주기적으로 확인하기 위해 시험기관이 공식적으로 지정한 심사위원회나 단체를 지칭한다. 독립윤리위원회(Independent Ethics Committee, IEC)는 IRB와 역할은 같으나 독립적인 조직이며 승인 대신에 찬성 의견을 주는데, IEC의 찬성 의견 역시 IRB의 승인과 같은 중요성을 가지며 구속력이 있다. 유럽의 경우 IRB 대신 IEC라는 명칭을 사용하는 경향이 있다.

임상시험관리기준(good clinical practice, GCP)

GCP는 사람을 대상으로 하는 임상시험을 설계, 수행, 기록 및 보고하는 데 관한 국제적으로 통용되는 윤리적, 과학적 기준을 뜻한다. 1990년 4월 미국, 유럽, 일본의 정부 및 기업의 대표들이 각 지역의 의약품 시판허가 관련 규정을 표준화할 목적으로 시작한 회의인 International Conference on Harmonization of technical requirements for registration of pharmaceuticals for human use(ICH)의 GCP 가이드라인은 미국, 유럽, 일본 등에서의 신약개발 및 개발된 의약품의 승인에서 의약품의 품질, 안전성 및 효능을 시험하는 통일된 기준을 마련하기 위해 1996년에 제정되었다. ICH-GCP 가이드라인은 총 4가지 카테고리로 구성되어 있으며 이 중 E6가 GCP 관련 사항을 담고 있다. 이 외에 의약품 및 화학물질 등을 대상으로 하는 시험분야에서 생물학적 안전성시험에 관한 평가 · 실시 · 기록 · 보고 등 모든 결과의 신뢰성을 확보하기 위한 체계를 good laboratory practice(GLP)라고 한다.

저술윤리

저술윤리 혹은 출판윤리(publication ethics)란 "연구윤리의 한 분야로서 주로 연구자의 연구 성과를 널리 확산하기 위해 논문 작성 및 게재를 하는 과정에서 연구자가 알고 실천해야 할 윤리를 말한다"(연구윤리정보센터, 2012). 연구자에게 있어 연구 결과의 발표는 연구의 계획 수립 및 추진에 관련한 연구진실성(research integrity)과 함께 연구 활동에서 중요한 과정 중의 하나이다.

공식적인 절차를 거쳐 발표되지 않은 연구 결과는 그 성과를 제대로 인정받지 못하는 것이 일반적이다. 연구자가 수행한 연구 결과를 발표하는 것은 연구 결과가 널리 통용되고 평가받을 수 있는 기본적인 조건이기 때문이다. 가장 전형적인 연구 결과의 발표 형태가 동료심사(peer review)를 거쳐 전문 학술지에 논문을 게재(출판)하는 것이다. 이때 연구자는 연구 논문의 작성 및 투고, 동료심사, 학술지 편집인의 게재 승인, 학술지 게재 등의 일련의 과정을 거쳐 공식적인 인정을 받는 것이다.

이러한 공식적인 절차를 통해 승인된 연구 결과는 후속 연구의 토대가 되고, 관련 연구 분야는 이러한 것을 통해 점차 발전해 나가게 된다. 그러므로 연구자는 자신의 연구 결과를 발표함으로써 학술적인 것은 물론 사회 발전에 기여하게 되므로 이 과정을 투명하고 공정하게 할 책임이 있다.

그럼에도 불구하고 2005~2006년 사이에 소위 '맞춤형 배아 줄기세포' 관련 논문이 날조 또는 위조된 것으로 밝혀지면서 사회적으로 큰 물의를 일으키면서 연구진실성과 연구 부정행위에 대한 경각심을 불러일으키게 되었다. 또한 일부 고위 공직자 및 학자들의 중복출판/이중게재, 표절 등 학술논문의 신뢰성을 크게 훼손한 사례가 불거져 나왔다. 국내에서는 비록 최근에서야 관심을 갖게 되었지만, 이러한 일은 미국, 영국 등에서도 이미 오래전부터 발생하였기에 여러 가지 연관된 조치들이 이루어졌고, 의학계에서도 국제적으로 국제의학학술지 편집인위원회(International Committee of Medical Journal Editors, ICMJE), 영국의 출판윤리위원회(Committee on

Publication Ethics, COPE) 등에서 출판윤리 가이드라인을 제정, 발표하였다. 국내에서도 대한의학학술지 편집인협의회(의편협)에서 의학논문 출판윤리 가이드라인(함창곡, 2008)을 발표하였다. 이들 가이드라인에 담긴 출판진실성(publication integrity) 원리는 3가지 목표, 1) 과학적 지식의 정확성(accuracy) 담보, 2) 연구 참여자의 권리와 복지 보호, 3) 지적재산권(intellectual property rights) 보호를 달성하기 위해 고안되었다(American Psychological Association, 2010). 이같은 미국심리학회의 출판윤리 범주구분에 따라 구체적인 사항들을 논의한다.

과학적 지식의 정확성(accuracy) 담보와 관련해서 연구자는 연구 결과를 윤리적으로 보고하여야 한다. 과학적 방법의 핵심은 다른 연구자에 의해 반복되고 증명될 수 있어야 한다. 따라서 자료를 날조(fabricate)나 변조(falsify)해서는 안 되고, 결과를 변경하거나(modify), 성가신 관찰사항을 빼버려도(omit) 안 된다. 출판윤리위반(misconduct)에서 핵심이 되는 사항은 날조, 변조, 표절이 있는데, 날조는 존재하지 않는 기록을 의도적으로 창조하는 것을 말한다. 이에 비해 변조는 연구 자료를 선택적으로 변경하거나, 연구 자료의 통계 분석에서 불확실한 것을 그릇되게 설명하는 것(일부 자료를 선택적으로 생략, 삭제, 은폐하는 것도 포함)을 말한다. 표절(plagiarism)은 다른 사람의 아이디어, 과정(방법), 결과물, 문장 등을 적절한 인용이나 승인 없이 도용하는 행위를 일컫는데, 여기에는 자기-표절도 포함한다. 개별적인 연구 성과는 각각 독립적으로 발표되어야 한다. 이 원칙을 위반하는 경우가 이중게재(duplicate publication) 혹은 분할출간(piecemeal, divided, fragmentation, or salami publication)이다. 이중게재는 일련의 연구결과를 두 개 이상의 논문으로 발표하는 것을 말한다. 같은 내용의 연구를 표본수를 늘리거나 줄임으로써 유사한 결과를 발표하는 것도 포함한다. 예외적으로 학술지에 따라 다른 언어로 발표하거나, 독자층이 다르거나, 종설의 경우 이차출판(secondary publication)을 허용하는 경우가 있는데, 두 잡지 편집인 모두에게서 승인을 받는 등 엄격한 기준에 따라야 한다.

연구 참여자의 권리와 복지를 보호하는 점에서는 먼저 연구 참여자의 권리와 비밀유지가 지켜져야 한다. 사례연구의 경우 당사자로부터 출판에 대한 서면동의를 받아야함은 물론이고, 구체적인 특성의 변경, 구체적인 특성의 표현 제한, 관계없는 내용을 첨가함으로써 사례의 구체적인 사항을 애매모호하게 만드는 것, 복합 사례의 구성 등과 같이 하여 비밀유지를 지켜주도록 한다. 두 번째는 이해관계(conflict of interest)를 밝히는 것이다. 이해관계란 논문의 출판과 관련한 사람(저자, 편집인, 동료심사자, 출판인 등) 혹은 기관이 특정 논문에 재정적인 이익이 관련되거나 사적으로 특별한 관계가 있는 경우를 말한다.

지적재산권(intellectual property rights) 보호에서는 먼저 출판 업적(credit)이 제일 중요하다. 저자됨(authorship)이란 연구에 실질적인 공헌과 기여한 사람에게 주어지는 것이다. ICMJE에서 저자의 기준은 1) 학술적 개념과 계획 혹은 자료의 수집이나 분석 혹은 해석을 하는 데 있어서 상당한 공헌을 하고, 2) 논문을 작성하거나 중요한 내용을 수정하며, 3) 출간될 원고를 최종적으로 승인하는 이 세 가지 조건을 모두 만족시켜야 한다고 정하고 있다. 이와 관련하여 저자됨의 순서, 기여자(contributors), 감사의 글(acknowledgements) 등이 있다. 부당한 저자표시(예: 선물저자, 유령저자, 교환저자, 도용저자 등)를 연구부정행위에는 포함시키지 않으나, 연구자의 부정직한 행위로 간주한다. 학술지의 경우 편집인(editor)은 독립된 권한을 갖는데 따라서 이들도 엄격한 출판윤리를 지켜야만 한다. 심사자(reviewers)도 마찬가지이다. 이들은 해당 분야의 연구 동향과 진전에 대해 빨리 파악하는 기회와 특권을 부여받는다. 하지만 출판되기 이전에 원고의 내용을 어떤 형태로든 누출시키거나 사용해서는 안 된다. 연구자들이 흔히 잘못 알고 있는 것이 출판된 논문과 사진, 표 등에 대한 저작권(copyright)을 저자 자신이 가지고 있다고 생각하는 점이다. 사실은 출판이 되고난 후에는 저작권이 학술지나 출판사가 가지고 있어, 비록 자신이 쓴 논문이라고 하더라도 그 논문에 대한 내용을 사용하려고 할 때는 학술지 혹은 출판사의 허락 없이 사용해서는 안 된다. 만일 그렇지 않을 경우 자기표절 혹은 이중게재가 될 수 있기 때문에 주의해야 한다.

출판된 학술 논문이 비윤리적인 것으로 밝혀지게 되면 위반자에 대해 다양한 조치가 내려질 수 있다. 잘 몰라서 위반을 한 경우에는 이에 대한 설명을 담은 설명서한의 발송에서부터 일정 기간 원고 투고 금지 혹은 해당 논문의 공식적 철회(withdrawal) 내지 취소(retraction)와 함께 논문목록 및 색인에서 삭제하는 조치까지 내려진다.

연구자들은 자신의 연구 성과를 출판하여 널리 알리고 업적을 인정받는 명예와 함께 때로는 이로 인한 이득을 얻을 수 있다. 따라서 자칫 잘못된 유혹에 넘어가거나 무지에 의해 실수를 범할 수 있다. 하지만 이러한 행위로 인해 학문 영역은 물론 사회에 해악을 끼칠 수도 있기 때문에 이러한 일련의 연구수행뿐 아니라 출판에 대한 윤리를 숙지하여 자신의 업적에 대한 공정한 평가를 받을 수 있도록 주의를 기울여야만 한다.

참고문헌

1) 생명윤리 및 안전에 관한 법률(벌률 제12844호, 시행 2014.11.19.).
2) 의료사고 피해구제 및 의료분쟁 조정 등에 관한 법률(법률 제10566호, 2012. 4. 8. 시행).
3) 보건복지부, 행정자치부. 개인정보보호 가이드라인(의료기관 편)−개정판. 서울: 진한엠앤비;2015.
4) 이윤성. 의료분쟁. In 서울대학교 의과대학 인문의학교실(엮음), 임상윤리학, 제3판. 서울: 서울대학교출판문화원;2014. p.384-395.
5) 유화진. 의료인의 민사책임. J Korean Med Assoc 2013;56:648-654.
6) 이경환, 최파라. 의료인의 형사책임. J Korean Med Assoc 2013;56:655-664.
7) 유상호. 동의: 의사결정능력을 갖춘 성인. In 서울대학교 의과대학 인문의학교실(엮음), 임상윤리학, 제3판. 서울: 서울대학교출판문화원;2014. p.68-88.
8) 연구윤리정보센터. 출판윤리란? http://www.cre.or.kr/article/thesis_articles/1382800, 2012.04.24.
9) 함창곡(편). 의학논문 출판윤리 가이드라인. 서울: 대한의학학술지편집인협의회;2008.
10) Gutheil TG, Appelbaum PS. Clinical handbook of psychiatry and the law. 3rd ed., Philadelphia: Lippincorr Williams & Wilkins;2000.
11) Tarasoff v. Board of Regents of the University of California;1976.
12) American Psychological Association. Publication Manual of the American Psychological Association, 6th edition. Washington, DC: American Psychological Association;2010. p.11-20.

Chapter 33

지역사회정신의학

Community Psychiatry

기선완, 김철권

정 의

지역사회정신의학(community psychiatry)이란 정신의료기관이 아닌 독창적으로 만들어 낸 비전통적인 환경에서 정신의학의 이론과 실제를 적용하는 것을 의미한다. 달리 말하면 병원이 아닌 지역사회의 다양한 시설이나 기관에서 정신질환자들을 치료하고 관리하는 학문이라고 할 수 있다. 지역사회정신의학은 사회정신의학(social psychiatry) 또는 공공정신의학(public psychiatry)으로도 불린다.

역사적 고찰

지역사회정신의학은 전적으로 서구(西歐)에서 만들어진 개념이다. 미국, 캐나다, 서유럽에서 시작되어 동일한 양상으로 진행되어 왔기 때문에 여기서는 미국을 중심으로 그 역사를 기술하고자 한다.

지역사회정신의학의 출현은 만성 정신질환자에 대한 국가 정신보건 체계의 산물이다. 만성 정신질환자에 대한 국가 정책의 변화는 항상 시대 상황을 반영하며 동시에 그 이전의 체계가 실패한 것에 대한 반응으로 나타난다.

만성 정신질환을 앓고 있는 환자의 치료와 관리에 대한 공공정책은 치료적 접근방식과 시설면에서 크게 세 번의 개혁을 거치게 된다. 첫 번째 개혁은 18세기에 도덕치료(moral therapy)에 기초하여 요양소가 도입된 것으로, 집에서 기르는 가축보다도 더 못한 취급을 받던 정신질환자를 불쌍한 인간으로 대하기 시작한 것이다. 감금과 방치에서 복지로의 전환이라고 할 수 있다. 두 번째 개혁은 19세기 말의 정신위생운동(mental hygiene movement)에 근거하여 정신병원이 설립된 것으로, 정신질환자를 불쌍한 인간이 아닌 병을 앓는 환자로 받아들이기 시작한 것이다. 복지에서 의료로 전환한 것이다. 세 번째 개혁은 20세기 중반에 일어난 지역사회 정신보건운동(community mental health movement)에 기초하여 주립정신병원에 입원해 있던 수많은 환자들이 사회로 나와 지역사회에서 생활하게 된 것이다. 즉 환자에서 시민으로 전환된 것이다.

이러한 치료시설을 기준으로 미국 정부는 만성 정신질환자들의 치료와 관리체계를 개발해 왔다. 그에 따라 19세기 말까지는 곳곳에 산재해 있던 수용소를 치료기능을 가진 요양소로 전환하여 요양소 중심으로 운영해 왔고, 20세기 전반기에는 모든 요양소를 주립병원으로 흡수 통합하여 주립병원 체계로 일원화하였으며, 20세기 중반에 들어와서는 주립병원을 축소하면서 대신 지역사회 정신건강증진센터(mental health center)를 만들어 지역사회에 기반을 둔 센터 중심의 정신의료 전달체계를 확립한 후 오늘에 이르고 있다.

지역사회 정신보건운동

20세기 중반에 서구에서 시작된 지역사회 정신보건운동은 정신건강의학과 영역에서 엄청난 변화를 초래하였다. 이 운동의 기본 개념은 만성 정신질환자들을 병원이 아닌 지역사회에서 치료하고 관리하는 것이다. 정신병원에 장기간 입원시키기보다는 지역사회로 내보내 그곳에서 생활하는 데 필요한 다양한 서비스를 제공함으로써 가능한 정상적인 생활을 유지해 나가도록 돕는 것이다. 이러한 이념을 실천하기 위하여 1950년대와 60년대에 서구 각국에서는 필요한 법률이 제정되었고 정신건강증진센터를 포함한 다양한 시설들이 만들어졌다.

지역사회 정신보건운동이 일어나게 된 주요 계기는 다음과 같다. 첫 번째는 최초의 항정신병 약물인 클로르프로마진(chlorpromazine)의 개발 덕분이다. 치료약물의 개발은 혁명적인 변화를 가져왔는데 무엇보다 오랜 세월 정신병원에서 치료목적으로 시행되던 비인도적인 도구나 치료기법이 사라지게 되는 결정적인 계기가 되었다. 두 번째는 군 정신의학(military psychiatry)이 보고한 성공적인 치료 사례 때문이다. 제2차 세계대전 동안 전쟁터에서 심한 정신질환에 걸렸던 병사들을 치료하면서 몇 가지 치료원칙들이 효과적이라는 사실이 밝혀졌다. 예를 들면, 정신증상이 발생한 곳에서 가능한 가까운 장소에서, 가능한 빨리 치료하면서, 충분한 휴식과 영양과 지지를 제공한 후에 다시 전쟁터로 돌려보낼 경우 정신질환을 앓은 병사가 병영에 복귀하여 군 생활을 잘 수행한다는 것이 입증되었다. 이러한 원칙들은 나중에 지역사회정신의학의 주요 개념들-구체적으로 조기 진단과 중재가 증상의 빠른 회복에 영향을 미치고 또 환자가 살고 있는 집에서 가능한 가까운 장소에서 치료를 해야 한다는 것-에 큰 영향을 미쳤다. 세 번째는 공중보건에 대한 일반 국민의 관심이 높아졌기 때문이다. 제2차 세계대전이 끝난 후에는 공중보건 영역에서 1차 예방과 재활치료에 대한 관심이 증대되었다. 즉 증상을 조기에 발견하여 즉시 치료한다면 대부분의 질환을 없앨 수 있고, 설혹 예방할 수 없는 질환이더라도 재활치료를 통해 그 병의 진행을 저지할 수 있다는 자신감이 확산되기 시작하였다. 네 번째는 장애인과 사회적 약자들을 대상으로 시민으로서의 권리를 회복시켜야 한다는 시민운동 덕분이다. 주립병원에 장기간 입원해 있는 환자들까지 포함해서 투표권이 박탈된 모든 장애인들에게 시민으로서의 권리를 회복시켜 주자는 운동이 전개되면서 정신질환자를 환자가 아닌 일반 시민으로 대접해야 한다는 여론이 형성되었다. 또 치료 약물이 개발된 상태에서 만성 정신질환자들을 주립병원과 같은 억압적인 환경에 장기간 방치한다는 것은 국가적 수치라는 여론이 들끓기 시작하였다. 그에 따라 미국 연방정부는 만성 정신질환자의 치료 개념을 병원에서의 입원치료에서 지역사회에서의 치료와 재활로 바꾸는 역사적인 결정을 내리게 된다.

수용에서 지역사회로의 변화

1955년에 미국 연방정부는 정신질환을 앓고 있는 환자들은 인간으로서 누려야 할 절대적인 권리가 있고, 사회에 대한 그들의 요구를 법으로 보장해야 하며, 심한 정신질환을 앓고 있는 사람들을 입원시키기보다는 지역사회에서 치료할 수 있는 대안을 찾는 데 헌신적인 노력을 기울여야 한다는 전제하에 그것을 실천하는 큰 틀과 원칙을 세우기 위하여 위원회를 조직하였다. 위원회는 수년간의 연구 조사를 거쳐 그 1961년에 공식적인 보고서를 통해 다음과 같은 내용을 발표하였다. 첫째, 지역사회에서 생활하는 정신건강의학과 환자들에게 그들이 필요로 하는 진료를 제공할 수 있어야 한다. 둘째, 정신보건 서비스 체계가 해야 할 핵심적인 의무는 심한 정신질환을 앓고 있는 환자들을 치료하는 것이다. 셋째, 국민은 충분한 인력을 갖춘 정신보건시설을 언제라도 이용할 수 있어야 한다. 넷째, 변두리에 있는 대규모 주립 정신병원은 각 지역사회에 위치한 보다 작은 시설로 대체되어야 한다. 다섯째, 정신질환을 앓고 있는 환자들을 위해 지역사회에 기초한 외래 진료와 재활 서비스를 현저히 확장해야 한다.

이러한 원칙에 따라 법률적 · 재정적 지원이 진행되었고 다양한 치료시설들이 지역사회에 건립되었다. 구체적으로 만성 정신질환자들이 사회에서 살아가는 데 필요한 주거시설, 일을 할 수 있도록 돕는 직업재활시설, 친구를 사귀고 여가생활을 보내기 위한 클럽하우스 등이 설립되었고, 지역사회 정신보건을 담당할 중추기관으로 정신건강증진센터가 건립되었다. 그리고 정신질환을 앓고 있는 환자를 장애인 보조금 수혜 대상에 포함시킴으로써 환자들이 사회에서 생활하는 동안 정부로부터 재정적 지원을 받을 수 있는 길도 열어놓았다.

지역사회 정신보건운동이 진행되면서 정신병원에 입원해 있던 환자들이 퇴원하여 지역사회로 나오게 되었는데 이것을 탈원화(deinstitutionalization)라고 한다. 1950년대에 시작된 탈원화 운동으로 많은 환자들이 주립 정신병원에서 사회로 복귀하게 되었다. 미 연방정부에 따르면 1955년에 주립 정신병원에 입원해 있던 정신질환자 수는 558,992명이었는데 20년 후에는 그 숫자가 193,436명으로 무려 65%나 감소하였다고 한다. 또 다른 연구에 의하면 1950년대 중반에 주립 정신병원이 모든 정신질환자의 50% 정도를 담당하였지만 1977년에는 단지 9%에 불과했다고 한다. 탈원화가 급격히 진행되면서 여러 가지 부작용도 발생하였다. 많은 환자들이 병원을 나와 도시의 거리를 방황하게 되었고 일부 환자들은 단지 성가시다는 죄명하에 감옥에 수감되었으며 병원보다 시설이 더 열악한 요양소로 보내지는 일도 빈번하게 일어났다. 또 사회에 적응하지 못하는 환자들로 인해 자살의 빈도도 현저히 증가하였다. 그러나 이전에는 주립 정신병원의 어두컴컴한 병실에 기약 없이 수용되어 있던 많은 만성 정신질환자들이 사회에서 생활할 수 있게 되었고, 일반인과 전문가들의 관심도 높아짐에 따라 환자들의 사회적응을 돕기 위한 혁신적인 서비스와 정책 개발도 진행되었다. 그 결과 지역사회정신의학은 서구 사회에서 만성 정신질환자를 위한 핵심적인 정신의료 전달체계로 인정받게 되었다.

기본 개념

지역사회정신의학의 기본개념은 거주 인구수와 행정구역을 고려하여 정신의료 서비스를 받는 구역들로 나누고 국가와 지방자치단체가 각 담당구역별로 필요한 서비스를 제공하는 것이다. 먼저 각 지방자치단체는 관할구역 내에서 필요한 정신보건서비스가 어느 정도인지를 조사한다. 구체적으로 입원치료가 필요한 정신질환자의 수와 사회에서 생활이 가능한 정신질환자의 수를 예측하고 그에 따라 필요한 입원병상과 주거시설, 직업재활시설, 클럽하우스 수를 계산하여 준비한다. 그리고 정신건강증진센터를 건립하여 사회에서 생활하는 모든 만성 정신질환자들을 치료, 관리하게 한다. 정신건강증진센터는 지역사회정신의학을 실행하는 중추기관으로 해당 지역사회 내의 정신보건 업무를 총괄하게 된다. 따라서 심한 정신질환자의 치료와 관리뿐만 아니라 일반 주민들에게도 다양한 정신의료서비스를 제공하는데, 이것은 지역사회 내의 수요에 따라 달라진다. 예를 들면, 해당 지역 내에 소아정신의학서비스가 더 필요하면 그 서비스를 더 많이 제공하며, 또 지역 내에 알코올 중독이나 약물남용 문제가 심각할 때는 그에 맞는 서비스를 개발하여 제공하는 식이다.

따라서 그림 33-1에 제시된 지역사회정신의학 모형에서 볼 수 있듯이 정신건강증진센터가 가장 중심에 위치하여 해당 환자들에게 필요한 서비스를 제공하고 때로는 중재하는 역할을 한다. 입원이 필요하면 정신병원에 의뢰하여 치료를 받게

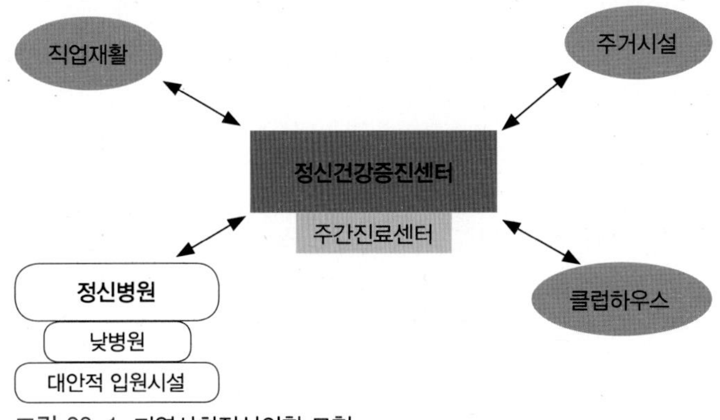

그림 33-1. 지역사회정신의학 모형.

하고, 생활을 할 공간이 필요하면 주거시설에, 일자리를 구해 취직을 하고 싶으면 직업재활시설에, 그리고 친구를 만나 외로움을 달래고 싶으면 클럽하우스에 의뢰를 해 준다. 미국을 포함한 서구에서는 입원치료 비용이 아주 높기 때문에 그것을 줄이기 위해 병원 대신에 입원할 수 있는 다양한 대안적 입원시설을 개발하여 운영하며, 또 입원을 줄이기 위해 낮병원을 운영하기도 한다. 정신건강증진센터는 주간 진료센터를 열어 외래진료도 제공한다.

지역사회정신의학 모형은 병원중심의 입원치료 모형에 비하여 비용이 훨씬 많이 든다. 하루 병원 입원치료비가 아주 비싼 미국의 경우에서도 지역사회정신의학 모형의 유지비용은 병원중심 모형에 비하여 높다. 그럼에도 불구하고 왜 서구에서는 만성 정신질환자의 주된 치료모형으로 병원이 아닌 정신건강증진센터 중심의 지역사회정신의학을 선택하게 되었는가? 그 이유는 다음 세 가지로 요약할 수 있다. 가장 중요한 이유는 환자의 인권과 인간적인 삶을 보장해 주기 때문이다. 장애를 가진 환자라도 병원이 아닌 사회에서 생활하여야 시민으로서의 삶을 누릴 수 있다고 생각하기 때문이다. 두 번째는 전통적인 입원치료보다는 지역사회에 기초한 치료방식이 장기간의 치료결과가 훨씬 뛰어나기 때문이다. 많은 연구들은 만성 정신질환자가 지역사회에서 생활하면서 약물치료와 정신재활치료를 병행하면 재발률과 재입원율을 현저히 낮출 수 있다는 것을 반복적으로 보여준다. 세 번째는 국가가 효율적으로 만성 정신질환자들을 관리할 수 있기 때문이다. 만성 정신질환자들의 경우에는 그 숫자가 엄청나고 치료기간 역시 길기 때문에 국가적인 차원에서 관리해야 비용을 줄이고 효율성을 높일 수 있기 때문이다.

원 칙

지역사회정신의학의 원칙으로는 지역적 책임성과 진료 이용의 균등성, 지역사회 주민의 참여와 통제, 인도주의적인 서비스, 포괄적인 서비스와 진료의 연속성, 1차 예방과 재활 그리고 전문가적 평등주의 등이다.

지역적 책임성과 진료 이용의 균등성

미 연방정부는 정부 주도하의 지역사회 정신보건운동을 전개하면서 모든 국민들이 공평하게 그리고 손쉽게 정신보건 서비스를 이용할 수 있도록 국토 전역을 정확하게 정의된 서비스 구역으로 나누었다. 그 결과 1,500개의 담당구역(catchment areas)이 설정되었고 각 구역은 기본적으로 7만 5천에서 20만 명의 지역주민들을 대상으로 필요한 서비스를 제공하게 되었다. 그리고 각 담당구역마다 지역사회 정신건강증진센터를 건립하여 그 센터가 정신보건서비스의 핵심 기관이 되게 하였다. 이러한 센터들은 담당구역 내 지역주민들의 서비스 욕구를 파악하고, 그것을 충족시키기 위한 계획을 수립하고, 필요한 연관 프로그램을 제공하는 임무를 맡게 되었다.

지역사회 주민의 참여와 통제

지역사회 주민의 참여와 통제는 지역사회 정신보건법의 핵심적인 특성이다. 그 법에 따르면 정신의료서비스를 이용하는 사람들은 반드시 지역사회 정신건강증진센터의 계획 입안과 실행, 평가 과정에 필수적으로 참여해야 한다고 명시되어 있다. 소비자의 권리를 강조하는 것과는 별도로, 이 법은 서비스 제공자에게도 보다 많은 융통성을 보일 것을 요구한다. 사회적 약자의 경우에는 그들이 필요로 하는 부분에 더 많은 관심을 가질 것도 요구하고 있다. 그 법에는 또한 소비자들에게 끼치는 영향과 그들의 요구에 관심을 보이는 것 뿐 아니라 담당구역 내에 거주하는 시민들이 해당 지역 내에 있는 지역사회 정신건강증진센터를 감독하도록 규정되어 있다. 구체적으로 지역사회 정신건강증진센터의 정책, 예산 책정, 센터장 선출 등을 승인하는 부분에 대해 어떻게 그 운영 주체를 구성해야 하며 또 관리감독은 어떻게 해야 하는지 등이 구체적으로 명문화되어 있다.

인도주의적인 서비스

연방정부가 지역사회 정신보건 운동을 주도한 한 가지 기본적인 근거는, 이러한 운동을 통하여 지역사회에 기초한 보다 인도주의적인 진료를 제공한다면 궁극적으로 거대한 인간 보호창고로 인식되어 온 주립 정신병원을 없앨 수 있을 거라는 확신 때문이었다. 1960년대 동안 미국 내 주립 정신병원은 입원 환자들을 퇴원시키려는 노력을 맹렬히 전개하였으며 그 결과 그 곳에 입원해 있던 환자수는 급격히 그리고 현저하게 줄어들었다. 실제로 지역사회 정신건강증진센터 법이 통과되기 바로 전 해인 1962년도에 주립 정신병원에 입원해 있던 환자 수는 515,000명이었지만 20년이 지난 1982년에는 무려 77%나 감소된 121,000명으로 그 수가 현저히 감소하였다.

포괄적인 서비스와 진료의 연속성

1963년에 지역사회 정신건강증진센터법이 최초로 통과됨에 따라 미 연방정부는 역사상 처음으로 지역사회 정신보건

프로그램을 시행하고 필요한 인력을 채용하기 위한 예산을 지출하였다. 예산은 지역사회에서 포괄적인 진료를 제공하기 위해 꼭 필요하다고 간주된 다섯 종류의 서비스를 개발하는 데 투입되었다. 즉 24시간 가동되는 응급 서비스, 입원환자 서비스, 부분입원 서비스, 외래환자 서비스, 지역사회 자문과 교육을 통한 예방 서비스 등이다. 1975년에 연방의회는 지역사회 정신보건 모형에 대한 지원을 다시 약속하면서 지역사회 정신건강증진센터에 대한 수정안을 통과시켰다. 수정안의 내용은 초기 계획한 다섯 가지 서비스에 일곱 개를 더 첨가한 총 열두 가지 서비스를 지역사회 정신건강증진센터가 시행해야 할 필수적인 서비스로 확장한 것이다. 수정안에 첨가된 서비스들은 소아들을 위한 서비스, 알코올 중독환자들을 위한 서비스, 약물 중독환자들을 위한 서비스, 노인들을 위한 서비스, 주립 정신병원에 입원하기 위한 입원 전 검사, 과도기적 주거시설 그리고 재활과 추후관리 등이다.

전문가적 평등주의

지역사회 정신보건 운동이 시민의 권리와 사회 참여를 지지하는 시대에 시작되었기 때문에, 평등주의적 목표를 실현하려 한 것은 전혀 놀랄 만한 일이 아니다. 실제로 평등주의는 지역사회 정신보건에 많은 영향을 미쳤다. 지역사회 정신보건운동은 평등주의를 실현하기 위하여 진료 이용면에서 사회계층 간의 차별을 금지시켰고, 지역주민들이 정신보건 서비스의 행정과 실행에 개입하게 하였으며, 치료 과정에 환자를 참여시켰고, 여러 전문가들로 구성된 치료팀을 구성하여 각 전문가의 역할을 균등하게 배분하였다.

서비스

지역사회정신의학은 정신건강증진센터를 중심으로 시행되기 때문에 그 서비스 대상과 내용은 정신건강증진센터의 그것과 일치한다. 서비스 대상은 다양한데 구체적으로 만성정신질환을 앓고 있는 환자, 소아청소년환자, 발달장애와 정신질환을 동시에 보이는 성인 환자, 물질남용 환자, 심한 정신질환과 물질장애를 동시에 갖고 있는 환자, HIV 감염 환자, 노숙 정신질환자, 난폭환자, 가정폭력 희생자, 아동학대 희생자, 노인학대 희생자, 강간과 소아 성폭력 희생자, 노인 정신질환자, 기타 사건사고와 재해로 인한 희생자 등이다. 그렇지만 정신건강증진센터의 핵심적인 기능이 사회에서 생활하고 있는 만성 정신질환자의 치료와 관리에 있듯이 지역사회정신의학 서비스 역시 만성 정신질환자의 치료와 재활에 초점이 맞춰져 있다.

그렇다면 만성 정신질환을 앓고 있는 사람들은 어떤 사람인가? 만성 정신질환자(chronic mental patient)로 명명되는 이들은 장기간 정신질환을 앓고 있는 사람 혹은 심한 정신장애를 가진 사람으로도 불린다. 이전만 하더라도 만성 정신질환자란 정신병원에 장기간 입원해 있는 환자를 의미했기 때문에 그 분류 기준이 아주 단순하였다. 그러나 오늘날에는 대부분 정신병원을 나와 지역사회에서 생활하기 때문에 과거의 기준에 따라 분류하는 것은 더 이상 의미가 없다. 만성 정신질환자를 정의하는 기준은 몇 가지가 되지만 가장 흔히 받아들여지는 기준은 진단명, 사회적 · 직업적 기능수준, 증상과 장애의 지속기간 등 세 가지 영역에서 모두 심한 사람으로 정의되는 것이다. 따라서 만성 정신질환자란 심한 정신질환(조현병, 재발이 잦은 정동장애, 망상 정신병, 기타 정신병)을 지속적으로 앓고 있으면서 위생청결, 대인관계, 직장 · 학교 · 사회생활에서 장애를 보이며 동시에 장기간 병원치료나 정신건강의학과 치료가 필요한 사람이라고 정의할 수 있다.

만성 정신질환자들이 사회에서 생활하려면 지속적인 도움이 필요하기 때문에 서구에서는 가족이 아닌 사례 관리자가 그 역할을 담당한다. 사례 관리자는 자기가 맡은 환자들이 사회에서 잘 생활할 수 있도록 모든 것을 주선해준다. 구체적으로 살 집을 구해주고, 약물치료와 정신재활치료를 받을 수 있도록 도와주고, 직업재활훈련을 받도록 주선해주며, 친구를 사귈 수 있도록 도와주고, 환자의 권리를 옹호해 준다.

지역사회 정신건강증진센터

임 무

지역사회에 있는 정신건강증진센터의 임무는 크게 세 가지로 나눌 수 있다. 첫째, 국가에서 정한 우선순위 환자들을 대상으로 다양한 정신건강서비스와 사회지지서비스를 지속적으로 제공함으로써, 그들이 지역사회에서 한 인간으로서의 존엄성을 지닌 채 만족스럽고 생산적인 삶을 보낼 수 있도록 돕는다. 이러한 임무를 달성하기 위하여 여러 분야의 전문가들로 구성된 치료팀을 조직하여 비용-효과면에서 뛰어난 다양한 서비스를 각 환자마다 개별적으로 제공한다. 둘째, 여러 분야의 전문가들을 대상으로 지역사회정신의학에 대한 교육과 훈련을 시행한다. 또 정신건강의학과 전공의, 심리학과 인턴, 사회사업학과 인턴, 간호학과 학생, 의과대학생, 작업치료학과 학생들의 교육과 훈련을 시행하는 장소로도 활용한다. 셋째, 인근 대학병원 정신건강의학과와 연계하여 효과적인 치료 프로그램을 개발하고 필요한 임상연구를 진행한다.

대 상

모든 센터에는 각 센터마다 담당해야 할 담당구역과 대상 인구수가 구체적으로 명문화되어 있다. 센터는 담당구역 내에 살고 있는 정신질환자들 중에서 그 지역을 관할하는 정신보건국에서 정한 자격기준을 충족시키는 환자들에게 필요한 서비스를 제공한다. 일반적으로 서비스 대상 기준이 되는 환자들은 심한 정신질환을 장기간 앓고 있는 환자들로 만약 이러한 증상이 전적으로 약물남용, 정신지체, 혹은 기질적 뇌질환에 의해 발생된 경우는 제외한다. 구체적으로 서비스 대상 환자들은 심한 정신질환을 장기간 앓고 있는 것 외에도 다음 기준 중 하나를 충족시켜야 한다. 스스로 음식이나 의복을 안정적으로 확보하지 못하는 환자, 반복적으로 정신건강의학과 입원이 필요한 환자, 자해나 타해 가능성 때문에 입원 위험성이 높은 환자, 체계화된 주거시설을 필요로 하는 환자, 사회에서 독립취업을 할 수 없는 환자, 사회에서 대인관계를 확보하거나 유지할 수 없는 환자 등이다.

서비스 내용

1963년에 통과된 지역사회 정신건강증진센터법과 1975년에 통과된 수정안에 따라 총 열 두 가지 서비스를 필수 서비스로 제공한다. 그러나 이 모든 서비스를 시행하는 센터는 거의 없고 인력, 예산, 지역특성, 추구하는 치료모형 등에 따라 선별적으로 시행하고 있다.

센터에서 통상적으로 제공하는 임상 서비스는 정신약물치료, 개인 정신치료, 집단치료, 부부치료, 가족치료, 사례관리, 위기중재, 직업재활, 거주 프로그램 등이며 각 센터는 이러한 서비스 외에 각 지역의 특성에 따라 특별 치료프로그램을 시행하기도 한다. 예를 들면, 이중진단 환자를 위한 재발방지 프로그램이나 성격장애 환자들을 위한 인지행동치료 프로그램 등이다. 또 센터는 입원 필요성을 줄이고 입원기간을 단축시키기 위해 낮병원을 운영하고 행려 정신질환자를 위한 임시 주거시설을 운영하기도 한다. 만약 담당구역에서 생활하는 환자 중 입원이 필요한 환자는 그 지역 내의 정신병원에 의뢰하여 입원시키고 퇴원 후의 통원치료와 관리에 대해 함께 의논한다. 모든 서비스 목표는 병원에 입원하는 기간을 최대한 단축시키고, 가장 덜 구속적인 환경(병원은 가장 구속적이고 지역사회는 가장 덜 구속적)에서 필요한 서비스를 제공하는 것이다. 센터에서 일하는 치료팀은 등록된 환자들을 대상으로 사례관리를 수행한다. 센터는 담당구역에 있는 클럽하우스와 계약을 맺어 주간 프로그램이나 직업재활 프로그램을 시행하고 주거시설과도 긴밀한 관계를 맺어 필요한 주거공간을 확보하려 노력한다. 따라서 센터에서 제공하는 모든 서비스는 표 33-1에 제시된 정신재활의 구성요소와 일치한다.

서비스 제공 원칙

심한 정신장애를 보이는 환자들을 성공적으로 치료하고 사회로 복귀시키기 위해 센터는 다음과 같은 원칙하에 필요한 서비스를 제공하는데 이 원칙들 중 가장 중요한 것은 포괄적인 서비스를 연속성 있게 제공하는 것이다. 센터의 서비스 제공 원칙은 표 33-2에 제시된 정신재활의 철학과 거의 일치한다.

포괄성

환자의 상태와 필요성에 맞추어 포괄적이고 통합된 서비스를 융통성 있게 제공해야 한다. 여기에는 다양한 영역의 서비스와 자원이 포함된다. 구체적으로는 진단, 증상평가, 기능평가, 적극적 원조 및 가정방문, 위기중재 및 안정, 입원,

표 33-1. 정신재활의 구성요소

사례관리				
정신건강 서비스		사회지지 서비스		
		거주시설	직업재활	자조모임
입원병동	위기중재	집단거주 집	보호작업장	환자 자조모임
부분입원병동	집단치료	임시거주 집	과도취업	가족 자조모임
지지적 정신치료	행동치료	관리감독 아파트	직업은행	정신사회클럽
환자교육	인지치료	준독립 아파트	적극적인 지역사회치료 프로그램	(클럽하우스)
가족교육	활동치료		구직모임	
가족치료	예술치료		보호취업	
사회기술훈련	가정방문			

표 33-2. 정신재활의 철학

• 장기간 정신질환을 앓고 있는 사람마다 자신의 능력을 최대한 개발할 수 있도록 돕는다. 즉 정신재활은 집단이 아닌 각 개별 환자를 대상으로 한다(개별화 중시).
• 장기간 정신질환을 앓고 있는 사람을 치료하는 데 있어 환경적 요인을 중시한다. 즉 각 환자가 주위 환경에 적응하여 살 수 있도록 능력을 개발하거나, 혹은 환경을 각 환자의 능력과 필요성에 따라 변화시킨다(환경 중시).
• 각 환자의 약점보다는 강점을 개발하는 데 중점을 둔다(강점 중시).
• 정신질환으로 인해 사회적, 직업적 기능 및 자존심 저하를 보이는 환자들에게 희망을 심어주는 데 노력한다. 만성 정신질환을 앓고 있는 환자들을 미래에 대한 희망은 단순한 미사여구나 구호가 아닌 삶과 죽음의 문제로 여긴다(희망 중시).
• 정신과 환자들의 직업적 능력에 대해 낙관적으로 생각하고, 일하는 것을 정신재활의 한 핵심 요소로 간주한다(직업 중시).
• 장기간 정신질환을 앓고 있는 사람들에게 포괄적인 진료와 서비스를 제공하기 위해 노력한다. 즉 만성 정신질환자들이 다양한 사회활동과 여가 생활을 보낼 수 있도록 필요한 서비스를 제공한다(포괄적 진료와 서비스 제공 중시).
• 환자와 가족을 치료와 재활에 적극적으로 개입시킨다. 즉 재활치료프로그램의 주체는 치료자가 아닌 환자와 그 가족이라고 생각한다(환자와 가족 중시).
• 정신재활을 단 한번의 치료가 아닌 오랜기간 동안 진행하는 하나의 과정으로 간주한다. 따라서 병원이나 사회와 같은 장소보다는 어떤 재활 프로그램을 얼마나 오랫동안 환자와 그 가족들이 이용할 수 있는가를 더 중요시한다(장기간의 과정 중시).

재활, 약물치료, 직업재활, 클럽하우스, 낮치료 프로그램, 건강유지, 응급 피난처, 거주시설, 자조모임, 사례관리 등이다.

연속성

치료자는 자신이 맡고 있는 치료 프로그램의 수와는 상관없이 각 환자를 일관성 있게 치료해야 한다. 또 환자에게 최적의 진료를 제공하기 위하여 치료팀 내에서 필요한 자문을 받아야 한다. 치료과정 중 단기입원이 필요한 경우에는 항상 입원이외의 다른 대안을 먼저 모색해야 한다.

환자 중심주의

환자를 한 인격체로 존중하는 인도주의 원칙에 입각하여 환자의 권리를 존중하고 환자 중심주의를 고수해야 한다. 성공적인 치료결과를 얻기 위해 환자가 선택하고 선호하는 서비스를 제공하는 것을 원칙으로 해야 한다. 따라서 치료목표 설정과 서비스 계획은 환자의 선호도와 필요성에 따라 결정되어야 한다. 이런 맥락에서 환자는 특정 서비스를 거부할 권리가 있으며 동시에 가장 덜 구속적인 환경에서 서비스를 받을 권리가 있다.

개별화된 서비스

포괄적인 임상적 평가를 시행한 후 각 환자에 맞는 개별화된 치료 계획을 수립해야 한다. 예를 들면, 행려환자, 약물남용 환자, 신체질환이 있는 환자의 경우에는 보다 특별한 치료 방법과 자원이 필요하다.

지지망 구축

삶의 질을 향상시키고 응급시에 도움받을 수 있도록 각 환자에 맞는 지지망을 찾아내고 개발하고 유지할 수 있도록 도와야 한다. 지지망에는 가족, 친구, 이웃, 치료자, 자조모임, 사회집단 등 다양한 사람들이 포함된다.

책임성

환자에게 최상의 진료를 제공하기 위해서는 치료자와 환자 모두 서비스에 대한 책임을 져야 한다.

주기적 평가

양질의 진료를 제공하고 경비-효과면에서 효율적으로 자원을 이용하기 위해서는 치료 결과에 대한 주기적 평가가 필수적이다. 또 치료계획, 수행, 평가의 모든 과정에 환자를 적극적으로 참여시켜야 하며 치료에 대한 환자의 만족도를 주기적으로 조사한 후 환자의 의견을 치료 프로그램에 반영해야 한다.

교육과 훈련

양질의 진료를 제공하기 위해서는 치료자의 교육과 훈련이 필요하다. 치료팀은 모든 치료계획을 주기적으로 재검토하면서 필요한 자문을 받아야 한다. 또 각 치료자는 자신의 영역에서 능력을 발휘할 수 있도록 정기적으로 교육과 훈련을 받아야 한다.

연 구

환자가 필요로 하는 것을 충족시키기 위하여 보다 새롭고 혁신적인 치료기법과 지지적 서비스를 개발하는데 노력을 기울여야 한다.

기타 특화된 서비스

소아청소년 서비스

미국의 경우 지역사회에서 근무하는 소아 정신건강의학과 의사들은 여러 장소에서 아이들을 진료하고 있다. 그러한 장소로는 정부 지원을 받는 소아 가이던스클리닉, 지역사회 정신건강증진센터, 학교, 아동법원, 보호관찰소, 대안 주거시설, 응급실, 집 밖의 다른 장소 등이 있다. 지역사회 소아 정신건강의학과 의사들이 자주 다루는 질환과 문제들은 정신장애, 발달학적 장애, 신체적 학대, 성적 학대, 폭력에 의한 외상후 스트레스 장애, 출생 전과 출생 시 손상, 물질남용, 두부손상으로 인한 기질성 정신장애, 동성애, 폭력단과 난폭행동, 빈곤과 집 없는 아이들, 위탁양육, 알코올 남용, 마약 중독, 자살, 살인, 성폭행 등이다. 소아 정신건강의학과 의사는 진료 이외에 행정, 옹호활동, 수련, 교육에도 참여한다.

인간 면역결핍 바이러스(human immunodeficiency virus, HIV) 감염 환자

정신건강 공중보건 모형에 따르면 예방은 1차, 2차, 3차로 나눌 수 있다. 1차 예방이란 유해한 상황이 질병으로 진행하기 전에 그것을 제거함으로써 인구 집단에서 어떤 질병(illness)의 발생률을 낮추려는 시도이며 이것이 바로 일반적으로 사용되는 예방의 정의이다. 바꾸어 말하면 특정한 예방적 노력을 통해 질환의 발생률을 감소시키려는 시도를 의미한다. 2차 예방이란 지역사회에서 질병의 유병률을 낮춤으로써 그 병으로 인한 장애율(disability rate)을 줄이려는 프로그램을 의미한다. 즉 빠른 평가와 치료를 통해 새로운 환자 발생을 낮추거나 또는 현재 병을 앓고 있는 환자의 병 지속기간을 줄이는 것을 의미한다. 3차 예방은 잔존하는 결손 비율을 감소시킴으로써 지역사회의 기능 결손율을 줄이는 것을 목표로 한다. 예를 들면 재활이나 후유증을 관리하는 여러 방법들을 의미한다. 이 중에서 정신건강증진센터는 후천성 면역결핍 증후군(AIDS) 발생위험을 감소시키기 위한 1차 예방에 많은 노력을 기울인다. 지역사회에서 일하는 정신건강의학과 의사는 만성 정신질환자들을 대상으로 후천성 면역결핍 증후군에 대해 교육함으로써 위험을 줄이려고 노력하고 있다. 후천성 면역결핍 증후군 위험률 또는 물질남용을 줄이기 위한 효과적이고 구체적인 방법으로는 주사바늘을 소독하고 다른 사람과 함께 사용하지 않도록 가르치기, 소독된 주사바늘 제공하기, 소독약 공급하기, 콘돔 사용에 대해 가르치기 등이 있다.

노숙자의 정신건강관리

노숙자들 중에서 정신질환을 앓고 있는 환자가 발견되면 정신건강증진센터는 노숙자 상태에 맞추어 필요한 서비스를 제

표 33-3. 2015년 우리나라 전체 정신보건의료 현황(일부 2014년 기준)

지역	정신건강증진센터		중독관리통합지원센터	정신요양시설	사회복귀시설 ('14년 기준)	정신의료기관('14년 기준)	
	광역	기초				국공립	민간
계	15	209	50	59	317	18	1,384
서울	1	25	4	3	115	2	345
부산	1	16	4	3	12	1	112
대구	1	8	2	3	16	1	75
인천	1	9	5	2	9		66
광주	1	5	5	4	11	1	46
대전	1	5	3	4	22	1	61
울산	1	5	2	1	2		25
세종		1	–	1	1		2
경기	1	35	7	6	41	5	294
강원	1	16	3	0	5	1	34
충북	1	12	1	4	12		41
충남	1	14	2	10	22	2	47
전북	1	10	2	4	21	1	49
전남	1	16	2	4	5	1	42
경북	1	11	2	5	15		62
경남		19	4	4	4	2	69
제주	1	2	2	1	4		14

공한다. 구체적으로 구호활동, 노숙 상태에 머물러 있게 하면서 치료와 서비스를 제공하기, 주거시설로 옮겨가는 것을 지원하기 등이다. 구호팀은 대부분 공원, 버스나 기차 터미널, 또는 도시 내 일정 영역을 맡아 노숙하는 정신질환자로 보이는 사람들에게 접근한다. 구호팀은 처음 만날 때 음식, 옷 또는 필요로 하는 것을 제공하고, 항상 소외되어 있는 그들을 위해 대화 상대가 되어주기도 한다. 노숙자들이 이러한 서비스를 받기 위해서 어떤 프로그램에 등록해야 할 의무는 없다. 이런 시설은 임상가와 노숙자들 간에 자연스럽게 처음으로 만나는 환경을 제공하는 데 의의가 있다. 임상가가 해야 할 일은 이런 다양한 만남을 통해 그들에게 포괄적인 치료를 소개하는 것이다. 이전에는 도움을 주지 못한 사람들에게 어떤 식으로든 도

표 33-4. 정신보건시설 및 지역사회 재활기관 변화추이

단위: 개소(%)

구분	전체	국립 정신 병원	공립 정신 병원	사립 정신 병원	종합병원 정신과	병원 정신과	정신과 의원	정신요양 시설	사회 복귀시설	정신건강증진센터[1]		중독관리 통합지원 센터
										광역	기초	
2001년	998(100)	6(0.6)	11(1.0)	57(5.7)	154(15.4)	53(5.4)	541(54.2)	55(5.6)	66(6.6)	–	46(4.6)	9(0.9)
2002년	1,112(100)	6(0.5)	12(1.1)	59(5.3)	156(14.0)	48(4.3)	623(56.0)	55(4.9)	89(8.0)	–	50(4.6)	14(1.3)
2003년	1,176(100)	6(0.5)	12(1.0)	61(5.2)	159(13.5)	61(5.2)	659(56.0)	55(4.7)	97(8.2)	–	50(4.3)	16(1.4)
2004년	1,228(100)	6(0.5)	12(1.0)	62(5.0)	164(13.4)	74(6.0)	671(54.6)	55(4.5)	115(9.4)	–	52(4.2)	17(1.4)
2005년	1,325(100)	6(0.5)	12(0.9)	63(4.8)	168(12.7)	81(6.1)	718(54.2)	56(4.2)	138(10.4)	1(0.1)	62(4.7)	20(1.5)
2006년	1,431(100)	6(0.4)	12(0.8)	68(4.8)	167(11.7)	104(7.2)	767(53.6)	57(4.0)	151(10.6)	–	73(5.1)	26(1.8)
2007년	1,558(100)	6(0.4)	12(0.8)	71(4.6)	169(10.8)	129(8.3)	815(52.3)	58(3.7)	171(11.0)	–	97(6.2)	30(1.9)
2008년	1,659(100)	6(0.4)	12(0.7)	93(5.6)	153(9.2)	123(7.4)	813(49.0)	58(3.5)	211(12.7)	3(0.2)	153(9.2)	34(2.0)
2009년	1,705(100)	6(0.4)	11(0.6)	149(8.8)	156(9.1)	96(5.6)	814(47.7)	58(3.4)	225(13.2)	–	155(9.1)	35(2.1)
2010년	1,765(100)	6(0.3)	12(0.7)	127(7.2)	165(9.3)	136(7.7)	827(46.9)	59(3.3)	230(13.0)	5(0.3)	157(8.9)	41(2.3)
2011년	1,816(100)	6(0.3)	12(0.7)	185(10.2)	166(9.1)	97(5.3)	807(44.4)	59(3.2)	275(15.1)	6(0.3)	160(8.8)	43(2.4)
2012년	1,863(100)	6(0.3)	12(0.6)	160(8.6)	171(9.2)	129(6.9)	802(43.0)	59(3.2)	295(15.8)	9(0.5)	173(9.3)	47(2.5)
2013년	1,967(100)	6(0.3)	12(0.6)	169(8.6)	181(9.2)	133(6.8)	853(43.4)	59(3.0)	304(15.5)	11(0.6)	189(9.6)	50(2.5)
2014년	2,031(100)	6(0.3)	12(0.6)	174(8.6)	186(9.2)	129(6.4)	895(44.1)	59(2.9)	308(15.2)	12(0.6)	200(9.8)	50(2.5)
2001년 대비 증감	103.5	–	9.1	205.3	20.8	143.4	65.4	7.3	366.7	1,200	334.8	455.6
서울	487	1	1	11	41	7	286	3	106	1	25	4
부산	149	0	1	16	21	4	71	3	12	1	16	4
대구	106	0	1	8	9	16	42	3	16	1	8	2
인천	91	0	0	10	12	7	37	2	9	1	9	5
광주	73	0	1	8	7	8	23	4	11	1	5	5
대전	97	0	1	4	8	1	48	4	22	1	5	3
울산	35	0	0	7	4	0	14	1	2	0	5	2
세종	5	0	0	0	0	1	1	1	1	0	1	0
경기	390	0	5	38	32	24	200	6	41	1	36	7
강원	58	1	0	7	8	2	17	0	5	1	14	3
충북	71	0	0	6	4	7	24	4	12	1	12	1
충남	97	2	0	14	4	0	29	10	22	1	13	2
전북	87	0	1	7	6	4	32	4	21	1	9	2
전남	69	1	0	6	9	14	13	4	5	1	14	2
경북	93	0	0	14	11	18	19	5	15	0	9	2
경남	100	1	1	18	8	13	30	4	4	0	17	4
제주	23	0	0	0	2	3	9	1	4	0	2	2

주 : 1) 정신건강증진센터에 기본형은 제외되었음. 기본형은 주로 보건소 자체 소규모 예산으로 정신보건 기본사업을 수행하는 센터를 이름

움을 주기 위한 목적으로 구호팀이 만들어졌기 때문에, 이곳에서 일하는 임상가들은 아주 창조적이고 독창적인 방식으로 그들에게 접근한다.

폭력의 희생자들

전통적으로 정신건강의학과는 정신분열병, 우울증, 또는 불안장애와 같은 특정 질환에 초점을 맞추어 왔다. 그러나 공식적인 정신건강의학과 진단명으로는 명백하게 분류하기 어려운 사회문제들이 주요 현안으로 제기됨에 따라 폭력 희생자들을 위한 중재가 지역사회정신의학의 주요 대상이 되고 있다. 주로 가정폭력, 아동학대, 노인 학대, 강간, 아동 성적학대에 대해 적극적으로 개입한다.

표 33-5. 광역정신건강증진센터의 자살예방사업

영 역	기본적 서비스 내용
연구/기획	• 해당 지역의 자살사망통계 세부분석을 통한 현황 제시
	• 심리적 부검 사업 추진 및 중앙심리부검 사업 협조체계 구축
	• 프로그램 및 지역특성화 자살예방시스템 효과성 평가 연구
	• 기타 자살예방과 관련한 기초조사 – 기초단위 자살예방서비스 제공현황 분석 – 자체조사 또는 이차데이터를 활용한 데이터베이스(DB) 구축 운용
	• 법률에 기반한 광역단위의 자살예방계획 수립에 참여
프로그램개발	• 생애주기별 자살예방프로그램 개발: 1, 2, 3차 예방적 관점 – 자체개발 또는 중앙차원의 프로그램을 지역상황에 맞춰 적용
마케팅	• 생애주기별 대단위 자살예방교육 및 인식개선 사업 수행 – 온라인 컨텐츠 개발 또는 대단위 오프라인 교육 및 캠페인 수행
	• 자살예방 서비스 인지도 향상을 위한 광고 및 홍보사업
교육	• 게이트키퍼(gate keeper) 교육
	• 게이트키퍼 교육자 훈련(trainers training) 운영을 통한 게이트키퍼 확산
	• 자살예방 긴급구호(first aid) 또는 전문가 양성 교육
네트워킹	• 지역특화적 자살고위험군 발견, 평가, 사례 관리, 치료 연계체계 구축 – 프로토콜, 매뉴얼 개발 보급 및 모니터링 체계 구축 – 경찰, 119 네트워킹/보건복지서비스 제공주체와의 네트워킹
	• 민관협력 자살예방서비스 제공체계 구축 – 마케팅, 교육 및 직접서비스 영역에 걸친 협력체계 구축, 적용
직접서비스	• 24시간 핫라인 상담 및 고위험군 위기대응체계 조정 업무 수행

우리나라 지역사회정신보건의 현황

전체 정신보건 현황

국내에는 2015년을 기준으로 15개 광역정신건강증진센터, 209개 기초정신건강증진센터와 50개의 중독관리통합지원센

표 33-6. 광역정신건강증진센터의 중증정신질환관리사업

영 역	기본적 서비스 내용
연구/기획	• 해당 지역 중증정신질환자 치료 및 관리현황자료 분석 – 의료기관 입퇴원 및 치료현황, 심판위원회 운영현황 등 – 기초센터 및 사회복귀시설 서비스 제공 현황 및 세부내용 분석 – 지역 내 정신장애인 등록 현황 분석
	• 지역특성화 중증정신질환관리시스템 효과성 평가 연구 – 회복지향적 프로그램 효과성 평가 – 사회복귀촉진을 위한 전달체계 시스템 효과성 평가
	• 기타 중증정신질환 관련 기초조사 및 모형 개발 – 자체조사 또는 이차데이터를 활용한 DB 구축 운용 예: 지역특화적 상황에 따른 초발정신질환자 관리 모형 예: 지역특화적 주거(직업재활)서비스 체계 모형 개발 연구
프로그램 개발	• 회복지향적 관점의 서비스 공급자/소비자 대상 프로그램 개발 – 자체개발 또는 중앙, 타지역 프로그램을 지역상황에 맞춰 적용
마케팅	• 정신장애인 편견 해소 및 차별방지 컨텐츠 개발 및 캠페인
교육	• 중증정신질환자 사례관리 및 회복지원 역량강화 교육 체계 구축
	• 광역-지역 협력형 당사자(가족) 역량강화 교육 체계 운영
	• 정신보건법에 의한 인권교육기관으로서의 업무 수행
네트워킹	• 정신의료기관-지역사회 퇴원환자 연계체계 구축 및 조정
	• 지역사회 서비스 기관 간 연계체계 구축 및 조정업무 수행 – 프로토콜, 매뉴얼 개발 보급 및 모니터링 체계 구축
	• 당사자 권익옹호를 위한 네트워크 개발 및 운영
직접서비스	• 광역정신보건심판위원회 평가 업무 지원

터가 있다(표 33-3). 2000년대에 들어 전체 병상수는 계속 증가하고 있는데, 종합병원 정신과의 비중이 줄어든 반면 사립 정신병원과 사회복귀시설은 늘어나고 있다(표 33-4).

중앙정신보건사업지원단

국가 정신보건사업 추진에 대한 자문, 기술 지원을 위하여 민간 전문가들로 구성된 중앙정신보건사업지원단이 구성되어 활동하고 있다. 국립정신건강센터에 사무처가 있다.

광역정신건강증진센터 주요사업

광역정신건강증진센터의 업무에는 해당 지역의 자살률 감소와 생명존중문화조성을 위한 자살예방사업, 중증정신질환자 재원기간 감소와 사회통합촉진을 위한 중증정신질환관리사업, 정서행동문제 경험한 아동청소년의 서비스 이용률 향상을 위한 아동청소년정신건강증진사업이 있다(표 33-5, 33-6, 33-7).

또한 성인기 우울감 경험률 감소 및 다빈도 정신질환 치료율 향상을 위한 정신건강증진사업과 중독문제 감소와 중독자 회복 촉진을 위한 중독관리사업이 있다(표 33-8, 33-9).

표 33-7. 광역정신건강증진센터의 아동청소년정신건강증진사업

영 역	기본적 서비스 내용
연구/기획	• 해당 지역 아동청소년 정신건강 관리현황자료 분석 – 기초센터 서비스 제공현황 및 세부내용 분석 – 심리지원서비스 기관 등 유관 기관의 서비스 제공 현황 조사
	• 기타 아동청소년 관련 기초조사 및 모형개발 – 자체조사 또는 이차데이터를 활용한 DB 구축 운용
프로그램개발	• 아동청소년정신건강증진 프로그램 개발 – 자체 개발 또는 중앙, 타지역 프로그램을 지역 상황에 맞춰 적용
마케팅	• 아동청소년 정신건강인식 개선을 위한 지역사회 홍보 및 인식 개선사업 수행
교육	• 아동청소년정신건강서비스 실무자 역량강화 교육 체계 구축
	• 광역–지역협력 교사, 학생, 학부모 대상 교육 체계 구축 운영
네트워킹	• 지역특화적 상황에 따른 아동청소년정신건강 네트워크 개발 예: 지역아동센터–정신건강증진센터 연계체계 모형
	• 치료연계체계 활성화를 위한 정신의료기관 네트워킹 조정

기초정신건강증진센터 주요사업

기초정신건강증진센터의 주요 업무는 중증정신질환 조기개입, 개별 환자에 대한 치료서비스 계획수립 및 제공, 위기개입서비스, 치료 및 복지에 대한 포괄적 서비스 제공과 지역사회연계망 구축 등의 중증정신질환관리 사업이 기본 업무이다. 또한 아동청소년정신건강증진사업과 자살예방 및 정신건강증진사업, 정신보건심판위원회의 업무지원 그리고 생계가 곤란한 위기상황의 긴급지원 대상 환자 발굴도 기초정신건강증진센터의 업무이다.

중증정신질환관리

중증정신질환 조기개입체계 구축

- 중증정신질환의 조기발견과 조기개입을 통한 만성화 예방 및 회복 촉진 도모
  - 초발중증정신질환자 조기발견을 위하여 지역유관기관과에 필요한 관련 정보 제공
  - 임상적 고위험군에 대한 일차적 평가체계 구비
  - 임상적 고위험군의 평가에 대한 정신건강의학과 전문의 자문체계 운영
  - 비등록 중증정신질환자의 서비스 등록 촉진을 위한 정신의료기관과의 연계체계 가동

표 33-8. 광역정신건강증진센터의 정신건강증진사업

영 역	기본적 서비스 내용
연구/기획	• 해당 지역 다빈도 정신건강문제 관리현황자료 분석 – 기초센터 서비스 제공현황 및 세부내용 분석 – 국가데이터를 활용한 치료율 등 기초적 데이터 생산
	• 기타 성인기, 노년기 정신건강 관련 기초조사 및 모형 개발 – 자체조사 또는 이차데이터를 활용한 DB 구축 운용
프로그램 개발	• 우울증 관리 등 정신건강증진 프로그램 개발 – 자체 개발 또는 중앙, 타지역 프로그램을 지역상황에 맞춰 적용
마케팅	• 다빈도 정신건강문제에 대한 인식 개선을 위한 지역사회 홍보 및 인식개선사업 수행
교육	• 정신건강증진 서비스 제공자 역량강화 교육 체계 구축
	• 광역–지역협력 특정 직업군별 정신건강증진 교육체계 구축 운영
네트워킹	• 사회복지전담공무원 상담컨설팅 체계 구축 및 운영
	• 치료연계체계 활성화를 위한 정신의료기관 네트워킹 조정

표 33-9. 광역정신건강증진센터의 중독관리사업

영 역	기본적 서비스 내용
연구/기획	• 해당 지역 중독문제 관리현황자료 분석 – 기초센터 서비스 제공현황 및 세부내용 분석 – 국가데이터를 활용한 치료율 등 기초적 데이터 생산
	• 기타 중독 관련 기초조사 및 모형개발 – 자체조사 또는 이차데이터를 활용한 DB 구축 운용
교육	• 지역 서비스 제공자 대상 중독문제 조기선별 및 단기치료 프로토콜 교육
	• 중독관련 서비스 제공자 대상 사례관리 역량강화 교육
네트워킹	• 중독문제의 효과적 관리를 위한 지역사회 연계망 구축 운영
	• 치료연계 및 퇴원 후 지역서비스 연계체계 활성화를 위한 정신의료기관 네트워킹 조정

- 초발중증정신질환자에 특화된 사례관리서비스 또는 프로그램 운영

환자 개별적 서비스 계획의 수립과 제공

- 중증정신질환자의 욕구에 기반한 개별적 서비스 계획 수립 및 제공
  - 등록 중증정신질환자에 대한 개별적 서비스 요구도 평가 연 1회 이상 실시
  - 등록 중증정신질환자에 대한 개별 서비스 계획 연 1회 이상 수립
  - 등록 중증정신질환자에 대한 주기적인 사례회의 실시
  - 사례회의에 정신건강의학과 전문의 참여 권장
- 사례관리 등록, 퇴록 및 운영 전반에 대한 매뉴얼 구비
  - 사례관리 매뉴얼은 자체개발 또는 광역 단위에서 개발하여 공통 적용
  - 개별서비스 계획 수립은 서비스 요구도 평가에 기반하여 수립되어야 하며, 입 · 퇴원, 증상 및 기능의 변화 시점에 수립하는 것을 권고하되 최소 연 1회 이상 수립
  - 개별서비스 계획의 수립에는 증상 및 기능평가적 요소가 포함되어야 하며 서비스 욕구를 해결하기 위한 구체적 전략이 제시되어야 함

위기개입 서비스 제공 및 위기대응체계 구축

- 중증정신질환자의 증상과 연관된 자타해 위험상황에 대한 위기개입 서비스
- 중증정신질환자 위기개입을 위한 대응체계 구축 및 매뉴얼 구비
  - 중증정신질환 위기개입을 위한 지역사회와의 연계
  - 중증정신질환 위기개입을 위한 경찰 및 소방대와의 협조체계 구축
  - 사례관리 중 위기개입으로 입원 연계된 대상자의 재원관리와 퇴원계획 수립 참여

포괄적 서비스 제공과 지역사회 네트워크 구축

- 중증정신질환자의 다양한 서비스 요구도 충족을 위하여 사례관리 과정에서 다양한 지역유관기관과의 긴밀한 협력체계 구축
  - 영역별 지역사회 자원기관 현황 목록화
  - 정신의료기관과 퇴원환자 지역연계 촉진을 위한 정기적 활동 수행
  - 등록 회원의 직업재활 욕구에 반응하기 위한 유관기관 연계체계 가동
  - 등록 회원의 신체건강관리를 위한 연계체계 가동
  - 등록 회원의 독립적 생활(주거 훈련 등)을 위한 연계체계 가동
  - 지역유관기관과의 연합사례회의 분기별 1회 이상 개최

정신보건심판위원회 업무 지원

긴급지원 대상자 발굴

- 센터 이용 대상자가 생계곤란 등의 위기 상황에 처한 경우, 시 · 군 · 구에 신고하여 긴급지원 등 복지서비스를 받을 수 있도록 조치

자살예방 및 정신건강증진

1) 인식개선 사업

2) 고위험군 조기발견 및 치료연계 사업

① 아동청소년

- 지역사회 네트워크 구축을 통한 고위험군 의뢰체계 구축
- 교사 및 학부모 교육을 통한 의뢰체계 구축
- 고위험군 및 의뢰받은 아동청소년 대상 심층사정평가 수행
- 지역 내 사회복지시설(고위험군) 대상 집단개입프로그램 수행
- 치료서비스를 필요로 하는 대상(임상군)에 대한 정신의료기관 연계 및 치료비(검사비) 지원

- 준 임상군 및 임상군에 대한 사례관리서비스 제공

② 성인 및 노인 정신건강(우울, 불안 등)

- 지역사회 네트워킹을 통한 조기발견체계 구축
- 유관기관 대상 서비스 홍보를 위한 자료 배포
- 지역주민을 대상으로 한 정신건강증진사업 수행을 통한 고위험군 발견 및 연계체계 구축
- 우울, 불안 등의 다빈도 정신질환 조기발견을 위한 체계 구축
- 특히, 노인 우울증에 대한 적극적인 홍보와 발견 사업체계를 구축하여 서비스 범위를 확대
- 심층사정평가에 대한 전문적인 교육과 학습을 통한 사정평가 수행
- 치료를 필요로 하는 대상(임상군)에 대한 정신의료기관 연계
- 임상군에 대한 등록관리서비스 제공

③ 중 독

- 중독관리통합지원센터가 있는 경우
  지역사회 네트워크에 참여함으로써 발견 및 의뢰연계의 한 축으로서 역할
- 중독관리통합지원센터가 없으면서 추가적 예산 지원이 되지 않는 경우
  - 지역사회 네트워크 구축을 통한 의뢰 연계 체계 활성화
  - 적절한 평가 도구에 대한 전문적 이해와 경험을 통한 사정 평가
  - 치료 연계 및 모니터링
- 시 · 도 혹은 시 · 군 · 구 차원의 추가적 예산지원이 있는 경우
  - 지역사회 네트워크 구축을 통한 의뢰 연계 체계 활성화
  - 적절한 평가 도구에 대한 전문적 이해와 경험을 통한 사정 평가
  - 치료 연계 및 모니터링
  - 사례관리 서비스
  - 지역 네트워크를 통한 연속적 관리 체계 구축 운영

3) 정신건강상담전화 운영

아동 · 청소년 정신건강증진

사업 대상

- 지역 내 만 18세 이하 아동 · 청소년(미취학 아동 포함)
- 지역사회 내 취약계층 아동청소년[북한이탈주민, 다문화가정, 조손가정, 한부모가정, 청소년 쉼터(가출청소년 일시보호소), 공동생활가정, 아동복지시설 아동청소년 등]
- 아동 · 청소년 정신건강 관계자(부모, 교사, 시설 종사자 등)

사업 내용

① 아동 청소년 정신보건사업 추진 체계도(그림 33-2)

② 지역사회 현황 파악 및 연계체계 구축

- 지역 내 교육관련 부서(교육청, 학교 등) 등 유관기관 간 연계 · 협력을 통하여 통합적인 아동 · 청소년 정신보건서비스 제공체계 구축 추진
- 관내 및 인근 아동 · 청소년 정신건강관련 자원, 각급 초 · 중 · 고등 · 직업 · 특수학교 현황 파악
- 청소년 상담센터, 청소년수련관, 아동복지시설, 특수아동을 위한 시설(쉼터, 입소시설, 장애인시설, 의료기관 등), 사법기관(소년원 등), 직업시설, 아동 · 청소년

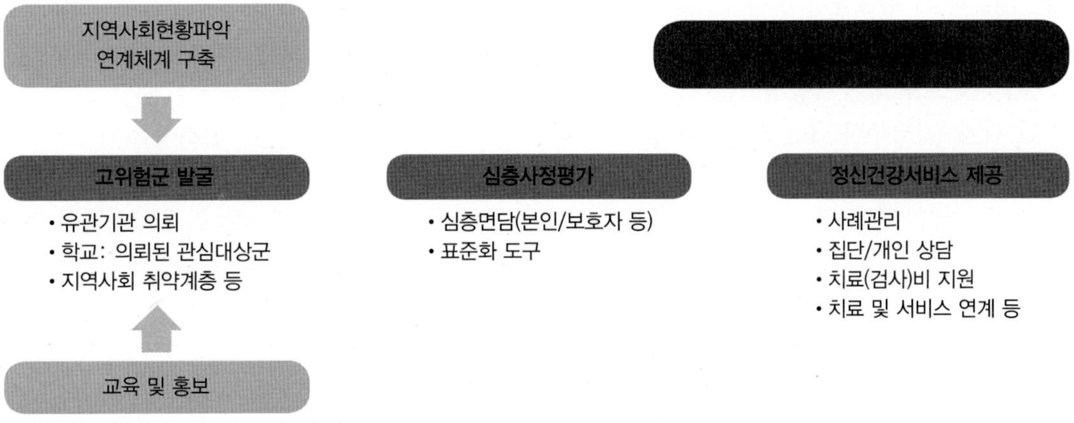

지역사회현황파악
연계체계 구축

고위험군 발굴
- 유관기관 의뢰
- 학교: 의뢰된 관심대상군
- 지역사회 취약계층 등

교육 및 홍보

심층사정평가
- 심층면담(본인/보호자 등)
- 표준화 도구

정신건강서비스 제공
- 사례관리
- 집단/개인 상담
- 치료(검사)비 지원
- 치료 및 서비스 연계 등

그림 33-2. 아동 청소년 사업 추진 체계도.

근로시설, 놀이 및 유흥시설, 기타 유해 장소 파악
- 기타 아동 · 청소년 정신보건 관련 전문인력 등 자원 현황 파악
- 학교, 사회복지시설 등에서 정신건강증진 서비스 관련 협조 요청이 있는 경우 적극적으로 협력 · 지원

③ 교육 및 홍보
- 아동 · 청소년 대상
  • 정신건강증진 및 정신질환 예방교육 등 실시
- 교사 및 학부모 대상
  • 아동청소년 정신건강문제의 조기발견, 예방 및 대처 방법에 대한 교육으로 정신건강문제의 이해를 돕고 아동청소년의 정신건강증진을 위한 파트너십 구축
  • 선별검사 관련 안내 교육 및 정신과적 문제가 있는 아동청소년의 조기발견을 위한 관찰, 특이사항, 대면 기술, 아동청소년 우울 및 자살예방 교육 등
  • 관할 교육청과 협의하여 아동 · 청소년 정신보건사업을 정부차원에서 보건복지부와 교육부가 협의 추진하는 것이며 지역단위에서 교육청과 정신건강증진센터가 연계 협력하여 추진하는 것임을 교사 및 부모가 알 수 있도록 공동안내문을 작성 · 홍보 · 협의
- 지역사회 유관기관 대상 교육 및 정보 제공

④ 정신건강문제 조기발견 및 사후관리 서비스
- 조기발견 체계 및 대상
  • 지역사회 취약 계층: 지역사회 내 다문화가정 · 조손가정 · 한부모가정 · 청소년쉼터 · 공동생활가정 · 아동복지시설 입소자 등 취약계층 아동청소년 및 정신보건서비스를 필요로 하는 아동청소년
  • 지역사회 유관기관: 아동청소년 관련 기관, 자살예방센터 등에서 의뢰되는 정신보건서비스를 필요로 하는 아동청소년
  • 초 · 중 · 고등학교: 학교에서 선별검사를 통해 선별된 위험군(관심대상군) 중 보호자의 동의를 받아 정신건강증진센터로 의뢰된 아동청소년
  • 지역주민 의뢰: 지역주민 대상 교육이나 홍보를 통해서 자발적으로 정신건강에 대한 서비스를 요청한 아동청소년
- 심층사정평가
  • 심층면담은 보호자의 동의절차를 밟은 아동청소년을 대상으로 아동청소년 정신보건사업 담당자가 진행함. 단, 정신보건사업 담당자가 심층면담을 진행하기 어려운 경우에는 정신건강증진센터 내 정신과 전문의, 지역사회 정신과 자문의 등 지역 네트워크를 활용하여 심층면담을 실시

사례관리(개인상담, 집단프로그램 등)

① 사례관리 대상 및 기본 원칙
- 대상: 심층사정평가를 통해 정신보건서비스(사례관리 및 정신의료기관 연계 등)가 필요하다고 확인된 대상자
- 해당 시설(학교) 및 부모의 요구와 아동 · 청소년 정신건강 문제의 종류, 심각성 등을 고려하여 제공 서비스 결정
- 증상이나 어려움의 악화여부에 대해 지속적인 개입을 통해 관리해야 하며, 증상 악화 시에는 적절한 치료연계가 이루어질 수 있도록 함
- 정신건강증진센터, 정신의료기관 및 사회복지시설(학교) 간 연계를 통해 개별상담, 집단프로그램 운영
- 사례관리는 아동 · 청소년 본인과 보호자(시설 교사 또는 부모)의 동의를 얻은 후 실시

② 사례관리 수행 방법 및 내용
- 사업요원이 시설(학교)을 방문하거나, 대상 아동 · 청소년을 정신건강증진센터로 내소시켜 개별상담, 집단프로그램 등 사례관리서비스를 제공. 전화관리, 가정방문, 지역사회 방문 등도 실시
- 개입 프로그램은 필요에 따라 자체개발 또는 기존 프로그램을 활용하여 집단프로그램을 자율적으로 운영
  • 중 · 고등학생: 보건복지부 개발 사례관리 프로그램 4종 등
  1) 자살예방 및 우울 · 섭식장애 중재 프로그램
  2) 온라인게임중독 중재 프로그램
  3) 생활기술훈련 프로그램
  4) 학교폭력 중재 프로그램
  • 초등학생: 각 센터에 적합한 프로그램 선택 · 적용 [국립정신건강센터(www.nmhc.or.kr) 홈페이지 참조]

치료연계 및 진료(검사 및 치료)비 지원
- 심층사정평가를 통해 임상적 치료를 필요로 하는 경우는 지역 정신의료기관으로 연계하여 확진을 위한 진단검사 및 치료(개입치료 혹은 약물치료 등) 서비스를 받게 함
- 정신의료기관으로 연계하여 서비스를 제공받고 있는 아동청소년에 대해 치료 및 약물복용의 순응정도, 증상의 호전, 기타 어려움 등에 대해 지속적으로 파악하고 관리해야 함

– 지원 대상
 • 저소득층(국민기초생활수급대상자 혹은 차상위계층 등) 가정의 아동 · 청소년의 경우 예산의 범위 내에서 확진을 위한 검사비용 등 진료비를 보조할 수 있음
– 지원 내용
 • 진료 및 치료비 지원 내용: 확진을 위한 진단 검사비용, 정신의료기관 외래치료 치료비용(약제비 포함), 정신의료기관 및 상담기관 치료 및 개입 프로그램 참여 비용

지역사회서비스 투자사업(아동 · 청소년심리지원서비스)과의 연계

중독관리통합지원센터

센터에서 치료재활프로그램으로 개인면담, 집단치료 그리고 중독환자들을 위해 특별하게 고안된 동기강화훈련, 인지행동치료 그리고 AA(익명의 알코올중독자들, 자조집단)의 12단계 치료촉진프로그램 등이 시행되고 있으며 가족교육을 포함한 가족개입프로그램을 제공하기도 한다. 사회적 지지가 필요한 환자들에게 복지서비스 연계나 직업재활프로그램을 제공하는 센터도 있다. 일부 센터는 치료적공동체(therap-euticcommunity) 모형으로 운영된다.

알코올사용장애뿐만 아니라 마약, 니코틴과 같은 물질 중독 그리고 도박이나 인터넷 게임 등의 행위 중독에 이르기까지 전반적인 중독 문제를 지역사회에서 포괄적으로 관리하기 위하여 알코올상담센터가 중독관리통합지원센터로 2014년에 전환되었다. 지역사회의 중독문제와 관련된 예방, 교육과 홍보, 환자 발굴 및 등록, 사례관리, 재활프로그램 운영, 지역사회 유관기관과 연계 그리고 지역사회 자원 발굴 등의 포괄적인 사업을 수행한다.

사회복귀시설

정신보건법에 의거하여 첫째, 정신질환자가 필요한 기간 동안 생활하면서 재활에 필요한 상담과 훈련 등의 서비스를 받아 사회복귀를 준비하거나 정신장애로 인하여 장기간 생활하는 정신질환자생활시설, 둘째로 정신질환자복지관, 의료재활시설, 체육시설, 수련시설, 공동생활가정 등 정신질환자에게 전문적인 상담 · 훈련 등을 제공하거나 여가활동 및 사회참여활동 등에 필요한 편의를 제공하는 정신질환자지역사회재활시설 그리고 일반고용이 어려운 정신질환자가 특별히 준비된 작업환경에서 직업훈련을 받거나 직업생활을 영위할 수 있도록 하는 정신질환자직업재활시설, 그 밖에 대통령령으로 정하는 시설이 있다. 즉 생활거주시설과 지역사회적응을 위한 재활서비스나 직업재활서비스 제공이 사회복귀시설의 주요 기능이다.

우리나라 지역사회정신보건의 미래방향과 제한점

한계와 제한점

정신보건법이 여러 번 개정되고 지역사회정신보건사업이 꾸준하게 진행되었지만 아직도 우리나라 정신보건체계에는 많은 문제점들이 있다. 우리나라 지역사회정신보건사업은 임상의사들이 지역사회 보건사업에 초기부터 크게 관여한 민관협력 사업의 가장 대표적인 예라고 긍정적으로 평가할 수 있다. 우리나라는 선진국들이 장기간 겪은 정신보건의 역사적인 시행착오를 짧은 기간 동안 압축적으로 경험하고 있다.

역사적으로 지역사회정신보건사업의 시작과 만성정신장애인들의 지역사회 관리 정책은 환자들의 장기입원을 방지하고 수용화(institutionalization)에 따른 부작용을 없애기 위한 정책의 대전환에 의한 것이었다. 그러나 우리나라는 아직도 환자들의 장기입원 방지와 탈수용화(deinstitutionalization) 정책이 명확하게 국가 정책으로 천명되지 못하고 지역사회정신보건사업이 단지 환자들의 회복(recovery)과 사회적응을 위한 소극적 목표만을 추구하면서 수행되었다. 그러므로 지역사회정신보건사업이 확장되는 시기에도 환자들의 입원 병상수가 줄지 않는 기이한 현상이 일어났으며, 아직도 많은 환자들이 장기간 입원하고 있다. 즉 정신보건이 발달한 선진국에서 지역사회정신보건사업은 장기 입원의 확고한 대체제로서 존재하나 우리나라에서는 단지 열악한 정신보건 현실을 보완하는 정도의 기능만을 수행하고 있는 것이다.

협의의 지역사회정신보건사업은 중증정신장애인에 대한 총체적이고 효과적인 관리를 의미한다. 즉 지역사회정신보건사업은 공적인 수준의 중증정신장애인을 위한 포괄적인 사업제공을 기본으로 한다. 그러나 최근에는 중증정신질환에 대한 기본적인 서비스 제공과 국가관리체계가 아직 확고하게 자리잡지 않은 상태에서, 일반 국민들의 정신건강에 대한 관심 재고와 사회의 시대적인 상황의 특별한 요구에 의하여 중증정신질환보다 특정 정신보건사업이나 일반 인구집단을 위한 정신건강증진사업에 더 치중하는 경향이 생겼다. 국가 자살률 증가에 따른 우울증 관리와 자살예방사업 그리고 특수하고 불행한 사건 사고의 발생에 의한 재난정신보건사업 추진 같은 것들이 그런 예이다. 허나 한정된 예산과 인력으로 중

증정신장애인에 대한 사업 이외에도 자살예방, 소아청소년사업, 학교폭력, 재난, 중독문제관리까지 지역사회정신보건사업이 확대되다 보니 일선에서 일하는 실무자들의 업무가 과중하게 되고 사기가 저하될 뿐만 아니라 정신보건사업 자체가 목표가 불분명하고 전시적이며 치료의 연속성을 추구하기 어려운 상황에 놓이게 되었다. 즉 목표가 불확실하고 사업의 효과를 검증하기 어려운 직접 서비스는 계속 유지하면서 계속 새로운 서비스가 확대되는 상황이다. 만성적인 사업예산 부족 그리고 실무자들의 불안정한 신분 보장과 부실한 후생복지의 문제도 여전히 해결되지 못한 문제들이다. 이런 이유들로 실무자들의 소진(burn-out) 현상이 심화되고 있다. 그리고 전문인력의 양성과 지속적인 교육 훈련도 아직 미흡하다. 그나마 시설과 전문인력은 수도권과 대도시에 집중되어 있어 지역적인 편차가 크다.

미래의 해결과제와 발전방향

미래의 해결과제로 다음과 같은 내용들을 생각해 볼 수 있다.

정신장애인도 차별 없이 다른 신체질환과 같은 수준의 동등한 치료 권리를 누려야 하며 비용도 이에 준하여 일반 신체질환을 앓는 환자들과 동등하게 배분되어야 한다. 또한 정신장애인의 인권이 보장되고 사회적 편견과 차별이 없어지도록 지속적인 노력을 하여야 한다.

정신장애인의 불필요한 새로운 입원을 억제하고 장기입원을 방지하며 지역사회에서 다학제치료팀에 의한 치료와 사례관리를 우선적으로 고려하여야 한다. 이를 위해 치료전달체계를 확립하고 탈수용화정책을 수립하여야 한다.

일반 국민들의 정신건강을 위해 삶의 주기에 따른 국가정신건강관리체계를 적극 도입해야 한다. 특히 정신건강증진을 위해 취약계층인 소아, 청소년, 여성, 노인, 그리고 사회적 약자들에 대한 정신건강정책 수립이 이루어져야 한다. 또한 우리나라의 높은 자살로 인한 사망률을 고려하여 적극적인 자살예방 정책수립과 사업시행이 필요한 시점이다.

국가차원의 정책 수립을 위한 연구기관이 설립되어야 한다. 이를 통해 정신질환에 대한 역학연구와 치료시설 및 지역사회관리에 대한 평가체계를 구체적으로 제시할 수 있어야 한다.

중앙정부의 주도에서 벗어나 지방정부마다 정신보건에 대한 행정관리체계(거버넌스)를 확립하고 지역 사정에 적합한 정신보건사업을 개발하여야 한다. 지역사회에서 민간 전문가들을 양성하고 이들의 정신보건사업의 참여를 확대해야 한다. 이를 위하여 지역사회 주민들의 정신보건에 대한 인식개선에 적극 나서야 한다.

종합적인 정신보건정책 수립을 위한 입법 활동이 강화되어야 한다. 법률에 의거하여 정신보건재정지원체계를 확립하여 예산을 확보하여야 한다.

미국 지역사회정신의학의 전문가로 일컬어지는 John Talbott, Richard Lamb 등은 다음과 같은 이유로 정신과 전문의들의 리더십 축소를 설명하고 있다.

1) 학회의 부적절한 수련기회와 낮은 임금(지역사회전문가), 책임의 부조화
2) 정신보건 영역의 다른 전문가들의 양적, 질적 성장보다 정신과 의사들의 성장이 지연됨
3) 정신과 의사들의 행정경험 부족과 미숙함
4) 지역사회 내 정신과 전문의 고용에 대한 비용 부족
5) 지역사회의 정신보건에 대한 우선순위와 임상적 실제의 괴리
6) 탈권위적 시대정신의 자연적 결과

그러나 정신질환자들과 국민 정신건강에 대한 무한 책임을 가질 수밖에 없는 정신건강의학과 의사들은 이런 어려움들을 극복하고 진료실뿐만 아니라 지역사회에서 정신보건전문가로서의 리더십을 확보하고, 우리나라 지역사회정신보건사업의 발전을 위해 전문가로서 사명감을 가지고 적극 노력해야 한다.

참고문헌

1) 보건복지부. 중앙정신보건사업지원단 사업 보고서;2015.
2) 보건복지부. 지역사회정신보건사업 안내서;2015.
3) 이영문. 한국 정신보건 개혁을 위한 담론. 용인정신의학보 2001;8:105-120.
4) 이영문. 정신보건서비스의 개념화. 2002년도 한국정신사회재활협회 춘계학술대회 자료집.2002.
5) 이영문. 정신사회재활프로그램의 현황과 미래. 2006년도 한국정신사회재활협회 춘계학술대회 자료집;2006.
6) 이영문. 한국 보건의료사업의 역사. 정신보건. 가톨릭대학교–보건복지부; 2012.
7) Bachrach LL. Psychosocial rehabilitation and psychiatry in the care of long-term patients. American Journal of Psychiatry 1992;149:1455-1463.
8) Bachrach LL. Community mental health centers in the USA, in Community Psychiatry: The Principles. Edited by Bennett D, Freeman H. Edinburgh, Scotland, Churchill Livingstone;1991. p.543-569.
9) Barton WE, Barton GM. Mental Health Administration: Principles and Practice. New York: Human Sciences Press;1983.
10) Brady SM, Carmen EH. AIDS risk in the chronically mentally ill: clinical strategies for prevention. New Dir Ment Health Serv 1990;48:83-95.
11) Caplan G. Principles of preventive Psychiatry. New York: Basic Books;1964.
12) Finkelhor D. Child Sexual Abuse: New Theory and Research, New York: The Free Press;1983.
13) Gelles RJ. Family Violence, 2nd Edition. Newbury Park, CA: Sage;1987.
14) Gillespie C. Justifiable Homicide: Battered Women, Self Defense, and the Law. Columbus, OH, Ohio State University Press;1989.
15) Kim CK, Jang JH, Kim JW, Cho JS, Kwang DH, Shim KS, et al. Effects of Psychiatric Rehabilitation on the Number of Relapse, Number of Admission, Days of Hospitalization, and Direct Treatment Costs of Schizophrenic Patients: Two-year Follow-up Study. J Korean Neuropsychiatr Assoc 1998; 37:811-823.
16) Liberman RP, editors. Psychiatric rehabilitation of chronic mental patients. Washington DC: American Psychiatric Press;1988. (번역: 만성 정신과 환자를 위한 정신재활. 서울: 신한출판사;1995. p.475. 서울: 하나의학사 재출판;2000).

17) Ruiz P, Tourlentes TT. Community mental health centers in psychiatric administration. Edited by JA Talbott. New York, Grune & Stratton;1983.
18) Talbott JA. Trends in the delivery of psychiatric services, in Psychiatric Administration. Edited by JA Talbott. New York, Grune & Strtton;1983.
19) Vaccaro JV, Clark GH. Practicing psychiatry in the community. Washington DC: American Psychiatric Press;1996. (번역: 김철권. 지역사회정신의학. 서울: 하나의학사;2006. p.490).
20) Warner R. Alternatives to hospital for acute psychiatric treatment. Washington DC: American Psychiatric Press;1995.

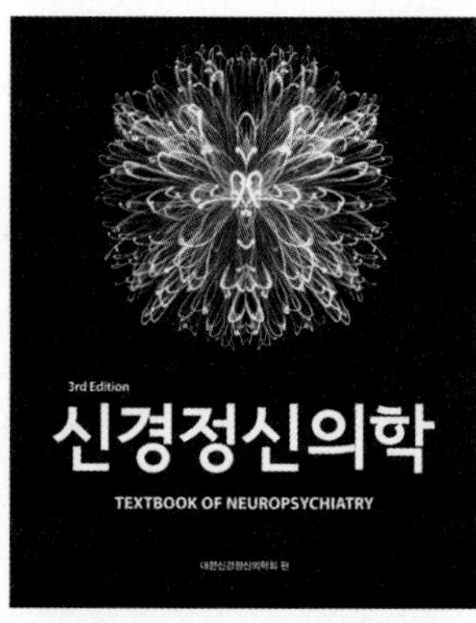
3rd Edition
신경정신의학
TEXTBOOK OF NEUROPSYCHIATRY

Chapter 34

문화정신의학

Cultural Psychiatry

김대호, 전우택

문화정신의학 개요

문화정신의학의 이해와 필요

정신의학이란 '사회와 문화 속에서 보통 사람들과 다르게 생각하고 행동하는 사람들을 돕는 학문'이다. 그리고 그를 통하여 '인간을 더 가치 있는 존재로 만드는 학문'이다. 이때 주목하게 되는 것은 문화라는 것이다. 문화란 인간집단이 공유하고 있는 의미, 규범, 신조, 가치, 행동패턴의 집합체라 할 수 있다. 여기서 가치는 사회관계, 언어, 생각과 감정의 비언어적 표현, 도덕과 종교의 믿음, 의식(rituals), 테크놀로지, 경제적 신조와 그에 따른 행위 등을 포함한다. 문화정신의학이란 이러한 문화가 정신의학적인 평가, 진단, 치료, 개입 등에 어떻게 영향을 끼치는가를 연구하고 임상에 적용하는 학문이다.

문화와 정신의학의 연결은 역사적으로 보면 크게 세 가지 흐름을 겪어왔다. 첫째, 18세기부터 유럽인들은 해외 식민지의 사람들에게서 보게 되는 낯선 정신현상에 관심을 가지게 되었고, 이것이 문화와 정신의학의 연결이 이루어지는 계기가 되었다. 20세기 중반까지만 하여도 이러한 것은 소위 '식민지 정신의학', '인종주의 정신의학'이라 언급되면서 식민지의 사람들에 대한 차별적 대우를 정당화하는 근거로 사용되는 문제가 있기도 하였다. 둘째, 그 후 유럽이나 아메리카, 호주 등으로의 대규모 이민이 있게 되면서, 새로운 정착지로 들어오는 다양한 문화권 출신 이민자들의 정신건강에 대한 관심이 높아지게 되었다. 이것이 문화정신의학 발전의 주요한 전기가 된다. 셋째, 사회의 발전에 따라 서로 다른 국가 간에는 물론, 같은 국가 안에서도 계급, 성별, 종교, 교육 정도, 거주 지역 등의 차이에 따라 문화적 차이가 있고, 그에 의하여 정신의학적 양상이 달라질 수 있다는 것에 주목하면서 문화정신의학이 발전하게 되었다.

의학의 다른 영역과는 달리, 정신의학에서 '문화'에 대한 중요성을 특히 더 강조하는 이유는 다음과 같다.

진료와의 연관

문화가 정신과 의사의 환자에 대한 평가, 진단, 치료에 영향을 끼치기 때문이다. 타 의학 영역과는 달리, 현재 대부분의 정신의학적 평가와 진단은 각 질병에 대한 구체적인 생물학적 지표(biological marker)를 근거로 이루어지지 않는 특징을 가진다. 즉 망상이나 환청, 우울이나 불안의 유무나 심한 정도를 영상이나 피검사 결과로 측정할 수 없다는 것이다. 이에 따라 환자 증상에 대한 평가와 진단은 의사의 주관적인 관찰과 해석에 의하여 이루어지게 된다. 그런 의미에서 정신의학은 하나의 '해석을 하는 문화적 제도'라고도 말할 수 있다. 그런데 이때 정신과 의사의 문화적 배경이 그 해석에 큰 영향을 끼치게 된다. 여기서 문화적 배경이란 일차적으로 정신과 의사의 출신 민족, 언어, 종교, 거주 지역, 교육 등 다양한 것을 의미한다. 자신이 만난 환자의 문화적 배경과 정신과 의사의 문화적 배경이 동일하거나 유사한 경우, 정신과 의사들은 환자들의 이야기를 좀 더 쉽게 이해하고 해석을 하며, 환자 및 보호자들의 치료 협조를 잘 받아 낼 가능성이 크다. 그러나 그 반대의 경우, 평가와 진단의 어려움, 치료에 대한 협조를 얻는 것 등에서 어려움이 있을 수 있다. 그래서 정신과 의사는 자신의 문화적 배경을 넘어서서 환자의 정신적 고통을 문화적, 사회적 맥락 안에서 해석하고 이해할 수 있어야 한다는 측면에서 "횡문화적 활동"을 하는 의사라 할 수 있다. 그리고 그런 의미에서 문화정신의학은 횡문화 정신의학(Transcultural Psychiatry)이라고 할 수도 있다.

질병에 대한 해석 및 치료결정과의 연관

문화가 환자와 그 주변 사람들의 질병에 대한 해석과 치료 결정에 영향을 끼치기 때문이다. 정신과 영역에서 환자가 치료자에게 진료를 받게 되는 것은 환자 스스로 오는 것에 의하여 이루어지기도 하지만, 더 많은 경우에는 환자의 가족이나 친지, 경찰 등 주변 사람들이 환자를 데리고 옴으로써 이루어진다. 이때 그 주변 사람들이 환자의 증상을 사회문화적으로 '정상 범위' 안에 있다고 '해석'을 한다면, 환자는 치료자에게 오지 않게 된다. 또한 정신과 의사에게 와서 진료를 받았다 할지라도, 정신과 의사가 내린 의학적 진단을 받아들일지의 여부 역시 환자와 주변 사람들의 '문화적 해석'에 의해 결정되는 경우가 많다. 예를 들어 정신과 의사는 환자가 심한 환청을 가진 '조현병 상태'라고 진단을 내렸으나, 주변 사람들은 '종교적 열심으로 인한 신의 계시를 받은 상태'라고 해석을 하였다면 환자는 치료를 받지 않게 될 것이다. 또한 환자가 치료를 받게 된다 할지라도 의사가 제시하는 치료 방법에 대한 이해 및 협조 역시 환자와 주변 사람들이 가진 문화에 의하여 결정되는 경우들이 많다.

사회정의와의 연관

문화는 환자가 적절하고 충분한 정신과 진료를 받도록 하는 사회정의와 연관을 가지기 때문이다. 낯선 언어와 종교, 복장을 가진 환자가 진료실에 들어오게 되면 정신과 의사는 일반적으로 당황하게 된다. 그리고 환자에 대한 적절하고 충분한 평가와 이해를 하는 데 어려움을 가지게 된다. 이렇게 되면 그 환자에 대한 진단과 치료는 정신과 의사에게 익숙한 문화적 배경을 가진 환자들에 대한 진단과 치료와 달라질 수 있다. 일반적으로 이질적 문화권의 환자들은 강제 입원 당할 가능성이 더 크고, 더 자주 장기간 입원을 하게 되고, 폭력에 대한 명백한 증거도 없이 더 많이 격리(seclusion) 및 강박(restraint)을 당할 가능성이 크다. 또한 약을 처방받는 데 있어서도 더 높은 용량의 항정신병약을 처방받고, 더 저렴한 약물이 선택되면서, 그 결과, 더 많은 약물의 부작용이 발생할 가능성이 크다. 그리고 자세한 면담과 상담을 받을 가능성은 더 적다. 이러한 양상은 인권적 차원에서나 의학적 차원에서 심각한 문제를 야기할 수 있다. 따라서 이러한 문제를 예방하고 올바로 고치기 위해서도 정신의학에서 문화는 중요한 요소가 된다.

증상 형성 및 표현과의 연관

문화는 정신의학적인 증상의 형성과 표현에 영향을 끼치기 때문이다. 같은 고통을 환자가 정신과 의사에게 호소한다 할지라도, 그 환자가 속하여 있는 문화에 따라 호소하는 방식과 내용이 전혀 달라질 수 있다. 예를 들어 환자가 자신의 심한 우울 상태를 이야기 할 때, 감정을 심리적 상태로 표현하는 전통을 가진 서구 문화권의 환자는 자신의 감정이 우울하고 자살 충동을 느낀다고 이야기할 수 있다. 그러나 감정을 심리적 상태가 아닌 신체적 상태로 표현하는 전통을 가진 비서구권의 환자는 같은 우울한 상태를 가슴과 배의 심한 통증으로 이야기하게 된다. 따라서 그러한 문화적 배경에 대한 이해가 없으면, 환자가 호소하는 내용을 의사가 정확히 이해할 수 없게 된다.

인종 문제와의 연관

서구인 중심 정신의학이 가지는 문제점을 해결하기 위해서다. 그동안 정신의학의 연구가 주로 전 인류의 약 15% 미만을 차지하는 서구사회 인구를 중심으로 이루어지다 보니, 정신건강에 있어 정상과 비정상의 기준, 정신병리의 내용과 분류, 질병의 양상에 대한 설명, 치료 방법, 사용하는 약물의 개발 및 적정 용량 결정 등 모든 것들이 서구인 중심으로 이루어지는 문제를 가지게 되었다. 즉 서구인의 체질과 서구 문화에 기반을 둔 정신의학이 만들어져 온 것이다. 실제로 의학의 타 영역에서는 생물학적 측면이 크므로 이런 것들의 영향이 상대적으로 적지만, 정신의학에서는 이것이 더 큰 영향을 미칠 수밖에 없다. 따라서 정신의학 영역에서는 다양한 인종, 다양한 문화를 토대로 한 정신의학의 개발이 중요한 의미를 가진다.

문화적 차이에 대한 정신의학적 이해와 접근

문화적 차이의 종류

문화정신의학에서 주목하는 문화적 차이는 거시적 차이와 미시적 차이로 나눌 수 있다.

문화의 거시적 차이

이것은 인종, 민족, 언어, 국가 등의 차이로 인하여 생기는 문화적 차이를 의미한다. 전 세계적으로는 이민, 난민, 경제적 이주자 등이 발생하면서 완전히 서로 다른 문화권의 사람들이 함께 살아가게 되는 일들이 발생하게 되었다. 그리고 이에 따라 정신의학 영역에서도 치료자와 다른 문화를 가진 사람들을 환자로 치료하고 도와야 하는 일들이 증가하면서 문화정신의학의 중요성이 더 부각되게 되었다. 우리나라에서도 결혼이주민, 외국인 노동자, 외국 여행자, 외국 유학생들의 숫자가 급증하면서 정신과 의사와 전혀 다른 문화적 배경을 가진 사람들에 대한 진료의 수요는 크게 늘어가고 있다. 이에 더하여 최근 크게 증가한 북한이탈주민(탈북자)들에 대한 정신과적 진료의 필요성 역시, 새로운 형태의 문화정신의학의 필요성을 보여주고 있다.

문화의 미시적 차이

이것은 인종, 민족, 언어, 국가 등은 동일하면서도 사회경제적 수준, 성별, 연령, 종교, 교육 수준, 출신 및 주거 지역(도시와 농촌) 등의 차이로 인하여 생기는 문화적 차이를 의미한다. 예를 들어 30대 대도시 출신 남성 정신과 의사가 무학으로 평생 섬에서 거주해온 80대 여성 환자를 진료하게 되었을 때, 정신과 의사는 환자가 이야기하는 내용들과 증상을 이해하고 치료하는 데 있어, 자신과 같은 사회문화적 배경을 가진 환자들을 이해하고 치료할 때보다 훨씬 더 큰 문화적 예민성을 요구받게 된다. 그런 의미에서 정신과 의사는 모든 진료에서 늘 '문화적 과제'를 가지게 된다. 그래서 이러한 '문화적 과제'를 다루는 것이 정신과 진료에서는 핵심적인 사항이 된다.

문화적 역량

따라서 정신과 의사는 그것이 거시적이든 미시적이든, 진료 상황에서 문화적 차이에 따른 문화적 과제를 다루기 위한 능력을 필요로 하는데, 이것을 문화정신의학에서는 문화적 역량(cultural competence)이라 칭한다. 이것은 일반적으로 다음과 같은 것을 의미한다.

첫째, 치료자가 환자와 문화적으로 서로 다를 수 있다는 것을 인정하고 그 차이를 존중한다.

둘째, 치료자가 지속적으로 자신의 문화적 배경이 가진 특성을 스스로 평가하여 자신의 객관적 모습을 정확히 이해하려 노력한다.

셋째, 치료자와 환자 사이의 문화 차이가 만들어 내는 역동(dynamic)을 이해하고 주목한다.

넷째, 치료자는 환자들의 다양한 배경 문화들에 대한 지식과 이해를 늘리기 위하여 노력한다.

다섯째, 치료자는 이질적 문화권의 환자들의 필요에 맞추어 더 유연한 치료가 되도록 노력한다.

예를 들어 우리나라에서 동남아인들을 주로 진료하는 외래와 병실을 운영할 때, 동남아인들이 문화적으로 친숙한 물건들을 진료실이나 병실에 두고, 그들의 언어와 한국어를 동시에 할 수 있는 사람들을 치료팀의 일원으로 두며, 동남아인들의 축제일, 성역할(gender role), 전통적 가치 등 문화적 특징을 고려하여 진료 및 병실을 운영한다면 이것이 전형적으로 문화적 역량이 반영된 정신의학적 진료가 된다.

문화적 겸손

이러한 문화적 역량을 갖추기 위하여 기본적으로 필요로 되는 태도를 치료자의 '문화적 겸손(cultural humility)'이라고 이야기하는데, 이것은 다음과 같은 것을 의미한다(Tervalon 등).

첫째, 치료자가 평생 동안 문화적인 자기성찰과 자기비판 노력을 하는 것

둘째, 인간의 특이한 행동과 사고에 대한 평가 기준을 기존의 지식이나 고정된 인식에만 두지 않고, 늘 새로이 성찰하고 수정해 나가려고 노력하는 것

셋째, 환자 중심 면담을 통하여 치료자와 환자가 서로 존중하는 파트너십을 발전시키도록 노력하는 것

넷째, 문화적 차이의 존재와 중요성을 탐색하는 기술을 개발하는 것

다섯째, 환자와 치료자가 서로 다른 문화적 배경에 따라 충돌하는 두 개의 다른 관점을 가질 때, 일방적으로 치료자가 자신의 관점대로 처리하지 않고, 환자와의 대화를 통하여 그것을 다루려는 태도를 가지는 것

여섯째, 특정 타 문화에 대하여 약간의 지식과 경험만 있으면서도, 마치 그 특정 문화와 문화권의 사람들을 다 알고 있다고 생각하면서, 그들 모두를 다 똑같다고 생각하고 대하는 것(stereotyping)을 하지 않는 것

DSM-5와 문화

이상과 같은 이유와 배경에서 정신의학에서 문화는 점점 더 중요한 주제가 되고 있다. 그리고 그에 따라 실제로 DSM-5에서는 과거보다 정신의학의 문화적 측면에 대하여 큰 관심을 두고, 그를 중요하게 다루는 변화를 가졌다. 그 자세한 변화 내용은 다음 장에서 다루기로 하고, 여기서는 그 큰 제목만을 이야기하면 다음과 같다.

첫째, 문화적 공식화 개요(cultural formulation outline)가 있다.

둘째, 문화적 공식화 면담(cultural formulation interview: CFI)이 있다.

셋째, 고통(distress)의 문화적 개념에 대한 어휘설명(glossary)이 있다(문화관련증후군, culture bound syndrome).

넷째, 문화적으로 예민한 진단 카테고리가 있다.

다섯째, 각 진단 카테고리에 문화적 고려 설명 부분(cultural consideration narrative section)이 있다.

문화적 역량을 키우기 위한 정신의학 교육

문화적으로 다양한 배경을 가진 환자들을 치료하는 일이 증가할수록, 문화정신의학적 생각과 문화적 예민성을 가지도록 교육하는 것이 중요하게 되었다. 이것은 문화적으로 적절하고 정확한 진단을 할 수 있는 것, 환자들의 문화에 맞추어 다양한 치료의 상대적 장단점을 이해하도록 환자에게 설명할 수 있는 것, 환자들의 문화적 신념(belief)을 인지하고 그들 고유의 문화적 요소들이 치료 안에 들어오도록 할 수 있는 것, 환자들의 전통문화가 치료에 긍정적 역할을 할 수 있도록 배려하는 것, 문화에 맞추어 치료전략을 세울 수 있는 것 등을 포함한다. 이에 의하여 환자가 가진 특정 문화가 이들의 치료에 약점이 되는 것이 아니라 장점이 될 수 있도록 하는 능력을 갖추도록 하여야 한다. 그리고 이를 통하여 문화적 소수집단의 환자들이 부적절하거나 부당한 정신과적 치료를 받지 않도록 해주어서 사회적 정의가 이루어지도록 하여야 한다.

이주민, 난민에 대한 문화정신의학적 지원

전 세계적으로는 18세기부터 인구의 이동이 증가하기 시작하였고, 20세기에는 그것이 더 급격하게 증가하였다. 이것은 합법 및 불법이민, 난민, 내부 이주(internal displacement, 같은 국가 내에서의 지역 이동) 등 다양한 형태로 이루어졌으며, 이 현상은 21세기에도 지속되고 있다. 그런데 일반적으로 이들 이주민들은 새로운 정착지에서 열악한 사회경제적 상황에 놓이는 경우들이 많아, 이주민들의 신체건강과 정신건강은 의료의 새로운 중요 관심 대상이 되었다. 그러면서 이주민들이 가진 전통문화와 새로운 정착지의 주류문화가 서로 다름으로 인하여 발생하게 되는 다양한 현상들이 문화정신의학에서도 중요한 이슈가 되었다.

문화변용의 유형

한 문화에 속한 사람이 다른 문화를 만나게 되면 그것에 대응하는 소위 '문화변용(acculturation)' 현상이 나타난다. 이것에는 다음의 4가지 유형이 있다.

거부(rejection)

의식적, 무의식적으로, 이주민들이 자신들의 고유문화 정체성을 유지하려 하고, 새로 거주하게 된 지역의 문화(주류문화)의 가치나 사회행동 패턴에 흡수되는 것에 저항하거나, 또는 아예 그들과의 접촉을 피하여 그 영향을 받지 않으려고 하는 것이다.

통합(integration)

이주민들이 고유의 전통문화를 유지하여 문화적 정체성을 포기하지 않으면서도, 자신들이 접하는 새로운 타문화(주류문화)도 받아들이는 것이다. 이것은 이중문화적 자아정체성(bicultural identity)을 가지게 하고, 두 개 문화의 고유한 특성을 서로 엮어 놓는 새로운 자아의식을 가지게 한다.

동화(assimilation)

이주민들이 의식적, 무의식적으로 자신이 원래 속하였던 문화의 특성은 포기하고 새로운 타문화(주류문화)에 편입되는 것이다. 자신이 원래 살았던 곳에서 인종적, 민족적, 종교적 이유 등으로 인해 강제로 추방되어 이주를 해야만 하였던 사람들인 경우, 자신이 원래 살던 지역의 고유 전통문화를 더 적극적으로 무시하고 부정하는 일들이 나타나기도 한다. 이런 유형에서 자아정체성에 대한 정신적인 갈등이 많이 나타난다.

주변화(marginalization)

이주민들이 고유 전통문화에 대한 거부, 또는 점진적인 상실을 하면서, 동시에 새로운 타문화(주류문화)의 가치와 행동규범도 거부하거나 그것으로부터 소외되는 것을 말한다. 이러한 반응의 결과로서 자아정체성의 혼란(identity diffusion)이 있게 된다.

이러한 문화변용의 유형은 이주민들의 정착지 국가가 어떤 이주민 정책을 가지느냐에 따라 영향을 받기도 한다. 예를 들어 과거 미국에서는 이민자들이 들어오면 이민자들이 고유 전통문화를 다 버리고, 미국의 문화에 완전히 동화될 것을 요구하였다. 이것을 소위 도가니(melting pot) 정책이라고 하였다. 프랑스도 이와 유사한 국가 정책이 있었다. 그러나 이와는 반대로 캐나다나 호주 등은 이민자들이 자신들의 고유 전통문화를 유지하고, 새로운 정착지 주류 문화와 공존하는 것을 격려하는 정책을 시행하였다. 이것을 소위 모자이크 정책이라 하였다.

이주민, 난민의 정신건강 평가

이주민이나 난민의 정신건강 평가(Mental status Examination)를 하는 경우, 여러 가지 사항을 종합적으로 고려할 필요가 있다.

이주 시기에 대한 고려

이주의 시기에 따른 종합적 평가가 이루어져야 한다. 정신건강상의 문제가 이주 시기와 관련되어 어떻게 발생하고 진행하였는지를 평가하는 것이 필요하다. 이때 이주 전, 이주 과정, 이주 후의 상황을 모두 고려하여야 한다. 어떤 정신건강적 문제는 이주 전부터 있었을 수도 있다. 또는 이주 전에는 그 잠재적 위험성을 가지고 있다가 이주 과정을 통하여 새로 발생하였거나, 더 악화될 수도 있다. 또는 이주 이후, 정착 과정에서 문제가 발생할 수도 있다. 따라서 환자의 전체적 상황과 상태를 파악하는 것이 중요한 것이다. 여기서 이주 전 상태를 평가할 때는 이주 전 국가와 사회의 정치경제상황, 그로 인한 심리적 트라우마 경험, 이주에 의한 가족과 재산과 사회적 네트워크의 상실, 이주에 대한 최종 결정을 하였던 사람이 누구였는가, 이주의 자발성 여부, 삶의 주요 사건, 교육, 직업, 경력, 사회경제적 상태 등에 대한 평가를 한다. 이주 과정에서도 역시 트라우마의 여부와 종류, 심한 정도, 치료 경험, 주변의 지지, 가족 여부 등에 대한 평가가 중요하며, 이주 이후에도 정착과 연관된 다양한 조건, 즉 가족의 여부, 취업, 수입, 교육, 이주민들 사이의 정치적 연대 및 긴장 관계, 떠나온 지역과의 연결 등 다양한 것들이 평가되어야 한다.

문화와 언어에 대한 고려

이들의 문화와 언어를 고려한 평가가 이루어져야 한다. 자신들의 심리적 고통을 표현하는 방식을 매우 적극적이고 극적으로 하는 문화권의 환자와, 그 반대로 고통을 매우 소극적이고 우회적으로 표현하는 문화권의 환자는 같은 정신병리적 상태를 가졌다 할지라도, 전혀 다른 양상을 보일 수 있다는 것을 인식할 필요가 있다. 또한 죽은 가족이 자신에게 격려하는 말을 들었다는 식의 표현은 어떤 문화권에서는 매우 흔한 언어적 표현 양식인데, 이것을 즉각 '환청'이라고 판단 내리는 것은 부정확할 수 있다. 그리고 이때 환자와 그 보호자들의 교육 수준이 영향을 끼치고 있음을 고려하여야 할 것이다.

문화변용에 대한 고려

이들의 문화변용 유형과 그 정도를 고려한 평가가 이루어져야 한다. 같은 문화권 출신의 이주민이라 할지라도, 그들의 문화변용 유형과 정도에 따라, 진료를 받으러 올 때 환자와 그 보호자들의 태도, 말, 행동, 복장 등이 다 다를 수 있다. 따라서 치료자는 이주민들에 대한 어떤 고정된 생각을 가지고 그들의 정신건강 평가를 하여서는 안된다. 어떤 경우에는 환자나 가족들의 얼굴 표정, 행동 등이 환자의 정신병리보다도 그들의 고유문화와 문화변용 유형에 의하여 더 큰 영향을 받을 수도 있다는 것을 인식할 필요가 있다.

이주민, 난민들에 대한 정신건강 서비스가 가져야 할 조건들

일반적으로 난민들을 포함한 이주민들에게 제공되는 정신건강 서비스는 다음과 같은 조건들을 가져야 한다.

1) 그들을 위한 정신건강 서비스가 존재한다는 것을 이주민들이 알 수 있도록 홍보되어야 한다.

2) 제공되는 정신건강 서비스가 이주민들의 눈에서 볼 때 자신들의 현실적 필요에 적절한 것으로 이해되고 받아들여져야 한다.

3) 이주민들이 정신건강 서비스에 쉽게 접근할 수 있어야 한다.

4) 정신건강 서비스 제공자와 이주민이 적절히 언어적, 문화적으로 의사소통 하여야 한다.

5) 이주민이라는 이유로 잘못되거나, 불충분한, 또는 왜곡된 서비스가 주어지지 않아야 한다.

6) 이주민들이 편견 없이 존중되면서 치료되어야 한다.

소수 집단에 대한 정신건강 서비스에서 있는 흔한 문제들

이주민이나 난민 등 사회적 소수집단에게 주어지는 정신건강 서비스에서 발생하는 흔한 문제들은 다음과 같다.

1) 이들에 대한 불충분한 정보로 오해가 있을 수 있다. 예를 들어 국가 전체적으로는 유병률이 낮으나, 이들 소수집단 안에서는 높은 유병률을 보이는 정신의학적 문제가 있을 수 있는데, 이것이 의사들에게 간과되거나 무시되기 쉽다.

2) 의료진들이 소수집단에 특별히 존재하는 문화, 질병, 정신건강에 대한 지식이 부족하고, 그에 대한 교육 및 훈련이 없을 수 있다.

3) 이들에게 충분한 치료를 해 주지 못하는 문제가 있을 수 있다. 일반적으로 약물 처방만 하고, 이주민이 아니었으면 당연히 제공되었을 정신치료나 정신재활치료, 사회적 지지 등을 제대로 제공하지 않을 수 있다. 이에 따라 사회적인 정신건강 증진 사업과 질병예방 프로그램에 이들 소수집단은 대상이 되지 못하는 경우가 있을 수 있다.

4) 소수집단 사람들에게 정신치료, 정신재활치료, 질병예방 프로그램 등이 제공된다 할지라도, 그 서비스의 질이 소수집단이 아닌 일반 환자 집단에 대한 것에 비하여 낮을 수 있다.

5) 일반적으로 소수집단의 사람들은 상대적으로 정신질환에 대한 부정적 편견이 더 심하고, 그에 따른 낙인 현상이 더 클 수 있다. 그것으로 인하여 소수집단 사람들은 정신건강 문제가 있어도 치료 받으려 접근하는 것을 더 못할 수 있다.

6) 소수집단 사람들에게 주어지는 정신건강 서비스에 대한 정책 결정, 서비스 디자인, 평가, 서비스 개선 등에 있어 이들 소수집단의 참여와 의견을 제시할 수 있는 기회가 부족할 수 있다.

7) 정신건강 서비스 제공에 있어 언어적, 문화적인 의사소통의 장애가 있을 가능성이 더 크다. 통역자 및 중간 중개자가 없고, 또 그런 사람들을 양성하기 위한 교육이 없을 수 있다.

8) 소수집단의 건강위험 요소에 대한 정보가 불충분하고, 그에 따라 소수집단의 사람들 중 건강 고위험군에 속하는 환자들에 대한 맞춤형 진료가 부족할 수 있다.

9) 소수집단에 속한 사람들이 치료를 받기로 최종 결정하는 데 영향을 끼치는 다양한 요소들에 대한 이해가 부족할 수 있다.

10) 소수집단의 환자를 돌보는 사람들(가족, 친지 등)에 대한 지원이 더 부족할 수 있다.

난민들에 대하여 더 고려할 사항들

난민들은 정신건강적 측면에서 일반 이민자들이나 이주민들과 공통점도 많지만 차이점도 있다. 이것을 정리하면 다음과 같다.

1) 이주 충격의 정도가 더 심하다. 일반적으로 난민들은 이민자 등의 이주민들보다 이주에 따른 충격을 다음과 같은 점에서 더 가진다. 첫째, 새로운 곳에서의 언어적, 의사소통의 어려움이 일반적으로 더 심하다. 둘째, 떠나온 땅에서의 과거 트라우마 경험이 더 심하다. 셋째, 계획된 것이 아닌, 짧은 기간 안에 강제적으로 떠밀려 나온 경우들이 더 많아, 익숙한 공간으로부터의 분리에 따른 어려움 등이 더 심하다.

2) 난민에 대한 차별정책이 문제를 더 심하게 만든다. 일반적으로 이민자들보다도 난민들에 대한 인종주의적이고 차별적인 정책이 더 심하다. 그것이 난민들의 사회적, 심리적 복원력을 낮추고, 사회적 어려움에 대처하는 능력을 낮추고, 그로 인하여 적응을 더 못하게 되어, 이것이 그들의 정신건강을 나쁘게 만드는 악순환이 일어나기 쉽다.

3) 난민들에 대한 정신의학적 지원에 한계가 더 많다. 일반적으로 난민들의 정신건강은 약물치료, 심리적 상담, 인지행동치료 등으로 쉽게 도와줄 수 있는 것들이지만, 언어의 제한, 과거 트라우마 경험에 대한 이해의 부족 등으로 인하여, 제대로 된 치료와 도움을 주지 못하는 경우들이 더 많다.

4) 난민들의 정신건강 문제는 쉽게 축소되거나 과장될 가능성이 있다. 난민들에게 가장 흔한 정신의학적 문제인 우울 증상이나 외상후 스트레스장애(posttraumatic stress disorder, PTSD) 증상이 어느 정도 심한 경우에서부터 환자로 분류할 것인가에 따라 문제가 달라질 수 있다. 예를 들어 증상이 아주

심한 경우에만 환자로 분류하면, 환자의 숫자는 매우 줄어들게 되어 난민들에 대한 정신의학적 지원이 줄어들게 된다. 반대로 증상이 매우 경한 사람들까지를 모두 환자로 포함시키면, 그 유병률이 아주 높아지면서 거의 대부분의 난민들이 다 정신과적 문제를 가지고 있다는 사회적 인상을 만들게 되어, 이들의 취업이나 사회생활에 큰 어려움을 주게 된다. 따라서 이들의 정신건강에 대한 언급을 할 때는 여러 가지 측면을 균형 있게 고려하는 것이 필요하다.

북한이탈주민과 통일에 대한 정신의학적 관점

북한을 탈출하여 남한 사회에서 정착하고 있는 북한이탈주민(탈북자)들의 숫자가 지속적으로 증가하고 있다. 이에 따라 정신과 임상 현장에서 이들을 도와야 하는 상황 역시 증가하고 있다. 이들을 적절히 잘 진료하고 지원하는 것은 의학적인 측면에서 뿐만 아니라, 인도적이고 인권적 차원에서도 중요한 일이다. 그리고 이들에 대한 진료 경험의 축적은 향후 통일 과정과 통일 이후 북한 주민들의 정신의학적 치료와 지원을 하는 것에도 매우 중요한 의미를 가진다. 북한이탈주민 진료 시 더 관심을 가질 사항은 다음과 같다.

진료실에서 고려할 사항들

1) 이들에 대한 배경적 지식과 이해를 가지고 있어야 한다. 즉 북한에 대한 기본적 지식과 상황에 대한 이해, 북한이탈주민들에 대한 정부의 지원 정책, 이들의 일반적 사회 정착 상황, 건강상 어려움을 호소하는 용어나 표현 방식에 대한 이해 등이 진료를 위하여 기본적으로 필요하다. 북한이탈주민 환자들은 의사가 그런 것들을 잘 이해하고 있다는 인상을 받았을 때 의사를 더욱 신뢰하고 좋은 환자-의사 관계를 형성할 수 있다.

2) 이들이 정신질환에 대한 강력한 편견을 가지고 있는 것을 고려하여야 한다. 북한이 가지고 있는 정신의학 진단분류체계는 남한과 다르다. 이에 따라 일반적으로 조현병 정도만을 정신의학 영역 질병으로 보고 신경증이나 기타 신체정신의학적 질병들은 정신과가 아닌 내과 질병으로 보는 경향이 있다. 따라서 정신과 치료를 받으라는 이야기를 들으면 "나보고 미쳤다는 것이냐?"라는 부정적 반응을 보일 때가 많다. 따라서 이에 대한 적절한 설명 및 대응이 필요하다.

3) 외상후 스트레스장애에 대한 관심을 가져야 한다. 북한 사회의 폭력성 및 탈북과정에서의 경험 등으로 인하여 외상후 스트레스장애를 가지게 되는 경우들이 많다. 따라서 이에 대한 적극적 관심과 진료가 필요하다.

4) 자살에 관심을 가져야 한다. 남한의 자살률은 OECD 국가 중 1위로 나오고 있으나, 북한의 자살률은 이보다 더 높다는 보고들도 있었다. 따라서 북한이탈주민 진료에서 늘 자살 가능성에 대한 관심을 가지고 진료에 임할 필요가 있다.

5) 신체화 증상 호소에 관심을 가져야 한다. 북한이탈주민들은 의학적으로 설명하기 어려운 신체 증상(medically unexplained physical symptom, MUPS) 호소를 많이 한다. 그에 대한 적절한 관심과 대응은 진료에 있어 중요한 요소가 된다.

6) 물질남용에 관심을 가져야 한다. 북한 사회 내에서의 물질남용 정도는 남한보다 훨씬 더 심한 것으로 알려져 있다. 그리고 남한에 들어오면서 북한에서보다 알코올과 같은 것들을 훨씬 더 쉽게 접근할 수 있게 되기 때문에, 그로 인한 문제들이 발생할 가능성이 있다.

7) 뇌발달 장애에 대한 관심을 가지고 있어야 한다. 북한이 극심한 식량난을 겪은 1990년대에 북한에서 영유아기를 보낸 사람들은 영양 결핍으로 인한 뇌발달 장애를 가지게 되어, 그 후유증을 가질 가능성이 있다. 따라서 이들에 대한 진료에서 그런 부분에 대한 고려를 할 필요가 있다.

통일과 정신의학

한반도에서의 분단과 전쟁, 그 이후의 이념적인 대결은 우리 민족에게 거대한 사회적 트라우마가 되었다. 그로 인하여 민족 공동체 의식이 사라지게 되었고, 마을 공동체가 붕괴되었다. 극단적인 개인주의와 지나친 경쟁의식이 강해져서 합리적인 토론과 대화, 타협이 어렵게 되었고, 개인이나 집단, 사회의 갈등이 발생하였을 때, 그것을 해결하는 능력이 감소하게 되었다. 이것은 정신건강적으로도 많은 후유증을 만들어 내어, 경제적으로는 부유해 졌음에도 세계적으로 매우 높은 자살률과 사회적 고립감을 만들어 내고 있다. 그런 의미에서 통일은 한국사회에 치유로서의 의미를 가지고 있다. 분단이 지속되고 그에 따른 대립이 지속되는 한, 집단적으로나 개인적으로 정신건강 상태는 계속 어려움을 가질 것이다. 따라서 정신의학 전문가들은 개인의 정신병리뿐만 아니라, 집단과 사회의 정신병리 현상을 다루는 사회정신의학적 관점을 가지고 통일을 바라볼 필요가 있으며, 통일에 기여하도록 노력하여야 할 것이다.

종교, 영성과 정신의학

종교와 영성의 정의

종교(religion)는 신성하거나 초월적인 존재(신, 절대자, 궁극적 진리 등)에 가까이 가도록 고안된 믿음, 수행, 의식(ritual)의 조직화된 체계이다. 영성(spirituality)은 삶, 의미, 신성하거나 초월적인 존재와의 관계에 대한 궁극적 물음에 답을 구하는 개인적 탐색을 의미하며, 일반적으로 종교보다 더 넓은 개념을 가진다. 종교성(religiosity)은 개인적인 종교적 믿음, 헌신, 종교적 활동의 정도를 의미한다. 종교는 일반적으로 많은 문화권에서 사람들의 자아정체성을 구성하는 데 핵심적인 부분을 차지한다. 그리고 한 사회의 전통을 유지하고, 문화적으로 가치 및 의미를 부여하고, 사회적 행동을 하도록 만드는 데 중요한 역할을 한다.

정신의학과 종교와의 관계

이와 같이 중요한 역할을 하는 종교임에도 불구하고, 임상에서 정신과 의사들은 환자의 종교, 영성을 다루는 것에 부담을 느낀다. 그 이유는 첫째, 종교, 영성은 그야말로 종교적이고 초월적인 문제이고, 정신의학이 다룰 객관적이고 과학적인 내용은 아니라고 판단하기 때문이다. 둘째, 종교나 영성에 관한 사항을 의사가 다루게 되면 그것은 의사-환자 관계에 부정적으로 영향을 끼칠 수 있다고 생각하기 때문이다. 셋째, 많은 경우, 의사들은 종교나 영성에 대한 문제를 어떻게 다루어야 할지를 교육받거나 훈련받지 못하여 이런 주제를 다루기 곤혹스러워 하기 때문이다.

실제로 그동안 역사적으로 정신의학과 종교와의 관계는 혼란스러운 면이 있었다. 예를 들어 1793년 프랑스에서 정신과 환자들을 쇠사슬의 감금에서 해방시킨 필립 피네는 환자가 종교 의식에 참여하는 것을 금지하였다. 그것이 환자의 망상과 환청을 강화한다고 보았기 때문이다. 그러나 영국은 1890년 정신질환법(Lunacy Act)을 제정하여 정신병원에 있는 교회에서는 하루 두 번 환자들이 예배에 참석하도록 의무화하였다. 종교적 예배가 환자의 정신질환 치료에 도움이 된다고 보았기 때문이었다. 이와 같이 상반된 의견이 있었던 것은 그동안 정신의학과 종교가 어떤 긴장관계 속에 있었는지를 보여주는 하나의 예가 된다. 지금도 병실 내에서 환자들의 종교모임 허용 여부는 논란의 대상이 되기도 한다. 그러나 문화정신의학의 입장에서 볼 때, 종교를 배제하고 환자에 대한 이해와 평가, 진단과 치료를 하는 것은 환자 치료에 분명한 제한점을 가진다는 점에서 종교는 정신의학에서 중요한 주제가 된다.

정신의학에서 종교의 중요성

정신의학에서 종교가 가지는 중요성은 다음과 같이 정리할 수 있다.

환자를 이해하는 데 있어 종교가 중요하다.

종교는 환자와 그 주변 사람들의 자아정체성, 삶의 목적, 사고방식, 행동방식, 가치의 기준, 의미부여 등에 절대적인 영향을 끼친다. 또한 종교는 삶에 중요한 사건이나 스트레스가 발생하였을 때, 그에 대응하는 방식을 결정하는 역할을 한다. 따라서 환자를 이해하는 데 있어 종교는 매우 중요한 요소가 된다. 특히 자살시도 환자와의 면담에서 종교에 대한 질문을 하고 그에 대한 이야기를 나누는 것은 환자에 대한 정보를 모으고 환자를 이해하는 데 중요한 역할을 한다.

환자의 증상 형성에 종교가 영향을 끼치기도 한다.

때로는 환자의 증상 형성에 종교가 영향을 미치기도 한다. 예를 들어 종교적 배경을 가지고 있는 환자들은 망상이나 환청이 발생될 때, 그 내용이 종교적 배경이 없는 사람들보다 더 종교적 성격을 가질 수 있다. 또는 어떤 정신현상이나 경험을 종교적으로 해석하거나 종교적인 용어로 설명할 수 있는데, 종교에 대한 이해가 충분하지 못하면 정신과 의사는 이런 것의 해석에 혼란을 겪을 수 있다.

환자의 치료행위 결정과 선택에 종교가 영향을 끼친다.

일반적으로 종교를 가지고 있는 사람들도 신체적 질병이 발생하면 그것을 의학적으로 이해하고 의학적 치료를 받으려고 한다. 그러나 정신적 질병이 발생하면 그것을 의학적이기보다는 먼저 종교적으로 이해하려 하고, 그 치료 방법도 종교적으로 하기를 원할 수 있다. 또는 의학적 방식과 종교적 방식을 동시에 사용할 수 있기를 바랄 수 있다.

치료자와의 관계 형성을 위해서 중요하다.

정신과 환자들이나 그 주변 사람들은 환자가 지금 경험하고 있는 증상, 또는 병리적 현상을 정신과 의사가 충분히 이해하고 공감하는지에 대한 의심과 우려를 가지고 있다. 이 때 특히 중요한 요소가 되는 것은 환자나 주변 사람들의 종교이다. 정신과 의사가 같은 종교를 가지고 있는 사람이면 환자나 주변 사람들은 더 잘 이해받고 있다는 생각에서 안심하고 치료자와의 관계도 더 잘 가지게 된다. 그리고 설사 같은 종교를 가지고 있지 않더라도, 종교에 대한 존중하는 태도와 이해하려는 태도를 보이는 의사에게 더 큰 호감을 가지게 된다.

종교적 이슈를 다루는 정신과 의사의 태도

따라서 정신과 의사들은 임상 상황에서 종교에 대하여 다음과 같은 태도를 가질 필요가 있다.

환자의 종교를 존중하고 그들의 말을 경청하는 태도를 가져야 한다.

정신과 의사는 자신의 종교 유무나 환자의 종교와의 동일 여부와 상관없이 환자와 그 주변 사람들의 종교와 그 종교의 삶에서의 역할을 존중하고, 그들의 세계관을 인정해 주는 태도를 가지는 것이 중요하다.

종교와 관련된 지식을 가지는 것이 필요하다.

자신의 종교와 상관없이 정신과 의사는 여러 다양한 종교의 기본 개념, 문화, 용어, 예식, 절기, 사고방식 등에 대한 기본적 지식을 가지고 있는 것이 필요하다. 그에 따라 환자와 보호자들이 하는 이야기나 행동을 더 잘 이해하고, 의사소통을 하며, 더 잘 도울 수 있는 방법을 찾을 수 있게 된다. 그런 지식을 배경으로 환자의 말을 경청하고 그들이 사용하는 논리와 표현 방식을 이용하여 정신과적 문제와 그 치료 방안에 대한 설명을 할 수 있으면, 환자와 주변 인물들은 더 안심하고 협조를 하게 된다.

환자와의 첫 면담에서 종교에 대한 질문을 하고, 그에 대한 대답을 듣는 것이 중요하다.

환자에 대한 첫 면담에서 정신과 병력을 청취할 때, 종교에 대한 기본적인 질문을 던지는 것이 필요하다. 종교가 있는지, 종교에 대한 과거 경험들은 무엇이었는지, 현재 종교 생활을 열심히 하는지, 현재 놓여 있는 상황을 종교적으로 어떻게 이해하고 있는지 등에 대한 질문이 기본이 된다. 이것에 대한 환자의 대답을 듣고, 종교에 대한 추가적이고 자세한 질문이 더 필요한지에 대한 판단을 하도록 한다. 일반적으로는 환자가 종교를 중요하게 언급하면 의사도 종교를 중요하게 다루고, 중요하지 않게 이야기하면 중요하지 않은 것으로 다루는 것이 필요하다.

성직자 등 주변사람들과의 협력이 중요하다.

목사, 신부, 승려 등 성직자들은 신도들과 개인 상담을 많이 한다. 이때 영적 문제뿐만 아니라, 가족의 죽음, 부부 갈등, 자녀 문제, 결혼, 알코올 중독, 약물 중독 등이 그 중요한 상담 내용이 된다. 따라서 환자가 적극적인 종교 생활을 하고 있고, 주변에 그들의 종교 생활에 영향을 끼치고 있는 성직자 등의 인물이 있을 경우, 정신과 진료에 이들의 도움을 요청하고 함께 활동하는 것이 효과적일 때가 있다. 이들은 의사와 환자 사이의 일종의 중간 다리 역할을 할 수 있다.

소위 "귀신들림"에 대한 적절한 대처가 필요하다.

종교에서 소위 "귀신 들렸다"라고 이야기되는 사람들은 정신적 혼란, 흥분, 불안, 공격성, 환청, 환시 등의 환각, 망상 등을 보이며, 이것은 정신질환의 증상과 유사한 면이 많다. 이때 정신의학적으로 중요한 것은 이 사람이 귀신 들렸는가의 여부를 판정하는 것이 아니라, 그 사람을 신체적, 심리적으로 적절히 보호하는 것이다. 따라서 주변 사람들과 귀신들림 여부를 가지고 논쟁하기보다, 어떤 이유로든 이미 고통 받고 있는 사람이 귀신을 내쫓는다는 이유로 타인들에 의하여 신체적, 심리적으로 추가적인 해를 입지 않도록 보호하는 것이 필요하다. 이를 위하여 일반적으로는 입원 치료 등을 받도록 하고, 이들을 안전한 상태에서 안정되도록 돕는 것이 필요하다. 이 과정에서 의사는 주변 사람들과 문화적, 종교적으로 적절한 의사소통을 할 수 있도록 노력하여야 한다.

문화적 개념화(cultural formulation)

DSM-5의 문화적 개념화

정신과 진단에서 문화적 개념이 중요한 이유는 오진을 피하고, 유용한 임상정보를 얻을 수 있으며, 치료관계와 치료효능을 향상시키며, 정신질환의 임상연구에 도움이 되며, 문화정신의학 연구를 증진시킬 수 있다는 점이다. 또한 DSM-5의 문화적 개념화 즉, 정신질환에서 문화의 역할을 평가하는 목적은 1) 다문화적 환경에서 진단기준의 적용 향상, 2) 고통의 문화적 개념화, 3) 정신사회적 스트레스원과 취약성 및 레질리언스의 문화적 특징, 4) 환자의 문화적, 사회적 표준 집단과 임상진료와의 관련성을 체계적으로 기술할 수 있도록 하며, 5) 문화적 차이로 인한 환자, 가족, 임상가와의 관계, 질병 경과, 치료 결과에 미치는 영향을 확인하게 하기 위함이다.

문화적 개념화는 다음의 5가지 범주 평가를 포함한다.

1) 개인의 문화적 정체성, 2) 개인 질병의 문화적 설명(고통에 대한 문화적 개념화), 3) 정신사회 환경과 기능 수준과 관련된 문화적 요인(정신사회적 스트레스 요인, 취약성 및 탄력성의 문화적 특징), 4) 개인과 임상가 관계의 문화적 요소(문화적 특징), 5) 진단과 치료에 대한 전반적인 문화적 평가이다.

개인의 문화적 정체성

문화적 정체성이란 자신이 속한 문화집단과 공유하는 특성을 말하며 개개인은 이를 통해 자신을 정의하게 된다. 문화적 정체성에 영향을 미치는 요인은 인종(race), 민족성(ethnicity), 출생국가, 언어, 종교, 사회경제 상태, 이민력, 문화적응 경험, 개인의 출신문화와의 동질성 정도가 있다. 문화적 정체성은 고정적인 것이 아니라 변화할 수 있으며, 한 개 이상의 문화적 규준집단이 있을 수 도 있다.

임상가는 문화적 정체성 평가를 통해 치료를 방해하는 취약성과 치료에 도움되는 강점이나 사회적 지지 영역을 예측할 수 있다. 더욱이 치료 중에 다룰 수 있는 해결되지 않은 문화적 갈등을 찾을 수 있으며, 환자가 속한 문화에 대한 오해를 줄이고 치료관계를 돈독히 할 수 있다.

개인 질병의 문화적 설명

질병의 설명 모델이란 발병 원인에 대한 환자의 이해와 이를 설명하려는 시도를 말한다. 이 모델에 따르면 문화적으로 수용가능한 질병 증상 표현이 있는데 이를 '고통에 대한 문화적 표현양식'이라고 하며 특정 문화집단 내의 개인이 질병의 증상과 행동반응을 보고하는 방식이고 문화적 가치에 크게 영향을 받는다. 치료 관계와 순응동, 가족의 지지 동원, 사회적 고립과 낙인 방지를 위해서 임상가, 환자, 가족, 지역사회가 공통적인 질병 설명모델을 갖게 되는 것이 필요하다.

정신사회 환경과 기능 수준과 관련된 문화적 요인

환자의 사회적 환경을 평가하는 데 가족 역동과 문화적 가치를 이해하는 것이 필수적이다. 가족과 그 구성원의 역할을 정의하는 것은 문화권마다 다르다. 또한 환자의 문화집단과 그 사회의 주 문화집단과의 관계를 이해하는 것과 인종차별 경험도 포함하여 평가한다. 이민자나 망명자의 경우는 현 사회가 이들의 문화적 차이를 얼마나 수용한다고 느끼는지도 중요하다.

개인과 임상가 관계의 문화적 요소

정신건강전문가의 문화적 정체성은 환자 진료에 영향을 끼친다. 자신의 문화적 정체성을 이해하는 임상가는 문화적 배경이 다른 환자 발생할 수 있는 문화적 역동을 예측할 수 있다. 또한 환자의 다른 문화에 대해 가지고 있는 가정이 맞는 것인지 확인해 볼 필요가 있다. 문화적 차이는 전이와 역전이에 영향을 주기도 한다.

표 34-1. 문화적 개념화 면접(Cultural Formulation Interview) 요약

평가영역	항 목	내 용	질문 내용
문화적 정의	1	문제에 대한 개인의 관점, 이해방식	방문 사유
	2	사회네크워크 구성원에 맞춘 문제인식	가족, 친구, 지역주민들에게 설명하는 방식
	3	개인의 가장 문제되는 측면	문제와 관련한 가장 힘든 점
원인, 맥락, 지지에 대한 문화적 인식	4	문제의 의미(임상진료 관련)	자신이 생각하는 이유, 원인
	5	사회네트워크 구성원의 관점	가족, 친구, 지역주민이 생각하는 원인
	6	자원, 사회적 지지, 레질리언스	도움 받을 수 있는 지지 자원
	7	개인 환경의 스트레스(관계 문제, 직장 학교 적응, 차별 포함)	문제를 악화시키는 스트레스
	8	문화적 정체성(9, 10번 참조)	가장 중요한 문화적 배경이나 정체성
	9	정체성의 영향	배경이나 정체성의 긍정적, 혹은 부정적 영향
	10	기타 정체성 관련 문제	기타 관련된 걱정이나 어려움(예: 차별, 이민, 세대, 성역할)
과거 문화적 요인	11	자기대처법	그 문제에 대한 스스로의 대처방법
	12	도움의 근원 조사	받은 치료, 도움, 충고 혹은 치유
	13	도움 추구에 대한 사회적 장애물의 역할 조사	도움을 받지 못하게 방해했던 것
현재 문화적 요인	14	현재 개인이 인식하는 요구와 기대	문제에 대해 현재 제일 유용한 도움
	15	사회네트워크의 관점	가족, 친구, 지인들이 제안한 도움방법
	16	병원이나 의사-환자 관계에 대한 염려(인종차별, 언어장벽, 문화적 차이)	배경이나 기대가 다른 의사와의 소통문제 및 필요한 도움

진단과 치료에 대한 전반적인 문화적 평가

치료 계획에는 문화적으로 적절한 건강 돌봄과 사회적 서비스의 사용이 포함되어야 한다. 치료개입은 가족과 사회적 수준에 초점을 맞출 수 있다. 많은 정신질환이 횡문화적인 차이가 있으므로 진단은 문화적 상대성을 고려해야 하며 진단기준에만 매달려서는 안 된다. 타문화권 환자의 진단에 어려운 점들은 현실에서 왜곡된 정도를 판단하는 것, 익숙지 않은 행동을 평가하는 것, 정상적인 문화적 행동과 병적 행동의 구별 등이다.

문화적 개념화 면접

이러한 5가지 영역의 평가를 위해 DSM-5는 문화적 개념화 면접(Cultural Formulation Interview, CFI)이라는 반구조화된 면접 도구를 제시하고 있다(표 34-1).

CFI는 임상면담 과정 중 문화적 요인들을 체계적으로 평가할 목적으로 개발되었으며 총 16개의 문항으로 구성되어 있다. 이들 문항들은 4개의 평가 영역으로 구분된다. 문제에 대한 문화적 정의(문항 1~3), 원인, 맥락, 지지에 대한 문화적 인식(문항 4~10), 자기 대처와 과거 도움 추구 행동에 영향을 미치는 문화적 요인들(질문 11~13), 현재 도움 추구 행동에 영향을 미치는 문화적 요인들(질문 14~16)이다.

CFI는 좌우 두 단락의 형태로 되어 있는데, 좌측에는 지시사항과 평가 목표가 기술되어 있으며, 우측에는 질문들이 제시되어 있다. 필요한 경우 추가적 질문이나 수정할 수 있다. CFI 사용 전에 인구통계학적 정보가 준비되어야 하며, 여기에는 출생지, 연령, 인종/민족 기원, 결혼상태, 가족 구성, 학력, 언어유창성, 성적 지행, 종교적/영적 소속단체, 직업상태, 고용 여부, 수입 그리고 이민력이 포함된다.

CFI는 전체 혹은 부분적으로 임상적 평가에 포함시킬 수 있으며 다음과 같은 경우 특히 도움이 된다. 1) 환자와의 문화적인 차이로 인해 진단적 평가가 어려운 경우, 2) 진단기준과 문화적으로 구별되는 증상이 모호한 경우, 3) 질병의 심각도나 장애판단이 어려운 경우, 4) 진료 경과에 대한 의견 불일치, 5) 치료 참여와 순응 문제이다. CFI는 가족이나 보호자 등 정보제공자용 버전도 있으며 아동, 청소년, 노인, 이민자 및 난민과 같은 특정 집단에 사용될 수 있는 보충 모듈도 제공된다.

고통(distress)에 대한 문화적 개념

과거의 문화관련 증후군 개념이 증상의 형태에만 국한되어 임상 진료에 더 관련 있는 개인이 어떻게 고통을 경험하고 설명하는가에 대한 문화적 요인을 간과하였으며, 문화증후군이 특정 지역에만 국한 된다는 제한성 때문에 DSM-5는 고통에 대한 문화적 개념이라는 보다 폭넓은 개념으로 접근하게 되었다. 이에 따르면 모든 형태의 고통은 지역적으로 형성되기 때문에 DSM 진단도 처음에는 문화 증후군으로 시작된 것이지만, 임상적, 학문적 유용성 때문에 추후 일반화되어 조작적 정의가 정해진 특징적인 질병 유형으로 볼 수 있다. 문화에 따라 증상의 차이, 고통을 표현하는 방식, 원인이 다르며 이는 개인의 대처 전략과 도움 요청 양식에 영향을 준다.

고통에 대한 문화적 개념이란 한 문화집단이 괴로움, 행동문제, 불편한 생각과 정서를 경험하고 이해하고 소통하는 방식을 말한다. 이는 3가지 유형으로 분류되는데, 문화적 증후군, 고통에 대한 문화적 표현양식, 문화적 설명 혹은 지각된 원인이다.

문화적 개념은 DSM-5 진단분류체계와 4가지 주요 특징을 가진다. 첫째는 특정 DSM 진단과 일대일로 관련된 문화적 개념은 없으며, 둘째는 정신질환의 진단 역치에 못 미치는 다양한 범위의 심각도에 적용가능하며, 셋째는 일반적으로 동일하게 사용되는 한 개의 문화적인 용어가 여러 개의 문화적 개념을 나타내기도 한다. 예를 들어, 우울이 주요우울장애, '기분이 우울하다(우울의 주관적 느낌)', 또는 스트레스의 의미로 혼용되어 각자 증후군, 고통의 표현양식, 지각된 원인을 나타내기도 한다. 넷째는 문화적 개념이 시간의 경과나 지역적, 혹은 전 세계적 영향에 의해 변화될 수 있다.

진단범주와 문화적 고려

문화가 정신병리에 미치는 영향은 여러 방식을 통해서 가능하다. 일반적으로 생물학적 요인이 주된 원인이 되는 정신병리보다는 심리적 요소가 원인이 되는 경우 문화적 영향이 크다고 할 수 있다. 문화정신의학자 Tseng은 문화적 영향이 큰 순으로 문화관련 증후군, 유행성 정신질환, 부정신질환(minor psychiatric disorders), 물질남용, 주요 정신질환, 기질적 정신장애로 스펙트럼화하여 정신병리를 소개하였다.

다음은 여러 정신의학적 문제의 문화적 측면을 살펴보겠다.

소아 및 청소년 질환

지역에 따라 ADHD 유병률의 차이가 있는데 아동의 행동에 대한 태도나 해석에 문화적 요인이 관여하는 것으로 보인다. 특히 정보제공자를 통한 증상평가는 해당 문화집단에 영향을 받을 수 있다. 미국의 경우 백인보다 아프리카계나 라틴계에 낮게 진단되는 경향이 있다. 특정학습장애의 경우 문화뿐 아니라 언어적 배경도 고려하는 것이 좋다.

정신병

한 문화권에서 망상을 규정하는 것이 다른 문화권에서는 일반적으로 수용될 수 있으며, 종교적 내용의 환각(환시나 환청)은 어떤 문화에서는 정상적인 종교경험으로 볼 수 있다. 또한 언어장벽이 무언증으로 잘못 파악될 수 있으며 고통의 표현이 일부 문화권에서는 정상 환각, 가성환각, 과대평가된 관념 등으로 나타나기도 한다.

70년대에 시행된 WHO이 연구에 따르면 국가별로 조현병의 발생률은 차이가 없으나 2년 단기예후는 선진국보다 후진국에서 좋았는데, 이 이유로 지역사회의 포용성, 지지적 가족 및 단순한 생활스타일 등 문화적인 요인을 추정하였다.

기분장애

잠재적인 문화요인이 증상 발현에 영향을 미치나 문화권간의 현저한 증상 차이는 없는 것으로 판단된다. 임상가가 자신의 인종이나 문화적 배경과 다른 환자를 기분장애보다는 정신병으로 과다하게 진단하는 경향이 있는 것으로 알려졌다.

다만 우울증의 핵심증상인 기분의 변화, 생리적 기능 장애 등은 차이가 없으나 죄책감이나 자살 경향 등은 문화권마다 다소의 차이가 있는 것으로 보고되기도 했다.

불안장애

불안 증상 중 정신적, 신체적 증상에 대한 두려움은 문화에 따라 다르고 이는 불안장애의 유병률과 병태에 영향을 미칠 수 있다. 예를 들어, 미국 백인은 흑인들에 비해 공황발작으로 인한 기능적 손상이 적다. 분리불안장애의 경우 가족 간의 유대감을 강조하는 문화를 고려하여야 하며, 특정공포증은 아시아, 라틴계에서 유병률이 낮고 공포의 대상이나 발병 연령, 남녀 비율이 차이가 나기도 한다.

성격장애

개인의 민족적, 문화적, 사회적 배경을 반드시 고려해야 올바른 성격 기능 평가가 가능하다. 성격장애는 이민자의 문화적응, 문화적으로 공인된 습관, 관습, 종교-정치적 가치의 표현 등과 구분되어야 한다. 임상가가 다른 문화권의 개인을 평가할 때는 그 사람의 문화적 배경에 대한 추가적인 정보가 도움이 된다. 비슷한 맥락에서 반사회적 성격장애가 아프라카계 미국인이나 미국의 도심 거주 청년에서 과도 진단된다는 지적이 있다.

기질적 정신장애

이 경우 문화가 직접적인 원인 요소는 아니며 인종이나 문화적 배경을 초월하여 유사한 증상을 표현된다. 그러나 문화적 요소가 일부 질환의 발생, 유병률에 간접적인 영향을 줄 수 있다. 예를 들어, 뉴기니아 일부 종족의 식인습관은 중추신경계 바이러스를 통해 전염되는 퇴행성 신경질환을 일으키며, 성적 행동에 의한 신경매독, 임질성 뇌염, AIDS 신경병리 등이다.

물질남용과 의존

이 영역의 정신질환 역시 생물학적인 원인이 1차적이나 유병률에 영향을 미치는 문화적 요인이 있다. 예를 들어, 음주에 대해 금기적 태도를 취하는 무슬림 사회에서는 알코올 사용량이나 사용 장애가 낮고, 대부분의 유럽-미주, 한국이나 일본같이 음주에 허용적인 사회에서는 알코올 사용량이나 사용장애가 매우 높다. 또한 사회문화적 변화가 급격한 사회에서 물질남용이 특히 젊은 층에서 급격히 증가한다는 것이 일반적인 견해이다.

식이장애

역사적으로 식이장애는 60~70년대를 지나며 뚜렷이 증가하였으며 한 사회의 도시화 정도에 비례하여 증가한다고 알려졌다. 또한 비서구권에서 식이장애가 드물며 서구화가 진행되면서 발생이 증가된다는 점이 문화적인 요소를 지지한다. 식이장애의 사회문화적 위험요인은 가치체계, 성별, 직업, 도시화로 나눌 수 있는데, 가치체계는 마른 체형을 이상화하는 문화적 기대, 성별 위험요인은 여성이 10배 이상 이환된다는 점, 성 양가성이나 불평등, 직업적 위험요인은 마른 체형이 성공에 필수적인 모델, 댄서, 운동선수, 도시화의 위험요소는 사회이동, 가족구조, 식사양상, 음식 선호도의 변화 등이 있다.

강박장애

일부 아시아권(한국, 대만)에서 서구권에 비해 유병률이 낮으며 영국의 연구에 따르면 아프리카계, 중미계 흑인, 아시아인에서 유병률이 낮았다는 보고가 있으나, 실제 문화권이나 인종마다 차이가 있는지는 불분명하다. 그러나 문화마다 공통된 걱정내용이 강박사고나 행동에 발현되는 것은 분명하다. 당대에 사회적 이슈가 되는 석면, HIV 등이 당시의 주된 강박증상인 감염의 대상이 되곤 했다. 종교와 관련된 강박사고는 종교성이 높은 환자에서 많고, 청결과 순화가 강조되는 힌두문화에서 더러움과 감염에 대한 증상이 많으며, 꼼꼼함이 강조되는 기독교 문화와 관련된 강박적 인지가 나타나기도 한다. 종교적 의식이 증상의 내용에 나타나기도 한다. 또한 정상적인 사람들이 경험하는 침습사고가 어떤 의미를 부여하는지에 따라 강박사고가 되기도 하는데, 신성모독이나 성적 사고의 경우 엄한 종교적 배경에서 자란 사람들에게 특히 고통을 주며, 이러한 나쁜 생각이나 나쁜 행동을 하는 생각이 죄라고 간주하기 때문에 중요성이 커져 반복적인 강박사고가 된다는 설명이 가능하다. 더불어 자라면서 경험한 가족 내의 미신적 믿음이나 행위가 영향을 미칠 수도 있다.

자살 행동

자살률이 나라마다 차이가 있으며 사회적으로나 경제적으로 안정된 국가에서는 자살률이 일정하고, 극적인 사회문화 변화나 정치적 갈등이 있는 나라에서는 상대적으로 변화가 크다. 일반적으로 남미나 일부 아시아권에서는 자살률이 낮고 북미와 오세아니아에서는 특히 노인인구의 자살률이 높다.

문화권 증후군

원래 문화권 증후군은 서구의 진단범주와 구별되고 이론적으로 특정 문화권에 고유한 정신질환을 기술하는 데 사용되었다. 그러나 많은 문화권 증후군은 행동이나 경험이 현저하게 변화된 민속적 질병이기보다는 여러 가지의 불행과 고통을 설명하는 그 지역의 방식이다. 더욱이 현재의 문화정신의학의 관점은 모든 진단분류 체계의 태생이 문화적이며 서양의 진단체계가 토착 문화권에도 적용될 수 있다고 본다.

DSM-IV에서는 문화권 증후군이 지역에 국한된 반복적인 이상행동과 고통스런 경험이며, 대부분 토착문화에서 질병 혹은 고통으로 간주되며, 지역적인 명칭이 있다고 기술하였으나, 문화인류학적 관점에서 이들 문화권 증후군이 특정 문화권에만 국한 된 것이 아니며, 증후군에 포함되기 어려운 여러 현상을 포함한다는 비판이 있었다.

이러한 관점들을 반영하여 DSM-5에서는 문화권 증후군이 세 가지 개념으로 바뀌었다

문화권 증후군

특정 문화그룹, 지역사회, 맥락에서 동시에 생기는 비교적 불변의 증상 군락이나 군을 지칭한다(예: ataque de nervios). 문화권 안에서 질병으로 인식될 수도 아닐 수도 있으며 질병이 초래하는 고통과 질병 특징의 문화적 양상이 외부 관찰자에게 인식될 수 있다.

고통의 문화적 표현양식

한 문화권의 개인들 사이에서 고통을 표현하는 언어 용어, 구, 말하는 방법이며 공유된 병리 개념과 고통의 기본 양상을 표현하고 소통하고 이름짓는 방식을 얘기한다(예: kufungisisa). 고통의 표현 양식은 특정 증상, 증후군, 혹은 지각된 원인과는 연관될 필요가 없으며, 다양한 범위의 불편함 표현에 사용되기도 하는데 일상경험, 비임상적 조건 혹은 정신질환보다는 사회적 환경으로 인한 고통을 포함할 수 있다. 예를 들어, 대부분의 문화가 여러 고통과 걱정을 표현하는 데 사용되든 공통적인 고통의 어법을 지닌다.

문화적 설명 혹은 지각된 원인

증상, 질병, 고통의 원인에 대한 문화적 설명 모델이며 이 원인에 대한 설명이 민간의 질병개념에 중요한 요소이다.

Simon과 Hughes(1985)는 문화권증후군을 증상 양상에 따라 다음 7가지 범주로 나누었는데 놀람 반응(예: latah), 수면마비, 생식기 함몰(koro), 급작스런 대중 공격(amok), 뛰어돌아다니기(pibloktoq), 공포 질환(susto), 식인 충동(windigo)이다. 표 34-2에는 현재까지 문화정신의학에서 연구된 주요 문화권 증후군에 대해 요약되어 있다.

문화와 치료적 고려

문화와 정신작용제 약물 비순응

정신과 환자가 정신작용제 약물을 처방대로 복용하지 않는 문제, 즉 약물 비순응은 흔히 발생하며 임상가들에게 중요한 도전 과제이다. 약물 비순응은 세계적으로 공통적으로 발생하나 인종마다 차이가 있다는 보고가 있다. 예를 들어, 백인보다는 흑인이나 기타 유색인종에서 항정신병 약물을 제대로 복용하지 않는 환자가 많다는 것이다. 약물 비순응에 영향을 미치는 사회문화적 요소로는 진단 및 처방에 관한 의사의 편향, 건강 믿음, 생약과 동시 복용, 식습관, 종교적 믿음, 위약효과, 약물 비용과 접근성이다. 그 외에 문화권마다 차이가 나는 가족의 사회적 지지수준도 정신질환의 경과와 약물 비순응에 영향 요소가 될 수 있다.

문화와 정신치료

개인은 문화적 환경을 기반으로 일상에서 일어나는 일들을

표 34-2. 대표적인 문화권 증후군

증후군	호발 지역	역학/유발인자	증상/경과	관련 문화증후군	관련 정신 진단
아모크(amok)	말레이시아	남성(청년 혹은 중년), 타지 생활자, 최근 상실, 모욕감, 체면 손상	난폭, 공격적, 자해적 행위 폭발 및 삽화에 대한 기억상실과 심한 졸리움으로 종료됨 피해의식, 자동행동, 탈진 동반, 음울한 상태가 선행됨. 해리성 삽화이나 일부 단기성 정신병 삽화 중 발생	유사 증후군이 라오스, 필리핀, 폴리네시아 등에서 발견	단기성 정신병, 기타 해리장애
아타크케 데 네르비오스 (ataque de nervious)	카리브해 연안 라틴계	주로 가족과 관련된 스트레스 사건(사망 소식, 별거나 이혼, 갈등)	극심한 정서적 불편감(급성 불안, 분노, 애도), 통제가 안 되는 외침, 울음 발작, 진전, 가슴에서 머리로 가는 작열감, 공격성. 해리증상(이인화, 비현실감, 기억상실), 경련이나 기절하기도 함. 공통적으로 통제력 상실이 존재함	하이티의 indispostion, 미국 남부의 blacking out, 서부 인도의 falling out	공황장애, 기타 해리장애, 전환장애, 기타 불안장애, 기타 트라우마 및 스트레스 관련 장애, 정상적인 반응일 수도 있음 (예: 장례식장에서 발생)
뇌 피로 (brain fag)	서부 아프리카	남학생(고등학교 혹은 대학의 학업 스트레스)	머리의 작열감, 기어다니는 느낌과 멍함. 시야가 흐려보임, 안구통증, 과도한 울음, 상징이나 글자의 의미를 이해 못 함, 기억유지 장애, 피로감, 졸리움, 집중력 장애	중국의 신경실조증, 한국의 화병, 라틴계의 susto와 비교됨	불안, 우울, 신체형 장애
다트 증후군 (dhat syndrome)	남아시아(인도전통의학 Ayurveda의 dhatau와 관련)	낮은 사회경제 상태의 젊은 남자	불안, 피로, 쇠약감, 체중 감소, 발기불능 등 다양한 신체 증상. 닷이라는 하얀 소변 혹은 대변 배출물로 환자들이 표현. 다양한 신체증상의 원인을 정액 소실로 간주함	동남아시아의 코로, 스리랑카의 sukra prameha, 중국의 센쿠웨이(신장 결핍)	우울장애, 불안장애, 신체증상장애, 질병불안장애, 성기능장애, 학업문제
코로(koro)	말레이시아(기타), 싱가폴, 태국, 인도, 중국	저학력의 남성(여성에서 음순이나 유방 함몰 관련 사례 있음)	남성생식기가 배 속으로 함몰되어 죽는다는 급성불안과 공황 증후군. 경과는 자연회복. 설득, 설명, 교육이 효과적	광둥어권의 숙양(Suk-yeong), 중국의 수양(suo-yang), 태국의 록주(rok-joo)	
캡캡 (khyâl cap)	캄보디아(미국 내 캄보디아인)	자발적으로 예고 없이 생길 수도 있고 자극에 의해 유발되기도 함	공황발작 증상(현기증, 심계항진, 호흡곤란 등)과 기타 불안 및 자율신경 항진 증상(이명, 인후통). khyâl(바람과 같은 물질)이 몸속에서 증가하여 여러 장기의 심각한 영향을 초래한다고 믿음	라오스(pen lom), 티벳(srog rlung gi nad), 스리랑카(vata)	공황발작, 공황장애, 범불안장애, 임소공포증, 외상후 스트레스장애, 질병불안장애
쿠풍기시사 (Kufungisisa)	짐바브웨 쇼나 족		불안, 우울, 신체 증상을 생각이 많아서 생긴 것으로 문화적으로 해석. 불편한 생각(걱정)에 반추하는 것을 의미함	아프리카, 카리브해연안, 남미, 동아시아, 미국원주민	우울장애, 범불안장애, 외상후스트레스장애, 강박장애, 복합애도
라타(latah)	말레이시아, 인도네시아 등	낮은 사회경제상태의 여성, 중년여성	갑작스런 공포나 놀람에 대한 과도한 예민반응. 동작모방, 반향언어, 명령 복종, 해리 혹은 트랜스성 행동이 동반	시베리아, 태국, 일본, 필리핀에도 발견	외상후 스트레스장애, 기타 해리장애
말라디 문 (maladi moun)	하이티		사람이 초래한 질병이랑 뜻이며 여러 신체, 정신질환이 사람의 질투나 악의에 의해 질병이 보내지기 때문이라고 생각	다른 문화권에서도 종종 발견	피해형 망상장애, 편집형 조현병

표 34-2. 대표적인 문화권 증후군 (계속)

증후군	호발 지역	역학/유발인자	증상/경과	관련 문화증후군	관련 정신 진단
네르비오스 (nervios)	남미와 미국의 라틴계	개인적인 특성 혹은 정신과 질환 특히 해리와 우울 관련	스트레스의 취약성을 일컬음. 다양한 정서적 고통 증상, 신체 장애, 기능불능을 포함함. 두통과 후경부통, 성마름, 복통, 수면장애, mareos(현훈)를 포함	북미에 거주하는 그리스계 (nerva), 시실리계(nierbi), 일부 동부 북미 백인의 nerves	우울장애, 범불안장애, 사회불안장애, 기타 해리장애, 신체적 증상장애, 조현병
피브로톡 (piblotoq)	북극 및 알라스타 지역의 에스키모인	여성	극단적인 흥분삽화가 갑자기 시작되며 30분 미만으로 지속됨. 대개 경련과 일시적 코마상태로 진행. 수일간 피로감, 우울성 침묵, 정신착란 등 전구증상. 삽화에 대한 기억상실. 깨어나면 정상 상태로 복귀. 삽화 중 이상 행동, 초인간적인 힘, 괴이한 운동 및 언어행동, 옷을 찢거나 벗는 행동, 도주 등 증상 보임	보고되지 않음	기타 해리장애
빙의장애 (possession syndrome)	전 세계	여성과 낮은 사회경제, 낮은 교육상태	자신의 정체성이 다른 존재에 의해 장악되는 현상. 의식, 정체성, 기억장애가 생기며 행동통제력, 주변 환경 인식, 통증 예민성 상실이 동반되기도 함. 빙의 대상: 사람, 신, 악마, 영혼, 동물, 무생물	전 세계적	ICD-10 빙의트란스 장애 (F44.3), DSM-5에서는 해리성 주체성 장애에 포함 집단적인 종교의식의 맥락에서 발생되는 경우는 정상으로 간주
션징 슈아이뤄 (神經衰弱, Shenjing Shuairuo)	중국(중국정신장애 진단기준에 포함됨)	직장이나 가족 관련 스트레스, 체면 상실, 급성적 실패감	신체적, 정신적 소진감, 집중력 곤란, 기억상실, 피로감, 어지러움, 불면, 식욕저하, 성기능 이상, 예민성, 두통. 활력 에너지인 기(氣) 족하여 쇠약과 건강 불균형이 생긴다고 가정	인도나 일본. 뇌피로, 소진증후군, 만성 피로증후군과도 관련	ICD-10의 신경실조증 (Neurathenia). DSM-5의 우울장애, 범불안장애, 신체 증상 장애, 사회불안 장애, 특정 공포증, 외상후 스트레스 장애
수스토(susto)	라틴계 미국인, 멕시코, 중남미	수일 혹은 수년 후 생기기도 함. 사망도 초래	두려운 사건으로 인해 영혼이 몸을 떠나서 생기는 정서적 고통이나 사회기능장애. 수면장애, 슬픔, 무가치감, 동기저하, 대인관계 예민성, 통증, 사지 냉증, 창백, 설사 등 동반	유사한 증후군이 전 세계적으로 존재	주요 우울증, 외상후 스트레스 장애, 기타 외상 및 스트레스 관련질환, 신체 증상 장애
다이진 교후쇼(tajin kyofusho)	일본	청년	당혹감, 홍조, 자신의 주시, 얼굴표정, 몸 냄새가 불편감을 야기한다는 것. 몸, 신체 기능이 타인에게 불쾌감을 준다는 극단적인 염려. 이로 인한 대인관계 상황의 불안과 회피.	한국의 대인공포, 미국의 olfactory reference syndrome. 유사증상이 미국, 호주, 뉴질랜드에서도 발견됨	사회공포증, 신체이형증, 망상 장애, 강박장애 등. ICD-10의 anthrophobia (대인공포증)

경험하고 의미를 부여한다. 정신치료자의 임무는 이러한 의미체계를 해독하고, 환자가 이해하고 수용하게끔 도와주는 것이다. 따라서 치료자가 환자가 성장 배경을 통해 얻은 문화적 은유, 언어, 설명을 이해하고 이를 이용하여 의미와 적응행동을 취하도록 도와줄 수 있다.

정신치료에서 환자의 인생에서 일어나는 사건들의 새로운 의미를 공동작업을 통해 찾아내는 것은 매우 중요한 일이다. 이때 문화가 의미를 창출하는 도구를 제공한다. 문화권이 다른 치료자는 이것이 걸림돌이 될 수도 있다. 그러나 인간사에서 공통된 여러 문화적 도구가 있을 수 있으며 이를 최대한 동원하여 공유된 의미를 찾을 수가 있다.

다른 문화권의 환자와 정신치료 시 치료자가 문화에 대한 지식이 있으면, 환자의 믿음체계에 일치하는 방식으로 문제 개념화가 가능하고, 문제 해결을 위해 문화적으로 적절한 수단을 제공하며, 치료자와 환자에게 공통적 치료목표를 세우는 데 도움이 된다. 더욱이 약물처방이나 정신치료적 개입은 일종의 '선물'로서 인식되는데 이 또한 문화적으로 적절하게 사용되어 치료효과를 최대화할 수 있다.

일반적으로 문화권이 동일한 치료자가 치료한 경우 효과가 좋다고 생각하기 쉬우나, 문화권이 이질적인 경우와 치료결과의 차이가 없는 것으로 보고되었다.

정신치료자는 정신치료가 문화특유적이며 다른 문화권 환자의 정신치료 시 전이와 역전이 문제가 두드러질 수 있으며 사회문화적 요소가 치료관계에 영향을 준다는 점, 정신치료의 비교문화 연구가 필요하다는 점을 이해하여야 한다.

인종정신약물학(ethnopsychopharmacology)

약물과 문화, 인종의 관계는 우선 인종 간의 유전적 차이를 생각할 수 있지만, 다른 치료와 마찬가지로 의사-환자 관계나 약물의 상징적 의미에 영향을 주는 문화적 요인도 고려해야 된다. 인종 간 약물효과의 차이는 70년대부터 문헌에 등장했는데, 백인에 비해 아시아계 환자들에서 소량의 항정신병약물이 필요하다는 일련의 보고가 있었으며, 실제 혈청 할로페리돌 농도가 같은 용량을 복용한 백인보다 50%가량 높았다는 연구도 있었다. 또한 같은 용량의 할로페리돌 근육주사 후 프로락틴 혈중 농도가 아시아인에서 높았다. 이는 두 인종 간의 유전적인 약동학, 약역학적인 차이로 해석되었다. 그러나 약물대사 및 반응은 유전자-환경의 상호작용에 의해 결정된다. 이 중 환경적 요소는 개인의 문화적 배경을 반영하는 생활스타일, 행동양상, 사회적 상호작용에 의해 주로 좌우된다. 따라서 약물반응에 인종과 문화가 둘 다 중요하다고 할 수 있다.

약동학적으로는 대표적으로 cytochrome P-450 효소 중 CYP2D6가 유전적 다형성이 잘 알려져있다. 예를 들어, CYP2D6*4는 25%의 백인에서만 발견되어 불량대사자가 백인의 5~9%에 이르며, CYP2D6*10, CYP2D6*17는 동아시아와 아프리카인에게서 발견된다. 그 외 CYP2C19도 인종 간의 차이가 보고되었는데, 20%의 동아시아인, 3~5%의 백인이 이 효소결핍으로 인한 불량대사자인데, 이 중 CYP2C19*3 돌연변이는 동아시아인에서 특정하게 발견된다.

약동학적으로는 세로토닌 수용체(5-HTT)의 다형위치인 5-HTTLPR 변이가 우울증 병리와 치료효과에 중요한데 l allele의 변이가 인종마다 차이가 있었다.

참고문헌

1) 김석주. 통일에 있어 정신의학적 과제와 준비. 신경정신의학 2015;54(3).
2) 민성길 (편). 최신정신의학 6판. 일조각;2015.
3) 전우택. 통일은 치유-분단과 통일에 대한 정신의학적 고찰. 신경정신의학 2015;54(3).
4) 전진용. 북한이탈주민에 대한 정신의학 진료 지침. 대한신경정신의학회 춘계학술대회 초록집;2015.
5) American Psychiatric Association. Diagnostic and Statistical Manual of Mental Disorders (DSM-5). Washington DC: American Psychiatric Pub; 2013.
6) Bhugra D, Bhui K (ed). Textbook of Cultural Psychiatry. Cambridge Univ. Press;2007.
7) Bhugra D, Bhui K, eidtors. Textbook of cultural psychiatry. Cambridge University Press;2007.
8) Chen CH, Chen CY, Lin KM. Ethnopsychopharmacology. Int Rev Psychiatry 2008;20:452-459.
9) Hales RE, Yudofsky SC, Roberts LW. The American Psychiatric Publishing Textbook of Psychiatry, 6th ed American Psychiatric Publishing.
10) Kleinman A. Rethinking Psychiatry-From Cutural Category to Personal Experience. The Free Press. New York;1988.
11) Kleinman A. Writing at the Margin-Discourse Between Anthropology and Medicine. University of California Press. Berkeley and Los Angeles, California;1995.
12) Lim RS (ed). Clinical Manual of Cultural Psychiatry. 2nd ed. American Psychiatric Publishing;2015.
13) Sadock BJ, Sadock VA, Ruiz P. Kaplan & Sadock's Synopsis of Psychiatry, 11th ed Lippincott Williams & Wilkins;2014.
14) Sadock BJ, Sadock VA, Ruiz P. Synopsis of Psychiatry. 11th ed. Wolters Kluwer Press;2015.
15) Simons RC, Hughes CC, editors. The culture-bound syndromes (Vol. 7). Springer Science & Business Media;1985.
16) Tervalon M, Murray-Garcia J. J Health care for poor and underserved. 1998;9:117-125.
17) Tseng WS. Clinician's guide to cultural psychiatry. Academic Press;2003.

〈국 문〉

〈영 문〉

NOTE

NOTE

NOTE

NOTE

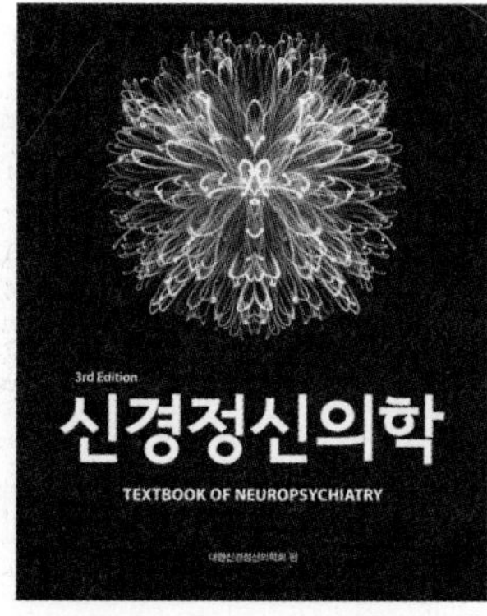

이 책의 마지막 페이지 입니다.